肾移植
原理与实践 第 7 版

KIDNEY TRANSPLANTATION

Principles and Practice

Seventh Edition

主 编　〔英〕皮特·J.莫里斯
　　　　〔美〕斯图尔特·J.克奈克特尔

主 译　付迎欣

天 津 出 版 传 媒 集 团
天津科技翻译出版有限公司

著作权合同登记号：图字：02-2015-231

图书在版编目(CIP)数据

肾移植：原理与实践／(英)皮特·J.莫里斯
(Peter J. Morris)，(美)斯图尔特·J.克奈克特尔
(Stuart J. Knechtle)主编；付迎欣主译. —
天津：天津科技翻译出版有限公司，2021.6
书名原文：Kidney Transplantation：Principles and Practice
ISBN 978-7-5433-3981-1

Ⅰ.①肾… Ⅱ.①皮… ②斯… ③付… Ⅲ.
①肾-移植术(医学) Ⅳ.①R699.2

中国版本图书馆 CIP 数据核字(2019)第 246614 号

Elsevier(Singapore) Pte Ltd.
3 Killiney Road，
#08-01 Winsland House I，
Singapore 239519
Tel：(65)6349-0200；Fax：(65)6733-1817

授权单位：Elsevier(Singapore)Pte Ltd.
出　　版：天津科技翻译出版有限公司
出 版 人：刘子媛
地　　址：天津市南开区白堤路 244 号
邮政编码：300192
电　　话：(022)87894896
传　　真：(022)87895650
网　　址：www.tsttpc.com
印　　刷：山东临沂新华印刷物流集团有限责任公司
发　　行：全国新华书店
版本记录：889mm×1194mm　16 开本　44 印张　1500 千字
　　　　　2021 年 6 月第 1 版　2021 年 6 月第 1 次印刷
　　　　　定价：320.00 元

(如发现印装问题，可与出版社调换)

译校者名单

主　译　付迎欣

译校者　(按姓氏汉语拼音排序)

曹　玉	储志强	方振宇	冯　刚
付迎欣	高　宇	关兆杰	李　静
李恩博	刘　航	刘俊铎	马洪顺
莫春柏	潘建勇	裴广辉	史　屹
史晓峰	宋文利	涂金鹏	王　辉
王　振	王建立	王政禄	王智平
魏江浩	许　洋	杨占波	章明放
赵　杰	郑建明		

主编名单

Sir Peter J. Morris, MD, PhD, FRS, FRCS
Emeritus Nuffield Professor of Surgery,
University of Oxford;
Honorary Professor,
University of London;
Director,
Centre for Evidence in Transplantation,
Royal College of Surgeons of England,
London, UK

Stuart J. Knechtle, MD, FACS
Clinical Director;
Professor of Surgery and Pediatrics;
Mason Chair of Transplant Surgery,
Emory Transplant Center,
Atlanta, GA, USA

编者名单

Richard D.M. Allen, MBBS, FRACS
Professor of Transplantation Surgery, University of
Sydney; Director of Transplantation Services, Royal
Prince Alfred Hospital, Sydney, Australia
*Ch 28 Vascular and Lymphatic Complications after Kidney
Transplantation*

Frederike Ambagtsheer, MSc, LLM
Scientific Researcher, Erasmus MC University
Hospital, Department of Internal Medicine, Kidney
Transplantation Section, Rotterdam, The Netherlands
Ch 41 Ethical and Legal Aspects of Kidney Donation

Amit Basu, MD, FACS, FRCS(Edin)
Attending Transplant Surgeon, Transplant Center,
North Shore Long Island Jewish Health System,
Manhasset, New York, USA
Ch 17 Calcineurin Inhibitors

Simon Ball, MA, PhD, FRCP
Consultant Nephrologist, Queen Elizabeth Hospital
Birmingham, Birmingham, UK
Ch 02 Immunology of Graft Rejection

Adam D. Barlow, MBBS, MRCS, MD
Specialist Registrar in Transplantation, Transplant
Group, Department of Infection, Immunity and
Inflammation, University of Leicester, Leicester, UK
Ch 05 Access for Renal Replacement Therapy

Rolf N. Barth, MD
Associate Professor of Surgery, Division of
Transplantation, University of Maryland School of
Medicine, Baltimore, MD, USA
Ch 08 Donor Nephrectomy

J. Andrew Bradley, PhD, FRCS, FMedSci
Professor of Surgery, University of Cambridge;
Honorary Consultant Surgeon, Addenbrooke's
Hospital, Cambridge, UK
Ch 19 mTor Inhibitors: Sirolimus and Everolimus

Jeremy R. Chapman, MD, MB, BChir, FRACP, FRCP
Clinical Professor of Renal Medicine, Centre for
Transplant and Renal Research, University of Sydney,
Sydney, Australia; Westmead Hospital, Westmead,
Australia
Ch 04 The Recipient of a Kidney Transplant

Robert B. Colvin, MD
Massachusetts General Hospital and Harvard Medical
School, Boston, MA, USA
Ch 26 Pathology of Kidney Transplantation

Lynn D. Cornell, MD
Consultant, Division of Anatomic Pathology;
Associate Professor of Laboratory Medicine and
Pathology, Mayo Clinic College of Medicine,
Mayo Clinic, Rochester, MI, USA
Ch 26 Pathology of Kidney Transplantation

Fiona J. Culley, PhD
National Heart and Lung Institute, Imperial College
London, London, UK

Margaret J. Dallman, DPhil
Professor of Immunology and Principal, Faculty of
Natural Sciences, Department of Life Sciences,
Imperial College London, London, UK
Ch 02 Immunology of Graft Rejection

Andrew Davenport, MD
Consultant Renal Physician, UCL Centre for
Nephrology, Royal Free Hospital, London, UK
Ch 03 Chronic Kidney Failure: Renal Replacement Therapy

Dan Davis, PhD
Department of Life Sciences, Imperial College London,
London, UK
Ch 02 clip 01 Formation of an immune synapse

Alton B. Farris, III, MD
Department of Pathology, Emory University Hospital,
Atlanta, GA, USA
Ch 26 Pathology of Kidney Transplantation

Jay A. Fishman, MD
Profesor of Medicine; Director, Transplant Infectious
Disease and Compromised Host Program, Harvard
Medical School and Massachusetts General Hospital,
Boston, MA, USA
Ch 31 Infection in Kidney Transplant Recipients

Andria L. Ford, MD, MSCI
Assistant Professor in Neurology, Washington University
in St. Louis School of Medicine; Attending Physician,
Barnes-Jewish Hospital, St. Louis, MO, USA
*Ch 33 Neurological Complications after Kidney
Transplantation*

Julie Franc-Guimond, MD
Associate Professor, University of Montreal, Montreal, Quebec, Canada
Ch 12 Transplantation and the Abnormal Bladder

Patricia M. Franklin, MSc, BSc(Hons), RGN
Kidney Patient Advisor – Psychologist, Oxford Renal Medicine and Transplant Centre, The Churchill Hospital, Oxford, UK
Ch 40 Psychological Aspects of Kidney Transplantation and Organ Donation

Peter J. Friend, MA, MB, BCHIR, FRCS, MD
Professor of Transplantation, University of Oxford; Consultant Surgeon Oxford University NHS Trust Oxford Transplant Centre, Nuffield Department of Surgical Sciences, Oxford, UK
Ch 9 Kidney Preservation;
Ch 11 Surgical Techniques of Kidney Transplantation

Susan V. Fuggle, BSc(Hons), MSc, DPhil, FRCPath
Reader in Transplant Immunology, University of Oxford; Director of Clinical Transplant Immunology, Transplant Immunology and Immunogenetics, Oxford Transplant Centre, Churchill Hospital, Oxford, UK
Ch 10 Histocompatibility in Kidney Transplantation

Robert S. Gaston, MD
Robert G. Luke Chair in Transplant Nephrology; Medical Director of Kidney and Pancreas Transplantation; Co-Director, Comprehensive Transplant Institute, University of Alabama at Birmingham, Birmingham, AL, USA
Ch 18 Mycophenolates

Sommer E. Gentry, PhD
Associate Professor of Mathematics, Department of Mathematics, United States Naval Academy, Annapolis, MD; Department of Surgery Johns Hopkins University School of Medicine, Baltimore, MD, USA
Ch 25 Kidney Paired Donation Programs for Living Donors

Ricardo González, MD
Auf der Bult Youth and Children's Hospital, Hannover Medical School, Hannover, Germany; Charité University Medicine Berlin, Berlin, Germany
Ch 12 Transplantation and the Abnormal Bladder

Angelika C. Gruessner, MS, PhD
Professor, Mel and Enid College of Public health, Division of Epidemiology and Biostatistics, University of Arizona, Tucson, AZ, USA
Ch 36 Pancreas and Kidney Transplantation for Diabetic Nephropathy

Rainer W.G. Gruessner, MD
Professor of Surgery and Immunobiology; Chair, Department of Surgery, University of Arizona College of Medicine, Tucson, AZ, USA
Ch 36 Pancreas and Kidney Transplantation for Diabetic Nephropathy

David Hamilton, PhD, FRCS
Honorary Senior Lecturer, Bute Medical School, St Andrews University, St Andrews, Scotland
Ch 01 Kidney Transplantation: A History

James P. Hunter, BSc(Hons), MBChB, MRCS
Senior Clinical Research Fellow, Transplant Group, Department of Infection, Immunity and Inflammation, University of Leicester, Leicester, UK
Ch 05 Access for Renal Replacement Therapy

Alan G. Jardine, BSc, MD, FRCP
Professor of Renal Medicine, University of Glasgow, Glasgow, Scotland
Ch 30 Cardiovascular Disease in Renal Transplantation

Sasha Nicole Jenkins, MD, MPH
Emory Department of Dermatology Chief Resident, Emory University, Department of Dermatology Atlanta, GA, USA
Ch 34 Non-malignant and Malignant Skin Lesions in Kidney Transplant Patients

Juan Antonio Jiménez, MD, PhD
Resident Physician, Glickman Urological and Kidney Institute, Cleveland Clinic Foundation, Cleveland, OH, USA
Ch 29 Urological Complications after Kidney Transplantation

Laura S. Johnson, MD
Department of Surgical Critical Care/Trauma/ Acute Care Surgery, Washington Hospital Center, Washington, DC, USA
Ch 06 Brain Death and Cardiac Death: Donor Criteria and Care of Deceased Donor

Allan D. Kirk, MD, PhD, FACS
Professor of Surgery and Pediatrics, Emory University; Scientific Director, Emory Transplant Center, Emory University Hospital, Atlanta, GA, USA
Ch 20 Antilymphocyte Globulin, Monoclonal Antibodies, and Fusion Proteins;
Ch 21 Belatacept

Stuart J. Knechtle, MD, FACS
Clinical Director; Professor of Surgery and Pediatrics; Mason Chair of Transplant Surgery, Emory Transplant Center, Atlanta, GA, USA
Ch 14 Early Course of the Patient with a Kidney Transplantation;
Ch 39 Results of Renal Transplantation

Simon R. Knight, MChir, MA, MB, FRCS
Deputy Director, Centre for Evidence in Transplantation, Clinical Effectiveness Unit, Royal College of Surgeons of England, London, UK; Academic Clinical Lecturer in Transplant Surgery, Nuffield Department of Surgical Sciences, University of Oxford, Oxford, UK
Ch 16 Steroids;
Ch 42 Evidence in Transplantation

Aoife Lally, MD, FRCPI
Consultant Dermatologist, Department of Dermatology, St Vincent's University Hospital, Dublin, Ireland
Ch 34 Non-malignant and Malignant Skin Lesions in Kidney Transplant Patients

Christian P. Larsen, MD, PhD
Dean, Emory University School of Medicine; Vice President For Health Center Integration, Emory University, Atlanta, GA, USA
Ch 21 Belatacept

Jin-Moo Lee, MD, PhD
Professor of Neurology, Radiology and Biomedical Engineering; Director, Cerebrovascular Disease Section, Department of Neurology, Washington University School of Medicine; Attending Physician, Barnes-Jewish Hospital, St. Louis, MO, USA
Ch 33 Neurological Complications after Kidney Transplantation

Henri G.D. Leuvenink, MD, PhD
Associate Professor, Department of Surgery, University of Groningen, Surgical Research Laboratory, University Medical Center Groningen, Groningen, The Netherlands
Ch 09 Kidney Preservation

Michael R. Lucey, MD
Professor of Medicine; Chief, Division of Gastroenterology and Hepatology, Department of Medicine, University of Wisconsin School of Medicine and Public Health, Madison, Wisconsin
Ch 32 Liver Disease among Renal Transplant Recipients

Barbara Ludwikowski, MD
Auf der Bult Youth and Children's Hospital, Hannover, Germany
Ch 12 Transplantation and the Abnormal Bladder

Malcolm P. MacConmara, MB, BCh, BAO
Associate in Surgery, Fellow Abdominal Organ Transplantation, Emory Transplant Center, Emory University, Atlanta, GA, USA
Ch 07 Medical Evaluation of the Living Donor

Chantal Mathieu, MD, PHD
Professor of Endocrinology, University of Leuven, Leuven, Belgium
Ch 22 Other Forms of Immunosuppression

Emily P McQuarrie, BSc, MD, MRCP
Specialist Trainee and Clinical Research Fellow in Renal Medicine, Institute of Cardiovascular and Medical Sciences, University of Glasgow, Glasgow, UK
Ch 30 Cardiovascular Disease in Renal Transplantation

Juan C. Mejia, MD
Transplant Surgery Fellow, Starzl Transplant Institute, University of Pittsburgh Medical Center, Pittsburgh, PA, USA
Ch 17 Calcineurin Inhibitors

M. Rafique Moosa, MB, ChB, FCP, MD, FRCP
Professor and Head, Department of Medicine, Faculty of Health Sciences, Stellenbosch University, Cape Town, South Africa
Ch 38 Kidney Transplantation in Developing Countries

Sir Peter J. Morris, MD, PhD, FRS, FRCS
Emeritus Nuffield Professor of Surgery, University of Oxford; Honorary Professor, University of London; Director, Centre for Evidence in Transplantation, Royal College of Surgeons of England, London, UK
Ch 15 Azathioprine;
Ch 42 Evidence in Transplantation

Brian J. Nankivell, MD, PhD, FRACP
Transplant Physician, Department of Renal Medicine, Westmead Hospital, Sydney, Australia
Ch 27 Chronic Allograft Failure

Kenneth A. Newell, MD, PhD
Professor of Surgery, Division of Transplantation, Department of Surgery, Emory University School of Medicine; Director, Living Donor Kidney Program, Emory Transplant Center, Atlanta, GA, USA
Ch 07 Medical Evaluation of the Living Donor

Claus U. Niemann, MD
Professor of Anesthesia and Surgery, Department of Anesthesia and Perioperative Care, Department of Surgery, Division of Transplantation, University of California San Francisco, San Francisco, CA, USA
Ch 13 Perioperative Care of Patients Undergoing Kidney Transplantation

Michael L. Nicholson, MD, DSc, FRCS
Professor of Transplant Surgery, Transplant Group, Department of Infection, Immunity and Inflammation University of Leicester, Leicester, UK
Ch 05 Access for Renal Replacement Therapy

John O'Callaghan, MBBS, MRCS
Specialist Registrar in Transplant Surgery, Oxford Transplant Unit, Churchill Hospital, Oxford, UK
Ch 09 Kidney Preservation

Stephen Pastan, MD
Associate Professor of Medicine; Medical Director, Kidney and Pancreas Transplant Program, Emory Transplant Center, Emory University School of Medicine, Atlanta, GA, USA
Ch 14 Early Course of the Patient with a Kidney Transplantation

Rachel E. Patzer, MD, PhD
Assistant Professor, Department of Renal Medicine, Emory University School of Medicine, Department of Surgery, Division of Transplantation, Rollins School of Public Health, Department of Epidemiology, Atlanta, GA, USA
Ch 39 Results of Renal Transplantation

Thomas C. Pearson, MD, DPhil
Executive Director, Emory Transplant Center;
Livingston Professor of Surgery, Department of
Surgery, Emory University, Atlanta, GA, USA
Ch 21 Belatacept

Liset H.M. Pengel, PhD
Chief Executive Officer and Senior Research Associate,
Centre for Evidence in Transplantation, The Royal
College of Surgeons of England, London, UK
Ch 42 Evidence in Transplantation

Jacques Pirenne, MD, MSc, PhD
Chief, Abdominal Transplant Surgery; Professor of
Surgery, University Leuven (KUL), Leuven, Belgium
Ch 22 Other Forms of Immunosuppression

Nicholas Byron Pitts, MD
St. Vincent Emergency Physicians, Inc., Indianapolis,
IN, USA

Rutger J. Ploeg, MA, BA, MD, PHD, FRCS
Professor of Transplant Biology; Consultant Surgeon,
Clinical and Translational Research, Nuffield
Department of Surgical Sciences, Oxford Transplant
Centre, University of Oxford, Oxford, UK
Ch 09 Kidney Preservation

John P. Rice, MD
Division of Gastroenterology and Hepatology,
Department of Medicine, University of Wisconsin
School of Medicine and Public Health, Madison,
WI, USA
Ch 32 Liver Disease among Renal Transplant Recipients

Nasia Safdar, MD, PhD
Associate Professor of Medicine, Division of Infectious
Diseases, Department of Medicine, University of
Wisconsin School of Medicine and Public Health,
Madison, WI, USA; Associate Chief of Staff for
Research, VAMC
Ch 32 Liver Disease among Renal Transplant Recipients

Adnan Said, MD, MS
Associate Professor of Medicine, Division of
Gastroenterology and Hepatology, University of
Wisconsin School of Medicine and Public Health;
Chief, Gastroenterology and Hepatology, Wm. S.
Middleton VAMC, Madison, WI, USA; Program
Director, Transplant Hepatology
Ch 32 Liver Disease among Renal Transplant Recipients

Blayne A. Sayed, MD, PhD
Resident, Department of Surgery, Emory University,
Atlanta, GA, USA
Ch 21 Belatacept

Dorry L. Segev, MD, PhD
Professor of Surgery, Epidemiology, and Biostatistics,
Department of Surgery, Johns Hopkins University
School of Medicine, Department of Epidemiology,
Johns Hopkins Bloomberg School of Public Health,
Baltimore, MD, USA
*Ch 25 Kidney Paired Donation Programs for Living
Donors*

Ron Shapiro, MD
Professor of Surgery, Robert J. Corry Chair in
Transplantation Surgery, Thomas E. Starzl
Transplantation Institute, University of Pittsburgh,
Pittsburgh, PA, USA
Ch 17 Calcineurin Inhibitors

Daniel Shoskes, MD
Professor of Surgery (Urology), Glickman Urological
and Kidney Institute, Cleveland Clinic Foundation,
Cleveland, OH, USA
*Ch 29 Urological Complications after Kidney
Transplantation*

Ben Sprangers, MD, PhD
Professor of Nephrology and Transplant Immunology,
University of Leuven, Leuven, Belgium
Ch 22 Other Forms of Immunosuppression

Mark D. Stegall, MD
Professor of Surgery and Immunology, Mayo Clinic
College of Medicine, Mayo Clinic, Rochester, MI,
USA
*Ch 24 Transplantation in the Sensitized Recipient and
Across ABO Blood Groups*

Ram M. Subramanian, MD
Intensivist and Hepatologist, Departments of Medicine
and Surgery, Emory University School of Medicine,
Atlanta, GA, USA
*Ch 06 Brain Death and Cardiac Death: Donor Criteria
and Care of Deceased Donor*

Craig J. Taylor, PhD, FRCPath
Consultant Clinical Scientist; Director of
Histocompatibility Immunogenetics, Tissue Typing
Laboratory, Cambridge University Hospitals NHS
Foundation Trust, Cambridge, UK
Ch 10 Histocompatibility in Kidney Transplantation

John F. Thompson, MD, FRACS, FACS
Executive Director, Melanoma Institute Australia;
Professor of Surgery (Melanoma and Surgical
Oncology), The University of Sydney; Head of
Department of Melanoma and Surgical Oncology,
Royal Prince Alfred Hospital, Sydney, NSW,
Australia
*Ch 35 Cancer in Dialysis and Kidney Transplant
Patients*

Katie D. Vo, MD
Associate Professor in Radiology; Director, Diagnostic Neuroradiology Fellowship; Director, Cerebrovascular Imaging, Washington University in St. Louis Medical Center, Barnes-Jewish Hospital, St. Louis, MI, USA
Ch 33 Neurological Complications after Kidney Transplantation

Mark Waer, MD, PhD
Professor of Nephrology and Transplant Immunology, University of Leuven, Leuven, Belgium
Ch 22 Other Forms of Immunosuppression

Barry Warshaw, MD
Associate Professor of Pediatrics, Emory University School of Medicine; Medical Director, Pediatric Renal Transplant Program Children's Healthcare of Atlanta, Atlanta, GA, USA
Ch 37 Renal Transplantation in Children

Christopher J.E. Watson, MD, FRCS
Professor of Transplantation, University of Cambridge; Honorary Consultant Surgeon, Addenbrooke's Hospital, Cambridge, UK
Ch 11 Surgical Techniques of Kidney Transplantation;
Ch 19 mTor Inhibitors: Sirolimus and Everolimus

Angela C. Webster, MBBS MM(Clin Epi), PhD, FRCP(UK), FRACP
Associate Professor, Clinical Epidemiology and Nephrologist, University of Sydney and Westmead Hospital, Sydney, NSW, Australia
Ch 35 Cancer in Dialysis and Kidney Transplant Patients

Willem Weimar, MD, PhD
Professor of Internal Medicine, Erasmus MC University Hospital, Department of Internal Medicine, Nephrology and Transplantation Section, Rotterdam, The Netherlands
Ch 41 Ethical and Legal Aspects of Kidney Donation

Jennifer T. Wells, MD
Consultant Hepatologist, Baylor University Medical Center, Dallas, TX, USA
Ch 32 Liver Disease among Renal Transplant Recipients

Pamela Winterberg, MD
Assistant Professor of Pediatrics, Division of Nephrology, Emory University School of Medicine and Children's Healthcare of Atlanta, Atlanta, GA, USA
Ch37 Renal Transplantation in Children

Kathryn J. Wood, DPhil
Transplantation Research Immunology Group, Professor of Immunology, Nuffield Department of Surgical Sciences, John Radcliffe Hospital, University of Oxford, Oxford, UK
Ch 23 Approaches to the Induction of Tolerance

C. Spencer Yost, MD
Professor of Anesthesia, Department of Anesthesia and Perioperative Care, Department of Surgery, Division of Transplantation, University of California San Francisco, San Francisco, CA, USA
Ch 13 Perioperative Care of Patients Undergoing Kidney Transplantation

Fiona Zwald, MD, MRCPI
Assistant Professor of Dermatology, Emory Transplant Dermatology Clinic, Mohs Micrographic Surgery, Dept of Dermatology, Emory University School of Medicine, Atlanta, GA, USA
Ch 34 Nonmalignant and Malignant Skin Lesions in Kidney Transplant Patients

中文版序言

肾移植是终末期肾病最有效的治疗手段。肾移植技术具有以下特点:一是临床应用历史悠久,是各种实体器官移植手术的基础;二是手术技术比较成熟,普及较广,完成的例数居于实体器官移植之首。自从 1954 年 J. Murray 医师在波士顿 Peter Bent Brigham 医院成功实施第 1 例肾移植手术,肾移植的发展历经半个多世纪的伟大历程。随着移植外科技术、移植免疫理论、移植免疫抑制剂和移植病理技术等不断发展,肾移植领域的发展也日新月异。目前,世界上累计完成肾移植总例数已超过 100 万例,每年完成 5 万余例,我国累计完成肾移植约 10 万例,每年完成肾移植约 1 万例,受者的长期管理已成为肾移植领域的重点问题。

我国的肾移植起步较晚,但发展较快。1960 年吴阶平教授首先完成 2 例尸体肾移植手术,1972 年梅骅教授完成我国首例亲体肾移植手术。随着 2007 年 5 月 1 日《人体器官移植条例》正式实施,我国肾移植开始走上了科学化、法制化、规范化建设发展的道路。

《肾移植:原理与实践》是肾移植领域最受推崇且最具有权威性的医学专著,由英国牛津大学 Peter J. Morris 主编,第 1 版出版于 1978 年,本书是第 7 版。全书的内容随着肾移植领域的研究不断更新,包含了肾移植发展史、移植外科技术、移植免疫、免疫抑制剂、相关并发症和移植规范等肾移植领域各个方面的内容。本书对儿童肾移植、免疫监测及移植术后肿瘤等特定主题进行了深入的探讨。并且第 7 版又对新型免疫抑制剂贝拉西普、活体移植配对交换项目和移植领域循证医学等当前肾移植相关的热门话题加以补充。

本书主译付迎欣教授组织了一批工作在肾移植临床第一线的外科医生、内科医生、病理医生、护理和移植配型等各科室经验丰富的中青年专家,组成了实力雄厚的翻译团队。在繁忙的工作之余,他们在对本书进行深入阅读和解析的基础上,埋头查找资料,复习文献,认真讨论与磋商,以专业的视角进行解读,精确地翻译了这部既涵盖肾移植相关基础理论知识,又包括肾移植临床热点话题的医学巨著,确实不是一件容易的事情。本书适合肾移植临床工作的医护人员、技术人员、科研人员、进修人员、研究生及实习生阅读参考。

我热忱地推荐此书,希望本书能够对肾移植专业工作者有所裨益,为我国肾移植事业的不断发展做出新的贡献。

特为之序。

中华医学会器官移植学分会主任委员
中国人民解放军总医院第八医学中心全军器官移植研究所所长

2021 年 1 月

中文版前言

　　器官移植是疾病终末期替代疗法以挽救患者生命、提高患者生活质量的重要手段,是现代医学重大成就之一。肾移植是治疗慢性肾衰竭尿毒症患者的有效手段, 是实体器官移植的先河。在国际肾移植发展简史中,肾移植分为:实验探索、临床起步和稳步发展三个阶段。在实验探索阶段,Alexis Carrel 的三点吻合技术荣获 1912 年诺贝尔生理学奖, 该技术一直沿用至今。奥地利的 Karl Landsteiner 因发现人类 ABO 血型而荣获 1930 年诺贝尔生理学奖。Medawar 提出排斥反应的生理机制,荣获 1960 年诺贝尔生理学奖。在肾移植临床起步阶段,1954 年 J. Murray 教授在波士顿 Peter Bent Brigham 医院成功实施第 1 例肾移植手术。1964 年,Paul Terasaki 发明了淋巴细胞毒技术,奠定了移植配型的理论基础。1967 年,Folkert Belzer 发明了机械灌注,随后 Collins 液、Euro-Collins 液等肾脏保存方法也相继问世。随着 20 世纪 80 年代新型免疫抑制剂环孢素的问世,肾移植进入临床稳步发展阶段。肾移植是随着外科技术、移植免疫、器官保存技术的突破而不断发展起来的。移植领域的挑战除外科技术外还包括:移植免疫学、移植感染、移植病理和医学伦理学等多个方面。

　　我国的肾移植实验阶段起步于 20 世纪 50 年代,临床肾移植较西方国家晚了 10 余年,继 1960 年我国著名泌尿外科专家吴阶平教授首先完成两例尸体肾移植手术后,20 世纪 70 年代,老一辈泌尿外科专家梅骅教授完成了我国首例亲体肾移植手术。熊汝成教授、于惠元教授和谢桐教授相继开展肾移植临床工作。目前,我国累计完成肾移植约 10 万例,每年完成肾移植约 1 万例。我国肾移植的发展紧跟世界移植领域前沿。

　　目前,有关肾移植的专业书籍不计其数,但每本书籍各有其侧重点和适用读者群。《肾移植:原理与实践》一书第 1 版于 1978 年由英国牛津大学 Peter J. Morris 教授组织编写,目前的最新版本是第 7 版。这本书的编写与不断再版见证了肾移植领域的历史发展、技术革新和理论进步。第 7 版共分 42 个章节,从基础理论到临床实践,从术前评估到术后管理,涵盖了肾移植领域的各个方面。而且对肾移植领域新增的热点及难点问题也进行了逐一的深入讲述。基于这本书的学术价值,我们觉得非常有必要把它翻译成中文版本,介绍给国内的同行,在日常的工作中作为基础理论和实践指导。

　　本书的翻译工作历时 5 年多,组成了一支肾移植临床第一线医护技等共 50 余人的译者团队,团队成员对本书的内容进行了深入阅读和解析,查阅了大量相关资料和参考文献,翻译的同时不断讨论修改成稿。本译著可以作为肾移植科研人员的理论参考,肾移植临床工作者的实践指南,以及进修人员、研究生及实习生的继续教育素材。

　　书稿即将完成之际,衷心感谢我国器官移植领域著名专家、中华医学会器官移植分会主任委员石炳毅教授,在百忙之中对书稿进行了审阅,给予悉心的指导,并为书作序。还要特别感谢参加书稿编译的中青年专家译者团队，为书稿的出版付出辛勤的劳动。书稿难免存在不足之处，殷切希望同道批评指正。

天津市第一中心医院

2021 年 1 月

第7版前言

自《肾移植:原理与实践》第 1 版出版以来,至今已经过去 30 余年了。1954 年,波士顿 Peter Bent Brigham 医院的 J. Murray 成功实施了第 1 例肾移植。回顾第 1 版,我们可以发现肾移植领域的发展十分迅速。尽管肾移植领域的从业人员会偶尔因为没有突破性进展而有些许失望,但是起码我们没有停止进步,这些从第 6 版就可以看出。

在第 7 版中,我们有许多新加入的作者和新增的章节。比如新型免疫抑制剂贝拉西普(一种融合蛋白抑制剂),大量设计严谨的随机对照试验都表明该药具有良好的疗效和广阔的应用前景,我们认为有必要用单独的章节来介绍该药物。另外,我们增加了一章专门介绍当今全世界范围内流行的活体移植配对交换项目。最后,由于医疗实践愈发需要循证依据的支持,第 7 版增加了关于移植领域循证医学的章节。其他章节和之前的版本一致,但是也对许多章节的内容做了大量的更新。可能有人会问为什么要将硫唑嘌呤单列一章来介绍?因为它有效并且安全,虽然早期弃用了,但它作为 20 世纪 60 年代第一代使用的免疫抑制剂,有必要单列一章进行介绍。

患者和移植物的短期及中期存活率持续升高。在许多研究中心,高风险患者一年移植物存活率能达到 90% 甚至更高。虽然已经有各种新型免疫抑制剂出现,但是移植肾长期存活率并未得到大幅度提高。慢性移植肾肾病始终是难点。在器官保存方面,研究人员对低温保存方法重新进行了评估,发现效果较好,这将在器官保存章节补充介绍。本书还将单列一章介绍激素,但是重点在于讨论激素减量或无激素方案。

肾移植领域是一个令人振奋的领域,我们对为该领域做出贡献的科学家和医生以及过去 50 年参与肾移植改革的数以万计患者表示由衷的感谢!

Peter J. Morris
英国伦敦
Stuart Knechtle
美国佐治亚州亚特兰大

第1版前言

肾移植是当今公认的治疗终末期肾病最理想的方法。肾移植手术的成功不仅能挽救患者生命,还可以改善患者的生存质量。西方国家终末期肾衰竭接受血液透析和移植的患者数量较多,每百万人口中有 30~50 例。然而,大多数国家肾源供不应求,而且血透中心数量也不足以弥补这一空缺,以致许多患者仍面临肾衰竭死亡风险,不能恢复生活质量。但是,即使倒退 10 年,我们也无法想象如今肾移植作为一种常规治疗手段已经在全世界范围内治愈了 3 万多例肾病患者。

多年来,肾移植都是较为受欢迎的治疗肾衰竭的方法。早在 1945 年,波士顿 Peter Bent Brigham 医院三位年轻的外科医生 Charles Hufnagel、Ernest Landsteiner 和 David Hume,将尸体供肾的血管与一位由于败血症导致急性肾衰竭的昏迷青年女性患者的肱血管进行缝合。术后该患者恢复意识,而且移植肾存活。数日后,因患者自身肾脏功能恢复,身体康复,进而切除移植肾。当时人工肾的提出意味着没有必要采用肾移植术治疗急性肾衰竭,但是不久后大家开始意识到可以对需要透析来维持人工肾功能的终末期肾衰竭患者进行肾移植。

1902 年,维也纳的 Emerich Ulmann 博士报道了首例动物肾移植模型。1905 年,Alexis Carrel 在美国进行了肾脏移植,但两例报道都没提到排斥反应。1910 年,Carrel 探讨了自体移植和同种异体移植的区别。Carrel 随后改进了肾血管和供体血管吻合技术,这种吻合方法至今仍在使用。1923 年,梅奥诊所的 Carl Williamson 清晰地阐述了自体肾移植和同种异体肾移植的区别,并且发表了有排斥反应的肾脏的病理图片。另外,他还构想未来可以使用组织配型来进行肾移植匹配。

遗憾的是,低等动物(如犬类)不像人类一样有不同的血型。未来可能会有检测供受体血型或组织反应的理想方法;只有这样才能在病理相关研究尚不明朗的情况下获得更多的信息。

在随后的二战期间,Gibson 和 Medawar 在格拉斯哥尝试对烧伤患者实施同种异体移植,以进一步研究同种异体移植物排斥反应。战争早期,一颗炸弹在牛津 Medawar 的房子后方爆炸,从而激发了 Medawar 对器官移植的兴趣,尤其是皮肤移植。

在 1977 年牛津移植中心开幕式的演讲中,Peter Medawar 爵士提到这件事。

战争早期,由于 R.A.F. Whitley 炸弹在北牛津郡爆炸,人员伤亡严重。其中一位男青年三度烧伤,全身皮肤烧伤面积达 60%。在此之前,受伤如此严重的人都会死亡,但由于当时的输血技术和预防感染的磺胺类敷料,严重受伤者亦可以存活。John F. Barnes 医生是我在 H. W. Florey 教授的病理学院的同事,他要求我去探视该患者,希望我从实验病理学角度提出一些治疗想法。鉴于患者全身大部分皮肤被烧伤,鲜肉裸露,简直触目惊心,我尝试用各种创新的方法培养自体皮肤以进行移植。我将一块皮肤分成多块进行培养,但没有获得成功。一个可能的解决方案就是从亲属或志愿者身上取一块皮肤,但这在当时是不可能实现的,当然现在也不能。

我认为我的职责是找出为什么不可能将皮肤从一个人移植到另一个人身上,以及如何处理它。因此,我开始在格拉斯哥皇家医院烧伤科进行研究,随后,我到牛津大学动物学系进行研究。如果当时有人告诉我,有一天,在牛津大学,一个人的肾脏将被移植到另一个人身上,不是一种医疗冒险而是一种常规治疗,我会认为那是科幻小说。但是,多亏 Morris 教授和他的同事,他们确实实现了这一构想。

1951 年,David Hume 在波士顿开展了一系列尸体肾移植研究,他将尸体供肾移植到受体的大腿上。除了 1 例患者的移植肾存活了 6 个月并顺利出院以外,其他移植患者均在术后几天或几周内发生排斥反应。这 1 例给当时没有免疫抑制剂使用的时代带来了希望。此时,哥本哈根的 Morton Simonsen 医生和伦敦的 William Dempster 医生正在通过犬类研究同种异体肾移植排斥反应。1953 年,Rupert Billingham 博士、Lesley Brent 博士和 Peter Medawar 博士在移植领域取得了重大突破。他们发现,先给胎儿注射供体系组织,在成年后进行同种异体皮肤移植时会产生免疫耐受,这也验证了 Burnet 和 Fenner 关于自我和非我的克隆选择性假说。诱导宿主对同种异体移植物的特定不应答始终是移植免疫学的终极目标。

1954 年,Peter Bent Brigham 医院成功开展了第 1 例同卵双胞胎肾移植。随后几年,在波士顿和世界其他地方都有同卵双胞胎肾移植成功案例的报道。

然而,除了来自同卵双胞胎的肾脏,对其他类型肾移植而言,排斥反应始终是个未解之谜。波士顿的 Merril 博士团队和巴黎的 Kuss 博士团队,以及 Hamburger 博士团队作为第一批研究者尝试抑制移植后排斥反应,他们通过对受体进行全身放射治疗以达到受体对移植肾免疫耐受的目的。尽管放射疗法试验中偶尔发生过一例移植物长期耐受,但是放射疗法的多种并发症导致其不能被临床所接受。

随后,在 1959 年,Schwartz 和 Dameshek 博士发现 6-巯嘌呤能够抑制兔子对人血清白蛋白的免疫应答。不久以后,他们发现 6-巯嘌呤能够延长兔子的异体移植皮肤存活时间。这项发现开辟了肾移植的新纪元,因为在随后相当短的时间内,伦敦的 Roy Calne 以及维也纳的 Charles Zukoski 与 David Hume 合作也发现该药能够延长犬类异体移植肾的存活时间。1960 年,在波士顿,患者首次接受 6-巯嘌呤治疗。然后,纽约州 Burroughs Wellcom 研究实验室的 Elion 和 Hitchings 研发了能快速替代 6-巯嘌呤且药物毒性较少的硫唑嘌呤。加上激素的使用,标准免疫抑制方案于 20 世纪 60 年代早期即已成形。

早些年,联合用药对于解决肾移植排斥的方法相对安全而且死亡率也不高。当时,长期存活的移植例数相对较多,并且随着经验增长,肾移植预后结果也越来越好。另一个需要攻克的难点是组织相容性抗体的供受体匹配方法。供受体匹配能够减弱受体对移植物的免疫应答,并且减少免疫抑制药物的使用。尽管供受体配型匹配只能在 HLA 相同的兄弟姐妹间实现,但组织配型对肾移植贡献巨大,尤其在 20 世纪 60 年代晚期发生了致敏受体肾移植后出现超急或加速移植物排斥反应,更好地验证了供受体配型匹配的重要性。近年来,研究人员发现 HLA-DR 对肾移植的组织配型有重要影响。近十年来,大量研究关注的热点是肾移植免疫监测和特异性免疫诱导剂。目前,人们已经解决了大多数肾移植技术问题,但是排斥反应和治疗排斥反应药物的副作用仍然是一个难点。

本书涵盖了肾移植的各个方面,并且对特定主题,例如移植前的免疫监测、儿童移植和移植后的癌症进行了重点介绍。因为它们也是当前的研究重点和热点,因此我有义务在此进行强调。在 20 世纪 70 年代,我们见证了许多肾移植理论和操作指南的出现以及肾移植未来研究方向的确立。随着肾移植需求的日益增加,其他领域的人士,包括医师(外科医生、内科医生、病理学家、病毒学家和免疫学家)、护士、研究者和辅助人员,也会越来越多地参与临床或实验室的肾移植工作。谨以此书献给这些领域的所有人。

Peter J. Morris
英国牛津
1978 年 11 月

目　录

第 1 章

肾移植:历史

David Hamilton

　　现代移植始于 20 世纪 50 年代末,但临床和实验移植的两个关键时期是 20 世纪 50 年代早期和 20 世纪的前 20 年。Hamilton[22]编写了器官移植历史的书目。表 1-1 对肾移植的里程碑进行了概述。

早期实验

　　20 世纪早期,随着实验和临床外科技能的飞速进步,人们对移植的关注得到发展。同时,因为对手术各方面的广泛了解,许多外科先驱对血管外科技术产生了兴趣。Payr 最先论证了支架血管缝合法的可行性,虽然烦琐,却在欧洲引起了人们对器官移植的广泛关注。许多中心都参与其中,特别是维也纳、布加勒斯特和里昂。1902 年,Ullmann 报道了第一例成功的器官移植实验。Emerich Ullmann(1861—1937)(图 1-1)在维也纳医学院就职之前,师从于 Edward Albert。Ullmann 的文章显示,他成功地将狗肾从原位自体移植到颈部的血管,并产生了一些尿液。1902 年 3 月 1 日,该动物被交给了一个维也纳医学会,引起了大量的评论[55]。此时,Ullmann 是 Spitalder Baumhertigen Schwestern 的外科主任,而他的实验工作在 Hofrath Exner 的维也纳生理研究所完成。Exner 的儿子 Alfred 已经尝试过这样的移植,但没有成功。同年,

另外一位维也纳的医生,Alfred von Decastello, 第二医疗诊所的助理医师,也在实验病理学研究所进行了狗与狗之间的肾移植[15]。

　　Ullmann 和 von Decastello 使用了 Payr 的血管缝合方法,在 1902 年末,Ullmann 演示了狗-山羊的肾移植,使他惊奇的是,短时间内有少量尿液产生。无论 Ullmann 还是 von Decastello 都没有继续这项工作,虽然 von Decastello 以对血型的研究而闻名,Ullmann 也发表了大量有关肠道和胆道手术的文献。

　　在里昂,以 Mathieu Jaboulay(1860—1913)为首的部门有重大影响力(图 1-2)。在他的研究实验室,他的助手 Carrel、Briau 和 Villard 致力于血管缝合方法的改良,从而产生了 Carrel 的那篇被认为建立了现代缝合法的著名文章[9]。后来,Carrel 前往美国工作,并在接下来的 10 年里发表了大量有关器官移植的文章,成功实施了猫和狗的自体肾脏移植,但移植物经历短暂有功能后最终失功。1912 年,他因这项工作获得了诺贝尔奖。

人类肾脏移植

　　Carrel 的老师 Jaboulay,在 1906 年就实施了第一次有记载的人类肾脏移植[28],尽管 Ullmann 后来声称,

表 1-1　肾移植里程碑

年份	事件
1902 年	首次成功完成实验性肾移植[55]
1906 年	首例人体肾移植——异种移植[28]
1933 年	首例人体肾移植——同种异体移植[54]
1950 年	实验性肾移植存活[16,49]
1950—1953 年	无免疫人体肾移植在巴黎[17,32,48]和波士顿试验成功[27]
1953 年	首次采用活体供体,巴黎[34]
1954 年	首次在同卵双胞胎间进行移植,波士顿[40]
1958 年	首次定义白细胞抗体 Mac[13]
1959—1962 年	采用射线辐射方式抑制移植免疫,波士顿[39]和巴黎[20,30]
1960 年	6-巯基嘌呤(6-MP)在犬肾移植中的应用[5,62]
1960 年	辐射后应用 6-MP 延长移植存活时间[31]
1962 年	首次应用组织匹配选择供体和受体[14,31,53]
1966 年	意识到正交叉匹配可导致超急性排斥反应[29,53]
1967 年	创建欧洲移植中心[45]
1967 年	肾脏保存研究进展
1973 年	对输血影响进行描述[4]
1978 年	环孢素的首次临床应用[8]
1978 年	HLA-DR 匹配在肾移植中的应用[5]
1987 年	免疫抑制剂的出现(他克莫司)
1997 年	转基因猪

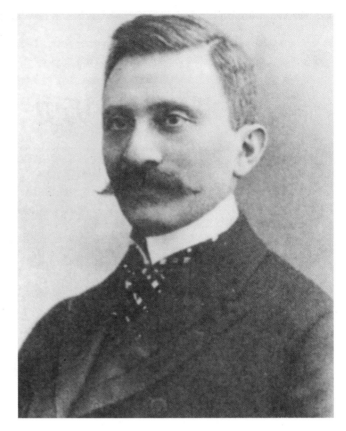

图 1-1　1902 年,Emerich Ullmann(1861—1937)完成首例犬肾移植实验。(Courtesy of the Vienna University, Institute for the History of Medicine.)

早在 1902 年他就进行了尝试[56]。Jaboulay 后来出名是因为他在甲状腺及泌尿外科方面的工作,但毫无疑问,Carrel 和他实验室同事的成功鼓舞了他。他实施了使用猪和山羊为供体的 2 例异种肾移植,将供肾移植到慢性肾衰竭患者的手臂或大腿。每个肾脏仅工作了 1 小时。考虑到许多外科文献有异种皮肤、角膜或骨移植成功的报道,这种动物供体的选择,在当时是可以接受的。

我们对第二和第三次人类肾脏移植的尝试有了更多的了解。Ernst Unger(1875—1938)(图 1-3)经过一个全面的实验工作培训,于 1905 年在柏林成立了自己的诊所,并有杰出的同事们加入。他继续实验工作,到 1909 年,被报道成功地将猎狐犬肾脏整体移植到斗拳犬,持续排尿 14 天,并将该动物提交给两个医学会。到 1910 年,Unger 完成超过 100 例肾脏移植实验。1909 年 12 月 10 日,Unger 尝试将死婴的肾脏移植给狒狒,无尿液产生。该动物手术后不久死亡,但是尸检显示,血管吻合是成功的。这一成功以及猴子与人类血清学相似的新的认识,使得 Unger 在当月末尝试进行了猴-人

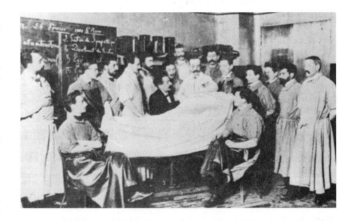

图 1-2　1903 年,Mathieu Jaboulay(1860—1913)及其团队在里昂。直到他死于铁路事故前,Jaboulay 在外科手术方面做出了大量的贡献,并鼓励 Alexis Carrel 进行血管吻合研究。Jaboulay 于 1906 年开始进行血管吻合研究,同年,首次尝试人肾移植。

移植[57]。患者是一个濒临死亡的肾衰竭的年轻女孩,猿肾被缝合到她的大腿血管,无尿液产生。Unger 的报告推断,移植存在生物化学障碍,当时的基础科学支持了这一错误观点;此后,他的主要贡献是在食管外科(Unger 的传记,Winkler[61])。

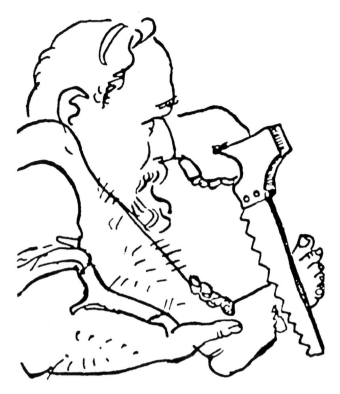

图 1-3　Ernst Unger(1875—1938)在 Rudolf Virchow 医院(柏林)工作场景的当代漫画图。(Courtesy of the Rudolf Virchow Hospital.)

这些早期的实验证实,肾移植在技术上是可行的。当时研究肾功能的方法很原始,没有常规的尿素氮检测,也没有任何放射学方法,所以精细地研究移植物功能是不可能的。这种不可能性加上同种异体移植物排斥机制的不确定性,经过约 10 年的活跃期后,使得人们对器官移植的关注减弱。到第一次世界大战开始时,对器官移植的关注几乎停止,直到战后,欧洲的外科研究也没有重新开始。Carrel 已经将他的注意力转移到了组织培养的研究。其他地方对于器官移植的关注度也很低。在英国和美国,稀缺的科研经费都被应用到基础的生物化学和生理学,而不是临床相关的科研项目。从 Carrel 的外科技术闪亮开始,到 Murphy 对免疫抑制的理解和 Landsteiner 对人类抗原血清学检测的认识,之后移植免疫学慢慢衰退。Carrel、Murphy 和 Landsteiner 都在纽约的洛克菲勒研究所工作。

1914 年,Carrel 在国际外科学会的著名演讲中,对移植的快速发展做出了预期。他在洛克菲勒研究所的同事,J. B. Murphy 已经发现放射或苯酚治疗会增加大鼠肿瘤移植物"成活"率,Carrel 认识到了这些发现的潜力:

从这些实验得出任何明确的结论为时尚早。然而,

可以肯定的是,根据 Dr. Murphy 的发现可以得出一个很重要的论点,即生物体清除外来组织的能力是源于脾脏或骨髓等器官,当这些器官的功能减弱时,移植的外来组织得以迅速发展。尚不可预知,Dr. Murphy 博士的实验能否直接实际解决我们关注的问题。

目前,器官移植的外科方面已经完备,因为我们已经能够轻松自如地从解剖学的角度完美地实施器官移植术。但这种方法还不能应用于人类的手术,因为从器官功能的角度出发,同种异体移植术几乎总是失败。现在,我们所有的努力必须指向生物学方法,以阻止机体对外来组织的影响,使得同种异体移植物适应宿主[10]。

中期

直到 20 世纪 50 年代,人们对移植的关注得以恢复,20 世纪 30 年代和 40 年代是临床学科的停滞期。大的欧洲外科中心已经衰退;在北美地区,只有梅奥诊所有一个谨慎的移植实验项目,而且不是建立在 Carrel 的工作基础之上,尤其是没有试图进行免疫抑制。在移植学术界,人们甚至没有信心去反驳 Voronoff 通过移植猴垂体使人类患者恢复活力的实验声明,也没有去严格验证人体同种皮肤移植成功的许多报道。

这一时期的主要事件是一个鲜为人知的事件——人类的第一次肾移植。它是由苏联外科医生 Yu Yu Voronoy 在乌克兰实施的。Voronoy 是一位经验丰富的研究人员,到 1949 年,他最终完成了 6 例这样的移植。Voronoy(1895—1961)在基辅接受 V.N. Shamov 教授的手术培训,并在那里获得输血的血清学方法的经验,当时是他们的发展阶段。他用这些方法来检测睾丸薄片移植后补体结合抗体,后来将同样的方法应用到肾脏移植物,取得了一些成功(图 1-4)。1933 年,Voronoy 将一个 B 型血的人类肾脏移植给因氯化汞中毒导致急性肾衰竭的 O 型血的患者。从由于颅脑损伤死亡的患者处获取供肾,在局部麻醉下移植到大腿血管,供肾的热缺血时间约 6 小时。尽管有适度换血治疗,但因存在主要的血型不相容,肾脏没有工作。患者 2 天后死亡。经尸检发现,供体血管通畅。到 1949 年,Voronoy 报道了 6 例这样的移植,但都没有实质性的功能恢复。(来自 Voronoy 的传记,Hamilton、Reid[23]、Matevossian 和同事们[33]。)

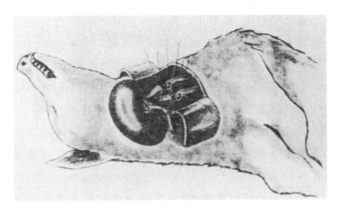

图 1-4　Yu Yu Voronoy（1895—1961）于 1933 年完成首例人类同种异体肾移植实验，在此之前，他曾进行过犬类同种异体移植实验（Kherson，Ukraine）。图中为其实验动物模型。

第二次世界大战后

第二次世界大战期间，Medawar 的开拓性研究更加巩固了移植免疫学基础，引起了对人类移植的新的关注。1946 年，在波士顿的 Peter Bent Brigham 医院，Hufnagel、Hume 和 Landsteiner 尝试在局部麻醉下将人类同种异体肾脏移植到臂部血管。肾脏的短期功能可能帮助急性肾衰竭患者恢复。这标志着医院开始较多关注移植和透析。

在 20 世纪 50 年代初期，人们对肾移植实验和临床的关注增加。随着越来越多相关免疫机制的确定，移植肾的损伤开始被重新研究。当时，丹麦奥尔堡的实习生 Simonsen 说服外科前辈教授他一些血管外科手术，他用狗进行了肾移植手术，报道了肾排斥反应的机制[49]。Dempster 在伦敦也验证了这个问题[16]。他们都发现，像巴黎的 Küss 进行的实验一样，肾脏最好放置在骨盆表浅的位置，而且都推断免疫机制是失功的主要因素。Dempster 发现，在没有可的松的情况下，放射可延迟排斥反应。他们都认为排斥的体液机制可能起主要作用。

在 20 世纪 50 年代初期，两个团队同时启动人类肾移植。在巴黎，在肾病学家 Jean Hamburger 鼓励下，外科医生 Küss（5 例）、Servelle（1 例）以及 Dubost（1 例）报道了对人类患者进行没有免疫抑制的肾移植，将移植物放置在现在熟悉的盆腔内。巴黎系列报道包括了 Hamburger 的第 1 例亲体相关肾移植，供体是一个母亲，男孩因高处坠落而损伤了他的孤立肾。手术后肾脏立即恢复功能，但在第 22 天突然出现排斥反应[34]。在美国，芝加哥外科医生 Lawler 在 1950 年已经率先尝试腹腔内肾移植；受到了公众强烈的关注和专业人士的质疑，此后被赋予移植创新的特色。

经过仔细研究波士顿记录的 9 例病例系列，利用大腿位置放置移植物，以及运用早期 Kolff/Brigham 机器的 Merrill 技术，血液透析首次被应用于术前准备患者。David Hume（图 1-5）在 1953 年报道了波士顿经验。其中一些病例，肾脏获得意想不到的存活，这鼓励了未来、谨慎的、完全根据经验的冒险手术，尽管科学家们忠告要等待适宜的免疫方案。虽然使用了小剂量的促肾上腺皮质激素或可的松，但这些结果被认为是由于尿毒症的内源性免疫抑制而不是药物治疗。许多来自 Hume 简短系列研究的实验性推论后来得到证实，特别是事先输血可能是有益的，供者和受者血型必须匹配，以及为了控制移植后血压，受者必须行双侧肾切除术这几个推论[27]。尸检第一次观察到移植物原发病复发，并注意到移植物血管中动脉硬化加速。在 20 世纪 50 年代初，芝加哥、多伦多和克利夫兰报道了其他病例，但由于没有获得持续的功能，对肾移植临床和实验关注减少，尽管实验室中免疫机制的基础知识有所增加。

20 世纪 50 年代初，从人类移植的尝试中获取的技术经验使得人们对外科手术充满信心。1954 年 12 月 23 日，在波士顿实施了第一例双胞胎间移植，将肾脏移植给肾衰竭者。从那时起，在波士顿成功实施了许多这

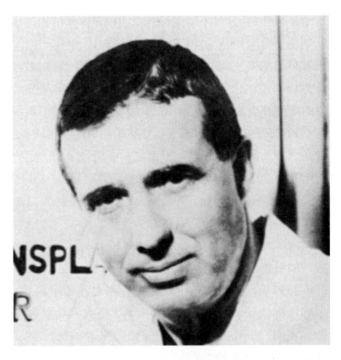

图 1-5　David M. Hume（1917—1973）在波士顿 Peter Bent Brigham 医院和 Virginia 医院开创了人类肾移植的先河。他死于空难，享年 55 岁。

样的移植[40]。虽然目前认为，这只是一个技术的胜利，但有价值的新发现却从中应运而生。一些研究者曾预测，在短期内，无活性膀胱的活性无法恢复，而且从长远来看，移植肾的活力将因为去神经或输尿管反流而下降。其他的研究者深信，一个移植肾无法使一个成年人的生化指标恢复到正常，并且，慢性肾衰竭已经造成的改变无论如何无法逆转。所有这些悲观的预测被成功的双胞胎肾移植手术中和，而且当一位这样的受者怀孕，在焦虑的移植者陪同下，通过剖宫产小心翼翼地分娩出一个正常的婴儿时，迎来了最大的胜利。多数双胞胎受者今天仍然活着，不过一些移植肾肾小球肾炎快速复发导致失功冲淡了好的结果。但这种并发症后来通过免疫抑制大大减少。其他经验教训是，由于有供肾多支动脉的风险，需要在移植前为活体供肾行血管造影，虽然仍然认为没有必要灌注或冷却供体器官。最后，第一部器官捐献法已经颁布，特别规定了对年轻的、有强烈意愿的亲体捐赠者的许可问题(关于这个时期的描述，见 Murray 和他的同事的报道[42])。

免疫抑制和现代实验

1948 年，一个因类风湿关节炎致残的患者，在梅奥诊所第一个接受默克公司的可的松(肾上腺皮质素)治疗，随后肾上腺皮质激素的药理作用引起了全世界的强烈关注。在 20 世纪 50 年代初，Medawar 团队通过仔细研究，报道了可的松具有一定的免疫抑制作用，但不久之后，Medawar 发现通过诱导耐受可以获得完全的、特异的移植物长期存活，可以理解的是，这种弱类固醇效应随后就被边缘化，并被认为没有临床意义。成年动物(而不是新生的)耐受性的诱导可以由致命的放射和骨髓输注实现，并从实验室获得强有力的支持，首次在人类尝试器官移植免疫抑制当然是要预先全身放射和移植骨髓再活化。20 世纪 50 年代末，这些方法在巴黎、波士顿和其他地方实施。

这种方案太难以控制，而且不能避免移植物抗宿主病。意外的发现是，对人类患者单独给予亚致死照射可以达到完全的免疫抑制，但是这种方法直到 1962 年才得以应用，这一年硫唑嘌呤(依木兰)首先广泛应用。在波士顿，用这种方法治疗了 12 例患者，但只有 1 例长期存活，他接受了非全基因双胞胎供肾肾移植手术[39]。在巴黎，有类似的同胞间移植获得了成功[20,30]。这些单剂量照射后给个别移植肾存活带来了更大的希望，并再

次说明人、狗和小鼠的免疫是不同的。这些病例也表明，如果一个人类器官能够在初始关键排斥期间存活，它可能在某些方面被保护或适应宿主，可能是通过新的内皮细胞的保护，也可能是通过增强，或者如后来所述，通过移植物中移动细胞诱导的微嵌合耐受来实现。

化学免疫抑制剂

1958 年，新英格兰医学中心尝试通过人类骨髓移植治疗再生障碍性贫血和白血病患者。为了确保骨髓移植成功，医师对受体进行了放疗。然而，放疗的效果不佳，患者的死亡率居高不下。为此，Schwartz 和 Dameshek[47]寻求有效替代放疗的治疗方案，他们认为抗癌药物如 6-巯基嘌呤(6-MP)或甲氨蝶呤可能对患者有免疫抑制活性。(这一时期的相关报道，请参阅 Schwartz[46])1959 年，他们发表了一篇重要论文，证实接受 6-MP 治疗的兔子对外来蛋白质的免疫反应减弱[47]。而这一点也被当时在伦敦皇家自由医院接受培训的外科医生 Roy Calne 和弗吉尼亚医学院新任外科主任 David Hume 所注意到。Calne 对于放疗无法延长犬类的同种异体肾移植存活深感失望，并且像其他寻找替代治疗方案的研究人员一样，他发现 6-MP 能够有效地抑制患者的免疫反应[5]。同样，Zukoski 及其在里士满的同事[63]也证实了上述发现。

1960 年，Calne 在访问波士顿期间与 Murray 联手开展了一项研究，后来，宝来威康公司的 Hitchings 和 Elion 在塔卡霍为 Calne 提供了 6-MP[6]的新型衍生物。其中，BW57-322(后来被称为硫唑嘌呤)(Imuran)在狗肾移植中更为成功，且毒性低于 6-MP[7]。

1960—1961 年间，多例人类肾脏移植病例使用 6-MP 作为免疫抑制剂。伦敦皇家自由医院在 3 例病例中使用了 6-MP，但均未获得成功，尽管 1 例接受活体移植的患者死于肺结核而不是排斥反应[24]。在波士顿，没有观察到 6-MP 可持续地改善移植肾功能。但是在巴黎，Kuss 及其同事[31]报道，在以放疗为主要免疫抑制治疗的受体中使用 6-MP 结合间歇性泼尼松，接受非相关供体的肾脏存活时间延长(图 1-6)。该病例也是第一例化学免疫抑制治疗获得成功的病例。

虽然，从放疗转变为终身服用危险的毒性药物——这种治疗方案的变化相比过去已经取得明显的进步，但是，由于免疫学家无法在短时间内提取精确的特异无毒耐受的单次给药方案，因此，患者和医师并不乐意接受此

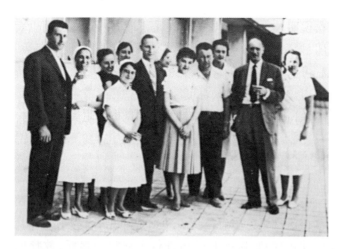

图 1-6　1960 年，R. Küss（右）和 M. Legrain（中）与他们的第一个长期肾移植幸存者。患者及其姐夫——捐赠者（中间偏右）与 Hôpital Foch 的单位工作人员。该患者接受了放疗和巯基嘌呤的联合免疫抑制方案。（Courtesy of Prof. M. Legrain.）

种治疗。许多人甚至认为这只是个暂时的过渡方案。

1961 年，硫唑嘌呤开始在人类中投入使用；但是，其用药剂量是否准确却难以判断。尽管波士顿最早使用该药物的两个病例并没有观察到存活率延长，但是，1962 年 4 月，硫唑嘌呤延长人类肾同种异体移植物的存活期首次获得了成功[41]。随后，研究人员在床边而不是在实验室中发现，皮质类固醇特别是泼尼松龙与硫唑嘌呤联合使用时，具有强大的协同作用。经 Starzl 及其同事[51]、Goodwin 及其同事报道后，两者的联合使用成为临床上标准治疗方案之一[19]。虽然当时也有许多其他建议的替代方案，但这种联合治疗一直作为常规的免疫抑制方法，这种情况一直持续到硫唑嘌呤被环孢素所取代。随着联合免疫抑制和活体相关供体（而不是偶尔的双胞胎或游离肾或尸体肾脏）的使用增多，再加上 1963 年 Denver[51]和 Richmond[26]取得了显著的成果，这些都成了移植实践发展的巨大推动力。（此期间的相关说明，请参阅 Starzl[50]。）

乐观主义时代

20 世纪 60 年代中期是一个非常乐观的时期。由于移植效果改善迅速，似乎成功就在眼前。人们认为如果所有大型医院联手合作，未来将可以获得足够的供体器官，而且此类捐赠确实开始来自移植先驱医院之外。这一时期，人们建立了移植协会，并创办了专家期刊。常规透析治疗的改进意味着适合移植的健康状况良好的患者群体可以更好地和有计划地进行移植

准备。然而，随着恢复透析成为可能，人们无须再为挽救受排斥的肾脏做出英雄式的努力。而且，患者的管理在多个方面得到改善，并且预期皮质类固醇长期效果一样可以令人满意（主要是证实了低剂量皮质类固醇与高剂量皮质类固醇一样有效）。在此之后，人们逐渐认识冷却供体器官的必要性，并为此开展了多项可行性试验。于是，各中心之间开始运输器官。虽然研究人员解决了骨病和外来感染问题，但是，在 20 世纪 60 年代中期，由于受到乙型肝炎流行病的影响，肾移植机构的士气和地位有所下降。移植的年龄限制范围在不断地扩大，例如里士满报道了第一例儿童肾移植的成功病例。

肾移植受体康复后重新迈上了正常的生活轨迹，有的甚至成了政治家、教授、飞行员或者为人父母并且生下了健康的婴儿。1968 年，当联邦政府认可定期透析和移植的费用时，美国传来了其他好消息。移植后存活时间最长的患者所在的先驱单位报道了出人意料的发现。在第一次移植手术失败后，Richmond 小心翼翼地进行了第二次肾脏移植手术，结果取得了成功，因此这也成了惯例。丹佛的肾移植受者首先被报道出现了慢性排斥反应和恶性肿瘤。由于乐观主义，试验性心脏移植开始了，第一例人类肝脏被移植，人们对异种移植的兴趣有所恢复。尽管 Reemtsma 及其同事[44]、Hume[25]和 Starzl[50]在黑猩猩或狒狒肾移植中的尝试最终失败，但并未立即观察到排斥反应。他们对这些病例进行了密切研究并进行了报道。

为了寻找更加有效的免疫抑制剂，Woodruff 和 Medawar 开展了实验室研究，并观察到免疫抑制剂产生了强大的抗淋巴细胞血清效应。这一消息无疑是令人

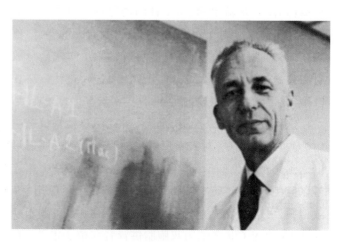

图 1-7　Jean Dausset 根据多次输血患者的多种抗血清首次定义了一种抗原 MAC（后来被称为 HLA-2），后来被证明是人类主要组织相容性复合物（HLA）的组成部分。

振奋的，从此，研究人员开始生产适合人类使用的免疫抑制剂[62]。然而，尽管初步结果良好，但抗淋巴细胞血清效应整体并不突出。从 1975 年开始，单克隆抗体在临床的应用不断增多。1969 年，当 French 和 Batchelor[18] 通过大鼠肾脏移植新型实验模型发现通过显微手术方法可以提高血清效果时，人们似乎看到了另外一种有希望的生物学移植解决方案，但事实证明这种方法在人类中无法产生同样的效应。

组织分型

组织分型方法的进步为移植界带来了无尽的希望，并且在 1962 年进入常规检查项目（图 1-7）[14,21]。HLA 系统的抗原鉴定技术越来越成熟，似乎有望在未来取得优异的临床效果，也就是说，从大量患者中选择合适的供体时，可以实现精确匹配。欧洲的肾脏分享组织起源于 van Rood 在 1967 年提出的建议[45]，北美的 Amos 和 Terasaki 在美国的两个海岸城市设立了类似的分享组织。此后，全世界范围内也陆续成立了类似的组织，这些组织不仅可以改善服务，而且有助于迅速收集肾移植存活的最新数据。由于需要运输肾脏，因此研究人员构建了灌注泵，旨在延长器官的存活期和适应长途运输[1]。1969 年，临床上还只能进行简单的冲洗，经过研究人员不断努力地改善灌注液后，最终 Collins 等设计出适用的细胞内液类型，可以延长肾脏的存放和冷却时间[11]。虽然没有完全实现精确配型，但是罕见血型的患者、儿童或高度敏感的患者仍然可以从中获益。临床医师通过使用供体细胞和受体血清之间交叉配对的新型淋巴细胞毒性测试可以识别这些患者。Terasaki 及其同事[53]首次提出[60]，此种移植前检测可以解释突然失败的病例并且导致超急性排斥反应明显减少。1966 年，Kissmeyer-Nielsen 及其同事、Williams 及其同事做了更加详细的描述。

20 世纪 70 年代的平台期

20 世纪 70 年代是一个整合期。在此期间，数据收集不断改进。例如，欧洲透析和移植协会开展了重要的调查，同时 HLA 分型方法和器官共享方案变得越来越复杂。随着公众和医学界的进一步参与，尸体器官采购普遍增多。但是，等待移植的患者数量持续超过可用器官的数量，而且在公众关注移植问题的同时捐赠数量仍然有所减少。各国政府为了提高捐赠率采取了各种措施，英国于 1971 年推出肾脏捐献者卡片，10 年后推出多捐赠者卡片。与此同时，医院的复苏和重症监护的方法得到了改善，并且建立了脑死亡的概念以防止长时间无意义的通气，尽管其在移植中的直接应用还是引起了争议。虽然研究者对免疫抑制方法提出了许多新的主张，例如脾切除术、胸腺切除术和胸导管引流试验以及重新审视环磷酰胺，但是，除了抗胸腺细胞球蛋白之外，没有确定其他任何可常规使用的药物的制剂。

尽管肾移植后患者的存活率持续提高，但是 20 世纪 70 年代并未发现尸体移植物存活率如预期般提高。一些研究团体甚至报道生存率有所下降。这一悖论的部分原因在于致敏风险导致常规透析期间不适宜输血，因此对肾脏移植的结果带来不利影响[43]，这也是 Morris 及其同事多年前提出的一项观察结果[37]。

20 世纪 70 年代的两项创新重新点燃了人们对成功实现常规、安全肾移植目标的希望。Ting 和 Morris[54]报道了临床 HLA-DR 匹配成功的病例。Calne 及其同事在临床上首次引入硫唑嘌呤——这是 20 年来环孢素遇到的首个强大的竞争对手。Borel 也发现硫唑嘌呤是一种强效的免疫抑制剂[3]。环孢素取代了早期的药物治疗方案，但是直到 20 世纪 90 年代才成为一线药物。由于移植临床服务不断发展，最终引起了制药公司的注意，并于 20 世纪 90 年代推出了各种新药，如他克莫司、霉酚酸酯、西罗莫司、FTY720、布喹那等。由于医药公司积极推销一切有市场前景的药物，因此赞助试验成为他们在临床上常用的手段。

移植结果改善意味着器官获取成为一个越来越突出的问题。受宗教和文化传统的影响，全世界移植界对使用活体捐赠器官和尸体器官的态度存在明显差异。由于肾脏移植面临着巨大的手术和科学挑战，早期仅限于在发达国家的一些学术中心开展，但是手术的成功使该技术成为世界各地的常规服务[4]。在一些与西方态度不同的国度中，捐赠器官短缺意味着肾移植可能会向着不良的商业方向发展。

等待异种移植

由于对肾脏移植的需求持续超过供给，各国纷纷出台了其他举措，包括在捐赠率较高的国家和地区（如西班牙）开展各项研究，规范对有适当动机的非亲属供体的使用以及恢复使用边缘尸体肾脏，特别是来自无心脏跳动的捐赠者。由于在尝试了各种措施之后，捐赠数量仍然没有达到预期目标，因此，研究人员重新审视了动物器官。单独使用免疫抑制不能产生任何效果，因此，研究人员首先尝试使用从受体血浆中去除天然抗体的方法来处理异种移植物器官的超急性排斥反应。尽管在传统观念上，研究人员假设人类患者异种移植使用诸如猴子类的"一致"物种，但是，由于基因工程方法的出现，研究人员首先使用了一系列转基因猪，即一种与人类不一致的遥远物种，结果发现改良的内皮细胞可以减少补体介导的即刻反应[12]。研究人员希望这些早期的发展成功演变为精妙的常规方法[12]。同时，肾移植者只能以超然的态度审视干细胞在移植中的应用。

虽然异种移植物为患者和医师带来了新的希望，但同时也引起了公众和立法者的担忧，尤其是疾病传播问题。虽然这在人与人之间的移植手术中一直是一个常见的问题，而且已经建立了常规的处理方法，但政府要求对伴有反转录病毒传播所增加的威胁的异种移植进行补救。

结论

由于具备活体供体和透析手段，因此，肾移植最先取得成功。当需要验证激进的新想法时，先驱者仍然将目光投向肾移植。肾移植是移植手术的起源点，我们有充分的理由相信它永远是重大创新的试验台。

20世纪90年代早期，Murray[38]因其在肾脏移植和开发多个新型免疫抑制剂（包括药物和单克隆抗体）方面的先驱工作而被授予诺贝尔医学奖。未来无疑充满了希望。我们有理由相信，Terasaki召集35位移植先驱所做的努力已经为日后开展工作奠定了坚实的基础[52]。

（史晓峰　译　王智平　校）

参考文献

1. Belzer FO, Ashby BS, Dunphy JS. 24-Hour and 72-hour preservation of canine kidneys. Lancet 1967;2:536.
2. van den Bogaerde J, White DJG. Xenogeneic transplantation. Br Med Bull 1997;53:904.
3. Borel JF. Comparative study of in vitro and in vivo drug effects on cell mediated cytotoxicity. Immunology 1976;31:631.
4. Burdick JF, DeMeester J, Koyama I. Understanding organ procurement and the transplant bureaucracy. In: Ginns LC, Cosimi AB, Morris PJ, editors. Transplantation. Boston: Blackwell; 1999. p. 875–94.
5. Calne RY. The rejection of renal homografts: inhibition in dogs by 6-mercaptopurine. Lancet 1960;1:417.
6. Calne RY. The development of immunosuppressive therapy. Transplant Proc 1981;13:44.
7. Calne RY, Alexandre GPJ, Murray JE. The development of immunosuppressive therapy. Ann N Y Acad Sci 1962;99:743.
8. Calne RY, White DJG, Thiru S, et al. Cyclosporin A in patients receiving renal allografts from cadaver donors. Lancet 1978;2:1323.
9. Carrel A. La technique operatoire des anastomoses vasculaires et la transplantation des viscères. Lyon Med 1902;98:859.
10. Carrel A. The transplantation of organs. New York Times April 14, 1914.
11. Collins GM, Bravo-Shugarman M, Terasaki PI. Kidney preservation for transportation: initial perfusion and 30 hours' ice storage. Lancet 1969;2:1219.
12. D'Apice A, Cowan PJ. Gene-modified pigs. Xenotransplantation 2008;15:87.
13. Dausset J. Iso-leuco-anticorps. Acta Haematol (Basel) 1958;20:156.
14. Dausset J. The challenge of the early days of human histocompatibility. Immunogenetics 1980;10:1.
15. von Decastello A. Experimentelle nierentransplantation. Wien Klin Wochenschr 1902;15:317.
16. Dempster WJ. The homotransplantation of kidneys in dogs. Br J Surg 1953;40:447.
17. Dubost C, Oeconomos N, Vaysse J, et al. Resultats d'une tentative de greffe rénale. Bull Soc Med Hop Paris 1951;67:1372.
18. French ME, Batchelor JR. Immunological enhancement of rat kidney grafts. Lancet 1969;2:1103.
19. Goodwin WE, Mims MM, Kaufman JJ. Human renal transplant, III: technical problems encountered in six cases of kidney homotransplantation. Trans Am Assoc Genitourin Surg 1962;54:116.
20. Hamburger J, Vaysse J, Crosnier J, et al. Transplantation of a kidney between non-monozygotic twins after irradiation of the receiver: good function at the fourth month. Presse Med 1959;67:1771.
21. Hamburger J, Vaysse J, Crosnier J, et al. Renal homotransplantation in man after radiation of the recipient. Am J Med 1962;32:854.
22. Hamilton D. Organ transplantation: a history. Pittsburgh: Pittsburgh University Press; 2012.
23. Hamilton D, Reid WA. Yu Yu Voronoy and the first human kidney allograft. Surg Gynecol Obstet 1984;159:289.
24. Hopewell J, Calne RY, Beswick I. Three clinical cases of renal transplantation. BMJ 1964;1:411.
25. Hume DM. Discussion. Ann Surg 1964;160:409.
26. Hume DM, Magee JH, Kauffman HM, et al. Renal homotransplantation in man in modified recipients. Ann Surg 1963;158:608.
27. Hume DM, Merrill JP, Miller BF, et al. Experiences with renal homotransplantation in the human: report of nine cases. J Clin Invest 1955;34:327.
28. Jaboulay M. Greffe de reins au pli du coude par soudure arte. Bull Lyon Med 1906;107:575 [For a biography of Jaboulay, see Biogr Med Paris 10:257, 1936.].
29. Kissmeyer-Nielsen F, Olsen S, Peterson VP, et al. Hyperacute rejection of kidney allografts. Lancet 1966;2:662.
30. Küss R, Legraine M, Mathe G, et al. Prémices d'une homotransplantation rénale de soeur à frère non jumeaux. Presse Med 1960;68:755.
31. Küss R, Legraine M, Mathe G, et al. Homologous human kidney transplantation. Postgrad Med J 1962;38:528.
32. Küss R, Teinturier J, Milliez P. Quelques essais de greffe du rein chez l'homme. Mem Acad Chir 1951;77:755.
33. Matevossian E, Kern H, Hüser N, et al. Surgeon Yurii Voronoy (1895–1961) – a pioneer in the history of clinical transplantation. Transpl Int 2009;22:1132.
34. Michon L, Hamburger J, Oeconomos N, et al. Une tentative de transplantation rénale chez l'homme. Presse Med 1953;61:1419.
35. Moore FD. Give and take: the development of tissue transplantation. Philadelphia: WB Saunders; 1964.
36. Morris PJ. Problems facing the society today. Transplant Proc 1987;19:16.
37. Morris PJ, Ting A, Stocker J. Leucocyte antigens in renal transplantation, I: the paradox of blood transfusions in renal transplantation. Med J Aust 1968;2:1088.
38. Murray JE. Human organ transplantation: background and consequences. Science 1992;256:1411.
39. Murray JE, Merrill JP, Dammin GJ, et al. Study of transplantation immunity after total body irradiation: clinical and experimental investigation. Surgery 1960;48:272.
40. Murray JE, Merrill JP, Harrison JH. Kidney transplantation

between seven pairs of identical twins. Ann Surg 1958;148:343.

41. Murray JE, Merrill JP, Harrison JH, et al. Prolonged survival of human kidney homografts by immunosuppressive drug therapy. N Engl J Med 1963;268:1315.

42. Murray JE, Tilney NL, Wilson RE. Renal transplantation: a twenty-five year experience. Ann Surg 1976;184:565.

43. Opelz G, Sengar DPS, Mickey MR, et al. Effect of blood transfusions on subsequent kidney transplants. Transplant Proc 1973;5:253.

44. Reemtsma K, McCracken BH, Schlegel JU, et al. Renal heterotransplantation in man. Ann Surg 1964;160:384.

45. van Rood JJ. Histocompatibility testing. Copenhagen: Munkgaard; 1967.

46. Schwartz RS. Perspectives on immunosuppression. In: Hitchings GH, editor. Design and achievements in chemotherapy. Research Triangle Park, Durham, NC: Burroughs Wellcome; 1976. p. 39–41.

47. Schwartz R, Dameshek W. Drug-induced immunological tolerance. Nature 1959;183:1682.

48. Servelle M, Soulié P, Rougeulle J, et al. Greffe d'une reine de supplicie à une malade avec rein unique congénital, atteinte de nephrite chronique hypertensive azotémique. Bull Soc Med Hop Paris 1951;67:99.

49. Simonsen M. Biological incompatibility in kidney transplantation in dogs: serological investigations. Acta Pathol Microbiol Scand 1953;32:1.

50. Starzl TE. Personal reflections in transplantation. Surg Clin North Am 1978;58:879.

51. Starzl TE, Marchioro TL, Waddell WR. The reversal of rejection in human renal homografts with subsequent development of homograft tolerance. Surg Gynecol Obstet 1963;117:385.

52. Terasaki PI. History of transplantation: thirty-five recollections. Los Angeles: UCLA Tissue Typing Laboratory; 1991.

53. Terasaki PI, Marchioro TL, Starzl TE. In: Amos DB, van Rood JJ, editors. Histocompatibility testing. Washington, DC: National Academy of Sciences; 1965. p. 83.

54. Ting A, Morris PJ. Matching for B-cell antigens of the HLA-DR (D-related) series in cadaver renal transplantation. Lancet 1978;1:575.

55. Ullmann E. Experimentelle nierentransplantation. Wien Klin Wochenschr 1902;15:281 [For a biography of Ullmann, see Lesky E. Die erste Nierentransplantation: Emerich Ullmann (1861-1937). Munch Med Wochenschr 116:1081, 1974.].

56. Ullmann E. Tissue and organ transplantation. Ann Surg 1914;60:195.

57. Unger E. Nierentransplantation. Berl Klin Wochenschr 1909;1:1057.

58. Voronoy Yu Yu. Sobre el bloqueo del aparato reticulo-endothelial. Siglo Med 1936;97:296.

59. White OJG, Langford A, Cozzi EE, et al. Production of pigs transgenic for human DAF. Xenotransplantation 1995;2:213.

60. Williams GM, Hume DM, Hudson RP, et al. Hyperacute renal-homograft rejection in man. N Engl J Med 1968;279:611.

61. Winkler FA. Ernst Unger: a pioneer in modern surgery. J Hist Med Allied Sci 1982;37:269.

62. Wolstenholme GEW, O'Connor M, editors. Antilymphocytic serum. London: J&A Churchill; 1967.

63. Zukoski CF, Lee HM, Hume DM. The effect of 6-mercaptopurine on renal homograft survival in the dog. Surg Forum 1960;11:47.

第 2 章

移植排斥免疫学

Simon Ball · Margaret J. Dallman

　　器官移植是治疗肾衰竭的最佳方法。在大多数情况下，供体与受体在遗传性和抗原性方面存在明显差异，从而引发我们称之为器官移植排斥的免疫反应。炎症反应因供体的生理应激、器官切取、储存、移植和再灌注而启动。这种非特异性反应解释了特异性免疫可以识别供受体之间抗原差异的能力。这种现象的累积效应最终将导致移植器官的破坏，这与 Little 和 Tyzer 在肿瘤敏感性动物模型中所得的结论一致[210]。Gorer[104]

提出了基于免疫学的移植器官排斥理论, Medawar 依据供体组织排斥反应的特异性和记忆性以及白细胞浸润等证据对排斥反应做了进一步的定义[97,244-246]。目前，我们对免疫机制已经有了充分的了解，能够详细地描述排斥反应相关的分子和细胞活动。这标志着以免疫特异性为目标的生物学研究范围得到了扩大，并带来了一种评估免疫抑制利弊的新观点。这可能是对当前旨在调节异体抗原反应的细胞疗法研究做出的进一步延伸。

目前临床上应用的药物可以明显地降低急性排斥反应的发生率，尤其是未致敏受体。当前临床实践中的移植排斥免疫学研究，必须包括免疫造成的慢性移植物损伤、供体特异性体液免疫的移植屏障及高度的非特异性免疫抑制相关破坏力等内容。这不仅要求生物标志物在移植器官损伤之前提供预后信息，更需要于记忆免疫损伤之前提供诊断信息。事实上，服用靶向免疫抑制剂的患者最有可能是受益者，而未服用这类药物的患者可能出现预后不佳，因此，研究靶向免疫抑制剂可能比开发任何单一疗法具有更大的潜力。尽管个性化医疗形式目前难以开展，但我们可通过免疫系统的解读和复杂的大型数据分析取得进展。

本章按照目前的理解从分子和细胞水平介绍了免疫反应，提供了免疫系统基础知识。读者也可参考其他涉及免疫系统的文章[268,294]。表 2-1 列出了相关术语。

天然免疫系统启动同种异体免疫反应

移植创伤

实体器官移植的免疫反应可以解读为当前一系列已经明确的反应(图 2-1)，同时也是切取和移植过程中移植物遭受的第一个创伤。在供体死亡之前，如果血流动力学和神经内分泌异常反应的出现早于脑干死亡，则可导致天然免疫系统的激活。切取过程以及随后的肾脏保存、冷却、保护性灌注及长时间的术前等待，都可通过血管再生造成器官再灌注损伤。器官保存的

解决方案包括常温灌注[140]、远程缺血预处理和药理干预，其目的在于减少肾脏损伤(参见第 9 章)。然而，细胞膜和细胞内离子、腺苷、核苷酸、尿酸和活性氧浓度的改变无可避免，因此，供体存在不同程度的细胞病变和活动性的炎性小体(参见下文)，后者可导致细胞因子产生[340]。细胞膜损伤和其他应激反应可以激活补体、凝血级联反应以及生成热休克蛋白(HSP)、与 Toll 样受体(TLR)结合的高迁移性 B-1(HMGB-1)等介质，出现 P-选择素和整合蛋白等细胞表面分子上调，趋化因子和细胞因子级联反应进一步放大和多样性分化。这些变化都可促进树突状细胞(DC)、单核细胞和淋巴细胞迁移至移植物，并带来不可避免的适应性免疫损伤。它们对于免疫反应的重要意义在活体移植取得的良好转归[甚至在主要组织相容性复合体(MHC)明显不匹配的移植][226]、冷缺血时间对于移植器官结局的重要性[260,306]，以及功能延迟患者较高的排斥率中均得到反映[306,307]。

事实上，在缺血再灌注损伤(IRI)实验模型中，有证据表明存在早期 T 淋巴细胞浸润[7]以及慢性同种异体移植物损伤组织学所见[388]。这类反应可以解释非移植人群中急性肾损伤恢复初期慢性肾损伤发病率升高的原因[212]。

天然免疫

细胞和介质参与的早期非抗原特性反应属于天然免疫，是抵抗组织损伤和病原体入侵的第一道防线。在器官移植之后的早期阶段，血管内皮因子的激活和各类促炎性因子，如白介素(IL)-1、IL-6、肿瘤坏死因子(TNF-α)的产生已经得到证实。促炎细胞因子的上调及黏附因子的过表达可造成包括巨噬细胞在内的炎性细胞浸润[243]。这种早期炎症反应也可引发移植物抗宿主组织反应和骨髓来源的 DC 表达[192,193]。这些早期反应本身不属于器官移植排斥反应[58]。然而，初期严重损伤以及随后引发的炎性浸润本质上属于抗原特异性排斥反应的核心：器官大面积受损产生一个巨大的"危险信号"[238]，从而诱发适应性免疫反应，表现为供体和受体存在差异而出现排斥。

天然免疫系统受体

天然免疫系统可以识别并响应病原体(病原相关分子模式 PAMP)的表达分子(如特定的碳水化合物、脂多糖、鞭毛蛋白、脂磷壁酸和双链 RNA)或受损组织

表 2-1 移植专业术语	
自体移植(自身移植)	将自体组织移植到自身另一部位(如利用自身皮肤移植治疗三度烧伤或者用隐静脉替代髂静脉)
同系异体移植(同基因或者同源移植)	介于同系中同基因个体间的组织移植(如同卵双胞胎间的肾移植或者相同的纯系小鼠间的移植)
同种异体移植(同种异基因移植)	介于同种但基因不同个体间的组织移植(如尸体肾移植或不同的纯系小鼠间的移植)
异种移植(异种基因移植)	介于不同物种间的移植(如狒狒与人类间肾脏移植)

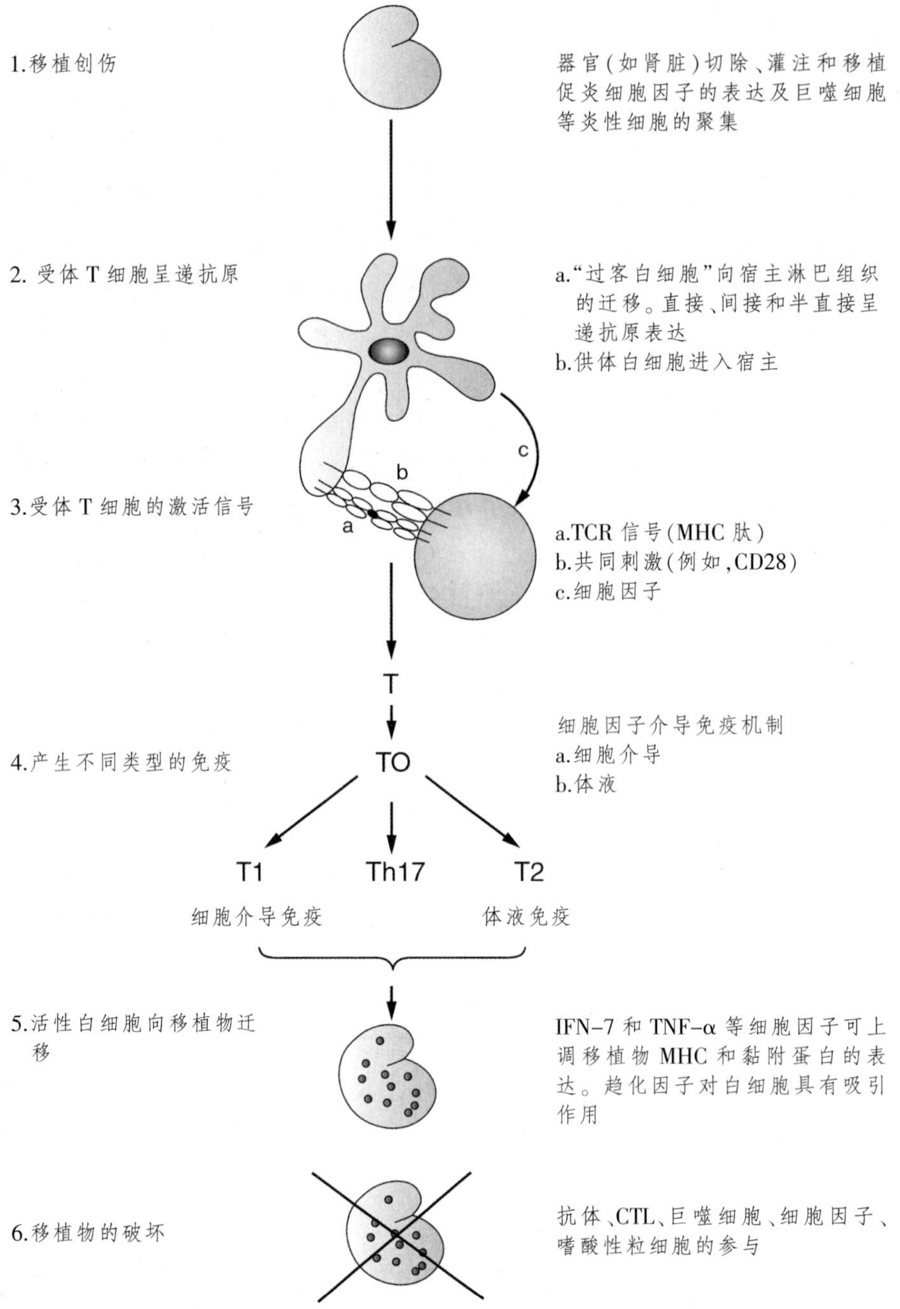

图 2-1 肾移植后免疫反应通路。CTL,细胞毒性 T 细胞;IFN,干扰素;MHC,主要组织相容性复合物;TCR,T 细胞受体;TNF,肿瘤坏死因子。

生成的分子[损伤相关分子模式(DAMP)],例如细胞外三磷酸腺苷(ATP)[235]、透明质酸[416]、胞内低钾[157]、氧化应激[425],以及 HSP 和 HMGB-1 的释放[267]。这类模式识别受体包括可溶分子(如 C 反应蛋白、纤维蛋白原、甘露聚糖结合凝集素)[312]和细胞相关分子(如 TLR[282]、维 A 酸诱导基因 1 样受体[272]和 Nod 样受体)[298]。

天然免疫系统的细胞(如巨噬细胞和 DC)可以直接通过细胞表面受体或间接通过可溶性补体等产物受到激活(图 2-2)[312]。细胞杀伤能力和抗原呈递能力增

强并导致表型变化(如细胞因子的生产),进而影响适应性免疫的极化[328]。这些因素在移植适应性免疫激发机制中的作用尚有待研究;然而,组织损伤后释放的内生配体大多在移植过程中合成,而且与供体脑死亡的关系尤其密切。这一发现在最近的 HMGB-1 表达及其与 TLR-4 结合的研究结果中得到了证实[181]。脑死亡可能与肠道细菌易位以及 PAMP 和 DAMP 的激活有关[179]。实验结果显示,通过控制 PAMP 和 DAMP 的相关配体分子(如 MyD88 和 TRIF),可以有效地降低

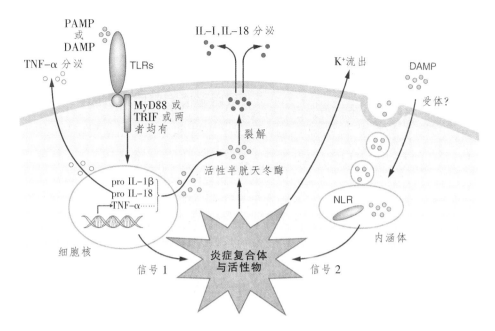

图 2-2　免疫系统的激活。感染后，天然免疫系统迅速被激活。在过去的十多年里，我们已经开始通过识别病原体相关分子模式（PAMP），确定参与这一过程的种系编码受体系统（模式识别受体）。可以在天然免疫细胞的细胞表面找到这类受体（例如，Toll 样受体，TLR；C 型血凝素受体），一些受体也存在于细胞质中（例如，Nod 样受体，NLR；Rig-I 样受体）。这些受体与信号通路相连，从而促进促炎细胞因子的转录激活和表达。最近研究发现，一些受体也可被内源性和（或）非病原体相关的化合物（危险相关分子模式）激活 [DAMP，例如核酸、三磷酸腺苷（ATP）和尿酸晶体]，而这些分子很可能在肾移植后的免疫系统的激活中起作用。通过 TLR（信号 1）和其他受体（信号 2）的信号组合可导致炎性小体的激活。炎性小体是一种大分子多蛋白复合物，在生成活性 IL-1β 和 IL-18 中起着关键作用，现已知肾移植后会生成这两种细胞因子，常见于移植伴慢性移植物功能障碍。这两种细胞因子均存在前体（pro IL-1β 和 pro IL-18），由半胱天冬酶-1 裂解。细胞因子是一种炎性小体复合物，能够激活前体半胱天冬酶-1 形成半胱天冬酶-1。深入研究发现，炎性小体确实是干预各种炎症反应的一个靶点。TNF，肿瘤坏死因子。

其对移植抗原的免疫反应，相应地可以使非特异的同种异体移植物生存[101]。然而，这类发现主要取决于供受体配体蛋白的缺失情况，在次要抗原不匹配不止一个的供受者中概率会大大降低[242,380]。

天然免疫与适应性免疫交集细胞

天然免疫系统涉及一系列在有颌脊椎动物适应性免疫基础上建立的保护机制。天然免疫系统还会根据抗原所处的环境，在适应性免疫反应过程中发挥重要的作用。监测和传达抗原所处的环境对自我耐受和免疫反应的极化具有一定的影响。这在细胞因子的生产模式、关联细胞和效应机制中均有所反映，而后者已经成为针对病毒、各类细菌、真菌、原生动物和多细胞寄生虫最佳效应机制的保障[332]。

这种天然免疫与适应性免疫之间的相互作用，其抗原特异性依赖于天然免疫细胞中的单核细胞将抗原呈递给 T 细胞。这一过程首先从细胞接触开始，进而在一系列的共刺激和旁分泌形式下传导特异性。事实上，DC 的主要作用就是特异性地整合不同危险信号并诱导抗原特异性的幼稚淋巴细胞分化。这种作用具有双向性：抗原特异的 T 细胞自身可以影响 DC 细胞表型，DC 细胞面对抗原的极化反应不仅依据抗原当前呈递的信息，还依据记忆 T 细胞储存的信息。实际上，这类交互反应在免疫反应和免疫耐受的建立过程中均发挥了重要的作用。而 DC 在介导 T 调节细胞亚群的过程中具有重要的意义，这会在后面的章节中进行讨论。

单核细胞和组织驻留的巨噬细胞均是天然免疫和适应性免疫系统刺激扩增的效应细胞，因此，二者之间具有很多相似之处。它们还在抗原表达、接收和传递特定极化模式的相关信息方面发挥了一定的作用。因此，类似于 T 细胞，单核细胞表型可以在干扰素-γ（IFN-γ）和 IL-4 或 IL-10 等不同条件下分化为 M1 和 M2。M1 表型可以通过分泌高水平的活性氧，生成细胞毒性中间体和促炎细胞因子，如 IL-1β、TNF-α，而 M2 单核细胞表达 IL-10、IL-1 受体拮抗剂，高水平的清道夫受体,并参与组织重构。这种实验室描述的表面极化本质上可能与体内表型变化统一。Mreg 是生产 IL-10 而非 IL-12 的细胞,早期的研究表明,在临床移植中应用体外合成的 Mreg 是有效的[143]。

自然杀伤(NK)细胞的功能在后面的小节中进行了详细的探讨;然而,在天然免疫与适应性免疫中均发挥作用的细胞,以 DC 补体的方式整合了大量激活和抑制"量化危险"的信号[119]。这可能也是因为,有充分的证据显示,NK 细胞可以监测正常抗原表达破坏过程的细胞,而这种影响与 DC 功能密切相关。因此,这两种细胞类型之间的双向信号非常重要。

在器官移植中,越来越多的研究证据表明,NK 的相互作用可以影响患者的最终转归,而且并非全部通过急性排斥途径[123,124,392]。

补体

补体系统是指一系列参与级联反应发挥效应功能的可溶性蛋白质、酶和受体。虽然补体系统通常在受到感染后激活,但也可被多种内源性信号(包括缺氧和组织损伤)所激活[398,399]。目前已经确认,近端补体系统在协调移植器官多种免疫反应中均发挥了调节作用,而并非仅限于膜攻击复合物 C5-9 的合成。

如上所述,补体激活易导致 IRI。这一发现在补体成分基因沉默的小鼠实验中得到了证实。重要的是,这些实验可以识别供体器官产生的局部补体,而不是对 IRI 以及随后出现的排斥反应具有重要意义的血清补体[303,424]。通过抑制补体激活产生的可溶性介质(例如 C5a)的活性,可以对抗移植早期出现的单核细胞涌入等现象,不但直接激活浸润细胞,而且还会作用于肾脏内皮和上皮细胞[8,205]。

越来越多的证据表明,除了介导组织损伤的天然免疫反应以外,可溶性补体也可直接激活或通过改变抗原呈递细胞(APC)的功能影响适应性免疫反应。事实上,效应 T 淋巴细胞的功能、分化、扩增和收缩均受到一定影响,特别是受局部补体生成的影响明显。然而,在移植后早期高度特异的表达环境中,远端补体激活可能也发挥了一定的作用。

适应性免疫的激活

移植物的抗原特异性或适应性免疫反应的产生涉及两个阶段。在传入路径,供体抗原刺激受体淋巴细胞,淋巴细胞被激活后复制、分化,同时呈递增殖及分化信号给各类细胞。在传出路径,效应白细胞迁移到器官并合成供体特异性同种抗体,两者均导致组织损伤。

激活移植物排斥的抗原

组织相容性抗原在相同的物种之间存在差异,因此成为同种异体移植中的免疫目标。在所有的脊椎动物中,尽管基因不同,但组织相容性抗原可以划分为单一的主要组织相容性复合体(MHC)系统和无数的次要组织相容性(miH)系统。供体和受体之间 MHC 或 miH 任意一种不兼容都会导致移植物的免疫反应,MHC 较 miH 更为突出。事实上,MHC 相容的器官移植中排斥反应通常为迟发型,当然有时也不一定,尽管在某些品种的小鼠或单纯 miH 差异的器官移植中也会出现类似于 MHC 不匹配时的急性排斥反应[297]。另一方面,人类白细胞抗原(HLA)相同的兄弟姐妹之间的干细胞移植会显著地受到 miH 不匹配的影响,导致移植物抗宿主病[90]。

主要组织相容性抗原

在免疫遗传学和蛋白质结构方面,不同物种中的 MHC 具有很大的相似性。MHC 基因分为 Ⅰ、Ⅱ、Ⅲ 三类[34]。第 10 章将会对人类 MHC(HLA)进行详细的描述。

MHC Ⅰ 类(图 2-3)分子由细胞表面两条链的糖蛋白(分子量约 45kD)组成——一条是具有高度多样性并且在 Ⅰ 类 MHC 基因编码的 α 链,另一条是在其他位置编码的恒定 β₂-微球蛋白链(分子量约 12kD)。与重链不同,β₂-微球蛋白并非固定于胞膜(图 2-3A),因此它可与溶剂中的 β₂-微球蛋白交换或被其固定。尽管水平不同,MHC Ⅰ 类在大多数有核细胞中表达,多可通过 CD8 表面蛋白质(CD8⁺细胞)来激活 T 细胞。

MHC Ⅱ 类分子完全位于 MHC 系统内编码,包含两个固定于胞膜的具有相似分子量的糖蛋白(α 链,35kD;β 链,28kD)(图 2-3A)。这类蛋白质主要激活 CD4 细胞表面蛋白阳性的 T 细胞(CD4⁺细胞)。MHC Ⅱ 类分子的组织分布范围远不及 Ⅰ 类分子,其表达仅限于 B 淋巴细胞、DC 和内皮细胞中(尤其是在人类中)。在免疫或炎症反应中,多种不同类型的细胞经诱导后可表达 MHC Ⅱ 类蛋白[59,73,88,93,236]。

MHC Ⅰ 和 Ⅱ 类蛋白质分子在细胞表面形成一个相似的三维结构(参见图 2-3B 和 C 的 HLA-A2 的带形

图）。这个结构的内部是一个凹槽,侧面是两条 α 螺旋,底部为多形性氨基酸。在合成和转运至细胞表面的过程中,MHC Ⅰ 和 Ⅱ 类蛋白质变成能够与凹槽结合的小分子肽。MHC Ⅰ 类凹槽是一个封闭的结构,能够容纳的氨基酸数目不超过 8~10 个,而 MHC Ⅱ 类结构比较开放,肽链末端可跃过凹槽,可容纳 13 个甚至更多的氨基酸。

肽类的起始端不同是这两类 MHC 蛋白之间的主要区别,主要源于 Ⅰ 类的细胞内环境和 Ⅱ 类的细胞外环境(图 2-4)。然而,两条通路之间可能存在所谓的交叉呈递,特别是在 DC 参与的特异性抗原呈递过程中[19,381]。

MHC 和肽结合形成复合多肽,受抗原特异受体-T 细胞受体(TCR)的控制。通常,多种来自自体蛋白质(通常来自 MHC)的不同肽段占据着肽结合槽,而在感染期间,它们会被来自病原体的多肽取而代之[40]。TCR 系统在受到胸腺阴性选择限制时,自反应细胞可以被纯化,在受到 TCR 阳性选择时,可以与自体 MHC 呈递的多肽结合。当病原体入侵时,MHC 蛋白负载外源性肽可在自体免疫反应中与 TCR 结合。由于 MHC 蛋白中结合肽的提取和测序[309,324]与 MHC 的三维结构可以通过计算得出,使得预测槽内的结合顺序及解读抗原模式成为可能[28,82,351,373]。

MHC 系统内还有其他几种编码蛋白在 Ⅰ 和 Ⅱ 类蛋白质组装和加载过程中发挥了协助作用。其中一种 Ⅱ 类蛋白质——HLA-DM,它并不出现在细胞表面,但是参与未转运至细胞表面之前的 Ⅱ 类-相关恒定肽链与 Ⅱ 类蛋白抗原肽的交换[317]。LMP(蛋白酶体组件)和转

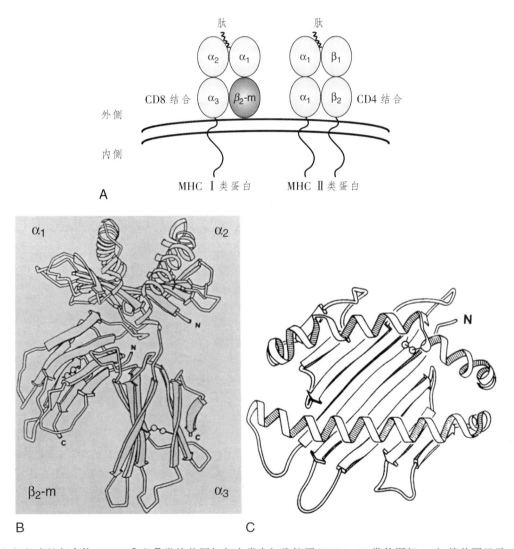

图 2-3　主要组织相容性复合体(MHC)Ⅰ 和 Ⅱ 类棒状图解与人类白细胞抗原(HLA)-A2 带状图解。(A)棒状图显示 MHC Ⅰ 和 Ⅱ 类与细胞膜相关联。MHC Ⅰ 类相关分子、β₂-微球蛋白(β₂-m)并非嵌合于胞膜。(B,C)人类 MHC 结构复杂的 Ⅰ 类抗原 HLA-A2。两条 α 螺旋之间肽结合槽清晰可见。图 B 为侧视图。图 C 为俯视图或 T 细胞视图。MHC Ⅱ 类蛋白质具有相似的结构,尽管 Ⅱ 类分子肽结合槽的两端较为开放,允许肽段延伸至结合槽的外部。

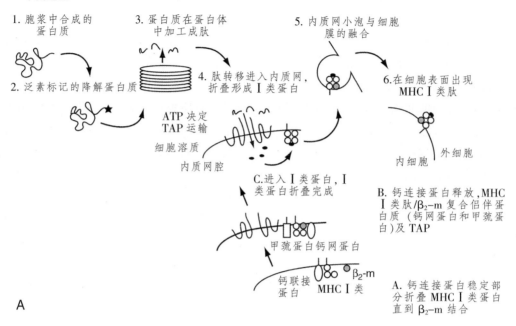

Ⅰ类通路

1. 胞浆中合成的蛋白质

2. 泛素标记的降解蛋白质

3. 蛋白质在蛋白体中加工成肽

4. 肽转移进入内质网,折叠形成Ⅰ类蛋白

5. 内质网小泡与细胞膜的融合

6. 在细胞表面出现 MHC Ⅰ类肽

ATP决定 TAP运输

细胞溶质

内质网腔

C.进入Ⅰ类蛋白,Ⅰ类蛋白折叠完成

内细胞 外细胞

甲巯蛋白钙网蛋白

钙联接蛋白 MHC Ⅰ类 β_2-m

B. 钙连接蛋白释放,MHC Ⅰ类肽/β_2-m 复合侣伴蛋白质(钙网蛋白和甲巯蛋白)及TAP

A. 钙连接蛋白稳定部分折叠 MHC Ⅰ类蛋白直到 β_2-m 结合

A

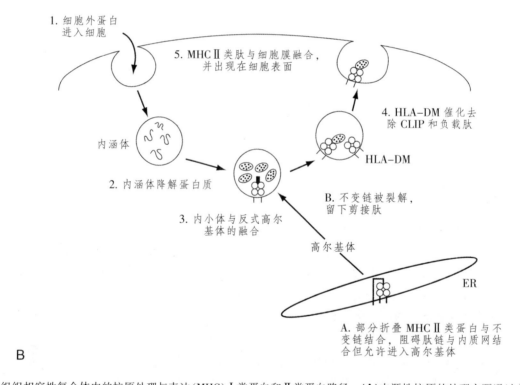

Ⅱ类通路

1. 细胞外蛋白进入细胞

5. MHCⅡ类肽与细胞膜融合,并出现在细胞表面

内涵体

2. 内涵体降解蛋白质

3. 内小体与反式高尔基体的融合

4. HLA-DM 催化去除 CLIP 和负载肽

HLA-DM

B. 不变链被裂解,留下剪接肽

高尔基体

ER

A. 部分折叠 MHC Ⅱ类蛋白与不变链结合,阻碍肽链与内质网结合但允许进入高尔基体

B

图 2-4 主要组织相容性复合体中的抗原处理与表达(MHC)Ⅰ类蛋白和Ⅱ类蛋白路径。(A)内源性抗原的处理主要通过Ⅰ类途径。如步骤 1 至 4 所示,肽形成后加载到 MHC Ⅰ类蛋白质中。MHC Ⅰ类蛋白的合成过程(步骤 A 至 C),钙蛋白稳定 α 链后,同 β_2-微球蛋白(β_2-m)结合。MHC Ⅰ类 β_2-m 折叠完成前,钙蛋白就会被复合物释放并与伴侣蛋白、甲巯蛋白和钙网蛋白结合。只有当与抗原加工相关的转运蛋白(TAP)将肽递送到 MHC Ⅰ类/β_2-m 时,该复合物才能够完成折叠,并被运输到细胞膜(步骤 5 和 6)。(B)外源抗原的加工主要是通过Ⅱ类途径进行。抗原进入细胞内囊泡中,酸化有助于其降解形成肽片段(步骤 1 和 2)。含有多肽的囊泡与含有反式高尔基体的Ⅱ类相关不变链肽(CIP)-MHCⅡ类复合物融合(步骤 3)。在细胞表面Ⅱ类肽复合物出现细胞表面之前,DM 酸辅助去除 CLIP 和负载肽(步骤 4 和 5)。MHCⅡ类蛋白在内质网(ER)中合成,在这里不变链阻止了肽的结合。不变链裂解后,在与含肽的酸化囊泡融合前,CLIP 肽仍留在原地(步骤 A 和 B)。B 淋巴细胞和胸腺上皮细胞中非典型Ⅱ类蛋白 HLA-DO 表达为 HLA-DOα 和 HLA-DOβ 二聚体。同 HLA-DM 相似,HLA-DO 并不出现在细胞表面,并抑制 HLA-DM 的活性。其确切作用尚不清楚。ATP,三磷酸腺苷;HLA,人白细胞抗原。

运蛋白相关抗原处理(TAP)基因也位于 MHC 系统内，它们在呈递过程中参与肽的处理和加载。目前，对于抗原处理和表达途径的研究已取得了很大的进步，这对理解传染性病原体、自身抗原和肿瘤抗原的反应过程具有特别重要的意义[53,200,255-257,264,316,354,405]。

对 MHC 蛋白的结构分析(图 2-2)、TCR 蛋白质的结合[21,27,95]以及对抗原处理和呈递机制的理解是过去 20 年免疫学重要的发展方向[325]。这也为在移植中发挥重要作用的 MHC 抗原感染免疫学的结构基础提供了深刻的见解。

MHC Ⅰ和Ⅱ类分子对抗原肽呈递至 TCR 具有特殊的意义，而 TCR 是器官移植的重要障碍。首先，MHC 抗原具有高度多形性，可以适应病原体来源的肽限定条件。MHC 基因因感染破坏而多形性受限的同种特定群体最终会被 MHC 多型性的物种取代[284]。这种多态性是怀孕、输血、移植状态下产生体液免疫的重要驱动体。然而，这类反应的免疫机制与其他任何抗原有着本质性的不同。同种抗原的细胞免疫反应基本上是不同的，由于 MHC 分子与各种表达于细胞表面内源性肽结合，因此至少在反应程度上存在不同。同种异体 MHC 生成多种表位复合物，与同系 MHC 基因合成不同，它们被认为是 TCR 参与同种免疫反应的异物。由于 MHC 同种抗原的细胞免疫具有相对独特的多样性，因而可以招募大量 T 细胞参与免疫反应[81,87]。

移植模型中的 MHC 抗原

在 MHC Ⅰ类和Ⅱ类抗原不同的供受体同基因动物实验中得出的数据显示，二者均可导致移植排斥反应，虽然相较于只有Ⅱ类差异存在或两类差异都存在，只存在Ⅰ类差异的排斥反应出现的速度相对较慢[175,320]。移植实验使用 MHC Ⅰ类(Ⅰ类+小鼠)或 MHC Ⅱ类(Ⅱ类+小鼠)受到破坏的小鼠作为供体和受体。有关这项工作的文献记录较为复杂。多种研究发现，单独缺乏Ⅰ或Ⅱ类抗原供体组织对移植物存活率没有影响[9,75,206,232]。其他实验中，当供体组织缺乏Ⅰ类[70,131]或Ⅱ类[35]抗原或两类都缺乏时，移植物生存期可能延长或长久生存[35,232,287]。当前所有研究结果明确提示，移植结果随着移植物的类型不同而有所变化，这可能反映了不同 T 细胞亚群[35,131]参与程度的不同。总之，大量文献提示，由Ⅰ类和Ⅱ类引导的细胞同种免疫在移植排斥中发挥着重要作用，但是，受Ⅱ类限制的 CD4+ T 细胞与多种效应机制的相互作用无疑具有最重要的意义。

非经典的 MHC 抗原

如前所述，Ⅰ类和Ⅱ类区域内的多个基因不对经典 MHC 蛋白进行编码。除了参与抗原处理的基因以外，其他的基因对结构与经典 MHC 蛋白结构类似但缺少多态性的非经典 MHC 蛋白进行编码。它们可能具有呈递特异抗原，如脂质(如来自分枝杆菌酸或分枝杆菌属的霉菌酸)或序列不同而特性相同的肽链(如 N-甲基化的氨基末端)。其他如 HLA-G 均在免疫调节中发挥作用[37]，特别是在母婴屏障中[71]。

MHC 的Ⅲ类区域较大，其中包含在免疫系统中具有各种不同功能的蛋白质(如 TNF-α 和 TNF-β)编码基因[251]。这些细胞因子的多态性也与移植排斥等免疫反应相关[390]。

次要组织相容性抗原

尽管某一物种的 MHC 基因具有高度的遗传多态性，但其他位点编码的蛋白质可具有不同程度的变异。基因研究已经明确这些蛋白质可以是移植抗原蛋白质，即 miH 抗原。多年来，这些抗原的结构和分布仍未清楚。虽然 T 细胞可以识别和回应来自同种 MHC 个体的细胞，但几乎不能增加特异抗体的数量，这使得生化鉴定存在困难。在发现 T 细胞可以识别小分子肽之后，研究人员通过使用分子遗传技术，实现了对 miH 抗原、雄性抗原或 H-Y 的特征鉴别[345,403]。目前已明确 miH 抗原可以代表来源于 MHC 结合槽中的低形性蛋白质的肽段，其衍生方式与来源于感染的普通抗原一致。所谓的 H-Y 抗原是一种 Y 染色体上编码的蛋白质[108,345,346,403]。它的首次发现解释了 miH 抗原抗体难以提高的原因，自体 MHC 和同种异体肽的组合构成了一个相对较弱的抗体结合构象决定簇，同时也成为 TCR 结合对应的构象决定簇。

当预先存在对 miH 抗原致敏性的受体接受 MHC 相容的移植物时，miH 抗原可以在受体的排斥反应中发挥重要的作用。这种情况已经在大小鼠试验中得到了证实[83,372]，而且还为 HLA 相同的兄弟姐妹之间肾移植很少发生排斥事件提供了解释(很少造成器官失功)。miH 的多种差异代表类似于非致敏小鼠受体中 MHC 的免疫原性刺激[372]，但是很难在临床移植中收集到类似的数据。在小鼠皮肤[368]和大鼠肾脏中也已发现了组织特异性多态蛋白抗原[127]。人体内存在内皮单核细胞抗原系统已经得到证实，有学者认为，对该类抗原致敏可导致器官损伤。这一领域也有其他学者曾经涉猎[105,318,355]。

供体树突状细胞和抗原直接呈递

以可溶性胞膜或脂质体形式存在的 MHC 抗原可能不会产生免疫反应,然而整合于细胞表面的 MHC 蛋白质通常具有高度的免疫原性。在不表达 Ⅱ 类抗原的细胞中呈递的 Ⅰ 类 MHC 抗原(如啮齿动物红细胞或血小板)不会激活初级免疫反应,从而提示 MHC Ⅱ 类抗原必须存在于最佳免疫反应的免疫细胞中。有时,在没有 Ⅱ 类抗原的情况下,Ⅰ 类抗原呈递不但不能激发初级免疫,而且还有可能启动免疫耐受状态(参见第 23 章)。

不同类型细胞的 MHC 蛋白免疫原性存在显著差异。各类 DC 广泛存在于淋巴组织和非淋巴组织[54,126]。如前文所述,这类细胞从移植器官快速迁移至受者的淋巴系统,从而刺激宿主的免疫反应[192,193]。在迁移过程中,这些组织驻留的不成熟 DC[310]迅速成熟为具有刺激 T 淋巴细胞能力的抗原呈递细胞[149,364,366]。成熟的 DC 表达高水平的 MHC Ⅰ 和 Ⅱ 类抗原以及一系列共刺激蛋白质和细胞因子(参见下文),因此能够有效地刺激 CD4+ 和 CD8+ T 淋巴细胞[367]。由于它们对幼稚型 T 细胞具有独特的强大刺激作用,因而被称之为专职性抗原呈递细胞。人们普遍认为,此种来源于移植的细胞是受体适应性免疫的主要刺激来源。

直接抗原呈递(图 2-5A)

来自移植物 DC 表面的同种异体 MHC 被不同来源的供体组织内源性肽所占据,二者都来自非多态蛋白[324],但实质上也属于 MHC 蛋白[99,289]。

肽和 MHC 结合生成一系列可被受体 TCR 识别的复合表型。由于肽结合槽的结构存在差异,这些复合表型的分子构象和呈递的肽成分互不相同[262]。T 细胞对同种异体的 MHC 反应强烈:频率为 1%。这与占据 MHC 结合槽的广泛内源性抗菌肽产生相同数量的复合表型存在部分关联性。最近研究证明,这也可能是 TCR 识别多种不同配体的能力所导致的结果,即多特异性是 TCR 的一个特性[87,262]。这些结论的预测,建立在不同异体抗原之间以及自体或异体来源的炎性多肽之间存在交叉作用的基础之上(鉴于反应的高频性)[1,121,214]。最近,Allen 和同事得到的数据表明,同种异体反应性主要受限于槽内的肽范围,而不是 MHC 蛋白的其他结构[262]。

这些观察结果不仅适用于幼稚型细胞,也适用于记忆抗原(尽管可能存在高度亲和力的 TCR 选择)。在大部分移植实验研究中,特别是在耐受诱导过程中使用在无菌环境长大的空白对照啮齿动物,难以准确地反映临床中的同种异体反应。临床中,同种异体反应的实质组分是记忆细胞。因此,在空白对照动物中成功诱导移植耐受的方式在先前感染过的动物中不会获得成功[1,25]。

间接抗原呈递(图 2-5B)

惯例上,同种抗原自身就可以被受体免疫系统处理,即可被受体 APC 以自限形式处理和呈递,这一过程被称之为间接抗原呈递(图 2-5B)。根据我们对抗原处理和呈递(图 2-4)的理解,大多数同种异体 MHC 肽在 Ⅱ 类 MHC 抗原环境中表达,这是处理外源性蛋白的途径之一。交叉表达的机制允许来自胞浆的肽结合 MHC Ⅱ 类和出现在 MHC Ⅰ 类环境的外源性蛋白质。

间接途径可以解释这一事实,在动物模型中,消除供体来源的淋巴细胞并不能消除排斥反应——尽管它能减轻排斥反应。其意义在 20 年前已获证明:Fangmann 和同事证明了来源于鼠类的 Ⅰ 类抗原肽能够通过间接途径或携带 Ⅰ 类抗原的植皮初期排斥途径来激发动物的免疫反应[86]。随后的实验结果显示,将来自 Ⅱ 类+小鼠的皮肤移植到正常小鼠,会以 CD4+ T 细胞依赖的方式受到排斥[410]。这些实验结果可被外源性抗原的 Ⅱ 类限制性表达所解释,即通过间接途径进行刺激[9,197,198]。在其他动物模型中,排斥在共刺激缺乏的供体中相对不敏感,然而,在受体中则不一定如此,有数据表明受体抗原呈递细胞提供的共刺激在排斥启动中比供体抗原呈递细胞提供的共刺激更为重要[227]。最简单的解释就是,在这类模型中,间接表达比直接表达更为重要,不过受体抗原呈递细胞提供的共刺激比抗原呈递和共刺激更为重要的可能性也不能被忽视。

间接同种抗原识别在临床移植中,尤其是在慢性同种异体移植物功能障碍中,作用已经在此前使用来源于 MHC 抗原的多态区的抗原肽[271,301]或者使用胞质膜蛋白的各类报告中出现[13,139]。然而,这些研究仍需进一步解释,因为这类实验提示在远系人群中实现再生化和标准化还有巨大的难度[356,397]。

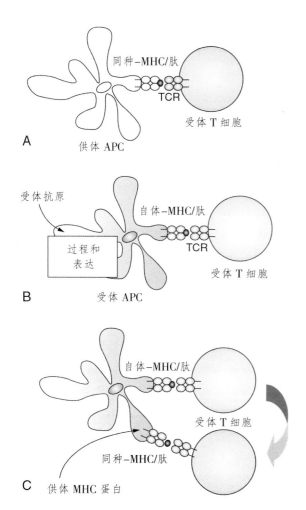

图 2-5 直接、间接和半直接抗原呈递途径。受体敏化可通过供体来源（抗原直接呈递）(A) 或受体来源（间接或半直接抗原呈递）(B,C) 的过路白细胞或树突状细胞呈递抗原来实现。APC, 抗原呈递细胞；MHC, 主要组织相容性复合体；TCR, T细胞受体。

一直以来，大家普遍认为直接抗原反应主导急性排斥反应，而间接抗原反应主导伴有供体 DC 缺失的 Ⅱ级限制反应[52,352,415]。不过，可以肯定这种看法过度简化[18,269]，尤其是在一个特定的成熟且具有不同记忆细胞的免疫系统中。然而，间接抗原识别有助于同族中 B 细胞同种抗体的形成[48,334]，造成非供体特异性及供体特异性抗体移植物失功的巨大风险[142,185]，这也说明了为什么间接抗原识别具有重要性。这一发现可能适用于各种效应机制，包括体液和细胞免疫介导的急性和慢性排斥反应[15,377]。

半直接抗原呈递(图 2-5C)

如果宿主 T 细胞被受体来源的 DC 通过间接抗原呈递激活，则效应细胞群的 MHC 限制针对的是受体而不是供体。DC 对幼稚型 T 细胞的致敏作用最为有效，

然而，移植后供体来源的 DC 会迅速减少，因此通过直接途径传导刺激的可能性就很小。

如果免疫反应的效应通路不受 MHC 限制[例如，在迟发型超敏反应(DTH)中]，这不会成为一个难题。然而，在某种情况下（例如，在细胞毒性 T 细胞中），可能会阻止同种免疫的启动。同时，有实验证据表明，即使直接异体 CD8+ T 细胞已启动，仍然需要 T 细胞协助，即需要 CD4+ T 细胞通过间接途径协助[197]。目前，上述发现有多种解释机制，一种是供体 Ⅰ 类和受体 Ⅱ 类共同驻留在受体 DC。有证据表明，在细胞培养系统中，完整蛋白质可在细胞间进行交换，即 MHC 蛋白可以转移至体内[133]，转入的 MHC 刺激体外的同种异体反应[17,125,133,326]。但是，对这种半直接抗原呈递通路在器官移植转归中的重要性仍然需要进一步明确。

据此，我们可以得出结论，上述途径与移植器官中的病毒感染清除有关，依赖于自身的 MHC 选择指令（包括对供体 MHC 环境中呈递的病毒抗原的特异性）。二者缺乏其一均会导致移植肾病毒感染。这可能与移植器官受到某些感染限制有关，与免疫抑制负载无关，后者是 BK 肾病的一个特性[56]。

DC 的激活及分型

到目前为止，本章重点介绍了 DC（或其抗原呈递细胞）在 T 淋巴细胞激活中的作用。DC 的作用广泛，它在免疫耐受中发挥了至关重要的作用，并确保不同机制的适应性免疫被高效利用。可以依据位置、形态学、细胞表型和功能表型对 DC 亚群进行定义。本章将不会对其不同的功能进行详细的描述，但是将会重点讨论它们在其他方面的作用。

经典 DC 是一种不成熟的表型，具有高水平抗原摄取、低水平细胞表面分子 MHC 和共刺激分子表达的特点。随后的成熟过程伴随着这些细胞表面分子的上调以及迁移至次级淋巴器官，通常还有促炎细胞因子的分泌。这个成熟过程受 PAMP 和 DAMP 作用的刺激[365,387]。在某些情况下，成熟的过程可以被改变，从细胞因子产生转变为免疫耐受性增加，例如 IL-10 分泌增加[153]。

DC 介导模式的识别不仅仅是检测出"危险"，还包括"安全"信号（无感染条件下），它们整合了一系列维持未成熟的耐受性表型信号。目前，这些途径和相关细胞内信号[230]，包括多种分子，如 ILT3、ILT4、Fc 受体[可

以被（FcγRⅢ）激活或被（FcγRⅡB）抑制]和C型凝集素（也可以被激活或抑制）的研究仍在进展之中。其他被确定为促进DC表型耐受性的因子包括维生素 D_3、前列腺素 E_2、IL-10和转录生长因子（TGF-β）[288]。

未成熟或部分成熟的DC能够呈递抗原并迁移至次级淋巴网，但传递的是耐受性信号，而不是触发信号，这在调节性T细胞的诱导、T细胞失效及清除中发挥了重要作用[224,365]。这类效应经细胞因子介导，例如IL-10和TGF-β通过负性共刺激分子PDL1/2、ICOS-L、ILT3/4、Fas配体等的表达促进调节性T细胞的出现。同样，调节性T细胞和其他细胞，包括巨噬细胞和NK T细胞，在维持DC的表型耐受性中相互作用。这些机制也涉及细胞因子IL-10的分泌以及CTLA-4-B7结合，从而上调DC表达吲哚胺2,3-二氧化酶（IDO）。

DC和其他细胞之间的这种相互作用不仅仅局限于维持耐受性，同样也适用于免疫反应，即效应T细胞可以促进DC的成熟[353]和功能性表型的形成[314]。例如，运用T细胞上的CD154(CD40配体)对DC上的CD40进行连接，可以上调B7蛋白质，进而启动T细胞。这类正反馈也可扩展抗原特异性反应的功能性极化[304]。维持这些关系的稳定是耐受和免疫记忆所必需的，同时也解释了为什么在伴有大量记忆细胞的成熟免疫系统中重启同种免疫反应特别困难。

其他形式的DC可能与经典DC来源路径不同。例如，朗格汉斯细胞位于表皮，在成人中构成一个自我更新的细胞群。浆细胞DC主要驻留在骨髓和外周，寿命较长，可能在病毒感染的最初反应阶段发挥作用。这两种细胞类型不但可以直接通过与淋巴细胞的相互作用，而且还可以通过与经典DC之间的相互作用将抗原呈递给T细胞，因此，在整合引导适应性免疫的信号中发挥了一定的作用。

细胞免疫的激活

T细胞激活部位

小肠移植后，受体来源的白细胞（包括T淋巴细胞）大量迁移到肠系膜淋巴结和移植物的派尔集合淋巴结中，在移植24小时内生成标志性的细胞因子反应[147,167,385,386]。这类反应多由于白细胞的正常归巢所导致，因为小肠含有丰富的淋巴组织。之前未激活的T细胞，在富含成熟DC的同种异体移植物中可能也会出现细胞因子反应。

通常认为，幼稚型淋巴细胞由血液循环进入淋巴组织而非外周组织，因此，在淋巴组织不丰富的移植物中很难被激活。幼稚型T细胞进入移植物而非小肠且被原位激活的原因至今仍不清楚——细胞不表达正常黏附蛋白和外周组织归巢相关的趋化因子受体，移植物中的DC也是如此。然而，少量的幼稚型细胞可以在外周组织中循环[49,50]，尽管在这类外周组织中的激活程度目前还不清楚。事实上，在淋巴组织突变、缺乏次级淋巴组织的小鼠中，不会出现移植排斥反应[187,188]。然而，淋巴组织不仅影响次级淋巴组织的形成，也会影响TCR和CD28信号，这或许可以解释为什么缺乏淋巴毒素（LT）-α或LT-β中任一种（同时缺少淋巴结或派尔集合淋巴结系统）的老鼠行脾切除后能够产生微弱的排斥反应[423]。进一步的证据显示，直接抗原表达可以出现在移植物中，在集合淋巴组织中发生间接表达[16]。

在慢性炎症中，淋巴再生或外周组织异位淋巴细胞的积累，可以提供幼稚型细胞激活所需的环境。淋巴新生也有可能发生，这对于移植具有非常重要的意义，小鼠心脏移植模型中的高比例移植物慢性排斥反应证明了这一点[10]。

除了小肠以外，研究人员在其他器官移植的急性排斥反应中发现，T细胞最有可能在集合或局部淋巴组织中被激活，可以与激活的供体或宿主来源的DC以最适宜的方式互相作用。幼稚型T细胞的再循环对于急性移植排斥反应的作用不大，尽管其长期意义可能会相对重要。有趣的是，幼稚型细胞通过外周组织再循环是为了诱导耐受而非激活免疫反应，在移植物功能和长期生存中应当注意到这一点。

免疫突触

T淋巴细胞的激活需要TCR识别和CD3复合物介导的信号，然而很显然，当MHC肽与其他细胞表面结合时，产生的信号会大大增加。在免疫突触的形成过程中，首先由位于脂质双分子层内的TCR和共同受体（CD4和CD8）、黏附受体、共刺激和共抑制分子聚合生成超分子激活复合物（SMAC），然后是胞内信号复合物，尤其是T细胞活化连接蛋白（LAT），发生聚合[65,78,106]。细胞骨架蛋白的改变，可以通过TCR-结合动力效应直接或间接参与信号转导。根据来源于抗原呈递脂质双分子层的实验突触原始模型,在 TCR 的移入位置形成了中央超分子活化簇,并与 CD28 密切相关。外周围绕着淋巴细胞功能相关抗原(LFA)-1 富集的 SMAC 和 CD45 富集的末端 SMAC。在 DC 中,尽管有多种不同的 cSMAC 结构,但是可能有类似的结构形成。

T 细胞受体信号

TCR 自身没有催化活性,它构成了包含酪氨酸激活免疫受体基序(ITAM)6 个 CD3 亚基($\gamma\delta\varepsilon_2\zeta_2$)的复合物[215]。当 TCR 连接后,酪氨酸激酶对这些 ITAM 进行磷酸化,导致 ζ 链关联蛋白激酶(ZAP70)结合[402]。TCR 连接转化为磷酸化的具体机制尚不清楚,但是激活过程可能涉及 TCR 二聚化、CD45 去磷酸化和 LCK 的激活(尽管随后排除突触来源的 CD45 可能会造成 ITAM 磷酸化增加)。ZAP70 补充导致适配蛋白 SLP76 和 LAT 的磷酸化,LAT 促进多种加快 T 细胞激活的蛋白复合物形成,包括通过包含如 GRB2 和 SOS 蛋白的 SH2 使 Ras-MAP 激酶信号化以及大范围内细胞骨架的相互作用,实现钙信号介导的磷脂酶 Cγ 激活、蛋白激酶 Cθ 的二酰甘油化激活[14]。这将导致大量细胞因子的编码以及细胞表面蛋白的重新表达。这些信号通路均有明确特点,它们可成为建立和开发新型免疫抑制药物的靶点,这些内容将会在其他章节进行详细的描述[14,89,159,215,402,414]。

第二信号或共刺激信号

抗原特异性受体[TCR 和 B 细胞受体(BCR)]是适应性免疫的基础。它们的结合(与 T 细胞 CD4 和 CD8 结合的相关核心受体)会启动克隆激活。然而,这种克隆并不决定反应的最终命运,而是将多种细胞表面受体结合在一起。在 T 细胞和 B 细胞的启动、扩张和凋亡过程中,这些共刺激分子可以决定和协调短期功能以及长期命运。共刺激分子有多个家族,包括免疫球蛋白(如 B7)、TNF 家族(如 CD154)、G 蛋白-偶联受体(如 C3a 和 C5a 受体)和凝集素受体(如 DC-SIGN)。显而易见,随着被发现的分子越来越多,它们之间的相互作用(包括旁分泌以及细胞接触依赖机制)将会变得越来越复杂。

通过各种相互作用,APC 发挥了危险信号整合器的功能,一方面可以通知 T 细胞激活,另一方面自身通过 T 细胞的相互作用可以获知激活信息。这种交换是 APC 表面分子和免疫反应中核心 T 细胞之间的抗原特

异位点之间相互作用所必需的。在克隆水平上,这些交互作用可以受到激活[382]或抑制[401],同时在系统或克隆水平上可以影响不同细胞的命运,包括分化为效应细胞、记忆或调节表型[409]。事实上,最新的数据表明,这些交互作用可能会在抗原刺激的 T 细胞区域内产生大量的功能异质性的细胞[278]。

随着概念化 T 淋巴细胞激活过程中两个极具影响力的信号模型的建立,这种复杂而又精确的理论在不断地改进[26,186]。我们发现,非抗原特异性的相互识别可以决定 TCR 结合的长期和短期结果,表现为 T 细胞克隆激活(增生和生成 IL-2)或增生的无反应性,随后出现稳定的无反应性,即使在适应性免疫第二信号充分时:无反应性[151,152,189,343,344]。无反应性的细胞可以抑制邻近 T 细胞的激活[36,91,213],即表现出控制活性[45]。

共刺激的分子机制或幼稚型 T 细胞激活的"第二"信号定义为 CD28 和 B7 家族分子之间的共刺激分子,现在称之为 CD80[207]。这些共刺激相互作用不仅是第一次被阐述,而且也是第一次在临床中操纵[5,74],这些内容将在下一节详细描述。

CD28-B7 交互作用

目前已知细胞表面蛋白 CD28 是一类相似的蛋白家族成员[42,109,313]。通过与 B7 家族蛋白 CD80 或 CD86 结合,使 CD28 激活下游信号。这些蛋白质如 DC 可通过抗原呈递细胞表达并且易在抗原表达期间结合 CD28。通过 TCR 复合物中的 CD28 表达的信号会导致葡萄糖代谢增加,以及细胞因子、趋化因子高表达,产生大量 IL-2,出现 T 细胞增殖和抗细胞凋亡。

CD28 信号对 CD8$^+$ T 细胞或对已激发的 CD4$^+$ T 细胞的要求尚不明确。普遍认为,CD4$^+$细胞如果近期没有受到抗原刺激,则需要通过共刺激来再次活化,但是,即使最近被激活的细胞也可以表现出共刺激依赖性[118,233]。实验表明,在某些情况下,病毒激活的 CD8$^+$细胞仍然独立于 CD28[184,428]。甚至 CD4$^+$细胞在面对强大的细胞刺激时也可出现 CD28 独立性。当有大型抗原存在时,缺少共刺激条件下的激活可能需要长时间的 TCR 识别,这种现象可能在病毒感染或其他情况下出现。如果初始接触的抗原量和持续时间有限,即使 CD8$^+$ T 记忆细胞也需要共刺激激活,记忆反应通常较少依赖 CD28。在临床移植过程中,由于病原体来源的肽交叉反应,大部分同种抗原库已经被事先激活,这个发现具有十分重要的意义(参见前文)。当然,CD28 阻

滞可能难以在此前激活的系统中诱导耐受。上述发现可能解释了共刺激通路的靶向药在免疫反应减弱的人类中比啮齿动物实验中预测的效果更差的原因。

CD28 基因受到破坏的小鼠尽管免疫能力受损，但仍然可以排斥皮肤移植物，虽然排斥反应延迟发作[164]，但出现这种现象是因为 CD28 可以被其他共刺激蛋白质所取代[42,313,350]。在正常动物中，阻断 CD28 途径可以抑制同种免疫反应并出现移植物长期生存或耐受[203,295,389]。最常用的试剂为 CTLA-4-Ig。这种药物可以抑制 B7 与 CD28 和 CTLA-4 结合，产生反向结果，因为 CTLA-4 是平衡 CD28 效应的共抑制分子。这在 CTLA-4−/− 严重表型的小鼠中很明显，这些动物在出生几周内会死于淋巴增殖性疾病。与 CD28 结构类似，CTLA-4 可抑制 T 细胞激活，与 CD28 相比，CTLA-4 对 CD80 和 CD86 的亲和力更高[47,342]，其与 CD80 结合可在细胞表面诱发由 CTLA-4 和 CD80 组成的晶格结构。CTLA-4 属性可限制免疫突触中 CD80 与 CD28 的能力，这或许可以解释为什么低水平的 CTLA-4 可以有效地抑制免疫反应。CTLA-4 也可传递独立于 CD28 的阴性胞内信号[85]，可以暂停细胞周期进程和 IL-2 生成[182]或影响 TCR 结合[339]。CTLA-4 的作用在多克隆水平可能更为复杂，因为 CTLA-4 结合可提高体内调节性 T 细胞功能[148,408]。

其他共刺激分子

在明确 CD28 的参与作用之后，这个家族的其他成员也得到了识别。与各种配体结合后，它们产生的效应可以大致分为共刺激，即 ICOS、DNAM 和 CRTAM，或者共抑制，即 CTLA-4、PD-1、BTLA、LAG-3、TIM-3、TIGIT 和 LAIR-1。

T 细胞表面主要的第二大类家族共刺激分子是肿瘤坏死因子超家族，包括 CD27、CD134(OX40) 和 CD137(4-1BB)，它们可以与肿瘤坏死因子受体家族的成员相互作用。在 T 细胞表面，肿瘤坏死因子受体家族成员 CD154(CD40 配体,gp39) 自身与 DC、B 细胞和单核细胞表面的 CD40 互相作用。Larsen 和同事经研究发现，在小鼠心脏移植模型中阻止这种反应能够延长移植物的生存期[190]。然而，令人更加印象深刻的是，CD28 和 CD40 的联合阻滞可以使小鼠的同种异体移植皮肤永久生存，而且移植物可以长期保持完整，性能不会发生退行性变[191]。尽管移植本身可以长期生存，但是在这些小鼠中难以出现移植抗原耐受。在大型动物

中，如在猴子身上可以利用 CD154 抗体做到完全预防肾脏移植排斥[170]，然而其临床应用仍然受到其在血小板上表达引起的血栓形成的限制。目前正在研究使用非消耗 CD40 抗体的替代方法[12]。

多种不同共刺激因子、细胞因子及其他可溶性配体的相互作用与高度多样化的 T 细胞分化相关，即使是抗原特异性相同的人群。这种理解的实验基础源于新型流式细胞技术实现了多参数细胞的分型检测[278]。关于各种共刺激的通路更完整的描述和多元活性等内容可以参见各种综述[208,350,426]。

记忆 T 细胞被认为是免疫抑制条件下移植成功和诱导免疫耐受的一个重要障碍，而且它们可能对 CD28 抑制剂相对耐受，上述观点直接引发了研究人员对识别分子靶点记忆 T 细胞的兴趣。目前，对 T 效应记忆细胞表面 CD2 表达[211,406]、T 记忆细胞表面的 LFA-1[11]甚至 T 效应记忆细胞特定的钾通道表达的研究正在进展之中[110]。上述表达方法需要做进一步的评估，它们之间可能有潜在的互竞风险[22,66]。

效应子免疫的产生和细胞因子的生成

TCR 结合和共刺激导致 T 细胞增殖和分化成效应表型并产生其他细胞类型所需的细胞因子。原型助手的作用，即细胞因子生产和参与细胞间交互反应以促进不同的效应子机制，被认为是 CD4+细胞的重要功能之一。有时，CD8+细胞可以促进这种作用，它的出现无须 CD4+T 细胞的协助[63,180,219,232,319-321,337,360,383]。这种依赖性可以出现在各种不同的细胞类型之间。然而，CD4 对于器官移植排斥的启动仍然重要，这一点已经在不同的实验结果中得到了验证[59,113,115,216,218]。

T 辅助细胞亚型在受抗原反复刺激后出现增殖，它们的特点是生产特定细胞因子直接控制免疫反应和以各种各样的细菌、真菌、原生动物和多细胞寄生虫作为攻击目标[332]。Th1 或 Th2 细胞极化是基于细胞因子产生的典型极化模式(图 2-6)。Th1 细胞主要生产参与细胞介导炎症和免疫球蛋白类转化为免疫球蛋白抗体过程的 IFN-γ，而 Th2 细胞产生的 IL-4、IL-5、IL-13 则参与 IgE 类转换以及嗜酸性粒细胞的补充。

细胞毒性 T 细胞中细胞因子的生产中也存在差异，因此 T1 和 T2 群有一定的参考价值。近期发现一个离散 T 细胞群具有生产 IL-17 的特点，它在细胞外病原体清除和自身免疫中似乎发挥了重要的作用。Th17 分化似乎需要 TGF-β 与 IL-6 或 IL-21 的参与。IL-23

可以稳定这种分化。最近据报道,IL-1 和 IL-2 在 Th17 细胞生产 IL-10 和 IFN-γ 的过程中具有一定的作用[427]。在移植情况下,Th17 细胞可以调解转化为急性排斥的同种免疫反应,然而,调节程度取决于 IL-17A 的生产,故 Th17 细胞在健全免疫系统中的重要性仍有待确定[2]。

不同的反应模式对器官移植转归的决定性意义高度信赖于所使用的模型,即特定的结果和时间,以及竞争因素。多个研究团队发现,耐受或供体引导反应下降与 T1 相关的细胞因子 IL-2、IFN-γ 的长期表达下降有关[29,30,61,254,376]。有证据表明,T2 细胞因子在耐受期间的表达受到抑制[57,103,336,376]。但是,在其他动物模型中,观察到与 T2 类似的 T 淋巴细胞克隆可以启动排斥反应[395,421],此外,在免疫耐受健全的模型中(而不是长期存活的同种异体移植物),可观察到细胞因子快速关闭而并非 T2 细胞因子优先生成[160,295]。

各种细胞因子在同种异体移植物排斥反应中的作用已经通过不同方式操纵的实验系统得到了证实,包括使用中和性抗体以及特定细胞因子基因受控的小鼠种群进行评估。重要的是,这些实验结果的判别需要充分考虑以下事项:首先,在研究中,缺少细胞因子是否会影响免疫系统的成熟;第二,是否

存在大量不同细胞因子活性的退化;第三,根据与不同受体结合的情况,相同的细胞因子可能有明显对立的活性。

通过 IL2⁻⁄⁻ 或 IFN-γ⁻⁄⁻ 的小鼠研究,研究人员发现,排斥反应并不需要 IL2⁻⁄⁻ 或 IFN-γ⁻⁄⁻ 的参与[331,363]。例如,在 IL2⁻⁄⁻ 小鼠移植物中发现 IL-15 可以替代 IL-2 的多种功能以及 IL-15 转录。后续研究表明,虽然 IL-2 和 IFN-γ 都不是排斥反应所必需,但两者却是耐受诱导不可缺少的要素[55]。这表明,IL-2[225,329]和 IFN-γ[335,404,413]在调节性 T 细胞中的功能并非冗余。

总而言之,由 T1 或 T2 细胞驱动的免疫反应产生了不利的效应,虽然,在某些情况下,与 T1 细胞相比,T2 细胞驱动的免疫反应可能较迟出现不良影响。T2 可以延长免疫细胞的激活时间,其中细胞因子的活性目前仍未完全清楚。基于 IL-2 和 IFN-γ 的研究数据,这些细胞因子的功能取决于其位置、时机或者来源。Th17 参与保护性免疫细胞和免疫介导的病理改变需要进一步的明确,目前这类细胞在移植中的准确作用仍未确定。还有一些数据表明,除了介导同种特异性免疫反应的潜在作用以外,Th17 反应可能在移植体的自身免疫反应中发挥了一定作用[275],但是这一推论仍然有待证实。

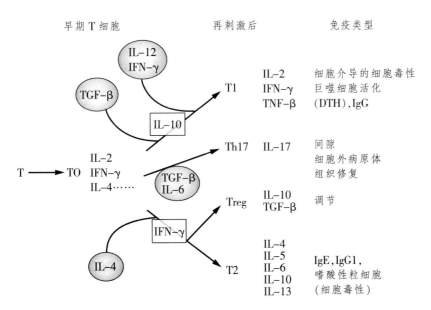

图 2-6　T1/T2/Th17 细胞分化和免疫。T 细胞产生的细胞因子,对 T1、T2 和 Th17 子集产生不同的影响,称之为效应免疫力。细胞因子可能上调(圆内)或下调(方格内)对 T1、T2 和 Th17 细胞的不同效应。具有调节或抑制功能的细胞可以在免疫反应初期生成,可能经 T2 途径分化。这些细胞与自然发生的调节性 T 细胞有所不同,它们具有 CD25⁺细胞表面表型,但以类似的方式控制免疫功能。DTH,迟发型超敏反应;IFN,干扰素;IG,免疫球蛋白;IL,白介素;TGF,转化生长因子;TNF,肿瘤坏死因子。

T 调节细胞

一个健全的免疫系统自身不但会开展各项检查，同时在防止发生自身免疫攻击和确保对传染性病原体产生适当、及时和有效反应之间维持平衡，这涉及调节功能细胞对免疫反应的控制，包括胸腺起源的天然 CD4+ CD25+ 调节性 T 细胞和外周诱导生成的 CD4+ CD25+ 调节性 T 细胞。这些细胞通过各种途径调节机体的免疫力，包括生产细胞因子 IL-10、TGF-β、IL-35[3]，腺苷[67]，以及下调 DC 共刺激和上调 IDO[45]。调节性 T 细胞通过表达颗粒酶 B 直接影响效应细胞的生存能力[102]。

多种表型细胞也被定义为免疫调节细胞，包括分泌 IL-10 的 Tr-1 细胞[93]、Qa-1 的特异性 CD28- CD8+ 细胞（相当于人类 HLA-E）[154,396,418]，以及最近发现具有调节功能的 B 细胞[240]。

人们普遍认为，DC 适应性免疫是多种调节机制所产生的信号集中心[290]，具有提取来自先天和适应性免疫系统信号（包括调节性 T 细胞和 T 记忆细胞）的功能。这为感染耐受[307]和传递抑制[45,174]等现象提供了一种解释机制。研究人员通过观察发现，调节性 T 细胞的功能可以限制效应子的功能，在感染和炎症出现时，这种亚稳态被打破，释放出效应子免疫产物。根据上述理解，可以推断调节性 T 细胞的作用机制不可避免地与调节性 T 细胞的诱导和耐受性 DC 表型的维护密切相关。

CD4+ CD25+ 调节性 T 细胞的表型在很大程度上依赖于转录因子 FoxP3 的表达，这似乎足以产生调节活性，包括抑制 IL-2 和 IFN-γ 的生产，以及 CTLA-4 和 GITR 的表达。因此，FoxP3 是调节性 T 细胞活性的一个重要标志，至少在诱导型调节性 T 细胞中是如此。目前尚不清楚，它们的表型是否在所有环境下均保持稳定[422]。CTLA-4 似乎在调节性 T 细胞功能中发挥了重要的作用[148,384]。CTLA-4 似乎参与 IDO 表达相关调节过程中 DC 表面的 CD80/86 结合[45,111]，不过这不太可能是唯一的机制，并且仍需要进一步的实验评估。

在多个模型实验中，有足够的证据表明，调节性 T 细胞在移植耐受中发挥了重要的作用[155,196,338]。在供体特异性输血以及非消耗性抗 CD4 抗体模型中，调节性 T 细胞似乎发挥了关键作用[31]。调节性 T 细胞在自限性细胞中的作用尤为重要，因此可以通过间接途径识别抗原[33,172]。更重要的是，人源化的动物模型证据表明，非特异性增殖的调节性 T 细胞灌注可以减少移植物动脉硬化，启动潜在的临床环境转化[79,138,270,378]。

移植物损伤机制

活化细胞向移植器官的迁移

白细胞必须穿越血管内皮才能迁移进入炎症或免疫反应部位。这个迁移过程被诱导细胞或趋化因子及白细胞和内皮细胞间的直接接触控制[369]。活化和记忆细胞携带黏附蛋白、趋化因子受体和地址素，使它们能够归巢并迁移到外围组织[221,222]。

细胞间的交互作用

白细胞与内皮的黏附是一个复杂的过程，由多个步骤组成，涉及白细胞和内皮细胞表面或细胞外基质等一系列的交互作用[169,369]。参与这一过程的蛋白质分为三组：选择蛋白、整合素成员和免疫球蛋白超家族。最初，白细胞沿着内皮细胞滚动，进入内皮环境，同时保持分离和转移能力。这一步主要由选择蛋白控制，尽管 α₄ 整合蛋白可能也在其中发挥了一定的作用。内皮细胞表达 IL-8 和血小板活化因子，可以诱发强烈的白细胞黏附。在适当的条件下，这种相互作用会传递信号至白细胞，放缓并捕捉白细胞。白细胞脱落的 L-选择素允许其分离和外渗[241]。白细胞移居后期主要经 β₂ 整合蛋白和免疫球蛋白超家族黏附蛋白调节。

促炎细胞因子对参与这些相互作用的黏附蛋白发挥了调节作用。单独的缺血性损伤可导致一些细胞因子的表达增加，例如 IL-1 可上调选择素家族成员的表达[50,300]。其他黏附蛋白，如细胞间黏附（ICAM）-1 和免疫球蛋白超家族的血管细胞黏附分子（VCAM）-1，以及内皮特异性选择素（E-selectin），可以受到供体脑死亡和移植诱导产生的细胞因子的调节[194]。因此，在免疫反应发生之前，移植物就已经对循环的白细胞产生了吸引力。虽然幼稚型淋巴细胞往往不会进入非淋巴器官，但是，在临床移植中，很大一部分的反应由记忆细胞产生。抗原激活的淋巴细胞具有选择性再循环模式，可以向淋巴结外迁移[32,221,299]。它们可能会选择性地归巢到组织中，首选其最有可能遇见的特异性抗原位置[333]。这个过程通过血管内皮细胞表面的同源 T 细胞识别 MHC Ⅱ 类肽复合物可以被进一步加快[234]，最终导致抗原特异性淋巴细胞在炎症部位或移植物中积累。

在移植的实践操作中，通过隐藏或阻止参与白细胞外渗蛋白质的表达来延缓或防止排斥反应过程存在一定的可能性。研究人员已经尝试在实验和临床移植中利用抗体阻止黏附蛋白或抑制黏附蛋白的表达[51,60,128,141]。一般而言，多抗体的作用强于单抗体[417]，尽管结果存在差异（曾经有 ICAM-1 和 LFA-1 组合抗体在大鼠心脏移植模型中加速排斥反应的报道[261]）。在实验模型中曾经使用反寡核苷酸防止 ICAM-1 表达，从而延长移植物的存活[370]。小分子抑制剂也可以有效地阻止白细胞的黏附和迁移[277]。由于这些试剂在阻止 IRI 的同时还能控制免疫排斥反应[371]，目前已经成为研究热点之一。

趋化因子

趋化因子是一类具有趋化作用的细胞因子，它们是在正常和炎症的情况下对白细胞转运发挥至关重要作用的一组小蛋白。两个主要结构家族有超过 40 个不同的趋化因子：CC 或 β 趋化因子（如 MIP-1α/β、RANTES 和 MCP-1）可以吸引 T 细胞、单核细胞/巨噬细胞、DC、NK 细胞和一些多晶型物；CXC 或 α 趋化因子（如 IL-8 和 IFN-γ 诱导蛋白质）主要吸引中性粒细胞和 T 细胞[120,122,250,286,323]。趋化因子受体相对广泛，自稳性趋化因子的使用模式往往受到限制，同时炎症趋化因子在不同受体中的作用更为复杂。

人们对再灌注后血管内皮产生的趋化因子的作用已经进行了讨论[120,204]。趋化因子在炎性细胞浸润相关各种反应，包括急性排斥反应[72,84,107,120,122]和慢性排斥反应中均发挥了重要的作用。例如，在动物模型中，CCR1−/−小鼠在无免疫抑制时接受 MHC Ⅱ 类不匹配的移植物以及在较低免疫抑制时接受 MHC Ⅰ 类和 Ⅱ 类不匹配的移植物[94]；长期存活的移植物未显示出慢性功能障碍的迹象。尽管 CXCL10−/−受体对 CXCL10−/−移植物显示正常的排斥反应，但是健全受体中的 CXCL10−/−移植物长期生存[121]。趋化因子在细胞转运和功能方面的作用引起了研究者对移植干预治疗的兴趣[283]，不过简单的抑制策略可能受到之前提到的受体和配体之间相互作用的限制。

细胞毒性机制

免疫系统可以产生不同的效应机制，取决于其面临的挑战。在某些感染中，清除致病生物的机制似乎是必不可少的，缺少这种机制会增加宿主感染的危险。细胞毒性作用对小鼠病毒感染脑膜炎淋巴细胞性脉络丛的清除必不可少，通过破坏穿孔基因扰乱免疫力可导致感染动物死亡[162]。大多数已知的免疫系统效应机制均能够破坏移植物，因此，阻滞任何单一效应机制对于移植物存活率的影响不大，这样就解释了为什么在免疫系统核心元素未受到破坏的情况下难以预防排斥反应以及为什么移植临床上需要使用多种免疫抑制药物。它可能基于这一事实，特别是从长远来看，一旦建立，排斥反应便难以控制。

排斥中细胞免疫反应的特异性

组织在排斥过程中受到破坏从本质上揭示了多种相关机制。例如，移植物受损可能提示对细胞供体同种抗原具有良好的特异性。Mintz 和 Silvers 通过使用异种表型的小鼠组织作为供体的实验，发现移植细胞溶解的可能性[252,253]。异表型或四亲体老鼠由两种不同基因起源的融合胚胎繁殖而来，其嵌合体后代产生的组织涵盖了父母双方的基因。Mintz 和 Silvers 对皮毛颜色不同的小鼠进行实验发现，当异表型的皮肤移植到亲代起源的老鼠时，只有异种表型受到排斥，进而失去受体组织完整性和毛发生长的能力。这些研究发现被 Rosenberg 和 Singer 所证实[321]。他们通过重复和扩展研究，观察到初期较强的炎症/免疫反应，尤其是在只有受体表型的离体细胞中。在不同类型的实验中，Sutton 及同事[374]发现，近亲的同种异体移植和同源的胰岛细胞导致同种异体细胞破坏，但是没有发现同源胰岛旁损伤的证据。

难以想象，一个非特异性效应机制（如 DTH 的病变机制）可以介导特异性的移植排斥反应。然而，研究人员在其他实验系统中观察到了这种旁观者损伤现象。例如，Snider 和 Steinmuller[358]发现，miH 抗原的免疫反应可能会发生旁观者效应。在实验中，各类小抗原（如 H-Y 和 Epa-1 抗原）激活的细胞毒性 T 细胞克隆连同特异性抗原经皮内注射至不表达这种抗原的试验动物体内。结果，皮肤对放射敏感并出现溃烂，提示非特异性宿主来源的效应机制参与了组织破坏。在使用四亲体来源的组织实验中，当移植物中的大部分细胞被受体视为同种异型抗原时，引发的大规模免疫反应将会导致整个移植物受到破坏。

通过这些实验，研究人员认为抗原特异性和非抗原特异性效应机制可能与移植物的破坏有关。在这两种类型的实验中，初始损伤由特定方式介导。但是，如果发生广泛的炎症反应，组织破坏可呈现非特异性。这在一定程度上反映了同种异体细胞的比例及其位置，因为血管内皮损伤可以导致组织缺血和非特异性危险信号快速形成。血管内皮是肾脏移植最重要的目标。对特异性细微差别的观察非常重要，尤其在理解病毒性疾病的免疫病理反应方面（如 BK 肾病及其与排斥机制的关系）[4,76]。

细胞毒性 T 细胞的反应

在细胞培养系统中，不匹配的 MHC 淋巴细胞在应对混合淋巴细胞反应时，会发生增殖并产生细胞因子。细胞因子的产生使前驱细胞毒性 T 淋巴细胞(CTL)分化为效应细胞，溶解不匹配的 MHC 抗原[129,137]。在混合淋巴细胞迅速产生抗原特异性反应，使 CTL 成为急性移植排斥效应的中心效应机制。

大量证据表明，CTL 可能参与了移植排斥反应。首先，可以从正在发生排斥反应的同种异体排斥物中回收 CTL，但是它们在使用环孢素防止排斥反应的动物中呈低水平[24,237]。其次，克隆种群的 CTL 能够引起组织损伤与排斥。第三，大多数 MHC I 类抗原-引导 CTL 表达 CD8 蛋白质，而且通常在清除 CD8+ 细胞之后移植排斥会延迟发生[46,218,223,297,383]。

相反，在无 CTL 活性的情况下，可能会发生移植物破坏。这种细胞存在于移植物的内部并不一定会导致移植物的破坏[6,62]。大鼠供体特异性术前输血不一定确保随后的同种异体肾移植，但是来自移植物的这类细胞却表现出高度的供体特异性 CTL 活性。根据这些研究，可得出简明扼要的结论：虽然 CTL 的活性可自限于移植物本身，但 CTL 并非总是排斥移植物，CTL 的活性在细胞培养中并不能准确地反映其在动物中的实际能力，在临床实践中必须对这一点加以考虑。尽管如此，上述研究结果仍然引起了研究人员的兴趣，而且有证据显示，在最终没有发生排斥反应的移植器官中有细胞毒性效应细胞的存在。

CTL 可以通过激活 Fas 死亡通路释放穿孔素、颗粒酶和粒溶素，或通过分泌细胞因子 TNF-α 杀死特定的目标。它们是否参与移植排斥反应受到了进一步的质疑，因为在缺乏穿孔素（穿孔素基因被敲除）的小鼠中观察到对肿瘤[400]、皮肤[348]和移植器官[341]产生的排斥反应，甚至是在抵抗 Fas 介导或 TNF-α 介导的杀伤性的移植物中[400]。Schulz 通过实验发现[341]，在穿孔素基因被敲除的小鼠中，当移植物只存在 MHC I 类不匹配时，排斥反应会延迟发生，这提示细胞毒性细胞至少在这种情况下对于排斥反应具有重要的意义。

如前所述，即使 CTL 本身并未介导最终导致移植物破坏的免疫反应，但它仍在形成移植物破坏反应中扮演了重要的角色。通过细化高水平的 IFN-γ 和其他细胞因子以及趋化因子，能够复制和激活参与 DTH 损伤的细胞，引发急性或慢性排斥反应。

同种抗体和同种抗原特异性 B 细胞

损伤同种异体抗体的靶抗原主要是 MHC I 类、MHC II 类[41]、MICA[429]和 ABO 血型抗原[327]。次要的异体抗原是一些潜在的靶点，但它们在临床移植中很少被定义。据报道，尽管长期结果与 H-Y 不匹配之间的关联性并不明显，但是 H-Y 抗体仍然可以用于预测急性排斥反应。同理，对抗原（由血管平滑肌细胞表达的）血管紧张素 II 型 I 受体[77]的自身免疫也是肾移植中罕见但重要的并发症。研究人员在心胸移植中对同种移植出现的其他引发抗体反应的抗原（例如，波形蛋白[161]、胶原蛋白[150]）进行了分析，尽管自身免疫对慢性排斥反应的潜在用途已经引起越来越多研究者的兴趣[165,275,347]。

供体特异性抗体可以通过不同的方式引发损伤，其中补体激活的方式最为常见。因为预存抗体的原因[176]，补体激活成为超急性排斥反应中最主要的机制，C5 特异单克隆抗体[362]对其具有靶向特异性。预存抗体的最主要靶向抗原是 ABO 血型抗原。根据糖蛋白和糖脂上存在的三糖，研究人员对这些广泛表达的抗原做了明确的界定。针对这些抗原的抗体被认为是在新生儿期暴露肠道菌群后形成的。预存抗体的第二类靶向抗原是高度多态 MHC 抗原，其受体可能通过移植前输血或怀孕暴露后形成[64,173,263,291,407]。实际上，在识别 MHC 之前，人们已经提出了 HLA 的血清学定义，即 T 细胞免疫中的细胞同种免疫和限制元素的靶点。1960 年，供体和受体血型兼容性的重要性首次得到认可[361]，以淋巴毒交叉配血[291]为基础筛选抗 HLA 抗体检测技术的发展也改变了移植术的短期结果。

抗体介导的补体激活可能在随后的排斥反应中发挥了作用。对慢性排斥患者的活检组织进行免疫组织染色后可检测出补体成分 4d(C4d)[239]，通常伴有抗 HLA 抗体。另一方面，这一发现的确切意义需要考虑到 ABO 不兼容移植后频繁的检测，这与不良反应没有明确的关系[114,168]。供体的抗体也可能通过抗体依赖的细胞毒效应产生组织损伤，在这个过程中，抗体作为靶组织与效应细胞的桥梁,可以激活溶解性物质,产生组织损伤[296]。最近有证据表明,NK 细胞转录是慢性抗体介导排斥反应的特点之一[134]。

供体特异性抗体产生的损伤可能不是直接细胞毒性产生的唯一结果。抗 HLA 抗体可以激活内皮细胞[199]。HLA 与不同的跨膜蛋白的相互作用产生了一些信号通路,如 mTOR/Akt[158]、蛋白激酶 A、MAP 激酶等。这些信号通路促进细胞增殖[276]以及黏附分子、凝血因子、细胞因子和趋化因子的分泌增加[311]。所有这些分子与慢性排斥相关结构变化均有一定的关联性。

相反,抗体与没有细胞毒性的血管内皮结合之后可能会阻止原本应当产生的细胞毒性。如果抗原特异性的抗体水平开始很低或者在一段时间内有对补体介导的损伤产生保护作用,上述情况就会有可能发生。这个鲜为人知的过程被称之为调节[68,69,330]。它可能包含了多种机制,例如:抗原密度减小,内皮细胞通过上调抗凋亡和补体调节蛋白,产生下调促凝血因子以抵抗抗体介导的损伤[156,274,330,359]。目前发现具有不同抗原(例如 ABO 血型抗原或 HLA)特异性的抗体,可以激活各种促进调节的通路[149,195]。对这些机制的理解在一定程度上解释了为什么与 HLA 不兼容移植相比,血型不兼容的长期移植结果存在分化[258],并且有助于确定一些潜在的细胞保护通路。

在某些检出抗 HLA 抗体的受体中,通常可观察到转归明显恶化,这也反映了 B 细胞在免疫反应中具有更广泛的作用。尤其是 HLA 特异的 B 细胞,由于其具有无性扩增和通过 BCR 有效摄取抗原的能力,因此是一类重要的抗原呈递细胞。它们能够刺激 HLA 特异的 T 细胞,并在最优激活、传代、T 细胞记忆的维持方面发挥重要的作用[279,281]。在抗原呈递和共刺激方面,B 细胞分泌的细胞因子对 T 细胞的激活和调节有一定的影响。研究人员初步证实,B 细胞还能够调节免疫反应和产生 IL-10。然而,其他潜在的机制可能涉及一些可溶性因子以及细胞粘连。这些对 B 细胞群体清除和操控有关的治疗策略具有重要的启示[240]。

研究人员已经发现了促进 B 细胞增殖和分化的分子通路,现在正成为新的自身免疫潜在靶点。因此,它们有可能会替代清除性自身免疫治疗策略,如利妥昔单抗(一种抗 CD20 的单克隆抗体)[44,391]。由于抗体大部分由浆细胞产生,因此靶向 B 细胞可能会对扭转体液致敏有效,然而,B 细胞激活和生存的调整机制可能会影响同种抗体的产生以及 B 细胞在免疫系统中的作

用。B 细胞上的潜在靶点包括共刺激受体 CD19、CD21,抑制性受体 CD22,FcγRIIB 和可溶性 B 细胞激活因子(例如 BAFF 和 TACI)[43]。其中一些在 B 细胞后期来源出现,因此可能会对抗体的产生带来一定的影响。但是,这些分子在体液免疫中发挥作用还需配合其他治疗策略。

自然杀伤细胞

NK 细胞根据特异性的靶抗原,发挥溶解敏感性靶点的效应细胞作用。例如,在急慢性排斥反应中,激活的受体 NKG2D 被 MICA 和 MICB 占据,与 NKG2D 配体结合激活 NK 细胞,并且加强效应功能,而 KIR 配体(如 HLA-C 和 HLA-Bw4)占据 KIR 后抑制其功能。在移植实验模型中,抑制受体功能对"自失效应"[163,209]这一现象的反应做出了解释,并且对肿瘤免疫[132]、干细胞杀伤[20]和杂合子抗性具有一定的促进作用[392]。

尽管 NK 细胞在骨髓移植中的重要性已经得到确认[265,266],但是其在实体器官移植中的作用还没有得到充分的认识。一些实验室通过使用不同的实验模型发现,NK 效应对移植存活具有不确定性[6,24],尽管小鼠移植模型中依赖于 CD28 的排斥反应表明,NK 对 NKG2D 有阻断作用[166]。当研究人员发现 NK 细胞通过与 DC 交互反应以及产生高水平的 IL-12 和 IFN-γ 在免疫应答的体外效应中发挥作用后[112,123],他们认为应当对 NK 细胞的功能进行重新评估。有证据表明,当 NK 细胞不足以引起急性排斥时,它们会明显提高同种免疫反应。例如,对供体和受体的 HLA-C 类型进行的基因研究表明,移植的长期转归可能受到供体与受体和 KIR 相互作用的影响[123,124]。这也在 KIR HLA 不匹配的 HLA 兼容性移植中得到了证实[394]。最近,在晚期同种抗体相关的排斥反应中发现了 NK 转录本[134],在动物模型中,NK 细胞可促进同种抗体介导的慢性移植血管病变的发生[135],这导致了对 NK 介导的抗体依赖细胞毒性和其他 NK 损伤的潜在机制的重新评估。

巨噬细胞和迟发型超敏反应

1891 年,Koch 在结核菌素皮肤反应中提出 T 细胞介导的 DTH 反应[203]与非特异性效应阶段有关[9],这个阶段的特点是有淋巴细胞和单核细胞/巨噬细胞浸润。DTH 反应阶段因为产生各种有害物质如活性氮、氧中间体、TNF-α 而发生损伤。在移植排斥反应中,由于有

M1 巨噬细胞介导的 DTH 参与，因此不一定能检测到 CTL 反应（例如 CD4⁺ 重组的辐射大鼠）[217]。

在慢性排斥的移植物中，高水平的炎症介质以及变化类型提示激活的 M1 巨噬细胞在其中发挥的作用[39,130,292,293]。IL-1、TNF-α、TGF-β 和血小板衍生生长因子等细胞因子可引起平滑肌细胞增殖，TGF-β 和血小板衍生生长因子可引起细胞外基质蛋白合成增加。这些由激活的巨噬细胞产生的细胞因子可能会引发动脉粥样硬化和纤维化，从而导致移植失败。

如上所述，尽管巨噬细胞是移植过程中的一种损伤和破坏介质，但是最近的研究表明，M2 巨噬细胞以及 Mreg 巨噬细胞有利于损伤修复，这提示我们应及时重新评估巨噬细胞在移植中的作用[38,231]。分析巨噬细胞的种类以及通过实验直接检测不同种巨噬细胞对组织的损伤或修复能力，都对重新定义巨噬细胞在移植中的作用具有至关重要的意义。

细胞因子

细胞因子在移植免疫反应中的主要作用是触发增殖、分化和促使白细胞归巢等。然而，某些细胞因子也可能引起严重或长期的组织损伤。如前所述，CTL 和巨噬细胞产生的 TNF-α 可能会损害移植过程，阻断 TNF 中和抗体的效果，而这些抗体可以延长器官移植的生存期[23,144-146]。然而，根据这些抗体的最低效应，研究人员认为，TNF 的主要作用可能不是介导移植排斥反应或者接管其他被中和的效应机制。胰岛更容易受到促炎因子的损害，这提示胰岛可能是移植排斥中较为重要的成分之一[228,229,308,411]。

嗜酸性粒细胞

长久以来，人们一直认为肾移植的急慢性排斥反应与不同程度的嗜酸性粒细胞增多有关[178,180,280]，与血管排斥反应可能也存在一定的关联性[247]，但是，这些细胞对移植受损的意义仍未确定。在小鼠急性心脏移植排斥模型中，清除 CD8⁺ T 淋巴细胞可导致嗜酸性粒细胞介导的 T2 排斥反应[380]。在另外一个小鼠皮肤移植的 MHC Ⅱ 类急性排斥模型中，研究人员观察到有 IL-5 依赖的嗜酸性粒细胞浸润现象[202]。在这个模型中，当 Fas/FasL 之间没有发生相互作用时，通过中和 IL-5 抗体可以阻滞嗜酸性粒细胞和排斥反应，提示嗜酸性粒细胞在该体系中发挥效应细胞的作用。在另一个皮肤移植实验模型中，相同组中的 IL-5 和嗜酸性粒

细胞都对慢性排斥发挥了作用，但是，并不是所有的病理现象都可以归因于嗜酸性粒细胞[201]。在移植排斥的经典通路缺失或者被 T2 型反应主导时，嗜酸性粒细胞在移植损伤中则具有至关重要的作用[100]。

破坏性免疫的靶细胞

特定靶细胞在移植中的重要性取决于特定器官和个体过敏史。

肾实质细胞可能是组织破坏的目标，肾管状细胞中的细胞因子和趋化因子具有吸引和激活 T 细胞的功能[315,412]。肾脏是一个血管丰富的器官，髓质处于相对缺氧的环境中。人体急性排斥反应的主要靶点是血管和表达 MHC Ⅰ 类、Ⅱ 类的血管内皮[98]。事实上，血管受累和同种抗体的存在常会导致更坏的结果[220]。这两个因素与长期移植损伤没有关联性。细胞排斥和血管排斥之间的预后区别可能反映了不同的起源和效应机制，然而也可能是血管受累加剧组织缺氧，使危险信号进一步放大，从而对适应性免疫的发展产生不利影响。微血管和大血管的改变可能与此有关。

慢性排斥反应

在第 27 章中，我们将详细讨论慢性排斥反应和同种异体移植损伤。但是，很明显，免疫系统在慢性移植损伤中发挥重要作用并最终决定移植后的生存期。近几年来，钙调磷酸酶抑制剂[273]在慢性移植损伤中的主导作用不再被夸大[116,357]，但也不应该摒弃[259,349]。尽管已经有多种方法可以用于评估肾脏组织结构[248]、蛋白和基因表达[80,117]、体液免疫[142,185,379]和细胞免疫[18,301,356]的外周血液表征，但是对慢性排斥的病理生理机制仍然缺乏透彻的了解。原因可能是异质多样化会导致相同的临床和组织学表现[183,357]，而因果分离也会加剧这种情况（至少在某些临床方面已经确定，例如移植生存、肾功能实质损伤）。

因此，慢性移植损伤可能源自正在进行的免疫反应。这种损伤可能由移植介导的破坏所触发[165,347,393]，或者由免疫反应导致的一些异常修复机制引发。轻度的内皮损伤会导致动脉壁上血小板沉积以及生长因子生成，这种非特异性机制会引起平滑肌细胞增殖以及后续的内膜入侵[130]。最初，研究人员基于动脉粥样硬化提出了这种损伤反应假说[322]，现在已经在主动脉移植的小鼠实验中得到了证实[249]。这些移植小鼠的动脉外膜出现了急性炎症反应，随着增殖的肌肉细胞从

血管向内膜迁移以及内膜外表出现纤维化，这种急性反应逐渐消退。当受到诱导时，将主动脉移植物回植入同源的受体上，这种同种异体移植物的动脉硬化不可逆转。这种慢性动脉病变的发展与一些细胞因子（IL-1、IL-6、TNF、IFN-γ）和生长因子（血小板衍生的生长因子、TGF-β）有关，与脂质炎症介质（二十烷类和血小板激活因子）也有一定的关联性。这种慢性移植损伤的反应机制，不仅可以被免疫机制所加剧，也可以受到钙调磷酸酶抑制剂[357]、高血压[302]、慢性肾功能障碍[375]和其他血管危险因素的催化[419]。因此，维持内皮健康，使异常表达修复降到最低等干预措施可能会有广泛的应用价值。

研究发现，供体特异性的抗 HLA 抗体与转归变差有关，提示同种免疫在进展性移植损伤中发挥了一定的作用。原则上，这种抗体反应是一种二次损伤现象。有趣的是，非供体特异性的抗体也是移植失败的风险因素之一，同时还是非供体特异性免疫具有重要性的证据[377]。既然非供体特异性免疫不可能产生二次损伤，那么说明这种免疫反应的发生先于移植损伤，但即便如此，仍然不能够说明持续同种免疫介导的损伤就是慢性排斥的必要特征。

一系列的动物模型表明，免疫机制可加快慢性移植血管病变的进展。这些类似于临床移植的组织学变化可以通过一种似乎不需要补体结合的机制经被动转移的供体反应抗体进行诱导[136]，这种补体结合具有重要的意义，它可以使用补体激活抑制剂来防止补体介导的超急性或急性排斥反应[362]。如前所述，抗体结合到血管内皮足以引起慢性移植血管病变，然而，可能还有其他重要的机制尚未被发现。例如，最近的一个实验模型表明，NK 细胞明显地可以通过 Fc 受体依赖途径引发类似慢性移植血管病变的功能障碍[135]。这些研究结果支持以下观点：在临床移植中，慢性排斥反应与供体特异性抗体的存在有关。另一方面，在一组产生相似组织学异常的平行实验模型中，研究人员发现细胞机制占据了主导地位[96,420]。在所有的这些分析中，应牢记的是，在实验体系中，可能是多种免疫机制造成了移植损伤。同样，仅仅基于特定免疫机制可以诱导类似移植血管病变的功能障碍，并不能说明其在临床上的重要性[420]。

结论

器官移植的免疫反应十分复杂。MHC 可生成独特的多样化抗原，诱导成熟的免疫系统产生抗原应答，对免疫记忆产生交叉反应。这些抗原可以通过数种效应机制刺激免疫反应，使用免疫抑制药物可以改变但不会完全消除这些反应。近十年来，天然免疫在免疫反应启动和活化中的重要性已越来越得到医学界的认可，通过供体和受体 DC 的中心作用，不但可以刺激免疫反应的产生，而且在适当的情况下还可能促进免疫调节机制。通过深入了解免疫调节机制，便于在未来对抑制抗原特异反应过程进行干预，从而提高治疗的风险-效益比，防止排斥反应。同样，更好地理解和分析抗原的特异效应免疫将有助于对非特异性免疫抑制的进一步靶向调控。尽管这些策略对我们理解免疫机制的方法提出了特殊的挑战，但它们在长期管理效果方面具有重要的意义，而移植物的丢失一直是困扰移植界的最大问题。

（付迎欣　潘建勇　译　赵杰　校）

参考文献

1. Adams AB, Williams MA, Jones TR, et al. Heterologous immunity provides a potent barrier to transplantation tolerance. J Clin Invest 2003;111:1887–95.
2. Agorogiannis EI, Regateiro FS, Howie D, et al. Th17 cells induce a distinct graft rejection response that does not require IL-17A. Am J Transplant 2012;12:835–45.
3. Akdis M, Burgler S, Crameri R, et al. Interleukins, from 1 to 37, and interferon-gamma: receptors, functions, and roles in diseases. J Allergy Clin Immunol 2011;127:701–21, e1-70.
4. Albrecht JA, Dong Y, Wang J, et al. Adaptive immunity rather than viral cytopathology mediates polyomavirus-associated nephropathy in mice. Am J Transplant 2012;12:1359–60.
5. Archdeacon P, Dixon C, Belen O, et al. Summary of the US FDA approval of belatacept. Am J Transplant 2012;12:554–62.
6. Armstrong HE, Bolton EM, McMillan I, et al. Prolonged survival of actively enhanced rat renal allografts despite accelerated cellular infiltration and rapid induction of both class I and class II MHC antigens. J Exp Med 1987;165:891–907.
7. Ascon M, Ascon DB, Liu M, et al. Renal ischemia-reperfusion leads to long term infiltration of activated and effector-memory T lymphocytes. Kidney Int 2009;75:526–35.
8. Asgari E, Zhou W, Sacks S. Complement in organ transplantation. Curr Opin Organ Transplant 2010;15:486–91.
9. Auchincloss Jr H, Lee R, Shea S, et al. The role of "indirect" recognition in initiating rejection of skin grafts from major histocompatibility complex class II-deficient mice. Proc Natl Acad Sci U S A 1993;90:3373–7.
10. Baddoura FK, Nasr IW, Wrobel B, et al. Lymphoid neogenesis in murine cardiac allografts undergoing chronic rejection. Am J Transplant 2005;5:510–6.
11. Badell IR, Russell MC, Thompson PW, et al. LFA-1-specific therapy prolongs allograft survival in rhesus macaques. J Clin Invest 2010;120:4520–31.
12. Badell IR, Thompson PW, Turner AP, et al. Nondepleting anti-CD40-based therapy prolongs allograft survival in nonhuman primates. Am J Transplant 2012;12:126–35.
13. Baker RJ, Hernandez-Fuentes MP, Brookes PA, et al. Loss of direct and maintenance of indirect alloresponses in renal allograft recipients: implications for the pathogenesis of chronic allograft nephropathy. J Immunol 2001;167:7199–206.
14. Balagopalan L, Coussens NP, Sherman E, et al. The LAT story: a tale of cooperativity, coordination, and choreography. Cold

Spring Harbor Perspect Biol 2010;2:a005512.

15. Ballet C, Renaudin K, Degauque N, et al. Indirect CD4+ TH1 response, antidonor antibodies and diffuse C4d graft deposits in long-term recipients conditioned by donor antigens priming. Am J Transplant 2009;9:697–708.

16. Baratin M, Bonin K, Daniel C. Frontline: peripheral priming of alloreactive T cells by the direct pathway of allorecognition. Eur J Immunol 2004;34:3305–14.

17. Bedford P, Garner K, Knight SC. MHC class II molecules transferred between allogeneic dendritic cells stimulate primary mixed leukocyte reactions. Int Immunol 1999;11:1739–44.

18. Bestard O, Nickel P, Cruzado JM, et al. Circulating alloreactive T cells correlate with graft function in longstanding renal transplant recipients. J Am Soc Nephrol 2008;19:1419–29.

19. Bevan MJ. Cross-priming for a secondary cytotoxic response to minor H antigens with H-2 congenic cells which do not cross-react in the cytotoxic assay. J Exp Med 1976;143:1283–8.

20. Bix M, Liao NS, Zijlstra M, et al. Rejection of class I MHC-deficient haemopoietic cells by irradiated MHC-matched mice. Nature 1991;349:329–31.

21. Bjorkman PJ, Saper MA, Samraoni B, et al. Structure of the human class I histocompatibility antigen, HLA-A2. Nature 1987;329:506–12.

22. Bloomgren G, Richman S, Hotermans C, et al. Risk of natalizumab-associated progressive multifocal leukoencephalopathy. N Engl J Med 2012;366:1870–80.

23. Bolling S, Kunkel SL, Lin H. Prolongation of cardiac allograft survival in rats by anti-TNF and cyclosporin combination therapy. Transplantation 1992;53:283–6.

24. Bradley JA, Mason DW, Morris PJ. Evidence that rat renal allografts are rejected by cytotoxic T cells and not by nonspecific effectors. Transplantation 1985;39:169–75.

25. Brehm MA, Markees TG, Daniels KA, et al. Direct visualization of cross-reactive effector and memory allo-specific CD8 T cells generated in response to viral infections. J Immunol 2003;170:4077–86.

26. Bretscher P, Cohn M. A theory of self-nonself discrimination. Science 1970;169:1042–9.

27. Brown JH, Jardetzky TS, Gorga JC, et al. Three-dimensional structure of the human class II histocompatibility antigen HLA-DR1. Nature 1993;364:33–9.

28. Brusic V, Bajic VB, Petrovsky N. Computational methods for prediction of T-cell epitopes – a framework for modelling, testing, and applications. Methods 2004;34:436–43.

29. Bugeon L, Cuturi M-C, Hallet M-M, et al. Peripheral tolerance of an allograft in adult rats – characterization by low interleukin-2 and interferon-γ mRNA levels and by strong accumulation of major histocompatibility complex transcripts in the graft. Transplantation 1992;54:219–25.

30. Burdick JF, Clow LW. Rejection of primarily vascularized heart grafts. III Depression of the interleukin 2 mechanism early after grafting. Transplantation 1990;50:476–81.

31. Bushell A, Jones E, Gallimore A, et al. The generation of CD25+ CD4+ regulatory T cells that prevent allograft rejection does not compromise immunity to a viral pathogen. J Immunol 2005;174:3290–7.

32. Butcher EC. The regulation of lymphocyte traffic. Curr Top Microbiol Immunol 1986;128:85–122.

33. Callaghan CJ, Rouhani FJ, Negus MC, et al. Abrogation of antibody-mediated allograft rejection by regulatory CD4 T cells with indirect allospecificity. J Immunol 2007;178:2221–8.

34. Campbell RD, Trowsdale J. Map of the human major histocompatibility complex. Immunol Today 1993;14:349–52.

35. Campos L, Naji A, Deli BC, et al. Survival of MHC-deficient mouse heterotopic cardiac allografts. Transplantation 1995;59:187–91.

36. Carlin LM, Yanagi K, Verhoef A, et al. Secretion of IFN-gamma and not IL-2 by anergic human T cells correlates with assembly of an immature immune synapse. Blood 2005;106:3874–9.

37. Carosella ED, Gregori S, LeMaoult J. The tolerogenic interplay(s) among HLA-G, myeloid APCs, and regulatory cells. Blood 2011;118:6499–505.

38. Chadban SJ, Wu H, Hughes J. Macrophages and kidney transplantation. Semin Nephrol 2010;30:278–89.

39. Chen J, Myllarniemi M, Akyurek LM, et al. Identification of differentially expressed genes in rat aortic allograft vasculopathy. Am J Pathol 1996;149:597–611.

40. Chicz RM, Urban RG, Lane WS, et al. Predominant naturally processed peptides bound to HLA-DR1 are derived from MHC-related molecules and are heterogeneous in size. Nature 1992;358:764–8.

41. Claas FH. HLA antibody testing: a tool to facilitate not to prevent organ transplantation. Int J Immunogenet 2008;35:275–7.

42. Clarkson MR, Sayegh MH. T-cell costimulatory pathways in allograft rejection and tolerance. Transplantation 2005;80:555–63.

43. Clatworthy MR. Targeting B cells and antibody in transplantation. Am J Transplant 2011;11:1359–67.

44. Clatworthy MR, Watson CJ, Plotnek G, et al. B-cell-depleting induction therapy and acute cellular rejection. N Engl J Med 2009;360:2683–5.

45. Cobbold SP, Adams E, Nolan KF, et al. Connecting the mechanisms of T-cell regulation: dendritic cells as the missing link. Immunol Rev 2010;236:203–18.

46. Cobbold SP, Jayasuriya A, Nash A, et al. Therapy with monoclonal antibodies by elimination of T cell subsets in vivo. Nature 1984;312:548–51.

47. Collins AV, Brodie DW, Gilbert RJ, et al. The interaction properties of costimulatory molecules revisited. Immunity 2002;17:201–10.

48. Conlon TM, Saeb-Parsy K, Cole JL, et al. Germinal center alloantibody responses are mediated exclusively by indirect-pathway CD4 T follicular helper cells. J Immunol 2012;188:2643–52.

49. Cose S. T-cell migration: a naive paradigm? Immunology 2007;120:1–7.

50. Cose S, Brammer C, Khanna KM, et al. Evidence that a significant number of naive T cells enter non-lymphoid organs as part of a normal migratory pathway. Eur J Immunol 2006;36:1423–33.

51. Cosimi AB, Conti D, Delmonico FL, et al. In vivo effects of monoclonal antibody to ICAM-1 (CD54) in nonhuman primates with renal allografts. J Immunol 1990;144:4604–12.

52. Cramer DV, Qian S, Harnaha J, et al. Cardiac transplantation in the rat I. The effect of histocompatibility differences on graft arteriosclerosis. Transplantation 1989;47:414–9.

53. Cresswell P. Assembly, transport and function of MHC class II molecules. Annu Rev Immunol 1994;12:259–93.

54. Daar AS, Fuggle SV, Hart DNJ, et al. Demonstration and phenotypic characterisation of HLA-DR positive interstitial dendritic cells widely distributed in human connective tissue. Transplant Proc 1983;XV(Suppl. 1):311–5.

55. Dai Z, Lakkis FG. The role of cytokines, CTLA-4 and costimulation in transplant tolerance and rejection. Curr Opin Immunol 1999;11:504–8.

56. Dall A, Hariharan S. BK virus nephritis after renal transplantation. Clin J Am Soc Nephrol 2008;3(Suppl. 2):S68–75.

57. Dallman MJ. Cytokines as mediators of organ graft rejection and tolerance. Curr Opin Immunol 1993;5:788–93.

58. Dallman MJ, Larsen CP, Morris CP. Cytokine gene transcription in vascularised organ grafts–analysis using semiquantitative polymerase chain reaction. J Exp Med 1991;174:493–6.

59. Dallman MJ, Mason DW, Webb M. Induction of Ia antigens on murine epidermal cells during the rejection of skin allografts. Eur J Immunol 1982;12:511–8.

60. Dallman MJ, Porter ACG, Larsen CP, et al. Lymphokine production in allografts–analysis of RNA by northern blotting. Transplant Proc 1989;20:296–8.

61. Dallman MJ, Shiho O, Page TH, et al. Peripheral tolerance to alloantigen results from altered regulation of the interleukin 2 pathway. J Exp Med 1991;173:79–87.

62. Dallman MJ, Wood KJ, Morris PJ. Specific cytotoxic T cells are found in the nonrejected kidneys of blood-transfused rats. J Exp Med 1987;165:566–71.

63. Dalloul AH, Chmouzis E, Ngo K, et al. Adoptively transferred CD4+ lymphocytes from CD8–/– mice are sufficient to mediate rejection of MHC class II or class I disparate skin grafts. J Immunol 1996;156:411–4.

64. Dankers MK, Roelen DL, Korfage N, et al. Differential immunogenicity of paternal HLA class I antigens in pregnant women. Hum Immunol 2003;64:600–6.

65. Davis DM, Dustin ML. What is the importance of the immunological synapse? Trends Immunol 2004;25:323–7.

66. De Jager PL, Baecher-Allan C, Maier LM, et al. The role of

the CD58 locus in multiple sclerosis. Proc Natl Acad Sci U S A 2009;106:5264–9.

67. Deaglio S, Dwyer KM, Gao W, et al. Adenosine generation catalyzed by CD39 and CD73 expressed on regulatory T cells mediates immune suppression. J Exp Med 2007;204:1257–65.

68. Delikouras A, Dorling A. Transplant accommodation. Am J Transplant 2003;3:917–8.

69. Delikouras A, Fairbanks LD, Simmonds AH, et al. Endothelial cell cytoprotection induced in vitro by allo- or xenoreactive antibodies is mediated by signaling through adenosine A2 receptors. Eur J Immunol 2003;33:3127–35.

70. Desai NM, Bassiri H, Kim J, et al. Islet allograft, islet xenograft and skin allograft survival in CD8+ T lymphocyte-deficient mice. Transplantation 1993;55:718–22.

71. Deschaseaux F, Delgado D, Pistoia V, et al. HLA-G in organ transplantation: towards clinical applications. Cell Mol Life Sci 2011;68:397–404.

72. DeVries ME, Ran L, Kelvin D. On the edge: the physiological and pathophysiological role of chemokines during inflammatory and immunological responses. Semin Immunol 1999;11:95–104.

73. de Waal RMW, Bogman MJJ, Mass CN, et al. Variable expression of Ia antigens on the vascular endothelium of mouse skin allografts. Nature 1983;303:426–9.

74. Dharnidharka VR. Costimulation blockade with belatacept in renal transplantation. N Engl J Med 2005;353:2085–6.

75. Dierich A, Chan SH, Benoist C, et al. Graft rejection by T cells not restricted by conventional major histocompatibility complex molecules. Eur J Immunol 1993;23:2725–8.

76. Drachenberg CB, Papadimitriou JC, Mann D, et al. Negative impact of human leukocyte antigen matching in the outcome of polyomavirus nephropathy. Transplantation 2005;80:276–8.

77. Dragun D, Muller DN, Brasen JH, et al. Angiotensin II type 1-receptor activating antibodies in renal-allograft rejection. N Engl J Med 2005;352:558–69.

78. Dustin ML, Depoil D. New insights into the T cell synapse from single molecule techniques. Nat Rev Immunol 2011;11:672–84.

79. Edinger M, Hoffmann P. Regulatory T cells in stem cell transplantation: strategies and first clinical experiences. Curr Opin Immunol 2011;23:679–84.

80. Einecke G, Reeve J, Sis B, et al. A molecular classifier for predicting future graft loss in late kidney transplant biopsies. J Clin Invest 2010;120:1862–72.

81. Ely LK, Burrows SR, Purcell AW, et al. T-cells behaving badly: structural insights into alloreactivity and autoimmunity. Curr Opin Immunol 2008;20:575–80.

82. Engelhard VH, Altrich-Vanlith M, Ostankovitch M, et al. Post-translational modifications of naturally processed MHC-binding epitopes. Curr Opin Immunol 2006;18:92–7.

83. Fabre JW, Morris PJ. Studies on the specific suppression of renal allograft rejection in presensitised rats. Transplantation 1975;19:121–33.

84. Fairchild RL, VanBuskirk AM, Kondo T, et al. Expression of chemokine genes during rejection and long-term acceptance of cardiac allografts. Transplantation 1997;63:1807–12.

85. Fallarino F, Fields PE, Gajewski TF. B7-1 engagement of cytotoxic T lymphocyte antigen 4 inhibits T cell activation in the absence of CD28. J Exp Med 1998;188:205–10.

86. Fangmann J, Dalchau R, Fabre JW. Rejection of skin allografts by indirect allorecognition of donor class I major histocompatibility complex peptides. J Exp Med 1992;175:1521–9.

87. Felix NJ, Donermeyer DL, Horvath S, et al. Alloreactive T cells respond specifically to multiple distinct peptide–MHC complexes. Nat Immunol 2007;8:388–97.

88. Fellous M, Nir U, Wallach D, et al. Interferon-dependent induction of mRNA for the major histocompatibility antigens in human fibroblasts and lymphoblastoid cells. Proc Natl Acad Sci U S A 1982;79:3082–6.

89. Fernandes RA, Yu C, Carmo AM, et al. What controls T cell receptor phosphorylation? Cell 2010;142:668–9.

90. Flowers ME, Inamoto Y, Carpenter PA, et al. Comparative analysis of risk factors for acute graft-versus-host disease and for chronic graft-versus-host disease according to National Institutes of Health consensus criteria. Blood 2011;117:3214–9.

91. Frasca L, Carmichael P, Lechler R, et al. Anergic T cells effect linked suppression. Eur J Immunol 1997;27:3191–7.

92. Fuggle SV, McWhinnie D, Morris PJ. Precise specificity of induced tubular class II antigens in renal allografts. Transplantation 1987;44:214–20.

93. Fujio K, Okamura T, Yamamoto K. The family of IL-10-secreting CD4+ T cells. Adv Immunol 2010;105:99–130.

94. Gao W, Topham PS, King JA, et al. Targeting of the chemokine receptor CCR1 suppresses development of acute and chronic cardiac allograft rejection. J Clin Invest 2000;105:35–44.

95. Garcia KC, Degano M, Stanfield RL, et al. An ab T cell receptor structure at 2.5Å and its orientation in the TCR-MHC complex. Science 1996;274:209–19.

96. Gasser M, Waaga-Gasser AM, Kist-van Holthe JE, et al. Chronic rejection: insights from a novel immunosuppressive-free model of kidney transplantation. J Am Soc Nephrol 2004;15:687–94.

97. Gibson JM, Medawar PB. The fate of skin homografts in man. J Anat 1943;77:299–310.

98. Glotz D, Lucchiari N, Pegaz-Fiornet B, et al. Endothelial cells as targets of allograft rejection. Transplantation 2006;82(Suppl.): S19–21.

99. Golding H, Singer A. Role of accessory cell processing and presentation of shed H-2 alloantigens in allospecific cytotoxic T lymphocyte responses. J Immunol 1984;133:597–605.

100. Goldman M, Le Moine A, Braun M, et al. A role for eosinophils in transplant rejection. Trends Immunol 2001;22:247–51.

101. Goldstein DR, Tesar BM, Akira S, et al. Critical role of the Toll-like receptor signal adaptor protein MyD88 in acute allograft rejection. J Clin Invest 2003;111:1571–8.

102. Gondek DC, Lu LF, Quezada SA, et al. Cutting edge: contact-mediated suppression by CD4+CD25+ regulatory cells involves a granzyme B-dependent, perforin-independent mechanism. J Immunol 2005;174:1783–6.

103. Gorczynski RM. Immunosuppression induced by hepatic portal venous immunization spares reactivity in IL-4 producing T lymphocytes. Immunol Lett 1992;33:67–78.

104. Gorer PA. The antigenic basis of tumour transplantation. J Pathol Bacteriol 1938;47:231–52.

105. Goulmy E. Minor histocompatibility antigens: from trans-plantation problems to therapy of cancer. Hum Immunol 2006;67:433–8.

106. Grakoui A, Bromley SK, Sumen C, et al. The immunological synapse: a molecular machine controlling T cell activation. Science 1999;285:221–7.

107. Grandaliano G, Gesualdo L, Ranieri E, et al. Monocyte chemotactic peptide-1 expression and monocyte infiltration in acute renal transplant rejection. Transplantation 1997;63:414–20.

108. Greenfield A, Scott D, Pennisi D, et al. An H-YDb epitope is encoded by a novel mouse Y chromosome gene. Nat Genet 1996;14:474–8.

109. Greenwald RJ, Freeman GJ, Sharpe AH. The B7 family revisited. Annu Rev Immunol 2005;23:515–48.

110. Grgic I, Wulff H, Eichler I, et al. Blockade of T-lymphocyte KCa3.1 and Kv1.3 channels as novel immunosuppression strategy to prevent kidney allograft rejection. Transplant Proc 2009;41:2601–6.

111. Grohmann U, Orabona C, Fallarino F, et al. CTLA-4-Ig regulates tryptophan catabolism in vivo. Nat Immunol 2002;3:1097–101.

112. Guan H, Moretto M, Bzik DJ, et al. NK cells enhance dendritic cell response against parasite antigens via NKG2D pathway. J Immunol 2007;179:590–6.

113. Gurley KE, Lowry RP, Clarke-Forbes RD. Immune mechanisms in organ allograft rejection: II. T helper cells, delayed type hypersensitivity and rejection of renal allografts. Transplantation 1983;36:401–5.

114. Haas M, Segev DL, Racusen LC, et al. C4d deposition without rejection correlates with reduced early scarring in ABO-incompatible renal allografts. J Am Soc Nephrol 2009;20:197–204.

115. Hall BM, DeSaxe I, Dorsch SE. The cellular basis of allograft rejection in vivo: restoration of first set rejection of heart grafts by T helper cells in irradiated rats. Transplantation 1983;36:700–5.

116. Halloran PF, de Freitas DG, Einecke G, et al. An integrated view of molecular changes, histopathology and outcomes in kidney transplants. Am J Transplant 2010;10:2223–30.

117. Halloran PF, de Freitas DG, Einecke G, et al. The molecular phenotype of kidney transplants. Am J Transplant 2010;10:2215–22.

118. Hamel ME, Noteboom E, Kruisbeek AM. Non-responsiveness of antigen-experienced CD4 T cells reflects more stringent co-stimulatory requirements. Immunology 1998;93:366–75.

119. Hamerman JA, Ogasawara K, Lanier LL. NK cells in innate immunity. Curr Opin Immunol 2005;17:29–35.

120. Hancock WW. Chemokines and transplant immunobiology. J Am Soc Nephrol 2002;13:821–4.

121. Hancock WW, Gao W, Csizmadia V, et al. Donor-derived IP-10 initiates development of acute allograft rejection. J Exp Med 2001;193:975–80.

122. Hancock WW, Wang L, Ye Q, et al. Chemokines and their receptors as markers of allograft rejection and targets for immunosuppression. Curr Opin Immunol 2003;15:479–86.

123. Hanvesakul R, Kubal C, Moore J, et al. KIR and HLA-C interactions promote differential dendritic cell maturation and is a major determinant of graft failure following kidney transplantation. PLoS One 2011;6:e23631.

124. Hanvesakul R, Spencer N, Cook M, et al. Donor HLA-C genotype has a profound impact on the clinical outcome following liver transplantation. Am J Transplant 2008;8:1931–41.

125. Harshyne LA, Watkins SC, Gambotto A, et al. Dendritic cells acquire antigens from live cells for cross-presentation to CTL. J Immunol 2001;166:3717–23.

126. Hart DN, Fabre JW. Demonstration and characterisation of Ia positive dendritic cells in the interstitial connective tissues of the rat heart and other tissues, but not brain. J Exp Med 1981;154:347–61.

127. Hart DN, Fabre JW. Kidney-specific alloantigen system in the rat. Characterisation and role in transplantation. J Exp Med 1980;151:651–66.

128. Haug CE, Colvin RB, Delmonico FL, et al. A phase I trial of immunosuppression with anti-ICAM-1 (CD54) mAb in renal allograft recipients. Transplantation 1993;55:766–73.

129. Hayry P, Defendi V. Mixed lymphocyte cultures produce effector cells: model in vitro for allograft rejection. Science 1970;168:133–5.

130. Hayry P, Mennander A, Raisanen-Sokolowski A, et al. Pathophysiology of vascular wall changes in chronic allograft rejection. Transplant Rev 1993;7:1–20.

131. Henretta J, Araneda D, Pittman K, et al. Marked prolongation of incompatible class I deficient heart allografts: paradoxical effects between primarily and secondarily vascularized allografts. Transplant Proc 1995;27:1303–4.

132. Herberman RB, Djeu JY, Kay HD, et al. Natural killer cells: characteristics and regulation of activity. Immunol Rev 1979;44:43–70.

133. Herrera OB, Golshayan D, Tibbott R, et al. A novel pathway of alloantigen presentation by dendritic cells. J Immunol 2004;173:4828–37.

134. Hidalgo LG, Sellares J, Sis B, et al. Interpreting NK cell transcripts versus T cell transcripts in renal transplant biopsies. Am J Transplant 2012;12:1180–91.

135. Hirohashi T, Chase CM, Della Pelle P, et al. A novel pathway of chronic allograft rejection mediated by NK cells and alloantibody. Am J Transplant 2012;12:313–21.

136. Hirohashi T, Uehara S, Chase CM, et al. Complement independent antibody-mediated endarteritis and transplant arteriopathy in mice. Am J Transplant 2010;10:510–7.

137. Hodes RJ, Svedmyr EA. Specific cytotoxicity of H-2-incompatible mouse lymphocytes following mixed culture in vitro. Transplantation 1970;9:470–7.

138. Hoffmann P, Eder R, Edinger M. Polyclonal expansion of human CD4(+)CD25(+) regulatory T cells. Methods Mol Biol 2011;677:15–30.

139. Hornick PI, Mason PD, Baker RJ, et al. Significant frequencies of T cells with indirect anti-donor specificity in heart graft recipients with chronic rejection. Circulation 2000;101:2405–10.

140. Hosgood SA, Barlow AD, Yates PJ, et al. A pilot study assessing the feasibility of a short period of normothermic preservation in an experimental model of non heart beating donor kidneys. J Surg Res 2011;171:283–90.

141. Hourmant M, Bedrossian J, Durand D, et al. A randomized multicenter trial comparing leukocyte function-associated antigen-1 monoclonal antibody with rabbit antithymocyte globulin as induction treatment in first kidney transplantations. Transplantation 1996;62:1565–70.

142. Hourmant M, Cesbron-Gautier A, Terasaki PI, et al. Frequency and clinical implications of development of donor-specific and non-donor-specific HLA antibodies after kidney transplantation. J Am Soc Nephrol 2005;16:2804–12.

143. Hutchinson JA, Riquelme P, Sawitzki B, et al. Cutting edge: immunological consequences and trafficking of human regulatory macrophages administered to renal transplant recipients. J Immunol 2011;187:2072–8.

144. Imagawa DK, Millis JM, Olthoff KM, et al. The role of tumor necrosis factor in allograft rejection II. Evidence that antibody therapy against tumor necrosis factor-alpha and lymphotoxin enhances cardiac survival in rats. Transplantation 1990;50:189–93.

145. Imagawa DK, Millis JM, Olthoff KM, et al. The role of tumor necrosis factor in allograft rejection I. Evidence that elevated levels of tumor necrosis factor-alpha predict rejection following orthotopic liver transplantation. Transplantation 1990;50:219–25.

146. Imagawa DK, Millis JM, Seu P, et al. The role of tumor necrosis factor in allograft rejection. III. Evidence that anti-TNF antibody therapy prolongs allograft survival in rats with acute rejection. Transplantation 1991;51:57–62.

147. Ingham-Clark CL, Cunningham AJ, Crane PW, et al. Lymphocyte infiltration patterns in rat small-bowel transplants. Transplant Proc 1990;22:2460.

148. Ise W, Kohyama M, Nutsch KM, et al. CTLA-4 suppresses the pathogenicity of self antigen-specific T cells by cell-intrinsic and cell-extrinsic mechanisms. Nat Immunol 2010;11:129–35.

149. Iwasaki K, Miwa Y, Ogawa H, et al. Comparative study on signal transduction in endothelial cells after anti-a/b and human leukocyte antigen antibody reaction: implication of accommodation. Transplantation 2012;93:390–7.

150. Iwata T, Philipovskiy A, Fisher AJ, et al. Anti-type V collagen humoral immunity in lung transplant primary graft dysfunction. J Immunol 2008;181:5738–47.

151. Jenkins MK, Pardoll DM, Mizuguchi J, et al. Molecular events in the induction of a nonresponsive state in interleukin 2-producing helper T-lymphocyte clones. Proc Natl Acad Sci U S A 1987;84:5409–13.

152. Jenkins MK, Schwartz RH. Antigen presentation by chemically modified splenocytes induces antigen-specific T cell unresponsiveness in vitro and in vivo. J Exp Med 1987;165:302–19.

153. Jiang A, Bloom O, Ono S, et al. Disruption of E-cadherin-mediated adhesion induces a functionally distinct pathway of dendritic cell maturation. Immunity 2007;27:610–24.

154. Jiang H, Canfield SM, Gallagher MP, et al. HLA-E-restricted regulatory CD8(+) T cells are involved in development and control of human autoimmune type 1 diabetes. J Clin Invest 2010;120:3641–50.

155. Jiang S, Lechler RI. Regulatory T cells in the control of transplantation tolerance and autoimmunity. Am J Transplant 2003;3(5):516–24.

156. Jin YP, Fishbein MC, Said JW, et al. Anti-HLA class I antibody-mediated activation of the PI3K/Akt signaling pathway and induction of Bcl-2 and Bcl-xL expression in endothelial cells. Hum Immunol 2004;65:291–302.

157. Jin C, Flavell RA. Molecular mechanism of NLRP3 inflammasome activation. J Clin Immunol 2010;30:628–31.

158. Jindra PT, Jin YP, Rozengurt E, et al. HLA class I antibody-mediated endothelial cell proliferation via the mTOR pathway. J Immunol 2008;180:2357–66.

159. Jordan MS, Koretzky GA. Coordination of receptor signaling in multiple hematopoietic cell lineages by the adaptor protein SLP-76. Cold Spring Harbor Perspect Biol 2010;2:a002501.

160. Josien R, Pannetier C, Douillard P, et al. Graft-infiltrating T helper cells, CD45RC phenotype, and Th1/Th2-related cytokines in donor-specific transfusion-induced tolerance in adult rats. Transplantation 1995;60:1131–9.

161. Jurcevic S, Ainsworth ME, Pomerance A, et al. Antivimentin antibodies are an independent predictor of transplant-associated coronary artery disease after cardiac transplantation. Transplantation 2001;71:886–92.

162. Kagi D, Seiler P, Pavlovic J, et al. The roles of perforin- and Fas-dependent cytotoxicity in protection against cytopathic and non-cytopathic viruses. Eur J Immunol 1995;25:3256–62.

163. Karre K. NK cells, MHC class I molecules and the missing self. Scand J Immunol 2002;55:221–8.

164. Kawai K, Shahinian A, Mak TW, et al. Skin allograft rejection in CD28-deficient mice. Transplantation 1996;61:352–5.

165. Keller MR, Burlingham WJ. Loss of tolerance to self after transplant. Semin Immunopathol 2011;33:105–10.

166. Kim J, Chang CK, Hayden T, et al. The activating immunoreceptor NKG2D and its ligands are involved in allograft transplant rejection. J Immunol 2007;179:6416–20.

167. Kim PC, Levy GA, Koh I, et al. Immunologic basis of small intestinal allograft rejection. Transplant Proc 1991;23:830.

168. King KE, Warren DS, Samaniego-Picota M, et al. Antibody,

complement and accommodation in ABO-incompatible transplants. Curr Opin Immunol 2004;16:545–9.

169. Kirby JA. Function of leucocyte adhesion molecules during allograft rejection. In: Tilney NL, Strom TB, Paul LC, editors. Transplantation biology: cellular and molecular aspects. Philadelphia: Lippincott-Raven; 1996.

170. Kirk AD, Burkly LC, Batty DS, et al. Treatment with humanized monoclonal antibody against CD154 prevents acute renal allograft rejection in nonhuman primates. Nat Med 1999;5:686–93.

171. Kirwan SE, Burshtyn DN. Regulation of natural killer cell activity. Curr Opin Immunol 2007;19:46–54.

172. Kishimoto K, Yuan X, Auchincloss Jr H, et al. Mechanism of action of donor-specific transfusion in inducing tolerance: role of donor MHC molecules, donor co-stimulatory molecules, and indirect antigen presentation. J Am Soc Nephrol 2004;15:2423–8.

173. Kissmeyer-Nielsen F, Olsen S, Petersen VP, et al. Hyperacute rejection of kidney allografts associated with pre-existing humoral antibodies against donor cells. Lancet 1966;2:662–5.

174. Kleijwegt FS, Laban S, Duinkerken G, et al. Transfer of regulatory properties from tolerogenic to proinflammatory dendritic cells via induced autoreactive regulatory T cells. J Immunol 2011;187:6357–64.

175. Klein J, Chiang CL, Hauptfeld V. Histocompatibility antigens controlled by the I region of the murine H-2 complex. J Exp Med 1977;145:450–4.

176. Knechtle SJ, Halperin EC, Murphy CE, et al. The effect of cyclosporine, total lymphoid irradiation, and cobra venom factor on hyperacute rejection. J Heart Transplant 1985;4:541–5.

177. Koo DD, Welsh KI, Roake JR, et al. Ischemia/reperfusion injury in human kidney transplantation: an immunohistochemical analysis of changes after reperfusion. Am J Pathol 1998;153:557–66.

178. Kormendi F, Amend WJC. The importance of eosinophil cells in kidney allograft rejection. Transplantation 1988;45:537–9.

179. Koudstaal LG, Ottens PJ, Uges DR, et al. Increased intestinal permeability in deceased brain dead rats. Transplantation 2009;88:444–6.

180. Krieger NR, Yin DP, Fathman CG. CD4+ but not CD8+ cells are essential for allorejection. J Exp Med 1996;184:2013–8.

181. Kruger B, Krick S, Dhillon N, et al. Donor Toll-like receptor 4 contributes to ischemia and reperfusion injury following human kidney transplantation. Proc Natl Acad Sci U S A 2009;106:3390–5.

182. Krummel MF, Allison JP. CTLA-4 engagement inhibits IL-2 accumulation and cell cycle progression upon activation of resting T cells. J Exp Med 1996;183:2533–40.

183. Kubal C, Cockwell P, Gunson B, et al. Chronic kidney disease after nonrenal solid organ transplantation: a histological assessment and utility of chronic allograft damage index scoring. Transplantation 2012;93:406–11.

184. Kundig TM, Shahinian A, Kawai K, et al. Duration of TCR stimulation determines costimulatory requirement of T cells. Immunity 1996;5:41–52.

185. Lachmann N, Terasaki PI, Budde K, et al. Anti-human leukocyte antigen and donor-specific antibodies detected by luminex posttransplant serve as biomarkers for chronic rejection of renal allografts. Transplantation 2009;87:1505–13.

186. Lafferty KJ, Bootes A, Dart G, et al. Effect of organ culture on the survival of thyroid allografts in mice. Transplantation 1976;22:138–49.

187. Lakkis FG. Where is the alloimmune response initiated? Am J Transplant 2003;3:241–2.

188. Lakkis FG, Arakelov A, Konieczny BT, et al. Immunologic "ignorance" of vascularized organ transplants in the absence of secondary lymphoid tissue. Nat Med 2000;6:686–8.

189. Lamb JR, Skidmore BJ, Green JM, et al. Induction of tolerance in influenza virus-immune T lymphocyte clones with synthetic peptides of influenza haemagglutinin. J Exp Med 1983;157:1434–47.

190. Larsen CP, Alexander DZ, Hollenbaugh D, et al. CD40-gp39 Interactions play a critical role during allograft rejection: suppression of allograft rejection by blockade of the CD40-gp39 pathway. Transplantation 1996;61:4–9.

191. Larsen CP, Elwood ET, Alexander DZ, et al. Long term acceptance of skin and cardiac allografts after blocking CD40 and CD28 pathways. Nature 1996;381:434–8.

192. Larsen CP, Morris PJ, Austyn JM. Migration of dendritic leukocytes from cardiac allografts into host spleens. A novel pathway for initiation of rejection. J Exp Med 1990;171:307–14.

193. Larsen CP, Steinman RM, Witmer-Pack M, et al. Migration and maturation of Langerhans cells in skin transplants and explants. J Exp Med 1990;172:1483–93.

194. Laskowski I, Pratschke J, Wilhelm MJ, et al. Molecular and cellular events associated with ischemia/reperfusion injury. Ann Transplant 2000;5:29–35.

195. Le Bas-Bernardet S, Blancho G. Antibodies directed against AB blood antigens or human leukocyte antigen molecules activate different intracellular pathways explaining their differential effects toward accommodation. Transplantation 2012;93:354–5.

196. Lechler RI, Garden OA, Turka LA. The complementary roles of deletion and regulation in transplantation tolerance. Nat Rev Immunol 2003;3(2):147–58.

197. Lee RS, Grusby MJ, Glimcher LH, et al. Indirect recognition by helper cells can induce donor-specific cytotoxic T lymphocytes in vivo. J Exp Med 1994;179:865–72.

198. Lee RS, Grusby MJ, Laufer TM, et al. CD8+ effector cells responding to residual class I antigens, with help from CD4+ cells stimulated indirectly, cause rejection of "major histocompatibility complex-deficient" skin grafts. Transplantation 1997;63:1123–33.

199. Lee CY, Lotfi-Emran S, Erdinc M, et al. The involvement of FcR mechanisms in antibody-mediated rejection. Transplantation 2007;84:1324–34.

200. Lehner PJ, Cresswell P. Recent developments in MHC-class-I-mediated antigen presentation. Curr Opin Immunol 2004;16:82–9.

201. Le-Moine A, Flamand V, Demoor FX, et al. Critical roles for IL-4, IL-5 and eosinophils in chronic skin allograft rejection. J Clin Invest 1999;103:1659–67.

202. Le-Moine A, Surquin M, Demoor FX, et al. IL-5 mediates eosinophilic rejection of MHC class II-disparate skin allografts in mice. J Immunol 1999;163:3778.

203. Lenschow DJ, Herold KC, Rhee L, et al. CD28/B7 regulation of Th1 and Th2 subsets in the development of autoimmune diabetes. Immunity 1996;5:285–93.

204. Lentsch AB, Yoshidome H, Cheadle WG, et al. Chemokine involvement in hepatic ischemia/reperfusion injury in mice: roles for macrophage inflammatory protein-2 and KC. [corrected and republished article, originally printed in Hepatology 1998;27:507–512] Hepatology 1998;27:1172–7.

205. Li K, Fazekasova H, Wang N, et al. Functional modulation of human monocytes derived DCs by anaphylatoxins C3a and C5a. Immunobiology 2012;217:65–73.

206. Li X, Faustman D. Use of donor beta 2-microglobulin-deficient transgenic mouse liver cells for isografts, allografts and xenografts. Transplantation 1993;55:940–6.

207. Linsley PS, Clark EA, Ledbetter JA. T-cell antigen CD28 mediates adhesion with B cells by interacting with activation antigen B7/BB-1. Proc Natl Acad Sci U S A 1990;87:5031–5.

208. Linterman MA, Vinuesa CG. Signals that influence T follicular helper cell differentiation and function. Semin Immunopathol 2010;32:183–96.

209. Ljunggren HG, Karre K. In search of the "missing self": MHC molecules and NK cell recognition. Immunol Today 1990;11:237–44.

210. Little CC, Tyzer EE. Further experimental studies on the inheritance of susceptibility to a transplantable tumour carcinoma (JWA) of the Japanese Waltzing mouse. J Med Res 1916;33:393–453.

211. Lo DJ, Weaver TA, Stempora L, et al. Selective targeting of human alloresponsive CD8+ effector memory T cells based on CD2 expression. Am J Transplant 2011;11:22–33.

212. Lo LJ, Go AS, Chertow GM, et al. Dialysis-requiring acute renal failure increases the risk of progressive chronic kidney disease. Kidney Int 2009;76:893–9.

213. Lombardi G, Sidhu S, Batchelor R, et al. Anergic T cells as suppressor cells in vitro. Science 1994;264:1587–9.

214. Lombardi G, Sidhu S, Daly M, et al. Are primary alloresponses truly primary? Int Immunol 1990;2:9–13.

215. Love PE, Hayes SM. ITAM-mediated signaling by the T-cell antigen receptor. Cold Spring Harbor Perspect Biol 2010;2:a002485.

216. Loveland BE, Hogarth PM, Ceredig R, et al. Delayed type hypersensitivity and allograft rejection in the mouse: correlation of effector cell phenotype. J Exp Med 1981;153:1044–57.

217. Lowry RP, Blais D. Tumour necrosis factor alpha in rejecting rat cardiac allografts. Transplant Proc 1988;20:245–7.

218. Lowry RP, Gurley KE, Forbes RD. Immune mechanisms in organ allograft rejection. I. Delayed-type hypersensitivity and lymphocytotoxicity in heart graft rejection. Transplantation 1983;36:391–401.

219. Lunsford KE, Horne PH, Koester MA, et al. Activation and

maturation of alloreactive CD4-independent, CD8 cytolytic T cells. Am J Transplant 2006;6:2268–81.

220. Macdonald FI, Ashraf S, Picton M, et al. Banff criteria as predictors of outcome following acute renal allograft rejection. Nephrol Dial Transplant 1999;14:1692–7.

221. Mackay CR. Homing of naive, memory and effector lymphocytes. Curr Opin Immunol 1993;5:423–7.

222. Mackay CR. Immunological memory. Adv Immunol 1993;53:217–65.

223. Madsen JC, Peugh WN, Wood KJ, et al. The effect of anti-L3T4 monoclonal antibody treatment on first-set rejection of murine cardiac allografts. Transplantation 1987;44:849–52.

224. Mahnke K, Enk AH. Dendritic cells: key cells for the induction of regulatory T cells? Curr Top Microbiol Immunol 2005;293:133–50.

225. Maloy KJ, Powrie F. Fueling regulation: IL-2 keeps CD4+ Treg cells fit. Nat Immunol 2005;6:1071–2.

226. Mandal AK, Snyder JJ, Gilbertson DT, et al. Does cadaveric donor renal transplantation ever provide better outcomes than live-donor renal transplantation? Transplantation 2003;75:494–500.

227. Mandelbrot DA, Furukawa Y, McAdam AJ, et al. Expression of B7 molecules in recipient, not donor, mice determines the survival of cardiac allografts. J Immunol 1999;163:3753–7.

228. Mandrup-Poulsen T, Bendtzen K, Nerup J. Affinity-purified human interleukin I is cytotoxic to isolated islets of Langerhans. Diabetologia 1986;29:63–7.

229. Mandrup-Poulsen T, Helqvist S, Molvig J, et al. Cytokines as immune effector molecules in autoimmune endocrine diseases with special reference to insulin-dependent diabetes mellitus. Autoimmunity 1989;4:191–218.

230. Manicassamy S, Reizis B, Ravindran R, et al. Activation of beta-catenin in dendritic cells regulates immunity versus tolerance in the intestine. Science 2010;329:849–53.

231. Mannon RB. Macrophages: contributors to allograft dysfunction, repair, or innocent bystanders? Curr Opin Organ Transplant 2012;17:20–5.

232. Mannon RB, Nataraj C, Kotzin BL, et al. Rejection of kidney allografts by MHC class 1-deficient mice. Transplantation 1995;59:746–55.

233. Marelli-Berg FM, Barroso-Herrera O, Lechler RI. Recently activated T cells are costimulation-dependent in vitro. Cell Immunol 1999;195:18–27.

234. Marelli-Berg FM, Frasca L, Weng L, et al. Antigen recognition influences transendothelial migration of CD4+ T cells. J Immunol 1999;162:696–703.

235. Mariathasan S, Weiss DS, Newton K, et al. Cryopyrin activates the inflammasome in response to toxins and ATP. Nature 2006;440:228–32.

236. Mason DW, Dallman MJ, Barclay AN. Graft-versus-host disease induces expression of Ia antigen in rat epidermal cells and gut epithelium. Nature 1981;293:150–1.

237. Mason DW, Morris PJ. Inhibition of the accumulation, in rat kidney allografts, of specific – but not nonspecific – cytotoxic cells by cyclosporine. Transplantation 1984;37(1):46–51.

238. Matzinger P. Tolerance, danger, and the extended family. Annu Rev Immunol 1994;12:991–1045.

239. Mauiyyedi S, Pelle PD, Saidman S, et al. Chronic humoral rejection: identification of antibody-mediated chronic renal allograft rejection by C4d deposits in peritubular capillaries. J Am Soc Nephrol 2001;12:574–82.

240. Mauri C, Bosma A. Immune regulatory function of B cells. Annu Rev Immunol 2012;30:221–41.

241. McEver RP, Beckstead JH, Moore KL, et al. GMP-140, a platelet alpha-granule membrane protein, is also synthesized by vascular endothelial cells and is localized in Weibel-Palade bodies. J Clin Invest 1989;84:92–9.

242. McKay D, Shigeoka A, Rubinstein M, et al. Simultaneous deletion of MyD88 and Trif delays major histocompatibility and minor antigen mismatch allograft rejection. Eur J Immunol 2006;36:1994–2002.

243. McLean AG, Hughes D, Welsh KI, et al. Patterns of graft infiltration and cytokine gene expression during the first 10 days of kidney transplantion. Transplantation 1997;63:374–80.

244. Medawar PB. Behaviour and fate of skin autografts and skin homografts in rabbits. J Anat 1944;78:176–99.

245. Medawar PB. A second study of the behaviour and fate of skin homografts in rabbits. J Anat 1945;79:157–76.

246. Medawar PB. Immunity to homologous grafted skin. III. The fate of skin homografts transplanted to the brain, to subcutaneous tissue and to the anterior chamber of the eye. Br J Exp Pathol 1948;29:58–69.

247. Meleg-Smith S, Gauthier PM. Abundance of interstitial eosinophils in renal allografts is associated with vascular rejection. Transplantation 2005;79:444–50.

248. Mengel M, Sis B, Haas M, et al. Banff 2011 meeting report: new concepts in antibody-mediated rejection. Am J Transplant 2012;12:563–70.

249. Mennander A, Tisala S, Paavonen T, et al. Chronic rejection of rat aortic allograft. II. Administration of cyclosporine induces accelerated allograft arteriosclerosis. Transpl Int 1991;4:173–9.

250. Merani S, Truong WW, Hancock W, et al. Chemokines and their receptors in islet allograft rejection and as targets for tolerance induction. Cell Transplant 2006;15:295–309.

251. Milner CM, Campbell RD. Genetic organization of the human MHC class III region. Front Biosci 2001;6:D914–26.

252. Mintz B, Silvers WK. Histocompatibility antigens on melanoblasts and hair follicle cells. Cell-localized homograft rejection in allophenic skin grafts. Transplantation 1970;9:497–505.

253. Mintz B, Silvers WK. "Intrinsic" immunological tolerance in allophenic mice. Science 1967;158:1484–6.

254. Mohler KM, Streilein JW. Lymphokine production by MLR-reactive reaction lymphocytes obtained from normal mice and mice rendered tolerant of class II MHC antigens. Transplantation 1989;47:625–33.

255. Monaco JJ. Major histocompatibility complex-linked transport proteins and antigen processing. Immunol Res 1992;11:125–32.

256. Monaco JJ. Pathways for the processing and presentation of antigens to T cells. J Leukoc Biol 1995;57:543–7.

257. Monaco JJ. Structure and function of genes in the MHC class II region. Curr Opin Immunol 1993;5:17–20.

258. Montgomery JR, Berger JC, Warren DS, et al. Outcomes of ABO-incompatible kidney transplantation in the United States. Transplantation 2012;93:603–9.

259. Moore J, Middleton L, Cockwell P, et al. Calcineurin inhibitor sparing with mycophenolate in kidney transplantation: a systematic review and meta-analysis. Transplantation 2009;87:591–605.

260. Moore J, Tan K, Cockwell P, et al. Predicting early renal allograft function using clinical variables. Nephrol Dial Transplant 2007;22:2669–77.

261. Morikawa M, Tamatani T, Miyasaka M, et al. Cardiac allografts in rat recipients with simultaneous use of anti-ICAM-1 and anti-LFA-1 monoclonal antibodies leads to accelerated graft loss. Immunopharmacology 1994;28:171–82.

262. Morris GP, Ni PP, Allen PM. Alloreactivity is limited by the endogenous peptide repertoire. Proc Natl Acad Sci U S A 2011;108:3695–700.

263. Morris PJ, Ting A. Studies of HLA-DR with relevance to renal transplantation. Immunol Rev 1982;66:103–31.

264. Moss CX, Tree TI, Watts C. Reconstruction of a pathway of antigen processing and class II MHC peptide capture. EMBO J 2007;26:2137–47.

265. Murphy WJ, Kumar V, Bennett M. Acute rejection of murine bone marrow allografts by natural killer cells and T cells. Differences in kinetics and target antigens recognized. J Exp Med 1987;166:1499–509.

266. Murphy WJ, Kumar V, Bennett M. Rejection of bone marrow allografts by mice with severe combined immune deficiency (SCID): evidence that NK cells can mediate the specificity of marrow graft rejection. J Exp Med 1987;165:1212–7.

267. Murphy SP, Porrett PM, Turka LA. Innate immunity in transplant tolerance and rejection. Immunol Rev 2011;241:39–48.

268. Murphy KP, Travers P, Walport M. Janeway's immunobiology. 8th edn. New York: Taylor & Francis; 2011.

269. Nadazdin O, Boskovic S, Wee SL, et al. Contributions of direct and indirect alloresponses to chronic rejection of kidney allografts in nonhuman primates. J Immunol 2011;187:4589–97.

270. Nadig SN, Wieckiewicz J, Wu DC, et al. In vivo prevention of transplant arteriosclerosis by ex vivo-expanded human regulatory T cells. Nat Med 2010;16:809–13.

271. Najafian N, Salama AD, Fedoseyeva EV, et al. Enzyme-linked immunosorbent spot assay analysis of peripheral blood lymphocyte reactivity to donor HLA-DR peptides: potential novel assay for prediction of outcomes for renal transplant recipients. J Am Soc Nephrol 2002;13:252–9.

272. Nakhaei P, Genin P, Civas A, et al. RIG-I-like receptors: sensing and responding to RNA virus infection. Semin Immunol

2009;21:215–22.

273. Nankivell BJ, Borrows RJ, Fung CL, et al. The natural history of chronic allograft nephropathy. N Engl J Med 2003;349:2326–33.

274. Narayanan K, Jaramillo A, Phelan DL, et al. Pre-exposure to sub-saturating concentrations of HLA class I antibodies confers resistance to endothelial cells against antibody complement-mediated lysis by regulating Bad through the phosphatidylinositol 3-kinase/Akt pathway. Eur J Immunol 2004;34:2303–12.

275. Nath DS, Basha HI, Mohanakumar T. Antihuman leukocyte antigen antibody-induced autoimmunity: role in chronic rejection. Curr Opin Organ Transplant 2010;15:16–20.

276. Nath N, Bian H, Reed EF, et al. HLA class I-mediated induction of cell proliferation involves cyclin E-mediated inactivation of Rb function and induction of E2F activity. J Immunol 1999;162:5351–8.

277. Nemoto T, Burne MJ, Daniels F, et al. Small molecule selectin ligand inhibition improves outcome in ischemic acute renal failure. Kidney Int 2001;60:2205–14.

278. Newell EW, Sigal N, Bendall SC, et al. Cytometry by time-of-flight shows combinatorial cytokine expression and virus-specific cell niches within a continuum of CD8+ T cell phenotypes. Immunity 2012;36:142–52.

279. Ng YH, Oberbarnscheidt MH, Chandramoorthy HC, et al. B cells help alloreactive T cells differentiate into memory T cells. Am J Transplant 2010;10:1970–80.

280. Nolan CR, Saenz KP, Thomas CA, et al. Role of eosinophils in chronic vascular rejection in renal allografts. Am J Kidney Dis 1995;26:634–42.

281. Noorchashm H, Reed AJ, Rostami SY, et al. B cell-mediated antigen presentation is required for the pathogenesis of acute cardiac allograft rejection. J Immunol 2006;177:7715–22.

282. Obhrai J, Goldstein DR. The role of Toll-like receptors in solid organ transplantation. Transplantation 2006;81:497–502.

283. O'Boyle G, Ali S, Kirby JA. Chemokines in transplantation: what can atypical receptors teach us about anti-inflammatory therapy? Transplant Rev (Orlando) 2011;25:136–44.

284. O'Brien SJ, Roelke ME, Marker L, et al. Genetic basis for species vunerability in the cheetah. Science 1985;227:1428–34.

285. Ohnmacht C, Pullner A, King SB, et al. Constitutive ablation of dendritic cells breaks self-tolerance of CD4 T cells and results in spontaneous fatal autoimmunity. J Exp Med 2009;206:549–59.

286. Oppenheim JJ, Wang JM, Chertov O, et al. The role of chemokines in transplantation. In: Tilney NL, Strom TB, Paul LC, editors. Transplantation biology: cellular and molecular aspects. Philadelphia: Lippincott-Raven; 1996. p. 187–200.

287. Osorio RW, Ascher NL, Jaenisch R, et al. Major histocompatibility complex class 1 deficiency prolongs islet allograft survival. Diabetes 1993;42:1520–7.

288. Palomares O, O'Mahony L, Akdis CA. The many routes of dendritic cells to ensure immune regulation. J Allergy Clin Immunol 2011;127:1541–2.

289. Parham P, Clayberger C, Zorn SL, et al. Inhibition of alloreactive cytotoxic T lymphocytes by peptides from the OL2 domain of HLA-A2. Nature 1987;325:625–8.

290. Palomares O, O'Mahony L, Akdis CA. The many routes of dendritic cells to ensure immune regulation. J Allergy Clin Immunol 2011;127:1541–2.

291. Patel R, Terasaki PI. Significance of the positive crossmatch test in kidney transplantation. N Engl J Med 1969;280:735–9.

292. Paul LC, Benediktsson H. Chronic transplant rejection: magnitude of the problem and pathogenetic mechanisms. Transplant Rev 1993;7:96–113.

293. Paul LC, Saito K, Davidoff A, et al. Growth factor transcripts in rat renal transplants. Am J Kidney Dis 1996;28:441–50.

294. Paul WE. Fundamental immunology. 6th ed. Philadelphia: Wolters Kluwer/Lippincott Williams & Wilkins; 2008.

295. Pearson TC, Alexander DZ, Winn KJ, et al. Transplantation tolerance induced by CTLA-4 Ig. Transplantation 1994;57:1701–6.

296. Perlmann P, Holm G. Cytotoxic effects of lymphoid cells in vitro. Adv Immunol 1969;11:117–93.

297. Peugh WN, Superina RA, Wood KJ, et al. The role of H-2 and non-H-2 antigens and genes in the rejection of murine cardiac allografts. Immunogenetics 1986;23:30–7.

298. Philpott DJ, Girardin SE. Nod-like receptors: sentinels at host membranes. Curr Opin Immunol 2010;22:428–34.

299. Picker LJ, Butcher EC. Physiological and molecular mechanisms of lymphocyte homing. Annu Rev Immunol 1992;10:561–91.

300. Pober JS, Gimbrone Jr MA, Lapierre LA, et al. Overlapping patterns of activation of human endothelial cells by interleukin 1, tumour necrosis factor and immune interferon. J Immunol 1986;137:1893–6.

301. Poggio ED, Clemente M, Riley J, et al. Alloreactivity in renal transplant recipients with and without chronic allograft nephropathy. J Am Soc Nephrol 2004;15:1952–60.

302. Pratschke J, Paz D, Wilhelm MJ, et al. Donor hypertension increases graft immunogenicity and intensifies chronic changes in long-surviving renal allografts. Transplantation 2004;77:43–8.

303. Pratt JR, Basheer SA, Sacks SH. Local synthesis of complement component C3 regulates acute renal transplant rejection. Nat Med 2002;8:582–7.

304. Pulendran B, Tang H, Manicassamy S. Programming dendritic cells to induce T(H)2 and tolerogenic responses. Nat Immunol 2010;11:647–55.

305. Qin S, Cobbold SP, Pope H, et al. "Infectious" transplantation tolerance. Science 1993;259:974–7.

306. Quiroga I, McShane P, Koo DD, et al. Major effects of delayed graft function and cold ischaemia time on renal allograft survival. Nephrol Dial Transplant 2006;21:1689–96.

307. Qureshi F, Rabb H, Kasiske BL. Silent acute rejection during prolonged delayed graft function reduces kidney allograft survival. Transplantation 2002;74:1400–4.

308. Rabinovitch A, Pukel C, Baquerizo H. Interleukin-1 inhibits glucose-modulated insulin and glucagon secretion in rat islet monolayer cultures. Endocrinology 1988;122:2393–8.

309. Rammensee H-G, Falk K, Rotzschke O. Peptides naturally presented by MHC class I molecules. Annu Rev Immunol 1993;11:213–44.

310. Reis e Sousa C, Stahl PD, Austyn JM. Phagocytosis of antigens by Langerhans cells in vitro. J Exp Med 1993;178:509–19.

311. Reyes-Vargas E, Pavlov IY, Martins TB, et al. Binding of anti-HLA class I antibody to endothelial cells produce an inflammatory cytokine secretory pattern. J Clin Lab Anal 2009;23:157–60.

312. Ricklin D, Hajishengallis G, Yang K, et al. Complement: a key system for immune surveillance and homeostasis. Nat Immunol 2010;11:785–97.

313. Riley JL, June CH. The CD28 family: a T-cell rheostat for therapeutic control of T-cell activation. Blood 2005;105:13–21.

314. Rissoan M-C, Soumelis V, Kadowaki N, et al. Reciprocal control of T helper cell and dendritic cell differentiation. Science 1999;283:1183–6.

315. Robertson H, Wong WK, Talbot D, et al. Tubulitis after renal transplantation: demonstration of an association between CD103+ T cells, transforming growth factor beta1 expression and rejection grade. Transplantation 2001;71:306–13.

316. Robinson JH, Delvig AA. Diversity in MHC class II antigen presentation. Immunology 2002;105:252–62.

317. Roche PA. HLA-DM: an in vivo facilitator of MHC class II peptide loading. Immunity 1995;3:259–62.

318. Roopenian D, Choi EY, Brown A. The immunogenomics of minor histocompatibility antigens. Immunol Rev 2002;190:86–94.

319. Rosenberg AS. The T, cell populations mediating rejection of MHC class I disparate skin grafts in mice. Transpl Immunol 1993;2:93–9.

320. Rosenberg AS, Mizuochi T, Singer A. Analysis of T cell subsets in rejection of K^b mutant skin allografts differing at class I MHC. Nature 1986;322:829–31.

321. Rosenberg AS, Singer A. Cellular basis of skin allograft rejection: an in vivo model of immune-mediated tissue destruction. Annu Rev Immunol 1992;10:333–58.

322. Ross R, Glomset JA. The pathogenesis of atherosclerosis. N Engl J Med 1976;295:369–77.

323. Rossi D, Zlotnik A. The biology of chemokines and their receptors. Annu Rev Immunol 2000;18:217–42.

324. Rotschke O, Falk K, Faath S, et al. On the nature of peptides involved in T cell alloreactivity. J Exp Med 1991;174:1059–71.

325. Rudolph MG, Stanfield RL, Wilson IA. How TCRs bind MHCs, peptides, and coreceptors. Annu Rev Immunol 2006;24:419–66.

326. Russo V, Zhou D, Sartirana C, et al. Acquisition of intact allogeneic human leukocyte antigen molecules by human dendritic cells. Blood 2000;95:3473–7.

327. Rydberg L. ABO-incompatibility in solid organ transplantation. Transfus Med 2001;11:325–42.

328. Sacks SH. Complement fragments C3a and C5a: the salt and pepper of the immune response. Eur J Immunol 2010;40:668–70.

329. Sakaguchi S, Ono M, Setoguchi R, et al. Foxp3+ CD25+ CD4+ natural regulatory T cells in dominant self-tolerance and autoimmune disease. Immunol Rev 2006;212:8–27.

330. Salama AD, Delikouras A, Pusey CD, et al. Transplant accommodation in highly sensitized patients: a potential role for Bcl-xL and alloantibody. Am J Transplant 2001;1:260–9.

331. Saleem S, Konieczny BT, Lowry RP, et al. Acute rejection of vascularized heart allografts in the absence of IFNγ. Transplantation 1996;62:1908–11.

332. Sallusto F, Lanzavecchia A. Heterogeneity of CD4+ memory T cells: functional modules for tailored immunity. Eur J Immunol 2009;39:2076–82.

333. Santamaria-Babi LF, Moser R, Perez-Soler MT, et al. Migration of skin-homing T cells across cytokine-activated human endothelial cell layers involves interaction of the cutaneous lymphocyte-associated antigen (CLA), the very late antigen-4 (VLA-4) and the lymphocyte function-associated antigen-1 (LFA-1). J Immunol 1995;154:1543–50.

334. Sauve D, Baratin M, Leduc C, et al. Alloantibody production is regulated by CD4+ T cells' alloreactive pathway, rather than precursor frequency or Th1/Th2 differentiation. Am J Transplant 2004;4:1237–45.

335. Sawitzki B, Kingsley CI, Oliveira V, et al. IFN-gamma production by alloantigen-reactive regulatory T cells is important for their regulatory function in vivo. J Exp Med 2005;201:1925–35.

336. Sayegh MH, Akalin E, Hancock WW, et al. CD28-B7 blockade after alloantigenic challenge in vivo inhibits Th1 cytokines but spares Th2. J Exp Med 1995;181:1869–74.

337. Schilham MW, Fung-Leung WP, Rahemtulla A, et al. Alloreactive cytotoxic T cells can develop and function in mice lacking both CD4 and CD8. Eur J Immunol 1993;23:1299–304.

338. Schliesser U, Streitz M, Sawitzki B. Tregs: application for solid-organ transplantation. Curr Opin Organ Transplant 2012;17(1):34–41.

339. Schneider H, Downey J, Smith A, et al. Reversal of the TCR stop signal by CTLA-4. Science 2006;313:1972–5.

340. Schroder K, Tschopp J. The inflammasomes. Cell 2010;140:821–32.

341. Schulz M, Schuurman HJ, Joergensen J, et al. Acute rejection of vascular heart allografts by perforin-deficient mice. Eur J Immunol 1995;25:474–80.

342. Schwartz JC, Zhang X, Nathenson SG, et al. Structural mechanisms of costimulation. Nat Immunol 2002;3:427–34.

343. Schwartz RH. A cell culture model for T lymphocyte clonal anergy. Science 1990;248:1349–56.

344. Schwartz RH. T cell clonal anergy. Curr Opin Immunol 1997;9:351–7.

345. Scott DM, Ehrmann IE, Ellis PS, et al. Identification of a mouse male-specific transplantation antigen, H-Y. Nature 1995;376:695–8.

346. Scott DM, Ehrmann IE, Ellis PS, et al. Why do some females reject males? The molecular basis for male-specific graft rejection. J Mol Med 1997;75:103–14.

347. Seetharam A, Tiriveedhi V, Mohanakumar T. Alloimmunity and autoimmunity in chronic rejection. Curr Opin Organ Transplant 2010;15:531–6.

348. Selvaggi G, Ricordi C, Podack ER, et al. The role of the perforin and Fas pathways of cytotoxicity in skin graft rejection. Transplantation 1996;62:1912–5.

349. Sharif A, Shabir S, Chand S, et al. Meta-analysis of calcineurin-inhibitor-sparing regimens in kidney transplantation. J Am Soc Nephrol 2011;22:2107–18.

350. Sharpe AH, Abbas AK. T-cell costimulation – biology, therapeutic potential, and challenges. N Engl J Med 2006;355:973–5.

351. Shastri N, Cardinaud S, Schwab SR, et al. All the peptides that fit: the beginning, the middle, and the end of the MHC class I antigen-processing pathway. Immunol Rev 2005;207:31–41.

352. Shirwan H. Chronic allograft rejection. Do the Th2 cells preferentially induced by indirect alloantigen recognition play a dominant role? Transplantation 1999;68:715–26.

353. Shreeder V, Moodycliffe AM, Ullrich SE, et al. Dendritic cells require T cells for functional maturation in vivo. Immunity 1999;11:625–36.

354. Simitsek PD, Campbell DG, Lanzavecchia A, et al. Modulation of antigen processing by bound antibodies can boost or suppress class II major histocompatibility complex presentation of different T cell determinants. J Exp Med 1995;181:1957–63.

355. Simpson E, Roopenian D, Goulmy E. Much ado about minor histocompatibility antigens. Immunol Today 1998;19:108–12.

356. Smith HJ, Hanvesakul R, Bentall A, et al. T lymphocyte responses to nonpolymorphic HLA-derived peptides are associated with chronic renal allograft dysfunction. Transplantation 2011;91:279–86.

357. Snanoudj R, Royal V, Elie C, et al. Specificity of histological markers of long-term CNI nephrotoxicity in kidney-transplant recipients under low-dose cyclosporine therapy. Am J Transplant 2011;11:2635–46.

358. Snider ME, Steinmuller D. Nonspecific tissue destruction as a consequence of cytotoxic T lymphocyte interaction with antigen-specific target cells. Transplant Proc 1987;19:421–3.

359. Soares MP, Lin Y, Anrather J, et al. Expression of heme oxygenase-1 can determine cardiac xenograft survival. Nat Med 1998;4:1073–7.

360. Sprent J, Schaeffer M, Lo D, et al. Properties of purified T cell subsets II. In vivo class I vs class II H-2 differences. J Exp Med 1986;163:998–1011.

361. Starzl TE, Marchioro TL, Holmes JH, et al. Renal homografts in patients with major donor-recipient blood group incompatibilities. Surgery 1964;55:195–200.

362. Stegall MD, Diwan T, Raghavaiah S, et al. Terminal complement inhibition decreases antibody-mediated rejection in sensitized renal transplant recipients. Am J Transplant 2011;11:2405–13.

363. Steiger J, Nickerson PW, Steurer W, et al. IL-2 knockout recipient mice reject islet cell allografts. J Immunol 1995;155:489–98.

364. Steinman RM, Gutchinov B, Witmer MD, et al. Dendritic cells are the peripheral stimulators of the primary mixed leukocyte reaction in mice. J Exp Med 1983;157:613–27.

365. Steinman RM, Hawiger D, Nussenzweig MC. Tolerogenic dendritic cells. Annu Rev Immunol 2003;21:685–711.

366. Steinman RM, Hemmi H. Dendritic cells: translating innate to adaptive immunity. Curr Top Microbiol Immunol 2006;311:17–58.

367. Steinman RM, Witmer MD. Lymphoid dendritic cells are potent stimulations of the primary mixed leucocyte reaction in mice. Proc Natl Acad Sci U S A 1978;75:5132–6.

368. Steinmuller D, Wachtal SS. Passenger leukocytes and induction of allograft immunity. Transplant Proc 1980;12:100–6.

369. Stepkowski SM. Therapeutic potential for adhesion antagonists in organ transplantation. Curr Opin Organ Transplant 2002;7:366–72.

370. Stepkowski SM, Chen W, Geary R, et al. An oral formulation for intracellular adhesion molecules-1 antisense oligonucleotides. Transplant Proc 2001;33:3271.

371. Subramanian S, Bowyer MW, Egan JC, et al. Attenuation of renal ischemia-reperfusion injury with selectin inhibition in a rabbit model. Am J Surg 1999;178:573–6.

372. Superina RA, Peugh WN, Wood KJ, et al. Assessment of primarily vascularized cardiac allografts in mice. Transplantation 1986;42:226–7.

373. Suri A, Lovitch SB, Unanue ER. The wide diversity and complexity of peptides bound to class II MHC molecules. Curr Opin Immunol 2006;18:70–7.

374. Sutton R, Gray DW, McShane P, et al. The specificity of rejection and the absence of susceptibility of pancreatic islet beta cells to nonspecific immune destruction in mixed strain islets grafted beneath the renal capsule in the rat. J Exp Med 1989;170:751–62.

375. Taal MW, Zandi-Nejad K, Weening B, et al. Proinflammatory gene expression and macrophage recruitment in the rat remnant kidney. Kidney Int 2000;58:1664–76.

376. Takeuchi T, Lowry RP, Konieczny B. Heart allografts in murine systems. Transplantation 1992;53:1281–94.

377. Tambur AR, Bray RA, Takemoto SK, et al. Flow cytometric detection of HLA-specific antibodies as a predictor of heart allograft rejection. Transplantation 2000;70:1055–9.

378. Tang Q, Bluestone JA, Kang SM. CD4(+)Foxp3(+) regulatory T cell therapy in transplantation. J Mol Cell Biol 2012;4:11–21.

379. Terasaki PI, Ozawa M. Predictive value of HLA antibodies and serum creatinine in chronic rejection: results of a 2-year prospective trial. Transplantation 2005;80:1194–7.

380. Tesar BM, Zhang J, Li Q, et al. TH1 immune responses to fully MHC mismatched allografts are diminished in the absence of MyD88, a Toll-like receptor signal adaptor protein. Am J Transplant 2004;4:1429–39.

381. Tewari MK, Sinnathamby G, Rajagopal D, et al. A cytosolic pathway for MHC class II-restricted antigen processing that is proteasome and TAP dependent. Nat Immunol 2005;6:287–94.

382. Thompson CB, Lindsten T, Ledbetter JA, et al. CD28 activation pathway regulates the production of multiple T-cell-derived lymphokines/cytokines. Proc Natl Acad Sci U S A

1989;86:1333–7.

383. Tilney NL, Kupiec-Weglinski JW, Heidecke CD, et al. Mechanisms of rejection and prolongation of vascularized organ allografts. Immunol Rev 1984;77:185–216.

384. Tivol EA, Borriello F, Schweitzer AN, et al. Loss of CTLA-4 leads to massive lymphoproliferation and fatal multiorgan tissue destruction, revealing a critical negative regulatory role of CTLA-4. Immunity 1995;3:541–7.

385. Toogood GJ, Rankin AM, Tam PKH, et al. The immune response following small bowel transplantation I. An unusual pattern of cytokine expression. Transplantation 1996;62:851–5.

386. Toogood GJ, Rankin AM, Tam PKH, et al. The immune response following small bowel transplantation II: a very early cytokine response in the gut associated lymphoid tissue. Transplantation 1997;63:1118–23.

387. Trombetta ES, Mellman I. Cell biology of antigen processing in vitro and in vivo. Annu Rev Immunol 2005;23:975–1028.

388. Tullius SG, Heemann UW, Azuma H, et al. Alloantigen-independent factors lead to signs of chronic rejection in long-term kidney isografts. Transpl Int 1994;7(Suppl. 1):S306–7.

389. Turka LA, Linsley PS, Lin H, et al. T-cell activation by the CD28 ligand B7 is required for cardiac allograft rejection in vivo. Proc Natl Acad Sci U S A 1992;89:11102–5.

390. Turner D, Grant SC, Yonan N, et al. Cytokine gene polymorphism and heart transplant rejection. Transplantation 1997;64:776–9.

391. Tyden G, Genberg H, Tollemar J, et al. A randomized, doubleblind, placebo-controlled, study of single-dose rituximab as induction in renal transplantation. Transplantation 2009;87:1325–9.

392. Uehara S, Chase CM, Kitchens WH, et al. NK cells can trigger allograft vasculopathy: the role of hybrid resistance in solid organ allografts. J Immunol 2005;175:3424–30.

393. Valujskikh A, Fedoseyeva E, Benichou G, et al. Development of autoimmunity after skin graft rejection via an indirect alloresponse. Transplantation 2002;73:1130–7.

394. van Bergen J, Thompson A, Haasnoot GW, et al. KIR-ligand mismatches are associated with reduced long-term graft survival in HLA-compatible kidney transplantation. Am J Transplant 2011;11:1959–64.

395. Van Buskirk AM, Wakely ME, Orosz CG. Transfusion of polarized TH2-like cell populations into SCID mouse cardiac allograft recipients results in acute allograft rejection. Transplantation 1996;62:229–38.

396. Van Kaer L. Comeback kids: CD8(+) suppressor T cells are back in the game. J Clin Invest 2010;120:3432–4.

397. Waanders MM, Heidt S, Koekkoek KM, et al. Monitoring of indirect allorecognition: wishful thinking or solid data? Tissue Antigens 2008;71:1–15.

398. Walport MJ. Complement. First of two parts. N Engl J Med 2001;344:1058–66.

399. Walport MJ. Complement. Second of two parts. N Engl J Med 2001;344:1140–4.

400. Walsh CM, Hayashi F, Saffron DC, et al. Cell-mediated cytotoxicity results from, but may not be critical for, primary allograft rejection. J Immunol 1996;156:1436–41.

401. Walunas TL, Lenschow DJ, Bakker CY, et al. CTLA-4 can function as a negative regulator of T cell activation. Immunity 1994;1:405–14.

402. Wang H, Kadlecek TA, Au-Yeung BB, et al. ZAP-70: an essential kinase in T-cell signaling. Cold Spring Harbor Perspect Biol 2010;2:a002279.

403. Wang W, Meadows LR, den Haan JMM, et al. Human H-Y: a male-specific histocompatibility antigen derived from the SMCY protein. Science 1995;269:1588–90.

404. Warnecke G, Feng G, Goto R, et al. CD4+ regulatory T cells generated in vitro with IFN-γ and allogeneic APC inhibit transplant arteriosclerosis. Am J Pathol 2010;177:464–72.

405. Watts C, Moss CX, Mazzeo D, et al. Creation versus destruction of T cell epitopes in the class II MHC pathway. Ann N Y Acad Sci 2003;987:9–14.

406. Weaver TA, Charafeddine AH, Agarwal A, et al. Alefacept promotes co-stimulation blockade based allograft survival in nonhuman primates. Nat Med 2009;15:746–9.

407. Williams GM, Hume DM, Hudson Jr RP, et al. "Hyperacute" renal-homograft rejection in man. N Engl J Med 1968;279:611–8.

408. Wing K, Onishi Y, Prieto-Martin P, et al. CTLA-4 control over Foxp3+ regulatory T cell function. Science 2008;322:271–5.

409. Wing K, Yamaguchi T, Sakaguchi S. Cell-autonomous and -non-autonomous roles of CTLA-4 in immune regulation. Trends Immunol 2011;32:428–33.

410. Wise M, Zelenika D, Bemelman F, et al. CD4 T cells can reject major histocompatibility complex class I-incompatible skin grafts. Eur J Immunol 1999;29:156–67.

411. Wolf BA, Hughes JH, Florholmen J, et al. Interleukin-1 inhibits glucose-induced Ca^{2+} uptake by islets of Langerhans. FEBS Lett 1989;248:35.

412. Wong WK, Robertson H, Carroll HP, et al. Tubulitis in renal allograft rejection: role of transforming growth factor-beta and interleukin-15 in development and maintenance of CD103+ intraepithelial T cells. Transplantation 2003;75:505–14.

413. Wood KJ, Sawitzki B. Interferon gamma: a crucial role in the function of induced regulatory T cells in vivo. Trends Immunol 2006;27:183–7.

414. Wucherpfennig KW, Gagnon E, Call MJ, et al. Structural biology of the T-cell receptor: insights into receptor assembly, ligand recognition, and initiation of signaling. Cold Spring Harbor Perspect Biol 2010;2:a005140.

415. Yamada A, Laufer TM, Gerth AJ, et al. Further analysis of the T-cell subsets and pathways of murine cardiac allograft rejection. Am J Transplant 2003;3:23–7.

416. Yamasaki K, Muto J, Taylor KR, et al. NLRP3/cryopyrin is necessary for interleukin-1beta (IL-1beta) release in response to hyaluronan, an endogenous trigger of inflammation in response to injury. J Biol Chem 2009;284:12762–71.

417. Yang HC, McElroy RJ, Kreider JW, et al. In situ expression of platelet-derived growth factor (PDGF-beta) during chronic rejection is abolished by retransplantation. J Surg Res 1995;59:205–10.

418. Yu Y, Zitzner JR, Houlihan J, et al. Common gamma chain cytokines promote rapid in vitro expansion of allo-specific human CD8+ suppressor T cells. PLoS One 2011;6:e28948.

419. Zaki AM, Hirsch GM, Lee TD. Contribution of pre-existing vascular disease to allograft vasculopathy in a murine model. Transpl Immunol 2009;22:93–8.

420. Zecher D, Li Q, Williams AL, et al. Innate immunity alone is not sufficient for chronic rejection but predisposes healed allografts to T cell-mediated pathology. Transpl Immunol 2012;26:113–8.

421. Zelenika D, Adams E, Mellor A, et al. Rejection of H-Y disparate skin grafts by monospecific CD4+ Th1 and Th2 cells: no requirement for CD8+ T cells or B cells. J Immunol 1998;161:1868–74.

422. Zhou X, Bailey-Bucktrout SL, Jeker LT, et al. Instability of the transcription factor Foxp3 leads to the generation of pathogenic memory T cells in vivo. Nat Immunol 2009;10:1000–7.

423. Zhou P, Hwang KW, Palucki D, et al. Secondary lymphoid organs are important but not absolutely required for allograft responses. Am J Transplant 2003;3:259–66.

424. Zhou W, Patel H, Li K, et al. Macrophages from C3-deficient mice have impaired potency to stimulate alloreactive T cells. Blood 2006;107:2461–9.

425. Zhou R, Tardivel A, Thorens B, et al. Thioredoxin-interacting protein links oxidative stress to inflammasome activation. Nat Immunol 2010;11:136–40.

426. Zhu Y, Yao S, Chen L. Cell surface signaling molecules in the control of immune responses: a tide model. Immunity 2011;34:466–78.

427. Zielinski CE, Mele F, Aschenbrenner D, et al. Pathogen-induced human TH17 cells produce IFN-gamma or IL-10 and are regulated by IL-1beta. Nature 2012;484:514–8.

428. Zimmerman C, Seiler P, Lane P, et al. Antiviral immune responses in CTLA4 transgenic mice. J Virol 1997;71:1802–7.

429. Zou Y, Stastny P, Susal C, et al. Antibodies against MICA antigens and kidney-transplant rejection. N Engl J Med 2007;357:1293–300.

第 3 章

慢性肾衰竭：肾脏替代治疗

Andrew Davenport

简介

肾脏替代治疗（RRT）是急性肾衰竭（即急性肾损害 3 期，AKI-3）[32]和终末期肾病（即慢性肾脏病 5 期，CKD5）[20]的患者接受的一系列治疗方式的统称（表 3-1）。肾脏替代治疗包括多种形式的透析（血液透析、血液透析滤过和腹膜透析）、血液滤过和肾移植。20 世纪 60 年代，透析最初只是在教学医院应用于急性肾损害，但随后发展迅速，目前已经成为全世界成千上万终末期肾脏病患者的常规治疗手段。但是，肾脏替代治疗并不能解决所有慢性肾脏病问题。在英国，透析患者的 5 年生存率在 45% 左右，介于卵巢癌和大肠癌患者的生存率之间（www.renalreg.com）。

CKD 中心对患者的管理主要集中在延缓肾脏病的进展和减少心血管事件的危险因素上，因为更多的患者在发展至需要接受透析（CKD5d）[18]治疗之前死于心血管疾病。难以控制的高血压是仅次于蛋白尿导致肾病进展的最主要危险因素。血管紧张素转换酶抑制剂和血管紧张素受体拮抗剂是首选的降压药，根据患者的年龄，血压靶目标可以维持在 130~140/80~

表 3-1A 慢性肾脏病分期 *

CKD 分期	eGFR [mL/(min·1.73m²)]
1 期	>90
2 期	60~90
3a 期	45~60
3b 期	30~44
4 期	15~29
5 期	<15mL/min
5d 期	透析

* 慢性肾脏病（CKD）分期，依赖于肾小球滤过率（eGFR）估算值，而 eGFR 根据肾脏疾病饮食调整（MDRD）公式计算得出。后缀（p）表示蛋白尿的出现，其定义为随机尿白蛋白与肌酐的比值 ≥30mg/mmol，这一数值与白蛋白和肌酐比值 ≥0.5g/24h 等效。

表 3-1B　急性肾损害的分期 *

分期	血肌酐标准	尿量标准
1	24 小时之内血肌酐上升超过 0.3mg/dL, 或 48 小时内超过基线 27μmol/L, 或 7 天之内血肌酐增高至基线的 1.5~1.9 倍以上	少于 0.5mL/(kg·h)连续超过 6 小时
2	7 天之内血肌酐增高至基线的 2~2.9 倍	少于 0.5mL/(kg·h)连续超过 2 小时
3	7 天之内血肌酐增高至基线值的 3 倍,或血肌酐 ≥ 4.0mg/dL,或开始肾脏替代治疗	少于 0.3mL/(kg·h)超过 24 小时或无尿 12 小时

* 基线血肌酐测量值应该是复苏后入院的血肌酐水平或最近一次化验值。血肌酐的变化发生在 7 天之内。所有的患者进入第三期后都应当接受肾脏替代治疗。

血肌酐:1mg/dL=88.4μmol/L。

90mmHg(1mmHg=0.133kPa)。对于少数病例,通过采取特殊管理措施可以延缓病情的进展,例如肾血管炎和狼疮性肾炎患者可以适当给予免疫抑制剂。后续管理包括控制各种肾脏病并发症,包括高容量血症、贫血、酸中毒和肾性骨病。对进展性慢性肾脏病患者的宣教具有十分重要的意义,患者可以在知情的情况下选择接受肾脏替代治疗还是非透析的保守治疗,同时可以更加了解自己的病情,知道氮质血症有可能给自己带来生命危险。对于有意愿接受肾脏替代的患者,必须提前规划治疗方案,包括寻找活体器官供者,对于计划接受血液透析的患者,应预先准备血管通路,对于计划接受腹膜透析的患者,可以提前置入腹透管,以便需要透析时可以马上投入使用。

肾脏替代治疗方案也在不断地发展(表 3-2),尽管在英国仅有不到 0.04% 的人群需要肾脏替代治疗,但是其医疗花费占全英国医疗支出的 2%~3%。肾脏病医师和移植外科医师面临着严峻的挑战,就是为患者提供最有效且最经济的肾脏替代治疗模式。为此,许多国际组织,例如英国移植协会、肾脏病协会、欧洲透析和移植协会、全球肾脏病改善预后协会,纷纷出台了相关质量控制标准和临床实践指南。

定义和转诊时机

在英国,推出了肾小球滤过率估算(eGFR)系统(表 3-1A),帮助警示非肾脏科医师注意血清肌酐处于正常高值和轻度升高的患者,他们更容易受到肾毒性药物的伤害。但是,血肌酐与肾小球滤过率并非完全呈线性,前者受饮食、运动和药物的影响(表 3-2)。慢性肾脏病 3 期的患者如果无肾病快速进展蛋白尿或血尿,可以继续接受保健医师的治疗,但如果出现上述情况或是疾病进展至 4 期和 5 期,就应转诊至肾脏病专科。然而,有相当一部分慢性肾脏病 5 期患者仍然可以避免转诊延迟[31]。在某些情况下,这种延迟转诊是难以避免的,如某些病情是隐匿的或者急性不可逆的肾损伤(如骨髓瘤或抗肾小球基底膜肾病或肾血管炎等)。

转诊较晚可能给患者带来不同的影响, 如因紧急透析而需要使用临时中心静脉置管带来的感染风险和突然面临透析带来的心理影响, 因为透析会给患者生活方式带来巨大变化(饮食和限制饮水、失业等)。因此不难想象,没有做好准备的患者预后会更差[5],面临更大医疗费用支出[2],而且进入肾移植等待名单后接受手术的机会也较小。

流行病学和发病率

由于慢性肾脏病的早期症状十分隐匿, 很多患者并不知道自己患病,因此瞬间患病率目前还不清楚。在

表 3-2　影响血肌酐测量值的非肾脏性因素并不对肾功能产生影响

影响因素		对血肌酐的影响
一般因素	年龄	降低
	女性	降低
种族(与高加索人相比)	黑人	升高
	亚裔	降低
身体特征	肌肉	升高
	肥胖	降低
慢性疾病	肝硬化	降低
	癌症	降低
	心力衰竭	降低
内分泌疾病	甲状腺功能减退	升高
饮食	蔬菜	降低
	肉类	升高
药物	抗生素	甲氧苄啶
	胃黏膜保护剂	西咪替丁
	利尿剂	阿米洛利
		螺内酯

英国,随着 eGFR 上报制度的出现,病理实验室会将有问题的检查结果呈交给社区内科医师[15],从而提高 CKD 的转诊率。同样,慢性肾脏病的发病率随着不良生活习惯的人群增多和糖尿病的发病率增加而呈上升的趋势[14]。根据最新的英国肾脏病报告,慢性肾脏病的患病率是每百万人口 794 人,但是不同的地域会有一定的差异,市中心的少数民族族群发病率相对较高,而富裕的高加索人为主的郊区发病率相对较低,发病率为每百万人口 88~120 人(http://www.renalreg.com/Reports/2010.html)。

肾脏替代治疗慢性肾脏病的患病率和发病率(表 3-3)取决于患者的因素,比如糖尿病和高血压的发病率,也与医疗费用有关[13]。据报道,2009 年,慢性肾脏病 5 期发病率最高的地区是墨西哥的莫洛雷斯,其次是哈里斯克(墨西哥)、美国、中国台湾地区、日本,而巴西、冰岛、菲律宾、俄罗斯和孟加拉国的发病率小于每百万人口 100 人(www.usrds.org/2011/)。但是,需要指出的是,慢性肾脏病发病率和接受肾脏替代治疗的患者比例是有差别的。经济状况富裕的地区,即使出现多种合并症的老年患者也会积极开展肾脏替代治疗[12],CKD 的发病率与年龄明显相关。但是,在经济状况欠发达的国家,相较于老年且合并症较多的患者,更倾向于给年轻且合并症较少的患者行肾脏替代治疗。同样,不同国家的肾移植率也存在明显差异,尽管肾移植取决于透析条件和途径,但同时也会受到当地文化和宗教的影响,有些宗教信仰限制了尸体器官移植的开展。

全球接受肾脏替代治疗的患者数量还未达到稳态,尤其是发展中国家。只有在新进入 RRT 治疗的人数和死亡人数相等时,总的 RRT 人数才会达到稳态。

病因学

由于肾脏替代治疗成本高,所以慢性肾脏病的治疗关键是尽可能阻止或延缓疾病的进展。遗憾的是,仅有一小部分疾病进展能够被抑制,而且需要采取早期救治(比如停用止痛药、铝剂等肾毒性药物),正确控制

表 3-3 根据透析、移植术后移植物功能恢复率和移植率划分的慢性肾脏病的发病率和患病率(每百万人口)

	透析	透析	透析	透析	移植	移植
年度	2004	2006	2009	2009	2009	2009
国家及地区	发病率	发病率	发病率	患病率	患病率	比率
阿根廷	137	141	151	634		35.3
澳大利亚	97	118	107	834	361	26.4
孟加拉国	7	8	13	140		0.6
巴西	107	185	99	481		22.2
智利	157	144	151	1109	191	15.1
丹麦	131	119	125	838	303	40.3
法国	140	140	149	1094	509	43.5
以色列	189	191	193	1089	38.3	28.6
日本	267	275	287	2205		
韩国	175	186	174	1114	225	24.5
墨西哥哈里斯克	346	346	419	1314	458	41.7
墨西哥莫洛雷斯		553	597	978	32	
荷兰	106	113	123	895	508	50
新西兰	113	119	132	858	325	28
菲律宾	75	80	87	110	5	7.1
俄罗斯	17	28	35	173	38	5.9
西班牙	175	128	129	1034	495	49.8
中国台湾地区	405	418	317	2447		
英国	100	116	110	793	375	38.5
美国	347	365	374	1811	562	57.7

感染[比如结核、炎症(包括结节病)]、自身免疫性疾病(常见的有血管炎和系统性红斑狼疮),以及新近出现的酶替代疗法(比如法布里病)。慢性肾脏疾病因年龄而异,比如儿童时期的慢性肾脏病多为先天性异常,包括尿道瓣膜、腹肌缺陷综合征、膀胱输尿管反流,而超过 65 岁的患者最有可能的病因是肾血管疾病、高血压肾病、骨髓瘤和前列腺梗阻。

遗传性疾病,如多囊肾,其发病率在不同的种族看起来并无差别,但是糖尿病肾病的发病率与易感人群的糖尿病发病率相关。另外,一些间质性肾炎病例也存在地区特异性或种族特异性,例如 Balkan 肾病、与摄入马兜铃酸有关的中草药肾病、东南亚的间质性肾病。

对儿童膀胱输尿管反流的筛查、早期校正及尿路感染的治疗,使这一疾病进展为慢性肾脏病 5 期的概率大大减少。但是这只是少数情况,大多数患者都会因小血管疾病引起高血压和糖尿病,最终发展成为慢性肾脏病。健康筛查方案首先通过 eGFR 测量尽早确诊 CKD,然后,积极治疗心血管疾病的危险因素,因为高血压和蛋白尿是影响疾病进展的两个最关键因素[19]。血管紧张素酶抑制剂和血管紧张素受体拮抗剂属于强效降压药,对抑制蛋白尿也有一定的作用,建议作为 CKD 患者优先选用的降压药物。在发展为进展期慢性肾脏病后,患者食欲下降,因此往往会自行限制蛋白质饮食,而对于血压控制良好的患者,蛋白质限制饮食并没有显示出额外的获益[16]。

对大多数患者而言,通过病史、体格检查、常规尿检,结合特异的生物化学和免疫学检查以及肾脏影像学检查,就可以明确慢性肾脏病的病因。患者可能有成人多囊肾、肾小球肾炎、反流性肾脏病和高血压的家族史。在一些肾血管炎病例中,体格检查可能会发现股动脉杂音、胆固醇栓塞体征,在血管炎和自身免疫性疾病的患者中可能有皮肤和关节改变。有肾性血尿和蛋白尿的患者需要进行肾脏活检,因为肾小球肾炎或全身性疾病都需要接受特异性的治疗。

移植外科医师需要了解潜在肾移植受者慢性肾脏病的原因,因为有些疾病可能会在肾移植术后复发,包括某些局灶性节段性肾小球硬化、溶血性尿毒症综合征和致密物沉积综合征———一种膜增生性的肾小球肾炎。同时,一些肾脏病可能有家族遗传倾向,因此需要在有意愿捐献肾脏的家庭成员中进行筛查。另外,对于一些泌尿道畸形和尿路感染反复发作的

患者,需要在移植术前通过手术重建或肾脏切除减少术后的感染风险。

对慢性肾脏病 5 期的治疗

在理想的情况下,慢性肾脏病 5 期的患者应该参与考虑采用何种肾脏替代治疗模式。现实中,出于经济和文化理念的压力、肾脏供体的缺乏以及医疗上的认识偏见,患者只能被动地接受治疗模式,特别是在透析之前没有接受过或仅仅接受过最低限度的肾脏病专科指导的患者,往往最终只能默许接受中央静脉导管启动血液透析治疗。

由于肾移植后患者预计生存期延长,生活质量也有明显提高,所以预计生存期在 5 年或以上的慢性肾脏病 5 期患者都应该考虑肾移植。如果有合适的活体供肾者,接受肾病治疗的 CKD 患者可以选择进行无透析肾移植;接受透析的患者可以选择血液透析或者腹膜透析方式,以便在血液透析开始之前建立好血管通路,或者在开始腹膜透析之前置入腹膜透析导管。如果患者的家庭环境允许,家庭透析也是一种值得推崇的方式,尤其是当患者家属可以从旁协助时,因为家庭透析可以让患者增加透析次数或延长透析过夜时间。尽管患者通常会在移植中心接受血液透析,但是,在理想的情况下,患者应当在家附近的医院或者在当地卫星医院或者在独立自助式血液透析中心接受透析,以缩短行程。

除了墨西哥(表 3-4)以及一些东南亚的国家和地区首选腹膜透析以外,其他大多数国家和地区仍然以血液透析为主。国家之间的差异有时候不容易理解,因为牵涉国家医疗和财政资源的平衡以及患者的分布。例如,在新西兰,许多患者生活在乡村,远离医院,所以以家庭为基础的治疗如腹膜透析和家庭透析更受推崇。与之类似,在澳大利亚中心的血液透析资源某种程度上受到限制,因此更加支持家庭化的治疗模式。与之相反,像日本和美国这样人口密集的国家,愿意在血液透析上投入更多的资源,因此也就拥有更多大型的血液透析中心。

透析

一般资料

透析旨在维持人体内环境的稳态,包括电解质、酸

表 3-4　2009 年接受不同透析模式的慢性肾脏病患者比例(%)

国家及地区	血液透析	家庭血液透析	腹膜透析
阿根廷	95.5	0	4.1
澳大利亚	69.6	9.4	21.1
孟加拉国	98.6	0	1.4
巴西	92.3	0	7.7
智利	95.3	0	4.7
丹麦	73.4	4.9	21.7
法国	88.4	1.1	10.5
以色列	93.3	0	6.7
日本	96.7	0	3.2
韩国	83.1	0	16.9
墨西哥哈里思科	41.0	0	58.5
墨西哥莫洛雷斯	42.4	0	57.6
荷兰	79.7	2.5	17.9
新西兰	48.7	16.3	35
菲律宾	93.3	0	6.7
俄罗斯	91.3	0	8.7
西班牙	90.6	0.2	9.2
中国台湾地区	89.7	0	10.3
英国	82.2	2.5	15.1
美国	91.9	1.1	6.9

碱度、容量平衡以及清除蓄积的含氮代谢产物。通常以尿素清除率评价透析的充分性,尽管尿素本身仅仅是慢性肾脏病 5 期透析期蓄积的众多氮质血症毒素中的一种。国际合作透析研究确定了维持人体健康状态的最小尿素清除率。为了消除患者体型产生的影响,采用无量纲化公式计算尿素清除率,即 Kt/V_{urea},对于血液透析来说,K 代表透析器的尿素清除率,对于腹膜透析来说,残余尿和腹膜尿素清除率的总和,t 代表时间,V_{urea} 代表尿素的体内分布容积。在血液透析中,Kt/V_{urea} 是指每次透析过程的尿素清除率,而在腹膜透析中,是指每周的尿素清除率。随着时间的推移,对于每周 3 次的血液透析治疗,充分透析的目标 Kt/V_{urea} 值由 1.0 增加至 1.4[28],而腹膜透析每周的 Kt/V_{urea} 值不得低于 1.7[35]。腹膜透析是一个连续的治疗过程,而血液透析则是一个间断的治疗过程,通常每周 3 次(星期一、三、五或二、四、六),每次治疗 4 小时。

然而,应当认识到,所谓充分透析只能提供相当于 6~10mL/min 的肾小球滤过率,因此导致 CKD 的诸多

结果存在差异,有必要采用其他治疗手段。

高血压和水电解质的平衡

无论透析前还是透析后,高血压在慢性肾脏病患者中非常普遍,通常因为水钠正平衡引起的细胞外液体容量负荷过重。血液透析患者不容易达到目标体重,而且透析间期的体重往往增加 2kg 或 2kg 以上。饮食限钠必不可少,但多数透析患者还需要超滤,除非他们仍然保持良好的残余肾功能。摄入过量的水分可以导致稀释性低钠血症。在选择降压药物时,长效降压药优于短效血管扩张剂,因为短效血管扩张剂在透析过程中可能加重,超滤率高于细胞外间隙的血浆再充盈率导致的低血压。尽管普通人群的目标血压有明确的范围,但是血液透析患者中并没有统一的目标血压,这是由于血液透析过程水和钠过量清除后,患者的血压通常会下降,而且血液透析前即刻测量的血压与透析间歇期 24 小时动态血压并不吻合。

透析每天只能去除约 60mmol 的钾,所以饮食限钾非常关键。高钾血症会影响心肌(引起心律失常)和骨骼肌(引起肌无力甚至最终肌肉麻痹)。多数患者的死亡发生在血液透析两天间歇期结束、下一次血液透析开始之前,因为这个时期患者的容量负荷和血钾水平达到峰值。持续的代谢性酸中毒往往提示透析不充分,需要延长血液透析时间或增加每天的腹膜透析容量。

造血和免疫

慢性肾脏病患者常常出现造血功能下降,患者体内铁调素水平升高,导致胃肠道的铁吸收量减少和网状内皮系统释放入血浆的铁减少,因此,CKD 患者的铁需求量高于普通人群。促红细胞生成素(ESA)是慢性肾脏病 5 期治疗史上最重要的进步。近年来,血红蛋白靶值(www.kdigo.org)已经较前有所降低,因为血细胞比容越高,患者越容易出现脑卒中。最新的临床指南建议血红蛋白的目标值应设定为 100~120g/L[26]。患者对促红素的低反应性通常是由于铁缺乏活动性出血或存在感染灶严重病灶。口服铁补充剂对于透析患者而言通常不够充分,往往需要静脉补充铁剂。血细胞比容的迅速上升可以导致难以控制的高血压和癫痫;高血细胞比容也容易引起血管通路血栓,特别是动静脉移植物,偶尔还会引起高钾血症。由于促红细胞生成素的广泛应用,输血的机会大幅度减少,而后

者可以降低第三方HLA的致敏性。CKD患者的血小板计数一般在正常范围内,但是血小板功能可能会出现异常(见"止血"一节)。

感染是引起慢性肾脏病 5 期患者死亡的第二大常见原因。细胞介导的免疫在慢性肾衰竭患者中受到抑制,这一点解释了为什么这些患者不易清除乙型肝炎病毒、结核菌和水痘-带状疱疹病毒激活的风险升高以及对乙型肝炎疫苗和其他疫苗反应性降低。

钙磷代谢和骨骼影响

在进展性慢性肾脏病早期,由于肾脏排磷功能减少,患者出现钙磷代谢失衡,尽管有磷调节素(如成纤维细胞因子,FGF-23)合成增加,以及肾脏产生的 1α-羟化酶减少导致活性维生素 D($1,25$-二羟胆钙化醇)降低,但由于肾脏排磷功能减弱,患者容易出现钙磷代谢失衡。磷潴留和 $1,25$-二羟胆钙化醇的缺乏可引起甲状旁腺分泌甲状旁腺激素(PTH)增多,进而自发性分泌高水平的 PTH。尽管 PTH 水平升高会加快磷的排泄,但同时也会破坏成骨细胞和破骨细胞之间的平衡,增加骨骼转化,破坏骨骼的结构,形成假骨折线和微小骨折,增加韧带断裂的风险。正因为如此,大部分慢性肾脏病患者需要补充 1-羟胆钙化醇以控制继发性甲状旁腺功能亢进。高磷血症需要通过摄入药物在胃肠道结合磷。磷结合剂可以含有元素钙或稀有金属镧,或离子交换树脂。慢性肾脏病患者容易出现软组织钙化,尤其是动脉中层,严重时可引发皮肤和脂肪的缺血性坏死。这种情况容易发生在有炎症同时合并血钙磷沉积增高,维生素 K(长期服用华法林)或 25-羟维生素 D_3 缺乏,或甲状旁腺功能过度抑制或过度活跃的患者身上。

营养和代谢

由于饮食限制不恰当,瘦素增多引起的促进食欲激素(如酰基生长素)分泌减少导致食欲缺乏、酸中毒和胰岛素抵抗,慢性肾脏病患者经常会出现营养不良,而反复感染、味觉和嗅觉的减退使症状进一步加剧。另外,腹膜透析的患者因为反酸和便秘更容易加剧食欲下降。这些患者可能是单纯营养不良,可采用胃肠外营养,而更严重的蛋白质能量消耗,可表现为肌容量减少和低白蛋白血症。因此,推荐透析患者饮食的蛋白质摄入量为 $1.2g/(kg \cdot d)$。腹膜透析的患者由于从透析液中吸收葡萄糖而更容易出现高胆固醇

血症,血液透析患者可能出现肝素引起的高三酰甘油血症。

止血

未经治疗的慢性肾脏病 5 期患者有出血倾向,部分是由于血小板功能异常造成的,表现为出血时间延长。但是,一旦患者接受了充分的透析,就会更多面临血栓形成风险。

皮肤

瘙痒是透析患者的常见症状,尤其在汗腺功能减退引起皮肤干燥、受热或应激状态时会更加严重。在某些病例中,瘙痒的原因是钙(Ca)磷(P_i)乘积升高($>6.25mmol^2/L^2$,$>70mg^2/dL^2$)导致的钙磷结晶沉积,或高镁血症或者神经纤维脱髓鞘末梢敏感性异常。抗组胺类药物和含有薄荷醇类保湿功能的润肤露可缓解症状可能会有些帮助。但是,神经病变的患者需要口服加巴喷丁、昂丹司琼或钠曲酮,以降低疼痛受体的敏感性,并结合局部应用辣椒素软膏或紫外线 B 光照治疗。

近年来,随着钆螯合剂在核磁检查中的广泛应用,钆元素在皮肤或其他组织中发生蓄积,引起肾源性系统纤维化。目前尚欠缺有效的治疗方法,因此,慢性肾脏病患者应尽量避免接受钆强化的核磁扫描。大环钆螯合剂的风险相对较小,应当优先选用[36]。

神经和肌肉骨骼系统的表现

尿毒素脑病通常表现为轻微的认知功能受损,一旦出现提示应该增加透析剂量。除非患者因依从性差导致错过了治疗,否则一般不会出现昏迷和癫痫。非对称性远端多神经病变在CKD5 期患者中很常见,表现为感觉障碍、刺痛或烧灼感等一系列症状,偶见足下垂。不安腿对患者造成严重困扰,尤其是夜间,小剂量的多巴胺受体激动剂(包括普拉克索和卡麦角林)有一定的治疗效果。自主神经病变的表现呈多样化,主要症状包括性功能障碍以及心血管反射放缓,后者会增加透析过程中的低血压风险。腕管正中神经挤压综合征由 β_2 微球蛋白沉积所致,是一种尿毒素特异性的单神经病变,多发生在建立自体动静脉内瘘或移植物内瘘侧肢体。采用超纯透析液和高通量透析器透析可减少这一并发症发生。痛风和焦磷酸盐结晶假性痛风可引起结晶性的关节疼痛。此外,由于透析液污染造成的铝中毒或偶然应用大量的含铝药物可引起

较为罕见的假性帕金森样症状,导致患者昏迷甚至死亡。

内分泌系统异常

透析患者在激素合成、调控、蛋白质结合、代谢过程以及组织效应方面可以有多种异常。肾功能受损时,最明显的症状是维生素 D-甲状旁腺素(PTH)轴以及促红细胞生成素异常,但是甲状腺激素、生长激素、催乳素和性激素也会受到一定的影响,可导致女性不育和男性勃起障碍,西地那非和其他的 5-磷酸二酯酶抑制剂有一定的效果。但应慎用于心脏病患者,禁用于因心绞痛使用硝酸盐类药物的患者。通过增加透析频率或延长透析时间,大部分"明显的"内分泌异常可以得到不同程度的缓解,这也提示内分泌的异常大多是由于肾脏替代治疗不充分所导致。事实上,增强肾脏替代治疗可以恢复妇女的生育能力,而怀孕期间每日透析治疗可以维持妊娠及减少宫内发育迟缓的发生。

精神心理问题

透析患者通常面临焦虑和抑郁的精神心理问题,一般是由于失去健康、控制和快乐所导致的。与透析前接受肾脏科咨询的患者相比,非计划性急诊透析患者更容易患上抑郁症。对于一般的透析患者而言,透析改变了他们的生活模式,毫无疑问,抑郁症也会增加这类患者的死亡率[7]。

开始透析治疗

慢性肾脏病患者应该在什么时候开始透析治疗?当患者出现症状(如体重减轻、容量负荷过重、严重酸中毒或高钾血症)时应该开始透析治疗(表3-5)。但是,最新研究表明,如果患者没有出现症状(如体重没有减轻、无水负荷过重和其他生化问题(无高钾血症或酸中毒),提早接受透析并无益处,当肾小球滤过率下降至5mL/min 左右时才需要开始接受透析[8]。

血液透析

透析过程中,水溶性溶质的分子量很小,可以顺着浓度梯度在半透膜两侧自由弥散。此外,在半透膜一侧施加压力,可以产生超滤或对流,使得大量水分由压力高的一侧流向压力低的一侧,这不仅引起水分的流动,液体中的溶质也会随之穿过半透膜。在常规透析过程中,透析膜面积为 1.0~2.0m²(现在采用独立包装的一次性灭菌中空纤维透析器),血液流速为 200~350mL/min,膜外是透析机按一定的浓度配比生成的透析液,透析液流动的方向与血流方向相反,流速为 500~800mL/min。透析机按一定的比例将浓缩电解质和碳酸氢钠液与透析用水配制成透析液,然后加热并检查传导性,经透析膜泵入,与膜内血液交换后泵出废液。用血泵将患者的血液泵入透析器内,与膜外侧透析液完成交换,经静脉壶的空气检测器检测无空气栓子后输回患者体内。给予单次静注低分子肝素或单次静注加上持续泵入普通肝素抗凝。现代透析机可以通过设定好程序,对每个透析间歇期身体摄入的水分进行超滤,借助调整透析液钠浓度、温度以及超滤率可以减少透析过程中低血压的发生。透析处方的调整可以包括透析膜的选择、膜面积、血液流速和透析液流速、透析液成分和温度、透析频率和每次透析时间。

传统血液透析使用的低通量透析器可以有效地清除小分子溶质,比如尿素,但不能有效地清除中分子溶质,如 β_2 微球蛋白等。通过增大膜孔径以清除更多的中分子物质的透析器称为高通量透析器,研究表明,高通量透析对患者的生存有一定的益处[6,23]。血栓透析滤过通过高通量透析器对液体的超滤,然后以超纯透析液回补,进一步增加中分子物质的清除。心血管系统不稳定的患者更容易耐受这种治疗方法,而且透析过程低血压的发生率会有所降低[22]。

血管通路的质量是影响血液透析充分性的关键因素之一(参见第 5 章)。功能欠佳的血管必然导致透析不充分,从而增加患者的死亡率。中心静脉导管透析导致患者细菌感染、静脉血栓形成和狭窄的风险增加。

血液透析室的组建和管理也是一项重要的工作。其目的就是以最经济有效的方式利用最合适的设备与资源。透析室通常需要不少于 10 个透析单位,每天工

表 3-5	慢性肾脏病开始透析的指征
生化指标	难以控制的高钾血症,血钾>6.5 mmol/L
	血清尿素氮>50 mmol/L,非高容量血症引起
	难以控制的代谢性酸中毒 pH≤7.1
临床症状	晚期脏器损害:心包炎、脑病、神经损害、
	肌病、尿毒症出血、体重减轻
	难以控制的容量负荷过重

作 2 班甚至 3 班,每周工作 6 天,透析时,每 4~6 名患者需要配置 1 名护士或技师。需要重点注意的是,为了生成足够的透析液需要耗费大量的水,自来水需要过滤清除细菌,软化除钙,碳罐过滤清除小分子有机化合物(如氯胺),以及通过反渗膜清除其他污染物质,包括金属和亚硝酸盐。水处理系统应 24 小时运转,以避免停滞和导致生物膜发生沉积。建议通过多重反渗膜处理获得超纯水,这对血液透析滤过治疗尤其重要。需要对输水管路进行常规的清洁和消毒。

乙型肝炎表面抗原阳性的患者需要在指定的区域使用特定的透析机隔离透析。建议慢性肾脏病患者在进入 CKD5 期之前注射乙型肝炎疫苗,这样可以有效地预防乙型肝炎感染。常规消毒隔离措施对于预防 HIV 和丙型肝炎病毒传播同样有效,但是,许多透析中心仍旧将此类人群隔离透析以避免医源性传播。

并发症

高达 30% 的患者在透析过程中出现低血压,多数是由于血管内容量的减少。高发于透析间期体重增加较多的患者,需要在较短的时间内超滤出较大量的水分时。也容易发生在透析过程中进餐后。低血压时需将患者处于平卧且头低脚高位,停止超滤,或者给予回输一定量的生理盐水或高张的葡萄糖液。体重过低或应用低钠透析液时,患者常常出现肌肉痉挛(发生率为 5%~20%),通常伴有低血压,通过提升干体重或提高透析液的钠浓度以及回输高渗溶液(盐水或葡萄糖)可以改善症状。预防性应用硫酸奎宁可以改善常规发作的肌肉痉挛。恶心、呕吐和头痛也是透析过程中的常见症状。轻微的胸背痛与血液和透析膜接触后引起补体激活有关,但是这在生物相容性好的透析膜中较为少见。部分患者可能会对肝素、透析器胶帽或者血液管路的塑料聚体产生过敏反应,尤其是透析管路未充分冲洗时。致热源或微生物污染透析液偶有发生。如果患者在透析时出现寒战、发热,应当仔细检查是否发生透析通路感染,应进行抽血培养,在培养结果返回之前根据经验应用广谱抗生素。

腹膜透析

腹膜透析是通过灌入腹腔的透析液与腹膜毛细血管内的血浆成分进行溶质、缓冲液、代谢产物和水分交换的过程。腹膜交换需要通过毛细血管壁、间质基质、内脏系膜细胞以及上覆糖萼构成的腹膜屏障,但是水

和溶质的吸收也有相当一部分发生在腹腔淋巴系统中。腹膜透析对溶质的清除取决于腹膜血管分布和腹膜的表面积、血流、屏障的渗透性、透析液容量和透析液灌注的频率,以及透析液中葡萄糖、葡萄糖聚合物或氨基酸产生的渗透梯度。

透析充分性

临床上只能通过调整透析液容量和频率来增加腹膜透析的效能。运用每周肌酐清除率和尿素清除率(使用每周 Kt/V 来测量)评价腹膜透析的充分性[35]。CANUSA 是一项前瞻性队列研究,对 680 例持续不卧床腹膜透析(CAPD)患者进行了随访[3]。患者的生存率与 Kt/V_{urea} 呈相关性(Kt/V_{urea} 每下降 0.1,死亡的危险性增加 5%),但是,随着透析时间推移,患者残余的肾功能丢失,而腹膜透析清除率维持不变,最终 Kt/V_{urea} 会逐步下降。另外一项更大规模的研究也发现,生存率与残余肾功能有关,与腹膜透析清除功能无关,目前没有证据表明增加腹膜透析的剂量可以减少死亡率和患病率[27]。多数证据表明,透析量越大越好,目前普遍接受以每周 Kt/V_{urea}(透析和残余肾功能之和)达到 1.7 为目标。通过身高、体重、年龄和性别估算 V 值,应避免肥胖和水负荷因素引起偏差,体重应采用“理想体重值”。也有以肌酐清除率 50 $L/1.73m^2$ 作为目标值的。随着残余肾功能的减少,即便增加透析液交换的剂量和交换频率,也难以获得理想的肌酐清除率,尤其是对于体型较大的患者而言,必要时应该改为血液透析。

腹膜转运功能

腹膜感染后超滤功能丢失是导致腹膜透析失败的最常见原因。将 2L 透析液置入腹腔,放置 4 小时后,评估腹膜转运功能。超滤失败是指置入含 3.86% 或更高浓度葡萄糖的透析液后,净超滤量小于 200mL,或者置入 2.27% 葡萄糖浓度的透析液后净超滤量为零。每个患者的毛细血管血液与透析液的交换速度以及葡萄糖从透析液迁移至患者体内的速度存在差异(图 3-1)。一方面,高转运患者的小分子尿素清除率高于低转运的患者,另一方面,他们也会丢失葡萄糖渗透压梯度,所以更容易面临维持超滤力的问题,有容量负荷过重的风险。

自动腹膜透析

目前,自动化腹膜透析(APD)越来越受到医师和

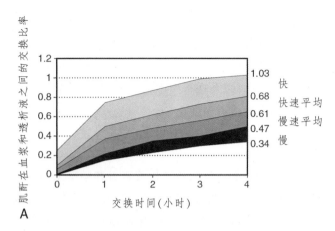

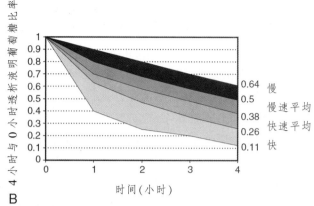

图 3-1　肌酐(A)和葡萄糖(B)在标准 2 升腹膜透析 4 小时交换过程中的变化可用于对患者的腹膜转运状态进行评估分类。虽然高转运者的肌酐清除率相对较高,但是透析液葡萄糖浓度下降速度偏快,所以容易出现渗透压下降过快,导致超滤的驱动力不足,最终造成钠潴留。交换时间的 0 代表开始时的葡萄糖浓度,交换时间的 4 代表 4 小时后的引流液浓度。

患者的关注和欢迎。患者需要将自己和腹膜透析机相连,每天晚上接受一系列的透析液循环交换。每个疗程一般需要花费 7~10 小时,经历 4~7 次循环,每次耗费 1.5~3.0L 透析液。腹膜低转运者需要延长治疗时间,减少高容量循环,而高转运者需要缩短治疗时间,增加低容量循环。如果患者残余的肾功能不足以清除溶质和水分,需要一个白天的长时间留置,即称为连续循环腹膜透析,或者需要 2 个白天的循环,即优化腹膜透析。

自动化腹膜透析更加适合儿童和老年患者,因为只需要一位家属或是护理员就可以在家完成透析过程。在连接好管路并设定好程序后,就可以实现整夜自动交换,患者无须其他额外操作。当然,这种透析方式也适用于白天需要工作和积极参加社会活动的患者。

持续不卧床腹膜透析(CAPD)

持续不卧床腹膜透析(CAPD)是全球范围内最广泛应用的腹膜透析方式,用较长的留置时间补偿较少的交换频率。透析通常是一个连续重复的过程,中间不设间隔。为了保证充分透析,每天进行 3~5 次交换,每次需要注入 1.5~3L 透析液。早晨起床后,将过夜的透析液引流出来,然后置入当天的第一袋透析液。第二次交换在午餐之前进行,第三次交换在下午后半段进行,最后一次交换在睡前进行。每个交换过程需要 30~40 分钟。如果患者在过夜交换时容易吸收液体,造成反超,则过夜时应当将透析液引流出来,封好透析管,第二天早晨在干腹膜上开始腹膜透析。透析液的置入量

取决于患者自身腹腔的容量,1.5L 适用于体型较小的成人或儿童,2L 适用于体型中等的成人,3L 适用于体型较大的患者。葡萄糖浓度的选择取决于患者的水负荷情况以及维持细胞外液稳定所需的超滤量。为了获得较大超滤量,可应用葡萄糖浓度 2.27% 甚至 3.86% 的透析液,一般在每天的第一次交换中使用,而对于低转运患者可以在晚上使用。 然而,在长时程的日间腹透交换或过夜交换过程中,可以使用 7.5% 艾考糊精腹膜透析液替代高渗葡萄糖透析液(2.27% 或 3.86%),尤其适用于高转运者。艾考糊精在腹腔内可产生一定胶体渗透压,吸收速度明显比葡萄糖透析液慢,因此可以产生持久的超滤作用。

实际考虑

所有类型的腹膜透析都需要置入一个合适的腹膜透析导管(参见第 5 章)。腹腔内部分应置于骨盆内,不得接触大网膜。内置涤纶套应该防水,在腹膜外部缝合固定。透析管路应呈对角线,导管应远离腰线,外部留置带距离皮肤出口处 2cm。大型透析液公司可以为患者提供多种选择,例如容量、渗透压强度、pH 值和钙浓度不同的腹膜透析液。

腹膜透析的一个关键点就是避免透析袋和腹透管接头处出现感染。过去,需要置入腹膜透析袋的入口才能实现连接, 此时很容易出现感染。通过改进连接技术,例如在灌注之前进行冲洗,即每次交换开始前,先将 30mL 无菌透析液从新透析袋中冲入废液袋而不是腹膜腔,这样可以确保将连接新袋时引入的细菌冲洗干净。另外,皮肤微生物有可能沿着导管迁移,因此导

管皮肤出口处的皮肤清洁消毒对于抑制皮肤菌落很重要。氯己定或含乙醇的消毒片经常与抑菌或杀菌的软膏联合应用。

腹膜透析的指征和优点

与血液透析相比，腹膜透析有自己的优势，但也存在着缺点和局限性。持续不卧床腹膜透析的成本较血液透析低 25% 左右，因为它不需要借助昂贵的专业血液透析机和大量医护人员。由于腹膜透析是以家庭为基础的治疗方式，因此患者的自由性比较大，无须在专门的透析机构接受治疗。但是一旦出现并发症，如腹膜炎等，患者就必须入院治疗，费用也会大大增加。CAPD 对于一些不能定期去血液透析室接受血液透析和不适合血液透析的患者也非常适用，如有血管通路的问题、心血管不能耐受血液透析的患者。对于儿童和年轻的母亲也非常适合。

腹膜透析的缺点包括容易发生腹膜炎、出口部位感染、超滤失败、葡萄糖吸收导致体重增加以及需要长时间的培训练习才能掌握换液时的消毒措施等。因此，没有住处或没有自来水消毒措施的人群以及没有能力或没有意愿完成消毒和操作的人群不适宜采用腹膜透析。但是，腹膜透析液在巴西贫民窟中的应用获得了成功。一些患者，特别是年轻妇女，往往会拒绝腹膜透析治疗，这是因为她们不喜欢腹膜置管和麻醉，或者因为透析液灌入腹腔后导致腹部增大，会给外观带来影响或产生不适。

移植术后

如果移植肾功能恢复良好，腹膜透析导管可以先封管保留好。导管出口位置应当和以前一样采用敷料覆盖，如果移植肾功能稳定，可以在 3 个月后拔除腹透管。如果移植物在 3 个月之内失功，应该冲洗导管以去除碎屑和纤维蛋白。中断一段时间后重新开始第一次透析时，偶尔会有感染发生。

并发症

超滤功能的丢失

一部分患者的超滤能力较差（5 年发生率 10%~30%，并且随着时间的延长而升高），即使高渗透析液留置超过 4 小时后也会出现液体潴留。腹膜炎患者可出现一过性的超滤能力下降，但是当腹膜炎发作次数

增多后就容易变成慢性问题。当患者出现高血压和容量负荷增加时，首先应当排除透析管路梗阻、残余肾功能丢失、透析依从性下降或液体摄入量过大。由于高转运造成的超滤丢失称之为 1 型衰竭，与低转运相关的超滤功能衰竭称为 2 型衰竭，后者是与腹膜表面积减少相关的超滤功能衰竭，常见的是包裹性腹膜硬化症（EPS）。

在超滤量减少的早期，可以采取短期留置透析液和干腹膜过夜的方法。使用 7.5% 艾考糊精（一种多糖聚合物）腹膜透析液过夜留置腹腔也是一种替代方法，因为艾考糊精有一定的胶体渗透压，而且分子量大不易被吸收。如果日间透析出现液体潴留，使用中高浓度透析液也无法避免时，保留腹膜透析的唯一选择就是将 CAPD 转成 APD，偶尔可白天加用艾考糊精透析液。

腹膜炎

腹膜炎是腹膜透析最常见并且具有潜在危险的并发症之一。发生率平均为每 24~36 个患者月一次。灌注前冲洗可以使腹膜炎的发生率有所下降，根据最新报道，用抗生素软膏涂抹透析导管出口处可以进一步减少腹膜炎的发生风险。

在腹膜炎感染的菌种中，革兰阳性球菌占 57%，阴性杆菌占 18%，阴性培养结果占 15%。凝固酶阴性的葡萄球菌是腹膜炎最常见的致病菌，患者通常症状轻微，对抗生素治疗反应良好，但是，如果微生物渗入导管的生物膜中就会使病情迁延反复。金黄色葡萄球菌往往会引起严重的腹膜炎，患者有明显的全身症状，包括高热和高血压，抗生素治疗效果不佳，对于难以控制的感染一般需要拔除透析导管。假单胞菌（5%）通常侵袭导管的生物膜，由于感染容易反复，患者大多需要拔除导管。

腹膜炎的临床表现包括腹膜透析液混浊（>50 个白细胞/μL）和腹痛，后者可能在透析液出现混浊的前一次交换过程中或在此之前的 1~2 天内出现。可能会伴随发热（常见于儿童）、恶心和呕吐（约 30%），情况严重时可能出现低血压。腹部张力增加是假性腹膜炎的主要临床表现。透析液留腹 4 小时后引流，检查结果显示白细胞（中性粒细胞超过 50%）超过 100 个/μL（正常情况下<10/μL，但正常情况下干腹后会较高，比如 APD 患者日间的细胞计数会偏高)[21]。腹膜炎也可表现为细胞计数偏低，尤其是留腹时间较短时。有时候，透析液

混浊并非腹膜炎引起,而是由于巨噬细胞和(或)嗜酸性粒细胞的干扰所造成。

如果患者出现以下其中两项症状即可确诊为腹膜炎:腹痛、废液袋混浊或革兰染色发现细菌。腹膜炎需要与腹腔内感染(如胆囊炎、憩室病、胰腺炎和肠穿孔)予以区分。典型的腹腔内感染表现为腹膜引流液增加、红细胞计数和白细胞计数一样增加,而腹膜透析腹膜炎虽然白细胞计数增加,但是红细胞计数罕有增加。对于临床疑似病例或对治疗反应不良的病例,有必要做一次腹部 CT 检查以排除腹腔内病变,然后方可拔除难治性患者的导管。

对腹腔感染有效的药物种类较多,例如万古霉素(腹腔内给药,每次 2g,体重低于 60kg 时 1g),注入腹腔内留腹 4~6 小时,7 天后重复给药一次,同时口服环丙沙星,或者每次透析时在腹膜透析液中加入抗生素(庆大霉素首剂 8mg/L,随后 4mg/L,也可以选用第一代或第二代头孢菌素,首剂 250mg/L,随后 125mg/L)。患者也可以将自动腹膜透析改为持续不卧床腹膜透析,直至获得病原微生物对抗生素的敏感性试验结果之后,或者患者接受上述万古霉素或环丙沙星治疗方案,或者在日间腹腔内单次腹透时经腹腔注入抗生素[庆大霉素 0.4mg/(kg·d),然后根据抗生素水平调整浓度,同时应用第一代或第二代头孢菌素 1.5g/d]。在真菌性腹膜炎高发的中心,可以同时联合应用氟康唑治疗腹膜炎,50mg/d,或 200mg 治疗 3 天。

除非病情较重,否则患者一般在门诊完成对腹膜炎的治疗(大约占 80%)。根据细菌培养的结果,持续应用一至两种抗生素,当出现抗生素耐药时,应更换新的抗生素。即使细菌培养结果呈阴性,患者仍然应该继续接受两种抗生素的治疗。如果经过 48 小时的治疗,患者仍然无反应或无缓解,应接受微生物学检查。仍然无反应提示真菌性腹膜炎的可能性增大。一部分腹膜炎(<5%)继发于腹腔内疾病,例如憩室炎、阑尾炎或内脏穿孔,疑似病例应当行开腹手术。

如果同一种细菌感染的腹膜炎反复发作,应考虑是导管或隧道持续感染,或者导管外壁已经形成了坚实的生物膜,使得细菌无法接触到抗生素。此时应当拔除透析导管,开始血液透析,直到感染控制后,才可以考虑重新置入腹膜透析导管。也可以先行血液透析治疗,同时控制腹膜炎感染,待感染得到控制后,通过手术拔除原腹膜导管,然后再置入新的腹膜透析导管。复发性腹膜炎可能是由于技术水平低下造成,需要谨慎评估。

皮肤出口处以及隧道感染

几乎一半的导管出口处皮肤可以检测出菌落。出口处感染金黄色葡萄球菌的患者通常为鼻腔带菌者,占皮肤出口处感染病例的 50%。做好预防是上策,在放置腹膜透析管时,将透析管的出口保持垂直朝下或朝外,这样有助于皮下隧道引流通畅。此外,导管出皮部位应当避开衣物或裤子腰带以及皮带产生的机械性磨损。患者应认识到日常清洗和干燥的重要性,避免暴力撕脱结痂,对导管妥善固定,以避免拖拽。

抗菌药膏和凝胶可以减少导管出口处的感染率。近年来,有人推荐外用抗生素(如莫匹罗星软膏)以减少革兰阳性球菌感染,但是会促进革兰阴性杆菌的繁殖,特别是假单胞菌。尽管腹膜透析国际协会推荐使用上述措施[29],但是,一些中心考虑到局部应用抗生素可能会带来细菌耐药问题,并未采纳这些建议。

导管出口处感染的治疗应参考当地微生物学流行病学的调研结果,由于链球菌很普遍,所以氯唑西林持续使用两周通常是一线治疗方案。感染复发时,除了继续使用氯唑西林以外,加用利福平可以取得良好的治疗效果。有时候外面的套管脱出,可以将其削去以避免感染,但是一般都需要更换导管,尤其是有导管感染的证据或是反复发作的腹膜炎时。

解剖并发症

腹部液体增加容易导致腹压增加,形成疝气,这也是很常见的一种并发症(腹膜透析患者的发病率为 10%~15%,多囊肾患者的发病率更高)。虽然患者早期没有明显症状,但是在疝增大后必须及时进行修复,否则会进一步增加发生梗阻和嵌顿的风险。腹膜透析患者的反酸、消化不良和腹胀发生率也高于血液透析患者。疝气可通过腹部 CT 确诊。

透析液灌入腹部时引起灌注痛也不少见,多出现在置管后早期。随后会消失,使用 37℃ 的 pH 值中性透析液可以减轻疼痛,也可减慢注入速度。在自动腹膜透析过程中,循环末期出现的引流痛往往与管路扭转打折有关。解除梗阻可以缓解疼痛,如果患者症状不能缓解,可以在快速引流后夹闭管路,然后开始下一个循环。如果管路漏气,空气进入腹腔后积于膈肌下,可引起放射至肩部的严重胸膜痛。

透析液从腹腔泄露进入皮下组织后会引起阴囊或阴唇水肿。这种情况多见于刚刚放置双涤纶套腹膜透析导管后,休息几周后往往会自行消退。极少数情况是由于患者存在先天性的缺陷,胸腔和腹腔互相交通(多见于右侧),这样灌入透析液后就会造成胸腔积液。由于渗入胸腔的积液量很少,而且胸腔积液与腹腔透析液和血清的生化分析结果区别并不明显,同时 CT 腹膜 X 线造影也难以发现渗漏,因此不易确诊。但是,如果注入 2L 7.5% 的艾考糊精,4 小时后采集胸腔积液样本,通过碘与淀粉溶液的反应就能证实胸腔积液中含有腹腔透析液的成分,所以这也是最可靠的诊断方法。

其他问题包括体位变化引起背痛,通常是由于白天交换量过大导致。

包裹性腹膜硬化症(EPS)

反复接触腹膜透析液会导致腹膜发生一些改变,通常表现为壁层腹膜的间质基质沉积增加,糖基化终产物在腹膜上沉积引起腹膜呈褐色。当腹膜增厚后,会出现许多毛细血管和小淋巴管,从而增加血管床的有效表面积,最终导致转运速度加快。除了腹膜自然增厚外,一些患者可出现炎性反应,小肠周围呈茧样纤维化,造成小肠梗阻,吸收不良,病情严重者死亡率可达 50%。腹膜透析患者即使在转为血液透析多年后或者在接受肾移植后仍然可以发生 EPS,主要症状为小肠梗阻。尽管严重的腹膜炎可能诱发 EPS,但是最常见的原因还是长期腹膜透析,腹膜透析 5 年的 EPS 发病率为 3%,10 年的 EPS 发病率为 15%。剖腹探查术可以确诊 EPS,但 CT 扫描一般能发现小肠扭结、扩张和分隔以及肠系膜钙化。他莫昔芬和激素对控制炎症有一定的效果,但一旦形成小肠纤维化后就失去作用,此时患者依赖全肠道外营养支持,而且需要在专业中心接受手术[11]。

代谢并发症

腹膜透析液中含有高浓度的葡萄糖,一般腹膜透析患者每天从腹膜透析液中吸收 200g 葡萄糖,相当于 800kcal(1kcal≈4.186kJ)热量,使用高浓度的透析液时会进一步加大葡萄糖的吸收量。因此,腹膜透析患者会面临肥胖、高血糖和高胰岛素血症的风险。葡萄糖负荷会刺激脂肪合成,因此高脂血症也很常见。CAPD 治疗的第 1 年,患者通常出现胆固醇水平增高,白蛋白水平下降。原因是多方面的,首先是容量增加后的单纯稀释作用,另外,食欲变差可引起液体容量不

足和营养不良,尤其是在腹膜炎治疗过程中和腹膜炎治愈之后。

大约 25% 的 CAPD 患者会出现低钾血症,需要使用保钾利尿剂或补钾药物。需要严格低钾饮食的情况并不多见。一些患者在应用 2.5~3L 乳酸盐透析液后,碳酸水平升高,当转换为中性 pH 值碳酸氢钠溶液后恢复正常。酸中毒的伴随症状包括嗜睡、恶心和头痛。

对患者的个体化选择和计划

慢性肾脏病不能治愈,患者一生中往往需要变更肾脏替代治疗的模式。不同肾脏替代治疗模式都有其特有的局限和风险,因此需要在多学科的协作下完成。

由于肾移植可以改善患者的生存率和生活质量,因此,应当首先评估患者是否适宜接受肾移植。绝对的禁忌证很少,应该首先考虑患者的身体状况以及对手术以及免疫抑制剂的耐受情况,还有就是客观评估患者的依从性和预期寿命。供肾的可获得性也会影响患者的选择。

最佳治疗方案是不经透析直接接受亲属活体或活体肾移植,从而避免透析和建立永久性血管通路。此外,也可以做好肾移植规划,将血型或 HLA 不匹配的供体也列为考虑对象。做好规划,就可以避免对正处于学习和工作关键时期的年轻患者带来显著的影响。肾脏病科专家应当重点关注延长活体肾移植的生存期、降低死亡率和减小免疫抑制剂的用量。必须认识到,移植肾终究有失功的一天,但年轻患者的家属应该意识到他能从免于 10 年透析的生活当中获益,在这期间,患者可以完成学业、就业以及建立家庭。

如果无法进行活体肾移植,也可以有计划地接受尸体肾移植。在这种情况下,患者必须接受透析。等待肾移植的时间往往较长,因为只要情况不是十分危急,患者总是期待匹配度更高的肾脏。然而,一些肾脏病科专家反对这样的政策,因为让已经长时间等待肾源的患者继续等待下去未免有失公平。但是,由于尸体供肾的短缺以及最佳匹配的供受体可以获得更好的生存率,所以上述反对呼声并没有得到普遍认同。不经过透析直接进行肾移植也不能保证患者术后恢复完美的肾功能,一般患者会被告知术后有可能因为高钾血症或移植物功能恢复延迟甚至移植物失功能而不得不重新

接受透析治疗。

如果患者必须在肾移植术前接受透析,维持治疗时间的长短主要取决于肾源的等待时间。如果患者身体状况良好,不易致敏,而且有可能获得活体供肾,那么腹膜透析将是一个不错的选择,因为这样可以避免建立永久性或临时性血管通路。有时候,患者需要通过临时颈内静脉置管行血液透析,虽然临时导管透析只是短期行为,由于潜在的感染和颈内静脉狭窄风险,因此临床上并不推荐常规使用,而且临时置管应该避开可能会形成静脉内瘘侧的上臂。如果等待肾移植还不确定,患者可以选择当地常规治疗途径,建立血管通路行血液透析,或选择置入腹膜透析导管行腹膜透析,也可以在透析前及时置入导管。

移植后的透析

肾移植术后早期是否需要透析取决于早期移植物功能恢复情况,而移植物恢复情况受多种因素影响(参见第 14 章)。由于许多药物经肾脏代谢,所以当移植物功能缺失或受损后必须对药物的剂量进行调整,特别是氨基糖苷类抗生素(参见第 31 章)、肌松剂(参见第 13 章)、阿片类药物以及活性代谢产物在慢性肾脏病 5 期患者体内会发生蓄积的药物。重要的药物举例参见表 3-6[1]。

血液透析

肾移植术后,患者有可能需要接受血液透析治疗(距离手术时间较长或者出于维持血钾和容量平衡的需要)。事实上,血液透析最好在手术后 24 小时进行。最主要的风险就是伤口或肾脏活检部位出血,为了减少出血,可以选择每天短时透析,每半小时用 100mL 生理盐水冲洗一次透析器,或者使用枸橼酸钠透析液,以减少全身抗凝剂的应用。对于心血管系统不稳定的患者,应首选血液滤过或血液透析滤过,采用较高钠浓度的透析液进行透析(钠浓度较血清钠高 5mmol/L,最高不超过 145mmol/L),透析液应降至 35℃[33]。常规的血液通路适用于间断血液透析治疗,内瘘的患者不适合连续性肾脏替代治疗模式。

术后还应当监测患者的血管通路,低血压容易造成动静脉内瘘塌陷和血栓形成,尤其是之前已经有狭窄内瘘的患者。一旦发现血管通路血流异常,应当尽快采取措施进行修复,不仅为了短期使用,也可以在移植

表 3-6　慢性肾脏病 5 期需要减量或是避免应用的药物列表

药物分类和特殊药物	评价
抗生素	
氨基糖苷类	减量,耳毒性
阿昔洛韦	减量
头孢菌素	减量
磺胺甲基异噁唑	减量,升高肌酐
乙胺丁醇	减量,肾毒性
更昔洛韦	减量
呋喃妥因	慎用,神经毒性
青霉素	避免大剂量应用,适宜
万古霉素	减量,耳毒性
麻醉剂	
溴化双哌雄双酯	慎用,延迟麻痹
加拉明	慎用,延迟麻痹
阿片类	减量,延迟效应
琥珀胆碱	升高血钾
止疼药	
非甾体类抗炎药	慎用,丢失残余肾功能
阿片类	减量或减少用药频率,代谢产物蓄积引起毒性作用,如芬太尼和羟考酮
胃肠道用药	
甲氧氯普胺	警惕锥体外系副作用
质子泵拮抗剂	减量
镁盐	监测血镁浓度
心脏用药	
地高辛	减量和减少用药频率
β 受体阻断剂	可能需要减量应用
螺内酯	慎用,升高血钾
ACEI 类	监测肌酐和血钾
氯贝丁酯	慎用,肌肉损伤
降糖药	
氯磺丙脲	慎用,低血糖
甲苯磺丁脲	减量
双胍类	避免,乳酸酸中毒

ACE,血管紧张素转化酶。

物失功时长期使用。如果血管通路丧失,患者术后移植物失功的恢复时间也会明显延长。

由于术后移植肾发生炎症反应,导致毛细血管内皮细胞发生渗漏,此时需要静脉补液以维持患者血压和中心静脉压,在这种情况下,患者的体重可能会比透析体重增加数千克。术后透析过程中,患者的体重高于移植时的体重是合理的,因为这样可以最大限度地降低透

析低血压的风险,进一步延迟非移植肾功能的恢复以及吻合处出现血栓。然而,需要注意某些抗 T 细胞药物可能会造成急性肺水肿,甚至导致容量负荷过重的患者出现威胁生命的肺水肿(参见第 20 章)。

持续不卧床腹膜透析

在腹膜完整性没有发生破坏的前提下,肾移植术后行腹膜透析对患者而言是安全的,而术前腹膜引流可以最大限度地降低风险。由于肾移植术后炎性反应,许多患者的转运速度加快,所以需要缩短留腹时间和提高透析液葡萄糖浓度,以减少容量负荷。

如果肾移植手术伤口处渗出清亮液体,可以检测葡萄糖浓度,以确定渗出液是否为腹膜透析液。一经证实透析液渗漏,应立即中止腹膜透析,引流透析液,改行血液透析。大约 7 天之后可以重新尝试腹膜透析,需要先从小容量透析液开始,最好使用自动腹透机进行小容量和短时间的透析。当患者合并腹膜炎时,应避免行肾移植手术。

移植物失功后重新透析

对于患者和肾脏病专家来说,因肾移植后移植肾失功能而重新开始透析是一个困难的过程。首先患者在情感上难以接受,而且身体状况也会频繁出现各种问题。早期移植物失功的患者因为还没有享受到脱离透析带来的独立感和益处,所以相对容易接受再次透析。应尽快降低免疫抑制剂(尤其是激素)用量,同时患者应开始接受常规透析。早期失功的移植物通常需要手术切除,经常是因为想减少免疫抑制剂的用量。移植物失功能会对患者生存率带来不利影响早已成为共识。

移植多年后移植物失功的原因非常复杂。一旦移植肾失功,患者必须接受这一现实,因为与其承受氮质血症和免疫抑制的持续影响,不如重新接受透析治疗[4]。内科医师应当与患者进行沟通,在再次移植之前,探讨最适合的肾脏替代治疗模式。腹膜透析的时间也应当作为 EPS 的风险因素之一考虑在内,因为腹膜透析时间的长短与 EPS 的发生风险有一定的关系。如果移植物缓慢失功,应建议患者预先建立血管通路或是腹膜通路。

长期接受免疫抑制剂治疗的患者都会受到药物副作用的困扰,常见的症状包括骨质疏松、皮肤萎缩和恶变、高血压、高血糖和继发性甲状旁腺功能亢进。泼尼松虽然可以逐渐减量并停用,但是也需要在 3~4 个月

的时间内谨慎完成。即便如此,存在肾上腺功能减退风险的患者应当谨慎增加皮质类固醇的剂量,以预防相应的并发症。如果不确定肾上腺的功能,可以通过短时 Synacthen(促肾上腺皮质激素)刺激试验确保安全停用激素。

移植物失功患者的处理方法与 CKD4 期患者一样,包括容量、血压、心血管危险因素、血磷控制、肾性骨病以及肾性贫血管理,同时辅以适当的饮食控制[19]。

肾脏替代治疗模式和生存率

尽管肾移植术后患者的生存率远远高于维持性透析的患者,但是人们往往更愿意为年轻人提供肾移植的机会。例如,未经调整的 2009 年美国肾脏数据调查(USRDS)显示,每 1000 名患者中血液透析的死亡人数最多,为 197 人,腹膜透析死亡人数为 150 人,而移植术死亡人数为 33.3 人。与等待肾移植名单上接受维持性透析的患者相比,肾移植受者的生存率有明显优势。Wolfe 及其同事报道了肾移植受者的死亡率较等待肾移植的透析患者降低 48%~82%[34],随后的分析表明,透析时间为 6 个月的肾移植受者,5 年和 10 年的生存率分别为 78% 和 63%,而透析时间持续 2 年的肾移植受者 5 年和 10 年生存率有所下降,分别为 58% 和 28%[25]。

当然,在解释患者的生存率时也应当考虑不同透析模式带来的选择偏倚。例如,2010 年 USRDS 报道,肾移植受者采用肾脏替代治疗的 5 年调整后生存率为 73%,腹膜透析患者为 40%,血液透析患者为 34%。然而,目前对血液透析患者和腹膜透析患者的随机研究为数甚少,最大型的研究(NECOSADS)也没有发现标准透析模式之间存在显著区别[17]。家庭血液透析患者的生存率相对较高,这可能是由于这部分患者的自身状况相对良好,而且患者在这种模式下更加容易获得优质的透析治疗,例如可以灵活地增加透析频率和延长透析时间。

透析患者的生存率不仅取决于患者自身的因素,同时还会受到接受标准和移植率的影响。英国和其他国家更倾向于患有多种并发症的老年患者采取相对保守或姑息的治疗方法(非透析),这种趋势正在变得越来越明显。因此,未实施保守治疗方案的国家(例如,德国)提供的透析生存率数据存在差异。正如预期,年龄对生存率的影响最大,例如,英国肾脏病注册报道,18~

64 岁患者的 1 年和 5 年生存率分别为 85.9% 和 44.3%，而年龄大于 65 岁的患者 1 年和 10 年生存率降低至 64.2% 和 3.8%（http://www.renalreg.com/Reports/2010.html）。一些并发症，特别是糖尿病，会明显减少预期寿命。尽管透析技术和药物治疗有了很大的进步，但肾脏替代治疗患者的 5 年整体生存率仍介于卵巢癌和大肠癌患者的生存率之间。CKD 患者的肾脏替代治疗技术仍需要不断改进，同时加速心血管疾病的病因也应当得到控制。

生活质量

鉴于死亡率是硬终点，所以患者都想在了解自己预期寿命的基础上决定自己的治疗模式。遗憾的是，由于年龄等方面存在着诸多的差异，而且这些差异很难统一管理，因此对患者生活质量进行量化不切实际。能否回归社会进入职场可作为接受肾脏替代治疗患者生存质量的重要评判标准。从这一点来看，肾移植受者有着绝对的优势。毋庸置疑，肾移植受者术后即使出现一些轻微的并发症，但生存质量仍然远远优于身体状况良好的血液透析患者[10]。在开始透析之后，超过 50% 的患者会逐渐出现各种症状，包括疼痛、乏力、瘙痒和便秘。经过治疗后，某些症状可以得到缓解，如骨和关节痛、失眠、情绪低落、性功能障碍、麻木和恶心。

如果移植受者出现免疫抑制剂相关的主要并发症，则生存益处与单独行血液透析患者相比没有显著差异。ANZDATA 注册是系统性评价移植受者生活质量的少数体系之一。1998 年的报告表明，85% 肾移植受者能从事正常的社会和家庭生活，没有或仅有很轻微的不适主诉[9]，相比之下，仅有 44% 的透析患者能达到这一标准。但是，83% 的透析患者能做到生活自理，9% 的透析患者需要他人协助。然而，最近也有报道称两者之间没有显著差异，但是这一结果应该考虑到肾脏替代治疗接受标准的偏差[30]。

（李静 译　刘俊铎 校）

参考文献

1. Ashley C, Currie A, editors. The renal drug handbook. 3rd ed. Oxford: Radcliffe Publishing; 2009.
2. Black C, Sharma P, Scotland G, et al. Early referral strategies for management of people with markers of renal disease: a systematic review of the evidence of clinical effectiveness, cost-effectiveness and economic analysis. Health Technol Assess 2010;14(21):1–184.
3. Canada-USA (CANUSA) Peritoneal Dialysis Study Group. Adequacy of dialysis and nutrition in continuous peritoneal dialysis: association with clinical outcomes. J Am Soc Nephrol 1996;7:198.
4. Cattran DC, Fenton SS. Contemporary management of renal failure: outcome of the failed allograft recipient. Kidney Int 1993;41(Suppl.):S36.
5. Chan KE, Maddux FW, Tolkoff-Rubin N, et al. Early outcomes among those initiating chronic dialysis in the United States. Clin J Am Soc Nephrol 2011;6(11):2642–9.
6. Cheung AK, Rocco MV, Yan G, et al. Serum beta-2 microglobulin levels predict mortality in dialysis patients: results of the HEMO study. J Am Soc Nephrol 2006;17(2):546–55.
7. Chilcot J, Davenport A, Wellsted D, et al. An association between depressive symptoms and survival in incident dialysis patients. Nephrol Dial Transplant 2011;26(5):1628–34.
8. Cooper BA, Branley P, Bulfone L, et al. A randomized, controlled trial of early versus late initiation of dialysis. N Engl J Med 2010;363(7):609–19.
9. Disney APS, Russ GR, Walker R, et al., editors. ANZDATA registry report 1998. Adelaide, South Australia: Australia and New Zealand Dialysis and Transplant Registry; 1998.
10. Griva K, Stygall J, Ng JH, et al. Prospective changes in health-related quality of life and emotional outcomes in kidney transplantation over 6 years. J Transplant 2011;2011:671571.
11. Habib SM, Betjes MG, Fieren MW, et al. Management of encapsulating peritoneal sclerosis: a guideline on optimal and uniform treatment. Neth J Med 2011;69(11):500–7.
12. Hobbs H, Stevens P, Klebe B, et al. Referral patterns to renal services: what has changed in the past 4 years? Nephrol Dial Transplant 2009;24(11):3411–9.
13. Hossain MP, Palmer D, Goyder E, et al. Social deprivation and prevalence of chronic kidney disease in the UK: workload implications for primary care. QJM 2012;105(2):167–75.
14. Juutilainen A, Kastarinen H, Antikainen R, et al. Trends in estimated kidney function: the FINRISK surveys. Eur J Epidemiol 2012;27:305–13.
15. Kagoma YK, Weir MA, Iansavichus AV, et al. Impact of estimated GFR reporting on patients, clinicians, and health-care systems: a systematic review. Am J Kidney Dis 2011;57(4):592–601.
16. Klahr S, Levey AS, Beck GJ, et al. The effects of dietary protein restriction and blood-pressure control on the progression of chronic renal disease: modification of diet in Renal Disease Study Group. N Engl J Med 1994;330:877.
17. Korevaar JC, Feith GW, Dekker FW, et al. Effect of starting with hemodialysis compared with peritoneal dialysis in patients new on dialysis treatment: a randomized controlled trial. Kidney Int 2003;64(6):2222–8.
18. Levey AS, Atkins R, Coresh J, et al. Chronic kidney disease as a global public health problem: approaches and initiatives – a position statement from kidney disease improving global outcomes. Kidney Int 2007;72(3):247–59.
19. Levey AS, Coresh J. Chronic kidney disease. Lancet 2012;379(9811):165–80.
20. Levey AS, Eckardt KU, Tsukamoto Y, et al. Definition and classification of chronic kidney disease: a position statement from kidney disease: improving global outcomes (KDIGO). Kidney Int 2005;67(6):2089–100.
21. Li PK, Szeto CC, Piraino B, et al. Peritoneal dialysis-related infections recommendations: 2010 update. Perit Dial Int 2010;30(4):393–423.
22. Locatelli F, Altieri P, Andrulli S, et al. Hemofiltration and hemodiafiltration reduce intradialytic hypotension in ESRD. J Am Soc Nephrol 2010;21(10):1798–807.
23. Locatelli F, Martin-Malo A, Hannedouche T, et al. Effect of membrane permeability on survival of hemodialysis patients. J Am Soc Nephrol 2009;20(3):645–54.
24. Lowrie EG, Laird NM, Parker TF, et al. Effect of haemodialysis prescription on patient morbidity: report from the National Cooperative Dialysis Study. N Engl J Med 1981;305:1176.
25. Meier-Kriesche HU, Kaplan B. Waiting time on dialysis as the strongest modifiable risk factor for renal transplant outcomes: a paired donor kidney analysis. Transplantation 2002;74:1377–81.
26. Mikhail A, Srivastora R, Richardson R. Anaemia. Renal Association clinical guidelines 5th version 2010. Available online at: www.

clinical guidelines 5th version 2010. Available online at: www. renal.org/clinical/guidelinessection/AnaemiaInCKD.aspx.

27. Paniagua R, Amato D, Vonesh E, et al. Effects of increased peritoneal clearances on mortality rates in peritoneal dialysis: ADEMEX, a prospective, randomized, controlled trial. J Am Soc Nephrol 2002;13(5):1307–20.

28. Parker 3rd TF, Husni L, Huang W, et al. Survival of haemodialysis patients in the United States is improved with a greater quantity of dialysis. Am J Kidney Dis 1994;23:670–80.

29. Piraino B, Bernardini J, Brown E, et al. ISPD position statement on reducing the risks of peritoneal dialysis-related infections. Perit Dial Int 2011;31(6):614–30.

30. Sayin A, Mutluay R, Sindel S. Quality of life in hemodialysis, peritoneal dialysis, and transplantation patients. Transplant Proc 2007;39:3047–53.

31. Smart NA, Titus TT. Outcomes of early versus late nephrology referral in chronic kidney disease: a systematic review. Am J Med 2011;124(11):1073–80.

32. Srisawat N, Hoste EE, Kellum JA. Modern classification of acute kidney injury. Blood Purif 2010;29(3):300–7.

33. Vinsonneau C, Camus C, Combes A, et al. Continuous venovenous haemodiafiltration versus intermittent haemodialysis for acute renal failure in patients with multiple-organ dysfunction syndrome: a multicentre randomised trial. Lancet 2006;368(9533):379–85.

34. Wolfe RA, Ashby VB, Milford EL, et al. Comparison of mortality in all patients on dialysis, patients on dialysis awaiting transplantation, and recipients of a first cadaveric transplant [see comments]. N Engl J Med 1999;341:1725.

35. Woodrow G, Davies S. Peritoneal Dialysis Renal Association clinical guidelines 5th version 2010. Available online at: www. renal.org/clinical/guidelinessection/peritoneal.

36. Zou Z, Zhang HL, Roditi GH, et al. Nephrogenic systemic fibrosis: review of 370 biopsy-confirmed cases. JACC Cardiovasc Imaging 2011;4(11):1206–16.

第 4 章

肾移植受体

Jeremy R. Chapman

慢性肾脏病患者

在发达国家,大部分慢性肾脏病患者均会首先在医疗机构就诊,以便有计划地接受终末期肾脏病的治疗。但是,由于尿毒症起病隐匿,很多患者不能及时地发现和了解自己的病情,无法学习透析、移植及姑息治疗的相关知识,以及为自己制订未来的治疗计划。在肾功能下降的过程中,患者往往没有什么症状,这就导致许多患者忽视医生的警告,不能很好地遵守随诊,最终发展为高钾血症、酸中毒、意识障碍而被送往急诊室。内科医师的主要任务是让患者及其家属了解疾病的预后并为他们制订长远的计划,同时采取治疗措施并尽可能延缓慢性肾脏疾病的进展。比较理智、经济条件较好的患者往往会为终末期肾脏病的到来做好准备;相

反,受教育程度不高、对疾病较为恐惧和依从性较差的患者往往在危重状况下才会接受透析治疗,导致生存期缩短。

有准备、有计划接受治疗并且在透析之前接受活体移植的患者通常可以获得最佳的预后,这并不奇怪[19,69]。同样也很容易理解,提前接受活体肾移植的往往是那些社会经济状态较好的患者(图 4-1)[40]。多数患者需要在肾移植之前接受数周、数月甚至长达数年的血液透析或腹膜透析治疗。移植前透析治疗有一定的益处,尤其是对于那些长期受慢性肾脏病(CKD)折磨,身体状况很差的患者而言,同时也为一些患者家属提供了时间,以便他们了解提供活体供肾的意义。此外,一段时间的透析经历可以让患者更好地体会肾移植的重要性,增强患者接受肾移植手术的意愿和接受长期免疫抑制剂使用带来的负面影响。本章介绍了患者及其家

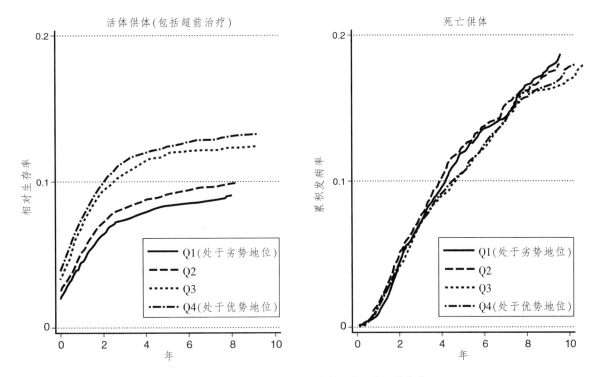

图 4-1 社会经济状况对澳大利亚活体和死亡供体移植的影响。Q，社会经济地位四分位数。(From Grace BS, Clayton PA, Cass A, et al. Transplantation rates for living- but not deceased-donor kidneys vary with socioeconomic status in Australia. Kidney Int 2013; 83: 138–145.)

属,甚至整个群体在肾移植之前需要了解的内容。

一般性概念

移植的适应证

原则上讲,患者只需要考虑一个简单的问题:与透析相比,移植是否存活期更长、生活质量更高?对多数患者来说答案是显而易见的,原因可能是时间上或经济上不允许长期透析(www.who.int/transplantation/knowledgebase/en),也可能是年龄的原因,年轻的患者更适合接受移植手术。对部分患者而言,答案可能不那么显而易见,比如难以获得捐献者的器官,或者是患有其他疾病,而且会因为手术或使用免疫抑制剂而加重病情。

对多数患者而言,生活质量可能是决定其抉择的最重要问题,对此,社会普通人群中并没有清晰的答案,而且很少有人针对透析和移植后的生活质量开展比较研究。从临床医生的视角来看,大部分患者移植成功以后的生活质量较透析期间明显改善,因此建议患者接受肾移植并不困难,但实际上评估生活质量的优劣需要考虑移植手术造成的死亡和移植肾失功发生率,以及因为免疫力低下、感染、恶性肿瘤等对患者生活质量造成的不良影响。移植团队习惯于以移植物存活质量来代替受体的生活质量[97],但实际上,患者个体希望对实际生活质量进行比较[76,115]。在多数透析资源不足的国家,几乎所有的患者都希望接受移植,因为移植是延续他们生命的唯一选择。所有这一切都是假定患者能够长期使用免疫抑制剂并得到专业的随访,二者缺一不可,否则,移植的"美好前景"就只能是"幻境"。让患者及其家属清楚接受肾移植是一个"终生承诺"而不是"一时的选择",这一点非常重要。患者的存活率与对随访的依从性关系密切,而后者与患者的期望值相关。移植被称为尿毒症的"治愈"手段,但实际上是一个长期复杂的"治愈"过程,需要在资深的医疗中心定期接受经验丰富的专家随访,同时终身使用昂贵的抗排斥药物。如果患者及其家属对医疗费用、随访频率、治疗依从性没有足够的认识,那么报道的统计学平均生存期也就变得不再适用。

移植手术的成功率取决于受体和供体双方面因素。由于美国有机会对所有进行移植等待名单的患者结局进行追踪,并且对移植患者和维持透析患者进行比较,因此,源自美国的数据可能是对接受移植的患者与继续维持透析患者最全面的比较研究[76,115]。结果显示,肾移植患者在术后前3个月死亡风险高于维持透析患者,在术后6~9个月,两者基本持平,此后情况发生反转,肾移植的存活率占据优势。相似的研究也证实,透析前行移植的患者比需要透析一段时间才能接受移植患者预后更好,而且透析时间越长,预后越差[19]。这种结论适用于接受"平均品质"的供体器官,需要强调的是,年轻受体采用配型良好的活体供肾获益尤为明显[75]。反之亦然,如果受体接受的是来自老年高血压死亡边缘供体的器官,其获益就大打折扣了[86]。对每一个等待死亡供体器官的尿毒症患者而言,到底是接受一个质量相对较差的供体器官尽早手术,还是不顾死亡风险增加继续接受透析直至等到质量更好的供体器官,是一个两难的选择(表4-1)。

肾移植取得成功的患者期望在年老去世时肾功能仍然保持良好。然而实际情况是,肾移植患者的寿命比年龄、性别匹配的无肾脏疾病的人群缩短,而且半数以上的患者在死亡以前移植肾脏功能已经丢失。对患者而言,死亡前移植肾衰竭就意味着失败,对社会而言,带肾死亡意味着移植肾功能的浪费,因为这部分肾功能原本可以让其他患者获益。

移植的适宜性

从供者和受者两个不同角度分析移植的适宜性,得到的结果可能会不一样,因此,对一个特定的移植手术来说,有关是否具有"适宜性"可能会得出不同的结论。为了说明这一问题,我们可以举一个例子,一位60多岁且无任何基础疾病的父亲或者母亲,是否适宜接受30岁儿子或者女儿的肾脏捐献。儿子或者女儿知道捐肾的短期风险很小,但对长期的风险可能不清楚,他们自己认为捐献是合适的。而父母的看法是,为了提高自己仅有数年的生活质量,而让后代承受哪怕轻微的奉献也是不值得的。与之相反,一位20岁的年轻人如果需要进行肾移植,接受其年迈父母的肾脏可能并不

合适,一方面年迈的供者捐献面临的风险较大,另一方面供者的年龄也会影响移植肾的远期预后。活体移植使我们有机会充分了解供受者的情况。移植中心有责任向供者和受者提供独立的医学建议,使他们有机会做出审慎的决定。

等待移植列表和死亡供体器官的分配

每一个国家(地区)都要为等待移植的患者制订死亡器官的分配体制。在大多数国家,全国性、区域性或者当地等待移植名单上的患者均可参与分配,尽管实际上有些地方因为死亡供体非常少,往往采用临时分配制度。积极等待移植的透析患者比例差异巨大,美国占24%,而英国占55%(http://www.organdonation.nhs.uk/ukt/statistics / transplant_activity_report / transplant_activity_report.asp)[71]。造成这种差异的原因不仅是年龄及合并症的门槛,也受到人口统计学、地域性的以及社会经济学的因素影响。公众往往最看重"公平分配",但实际上这是一个涉及医疗资源利用和公平性的复杂问题。医学专家们对患者治疗标准、是否应当考虑社会及生活方式、对治疗的理解和依从能力以及对预后的医学评估等内容远未达成一致。

关于移植等待患者列表各地发表了多个评估指南。2012年,Batabyal P等在这方面做了一个回顾[5]。各种评估指南旨在为临床医师提供一个客观、明确的患者评判标准。大多数的指南均是综合建议,但不同的指南在方法学上存在明显差异。基本上都会包括肾功能状况和合并症情况,多数涵盖了年龄、预期寿命、心理健康以及一些社会因素。肥胖不仅与外科手术难度有关,而且也与心血管并发症等相关患病率和死亡率有关,但相关建议往往基于专家意见而非实质性的研究证据。由于器官数量经常短缺,使得器官充分利用和公平性之间一直存在一定矛盾。在缺乏广泛认可的分配公式的情况下,多数指南试图提高器官分配过程的透明度,以便解决上述矛盾。

在建立了受者资料库后,我们需要一个计算器官分配的公式。公式中必须纳入医学相关内容,如血型、组织相容性、交叉配型,也要包括一些社会人口学标准,比如等待时间、供受者年龄匹配等[62,70,71]。多数发达国家都有器官分配的计算公式,医疗及社会代表会参与计算公式的确定,而且公式的合规性还要接受审计监督。如果没有这样的分配体系,就很难向社会证明器官分配的公平性、充分性和合理性。在某些国家就不可避免出现腐败行为。

表4-1　澳大利亚生存优势

年龄(岁)	透析生存率 (每100患者年)	移植生存率 (每100患者年)
<25	1.13(0.28~4.51)	0.30(0.13~0.67)
25~44	4.64(3.55~6.06)	0.43(0.29~0.63)
45~64	9.79(8.89~10.79)	1.46(1.22~1.74)
65~84	17.61(16.50~18.81)	3.00(2.30~3.91)
≥85	30.37(25.43~36.26)	—

Data courtesy of ANZDATA 2011: McDonald S, Hurst K, editors. Registry Report 2011. Adelaide, South Australia: Australia and New Zealand Dialysis and Transplant Registry.

咨询服务

患者需要知道什么

移植中心有责任根据患者的身体状况为其提供相关建议,并向其提供长期治疗方案选择的相关教育。在大多数国家,这种教育往往从透析的适应证、可行性、经济负担的综合评估出发。除了极少数无透析肾移植患者以外,大多数患者通过与其他已经透析的患者接触、透析咨询宣教等各种途径,最后结合自身经历,对透析给身体和精神上带来的影响都有了充分的了解。

移植中心必须将肾移植后的医疗风险告知所有希望接受肾移植的患者[52]。本章将详细介绍肾移植患者需要接受的医学评估,如表 4-2 所示。除了影响患者接受肾移植手术适宜性的技术问题以外,本章还描述了一些影响近期及远期预后的因素。在评估患者是否适合接受肾移植手术时,内科医师重点关注患者的心脏和肺脏功能,而外科医师的侧重点则是患者的血管和膀胱情况。外科医师需要讨论外科手术的并发症和手术风险,内科医师则关注术后使用的药物、长期预后及

表 4-2　受者和家属术前教育内容清单

1. 身体健康状况
   - 心、肺能否耐受手术
   - 肥胖的影响
   - 血管系统是否适合手术
   - 泌尿系统并发症
   - 肾病复发风险
2. 是否适合终身服用免疫抑制剂
   - 感染
   - 恶性肿瘤,尤其是皮肤癌
   - 心血管危险因素
3. 组织相容性及器官来源对预后的影响
4. 等待时间及死亡器官分配系统
5. 亲属活体器官捐献的可能性及对供者的影响
6. 经济花费,供者相关的风险以及手术过程,包括供者传播的传染病
7. 免疫抑制剂和抗感染药物的花费和风险
8. 长期的随访方案
9. 移植后短期、长期移植物衰竭及死亡的风险
10. 是否接受扩大标准的供肾
11. 患者的特殊问题,如糖尿病患者的胰腺移植问题,草酸盐肾病的肝肾联合移植问题

随访方案。在传统的医疗咨询中,让患者充分了解器官分配过程、肾脏特定供体的优势和劣势以及需要承受的经济负担等问题经常被忽略。大多数移植团队有专门的助理人员、社会工作者及药剂师提供术前培训课程。越来越多的网络和媒体也为患者提供了更多关于肾移植手术优势和不足的资讯(http://www.kidney.org/transplantation/, http://www.kidney.org.au, http://www.umm.edu/transplant/patient/index.html)。在移植方案的建议中,必须包括获取更好资源的指导以及对不良后果的警示。

知情同意

当然,如同所有的手术一样,肾移植术前也需要签署知情同意书。在一定程度上,移植中心借助这一匆忙签署的简要文书,期待患者个体接受肾移植手术的所有风险,包括供体可能会传播严重疾病、各种药物的副作用等。很多患者还会同时签署一连串研究计划的知情同意书,这些文书往往用严谨的措辞保护研究者、医院、医药企业,而不是患者。这些文书往往是在时间紧迫的情况下,如半夜,甚至是在电话告知的情况下签署的。当患者仓促进入麻醉准备时,他(她)难以清楚地了解知情同意书上所写的内容,也无法对内容提出任何异议。从法律角度来看,患者在即将手术的压力下签署的同意书不可靠,除非患者此前获得了充分的宣教和资讯。因此,在设计宣教方案时,移植中心应该意识到传统的"手术知情同意书"在法律上没有多大的保护作用。

潜在的活体供肾者需要知道什么

潜在的活体供肾者需要知道受体的结局以及供体手术的相关信息和风险,以便决定是否捐肾。

期望通过自己捐献的器官使受体受益的供者,有时候可能会大失所望。因此,捐献手术前必须正确地评估患者死亡及移植物失功的风险[54,55]。同样,也应该让活体供肾者知道,对受者来说,长期透析和等待尸体供肾也是选择之一。在移植手术等待人数众多、等待时间漫长的国家,活体供肾的优势更加凸显。在尸体供肾捐献率比较高的国家,活体供肾质量更好和存活时间更长的优势就不那么明显,尽管优势确实存在。

活体供肾的捐献者必须在与潜在受体无利益冲突的情况下签署知情同意书[24]。在关注和受者的血型、组织相容性的同时,也要关注交叉配型的结果。让受者充分了解肾移植的风险很有必要,因为尽管出现不良后果的机会很小,但是一旦出现可以避免无休止的纠缠

和诉讼。更为重要的是,有充分准备的供肾者在心理上能够更好地面对移植失败甚至是受者死亡的结果。

家庭成员需要知道什么

尽管指导低龄患者做出移植手术选择的宣教内容做了特殊的考虑,但对儿童患者来说,其家庭成员需要了解的内容(参见第39章),一般就被视为和患者本人一样。与其他疾病有所不同,成年移植患者的家属是"潜在"的供肾者,因此不应当仅仅作为患者情感上的旁观者或支持者。不同的移植中心对潜在供肾者采取不同的宣教方式,有的中心给所有家属发放资料包,有的中心在出现亲属活体供者后对其进行针对性的宣教。而在尸体供肾捐献率比较低的国家,宣教的重点集中在活体供肾方面,在家属和朋友中广泛传播这方面的资讯[96]。具体会传播到哪些亲属和朋友取决于患者本人愿意把自己的病情向哪些人公开。比如通过回答"您家里有哪些人有可能为您提供活体供肾?"就能看出家庭成员间微妙的关系状况。有些患者不愿意与家人讨论自己的病情,也有部分患者愿意通过别人将自己病情的严重性告知家人。

破坏患者、家属以及其他医疗参与者之间的信任和交流的源头往往是相关资讯的缺乏。因此,即便是较为疏远的亲属,也应该让他们认识到移植失败的可能性以及长期存活所伴随的药物的副作用和长期随访的重要性。

特殊的医疗健康问题

心脏(参见第30章)

在实施大手术之前,医师首先要考虑患者的心脏状况。在透析患者当中,尤其是糖尿病的透析患者,伴有有症状或无症状的缺血性心脏病的比例很高,因此需要认真仔细评估这部分患者的心脏状况[63]。目前的评估方法缺乏充分的证据支持,主要依赖当地的专家及其自身的观点进行评估。

临床医师应详细询问病史以及正确的体格检查(包括心电图),往往还需要采用心脏超声评估左室功能以及进行强化超声或心肌灌注检查以排除缺血性心脏病。尽管CKD是冠脉疾病的最强影响因子,但是仍然要评估肥胖、家族史、脂代谢、血压、吸烟史及糖尿病等危险因素[53]。不同移植中心对吸烟史的态度差别很大,

有的中心直接拒绝未戒烟的患者进行肾移植,也有的中心持相对开放的态度[20]。

有些移植中心要求患者在进入登记系统前必须接受冠脉造影检查。采取这种策略的理由是冠脉造影可以发现严重的冠脉疾病[29]。在这方面,仅在糖尿病透析患者中开展过比较手术和药物干预的随机临床研究,由于差别过于显著而提前终止了试验,非干预组也接受了手术或血管成形术治疗[65]。由于该研究的价值不高(仅仅评估了糖尿病的影响,而且当时的最佳疗法与目前的最佳疗法有所不同),同时缺乏其他随机研究,因此这一领域尚无定论,但是,糖尿病患者需要接受心脏的综合评估这一点已经得到了明确。

另一种相对温和的策略是在低危及无症状患者中采用无创检查,例如多巴胺负荷超声心动图[103]、强化核素扫描[18]以及CT冠脉造影[84]等,而在有症状或者有高危因素或筛查有问题的患者当中进行冠脉造影。当然,这也并不是万全之策,为了避免缺血性心脏病患者因术前漏诊而未采取相应的措施,各种筛查的阴性预测值也不容忽视。在筛查测试中检出轻微冠脉分支病变的患者也可以进行移植手术,术后有时会出现胸痛、肌钙蛋白升高,以及轻微的心血管状况不稳定。

对于左室功能正常、冠脉系统正常的患者,做出接受移植手术的决定并不困难。而对于明确存在心脏疾病的患者则不能轻易地做出决定,不仅要考虑移植带来的好处,也要考虑对心血管疾病带来的不利影响[52]。对这个问题的回答尚缺乏足够的循证医学证据,内科医师主要根据个人经验做出决定。

• 可以治疗的冠脉和瓣膜疾病都应该在术前而不是术后给予治疗,这不仅因为心脏病可增加手术的风险,还因为使用免疫抑制剂和有功能移植物会增加心脏病治疗的风险[64]。

• 如果冠脉或瓣膜疾病经过治疗后仍然有发生大面积心梗或左室功能不全的风险,进行肾移植手术是不明智的。心脏病是透析和移植患者术后最主要的死亡原因,而且很少有证据证明移植能够改善缺血性心脏病患者的预后[30]。对于充血性心衰患者,几乎没有证据表明尿毒症以及容量过负荷通过移植术得到纠正后,透析不充分的患者可以明显改善心脏功能[9]。

• 有严重不可逆性心功能不全的患者,如果年轻且其他健康状况尚好,还可以考虑在专业的移植中心接受心-肾联合移植[43]。

血管(参见第 28 章)

受者必须有一条动脉能够与供肾动脉行吻合术。在慢性肾脏病历时数年的进程中,患者的髂动脉往往会发生硬化,因此术前必须进行充分的评估。如果没有间歇性跛行,并且可扪及股动脉和足背动脉搏动,基本可以确定患者的血管可以满足移植的需要。而对于有高危血管疾病的潜在移植患者,需要通过超声扫描股动脉和颈动脉,预测患者在移植术中和术后发生外周血管病及脑血管时间的风险[82]。

对于已知存在外周血管疾病的患者,不仅仅看其是否具有术中可用的血管,还要评估预后。在多数发达国家中,大量的透析患者为老年糖尿病患者[109]。这些人群可能患有严重的外周血管疾病,只有很小一部分适合肾移植,原因是肥胖、心血管疾病等可导致手术死亡率升高,3~5 年存活率降低[116]。例如,在需要进行下肢血管扩张的透析患者当中,2/3 在 2 年内死亡,表明这部分患者的预后很差,只有很小一部分经过严格挑选的患者适合接受肾移植[28]。

有症状的脑血管疾病是移植评估的另一个问题。有短暂脑缺血发作史的患者需要检查是否存在心脏和颈动脉疾病,一旦确诊应采取有效的治疗措施,但并不是移植的禁忌证[25]。使用华法林抗凝的房颤患者可以先迅速地恢复凝血功能,然后在术后使用肝素抗凝,之后再恢复抗凝治疗(表 4-3)。因此,使用华法林并不是尸体肾移植的禁忌证。对于既往有完全性脑卒中或严重颈动脉疾病的患者,因为总体预后差,移植无益,往

往与严重心脏病和外周血管病患者划归为一类。临床上,术后往往使用双重抗血小板药物,比如阿司匹林联合潘生丁或氯吡格雷,这是一个需要考虑的重要因素,我们将在后续的凝血功能异常章节中展开讨论。

另一组需要重点关注的人群是成人多囊肾患者,尤其有脑部动脉瘤病史或家族史的患者[47]。这部分患者需要接受脑血管成像检查(如脑部 CT 或 MRI 血管造影)以排除动脉瘤。

呼吸系统

对准备移植的患者进行呼吸系统的评估主要出于两个目的:一是评估麻醉风险,二是长期使用免疫抑制剂后发生威胁生命的严重感染的风险。前者主要涉及吸烟史、急性可逆性和慢性阻塞性气道疾病。这方面与其他择期手术的麻醉评估并没有差别[49]。后一方面则要复杂得多,且大多是一个主观的过程。患者是否患有支气管扩张、结核、既往真菌感染史等有重要的价值,因为在免疫抑制状态下病情可能会迅速失控。对呼吸道病变及感染的频度及严重程度进行严谨评估有助于为支气管扩张患者接受移植提供更合理的建议。

应该对患者进行 X 线检查,以确定其是否患有活动性结核病[3]。一旦确诊,必须在移植前得到有效的控制。来自结核高度流行区的患者术后结核复燃的风险较高[100]。接触史、胸部 X 线检查发现钙化性病变、PPD 阳性等均提示既往感染史和患病风险。在免疫力低下的透析患者中,PPD 阴性并不能完全排除感染,可以用 γ 干扰素释放试验代替[56]。由于在移植后接种卡介苗不安全[50],因此建议对来自疫区的高危患者给予足剂量足疗程的抗结核治疗。在发达国家,可以术后预防性给予异烟肼 6 个月[94],但这方面的证据尚不充分[3]。

肝脏疾病(参见第 32 章)

乙型肝炎

对有乙型肝炎感染既往史或现病史的患者应该常规检测乙型肝炎表面抗原(HBsAg)、核心抗体和表面抗体。有些透析机构为了减少交叉感染,要求常规进行肝炎疫苗接种,即使患者在未产生透析需求之前注射疫苗更为有效[53]。因此,大多数接受移植评估患者均要接受乙型肝炎病毒接触史的筛查。

根据 20 世纪八九十年代的慢性乙型肝炎感染者的移植资料,表面抗原阳性患者的预后较差[31]。

肝脏的组织学信息对判断肾移植的预后具有重要

表 4-3　移植术前抗凝逆转策略

使用了华法林且需要在未来 8 小时内手术的患者,需采取以下方法:

1. 1 单位新鲜冰冻血浆(FFP)

2. 静注 5mg 维生素 K

3. 人凝血酶原复合物,剂量根据 INR 和患者体重调整
- INR 2~3.9: 25 单位/kg
- INR 4~5.9: 35 单位/kg
- INR >6.0: 50 单位/kg
- 人凝血酶原复合物 (1000 单位/支)—计算结果接近 1000 单位时

4. 术前检查凝血酶原时间(PT)/活化部分凝血酶时间(APTT),如果手术延迟,每隔 4~8 小时复查一次

5. 如果上述逆转措施后 8 小时以后才手术,不需要重复给 FFP,但需要复查 PT/APTT 以确认逆转的效果

的价值。慢性活动性病变或肝硬化的患者中远期预后相对较差[33]。韩国进行的一项研究显示，术后使用拉米夫定并不能改善患者预后，这一结果也在其他研究中得到了证实[89]。术后免疫抑制剂的选择可能会影响肝炎的进展，激素、硫唑嘌呤和环孢素均会导致慢性乙型肝炎病毒携带者病毒复燃[21]。乙型肝炎不是肾移植的禁忌证，但是，如果患者合并肝硬化，建议行肝肾联合移植[89]。现有资料显示，正在接受透析的 CKD 患者在需要行肝脏移植前接受肝肾联合移植能改善预后，而对于肝衰竭合并肝肾综合征或其他原因引起的急性肾衰竭的患者，现有的资料尚未给出有价值的建议[46]。

丙型肝炎

不同国家和地区的移植面临丙型肝炎的挑战有所不同。在 20 世纪 80 年代，重复使用透析器以及有输血史的患者丙型肝炎感染率相对较高。多数患者在感染丙型肝炎病毒后，最终发展为严重的肝病[69]。虽然并非不治之症，但肾衰竭和透析需求使丙型肝炎的治疗变得很复杂，因为透析患者对治疗药物的耐受力很差[23]。与 1 型丙型肝炎相比，2 型和 3 型丙型肝炎患者对治疗的反应较好。尽管基因型对移植后的预后没有影响，但仍建议尽量在开始透析前治疗丙型肝炎[83]。等待移植的患者应进行丙型肝炎抗体常规检查，如有可能，最好接受 HCV-RNA、病毒载量和基因型检测。多数移植中心将根据肝脏的病理检查结果来判断肝病的严重程度，病理上的进展期病变是肾移植的相对禁忌证。最近一项小样本研究显示，年龄和人血清白蛋白与预后相关，而病理上的肝硬化对预后的影响不具有统计学意义[88]。没有明显肝病的丙型肝炎感染者接受肾移植的预后优于维持透析的感染者[91]，但不及无丙型肝炎感染者。移植器官存在短缺，由此衍生出了一个问题：能否把 HCV 阳性供肾移植给 HCV 阳性患者，尤其是基因 1 型感染者。当然，早就已经明确的是，禁止将 HCV 阳性供肾移植给从未感染 HCV 或者虽然感染过但病毒已经清除（抗 HCV 抗体阳性但 HCV-RNA 阴性）的受者[92]。

其他肝病

潜在的肾移植受者可能罹患其他肝病，如酒精肝和多囊肾伴发的多囊肝、胆石症。肝功能常规和超声是简单易行的筛查方法。筛查中最常见的异常是肝脏脂肪浸润，患者往往并发糖尿病，但是，脂肪肝本身并不是肾移植的禁忌证。严重的肝病，无论病因如何，都将成为肾移植患者的手术障碍。对于确诊的胆石症患者，是否需要预防性切除胆囊目前存在不同的观点。迄今为止最大的一项研究不支持切除[42]，但也有研究支持患者移植前接受常规筛查，如果发现胆结石就手术切除[101]。

传染病（参见第 31 章）

疫苗接种策略

在大多数国家中，常见传染病的社区预防措施就是在儿童中常规接种麻疹、腮腺炎、脊髓灰质炎、风疹、白喉、破伤风、百日咳、流感嗜血杆菌 B 和水痘–带状疱疹疫苗，最近，人类乳头状瘤病毒疫苗也被添加到预防接种的名单当中。虽然肺炎球菌和乙型肝炎疫苗的接种计划已经广泛实施，但远未普及。在儿童人群中，确保儿科肾衰竭患者及时地接种疫苗具有尤其重要的意义[36,93]。在成年人中，了解每位患者的疫苗接种史并尽快地弥补缺陷也很重要，因为在透析人群对疫苗接种的反应性往往降低[59]。

移植术后患者接种疫苗是一件危险的事情，因为患者术后使用预防同种异体移植排斥药物，导致不能对病毒抗原产生抗体应答，患者既不能接种活疫苗，也可能因抗原疫苗被杀灭而导致接种失败。例如，霉酚酸酯能够在疫苗接种后阻止抗体产生[104]。移植后绝对禁止使用活疫苗。最著名的一个例子就是在南美洲旅行者接种黄热病疫苗以及减毒水痘疫苗，结果在移植受体中引发了危及生命的播散性痘病毒感染。

人类免疫缺陷病毒

过去，人类免疫缺陷病毒（HIV）一直是移植手术的禁忌证，直到近年来，随着抗反转录病毒治疗的面世，才给该患者群体带来了转机。20 世纪 80 年代，移植前感染的患者或通过器官捐赠无意中感染病毒的患者，在检出 HIV 感染后未经治疗即出现免疫抑制状态[98]。但是，许多 HIV 阳性患者管理中心已经建立了 HIV 阳性患者移植后的专业管理体系，并取得了良好的效果[79,90,107]。目前的通用做法是使用核苷酸抗原试验检测受体和供体的 HIV 抗体和抗原，根据 CD4 计数是否高于每毫升 200 个细胞，以及高效抗反转录病毒疗法的可用性和当地移植中心的专业治疗体系，做出阳性受体是否适合移植的决定。有趣的是，在南非，由于当地 HIV 感染发病率居高不下，导致 HIV 感染患者不得不使用 HIV 阳性供体。

其他病毒感染——CMV、EBV、HHV6/7、HHV8

由于这些病毒对移植患者术后的健康状况有影响，因此了解受体中所有疱疹病毒的状态变得越来越重要。

巨细胞病毒（CMV）的预防药物对人类疱疹病毒（HHV）6 型和 7 型感染也有效，临床医师通常基于对供体和受体 CMV 血清学状态的了解使用这些预防药物。将 Epstein-Barr 病毒（EBV）阳性器官移植到 EBV 阴性受体中会增加移植后活动性 EBV 感染的风险以及移植后淋巴组织增生性疾病的发病率。因此，应检测患者体内每种疱疹病毒的抗体状态。CMV 的移植学会指南为理解替代检验和治疗方案提供了有用的依据[58]。

牙科

评估移植受体的传统方法包括在接受移植之前确保充分地注意牙齿卫生和进行牙齿检查。毫无疑问，牙龈肥大是高剂量环孢素产生的副作用，特别是当与硝苯地平联合使用时，牙齿感染可能会在移植术后引发问题。使用他克莫司和替代抗高血压药可以改善这种情况。但是，当牙齿问题导致的移植风险足以超过继续透析的风险时，患者需要谨慎考虑使用上述药物，即使通过预防性应用抗生素来减少细菌性心内膜炎具有相当重要的意义。

其他感染——梅毒、圆线虫、弓形虫和锥虫

移植中心必须关注一些特殊感染的风险，包括地方病和某些地域性的流行性疾病，以便正确地评估移植受者术后的感染风险[67]。例如，查加斯病（Chagas disease）是锥虫所致的感染性疾病。该病流行于中美洲和南美洲，可以经供体传播。在免疫抑制状态下会出现病原体的激活，应进行血清学检查或血 PCR 监测并及时治疗[92]。

已经有移植患者术后出现梅毒、类圆线虫病、弓形虫病等机会致病体感染的报道。全球多数移植中心都需要提高对上述病原体的警觉，在诊断时应及早考虑到感染的可能性，而不是针对这些病原体制订特殊的措施。多数中心已经常规地开展梅毒血清学检查，但是对大多数发达国家提供的受体并未规定必须开展此项检查。嗜酸性粒细胞计数是一项重要的检查指标，当嗜酸性粒细胞计数出现升高的时候，应该怀疑某些特殊病原体感染的可能性。

恶性肿瘤（参见第 35 章）

已经明确，CKD 患者的恶性肿瘤发病率升高，尤其是在肾移植术后。其原因是患者在免疫抑制状态下，其免疫系统对肿瘤细胞的"监控"功能受损，同时在免疫抑制状态下感染的病毒可能具有致癌性，后者也许更为重要[110]。对这一问题的认识可能使得一些曾患肿瘤的患者因为担心免疫抑制剂的使用会导致肿瘤的复发而不愿意接受移植手术。

来自澳洲的资料对这个说法提出了质疑。首先，CKD 患者和透析患者的多个肿瘤发病率均呈上升趋势，而不仅是在移植术后[111]。第二，发病率的增加也仅限于部分肿瘤，如皮肤癌、唇癌、泌尿系统肿瘤以及某些怀疑或明确与病毒感染相关的肿瘤。这就意味着应该根据移植后发病率是否比透析期间升高来区别对待不同类型的肿瘤。

针对不同的肿瘤特征，建议在明确诊断和根治后的 2~5 年内不接受移植手术。多数指南要求术前应仔细筛查受体的肿瘤[5]。遗憾的是，这一原则性要求，虽然实施起来似乎不难，但并未考虑到不同肿瘤之间的生物学差异，特别是在复发风险上的差异。表 4-4 列举了在透析和移植后一些肿瘤发病率的变化，可供医师和患者慎重权衡是否进行移植时参考使用。例如，可采用 T 细胞免疫治疗的黑色素瘤，其发病率在移植术后显著上升。在普通患者容易复发和转移。经过长期无瘤间隔后在移植术后复发的黑色素瘤病例已有报道，因此必须慎重对待此类患者。另一方面，乳腺肿瘤和前列腺肿瘤在透析和移植患者中的发病率并无明显增加，但转移的可能性有所增加，为了避免术后短时间内遭受转移瘤的打击，强烈建议术前至少观察患者 2 年，具体时间可因各种肿瘤的转移风险而异。

透析和移植患者常见的肿瘤也是普通人群常见的肿瘤。因此，临床上重点关注的应当是常见肿瘤，而不是罕见的肿瘤，例如卡波西肉瘤，尽管肾移植术后的发病率较普通人群显著上升。根据澳洲的资料，常见的肿瘤包括肾脏肿瘤、膀胱肿瘤、结肠肿瘤、肺肿瘤、黑色素瘤、乳腺肿瘤和前列腺肿瘤（表 4-4）。对于准备移植的透析患者，其肿瘤筛查并无特殊的临床指南，但至少应确保覆盖普通人群中的子宫肿瘤、乳腺肿瘤和肠道肿瘤等筛查项目。

表4-4 有肿瘤史患者建议术前无瘤观察期

部位(ICD-10编码)	无瘤期
CKD-相关肿瘤	
肾脏(C64)	>2年
肾盂(C65)	>2年
输尿管(C66)	>2年
膀胱(C67)	>2年
其他泌尿器官(C68)	>2年
非CKD-相关肿瘤	
皮肤非黑色素瘤	局部治疗
唇(C00)	局部治疗
舌(C01~C02)	>2年
口腔(C03~C06)	>2年
唾液腺(C07~C08)	>2年
食管(C15)	>2年
胃(C16)	>2年
小肠(C17)	>2年
结肠(C18)	>2年
直肠(C19~C20)	>2年
肛门(C21)	>2年
肝脏(C22)	如果不肝移植为禁忌证
胆囊(C23~C24)	>2年
胰腺(C25)	>2年
咽喉(C23~C24)	>2年
气管、支气管、肺(C33~C34)	>2年
黑色素瘤(C43)	>5年——评估转移风险
间皮瘤(C45)	>2年
卡波西肉瘤(C46)	>2年——使用TORi免疫抑制剂
结缔组织和其他软组织 (C47~C49)	>2年
乳腺(C50)	>5年
外阴(C51)	>2年
子宫颈(C53)	>2年
子宫体(C54)	>2年
卵巢(C56)	>2年
阴茎(C60)	>2年
前列腺(C61)	>2年
睾丸(C62)	>2年
眼(C69)	>2年
脑(C71)	>2年
甲状腺(C73)	>2年
霍奇金病(C81)	>5年
非霍奇金淋巴瘤(C82~C85)	>5年
白血病(C91~C95)	>5年

CKD,慢性肾病;TORi,西罗莫司抑制剂的靶标。

考虑移植之前的病程=如果研究证实了该癌症可以被治愈,再考虑移植时个体癌症明显治愈成功之后的时期。另请注意个体癌症的评述。

尽管无病生存期超过了此处建议的周期,但仍然有癌症复发的记录。必须对每个患者进行单独评估,并且这些间隔对患者个体而言可能过长或过短(参考文献110中的数据)。

多发性骨髓瘤需要具体考虑先前的骨髓移植。

心理疾病和药物成瘾

移植术后的依从性及对移植后心理应激的反应都是移植团队在评估受者时要考虑的首要问题。对医嘱和随访的依从性差是造成移植物失功最令人苦恼和担心的原因之一,要避免出现这种情况就要在移植前了解受者,并针对依从性不好的患者制订相应的方案[15]。虽然,多数依从性差的患者并无心理疾病,但是可以这样说,有心理疾病的患者常存在依从性差的问题。

至少有两个重要原因促使我们仔细地评估受者的心理状态:第一,患者对移植程序的理解能力和认可度;第二,移植后患者精神疾病的影响。为了确保特定个体的知情同意能力,需要对患者进行正式的心理学测试和心理评估。乙醇和药物成瘾会带来一系列实际的、医疗上的以及伦理学方面和情感上的问题,因此,也必须开展仔细评估。很多移植中心要求受者进入移植登记前必须戒断药物依赖,但在实际操作上却难以确认和监督。

骨骼

肾性骨病以及钙磷等指标的控制情况都是移植后骨病及血管病变的重要指标[78]。对于儿童患者,还需要考虑移植术后身体发育的潜力以及尿毒症和使用皮质类固醇的相关影响。

在过去数年,已有多种肾性骨病的疗法投入使用,因此,患者行移植手术时的甲状旁腺功能亢进病情已经变得无足轻重[87]。应当尽可能控制钙磷水平,从而减少甲状旁腺功能亢进、骨营养不良和血管钙化的发生。

胃肠道

过去,患者在移植术后使用大剂量皮质类固醇时,并未常规服用 H_2 受体阻断剂或近年来出现的新型质子泵抑制剂,结果引发消化性溃疡穿孔,曾经导致大量移植受者死亡。现在,未经治疗的幽门螺杆菌/消化溃疡的发生率很低，多数移植中心采用低剂量激素或同时联合应用质子泵抑制剂(如奥美拉唑)预防消化性溃疡的发生，尽管这些药物可能会对免疫抑制剂的吸收产生一定的影响[32]。胃食管反流、吸收不良综合征、乳糜泄、憩室炎和胆石症也有可能出现。尽管常规筛查消化性溃疡和胆石症的意义难以评判，但二者无疑均是临床上常见的疾病。

糖尿病

对 1 型和 2 型糖尿病应予以区别对待。一直以来，糖尿病患者的移植率起伏不定。患者的死亡率、胰肾联合移植技术的发展和进步、糖尿病肾病患者的合并症发生率等因素的影响，使得不同年代、不同移植中心的糖尿病肾病移植的比例出现较大的波动[82]。

1 型糖尿病

对于 1 型糖尿病(T1DM)患者而言，首先要决定是否做胰肾联合移植(SPK)。如果所在国家有经验丰富的移植专家，亲属活体肾移植(LD)和 SPK 是两个可以最大限度改善患者生存率的选择(图 4-2)。SPK 受者往往有较为严格的年龄要求，而且几乎所有移植中心都要求患者术前行侵入性心脏检查。对于近半数肾衰竭终末期的 T1DM 患者而言，SPK 相较于活体供肾移植更加实际[117]。与单纯肾移植相比，SPK 更注重血管条件和术中心脏风险。这一过程也对外科医师和患者提出更高的要求，手术历时长，有胰腺外分泌功能渗漏的风险，早期采取引流到膀胱，现在倾向于引流到肠道。术后恢复时间较长，因为肠道手术可能导致肠梗阻。此外，与单纯肾移植相比，SPK 需要提高免疫抑制强度。针对这些问题，患者只有在不使用外源胰岛素的情况下，可以较单纯 DCD 肾移植更好地控制血糖、减少糖尿病的长期并发症和延长生存期时，方可接受胰肾联合移植(SPK)[117]。

本章未涵盖有关 SPK 移植的更多信息。但是，毫无疑问，对一个没有合适体供肾或伴有严重继发性并发症的适合移植的 T1DM 患者而言，SPK 是一个不错的选择[44]。至于在单纯肾移植之前、之后或期间的胰岛移植问题，目前尚缺乏全球范围内多中心、大样本的临床研究证据支持。某些移植中心获得的数据虽然令人振奋，但是依然没有足够的证据支持在大范围内推广胰岛移植[38]。

2 型糖尿病

在 2 型糖尿病(T2DM)并发展为终末期肾病(ESRD)的患者中进行移植，对内外科医师而言均是一项挑战，因为 2 型糖尿病目前在发达国家和发展中国家的发病率呈暴发性增长，而且往往伴随着高龄、肥胖和心脑血管并发症。这种疾病不管是对患者还是医师都显得"诡秘"：因为罹患肾病同时往往也会出现神经病变，不但导致低估症状的严重性，特别是缺血性心肌病，同时也加剧了外周血管疾病并发症。由于受到年龄、肥胖和并发症的限制，只有小部分 2 型糖尿病患者适合移植手术。对少数可能适合移植的患者，各个移植中心应该制订针对性的心脏及血管评估方案，其中有少部分患者也许可以进行 SPK，但这在 2 型糖尿病中并未受到广泛认可[114]。

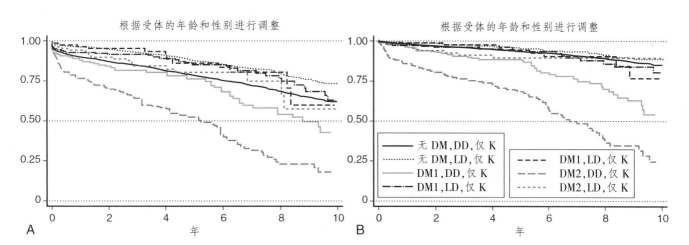

图 4-2　肾移植的结果取决于糖尿病状态、肾脏类型和是否存在胰腺联合移植。(A)肾移植存活率。(B)患者存活率。DM，糖尿病；DM1，1 型糖尿病；DM2，2 型糖尿病；LD，活体移植；DD，死亡供体移植；K，肾脏单独移植；SPK，胰腺-肾联合移植。(Data courtesy of Australian National Pancreas Transplant Registry Report 2012. Sydney, Australia: ANPTR.)

肾脏疾病

尽管少数肾脏病移植不易成功,但是透析和移植患者的肾脏病疾病谱较为相似。ADPKD 患者的肾脏体积过大可能影响肾移植手术。原发性高草酸盐血症术后会很快出现草酸盐在移植肾脏内的沉积。Goodpasture 综合征患者体内存在的抗基底膜抗体可能迅速导致移植肾衰竭。除此之外,其他肾病并不会成为肾移植的绝对禁忌。

澳洲透析患者和移植患者肾衰竭的原发病分布如表 4-5 所示。不同病因的肾病患者接受肾移植比例呈偏态分布,需要注意的是,2 型糖尿病的比例偏低。

复发性肾脏疾病(参见第 26 章)

肾小球肾炎。肾小球肾炎复发与局灶性节段性肾小球硬化症 (FSGS)、IgA 肾病及其他免疫介导的疾病一样,是肾移植中需要常规关注的问题。很重要的一点是要把复发的风险和导致移植肾失功的风险区分开来。很多时候,尽管存在复发的风险,但很少因此成为肾移植的禁忌。ANZDATA 数据分析显示,10 年后肾脏病复发导致移植物失功是急性排斥反应的 2 倍,但是只有慢性移植肾肾病和带肾死亡风险的一半[10]。近年来,有多项研究对不同原发肾脏病术后复发的风险进行了探讨[10,13,52,57,68,95],表 4-6 对各个文献报道的肾病复发和移植物失功的风险进行了概括。

局灶性节段性肾小球硬化症(FSGS)。原发性 FSGS 的复发是移植团队必须面对的一个难题。FSGS 复发的风险因素包括:年轻的受者、从起病到 ESRD 的

表 4-5 2010 年澳大利亚接受治疗的终末期肾脏病患者和肾移植患者肾脏原发病的分布

诊断	透析患者(%)	移植受者(%)
肾小球肾炎	22	46
止痛剂肾病	2	1
多囊肾	7	13
反流性肾病	3	6
高血压肾病	14	6
糖尿病	35	12
混合性肾病	12	2
未知病因	6	4

Data courtesy of ANZDATA 2011: McDonald S, Hurst K, editors. Registry Report 2011. Adelaide, South Australia: Australia and New Zealand Dialysis and Transplant Registry.

表 4-6 肾移植术后原发病复发和导致移植肾失功的风险

原发病	复发风险(%)	10 年后失功风险(%)
肾小球肾炎		
局灶性节段性肾小球硬化	20~30	8~15
IgA 肾病	40~50	5~15
过敏性紫癜	10~20	5~10
MPGN Ⅰ 型	20~30	10~15
MPGN Ⅱ 型	80~90	5~10
膜性肾病	10~20	10~25
溶血尿毒综合征	10~30	10~15
ANCA 阳性血管炎	10~15	5
寡免疫复合物肾病	10~20	5~10
Goodpasture 综合征(抗体阳性)	100	80
系统性红斑狼疮	1	1
代谢性或其他疾病		
糖尿病肾病	100	低
淀粉样变	30	低
草酸盐肾病	90~100	80
胱氨酸病	0	0
Fabry 病	100	0
Alport 综合征 *	3~4	2
轻链病	10~25	10~30
原发性混合型冷球蛋白血症	50	40
硬皮病	20	5~10

ANCA,抗中性粒细胞胞浆抗体。

* 重新合成抗肾小球基底膜抗体的风险介导了 Goodpasture 综合征。

病程短、病理性系膜增生等,亲属供肾可能也面临更高的复发风险[73,106]。首次移植后复发而失功者,第二次移植复发率非常高,因此有人质疑这种情况下再次移植的合理性。这种疾病可能由循环血浆中的某种因子所导致,尽管抗体与新近发现的 suPAR 可溶性受体之间的确切关系并不清晰[112],但也可能只是抗基底膜足细胞的抗体。基于上述原因,人们采取了一系列针对性的举措,包括皮质类固醇、血浆置换、环孢素、IV-Ig、利妥昔单抗等的不同组合[13]。如参考文献 13 所述,尽管尚缺乏随机对照的研究证据,但是这些治疗措施还是被认为是合理的。

IgA 肾病(IgAN)。在多数国家,IgAN 是一种常见病,在 ESRD 患者中占很高的比例。术后复发率很高,尤其当移植后肾活检采用肾小球内的 IgA 沉积作为诊断手段时[7]。IgAN 被视为最易复发的肾病之一,但是它通常会延缓肾功能受损以及移植物丢失[73]。亲属肾

移植复发更常见，但是术后早、中期的复发并不会影响移植肾的存活率，因而，不会对亲属活体供肾的使用造成限制。然而，如果术后采用无激素的免疫抑制方案可能会增加复发的机会[17]。在评估家族内供者的时候，必须意识到 IgAN 可能是一种家族性疾病，供者可能也被累及。

过敏性紫癜(HSP)。HSP 是一种主要见于儿童的疾病。根据既往报道，移植后复发率及失功率均较高[77]。最近一个来自 6 个移植中心 43 例患者 10 年的随访研究对这种说法提出了质疑，该研究结果显示 10 年复发率为 11.5%，失功率为 7.5%[51]。目前普遍认为应当在疾病的静止期而不是活动期行肾移植，但并没有充分的研究数据支持这一观点。

膜性肾病。膜性肾病可能是肾移植后的新发或复发性疾病。越来越多的证据表明，新发的膜性肾病可能与慢性同种免疫抗体介导的排斥反应相关，在大部分复发的膜性肾病患者体内也发现了抗磷脂酶 A_2 受体抗体[22]。

系膜毛细血管增生性肾小球肾炎(MPGN)。1 型、2 型、3 型免疫介导 MPGN 移植后的复发率高[2,13]。最近有证据表明 3 型 MPGN 的复发可以采用依库丽单抗治疗，否则病情复发将导致移植肾失功风险增加[72]。

抗肾小球基底膜肾病。早前曾有报道，当循环中存在抗体时行肾移植，移植肾会发生抗 GBM 肾病，因而建议等到循环中抗体消失后再行肾移植[12,13]。近年来，关于移植后疾病复发的报道不多，因此应该把移植前确保循环中没有抗 GBM 抗体作为基本前提。

作为基本医学常识，Goodpasture 综合征患者由于存在异常的基底膜抗原，体内可能产生针对移植肾正常基底膜的抗体，因而，在少数情况下可能出现抗同种异体基底膜抗体的肾病[39]。

复发性血管炎。在 127 例被认为 ANCA 导致的新月性肾炎复发性病例中，移植后的复发率为 17%，但是与 ANCA 无关[80]。最近的一项报道中，复发率更是低至 0.2% 患者年[34]。据此，这类患者可能并不需要等到血中 ANCA 消失再行移植，但是有资料显示控制活动性血管炎后再移植可以改善患者的预后。传统上，临床使用环磷酰胺治疗复发性血管炎，最近则改用利妥昔单抗[35,85]。

遗传性肾病。原发性草酸盐肾病的复发率很高，现在一般提倡行肝肾联合移植，同时纠正代谢异常。

依赖透析的患者长期大剂量服用维生素 C 可能会出现这种情况，导致全身继发性草酸盐沉积，出现假性痛风。

Fabry 病和胱氨酸病都是先天性酶缺乏导致鞘糖脂和胱氨酸蓄积引发的肾脏疾病，前者在移植后导致肾病复发，而后者只是引起胱氨酸在肾外蓄积。但是，两者均可以通过重组 α-半乳糖苷酶和口服半胱氨酸类似物预防复发[61,66]。

结节性硬化症，尽管不是复发性疾病，但是长时间存在可能会导致自体肾发生肾细胞癌的风险升高，可采取自体肾切除或者定期 CT 检查。mTOR 抑制剂用于治疗结节性硬化症引发的血管平滑肌脂肪瘤，因此可作为术后免疫抑制剂的选择[45]。

泌尿生殖系统的异常 (参见第 12 章)

膀胱。术前准确判断有无膀胱功能异常具有十分重要的意义，有的患者症状明显，有的比较隐匿。对于有膀胱功能异常三联征、先天性梗阻性肾病、脊椎裂、糖尿病的患者，通过仔细的病史询问和尿流动力学检查，不难发现其膀胱功能的异常。而其他一些病例则比较隐匿，例如长期透析无尿患者的前列腺肥大、膀胱容量过小（因为多年透析无尿的状态）。现在不再流行膀胱再造，一方面是因为外科手术并发症较多，另一方面用肠道再造膀胱远期肿瘤发病率高。因此，对多数膀胱功能不良的患者来说，自行导尿是比腹部手术更为简单和安全的方法[11]。

反流性肾病。在肾移植前，复发性尿路感染及反流性肾病引起威胁生命的败血症甚为罕见，但是在肾移植术后的病例报道却屡见不鲜，在抗生素无效的情况下可选择双肾切除来降低这一风险。尽管预防性使用抗生素，但移植后复发性败血症仍然较为常见，并可能对移植物甚至患者生命构成威胁。所以，对少数患者来说，双侧肾切除可能是一个相对安全的选择。

多囊肾。肾移植术前必须评估多囊肾的大小，评估者最好是移植手术医师。CT 可以为外科医师提供类似于患者在手术台上平卧的解剖视图，但却不能提供患者站立时的空间视图。单侧肾切除可能需要在透析开始后以及肾移植术之前进行。但是，自体多囊肾切除后留下的空隙可能远大于移植肾所需的空间，因此在透析治疗 4 周之前不应当进行切除术。

凝血异常

对于移植术中出血、术后移植物及其他大血管血栓形成的风险需要仔细地进行预估,一旦出现需及时处置。目前,可以通过一系列筛选实验(表4-7)较好地预测凝血功能的异常和血栓形成的风险。对于被认为可能有血栓风险的患者在移植后立即开始使用肝素似乎可以减少血栓的风险[13]。

通过病史及用药情况确定患者的出血风险并不困难,医源性出血远比先天性凝血功能异常(如血友病)常见,尤其是在预防房颤及支架植入术后需要长期抗凝的患者当中[11]。每一个移植团队都需要制订一套快速纠正抗凝效果的预案,通常采用小剂量维生素K,加上联合输注新鲜冰冻血浆(表4-3)。对于有心脏或透析瘘支架的患者双重抗血小板抗凝可能导致术后出血,特别是合并术后预防性使用肝素时。

肥胖

近年来,多个大型病例分析结果显示,身体质量指数(BMI)升高不会增加患者死亡率或者移植物失功的风险,但是会增加移植后新发糖尿病的机会[1,108]。腹部脂肪过厚对外科医师而言是一个挑战,如果处理不当会增加伤口感染和引发其他问题。现有资料表明,BMI偏低更值得关注,因为营养不良者的死亡率

表4-7　血栓和凝血异常的危险因素
药物
双重抗血小板治疗
阿司匹林
华法林
肝素
低分子肝素
凝血
血栓病史
凝血检查:PT,APTT
V因子、蛋白C、蛋白S、抗凝血酶Ⅲ缺乏
抗磷脂抗体
全血细胞计数,红细胞增多症
止血
服药史(华法林、阿司匹林、氯吡格雷、潘生丁)
出血用药史
肝脏疾病用药史
凝血实验:皮肤出血时间、APTT、先天性因子缺乏

更高。在移植手术开始之前,内科医师和患者需要共同努力,既要降低肥胖者的体重,也要增加营养不良者的体重。对腹膜透析患者而言,减轻体重更加困难,因为患者会从腹透液摄入额外的碳水化合物,改为血液透析也许是唯一的选择。对移植手术的期待也许能成为患者改变生活方式的动力。

心理因素

吸烟会在术前、术中、术后给患者带来严重的心血管和肺部风险,因此,所有移植机构都强烈建议患者不要吸烟[8]。对于仍在吸烟的患者是否适合进行肾移植目前没有定论。众多的法律和专业技术人员一直在争论是否应该把稀缺的肾脏提供给仍然在用吸烟自我伤害的人士。

药物滥用是肾移植中较为隐蔽的重要危险因素。降低患者对药物的依赖性非常重要[90],在患者进入移植等待名单前必须评估其依从性、病毒性肝炎及HIV感染的状况。在手术准备过程中必须对药物依赖者进行心理状态评估并进行治疗。家庭成员对这样的患者往往最为反感,不会提供亲属活体供肾,因此,这些患者只能等待死亡供肾(DCD)。有的中心要求患者提供6个月的戒断证明文件和术后的依从性评估,以决定其是否适合进入移植等待登记,但是这个评估本身就非常复杂。

乙醇依赖带来与药物成瘾相似的挑战。酗酒可能被故意隐瞒,需要病史采集者通过质疑和询问的方式进行调查,同时要了解酗酒对患者肝脏及其心理上的影响。移植后对随访的依从性和信任度是影响患者及移植物预后的重要因素。

医师需要对有精神疾病的患者进行专业的评估和治疗,同时还要了解他们对移植的知情同意能力。少数患者出现肾衰竭的原因是治疗双相抑郁症时服用锂剂,另有部分精神疾病患者也会发展成肾衰竭。对患者签署肾移植知情同意书的能力必须进行独立的心理学评估,同时确保患者在肾移植前后能接受最好的心理治疗[26]。

致敏和输血的问题(参见第10章和第24章)

充分掌握患者抗HLA抗体情况以及供、受者HLA分型是成功移植成功的基础。这部分内部不在本章赘述。

既往移植史

既往移植的历史会给下一次移植增添显性的和隐性的障碍,这些都是移植时必须考虑在内的因素。

二次移植的成功率低于首次移植,而且需要详细评估受者的免疫学状态。在大多数国家,越来越多的患者发生移植物失功,也有部分患者原来是接受其他器官的移植,因为药物的肾毒性或其他原因导致肾衰竭而需要移植[105]。

有时,临床医师也难以做出二次肾移植的决定。如果患者因为依从性不好丧失了第一个移植肾,就可能还会因为同样的原因毁掉下一个宝贵的肾脏,当然,随着患者年龄的增长、心智的成熟以及既往的经历,也许会在第二次移植后成为依从性良好的典范?在评估适宜性时,二次移植应当像初次一样严格,尤其需要注意有移植经历的患者相较于维持性透析患者在感染、肿瘤、心血管事件等方面面临着更大的风险。

在如何处理失功的肾脏这个问题上经历了观念和实践的演变[6,27],越来越多的证据支持早期肾切除[4,102]。早期肾切除是一个风险相对较低的手术,可以消除外来抗原的持续刺激,停用免疫抑制剂不至于导致排斥反应发生。只有在早期急性移植物失功而非慢性移植物失功时才适合行肾切除。

移植前准备

进入和保留在等待死亡供肾的名单中

本节重点介绍等待移植患者所需要进行的评估、筛选和术前准备。表 4-8 列举了每一位患者都必须接受的检查项目。候选患者需要做组织相容性监测,然后进入等待移植登记。初次检查后可能需要等待多年才有机会手术,期间患者还需间断接受重新检测。服从移植等待列表的要求,尤其是提供即时血样进行交叉配型试验,可能有助于判断患者移植的意愿和积极性。多数移植中心保留筛查致敏患者的血清学检测方案,一方面有助于预测手术机会,另一方面力求获得更好的供者 T、B 细胞交叉配型结果。

透析中心有责任保留患者的临床事件记录以及感染相关特别是(HIV、HBV 和 HCV)血清学结果,确保移植中心即使在半夜也能及时获得这些资料,如果没有一个良好的信息系统往往难以实现这一点。归根结底,在向患者发出移植手术通知的时候,只能向透析医师临时了解患者的情况,来不及重新进行检查评估。

随着供体短缺告急和等待名单的延长,患者需要事先签署一个是否愿意接受扩大标准供体的文件。期

表 4-8　肾移植受者(LD/DCD)术前检查项目

一般病史及体格检查

肾脏病病因检查及必要时的特殊检查

病毒暴露史

HIV	抗体 HIV1 和 HIV2
HBV	HBsAg、HBcAb、HBsAb
HCV	HCVAb(如果阳性 HCV-RNA 检查)
CMV	CMV-IgG
疱疹病毒	单纯疱疹病毒 IgG、水痘-带状疱疹病毒 IgG、HHV6 和 HHV7 IgG
EB 病毒	EBV-IgG

其他感染性疾病

流行区	PPD 皮试
	克氏锥虫病血清学
	球孢子菌血清学
	类圆线虫血清学
	西尼罗病毒血清学
	HTLV Ⅰ、HTLV Ⅱ 血清学
	HHV8 血清学

弓形虫筛查

梅毒筛查

胸片及相关检查

其他疾病

心电图

超声心动图(必要时负荷试验)

腹部超声(肾脏、膀胱、肝脾)

血管多普勒(股动脉和颈动脉)

HIV,人类免疫缺陷病毒;HBV,乙型肝炎病毒;HCV,丙型肝炎病素;HBsAg,乙型肝炎表面抗原;HBcAb,乙型肝炎核心抗体;HBsAb,乙型肝炎表面抗体;HCVAb,丙型肝炎抗体;CMV,巨细胞病毒;IgG,免疫球蛋白 G;HHV,人类疱疹病毒;EBV,EB 病毒;PPD,纯化蛋白衍生物;HTLV,人类嗜 T 淋巴细胞病毒。

待在半夜里临时询问患者是否愿意接受一个老年供肾或者 HIV 阳性供肾显然是不合理的,因此,很多移植中心会提前让患者签署一个接受边缘供肾的知情同意书。大多数中心为愿意接受扩大标准供体[41]或受体感染了与供体相同病原体的供肾(如 HIV、HBV 或 HCV)的患者专门设置了一份列表[14]。

选择性活体供肾移植

尽管术前评估中注意力更多地集中在供体的适宜性上,但是与 DCD 供肾移植相比,活体供肾的受者评估更为充分而有序。应该确保供受者的评估由不同的

肾科和外科团队完成，最后的着眼点还是要落到受者身上。尽管两支团队之间可以流畅地沟通，但是应尽可能让他们针对供体和受体之间的问题进行面对面的自由、有效的意见交换。在让受者了解不良预后可能性的同时，让供者对此有充分的了解同样重要。比如，如果供者不知道术后 FSGS 复发的问题，他（她）就可能会诘问为什么捐献前不告知其这种风险。有的受者术中有死亡风险，他自己或许可以接受这一风险，但供者可能没有思想准备，反之亦然。受者对供者可能存在的一些高危因素，如静脉注射毒品、高危性行为，应当有着比供者或受者医疗团队更加深入的了解。对这些风险的掌握程度对受者至关重要。

死亡供肾（DCD）移植

移植团队往往只能在手术前数小时获知某个特定患者获得供肾的消息。在大多数情况下，移植协调员和年轻外科医师在半夜完成器官的分配，而患者和家属往往无法联系评估人员和透析医师，他们带着诸多疑问和迷惑奔走于各个科室，做各项检查，如胸片、心电图、血常规、肠道准备、洗澡、麻醉评估、接受免疫抑制剂以及术前透析等。尽管实属匆忙，但是为了减少器官冷缺血时间以及不错过最佳手术时机，已经没有时间坐下来与患者详细讨论和进行充分的知情同意。因此，患者进入移植登记后接受充分的宣教非常必要。

（刘俊铎　译　冯刚　校）

参考文献

1. Aalten J, Christiaans MH, de Fijter H, et al. The influence of obesity on short- and long-term graft and patient survival after renal transplantation. Transpl Int 2006;19(11):901.
2. Andresdottir MB, Assmann KJM, Hoitsma AJ, et al. Renal transplantation in patients with dense deposit disease: morphological characteristics of recurrent disease and clinical outcome. Nephrol Dial Transplant 1999;14:1723.
3. Apaydin S, Altiparmak MR, Serdengecti K, et al. *Mycobacterium tuberculosis* infections after renal transplantation. Scand J Infect Dis 2000;32:501.
4. Ayus JC, Achinger SG, Lee S, et al. Transplant nephrectomy improves survival following a failed renal allograft. J Am Soc Nephrol 2010;21(2):374–80.
5. Batabyal P, Chapman JR, Wong G, et al. Clinical practice guidelines on wait-listing for kidney transplantation: consistent and equitable? Transplantation 2012;94:703–13.
6. Bennett WM. The failed renal transplant: in or out? Semin Dial 2005;18(3):188.
7. Berger J. Recurrence of IgA nephropathy in renal allografts. Am J Kidney Dis 1988;12:371.
8. Bluman LG, Mosca L, Newman N, et al. Preoperative smoking habits and postoperative pulmonary complications. Chest 1998;113:883.
9. Borentain M, Le Feuvre C, Helft G, et al. Long-term outcome after coronary angioplasty in renal transplant and hemodialysis patients. J Interv Cardiol 2005;18(5):331.
10. Briganti EM, Russ GR, McNeil JJ, et al. Risk of renal allograft loss from recurrent glomerulonephritis. N Engl J Med 2002;347(2):103.
11. Cabello BR, Quicios DC, López ML, et al. The candidate for renal transplantation work up: medical, urological and oncological evaluation. Arch Esp Urol 2011;64(5):441–60.
12. Cameron JS. Glomerulonephritis in renal transplants. Transplantation 1982;34:237.
13. Canaud G, Audard V, Kofman T, et al. Recurrence from primary and secondary glomerulopathy after renal transplant. Transpl Int 2012;25(8):812–24.
14. Carbone M, Cockwell P, Neuberger J. Hepatitis C and kidney transplantation. Int J Nephrol 2011;2011:593291.
15. Chapman JR. Compliance: the patient, the doctor, and the medication? Transplantation 2004;77(5):782–6.
16. Chapman JR, O'Connell PJ, Nankivell BJ. Chronic renal allograft dysfunction. J Am Soc Nephrol 2005;16(10):3015.
17. Clayton P, McDonald S, Chadban S. Steroids and recurrent IgA nephropathy after kidney transplantation. Am J Transplant 2011;11(8):1645–9.
18. Cortigiani L, Desideri A, Gigli G, et al. Clinical, resting echo and dipyridamole stress echocardiography findings for the screening of renal transplant candidates. Int J Cardiol 2005;103(2):168.
19. Cosio FG, Alamir A, Yim S, et al. Patient survival after renal transplantation: I. The impact of dialysis pre-transplant. Kidney Int 1998;53:767.
20. Cosio FG, Falkenhain MF, Pesavento TE, et al. Patient survival after renal transplantation II: the impact of smoking. Clin Transplant 1999;13:336.
21. David-Neto E, Americo da Fonseca J, Jota de Paula F, et al. The impact of azathioprine on chronic viral hepatitis in renal transplantation: a long-term single-centre, prospective study on azathioprine withdrawal. Transplantation 1999;68:976.
22. Debiec H, Martin L, Jouanneau C, et al. Autoantibodies specific for the phospholipase A$_2$ receptor in recurrent and de novo membranous nephropathy. Am J Transplant 2011;11(10):2144–52.
23. Degos F, Pol S, Chaix ML, et al. The tolerance and efficacy of interferon-alpha in haemodialysis patients with HCV infection: a multicentre, prospective study. Nephrol Dial Transplant 2001;16:1017.
24. Delmonico F, Council of the Transplantation Society. A report of the Amsterdam forum on the care of the live kidney donor: data and medical guidelines. Transplantation 2005;79(Suppl. 6):S53.
25. de Mattos AM, Prather J, Olyaei AJ, et al. Cardiovascular events following renal transplantation: role of traditional and transplant-specific risk factors. Kidney Int 2006;70(4):757.
26. DiMartini A, Crone C, Fireman M, et al. Psychiatric aspects of organ transplantation in critical care. Crit Care Clin 2008;24(4):949–53.
27. Douzdjian V, Rice JC, Carson RW, et al. Renal retransplants: effect of primary allograft nephrectomy on early function, acute rejection and outcome. Clin Transplant 1996;203(2):203.
28. Eggers PW, Gohdes D, Pugh J. Nontraumatic lower limb extremity amputations in the Medicare end-stage renal disease population. Kidney Int 1999;56:1524.
29. Feringa HH, Bax JJ, Schouten O, et al. Ischemic heart disease in renal transplant candidates: towards non-invasive approaches for preoperative risk stratification. Eur J Echocardiogr 2005;6(5):313.
30. Foley RN, Murray AM, Li S, et al. Chronic kidney disease and the risk for cardiovascular disease, renal replacement, and death in the United States Medicare population, 1998 to 1999. J Am Soc Nephrol 2005;16(2):489.
31. Fornairon S, Pol S, Legendre C, et al. The long-term virologic and pathologic impact of renal transplantation on chronic hepatitis B virus infection. Transplantation 1996;62:297.
32. Gabardi S, Olyaei A. Evaluation of potential interactions between mycophenolic acid derivatives and proton pump inhibitors. Ann Pharmacother 2012;46(7–8):1054–64.
33. Gane E, Pilmore H. Management of chronic viral hepatitis before and after renal transplantation. Transplantation 2002;74:427.
34. Geetha D, Eirin A, True K, et al. Renal transplantation in antineutrophil cytoplasmic antibody-associated vasculitis: a multicenter experience. Transplantation 2011;91(12):1370–5.
35. Geetha D, Seo P, Specks U, et al. Successful induction of remission with rituximab for relapse of ANCA-associated vasculitis post-kidney transplant: report of two cases. Am J Transplant

2007;7(12):2821–5.

36. Genc G, Ozkaya O, Aygun C, et al. Vaccination status of children considered for renal transplants: missed opportunities for vaccine preventable diseases. Exp Clin Transplant 2012;10(4):314–8.

37. Giessing M, Fuller TF, Friedersdorff F, et al. Outcomes of transplanting deceased-donor kidneys between elderly donors and recipients. J Am Soc Nephrol 2009;20(1):37–40.

38. Gill RG, Bishop NH. Clinical islet transplantation: where immunity and metabolism intersect? Curr Opin Endocrinol Diabetes Obes 2012;19(4):249–54.

39. Gobel J, Olbricht CJ, Offner G, et al. Kidney transplantation in Alport's syndrome: long-term outcome and allograft anti-GBM nephritis. Clin Nephrol 1992;38:299.

40. Grace BS, Clayton PA, Cass A, et al. Transplantation rates for living- but not deceased-donor kidneys vary with socioeconomic status in Australia. Kidney Int 2012 Aug 15;.

41. Grams ME, Womer KL, Ugarte RM, et al. Listing for expanded criteria donor kidneys in older adults and those with predicted benefit. Am J Transplant 2010;10(4):802–9.

42. Greenstein SM, Katz S, Sun S, et al. Prevalence of asymptomatic cholelithiasis and risk of acute cholecystitis after kidney transplantation. Transplantation 1997;63:1030.

43. Groetzner J, Kaczmarek I, Mueller M, et al. Freedom from graft vessel disease in heart and combined heart- and kidney-transplanted patients treated with tacrolimus-based immunosuppression. J Heart Lung Transplant 2005;24(11):1787.

44. Gruessner AC, Sutherland DE, Gruessner RW. Long-term outcome after pancreas transplantation. Curr Opin Organ Transplant 2012;17(1):100–5.

45. Haidinger M, Werzowa J, Weichhart T, et al. Targeting the dysregulated mammalian target of rapamycin pathway in organ transplantation: killing 2 birds with 1 stone. Transplant Rev (Orlando) 2011;25:145–53.

46. Hibi T, Sageshima J, Molina E, et al. Predisposing factors of diminished survival in simultaneous liver/kidney transplantation. Am J Transplant 2012;12:2966–73.

47. Hughes PD, Becker GJ. Screening for intracranial aneurysms in autosomal dominant polycystic kidney disease. Nephrology (Carlton) 2003;8(4):163.

48. Isla PP, Moncho VJ, Guasch AO, et al. Impact of simultaneous pancreas-kidney transplantation: patients' perspectives. Patient Prefer Adherence 2012;6:597–603.

49. Johnson CP, Kuhn EM, Hariharan S, et al. Pre-transplant identification of risk factors that adversely affect length of stay and charges for renal transplantation. Clin Transplant 1999; 13(2):168.

50. Joint statement by the Advisory Council for the Elimination of Tuberculosis and the Advisory Committee on Immunization Practices. The role of BCG vaccine in the prevention and control of tuberculosis in the United States. MMWR Morb Mortal Wkly Rep 1996;45:1.

51. Kanaan N, Mourad G, Thervet E, et al. Recurrence and graft loss after kidney transplantation for Henoch-Schönlein purpura nephritis: a multicenter analysis. Clin J Am Soc Nephrol 2011 Jul;6(7):1768–72.

52. Kasiske BL, Cangro CB, Hariharan S, et al. The evaluation of renal transplant candidates: clinical practice guidelines. Am J Transplant 2001;1(Suppl. 2):7.

53. Kasiske BL, Vazquez MA, Harmon WE, et al. Recommendations for the outpatient surveillance of renal transplant recipients: American Society of Transplantation. J Am Soc Nephrol 2000;4:S1.

54. Kayler LK, Rasmussen CS, Dykstra DM, et al. Gender imbalance and outcomes in living donor renal transplantation in the United States. Am J Transplant 2003;3(4):452.

55. Kennedy SE, Mackie FE, Rosenberg AR, et al. Waiting time and outcome of kidney transplantation in adolescents. Transplantation 2006;82(8):1046.

56. Kirsch S, Sester M. Tuberculosis in transplantation: diagnosis, prevention, and treatment. Curr Infect Dis Rep 2012;14:650–7.

57. Kotanko P, Pusey CD, Levy JB. Recurrent glomerulonephritis following renal transplantation. Transplantation 1997;63:1045.

58. Kotton CN, Kumar D, Caliendo AM, et al. International consensus guidelines on the management of cytomegalovirus in solid organ transplantation. Transplantation Society International CMV Consensus Group. Transplantation 2010;89(7):779–95.

59. Kruger S, Seyfarth M, Sack K, et al. Defective immune response to tetanus toxoid in haemodialysis patients and its association with diphtheria vaccination. Vaccine 1999;17:1145.

60. Lauer GM, Walker BD. Hepatitis C virus infection. N Engl J Med

2001;345:41.

61. Lidove O, Joly D, Barbey F, et al. Clinical results of enzyme replacement therapy in fabry disease: a comprehensive review of literature. Int J Clin Pract 2007;61(2):293.

62. Lim WH, McDonald SP, Russ GR. Effect on graft and patient survival between shipped and locally transplanted well-matched cadaveric renal allografts in Australia over a 10-year period. Nephrology (Carlton) 2006;11(1):73.

63. Lin K, Stewart D, Cooper S, et al. Pre-transplant cardiac testing for kidney-pancreas transplant candidates and association with cardiac outcomes. Clin Transplant 2001;15(4):269.

64. Manske CL, Nelluri S, Thomas W, et al. Outcome of coronary artery bypass surgery in diabetic transplant candidates. Clin Transplant 1998;12(2):73.

65. Manske CL, Wang Y, Rector T, et al. Coronary revascularisation in insulin-dependent diabetic patients with chronic renal failure. Lancet 1992;340(8826):998.

66. Markello TC, Bernardini IM, Gahi WA. Improved renal function in children with cystinosis treated with cysteamine. N Engl J Med 1993;328:1157.

67. Martín-Dávila P, Fortún J, López-Vélez R, et al. Transmission of tropical and geographically restricted infections during solid-organ transplantation. Clin Microbiol Rev 2008;21(1):60–96.

68. Mathew TH. Recurrent disease after renal transplantation. Transplant Rev 1991;5:31.

69. Mathew TH, McDonald SP, Russ GR. Donor and recipient risk factors and choice of immunosuppression determine long-term outcome in renal transplantation. Transplant Proc 2001;33(7-8):3400.

70. Mayer G, Persijn GG. Eurotransplant kidney allocation system (ETKAS): rationale and implementation. Nephrol Dial Transplant 2006;21(1):2.

71. McBride MA, Harper AM, Taranto SE. The OPTN waiting list, 1988–2002. Clin Transplant 2003;2003:53.

72. McCaughan JA, O'Rourke DM, Courtney AE. Recurrent dense deposit disease after renal transplantation: an emerging role for complementary therapies. Am J Transplant 2012;12(4):1046–51.

73. McDonald SP, Russ GR. Recurrence of IgA nephropathy among renal allograft recipients from living donors is greater among those with zero HLA mismatches. Transplantation 2006;82(6):759.

74. McDonald SP, Russ GR. Survival of recipients of cadaveric kidney transplants compared with those receiving dialysis treatment in Australia and New Zealand 1991–2001. Nephrol Dial Transplant 2002;17(12):2212.

75. Meier-Kriesche HU, Cibrik DM, Ojo AO, et al. Interaction between donor and recipient age in determining the risk of chronic renal allograft failure. J Am Geriatr Soc 2002;50(1):14.

76. Merion RM, Ashby VB, Wolfe RA, et al. Deceased-donor characteristics and the survival benefit of kidney transplantation. JAMA 2005;294(21):2726.

77. Meulders Q, Pirson Y, Cosyns J-P, et al. Course of Henoch–Schönlein nephritis after renal transplantation. Report on ten patients and review of the literature. Transplantation 1994;58:1179.

78. Morales E, Gutierrez E, Andres A. Treatment with calcimimetics in kidney transplantation. Transplant Rev (Orlando) 2010;24(2):79–88.

79. Muller E, Barday Z, Mendelson M, et al. Renal transplantation between HIV-positive donors and recipients justified. S Afr Med J 2012;102(6):497–8.

80. Nachman PH, Segelmark M, Westman K, et al. Recurrent ANCA-associated small vessel vasculitis after transplantation: a pooled analysis. Kidney Int 1999;56:1544.

81. Nadim MK, Sung RS, Davis CL, et al. Simultaneous liver–kidney transplantation summit: current state and future directions. Am J Transplant 2012;12:2901–8.

82. Nankivell BJ, Lau S-G, Chapman JR, et al. Progression of macrovascular disease after transplantation. Transplantation 2000;69:574.

83. Natov SN, Lau JY, Ruthazer R, et al. Hepatitis C virus genotype does not affect patient survival among renal transplant candidates. The New England Organ Bank Hepatitis C Study Group. Kidney Int 1999;56:700.

84. Norby GE, Günther A, Mjøen G, et al. Prevalence and risk factors for coronary artery calcification following kidney transplantation for systemic lupus erythematosus. Rheumatology (Oxford) 2011 Sep;50(9):1659–64.

85. Nyberg G, Akesson P, Norden G, et al. Systemic vasculitis in a

kidney transplant population. Transplantation 1997;63:1273.

86. Ojo AO. Expanded criteria donors: process and outcomes. Semin Dial 2005;18(6):463.

87. Palmer SC, Strippoli GF, McGregor DO. Interventions for preventing bone disease in kidney transplant recipients: a systematic review of randomized controlled trials. Am J Kidney Dis 2005;45(4):638.

88. Paramesh AS, Davis JY, Mallikarjun C, et al. Kidney transplantation alone in ESRD patients with hepatitis C cirrhosis. Transplantation 2012;94(3):250–4.

89. Park S, Yang S, Han J, et al. Long-term impact of prophylactic antiviral treatment in hepatitis B surface antigen positive renal allograft recipients. Clin Nephrol 2012;78:303–11.

90. Pelletier SJ, Norman SP, Christensen LL, et al. Review of transplantation of HIV patients during the HAART era. Clin Transplant 2004;63.

91. Pereira BJ, Natov SN, Bouthot BA, et al. Effects of hepatitis C infection and renal transplantation on survival in end-stage renal disease. The New England Organ Bank Hepatitis C Study Group. Kidney Int 1998;53:1374.

92. Pereira BJ, Wright TL, Schmid CH, et al. A controlled study of hepatitis C transmission by organ transplantation. The New England Organ Bank Hepatitis C Study Group. Lancet 1995;345:484.

93. Prelog M, Pohl M, Ermisch B, et al. Demand for evaluation of vaccination antibody titers in children considered for renal transplantation. Pediatr Transplant 2007;11(1):73–6.

94. Ramos EL, Kasiske BL, Alexander SR, et al. The evaluation of candidates for renal transplantation: the current practice of US transplant centers. Transplantation 1994;57:490.

95. Ramos EL, Tisher CC. Recurrent diseases in the kidney transplant. Am J Kidney Dis 1994;24:142.

96. Rodriguez JR, Cornell DL, Lin JK, et al. Increasing live donor kidney transplantation: a randomized controlled trial of a home-based educational intervention. Am J Transplant 2007;7(2):394.

97. Rosenberger J, van Dijk JP, Nagyova I, et al. Predictors of perceived health status in patients after kidney transplantation. Transplantation 2006;81(9):1306.

98. Rubin H, Jenkins RL, Shaw BW, et al. The acquired immunodeficiency syndrome and transplantation. Transplantation 1987;44:1.

99. Rundell JR, Hall RC. Psychiatric characteristics of consecutively evaluated outpatient renal transplant candidates and comparisons with consultation – liaison inpatients. Psychosomatics 1997;38:269.

100. Sakhuja V, Jha V, Varma PP, et al. The high incidence of tuberculosis among renal transplant recipients in India. Transplantation 1996;61:211.

101. Sarkio S, Salmela K, Kyllönen L, et al. Complications of gallstone disease in kidney transplantation patients. Nephrol Dial Transplant 2007;22(3):886–90.

102. Sener A, Khakhar AK, Nguan CY, et al. Early but not late allograft nephrectomy reduces allosensitization after transplant failure. Can Urol Assoc J 2011;5(6):E142–7.

103. Sharma R, Pellerin D, Gaze DC, et al. Dobutamine stress echocardiography and cardiac troponin T for the detection of significant coronary artery disease and predicting outcome in renal transplant candidates. Eur J Echocardiogr 2005;6(5):327.

104. Smith KG, Isbel NM, Catton MG, et al. Suppression of the humoral immune response by mycophenolate mofetil. Nephrol Dial Transplant 1998;13(1):160.

105. Srinivas TR, Stephany BR, Budev M, et al. An emerging population: kidney transplant candidates who are placed on the waiting list after liver, heart, and lung transplantation. Clin J Am Soc Nephrol 2010;5(10):1881–6.

106. Stephanian E, Matas AJ, Mauer SM, et al. Recurrence of disease in patients re-transplanted for focal segmental glomerulosclerosis. Transplantation 1992;53:755.

107. Stock PG, Barin B, Murphy B, et al. Outcomes of kidney transplantation in HIV-infected recipients. N Engl J Med 2010;363(21):2004–14.

108. Strejar E, Molnar MK, Kovesdy CP, et al. Associations of pretransplant weight and muscle mass with mortality in renal transplant recipients. Clin J Am Soc Nephrol 2011;6(6):1463–73.

109. The ESRD Incidence Study Group. Divergent trends in the incidence of end-stage renal disease due to type 1 and type 2 diabetes in Europe, Canada and Australia during 1998–2002. Diabet Med 2006;23(12):1364.

110. Vajdic CM, McDonald SP, McCredie MR, et al. Cancer incidence before and after kidney transplantation. JAMA 2006; 296(23):2823.

111. van Leeuwen MT, Webster AC, McCredie MRE, et al. Effect of reduced immunosuppression after kidney transplant failure on risk of cancer: population based retrospective cohort study. BMJ 2010;340:c570.

112. Wei C, El Hindi S, Li J, et al. Circulating urokinase receptor as a cause of focal segmental glomerulosclerosis. Nat Med 2011;17(8):952–60.

113. Wilson CB, Dixon FJ. Antiglomerular basement membrane antibody induced glomerulonephritis. Kidney Int 1973;3:74.

114. Wiseman AC, Gralla J. Simultaneous pancreas kidney transplant versus other kidney transplant options in patients with type 2 diabetes. Clin J Am Soc Nephrol 2012;7(4):656–64.

115. Wolfe RA, Ashby VB, Milford EL, et al. Comparison of mortality in all patients on dialysis, patients on dialysis awaiting transplantation and recipients of a first cadaveric transplant. N Engl J Med 1999;341:1725.

116. Wong G, Howard K, Chapman JR, et al. Comparative survival and economic benefits of deceased donor kidney transplantation and dialysis in people with varying ages and co-morbidities. PLoS One 2012;7(1):e29591.

117. Young BY, Gill J, Huang E, et al. Living donor kidney versus simultaneous pancreas-kidney transplant in type I diabetics: an analysis of the OPTN/UNOS database. Clin J Am Soc Nephrol 2009;4(4):845–52.

第 **5** 章

肾脏替代治疗的通路

James P. Hunter · Adam D. Barlow · Michael L. Nicholson

简介

在英国,随着透析患者人数增长,接受肾脏替代治疗(RRT)的患者数量也在不断增多[27]。许多患者伴有多种基础疾病, 如糖尿病和缺血性心脏病,且多数存在着肥胖问题。在过去的 10 年间,越来越多的人采用动静脉瘘(AVF)作为长期透析通路或腹膜透析(PD)作为长期肾脏替代治疗,也越来越具有挑战性,涉及多个学科。许多患者多次建立血管通路,有动脉硬化问题,又不适合进行肾脏移植。这类患者需要在肾脏专科医师、放射科医师及外科医师联合会诊后,详细制订通路建立计划。血管外科医师的待处理病例中, 需要建立血管通路的患者占比不断增加。此外,由于局麻条件下腹腔镜下置管技术的出现,肾科医师也参与到腹膜透析置管术中。包括胸壁人工血管透析通路和下肢人工血管瘘在内的复杂的移植物内瘘,已经变得司空见惯,而动静脉造瘘术后的监测和瘘管通畅的维护工作需要由介入放射科医师进行。

血管通路导管

临时性血管通路

对于需立即或紧急进行血液透析的患者而言,有部分患者必须插入临时中心静脉导管(CVC)。约40%的终末期肾衰竭患者初次进入透析会出现急性肾衰竭,需要建立短期血管通路。在美国,高达70%的血液透析患者使用临时导管开始血液透析治疗[6,27]。留置中心静脉导管的适应证见表5-1。理想的中心静脉导管性质包括由生物中性材料制成,且不会引起导管腔内血栓形成、血管周围反应和通路建立后血栓形成。导管必须柔韧,易于插入且相对耐用,同时导管外需涂有可减少细菌生长及生物膜形成的药物。此外,导管的价格应便宜,允许血流量大于 350mL/min 从而提

表5-1 隧道式血液透析导管的适应证

在自体动静脉内瘘的成熟期间

在持续性不卧床腹膜透析的成熟期间

等待活体移植物移植的患者

在目前无法获得长期通道的计划和影像的情况下,采取透析过渡

永久性通道——所有其他方法已用尽、严重心脏功能障碍或患者自主选择

高血液透析的效率。肾病科或放射科医师通常采用Seldinger技术插入带涤纶套带隧道导管,从而在循环系统内建立临时通路。可在床旁临时插入无涤纶套无隧道导管,但是连续使用不能超过3周。

建立临时血管通路时最常采用的三个部位分别是颈内静脉(IJV)、锁骨下静脉及股静脉。之前,考虑到导管置入部位的灵活性以及患者的方便性,一般首选部位是锁骨下静脉。与股静脉导管不同,导管位于锁骨下静脉的患者可随意走动。然而据报道称,锁骨下静脉狭窄的发生率高达50%,但一些文献中记载其狭窄发生率可低至18%[58,76]。图5-1为一例锁骨下静脉狭窄患者右手臂静脉造影结果。为避免出现中央狭窄,只有在其他通路位置不能选择的情况下,才会选择锁骨下静脉。

目前,最常用的临时静脉通路位置是颈内静脉,尤其是右侧颈内静脉。虽然有些患者认为导管位于颈部,衣领无法掩盖住,会影响美观,但是位于颈内静脉的血

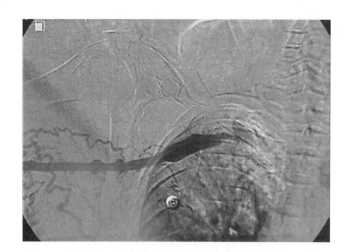

图5-1 前臂静脉注射造影剂后的静脉造影图像,显示右侧锁骨下静脉狭窄。注意:头臂静脉的对比度逐渐变细和无对比度,在接下来的图像中会逐渐填充。同时也要注意,由于静脉狭窄,可在上臂和腋下看到细而弯曲的侧支血管。

管通路具有一定的优势。特别是将导管直接置入上腔静脉(SVC)后,可提高通路的通畅率,减少并发症[11]。也可选取左侧颈内静脉,但是因为导管需经过头臂静脉后进入下腔静脉,距离较右侧远,而且导管的尖端会紧贴静脉壁,血管意外发生率高。总的来说,随着导管留置手术的精细化,选择颈内静脉以外的留置部位、减少导管留置时间及使用硅橡胶材料导管,这些都会减少中心静脉导管留置术并发症[14]。

颈内静脉导管可以通过手术放置,需将胸锁乳突肌内侧缘切开,或者采用Seldinger技术放置,在超声引导下将探针插入血管。导管尖端应位于上腔静脉和右心房的连接点,在该位置导管可提供最佳血流量。插管建立的临时通路为临床医师提供了寻找最适合患者建立长期通路位置的时间。通过静脉解剖学结构影像的检查,选择建立动静脉瘘最合适的血管。然而,隧道式导管可以提供数月甚至数年时间的通路,尤其是对于那些自体静脉已经被破坏的造瘘患者。实际上,随着越来越多的报道,经肝、腹腔甚至经纵隔留置导管方式的采用,对于这些患者,人们放置隧道式导管的方式越来越大胆了[65,70,86]。

置管技术

传统的透析导管插入变为一个简单的外科手术。目前,越来越多的肾脏病学专家和放射科医师采用超声引导Seldinger技术放置透析导管。相比于常规的外科手术置管方法,超声引导Seldinger技术的一次性置管成功率同样很高[111]。无论用何种方式置管,都需通过X线透视确定导管尖端位于上腔静脉也是置管技术的基础,否则导管位置偏离的概率会高达29%[17]。导管置于右心房后可以减少再循环,而且有证据表明,放置在该位置有助于提高通畅率[103]。但无论放置在什么位置,均存在小概率的心房穿孔和导管型心律失常的风险。但是导管尖端置于右心房带来局部及围绕导管血栓形成存在的风险超过了前述的获益,所以很多人禁止导管尖端进入右心房。因此,上腔静脉和右心房的连接点被认为是放置导管尖端的最佳部位。中心静脉导管置入并发症见表5-2。

血透置管的并发症

导管功能障碍

导管功能障碍也被称为导管功能不良,其传统上定义是体外血流量不能满足同期透析需要。最近在北

表 5-2　中心静脉导管插入引起的并发症
动脉穿刺
出血
气胸
血胸
纵隔积血
心房穿孔
空气栓塞
心律失常
原发性失败

美血管通路联合会议上，移植外科医师和内科医师合作提出了新的定义，试图制订一个统一的标准。首次出现以下症状即可诊断为导管功能障碍：①在透析治疗中，血流峰值小于或等于 200mL/min，持续 30 分钟；②两次连续透析治疗期间平均血流量小于或等于 250mL/min；③由于血流不足不能成功开始透析，在尝试恢复通畅后依旧不能开始透析。

导管功能障碍在导管拔除原因中占 17%~33%，既可出现在早期，也可出现在晚期[101]。早期导管功能障碍可能是技术失败导致的，如皮下通道导管弯折或位置不当。晚期导管功能障碍是中央静脉闭塞、导管血栓和纤维鞘形成所致。导管血栓形成发生频率为每 1000 天 0.5~3 次，是导管功能障碍的主要原因，占比为 46%[48]。溶栓治疗是一种通过导管注入抗纤维蛋白的治疗方法，一线治疗方式通常是 5000IU/mL 尿激酶盐水充满管腔。这种治疗方式是可以重复进行的，如果推注给药失败，则可以在 6 小时内以 20 000 IU/(mL·h) 的速率全身输注，或在透析期间持续输注 250 000 IU 尿激酶[115]。最近一项导管功能障碍患者使用替奈普酶与安慰剂双盲随机对照试验结果显示，接受替奈普酶治疗的患者血液流速明显增加（>300mL/min）。发生导管功能不良一天内处理效果最好，35% 替奈普酶组患者血流情况可恢复至能够接受透析治疗的程度，而安慰剂组仅有 8% 的患者[114]。

如果溶栓治疗失败，导管功能障碍症状会持续存在，下一步就应该通过造影明确导管的状况。通过导管的动脉端直接注射造影剂观察是否存在纤维蛋白鞘。纤维蛋白鞘可表现为充盈缺损，造影剂沿着鞘管反流等影像，但是这些征象并不容易看到。Hoshal 等对 55 例患者尸体进行了尸检，结果发现纤维蛋白鞘的出现率为 100%[44]。但是普遍存在的纤维蛋白鞘并不都有显著的临床意义。事实上，纤维蛋白鞘导致的导管功能障碍占比 13%~57%，这意味着有一半以上的留置导管患者即使形成了纤维蛋白鞘，也没有出现导管功能障碍[107]。纤维蛋白鞘的治疗通常是在一个新的位置更换一条新的导管，但有报道建议采用一种机械剥离方法，经股静脉将一个勒除器插入导管周围，该方法治疗成功率高达 100%。但其他相关报道称其成功率非常低，在第 5 次血液透析时会复发导管功能障碍[40,46]。虽然机械剥离并发症的发生率在可接受范围，但临床病例显示这种方式可能引发肺栓塞[127]。

中心静脉闭塞

临床上，中心静脉特别是上腔静脉中存在闭塞性血栓时，约 30% 的患者未出现相关症状。虽然有时表现为导管功能障碍，但是当手臂和面部水肿或静脉曲张时也应考虑是否出现中心静脉闭塞或狭窄。通过在导管或外周静脉注入造影剂的血管造影方法检查血栓。经食管多普勒结合增强型横断面成像也是十分有用的诊断工具。中心静脉血栓的治疗取决于血栓形成时间的长短。可采用纤溶物治疗急性血栓，如重组组织型纤溶酶原激活物，详细方法见上文。但是纤溶治疗对于陈旧的、组织性的血栓作用不大。经皮腔内血管成形术及支架置入术在维持中心静脉导管通畅、狭窄或闭塞的血管再通中发挥了越来越大的作用[14,67]。

感染

中心静脉导管感染性并发症的出现均有迹可循，感染可影响带隧道和带涤纶套导管的寿命。置入带涤纶套导管后，导管相关的菌血症发生率为 1.6%~29%/100 天，而不带涤纶套导管的发生率上升至 16%~86%/100 天[15]。导管相关性感染包括出口感染、隧道感染和导管相关菌血症。脓毒症是导管相关的患病和死亡中最主要的原因，通常是由于导管相关的菌血症发展所致。6%~28% 的导管功能障碍是导管感染所致[62]。皮肤定居的革兰阳性菌，尤其葡萄球菌，是最主要的致病菌，而革兰阴性菌中的铜绿假单胞菌感染的患者也多达 16%[58]。金黄色葡萄球菌是最常见的致病微生物，占导管相关性感染的 43%。据报道称甲氧西林耐药金黄色葡萄球菌（MRSA）感染占菌血症病例的 12%~38%，其预后最差，死亡率最高[62]。感染的途径有两种，沿导管表面或由导管内腔进入。通常，在伤口愈合前，皮肤细菌聚集在伤口部位，沿着导管外表面沿生物膜进入。生物膜是由细菌产生的基质,可保护细菌不受抗生素的抑制,从而无法根除细菌。虽然大部分导管被细菌污染,但只有在致病菌达到一定数量之后才会出现感染症状。导管内腔的感染是由于皮肤或周围衣物中的致病菌直接转移到导管中,其来源一般是接触导管的患者和医务工作者。预防导管感染应从患者和所有接触导管的人开始。由国家肾脏基金会(KDOQI)制定的指南推荐参与透析工作的人员应穿戴防护口罩和无菌手套,并使用氯己定或其他消毒剂对导管进行消毒[1]。

导管出口感染通常表现为伴有或不伴有分泌物的局部红斑,可通过外用或口服抗生素治疗。上述处理无效或有分泌物、无全身脓毒症症状、有血培养无细菌生长的患者,应该通过胃肠外途径给予抗生素治疗。若治疗无效,持续感染或出现全身性败血症症状,此时在新位置更换导管,最好远离原位置建立血管通路。导管相关菌血症最初可注射抗生素治疗,KDOQI指南推荐使用疗程为3周[1]。然而,若使用足够血清浓度杀菌力的抗生素36小时后,患者血流动力学不稳定或感染症状未改善,此时应拔除导管。导管相关感染的严重并发症包括心内膜炎、骨髓炎、血栓性静脉炎、脓毒性关节炎、脊髓硬膜外脓肿和大的心房血栓,发生率在3%~44%。金黄色葡萄球菌感染是造成导管相关性感染死亡的主要原因,据报道死亡率达30%。而耐甲氧西林金黄色葡萄球菌的致死率比普通金黄色葡萄球菌高3~5倍,且所需的治疗和护理费用更多[62]。

内瘘和人工血管

自体动静脉瘘管通路使用寿命长,并发症发生率低,适用于长期血液透析患者。但是其原发性失败率较高(高达37%),且瘘管成熟所需时间较长,尤其是自体桡动脉-头静脉内瘘需要6周的时间[98]。而合成移植物具有较低的原发性失败率,可较快用于透析。事实上,一些新型合成移植物在制成12小时后即可进行穿刺[12]。但同自体动静脉瘘相比,其并发症发生率较高而远期通畅率明显偏低。此外,KDOQI指南提出80%的血液透析患者应采用自体动静脉内瘘的方式治疗[1]。

血管通路外科的发展史

1960年,Quinton、Dillard和Scribner首次建立了动静脉外瘘,这是一个保留在皮肤外面的连接桡动脉和头静脉的人工合成材料管(图5-2)。这个创新方法

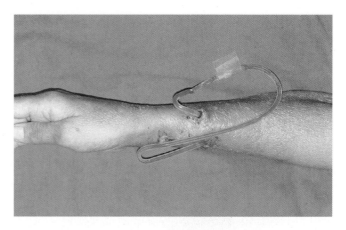

图5-2　Scribner分流通路。(扫码看彩图*)

为重复透析以及早期血管外科医师的手术技术成长都奠定了重要基础。但Scribner的分流通路存在明显的缺点,包括高感染率和血栓发生率,需多次手术修复。显然,1996年Brescia-Cimino建立的腕部桡动脉-头静脉侧-侧吻合是自体动静脉内瘘发展史上的最大进步(图5-3)。作为第一个自体瘘,它解决了许多与外瘘相关的问题,至今仍然是手术的首选方案。

20世纪70年代,由于手腕动静脉瘘的失败以及前臂血管不足等问题的出现,自体动静脉内瘘成形术开始不断改进和发展,包括各种肘静脉、头静脉和桡动脉瘘。1970年,Cascardo将患者的前臂头静脉与桡动脉吻合起来,建立了第一例端-侧吻合动静脉内瘘。随后合成移植物出现,并广泛用于自体静脉耗尽无法建立自体内瘘的情况中。

血管通路规划

随着透析患者生存期的延长,需要多年靠透析生存。最大程度延长动静脉使用寿命的关键,是做好血管通路的规划和静脉的保护。参与肾病治疗的医护人员应接受相关培训,告知在前臂和肘窝静脉穿刺及插管中,注意静脉的保护十分重要。尽可能选择手背作为静脉介入穿刺部位,并且向患者强调保护自身血管通路的重要性。此外,应尽可能保留中心静脉,特别是易狭窄的锁骨下静脉。仔细规划血管通路,减少中心静脉导管数量,提前建立自体动静脉内瘘是避免临时静脉导管的方法之一。血管通路规划的基本原则是:先上肢后下肢,先远端后近端。既可以保证特殊血管的最大利用率,又可以保护近端血管未来的可用性。优先选择非优势臂而不是优势臂,这对于那些需要在家中自己注射

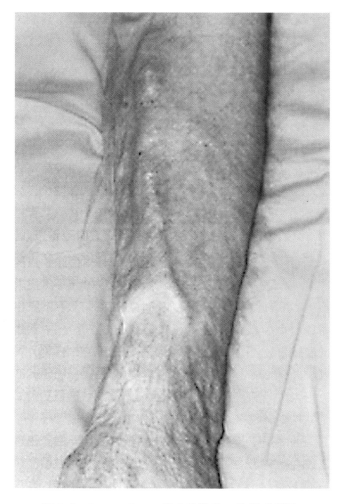

图 5-3 Brescia-Cimino 脑动静脉瘘。(扫码看彩图)

药物的患者而言尤为重要。肾病科和外科医师会诊决定是否施行动静脉内瘘术,并制订详细的治疗方案,确保肾功能迅速恶化的患者在疾病进展到终末期前能够适应这种治疗方式。

血液透析对动静脉内瘘的要求

前端静脉血管容易并可重复穿刺,但血流量太少无法支持血液透析。动静脉内瘘建立了一条动静脉通路,具有血管直径大和血流量多的优点。理想的动静脉内瘘的特点如下:

1.血流量至少为 300mL/min;

2.直径大,便于静脉穿刺;

3.长度可插入两枚透析穿刺针;

4.可在局部麻醉状态下简单、快速地建立血管通路;

5.良好的长期通畅率。

术前评估

成功的动静脉内瘘需要满足的三个要求是:

1.良好的动脉血供应——入路;

2.充足的静脉血管——连接管;

3.专有中心静脉——出路。

临床上通常手臂触诊,测定肱动脉、尺动脉和桡动脉脉搏的方式判断上肢血流供应是否充足,判断搏出量和动脉的品质。Allen 试验可通过动脉血管质量评测掌深弓的通畅率以及分辨手掌血流供应的优势动脉是桡动脉还是尺动脉。此项测验需要患者手掌上举并握拳 30 秒,然后压迫尺动脉和桡动脉,放开尺动脉后,手掌应在几秒内恢复血色。如果手掌颜色无恢复,则测试结果为阳性,即尺动脉对手掌血流供应不足。

临床上如果怀疑患者存在血管问题,可通过多普勒影像辅助诊断。可使用止血带判断手臂静脉的适用性。头静脉从鼻烟窝沿前臂侧面至肘窝,其在前臂有大量分支,这可能会降低动静脉瘘的成功率,而选择手肘部直径大于 3mm 的血管可提高成功率[90]。对于偏瘦的患者,通常可在肘部和前臂内侧触及贵要静脉,但是若其在深筋膜下,则无法触及。通过多普勒和静脉造影等成像技术观察血管流出情况。静脉造影技术运用更多,但不是所有患者都需要造影,建议应用于血管通路异常或有中心静脉导管置入史的患者。

麻醉

大部分的上肢动静脉内瘘术,特别是手腕和肘部血管通路建立可以在局部麻醉状态下进行。根据手术种类选择麻醉方式,皮下注射 1% 利多卡因和 1:200 000 肾上腺素混合物可获得短期麻醉效果,减少术中出血。对于贵要静脉转位和前臂环形移植物内瘘,可采用局部浸润联合区域阻滞的麻醉方式。局部麻醉具有阻断交感神经和感觉神经的优点,可减少血管痉挛。对于时间较长或患者不能耐受的手术,为避免全身麻醉(GA),麻醉师可给予短效镇静剂。相对于全身麻醉,这种方式更适合患有严重心血管疾病和其他并发症的肾衰竭患者。但是在腋窝和下肢部位施行的手术通常需要全身麻醉。

外科技术

血管通路手术需要遵守血管吻合术的基本原则。选用精细的、连续的、不可吸收的单丝缝合线缝合血管,确保血管内层表面光滑。吻合血管间不能存在张力,为避免生成血管内膜下皮瓣,必须将动脉管壁的所有层面全部缝合。缝合位置至关重要,因此在手术过程中应用光学放大技术极具优势。同时技术的精确度也十分重要,需要有效的高质量微血管器械支持。

自体动-静脉内瘘

腕部内瘘

自体动静脉内瘘术的首选部位是腕部桡动脉-头静脉。它是一项可以在局部麻醉状态下进行的常规手术,具有并发症发生率低和长期通畅率高的优点。Brescia-Cimino 动静脉内瘘术包括自体桡动脉-头静脉侧-侧吻合术。近年来,更多采用头静脉-桡动脉端-侧吻合术。最初的 Brescia-Cimino 自体动静脉瘘经常引发手部静脉高压(图 5-4),但是若更换为端-侧吻合术,该症状则会消失。内瘘建立后,自体动静脉内瘘术后并发症相对较少,且两年内通畅率高达 75%,但内瘘成熟的失败率高达 37%[23,30,90,98]。

建立桡-头动静脉内瘘的手术技术如下。做纵向、斜向或 S 形切口暴露头静脉和桡动脉,切口方向取决于附近血管情况和医师习惯。为保护桡神经感觉背侧支,将头静脉从侧面皮瓣下方游离 3cm。若动脉位于桡侧屈肌腱和深筋膜下方,需在术中分离。动脉需游离 2~3cm,结扎或分离血管分支。用血管环和微血管夹夹闭动脉和静脉的近端和远端。对于端-侧吻合术,夹闭头静脉远端,斜向剪切血管呈现竹片样截面,用于血管吻合。切开桡动脉外侧表面。对于侧-侧吻合术,切开血管侧面,切口大小为 1~1.5cm,之后在头静脉的内侧切开相等长度的切口。之后用 7/0 不吸收的单丝缝合线,

2 个缝线针相向缝合血管。若吻合术后静脉血管可扪及震颤,此时可结扎或离断远端头动脉。

在手术完成之前,松开血管夹和血管环时会扪及震颤。若未扪及震颤,应检查患者有无低血压和静脉受压,手术有无失误,如腔内瓣膜形成、静脉扭曲。

肘部内瘘

若头静脉-桡动脉造瘘失败或前臂无合适血管,此时可考虑自体肘部造瘘。头静脉-肱动脉自体动静脉内瘘术的首选部位是肘部,这是一项可在局部麻醉状态下进行的常规手术。

头-肱自体动静脉内瘘术。经典的头-肱自体动静脉内瘘术是一种头静脉肱动脉端-侧吻合术(图 5-5)。同桡-头动静脉内瘘术一样,如果肘部血管很细,则可采用侧-侧吻合。头-肱动静脉内瘘的缺点是可供穿刺的静脉相对较短。此外,由于肘部静脉常用于静脉穿刺,易硬化,硬化后的血管不适合造瘘。肘正中静脉血流汇入头静脉,可用于与肱动脉吻合。肘窝静脉的解剖结构变异较多,因此在选择造瘘血管之前明确静脉之间的关系十分重要。头-肱内瘘手术技术原则与腕部桡-头内瘘手术一致。头-肱动静脉内瘘的优点是通畅率高,3 年内可达 80%,4 年内可达 70%[22,54]。相比于桡动脉-头静脉瘘,头-肱动脉瘘管血流量较大,从而易导致高输出性心力衰竭和窃血综合征。可以通过确保动脉切口长度不超过动脉直径的 75% 来避免出现上述并发症。

肱动脉-贵要静脉动静脉内瘘术。贵要静脉起于手背静脉网的尺侧,上行逐渐转至前臂的掌侧面。位于

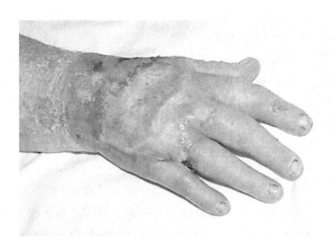

图 5-4 一例有多个臂部瘘管和功能性肱动脉-基底静脉环移植的患者因静脉高压而导致右手背静脉溃疡。放射学影像显示主引流静脉逆行血流导致静脉高压,并且经皮穿刺置线圈导致静脉栓塞。若高血压改善,则溃疡会愈合。(扫码看彩图)

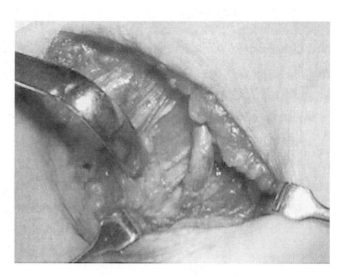

图 5-5 头臂动静脉瘘手术照片,显示头侧静脉末端到肱动脉侧吻合术。(扫码看彩图)

前臂浅表面,经肘部肘正中静脉与头静脉相连。贵要静脉在前臂浅层走行较短距离,后穿深筋膜沿前臂内侧皮神经上行至前臂内侧。大体上,肱动脉-贵要静脉动静脉内瘘术可以分成一期手术和二期手术两类。一期手术通常在全身麻醉状态下施行,在肘窝处做大切口,沿前臂内侧至腋窝。分离深筋膜下贵要静脉,并将所有分支结扎。当暴露至适当长度,将静脉分离,并放置到前臂内侧皮神经浅层。静脉可穿过皮下隧道,或者如本中心所采用的放置于皮瓣下,位置以适合穿刺为准。静脉和肱动脉以端-侧方式吻合。深筋膜在静脉下缝合以确保静脉位于前臂浅层。一期手术的优点是只需一次手术,一次住院,形成的瘘管可快速使用。其缺点是若瘘管建立失败,患者需承担全身麻醉的大切口手术风险(图 5-6)。同一期手术相比,二期手术只需在局麻状态下进行,在肘窝处做小切口,将贵要静脉和肱动脉吻合。瘘管成熟需 4~6 周。若成熟度较好,可进行下一阶段手术。第二阶段手术通常需要在全身麻醉状态下进行,但也可采用局部浸润区域阻滞的麻醉方式。切口方式同一期手术一致。这些静脉是从深筋膜底部通过,所有的分支都结扎,并按照上述方式转移。若前臂内侧皮神经穿过瘘管,存在穿刺时损伤的风险,此时需分离瘘管皮神经上面重新吻合。最新的数据表明,肱动脉-贵要静脉自体内瘘应优先于移植物血管内瘘,前者长期通畅率更高,并发症更少[61,71]。2 年内,血管通路通畅率为 50%~80%。一项随机研究结果表明,3 年内瘘管通畅率为 70%[54]。由于需要做大量切口,肱动脉-贵要静脉动静脉内瘘术切口并发症发生率较高。最近的一项

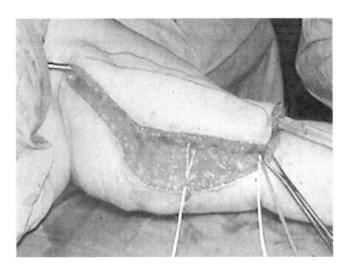

图 5-6　广泛切除需要暴露的基底静脉的手术影像,使静脉能在肱动脉-动静脉瘘中转置。(扫码看彩图)

研究结果表明,1 年内,二期手术的通畅率比一期手术高(34%对 88%;P=0.047)[92]。

移植物动-静脉瘘管

移植物内瘘适用于自体动静脉瘘失败的患者,而在美国,也有初始就使用移植物内瘘这种方式。移植物的长期通畅率比自体动静脉瘘低,为了保证通路通畅,患者每年需接受多次介入治疗。同自体动静脉瘘相比,移植物内瘘感染风险高且更容易形成动脉瘤。移植物由合成材料或是生物材料制成,膨体聚四氟乙烯(ePTFE)是最常用的材料。生物材料移植物包括牛颈动脉、牛脱细胞输尿管、牛肠系膜静脉和人类脐静脉,但是这些材料所制的导管未获得令人满意的效果。与聚四氟乙烯材料相比,生物材料的感染率、动脉瘤形成率和长期通畅率无任何优势[108]。聚四氟乙烯导管容易操作,长效耐用且性能更稳定可靠。导管具有多种尺寸,并且静脉末端有多种“漏斗”可提高导管通畅率,满足外科医师的需求。移植物能够以端-侧方式同任何合适的动脉和静脉吻合,穿行皮下隧道。手术可以在局部麻醉状态下进行,但是目前通常行全身麻醉。早期的移植物呈直角形与桡动脉吻合,然后在肘窝处静脉吻合。现在“J”形和“袢”形的移植物越来越受欢迎,而且移植物血管也可用于替换失功的瘘管,或者肢体远端动脉条件良好,或没有相邻静脉情况下。当肘部存在肱动脉良好但没有合适的头静脉和贵要静脉时,肱-腋窝移植物可解决这个问题(图 5-7)。目前为止,有文献报道袢形移植物已经可广泛用于前臂、手臂、胸壁、大腿、颈部等位置。现已研发出更加复杂的移植物,如肱-颈移植物[87],并成功在腋动脉和髂外静脉间植入一种直形移植物血管[25]。

移植物血管的优点是其具有高适应性,可以作为情况复杂患者的补救方法。其缺点是有副作用,特别是感染率和血栓发生率较高。其感染率为 11%~35%,而自体动静脉瘘仅为 2%左右[4]。据报道,2 年内通畅率为 60%,血栓发生率为自体动静脉瘘的 10 倍[7,68]。血管狭窄也是一个问题。目前认为,血管狭窄是移植物刺激血管内皮细胞使内膜增生导致的。此外,由于聚四氟乙烯移植物不能自动封口,因此只能依靠周围组织自身的纤维化反应止血后才可以安全地再穿刺。这个过程大约需要 4 周的时间,尽管也可以提前再穿刺,但是会提高感染率和血肿形成率。最近上市的一种新型可自动封口的移植物已获得令人满意的结果,可以在手术后 72 小时之内进行穿刺[12]。

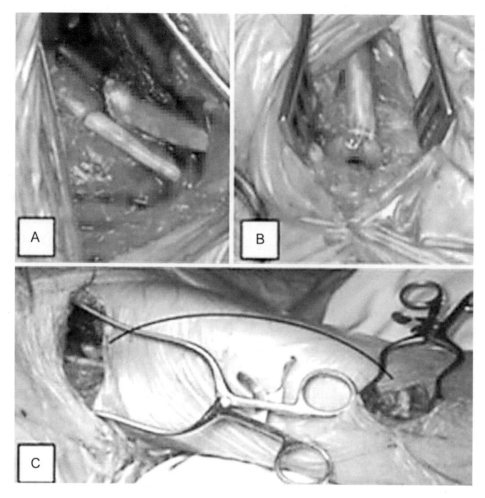

图 5-7 扩张聚四氟乙烯(ePTFE)臂丛假体移植术的手术影像。(A)近端肢体 6mm ePTFE 移植物与腋静脉端侧吻合(正中神经是与移植物相邻的管状结构)。(B)远端肢体 6mm ePTFE 移植物与肱动脉端侧吻合。(C)手术视野中显示腋下静脉与肱动脉吻合。图中线条代表移植物通过皮下的通道。(扫码看彩图)

瘘的成熟和穿刺

既往研究显示,瘘管成熟时间为 6 周,此时静脉动脉化并且扩张至适合穿刺的尺寸。瘘管成熟时间取决于血管大小、质量以及患者状况。有些瘘管在两周左右的时间内即可使用。过早地对未成熟的瘘管进行针刺会导致血肿和血栓,因此临床上,在穿刺前需确定瘘管足够成熟。若 6~8 周后瘘管仍然没有成熟,此时应该考虑行多普勒检查,明确瘘管结构是否有问题,如瘘管狭窄可影响成熟。

一旦决定开始穿刺,穿刺位置由血液透析人员决定。绳结样穿刺适用于重复使用相同位置穿刺的患者,被称为"扣眼"。这种方法会导致血管壁损伤,从而形成动脉瘤和假动脉瘤。从护理的角度来说,由于重复穿刺部位皮肤形成的瘢痕组织内没有神经末梢,所以经常在同一位置穿刺,可减轻患者的压力。对于移植物血管

而言,绳结样穿刺尤为重要,因为穿刺处皮肤存在坏死的风险,可致使移植物暴露并提高感染率。

动静脉内瘘的并发症

出血

动静脉内瘘术后出血可以分为早期和晚期,早期出血发生在瘘管形成后第一个 24 小时之内,晚期出血则发生在早期之后的任何时候。早期出血是由于吻合技术上的失误或结扎滑脱。返回手术室寻找出血点并不常见,由于血肿通常是尿毒症血小板功能紊乱造成的弥漫性渗血[91]。晚期出血通常出现在开始血液透析时的穿刺部位,主要是使用了抗凝治疗的患者。可直接按压静脉穿刺部位止血,通常不需要行逆转抗凝治疗。对患者而言,动脉瘤或穿刺部位因为感染而出血是十分危险的。虽然直接按压可控制出血,但通常需要手术

探查,必要时需经患者同意后结扎瘘管。探查晚期出血的瘘管情况需在全身麻醉状态下进行,由于需要做大切口暴露近端血管,否则术中患者会很痛苦。

血栓形成

动静脉内瘘血栓可出现在血管吻合后任何时间。早期血栓可能是低血压、透析后脱水或心力衰竭所致,可能是形成血栓风险增加和瘘管成熟预后不良的标志。在质量和大小都适宜的血管中即刻形成血栓可能是由于技术失误所造成的。使用 Fogarty 导管的早期血栓切除术以及重新吻合可挽救瘘管功能。晚期血栓是继发于血管内膜增生的渐进性狭窄,占所有狭窄的85%。对于瘘管血栓的治疗已经由外科手术转为介入治疗阶段。现在放射科医师主要使用经皮介入的方式来维持动静脉内瘘的长期通畅率。晚期动静脉瘘血栓的形成,首先应采用超声多普勒或静脉造影,介入放射学的优势在于经皮血栓切除术后,可通过血管造影确定要处理的狭窄血管并采用球囊血管成形术治疗。此外,中心静脉显影可明确是否存在中心静脉狭窄导致的瘘管功能障碍。最近一项关于经皮介入血管血栓治疗技术的综合回顾结果显示:该技术维持导管通畅的成功率为80%,并可避免临时插入导管[8]。经皮气囊血管成形术是解决狭窄问题的一线治疗方式[7]。若吻合口狭窄或吻合口周围不能用血管成形术治疗,则应考虑行外科血栓切除术。标准 Fogarty 取栓导管足以清除早期的软血栓,但无法穿透陈旧血栓。需要手术修复的瘘管必须保证长度能够容纳 2 枚透析针。

感染

血管通路手术被归类为"清洁手术"。应严格规范外科医师和手术室人员对肾病患者的无菌操作。尽管手术过程是"清洁"的,但是由于尿毒症可导致免疫功能相对不全,因而肾病患者的感染率仍较高。尿毒症通过抑制中性粒细胞的杀菌、噬菌和趋化作用并抑制 B 细胞和 T 细胞的免疫应答影响免疫系统[38]。此外,同一般人群相比,肾病患者更容易发生上呼吸道感染,有金黄色葡萄球菌定植的,其发病率超过 70%,远高于普通人群的 15%[130]。血管通路感染的最主要病原体是金黄色葡萄球菌,该菌常对一线抗生素耐药。自体动静脉内瘘术期间常规使用抗生素也并不普遍。然而,血管通路手术中如果使用了移植物血管,则应静脉注射二线抗生素,如万古霉素或替考拉宁等。尿毒症诱发的血小板

功能障碍易造成肾衰竭患者出血,彻底细致地止血对于减少术后血肿十分重要,血肿是发生感染的危险因素之一。自体动静脉内瘘手术伤口为 2%~3%[4],采用一般标准的伤口护理措施即可有效处理。冲洗伤口及麻醉状态下注射抗生素治疗可预防大部分感染,有积液可通过拆除缝线或麻醉状态下冲洗引流,继以抗生素治疗来处理严重性感染。如果是严重感染或分离到耐甲氧西林金黄色葡萄球菌且对抗生素治疗不敏感,则需进行手术清洗切口并检查切口吻合情况。感染性瘘管出血风险虽小,但可潜在地危及生命。移植物内瘘的患者即使出现表皮伤口感染,也应该认真对待。早期足量抗生素治疗可降低移植物血管感染风险。通常表皮感染可成功治愈,但是如果化脓性感染或移植物感染则必须摘除移植物。

动脉瘤形成

血管通路导管存在形成真、假动脉瘤的风险。假动脉瘤的形成通常是穿刺点过度使用造成的。移植物内瘘自体动静脉内瘘术假动脉瘤发生率分别为 10% 和2%[131]。假动脉瘤可以通过介入治疗或手术治疗,其中手术治疗是传统方法。手术修复通常包括伤口缝合或摘除受损的移植物,并采用直接端-端吻合或补充一段移植物的方式修复动静脉内瘘。越来越多的介入放射学方法可作为首选治疗。当瘘口长度小于 1cm 时,在瘘口处直接注射凝血酶即可阻断进入瘤体的血流。在皮下植入一个覆膜支架也可阻止动脉瘤的血流。真性动脉瘤在上肢动静脉瘘和长期的瘘管中相对常见(图 5-8)。除了造成局部不美观外,大多数的动脉瘤不会造成什么后果,发生破裂的风险很低。然而,动脉瘤如果迅速增大,或在皮肤较薄、易感染部位出现动脉瘤,则需要手术修复或结扎。

窃血综合征

动静脉吻合口肢体远端灌注不足时即可诊断为窃血综合征。这是一种不常见并发症,据报道仅 1%~8%的患者会出现这种并发症[28]。窃血综合征常见于包含上导管动脉的内瘘手术,有动脉硬化和糖尿病的患者发病风险尤其高。手术过程中,若发现患者肱动脉纤细(直径小于 5mm),则提示医师该患者易并发窃血综合征,将动脉切口大小控制在动脉直径的 75% 以下可降低发病风险。窃血综合征的症状可从轻微不适如手冷,到严重的可有静息痛、严重缺血神经功能损伤和组织

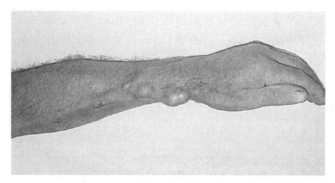

图 5-8　动静脉瘘真动脉瘤。(扫码看彩图)

萎缩等。轻微的窃血综合征通常可保守治疗,通过增加肘部周围的侧支循环改善病情。通过多普勒成像明确是否存在吻合口远端逆流——窃血综合征的特征表现。如果症状严重或者存在窃血综合征导致的缺血症状,则应该手术干预治疗。最简单的干预方式是结扎瘘管,几乎可以改善所有症状,但是同时也失去了瘘管。一个复杂但有效的治疗方式即远端血运重建(DRIL)。其利用大隐静脉或聚四氟乙烯移植物绕过吻合口,再将原动静脉瘘吻合点的肱动脉远端结扎(图 5-9)[97]。这种巧妙的方式使血流在流入瘘管前可通过新吻合的旁路血管流向前臂远端。这种治疗方式获得的中期通畅率高达 83%~100%,但并不常用[28]。

动静脉内瘘监测

　　血液透析的患者需长期持续治疗。患者可能存在肾脏移植史并了解治疗慢性疾病的复杂性。动静脉内瘘是患者透析的生命线,保留瘘管是为患者提供最佳护理的关键。动静脉瘘监测的目的是能够在瘘管闭锁前及时发现瘘管的功能不良,常见原因是病理性狭窄[99]。虽然目前还没有大量随机试验证据,但是动静脉瘘监测已经被证实可以降低血栓的发生率,提高长期通畅率[57]。可通过以下三种方式进行监测:①常规临床检查,最好能够制订个体化方案;②测量透析时的血流量;③测量尿素再循环。瘘管功能障碍的表现为血流量减少,压力升高,尿素排泄量少及震颤反应减弱。血流量<500mL/min时应怀疑存在静脉狭窄并需进一步的影像检查。超声多普勒可以明确是否存在狭窄,并作为首选无创检查方式。进一步检查需要血管造影。按要求进行单一血管造影或经皮气囊血管成形术。通路的检测最好有多学科的协作。针对存在瘘管功能障碍和更多复杂状况的患者,肾病科、影像科以及血管外科医师参与会诊,制订出恰当的诊疗计划。

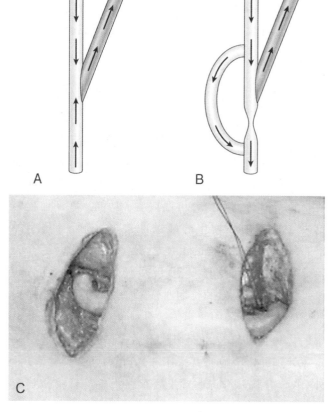

图 5-9　(A)动静脉瘘(AVF)传导性窃血综合征示意图。(B)远端血运重建间隔结扎(DRIL)操作过程示意图。(C)DRIL 手术照片。(A)动静脉瘘(AVF)传导性血管窃血综合征血流方向特征。注意吻合口远端血流逆转。(B)DRIL 操作过程,旁路移植物同动脉近端及动静脉瘘远端吻合。随后将动脉结扎至 AVF 远端,允许血液同时流入动脉远端和 AVF。(C)肱动脉近端和 AVF 远端的手术暴露;旁路移植物采用输尿管。结扎动脉并突出动脉位置。(扫码看彩图)

腹膜透析

　　2009 年,在英国约有 15%的透析患者采用的是腹膜透析方式(PD)[110]。近年来,在英国将腹膜透析作为首选治疗方案的肾衰竭患者数量持续减少[110]。出现这种情况的原因在一定程度上是由于早期肾移植人数增加,其他原因可能是透析的设备和腹膜透析导管置入方式的改变。在美国,腹膜透析患者比例不足10%[117],尽管大多数的肾病学家认为该比例应该至少是40%[59]。

　　腹膜透析的理论非常简单。腹膜的总表面积约有2m²,由内皮组织、间隙组织和中皮层组成,可以起到半透膜的作用。腹膜腔注入高渗液后,通过超滤清除溶质和电解质。

与血液透析相比,腹膜透析的确具有一定的优势。最近的研究结果表明,腹膜透析可提高开始接受肾脏替代治疗的患者 1~2 年内的生存率[41,123]。然而,经过 1.5~2 年透析后,腹膜透析患者的死亡风险与血液透析相近。造成这种差异的原因尚不清楚,可能与残余肾功能相关,因为同血液透析相比,腹膜透析对残余肾功能的保护作用更强[74]。据报道,患者对腹膜透析的满意度优于血液透析[26,95],这可能是因为腹膜透析方式可提高患者的自主权。此外,腹膜透析的费用比血液透析少了 1/3[117]。

然而,腹膜透析的主要缺点是技术故障率高。最近一项多中心的前瞻性研究发现,25%腹膜透析患者转为血液透析,其中 70%发生在腹膜透析开始后 2 年内[45]。尽管腹膜炎发病率在下降,但感染问题仍然是导致治疗失败的主要原因。

腹膜透析和连接系统

腹膜透析是一个由渗透液、传输系统和内置腹膜导管组成的闭合循环系统。通过重力注入贮存的渗透液。采用 Luer-Lok 或旋转自锁装置连接透析液袋和连接系统。最常使用的是 Y 形连接系统(图 5-10)。Y 形连接系统的一个分支通过惰性钛导管与内置腹膜导管相连,上方两个分支则分别同透析液袋和空袋子相连。该装置在通过留置管注入无菌新鲜液体前,可将污染的渗透液排空。一些随机对照试验结果显示,在常规腹膜透析系统中使用 Y 形连接系统可以降低感染并发症的发生率[16]。

腹膜透析导管的选择

腹膜透析导管应该具有柔软、坚韧、光滑、不透射线且性质相对稳定的特点。目前有数种不同的导管可供选择,其中最常用的是 Tenckhoff 导管。硅橡胶制成的 Tenckhoff 导管最开始是直角形的,外径 5mm,带有两个涤纶套管及一段可穿入腹腔内的部分。目前有很多类型的 Tenckhoff 导管,包括单一套管导管和腹膜内端为盘型的导管。对大量直线型和盘型腹膜导管随机对照试验结果进行荟萃分析显示[2,20,21,66,78,96,129],发生腹膜炎、出口点或通路感染及导管切除的风险方面,两种导管无显著差异[106]。进一步的荟萃分析结果表明,盘状导管可增加导管尖端移位的风险,但不会增加导管植入失败的风险[129]。单涤纶套与双涤纶套导管随机对照试验

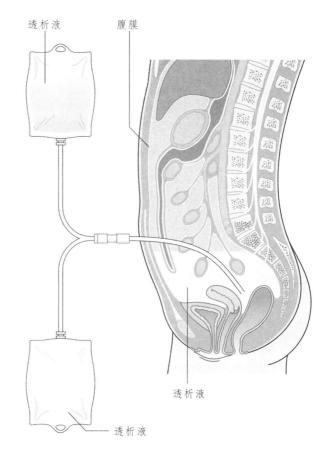

图 5-10 矢状面显示 Douglas 腔内腹膜透析导管的最佳位置。该图还举例说明了腹膜透析液的 Y 形输送系统。

结果显示,腹膜炎、出口点、通路感染或导管移位的发生率无显著差异[19]。然而,一项基于加拿大注册表数据的更大型的研究结果显示,双涤纶套导管可以降低金黄色葡萄球菌腹膜炎的发生率[78]。

腹膜透析导管置入

并不是所有患者都适合采用腹膜透析方式进行治疗。严重的腹膜粘连、炎症性肠病、包裹性腹膜硬化是绝对禁忌证。肥胖、高龄、腹疝、穿孔和慢性阻塞性肺病是相对禁忌证。严重的结肠憩室可能会增加肠道微生物的转位,憩室疾病与革兰阴性腹膜透析腹膜炎密切相关。尽管穿孔患者可以进行腹膜透析,但感染风险非常高。腹膜透析可能会导致腹壁疝扩大,必要时可在导管置入前或期间进行修复。表 5-3 列出了腹膜透析导管置入的绝对和相对禁忌证。

已报道多种导管置入技术,包括开放手术、经皮下置入、腹内镜及腹腔镜下置入等。

在开放手术过程中,经位于腹部正中或旁正中经脐小切口插入导管,并在腹直肌处设置腹膜前涤纶套。

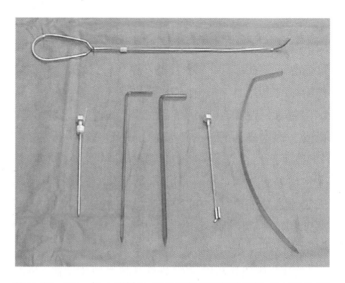

表 5-3   腹膜透析禁忌证

绝对禁忌证	相对禁忌证
腹膜硬化症	重度肥胖
炎症性肠疾病	严重腹膜炎
大面积不可治愈腹内疝	黏着物
	大腹壁
	疝腹部慢性梗阻性气道疾病,心理社会因素可能导致依从性差
	身体残疾
	学习障碍

图 5-11   YTec 插入试剂盒。工具包的组成部分包括,从左到右:带塑料护套的插入套管针,中大型扩张器,毛套插入装置和皮下隧道装置。单毛套腹膜透析管顶端存在金属插入物。(扫码看彩图)

在置入导管之前涤纶套必须用盐水冲洗浸润，湿的涤纶套可促进组织迅速生长。在腹膜处做一个小切口，用带或不带金属导管栓的钝头钳插入导管。导管尖端必需插入男性直肠膀胱陷凹和女性 Douglas 直肠子宫陷凹处。用可吸收线缝合腹膜，周围用涤纶套制造防水密封环境。用不可吸收线缝合白线或腹直肌鞘。导管的腹膜外段做皮下隧道，出口放在方便侧流出的位置。手术结束前，冲洗导管保证透析液能够通畅地流入和流出。对两项经中线与侧方插入腹膜透析导管的随机对照试验结果进行荟萃分析[18,96]，结果显示两者间腹膜炎、流出口感染、导管感染的发生率和死亡率无显著差异[106]。另一项试验指出，在中线置入导管可减少导管移除率。

近年来，腹腔镜下腹膜透析置管术已经在很大程度上取代了开放手术。腹腔检查可以评估并解决导致机械性梗阻的结构问题，如粘连。而且可以直观地将导管放置到恰当位置。许多文献都对腹腔镜下腹膜透析置管术操作过程进行过描述。基本原理如下：将 5mm 或 10mm 探头放置在左侧或右侧上象限，不影响导管的插入位置。用另一个 5mm 的探头或含有可伸缩保护套针头的特定套装以及系列扩张器建立皮下隧道（图 5-11）。必要时可打开另一个端口以协助导管插入骨盆。当导管到达适当位置后，释放气腹，即可建立皮下隧道。

经皮穿刺和腹内镜技术都是由 Seldinger 技术演变而来，所使用的工具同腹腔镜技术一致，详情见上文。在经皮穿刺技术中，超声引导可以确定距离肠管和腹壁最远的安全穿刺位置。穿刺之后，可在 X 线下通过导管注射造影剂明确具体位置。随后，放置导丝并使用系列扩张器建立皮下隧道。在取出导管鞘，建立皮下隧道前，将带剥皮鞘的扩张器经导管刺入腹膜腔。腹内镜技术，不使用 X 线定位，而是利用附着在剥皮鞘上的直径为 2.2mm 的镜管明确腹膜腔内的位置。

3 项随机对照试验对腹腔镜下与开放性腹膜透析导管置入术进行了比较[31,47,113]，其中一项比较了腹内镜手术和开放性手术[128]。对 3 项试验进行分析，结果显示这几种方法之间的死亡率、腹膜炎、流出口或通路感染、导管移位和器械故障的发生率无明显差异[106]。进一步的多中心随机对照试验正在进行中[39]。

尚无随机对照试验比较经皮穿刺技术和其他技术之间的差异。据报道称，两项关于经皮穿刺术及开放性腹膜透析导管置入术的研究结果：一项研究结果显示两种方法间无明显差异[82]；另一项研究结果显示经皮下穿刺方式早期腹透液渗漏发生率高[94]。

腹膜透析置管的并发症

出血

血性腹透液是导管置入术后最初几次使用导管时的常见并发症，发生率约 30%。导管插入部位的腹膜表面小血管出血最常见，通常可在 24 小时内停止出血。一旦发现出血，应频繁冲洗导管。条件允许的话，可降低交换量以减少血块阻塞导管的概率[32]。置入导管一段时间之后发生的出血可能是包裹性腹膜硬化症（EPS）导致的。

疼痛

患者在第一次注入透析液时可能会感到不适。当使用直形导管并且透析液注入压力较大时更为常见。因为腹透液通过侧孔流入腹腔，所以当使用盘状导管时，很少会感到疼痛。这种疼痛通常是暂时性的，可在几周内缓解。减缓注入速率和不完全排空透析液可缓解疼痛症状。

涤纶套脱出

影响涤纶套脱出的最主要因素是皮下置入的深度；置入深度必须大于 2cm。导管腹膜外部分受到牵拉时，如替换透析液袋，可导致深度不够的涤纶套脱出，也可能由于流出口或隧道感染。

导管阻塞

导管阻塞通常是流出道堵塞造成的，可能与异物阻塞或导管移位有关。在手术后导管远端可能出现凝结的血块，可以通过注射肝素、链激酶和尿激酶有效治疗[102,132]。

外部受压造成的阻塞可能是膀胱充盈、膨隆的乙状结肠或子宫肌瘤所致。便秘是导致导管障碍的常见原因之一，尽管患者无便秘病史或影像学表现，也应在引流不畅时首先使用泻药。网膜包裹是造成难治性导管阻塞的最常见原因（图 5-12），发生率为 35%~80%。上述所有原因都可能造成导管尖端移出骨盆。然而，不是所有移出的导管都会出现阻塞。相反，即使导管在盆腔内位置良好，也可能出现阻塞。大约半数的导管会随时间推移发生移位，但只有 20% 的导管发生功能障碍[24]。

若治疗便秘后导管阻塞仍持续存在，则需进一步处理。可通过透镜下硬导丝疏通或手术治疗。导丝疏通初始成功率为 78%~85%[75,84,104]。然而这种操作的作用效果是暂时的，30 天后的通畅率仅为 29%~85%；这可能是由于存在网膜包裹或粘连等潜在问题。若导丝疏通恢复导管功能失败，则应使用腹腔镜介入治疗。这种方式可以直观地发现导管阻塞的原因，并制订明确的治

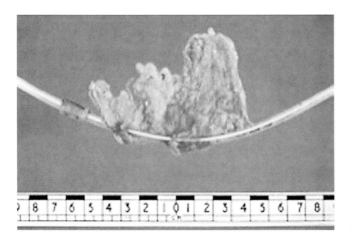

图 5-12 网膜附着于腹膜透析管。(扫码看彩图)

疗方式，包括导管重新定位、粘连松解术、网膜切除术或网膜固定术。

管周渗漏

任何易造成伤口愈合不良的因素（如类固醇、肥胖、营养不良、糖尿病）都可能导致导管周围渗液，发生率为 7%~24%。选择合适的手术方式可以降低渗液率。据报道，相比于腹侧切口，在腹正中切口置入导管出现渗液的概率更大[21]，但这与我们的经验不同。导管周围渗漏会使导管周围流体外渗或聚集在腹壁下。研究人员建议采用 CT 联合腹腔增强造影或磁共振腹膜造影定位渗液部位[3,89]。当发现术后早期渗漏时，应停止透析液交换 2~4 周，临时切换为血液透析。晚期渗漏通常需要更换导管。与疝相关的围术期渗液应通过移除导管和疝修补术治疗。伤口愈合后（如 2~3 个月）才能行导管置入术。

疝

输入透析液腹内压力增大，可以扩大原有疝。所以最好在开始腹膜透析前先修复疝[77,79,124]。在腹膜透析患者中，新生腹部疝患病率为 2.5%~25%。一项研究结果显示，导管插入部位的疝发生率占所有部位的 32%，腹股沟为 18%，上腹或脐周疝为 27%，切口疝为 23%[79]。透析液压力可导致睾丸鞘突再通，即透析液交换完成后不久即出现阴囊或阴唇水肿等症状。这种情况需手术结扎，术后采用低容量、高频透析方式，直到愈合或临时性血液透析。

一旦腹膜透析开始后，是否修复出现的疝存在争议。在理想情况下，应避免腹膜破裂。在切口疝修补过程中可使用聚丙烯网，其可在不打开腹膜的情况下附着于深层腱膜上[37]。

腹膜透析患者在接受腹股沟疝修补术后，一些外科医师由于担心透析液渗漏或疝复发，会要求患者留院观察。腹膜透析可以采用低容量、高频率的交换方式[72]。

出口和腹透感染

就单独感染而言，出口和腹透感染几乎没有风险，但须注意进展至腹膜透析腹膜炎的可能性；出口和隧道感染的患者中大约 12% 为腹膜透析腹膜炎。

导管出口感染的诊断标准是有无化脓或有无皮肤红斑[60]。导管出口感染的发病率为每年 0.05~1.02 例/患者年[66,84,120]。出口处红斑无脓性分泌物可能是早期的感

染指征，也可能仅是皮肤反应，特别是出现在新插入导管的情况下。当无脓性分泌物流出时，导管出口的阳性培养物代表定植而不是感染，不是治疗的指征。出口感染的临床表现是导管皮下部分可能会出现红斑、水肿或压痛。然而，在临床上，这些症状通常具有隐匿性，仅能通过超声扫描检测[85]。大多数出口部位感染的致病菌是金黄色葡萄球菌和铜绿假单胞菌[60]；鼻部携带金黄色葡萄球菌使出血部位感染风险增加 4 倍。表 5-4总结了出口管理问题和感染的推荐指南。移除导管后，可同时再次插入导管，但应选择新的隧道出口，最好是在对侧，或者使用抗生素[63,88]。

腹膜透析腹膜炎

腹膜炎是腹膜透析患者中最常见的并发症，是腹膜透析患者的第二大致死原因，其发病率为每年 0.2~0.6/人[33,36,49]。国际腹膜透析协会（ISPD）规定可接受的腹膜炎发病率是每 18 个月内最多一次[60]。尽管腹膜炎的致死率不足 4%，但腹膜透析患者的致死率约为16%[60]。至少 1/4 的患者需要移除导管[33,49]。伤口愈合前出口感染是最常见的感染途径。

腹膜炎发生的第一迹象是透析废液中白细胞计数>100×10^6/L。随后会感到广义上的腹痛如腹部压痛、反跳痛。其他症状包括发热、恶心、呕吐和腹泻。从外科病理学角度出发，出现局部疼痛或压痛应怀疑阑尾炎或胆囊炎。

腹膜透析腹膜炎致病菌不同于一般"术后"腹膜炎致病菌。后一种情况通常是由多种有氧和厌氧菌共同感染所致，而原发性腹膜透析腹膜炎通常由单一微生物感染所致。金黄色葡萄球菌、金黄色表皮球菌和链球菌感染占所有微生物感染的 60%~80%，凝固酶阴性葡萄球菌占 30%~40%，而链球菌占 10%~15%。酵母菌诸如念珠菌，是最常见的导管或阴道真菌性腹膜炎的致病菌。

对废液袋中取出的透析液样品进行微生物检查，细菌培养后检测抗生素敏感性。即使出现腹膜炎症状，仍有半数患者的细菌培养结果呈阴性[121]。国际腹膜透析协会指出细菌培养呈阴性的腹膜透析性腹膜炎患者的比例不应超过 20%[60]，若不符合这个条件，则应重新测试评估。其他检查包括腹部和胸部 X 线检查，以明确导管位置和膈下积气。不是所有腹膜透析的患者都存在由于穿孔而造成的膈下积气。

为了防止延误治疗，当发现流出液混浊以及透析液细菌培养标本已送检后尽快使用抗生素治疗。抗生素抗菌谱应覆盖革兰阳性菌和阴性菌。虽然治疗方案的选择往往根据当地抗生素的敏感性，但通常应包括抗革兰阴性菌的第三代头孢或氨基糖苷类药物以及抗革兰阳性菌的万古霉素或头孢菌素[60]。腹腔注射优于静脉给药[125]。一旦有了细菌培养和药敏测试结果，可使用窄谱抗生素。多重感染的腹膜炎，尤其是厌氧菌感染所致腹膜炎死亡风险增高，须尽早寻求紧急手术评估，早期手术可降低死亡率[116,122]。

应用抗生素可有效地控制大多数腹膜透析腹膜炎。轻症患者也不需要住院治疗。然而，当出现如表 5-4 中列出的情况时，需移除导管。大多数行剖腹手术来导管移除的患者，应接受腹膜冲洗。腹腔镜下导管移除和腹膜冲洗获得的疗效与开放手术一致，但是术后疼痛及肠道功能紊乱现象更少[5]。

我们将经过 5 天抗生素治疗后流出液中仍然可见病菌的腹膜炎定义为难治性腹膜炎。难治性腹膜炎尝试继续延长抗生素治疗，意味着需要延长住院时间、可能存在腹膜损伤、真菌感染腹膜炎以及死亡风险增加[13]。复发性腹膜炎的定义是，治疗结束 4 周内感染同种致病菌所引发的腹膜炎[110]。同单纯的腹膜透析腹膜炎相比，这种腹膜炎更需要移除导管。通常真菌性腹膜炎的死亡率更高，显微镜下或细菌培养发现真菌后应立即将导管移除[73]。分枝杆菌感染是一种危险的感染。这种感染诊断困难，当单核细胞计数持续升高且细菌培养结果为阴性时，考虑存在这种感染。透析液抗酸性细菌涂片结果近 90% 为阴性，但是常规细菌培养结果通常为阳性[64]。可采用长期抗结核疗法治疗。尽管认为移除导管不是必要的治疗方式，但多数情况下还是应拔除导管。结核性腹膜炎的死亡原因一般与治疗不及时有关，死亡率约为 15%[100]。

表 5-4　出口部位问题和感染的治疗	
问题	治疗措施
仅红斑，无溢液	局部应用氯己定、莫匹罗星、过氧化氢
肉芽组织过度增生	硝酸银烧灼法
革兰阳性菌感染	氟氯西林、复方阿莫西林-克拉维酸、万古霉素、利福平、头孢菌素
革兰阴性菌感染	环丙沙星、庆大霉素
假单胞菌感染	环丙沙星加另外一种药物（如头孢菌素）、去除导管
真菌感染	去除导管、全身给予抗真菌药

当因为严重腹膜透析性腹膜炎而移除导管后。只有不到一半的患者可以重新回到腹膜透析,而只有不到 1/3 的患者可以继续腹膜透析一年以上[112]。治疗失败的原因包括粘连和永久性腹膜失效。

包裹性腹膜硬化症(EPS)

包裹性腹膜硬化症是一种罕见的,但却可能威胁腹膜透析患者生命的并发症。包裹性腹膜硬化症的特点是间歇性或持续性、周期性的肠梗阻,伴有明显的或影像学检查证明存在腹膜硬化、钙化、腹膜增厚或包裹[50]。

包裹性腹膜硬化症发病率为 0.5%~2.5%,并随腹膜透析时间延长而增加[9,51,52,93]。据报道,包裹性腹膜硬化症死亡率高达 25%~55%,尤其是在确诊后第一年,同时也随腹膜透析的时间延长而增加[9,51,52,93]。患者可能会表现为腹痛、滤过量降低、腹水、血性流出液(7%~50%)[93]、肠梗阻、呕吐、营养不良或腹部包块等症状。

发病机制包括腹膜间皮层丢失及因硬化和纤维化导致的间皮下增厚。包裹性腹膜硬化症的进展受多种因素影响,包括腹膜透析持续时间、透析液组成、腹膜炎的发生和遗传因素[55]。通过影像学检查明确诊断。超声结果显示肠壁增厚,包裹体内包括肠襻、局限性的腹水和纤维粘连,CT 结果显示腹膜强化、增厚、钙化、粘连、肠梗阻、包裹性积液、肠管被包裹以及腹茧症(图 5-13)[105,119]。

治疗包裹性腹膜硬化症的关键是肠内或肠外营养的支持性治疗。手术切除全部纤维组织以及游离肠道是手术的关键。平均手术时间为 7 小时,死亡率约为

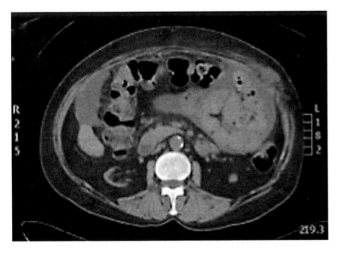

图 5-13 包膜性腹膜硬化特征性 CT 图像。注意髂窝左侧的腹茧。

7%[53]。96%的患者肠道功能恢复,不过 25%的患者需要再次手术治疗。使用免疫抑制剂预防术后复发,最常见的免疫抑制剂是皮质类固醇。其他治疗药物包括他莫昔芬和血管紧张素转换酶抑制剂,但报道称治疗效果并不理想。

腹膜透析后的肾移植

当腹膜透析的患者成功地接受肾移植后,可移除腹膜透析导管,但是需要慎重决定移除的时间点。在大多数的情况下,肾移植术 6 周内移除导管。在移植肾功能良好的情况下, 如活体移植也可以早期移除。当移植肾的功能恢复迟缓时, 应推迟移除导管的时间。尽可能避免肾移植过程中腹膜透析液渗漏,必要时行临时血液透析。若透析液渗漏至移植床时,可增加出口感染风险。

腹膜透析腹膜炎活动期是肾移植的绝对禁忌证。如果患者存在近期感染,经数天腹腔内注射抗生素治疗并确定流出液内无病菌后,则可接受肾移植。有研究指出,肾移植术后腹膜炎的发生率为 35%[80],其中 80%都不是致命性的。与血液透析相比,患者在肾移植时行腹膜透析,感染风险升高。但若在肾移植术前转换为血液透析,则可降低感染率。

一些研究结果表明,肾移植后继发包裹性腹膜硬化症的概率升高,特别是移植后一年内[29,56]。尚不明确到底是因为终止了腹膜透析,还是由肾移植所致。

少数研究显示,同血液透析相比,腹膜透析患者在肾移植之后肾功能恢复相对较好[35,118],可能与肾移植时受者的容量负荷或残留肾功能有关。还有研究显示,在肾移植后,同血液透析相比,接受腹膜透析的患者死亡率更低。

结论

对于腹透和血透患者来说,充分且无并发症的透析治疗,对患者整体健康的重要性尚不明确。

通过多学科参与建立有效透析通路,使透析患者达到最佳的生理和心理状态。此外,尽早制订建立透析通路,可以保证患者平稳渡过透析阶段,尽量避免临时静脉导管的使用。对越来越多不适合移植的患者来说,有效的透析通路是他们的生命线。

(储志强 译　刘俊铎 校)

参考文献

1. NKF-DOQI clinical practice guidelines for vascular access. Am J Kidney Dis 1997;30:S150–91.
2. Akyol AM, Porteous C, Brown MW. A comparison of two types of catheters for continuous ambulatory peritoneal dialysis (CAPD). Perit Dial Int 1990;10:63–6.
3. Arbeiter KM, Aufricht C, Mueller T, et al. MRI in the diagnosis of a peritoneal leak in continuous ambulatory peritoneal dialysis. Pediatr Radiol 2001;31:745–7.
4. Bachleda P, Utikal P, Kalinova L, et al. Infectious complications of arteriovenous ePTFE grafts for haemodialysis. Biomed Pap Med Fac Univ Palacky Olomouc Czech Repub 2010;154:13–9.
5. Barlow AD, Yates PJ, Hosgood SA, et al. Case-control comparison of laparoscopic and open washout for peritoneal dialysis-associated peritonitis. Br J Surg 2008;95:1416–9.
6. Beathard GA. Strategy for maximizing the use of arteriovenous fistulae. Semin Dial 2000;13:291–6.
7. Bent CL, Sahni VA, Matson MB. The radiological management of the thrombosed arteriovenous dialysis fistula. Clin Radiol 2011;66:1–12.
8. Bittl JA. Catheter interventions for haemodialysis fistulas and grafts. JACC Cardiovasc Interv 2010;3:1–11.
9. Brown MC, Simpson K, Kerssens JJ, et al. Encapsulating peritoneal sclerosis in the new millennium: a national cohort study. Clin J Am Soc Nephrol 2009;4:1222–9.
10. Burke M, Hawley CM, Badve SV, et al. Relapsing and recurrent peritoneal dialysis-associated peritonitis: a multicenter registry study. Am J Kidney Dis 2011;58:429–36.
11. Canaud B, Beraud JJ, Joyeux H, et al. Internal jugular vein cannulation using 2 silastic catheters. A new, simple and safe long-term vascular access for extracorporeal treatment. Nephron 1986;43:133–8.
12. Chemla ES, Nelson S, Morsy M. Early cannulation grafts in straight axillo-axillary angioaccesses avoid central catheter insertions. Semin Dial 2011;24:456–9.
13. Choi P, Nemati E, Banerjee A, et al. Peritoneal dialysis catheter removal for acute peritonitis: a retrospective analysis of factors associated with catheter removal and prolonged postoperative hospitalization. Am J Kidney Dis 2004;43:103–11.
14. Cimochowski GE, Worley E, Rutherford WE, et al. Superiority of the internal jugular over the subclavian access for temporary dialysis. Nephron 1990;54:154–61.
15. Conlon PJ, Schwab SJ, Nicholson ML, editors. Hemodialysis vascular access: practice and problems. Eastbourne, UK: Oxford University Press; 2007.
16. Daly CD, Campbell MK, MacLeod AM, et al. Do the Y-set and double-bag systems reduce the incidence of CAPD peritonitis? a systematic review of randomized controlled trials. Nephrol Dial Transplant 2001;16:341–7.
17. Deitel M, McIntyre JA. Radiographic confirmation of site of central venous pressure catheters. Can J Surg 1971;14:42–52.
18. Ejlersen E, Steven K, Lokkegaard H. Paramedian versus midline incision for the insertion of permanent peritoneal dialysis catheters. A randomized clinical trial. Scand J Urol Nephrol 1990;24:151–4.
19. Eklund B, Honkanen E, Kyllonen L, et al. Peritoneal dialysis access: prospective randomized comparison of single-cuff and double-cuff straight Tenckhoff catheters. Nephrol Dial Transplant 1997;12:2664–6.
20. Eklund BH, Honkanen EO, Kala AR, et al. Peritoneal dialysis access: prospective randomized comparison of the swan neck and Tenckhoff catheters. Perit Dial Int 1995;15:353–6.
21. Eklund BH, Honkanen EO, Kala AR, et al. Catheter configuration and outcome in patients on continuous ambulatory peritoneal dialysis: a prospective comparison of two catheters. Perit Dial Int 1994;14:70–4.
22. Elcheroth J, de Pauw L, Kinnaert P. Elbow arteriovenous fistulas for chronic haemodialysis. Br J Surg 1994;81:982–4.
23. Enzler MA, Rajmon T, Lachat M, et al. Long-term function of vascular access for haemodialysis. Clin Transplant 1996;10:511–5.
24. Ersoy FF, Twardowski ZJ, Satalowich RJ, et al. A retrospective analysis of catheter position and function in 91 CAPD patients. Perit Dial Int 1994;14:409–10.
25. Evans DC, Upton EC, Lawson JH. Axillary to common iliac arteriovenous graft for haemodialysis access: case report and review of "exotic" axillary-based grafts. J Vasc Access 2005;6:192–5.
26. Fadem SZ, Walker DR, Abbott G, et al. Satisfaction with renal replacement therapy and education: the American Association of Kidney Patients Survey. Clin J Am Soc Nephrol 2011;6:605–12.
27. Feest TG, Rajamahesh J, Byrne C, et al. Trends in adult renal replacement therapy in the UK: 1982–2002. QJM 2005;98:21–8.
28. Field M, Blackwell J, Jaipersad A, et al. Distal revascularisation with interval ligation (DRIL): an experience. Ann R Coll Surg Engl 2009;91:394–8.
29. Fieren MW, Betjes MG, Korte MR, et al. Posttransplant encapsulating peritoneal sclerosis: a worrying new trend? Perit Dial Int 2007;27:619–24.
30. Fokou M, Ashuntantang G, Teyang A, et al. Patients' characteristics and outcome of 518 arteriovenous fistulas for hemodialysis in a sub-Saharan African setting. Ann Vasc Surg 2012;26:674–9.
31. Gadallah MF, Pervez A, el-Shahawy MA, et al. Peritoneoscopic versus surgical placement of peritoneal dialysis catheters: a prospective randomized study on outcome. Am J Kidney Dis 1999;33:118–22.
32. Gadallah MF, Torres-Rivera C, Ramdeen G, et al. Relationship between intraperitoneal bleeding, adhesions, and peritoneal dialysis catheter failure: a method of prevention. Adv Perit Dial 2001;17:127–9.
33. Ghali JR, Bannister KM, Brown FG, et al. Microbiology and outcomes of peritonitis in Australian peritoneal dialysis patients. Perit Dial Int 2011;31:651–62.
34. Glass C, Maevsky V, Massey T, et al. Subclavian vein to right atrial appendage bypass without sternotomy to maintain arteriovenous access in patients with complete central vein occlusion, a new approach. Ann Vasc Surg 2009;23:465–8.
35. Goldfarb-Rumyantzev AS, Hurdle JF, Scandling JD, et al. The role of pretransplantation renal replacement therapy modality in kidney allograft and recipient survival. Am J Kidney Dis 2005;46:537–49.
36. Golper TA, Brier ME, Bunke M, et al. Risk factors for peritonitis in long-term peritoneal dialysis: the Network 9 peritonitis and catheter survival studies. Academic Subcommittee of the Steering Committee of the Network 9 Peritonitis and Catheter Survival Studies. Am J Kidney Dis 1996;28:428–36.
37. Guzman-Valdivia G, Zaga I. Abdominal wall hernia repair in patients with chronic renal failure and a dialysis catheter. Hernia 2001;5:9–11.
38. Haag-Weber M, Horl WH. Uremia and infection: mechanisms of impaired cellular host defense. Nephron 1993;63:125–31.
39. Hagen SM, van Alphen AM, Ijzermans JN, et al. Laparoscopic versus open peritoneal dialysis catheter insertion, LOCI-trial: a study protocol. BMC Surg 2011;11:35.
40. Haskal ZJ, Leen VH, Thomas-Hawkins C, et al. Transvenous removal of fibrin sheaths from tunneled haemodialysis catheters. J Vasc Interv Radiol 1996;7:513–7.
41. Heaf JG, Lokkegaard H, Madsen M. Initial survival advantage of peritoneal dialysis relative to haemodialysis. Nephrol Dial Transplant 2002;17:112–7.
42. Hollman AS, McMillan MA, Briggs JD, et al. Ultrasound changes in sclerosing peritonitis following continuous ambulatory peritoneal dialysis. Clin Radiol 1991;43:176–9.
43. Honda K, Nitta K, Horita S, et al. Morphological changes in the peritoneal vasculature of patients on CAPD with ultrafiltration failure. Nephron 1996;72:171–6.
44. Hoshal Jr VL, Ause RG, Hoskins PA. Fibrin sleeve formation on indwelling subclavian central venous catheters. Arch Surg 1971;102:353–8.
45. Jaar BG, Plantinga LC, Crews DC, et al. Timing, causes, predictors and prognosis of switching from peritoneal dialysis to haemodialysis: a prospective study. BMC Nephrol 2009;10:3.
46. Janne d'Othee B, Tham JC, Sheiman RG. Restoration of patency in failing tunneled haemodialysis catheters: a comparison of catheter exchange, exchange and balloon disruption of the fibrin sheath, and femoral stripping. J Vasc Interv Radiol 2006;17:1011–5.
47. Jwo SC, Chen KS, Lee CC, et al. Prospective randomized study for comparison of open surgery with laparoscopic-assisted placement of Tenckhoff peritoneal dialysis catheter – a single center experience and literature review. J Surg Res 2010;159:489–96.
48. Kakkos SK, Haddad GK, Haddad RK, et al. Effectiveness of a new tunneled catheter in preventing catheter malfunction: a comparative study. J Vasc Interv Radiol 2008;19:1018–26.
49. Kavanagh D, Prescott GJ, Mactier RA. Peritoneal dialysis-

associated peritonitis in Scotland (1999–2002). Nephrol Dial Transplant 2004;19:2584–91.

50. Kawaguchi Y, Kawanishi H, Mujais S, et al. Encapsulating peritoneal sclerosis: definition, etiology, diagnosis, and treatment. International Society for Peritoneal Dialysis Ad Hoc Committee on Ultrafiltration Management in Peritoneal Dialysis. Perit Dial Int 2000;20(Suppl. 4):S43–55.

51. Kawanishi H, Kawaguchi Y, Fukui H, et al. Encapsulating peritoneal sclerosis in Japan: a prospective, controlled, multicenter study. Am J Kidney Dis 2004;44:729–37.

52. Kawanishi H, Long-Term Peritoneal Dialysis Study Group. Encapsulating peritoneal sclerosis in Japan: prospective multicenter controlled study. Perit Dial Int 2001;21(Suppl. 3):S67–71.

53. Kawanishi H, Moriishi M, Ide K, et al. Recommendation of the surgical option for treatment of encapsulating peritoneal sclerosis. Perit Dial Int 2008;28(Suppl. 3):S205–10.

54. Koksoy C, Demirci RK, Balci D, et al. Brachiobasilic versus brachiocephalic arteriovenous fistula: a prospective randomized study. J Vasc Surg 2009;49:171–7.

55. Korte MR, Sampimon DE, Betjes MG, et al. Encapsulating peritoneal sclerosis: the state of affairs. Nat Rev Nephrol 2011;7:528–38.

56. Korte MR, Yo M, Betjes MG, et al. Increasing incidence of severe encapsulating peritoneal sclerosis after kidney transplantation. Nephrol Dial Transplant 2007;22:2412–4.

57. Kumbar L, Karim J, Besarab A. Surveillance and monitoring of dialysis access. Int J Nephrol 2012;2012:649–735.

58. Leblanc M, Bosc JY, Paganini EP, et al. Central venous dialysis catheter dysfunction. Adv Ren Replace Ther 1997;4:377–89.

59. Ledebo I, Ronco C. The best dialysis therapy? Results from an international survey among nephrology professionals. NDT Plus 2008;1:403–8.

60. Li PK, Szeto CC, Piraino B, et al. Peritoneal dialysis-related infections recommendations: 2010 update. Perit Dial Int 2010;30:393–423.

61. Lioupis C, Mistry H, Rix T, et al. Comparison among transposed brachiobasilic, brachiobrachial arteriovenous fistulas and Flixene vascular graft. J Vasc Access 2011;12:36–44.

62. Lok CE, Mokrzycki MH. Prevention and management of catheter-related infection in haemodialysis patients. Kidney Int 2011;79:587–98.

63. Lui SL, Li FK, Lo CY, et al. Simultaneous removal and reinsertion of Tenckhoff catheters for the treatment of refractory exit-site infection. Adv Perit Dial 2000;16:195–7.

64. Lui SL, Lo CY, Choy BY, et al. Optimal treatment and long-term outcome of tuberculous peritonitis complicating continuous ambulatory peritoneal dialysis. Am J Kidney Dis 1996;28:747–51.

65. Lund GB, Trerotola SO, Scheel Jr PJ. Percutaneous translumbar inferior vena cava cannulation for haemodialysis. Am J Kidney Dis 1995;25:732–7.

66. Lye WC, Kour NW, van der Straaten JC, et al. A prospective randomized comparison of the swan neck, coiled, and straight Tenckhoff catheters in patients on CAPD. Perit Dial Int 1996;16(Suppl. 1):S333–5.

67. Mansour M, Kamper L, Altenburg A, et al. Radiological central vein treatment in vascular access. J Vasc Access 2008;9:85–101.

68. Marx AB, Landmann J, Harder FH. Surgery for vascular access. Curr Probl Surg 1990;27:1–48.

69. Mateijsen MA, van der Wal AC, Hendriks PM, et al. Vascular and interstitial changes in the peritoneum of CAPD patients with peritoneal sclerosis. Perit Dial Int 1999;19:517–25.

70. Matsuura J, Dietrich A, Steuben S, et al. Mediastinal approach to the placement of tunneled haemodialysis catheters in patients with central vein occlusion in an outpatient access center. J Vasc Access 2011;12:258–61.

71. Maya ID, O'Neal JC, Young CJ, et al. Outcomes of brachiocephalic fistulas, transposed brachiobasilic fistulas, and upper arm grafts. Clin J Am Soc Nephrol 2009;4:86–92.

72. Mettang T, Stoeltzing H, Alscher DM, et al. Sustaining continuous ambulatory peritoneal dialysis after herniotomy. Adv Perit Dial 2001;17:84–7.

73. Miles R, Hawley CM, McDonald SP, et al. Predictors and outcomes of fungal peritonitis in peritoneal dialysis patients. Kidney Int 2009;76:622–8.

74. Moist LM, Port FK, Orzol SM, et al. Predictors of loss of residual renal function among new dialysis patients. J Am Soc Nephrol 2000;11:556–64.

75. Moss JS, Minda SA, Newman GE, et al. Malpositioned peritoneal dialysis catheters: a critical reappraisal of correction by stiff-wire manipulation. Am J Kidney Dis 1990;15:305–8.

76. Naroienejad M, Saedi D, Rezvani A. Prevalence of central vein stenosis following catheterization in patients with end-stage renal disease. Saudi J Kidney Dis Transpl 2010;21:975–8.

77. Nelson H, Lindner M, Schuman ES, et al. Abdominal wall hernias as a complication of peritoneal dialysis. Surg Gynecol Obstet 1983;157:541–4.

78. Nielsen PK, Hemmingsen C, Friis SU, et al. Comparison of straight and curled Tenckhoff peritoneal dialysis catheters implanted by percutaneous technique: a prospective randomized study. Perit Dial Int 1995;15:18–21.

79. O'Connor JP, Rigby RJ, Hardie IR, et al. Abdominal hernias complicating continuous ambulatory peritoneal dialysis. Am J Nephrol 1986;6:271–4.

80. O'Donoghue D, Manos J, Pearson R, et al. Continuous ambulatory peritoneal dialysis and renal transplantation: a ten-year experience in a single center. Perit Dial Int 1992;12:242, 245-9.

81. Passalacqua JA, Wiland AM, Fink JC, et al. Increased incidence of postoperative infections associated with peritoneal dialysis in renal transplant recipients. Transplantation 1999;68:535–40.

82. Perakis KE, Stylianou KG, Kyriazis JP, et al. Long-term complication rates and survival of peritoneal dialysis catheters: the role of percutaneous versus surgical placement. Semin Dial 2009;22:569–75.

83. Piraino B. Management of catheter-related infections. Am J Kidney Dis 1996;27:754–8.

84. Plaza MM, Rivas MC, Dominguez-Viguera L. Fluoroscopic manipulation is also useful for malfunctioning swan-neck peritoneal catheters. Perit Dial Int 2001;21(2):193–6.

85. Plum J, Sudkamp S, Grabensee B. Results of ultrasound-assisted diagnosis of tunnel infections in continuous ambulatory peritoneal dialysis. Am J Kidney Dis 1994;23:99–104.

86. Po CL, Koolpe HA, Allen S, et al. Transhepatic PermCath for haemodialysis. Am J Kidney Dis 1994;24:590–1.

87. Polo JR, Sanabia J, Garcia-Sabrido JL, et al. Brachial-jugular polytetrafluoroethylene fistulas for haemodialysis. Am J Kidney Dis 1990;16:465–8.

88. Posthuma N, Borgstein PJ, Eijsbouts Q, et al. Simultaneous peritoneal dialysis catheter insertion and removal in catheter-related infections without interruption of peritoneal dialysis. Nephrol Dial Transplant 1998;13:700–3.

89. Prokesch RW, Schima W, Schober E, et al. Complications of continuous ambulatory peritoneal dialysis: findings on MR peritoneography. AJR Am J Roentgenol 2000;174:987–91.

90. Reilly DT, Wood RF, Bell PR. Prospective study of dialysis fistulas: problem patients and their treatment. Br J Surg 1982;69:549–53.

91. Remuzzi G. Bleeding in renal failure. Lancet 1988;1:1205–8.

92. Reynolds TS, Zayed M, Kim KM, et al. A comparison between one- and two-stage brachiobasilic arteriovenous fistulas. J Vasc Surg 2011;1632–8, discussion 1639.

93. Rigby RJ, Hawley CM. Sclerosing peritonitis: the experience in Australia. Nephrol Dial Transplant 1998;13:154–9.

94. Rosenthal MA, Yang PS, Liu IL, et al. Comparison of outcomes of peritoneal dialysis catheters placed by the fluoroscopically guided percutaneous method versus directly visualized surgical method. J Vasc Interv Radiol 2008;19:1202–7.

95. Rubin HR, Fink NE, Plantinga LC, et al. Patient ratings of dialysis care with peritoneal dialysis vs haemodialysis. JAMA 2004;291:697–703.

96. Rubin J, Didlake R, Raju S, et al. A prospective randomized evaluation of chronic peritoneal catheters. Insertion site and intraperitoneal segment. ASAIO Trans 1990;36:M497–500.

97. Schanzer H, Skladany M, Haimov M. Treatment of angioaccess-induced ischemia by revascularization. J Vasc Surg 1992;16:861–4, discussion 864-866.

98. Schinstock CA, Albright RC, Williams AW, et al. Outcomes of arteriovenous fistula creation after the fistula first initiative. Clin J Am Soc Nephrol 2011;6:1996–2002.

99. Schwab SJ, Quarles LD, Middleton JP, et al. Hemodialysis-associated subclavian vein stenosis. Kidney Int 1988;33:1156–9.

100. Schwenger V, Dohler B, Morath C, et al. The role of pretransplant dialysis modality on renal allograft outcome. Nephrol Dial Transplant 2011;26:3761–6.

101. Shaffer D. Catheter-related sepsis complicating long-term, tunneled central venous dialysis catheters: management by guidewire exchange. Am J Kidney Dis 1995;25:593–6.

102. Shea M, Hmiel SP, Beck AM. Use of tissue plasminogen activator for thrombolysis in occluded peritoneal dialysis catheters in children. Adv Perit Dial 2001;17:249–52.

103. Shusterman NH, Kloss K, Mullen JL. Successful use of double-lumen, silicone rubber catheters for permanent haemodialysis access. Kidney Int 1989;35:887–90.

104. Simons ME, Pron G, Voros M, et al. Fluoroscopically-guided manipulation of malfunctioning peritoneal dialysis catheters. Perit Dial Int 1999;19:544–9.

105. Stafford-Johnson DB, Wilson TE, Francis IR, et al. CT appearance of sclerosing peritonitis in patients on chronic ambulatory peritoneal dialysis. J Comput Assist Tomogr 1998;22:295–9.

106. Strippoli GF, Tong A, Johnson D, et al. Catheter type, placement and insertion techniques for preventing peritonitis in peritoneal dialysis patients. Cochrane Database Syst Rev 2004;(4) CD004680.

107. Suhocki PV, Conlon Jr PJ, Knelson MH, et al. Silastic cuffed catheters for haemodialysis vascular access: thrombolytic and mechanical correction of malfunction. Am J Kidney Dis 1996;28:379–86.

108. Tahami VB, Hakki H, Reber PU, et al. Polytetrafluoroethylene and bovine mesenterial vein grafts for haemodialysis access: a comparative study. J Vasc Access 2007;8:17–20.

109. Talwani R, Horvath JA. Tuberculous peritonitis in patients undergoing continuous ambulatory peritoneal dialysis: case report and review. Clin Infect Dis 2000;31:70–5.

110. The Renal Association. UK renal registry rhirteenth rnnual report. Bristol, UK: UK Renal Registry; 2010.

111. Trerotola SO, Johnson MS, Harris VJ, et al. Outcome of tunneled haemodialysis catheters placed via the right internal jugular vein by interventional radiologists. Radiology 1997;203:489–95.

112. Troidle L, Gorban-Brennan N, Finkelstein FO. Outcome of patients on chronic peritoneal dialysis undergoing peritoneal catheter removal because of peritonitis. Adv Perit Dial 2005;21:98–101.

113. Tsimoyiannis EC, Siakas P, Glantzounis G, et al. Laparoscopic placement of the Tenckhoff catheter for peritoneal dialysis. Surg Laparosc Endosc Percutan Tech 2000;10:218–21.

114. Tumlin J, Goldman J, Spiegel DM, et al. A phase III, randomized, double-blind, placebo-controlled study of tenecteplase for improvement of haemodialysis catheter function: TROPICS 3. Clin J Am Soc Nephrol 2010;5:631–6.

115. Twardowski ZJ, Tully RJ, Ersoy FF, et al. Computerized tomography with and without intraperitoneal contrast for determination of intraabdominal fluid distribution and diagnosis of complications in peritoneal dialysis patients. ASAIO Trans 1990;36:95–103.

116. Tzamaloukas AH, Obermiller LE, Gibel LJ, et al. Peritonitis associated with intra-abdominal pathology in continuous ambulatory peritoneal dialysis patients. Perit Dial Int 1993;13(Suppl. 2):S335–7.

117. U.S. Renal Data System. USRDS 2009 Annual data report: atlas of chronic kidney disease and end-stage renal disease in the United States, 2009. Bethesda, MD: National Institutes of Health, National Institute of Diabetes and Digestive and Kidney Diseases; 2012.

118. Vanholder R, Heering P, Loo AV, et al. Reduced incidence of acute renal graft failure in patients treated with peritoneal dialysis compared with haemodialysis. Am J Kidney Dis 1999;33:934–40.

119. Vlijm A, Stoker J, Bipat S, et al. Computed tomographic findings characteristic for encapsulating peritoneal sclerosis: a case-control study. Perit Dial Int 2009;29:517–22.

120. Vogt K, Binswanger U, Buchmann P, et al. Catheter-related complications during continuous ambulatory peritoneal dialysis (CAPD): a retrospective study on sixty-two double-cuff Tenckhoff catheters. Am J Kidney Dis 1987;10:47–51.

121. von Graevenitz A, Amsterdam D. Microbiological aspects of peritonitis associated with continuous ambulatory peritoneal dialysis. Clin Microbiol Rev 1992;5:36–48.

122. Wakeen MJ, Zimmerman SW, Bidwell D. Viscus perforation in peritoneal dialysis patients: diagnosis and outcome. Perit Dial Int 1994;14:371–7.

123. Weinhandl ED, Foley RN, Gilbertson DT, et al. Propensity-matched mortality comparison of incident haemodialysis and peritoneal dialysis patients. J Am Soc Nephrol 2010;21:499–506.

124. Wetherington GM, Leapman SB, Robison RJ, et al. Abdominal wall and inguinal hernias in continuous ambulatory peritoneal dialysis patients. Am J Surg 1985;150:357–60.

125. Wiggins KJ, Craig JC, Johnson DW, et al. Treatment for peritoneal dialysis-associated peritonitis. Cochrane Database Syst Rev 2008;(1) CD005284.

126. Williams JD, Craig KJ, von Ruhland C, et al. The natural course of peritoneal membrane biology during peritoneal dialysis. Kidney Int Suppl 2003;(88)S43–9.

127. Winn MP, McDermott VG, Schwab SJ, et al. Dialysis catheter "fibrin-sheath stripping": a cautionary tale! Nephrol Dial Transplant 1997;12:1048–50.

128. Wright MJ, Bel'eed K, Johnson BF, et al. Randomized prospective comparison of laparoscopic and open peritoneal dialysis catheter insertion. Perit Dial Int 1999;19:372–5.

129. Xie J, Kiryluk K, Ren H, et al. Coiled versus straight peritoneal dialysis catheters: a randomized controlled trial and meta-analysis. Am J Kidney Dis 2011;58:946–55.

130. Yu VL, Goetz A, Wagener M, et al. *Staphylococcus aureus* nasal carriage and infection in patients on haemodialysis. Efficacy of antibiotic prophylaxis. N Engl J Med 1986;315:91–6.

131. Zibari GB, Rohr MS, Landreneau MD, et al. Complications from permanent haemodialysis vascular access. Surgery 1988;104:681–6.

132. Zorzanello MM, Fleming WJ, Prowant BE. Use of tissue plasminogen activator in peritoneal dialysis catheters: a literature review and one center's experience. Nephrol Nurs J 2004;31:534–7.

第 6 章

脑死亡和心脏死亡：捐献标准和 DCD 供体护理

Laura S. Johnson・Ram M. Subramanian

简介

随着等待器官移植的人数逐年增加，可供移植器官的相对稀缺，越来越需要一个标准化方法以循证医学为基础管理每个供体。从最初诊断脑死亡或突发心源性死亡，到器官获取前使供体处于最佳生理状态，在这个移植过程中的第一阶段，特护医师起着不可或缺的作用。

脑死亡

发病率和原因

在美国，每年超过 53 000 人死于创伤性脑损伤(TBI)[12]。主要是枪击、机动车事故和摔倒所致，其中枪击是 TBI 的最主要原因，有 75% 死因是自杀，40% 死于脑损伤[12]。在过去的十年间，20~24 岁群体凶杀案有关的死亡人数有所增多[12]。驾驶机车也是导致 TBI 的风险因素。尽管在一些州已经普及"头盔法"，但是这一人群由于脑损伤造成的死亡人数在过去十年增加了一倍。虽然实施"头盔法"可降低机车驾驶员的死亡率，但缺乏全国性的"头盔法"，限制了这项保护措施的效力[12]。然而，对于构成供体的这一人群，其总人口死亡率却已明显下降，主要原因是增加了针对机车驾驶员的安全措施。

生理反应

脑组织缺血是脑死亡的根本原因，损伤从大脑皮层向脑干蔓延，会引发一系列明显效应。这些损伤效应会按照固定的顺序发生。大脑皮层和上部脑干(中脑)缺血可导致副交感神经活动占主导地位，临床表现为低血压和心动过缓，其结果为在脑桥水平的脑干缺血引发去甲肾上腺素和肾上腺素远高于正常生理水平，同时保留某些功能性副交感神经核。这将导致"库欣反射"，其特征为由于全身血管阻力(SVR)增加造成的血压明显升高，同时伴随有由于仍具功能的副交感神经反射弧尝试代偿而诱发的心动过缓。由于从脑桥部位至脑髓部位逐渐缺血，所以副交感神经核将不再起作用，进而导致全身布满不受拮抗的交感神经兴奋。这一阶段称为"自主神经风暴"。最后，脑干全部缺血导致交感神经输出下降，心血管系统彻底崩溃，类似于脊髓高位损伤后出现的血管扩张性休克。这些变化会引发全身特异性反应，可根据器官系统加以识别。

心脏

脑死亡后可见不同程度的心功能不全，包括与斑片状心肌细胞缺血坏死相一致的组织学变化，以及与心室失功有关的结构改变。此外，也会有特征性心电图变化。尽管目前尚不明确与这些现象相关的发病机制，但是"自主神经风暴"的生理影响与其中某些变化有关。

血流动力学变化与脑干损伤水平相一致，最初会涌现大量儿茶酚胺，造成 SVR 显著升高[46]。由于心排血量与血管床阻力成反比，所以 SVR 升高会导致心排血量降低。压力传导会造成左心房压力升高，往往高于平均肺动脉压（见"肺脏"一节）。随后交感神经兴奋减少导致 SVR 降低，通常低于基线值，心肌收缩力下降，以及静脉扩张，于是血管内容量会相对减少，前负荷降低合并低血压降低冠状动脉灌注，缺血会进一步影响心肌收缩力。尽管这些血流动力学变化和超声心动图的变化各不相同，但是大约不到50%的脑损伤患者存在左心室收缩功能障碍，多表现为节段性室壁运动异常[17]。其心电图变化的类似模式为：从副交感神经过载（窦性心动过缓和偶见心脏完全阻滞），至交感神经过载（窦性心动过速发展为室性心动过速）。最后，随着最初急性缺血性变化的缓解，正常窦性心律恢复[46]。

肺脏

脑死亡患者在自主神经风暴期间的心功能衰竭会直接导致肺功能衰竭。SVR 的剧烈升高往往导致左心房压力远远超过肺动脉压力。这样一来，血管内静压力会出现剧烈波动。此外，由于系统性分流，右心房回心血液增多，使肺血流量增加。上述这些变化均会破坏肺部毛细血管的完整性，并引起肺水肿、肺泡和间质出血[49]。此外，还有证据表明儿茶酚胺风暴可经 α 肾上腺素受体直接刺激肺部毛细血管的渗透性[74]。

炎症介导的急性肺损伤也是导致脑损伤后肺功能障碍的原因。脑死亡会引发炎性反应，随后导致额外的

非心源性肺水肿。与非脑死亡对照组相比，供体灌洗样本炎症标志物显著增加[19]。在此状态下，呼吸机可导致肺额外损伤，即肺损伤的"双重打击"模式[31]。

肾脏

从脑死亡供体获取的肾脏存活率也会降低，归因于肾移植时的炎性浸润以及在"自主神经风暴"涨退期间出现的缺血再灌注损伤[6,45]。肾脏也会受到垂体后叶衰竭和精氨酸加压素（AVP）停止分泌的影响。这一结果可导致中枢性尿崩症，常见于脑死亡患者，发病率高达78%[23]。尿量迅速增加会导致血容量不足，尿液稀释会诱发高钠血症。血容量不足进一步恶化脑死亡供体的血流动力学状况，而高钠血症会对肝肾移植功能造成严重的负面影响。

肝脏

肝脏可耐受较长时间的缺血，但是也会受到脑死亡相关炎症及长期高钠血症的影响。炎症的直接影响尚不知晓，但脑死亡后活检证明炎症细胞浸润增多，会导致原发无功和急性排斥的潜在风险[27,77]。

高钠血症即血浆钠水平>155mmol/L，也与移植效果不佳有关。据推测，供体高钠血症使肝细胞处于高渗环境中，非高钠血症患者接受这样的肝脏移植后会出现渗透性损伤[70]。

内分泌

垂体衰竭是导致出现与脑死亡相关的内分泌异常的主要原因。然而，并非所有的激素均会减至相同水平。Novitzky 等人通过动物研究证实，脑死亡6小时后 AVP 降至检测限以下，损伤一小时内游离三碘甲状腺原氨酸（T_3）的浓度下降至基线的50%，损伤9小时后降至检测限以下，损伤16小时后促肾上腺皮质激素（ACTH）和三碘甲状腺原氨酸水平（TSH）未见明显下降[48]。其他动物研究已经表明，甲状腺激素变化并不显著，但能够证明脑死亡时其他垂体激素反应并不相同[23]。人体研究表明，这些差异可以归因于脑垂体前后叶之间的解剖学差异：脑死亡后垂体后叶激素（抗利尿激素，或 AVP）迅速下降，而脑垂体前叶激素（ACTH，TSH）的变化则难以预测。关于这种差异的确切机制尚未完全明了。

炎症

脑死亡的炎症反应有两个启动机制。第一个是神

经组织出现直接损伤,导致中枢神经系统炎症。第二个是在脑桥缺血引起 SVR 异常,在此期间注意缺血再灌注损伤的反应。已经证实脑损伤会诱导炎性细胞因子的局部释放[41]。鉴于活体移植时的移植物功能较好,对供体细胞因子水平也进行了相关研究[68]。但是今后仍然需要深入研究,以寻找能够阻断这些不良反应的方法,改善供体移植物功能(图 6-1)。

诊断

脑死亡的临床诊断根据是否存在一系列神经刺激反应而得出。自从哈弗委员会首先提出将"不可逆性昏迷"作为死亡判定的一个新标准,半个世纪以来对脑死亡的判定已出现诸多变化[11]。但是只有在 1981 年医学伦理研究总统委员会将心脏死亡和脑死亡等同之后[24],关于脑死亡判定的现代标准才得以确立。之后美国神经病学学会在 1995 年详细阐述了相关内容[56],近期由 Wijdicks 及其同事在 2010 年对其进行了回顾和二次生效[80]。包括脑电图及神经病理学检查[78],没有任何一项辅助检查能够证实与资深内科医师所做的临床检查具有同样的可靠结果。

在进行脑死亡检查之前,必须先满足几个前提条件。首先,需要有严重脑损伤证据与可能的脑死亡诊断相符。可以是临床证据(肉眼可见的头部创伤)或使用基础的神经成像证据[计算机断层扫描(CT)]。但是,CT 检查结果本身不能确定脑死亡,可能会产生误导,牢记这一点非常重要。而对于可能会干扰临床评价的复杂医疗条件,必须加以处理和解决(表 6-1)。这里需要注意一点,即严重的面部和眼部外伤会干扰许多脑死亡的检测,如果存在则很难做出明确的临床诊断。然而,

表 6-1　脑死亡诊断中的混杂状况及排除
低温
脑死亡的诊断需要核心体温>32℃
当核心体温<28℃ 时,无脑干反射
药物中毒
巴比妥类药物
三环抗抑郁剂
酒精
麻醉药
苯二氮平类药物
抗精神病药物
抗癫痫药
抗组胺药
急性代谢内分泌紊乱
电解质酸碱紊乱
尿毒症
肝昏迷
低血糖
甲状腺功能减退
神经系统疾病
持续性植物人状态
闭锁综合征
无动性缄默症

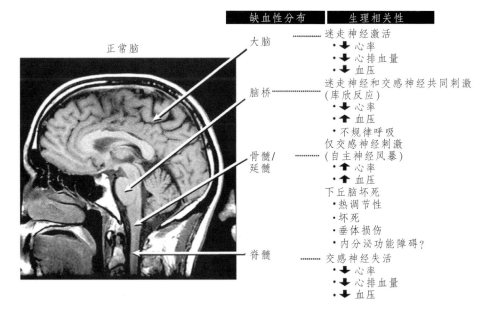

图 6-1　脑脊髓缺血沿首尾两端呈锥形蔓延的分布部位及对应的病理生理学改变,最终发展为脑疝及脑死亡。(Courtesy of Kenneth E. Wood, DO.)

除了外伤之外,还须确认并纠正电解质重度紊乱(高钠血症或低钠血症,高血糖或低血糖)、酸碱重度紊乱(重度酸中毒)和内分泌功能障碍(皮质醇重度减少或甲状腺功能减退)。无药物中毒或无证据表明中毒。这需要进行药物筛选,并等待酒精代谢清除至法定驾驶限度以下(0.08%)。此外,还有必要确认医院所开具的药物是否会导致中枢神经系统抑制。这些因素都需要在对患者进行脑死亡检查之前加以排除。如果肝肾功能正常,建议开始脑死亡测试的适当时间为超过药物5个半衰期。可适当使用耐药逆转剂(阿片类和苯丙二氮䓬类药物)。最后,脑死亡检查前,患者的核心体温必须>32℃。体温过低定义为核心体温<32℃,会影响乳突光反射,当核心体温<28℃时脑干反射将完全丧失。尽管复温技术已超出本章范围,但是对于大多数患者而言,使用保暖毯即可达到检查所需的适当体温。

一旦满足上述这些先决条件,即可开始脑死亡检查(图6-2)。此时需要确认并记录关于脑死亡的3个主要发现:①昏迷或无反应;②脑干反射消失;③呼吸停止。

1.昏迷或无反应

该部分内容要求为对有害刺激（通常压迫甲床或眶上神经)无运动反应或眼球运动。通常情况下,这可能是实施者进行脑死亡检查时最困难的部分,文献中描述了大量的自发性或反射性运动。其中包括各种运动,从上肢抽搐到提睾肌和腹肌反射,乃至类似呼吸样的运动[11,66]。很多肢体末端反射都有很多稀奇古怪的介绍,其中包括"拉撒路征",肩颈与四肢的组合运动会使患者似乎要从床上坐起[66]。因此需要临床专业知识以便将这些运动与中枢及脑部对疼痛的运动反射加以区分。最终,这些运动不会使脑死亡的诊断无效,但临床医师对这些反应的了解十分重要，以便对患者家属做出适当解释。

2.脑干反射消失[56,80]

a.瞳孔反射[脑神经(CN)Ⅱ和Ⅲ]

i. 瞳孔呈圆形或椭圆形,平均直径通常为4mm,有些可以散大至9mm。

ii.瞳孔对光刺激无反应。

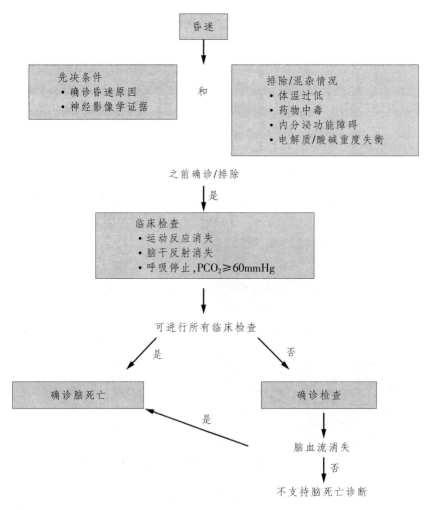

图6-2 脑死亡诊断常规程序。

b.眼球运动(CN Ⅲ、Ⅵ和Ⅷ)

i.头眼反射。也称为"娃娃眼"症,脑死亡后当头迅速转向一侧时,瞳孔不会出现任何运动。注意:该检测不适用于疑似脊柱不稳或骨折患者。

ii.前庭眼球反射。也称为"热量反射检测",该检测开始前需要清洁患者外耳道,保持其头部抬高 30°。每个外耳道分别用大约 50mL 冰水冲洗(分别冲洗,间隔至少 5 分钟)。如果出现脑死亡,无论是否经过耳道灌洗,在 1 分钟观察期内无眼部运动。

c.面部感觉和面部运动反应(CN Ⅴ 和Ⅶ)

i.角膜反射(眼睑运动/瞬目反射——CN Ⅴ₁ 和Ⅶ)消失。尽管有许多文章介绍使用棉签行此测试,但是一些中心会采用 10mL 注射器推射空气进行角膜刺激。该方法可降低直接接触角膜造成损伤的风险,同时仍然能够提供足够刺激,唤起反应。

ii.下颌反射(咬肌反射——CN Ⅴ₃)消失。检测时在嘴唇下方叩击下颌骨,出现下颌骨咬合则测试阳性。通常情况下,这种反射非常轻微。

iii.对有害刺激的脸部运动缺乏(CN Ⅴ₃ 和Ⅶ)。用力压迫眶上脊或颞下颌关节的下颌骨髁状突不会导致任何面部肌肉运动(鬼脸)。

d.咽和气管反射(CN Ⅸ 和 Ⅹ)

i.咽反射("咽反射"——CN Ⅸ和 Ⅹ)。压舌板或硬抽吸导管刺激咽后壁不应引起反应。注意,这与气管反射不同。

ii.气管反射("咳嗽反射"——CN Ⅹ)。通常可用抽吸气管插管来实现,反复刺激不应引起反应。

3.呼吸停止

无自主呼吸的是临床评估脑死亡的最后测试。通常情况下,CO_2 高于临界水平 (美国定义为>60mmHg)[24]可刺激位于脑干(延髓)的呼吸中枢,之后给出信号,控制呼吸肌进行呼吸。呼吸停止检测的目的是激发这种反应,判断髓质(脑干最低解剖部位)是否存在。

a.前提条件

i.正常血压(收缩压≥90mmHg)。

ii.正常体温(核心体温>36℃)。

iii.水容量正常。

iv.CO_2 正常($PaCO_2$35~45mmHg)。

v.无缺氧。

vi.无既往 CO_2 潴留病史(无慢性阻塞性肺病或阻塞性睡眠呼吸暂停既往病史)。

b.准备

i. 测试前给予患者 100%O_2;目标值为 PaO_2>200mmHg。

ii.降低通气频率至 10~12 次/分,以使 CO_2 正常。

iii.上述步骤完成后,检测动脉 PO_2,PCO_2 和 pH 值,准备开始检测。

c.测试

i.断开呼吸机。

ii.用吸痰管或鼻导管经气管内插管在胸骨隆突位置持续给予 100%纯氧。

iii.密切观察呼吸运动能否产生足够的潮气量(腹部、胸部和颈部)。

iv.如患者状态稳定则继续测试,总时间 8~10 分钟。如果在测试完成时,患者状态稳定,检测动脉血气前可再继续 1~2 分钟。如果在 8~10 分钟的测试期内,患者出现低血压(收缩压<90mmHg),缺氧(O_2 饱和度<85%),或出现心律失常,需要立即检测动脉血气并重新连接呼吸机。

d.结果解释

i.如果观察到呼吸运动,则测试结果为阴性,患者并未脑死亡。

ii.如果未观察到呼吸运动,并且 $PaCO_2$>60mmHg 或超过正常基线值 20mmHg 以上,则测试结果为阳性,可临床诊断患者为脑死亡。

iii.如果没有观察到呼吸运动,但是由于血流动力学不稳定早就停止检测,同时 $PaCO_2$ 参数也不符合要求,则该测试结果为不确定,应考虑其他测试。

该检测并非能够适用于每名患者,大约会有 10%的患者在测试期间或是在得出检测结果之前会表现为血流动力学不稳定,从而不得不停止检测[79]。此时可考虑采用其他测试方法。

鉴于脑死亡是一种临床检查诊断,故而美国神经病学协会指南并未要求进行附加测试。但是对于不能进行全面检查的患者而言,辅助测试颇有帮助[24,80]。某些医院或州制定的脑死亡诊断指南可能会要求进行额外的测试,因此医师有必要先熟悉相关医院和州制定的细则(表 6-2)。

心源性死亡

在美国脑死亡占总死亡比例不到 1%,这已经成为移植界优先扩大器官移植的可用资源。其中一种方式为根据年龄和合并症重新评价供体标准,并指明所谓

表 6-2　验证性研究

脑血管造影

高压下前循环和后循环血管系统注入造影剂

在颈动脉和椎动脉进入颅骨处脑充盈缺失

评估造影剂潜在的肾毒性

很少采用

脑闪烁显像(锝 ^{99m}Tc-HMPAO)

可在床旁快速检查

与传统血管造影的相关性良好

同位素血管造影

标记 ^{99m} 锝的白蛋白

可床旁检查

矢状窦和横窦延迟显影

大脑后循环不显影

经颅多普勒超声

通过两侧在颧弓和脊椎以上经颞骨的大脑中动脉或枕骨基底动脉

缺乏颅多普勒信号不能确定脑死亡,因为10%的患者可能没有颞窗

对小脑幕病变可能没有诊断价值

脑电图

30 分钟内无电信号

技术要求复杂

的"扩大标准"供体。另一种方式是基于科学证据重新界定"合格的"供体标准;该方法在肺移植领域的应用最为成功[76]。

最后,最新方法已用于循环死亡(DCD)后的供体。从历史上看,首例移植采用的是心跳停止供体的器官,但是哈佛医学院特别委员会在1968年针对该问题提出的脑死亡专业评判[1],以及供体心跳停止,DCD显现不明而获得移植效果改善的相关证据。但是又有新证据表明,器官可耐受短时间热缺血并获得良好效果,移植界又重新重视DCD供体[7,8,43,50]。通常情况下,这种选择适用于那些需要心肺支持但是又不能进行脑死亡检测的头部重创患者[38]。而DCD良好候选供体较少来源于心脏骤停患者或呼吸道疾病晚期患者[38]。

诊断

已故循环死亡可采用改良后的 Maastritch 分类法加以分类[30]。尽管患者的确有可能从非可控DCD状态获得快速恢复,但是本章只讨论可控DCD情况(表6-3)。

一旦确定对于某位特殊患者而言计划性地撤除心肺功能支持是最好的选择,那么即进入可控DCD。当然,这需要就患者的意愿和护理计划与家属进行讨论。如果家属表示愿意放弃治疗,那么器官获取组织的代表可提议DCD。确定哪位患者能够成为优良供体,或者换句话说,哪些患者能够在既定热缺血时间内死亡颇为棘手。Suntharalingam 等人曾提出患者越年轻,FiO_2 越高,以及指令通气模式(压力支持与压力控制/容量控制相对于同步间歇式指令通气)均与死亡时间缩短独立相关[71]。最近发表的评分系统有助于确定患者是否将在60分钟内死亡,但是会有20%~25%的患者不能准确判定,此时仍然有必要将这个选择权交给同意放弃治疗的患者家属[13,57,81]。

一旦授权DCD,应尽量维持患者病情稳定,直到撤除治疗。短期内进行器官分配十分必要,但出于对患者及其家属的尊重,该过程不宜太长。一旦安排妥当,即可将患者送至手术室,此时需允许家属哀悼。之后由负责该患者重症监护设备的医疗队撤除监护治疗,在心搏停止5分钟后(通过心电图和动脉导管监测),宣布该名患者死亡[38,58]。最近,Stiegler 及其同事已经通过动物模型证实,心搏停止5分钟后,即使马上开始施行心肺复苏,脑干功能也不可逆[69]。此时,移植小组可进行器官获取(图6-3)。

显然,这一过程涉及重大伦理问题,并在全世界范围内提出了关于死亡及器官捐献本质的问题。目前伦理学家们认定,在DCD捐献过程中,医疗团队能够

表 6-3　心脏死亡捐献的 Maastritch 分类标准

Maastritch 分类	死亡表现		可获取的器官
I	到达医院时死亡	不可控	组织(心脏瓣膜/角膜)
II	心肺复苏失败	不可控	肾脏
III	可预期心跳停止	可控	除心脏以外的所有器官
IV	脑死亡供体心跳停止	可控	
V	住院患者出现不可预期的心跳停止	不可控	

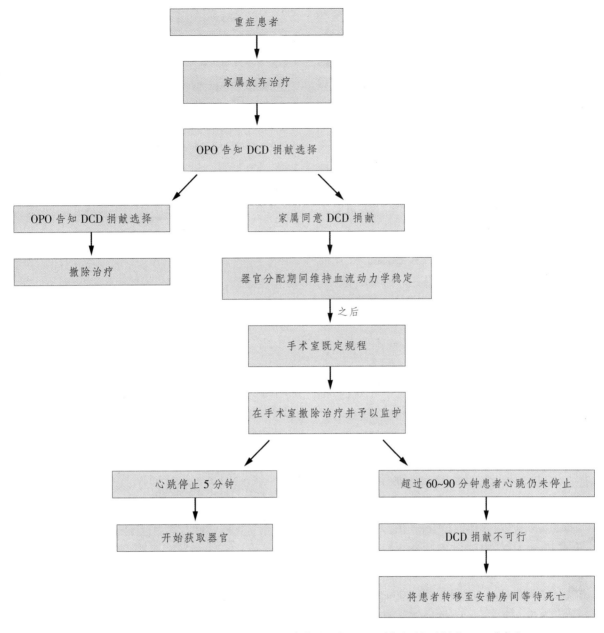

图 6-3　脑死亡诊断的常规方法。OPO, 器官获取组织 ; DCD, 循环死亡后捐赠 ; OR, 手术室。

发挥的最重要作用就是实施"死亡供体标准", 患者只有在死亡后才能成为器官供体, 而且器官的获取不能以患者死亡为代价。还有一些看法认为生前的干预措施, 例如在器官分配期间获取血样和维持生命支持性治疗是可以接受的, 因为最终目的是尊重患者遗愿完成器官捐献[38,58]。但是某些会造成严重伤害的干预措施, 如全身肝素化或造成患者痛苦的股动脉插管, 在宣布患者临床死亡之前应坚决禁止[38]。还需密切关注的一点是, 在宣布患者死亡前, 移植团队绝对不能参与患者治疗, 以避免利益冲突。重症监护医师应熟悉所在医院的 DCD 政策, 因为他们往往是宣布患者死亡的人选。

供体护理

器官捐赠候选人的护理由重症监护医师负责。此时, 重症监护病房内其他患者所使用的系统治疗方法应与潜在器官供体相同。现已证实, 如果遵照既定规程对器官供体进行护理, 则能够提高可移植器官的总数, 而且对器官移植功能无不良影响[37,61,65]。因此, 多家国际组织已经批准潜在器官供体的标准化护理方式[67,84]。随着重症监护科学的进步, 供体护理指南也在不断进行修订和更新。表 6-4 中所列举的指南是目前器官供体护理的推荐方案。在本小结中需要谨记, 将器官供体护理技术与之前使用的系统治疗方法进行连贯结合可使这些重症患者获得最佳结果,无论其是否会进行器官捐献。此外,严格遵守供体护理指南有利于获得最佳质量的供体器官,同时可确保捐赠器官受者具有最佳的预后效果(表6-4)。

心脏

如前所述,在脑死亡过程中心血管系统会发生快速变化。对这些患者进行积极护理可降低供体捐献前心脏骤停的发生率。据报道,潜在供体的发病率通常为5%~10%[40]。总之,潜在器官供体的血流动力学目标应与重症监护室中其他患者相一致:改善心排血量,从而使用最小量血管活性药物即可获得良好的器官灌注。结合脑死亡的生理机能及其对心脏状况的影响,可以更好地指导治疗。

脑死亡对心功能的最早影响发生在"自主神经风暴"期间,此时儿茶酚胺浓度会达到超生理水平。可能导致以下某种或几种情况:心率加快、血压升高、心排血量增加以及 SVR 提高。所有这些变化均会导致心肌缺氧,进而造成心脏结构受损。尽管该过程具有自限性且耗时较短,但问题在于是否需要处理。Audibert 及其同事已证实,采用短效 β 受体阻滞剂处理"自主神经风暴"期间心脏的这些最初反应,能够改善心脏移植后的心功能[4]。根据这些原始数据,对于潜在的心脏供体,当收缩压升高超过 160mmHg 或平均动脉压升高超过 90mmHg 时,应考虑精准给药,如短效 β 受体阻滞剂[首剂艾司洛尔 100~500μg/kg,之后以 100~300μg/(kg·min),或硝普钠 0.5~5.0μg/(kg·min)],此时需注意一旦"自主神经风暴"结束应马上停止给药[67]。

进行性脑缺血和脑死亡在最初 48 小时内的特征使心律失常的发生率增加。早期心律失常表现为最初的儿茶酚胺激增导致心动过速以及心脏试图代偿早期的重度高血压而出现的心动过缓;之后由于迷走神经的干扰以及窦房结或房室结副交感神经的过度刺激会表现为心动过缓[70,82]。多达 1/5 的患者会表现为心律失常[16]。依据美国心脏病学会和美国心脏协会所公布的心肺高级生命支持指南,严格控制电解质平衡、体温以及酸中毒这些指标有助于缓解上述症状。

最初的儿茶酚胺激增过后,血管舒缩中枢缺失伴随脑干梗死会导致 SVR 降低和血管严重扩张。通常情况下,在此期间患者会因为生理功能出现分布性休克而导致低血压,从而进一步破坏在自主风暴期间已

表 6-4　供体护理指南
• 心脏
平均动脉压 70~90mmHg
短效 β 受体阻滞剂治疗高血压
增容后使用血管活性药物治疗低血压
心率 60~120 次/分
尿量 0.5~3mL/(kg·h)
血红蛋白 8g/dL
Scvo₂>70%
• 呼吸
机械通气的目标
吸入氧气部分 0.40
动脉血 pH 值正常
潮气量 8~10mL/kg
平台压力 <35cmH₂O
液体护理
精准补液避免肺水肿,如有必要可在复苏后早期护理阶段
使用利尿剂
• 肾脏
适当的容量使器官获得良好灌注与给氧[UOP 0.5~3mL/(kg·h)]
早期确认并改善尿崩症[尿量 >4mL/(kg·h)]
予负荷剂量 DDAVP 8ng/kg,之后以 4ng/(kg·h)滴注,控制
尿量 <3mL/(kg·h)
血钠浓度为 140~150mmol/L
• 内分泌
甲状腺激素替代治疗
三碘甲腺原氨酸首剂 4μg 之后以 3μg/h 输注 10 小时
如果仅有甲状腺素,首剂予 20μg,之后 10μg/h 输注 10 小时
血糖正常
• 其他
体温正常

Scvo₂,中心静脉血氧饱和度;UOP,尿排出量;DI,尿崩症;DDAVP,去氨加压素。

受损的心肌。此时应将末梢器官灌注相关的标准生理学参数作为目标,包括平均动脉压 >70mmHg,尿量 0.5~3mL/(kg·h),心率 60~120 次/分以及血红蛋白 >8g/dL[40,84]。需改善酸中毒情况,pH 值维持在 7.40~7.45 之间。基础治疗应首先进行扩容,使用等渗液体或胶体(血液或白蛋白),复苏后使血容量正常。液体的选择取决于拟获取的器官类型,因为过量晶体输注会降低成功获取肺脏的机会。

如果对超过 80% 的容量控制不足供体单独实施以迅速实现这些目标,可能事实情况也的确如此,那么就

需要使用血管活性药物[83]。已经证实,使用血管活性药物可稳定供体状态,提高器官活性。如果需要使用血管加压药物,常用于治疗血管扩张性休克(败血症休克)的去甲肾上腺素也可用于器官供体[60]。与多巴胺相比,去甲肾上腺素具有同等疗效但副作用较少,尽管有些动物实验的研究数据表明使用去甲肾上腺素会出现原发性移植功能明显延迟,但是这一现象未见于人体实验[22,60]。因此,去甲肾上腺素已成为治疗血管扩张性休克的首选药物,但需谨记一点,早期进行积极的容量复苏可降低对血管活性药物的整体需求量,而且有利于初始血管活性药物的早期滴定和排出[60]。精氨酸加压素(AVP)(0.04 U/min)也可用于治疗早期血管扩张性休克[84]。已经证实,加压素可改善肾移植预后,原因在于"预处理"内皮后减少了微血管血栓的发生率。因此,它也是另一种可有效治疗脑死亡后血管扩张休克的血管活性药物。如需使用强心药,需要注意的是多巴酚丁胺的血管扩张作用,特别是在设定低血容量时,可能会加重低血压并诱发心动过速。但是肾移植动物模型表明使用低剂量的[5μg/(kg·min)]多巴酚丁胺具有一定的保护作用[22]。如果供体在基线位置出现心动过速,可选用一线强心药米力农。

除了常规生命体征监测,有创性容量检测也非常有用,尤其是在供体具有尿量干扰因素(甘露醇,糖尿病尿崩症)时。中心静脉压(CVP)是可选的经典参数,其目标范围 4~12mmHg[84]。但是在机械通气时,由于胸内压力改变,这种检测的局限性比较明显。CVP 监测可测量中心静脉血氧饱和度($Scvo_2$),这是一项表明器官氧气运输和灌注的指标。无论对该项指标进行间断式监控或连续式监控,其目标范围仍然是 $Scvo_2$>70%[84]。应当注意的是,目前还没有任何关于脑死亡患者和 $Scvo_2$ 值的前瞻性随机研究;可能的情况是由于脑死亡时大脑不再消耗氧气,所以较高的 $Scvo_2$ 值能够反映一种"新常态"[55]。但是,该值仍然是一项能够反映终末器官氧供和氧耗的有用指标。如果存在心肌抑制问题,无论是供体原有疾病或是由于脑死亡造成,均可进行额外监测。以前肺动脉导管曾用于优化心排血量,最近的数据表明,超声心动图能够提供等效信息[44]。另外,重症监护相关文献建议采用动态心脏功能指标(如脉搏压力变化和每搏输出量变化),这些指标要比静态指标(如 CVP 或肺毛细血管楔压)能够更准确地测量前负荷。一项大型随机对照试验对移植人群使用这些指标的情况进行了考察,旨在通过对供体实施早期针对性

护理,进而最大限度地获取器官。无论采用哪种心脏功能评估方法,建议目标定为心脏指数> 2.4 L/(min·m²),平均动脉压> 70mmHg[84]。

需牢记的一点是,供体护理技术也增加了心脏移植作为最终目的的可能性。供体状态稳定并达到生理标准后,应使用超声心动图对心脏进行初步评估,评估心脏结构性疾病、左室射血分数以及室壁运动异常[84]。但是需要注意的是,尽管使用超声心动图有助于筛选心脏结构异常,但是不足以评价生理功能的适用性。鉴于证据表明左心室功能紊乱的年轻心脏可从最初的"自主神经风暴"中恢复,但是只有在改善容量状态及补足激素缺乏之后对心功能进行系统地评价才能决定是否适合移植。对于 45 岁及以上的患者,需要留置心导管,以评价潜在供者的心脏功能,或遵从移植中心的特定要求。

呼吸系统

或许从未有一项关于器官获取的标准化协议能够像潜在肺部捐赠者的护理一样产生巨大影响。从历史上看,肺部器官的获取率极低,仅占所有可用器官供体的 7%,最高时能达 16% 左右,原因是多方面的[76]。包括脑死亡后肺部急性损伤、肺不张、误吸和肺炎。尽管之前有文献证实采用标准护理方案可提高肺部器官获取率,该方案为 Luis Angel 及其同事提出的 San Antonio 肺移植供体护理方案,研究人员在研究中心将肺部供体确认并移植的能力明显加倍[3]。鉴于以前的工作曾经证明边缘肺供体实际上可以为移植受体提供足够的肺脏器官,Angel 等人通过研究证实了采用上述方案不但能够使不良供体转化为理想供体的数量增加或是扩展了供体评价标准,而且还观察到各小组之间在 30 天或 1 年死亡率方面也没有显著差异[3]。

肺部保护通气策略可防止因过度扩张肺实质和氧中毒(定义为吸氧浓度大于 0.60 超过 48 小时)而造成供体出现呼吸机所致的肺损伤,有助于对潜在肺部供体的护理。但是由于 PaO_2/FiO_2 是移植的主要判断标准,所以仍需优先采取主动肺泡复原措施以改善氧合作用。San Antonio 团队介绍了对所有患者采取的肺泡复原措施,保持 PaO_2/FiO_2 比率低于 300,或者当胸片显示的肺部渗液为肺水肿或肺不张所致[3]。该技术参数为 2 小时压力通气,设置呼气末端正压为 15cmH₂O,吸气压力为 25cmH₂O。之后将患者切换至传统通气模式 30 分钟,并复查胸片。如果胸片和 PaO_2/FiO_2 比率均出现改

善，则认定肺泡复原措施成功。但是即使患者并非为肺部捐献候选者，此时还需要满足氧合与通气（PO_2 > 80mmHg 以及 PCO_2 30~35mmHg）的基线目标，以维持其他器官的氧气适量输送[84]。肺泡复原措施需要采用适当的峰值和平台气道压力加以平衡，以避免对患者的血流动力学产生负面影响。

严格监控容量状态是肺部供体护理的下一个重要组成部分。在"自主神经风暴"期间，心脏不稳会造成血压剧烈波动，而且没有严格参数，可导致肺部容量明显过载。随着儿茶酚胺对肺泡通透性的直接影响，液体会在肺间质进行重新分配。此外，由于 SVR 的升高造成左心房压力增加，也会导致患者出现功能性心力衰竭和心源性肺水肿。已有几项研究表明，肺水肿会降低肺部移植的可能性[59,75]。在整体护理策略中采用严格控制液体量和适当使用利尿剂能够减轻肺水肿状况，改善捐献之前的氧合情况。

应继续采用标准化重症监护护理，以预防呼吸机相关性肺炎和吸入性肺炎。包括保持床头升高至少30°，预防深静脉血栓形成（机械和药物方法），以及使用质子泵抑制剂预防胃炎。如果在采用肺泡复原措施后，胸片仍然显示渗液或挫伤，那么可进行支气管镜双肺灌洗以评估这些部位。

在对肺移植供体进行护理时需时刻牢记每名供体都有可能成为潜在的肺部器官供体，而严格遵守基本护理规范可优化最初质量不佳的供体器官。

肾脏

关于供者肾功能需要考虑的因素在心血管护理部分已经阐述过。容量适宜以保证适当的器官灌注和给氧是对供体进行重症护理的目标。在这里需要特别指出的是，在护理脑死亡之前的脑损伤时，供体很可能已经使用过大量利尿剂（甘露醇，高渗盐水）。这些药物不但会导致已经低血容量性患者的血流动力稳定性更加复杂，而且还会影响与脑损伤有关的肾功能的评估。仔细记录这些药物的使用情况十分重要，评估尿量时需考虑这些因素。

如前所述，供体的目标尿量与重症监护室其他患者相一致：为 0.5~1mL/（kg·h）。但是如果接近 2.5~3mL/（kg·h）也可以认定为正常，原因在于供体在血流动力学不稳定期间需要补充液体达到平衡[67]。重要的是要避免液体过度正平衡：大量文献表明液体过度正平衡会导致末梢器官出现功能障碍，而事实上已经证

明液体限制策略能够增加肺移植的数量[3,5]。

如果目标尿量超过 4mL/（kg·h），应怀疑患者存在尿崩症。随着脑死亡的发展，下丘脑-垂体后叶的神经元的连接部位开始缺氧，精氨酸加压素停止分泌。其结果会导致尽管患者处于低血压，但由于缺乏交感神经兴奋，肾脏会持续分泌大量稀释尿液，直至患者出现明显低血容量和少尿。这也和高钠血症有关，该症对潜在的肝脏供体有害。治疗旨在恢复血容量，同时补充所缺失的精氨酸加压素。补充方法可选择使用去氨加压素[负荷剂量为 DDAVP 8ng/kg，随后滴注 4ng/（kg·h）]，或者持续输注精氨酸加压素（首剂 1U，随后 0.01~0.04 U/min）[34,84]。去氨加压素是一种具有高选择性的加压素受体诱导剂，靶向 V2 受体，因此具有明显的抗利尿作用，而不会产生精氨酸加压素的血管加压作用[34,82]。因此，使用这种药物不会增加器官的血管收缩，也不会造成移植后损伤。但是，如果患者容量不足需要血管加压药，则精氨酸加压素是较好的选择。

高钠血症是尿崩症的副作用，与移植肾和移植肝的失功率增加有关[18,29,72,73]。血钠水平应保持在140~155mmol/L，尽可能降低供肝与受者脉管系统在吻合处的渗透压梯度[52]。此外，使用葡萄糖营养液维持均衡营养也有助于维持肝脏的糖原储备，但不能让血糖失控[52]。

内分泌

激素复苏治疗是器官供体护理方面的一个术语，旨在解决脑死亡时可能会影响器官功能的三种内分泌不足。

第一个是甲状腺激素[甲状腺素（T_4）和碘塞罗宁（T_3）]不足。关于甲状腺激素功能的确切机制目前尚不明确，但是几项研究已经证实甲状腺激素水平低下是脑死亡时血流动力学不稳定的原因之一。Novitzky 及其同事进行了一系列动物和人体研究，证明了使用 T_3 可改善心脏功能，改善血流动力学的不稳定，将脑死亡供体由无氧代谢转变为有氧代谢[47,48]。其他学者使用 T_4 的研究进一步证实了这些结论，建议使用甲状腺激素替代治疗，可增加从单个供体获得器官的总数[61,63,64]。Rosendale 等人研究了心脏移植患者的临床效果，发现其 1 个月的生存率提高，早期移植的失功率降低了 50%，尽管曾联合使用类固醇[62]。总之，目前建议采用甲状腺激素进行替代治疗，优选 T_3，其见效更快，还可降低外源性因素的影响[84]。T_3 首剂 4μg，之后以 3μg/h 输

注 10 小时[34]。如果不能提供 T$_3$ 药物,也可使用 T$_4$,首剂 20μg,之后以 10μg/h 输注 10 小时[82]。

如上所述,加压素是一种可同时治疗脑死亡所致外周血管扩张和尿崩症的药物。治疗的目的同样是恢复血容量,同时补充所流失的 AVP。皮质类固醇给药是激素治疗的第三部分,可能基于两种作用机制:第一个是减轻脑死亡相关的炎症过程。有两项研究考察了肝脏移植后的排斥反应标志物、炎症标志物,以及移植后心功能,研究结果证实了对供体采用类固醇治疗后,这些参数均有改善[32,62]。此外,已证实肺部器官的获取与类固醇的使用直接相关,这类药物可增加供氧量[20]。但是,最近的研究显示,尽管类固醇的确能够抑制炎症状态,但是肝肾受体的排斥反应并没有得到缓解[2,28]。第二个机制是,肾上腺功能不全会造成生理紊乱而使血流动力学的护理颇为棘手,但是类固醇治疗可改善这一状况。尽管这种治疗通常根据经验进行,仅诊断研究就会花费大量时间,故而尚不清楚是否真正存在肾上腺皮质功能不全。目前的指南仍然推荐使用甲泼尼龙(首剂 15mg/kg)作为激素治疗的一部分[84]。

最后,控制血糖虽然不属于激素治疗范畴,但仍是供体重症监护护理的重要组成部分。由于脑损伤后出现应激相关的胰岛素抵抗,以及尿崩症期间使用葡萄糖营养液替代游离水进行治疗,供体很可能会出现高血糖[42]。虽然尚未研究对这一群体进行血糖严格控制的效果,但建议持续控制严重高血糖 [血糖>180mg/dL(血糖:1mg/dL=1/18mmol/L)],有助于减轻炎症反应,并预防感染[51]。有证据表明,在供体护理阶段,持续性高血糖和血糖剧烈变化会严重影响肾功能[9],而该过程也会影响肾移植受者。此外,受体的胰岛功能也会受到供体血糖水平的影响,血糖正常可改善预后[21],此时可施以胰岛素输注治疗。

传染病

尽管已经证实供受体之间存在感染传播,并可能导致严重的潜在致命风险,但大多数供体感染并非属于移植禁忌[54],详见表 6-5[15]。供体感染的有效治疗可确保成功移植,而接触过慢性病毒感染的供体器官也可移植给具有同样传染史的受体[35]。识别供体感染并实施快速有效地治疗十分重要,可确保捐赠过程的顺利进行。治疗先从良好的预防入手,即标准化重症监护病房预防措施,防止产生院内感染(肺炎、深静脉插管所致血液感染以及尿路感染),即使已从重症监护室转移,

表 6–5　移植禁忌型传染诊断

- 活性真菌、寄生虫、病毒传染或细菌性脑膜炎或脑炎
- 细菌
  - 肺结核
  - 肠坏疽或肠穿孔或腹内脓毒症
- 病毒
  - 乙型肝炎或丙型肝炎活性病毒
  - 狂犬病
  - 逆转录病毒传染,包括 HIV、HTLV–Ⅰ/Ⅱ
  - 活性单纯疱疹、EBV、水痘、或 CMV 病毒血症或肺炎
  - 西尼罗河脑炎病毒
- 真菌
  - 隐球菌、曲霉菌、组织胞浆菌和球孢子菌造成的活动性感染
  - 念珠菌或侵袭性酵母菌造成的活动性感染
- 寄生虫
  - 克氏锥虫(南美锥虫)、利什曼原虫、类圆线虫或疟原虫(疟疾)造成的活性感染
- 朊病毒
  - 克雅病

HIV,人类免疫缺陷病毒;HTLV,人类嗜 T 淋巴细胞病毒;EBV,EB 病毒;CMV,巨细胞病毒。

仍需坚持上述措施。

下一步是确定高度疑似感染的指数。有多种原因造成供体对感染失去标准反应,其中包括:防止高烧的体温调节功能缺失、受伤后继发白细胞增多、大量输血或使用类固醇造成免疫抑制。因此,需要密切关注其他临床指标,包括皮肤检查、痰检、胸片检查以及尿检。培养物的选取和结果解读以及对未受感染培养物的监控准则均应由器官获取机构详加评判;不过获取初始样本的革兰染色菌株始终会有助于早期制定抗生素治疗方案[54]。因为局部菌株的敏感性会定期变化,所以抗生素选择也应具有针对性。但是,尽快获得培养结果以制定广谱性经验治疗方案十分重要。如果存在肾或肝功受损、供体标准扩大(年龄)以及肥胖等问题,需对抗生素剂量加以调整[54]。

血液学

应避免供者贫血,以优化器官供氧。目前建议目标血红蛋白水平为 80g/L,应尽量限制潜在的免疫抑制作用,同时最大限度地稳定血流动力学状态和给氧。

有多种原因会导致供者出现凝血障碍。供者可能之前就存在可导致凝血功能障碍的情况,包括需要接

受抗凝治疗的心律失常。此时需要排除医源性原因,包括血液稀释、酸中毒以及体温过低。脑死亡供者下丘脑体温调节功能丧失,除了不能血管收缩或寒战之外,也会导致供体体温不稳[42]。应密切关注环境温度和输注液体温度的控制,防止体温过低产生负面影响。可使用保温毯、液体加热器和呼吸机吸入气体加热设备维持核心体温高于 34℃。

此外,脑死亡时会释放脑蛋白进入血液循环系统,触发消耗性凝血(弥散性血管内凝血)或高凝状态[33]。应尽早确定凝血障碍证据,并根据出血风险及时予以处理。如有可能,应对之前就有的凝血障碍(继发于药物)进行确诊并予以治疗。应改善供者的酸中毒和低体温症状。如果供体出血,应考虑采用 1:1:1 的比例输注浓缩血红细胞、新鲜冷冻血浆以及血小板复苏模式(类似于创伤复苏),因为有研究表明,此举有助于血流动力学的稳定和凝血功能障碍的改善[14]。如果条件允许,可借助凝血弹性描记法,对凝血功能障碍进行传统检测,尽早确定患者在护理过程中是否存在高凝风险[53]。同时应继续使用标准重症监护措施,预防患者出现深静脉血栓。

供体护理的其他问题

伦理

器官移植的伦理问题以及维持捐赠精神本义的职责远远超出器官供体护理这一层面。随着对第一捐献授权人概念的日益重视,在器官移植界对其审查也越来越严格,此处的"供体"是指授权医疗团队进行护理的指定个体,便于在适当情况下实现器官捐献。最近,主流媒体对该系统颇有微词,主要集中于捐献报酬和器官分配过程[25,39]。医疗团队有义务不断教育患者及其家属以及所在社区,关于器官捐献如何进行以及捐献行为对供体与受者的重要性。只有通过不断教育和提高透明度,器官移植才能不断获得患者群体的支持,并确保其自愿性。

技术展望

随着目前可供移植的器官短缺,有大量旨在扩大供体池并优化可用于移植的器官的工作正在开展。各种方法包括从脑死亡所致炎症级联反应的细胞-化学和电调微观机制,到采用常温器官护理以减少热缺血与冷灌注影响的宏观机制[10,26,48]。在器官优化阶段,使用体外膜肺氧合进行 DCD 供体器官维护的方法颇受青睐[36]。在器官捐赠界,由于新技术赋予供体护理更多可能性,目前正步入一个鼓舞人心的发展阶段。

结论

总之,器官供体护理领域在不断发展。借助重症监护支持和器官移植的研究,器官供体的护理使得器官获取在数量和质量上均得以提高。在目前已知的供体护理指南中,这些最佳实践能帮助医师为供者及受者提供最佳的医疗护理。

(王辉 译 赵杰 校)

参考文献

1. Ad Hoc Comittee of the Harvard Medical School to Examine the Definition of Brain Death. A definition of irreversible coma. JAMA 1968;205:337–49.
2. Amatschek S, Wilflingseder J, Pones M, et al. The effect of steroid pretreatment of deceased organ donors on liver allograft function: a blinded randomized placebo-controlled trial. J Hepatol 2012;56:1305–9.
3. Angel LF. Impact of a lung transplantation donor-management protocol on lung donation and recipient outcomes. Am J Respir Crit Care Med 2006;174:710–6.
4. Audibert G, Charpentier C, Seguin-Devaux C, et al. Improvement of donor myocardial function after treatment of autonomic storm during brain death. Transplantation 2006;82:1031–6.
5. Bagshaw SM, Bellomo R. The influence of volume management on outcome. Curr Opin Crit Care 2007;13:541–8.
6. Barklin A. Systemic inflammation in the brain-dead organ donor. Acta Anaesthesiol Scand 2009;53:425–35.
7. Barlow AD, Metcalfe MS, Johari Y, et al. Case-matched comparison of long-term results of non-heart beating and heart-beating donor renal transplants. Br J Surg 2009;96:685–91.
8. Bellingham JM, Santhanakrishnan C, Neidlinger N, et al. Donation after cardiac death: a 29-year experience. Surgery 2011;150:692–702.
9. Blasi-Ibanez A, Hirose R, Feiner J, et al. Predictors associated with terminal renal function in deceased organ donors in the intensive care unit. Anesthesiology 2009;110:333–41.
10. Brockmann J, Reddy S, Coussios C, et al. Normothermic perfusion: a new paradigm for organ preservation. Ann Surg 2009;250:1–6.
11. Conci F, Procaccio F, Arosio M, et al. Viscero-somatic and viscero-visceral reflexes in brain death. J Neurol Neurosurg Psychiatry 1986;49:695–8.
12. Coronado VG, Xu L, Basavaraju SV, et al. Surveillance for traumatic brain injury-related deaths – United States, 1997–2007. Morb Mortal Wkly Rep Surveill Summ 2011;60:1–32.
13. de Groot YJ, Lingsma HF, Bakker J, et al. External validation of a prognostic model predicting time of death after withdrawal of life support in neurocritical patients. Crit Care Med 2012;40:233–8.
14. Dente CJ, Shaz BH, Nicholas JM, et al. Improvements in early mortality and coagulopathy are sustained better in patients with blunt trauma after institution of a massive transfusion protocol in a civilian level I trauma center. J Trauma 2009;66:1616–24.
15. Domínguez-Gil B, Delmonico FL, Shaheen FAM, et al. The critical pathway for deceased donation: reportable uniformity in the approach to deceased donation. Transpl Int 2011;24:373–8.
16. Dosemeci L, Yilmaz M, Cengiz M, et al. Brain death and donor management in the intensive care unit: experiences over the last 3 years. Transplant Proc 2004;36:20–1.
17. Dujardin KS, McCully RB, Wijdicks EF, et al. Myocardial dysfunction associated with brain death: clinical,

echocardiographic, and pathologic features. J Heart Lung Transplant 2001;20:350–7.

18. Figueras J, Busquets J, Grande L, et al. The deleterious effect of donor high plasma sodium and extended preservation in liver transplantation. A multivariate analysis. Transplantation 1996;61:410–3.

19. Fisher AJ, Donnelly SC, Hirani N, et al. Enhanced pulmonary inflammation in organ donors following fatal non-traumatic brain injury. Lancet 1999;353:1412–3.

20. Follette DM, Rudich SM, Babcock WD. Improved oxygenation and increased lung donor recovery with high-dose steroid administration after brain death. J Heart Lung Transplant 1998;17:423–9.

21. Gores PF, Gillingham KJ, Dunn DL, et al. Donor hyperglycemia as a minor risk factor and immunologic variables as major risk factors for pancreas allograft loss in a multivariate analysis of a single institution's experience. Ann Surg 1992;215:217–30.

22. Gottmann U, Brinkkoetter PT, Bechtler M, et al. Effect of pre-treatment with catecholamines on cold preservation and ischemia/reperfusion-injury in rats. Kidney Int 2006;70:321–8.

23. Gramm H-J, Meinhold H, Bickel U, et al. Acute endocrine failure after brain death? Transplantation 1992;54:851–7.

24. Guidelines for the determination of death: report of the medical consultants on the diagnosis of death to the President's Commission for the study of ethical problems in medicine and biochemical and behavioral research. JAMA 1981;246:3.

25. Hensley S. The ethics of compensating organ donors. Available online at: http://www.npr.org/2012/05/22/153293669/the-ethics-of-compensating-organ-donors.

26. Hoeger S, Bergstraesser C, Selhorst J, et al. Modulation of brain dead induced inflammation by vagus nerve stimulation. Am J Transplant 2010;10:477–89.

27. Jassem W, Koo DD, Cerundolo L, et al. Leukocyte infiltration and inflammatory antigen expression in cadaveric and living-donor livers before transplant. Transplantation 2003;75:2001–7.

28. Kainz A, Wilflingseder J, Mitterbauer C, et al. Steroid pretreatment of organ donors to prevent postischemic renal allograft failure: a randomized, controlled trial. Ann Intern Med 2010;153:222–30.

29. Kazemeyni SM, Esfahani F. Influence of hypernatremia and polyuria of brain-dead donors before organ procurement on kidney allograft function. Urol J 2008;5:173–7.

30. Kootstra G, Daemen JH, Oomen AP. Categories of non-heart-beating donors. Transplant Proc 1995;27:2893–4.

31. Kosleradzki M, Lisik W, Rowinski W, et al. Progress in abdominal organ transplantation. Med Sci Monit 2011;17:RA282–91.

32. Kotsch K, Ulrich F, Reutzel-Selke A, et al. Methylprednisolone therapy in deceased donors reduces inflammation in the donor liver and improves outcome after liver transplantation: a prospective randomized controlled trial. Ann Surg 2008;248:1042–50.

33. Laroche M, Kutcher ME, Huang MC, et al. Coagulopathy after traumatic brain injury. Neurosurgery 2012;70:1334–45.

34. Linos K, Fraser J, Freeman WD, et al. Care of the brain-dead organ donor. Curr Anaesth Crit Care 2007;18:284–94.

35. Lumbreras C, Sanz F, Gonzalez A, et al. Clinical significance of donor-unrecognized bacteremia in the outcome of solid-organ transplant recipients. Clin Infect Dis 2001;33:722–6.

36. Magliocca JF, Magee JC, Rowe SA, et al. Extracorporeal support for organ donation after cardiac death effectively expands the donor pool. J Trauma 2005;58:1095–102.

37. Malinoski DJ, Daly MC, Patel MS, et al. Achieving donor management goals before deceased donor procurement is associated with more organs transplanted per donor. J Trauma 2011;71:990–6.

38. Manara AR, Murphy PG, O'Callaghan G. Donation after circulatory death. Br J Anaesth 2011;108:i108–21.

39. Marchione M. Dick Cheney's heart transplant reopens debate over age. Huffington Post 2012 Mar 25.

40. Mascia L, Mastromauro I, Viberti S, et al. Management to optimize organ procurement in brain dead donors. Minerva Anestesiol 2009;75:125–33.

41. McKeating EG, Andrews PJ, Signorini DF, et al. Transcranial cytokine gradients in patients requiring intensive care after acute brain injury. Br J Anaesth 1997;78:520–3.

42. Marvin MR, Morton V. Glycemic control and organ transplantation. J Diabetes Sci Technol 2009;3:1365–72.

43. Monbaliu D, Pirenne J, Talbot D. Liver transplantation using donation after cardiac death donors. J Hepatol 2012;56:474–85.

44. Murthi SB, Hess JR, Hess A, et al. Focused rapid echocardiographic evaluation versus vascular cather-based assessment of cardiac output and function in critically ill trauma patients. J Trauma 2012;72:1158–64.

45. Nagareda T, Kinoshita Y, Tanaka A, et al. Clinicopathology of kidneys from brain-dead patients treated with vasopressin and epinephrine. Kidney Int 1993;43:1363–70.

46. Novitzky D. Detrimental effects of brain death on the organ donor. Transplant Proc 1997;29:3770–2.

47. Novitzky D. Novel actions of thyroid hormone: the role of triiodothyronine in cardiac transplantation. Thyroid 1996;6:531–6.

48. Novitzky D, Cooper DKC, Rosendale JD, et al. Hormonal therapy of the brain-dead organ donor: experimental and clinical studies. Transplantation 2006;82:1396–401.

49. Novitzky D, Wicomb WN, Rose AG, et al. Pathophysiology of pulmonary edema following experimental brain death in the chacma baboon. Ann Thorac Surg 1987;43:288–94.

50. Oto T. Lung transplantation from donation after cardiac death (non-heart-beating) donors. Gen Thorac Cardiovasc Surg 2008;56:533–8.

51. Powner D. Donor care before pancreatic tissue transplantation. Prog Transplant 2005;15:129–37.

52. Powner D. Factors during donor care that may impact liver transplant outcomes. Prog Transplant 2004;14:241–9.

53. Powner D. Thromboelastography during adult donor care. Prog Transplant 2010;20:163–8.

54. Powner D, Allison TA. Bacterial infection during adult donor care. Prog Transplant 2007;17:266–74.

55. Powner D, Doshi PB. Central venous oxygen saturation monitoring: role in adult donor care? Prog Transplant 2010;20:401–6.

56. Quality Standards Subcommittee of the American Academy of Neurology. Practice parameters for determining brain death in adults. Neurology 1995;45:1012–4.

57. Rabinstein AA, Yee AH, Mandrekar J, et al. Prediction of potential for organ donation after cardiac death in patients in neurocritical state: a prospective observational study. Lancet Neurol 2012;11:414–9.

58. Reich DJ, Mulligan DC, Abt PL, et al. ASTS recommended practice guidelines for controlled donation after cardiac death organ procurement and transplantation. Am J Transplant 2009;9:2004–11.

59. Reilly PM, Grossman M, Rosengard BR, et al. Lung procurement from solid organ donors: role of fluid resuscitation in procurement failures. Chest 1996;110:220S–7S.

60. Rivers EP, Katranji M, Jaehne KA, et al. Early interventions in severe sepsis and septic shock: a review of the evidence one decade later. Minerva Anestesiol 2012;78:712–24.

61. Rosendale JD, Chabalewski FL, McBride MA, et al. Increased transplanted organs from the use of a standardized donor management protocol. Am J Transplant 2002;2:761–8.

62. Rosendale JD, Kauffman HM, McBride MA, et al. Hormonal resuscitation yields more transplanted hearts, with improved early function1. Transplantation 2003;75:1336–41.

63. Salim A, Martin M, Brown C, et al. Using thyroid hormone in brain-dead donors to maximize the number of organs available for transplantation. Clin Transplant 2007;21:405–9.

64. Salim A, Vassiliu P, Velmahos GC, et al. The role of thyroid hormone administration in potential organ donors. Arch Surg 2001;136:1377–80.

65. Salim A, Velmahos GC, Brown C, et al. Aggressive organ donor management significantly increases the number of organs available for transplantation. J Trauma 2005;58:991–4.

66. Saposnik G, Basile VS, Young GB. Movements in brain death: a systematic review. Can J Neurol Sci 2009;36:154–60.

67. Shemie SD. Organ donor management in Canada: recommen-dations of the forum on medical management to optimize donor organ potential. Can Med Assoc J 2006;174:S13–30.

68. Stangl M, Zerkaulen T, Theodorakis J, et al. Influence of brain death on cytokine release in organ donors and renal transplants. Transplant Proc 2001;33:1284–5.

69. Stiegler P, Sereinigg M, Puntschart A, et al. A 10 min "no-touch" time – is it enough in DCD? A DCD animal study. Transpl Int 2012;25:481–92.

70. Subramanian A, Brown D. Management of the brain-dead organ donor. Contemp Crit Care 2010;8:1–12.

71. Suntharalingam C, Sharples L, Dudley C, et al. Time to cardiac death after withdrawal of life-sustaining treatment in potential organ donors. Am J Transplant 2009;9:2157–65.

72. Totsuka E, Fung U, Hakamada K, et al. Analysis of clinical variables of donors and recipients with respect to short-term graft outcome in human liver transplantation. Transplant Proc 2004;36:2215–8.

73. Totsuka E, Fung JJ, Ishii T, et al. Influence of donor condition on postoperative graft survival and function in human liver transplantation. Transplant Proc 2000;32:322–6.

74. van der Zee H, Malik AB, Lee BC, et al. Lung fluid and protein exchange during intracranial hypertension and role of sympathetic mechanisms. J Appl Physiol 1980;48:273–80.

75. Venkateswaran RV, Patchell VB, Wilson IC, et al. Early donor management increases the retrieval rate of lungs for transplantation. Ann Thorac Surg 2008;85:278–86.

76. Weill D. Donor criteria in lung transplantation: an issue revisited. Chest 2002;121:2029–31.

77. Weiss S, Kotsch K, Francuski M, et al. Brain death activates donor organs and is associated with a worse I/R injury after liver transplantation. Am J Transplant 2007;7:1584–93.

78. Wijdicks EF, Pfeifer EA. Neuropathology of brain death in the modern transplant era. Neurology 2008;70:1234–7.

79. Wijdicks EF, Rabinstein AA, Manno EM, et al. Pronouncing brain death: contemporary practice and safety of the apnea test. Neurology 2008;71:1240–4.

80. Wijdicks EF, Varelas PN, Gronseth GS, et al. Evidence-based guideline update: determining brain death in adults. Report of the Quality Standards Subcommittee of the American Academy of Neurology. Neurology 2010;74:1911–8.

81. Wind J, Snoeijs MGJ, Brugman CA, et al. Prediction of time of death after withdrawal of life-sustaining treatment in potential donors after cardiac death. Crit Care Med 2012;40:766–9.

82. Wood KE, Becker BN, McCartney JG, et al. Care of the potential organ donor. N Engl J Med 2004;351:2730–9.

83. Wood KE, Coursin DB. Intensivists and organ donor management. Curr Opin Anaesthesiol 2007;20:97–9.

84. Zaroff JG, Rosengard BR, Armstrong WF, et al. Consensus conference report: maximizing use of organs recovered from the cadaver donor: cardiac recommendations, March 28–29, 2001, Crystal City, VA. Circulation 2002;106:836–41.

第 7 章

活体供者的医学评价

Malcolm P. Mac Conmara·Kenneth A. Newell

简介

在目前的移植等待名单中,有超过 90 000 名终末期肾病(ESRD)患者。对于大多数患者而言,最佳治疗方法是接受来自活体供者的肾脏[38]。尽管在过去的 20 年里,活体肾移植手术大幅增加,但等待移植的患者人数也在不断上升。对移植器官需求的增加推动了对合并复杂疾病的活体供肾的利用[32]。对活体供者的评价必须不断检查并谨慎调整,以确保供体在这种独特又利他过程中的安全性。评估潜在活体供者的关键难点一直未变,即在有效选择合适供者的同时最大限度地降低其风险,这一点非常重要。

历史回顾和现状

1954 年,在波士顿彼得·本特布里格姆医院(现布莱根妇女医院),实施了首例成功长期存活的活体肾移植手术[23]。由诺贝尔奖得主 Joseph Murray 指导的医疗团队将 Ronald Herrick 的肾脏移植给他的同卵双生兄弟 Richard。能够在有效透析之前进行,这是真正拯救生命的手术。术前评估包括一个漫长的供者评估过程以及详细的伦理讨论。调查包括指纹分析和审查产科报告确认同卵双胎,并通过植皮测试供体和受体的相容性[24]。肾切除手术顺利,之后供者又生存了 56 年,未见任何后遗症[23]。

在强效免疫剂出现以前,从血缘亲属中进行活体肾移植为终末期肾病患者提供了成功移植的最大机会。在 20 世纪 70 年代后期,医学及伦理专家达成的共识使得脑死亡标准合法化[1]。这一新的立法,以及在 20 世纪 80 年代,新型免疫抑制剂如环孢素和 OKT3 的出现,迎来 DCD 器官使用热潮,利用活体供者的器官移植比例相对下降。而在 20 世纪 90 年代,活体捐献作为肾脏移植的重要器官来源又重新出现,并在过去的 20 年中数量剧增。活体移植比例的显著增加有多方面原因,其中包括:①等待 DCD 器官的时间不断延长;②已证实与 DCD 器官移植相比,活体移植的存活率提高;③公众更容易接受微创手术。第一例腹腔镜供肾切除是由 Ratner 等人在 1995 年实施的[30]。与开放式肾切除手术相比,微创技术能减轻术后疼痛、缩短住院时间和康复时间[31,40]。该术式很快得到推广,成为供肾切取的首选。

美国 1994 年至 2009 年间总共完成 80 347 例活体供肾切取术，活体肾移植目前占所有肾移植的 34%[13,33]。自 2004 年达到高峰以后，活体移植的数量趋于稳定，在近几年甚至略有下降。导致这些变化的影响因素可能比较复杂。然而，不断变化的经济稳定性可能是主要原因。此外，关于器官分配的 35 项规则的实施使器官分配发生了改变，其中规定，18 岁以下的儿童优先得到 35 岁以下供者的器官，明显缩短了儿童患者的等待时间。这种政策变化造成了一个意想不到的后果，即儿童接受活体捐赠肾脏的数量出现下降[2]。无亲属关系的活体肾移植数量显著增加，占所有肾脏移植的 14%[17]。局限模式和地理位置的差异也会产生影响。在美国东北部和西部，由于移植等待时间较长，也促使这些地区对活体供者的使用数量增加。

白种人供体约占活体供者的 70%，占全国肾移植等待名单的 34%。非裔美国人占活体供者的 11%~13%。与 ESRD 患者所占百分比相比，少数种族的活体肾移植百分比仍然较低[7]。潜在供者的特点已经出现了巨大变化，供者年纪增大、肥胖者越来越多、复杂合并症增多。50 岁以上的活体供者的比例从 1994 年的 13.9% 上升到 2008 年的 22.8%[33]。同样，供者的平均身体质量指数（BMI）已上升至 26.4，以前 BMI 大于 30 被视为捐献禁忌，而现在这样的活体供者大约占 30%[15,25]。

自 1954 年首例供肾切取术后，供者评估程序已经发生变化。移植中心仍以临床、伦理和法律的最高标准对供者进行详细评估。为获得最佳的结果，评估过程变得越来越复杂，生化、免疫和基因检测以及先进的成像技术均得以使用，以更准确地评估供者。详细的评估必须兼顾成本费用以及对供体现在及将来健康的影响。人口统计的变化和活体供者复杂性的增加需要进一步修正评估标准，特别是在对复杂供者进行长期预后的监督方面，以确保供者风险降至最低。

活体捐肾依据

接受活体移植的患者具有较高的长期生存率，等待时间缩短。此外，活体捐献允许计划性地改善患者的健康状况。活体肾移植是患者在透析前行肾移植的唯一一次现实契机。这一点很重要，透析开始前接受移植的显著优势在于可增加移植肾的存活率[21]。

肾移植患者预期寿命远远超过透析患者[41]。重要

的是，活体供肾比 DCD 供肾有更多益处。活体供肾及其健康状况已经过一系列筛选方法的仔细评估。可以更肯定地告知受者关于移植物的质量、感染风险或癌症传播的风险。早期移植物功能显著优于 DCD 供肾。移植肾原发无功比率在 DCD 和活体供肾中分别为 2.7% 和 1.4%，而移植肾功能延迟恢复发生率分别是 23.5% 和 3.4%[27]。更重要的是，活体肾脏的长期效果好。DCD 和活体供肾移植 10 年的存活率分别为 42.7% 和 59.6%。目前，DCD 和活体供肾移植的半寿期分别是 14.7 年和 26.6 年[27]。令人吃惊的是，1991 年活体供肾半寿期（15.8 年）甚至超过了 2007 年 DCD 供肾半寿期（14.7 年）。移植肾存活期长对等待 DCD 移植受者还有一个明显好处，即不需要再次等待和再次移植。

尽管使用 DCD 供肾的大多数 ESRD 患者临床疗效优于持续透析，但众所周知，从登记到移植的等待时间还在不断延长。1998 年患者等待移植的平均时间是 2.61 年，到 2006 年增加到 3.37 年[27]。患者种族和民族、群体反应性抗体和地理区域显著影响等待移植时间。要注意的是，上述平均等待时间并未反映出在等候过程中死亡的患者或因出现不适合移植的并发症而被排除的患者。等待 DCD 供肾的时间日益延长会造成患者出现肾衰竭、透析以及相关合并症的风险增加，最重要的是心血管疾病[21]。

虽然无法准确确定活体肾移植患者的等待时间，但无疑会比等待 DCD 器官的时间要短。活体肾移植平均等待时间缩短有显著优势。可以计划受者手术时间和调整受者身体状况。理想的情况下，受者可在需要透析以前完成移植手术。活体移植受者也有可能在完全康复后如期重返工作岗位[11]。此外，减少受者透析时间有助于终止心血管疾患的恶化[22]。最后，活体肾移植受者等待时间的缩短也会降低患者的免疫致敏风险，否则会进一步延长等待时间，对移植产生不利影响。目前的数据显示，接受活体移植非致敏受者占 67.9%，而接受 DCD 供肾的非致敏受者占 59.7%[27]。早期康复、住院时间缩短、降低再入院率是活体移植的主要优势。从社会角度来看，活体肾移植时透析时间缩短，也减少了透析相关的医疗费用。

活体捐肾风险

供肾切除通常是一个安全过程，发病率和死亡率非常低。然而，我们必须意识到任何并发症都会损害健

康的个体。现行立法强制要求移植中心报告供者捐献后6周之内或出院之前的所有供者死亡事件。依据此上报数据,供肾切取的手术死亡率预计约为万分之三。尽管供者年龄在不断提高而且身体状况更加复杂,但手术死亡率保持不变。最近,依据各中心报告数据及社会保障中心死亡档案的查询结果可知,在1999年10月至2008年9月之间,51 153名活体肾脏供者中共有14例手术死亡,与上述手术死亡率结果相一致[9]。非致死性并发症中,需要输血的病理性出血占2%,需要再次手术的小于1%[27]。切口疝和肠梗阻的发生率为1%。报告指出,需要从微创手术转为开放手术的情况也较为罕见。表7-1列出了供肾切除的常见近期和远期并发症。

表7-1 供者并发症

	风险(供体百分比,除非另有说明)
死亡率	0.02~0.03
主要并发症	
出血	2.2
肠梗阻	1.0
血管损伤	0.2
转为开放式手术	0.7~1.1
再次手术	0.2
输血	0.4
伤口感染	2.1
尿路感染	4.5
再次入院(包括恶心、呕吐、胃肠炎、腹痛、肠梗阻)	0.9~2.0
疝修补	0.8
终末期肾衰竭	每年每百万人口180人(美国人口平均每年每百万人口260人)其他风险:肥胖、高龄及非裔美国人供者
高血压	15~25

Sources:OPTN/SRTR 2010 Annual Data Report. Rockville,MD: Department of Health and Human Services, Health Resources and Services Administration, Healthcare Systems Bureau,2011;

Davis CL,Cooper M. The state of U.S. living kidney donors. Clin J Am Soc Nephrol 2010;5:1873–80;

Ibrahim HN,Foley R,Tan LP,et al. Long-term consequences of kidney donation. N Engl J Med 2009;360:459–69;

Segev DL,Muzaale AD,Caffo BS,et al. Perioperative mortality and long-term survival following live kidney donation. JAMA 2010;303:959–66.

评价过程

在供体评价过程以及捐献规程中,必须坚持以无伤害作为首要目标。医疗筛选过程应该能够快速确认合格的潜在供者,量化供受者的风险,并以最小伤害排除不适合捐献的供者。迅速排除不适合的供者能够鉴别新的潜在供者。这个过程应经济高效。评估项目的顺序在各中心之间有所不同,会受到供者并发症相关的特殊医学问题的影响,也会受到个人病史或家族病史的影响。进一步要考虑的实际问题,如与移植中心的远近、供者参加评估的可行性也会影响测试顺序。目前人们已经致力于对评估过程予以规范和立法。在2002年,卫生和人类服务部授权器官获取和移植网络(OPTN)制订活体肾移植政策并监督其过程。另外,移植组织不断扩充自动调控过程及相关指南,以确保供者的福利。评估过程的核心内容包括:①教育、咨询和供者同意;②心理评价;③医学评价;④多学科会诊时审查所有结果。

潜在供者的教育、咨询和知情同意

因为评估过程可能会给供者带来潜在风险,所以在进行评估前需获得供者的同意。侵入性医学检查会引起并发症,如对注射的造影剂过敏。从评估中获得的信息可能对供者不利或有害,如了解未知感染或恶性肿瘤的相关信息。血型和人类白细胞抗原(HLA)分型资料可能会引起家庭血缘纠纷[42]。需谨慎告知潜在供者关于评估的所有方面,而且确保他们能够理解自己可以随时退出该过程。该项目应当支持供者,并为供者的检查结果和决定保密。

获得同意捐肾的行为并非是一个事件,而是一个过程。对潜在活体供肾者进行有关风险方面的教育,包括手术风险和长期风险,应涉及活体肾移植团队的所有成员,包括外科医师、肾脏科医师、社工、心理健康专家和活体肾移植提议者。获取同意捐肾的过程应持续一定时间,以便给潜在供者足够的时间来了解这些风险并提问。重要的是要确认供者清楚理解捐献过程,并证明其有能力同意。关于这一点,近期的一项研究已表明,尽管有90%的活体供肾者表示他们了解活体移植对受者健康的影响,了解评估过程的组成部分以及活体捐肾的短期风险,但是这些群体中很少有人能够了解其他风险:包括心理风险(69%)、长期风险(52%)以及经济风险(32%)[39]。同样会有 40%的群体表示对捐献感觉有压力。最后需牢记一点,除了适用于所有潜在供者关于活体肾脏捐献的常规问题之外,知情同意书中还应讨论每名供体的详情,包括年龄、高 BMI 指数,以及其他合并症可能会增加术后早期并发症或远期移植肾失功的风险。除了向潜在供者提供全国数据之外,移植项目组也应将移植中心的具体数据提供给供者。

最近,评估潜在活体肾脏捐赠者的过程出现了一个明显变化,即引入了一名独立的活体捐献支持者(ILDA)。在 2000 年移植界会议上,代表们推荐在潜在活体供者的评估过程中引入 ILDA。他们建议,所有活体肾移植项目均应指定一名移植专家,这位专家不参与潜在受者的评估过程,"其唯一的关注点是供者的最佳利益"。2007 年,健康与人类服务部和美国器官共享网络(UNOS)发表了一份联合声明,规定将 ILDA 列入活体评估过程,并就该职位的定义和责任给出相关指示。但是不同的项目在 ILDA 的教育、培训、与移植团队的关系、角色和责任方面都存在相当大的差异。虽然 ILDA 的职责存在差异,但是已达成共识的常见职责包括提议、保护和促进供者的利益,供者宣教以及评估供者的意愿和情绪稳定性[35]。

心理评估

社会心理评估应该由经过培训的精神科医师、心理学家或对移植特别感兴趣并且具有专业知识的社会工作者进行。在进行评价时,这名心理健康工作者应评估以下方面:①能够确认现有心理健康问题的心理评估;②社会评估,包括高危行为;③供体能力的评估,以确保供者的决定未受诱惑或胁迫。评估团队的每名成员应进行交流并收集信息。

医学筛选流程

医学评估应包括:①病史和体检,着重于肾脏疾病及其家族病史;②实验室检测以评估肾功能,并确定免疫相容性;③确定会传播的传染病;④切面成像评价肾解剖结构;⑤完成适龄健康筛查,包括癌症筛查[19,26,28]。

为方便供者,可以在保健中心进行评估。详细的病史采集和体检应着重于肾脏疾病的症状和体征,以及未来发病的个人风险因素和家族风险因素(表 7-2)。对于合并症,包括高血压、糖尿病、心血管或脑血管疾病,必须检查并确诊。需多次检测血压并行实验室基本

表 7-2　评估内容
病史及体检
初次检查时着重于肾脏疾病及肾脏疾病家族史 *
完成详细的健康调查 *
供者宣教及完成知情同意 *
移植肾病专家和外科医师进行详细的病史和体格检查
完整生命体征监测
心理保健专家详细评估
ILDA 约谈
实验室检查评估肾功能及免疫相容性
血压——分别测量 3 次 *
遵医嘱监测另外 24 小时的动态血压 *
收集 24 小时尿液测量肌酐清除率及尿蛋白 *
口服葡萄糖耐量检测及糖化血红蛋白检测 *
既往肾结石病史则行代谢检查 *
供者 ABO 血型 *
全血细胞计数(包括血小板)及分类
全面代谢检查,包括血糖及转氨酶检测
血脂检测
凝血功能检测,包括凝血酶原时间、国际标准化比值以及部分凝血活酶时间
尿分析及培养
心电图
胸部 X 线检查
交叉配型 *
此时可行供者 HLA 配型检查
确认可传播的传染病
人体免疫缺陷病毒、乙型肝炎病毒、丙型肝炎病毒
快速血浆反应素
结核菌素(TB)检测——结核菌皮肤检测或定量干扰素结核菌金标实验
来自疫区的供者检查类圆线虫、克氏锥虫以及西尼罗河脑炎病毒
断面成像评估肾脏解剖结构
腹部计算机断层扫描成像
血管造影或磁共振血流成像
适龄健康筛查,包括肿瘤筛查
前列腺特异性抗原(依据供者年龄及家族史推荐)
妇科检查包括阴道涂片
结肠镜检查
乳房 X 线检查
如有怀孕迹象行妊娠试验检查
遵医嘱行超声心动图和心脏应激检查
遵医嘱行肺功能检查和胸部 CT 检查

* 供者来移植中心之前可在当地医院完成。

检查,其中包括全血细胞计数、综合性代谢图谱、血脂、尿常规以及凝血功能。收集 24 小时尿液以量化肾功能(肌酐清除率)并评估蛋白尿。患者有肾结石病史时,应进行适当的新陈代谢测试,以确定他们的生理状态是否容易导致结石复发。对于糖尿病高危供者,需进一步评价口服葡萄糖耐量检测以及糖化血红蛋白含量。同样,对于高血压的风险供者,需进行 24 小时动态血压监测。

评估供受者的免疫相容性,需要确定供受者的 ABO 血型,以及进行交叉配型检测受者是否存在供体特异性抗体。当交叉配型结果不确定或者自体交叉配型结果为阳性时,需要常规检测受者群体反应性抗体和确定的特异性抗体,这一点对交叉配型结果的解读很关键。同样地,供者的 HLA 分型对交叉配型阳性结果的解读也很重要,当有多个潜在供者可供选择时,可有助于做出决定。当确定供受者免疫不相容时,替代方案包括评估其他活体供者、等待 DCD 肾源或考虑配对捐献和(或)脱敏治疗。

供者评估必须包括传染病。必须进行乙型肝炎病毒、丙型肝炎病毒和人类免疫缺陷病毒的血清学检测。对于乙型肝炎核心抗体检测为阳性而表面抗原检测为阴性的供者,需进一步行聚合酶链反应(PCR)检查以确定是否存在感染。如果 PCR 检测证实供者未受感染,而受者又对乙型肝炎免疫,那么在充分征询供肾者意见后,可进行移植。结核病检查包括使用结核菌皮肤试验或 γ 干扰素释放试验如 QuantiFERON-TB Gold,虽然并非强制要求,但强烈建议接受检测,特别是高危人群。结核病检查结果为阳性的供者在捐肾前需要治疗6~9 个月。如果这种延迟会增加受者风险,或使得活体捐肾变得过于复杂,那么可以同时进行受者移植和供者治疗,尽管此时受者的治疗会因异烟肼对某些免疫抑制药物的代谢有影响而变得复杂。也应该使用快速血浆反应素试验对潜在供者进行梅毒检测。对于来自中美洲或南美洲的供者以及近期曾去过那里的供者,或是之前在这些地区生活很长时间的供者,需检查南美锥虫病。最后,对在春季、夏季或秋季捐肾的供者,还需要检查急性西尼罗河病毒感染。

在供体评估时,腹部成像检测通常比较靠后,以降低成本并减少接触辐射和造影剂而产生不良反应的风险。最佳成像方法仍存在争议。血管造影一度是确定肾解剖的主要依据,但现在已很少使用。取而代之的是计算机断层扫描血管造影(CTA)或磁共振血管成像(MRA),用来评估供肾,确定血管解剖,并评估供者其他腹部异常或病变情况。这些成像方法对评估肾动脉、静脉及输尿管的解剖变异特别重要,是确定个体能否适合活体捐肾的重要考量因素(图 7-1 至图 7-4)。尽管磁共振成像(MRI/MRA)和 CT 成像对确定肾解剖以及检测偶发疾病同样精确,而这些结果可能会影响判

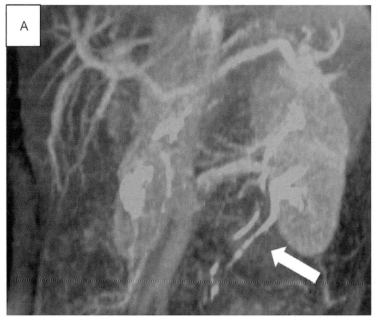
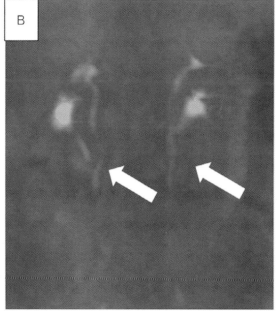

图 7-1　肾脏双重收集系统。(A)CTA 显示左肾双输尿管。(B)MRI 显示左右肾脏的双重收集系统。箭头指示为双输尿管。

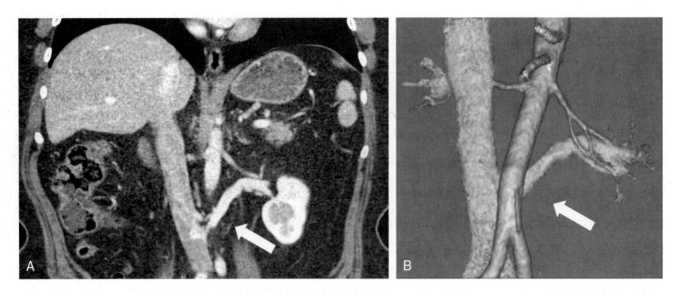

图 7-2　肾静脉变异——左肾静脉位于主动脉后方。(A)CTA 显示主动脉后方的左肾静脉(箭头)。注意主动脉后方的左肾静脉比左肾动脉位置低。(B)重建图像清楚显示左肾静脉位于主动脉后方。

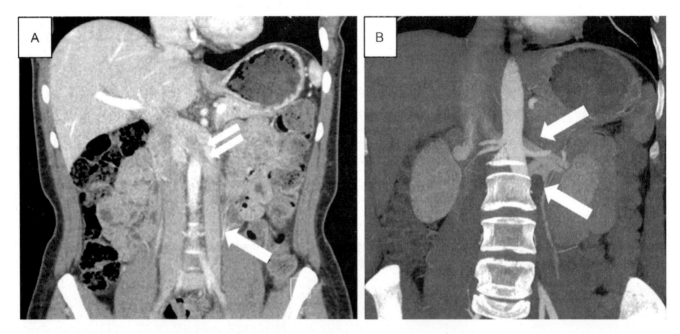

图 7-3　肾静脉变异——双下腔静脉和左肾静脉环绕腹主动脉。(A)双下腔静脉(箭头指示双重左侧下腔静脉,双箭头指示左侧下腔静脉越过腹主动脉与右侧下腔静脉汇合)。(B)左肾静脉环绕腹主动脉(箭头指示从腹主动脉前后面穿越的左肾静脉部分,及其与左肾动脉的关系)。

定个人是否适合活体肾脏捐献,但是 MRA 具有能够避免电离辐射和造影剂潜在肾毒性的优势,而在检测小型肾结石或输尿管结石方面敏感性偏低。最后,最佳成像方法应取决于当地影像专家的意见[12]。

如果供者的上述检查结果表明适合活体供肾捐献,则需接受进一步诊断和图像检查。对所有供者均应评估心血管疾病。年轻的供者如果没有明显病史可能仅需心电图检查。潜在供者年龄大于 50 岁或 40 岁以

上但合并冠心病危险因素,如吸烟、高血压、心电图异常,或早期冠心病家族史明显,应进行心脏应激检测。潜在供者如发现有心脏杂音应进行超声心动图检查。如果供者有晕厥、眩晕、心悸病史,应进行超声心动图和动态心电图监测。所有潜在供者均需进行胸部 X 线检查。具有吸烟史或胸部 X 线检查异常的供者,可能还需要进行肺功能检测或胸部 CT 检查以进一步评估。癌症筛查应根据美国癌症协会的相关指南进行[34]。

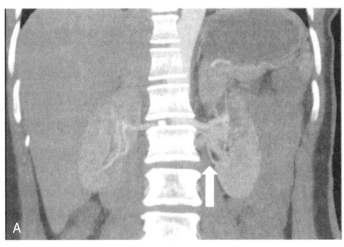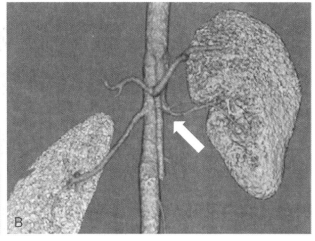

图 7-4　肾动脉解剖变异。(A)左肾有两个肾动脉,小口径的下极动脉从腹主动脉发出,贴近左肾动脉主干(箭头指示两个肾动脉的位置)。(B)CT 血管成像的重建图像显示一个左肾动脉带有早期分支(箭头指示左肾动脉中上方较粗的支动脉以及下方较细的支动脉)。(B 图扫码看彩图)

多学科会诊审核所有检查结果

多学科评估委员会完成对活体肾移植供者评估结果的审核。该小组应包括肾脏科医师、外科医师、活体供者协调员、一名 ILDA、社工和(或)了解肾移植和捐献的心理健康专家。该团队应该是独立于受者评估,以避免可能的利益冲突。表 7-3 列出了活体肾脏捐献的常见绝对禁忌证和相对禁忌证。

评价和选择活体肾捐献者的特殊考虑

对供者进行广泛检测评估的目的在于:确定是否存在可能会导致潜在供者出现手术或长期风险提高的任何生理或心理状况,或者由于传播感染病或癌症而对受者造成潜在危害。常用说法是活体供肾者必须是

表 7-3　绝对禁忌证和相对禁忌证

	绝对禁忌证	相对禁忌证
年龄	小于 18 周岁	超过 65 周岁会排除在多个项目之外
知情同意	由于精神或心理状态,自主决定能力受损	
药物成瘾	药物成瘾	文件资料证明药物成瘾已经戒除并恢复健康
高血压	多种药物或单一大剂量药物控制血压 终末器官损伤 心血管疾病的其他高风险因素	临界高血压或单一药物控制
糖尿病	糖尿病	葡萄糖耐量受损
肥胖	病态肥胖症(BMI>35)或肥胖(BMI>30)伴并发症	肥胖
肾脏疾病	肾脏疾病证据,包括肌酐清除率降低(GFR<80mL/min) 蛋白尿(>250mg),或肉眼血尿	临界肌酐清除率,镜下血尿
肾结石	多发性或复发性肾结石,因代谢异常容易导致肾结石复发	单个肾结石
遗传性肾病	ADPKD、SLE、Alport 综合征、IgA 肾病	TBMD、APOL1 突变
感染	HIV、乙型肝炎、丙型肝炎、西尼罗病毒、南美洲锥虫病	乙型肝炎核心抗体
癌症	已患癌或已治愈,但复发风险高	
心血管疾病	冠状动脉或外周血管疾病、心脏瓣膜疾病	
肾解剖异常	肾脏大小异常	血管变异(图 7-1 至图 7-4)

BMI,身体质量指数;GFR,肾小球滤过率;ADPKD,成人多囊肾疾病;SLE,系统性红斑狼疮;IgA,免疫球蛋白 A;TBMD,薄基底膜病;HIV,人类免疫缺陷病毒。

"完全健康"的个人。然而,那些熟悉活体肾脏捐献的人士很清楚这一说辞表达的仅仅是一种理想化状态,而非评估潜在活体肾脏捐献者的实际情况。据报道,当前美国24.2%的活体供肾者存在某种形式的医学问题,使其未来罹患心血管病或肾病的风险增高[32]。在该研究中,已明确多项因子由自身问题导致,包括:肥胖(占供者的12.8%)、高血压(占供者的10.3%)和预计肾小球滤过率(eGFR)<60mL/(min·1.73m²)(占供者的4.2%)。合并多种复杂医学问题的占所有供者的2.7%。有趣的是,在大型移植中心以及那些活体移植比重较大的移植中心,合并复杂医学问题的供者所占的比例却最高。在目前这种趋势下,存在复杂医学问题的活体供肾者越来越多,以既往的队列研究结果来估计风险可能不太准确,因为既往供者的健康状况要好得多。在造成供者复杂医学问题的因素中,最常见因素包括:①年龄;②高血压;③肥胖症;④葡萄糖耐量异常;⑤肾功能下降或既往肾结石;⑥与肾脏疾病相关的遗传性疾病。

供者年龄

尽管所有移植中心的供者评估几乎都会排除未满18岁的供体捐献,但是在美国一项针对132个移植中心的调查显示,60%的中心对供者年龄没有上限限制,该调查还显示只有21%的中心会排除65岁以上的捐献者[19]。这些数据表明,接受老年人为活体供肾者已成为明显的趋势。登记数据表明,2000—2009年间,活体肾捐献者的平均年龄从39.6岁增加到41.3岁,50~64岁年龄段的活体供肾者比例从18.1%提高到25%,而18~34岁之间的捐献者比例从33.2%下降到30.3%[27]。这些变化的原因可能是受者人群的年龄增加,进而对潜在活体捐献者数量产生影响。此外,很多中心对非常年轻的捐肾者的评估越来越谨慎[19]。这种谨慎可能来自于对这些年轻捐献者的成熟程度、自主决策捐献能力以及较长预期寿命的顾虑,而老年人更成熟,也有更多的时间来表明他们健康的稳定状态。关于捐献者年龄的增加对潜在并发症的影响,尽管凭直觉会认为老年活体肾脏捐献者可能面临更多风险,但是一些研究小组报道这类人群的围术期风险并没有增加[3,5,10]。同样,与年轻活体供者相比,老年人捐肾似乎并没有影响肾功能或预期寿命。与此相反,供者年龄增加似乎与移植物功能下降和存活率降低有关,这表明在权衡不同的移植方案时需要考虑捐献者的年龄。

高血压

过去大多数移植项目认为高血压是肾脏捐献的绝对禁忌证。1995年进行的一项移植项目调查表明,54%的移植会排除持续性血压临界供体,而64%的移植会排除需要单一降压药维持血压正常的捐献者[6]。相反,在2007年进行的一项重复调查显示,这两种情况的比例分别为36%和47%[19]。在1995年,所有移植项目都不会考虑需要使用两种药物控制高血压的供者,而在2007年的调查显示,很多项目会仔细评估服用两种药物控制高血压的潜在活体肾脏捐献者。大多数中心现在允许以下的高血压患者捐肾:年龄超过45~50岁,白色人种,以及那些未经证实罹患终末器官疾病的群体,如左侧心室肥厚、蛋白尿或视网膜病变。同样,有其他心血管疾病风险因素的高血压患者,诸如肥胖、吸烟、高脂血症或冠状动脉疾病明显的家族病史,需劝阻他们不要进行活体肾脏捐献。许多中心也不提倡患有先兆子痫或子痫病史的个体作为潜在捐肾供体,主要考虑到她们未来生育更多孩子的愿望。允许高血压个体捐肾是基于以下发现:与非高血压供者相比,在短期到中期的随访中,高血压控制良好的捐肾者术后并没有出现血压控制恶化或影响肾功能[36,37]。

肥胖

众所周知,在过去的30年间,肥胖症人数在美国一直居高不下,活体供肾者的BMI增加也反映出这一趋势。在2000年,有14.4%的活体供肾者经认定为肥胖(BMI>30),而到2008年这一比例达到19.5%[9]。随着肥胖症在活体供肾者中日益增加的趋势,移植项目对肥胖和捐肾所造成的风险也受到更多重视。1995年的调查数据显示,只有16%的项目会排除"中度"肥胖的捐肾者。而2007年的类似调查数据显示,会有52%的项目排除BMI>35的供者,10%的项目排除BMI>30的供者。之所以排除肥胖供者,与手术难度和围术期风险关系不大,更多是因为肥胖个体行单侧肾切除后存在长期潜在风险。大量数据表明,肥胖和肾脏疾病有关,特别是肾小球疾病。Kaiser Permanente数据分析表明,肥胖的严重程度与依赖于时间的ESRD风险相关[14]。这种风险对于单侧肾切除而非肾脏捐献的肥胖个体会增加或加重,表现为蛋白尿概率增加以及BMI>30的个人出现eGFR下降[29]。

糖尿病和糖耐量异常

美国糖尿病协会对糖尿病的定义是空腹血糖>126mg/dL，口服 75g 葡萄糖后 2 小时血糖>200mg/dL，或血红蛋白 A_{1c}>6.5。虽然几乎所有的移植项目都会排除显性糖尿病患者捐肾，但对糖耐量异常的定义和血糖不稳供者排除捐肾的标准差异较大[19]。当不能确定或者发展成为糖尿病的风险因素都存在时，如非洲裔美国人，BMI > 27 的个体，糖尿病家族第一代成员，妊娠糖尿病史，或分娩体重 > 9 磅 (4kg) 孩子的群体，许多项目会选择检测 2 小时口服葡萄糖耐量试验，以提供详细信息了解未来罹患糖尿病的风险。一些中心认为，对有糖尿病家族史的潜在供者，有必要检测血红蛋白 A_{1c} 和抗胰岛素抗体。密切关注空腹血脂水平也会有帮助。尽管很少将单纯高血脂异常作为活体肾捐献的一个排除标准，但血脂异常会与葡萄糖耐量异常和肥胖构成代谢综合征，具有未来发展为显性糖尿病和心血管疾病的高风险。虽然没有确切证据能够证实活体肾脏捐献会导致代谢综合征患者以后的发病率和死亡率增加，但是根据代谢综合征在普通人群中的已知健康风险而排除这些供者是比较合理的。

肾功能下降

出人意料的是，针对器官获取和移植网络所收集数据进行的回顾性研究结果表明，全部活体供肾者中有 4.2% eGFR <60mL/(min·1.73m²)[32]。而研究数据表明，大多数项目会排除 GFR<80mL/(min·1.73m²) 的捐献者，这两项数据如何统一目前尚不明确[19]。一种可能性是 eGFR 和检测的 GFR 一致性有待提高。大多数中心(约 90%)会收集 24 小时尿液检测 GFR，其余中心大多使用放射性同位素或碘示踪剂的方法(ECT)。越来越多的移植中心对潜在活体肾脏捐献者采用了更严格的肾功能标准，一些中心以 90mL/(min·1.73m²) 为标准以排除 Ⅱ 期慢性肾病 [定义为 GFR 介于 60~89mL/(min·1.73m²)] 的个体，而有些中心则要求活体供肾者的 GFR 在适龄人群 GFR 平均值的两个标准偏差之内。无论使用何种方法，GFR 的检测略显不精确，多次检测通常会产生完全不同的结果。因此，有必要考虑可能与肾脏疾病或其预测相关的其他重要疾病的发现。蛋白尿也许是一项可预测肾脏疾病形成的最佳指标。显著蛋白尿需要进一步评价，其定义为每天经尿排泄>180mg 蛋白。此时，检测尿样本白蛋白/肌酐比值可能有助于区分显著蛋白尿和无意义蛋白尿。除了那些具有明确良性原因的蛋白尿，如体位性蛋白尿，如果尿液中每天排泄蛋白质>250mg，几乎可以明确诊断为显著蛋白尿，并排除活体捐肾。血尿是另一项可提示明显肾脏病变的检测。血尿定义为每高倍视野内出现>3~5 个红细胞，需要进一步评估。排除女性经期影响，评估血尿的第一步应该是尿液培养和腹部成像，以评估是否存在隐匿性尿路感染或肾结石。频繁的尿路感染史患者应立刻进行泌尿系统评估，包括尿流动力学检查及膀胱镜检查，以排除诱发潜在捐肾者反复尿路感染的解剖因素。大多数中心现在允许有肾结石病史的个体进行器官捐献，前提条件假定为其体内目前无结石，以及对诱发结石形成的代谢条件进行的检测结果为阴性。对肾结石反复发作的个人需要格外留意。对于未证实尿路感染或肾结石造成持续性血尿的患者，可行膀胱镜检查和肾脏活检。现在有很多中心认为，如果泌尿系统的评估和肾活检未发现明显的潜在疾病，那么即使持续性镜下血尿的个体也可以作为捐肾者。最后，对于那些肾功能下降处于临界值的潜在供者，行腹部影像学检查以评估肾脏外观十分必要。双侧肾脏大小差异显著、存在皮质萎缩迹象、多发肾囊肿或血管畸形如肾动脉狭窄或肌纤维发育不良，都表明供者可能处于潜在的疾病发展过程，不适合捐肾。

肾遗传性疾病

当肾脏遗传性疾病导致的终末期肾病患者拟接受近亲捐肾，而这名近亲供者具有明显的肾病或肾衰竭家族史时，必须要考虑到供者可能会因为遗传性疾病而导致肾损伤或衰竭。此时，除了标准的活体供体评估内容外，可能有必要进行基因检测和肾活检，以除外可能导致肾损伤的遗传病。较为常见的肾遗传性疾病包括成人多囊肾病(ADPKD)、系统性红斑狼疮(SLE)、薄基底膜病(TBMD)、Alport 综合征和 IgA 肾病。

ADPKD 是最常见的遗传性肾病，是导致终末期肾病的第四大原因。多囊肾有两种类型，由两个不同的基因突变导致。PKD1 占所有 ADPKD 的 85%，由 16 号染色体突变造成。PKD2 不太常见，占所有 ADPKD 的 15%，发病晚，基因突变位于 4 号染色体。对于年龄大于 30 岁的个体，如果高分辨率横断面腹部影像学检查未见肾脏内囊肿，可排除 ADPKD。而对于年龄小于 30 岁并有 ADPKD 家族史的拟捐肾供者，需要进行基因检测。这样就很容易知晓其亲属是否携带 ADPKD 变异基因。

SLE 的一代近亲约 12% 会发病。在评价已知 SLE 患者的一代近亲作为潜在供肾者时应包括：检测抗核抗体、抗磷脂抗体以及补体水平。如检查结果表明潜在供者存在罹患 SLE 的风险，则应告知该风险，并劝告他们放弃活体捐肾。

以血尿为特征的肾脏遗传疾病包括 IgA 肾病、Alport 综合征和 TBMD。IgA 肾病通常表现为间断肉眼血尿，伴或不伴持续性镜下血尿。肾活检显示膜性增生和 IgA 沉积有诊断价值，25%~30% 最终会发展为终末期肾病，应排除捐肾。Alport 综合征的病因是胶原生物合成基因发生突变。Ⅳ 型胶原变异导致特征性症状，可影响眼睛、耳蜗和肾脏，包括白内障和视网膜病变、感觉神经性听力损失以及血尿。虽然有不同的遗传模式，但多数与 X 染色体相连，故而男性因其单一 X 染色体病情会更为严重。在患有 Alport 综合征遗传史的家族中，无 Alport 综合征表现的 20 岁以上男性可以捐肾，尿检正常的女性也可捐肾。TBMD 是导致无症状性血尿的另一个原因。不同于 IgA 肾病和 Alport 综合征导致的血尿，TBMD 通常不伴随进行性肾功能减退。如果经诊断可以排除 IgA 肾病和 Alport 综合征，个人出现镜下血尿但肾活检时无证据表明基底膜严重变薄，那么此人可作为供者捐肾，但应告知其捐肾对 TBMD 患者的长期影响尚不明确。

捐肾后终末期肾病的发病率在所有种族均属罕见，但与白种人供者相比，非裔美国人供者的发病率较高[16]。所以基因不同可能会增加捐肾后发生 ESRD 的风险。能够证实该假设的一点是，编码 APOL1 的 22 号染色体上的基因突变与非裔美国人在局灶性节段性肾小球硬化方面的高风险有关。APOL1 的基因突变形式分为 G1 和 G2，几乎占无已知肾脏疾病的非裔美国人的 1/3，占慢性肾病非裔美国人的 2/3。选择这种基因的进化压力是因为该基因的单个复制具有保护作用，能够防止可导致"昏睡病"的致命锥形虫所造成的感染。

但是，风险基因突变的双重复制会导致终末期肾病的风险增加两倍。基于非裔美国人群出现这些突变的频率以及其与 ESRD 的显著关联，目前一些医师和中心推荐对所有潜在的非裔美籍活体供肾者均进行预先筛查[8]。然而，鉴于缺乏相关数据证实这种基因突变对活体供肾者以及弱势受体的影响，许多专业人士建议在广泛采纳 APOL1 突变常规筛选，将其作为潜在活

体供肾者排除标准之前，应做进一步研究。

关于非定向活体供肾者及供者参与交叉配对捐献时的特殊考虑

虽然活体捐肾的绝对禁忌证适用于所有潜在的捐肾者，在考虑供者的相对"收益"时必须要考虑其相对禁忌证。活体供肾者与受者无血缘关系的比例在提高，对血缘关系较远或无关的供肾者而言，这一现象说明与活体捐献有关的情感利益可能会减少。这对于非定向的利他供者尤其如此，供者可能永远不与受者见面。讨论潜在活体供者风险-效益比时需要考虑这些因素。基于这种特点，许多中心采用更加严格的选择标准来评估非定向捐献供者。同样，脱敏和供体交叉配对交换（PDE）移植的增多，可能也会明显改变活体肾移植的预期结果。对接受脱敏治疗的受者而言，出现免疫介导的移植物损伤和与脱敏治疗和强化免疫移植治疗并发症的风险会提高。在某些情况下，可以预期接受脱敏治疗的受者，其移植物中远期存活率不如那些供者无致敏的受者[4,20]。由于很难对个体差异进行绝对意义上的量化，因此需要告知潜在供者预期结果可能会较差，使其自行决定是否继续捐献。参与 PDE 方案也为教育和评估潜在的活体供者带来了一些特殊问题。与 PDE 方案有关的特殊问题主要涉及统筹安排问题。进行传统的活体肾移植时，供体和受体可以自由选择最适合医疗需求的治疗日期，而且还会综合考虑其他因素，如工作、旅行和家庭安排。而通过 PDE 方案实施肾移植时，其他供受者的愿望和需求可能会限制对手术日期的自由选择。实践中，移植手术通常安排在可行的最早日期，给予供者和受者更短的时间安排，能够使雇主、家人和朋友在恢复期提供帮助。最后，PDE 方案中的供者和受者彼此未知，一些患者可能会因为不了解其他供受者而产生忧虑。特别是不确定其他供受者的病史以及肾脏是否等值交换时。当供者肾脏不适合受者时，PDE 能够为受者提供明显助益，但是需要移植团队能够让供受者充分了解这类特殊考虑。

活体供肾者的长期随访

活体肾移植已实行了近 60 年，估计捐肾的个体数量已超过 12 万。因此，似乎可以明确一点，即活体捐肾的风险和后果应该已经为人熟知。对于活体肾脏捐献的手术风险而言，通常情况下的确如此，因为会强制性要求报告活体供者死亡情况以及需要在术后

早期进行手术治疗的主要并发症。然而，对于活体捐献对供者身体、心理和经济方面的长期影响仍有更多的不确定性。最近的几个报道表明，与普通人群或自认为健康的个体相比，以年龄、性别、种族分类进行分析，活体肾捐献与死亡、肾病或肾衰竭的风险增加并无关联[15,16,33]。然而，许多研究提到，活体捐肾供者存在极低的长期风险，有必要对捐肾时间较长的患者进行检查。如前所述，与以往供体相比，具有合并症的活体供肾者数量明显上升而且会继续增加。此外，新型外科技术的引进，如机器人供肾切除和单孔腹腔镜供肾切除，所导致的手术风险在定性和发生率方面均不同于传统方法。能够准确预测潜在活体供肾者在手术和长期风险方面的唯一方法是将长期随访作为活体捐肾的重要组成部分。

尽管众多的研究报告宣称活体供肾者具有普遍良好的生存率，为该行业提供了一颗定心丸，但必须承认，迄今为止所有的研究都缺乏对照群体，难以准确地反映活体供肾者的健康状态。也许评估活体捐肾对供者长期健康影响的最佳办法是比较适宜捐肾但未能实现的供者及实现捐肾的供者。虽然这种方法具有明显优点，但采用这种设计的研究较难进行，原因有多种。旨在确定活体捐肾长期风险的研究还面临其它挑战，与捐肾相关的严重不良事件发生率极低以及捐肾后的不良副作用通常需要观察数年乃至数十年。因此，要想对活体捐肾的长期风险进行翔实的研究将需要随访大量病例，并且时间长达 20~30 年。

不考虑后勤和经济问题，旨在确定活体捐肾风险的大量研究正在进行[18]。对其中几项重要的研究，总结如下：

1.评估活体捐肾（ALTOLD）的长期结果——一项 8 个中心，为期 36 个月的研究，针对肾脏、心血管和骨密度，纳入 200 例活体捐肾者和 200 例匹配对照。

2.活体供者的肾肺评估（RELIVE）——利用国家数据库研究 8951 例活体供肾者，评估致命病情、终末期肾病的发生情况以及死亡情况。检查患者亚群，量化肾功能并确定心血管疾病的状况。

3.肾脏捐献者预后的队列研究（KDOC,ClinicalTrials.gov identifier NCT01427452）——一项 7 个中心，为期 24 个月的研究，包括 280 名活体肾供者、280 名活体肾受者以及 160 名健康的对照个人，考察内外科、功能和心理预后。

4.成为活体肾移植供者的长期影响研究（Clinical Trials.gov identifier NCT00936078）——一项主要在加拿大进行的研究，共计 600 例个体，包括以前的活体肾脏捐献者和健康对照组。将针对长期体格检查、心理和经济状况进行比较。

5.活体捐肾者的研究——横截面和历史队列研究（ClinicalTrials.gov identifier NCT00951977）——利用国家数据库，比较 7864 名以前的活体肾脏捐献者和 2500 例对照组的一项研究。评估的变量包括高血压、蛋白尿、肾病、贫血、心血管疾病和脑卒中的发病率。同时评估生活质量和保险情况。

尽管收集活体捐肾随访方面的完整可靠结果存在一定困难，但是其好处显而易见，可为潜在供者提供关于活体肾捐献的充足信息，以便供者决定参考。尽管很多人质疑获得这些数据的方法，但是收集这些信息的必要性和移植界积极参与其中的责任毋庸置疑。为体现这种责任感，UNOS 管理委员会最近接受了活体供者委员会的一系列建议，强制要求移植中心必须在捐献后的第 6、12、24 个月收集并报告活体供肾者的临床和实验室数据。管理委员会还同意设置关于数据完整性和报告过程的合格标准，以促使这项要求的执行。

结论

虽然活体捐肾发生了很多变化，但在为患者提供活体肾移植好处的同时，保证供体健康和福利的首要目标始终不变。供体人群健康状态的变化以及活体捐献程序及过程的不断完善，需要移植界不断重新评价活体捐肾的风险，并制定新的政策和程序来保护活体捐献者。确保活体供肾者风险最小化的核心内容，是完善的医学和心理评估以及严格执行供者知情同意。为此，由于活体捐献者在医学、人口统计学和心理特征方面的变化，供者的评估过程日趋复杂。即便如此，对潜在供者的仔细评估依然为终末期肾病患者提供活体肾移植而使其受益，同时降低捐献者的风险。

（王辉 译　莫春柏 校）

参考文献

1. Ad Hoc Committee. A definition of irreversible coma. Report of the Ad Hoc committee of the Harvard medical school to examine the definition of brain death. JAMA 1968;205:337-40.
2. Axelrod DA, McCullough KP, Brewer ED, et al. Kidney and pancreas transplantation in the United States, 1999–2008: the changing face of living donation. Am J Transplant

2010;10:987–1002.

3. Balachandran VP, Aull MJ, Charlton M, et al. Kidneys from older living donors provide excellent intermediate-term outcomes after transplantation. Transplantation 2012;94:499–505.

4. Bentall A, Cornell LD, Gloor JM, et al. Five-year outcomes in living donor kidney transplants with a positive crossmatch. Am J Transplant 2013;13:76–85.

5. Berger JC, Muzaale AD, James N, et al. Living kidney donors ages 70 and older: recipient and donor outcomes. Clin J Am Soc Nephrol 2011;6:2887–93.

6. Bia MJ, Ramos EL, Danovitch GM, et al. Evaluation of living renal donors. The current practice of US transplant centers. Transplantation 1995;60:322–7.

7. Bratton C, Chavin K, Baliga P. Racial disparities in organ donation and why. Curr Opin Organ Transplant 2011;16:243–9.

8. Cohen DM, Mittalhenkle A, Scott DL, et al. African American living-kidney donors should be screened for APOL1 risk alleles. Transplantation 2011;92:722–5.

9. Davis CL, Cooper M. The state of U.S. living kidney donors. Clin J Am Soc Nephrol 2010;5:1873–80.

10. Dols LFC, Kok NFM, Roodnat JI, et al. Living kidney donors: impact of age on long-term safety. Am J Transplant 2011;11:737–42.

11. Eng M, Zhang J, Cambon A, et al. Employment outcomes following successful renal transplantation. Clin Transplant 2012;26:242–6.

12. Gluecker TM, Mayr M, Schwarz J, et al. Comparison of CT angiography with MR angiography in the preoperative assessment of living kidney donors. Transplantation 2008;86:1249–56.

13. Gordon EJ. Informed consent for living donation: a review of key empirical studies, ethical challenges and future research. Am J Transplant 2012;12:2273–80.

14. Hsu CY, McCulloch CE, Iribarren C, et al. Body mass index and risk for end-stage renal disease. Ann Intern Med 2006;144:21–8.

15. Ibrahim HN, Foley R, Tan LP, et al. Long-term consequences of kidney donation. N Engl J Med 2009;360:459–69.

16. Lentine KL, Schnitzler MA, Xiao H, et al. Racial variation in medical outcomes among living kidney donors. N Engl J Med 2010;363:724–32.

17. Levey AS, Danovitch G, Hou S. Living donor kidney transplantation in the United States – looking back, looking forward. Am J Kidney Dis 2011;58:343–8.

18. Living Kidney Donor Follow-Up Conference Writing Group. Living kidney donor follow-up: state-of-the-art and future directions, conference summary and recommendations. Am J Transplant 2011;11:2561–8.

19. Mandelbrot DA, Pavlakis M, Danovitch GM, et al. The medical evaluation of living kidney donors: a survey of US transplant centers. Am J Transplant 2007;7:2333–43.

20. Marfo K, Lu A, Ling M, et al. Desensitization protocols and their outcome. Clin J Am Soc Nephrol 2011;6:922–36.

21. Meier-Kriesche HU, Kaplan B. Waiting time on dialysis as the strongest modifiable risk factor for renal transplant outcomes: a paired donor kidney analysis. Transplantation 2002;74:1377–81.

22. Meier-Kriesche HU, Schold JD, Srinivas TR, et al. Kidney transplantation halts cardiovascular disease progression in patients with end-stage renal disease. Am J Transplant 2004;4:1662–8.

23. Murray JE. Ronald Lee Herrick Memorial: June 15, 1931–December 27, 2010. Am J Transplant 2011;11:419.

24. Murray JE. Surgery of the soul: reflections on a curious career. Boston, MA: Boston Medical Library; 2001.

25. Nogueira JM, Weir MR, Jacobs S, et al. A study of renal outcomes in obese living kidney donors. Transplantation 2010;90:993–9.

26. OPTN Guidance for the Development of Program-specific Living Donor Medical Evaluation Protocols. Available online at http://optn.transplant.hrsa.gov/ContentDocuments/Guidance_ProgramSpecificLivingKidneyDonorMedEvalProtocols.pdf.

27. OPTN/SRTR 2010 annual data report. Rockville, MD: Department of Health and Human Services, Health Resources and Services Administration, Healthcare Systems Bureau; 2011.

28. Pham PC, Wilkinson AH, Pham PT. Evaluation of the potential living kidney donor. Am J Kidney Dis 2007;50:1043–51.

29. Praga M, Hernandez E, Herrero JC, et al. Influence of obesity on the appearance of proteinuria and renal insufficiency after unilateral nephrectomy. Kidney Int 2000;58:2111–8.

30. Ratner LE, Ciseck LJ, Moore RG, et al. Laparoscopic live donor nephrectomy. Transplantation 1995;60:1047–9.

31. Ratner LE, Kavoussi LR, Schulam PG, et al. Comparison of laparoscopic live donor nephrectomy versus the standard open approach. Transplant Proc 1997;29:138–9.

32. Reese PP, Feldman HI, McBride MA, et al. Substantial variation in the acceptance of medically complex live kidney donors across US renal transplant centers. Am J Transplant 2008;8:2062–70.

33. Segev DL, Muzaale AD, Caffo BS, et al. Perioperative mortality and long-term survival following live kidney donation. JAMA 2010;303:959–66.

34. Smith RA, Cokkinides V, Brawley OW. Cancer screening in the United States, 2012: a review of current American Cancer Society guidelines and current issues in cancer screening. CA Cancer J Clin 2012;62:129–42.

35. Steel J, Dunlavy A, Friday M, et al. A national survey of independent living donor advocates: the need for practice guidelines. Am J Transplant 2012;12:2141–9.

36. Tent H, Sanders JFS, Rook M, et al. Effects of preexistent hypertension on blood pressure and residual renal function after donor nephrectomy. Transplantation 2012;93:412–7.

37. Textor S, Taler S. Expanding criteria for living kidney donors: what are the limits? Transplant Rev 2008;22:187–91.

38. US Department of Health and Human Services. Organ procurement and transplantation network; 2012. Available online at: http://optn.transplant.hrsa.gov/ [accessed 12.01.12].

39. Valapour M, Kahn JP, Bailey RF, et al. Assessing elements of informed consent among living donors. Clin Transplant 2011;25:185–90.

40. Wolf Jr JS, Merion RM, Leichtman AB, et al. Randomized controlled trial of hand-assisted laparoscopic versus open surgical live donor nephrectomy. Transplantation 2001;72:284–90.

41. Wolfe RA, Ashby VB, Milford EL, et al. Comparison of mortality in all patients on dialysis, patients on dialysis awaiting transplantation, and recipients of a first cadaveric transplant. N Engl J Med 1999;341:1725–30.

42. Young A, Kim SH, Gibney EM, et al. Discovering misattributed paternity in living kidney donation: prevalence, preference, and practice. Transplantation 2009;87:1429–35.

第 8 章

供体肾脏切除术

Rolf N.Barth

本章大纲

尸体供肾切除术	手辅助技术
脑死亡(DBD)后捐献	全腹腔镜手术
心脏死亡(DCD)后捐献	右侧供肾切除术
活体供肾切除术	单孔供肾切除术
麻醉护理	机器人供肾切除术
开放供肾切除术	并发症
腹腔镜供肾切除术	结论

尸体供肾切除术

尸体肾脏捐献仍然是移植肾脏的主要来源。在美国,尸体肾脏捐献每年约提供 12 000 个肾脏,占可移植肾脏的 2/3(图 8-1)[27]。尸体供体分为脑死亡后捐献(DBD)及心脏死亡后捐献(DCD)。各个机构对 DBD 供体死亡诊断的临床和影像学评估标准各不相同。供体手术都是在密切生理监测的条件下进行的,确保供体器官在灌注和冷却之前达到灌注和氧合的最佳状态。2009 年,DBD 供体占所有供体的 88%,尽管在过去 10 年中总人数有所增多,2000 年 DBD 供体占死亡供体供肾的 97%,但是之后 DBD 供体的比例有所下降[27]。DBD 和 DCD 供肾进一步分为标准供体(SCD)和扩大标准供体(ECD),取决于供体年龄为 60 岁及以上,或者供体年龄在 50~59 岁,至少合并以下两种情况:高血压、脑血管意外死亡或最后检测肌酐高于 1.5mg/dL。尽管在过去的 10 年中,SCD 和 ECD 的比例一直相对较为稳定,但是目前来看 DCD 供体的贡献已变得日益重要(图 8-2)。

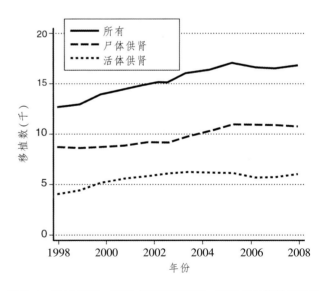

图 8-1 美国 1998—2009 年的肾脏移植。可看出尸体供肾和活体供肾的总数在增加。近几年尸体供肾器官数量增加,尤其是来自心脏死亡(DCD)捐献供体,而活体供肾数量相对较为稳定。[From Organ Procurement and Transplantation Network (OPTN) and Scientific Registry of Transplant Recipients (SRTR). OPTN / SRTR 2010 Annual Data Report. Rockville, MD: Department of Health and Human Services, Health Resources and Services Administration, Healthcare Systems Bureau, Division of Transplantation; 2011.]

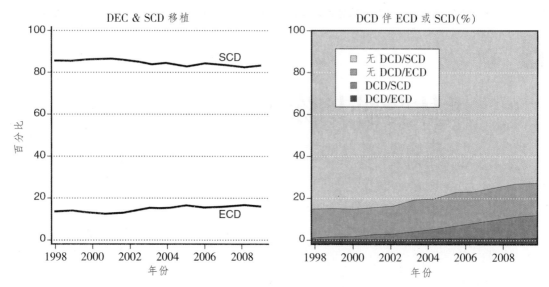

图 8-2 1998—2009 年肾移植供者类型。自 2000 年以来,来源于标准供体(SCD)和扩大标准供体(ECD)的移植肾比例变化不大(左图);然而,心脏死亡(DCD)供体已成为移植肾脏的一个增长来源,占死亡捐献肾脏的10%以上。[From Organ Procurement and Transplantation Network (OPTN) and Scientific Registry of Transplant Recipients(SRTR). OPTN/SRTR 2010 Annual Data Report. Rockville, MD:Department of Health and Human Services, Health Resources and Services Administration,Healthcare Systems Bureau, Division of Transplantation;2011.]

脑死亡(DBD)后捐献

DBD 供肾通常与腹部和胸部的其他器官一起切取,需要与获取不同目标器官的手术团队协调工作(图8-3)。打开腹腔,游离下腹部主动脉。如果需要获取肝脏,可以游离肠系膜上静脉或门静脉。肝素化后,行主动脉插管,也可行静脉插管。同时行胸部器官获取时,在灌注开始后,于上腹部位置夹闭主动脉,横断下腔静脉或右心房,使用吸引器使灌注顺利进行。在灌注并获取其他器官时,使用冰块冷却腹部器官温度。可以游离升结肠和降结肠,使肾脏与冰块直接接触。胸部器官、肝脏和胰腺的获取通常先于肾脏的获取。

获取肾脏可以单独或整体切取。单独获取肾脏时可在贴近腔静脉处切断左肾静脉。主动脉和腔静脉都可以在插管处(通常略高于髂外血管分叉处)下方、肠系膜上动脉(SMA)和右侧肾静脉水平上方横断。从SMA 的根部斜角剪开主动脉,便于识别肾动脉,因为肾动脉经常在这个水平由主动脉发出。横断主动脉时要确保左右肾动脉保留有 Carrel 片。横断下腔静脉前需确认右肾静脉,右肾静脉上方保留足够的静脉以便于行静脉重建。

单独获取肾脏时,首先游离双侧输尿管和生殖腺静脉,在远端切断。应注意,在锐性分离输尿管时保留其周围组织,以降低与周围组织剥离时导致输尿管缺

血的风险。主动脉前壁可纵向锐性剪开,然后剪开后壁,注意仔细辨认单支或多支肾动脉,每支血管保留有足够的 Carrel 片。在主动脉中线和后面开始,从下方锐性分开左右肾,注意输尿管的位置,避免疏忽造成损伤。沿脉管系统上面及侧面进行解剖,将肾脏与腹部和腹膜后的组织分离。在腰肌后部解剖能够最大限度地降低肾动脉损伤的风险。无论范围大小,Gerota 筋膜应与肾脏一起稍后分离。右肾应保留所有剩余的腔静脉,便于必要时行静脉延长重建。

整体切取肾脏时,无须纵向切开主动脉或切断肾静脉。由下向上解剖主动脉及腔静脉,解剖输尿管时避免损伤。然后分开左右肾脏,所有肾动脉保留主动脉袢,同时右肾静脉保留腔静脉。

如果根据外观判断肾脏灌注不良,可在修整台上经左右肾动脉插管灌注。但这一步并非必须,可直接对灌注不良或呈花斑状肾脏恢复血供。

心脏死亡(DCD)后捐献

虽然 DBD 供体总数占获取和移植肾脏的大多数,但是在最近几年,DCD 已经成为越来越普遍的死亡捐肾来源。2009 年,美国 DCD 供体肾脏获取率为每个供体获取 1.9 个肾脏,高于 SCD(1.8)或 ECD(1.6)[27]。

从 DCD 供体获取肾脏与脑死亡供体类似,仅有少许不同。单个医院和器官获取机构对撤除生命支持系

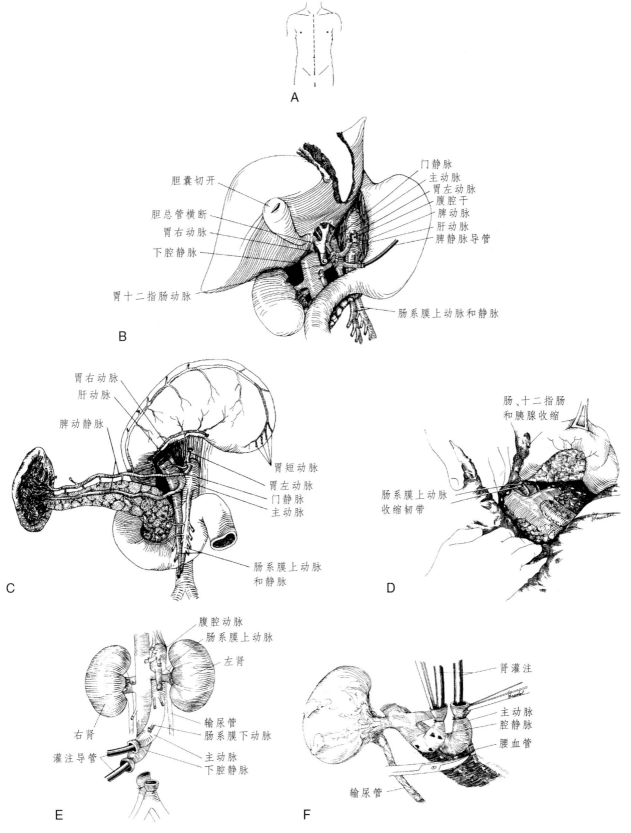

图 8-3　尸体供体器官的获取。(A)通过正中切口打开胸部和腹部。检查腹腔内是否存在病变或损伤。如果需要紧急灌注,应先控制远端腹主动脉。(B)脾静脉插管经肠系膜上静脉行门静脉灌注。解剖部分门脉,行胆总管远端结扎,切开并灌洗胆囊。(C)胰腺解剖可通过离断胃短血管,在脾静脉和动脉后方平面向内旋转脾脏和胰腺实现。(D)应充分游离十二指肠以便于解剖肠系膜上动脉和肝下腔静脉。(E)肝素化后,灌注导管插入主动脉远端,引流装置可放于远侧腔静脉内。(F)在腹腔上方位置钳夹阻断主动脉,而后进行灌注并用冰块冷却。切除胸部器官、肝脏和胰腺后,开始解剖肾脏。需格外注意,保留输尿管长度以及单支或多支肾动脉起源处的主动脉袢。肾脏可分开或整体获取。

统后获取器官的时间设置了不同规定,在 60 分钟和 120 分钟之间不等。这些等待时间可能在术前处置室或者手术室内度过。根据当地惯例,会在患者脉搏、心律或心电活动停止后宣布死亡。在没有脉冲压力时,并不认为所有电活动的停止是宣布死亡的必要标准[3]。在开始获取器官之前还需再等待 2~5 分钟。

从撤除生命支持开始到使用器官保存液冷却并灌注器官之间的热缺血时间,导致 DCD 器官出现移植物功能延迟和无功的发生率提高。因此,在外科手术过程中,应尽可能地快速实施器官冷却和灌注。使用锐性和钝性分离相结合的方法,快速从剑突至耻骨正中切开,进入腹腔,灌注导管插入主动脉远端,可行或不行分离控制。此时应立即开始灌注。横断下腔静脉远端,置入引流装置或吸引器并开始灌注。根据是否获取肝或胸腔器官,决定开胸后是否在降主动脉处夹闭主动脉。仅获取 DCD 肾脏时无须打开胸部,在腹腔上方水平夹闭主动脉即可。灌注期间腹腔内填充冰块。根据其他器官的相关报道,快速实施阻断并进行冷保存,可能会改善预后[34]。改进技术,包括原位放置球囊导管或死亡后使用体外支持,对改善预后并没有实质性帮助[24,36]。

虽然需要保存液灌注,但之后的肾脏获取手术可采用 DBD 供体器官获取的类似技术。应急手段固然重要,但是根据之前的报道可知,精准的操作在此时最为重要,可防止较高的外科损伤率及器官弃用率[1]。将肾脏从腹腔取出并置入保存液后,可依据当前需要或对腹腔内灌注效果的顾虑,对肾脏予以补充灌注。虽然有数据证实低温脉冲灌注可改善 DCD 肾脏预后,但是也有相反数据,因此不能得出一致性结论[16,35]。

活体供肾切除术

活体供肾在质量和数量上都是宝贵的肾脏来源。在美国,每年约有 6000 例移植肾脏或 1/3 的移植肾脏,是活体捐献。在对比患者总数时,活体供者的数量几乎与死亡供者相同,而且对肾移植极具重要性。活体供肾的质量在各项客观指标方面均较好,包括移植物功能即时恢复率、移植物半寿期以及患者生存年限。在最近几年,虽然人口统计学表明无亲属关系的、利他的,甚至老年供者在逐渐增多,但可用供者池一直保持相对稳定(图 8-1)。外科医师的主要职责是确保供体的安全,这一首要原则必须贯穿于术前、术中及术后的各项决议中。比起从健康个体获取肾脏的合理

性,可靠安全的供肾切除以及供者长期良好的肾功能最为重要。

麻醉护理

良好的麻醉对于确保患者术中尿量正常很重要。已经证实气腹会妨碍静脉回流进而影响肾脏灌注,以及体积膨胀可作为首要干预手段抵消这种影响[23]。患者通常需要 5L 以上的晶体液才能获得充足尿量,可分次使用 12.5g 甘露醇增加患者尿量。低尿量时应严密监控,给予额外的静脉补液,减少或去除气腹,直到获得充足尿量。

在排查尿量不足的原因时,尽管最有可能是因为容量复苏不足,但仍需确定其他混杂因素,包括相对低血压、不耐受气腹或其他生理原因,这将决定手术是否能够继续进行。我们的做法是如果尿量不足,则不再继续外科手术,但是这种情况较为罕见。

充分肌松对建立气腹的重要性也非常明显,能够提供实施外科手术的腹部空间。患者麻醉不充分会导致腹部空间不足,增加手术实施难度。此时需要追加麻醉药物。

在离断肾脏血管前,我们不会常规给予肝素,实践中也未见并发症。有些外科医师在离断肾脏血管前会静脉给予患者低剂量肝素(3000U),切除肾脏后予以鱼精蛋白拮抗。

无论何种手术方式,术后疼痛控制应在术中即开始。术中使用麻醉剂可短暂控制疼痛。使用局部麻醉药物和全身非类固醇类药物能够最大限度地缓解术后疼痛,降低对麻醉药物的需求。我们通常会在伤口部位注射 0.5% 丁哌卡因,并对大多数患者使用静脉酮咯酸。另外,术后不久开始定期口服麻醉剂,可以防止因局部药物减少而引起的剧烈疼痛。

开放供肾切除术

开放供体肾切除术已经越来越多地被微创外科技术取代。事实上,低年资医师对标准的或小切口手术的经验很少甚至没有经验。然而,某些中心和外科医师会由于适应证或个人偏好而采用开放式手术。相对适应证包括血管解剖复杂,既往手术史导致腹腔镜手术复杂,或右肾切除。虽然这一技术在活体肾切除术方面有用武之地,但腹腔镜技术几乎可以成功地用于所有病

例。尽管小切口开放手术的创伤有所减少,但是腹腔镜技术造成的疼痛更轻微,患者能够迅速恢复工作,满意度更高[19,28]。

与小切口术式相比,标准的开放式手术需要切断肌肉并有可能切除肋骨。已有报道证实小切口术式相比标准开放术式能够改善供者预后[38]。全身麻醉诱导后,将患者以弯曲侧卧姿势固定于手术台上。从下方肋骨边缘至髂嵴上方进行消毒铺单。在第 12 肋下缘做一斜切口,切开并分离斜方肌和横纹肌。可能需要切除部分肋骨,以便于接触肾脏上极。Gerota 筋膜可用手指和电刀游离,以便置入牵引器。在肾动静脉水平牵开前内侧腹膜,可以使用固定拉钩或手持拉钩。游离解剖肾周围组织,之后确认并分离解剖输尿管和生殖腺血管。应在靠近髂血管的水平位置离断输尿管,确保长度足够。充分游离肾脏,解剖肾动静脉至汇入主动脉或下腔静脉处。由外向内将肾上腺与肾脏分离。左侧肾上腺静脉可以结扎或钳夹横断,以最大限度地延长肾静脉长度。离断位于肾静脉后位的腰静脉,以最大限度地延长肾静脉长度。这一步可用血管闭合器、外科夹子或者 U 形钉来完成。血管蒂游离完毕后,继续离断输尿管和肾脏血管,切断输尿管和生殖腺静脉远端,可用结扎、夹子或 U 形钉。然后离断肾动脉。也可通过结扎法或 U 形钉完成,残端是否缝合均可。最后,将肾静脉以同样的技术离断。可利用血管夹使血管长度最大化,切除肾脏后结扎并缝合血管残端。多支血管时需要安排好离断顺序。因空间狭小,多次使用血管夹闭合器可能较为困难,可使用 U 形钉。贯穿缝合或钉住肾动静脉残端以减少出血的风险。

然后检查止血情况,酌情使用止血材料。优先选用可吸收缝线逐层缝合腹壁切口。可在伤口处局部注射麻醉剂,以控制伤口疼痛并减少全身用药。同样,静脉内给予非类固醇药物可缓解疼痛并减少对麻醉剂的需求,在 48 小时后停用。术后,患者可以接受静脉和口服麻醉剂,并且可以恢复正常饮食和活动。

腹腔镜供肾切除术

1991 年报道了首例肾肿瘤行腹腔镜切除术,将肿瘤粉碎后取出[6]。1995 年,该技术成功地用于活体供肾切除术,Ratner 等首次报道腹腔镜供肾切除术,移植功能即刻恢复[29]。比较开放式手术和腹腔镜手术的初步研究报道显示供体的恢复程度得到显著改善[7]。随后的

研究证实了这项技术对供者的益处[26,37]。最近的随机对照试验证实,供者满意度提高,并发症减少,移植预后与开放式手术相同[32]。早期曾有大量报道关注相关并发症,特别是输尿管并发症,由于技术的进步使得腹腔镜术式的并发症有所减少[14]。患者恢复程度的改善以及微创方法甚至允许有些患者于术后第一天即可出院[21]。而且,腹腔镜供肾切除能够提高活体捐献率和捐献总量,为患者带来极大收益[30]。

在美国,截至 2009 年,几乎所有的活体供肾切除术均采用腹腔镜技术,是手辅助术式的 2 倍(图 8-4)。近 5 年来,开放手术持续减少,目前已不足 5%,其中开放式腹膜后入路占 3.9%,经腹入路占 1.1%(图 8-4)[27]。

手辅助技术

手辅助技术是许多团队的首选术式,将手动游离作用和腹腔镜可视技术及电刀设备相结合。很多报道证明手辅助技术比其他腹腔镜技术可加快手术速度[33]。也可以理解为手动辅助腹腔内手术对安全性的提高助益良多,可人为控制出血或其他损伤。尽管大量的系列报道并未特别推荐这一方法,但是大多数外科医师习惯于用手直接控制的开放术式。通常也会经入手切口处取出肾脏,不会导致并发症,但是该切口通常位于上腹中线位置,比改良取肾切口更加明显。这一技术的步骤类似于全腹腔镜术式(参见下文),需要手动协助。

全腹腔镜手术

全腹腔镜供肾切取时,需要供者完全侧卧位或部分

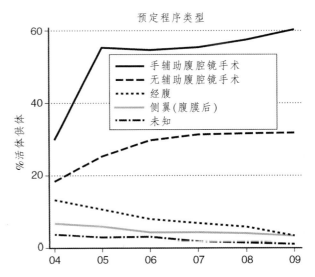

图 8-4　美国供肾切取方式。腹腔镜技术已被广泛采用,占 95%,大多数是手辅助技术。开放术式在持续减少。

侧卧位并且腰部弯曲,以扩张髂嵴和肋骨间隙(图8-5)。术野消毒铺巾后,在左下腹置入气腹针,并向腹内充气至15mmHg气压。我们倾向于经第一个孔在可视状态下建立其他孔。在脐周、上下腹部中位和侧面建立5mm或12mm孔。在脐周建立12mm的孔,以允许操作器械进出。

用超声刀或其他电刀设备沿Toldt线切开,游离左半结肠(图8-6)。结肠和肠系膜向内侧游离,注意不要损伤肠系膜及其血管。如果发现肠系膜缺损,需缝合或夹闭缺损,避免形成内疝。肠系膜与腰肌和肾脏游离后,辨认输尿管和生殖腺静脉。在髂血管略上方或贴近肾下极,可找到输尿管。应注意不要直接钳夹输尿管或电刀设备贴近输尿管,可能会造成不易察觉的损伤。抬起输尿管和生殖腺静脉,在其后面形成一个平面,便于切断其余组织(图8-7)。我们倾向于使用电切设备,因为这些组织平面中会存在小血管。远端应解剖至略高于髂血管的水平,以保证足够的受体长度。在靠近肾脏部位,提起输尿管和生殖腺静脉,解剖淋巴管和血管。我们通常不会切断生殖腺静脉,虽然在某些情况下可能会更好地显露肾动静脉。

几乎所有供者都有大小形状各异的腰静脉。术前影像检查可识别较大的腰静脉,但对识别多个分支的帮助有限。此外,异常静脉解剖,包括多支肾静脉,包绕动脉和动脉后方的肾静脉,可以合并腰静脉的解剖变异。较小的腰静脉可以用电刀设备切断。较大的腰静脉(6~10mm或以上)应使用施夹器或U形钉设备进行离断(图8-8)。判断金属夹是否会影响随后的肾动静脉夹闭离断操作很重要,因为金属夹会影响肾动静脉的

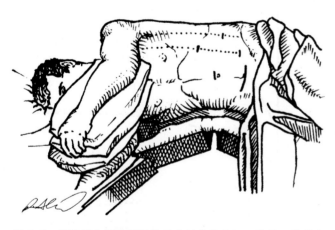

图8-5 腹腔镜左侧供肾切除手术的体位和切口位置。供者右侧屈曲卧位,张开肋缘和髂嵴之间的空间。脐周建立一个12mm操作孔,锁骨中线上、下端及外侧腋中线处建立5~12mm操作孔。可通过横向Pfannenstiel切口取出肾脏。

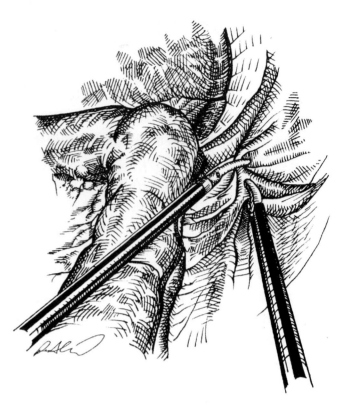

图8-6 游离结肠。使用电切设备(即超声刀)打开Toldt线和脾结肠韧带,结肠和肠系膜均向内侧牵开。向内游离结肠和肠系膜时,必须小心避免或及时发现肠系膜缺损。

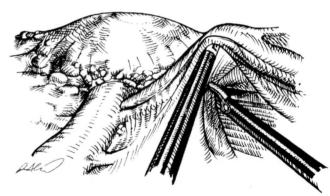

图8-7 抬起并游离输尿管和生殖腺静脉。在输尿管和生殖腺静脉下方建立一个平面。向前抬起这些组织,从髂血管附近向肾门位置解剖。注意副肾动脉和腰部血管的存在,它们的解剖先于肾门。

可靠闭合和离断。相反,血管钉一般不会影响在其上方或邻近部位所使用的U形钉。

抬起肾脏下极,露出肾动脉和静脉。血管周围有不同数量和密度的淋巴管,需要解剖、游离并切断。使用电切器械离断动脉周围的淋巴组织时要精准,如果这些器械与动脉壁接触,会有造成损伤和出血的风险。小心解剖并将动脉与静脉完整游离开,且应尽可能安全地

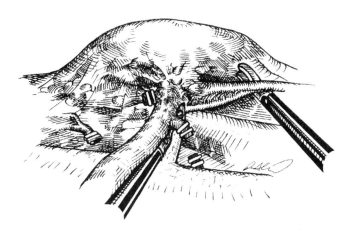

图 8-8　离断肾上腺静脉和腰静脉。使用器械抬起肾脏，从周围淋巴组织中解剖出腰静脉。细小的肾上腺静脉和腰静脉可用电切设备直接离断；较大的血管应夹闭离断或使用 U 形钉。应考虑到肾动静脉的离断位置，避免 U 形钉互相干扰。

将肾动脉游离至汇入腹主动脉处。更重要的一点是有早期分支动脉时，可能需要大面积解剖至腹主动脉。大约有 1/4 的供者会出现多支动脉。术前识别每个分支血管的位置很重要，解剖可预见这些分支。抬起输尿管、生殖腺静脉及肾脏时，需要格外小心肾动脉主干下方的肾动脉分支，否则可能会造成牵拉损伤。同样，避免过度解剖更下方的细小动脉可防止意外损伤。

可采取钝性剥离和电切器械相结合的方式分开肾实质与脾肾韧带，从而游离开肾上极。向内侧牵开脾脏，同时向外侧牵开肾脏，可显露脾肾韧带。牵拉脾脏及周围组织时也可能比较危险，应使用钝器或抓钳，避免伤到脾脏。游离开脾肾韧带后，需要将肾上腺与肾上极分开。肾上腺通常较易辨认，可使用抓钳小心抓持肾上腺，由外侧开始游离。对于肥胖供者，辨认肾上腺可能比较困难，对于潜在的不明区域，可沿肾上腺及 Gerota 筋膜外侧之间的组织平面进行解剖。肾上极血管通常会经过肾上腺和肾脏之间的空隙；因此，需要贴近肾上腺并远离肾门解剖。肾上极的解剖范围应从腰肌水平位置至膈肌下方。使用电切器械从膈肌和腰大肌上游离 Gerota 筋膜时，应尽量减少静脉出血。需要小心解剖膈肌周围，避免副损伤或穿孔导致气胸。手术过程中膈肌膨胀进入术野会提示有未发现的损伤，这些损伤可通过降低气腹压力及 Valsalva 方法，腹腔镜下缝合缺损来修复。

肾静脉和肾上腺静脉在术中的每个过程均清晰可见，通常离断左侧肾上腺静脉以增加静脉长度。由于肾动脉和主动脉紧邻，所以肾上腺静脉会与肾静脉完全

分离，形成清晰的后方平面解剖。可用电切器械或施夹器离断肾上腺静脉。要注意夹子位置，避免影响肾静脉的夹闭离断。切断肾上腺静脉后，肾动脉较易识别，可进行动脉周围淋巴管的解剖。清除肾静脉前面的组织以使肾静脉的长度最大化。钝性牵开肾静脉，可以清晰解剖后面的组织。

通常情况下，我们会最后解剖肾脏与腹膜后组织。如果过早游离肾脏，肾脏就会向内侧旋转和使血管解剖复杂化。辨认输尿管和性腺静脉，用电切器械在侧面打开，逐渐向上游离，重力作用使肾脏逐渐向内侧牵开。在肾上极毗邻膈肌，需要格外注意避免副损伤。进行这一解剖时，我们保留 Gerota 筋膜，因为分离肾与 Gerota 筋膜可能会损伤肾包膜，尤其肾周脂肪粘连致密时。肾脏完全向内侧游离开后，腰大肌和肾动脉起始部变得清晰可见。肾向内侧翻转后，有时会便于肾动脉后方及上方的解剖。同样，腰部血管有时也更容易辨认和区分。

可以通过 Pfannenstiel 切口或下腹中线切口取出肾脏。无论采用哪种方式，都需暴露腹直肌，建立 15mm 的切口，以便于置入大的取物袋。或者直接通过腹膜破损处放入取物袋。此时需注意保证腹膜腔的密封，否则夹闭血管时无法保持气腹。

首先用血管夹离断输尿管和生殖腺静脉。直视下于远侧夹闭，确认没有紧贴髂血管。然后，尽可能抬高肾脏，离断肾动脉。如果存在多支动脉，每支间隔超过 5~10mm，我们首先离断最下方的血管，而后用 U 形钉离断上方的动脉。如果动脉非常贴近，可以一次性夹闭离断。离断动脉后，向外侧牵拉肾脏，夹闭肾静脉，同时保证下腔静脉的安全。

需要注意施夹器及夹子的安装。一个有经验的器械护士或技术人员应当熟悉夹子的安装。在手术室内，关于器械的功能或夹子的正确安装应能迅速完成。击发前，外科医师需要直视下校正夹子的正确位置，包括夹闭的范围及角度（图 8-9）。其中包括注意不要夹闭在金属夹上，否则可能会导致击发失败。夹子击发失败罕有文献报道；一旦出现可能变为灾难性事故，需要妥善处理[12]。最严重的危险是在血管切割前没有正确夹闭。动静脉断端出血需要立即使用腔镜设备控制，如果条件允许，可手动控制出血。一旦控制住出血，再决定是否需要经腹腔镜再次夹闭血管，离断或缝合。如果不行，则直接压迫，开腹直接显露并修补止血。非切割夹闭设备宽度小，对保留早期分支可能有优势，允许在腔

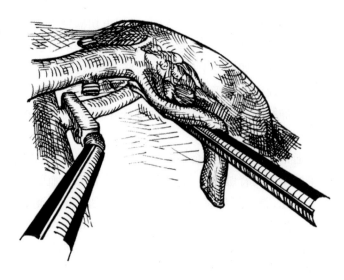

图 8-9 离断肾动脉。可使用器械将肾脏向外前方牵拉,使血管夹闭装置刚好放置在超出肾动脉的起点。切割性或非切割性的夹闭装置均可使用,但注意夹子的前端位置很重要,应避免夹闭不完全或位置不当。

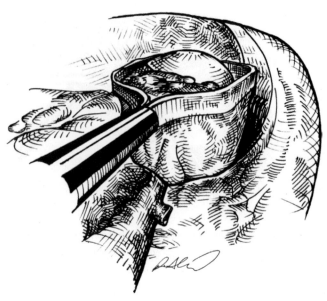

图 8-10 将肾脏放入取物袋中。离断肾脏的输尿管和血管结构之后,在直视下将肾脏和整个输尿管放入取物袋。将所有组织均放入袋中,之后收紧袋口,通过所选切口取出。

镜剪刀离断血管前调整夹子的正确位置。塑料或金属夹子不能用于夹闭肾脏的主要血管,2006 年美国食品和药物管理局发布了最新版关于使用 Weck Hem-o-lok 结扎钉用于肾动脉结扎的警告,术后会有发生结扎钉移位和出血的风险[8]。补充建议是,贯穿缝扎是活体肾切除术中离断肾动脉的唯一可接受方法,这一方法目前已广为普及。

离断所有血管后,应确认肾脏是否与腹膜后组织全部分离。如有未分离开的组织,应使用电切器械或夹闭离断。取物袋放置在肾脏下方,直视下将肾脏和输尿管完全置入袋中(图 8-10)。应在直视下收紧取物袋,否则会因未完全放入袋内而受到损伤。由于尺寸或其他技术问题导致无法将肾脏放入取物袋的情况很少见。手动取肾应迅速,如果条件允许应同时保持气腹以便于识别和控制肾脏。可垂直或横向切开腹直肌,从腹腔取出肾脏。

立即将肾脏置于冰块中并于修肾台上加以修整。拆除结扎钉,直接经肾动脉插管灌注直至灌注液清亮。

取肾切口可连续缝合或使用可吸收型 1 号(PDS 或 Maxon)缝合线闭合。闭合取肾切口后,重新建立气腹,确认所有解剖和血管离断部位已彻底止血。偶尔需要在输尿管切断水平再次夹闭生殖腺血管。应直视观察肾动脉和静脉。吸净腹膜后空间和邻近脾脏处的血液,确认没有活动性出血。一般不需要止血材料,如有必要可以使用。如果发现肠系膜缺损,可在此时予以修补(如前文所述)。颇为棘手的出血来源包括肾上腺、脾脏和腰静脉。如果无法确认肾上腺或脾脏出血已得到控制,应考虑切除肾上腺或脾脏。腰静脉出血可能难以处理,如果不能用电凝设备或结扎钉直接止血,应使用缝合止血。如果持续出血不能结束手术,不建议放置引流。

直视下缝合切口。由熟练的外科医生缝合较大切口(12mm 和 15mm)。对取肾切口和皮肤切口注射麻醉药物(利多卡因或丁哌卡因),用可吸收线皮内缝合。可遵医嘱使用酮咯酸,减轻患者术后不适以及麻醉剂用量。

右侧供肾切除术

施行腹腔镜右侧供肾切除术的病例很少,在美国大型中心的实施比例仅为 1%~4%。与左肾相比,腹腔镜右肾切除的最初挑战在于血管并发症增加。为确保供者静脉长度以及游离受者髂静脉血管的供者手术技术改良可改善预后[25]。但是,多支肾动脉和肾静脉解剖变异不属于左侧供肾切除术的禁忌证。而右肾结石、囊肿或肾内病变是右肾切除术的明确适应证。

调整手术方法需要牵拉开肝脏。切开腹膜并部分游离肝右叶后,置入器械在右肾上方抬起肝脏。手术的另一个调整是需要离断直接汇入下腔静脉的右生殖腺静脉。由于右肾上腺静脉与肾静脉分离,所以不需要离断。右肾静脉较短,因此无论是使用切割性还是非切割性血管夹闭设备,均需格外当心。最大限度地牵拉肾脏和下腔静脉后使用夹闭设备,使静脉长度最大化。

单孔供肾切除术

为减少供者并发症和(或)改善患者满意度,尝试引入了新技术,即单孔腹腔镜手术及配套设备。整个手术操作及肾脏取出均在供者脐部的隐蔽切口完成,愈合后残留很小的瘢痕(图 8-11)。在 2008 年首次报道了该技术,方法可行,效果良好[9]。一些支持性证据表明,供者采用这一术式要比标准腹腔镜术式恢复得快[5]。我中心自 2009 年以来将这种技术作为常规术式,用于超过 200 例供者,并报道了与多孔腹腔镜术式相比,其安全性相当,且患者满意度提高[2]。

已上市的单孔设备可允许 3~4 个或多个器械进入(图 8-12)。术中经单孔的腔镜器械操作并没有本质不同,只是减少了标准腔镜技术所需孔的数量,或经单孔操作并用另外一个孔摄像。我们的经验是,应允许早期建立额外的操作孔以保证安全性。腹腔镜供肾切除最关键的操作是围绕静脉和动脉的脉管解剖,以及随后的血管夹闭离断。我们发现,这些精细操作并不受单孔方法的限制。

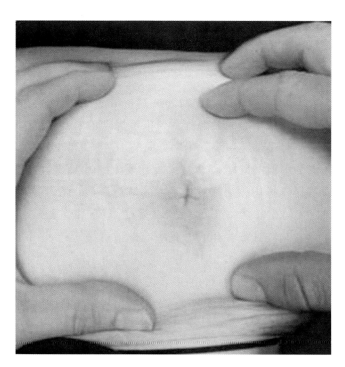

图 8-11 单孔供肾切除术后 2 年的外观效果。经脐单孔供肾切除术通过脐部切口取出肾脏,可缩短切口长度,减少残留瘢痕。(扫码看彩图)

我们发现,单孔腹腔镜技术的掌握以及全腹腔镜手术时间的标准化,有 4 个技术点非常重要。首先,烟雾和蒸汽如何通过单孔器械非常重要,以后在设计可用设备时应考虑到这一点。第二,向内前方抬起肾下极,可以显露肾静脉之间的空间以便于解剖。第三,向下外侧牵开肾上极,可以将肾脏与脾脏及肾上腺游离开,便于从上方解剖肾动脉。最后,离断血管后如何取出肾脏要提前设计好。根据所用设备,扩大皮肤和筋膜切口,可更安全地取出肾脏,避免肾脏严重受损。通过过小的筋膜或皮肤切口取肾可能会损伤肾脏,不应勉强进行。

该手术可使用标准腹腔镜器械和成像设备,之前也曾介绍过有关节成像和操作设备方面的经验会有助于手术操作。单孔设备替代需要手辅助技术或全腹腔镜方法的多孔设备时,并没有明显的成本差异。

我们曾经报道过关于手术时间的标准化以及如何对带有单支和多支动静脉的左肾及右肾实施肾脏切除。大约有 10% 的病例需要增加额外的操作孔,常见于肥胖供者。尽管并发症发生率与其他技术相近,但是为了避免脐部切口疝,必须认真缝合切口。在对活体捐肾者可选的手术方法中,包括单孔腹腔镜、多孔腹腔镜、手辅助腹腔镜和开放手术,这种技术一直是我们的首选方法。该技术能够改进外观效果,同时还具有其他潜在好处,而手术无创性的进一步降低也促进了活体捐肾者的兴趣。

机器人供肾切除术

关于机器人活体供肾切除的方法已有报道,大部分来自单中心[10,11,13]。其潜在优势包括使用三维摄像系统可提高视觉效果,关节式腹腔镜设备允许进行精细复杂的血管解剖,如果必要可以缝合。机器人技术需要多个腹腔镜操作孔,以及床边的人工操作孔来使用电能器械,吻合器以及最终的肾脏取出。机器人辅助腹腔镜肾切除术的可行性已经得到证实,但早期报道并未证实该技术具有超出全腹腔镜和手辅助技术的显著优势,但医疗开销却明显增加[4]。

最近推出了单孔机器人手术设备,最初的使用经验主要集中在单孔胆囊切除术[20]。应用这些新设备的供肾切取尚未见报道;然而,泌尿外科和尸体的研究表明有可能用于肾脏手术[17,18]。如果机器人的方法能够克服单孔手术操作的限制,那么这两项技术可以广泛应

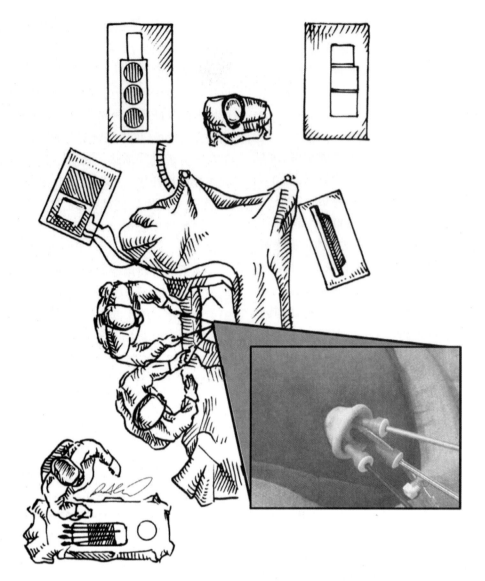

图 8-12　单孔供肾切除术。患者体位和手术室设置类似于标准腹腔镜肾切除术。因为多个器械和摄像装置经过脐部操作孔,外科医师和助手的位置非常靠近。助手操作摄像装置和(或)其他器械时一定要注意避免干扰主刀外科医师的器械。

用;然而,目前的设备还不能实现关节式器械或电切器械。只有继续推进技术进步,才能够提高机器人手术的适用范围,为供者手术带来更多优势。

并发症

器官获取和移植网络(OPTN)和移植受者科学登记系统(SRTR)在 2010 年的报告中报道了美国近期肾移植并发症的发生率。从 2008 年以来,上报的主要并发症包括出血(2.2%)、疝修补术(0.8%)和肠梗阻(1.0%)(图 8-13)[27]。在 2005—2009 年间共有 3 例捐献所致的死亡报道。另外一项对美国在 1994—2009 年间超过 80 000 名供者的分析表明,手术死亡率为0.03%[31]。

来自单中心的大部分系列报道提供了大型移植中心在不良事件类型及发生率方面的信息。关于 1200 名供者的多项报道显示,术中并发症发生率为 1.6%,由于肾脏血管损伤改为开放式手术的转化率为 0.92%。另外还有 4.0%的供者出现术后并发症,只有 3 例需要手术治疗内疝或肠梗阻[22]。我中心此前曾报道超过 700例患者的移植经验,中转开放手术率为 1.6%,最常见原因是血管损伤(1.2%的患者需要输血)[15]。5 名患者出现了肠梗阻需手术探查,还有 1 名患者需要行脾脏裂伤修补。

结论

活体肾切除可通过各种技术顺利完成,开放式和

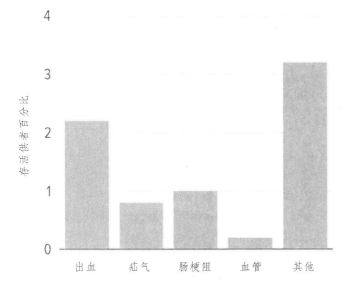

图 8-13　美国肾切除术供者的并发症发生率。2008 年最常见的并发症报道是出血,其次是肠梗阻和疝气。[From Organ Procurement and Transplantation Network (OPTN) and Scientific Registry of Transplant Recipients(SRTR). OPTN/SRTR 2010 Annual Data Report. Rockville, MD: Department of Health and Human Services, Health Resources and Services Administration, Healthcare Systems Bureau, Division of Transplantation; 2011.]

腹腔镜术式均可。微创技术能够降低并发症发病率并加速患者恢复,应作为大多数患者的首选方法。但是,最终决定供者手术方式的首要原则是要确保供者安全。不同中心和外科医师可能会采取各种方法确保良好预后和安全结果。因此,在决定每名患者最适用的具体术式时,外科医师的经验是一项重要的考虑因素。

致谢

　　感谢 Phil Brazio 博士为腹腔镜供肾切除术一节提供配图。

(王辉 译　莫春柏 校)

参考文献

1. Ausania F, White SA, Pocock P, et al. Kidney damage during organ recovery in donation after circulatory death donors: data from UK national transplant database. Am J Transplant 2012;12:932–6.
2. Barth RN, Phelan M, Goldschen LE, et al. Single-port donor nephrectomy provides improved patient satisfaction and equivalent outcomes. Ann Surg 2012 Sep 10.
3. Bernat JL, D'Alessandro AM, Port FK, et al. Report of a national conference on donation after cardiac death. Am J Transplant 2006;6:281–91.
4. Boger M, Lucas SM, Popp SC, et al. Comparison of robot-assisted nephrectomy with laparoscopic and hand-assisted laparoscopic nephrectomy. JSLS 2010;14:374–80.
5. Canes D, Berger A, Aron M, et al. Laparo-endoscopic single site (LESS) versus standard laparoscopic left donor nephrectomy: matched-pair comparison. Eur Urol 2010;57:95–101.
6. Clayman RV, Kavoussi LR, Soper NJ, et al. Laparoscopic nephrectomy: initial case report. J Urol 1991;146:278–82.
7. Flowers JL, Jacobs S, Cho E, et al. Comparison of open and laparoscopic live donor nephrectomy. Ann Surg 1997;226:483–9.
8. Friedman AL, Peters TG, Ratner LE. Regulatory failure contributing to deaths of live kidney donors. Am J Transplant 2012;12:829–34.
9. Gill IS, Canes D, Aron M, et al. Single port transumbilical (E-NOTES) donor nephrectomy. J Urol 2008;180:637–41.
10. Gorodner V, Horgan S, Galvani C, et al. Routine left robotic-assisted laparoscopic donor nephrectomy is safe and effective regardless of the presence of vascular anomalies. Transpl Int 2006;19:636–40.
11. Horgan S, Vanuno D, Sileri P, et al. Robotic-assisted laparoscopic donor nephrectomy for kidney transplantation. Transplantation 2002;73:1474–9.
12. Hsi RS, Ojogho ON, Baldwin DD. Analysis of techniques to secure the renal hilum during laparoscopic donor nephrectomy: review of the FDA database. Urology 2009;74:142–7.
13. Hubert J, Renoult E, Mourey E, et al. Complete robotic-assistance during laparoscopic living donor nephrectomies: an evaluation of 38 procedures at a single site. Int J Urol 2007;14:986–9.
14. Jacobs SC, Cho E, Dunkin BJ, et al. Laparoscopic live donor nephrectomy: the University of Maryland 3-year experience. J Urol 2000;164:1494–9.
15. Jacobs SC, Cho E, Foster C, et al. Laparoscopic donor nephrectomy: the University of Maryland 6-year experience. J Urol 2004;171:47–51.
16. Jochmans I, Moers C, Smits JM, et al. Machine perfusion versus cold storage for the preservation of kidneys donated after cardiac death: a multicenter, randomized, controlled trial. Ann Surg 2010;252:756–64.
17. Kaouk JH, Autorino R, Laydner H, et al. Robotic single-site kidney surgery: evaluation of second-generation instruments in a cadaver model. Urology 2012;79:975–9.
18. Khanna R, Stein RJ, White MA, et al. Single institution experience with robot-assisted laparoendoscopic single-site renal procedures. J Endourol 2012;26:230–4.
19. Kok NF, Lind MY, Hansson BM, et al. Comparison of laparoscopic and mini incision open donor nephrectomy: single blind, randomised controlled clinical trial. BMJ 2006;333:221.
20. Konstantinidis KM, Hirides P, Hirides S, et al. Cholecystectomy using a novel single-site robotic platform: early experience from 45 consecutive cases. Surg Endosc 2012;26:2687–94.
21. Kuo PC, Johnson LB, Sitzmann JV. Laparoscopic donor nephrectomy with a 23-hour stay: a new standard for transplantation surgery. Ann Surg 2000;231:772–9.
22. Leventhal JR, Paunescu S, Baker TB, et al. A decade of minimally invasive donation: experience with more than 1200 laparoscopic donor nephrectomies at a single institution. Clin Transplant 2010;24:169–74.
23. London ET, Ho HS, Neuhaus AM, et al. Effect of intravascular volume expansion on renal function during prolonged CO_2 pneumoperitoneum. Ann Surg 2000;231:195–201.
24. Magliocca JF, Magee JC, Rowe SA, et al. Extracorporeal support for organ donation after cardiac death effectively expands the donor pool. J Trauma 2005;58:1095–101.
25. Mandal AK, Cohen C, Montgomery RA, et al. Should the indications for laparascopic live donor nephrectomy of the right kidney be the same as for the open procedure? Anomalous left renal vasculature is not a contraindication to laparoscopic left donor nephrectomy. Transplantation 2001;71:660–4.
26. Nogueira JM, Cangro CB, Fink JC, et al. A comparison of recipient renal outcomes with laparoscopic versus open live donor nephrectomy. Transplantation 1999;67:722–8.
27. Organ Procurement and Transplantation Network (OPTN) and Scientific Registry of Transplant Recipients (SRTR). OPTN/SRTR 2010 annual data report. Rockville, MD: Department of Health and Human Services, Health Resources and Services Administration, Healthcare Systems Bureau, Division of Transplantation; 2011.
28. Perry KT, Freedland SJ, Hu JC, et al. Quality of life, pain and return to normal activities following laparoscopic donor nephrectomy versus open mini-incision donor nephrectomy. J Urol 2003;169:2018–21.
29. Ratner LE, Ciseck LJ, Moore RG, et al. Laparoscopic live donor

nephrectomy. Transplantation 1995;60:1047–9.

30. Schweitzer EJ, Wilson J, Jacobs S, et al. Increased rates of donation with laparoscopic donor nephrectomy. Ann Surg 2000;232:392–400.

31. Segev DL, Muzaale AD, Caffo BS, et al. Perioperative mortality and long-term survival following live kidney donation. JAMA 2010;303:959–66.

32. Simforoosh N, Basiri A, Tabibi A, et al. Comparison of laparoscopic and open donor nephrectomy: a randomized controlled trial. BJU Int 2005;95:851–5.

33. Slakey DP, Wood JC, Hender D, et al. Laparoscopic living donor nephrectomy: advantages of the hand-assisted method. Transplantation 1999;68:581–3.

34. Taner CB, Bulatao IG, Willingham DL, et al. Events in procurement as risk factors for ischemic cholangiopathy in liver transplantation using donation after cardiac death donors. Liver Transpl 2012;18:100–11.

35. Watson CJ, Wells AC, Roberts RJ, et al. Cold machine perfusion versus static cold storage of kidneys donated after cardiac death: a UK multicenter randomized controlled trial. Am J Transplant 2010;10:1991–9.

36. Wind J, Snoeijs MG, van der Vliet JA, et al. Preservation of kidneys from controlled donors after cardiac death. Br J Surg 2011;98:1260–6.

37. Wolf Jr JS, Merion RM, Leichtman AB, et al. Randomized controlled trial of hand-assisted laparoscopic versus open surgical live UK donor nephrectomy. Transplantation 2001;72:284–90.

38. Yang SL, Harkaway R, Badosa F, et al. Minimal incision living donor nephrectomy: improvement in patient outcome. Urology 2002;59:673–7.

第 9 章

肾脏保存

John O'Callaghan · Henri G.D. Leuvenink · Peter J. Friend · Rutger J. Ploeg

趋向于"量身定制"的保存策略

迄今为止,供肾的获取与 20 年前相比已截然不同。为确保供肾质量,提高存活率,供者类型和移植供肾的获取方法不同,需要使用不同的保存策略,保存方法和保存溶液多有调整。

移植等待名单自创建之时即不断在增加,并且其增加速度远远超过可用供体。常见供体类型是仍有心跳的死亡供体,或者称脑死亡(DBD)后捐献供体。这类供体通常为由于机动车事故造成不可逆脑损伤的年轻人,也称为标准供体(SCD)。由于神经外科学的进步以及道路安全的提高,这类供体的数量有所下降。因此移植界越来越关注扩大标准供体(ECD)和心脏死亡供体(DCD),以弥补供体不足。每种类型的供体都存在影响移植预后的危险因素,因此,保存方法至关重要。现在许多器官捐献者病情复杂,伴有并发症和损伤后供体器官级联反应,使得所采用的保存策略变得更加重要。

依据某些因素与移植物存活率降低的关联性,将特定供体定义为 ECD。过去 ECD 曾被称为"边缘型"或"扩大标准"供体,但现在称为"高风险"供体更为恰当。具体定义为年龄超过 60 岁,或年龄在 50~59 岁之间同时伴有以下至少两种情况:脑血管原因死亡、血肌酐超过 1.5mg/dL(血肌酐:1mg/dL=88.4μmol/L)或高血压[102]。与透析维持相比,ECD 供肾移植能够提供移植后 18 个月的生存优势,尽管与 SCD 供肾相比并没有优势[96]。顾名思义,ECD 供肾的移植物存活率不如 SCD。ECD 供肾的移植物失效的相对风险超过 SCD 供肾的 1.7 倍[102]。移植物存活率的绝对差异显示在术后 1 年和 3 年各减少 15% 和 16%[83]。

许多国家 ECD 供肾的使用在增加[65, 98]。在美国,1999—2005 年间,ECD 供肾的数量增加了 36%,而 SCD 大约增加了 13%[98]。2009 年,ECD 供肾占美国移植肾脏的 22%[32]。

使用 DCD 供体旨在满足移植等待患者的需求。不同类型的 DCD 可以使用 Maastricht 标准进行分类(表 9-1)[70]。通常情况下,DCD 供体是那些重度脑损伤患者,但并不符合脑死亡标准。撤除支持治疗的决定取决于供体状态(所谓的"可控 DCD"或 Maastricht 第三类),供体器官经受热缺血以及脑死亡的炎症过程。在相对不可控的情况下出现循环停止的患者也可能成为心脏死亡供者,又称为"不可控 DCD",或者 Maastricht 第一类和第二类,未出现脑死亡但经受热缺血的时间比可控 DCD 长。DCD 供肾移植时,出现移植肾功能延迟恢复(DGF)和原发性无功能(PNF)的风险要高于 DBD 供肾移植[68,116]。尽管对早期移植肾功能有影响,但是大量回顾研究及荟萃分析表明,DCD 供肾移植在移植物长期存活率方面与 DBD 供肾移植相当[68,116,121]。与透析等待 DBD 供肾移植相比,DCD 供肾移植也提高了患者的存活率[15]。

在许多国家,可用的脑死亡捐献者的数量在不断下降,而 DCD 肾脏的使用在增多。例如英国,DCD 供肾比例已经从 2000 年占死亡供体移植的 3% 飙升至 2009 时的 32%[121]。在欧洲移植界,DCD 供肾占可移植肾脏的比例已经增加了 44%,并且从 2001 年起,在数量上已超过 DBD 供肾[116]。尽管有医学研究所方面的支持,但是在美国 DCD 肾脏的使用并没有以这样的速度增加:在美国 2009 年 DCD 供肾大约占死亡供肾比例的 13%[32],而且区域差异很大(图 9-1)[32,56]。

不仅 DBD 捐献者的年龄在提高,而且死因谱也在发生转变。脑血管意外正逐渐成为死亡第一诱因[121]。脑损伤和缺血诱发的炎症过程会在器官获取之前损伤肾脏,并可导致随后的再灌注损伤[16,93]。脑缺血会引起血流动力学不稳定、低体温、凝血障碍以及电解质紊乱[29,30,33]。循环儿茶酚胺水平激增和随后的下降会导致心动过速、心律不齐,然后低血压[30,33]。因此,脑损伤后,肾小管暴露于炎性和代谢环境会导致尿钠排泄增加[46,57]以及动脉内膜纤维增生[91]。有证据表明,脑死亡会增加移植器官的免疫原性[69],排斥反应发生率高于活体器官[103]。脑血管意外作为供体死亡的原因,与移植物失效的高

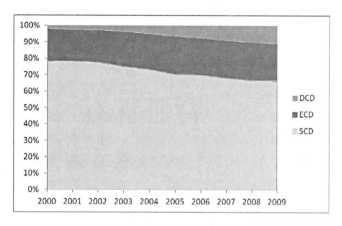

图 9-1　近年来,美国使用心脏死亡供体(DCD)肾脏的比例增多。图示为所有死亡供体供肾百分比。ECD,扩大标准供体;SCD,标准供体。(Based on Organ Procurement and Transplantation Network/Scientific Registry of Transplant Recipients data as of October 1, 2010.)(扫码看彩图)

风险独立相关[102]。

与热缺血时间延长相关的危险因素相比,脑死亡导致的炎症过程以及濒死阶段需要采用更加复杂而且不同于 SCD 的器官保存策略。为解决移植等待名单的需要,近期各种供体的使用得以发展,因此机械灌注(HMP)和常温技术应运而生。但是迄今为止,大多数供体肾脏仍采用低温保存以维持其活性并防止进一步损伤。

冷保存原理

循环停止后,组织代谢仍会持续一段时间,但是,由于缺乏氧气和营养会迅速导致肾细胞内出现严重的代谢问题。因此在保存期间,代谢抑制对器官活性的维持很关键。肾脏的核心温度低于 4℃ 可将大多数细胞的代谢降低至 5%~8%,并减少酶活性[117]。Calne 等人的研究表明,将肾脏置于冰水中进行简单冷却保存,可维持肾功能 12 小时[23]。开发能够解决损伤途径的冷保存液,可延长保存时间,提高保存质量[81]。尽管低温保存比较有利,但是在器官保存时仍会出现一些有害的副作用。而保存液只能部分抵消这些不良影响(图 9-2)。

低温保存的有害影响包括:

- 细胞水肿;
- 酸中毒;
- 酶活性改变;
- 钙积聚;
- 活性氧(ROS)的产生。

表 9-1　心脏死亡供体 Maastricht 分类

分类	说明
I	到达医院时已经死亡
II	在医院复苏失败
III	撤除支持治疗
IV	诊断脑死亡后心跳停止

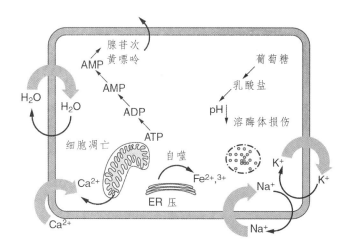

图 9-2　冷缺血的负面影响是：三磷酸腺苷(ATP)消耗，酸中毒，溶酶体酶释放，内质网(ER)压力，细胞 Na^+ 和 Ca^{2+} 内流增加以及随后的细胞水肿。AMP，磷酸腺苷；ADP，二磷酸腺苷。

能量和酸中毒

器官保存期间，组织缺氧会导致细胞内的三磷酸腺苷(ATP)水平迅速下降。即使温度低到 0℃~4℃，细胞内的 ATP 含量也会迅速耗尽，组织切换到无氧代谢以支持细胞功能。这样一来会导致产生 ATP 的效率明显不足，而且还会产生乳酸和酸中毒[45,78]。酸中毒对缺血性损伤的影响依赖于 pH 值。严重酸中毒会激活磷脂酶和蛋白酶，导致溶酶体损伤及最终细胞死亡[15]。然而，已证实轻度酸中毒(pH 值 6.9~7.0)可抑制磷酸果糖激酶，对糖酵解限速[15,49]，因此具有保护作用。所以适当控制 pH 值是保存液的一项重要功能。

细胞水肿

保存期间可观察到的细胞结构改变是细胞水肿和袋状突起[61]。造成这些变化的内在机制是 Na^+/K^+-ATP 依赖泵的活性受损。结果钠排出减少，因带负电荷细胞质蛋白的吸引作用，钠被动进入细胞内，形成高渗压细胞环境，随后水流入细胞。为重建紊乱的 Donnan 平衡、预防细胞水肿，保存液需要加入阻渗剂和胶体成分。

有效的阻渗剂是糖类和非糖类阴离子。分子大小决定保存液中细胞外阻渗剂的效果，分子越大效果越好[48,120,129]。胶体如淀粉是能够保留在血管内的大分子。

活性氧(ROS)

缺血性灌注和缺血后再灌注器官的某些过程会产生 ROS[82]。一项广为研究的 ROS 制造者是黄嘌呤氧化酶，它可同时产生过氧化氢(H_2O_2)和超氧阴离子

(O^{2-})[72,112]。之后在铁催化作用下，过氧化氢还原成羟基自由基(OH^-)。活性氧会与其他分子发生迅速反应，在再灌注–缺血–再灌注损伤(IRI)过程中严重损伤脂质、核酸和蛋白质[22,71]。黄嘌呤氧化酶对人体肾移植的影响较轻，因为与啮齿类动物相比，它在人类细胞中的含量较少[114]，还有其他多个 ROS 来源更重要。再灌注后移植物内白细胞浸润会生成大量超氧化物(称为呼吸爆发)。

呼吸链功能部分受损而导致线粒体故障是再灌注后形成 ROS 的一个重要原因。长期以来一直认为 ROS 的形成在再灌注阶段会导致细胞损伤而非冷保存期[22,71]。但是一些研究报告认为，再灌注阶段和冷保存期均会产生氧自由基[109,110]。

钙

在正常情况下，胞内液和胞间液的游离钙浓度存在很大差异。这种差异通过几个依赖于 ATP 的钙离子主动运输过程加以维系，包括钙–ATP 酶和 Na^+/Ca^{2+} 交换[10]。在低温保存期间，细胞 ATP 浓度下降，导致细胞内 Ca^{2+} 增加。低温时 Ca^{2+} 的累积会激活某些依赖钙的过程，如钙蛋白酶的活化和蛋白激酶 C 的信号通路激活。钙蛋白酶活化会破坏细胞骨架收缩蛋白，导致细胞结构消失[43]。已证明在冷保存的肝细胞中钙蛋白酶活性会增加，并且在复温期间会进一步增加[67]。

酶

保存期间，细胞内的蛋白酶极有可能会因为缺氧而参与蛋白质破坏。另外，基质金属蛋白酶(MMP)也会在冷保存期间被激活，导致内皮细胞从基底膜脱离。这一现象主要出现在肝脏保存时，但也会在肾脏保存时出现[123,126]。为了阻断 MMP(特别是 MMP2 和 9)以减少这种不利影响，在 UW 溶液中加入颇具争议的胶体，如羟乙基淀粉(HES)，已证实具有明显效果[126]。

在冷保存期间被激活的另一相关酶家族是与细胞凋亡有关的半胱天冬酶[25,34,94]。随着保存时间延长，细胞色素 P-450 会释放出游离铁[58]。释放的游离铁与过氧化氢协同作用产生大量的 ROS[104,134]。最近，推测随着冷缺血时间(CIT)延长，自噬通量的变化可能是造成损伤的机制。尽管大量的研究针对肝脏保存，但是临床前研究表明，自噬通量对肾脏保存也很重要[44,75]。关于这一点，Minor 等人[77,85]还推测内质网应激也可能参与了冷缺血诱导的损伤。这一观点后来得到 Peralta 等人的

证实[100]。

如上所述,低温保存过程中,细胞稳态不再持续。主要紊乱是电解质的变化,pH 值、细胞内酶和蛋白质的改变,以及细胞内水分的增加。因此保存溶液需要拮抗这些过程。我们重点关注临床使用的保存液。

临床常用保存液的组分

一些研究对众多保存溶液已进行过移植肾脏冷保存的相关评价[95]。它们的化学成分截然不同(表 9-2)。下文阐述几种在国际临床实践中最重要的保存液。

Eurocollins 保存液

第一种冷保存液是由 Collins 在 20 世纪 60 年代后期发明[28]。后来欧洲移植基金会在 1976 年对其稍加改动,去除了镁,得到 Eurocollins(EC)保存液,在 UW

保存液问世之前的时期最为常用。

EC 保存液是一种类似于细胞内液的简易保存液。磷酸盐作为 pH 缓冲,葡萄糖作为渗透剂。因为葡萄糖能穿过细胞膜,在厌氧环境中可作为 ATP 和乳酸盐的来源,减弱阻渗效果[90]。自从出现 UW 保存液后,大部分中心开始使用这种溶液。一项关于 EC 保存液和 UW 保存液的随机临床对照试验表明,UW 保存液组的 DGF 发生率明显偏低(23%对 33%)。此外,UW 保存液组的 1 年移植物存活率也较高[101]。研究结果证实了 EC 保存液不再是欧洲地区肾脏保存的首选。

UW 保存液

20 世纪 80 年代,Belzer 和 Southard 连续进行了一系列系统研究,开发出 UW 保存液并于 1987 年应用于临床。引入代谢惰性基质如乳糖和棉子糖作为渗透剂(表 9-2)。HES 作为胶体。最初加入胶体到低温机械灌

表 9-2 保存液成分		EC	UW	HTK	HOC	Celsior	IGL-1
缓冲剂(mM)	K₂HPO₄	15	–	–	–	–	–
	KH₂PO₄	43	25	–	–	–	25
	NaHCO₃	10	–	–	10	–	–
	组氨酸	–	–	198	–	30	–
阻渗剂(mM)	葡萄糖	195	–	–	–	–	–
	乳糖醛酸	–	100	–	–	80	100
	枸橼酸	–	–	–	80	–	–
	甘露醇	–	–	38	185	60	–
	棉子糖	–	30	–	–	–	30
电解质(mM)	氯化物	15	20	32	–	42	20
	钙	–	–	0.0015	–	0.25	–
	镁	–	5	4	40	13	5
	钾	115	120	9	84	15	25
	钠	10	30	15	84	100	120
ROS 清除剂(mM)	别嘌呤醇	–	1	–	–	–	1
	谷胱甘肽	–	3	–	–	3	3
	色氨酸	–	–	2	–	–	–
营养成分(mM)	腺苷	–	5	–	–	–	5
	谷氨酸盐	–	–	–	–	20	–
	酮戊二酸	–	–	1	–	–	–
胶体(mM)	HES	–	0.25	–	–	–	–
	PEG	–	–	–	–	–	0.03
渗透压(mOsm)		406	320	310	400	255	320

EC,Eurocollins;HES,羟乙基淀粉;HOC,高渗枸橼酸;HTK,组氨酸-色氨酸-酮戊二酸保存液;IGL-1,Georges Lopez 研究所-1 保存液;PEG,聚乙二醇;ROS,活性氧;UW,威斯康星大学。

注(HMP)保存液中是防止由于流体静压导致的组织水肿。Belzer 和 Southard 将超滤 HES 加入 UW 保存液，最初目的是开发一种适合于冷保存和 HMP 的保存液。在 UW 中使用 HES 作为胶体的可行性一直存在广泛争议。HES 可阻止间质水肿，并对基质金属蛋白酶具有有利影响，但会增加黏性[101,128]。在分析 HES 对血红细胞的作用方面，一些作者证实了大分子 HES 会促进血红细胞聚集[89,128]。这种影响可部分解释使用 UW 保存液时血液灌注较慢以及再灌注时最初呈花斑状的现象[122]。UW 保存液中的化合物别嘌呤醇与谷胱甘肽(GSH)可防止 ROS 的形成。别嘌呤醇可抑制黄嘌呤氧化酶，从而改善肾脏保存，而肝脏或胰脏的保存几乎不受影响[12]。

谷胱甘肽是一种具有自由基捕获性能的三肽。这种重要的抗氧化剂能够被过氧化物氧化为谷胱甘肽二硫化物。实验研究已经通过肾小管损伤和分离肝脏灌注模型证实了这种物质的重要性[60,132]。缺乏谷胱甘肽，ATP 生成减少，乳酸脱氢酶释放增多[60,131]。随后的研究表明 GSH 对肾移植后的益处，而且对肝脏长期保存尤为重要[17]。

迄今为止，UW 被认定为肾脏、肝脏、胰腺和小肠保存的金标准溶液[13,26,31,35,41,62,101]。

HTK 保存液

20 世纪 70 年代，Bretschneider 首次将组氨酸–色氨酸–酮戊二酸保存液(HTK)作为心脏停搏液用于开放心脏外科手术[20]。该溶液的基本成分为一种非常有效的缓冲液，由组氨酸和其他两种氨基酸组成(表 9-2)。色氨酸可作为膜稳定剂和抗氧化剂，而酮戊二酸可充当保存期内无氧代谢的底物[90]。甘露醇是一种比葡萄糖稍大的单糖，但不同之处在于它不能被代谢，并且不容易通过细胞膜。此外，它作为自由基清除剂可发挥有益作用。除了甘露醇，色氨酸可防止器官受到 ROS 伤害。色氨酸作为抗氧化剂通过其在犬尿氨酸通路中的氧化代谢产物来实现，如 5–羟色氨酸[27,37]。在大鼠肝细胞培养的实验中，以硫代巴比妥酸反应物(TBARS)的用量作为 ROS 介导损伤的标记物。经过 24 小时保存后，HTK 保存液组 TBARS 水平明显高于 UW 保存液组，这表明 UW 保存液由于 CSH 和别嘌呤醇的联合作用而具有卓越的抗氧化能力[105]。

HTK 黏性较低，因此 Bretschneider 认为为获得完全均匀的组织灌注效果，应以高容量(约 15L)低流速灌洗器官。一项多中心的随机前瞻性研究比较了 UW 保存液与 HTK 保存液，两种保存液在保存肾脏方面的 DGF 发生率相同 (33%对 33%)[31]。HTK 长时间(>24 小时)冷保存的研究数据很少。一项单中心研究报道了当 CIT 超过 24 小时，HTK 保存液组的 DGF 发生率明显高于 UW 保存液组(50%对 24%)[107]。而最近的一项研究却给出了相反的结论，UW 保存液组的 DGF 发生率高于 HTK 保存液组(56%对 16%)[2]。由于两项研究中对 DGF 的定义不同，所以无法直接比较这些相悖结论。

高渗枸橼酸盐保存液

高渗枸橼酸盐溶液 (HOC，也称为 Marshall 保存液)主要用于英国和澳大利亚的肾移植[79,92]。HOC 是一种枸橼酸盐/碳酸氢钠缓冲溶液，添加甘露醇作为阻渗剂。由于其高渗溶性，HOC 可防止水分进入细胞[3]，已证实对肾脏保存十分有效[108]。尽管 Kay 及其同事进行的一项近期移植实验表明 HOC 灌注的肾脏水肿要比 UW 组明显[66]，但最近的研究显示，HOC、UW、HOC 和 Celsia 保存液在英国的移植效果没有明显差异[14]。

Celsior 保存液

20 世纪 90 年代初，Celsior 液最初开发用于心脏保存。它与 UW 保存液组分类似，经证实对肾、肝、胰腺的保存也有效[13,26,99]。不同于 UW 保存液，它具有高钠(100mM)和低钾(15mM)的特点，并且由于不含有 HES，黏度也比较低。它兼备 UW 的惰性渗透剂理念和 HTK 的强缓冲能力。此外，Celsior 液含有乳糖醛酸和甘露醇作为阻渗剂，以及少量谷胱甘肽作为抗氧化剂。

Georges Lopez 研究所–1 保存液

对 HES 的争议引发人们对其他胶体的探索，例如，葡聚糖和聚乙二醇(PEG)[1,11,24]。除了 HES 具有高黏度之外，它在动物实验及体外实验中[9,89]易引起红细胞聚集[128]，因此有必要寻找合适的替代品，如 PEG。PEG 是一种中性无毒的水溶性聚合物。虽然不是化学意义上的真正胶体，但是它可通过结合水发挥胶体作用。此外，PEG 可结合细胞膜，形成"结构化水"层，阻止水分与细胞直接接触。这一特点可干扰细胞免疫系统对外源移植物的识别，诱导形成一种免疫伪装[36]。PEG 通过干扰危险信号产生，可以防止再灌注诱导的炎症激活，后者对移植效果有长期影响[57]。目前几项实验和临床研究已经证实 PEG 不仅对肝脏保存有效,对肾脏、胰腺、小肠和心脏保存也有益[8,59,132,136]。

最近有一项系统回顾和荟萃分析通过随机对照试验(RCT)和前瞻性对照试验比较了保存液的效果[95]。作者认为,有充分的证据表明 UW 保存液和 HTK 保存液比 EC 保存液能够减少 DGF 发生率。UW 保存液与 HTK 保存液的比较仅限于一篇样本充足的 DBD 供肾研究,结论是二者没有区别[31]。还有三项研究比较了 UW 保存液与 Celsior 保存液:其中两项研究样本量小,而另一项研究样本退出较多。对这三项研究进行的单独分析和荟萃分析结果均表明 DGF 发生率无差异[95]。

低温机械灌注的再次兴起

低温机械灌注(HMP)是肾移植早期肾保存的最初方法[7]。随着保存液的发展,使用一个静态设备即可实现与 HMP 相同的效果,并因此降低成本,所以静态保存已代替 HMP,成为移植肾保存的首选方法。近期由于供体池的变化,已经促使重新使用 HMP 方法。现已证实,这种方法对 DBD 供体有益[87],尤其对 DCD[63]和 ECD[124]供体,在降低 DGF 和 PNF 发生率、提高移植物存活率方面效果更为显著。

HMP 需要将获取的肾脏放置于充满冷保存液的保存盒中,周围用冰盒包裹(图 9-3)。肾动脉插管并用一台再循环泵维持脉动式或持续式保存液流动。保存液留出肾静脉后进入保存盒中,之后再次泵入,持续上述过程。循环泵可以通过压力控制或流量控制,同时需监测肾流动阻力。保存液的流动可确保肾脏均匀冷却,并持续冲出代谢废物。如果需要,保存液可以加氧。由

于流体静水压力相对较高,所以初期的 HMP 容易造成组织水肿,从而促进了灌注液的发展,需要维持血管腔内很强的膨胀效应。最初曾使用人体白蛋白溶液,之后使用人血衍生物。目前 Belzer 机械灌注液是使用最广泛的人工合成灌注液。Belzer 机械灌注液高钠、低钾,同时含有 HES。与 UW 不同之处在于它用葡萄糖代替乳糖以及甘露醇,并且关键缓冲物质是 HEPES(图 9-4)。

最近,欧洲进行了一项大规模的多中心随机对照试验,研究比较了 HMP 与静态冷保存的效果[87]。Moers 及其多国团队发现,在所有供体类型中,DGF 发生率可以从大约 27% 下降到 21%。在 DBD 和 DCD 中可以看到,HMP 是一项可显著降低 DGF 风险的独立因素,比值比为 0.57。当 DGF 确实发生时,经 HMP 灌注后其发作时间会缩短(平均 10 天对 13 天)。由 HMP 保存肾脏的 1 年和 3 年移植物存活率也明显更好。特别有趣的是,发生 DGF 的那些肾脏,经 HMP 保存要比冷保存具有更好的 1 年移植物存活率[86]。PNF 在两组的发生率都很低,大约为 2% 和 5%。

对于 DCD 供肾,其 DGF 发生率通常较高,故存在很大改善空间。欧洲一项 DCD 供肾的 RCT 研究结果显示,使用 HMP 后 DGF 明显减少,从约 70% 下降到 54%[63]。但是来自英国的一项小型 RCT 研究并没有发现任何益处,DGF 发生率同样不太高,大约 56% 和 58%[130]。应当注意的是,在英国试验中,DGF 发生率低,各中心在保存过程中的任何阶段均可使用 HMP,导致机械灌注时间比欧洲 RCT 试验短得多。这些研究中,两种保存模式的一年移植物存活率和 PNF 发生率均相同。

一系列研究已经评价过 HMP 对 ECD 供肾的作

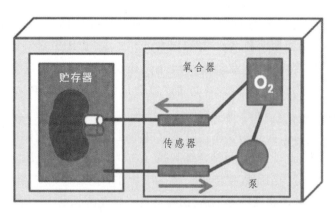

图 9-3 低温灌注机设备将存储肾脏浸于保存液中保存。周围以冰块覆盖。保存液从浴槽中抽出并通过肾动脉泵送(有时可借助氧合器)。可监控温度和流体力学参数。(扫码看彩图)

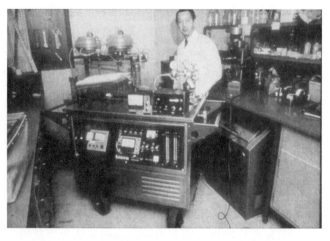

图 9-4 F. O. Belzer 教授和首个"便携式"机械灌注系统。(扫码看彩图)

用,对于改善 ECD 供肾移植预后的潜力可能更大。欧洲一项大型 RCT 研究显示,HMP 将 PNF 发生率从 12% 降低到 3%,虽然 DGF 发生率无统计学意义上的提高(30% 至 22%,P =0.27)。经 HMP 保存后一年移植物存活率得到明显提高(92% 对 80%)[124]。大型数据库的分析结果也显示,使用 HMP 保存 ECD 供肾可明显降低 DGF,但对移植物存活率没有影响[80,113,118]。

最近的一项系统评价和荟萃分析评估了所有比较 HMP 和冷保存的 RCT 研究[137]。作者得出结论,HMP 与 DGF 减少有关,相对风险在 0.70 和 0.92 之间。评价中所包括的最大研究表明,HMP 可提高移植物的存活率(欧洲机械灌注试验,如上所述)[87]。

登记数据的结果有些自相矛盾,可能是因为这些回顾性研究固有的选择偏差所致。分析移植受者科学登记的数据(n=98 736 例肾脏)后发现,HMP 更多地用于老年糖尿病美籍非裔供体或那些终末肌酐偏高和 CIT 更长的供体[113]。尽管如此,数据显示 HMP 与 DGF 的减少有关(20% 对 28%)。协作移植研究的数据(n= 91 674 例肾脏)表明,与冷保存相比,HMP 与移植物存活率降低相关,原因同上[97]。

有些医疗机构关注 HMP 处理之后的其他监测和评估指标。灌注期间的肾脏阻力指数已被广泛引证,作为评估边缘器官的方法。回顾分析这种技术时的系统偏差以及大量移植肾的弃用,使得准确评价肾脏阻力指数与移植物预后的关系很难。一项针对术前未公开的前瞻性灌注动力学收集数据的分析显示,肾脏阻力指数是 DGF 和移植物失功的一项独立危险因素[64]。然而,其预测价值差,并且不能作为一项独立的可靠指标使用[64]。

HMP 还能够在保存期间收集灌注液进行生物标志物的分析。在欧洲机械灌注试验中对 6 种生物标记物进行了评估[88]。其中包括:丙氨酸转氨酶、谷草转氨酶、谷胱甘肽转移酶(GST)、心脏型脂肪酸结合蛋白(H-FABP)、乳酸脱氢酶和 N-乙酰-β-D-氨基葡萄糖(NAG)。对保存结束后保存液的多因素分析表明,GST、H-FABP 和 NAG 是 DGF 的中等独立预测因子[88]。没有一项生物标志物与 PNF 或移植物存活率的降低独立相关,因此不能作为弃用的理由。

常温灌注

"常温灌注"是指在正常生理温度下灌注器官。就器官保存而言,这显然与临床移植开展以来支撑器官冷保存的基本科学原理背道而驰。

在低温状态下,持续代谢可导致代谢物蓄积,形成随后 IRI 的底物。HMP 可通过去除代谢产物改善这种状况,而这一点可能也是 HMP 对边缘供体器官有益的基础[63,87,124]。HMP 系统可经调试供氧,经实验研究证明比较有效[84]。但是,哺乳动物细胞的生物功能比较复杂,仅在一个很窄的温度范围内才有效,因此,常温灌注的基本原则应是在这一范围内维护器官,以尽量减少保存损伤。

常温灌注包括:

- 充足的供氧以维持细胞正常的 ATP 水平;
- 生理温度维护细胞正常功能;
- 供给营养以防止细胞能量底物的消耗。

常温灌注的优点:

- 避免冷保存对细胞的损伤,不受局部缺血影响;
- 通过防止细胞 ATP 的耗竭或再灌注缺血(如 DCD 供体)造成的器官细胞 ATP 的耗竭,减轻 IRI;
- 允许保存期间评估器官功能,以确定边缘供体器官是否可用。

实体移植器官的常温灌注技术仍处于早期阶段,最佳灌注模式仍需商榷。供体器官的常温灌注可采用以下一种或多种方式进行:

1. DCD 器官获取前立即常温局部灌注(NRP)(也称为常温再循环/体外膜肺)。

2. 保存期间全程常温机械灌注(NMP),减少器官冷缺血时间。

3. 移植前常温即刻灌注(NRC)。

常温局部灌注(NRP)

这种方法是在供体循环停止后即刻建立心肺体外循环旁路。供者的循环管路插管可经股、髂和胸内血管。重要的是防止 NRP 期间脑循环出现再灌注,可通过使用主动脉内球囊(经由股动脉置入)或直接夹闭胸主动脉来实现。

有关于 DCD 模型的良好实验数据证实了 NRP 期间常温局部灌注的优势,而且在许多国家的临床应用逐渐增多[40]。但是,尚缺乏正式的 RCT 证据证明对可控或不可控的 DCD 均有益。

使用 NRP 的增多使西班牙和法国不可控 DCD 供者的人数在增加。西班牙马德里的肾移植中心已成功地实施了 Maastricht I 类、II 类和 IV 类 DCD 供肾的肾脏移植[4,5,111]。5 年移植物的存活率与 DBD 供肾相当[111]。然而,这种成功是以高选择性供体标准及肾脏高弃用率(约 33%)为代价的。这类器官弃用的主要原因是缺乏组织学活检、灌注参数不理想,或病毒血清学检查阳性[5]。另外 DGF 发生率也很高 (68%~80%),PNF 发生率是 6%[4,5]。法国巴黎的一个移植中心也使用同样方法实施了 Maastricht Ⅰ 类和 Ⅱ 类 DCD 供肾移植,可接受的热缺血时间长达 150 分钟,而且弃用率(43%)和 DGF 发生率(92%)均很高,但 PNF 发生率(2%)较低[38]。在西班牙巴塞罗,有一项小样本量的 Maastricht Ⅱ 类和 Ⅳ 类供体研究,比较了标准 NRP、低温 NRP 和原位使用 EC 保存液冷灌注的不同效果[127]。结果发现标准 NRP 组 DGF 发生率(13%)低于其他组(55%~75%),PNF 发生率低于原位使用 EC 保存液冷灌注组(0 对 22%)。

在可控 DCD 使用 NRP 的经验方面鲜有报道。理论上讲,它可逆转撤除生命支持治疗后的酸中毒及低氧血症的恶化。Magliocca 和密歇根科研团队报道了一项小型研究(15 例供者),DGF 发生率(8%)和 PNF 发生率(0)均较低[76]。来自中国台湾地区的一项大型队列研究表明,经过 NRP 处理的 Maastricht Ⅱ 类、Ⅲ 类和 Ⅳ 类 DCD 供肾,5 年移植物存活率可与 DBD 供肾相媲美[73]。

常温机械灌注(NMP)

在这种技术中,肾脏被置于保存盒内,从静脉流出的液体可被收集,尿液可从输尿管引出。肾动脉插管以供给再循环血液。该系统采用了离心泵、充氧器以及热交换器。Brasile 等人完成了在这方面比较重要的前期工作,通过犬模型动物实验证实了 NMP 保存的器官可耐受很长的热缺血时间[19,119]。最近,Nicholson 和 Hosgood 的 Leicester 团队报道了使用猪肾脏移植模型的一系列研究,结果证实血液常温机械灌注是一种可挽救热缺血肾脏的非常有效的方法[6,51]。NMP 也是实施其他治疗策略以尽量减少 IRI 的一个优质平台,包括一氧化碳和硫化氢[50,53]。同时,对猪肝脏移植模型的研究也证实了这些发现,表明常温保存可以使热缺血时间较长的器官获得移植成功[21]。巴塞罗那的 Fondevila 和 Garcia-Valdecasas 等学者再次证实了在肝移植模型中可联合使用 NRP 和 NMP,能够更好地耐受热缺血,这表明采用不同的常温灌注策略可互补[39]。

常温即刻灌注(NRC)

从器官获取到器官植入的时间内提供常温保存面临巨大挑战,不仅需要从供体医院运输到移植中心的保存设备,而且物流运输也较为复杂,造成器官共享和分配的成本增加。而在移植前进行短时间常温灌注则简单得多,因为它允许在器官获取和运输的过程中使用现有的更简单和更便宜的技术。

Leicester 团队率先在实验和临床中使用了这种方法[52]。通过猪肾灌注和移植模型证实了短暂常温灌注(NRC)即可有效地显著改善由热缺血造成的肾脏功能损伤。这些技术首次促成了对 20 例 ECD 供肾(包括一个 DCD 器官)的临床研究,经过 NRC 短时间处理后,有 19 个器官能够即刻发挥功能[54]。虽然这是 I 期研究,也没有随机对照组,但患者的预期 DGF 发生率仅为 30%~40%,效果惊人。

作用机制

有越来越多的证据证实,无论采用 NRP、NMP 或 NRC 哪种方法,常温灌注均可有效地改善边缘供体器官移植后的即刻功能和存活率,特别是那些受过热缺血损伤的器官。虽然提出一些假设,但其有效性机制目前尚不清楚,很可能是多种机制参与其中。

NMP 灌注器官可在缺乏某些 IRI 关键效应机制的条件下建立正常的细胞代谢和能量存储。在使用血液灌注的实验研究中,灌注前清除白细胞有助于减轻再灌注损伤[47]。白细胞在 IRI 中发挥重要作用,因此,这一发现不足为奇。临床研究有可能使用国家输血服务机构提供的已去除白细胞的血液。

然而,这并不能解释 NRP 的有益效果,NRP 过程中器官灌注用的血液来自供者(循环中预存有晶体或胶体溶液)。在这种情况下,主要机制很可能是在器官冷却和保存前立即补充了细胞能量储存——有效地将一个 DCD 供体转换为 DBD 供体。有证据表明(Debabrata Roy 的私人信件),为期 60 分钟的 NRP 可通过 ATP 恢复保护器官,与再灌注后线粒体功能的恢复直接相关。就此而言,使用能够保护线粒体的其他已知药物可能具有重要的临床价值。

曾有人提出一种常温灌注保护器官的机制是缺血预处理。这种现象是细胞先出现暂时缺氧,之后进行修复,有助于保护细胞免受随后更严重的损伤。该现象在一些系统中有据可查(例如,心脏、神经),还见于一些涉及缺氧诱导因子途径的机制,其基因激活过程较为复杂,通常由于缺氧所致,属于缺氧所致生理反应的一部分,对其深入认知可为器官保护开辟新的道路。

已知补体激活是一项重要的 IRI 早期事件，阻断补体活化的实验模型显示可避免这种损伤[135]。因此，将补体活性较低的血库血液用于 NMP 和 NRC，可能会获得较好效果，尽管尚未得到正式验证。

已知冷却是损害器官功能的一种独立的保存损伤[15,74]，避免冷却很可能会有助于 NMP（不同于器官获取和移植时的短暂冷却）。然而，这种假设难以验证，没有直接证据可以证实或反驳。

包括低温和常温在内的所有灌注系统均可通过微循环提供连续不断的循环灌注，并且能够及时清除周围环境中的代谢产物，减少黄嘌呤和再灌注后酶促过程的其他底物分子，因为这类物质会产生超氧自由基和其他脂质过氧化效应分子[82]。

灌注液和氧载体

大多数开发常温灌注的团队认为有必要加入一个专门的氧载体，可根据维持正常代谢功能需氧量和保存液中氧气溶解量计算得出。绝大多数常温灌注研究中使用血液作为氧载体。虽然红细胞可有效地给组织提供氧气，但也存在一些缺陷，使得一些团队开始寻找其他替代性氧载体。

在这种情况下，许多化合物可考虑作为氧载体。包括天然存在的分子，如 Hemarina-M[101][这是一种来自海洋无脊椎动物（Nereididae 蠕虫）[29]的血红蛋白大分子]、EMS 保存液使用的修饰后牛血红蛋白分子[18]以及全氟化碳分子[55]。临床上仅将最后一种物质用于冷保存溶液，以及胰脏的"双层"保存技术，但在肾灌注的实验模型中，也被证明有效。Lifor 是一种非蛋白氧载体溶液，经短期原位常温保存[106]和猪亚常温肾灌注模型[42]证实有效。补充有血红蛋白的细胞内液可用于挽救热缺血肾脏[19]。

可行性评价

NMP 和 NRC 的一项重要潜在优势即能够在患者接受边缘供体器官移植前，对器官功能的生物参数进行监测。对检测可行性具有高度预测价值的检测手段能够让临床医师确定使用受过严重损伤的器官（通常来自不可控 DCD 的供肾）。这种供体的肾脏丢弃率较高，有效的可行性评价方法可能会大大提高这种器官的利用率。例如，在 2009 年西班牙进行的一项研究中，从不可控 DCD 供体中共获取 154 个肾脏，其中有 105 个肾脏用于移植（占 68%）[33]。法国也有类似的器官丢

弃率，单中心报告显示利用率为 54%[38]。但是对于可行性评价的最佳方法目前还未达成共识，我们预期这一领域在未来几年会有明显突破。

展望

今后在肾脏保存领域方面的工作需要明确哪种供体何时适用哪种保存策略。试验应针对特殊供体类型，并且要综合使用总体策略，以提高高风险供体的供肾移植效果。在欧洲，欧洲器官保存协会（COPE）提出了一系列临床试验，以评估多种靶向处理策略，经欧盟授权这些试验已经启动。他们将调查给氧 HMP 保存的作用，以及 NRC 对 ECD 供肾的保护作用。此外也会评估肝移植之前 NRP 的作用。临床试验必须包含灌注液和组织样本的采集，通过现代分子生物学技术寻找生物标志物，以及开发出可行性评价的适当方法。

（王辉 译　莫春柏 校）

参考文献

1. Abdennebi HB, Steghens J-P, Hadj-Aïssa A, et al. A preservation solution with polyethylene glycol and calcium: a possible multiorgan liquid. Transpl Int 2002;15:348–54.
2. Agarwal A, Murdock P, Fridell JA. Comparison of histidine-tryptophan ketoglutarate solution and University of Wisconsin solution in prolonged cold preservation of kidney allografts. Transplantation 2006;81:480–2.
3. Ahmad N, Hostert L, Pratt JR, et al. A pathophysiologic study of the kidney tubule to optimize organ preservation solutions. Kidney Int 2004;66:77–90.
4. Alvarez J, del Barrio MR, Arias J, et al. Five years of experience with non-heart-beating donors coming from the streets. Transplant Proc 2002;34:2589–90.
5. Alvarez J, del Barrio R, Arias J, et al. Non-heart-beating donors from the streets: an increasing donor pool source. Transplantation 2000;70:314–7.
6. Bagul A, Hosgood SA, Kaushik M, et al. Experimental renal preservation by normothermic resuscitation perfusion with autologous blood. Br J Surg 2008;95:111–8.
7. Belzer FO, Ashby BS, Gulyassy PF, et al. Successful seventeen-hour preservation and transplantation of human-cadaver kidney. N Engl J Med 1968;278:608–10.
8. Ben Abdennebi H, El Rassi Z, Steghens JP, et al. Effective pig liver preservation with an extracellular-like UW solution containing the oncotic agent polyethylene glycol: a preliminary study. Transplant Proc 2002;34:762–3.
9. Ben Mosbah I, Saidane D, Peralta C, et al. Efficacy of polyethylene glycols in University of Wisconsin preservation solutions: a study of isolated perfused rat liver. Transplant Proc 2005;37:3948–50.
10. Bernardi P. Mithochondrial transport of cations: channels, exchangers, and permeability transition. Physiol Rev 1999;79:1127–55.
11. Bessems M, Doorschodt BM, Hooijschuur O, et al. Optimization of a new preservation solution for machine perfusion of the liver: which is the preferred colloid? Transplant Proc 2005;37:329–31.
12. Biguzas M, Jablonski P, Thomas AC, et al. Evaluation of UW solution in a rat kidney preservation model II. The effect of pharmacological additives. Transplantation 1990;49:1051–5.
13. Boggi U, Vistoli F, Del Chiaro M, et al. Pancreas preservation with University of Wisconsin and Celsior solutions: a single-centre,

prospective, randomized study. Transplantation 2004;77:1186–90.

14. Bond M, Pitt M, Akoh J, et al. The effectiveness and cost-effectiveness of methods of storing donated kidneys from deceased donors: a systematic review and economic model. Health Technol Assess 2009;13:iii–iv, xi-xiv, 1-156.

15. Bonventre JV, Cheung JY. Effects of metabolic acidosis on viability of cells exposed to anoxia. Am J Physiol 1985;249:C149–59.

16. Bos EM, Leuvenink HGD, van Goor H, et al. Kidney grafts from brain dead donors: inferior quality or opportunity for improvement? Kidney Int 2007;72:797–805.

17. Boudjema K, van Gulik T, Lindell SL, et al. Effect of oxidized and reduced glutathione in liver preservation. Transplantation 1990;50:948–51.

18. Brasile L, Green E, Haisch C. Warm ex vivo perfusion prevents reperfusion injury in warm ischemically damaged kidneys. Transplant Proc 1997;29:3422–3.

19. Brasile L, Stubenitsky BM, Booster MH, et al. Overcoming severe renal ischemia: the role of ex vivo warm perfusion. Transplantation 2002;73:897–901.

20. Bretschneider HJ. Myocardial protection. Thorac Cardiovasc Surg 1980;28:295–302.

21. Brockmann J, Reddy S, Coussios C, et al. Normothermic perfusion: a new paradigm for organ preservation. Ann Surg 2009;250:1–6.

22. Byrne AT, Johnson AH. Lipid peroxidation. In: Grace P, Mathie R, editors. Ischaemia-reperfusion injury. Oxford: Blackwell Science; 1999. p. 148–56.

23. Calne RY, Pegg DE, Brown FL. Renal preservation by ice cooling. An experimental study relating to kidney transplantation from cadavers. Br Med J 1963;2:651–5.

24. Candinas D, Largiader F, Binswanger U, et al. A novel dextran 40-based preservation solution. Transpl Int 1996;9:32–7.

25. Castaneda MP, Swiatecka-Urban A, Mitsnefes MM, et al. Activation of mitochondrial apoptotic pathways in human renal allografts after ischemia-reperfusion injury. Transplantation 2003;76:50–4.

26. Cavallari A, Cillo U, Nardo B, et al. A multicenter pilot prospective study comparing Celsior and University of Wisconsin preserving solutions for use in liver transplantation. Liver Transpl 2003;9:814–21.

27. Christen S, Peterhans E, Stocker R. Antioxidant activities of some tryptophan metabolites: possible implication for inflammatory diseases. Proc Natl Acad Sci U S A 1990;87:2506–10.

28. Collins GM, Bravo-Shugarman M, Terasaki P. Kidney preservation for transportation. Initial perfusion and 30 hours' ice storage. Lancet 1969;294:1219–22.

29. Cooper DK, Novitsky D, Wicomb WN. The pathophysiological effects of brain death on potential donor organs, with particular reference to the heart. Ann R Coll Surg Engl 1989;71:261–6.

30. Darby JM, Stein K, Grenvik A, et al. Approach to management of the heartbeating "brain dead" organ donor. JAMA 1989;261:2222–8.

31. De Boer J, De Meester J, Smits JMA, et al. Eurotransplant randomized multicenter kidney graft preservation study comparing HTK with UW and Euro-Collins. Transpl Int 1999;12:447–53.

32. Department of Health and Human Services. HRaSA, Healthcare Systems Bureau, Division of Transplantation. Organ Procurement and Transplantation Network (OPTN) and Scientific Registry of Transplant Recipients (SRTR). OPTN/SRTR 2010. Annual Data Report; 2010.

33. Domínguez-Gil B, Haase-Kromwijk B, Van Leiden H, et al. Current situation of donation after circulatory death in European countries. Transpl Int 2011;24:676–86.

34. Duval M, Plin C, Elimadi A, et al. Implication of mitochondrial dysfunction and cell death in cold preservation- warm reperfusion-induced hepatocyte injury. Can J Physiol Pharmacol 2006;84:547–54.

35. Erhard J, Lange R, Scherer R, et al. Comparison of histidine-tryptophan-ketoglutarate (HTK) solution versus University of Wisconsin (UW) solution for organ preservation in human liver transplantation. Transpl Int 1994;7:177–81.

36. Eugene M. Polyethyleneglycols and immunocamouflage of the cells tissues and organs for transplantation. Cell Mol Biol (Noisy-le-Grand) 2004;50:209–15.

37. Feksa LR, Latini A, Rech VC, et al. Promotion of oxidative stress by L-tryptophan in cerebral cortex of rats. Neurochem Int 2006;49:87–93.

38. Fieux F, Losser M-R, Bourgeois E, et al. Kidney retrieval after sudden out of hospital refractory cardiac arrest: a cohort of uncontrolled non heart beating donors. Crit Care 2009;13:R141.

39. Fondevila C, Hessheimer AJ, Maathuis M-HJ, et al. Superior preservation of DCD livers with continuous normothermic perfusion. Ann Surg 2011;254:1000–7.

40. Fondevila C, Hessheimer AJ, Ruiz A, et al. Liver transplant using donors after unexpected cardiac death: novel preservation protocol and acceptance criteria. Am J Transplant 2007;7:1849–55.

41. Fridell JA, Agarwal A, Milgrom ML, et al. Comparison of histidine-tryptophan-ketoglutarate solution and University of Wisconsin solution for organ preservation in clinical pancreas transplantation. Transplantation 2004;77:1304–6.

42. Gage F, Leeser DB, Porterfield NK, et al. Room temperature pulsatile perfusion of renal allografts with Lifor compared with hypothermic machine pump solution. Transplant Proc 2009;41:3571–4.

43. Goll DE, Thompson VF, Li H, et al. The calpain system. Physiol Rev 2003;83:731–801.

44. Gotoh K, Lu Z, Morita M, et al. Participation of autophagy in the initiation of graft dysfunction after rat liver transplantation. Autophagy 2009;5:351–60.

45. Grace P. Ischaemia-reperfusion injury. Oxford: Blackwell Science; 1999.

46. Gramm HJ, Meinhold H, Bickel U, et al. Acute endocrine failure after brain death? Transplantation 1992;54:851–7.

47. Harper S, Hosgood S, Kay M, et al. Leucocyte depletion improves renal function during reperfusion using an experimental isolated haemoperfused organ preservation system. Br J Surg 2006;93:623–9.

48. Hart NA, Leuvenink HGD, Ploeg RJ. New solutions in organ preservation. Transplant Rev 2002;16:131–41.

49. Hochachka PW, Mommsen TP. Protons and anaerobiosis. Science 1983;219:1391–7.

50. Hosgood SA, Bagul A, Kaushik M, et al. Application of nitric oxide and carbon monoxide in a model of renal preservation. Br J Surg 2008;95:1060–7.

51. Hosgood SA, Barlow AD, Yates PJ, et al. A pilot study assessing the feasibility of a short period of normothermic preservation in an experimental model of non heart beating donor kidneys. J Surg Res 2011;171:283–90.

52. Hosgood SA, Nicholson ML. First in man renal transplantation after ex vivo normothermic perfusion. Transplantation 2011;92:735–8.

53. Hosgood SA, Nicholson ML. Hydrogen sulphide ameliorates ischaemia–reperfusion injury in an experimental model of non-heart-beating donor kidney transplantation. Br J Surg 2010;97:202–9.

54. Hosgood SA, Nicholson ML. The first clinical series of normothermic perfusion in marginal donor kidney transplantation. In: 15th Annual Congress of the British Transplantation Society; Glasgow; 2012. p. 80.

55. Hosgood S, Nicholson ML. The role of perfluorocarbon in organ preservation. Transplantation 2010;89:1169–75.

56. Howard RJ, Schold JD, Cornell DL. A 10-year analysis of organ donation after cardiac death in the United States. Transplantation 2005;80:564–8.

57. Howlett TA, Keogh AM, Perry L, et al. Anterior and posterior pituitary function in brain-stem-dead donors. A possible role for hormonal replacement therapy. Transplantation 1989;47:828–34.

58. Huang H, Salahudeen AK. Cold induces catalytic iron release of cytochrome P-450 origin: a critical step in cold storage-induced renal injury. Am J Transplant 2002;2:631–9.

59. Itasaka H, Burns W, Wicomb WN, et al. Modification of rejection by polyethylene glycol in small bowel transplantation. Transplantation 1994;57:645–8.

60. Jamieson NV, Lindell S, Sundberg R, et al. An analysis of the components in UW solution using the isolated perfused rabbit liver. Transplantation 1988;46:512–6.

61. Jamieson NV, Sundberg R, Lindell S, et al. Preservation of the canine liver for 24–48 hours using simple cold storage with UW solution. Transplantation 1988;46:517–22.

62. Janssen H, Janssen PH, Broelsch CE. Celsior solution compared with University of Wisconsin solution (UW) and histidine-tryptophan-ketoglutarate solution (HTK) in the protection of human hepatocytes against ischemia-reperfusion injury. Transpl Int 2003;16:515–22.

63. Jochmans I, Moers C, Smits JM, et al. Machine perfusion versus cold storage for the preservation of kidneys donated after cardiac death: a multicenter, randomized, controlled trial. Ann Surg 2010;252:756–62.

64. Jochmans I, Moers C, Smits J, et al. The prognostic value of renal resistance during hypothermic machine perfusion of deceased donor kidneys. Am J Transplant 2011;11:2214–20.

65. Kauffman HM, Bennett LE, McBride MA, et al. The expanded donor. Transplant Rev 1997;11:165–90.

66. Kay MD, Hosgood SA, Bagul A, et al. Comparison of preservation solutions in an experimental model of organ cooling in kidney transplantation. Br J Surg 2009;96:1215–21.

67. Kohli V, Gao W, Camargo CA, et al. Calpain is a mediator of preservation-reperfusion injury in rat liver transplantation. Proc Natl Acad Sci U S A 1997;94:9354–9.

68. Kokkinos C, Antcliffe D, Nanidis T, et al. Outcome of kidney transplantation from nonheart-beating versus heart-beating cadaveric donors. Transplantation 2007;83:1193–9.

69. Koo DDH, Welsh KI, McLaren AJ, et al. Cadaver versus living donor kidneys: impact of donor factors on antigen induction before transplantation. Kidney Int 1999;56:1551–9.

70. Kootstra G, Daemen JH, Oomen AP. Categories of nonheartbeating donors. Transplant Proc 1995;27:2893–4.

71. Kosieradzki M, Kuczynska J, Piwowarska J, et al. Prognostic significance of free radicals: mediated injury occurring in the kidney donor. Transplantation 2003;75:1221–7.

72. Kuppusamy P, Zweier JL. Characterization of free radical generation by xanthine oxidase. Evidence for hydroxyl radical generation. J Biol Chem 1989;264:9880–4.

73. Lee C-Y, Tsai M-K, Ko W-J, et al. Expanding the donor pool: use of renal transplants from non-heart-beating donors supported with extracorporeal membrane oxygenation. Clin Transplant 2005;19:383–90.

74. Levy MN. Oxygen consumption and blood flow in the hypothermic, perfused kidney. Am J Physiol 1959;197:1111–4.

75. Lu Z, Dono K, Gotoh K, et al. Participation of autophagy in the degeneration process of rat hepatocytes after transplantation following prolonged cold preservation. Arch Histol Cytol 2005;68:71–80.

76. Magliocca JF, Magee JC, Rowe SA, et al. Extracorporeal support for organ donation after cardiac death effectively expands the donor pool. J Trauma 2005;58:1095–101, discussion 1101–2.

77. Manekeller S, Schuppius A, Stegemann J, et al. Role of perfusion medium, oxygen and rheology for endoplasmic reticulum stress-induced cell death after hypothermic machine preservation of the liver. Transpl Int 2008;21:169–77.

78. Marshall VC. Preservation by simple hypothermia. In: Collins G, Dubernard JM, Land W, et al., editors. Kidney transplantation. Dordrecht: Kluwer Academic; 1997. p. 115–29.

79. Marshall VC. Renal preservation. In: Morris PJ, editor. Kidney transplantation: principles and practice. 5th ed. Saunders; 2001. p. 113–34.

80. Matsuoka L, Shah T, Aswad S, et al. Pulsatile perfusion reduces the incidence of delayed graft function in expanded criteria donor Kidney Transplantation. Am J Transplant 2006;6:1473–8.

81. McAnullty JF, Reid TW, Waller KR, et al. Successful six-day kidney prservation using trophic factor supplemented media and simple cold storage. Am J Transplant 2002;2:712–8.

82. McCord JM. Oxygen-derived free radicals in postischemic tissue injury. N Engl J Med 1985;312:159–63.

83. Metzger RA, Delmonico FL, Feng S, et al. Expanded criteria donors for kidney transplantation. Am J Transplant 2003;3 (Suppl. 4):114–25.

84. Minor T, Koetting M, Kaiser G, et al. Hypothermic reconditioning by gaseous oxygen improves survival after liver transplantation in the pig. Am J Transplant 2011;11:2627–34.

85. Minor T, Manekeller S, Sioutis M, et al. Endoplasmic and vascular surface activation during organ preservation: refining upon the benefits of machine perfusion. Am J Transplant 2006;6:1355–66.

86. Moers C, Pirenne J, Paul A, et al. Machine perfusion or cold storage in deceased-donor kidney transplantation. N Engl J Med 2012;366:770–1.

87. Moers C, Smits JM, Maathuis MHJ, et al. Machine perfusion or cold storage in deceased-donor kidney transplantation. N Engl J Med 2009;360:7–19.

88. Moers C, Varnav OC, van Heurn E, et al. The value of machine perfusion perfusate biomarkers for predicting kidney transplant outcome. Transplantation 2010;90:966–73.

89. Morariu AM, vd Plaats A, v Oeveren W, et al. Hyperaggregating effect of hydroxyethyl starch components and University of Wisconsin solution on human red blood cells: a risk of impaired graft perfusion in organ procurement? Transplantation 2003;76:37–43.

90. Mühlbacher F, Langer F, Mittermayer C. Preservation solutions for transplantation. Transplant Proc 1999;31:2069–70.

91. Nagareda T, Kinoshita Y, Tanaka A, et al. Clinicopathology of kidneys from brain-dead patients treated with vasopressin and epinephrine. Kidney Int 1993;43:1363–70.

92. Nicholson ML, Metcalfe MS, White SA, et al. A comparison of the results of renal transplantation from non-heart-beating, conventional cadaveric, and living donors. Kidney Int 2000;58(6):2585–91.

93. Nijboer WN, Schuurs TA, van der Hoeven JAB, et al. Effects of brain death on stress and inflammatory response in the human donor kidney. Transplant Proc 2005;37:367–9.

94. Oberbauer R, Rohrmoser M, Regele H, et al. Apoptosis of tubular epithelial cells in donor kidney biopsies predicts early renal allograft function. J Am Soc Nephrol 1999;10:2006–13.

95. O'Callaghan JM, Knight SR, Morgan RD, et al. Preservation solutions for static cold storage of kidney allografts: a systematic review and meta-analysis. Am J Transplant 2012;12:896–906.

96. Ojo AO, Hanson JA, Meier-Kriesche H, et al. Survival in recipients of marginal cadaveric donor kidneys compared with other recipients and wait-listed transplant candidates. J Am Soc Nephrol 2001;12:589–97.

97. Opelz G, Dohler B. Multicenter analysis of kidney preservation. Transplantation 2007;83:247–53.

98. Pascual J, Zamora J, Pirsch J. A systematic review of kidney transplantation from expanded criteria donors. Am J Kidney Dis 2008;52:553–86.

99. Pedotti P, Cardillo M, Rigotti P, et al. A comparative prospective study of two available solutions for kidney and liver preservation. Transplantation 2004;77:1540–5.

100. Peralta C, Brenner C. Endoplasmic reticulum stress inhibition enhances liver tolerance to ischemia/reperfusion. Curr Med Chem 2011;18:2016–24.

101. Ploeg RJ, van Bockel JH, Langendijk PT, et al. Effect of preservation solution on results of cadaveric kidney transplantation. The European Multicentre Study Group. Lancet 1992;340:129–37.

102. Port FK, Bragg-Gresham JL, Metzger RA, et al. Donor characteristics associated with reduced graft survival: an approach to expanding the pool of kidney donors. Transplantation 2002;74:1281–6.

103. Pratschke J, Wilhelm MJ, Kusaka M, et al. Accelerated rejection of renal allografts from brain-dead donors. Ann Surg 2000;232:263–71.

104. Rauen U, Petrat F, Li T, et al. Hypothermia injury/cold-induced apoptosis – evidence of an increase in chelatable iron causing oxidative injury in spite of low O_2^--H_2O_2 formation. FASEB J 2000;14:1953–64.

105. Rauen U, Reuters I, Fuchs A, et al. Oxygen free radical mediated injury to cultured rat hepatocytes during cold incubation in preservation solutions. Hepatology 1997;26:351–7.

106. Regner KR, Nilakantan V, Ryan RP, et al. Protective effect of Lifor solution in experimental renal ischemia-reperfusion injury. J Surg Res 2010;164:e291–7.

107. Roels L, Coosemans W, Donck J, et al. Inferior outcome of cadaveric kidneys preserved for more than 24 hr in histidine-tryptophan-ketoglutarate solution. Leuven Collaborative Group for Transplantation. Transplantation 1998;66:1660–4.

108. Ross H, Marshall VC, Escott ML. 72-Hour canine kidney preservation using a new perfusate. Transplantation 1976;21:498.

109. Salahudeen AK. Cold ischemic injury of transplanted kidneys: new insights from experimental studies. Am J Physiol 2004;287:F181–7.

110. Salahudeen AK, Haider N, May W. Cold ischemia and the reduced long-term survival of cadaveric renal allografts. Kidney Int 2004;65:713–8.

111. Sanchez-Fructuoso AI, Prats D, Torrente J, et al. Renal transplantation from non-heart beating donors: a promising alternative to enlarge the donor pool. J Am Soc Nephrol 2000;11:350–8.

112. Schachter M, Foulds S. Free radicals and the xanthine oxidase pathway. In: Grace P, Mathie R, editors. Ischaemia-reperfusion injury. Oxford: Blackwell Science; 1999. p. 137–56.

113. Schold JD, Kaplan B, Howard RJ, et al. Are we frozen in time? Analysis of the utilization and efficacy of pulsatile perfusion in renal transplantation. Am J Transplant 2005;5:1681–8.

114. Simmonds HA, Goday A, Morris GS. Superoxide radicals, immunodeficiency and xanthine-oxidase activity – man is not a mouse. Clin Sci 1985;68:561–5.

115. Snoeijs MGJ, Schaubel DE, Hene R, et al. Kidneys from donors after cardiac death provide survival benefit. J Am Soc Nephrol

2010;21:1015–21.

116. Snoeijs MGJ, Winkens B, Heemskerk MBA, et al. Kidney transplantation from donors after cardiac death: a 25-year experience. Transplantation 2010;90:1106–12.

117. Southard JH, Belzer FO. Organ preservation. Annu Rev Med 1995;46:235–47.

118. Stratta RJ, Moore PS, Farney AC, et al. Influence of pulsatile perfusion preservation on outcomes in kidney transplantation from expanded criteria donors. J Am Coll Surg 2007;204:873–82, discussion 882–884.

119. Stubenitsky BM, Booster MH, Brasile L, et al. Exsanguinous metabolic support perfusion – a new strategy to improve graft function after kidney transplantation. Transplantation 2000;70:1254–8.

120. Sumimoto R, Jamieson NV, Kamada N. Examination of the role of the impermeants lactobionate and raffinose in a modified UW solution. Transplantation 1990;50:573–6.

121. Summers DM, Johnson RJ, Allen J, et al. Analysis of factors that affect outcome after transplantation of kidneys donated after cardiac death in the UK: a cohort study. Lancet 2010;376:1303–11.

122. t Hart NA, Van Der Plaats A, Leuvenink HGD, et al. Initial blood washout during organ procurement determines liver injury and function after preservation and reperfusion. Am J Transplant 2004;4:1836–44.

123. Topp SA, Upadhya GA, Strasberg SM. Cold preservation of isolated sinusoidal endothelial cells in MMP 9 knockout mice: effect on morphology and platelet adhesion. Liver Transpl 2004;10:1041–8.

124. Treckmann J, Moers C, Smits J, et al. Machine perfusion versus cold storage for preservation of kidneys from expanded criteria donors after brain death. Transpl Int 2011;24:548–54.

125. Turkmen K, Martin J, Akcay A, et al. Apoptosis and autophagy in cold preservation ischemia. Transplantation 2011;91:1192–7.

126. Upadhya GA, Strasberg SM. Glutathione, lactobionate, and histidine: cryptic inhibitors of matrix metalloproteinases contained in University of Wisconsin and histidine/tryptophan/ketoglutarate liver preservation solutions. Hepatology 2000;31:1115–22.

127. Valero R, Cabrer C, Oppenheimer F, et al. Normothermic recirculation reduces primary graft dysfunction of kidneys obtained from non-heart-beating donors. Transpl Int 2000;13:303–10.

128. van der Plaats A, t Hart NA, Morariu AM, et al. Effect of University of Wisconsin organ-preservation solution on haemorheology. Transpl Int 2004;17:227–33.

129. Wahlberg JA, Love R, Landegard L, et al. 72-hour preservation of the canine pancreas. Transplantation 1987;43:5–8.

130. Watson CJE, Wells AC, Roberts RJ, et al. Cold machine perfusion versus static cold storage of kidneys donated after cardiac death: a UK multicenter randomized controlled trial. Am J Transplant 2010;10:1991–9.

131. Weinberg JM, Davis JA, Abarzua M, et al. Cytoprotective effects of glycine and glutathione against hypoxic injury in renal tubules. J Clin Invest 1987;80:1446–54.

132. Wicomb WN, Hill JD, Avery J, et al. Optimal cardioplegia and 24-hour storage with simplified UW solution containing polyethylene glycol. Transplantation 1990;49:261–4.

133. Wijnen RMH, Linden CJ. Donor treatment after pronouncement of brain death: a neglected intensive care problem. Transpl Int 1991;4:186–90.

134. Wyllie S, Seu P, Gao FQ, et al. Deregulation of iron homeostasis and cold-preservation injury to rat liver stored in University of Wisconsin solution. Liver Transpl 2003;9:401–10.

135. Yang B, Hosgood SA, Bagul A, et al. Erythropoietin regulates apoptosis, inflammation and tissue remodelling via caspase-3 and IL-1β in isolated hemoperfused kidneys. Eur J Pharmacol 2011;660:420–30.

136. Zheng TL, Lanza RP, Soon-Shiong P. Prolonged pancreas preservation using a simplified UW solution containing polyethylene glycol. Transplantation 1991;51:63–6.

137. O'Callaghan JM, Morgan RD, Knight SR et al. Systematic review and meta-analysis of hypothermic machine perfusion versus static cold storage of kidney allografts on transplant outcomes. Br J Surg 2013;100:991–1001.

第 10 章

肾移植的组织相容性

Susan V. Fuggle · Craig J. Taylor

本章大纲

历史背景

早在 20 世纪 60 年代,临床肾移植的先行者们认识到免疫机制会对同种异体移植物产生排斥作用,由此对组织相容性的研究应运而生。在 1961 年,首次将 6-巯基嘌呤引入化学免疫抑制,之后又引入了硫唑嘌呤和类固醇,能够确保中短期移植成功,但是仍有 40%~50%的死亡供体移植物会出现即刻或早期失败,其原因在于移植后第一年出现了不可逆转的排斥反应,之后成为移植肾功能下降的原因。这些早期的经验严重限制了人类异体移植的成功,并促进了对移植组织相容性的研究,在随后的 40 年中,产生了组织相容性和免疫遗传学两个学科。

Jean Dausset、Rose Payne 和 Jon van Rood 在 1958 年和随后的几年中发现了第一种人类白细胞抗原(HLA)[107]。在按下来的几年中,使用来自多胎妇女和多次输血后患者血清中的抗体对更多的 HLA 进行表征。现已证实,这类抗体也存在于同种异体移植排斥后的患者体内[74],而且在肾移植之前即存在于受体血清中的抗体可通过白细胞聚集或细胞毒性反应与供体淋巴细胞发生反应,经证实与超急性排斥反应(HAR)有关[52,119]。HLA 会被快速识别为相当于人类的主要组织相容性复合物(MHC),这种物质之前曾见于近交啮齿动物体内,其产物可控制自身和外来抗原的识别[40]。

HLA 系统

编码于 6 号染色体短臂上的 HLA 系统是人类基因组研究最为深入的领域。该区域跨度超过 4 000 000 碱基对,包括 250 多个表达基因,使其成为迄今为止基因最密集的表达区域[44]。其中与移植临床医师和免疫学家相关的是,这些基因中大约有 28% 为具有免疫相关功能的编码蛋白。

HLA 在免疫识别中具有核心作用,可防御外来病原体和肿瘤细胞,通过以自身 HLA 限制性 T 淋巴细胞识别短蛋白片段(肽)的形式呈递自身和外源抗原所介导的 T 细胞信号的传导(参见第 1 章)。在自身 HLA 存在的情况下对非自身肽加以识别(即改变自身)是 T 细胞抗原受体的一项功能,可引起强大的免疫应答。HLA

的广泛多态性已经演变成能够与入侵并定植于人体的大量潜在致病微生物进行有效的肽结合。因此,发展并保持多样性的进化压力会随时间和地域而变化。HLA会根据地域和种族群体不同而不同,其表型在世界各地人群中均有不同。

HLA 基因及其产物

HLA 系统是一个由超过 10 个基因位点组成的复合多基因家族。HLA 型基因主要在母体和父体单倍型上遗传,并作为单一孟德尔性状进行传播(图 10-1);因此个体可在每个基因位点处表达两个等位基因。编码 HLA 的基因及其对应的糖蛋白产物根据其生化特

性和功能特性可分为两类:Ⅰ类 HLA 和Ⅱ类 HLA。

Ⅰ类 HLA

Ⅰ类 HLA 基因在 6 号染色体的 6p21.3 区域端粒末端跨越 2 000 000 碱基对。该区域可编码经典移植抗原(HLA-A、HLA-B 和 HLA-C),这类抗原几乎能在所有的有核细胞上进行表达[19]。Ⅰ类 HLA 基因位点的基因可编码与质膜中的细胞内肽相关的 44 kD 重链(图 10-2)。三级结构通过与一种在染色体 15 上编码的非多形 12 kD 蛋白——β_2 微球蛋白形成非共价键稳定在细胞表面上。这种重链含有三个胞外免疫球蛋白样结构域(α_1、α_2、α_3)。一个疏水跨膜区以及一个胞质尾区。

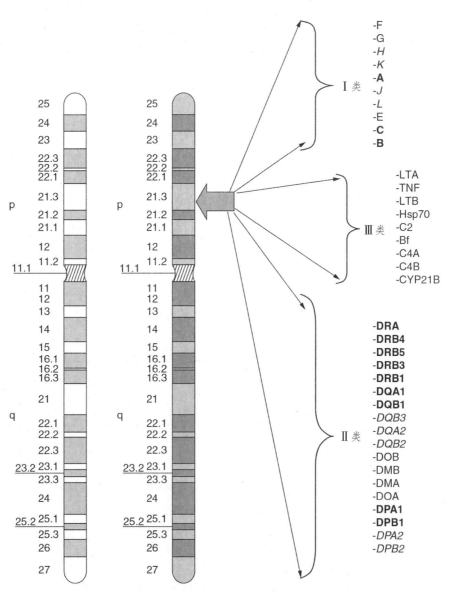

图 10-1 染色体 6 上的人类白细胞抗原(HLA)区域的基因组结构。HLA 抗原以母体和父体染色体的单倍体显性遗传。斜体字代表假基因。正常字体代表"非典型"HLA 基因,对于临床实质器官移植无已知作用。粗体字代表可编码 HLA 产物的基因,对于实质器官移植具有临床意义。

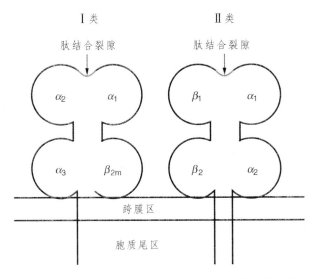

图 10-2　Ⅰ类和Ⅱ类人体白细胞抗原（HLA）的域结构示意图。

细胞膜远端的两个细胞外结构域（α_1 和 α_2）具有高度多形性，折叠形成肽结合裂隙，由 8 条链组成，形成由两个 α 螺旋覆盖的一个反平行 β 折叠片（图 10-3）。该裂隙可容纳 8~10 个氨基酸长度的肽，其主要来源为存在于细胞质内的内源性蛋白质。氨基酸多态性的主要领域位于裂隙的侧面和底部，从而控制 HLA 分子的肽结合谱。相比之下，α_3 域（细胞膜近端）则高度保留，并且作为在 T 淋巴细胞上表达的 CD8 配体。这

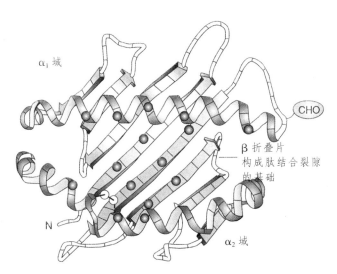

图 10-3　一类人体白细胞抗原（HLA）肽结合裂隙的带状图。肽结合裂隙由覆盖在 β 折叠片上的两个 α 螺旋蛋白链（α_1 和 α_2）所组成。方框代表组成蛋白结构的氨基酸位点，作为 HLA 多形态的一个示例，圆点表示区分两种 HLA-A 特异性（HLA-A1 和 HLA-A2）的氨基酸残基，它们构成了肽结合裂隙（因此可控制抗原显示的肽结合全部功能）以及朝向 T 细胞受体的外侧面（因此可控制 T 细胞特异性的自我限制或同种异体反应）的底部和边侧。

种相互作用能够赋予Ⅰ类 HLA 对 CD8 阳性的 T 淋巴细胞产生限制，这类细胞是产生细胞毒性的主要原因，并且是对细胞内病原体如病毒形成细胞免疫的基础。

还有其他Ⅰ类基因座，已具备一些表达和功能相关信息（表 10-1）。HLA-H、-J、-K 和 -L 为假基因，HLA-N、-P、-S、-T、-U、-V、-W、-X、-Y 和 -Z 为不能转录或转译的基因片段。HLA-G 在胎盘滋养层细胞上表达，可能涉及胎儿-母体的发育。HLA-E、-F 和 -G 具有有限的多态性，已知可作为自然杀伤（NK）细胞抑制受体的配体（例如 CD94）。在某些异种移植实验模型和骨髓移植（其中 NK 细胞参与排斥过程）中，这些基因座经证实可能比较重要，但是它们在实质器官移植中的临床相关性尚未得到确定。但是，这些分子对永久性病毒如巨细胞病毒的先天免疫作用正在突显，而且有可能证实它们在移植后的病毒防御中具有重要作用。

Ⅱ类 HLA

Ⅱ类 HLA 域包括三种主要基因座：HLA-DR、-DQ 和 -DP。糖蛋白产物是由分子量约为 33 kD 和 28 kD 的相关 α 和 β 链非共价结合而成的异质二聚体。两条链均包括两个细胞外免疫球蛋白样结构域——跨膜区和胞质尾区（图 10-2）。膜远端结构域 α_1 和 α_2 形成类似于Ⅰ类 HLA 的肽结合裂隙，但刚性较差，可容纳 10~20 个氨基酸长度的肽，这种肽主要来自摄入（细胞内吞或吞噬）胞外（外源）蛋白。HLA-DR、-DQ 和 -DP 的一个结构域具有高度多态性，可控制肽结合谱。它们在具有免疫功能的细胞上形成组成型表达，例如 B 淋巴细胞、活化的 T 淋巴细胞和抗原呈递细胞（单核细胞，巨噬细胞和树突状细胞）。可以通过细胞因子如 γ-干扰素和肿瘤坏死因子-α 在炎症反应（包括同种异体移植排斥）过程中将大多数细胞类型诱导为Ⅱ类 HLA 表达[19,35,36]。保存膜近端结构域与具备辅助/诱导功能的 T 淋巴细胞上的 CD4 相结合，从而具有Ⅱ类 HLA 限制，并对可传播的病原体如细菌形成细胞和体液免疫基础。

HLA 的多态性和命名法。 HLA 多态性的早期研究采用了相对粗略的同种异体抗血清法，只能区分有限数量的抗原。近半个世纪以后，这些简易技术已经通过分子方法日臻完善，这类方法能够在 DNA 序列水平上解决 HLA 变体问题，并且能够识别出血清学无法区分的单个氨基酸的多态性。例如，目前有 19 种 HLA-

表 10-1　人体白细胞抗原(HLA)基因及其产物

名称	分子特征
HLA-A	Ⅰ类 α 链
HLA-B	Ⅰ类 α 链
HLA-C	Ⅰ类 α 链
HLA-E	与Ⅰ类 6.2 kB Hind Ⅲ 片段有关
HLA-F	与Ⅰ类 5.4 kB Hind Ⅲ 片段有关
HLA-G	与Ⅰ类 6.0 kB Hind Ⅲ 片段有关
HLA-H	Ⅰ类假基因
HLA-J	Ⅰ类假基因
HLA-K	Ⅰ类假基因
HLA-L	Ⅰ类假基因
HLA-N	Ⅰ类基因片段
HLA-P	Ⅰ类基因片段
HLA-S	Ⅰ类基因片段
HLA-T	Ⅰ类基因片段
HLA-U	Ⅰ类基因片段
HLA-V	Ⅰ类基因片段
HLA-W	Ⅰ类基因片段
HLA-X	Ⅰ类基因片段
HLA-Y	Ⅰ类基因片段
HLA-Z	Ⅰ类基因片段(位于Ⅱ类 HLA 区域)
HLA-DRA	DR α 链
HLA-DRB1	决定 DR1~DR18 特异性的 DR β_1 链
HLA-DRB2	序列类似于 DR β 的假基因
HLA-DRB3	DR β 链决定单倍型 DR17、DR18、DR11、DR12、DR13 和 DR14 上发现的 DR52
HLA-DRB4	DR β 链决定单倍型 DR4、DR7 和 DR9 上发现的 DR53
HLA-DRB5	DR β 链决定单倍型 DR15 和 DR16 上发现的 DR51
HLA-DRB6	单倍型 DR1、DR2 和 DR10 上发现的 DRB 假基因
HLA-DRB7	单倍型 DR4、DR7 和 DR9 上发现的 DRB 假基因
HLA-DRB8	单倍型 DR4、DR7 和 DR9 上发现的 DRB 假基因
HLA-DRB9	可能在所有单倍型上发现的 DRB 假基因
HLA-DQA1	DQ α 链
HLA-DQB1	DQ β 链决定 DQ1~DQ9 的特异性
HLA-DQA2	DQ α 链相关序列，其表达未知
HLA-DQB2	DQ β 链相关序列，其表达未知
HLA-DQB3	DQ β 链相关序列，其表达未知
HLA-DOA	DO α 链
HLA-DOB	DO β 链
HLA-DMA	DM α 链
HLA-DMB	DM β 链
HLA-DPA1	DP α 链
HLA-DPB1	DP β 链
HLA-DPA2	DP α 链相关假基因
HLA-DPB2	DP β 链相关假基因
HLA-DPA3	DP α 链相关假基因

DR 特异体可通过血清学方法加以定义，而相比之下，使用基于 DNA 的分型方法可检测到一千多个序列变体(等位基因)。已识别的新定义等位基因的数量仍在迅速增加，目前已经超出了早先研究者们的最高期望值。

随着 HLA 区域的复杂性日益增加，研究者已开发出一种命名系统，可准确地指定 HLA 基因座及其等位基因[64]。该命名系统包括 HLA 基因及其产物已解决的方法(血清学、生物化学和 DNA 测序)和水平。该命名法较为复杂，对于非专业人士来说可能会比较困惑。

HLA 分型法的分辨率。 基于血清学的 HLA 分型法可利用与细胞表面 HLA 糖蛋白的三级表位相结合的同种异构体和单克隆抗体。在 HLA 特异体之间存在高度的序列同源性，相同的氨基酸序列基序(表位)通常可在抗原组之间共享[2,23,65]。

根据 HLA 分型方法，移植供体和受体之间的 HLA 相容程度可在多个不同的分辨率水平上加以考虑(表 10-2)。其中包括根据高分辨率 DNA 序列方法(等位基

表 10-2　人类白细胞抗原(HLA)分型方法的分辨率及其在肾移植中的应用

HLA 分型	分辨率方法
HLA 等位基因匹配	高分辨率 DNA 根据序列分型 *
分离 HLA 特异性匹配	血清学和低分辨率(通用)DNA 分型 †
广泛 HLA 特异性匹配	血清学和低分辨率(通用)DNA 分型
HLA-B、-DR 匹配	血清学和低分辨率(通用)DNA 分型
抗原表位匹配	血清学定义的交叉反应组 血清学定义的基序/决定簇 单个氨基酸残基 线性肽和构象表位 父型抗原匹配 三重氨基酸错配 (HLA 匹配标志)

* 高分辨率 DNA 分型可以转化为低分辨率血清学等价物(等位基因家族)。

† 通过聚合酶链反应进行的低分辨率 HLA 分型可利用 DNA 引物，这种物质设计用于鉴定血清学水平的多态性。

Adapted from Taylor CJ, Dyer PA. Maximising the benefits of HLA matching for renal transplantation; alleles, specificities, CREGs, epitopes or residues? Transplantation 1999;68:1093–1094.

因匹配)检测到的单个氨基酸差异到血清学定义的表位匹配。供体和受体 HLA 相容性在各个水平上的影响已在死亡供体肾移植中加以考虑[100]。尽管无关的骨髓移植与移植物抗宿主病无明显联系,但高分辨率等位基因匹配在肾移植中的作用尚未确定。然而,有报道证实血清学定义的氨基酸、表位和特异性的匹配有利于移植结果[53,96,112,121]。

WHO 对 HLA 的命名法。 HLA 基因及其多态性产物现已被表征和克隆,并已通过下述原则得以正式命名。该基因以字母 HLA 为前缀,后缀为基因座或区域,例如 HLA-A、HLA-B 或 HLA-D。其中 HLA-D 区域包括几个亚区,分别为 HLA-DR、-DQ、-DP、-DO 和 -DM(图 10-1)。之后是字母 A 或 B,分别定义该亚区 α 和 β 链基因产物的编码基因(例如,DRβ 链蛋白质产物的 HLA-DRB 基因编码)。当一个亚区内有多个 A 或 B 基因时,会给出相应的数字(如 HLA-DRB1;参见图 10-1 和表 10-1)。

世界卫生组织(WHO)于 2010 年启动了一套新的命名系统,以适应所发现的 HLA 等位基因数量的不断增加[64]。在这个系统中,每个等位基因由最多 4 个数字组成唯一标识,通过冒号(称为字段)加以分隔,以星号(*)为前缀。第一个字段中的数字通常与血清学特异性相关,例如 HLA-B*27 与血清学特异性 HLA-B27 相关。但是,对于大多数血清学定义的抗原,在 DNA 和氨基酸序列水平上还有能够检测到的进一步的多态性。第二个字段表示亚型,以等位基因的发现顺序列出。在该级别不同数目的等位基因具有能够改变氨基酸序列的核苷酸取代基,例如 HLA-B*27:01、HLA-B*27:02 等等。第三个字段表示在该编码区域内的同义取代基(即所表达蛋白质的氨基酸序列没有变化)。第四个字段表示非编码区域中的多态体。

一些等位基因或基因含有可防止细胞表面正常抗原表达的序列缺陷。未表达的等位基因(无效等位基因)使用后缀"N"表示(例如 HLA-DRB4 * 01:03:01 N),而低表达的等位基因或可溶性(分泌)等位基因分别以后缀"L"或"S"表示。后缀"C"表示蛋白质在细胞质内而非细胞表面上检测到,"A"表示异常表达,即怀疑蛋白质是否得以表达,而"Q"则表示可疑表达,其中既定突变以前曾影响过表达,但是对于特定等位基因尚未确认其表达水平。

HLA-DR 和 HLA-DPα 链的多态性较少(DRA 为双向),因此 HLA-DRB1 或 -DPB1 等位基因(其编码决定 β 链上存在的主要多态性氨基酸决定簇)通常单独注释。相比之下,HLA-DQα 和 β 链均为多态性。为准确描述其中一种等位基因,可能需要同时定义 A 和 B 等位基因(例如 HLA-DQA1*01:01 和 DQB1*05:01)。虽然 A 和 B 基因对 α 和 β 链蛋白产物优先相关,但也有可能会形成新的杂合分子。关于公认的 HLA 基因及其表达产物的完整列表可在 www.bmdw.org (全球骨髓捐献者;HLA 信息)上找到。

扩增 HLA 单倍型。 HLA 区域显示出强烈的连锁不平衡,其中某些 HLA 等位基因作为保留的 HLA 单倍型一起遗传。因此,涉及 HLA-A、-B、-C、-DR 和 -DQ 的扩增 HLA 单倍型通常可在种族内和种族间同时存在。这样一来大大提高了定位 HLA 相匹配的无关供体的概率,因为常见的 HLA 单倍型在某一群体内会经常出现(例如 HLA-A*01:01,-B*08:01,-C*07:01,-DRB1*03:01,-DRB3*01:01,-DQA1*05:01,-DQB1*02:01)[98]。由于 -DQ 和 -DP 之间的重组"热点",HLA-DQ 只有相对较弱的着丝粒连接。

HLA 相关网站

关于 HLA 系统的信息正在迅速扩增,诸如此类的文章在即将印刷时即已过期。但是还有许多网站会定期更新有用的链接。这些网站为普通读者和专业人士提供关于 HLA 基因、命名、多态性、DNA 和氨基酸序列的当代文章和相关信息:

www.anthonynolan.org.uk

www.ashi-hla.org/index.htm

www.bmdw.org

www.bshi.org.uk

www.efiweb.org

www.sanger.ac.uk.

HLA 匹配

近 40 年前,人们发现供体和受体之间的 HLA 匹配与较好的移植体和患者生存率有关[67,74,83,111,113]。一类 HLA-A 和 B 抗原的匹配会影响移植体的存活情况,但以二类 HLA-DR 抗原的匹配影响最大[113,114]。多年来,HLA 匹配所赋予的移植物生存率整体得到提高,但生存优势有所下降[13,67]。整体提高可归因于某些因素,但其中最大的一项影响是免疫抑制功效的改进。这一特点在当前的移植生存情况比较中得到了明确证实,患者组分别接受了硫唑嘌呤和泼尼松龙,环孢素和泼尼松龙以及三联治疗(环孢素、硫唑嘌呤和泼尼松龙),其1年移植生存率分别为65%、69%和81%的[105]。这项分析中发现HLA-DR的相容性对移植后临床病程仍然具有显著影响,HLA-DR不匹配移植物的排斥率增加,免疫抑制药物的使用增加了社会经济负担,住院时间越长,患者在3个月后的肌酐水平越高[97]。

HLA匹配的有益影响还可在大数据集和国家及国际数据库的分析中得到体现[13,58,77]。在实体器官移植中,经报道HLA匹配的影响通常基于HLA-A、B和-DR基因座的匹配,但是关于匹配的定义可根据是否仅考虑血清学同水平的特异性或同时考虑相关表位而有所不同。有报道指出,氨基酸序列水平的匹配和HLA表位的匹配会有额外好处[24,56,77]。虽然已经分析过匹配其他HLA基因座的作用,但由于连锁不平衡,很难证实其具有独立效果。有各类报道宣称HLA-DQ的匹配对移植预后具有良好效果[117]或没有影响[10,30]。注册表分析显示,HLA-DPB的匹配对再移植的存活率有影响,而非首次移植[75]。近期一项报告显示,这种效果源自某些免疫原性的HLA-DPB表位匹配[57]。

在分析HLA对移植结果的影响时,重要的是需考虑对结果具有明显影响的其他已知因素。1986—1993年间在英国进行了一项移植队列研究,其中在对原发性死亡供体移植结果的影响因素进行严格多变量分析时,发现移植年份、供体和受体年龄、移植等待时间、受体是否患有糖尿病、供体死亡原因、肾脏交换情况、冷缺血时间以及HLA的错配均会影响患者在移植后的存活情况(功能衰竭导致的死亡)。最佳的移植存活情况是HLA-A、-B和-DR均未出现错配(000级错配)。其他良好匹配的移植物,称为有利匹配的移植物,在HLA-DR(110,100,010级错配)处存在错配时,最多出现一个HLA-A和一个HLA-B抗原错配,要比其他所有匹配等级的移植具有更明显的存活率[73]。对影响这些移植长期效果的因素进行分析表明,对于移植术后6年的患者,只有供体年龄偏大和糖尿病对存活率有明显不利影响。

近期,针对1995—2001年间在英国实施过移植术的患者进行了一项队列研究,考察了HLA错配对首次死亡供体移植效果的影响。由于分配政策的影响,近期移植的匹配度要明显好于之前分析的队列(1986—1993年),其中46%的移植物为0-R不匹配,

10%为2-DR不匹配,而在1995—2001年的队列中,60%为0-DR不匹配,仅有3%为2-DR不匹配。在多变量分析中,HLA-A错配没有影响,但是2个HLA-B错配具有明显影响且对HLA-DR处的错配具有增量效应(图10-4)[47,48]。

协作性移植研究近期出版了一些刊物,揭示了HLA-DR不匹配与高发性骨质疏松症、髋骨骨折、住院感染率升高以及移植后前3年感染所致高死亡率的相关性[78-80]。这些关联性的原因可能在于处理HLA不良匹配移植物时使用较高水平的免疫抑制剂。

HLA特异性同种致敏作用

敏化作用途径

由于输血、怀孕或之前的器官移植,个体可能会对HLA同种异体抗原产生敏感。而移植HLA不良匹配的肾脏可能会导致对不良匹配供体的HLA产生同种致敏。大约有20%的孕妇会对父系遗传的胚胎HLA抗原产生HLA特异性抗体。红细胞生成素用于治疗贫血患者降低了肾脏患者对输血的需求,从而降低了该途径致敏的患者数量。可以预期使用白血病血液可能会防止同种致敏作用,但有证据表明事实并非如此[118]。此外,在没有这类典型致敏接触途径的患者中也可以检测到HLA特异性抗体。这些特发性(天然)HLA特异性抗体可能是由于和感染因子产生交叉反应所引起的,在某些情况下,这些感染因子会与变性HLA蛋白上所表达的特异性抗原表位发生反应,但在其天然HLA蛋白上却不存在这些表位[12]。但是,这种抗体不会与细胞检测所用的天然抗原发生反应,因此被认为对移植肾无害[27,72,82]。

抗体检测与特异性定义

在过去的十年中,用于检测和表征HLA特异性抗体的新技术已经能够精确定义血清样品中的复合性抗体种群,并全面阐明患者的致敏概况。下面简要介绍可用的技术。

补体依赖性细胞毒性

补体依赖性细胞毒性(CDC)是用于HLA抗体检测和交叉匹配检验的第一种常规技术(图10-5)。这项检测使用淋巴靶细胞检测加入兔补体后患者血清中存在的补体结合IgG和IgM抗体。使用二硫苏糖醇

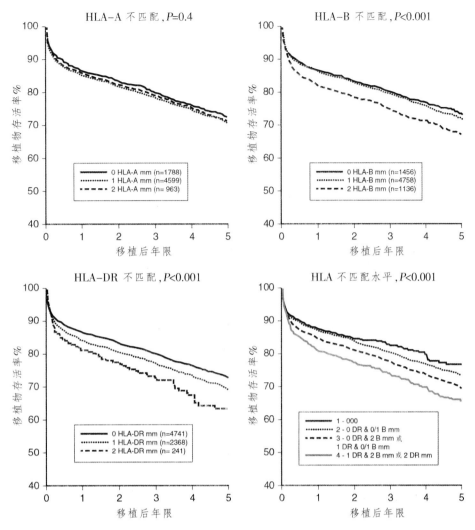

图 10-4　人类白细胞抗原（HLA）-A、-B 和 -DR 不匹配对移植 5 年后存活率的影响。(Reproduced from Johnson RJ, Fuggle SV, O Neill J, et al. Factors influencing outcome after deceased heartbeating donor kidney transplantation in the UK: an evidence base for a new national kidney allocation policy. Transplantation 2010; 89: 379.)

（DTT）抗体可将 IgM 抗体与 IgG 抗体分化。DTT 可降低 IgM 五聚体中的二硫键，从而使 IgM 引起的反应呈阴性。淋巴细胞板检测所用的血清样品可以随机选择，也可替代选择，代表潜在供体群中的 HLA 类型谱。这项技术可用于有限的抗体特异性定义，但其结果通常以检测板上已经反应的样品所占百分比表示（%检测板反应的抗体：%PRA）。该术语的价值有限，目前已不提倡其应用，原因在于 %PRA 完全取决于所用检测板的组成成分。如果患者具有单个特异性抗体，其特异性在群体中较为常见，而且使用了随机选择的检测板，那么其 %PRA 将会很高，但是如果仔细选择检测板，将不常见和常见的特异性均包括在内，那么相同抗体的 %PRA 值可能会较低。另外，也不能在检测板或实验室之间比较 %PRA 值。

CDC 技术还有其他一些限制。仅能检测到补体结合抗体，而且该技术的灵敏度取决于存活的靶细胞和所用特定批次的兔补体。HLA 和非 HLA 抗体均能检测到。尽管使用 DTT 可以区分 IgM 与 IgG 抗体，但这并不能表示抗体的特异性，潜在临床相关性较弱的 IgG HLA 特异性抗体也有可能在患者血清加入 DTT 后呈阴性，并且无法区分 IgM HLA 特异性抗体产生的反应性与 IgM 自身反应性抗体所产生的反应性。但是，自身抗体通常会与 B 细胞慢性淋巴细胞白血病（CLL）患者的淋巴细胞发生很弱的反应甚至不发生反应，因此检测时包括这些细胞有助于描述患者的抗体谱[115]。或者，在筛选同种异体反应之前，使用自体细胞预吸收血清样品，除去自身反应性抗体。

目前，有多种方法可提高 CDC 检测的敏感性。其

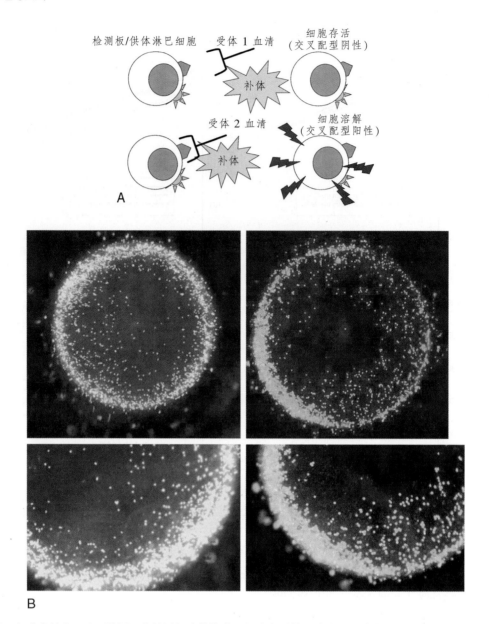

图 10-5 (A)淋巴细胞毒性交叉配型检测。将检测板或供体淋巴细胞与受体血清在微量滴定板(Terasaki)托盘上的孔中进行培养,然后加入兔补体。在第二个培养期结束后,加入生物染色剂(例如吖啶橙和溴化乙啶),并使用荧光(紫外)显微镜观察板孔,确定细胞活力。(B)淋巴细胞毒性(补体依赖性细胞毒性,CDC)交配配型结果。左图:活的淋巴细胞摄取吖啶橙,显示为橙黄色(交叉配型阴性)。右图:溶解的细胞(抗体结合和补体激活引起淋巴细胞膜出现孔洞)摄取溴化乙啶,呈现棕色(交叉配型阳性)。

中包括增加培养时间,提高洗涤(Amos)技术,并用抗人球蛋白(AHG)进行增强。在 Amos 技术中,添加兔补体之前,将未结合的抗体从细胞悬液中洗掉,从而去除血清中的抗补体因子。在 AHG 增强的 CDC 检测中,加入补体之前,将抗 κ 轻链加入洗后的细胞中。这项技术将洗涤步骤优先于 IgG 抗体检测,原因在于低亲和力 IgM 抗体在洗涤过程中会与检测板脱离。

HLA 特异性抗体的固相检测与规范

酶联免疫吸附检测(ELISA)。ELISA 的靶标是涂覆在塑料上的可溶性 HLA 蛋白,这项技术又称为固相检测(图 10-6)。由于这项检测并不依赖于活细胞,且仅能检测到 HLA 特异性抗体,因此这些市售的试剂盒要比 CDC 具有即时优势。ELISA 的整体敏感性大于 CDC。常规使用的 ELISA 共有两种不同类型———一种是在预筛选患者血清样品时检测是否存在 HLA 特异性抗体,另一种是用于检测具体的抗体类型。已证实这类检测对 IgG 抗体的检测颇为可靠,但是对 IgM 的检测不太可靠,有可能是因为所采取的洗涤步骤以及 IgM 抗体较低的亲和力。

流式细胞术。抗体筛选中流式细胞术的最初用途是检测抗体是否存在。

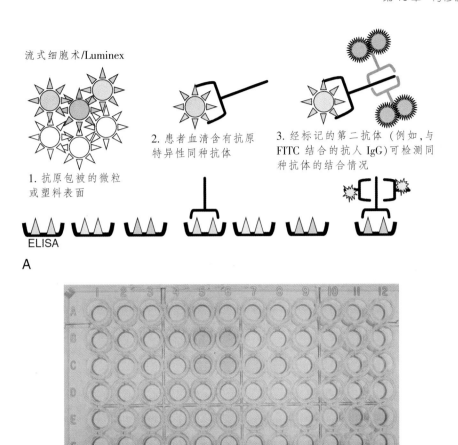

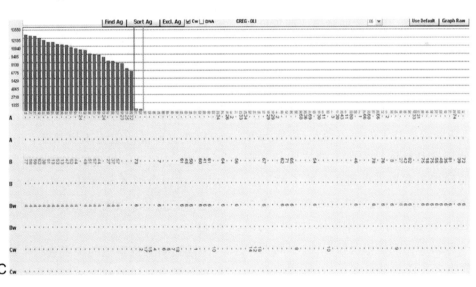

图 10-6　(A)采用固相结合检测[酶联免疫吸附检测(ELISA)和流式细胞术/Luminex]的抗体筛选示意图: 1. 将包被在固相(微量滴定盘(ELISA)或微粒(流式细胞术/Luminex)上的纯化后人白细胞抗原(HLA)蛋白(合并的 HLA 特异性或单一抗原特异性)与患者血清一起培养。2. HLA 特异性抗体与抗原包被的固相相结合,而非特异性抗体会被洗掉。3. 使用结合后[例如碱性磷酸酶(ELISA)或异硫氰酸荧光素(FITC:流式细胞术/Luminex)]抗人 IgC 的第二抗体可检测与抗原包被的固相结合后的 IgG HLA 特异性抗体,并可通过比色分析(ELISA;例如使用磷酸对硝基苯酯)或荧光信号(激光激发后的流式细胞术/Luminex)测得。(B)通过 ELISA 筛选 HLA 特异性抗体的示例。微量滴定盘中每个孔的塑料表面包被有合并后的 HLA 特异性。通过比色分析可定量检测含有 IgG HLA 特异性抗体的患者血清(棕色表示阳性结果)。(C)使用 Luminex 单抗原球珠确定 HLA 特异性抗体类型的一个示例,说明与某些 HLA-B 抗原和 HLA-A、23、24、25、32 抗原上存在的常见 HLA 表位(HLA-Bw4)相结合。(扫码看彩图)

目前所用的细胞池已涵盖最常见的 HLA 特异性，其中包括来自 B-CLL 患者的 HLA 型靶细胞[43]、类淋巴母细胞系[42,60]或外周血液淋巴细胞[91]。流式细胞术比 CDC 更敏感，主要用于检测 IgG 抗体。这项检测的优势在于不会检测到 IgM 自身反应性抗体。但是该方法可以检测到 IgG 自身反应性抗体，虽然这种情况并不常见。

最近，随着 Luminex 平台所用抗原包被的聚苯乙烯微珠的开发，用于抗体筛选的 ELISA 和基于细胞的常规流式细胞术检测已经被更高级的抗体检测和定型的商业产品所替代（图 10-6）。将微球负载两种不同比例的荧光染料，使用专用的双激光流式细胞仪（Luminex 平台）可分化多达 100 个不同珠粒群体。将每个小珠群体包被带有多个或单个一类或二类 HLA 等位基因的纯化蛋白分子，可全面检测并定性 HLA-A、-B、-C 和 -DR、-DQ 以及 -DP-特异性抗体。将包被抗原的球珠与患者血清一起培养，借助荧光标记的 AHG 抗体即可检测 HLA 特异性抗体的结合情况。Luminex 单抗原球珠（SAB）的高超特异性能够同时在患者血清中快速分辨多重抗体群体，并且首次准确评估了高致敏患者的复合抗体谱（HSP）[37,72]。尽管市售用于 Luminex 的 HLA 特异性抗体检测和规范试剂盒目前仅被许可作为定性使用，但半定量读数（平均荧光强度）已被用于显示抗体水平，用以帮助移植前的免疫风险评估，对供体特异性抗体（DSA）实现移植后实时监控，以支持对抗体介导排斥反应的诊断和反应[102]。这类检测要比 CDC 更为敏感，主要检测 IgG，而且也可经修饰用以检测 IgM51 和 C1q/C4a 补体结合的抗体[15,93]。许多实验室正在迅速获得该技术的使用经验，尽管与常规方法相比，使用这种敏感技术鉴定的抗体与其临床相关性之间的确切关系尚未得到充分的了解[5]。

抗体筛选策略 抗体筛选策略旨在确定患者是否已经形成了 HLA 特异性同种异体抗体，如果是，则确定抗体水平、免疫球蛋白类别以及特异性。其检测结果有助于为每名患者生成一份可接受的（抗体阴性或抗体水平低于预定阈值）和不可接受的（抗体阳性）供体 HLA 错配列表，用于指导器官分配和适当（抗体相容性）供体-受体配对的选择。所有与肾移植相关的实验室都有抗体筛选策略，但所用方法和技术可能会不尽相同。由于很多患者不会出现致敏，所以一种常见的策略是先用致敏方法筛选样品，以检测是否存在 HLA 特异性抗体，然后进行进一步的检测和分析，以确定抗体在阳性样品中的特异性。为能有效地进行抗体筛选，应从移植等候名单上的患者中定期获取血清样本，以提供抗体特异性方面的历史评价和最新评估（最近 3 个月内）。关于潜在致敏事件在性质和时间方面的信息对于患者的敏化曲线十分重要。如果出现了潜在致敏事件，则需要获取额外的血清样品，例如输血后 14 天和 28 天的样品[8,45]。

患者敏化曲线与不可接受特异性之定义

从抗体筛选程序获得的累积信息，以及对潜在致敏事件的了解可帮助实验室为移植等候名单上的患者制定出敏化曲线。敏化曲线根据患者的完整致敏史得出，同时包括抗体所致事件、抗体反应出现或消失的时间、HLA 特异性抗体的特异性、抗体水平和免疫球蛋白类别以及是否存在非 HLA-特异性（通常为自体反应性）抗体。

对患者的 HLA 抗体特异性进行综合鉴定，能够确定对不可接受的供体 HLA 错配进行定义，其中认为 DSA 水平高于给定阈值（即有可能导致 IgG 阳性供体淋巴细胞的交叉配型）不可进行移植，原因在于会伴随出现不受控的抗体介导的排斥风险。被认定为不可接受用于给定供体 HLA 错配的抗体水平在各个患者和治疗中心之间会各有不同，而且还取决于免疫学风险的临床可接受水平、患者的临床状况、供体类型（即活体供体、循环死亡后的捐献或是脑死亡后的捐献）、替代（低风险）选择的可能性以及负责 HLA 特异性抗体相容性（HLAi）肾移植的当地临床管理政策。移植前的 HLA 错配和多产妇女的错配父系特异性也可被认定为不可接受。在交换肾脏的国家或地区，这些不能接受的特异性在器官交换组织予以登记，可促进器官的有效分配，并防止将器官进行不必要地运送给交叉配型呈阳性的患者（称为虚拟交叉配型）。

通过对等待移植的患者进行常规抗体筛选所获得的全部信息对于解释交叉配型检测的结果和评估患者移植的免疫风险至关重要。

供体交叉配型

如果通过 DTT 修饰的 CDC 检测法检测到患者体内存在高水平的 IgG 供体 HLA 特异性抗体，那么这类患者一旦进行肾移植就会对移植物的存活产生明显不利影响,其中大多数移植物会产生超急性或急性体液排斥反应。供体组织相容性抗原的受体抗体会与移植器官的血管内皮相结合,这样一来会破坏细胞间的连接并引起细胞表面硫酸肝素的释放,造成抗血栓状态的丧失,从而导致血栓形成和补体级联的快速不可控活化。所造成的血管内凝血和间质性出血可导致血运重建后数分钟或数小时内的移植物破坏。

最近,作为抗体介导排斥反应的预防,使用更灵敏的基于 Luminex 的检测法和(或)流式细胞术交叉配型(FC-XM)检测(但是 CDC 阴性)可检测到的低水平供体 HLA 特异性抗体的临床重要性也已经变得很明显,但是较弱供体 HLA 特异性的敏化不一定能够否决移植,而是需要进行个体化免疫风险分层。因此,有必要考虑与抗体筛选策略和患者敏化状态相结合选择所使用的交叉配型技术[101]。

交叉配型技术及临床相关性

补体依赖型淋巴细胞毒性交叉配型

使用 CDC 技术的供体淋巴细胞毒性交叉配型检测于 20 世纪 60 年代开始使用,目前仍然是供体受体相容性检测的基础。美国国立卫生研究院的标准交叉配型技术涉及将外周血、淋巴结或脾脏分离而来的供体淋巴细胞与受体血清一起在微量滴定板(Terasaki)托盘的孔中进行培养,然后加入兔血清作为外源补体(图 10-5A)。结合供体细胞的受体细胞毒性抗体(主要是 IgM、IgG3 和 IgG1)会引起常规补体途径的激活,进而导致细胞溶解,其溶解程度可以通过添加活性染色剂进行定量,并通过镜检检测活力(图10-5B)。超过背景水平的高百分比细胞死亡可视为阳性交叉配型,可能会损伤移植肾。确保使用这项基本技术产生阴性移植前淋巴细胞毒性交叉配型实际上已经消除了 HAR,但是以其最简形式,CDC 交叉配型存在几项主要缺点,有待改善。

在 20 世纪 70 年代,人们发现并非所有引起阳性交叉配型的淋巴细胞毒性抗体对供体组织相容性抗原都具有特异性,某些抗体会显示出自身反应性,导致 CDC检测时患者自身细胞发生体外裂解。已经证明,如果存在这样的抗体情况下,也可以进行安全移植[116]。Taylor及其同事将这些自身抗体鉴定为多反应性 IgM,由于具有弱静电相互作用从而能够与多种抗原产生较低的亲和力[104],而且取决于抗体滴度和(或)亲和力,它们可

能会对自体和第三方(检测板)B 淋巴细胞显示出单独的体外细胞毒性,或是连同 T 淋巴细胞和 B 淋巴细胞,而且通常是对来自 CLL 患者的 B 淋巴细胞显示为阴性或存在极弱反应。

CDC 检测在预防 HAR 方面具有很好的灵敏度,但其特异性较差,从而促进了一些技术改进。其中包括 Amos 洗涤技术,可去除非破坏性低亲和力 IgM 抗体和抗补体免疫络合物,延长后补体培养时间(从 1 小时增加到 2 小时)以及加入 AHG 以增强对供体细胞相结合的低水平 IgG 的检测。这些改进虽然有待证实,但普遍认为比较有用,特别是对于致敏患者及其移植物,这类改进后的技术广泛用于欧洲和北美洲。

B-细胞交叉配型

Ting 和 Morris 在 1978 年[113]发现 HLA-DR 匹配对移植结果的强效影响,从而进一步促使研究者们考虑到 HLA-DR 特异性抗体在排斥反应中的临床相关性。使用分离后的供体 B 淋巴细胞(可同时表达 I 类和 II类 HLA)作为交叉配型检测的靶标进行了很多研究。这些分析结果比较矛盾,从效果不明显,到可提高移植物的存活率和较差的移植物存活率。这些结果现在可通过能够导致 B 细胞交叉配型呈阳性的异质抗体来解释。大多数研究没有区分非破坏性(自身反应性)和潜在有害(HLA 特异性)的 B 淋巴细胞反应性抗体。如果没有对抗体的特异性加以定义,则无法对 B 细胞交叉配型结果进行临床解释。实际上,D'Apice 和 Tait 已证实,大多数阳性供体 B 细胞交叉配型并非由 HLA-DR 特异性抗体引起[20]。在定义抗体特异性的研究中,很明显,大部分的阳性 B 细胞交叉配型通常情况下是由非 HLA 特异性的、具有 B 细胞自身反应性的而对移植无害的抗体所引起的。少数阳性 B 细胞交叉配型是由 IgG II 类 HLA 特异性抗体引起的,可能会对移植结果有害,但不太可能导致 HAR。但是,异常高滴度的 HLA-DR 特异性抗体的存在可能会导致 HAR,而且这类抗体在之前出现过移植排斥反应的患者中更为常见[1,6,70,89]。

基于 Luminex 的抗体筛选的引入现在已经能够对供体二类 HLA 特异性抗体进行准确确定。在与移植前供体 B 细胞交叉配型联合使用时,证实了 HLA-DR、-DQ 和-DP 抗体的重要性以及肾脏同种异体移植的结果[7,22,26,49,81]。

交叉配型血清样品的选择(定时)

免疫系统的一个基本特征是免疫记忆及其对再次暴露于已经引发过个体反应的抗原产生快速而有力的次级应答能力。为避免出现由于免疫记忆反应而引起的排斥风险,交叉配型方案需考虑到接受者在移植等候名单期间所获得的血清样品,并且选作可代表敏化的高峰期。

免疫球蛋白分类和特异性

目前发现首次移植的移植物存活率可接受,但是再移植存活情况较差,而且与历史性阳性交叉配型相关,这一结果促进了对 CDC 交叉配型检测的进一步改进,以鉴定导致阳性交叉配型的抗体免疫球蛋白的类别和特异性。将患者交叉配型血清用还原剂(DTT)进行预培养,以区分供体 CDC 交叉配型检测时的 IgM 和 IgG 抗体[4,14]。此外,Taylor 及其同事[99]使用细胞毒性抑制试验定义了抗体特异性(HLA-A、-B、-C、-DR 和-DQ),以准确区分导致供体 T 细胞和(或)B 细胞交叉配型检测为阳性的 I 类 HLA、II 类 HLA 和非 HLA-特异性抗体。研究发现,可接受的原发性和继发性移植物存活与之前出现 IgM HLA 特异性致敏有关,但是较差的移植存活与之前的 IgG HLA 特异性抗体有关。这些结果表明,过去出现的只会导致瞬时原发反应和 IgM 同种异体抗体产生的异位感染情况可以通过基于环孢素的常规免疫抑制来事先控制,但是通常对于在怀孕后和先前的移植排斥之后出现的继发反应(表现为 IgG 阳性)则意味着免疫启动的同时伴随着 T 细胞和 B 细胞记忆,而这一点很难通过免疫抑制进行控制。有大量研究证实了之前存在 DTT 抗性(IgG)CDC 阳性的交叉配型存在免疫高风险,而 IgM 同种异体抗体可安全忽略,因此 DTT 已经广泛用于供体交叉配型检测[106]。

流式细胞术交叉配型检测

虽然 CDC 交叉配型在避免 HAR 方面颇为有效,但很明显的一点是有大量移植物仍然具有原发性无功能或移植功能恢复,而且在致敏患者和二次移植中尤为普遍。这表明致敏受体出现早期移植物功能障碍可能是由低水平的抗体引起的,低于常规 CDC 交叉配型检测的灵敏度阈值。Garovoy 及其同事[38]使用 FC-XM(图 10-7)检测解决了这个问题,这项检测能够检测出

CDC 检测不到的弱结合性 IgG 的 HLA 特异性抗体。在这项回顾性研究中发现,如果移植前流式细胞计数的供体交叉配型结果为阳性(但是 CDC 阴性),那么移植物功能延迟恢复和移植失败的发生率会较高,表明弱结合性水解型 HLA 特异性抗体具有致病作用。其他人很快就证实了这一发现,但是绝大多数患者的临床表现较为平稳,尽管 FC-XM 检测结果呈阳性。这些数据显示出阳性 FC-XM 在预测由抗体介导的排斥引起的早期移植物功能障碍中灵敏度较高但特异性较低。很多研究中心比较关注"假阳性"交叉配型会不必要地否认患者的移植机会,因此在常规临床实践中会拒绝采用这项技术[59]。但是,阳性结果对于敏感患者和具有较高免疫学排斥风险的再移植患者的预测价值较高,因此这项高灵敏度检测被广泛用于这类情况[17,50]。通过采用基于 Luminex 的抗体筛选,对移植前 T 细胞和 B 细胞进行 FC-XM 检测,预测移植结果的特异性会进一步加强。Couzi 等人证实了与 FC-XM 检测为阴性或 FC-XM 检测为阳性但是缺乏 DSA 的患者相比,使用单抗原 HLA 特异性抗体检测珠(Luminex-SAB)确定的 DSA 患者,其阳性供体 FC-XM 检测结果与不良移植结果有关联性[18]。

交叉配型策略和临床意义

移植前供体交叉配型的检测目的是确定供体特异性致敏,可预测超急性、急性和慢性排斥反应(细胞和体液),并确保现场能够提供适当的治疗策略,有效控制随后出现的排斥反应。因此,交叉配型策略必须通过区分有害抗体,可能出现的排斥反应类型以及处理和控制排斥反应的治疗策略来定义免疫风险。由于与临床治疗之间存在复杂关系,所以各个研究中心的交叉配型策略存在很大差异,具体取决于实验室和临床机构以及专业知识。

交叉配型否决:哪种抗体有害?

上述两种移植前交叉配型技术(T 细胞和 B 细胞的 CDC-XM 和 FC-XM)与使用淋巴细胞板(未修饰和 DTT 修饰的 CDC 筛选)和 Luminex-SAB 所提供的抗体筛选信息一起应用时,可进行免疫风险分层,用于决定是否进行移植(免疫性否决权),以及提供临床管理指导所需的可接受风险水平。区分破坏性抗体与非破坏性抗体十分重要,在这种情况下,交叉配型可被视为对抗体介导的排斥反应所进行的风险评估(表 10-3)。

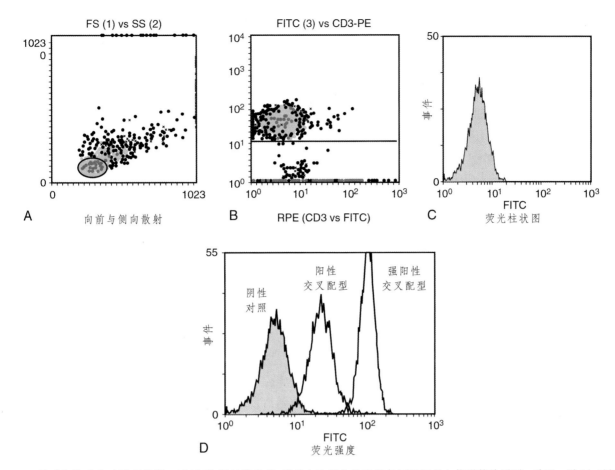

图 10-7　流式细胞术交叉配型检测。(A)细胞通过激光束,其前方和侧方的光散射可通过光电倍增管检测到。采用一种"电子门"选择特定形态的细胞(此例为淋巴细胞)。(B)使用重组藻红蛋白(RPE)标记的 CD3 特异性抗体鉴定 T 淋巴细胞,并使用异硫氰酸荧光素(FITC)标记的抗人 IgG 鉴定与细胞结合的 HLA 特异性 IgG。(C)检测到的光散射以荧光柱状图表示。(D)增加的 FITC 荧光(在荧光柱状图中右移)表明与 T 淋巴细胞结合的 HLA 特异性 IgG 高于阴性对照,说明交叉配型结果显阳性。

表 10-3　对抗体介导排斥反应的风险评估

免疫风险	CDC-XM(IgG)	FC-XM	Luminex-SAB DSA
高	阳性	阳性	阳性(MFI >5000)
中	阴性	阳性	阳性(MFI >2000)
低	阴性	阴性	阳性(MFI 500~2000)

CDC-XM,补体依赖型细胞毒性交叉配型;DSA,供体特异性抗体;FC-XM,流式细胞术交叉配型;IgG,免疫球蛋白 G;MFI,平均荧光强度;SAB,单抗原球珠。

可预测 HAR 的 DSA(例如,检测移植时存在一类和二类 IgG HLA 特异性抗体时 IgG CDC-XM 阳性或 FC-XM 强阳性)在绝大多数情况下具有移植的绝对否决权,除非已启动抗体提前去除(脱敏)和移植后免疫监测程序(参见第 24 章)。仅在使用 FC-XM 检测(即 CDC 阴性)并且由 Luminex-SAB 检测的 DSA 证实移植时存在较弱的 IgG HLA 特异性抗体与移植功能延迟和急性体液排斥有关,而且应被视为中间免疫风险[26,34,86,102]。

此外,Luminex-SAB 检测有可能产生积累性证据,证实迄今为止尚未确定的 HLA-DP 特异性抗体通常存在于排斥移植物的患者中,这表明有必要避免对存在供体反应性 HLA-DP 抗体的患者实施再移植[84]。已经证实,出现高水平的循环供体 HLA-DP 特异性抗体与抗体介导的肾脏同种异体移植排斥相关联时,难以医治[40]。

使用现代免疫抑制选择的多样化手段仍然没有妥善解决历史性问题:Ⅰ类和Ⅱ类 IgG HLA 特异性出现阳性交叉配型与移植时为阴性的预后相关性。在这种情况下，尽管不会发生 HAR，但是采用常规的钙调神经磷酸酶免疫抑制剂可能很难治疗早期急性体液和（或）加速细胞排斥[14,99,106]。已经证实，历史性 IgG 同种抗体可作为细胞引发的标志物和抗原特异性记忆辅助细胞以及细胞毒性 T 淋巴细胞同时存在[76,87]。这种细胞显示出环孢素耐药性，而且在重复接触同种异体抗原时可产生快速再激活，导致强烈的排斥反应。现在一些专科治疗中心正在尝试对过去出现具有高水平 IgG 供体 HLA 特异性致敏的患者实施移植，但是这项技术应慎重对待，并可能需要设计用于控制次级（记忆）T 细胞和（或）B 细胞反应的增强型免疫抑制治疗[62]。

毫无疑问，引起阳性供体 B 细胞或 T 细胞和 B 细胞交叉配型的 IgM 非 HLA 特异性淋巴细胞毒性抗体为良性，而且对移植物存活无影响。此外，据报道良好的移植物存活率可同时伴随既往 IgM 供体 HLA 特异性交叉配型阳性，可以对其忽略[88,99]。许多中心认为，目前的 IgM 供体 HLA 特异性抗体也是如此，尽管它们可能结合血管同种异体抗原并激活补体。但是，大多数 IgM HLA 特异性抗体具有低亲和力，并且在输血后仅瞬间出现，而具有潜在引起 HAR 的持续性高效价 IgM HLA 特异性抗体较为罕见。实际上，并没有确凿的病例可证实 IgM 供体 HLA 特异性抗体引起了 HAR，大多数中心均认为其存在并没有任何临床意义。

器官分配和移植前供体交叉配型检测

长时间的冷缺血是对死亡供体肾移植结果有不利影响的一项重要可控因素。冷缺血时间对移植结果存在进行性不利影响，在 20 小时内移植的器官在 1 年后有 90% 的存活率，而 > 30 小时移植的器官仅有 83%（相对危险度为 1.9）[95]。因此，必须设计死亡供体器官分配和交叉配型策略，以确保安全的决策过程，并尽量减少与分配过程相关的移植延误。分子学（基于聚合酶链反应）方法和 Luminex-SAB 抗体筛选提供的技术优势能够在完成器官检索操作之前识别适当接受者的 HLA 分型、器官分配和供体交叉配型策略，从而消除组织相容性检测所造成的延误。

在开始检索之前，许多组织相容性实验室都会在捐赠过程初期获得供体外周血液样本。这使得能够联合使用分子和（或）血清学技术进行预期供体 HLA 分型，并且完成地方和国家分配算法，在器官捐赠之前完成潜在受体的确认。另外，使用免疫磁珠的现代细胞分离技术能够对供体外周血进行受体交叉配型检测。在

特定情况下（例如，免疫风险较低的非致敏性患者）可将过去 3 个月内收集的归档血清用于交叉配型检测，在患者入院前完成。但是，如果出现近期致敏化事件，而且患者为重复移植，那么有必要使用在移植手术前 24 小时内获得的最新血清样品进行预期移植前供体淋巴细胞交叉配型。

虚拟交叉配型

对于患者的抗体谱已被完全表征并且已获取同种异体化事件的全部数据的情况下，可根据供体 HLA 类型和阴性虚拟交叉配型结果进行死亡供体器官的分配。通过将供体的 HLA 错配与患者近期和历史的抗体确定的不可接受错配进行比较，可确定阴性虚拟交叉配型，而且当不存在供体 HLA 特异性抗体时，可将器官分配给供体淋巴细胞交叉配型的结果为阴性，具有较高可能性的潜在受体。这种做法在英国和欧洲移植领域已经施行了很多年，并且可有效地避免将死亡供体肾运送给随后发现交叉配型结果为阳性的患者。但是，这种方法的功效严重依赖于综合供体 HLA 分型，其中包括以最小分辨率来定义患者可能形成抗体的所有临床相关 HLA 的特异性。HLA-C 和-DQ 基因座的供体 HLA 分型在所有国家和中心并非为常规操作，在这种情况下，不能可靠地进行虚拟交叉配型[9]。

在仔细选择的供体-受体组合中，或者缺少受体致敏情况，或者存在可明确定义的低水平非供体 HLA 特异性抗体时，可以有足够的信心预测供体交叉配型阴性，以省略预期的移植前供体淋巴细胞交叉配型，并根据虚拟交叉配型阴性结果直接进行移植[103]。采用并严格遵守这些策略以及类似的交叉配型策略可消除与供体-受体组织相容性测试相关的移植手术延迟，而且还能够缩短冷缺血时间，降低移植物功能延迟恢复率[101]。

免疫风险分级

用于检测和表征供体 HLA 特异性抗体的最新技术发展以及使用 C4d 来帮助组织学诊断体液排斥促使了对抗体在短期和长期肾同种异体移植物存活中具有重要作用的新认识[63,92]。组织相容性实验室的作用已经从提供简单的允许或否决移植的二进制决定发展成为制定免疫风险分级策略，以做出是否进行移植的临床决定以及选择适当的治疗措施。

上述抗体筛选和供体交叉配型技术（CDC、FC 和

Luminex-SAB)具有不同水平的敏感性和特异性。这些信息可以联合用于个性化的移植前免疫风险评估[26]。其范围包括:高免疫学风险的 HAR 与目前存在高水平的 IgG 供体 HLA 特异性抗体可以在缺乏有效抗体减轻治疗的情况下一起否决移植;中等免疫学风险,其中不太可能出现 HAR,但体液排斥发生率较高,需要主动采用有效的治疗策略;以及低水平 DSA 引起的低免疫学风险伴随排斥发生率增加,但是缺乏可证实整体移植效果较差的相关证据。这种广泛的风险分级并非绝对,还有其他影响因素,如免疫记忆、抗体峰值水平、抗体启动来源以及时间。

作为指导,表 10-3 说明了基于抗体筛选和交叉配型技术的敏感性和特异性差异的免疫风险水平。CDC-XM 仅能检测到高水平的补体定位抗体;FC-XM 对低水平抗体(低于 CDC 可检测的阈值)的检测敏感性更高;而 Luminex-SAB 的抗体检测具有最高敏感性,但是在单独使用时,对预测移植排斥反应的特异性最低。

移植敏感患者和高度敏感患者的应对策略

对存在较高滴度的 HLA 抗体的患者显然难以进行移植,而且需要采取特殊策略寻找适合这类患者的肾脏。HSP 的定义为 IgG%PRA 值为 85% 或更高的患者,但更有意义的定义应该是对 > 85% 可用供体产生阳性交叉配型结果的患者。

为了找到交叉配型为阴性的肾脏,HSP 需要使用大型供体池。目前已经找到一些适用于 HSP 的移植方法。欧洲移植界为 HSP 引入了可接受的不匹配计划。在该计划中,可进行广泛的抗体筛选以确定患者免疫储备池中的"窗口"。不与患者血清发生反应的细胞 HLA 特异性可鉴定为患者没有产生抗体的窗口或可接受的供体特异性。可接受的不匹配计划包括完全 HLA-DR 相容的最低不匹配标准或是一个 HLA-B 和一个 HLA-DR 特异性的匹配。共计有 43% 的患者在 6 个月内完成移植,58% 的患者在 21 个月内完成移植[16]。当首次引入该系统时,对经过仔细选择只有一个 HSP 不匹配抗原的细胞进行了抗体筛选。这种方法非常耗力,只有在可以进行超大型 HLA 分型细胞检测的实验室内才可能使用。使用单一抗原制剂(或者表达单一 HLA 抗原的细胞系)[122]的 002 固相检测的出现大大加快了这种检测方法。由 Duquesnoy 开发的一种计算机

算法 HLAMatchmaker 可能有助于确定可接受的不匹配[23,25]。在该算法中,每个 HLA 特异性以一串氨基酸三联体表示,并且可以比较 HLA 特异性,从而鉴定出不匹配的三联体。理论上说,如果没有不匹配的三联体,则不能识别特异性,也不会产生免疫反应。显然,HLA 抗原并非为线性序列,也不是蛋白质三联体中的氨基酸。但是,已经证实了这种算法有助于确定患者的敏感情况[24,39,55]。

在英国,这种方法有所不同。在 1998 年实施的国家肾脏分配计划中,HSP 优先考虑了匹配良好的移植物,即在供体和受体之间没有 HLA-A、-B 或 -DR 错配(000HLA-A、-B、-DR 不匹配等级)[31]。敏感性数据也会进行国家采集并用于分配。收集的数据旨在以专家角度根据患者的病史、抗体筛选数据和本地移植单位的政策来掌握患者的敏感状态。并非将敏感性报告为 PRA 值,而是注册的关键数据为不可接受的特异性,以及患者血清中的 HLA 反应性不能被定义为不可接受的特异性。这被称为残留反应频率,并且在 HSP 中,如果该数字为零,即抗体谱已被完全指定,则 HSP 也具备有利匹配的移植资格。这些移植情况是在没有出现 HLA-DR(表示为 100、101、110 HLA-A、-B 和 -DR 错配)错配的情况下最多有一个 HLA-A 和一个 HLA-B 出现错配。这一策略可导致移植的 HSP 数量呈三倍增加,其中 62% 的移植患者具有一个 000 错配等级[32,34]。

英国国家肾脏分配的基础在 2006 年发生变动,但是该计划保留了对于 000 不匹配移植 HSP 的优先考虑,而且 HSP 可获得其中抗体特征完全指定但其他匹配较差的肾脏[47]。

定义抗体谱的一个好处是有可能预估患者接受移植的机会,并通知患者有关最佳治疗选择的决策。在英国,通过将患者不可接受的特异性和血型与 10 000 例英国捐献者文件进行比较,可以确定移植等待名单上的患者出现 HLA 抗体反应的频率(%cRF)。将患者的 HLA 类型包含其中也可以将其转化为匹配度评分[33]。具有高 %cRF 和低匹配度评分的患者可能难以从国家死亡供体库中使用与 HLA 抗体相容的供体进行移植,因此可以探索免疫风险分层与移植的替代方法。

抗体去除(参见第 24 章)

最近,在移植前使用抗体去除技术来减少供体特异

性 HLA 抗体的研究兴趣再次出现。在考虑对患者实施抗体去除时，重要的是在抗体去除开始之前测定 HLA 抗体特异性和 DSA 效价。这可能有助于确定该方法是否适合于特定患者。此外，在抗体去除期间，监测抗体水平以确定治疗方案的有效性十分重要。大多数中心使用 Luminex-SAB 进行抗体监测，并倡导对潜在供体进行最终交叉配型。移植后，通常会发生抗体反弹，监测抗体水平可提供有价值信息，显示是否需要进行额外的抗体去除。在脱敏之后实施移植手术的经验正在累积，但是由于移植前后护理的复杂性，从长期来看，抗体去除后的移植患者有可能会需要转至专科中心。

成对更换

配对交换或活体供体交换是对于具有潜在活体供体患者的另一种选择，但由于 HLA 或 ABO 抗体不相容的原因，可能会导致移植无法进行。在这样的方案中，相互兼容的捐献者和接受者可通过分配算法进行配对，并进行交换移植。简单系统对两名接受者及其各自的捐献者进行配对，同时进行移植，但是有可能需要进行多次交换。当同时进行交换时，虽然逻辑上比较复杂，但是该过程最大限度地提高了所有需要移植的机会。还有其他有助于移植链的过程修改。第一种是多米诺成对捐献，其中通过非定向利他主义捐献者捐肾发起一系列同时进行的活体捐肾链，结束时将最后一个供体肾移植登记为死亡供体移植的接受者[71]。第二种类型的捐肾链被称为非同时扩展的利他主义供体（NEAD）链。在这种 NEAD 链中，移植并非同时进行，而且创建出"桥梁捐献者"，其不相容接受者已经进行过移植，而该名捐献者正在等待捐肾给另一名接受者。这一过程消除了对复杂物流的要求，但又增加了"桥梁捐献者"可能会出现的风险[3]。在美国和欧洲都有较为完善的肾脏交换计划[21,46,90]（参见第 25 章）。由于组织相容性的影响，为了实现有效交换，至关重要的是要准确定义患者的 HLA 抗体谱，以避免阳性交叉配型，造成交换计划的中断。大多数移植手术都在避免不相容性的情况下进行。但是，也有可能将抗体调节与交换相结合以进行更有利的抗体不相容移植术。

移植后监控

关于肾移植后预先存在的供体 HLA 特异性抗体的作用存在大量文献报道，其中有考虑通过 C4d 染色进行移植活检同时结合 AMR 组织病理学来表征这些抗体。这些因素被认为在移植失败中起到重要作用[11,29,54,108]。据报道，移植后出现抗体的受体比例为 12%~60%[66]。这一数字将不仅受到检测系统灵敏度的影响，而且还受多项临床因素的影响，如供体与受体之间出现 HLA 不匹配的性质和程度以及免疫抑制方案。

供体 HLA 特异性抗体的出现经证实与较差的移植结果以及急性和慢性排斥反应的发生有关，目前被认为是导致移植物损耗的主要原因[63]。在最近的报告中分析了连续移植后的血清样品，供体特异性 HLA 抗体可明显预测在慢性排斥反应或移植失败之前所检测到的同种异体移植失败率[61,120]。一项来自 36 个机构共计 4500 多名患者参与的大型国际前瞻性试验结果也得出同样结论，即移植失败之前会产生 HLA 抗体[110]。但是，DSA 的出现与移植物功能障碍出现之间所存在的时间关系可以在几个月甚至数年之间，目前尚不明确临床干预是否能有效减轻依赖于抗体水平和特异性的临床结果[28,109]。

不匹配的 HLA 抗原是同种异体免疫应答的重要刺激物，但是非经典多形性 MHC 抗原的抗体也可能会起作用。MHC 相关链 A 和 B 抗原（MICA 和 MICB）会刺激细胞于上皮细胞上表达，以及在体外于内皮上表达。据报道，在肾脏中，MICA 和 MICB 可在管状上皮细胞上表达[41,85]。MICA 抗体首先报道于移植受者的血清中[94,126]，但是由于抗原不能在淋巴细胞上表达[124,125]，所以在标准抗体筛选和交叉配型检测中不会检测到 MICA 和 MICB 抗体。在一些报道中，MICA 已被纳入研究对象，移植物失败在 MICA 患者中所占比例较大[123]。还有一些研究已经证明移植患者中存在 MICA 抗体，而且发现移植失败患者体内的抗体出现率更高[68,69]。

结论

目前，HLA 匹配、异位敏化的定义、供体交叉配型以及移植后抗体监测对成功的肾移植项目起到了重要作用。越来越多的免疫学风险分级知识以及替代（低风险）供体选择的可用性和可能性的准确信息可以指导临床决定是否进行移植，并启动优先治疗以优化移植后的临床过程和长期移植结果。严格依赖于单独的 Luminex-SAB 检测所给出的 HLA 错配不可接受的结果可能没有意义，但是与 CDC-XM 和（或）FC-XM 一起使用时,该信息可提高敏感性和特异性,鉴定出具有高中低体液排斥风险的潜在供体受体配对。高免疫风险通常会否定移植,但只有在其他选择不太可能的情况下才应避免低危和中危 HLAi 移植,如果需要实施则应提供适当的临床预警措施。实施移植的免疫学风险应该与未实施移植的临床风险以及患者依赖于透析的临床风险一起进行评估。

最近,业界已认识到供体 HLA 特异性同种异体抗体是造成移植物损耗的主要原因,进而促进了对移植前后的同种致敏作用以及 HLA 匹配的思考。这是一个颇为激动人心的时刻,许多传统边界正在面临挑战,使以前不太可能实施移植术的患者进行移植成为可能。

致谢

CJT 由 NIHR 剑桥生物医学研究中心支持。

（付迎欣　译　赵杰　校）

参考文献

1. Ahern AT, Artruc SB, DellaPelle P, et al. Hyperacute rejection of HLA-AB-identical renal allografts associated with B lymphocyte and endothelial reactive antibodies. Transplantation 1982;33:103.
2. Akkoc N, Scornik JC. Intramolecular specificity of anti-HLA alloantibodies. Hum Immunol 1991;30:91.
3. Aslagi I, Gichrist DS, Roth AE, et al. Non simultaneous chains and dominos in kidney paired donation – revisited. Am J Transplant 2011;11:984.
4. Ayoub GM, Terasaki PI, Tonai RJ. Improvements in detection of sensitization. Transplant Proc 1983;15:1202.
5. Badders JL, Houp JA, Sholander JT, et al. Considerations in interpreting solid phase antibody data. Hum Immunol 2010;71:18.
6. Berg B, Moller E. Immediate rejection of a HLA-A, B compatible, HLA-DR incompatible kidney with a positive donor-recipient B-cell crossmatch. Scand J Urol Nephrol Suppl 1980;54:36.
7. Billen EV, Christiaans MH, Doxiadis II, et al. HLA-DP antibodies before and after renal transplantation. Tissue Antigens 2010;75:278.
8. British Transplantation Society and British Society for Histocompatibility and Immunogenetics. Guidelines for the detection and characterisation of clinically relevant antibodies in solid organ transplantation, http://www.bts.org.uk/Documents/Guidelines/Active/A6.pdf.
9. Bryan CF, Luger AM, Smith JL, et al. Sharing kidneys across donor-service area boundaries with sensitized candidates can be influenced by HLA-C. Clin Transplant 2010;24:56.
10. Bushell A, Higgins RM, Wood KJ, et al. HLA-DQ mismatches between donor and recipient in the presence of HLA-DR compatibility do not influence the outcome of renal transplants. Hum Immunol 1989;26:179.
11. Cai J, Teraski PI. Humoral theory of transplantation – mechanism, prevention, and treatment. Hum Immunol 2005;66:334.
12. Cai J, Terasaki PI, Anderson N, et al. Intact HLA not β2m-free heavy chain-specific HLA class I antibodies are predictive of graft failure. Transplantation 2009;88:226.
13. Cecka JM. The UNOS scientific renal transplant registry – ten years of kidney transplants. In: Cecka M, Terasaki PI, editors. Clinical transplants 1997. Los Angeles: UCLA Tissue Typing Laboratory; 1998. p. 1–16.
14. Chapman JR, Taylor CJ, Ting A, et al. Immunoglobulin class and specificity of antibodies causing positive T cell crossmatches: relationship with renal transplant outcome. Transplantation 1986;42:608.
15. Chen G, Sequeira F, Tyan DBl. Novel C1q assay reveals a clinically relevant subset of human leukocyte antigen antibodies independent of immunoglobulin G strength on single antigen beads. Hum Immunol 2011;72:849.
16. Claas F, Witvliet MD, Duquesnoy RJ, et al. The acceptable mismatch program as a fast tool to transplant highly sensitised patients awaiting a post-mortal kidney: short waiting time and excellent graft outcome. Transplantation 2004;78:190.
17. Cook DJ, Terasaki PI, Iwaki Y, et al. The flow cytometry crossmatch in kidney transplantation. Clin Transpl 1987;409.
18. Couzi L, Araujo C, Guidicelli G, et al. Interpretation of positive flow cytometric crossmatch in the era of the single-antigen bead assay. Transplantation 2011;91:527.
19. Daar AS, Fuggle SV, Fabre JW, et al. The detailed distribution of MHC Class II antigens in normal human organs. Transplantation 1984;38:93–8.
20. d'Apice AJ, Tait BD. Most positive B cell crossmatches are not caused by anti-HLA-DR antibodies. Transplantation 1980;30:382.
21. De Klerk M, Kal-van Gestel JA, Haase-Kromwijk BD, et al. Eight years of the Dutch living donor kidney exchange program. Clin Transpl 2011;287.
22. Dunn TB, Noreen H, Gillingham K, et al. Revisiting traditional risk factors for rejection and graft loss after kidney transplantation. Am J Transplant 2011;11:2132.
23. Duquesnoy RJ. HLA matchmaker: a molecularly based algorithm for histocompatibility determination. I: description of the algorithm. Hum Immunol 2002;63:339.
24. Duquesnoy RJ, Takemoto S, de Lange P, et al. HLA-matchmaker: a molecularly based algorithm for histocompatibility determination. III. Effect of matching at the HLA-A, B amino acid triplet level on kidney transplant survival. Transplantation 2003;75:884.
25. Duquesnoy RJ, Witvliet M, Doxiadus II, et al. HLA-matchmaker based strategy to identify acceptable HLA class I mismatches for highly sensitised kidney transplant candidates. Transpl Int 2004;17:22.
26. Dyer PA, Claas FHJ, Doxiadis II, et al. Minimising the clinical impact of the alloimmune response through effective histocompatibility testing for organ transplantation. Transpl Immunol 2012;27:83–8.
27. El-Awar N, Terasaki PI, Nguygen A, et al. Epitopes of human leukocyte antigen class I antibodies found in sera of normal healthy males and cord blood. Hum Immunol 2009;70:844.
28. Everly MJ, Everly JJ, Arend LJ, et al. Reducing de novo donor-specific antibody levels during acute rejection diminishes renal allograft loss. Am J Transplant 2009;9:1063.
29. Feucht HE, Schneeberger H, Hillebrand G, et al. Capillary deposition of C4d complement fragment and early renal graft loss. Kidney Int 1993;43:1333.
30. Freedman BI, Thacker L, Heise ER, et al. HLA-DQ matching in cadaveric renal transplantation. Clin Transpl 1997;11:480.
31. Fuggle SV, Belger MA, Johnson RJ, et al. A new national scheme for the allocation of adult kidneys in the UK. In: Cecka JM, Terasaki P, editors. Clinical transplants 1998. Los Angeles: UCLA Tissue Typing Laboratory; 1999. p. 107–13.
32. Fuggle SV, Johnson RJ, Bradley JA, et al. Impact of the 1998 UK national allocation scheme for deceased heartbeating donor kidneys. Transplantation 2010;89:372.
33. Fuggle SV, Johnson RJ, Rudge CJ, et al. Human leukocyte antigen and the allocation of kidneys from cadaver donors in the United Kingdom. Transplantation 2004;77:618.
34. Fuggle SV, Martin S. Toward performing transplantation in highly sensitised patients. Transplantation 2004;78:186.
35. Fuggle SV, McWhinnie DL, Chapman JR, et al. Sequential analysis of HLA-class II antigen expression in human renal allografts. Induction of tubular class II antigens and correlation with clinical parameters. Transplantation 1986;42:144.
36. Fuggle SV, McWhinnie DL, Morris PJ. Precise specificity of induced tubular HLA-class II antigens in renal allografts. Transplantation 1987;44:214.
37. Fulton RJ, McDade RDC, Smith PL, et al. Advanced multiplexed analysis with the FlowMetrix system. Clin Chem 1997;43:1749.
38. Garovoy MR, Rheinschmidt MA, Bigos M, et al. Flow cytometric analysis: a high technology crossmatch technique facilitating transplantation. Transplant Proc 1983;15:1939.
39. Goodman RS, Taylor CJ, O'Rourke CM, et al. Utility of HLAMatchmaker and single-antigen HLA-antibody

detection beads for identification of acceptable mismatches in highly sensitized patients awaiting kidney transplantation. Transplantation 2006;81:1331.

40. Gorer PA, Lyman S, Snell GD. Studies on the genetic and antigenic basis of tumour transplantation. Linkage between a histocompatibility gene and 'fused' in mice. Proc R Soc B 1948;151:57.

41. Hankey KG, Deachenberg CB, Papadimitriou JC, et al. MIC expression in renal and pancreatic allografts. Transplantation 2002;73:304.

42. Harmer AW, Heads AJ, Vaughan RW. Detection of HLA class I and class II specific antibodies by flow cytometry and PRA-STAT screening in renal transplant recipients. Transplantation 1997;63:1828.

43. Harmer AW, Sutton M, Bayne A, et al. A highly sensitive, rapid screening method for the detection of antibodies directed against HLA class I and class II antigens. Transpl Int 1993;6:277.

44. Horton R, Wilming L, Rand V, et al. Gene map of the extended human MHC. Nat Rev Genet 2004;5:889.

45. Howell M, Harmer A, Briggs D, et al. British Society for Histocompatibility and Immunogenetics and British Transplantation Society guidelines for the detection and characterisation of clinically relevant antibodies in allotransplantation. Int J Immunogenet 2010;37:435.

46. Johnson RJ, Allen JE, Fuggle SV, et al. Early experience of paired donation in the United Kingdom. Transplantation 2008;86:1672.

47. Johnson RJ, Fuggle SV, Mumford L, et al. A new UK (2006) national kidney allocation scheme (2006 NKAS) for deceased heartbeating donor kidneys. Transplantation 2010;89:387.

48. Johnson RJ, Fuggle SV, O Neill J, et al. Factors influencing outcome after deceased heartbeating donor kidney transplantation in the UK: an evidence base for a new national kidney allocation policy. Transplantation 2010;89:379.

49. Jolly EC, Key T, Rasheed H, et al. Pre-formed donor HLA-DP specific antibodies mediate acute and chronic antibody-mediated rejection following renal transplantation. Am J Transplant 2012;12:2845.

50. Karpinski M, Rush D, Jeffery J, et al. Flow cytometric crossmatching in primary renal transplant recipients with a negative anti-human globulin enhanced cytotoxicity crossmatch. J Am Soc Nephrol 2001;12:2807.

51. Khan N, Robson AJ, Worthington JE, et al. The detection and definition of IgM alloantibodies in the presence of IgM autoantibodies using flow PRA beads. Hum Immunol 2003;64:593.

52. Kissmeyer-Nielsen F, Olsen S, Petersen VP, et al. Hyperacute rejection of kidney allografts, associated with pre-existing humoral antibodies against donor cells. Lancet 1966;2:662.

53. Kobayashi T, Yokoyama I, Uchida K, et al. The significance of HLA-DRB1 matching in clinical renal transplantation. Transplantation 1992;54:238.

54. Koo DDH, Roberts ISD, Quiroga I, et al. C4d deposition in early renal allograft protocol biopsies. Transplantation 2004;78:398.

55. Kosmoliaptsis V, Bradley JA, Sharples LD, et al. Predicting the immunogenicity of HLA class I alloantigens using structural epitope analysis determined by HLAMatchmaker. Transplantation 2008;85:1817.

56. Kosmoliaptsis V, Sharples LD, Chaudhry A, et al. HLA class I amino acid sequence based matching following inter-locus subtraction and long-term outcome after deceased donor kidney transplantation. Hum Immunol 2010;71:851.

57. Laux G, Mansmann U, Deufel A, et al. A new epitope-based HLA-DPB matching approach for cadaver kidney retransplants. Transplantation 2003;75:1527.

58. Laux G, Opelz G. Immunological relevance of CREG matching in cadaver kidney transplantation. Transplantation 2004;78:442.

59. Lazda VA, Pollak R, Mozes MF, et al. The relationship between flow cytometer crossmatch results and subsequent rejection episodes in cadaver renal allograft recipients. Transplantation 1988;45:562.

60. Lederer SR, Schneeberger H, Albert E, et al. The role of preformed antibodies to DR-typed lymphoblastoid cell lines. Transplantation 1996;61:313.

61. Lee PC, Terasaki PI, Takemoto SK, et al. All chronic failures of kidney transplants were preceded by the development of HLA antibodies. Transplantation 2002;74:1192.

62. Lefaucheur C, Loupy A, Hill GS, et al. Preexisting donor-specific HLA antibodies predict outcome in kidney transplantation. J Am Soc Nephrol 2010;21:1398.

63. Loupy A, Hill GS, SuberBielle C, et al. Significance of C4d Banff scores in early protocol biopsies of kidney transplant recipients with pre-formed donor-specific antibodies (DSA). Am J Transplant 2011;11:56.

64. Marsh SGE, Albert ED, Bodmer WF, et al. Nomenclature for factors of the HLA system 2010. Tissue Antigens 2010;75:291–455.

65. Marsh SGE, Bodmer JG. HLA-DR and -DQ epitopes and monoclonal antibody specificity. Immunol Today 1989;10:305.

66. McKenna RM, Takemoto S, Terasaki PI. Anti-HLA antibodies after solid organ transplantation. Transplantation 2000;69:319.

67. Mickey MR. HLA matching in transplants from cadaver donors. In: Terasaki PI, editor. Clinical kidney transplants 1985. Los Angeles: UCLA Tissue Typing Laboratory; 1985. p. 45–56.

68. Mizutani K, Terasaki P, Bignon JD, et al. Association of kidney transplant failure and antibodies against MICA. Hum Immunol 2006;67:683.

69. Mizutani K, Teraski PI, Rosen A, et al. Serial ten year follow-up of HLA and MICA antibody production prior to graft failure. Am J Transplant 2005;5:2265.

70. Mohanakumar T, Rhodes C, Mendez-Picon G, et al. Renal allograft rejection associated with presensitization to HLA-DR antigens. Transplantation 1981;31:93.

71. Montgomery RA, Zachery AA, Ratner LE, et al. Domino aired kidney donation: a strategy to make best use of live nondirected donation. Lancet 2006;368:419.

72. Morales-Buenrostro LE, Terasaki PI, Marino-Vazquez LA, et al. "Natural" human leukocyte antigen antibodies found in nonalloimmunized healthy males. Transplantation 2008;86:1111.

73. Morris PJ, Johnson RJ, Fuggle SV, et al. Analysis of factors that affect outcome of primary cadaveric renal transplantation in the UK. Lancet 1999;354:1147.

74. Morris PJ, Williams GM, Hume DM, et al. Serotyping for homotransplantation. XII. Occurrence of cytotoxic antibodies following kidney transplantation in man. Transplantation 1968;6:392.

75. Mytilineos J, Deufel A, Opelz G. Clinical relevance of HLA-DPB locus matching for cadaver kidney retransplants: a report of the Collaborative Transplant Study. Transplantation 1997;63:1351.

76. Oostingh GJ, Davies HFS, Bradley JA, et al. Comparison of allogeneic and xenogeneic in vitro T cell proliferative responses of sensitised patients awaiting kidney transplantation. Xenotransplantation 2003;10:545.

77. Opelz G. The importance of HLA antigen splits for kidney transplant matching. Lancet 1988;2:61.

78. Opelz G, Döhler B. Association of mismatches for HLA-DR with incidence of post-transplant hip fracture in kidney transplant recipients. Transplantation 2011;91:65.

79. Opelz G, Döhler B. Impact of HLA mismatching on incidence of post-transplant non-Hodgkin lymphoma after kidney transplantation. Transplantation 2010;89:567.

80. Opelz G, Döhler B. Pediatric kidney transplantation: analysis of donor age, HLA match and post-transplant non-Hodgkin lymphoma. Transplantation 2010;90:292.

81. Ottena HG, Verhaarb MC, Borsta HPE, et al. Pretransplant donor-specific HLA class-I and -II antibodies are associated with an increased risk for kidney graft failure. Am J Transplant 2012;12:1618.

82. Pereira S, Perkins S, Lee JH, et al. Donor-specific antibody against denatured HLA-A1: clinically nonsignificant? Hum Immunol 2011;72:492.

83. Persijn GG, Cohen B, Lansbergen Q, et al. Effect of HLA-A and -B matching on survival of grafts and recipients after renal transplantation. N Engl J Med 1982;307:905.

84. Qiu J, Cai J, Terasaki PI, et al. Detection of antibodies to HLA-DP in renal transplant recipients using single antigen beads. Transplantation 2005;80:1511.

85. Quiroga I, Salio M, Koo DDH, et al. Expression of MHC class I-related chain B (MICB) molecules on renal transplant biopsies. Transplantation 2005;81:1196.

86. Roelen DL, Doxiadis II, Claas FH. Detection and clinical relevance of donor specific HLA antibodies: a matter of debate. Transpl Int 2012;25:604.

87. Roelen DL, van Bree FP, Schanz U, et al. Differential inhibition of primed alloreactive CTLs in vitro by clinically used concentrations

of cyclosporine and FK506. Transplantation 1993;56:190.

88. Roy R, Belles-Isles M, Pare M, et al. The importance of serum dithiothreitol treatment in crossmatching selection of presensitized kidney transplant recipients. Transplantation 1990;50:532.

89. Scornik JC, LeFor WM, Cicciarelli JC, et al. Hyperacute and acute kidney graft rejection due to antibodies against B cells. Transplantation 1992;54:61.

90. Segev DL, Genrty SE, Warren DS, et al. Kidney paired donation and optimizing the use of live donor organs. JAMA 2005;293:1883.

91. Shroyer TW, Deierhoi MH, Mink CA, et al. A rapid flow cytometry assay for HLA antibody detection using a pooled cell panel covering 14 serological crossreacting groups. Transplantation 1995;59:626.

92. Sis B, Jhangri GS, Bunnag S, et al. Endothelial gene expression in kidney transplants with alloantibody indicates antibody-mediated damage despite lack of C4d staining. Am J Transplant 2009;9:2312.

93. Smith JD, Hamour IM, Banner MR, et al. C4d fixing, Luminex binding antibodies – a new tool for prediction of graft failure after heart transplantation. Am J Transplant 2007;7:2809.

94. Sumitran-Holgersson SS, Wilczek HE, Holgersson J, et al. Identification of the nonclassical HLA molecules, MICA, as targets for humoral immunity associated with irreversible rejection of kidney allografts. Transplantation 2002;74:269.

95. Summers DM, Johnson RJ, Allen J, et al. Analysis of factors that determine outcome following transplantation with kidneys donated after cardiac death in the UK. Lancet 2010;376:1303.

96. Takemoto SK. HLA amino acid residue matching. Clin Transpl 1996;397.

97. Taylor CJ, Bayne AM, Welsh KI, et al. HLA-DR matching is effective in reducing post transplant costs in renal allograft recipients on triple therapy. Transplant Proc 1993;25:210.

98. Taylor CJ, Bolton EM, Pocock S, et al. Banking on human embryonic stem cells: estimating the number of donor cell lines needed for HLA matching. Lancet 2005;366:2019.

99. Taylor CJ, Chapman JR, Ting A, et al. Characterisation of lymphocytotoxic antibodies causing a positive crossmatch in renal transplantation: relationship to primary and regraft outcome. Transplantation 1989;48:953.

100. Taylor CJ, Dyer PA. Maximising the benefits of HLA matching for renal transplantation; alleles, specificities, CREGs, epitopes or residues? Transplantation 1999;68:1093.

101. Taylor CJ, Kosmoliaptsis V, Sharples LD, et al. Ten year experience of selective omission of the pre-transplant crossmatch test in deceased donor kidney transplantation. Transplantation 2010;89:185.

102. Taylor CJ, Kosmoliaptsis V, Summers DM, et al. Back to the future: application of contemporary technology to long-standing questions about the clinical relevance of HLA-specific alloantibodies in renal transplantation. Hum Immunol 2009;70:563.

103. Taylor CJ, Smith SI, Morgan CH, et al. Selective omission of the donor crossmatch before renal transplantation; efficacy, safety and effects on cold storage time. Transplantation 2000;69:719.

104. Taylor CJ, Ting A, Morris PJ. Production and characterisation of human monoclonal lymphocytotoxic autoantibodies from a renal dialysis patient. Tissue Antigens 1991;37:112.

105. Taylor CJ, Welsh KI, Gray CM, et al. Clinical and socio-economic benefits of serological HLA-DR matching for renal transplantation over three eras of immunosuppression regimens at a single unit. In: Terasaki PI, Cecka M, editors. Clinical transplants 1993. Los Angeles: UCLA Tissue Typing Laboratory; 1994. p. 233–41.

106. Ten Hoor GM, Coopmans M, Allebes WA. Specificity and Ig

107. class of preformed alloantibodies causing a positive crossmatch in renal transplantation. The implications for graft survival. Transplantation 1993;56:298.

107. Terasaki PI, editor. History of HLA: ten recollections. Los Angeles, CA: UCLA Tissue Typing Laboratory; 1990.

108. Terasaki PI. Humoral theory of transplantation. Am J Transplant 2003;3:665.

109. Terasaki PI, Cai J. Human leukocyte antigen antibodies and chronic rejection: from association to causation. Transplantation 2008;86:377.

110. Terasaki PI, Ozawa M. Predicting kidney graft failure by HLA antibodies: a prospective trial. Am J Transplant 2004;4:438.

111. Terasaki PI, Thrasher DL, Hauber TH. Serotyping for homotransplantations: XIII. Immediate kidney rejection and associated pre-formed antibodies. In: Dausset J, Hamburger J, Mathe G, editors. Advances in transplantation. Copenhagen: Munksgaard; 1968. p. 225–9.

112. Thompson JS, Thacker LR. CREG matching for first cadaveric kidney transplants performed by SEOPF centers between October 1987 and September 1995. Southeastern Organ Procurement Foundation. Clin Transplant 1996;10:586.

113. Ting A, Morris PJ. Matching for the B-cell antigens of the HLA-DR series in cadaver renal transplantation. Lancet 1978;1:575.

114. Ting A, Morris PJ. Powerful effect of HLA-DR matching on survival of cadaveric renal allografts. Lancet 1980;2:282.

115. Ting A, Morris PJ. Reactivity of autolymphocytotoxic antibodies from dialysis patients with lymphocytes from chronic lymphocytic leukaemia (CLL) patients. Transplantation 1978;25:31.

116. Ting A, Morris PJ. Successful transplantation with a positive T and B cell crossmatch due to autoreactive antibodies. Tissue Antigens 1983;21:219.

117. Tong JY, Hsia S, Parris GL, et al. Molecular compatibility and renal graft survival – the HLA-DQB1 genotyping. Transplantation 1993;55:390.

118. Van den Watering L, Hermans J, Witvliet M, et al. HLA and red blood cell immunization after filtered and Buffy coat transfusion in cardiac surgery: a randomized controlled trial. Transfusion 2003;43:765.

119. Williams GM, Hume DM, Hudson Jr RP, et al. "Hyperacute" renal-homograft rejection in man. N Engl J Med 1968;279:611.

120. Worthington JE, Martin S, Al-Husseini DM, et al. Post-transplantation production of donor HLA-specific antibodies is a predictor of renal transplant outcome. Transplantation 2003;75:1034.

121. Wujciak T, Opelz G. Evaluation of HLA matching for CREG antigens in Europe. Transplantation 1999;68:1097.

122. Zoet YM, Eijsink C, Kardol MJ, et al. The single antigen expressing lines (SALs) concept: an excellent tool for the screening for HLA specific antibodies. Hum Immunol 2005;66:519.

123. Zou Y, Stastny P, Süsal C, et al. Antibodies against MICA antigens and kidney-transplant rejection. N Engl J Med 2007;357:1293.

124. Zwirner NW, Dole K, Stastny P. Differential surface expression of MICA by endothelial cells, fibroblasts, keratinocytes and monocytes. Hum Immunol 1999;60:323.

125. Zwirner NW, Fernandez-Vina MA, Stastny P. MICA, a new polymorphic HLA-related antigen, is expressed mainly by keratinocytes, endothelial cells, and monocytes. Immunogenetics 1998;47:139.

126. Zwirner NW, Marcos CY, Mirbaha F, et al. Identification of MICA as a new polymorphic alloantigen recognised by antibodies in sera of organ transplant recipients. Hum Immunol 2000;61:917.

肾移植外科技术

Christopher J.E. Watson · Peter J. Friend

肾移植是一个包含血管和输尿管吻合的重大外科手术，虽然在过去是由泌尿科医师或血管外科医师实施，但目前通常是由专门的移植外科医师完成。大多数受者已经接受过规律的透析，但是，有些受者可能通过抢先移植以避免透析，尤其对一些儿童特别有利[12,21]。受者通常是老年人，同时伴有其他并发症(例如，糖尿病、心血管疾病和肥胖)，从而增加了手术和麻醉的难度。此外，大多数患者因为尿毒症联合阿司匹林使用造成血小板功能受损，有的会因以前的血栓栓塞性疾病或心瓣膜置换术后使用华法林，这些患者的手术风险相对较高。

受者准备

第4章讨论了移植受者的一般准备和选择。潜在的肾移植受者在加入等待名单之前应接受仔细的评估，应完成医疗和手术的风险因素的识别和评价，并且在等待期间定期重新接受评估。入院后，患者在移植前必须接受进一步详细的病史和体格检查，以确保患者没有重大的手术禁忌证以及自上次评估以来没有发生变化，尤其需要关注患者的体液和电解质的状态。患者在手术前可能因为液体超负荷或高血钾浓度需要透析，这取决于透析的性质和什么时候进行最后一次透析。患者的血钾往往因为麻醉、输血和肾脏再灌注升高，因而必须确保患者的血清钾浓度在移植前保持正常水平。与移植后马上接受透析相比，移植前透析更加容易，也更加安全。

患者在手术前可以开始进行免疫抑制。虽然没有确凿的证据证明术前免疫抑制是必需的，但许多中心宁愿一次性给予钙调磷酸酶抑制剂或抗代谢药物负荷剂量以确保在移植后第一时间有更好的血药水平。诱导剂(最常用巴利昔单抗)也在手术前开始使用。准备接受抗体错配移植物(通常来自活体)的受者,除非已接受抗体清除,否则通常应在手术前接受多天的免疫抑制治疗。

虽然移植手术的全过程均在无菌条件下进行,但患者出现免疫抑制和伤口感染的风险仍然很高。此外,供体肾在获取过程中可能会受到污染,或者重症监护室的供体在死亡前可以因尿管留置导致尿路感染。血管吻合口附近的感染,可能会导致罕见但灾难性的并发症——继发性出血,最终导致移植肾失功、末梢循环损害和死亡率显著升高。因此,尽管常规预防的证据不足,但医师通常给予预防性抗生素治疗,以抑制皮肤常见的以及尿道可能存在的微生物感染[11,18]。如果获知供体存在感染,如死于脑膜炎球菌性脑膜炎,可能必须给予抗生素。在这种情况下,有必要听取微生物学专家的建议。

在诱导麻醉后,将一根中心静脉导管插入颈内静脉(最好在超声引导下进行),监测中心静脉压力,确保补液和术后透析达到最佳效果。应避免锁骨下静脉穿刺插管,因为可能会带来锁骨下静脉狭窄的风险,从而导致日后移植肾失功后上肢血管的通路受到损害。手术过程中的麻醉诱导和监测方面的问题将在第 13 章中进行探讨。

在患者麻醉后,应立即将无菌球囊导尿管插入受者的膀胱(参见下文)。应在手术室仔细做好备皮工作。去除体毛并使用抗微生物剂,通常采用葡萄糖酸氯己定作为腹壁皮肤的消毒剂。从乳头到大腿中部的整个腹部作为手术备皮范围是一种明智的做法,尤其是对患有血管疾病的受者而言,因为原切口偶尔可能需要延长或放弃,同时需要切开对侧的髂窝或切取隐静脉以处理血管问题。

部位

虽然传统上肾移植手术选择在右髂窝进行,但实际上两侧的操作没有什么区别[30,37,46,47,63]。如果需要,建议最好将左肾放置在右髂窝,而将右肾放置在左髂窝,这种将移植肾放置在骨盆和输尿管内侧的方法便于输尿管重建。与之相反,将尸体供肾放置在工作侧,吻合髂外血管,可以避免肾动脉和静脉交叉,同时便于使用 subrectus 袋(参见下文);同样,活体供肾移植应采用髂内动脉植入,放在对侧以避免血管交叉。然而,一般而言,使用任何一侧髂窝放置肾脏都是合理的。

其他可能决定最佳放置位置的因素包括腹部以前存在切口,尤其当放置位置位于移植手术切口之间时会导致局域腹壁失活。为避免同侧髂静脉发生血栓闭塞,当腿部一侧曾患有静脉血栓时,应使用对侧作为手术部位。腿部一侧静脉插管史也是使用同侧的相对禁忌,因为可能会形成髂静脉血栓或部分血栓形成。

如果腹部的一侧有腹膜透析导管或曾行结肠或回肠造口术,医师通常会选择对侧作为手术位置。如果一侧曾行输尿管再植术,医师则宁愿选择回肠代膀胱的一侧(尿道造口术)。如果有大的多囊肾存在,且下方有余地放置移植肾时,医师会选择多囊肾较小的一侧。有时候可能会因多囊肾过大而导致不能放置移植肾。这种情况应该作为评估过程的一部分,单侧或双侧的多囊肾应当在患者等待接受肾移植之前予以切除,以便给移植肾脏腾出位置,手术最好选择正中切口,以避免以后移植时切口对皮肤组织活力带来的影响。

儿童的肾血管吻合术可能涉及主动脉和下腔静脉。鉴于儿童肾脏的大小,右侧是首选,因为肾脏的放置位置位于盲肠和升结肠的后方。经垂直中线入路方法行胰肾联合移植术时,通常将胰腺放置在右髂窝和左髂窝肾。为了防止肾蒂发生扭转,最好将肾放置在腹膜后间隙。手术时,应将食指插入中线一侧的膀胱前间隙并且向两侧拉伸。

切口

通常经两种切口暴露髂外血管和膀胱。取左侧或右侧下腹部的 Rutherford Morison 斜切口或弧形切口,起自耻骨结节正中线上方约 2cm 处,向上弯曲,与腹股沟韧带平行 2cm,止于髂嵴的髂前上棘上方。操作时应谨慎,以避免损伤斜行穿过髂前上棘内侧 1cm 的大腿外侧皮神经。在儿童或体型较小的成人中,此切口可以延伸到肋缘以增加暴露(图 11–1)[40]。切开腹外斜肌和筋膜,直至伤口外侧。此切口在内侧至腹直肌鞘,这样做的目的是为了在后期的膀胱暴露中便于牵引或切开部分腹直肌。将腹内斜和腹横肌沿切口烧灼离断以便暴露腹膜。

与 Rutherford Morison 相比,Alexandre 或直肠旁切口略为垂直,起自耻骨联合上方 2cm 处,沿腹直肌鞘边缘外侧向上,距离髂前上棘内侧约两指宽。将腹外斜肌与腹直肌鞘侧面连接处(Spigelian 筋膜,半月线)分开以暴露腹膜。

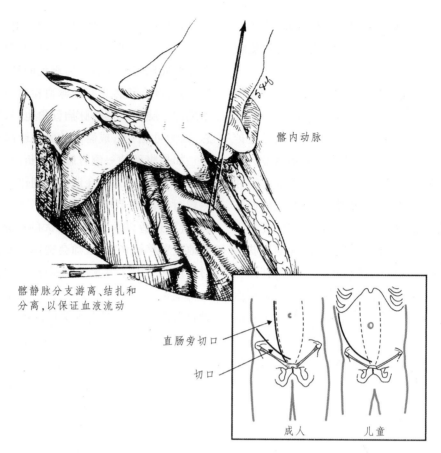

髂内动脉

髂静脉分支游离、结扎和
分离,以保证血液流动

直肠旁切口

切口

成人　　儿童

图 11-1　游离髂血管。插图为成人切口,儿童切口。(From Lee HM. Surgical techniques in renal transplantation. In: Morris PJ, editor Kidney transplantation. London: Academic Press/Grune & Stratton; 1979. p. 146.)

在腹膜暴露后,应立即结扎和离断腹壁下血管,以扩大术野。但是,在有多条肾动脉的情况下,如果腹壁下动脉需要吻合到肾动脉下极支,则应首先保留腹壁下血管。如果这些肌肉在既往手术(例如,经肋缘下切口切除同侧肾、胆囊、脾)过程中曾经被切开,那么保护腹直肌供应血管也可能是一种明智的做法。虽然早期论著提倡在手术过程中离断精索,而且这也是多年来的常见做法,但是临床上并不应当也不需要通过离断精索来实现充分暴露。精索可以侧面游离,允许适度牵拉,女性圆韧带则可以结扎离断。

术野准备

腹横筋膜和腹膜暴露后,打开腹横筋膜,将腹膜向上和向内推开以暴露腰肌和髂血管。最好从尾侧向颅侧方向进行。此时,插入一个保留牵开器,例如Bookwalter、Omni-Tract 或 Turner Warwick ring,都可以很好地暴露术野,同时解放助手双手协助吻合。无论是髂内动脉与移植肾的肾动脉吻合,还是带有主动脉襻

的肾动脉与髂外动脉吻合(更常用的技术),手术的第一步均是暴露髂外(通常)和髂内动脉。沿血管走行的淋巴管应尽可能保留,从动脉分离而不是离断。虽然缺乏证据支持,但是,淋巴管应该结扎而不是分离的观点也值得推荐,因为这样可以防止淋巴囊肿的发生(参见第 28 章)[19]。外科医师必须小心操作,防止将生殖股神经误认为淋巴管。生殖股神经位于腰大肌内侧缘,其分支可能跨越髂外动脉远端。如果使用髂内动脉,共干和髂外动脉的游离长度很重要,使得髂内动脉可以向外旋转,同时避免起始端扭转,而且当髂内动脉偏短时,可以在共干和髂外动脉使用血管夹。如果使用髂内动脉,应小心检查髂内动脉的起始端是否有动脉粥样硬化的迹象,同样,也要注意共干或髂外动脉是否有动脉粥样硬化性疾病的迹象。如果有两条或多条肾动脉不在主动脉襻上,可以切开髂内动脉直至远侧,从而暴露可能适合于吻合单支肾动脉的髂内动脉分支。

当髂动脉的适当暴露完成后,应进行髂外静脉的解剖。如果左肾有较长的肾静脉,单纯髂外静脉的解剖通常可以实现令人满意的无张力吻合。在少数情况下,

肾脏的肾静脉较短,例如右肾或左肾的静脉偶尔缩短,或当受者肥胖时,可以对髂内静脉和一条或两条臀静脉(更常见)进行结扎和离断。这种技术可以将髂总和髂外静脉牵入切口,特别是在髂内动脉离断的情况下,便于实施无张力吻合。然而,髂内和臀静脉的离断并非没有风险,因为结扎线滑脱可导致难以控制的出血。较短的肾静脉首选处理方法包括:使用降落伞技术的静脉吻合;置于髂外静脉较远端;使用一段供体下腔静脉延长肾静脉。将冷冻保存的移植肾临时放置入伤口,有助于选择受体动脉和静脉的吻合部位。

当肾脏准备就绪并打算植入时,应处理好血管以便于夹紧。可以给予适量的肝素(例如,30~60IU/kg),不过许多外科医师在透析患者中仅使用十字夹钳来夹闭受体血管而不进行肝素化。

在进行端侧吻合术时,将血管钳夹闭髂外动脉的近端和远端。如果要使用髂内动脉,则将血管钳夹闭靠近其起源的髂内动脉或髂总动脉和髂外动脉。使用血管夹或 Satinsky 侧壁钳夹紧髂外静脉的近端和远端。在分离远端髂内动脉后,用肝素化盐水冲洗内腔。类似地,如果要使用髂外动脉或髂总动脉,则进行大小适当的动脉切开术,并用肝素化盐水再次冲洗内腔。在供体动脉没有 Carrel 主动脉袖片的情况下,使用打孔器生成适当尺寸的吻合孔。类似地,用肝素化盐水冲洗静脉切口。如果可能,静脉切开术部位应位于瓣膜的近端或远端,如果在静脉切开术部位存在瓣膜,则应小心地取出。在进行动脉切开术或静脉切开术之前,外科医师应根据肾脏最后的静止位置在脑海中设想肾脏位置并测算肾动脉和静脉手术所需花费的时间,以确保最佳吻合位置。如果肾动脉的长度远大于静脉,可以选择性地在髂内动脉上行吻合术,或者更简单地说,动脉可以与髂外动脉吻合。但是,有的时候需要通过分离腹膜与直肌下侧的方式才能将肾脏置入直肌袋,在这种情况下,较长的动脉往往有利于运行顺畅。

移植肾准备

如果存在妨碍移植的异常情况(例如,以前没有发现的肿瘤),则尸体供肾的准备工作应在移植前完成。在将肾脏从冷藏器中取出后,需要对肾脏进行不同程度的解剖。尸体供肾分离作为整块切取的一部分,需要进行大量的解剖,操作时应小心,并需配备照明良好的工作台和放置肾脏的冰泥碗。在解剖时,必须非常小

心,以确保输尿管的血液供应和所谓的金三角不被打开(参见第 29 章)。

活体供肾脏优先选择单支动脉,但多支动脉更为常见。由于肾动脉的流入血流由肾内没有交通的终动脉构成,因此所有动脉都需要灌注,但是下极动脉分支尤其需要,因为它很可能提供输尿管的血液供应。如果有多个动脉存在且孤立(即,无共同 Carrel 补片),可以使用以下几种外科技术:血管成铲形吻合在一起,形成一个共同的主干(图 11-2)[40];可以从受体中切取髂内动脉,在工作台上将其分支与肾动脉吻合;小动脉可以端侧吻合到较大的肾动脉主干;小的副动脉可以与腹壁下动脉吻合;肾动脉可分别单独植入到髂外动脉。对于因为过细而不能精确地吻合到肾动脉主干的上极支动脉,如果它提供的血流不及肾脏血流量的 1/8(这应该在移除后的肾脏灌注中显而易见),可以进行结扎。

尸体供肾通常有起自单一主动脉补片的一条或多条肾动脉,而这个补片应修剪到适合吻合髂外动脉的尺寸。如果两条肾动脉在主动脉补片上间隔较远,可以分开补片,以便分别植入髂外动脉,或将两个单独的补片连接在一起以形成更短的补片,或者一支可以端侧植入髂外动脉,另一支与髂内动脉的分支吻合。

如果有一个以上的肾静脉,假定存在一支较大的肾静脉,则可以结扎小的静脉。如果两支肾静脉的大小相等,并且不是起自单一的腔静脉补片,如果此时结扎一支静脉,可能会导致后续静脉梗死的危险,因此最好分别植入,或者通过连接静脉,形成一个共同的主干行单一吻合。较短的右肾静脉可以通过供体下腔静脉或髂外静脉加以延长。

植入阶段的肾脏应在低温下保存。这可以通过多种方式实现,如在外科纱布袋装满粉碎冷冻盐水,还可以使用一个外科手套将肾和碎冰装一起,将血管从手套的侧面小切口拉出来。这种技术不仅能在吻合时保持肾脏低温[55],也便于肾脏的处理。

血运重建

无论动脉吻合或静脉吻合,首先要取决于肾脏的最终位置、第二个吻合是否能完成以及完成的难度。如果肾动脉是端侧吻合——通常为主动脉 Carrel 袖与髂外动脉,最好先做静脉吻合,然后可以正确定位端侧吻合动脉。如果肾动脉与髂内动脉吻合,可以先做动脉吻合,因为这能使肾静脉适当地定位。

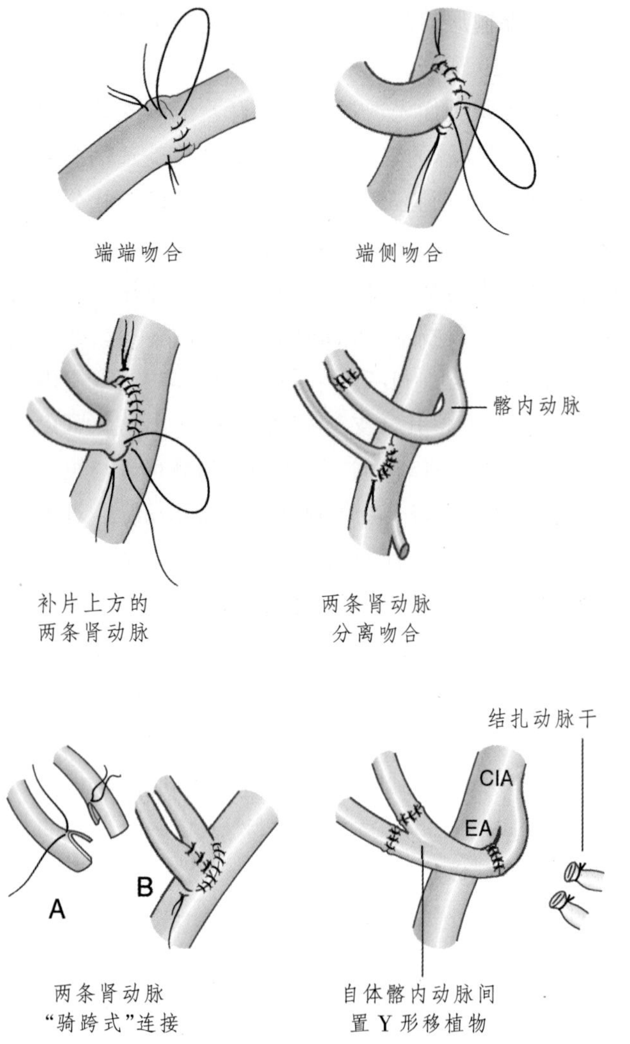

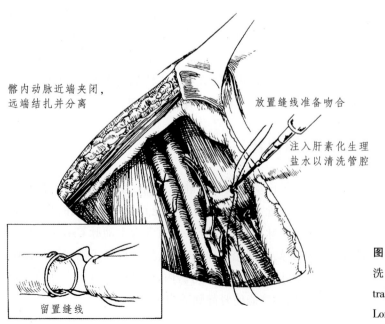

端端吻合　　　　　　　　端侧吻合

补片上方的　　　　　　　两条肾动脉
两条肾动脉　　　　　　　分离吻合

髂内动脉

结扎动脉干

CIA

EA

A　　B

两条肾动脉　　　　　　　自体髂内动脉间
"骑跨式"连接　　　　　　置 Y 形移植物

图 11-2　肾动脉吻合变化示意图。(From Lee HM. Surgical techniques inrenal transplantation. In: Morris PJ, editor. Kidney transplantation. London: Academic Press/Grune & Stratton; 1979. p. 150.)

动脉吻合

　　髂内动脉与肾动脉行端端吻合通过 Carrel 在 1902 年描述的三点吻合技术[10]或两点吻合术采用 5-0 或 6-0 单丝血管缝合线进行吻合(图 11-3)[40];也可以使用降落伞技术,但是要事先分别缝合后再拉紧缝线。

　　如果肾动脉和髂内动脉之间存在差异,当肾动脉直径很细时,肾动脉可以沿一侧成铲形以加宽吻合。如果肾动脉的一侧成铲形,应注意恰当地放置肾动脉的铲形,要考虑到髂动脉和肾动脉的最终曲线,以避免肾脏放置在其最终位置时出现扭转(图 11-4)[40]。如果两支动脉都细,考虑到膨胀,应间断吻合。儿童或体型较小的成年人的动脉细,应全部间断吻合。

　　肾动脉与髂外动脉的端侧吻合通常是使用适当纵向切口来连接肾动脉的主动脉袖口。在髂外动脉适当位置行动脉切开术,然后采用 5-0 或 6-0 单丝血管线进行连续缝合(图 11-2)[40]。对于老年患者和已经透析一段时间的患者,内膜可能钙化,容易从动脉壁剥离。操作时应特别小心,以确保所有的受者血管内膜在吻合时位置牢靠,以防止再灌注时沿远端动脉剥离。在受体动脉钙化非常严重的情况下,可能有必要进行正规的髂动脉内膜剥脱术,远端内膜缝合固定,防止形成皮瓣和随后的剥离。

静脉吻合

　　肾静脉通常与髂外静脉用 5-0 单丝血管线连续端

髂内动脉近端夹闭,
远端结扎并分离

放置缝线准备吻合

注入肝素化生理
盐水以清洗管腔

留置缝线

图 11-3　髂内(下)动脉分支并结扎,肝素化生理盐水冲洗管腔。(From Lee HM. Surgical techniques of renal transplantation. In: Morris PJ, editor. Kidney transplantation. London: Academic Press/Grune & Stratton; 1979. p. 148.)

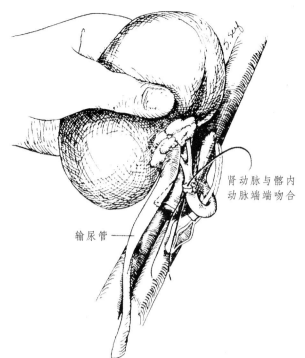

图 11-4　肾动脉与髂内动脉吻合。(From Lee HM. Surgical techniques of renal transplantation. In: Morris PJ, editor Kidney transplantation. London: Academic Press/Grune & Stratton; 1979. p. 149.)

肾动脉与髂内动脉端端吻合

输尿管

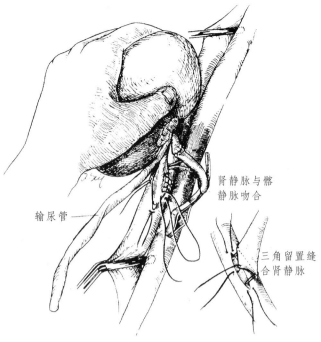

图 11-5　三角留置缝合肾静脉吻合部位。(From Lee HM. Surgical techniques of renal transplantation. In: Morris PJ, editor Kidney transplantation. London: Academic Press/Grune & Stratton; 1979. p. 151.)

肾静脉与髂静脉吻合

输尿管

三角留置缝合肾静脉

侧吻合,最初缝合位置在静脉切开的两端(图 11-5)[40]。静脉吻合时,在外侧壁中点固定缝线会有所帮助,使髂外静脉和肾静脉吻合的外侧壁受到牵拉,与吻合的内侧壁分离开。这种技术减少了内侧壁缝合时后壁被挂住的风险。另外一个适用于大多患者的方法就是降落伞技术,在跳伞缝合之前放置几根缝合线在头侧。这样有利于在一个较宽的静脉内分布张力,从而减小缝合撕脱的可能性。

　　肾静脉通常吻合于髂外动脉内侧的髂外静脉,虽然有时也可能是在动脉外侧。无论吻合部位在哪里,重要的是要确保肾静脉无张力,同时应注意,在开始吻合前该静脉没有扭曲。如果小儿接受成人肾脏,有时会需要缩短肾静脉以防止扭转,特别是当静脉与下腔静脉吻合时。

　　如果在动脉吻合之前进行静脉吻合(例如,使用髂外动脉),可能需要去除静脉夹,以便让腿部的血液回流,缩短静脉淤滞的持续时间。贴着吻合口在肾静脉放置一个独立的精致动脉夹,既可以防止血液逆流入肾,又可以更好地去除髂静脉夹。重要的是,动脉夹不损伤静脉,并且不会从静脉滑脱——两个动脉夹通常较一个

更加不易滑脱。这个方法还能够在肾脏血运重建前控制静脉吻合出血。

移植肾再灌注

　　首先去除远端动脉夹,使肾脏缓慢再灌注。在去除近端动脉夹前,识别和制止明显的出血。在除去静脉夹之前,应确认肾静脉经肾脏快速填充。一旦进行肾脏再灌注,应注意控制吻合口的明显出血点和结扎后台准备时漏扎的分支。再灌注的质量差异明显。当活体供肾和机械保存肾脏再灌注均匀时,很快呈粉红色。尸体供肾,特别是那些长时间冷缺血或循环死亡的供体,往往灌注不均匀已持续一段时间,虽然通常会随着时间的推移消退,但重要的是要确保:

　　• 所有的血管夹均已移除;

　　• 受体的血压状况良好;

　　• 受者动脉近端或者供体动脉没有内膜剥离,后者是由于供体牵拉或供体生前有极端的高血压造成。

　　最后,如果仍然存在顾虑,可以采取 Hume 测试:用食指和拇指阻断肾静脉,肾脏会膨胀和搏动;当静脉开放时,肾脏随着充盈消失明显软化。

尿路重建

在肾脏完成受体血液灌注和彻底止血后，应立即开始尿路重建。左肾移植到右髂窝和右肾移植到左髂窝后方正常前到后的静脉、动脉和收集系统关系相反，以至于移植肾脏肾盂和输尿管的位置成为最近中线和浅表的肾门结构[46]。这种位置简化了原位（和二次）泌尿道重建，特别是在拟行肾盂输尿管吻合术、输尿管输尿管吻合术或是肾盂膀胱造口术时。尿路重建类型取决于供体输尿管的长度和条件、受者膀胱或膀胱替代物的情况、受者输尿管的情况以及术者对该手术技巧的熟悉程度等因素。

缝合材料的选择因人而异。虽然已经对非可吸收缝线的尿路重建做了描述[31,45]，但受者仍有形成结石的风险。现代的合成可吸收单丝缝合线（例如，聚葡糖酸酯和聚二恶烷酮）适用于可能因伤口延迟愈合造成免疫力低下的肾移植受者。

输尿管膀胱吻合术（移植输尿管直接吻合到膀胱）

这是常用的尿路重建方法，具有以下优点：
- 无论受体输尿管的质量或存在与否都可以进行；
- 距离血管吻合几厘米；
- 自身输尿管保持不变，因此可用于输尿管并发症的治疗；
- 自体肾切除术不是必需的。

目的是将输尿管与膀胱黏膜吻合，同时将远端输尿管包裹在一个2~3cm的隧道内。这样，当膀胱收缩时，可以产生一个阀动机制以防止尿液向输尿管反流[41,50,51,64]。但是这种抗反流机制的效果仍未确定。

导尿管与Y形连接器连接，一端接一袋装满盐水和抗生素和（或）亚甲基蓝染料，另一个接尿收集袋（图11-6）[36]。溶液中抗生素的使用减少了术后尿路感染的风险[56,57]，而染料使外科医师确认已经被打开的是膀胱而不是另一个内脏。有了这个系统，膀胱可以充满、排空，如果有必要，手术中可以再次充满，在盆腔瘢痕组织、受者肥胖或容量减小难以确定膀胱的情况下特别有用。经过最初的小容量适应，无功能膀胱通常在移植过程的1~2小时内即可容纳更多的液体[3]。

经膀胱的输尿管膀胱吻合术

传统的经膀胱输尿管膀胱吻合术类似于Merrill

及其同事的描述，即第一次双胞胎间的成功肾移植（图11-7）[40]。在确定膀胱顶后，缝合或将Babcock夹应用在垂直正中切口的两侧。膀胱放空，在之前确定的膀胱壁全层切开一个切口。拉钩置入膀胱顶以暴露三角区。选择一个避开原输尿管的点，在黏膜上做一个横向切口。用直角钳或Thorek剪刀创建一个约2cm的黏膜下隧道。钳或剪刀从膀胱内向外穿透，并扩张肌肉开口以接纳移植肾输尿管。输尿管从精索下拉进膀胱，离断一定的长度，防止过紧或冗余。将输尿管末尾断端切开3~5mm，用精细可吸收缝线缝合膀胱黏膜。随后的缝合包括膀胱肌层缝合固定输尿管远端，防止输尿管远端在黏膜下隧道内活动。撤除牵引器，用3-0可吸收线单层或双层缝合关闭膀胱。膀胱可再次充盈，检查渗漏，渗漏点可间断缝合修复。一些外科医师使用两个大约分隔2cm的膀胱黏膜切口[62]，在使用这种技术时，近端膀胱黏膜切口应采用精细可吸收缝线关闭。

膀胱外的输尿管膀胱吻合术

这是最常用的技术。虽然不能像经膀胱方法那样构建"生理学上的"抗反流机制，但膀胱外的方法速度更

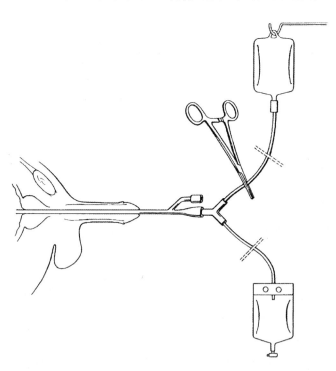

FIGURE11-6　Y-tube system for rinsing, filling and draining bladder or bladder substitute. (From Kostra JW. Kidney transplantation. In: Kremer B, Broelsch CE, Henne-Bruns D, editors. Atlas of liver, pancreas, and kidney transplantation. Stuttgart: Georg Thieme Verlag; 1994. p. 128.)

图11-6　Y管系统，用于冲洗、充盈、排空膀胱或替代膀胱。

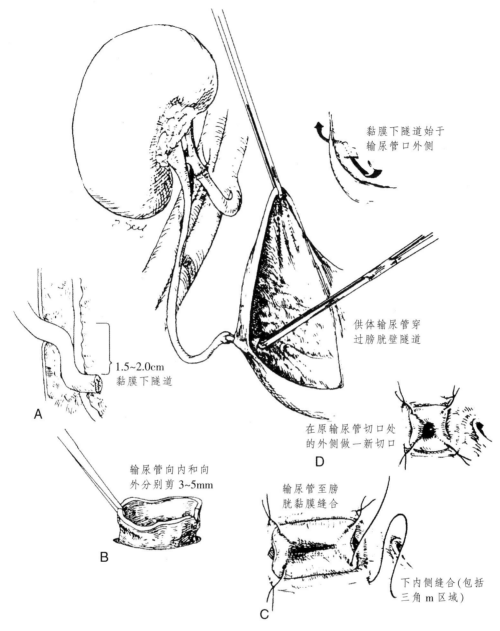

黏膜下隧道始于
输尿管口外侧

供体输尿管穿
过膀胱壁隧道

1.5~2.0cm
黏膜下隧道

A

输尿管向内和向
外分别剪 3~5mm

B

在原输尿管切口处
的外侧做一新切口

D

输尿管至膀
胱黏膜缝合

下内侧缝合(包括
三角 m 区域)

C

图 11-7　经膀胱输尿管膀胱造口术 。(From Lee DM. Surgical techniques of renal transplantation. In: Morris PJ, editor. Kidney transplantation. London: Academic Press/Grune & Stratton; 1979. p. 153.)

快，不需要膀胱切开，且所需的输尿管长度更短（图 11-8）。这些因素可以减少手术时间、膀胱痉挛及血尿。膀胱外技术是基于 Lich 和同事对过程的描述[41]。膀胱外输尿管膀胱吻合技术于 1962 被 Woodruff 用于肾脏移植[70]，Konnak 和同事做了很好的图解说明（图 11-8）[35]。随后的修改是添加了一个缝合固定铲形末端于膀胱，以防止输尿管近端从黏膜下隧道滑移，失去抗反流阀，同时避免输尿管吻合口撕裂[10,15]。

双猪尾巴（双 J）输尿管支架减少了渗漏和狭窄的发生率，因而被广泛使用。将输尿管修剪到合适的长度和铲形后，逆行插入供体输尿管。通过导尿管灌注抗菌

液/染色溶液充盈膀胱。游离膀胱外侧面脂肪和腹膜反折，拉钩置于内侧，另一个置于下侧，第三个拉钩置于头内侧牵拉腹膜及其内容物。一些作者建议将输尿管置于精索或圆韧带下，认为这可以防止术后输尿管梗阻。纵向斜切口约 3cm 至膀胱黏膜膨入切口。膀胱通过导尿管部分排水，将黏膜从两侧肌肉游离，利于输尿管黏膜下隧道的后期构建。膀胱黏膜切开，用 5/0 单丝可吸收线（例如，聚对二氧环己酮）固定在切口两端。将输尿管带到伤口，黏膜缝线穿过铲形的趾端和后跟，输尿管降落伞到膀胱。然后将输尿管膀胱黏膜连续缝合。有些医师缝合时带小量膀胱肌肉，有些医师则单独与

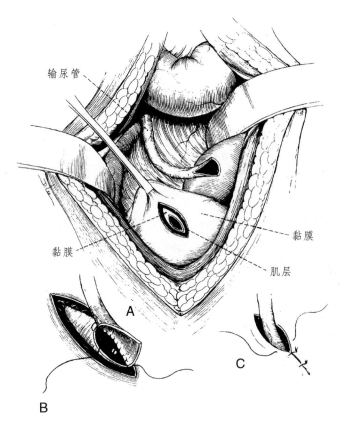

图 11-8 膀胱外输尿管膀胱造瘘术。(From Konnak JW, Herwig KR, Turcotte JG. External ureteroneocystostomy in renal transplantation. J Urol 1972;108:380.)

黏膜吻合。一些作者特别推荐固定输尿管趾端,用水平或垂直褥式缝合输尿管趾端和通过黏膜下层穿过膀胱的浆肌层,在膀胱切开远端约 5mm 处打结(图 11-9)。在处理输尿管和膀胱时应注意避免用钳子夹碎薄弱的黏膜。一旦输尿管吻合完成,间断可吸收线关闭浆肌层,在这一过程中应注意避免缝窄输尿管。

双输尿管

　　双输尿管可以简单处理,即从共同的鞘中分离出来,修剪到合适的长度,并制作成铲形,采用精细的可吸收缝线连续或间断吻合内侧缘在一起(图 11-10)[13,52],或将它们连接在一起,将一支置于另一支的上部,上支趾端与下支后跟单针缝合[4]。联结的输尿管可作为单一输尿管,采用先前描述的输尿管膀胱技术处理。黏膜下的隧道应较宽。另一种方法是每个输尿管分别行输尿管膀胱吻合[66]。这些相同的技术可用于小儿肾脏的整块移植或两个成人肾脏的移植,在受体内将一个肾脏叠加在另一个的顶部[44]。Fjeldborg 和 Kim[23]描述了双输尿管肾脏的肾盂输尿管吻合术,将输尿管在输尿管肾盂连接处切断,将两者后壁缝合,前壁与受者输尿管吻

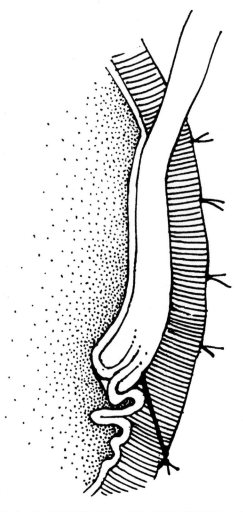

图 11-9 通过一次或两次褥式缝合将移植输尿管的锚定趾与膀胱全层缝合,以防止黏膜下层的输尿管滑脱。(From Hinman F Jr. Ureteral reconstruction and excision. In: Hinman F Jr editor Atlas of urologic surgery, 2nd ed. Philadelphia: WB Saunders;1998. p. 799.)

合(图 11-11)[23]。

膀胱扩大

　　先天性膀胱畸形的患者,膀胱扩增是先前治疗或移植前准备的一部分。为避免在肾移植过程中会对扩增补片造成干扰,了解解剖结构和扩增补片的血液供应具有重要的意义。理论上,输尿管应当吻合到自身的膀胱,经过黏膜下隧道行输尿管膀胱吻合术。如果使用回肠或盲肠,并且采用最容易重建膀胱的部分,则可以在没有隧道的条件下进行供体输尿管吻合,并采用类似于回肠膀胱术的方式。输尿管支架的使用很普遍。

肾盂对肾盂吻合术

　　肾盂-肾盂吻合已用于原位肾移植,左侧较为常

管膀胱吻合，用原肾盂或输尿管尿路重建可以轻易通过正常位置的输尿管口完成以后的逆行肾盂造影、支架置入或输尿管镜检查，因此更具优势。

肾盂输尿管吻合术和输尿管输尿管吻合术

在下列情况中，通常行肾盂输尿管吻合术和输尿管输尿管吻合术：移植输尿管的血液供应不良；膀胱因为盆腔瘢痕变得难以确认；膀胱扩张不足以行输尿管膀胱吻合术；外科医师的偏好[25,38,39]。输尿管肾盂吻合术和输尿管输尿管吻合术的方法相似（图 11-12）。首先完成移植肾肾盂或输尿管后壁与同侧原输尿管末端铲形之间的吻合，放置一根双肢输尿管支架，然后缝合前壁。近端输尿管的处理：

- 保留原肾，使用原输尿管的一侧进行吻合；
- 同侧肾和近端输尿管切除；
- 结扎近端输尿管，阻塞原位肾脏[43,58]，但不适于患有尿路败血症或既往曾行输尿管膀胱再植术以治疗反流的患者，因为后者输尿管的血液供应严重不足。保留原输尿管与原肾的连续性，将移植肾的肾盂或输尿管与原输尿管的侧面吻合，保证了原输尿管良好的血液供应，无梗阻和原肾肾积水的风险。

肾盂膀胱吻合

当原输尿管和移植肾输尿管不适用时，可以采用肾盂膀胱吻合尿路重建（图 11-13）[6,22,28]。无张力的膀胱必须到达肾盂。为了实现这一可能，可能需要将膀胱游离并固定在腰大肌上，或采用 Boari 瓣延长膀胱。

输尿管肠吻合术

当膀胱已切除或不可用时，输尿管肠吻合术用于肠导管或肠袋[26,32]。采用含有抗生素的冲洗液轻微扩张肠导管或肠袋，然后使用某一膀胱外输尿管膀胱吻合技术完成。此外，移植输尿管与肠袋的传入支的成功吻合已有报道[27]。如果由于周围小肠难以确定肠导管或肠袋，可以在冲洗液中加入亚甲蓝染料，以便更快找到肠导管或肠袋[69]。这个问题将在第 12 章进一步讨论。

输尿管支架

有些外科医生常规使用输尿管支架以减少泌尿系并发症的发生[7,50]，而有的医师仅在担心有潜在的尿漏或暂时性梗阻时使用输尿管支架。后者的例子包括水肿、输尿管周围出血、膀胱增厚、行肾盂吻合、肾盂输

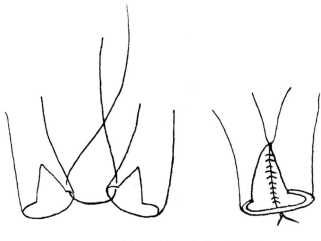

图 11-10　双输尿管处理成单一输尿管。

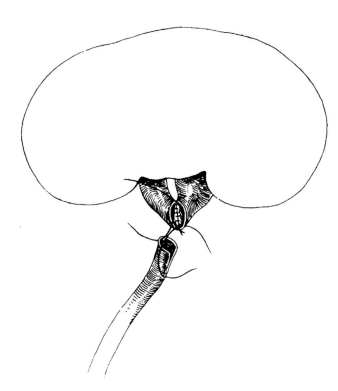

图 11-11　在行联合肾盂输尿管吻合术之前，肾盂造口术后双侧输尿管的管理。（From Fjeldborg O, Kim CH. Double ureters in renal transplantation. J Urol 1972;108:377）

见[24]。原肾移除后，原肾动脉或脾动脉和原肾静脉重建移植肾血运。移植肾的近端输尿管和肾盂内侧打开，原肾盂用可吸收细线连续缝合。一侧完成后，将一根双肢输尿管支架或导丝经原输尿管进入膀胱，然后撤回导丝使得末端在膀胱内卷曲，通过反流到支架的膀胱冲洗液来确认其在膀胱的位置。近端的卷曲放置在移植肾的肾盂内，并完成剩余一半肾盂的缝合。相较于输尿

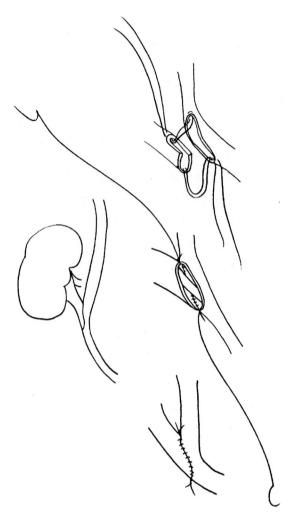

图 11-12　输尿管造口及输尿管造瘘术。后壁缝合完成后,放置双猪尾式支架。

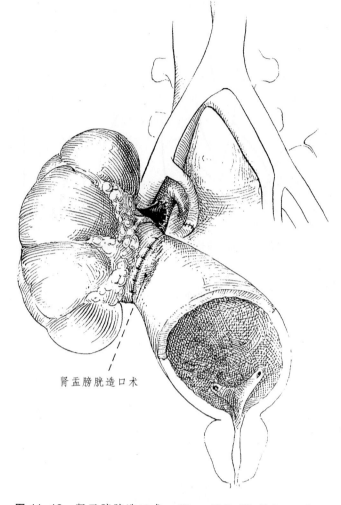

肾盂膀胱造口术

图 11-13　肾盂膀胱造口术。(From Firlit CF. Unique urinary diversions in transplantation. J Urol 1977;118:1043.)

尿管吻合或输尿管输尿管吻合术,或者输尿管与肠导管或肠袋吻合。理想的支架长度取决于移植肾的肾盂和膀胱(或其替代物)之间的距离估计值。一般而言,12cm 长的 5F 双肢支架适用于移植肾位于髂窝,输尿管吻合于膀胱的成人受者。

尿管和支架的管理

通常在术后 5 天拔除膀胱或贮尿池的导管。一些单位检测床边尿亚硝酸盐和送细菌培养。一旦确认尿液被感染,依据药敏结果选择抗生素,并应用 10~14 天。如果支架被固定在导尿管上,会随着尿管拔除被抽出,否则在第 6 周时应使用软镜取出支架。如果存在感染,即使输尿管支架在原位,也应该拔除。应注意识别所有安装支架的患者,以免被遗忘。

闭合

许多单位常规在闭合伤口前获取肾脏活检标本("零点活检")。此活检可以用来提供基础组织学证据,以鉴别慢性变化和其他未知肾脏疾病。此外,还可以显示缺血再灌注损伤或早期抗体介导损伤的证据,但获取这些能体现组织学变化组织的时间通常比一般的移植手术要长(参见第 26 章)。闭合伤口的方法有所不同,但用非可吸收的材料关闭所有肌筋膜层,如尼龙(优选),可以避免疝的形成。表皮下可吸收缝合线用于皮肤缝合可以提供最好的美容效果。

一些外科医师喜欢放置手术创面引流管,以便尽早发现出血或尿瘘,但有人则认为引流管是微生物进入的门户。如果放置引流管,应采用封闭方法,并应尽早拔除。引流管的出口处应每日清洗和换药,直到引流管拔除。

过去,由于再灌注损伤导致实质发生肿胀,在切开移植肾的囊肿时,应仔细沿其凸包边界从一极到另一极切开肾包膜,以尽量减少对肾脏损害,这种操作手法目前已经停用[29,61]。

小儿受体

对于年龄较大的儿童,如果体重>20kg,移植手术过程与成年人相同[5,20,49]。肾血管与髂血管或腹主动脉和下腔静脉端侧吻合[9]。

对于较小的儿童(体重<20kg),可通过延长切口至右肋缘扩展右侧腹膜外间隙[48],或应用经腹腔入路[62]。后者从剑突到耻骨联合正中打开腹腔,切开侧腹膜到升结肠打开腹膜后腔,升结肠倒向内侧。腔静脉的末端游离 3~4cm,结扎和离断后方的 2~3 腰静脉。解剖游离主动脉末端至其分叉处。首选用阻断钳部分阻断下腔静脉和主动脉,而不是下腔静脉和主动脉的完全钳闭。首先用非吸收性单丝血管线端侧吻合肾静脉与下腔静脉(图 11-14)[40]。然后用细单丝非吸收性血管线端侧吻合肾动脉于右髂总动脉或主动脉末端。有时候可以用小主动脉穿孔器在主动脉上开一个洞,与肾动脉吻合。据说这一技术可以降低因低血压发生肾动脉管腔闭塞的概率。肾动脉通常在下腔静脉前与主动脉吻合,尽管有时穿过下腔静脉的后面可能更好摆放。在夹闭和开放下腔静脉和主动脉时,必须与麻醉师慎重沟通,因为肾脏灌注可能显著减少小儿的循环容量,导致剧烈的血流动力学变化。

将升结肠放置在肾脏的前表面,无须固定。输尿管腹膜后下行,越过髂总动脉的中点与膀胱行输尿管膀胱吻合术。

成长期的儿童应行全部或部分间断的端端动脉吻合。如果供者血管有明显的 Carrel 补片,可以行连续的端侧吻合。

小儿供体

小儿的肾脏作为供体移植给成人或小儿受体的外科步骤与上述描述大致相同。由于小儿的肾脏血管较细,通常必须使用主动脉和腔静脉补片。由于肾脏的大

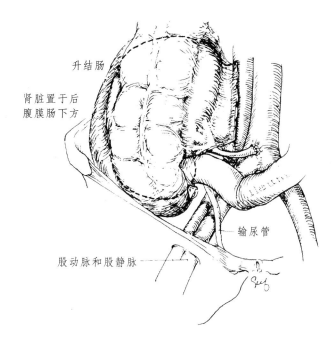

图 11-14　小儿(体重<20kg)肾移植。(From Lee HM. Surgical techniques of renal transplantation. In: Morris PJ,editor Kidney transplantation. London: Academic Press/Grune & Stratton;1979. p. 159.)

小会有所增加,因此有必要采取间断缝合,且至少达到吻合圆径的一半。

如果小儿的肾脏非常小,可以将双肾脏整体移植给成人和较大患儿[2,16,33,42,59]。

至于整体移植,应当将两肾连同一段主动脉和腔静脉同时切取。将主动脉和下腔静脉到肾血管的尾段切除,与肾血管头侧的主动脉和下腔静脉进行吻合,封闭供体主动脉和静脉尾端。这种技术可以让髂血管上方的肾脏处于较低的位置,同时缩短输尿管到膀胱的距离。其他技术包括简单地缝闭主动脉和腔静脉的头侧,主动脉和下腔静脉尾与髂血管端侧吻合。一些外科医师主张将肾脏的上极与主动脉的两侧进行缝合,以防止肾血管蒂的扭转或扭曲。可以经膀胱外路单独将输尿管植入膀胱,也可以如前所述,将两者合并在一起,形成一个共同的漏斗。另一种技术是去除受者一段髂外动脉和静脉,将管状主动脉和下腔静脉吻合进入缺损段。第四种方法是纵向切开主动脉和下腔静脉后部,将这些切口补片与髂血管吻合

双肾移植

移植手术越来越多地使用不太理想的肾脏,因而术后的肾功能也不尽如人意。尽管如此,移植术患者的

生活质量仍然优于透析患者[1,54,65]。一些中心对老年供肾进行常规活检[53]，如果活检可见显著慢性改变，则应当将两个供肾移植到一个受体，而不是分别移植给两个受体。

双肾移植可以采用两种方式来实现[17]。两个肾脏可以通过延长直肠旁切口移植到同一侧。首先应选择输尿管最长的肾脏，移植到髂总动脉和髂总静脉或下腔静脉。然后在髂外血管尾端植入第二个肾。输尿管如前所述处理。首先应移植肾脏头端，这一点很重要，因为夹闭髂总动脉会阻断已经植入远端血管肾脏的血流。另一种移植方法是经两侧切口分别植入肾脏，每个髂窝一个。

移植肾切除

切除在移植术后数月或数年发生慢性排斥反应的肾脏十分困难，执行手术的移植外科医师必须有丰富的经验。移植肾常见的是经原移植切口切除。小儿首选腹部切口，尤其是腹腔内植入的肾脏。如果有真菌性动脉瘤或肾周脓肿，也可以使用腹腔入路的方法来控制髂血管，但这种情况会带来灾难性出血的风险。应给予抗生素预防以抑制皮肤和泌尿系病原体以及已知的其他流行的病原体。

由于肾蒂结构易于识别，因此，术后早期移植肾的全部切除并不困难。供体血管可简单地结扎，供体血管结扎残端既可以留在原位，也可以切除。保留的残端可能会因为免疫系统攻击供体内皮而存在发生血栓形成或出血风险，尽管这种可能性随着移植的时间越长而变得越发不可能。去除供体血管残端后，可能需要自体大隐静脉补片，以防止原血管狭窄。

被膜下切除是移植时间较长的肾脏最简单的切除方式。沿着原切口逐渐深入，识别和切开假包膜。在肾实质外被膜下钝性游离所有肾脏实质。经血管和输尿管深入被膜到肾脏，通常需要切开围绕肾门的被膜，以便游离血管蒂。应注意确保原血管，特别是髂外动脉和静脉，与血管蒂分开。肾蒂用Satinsky钳整束钳夹，离断后移除移植肾。血管蒂用单丝血管线缝合。此时可以游离血管，并分别结扎动脉和静脉，但这可能有困难，通常也没有必要。有时，在游离肾门瘢痕时，将显现的肾动脉和静脉分支结扎离断，避免了控制肾蒂的需要。因此，移植肾切除术会在患者吻合口部位残留少量供体组织。虽然理论上存在排斥的风险，但实际上不会

是一个问题。

如果伤口受到严重的污染或感染，应采取填塞法并保持开放，同时考虑二期闭合[34,60]。根据外科医师的偏好，可以使用密闭式吸引引流。

（史晓峰 译　王智平 校）

参考文献

1. Alfrey EJ, Lee CM, Scandling JD, et al. When should expanded criteria donor kidneys be used for single versus dual kidney transplants? Transplantation 1997;64:1142–6.
2. Amante AJ, Kahan BD. En bloc transplantation of kidneys from pediatric donors. J Urol 1996;155:852–6, discussion 856-7.
3. Barry JM, Lemmers MJ, Meyer MM, et al. Cadaver kidney transplantation in patients more than 65 years old. World J Urol 1996;14:243–8.
4. Barry JM, Pearse HD, Lawson RK, et al. Ureteroneocystostomy in kidney transplant with ureteral duplication. Arch Surg 1973;106:345–6.
5. Belzer FO, Schweitzer RT, Holliday M, et al. Renal homotransplantation in children. Am J Surg 1972;124:270–8.
6. Bennett AH. Pyelocystostomy in a renal allograft. Am J Surg 1973;125:633–5.
7. Benoit G, Blanchet P, Eschwege P, et al. Insertion of a double pigtail ureteral stent for the prevention of urological complications in renal transplantation: a prospective randomized study. J Urol 1996;156:881–4.
8. Bradic I, Pasini M, Vlatkovic G. Antireflux ureterocystostomy at the vertex of the bladder. Br J Urol 1975;47:525–30.
9. Broyer M, Gagnadoux MF, Beurton D, et al. Transplantation in children: technical aspects, drug therapy and problems related to primary renal disease. Proc Eur Dial Transplant Assoc 1981;18:313–21.
10. Carrel A. Le technique opératoire des anastomoses vasculaires et la transplantation des viscères. Lyon Med 1902;98:859.
11. Cohen J, Rees AJ, Williams G. A prospective randomized controlled trial of perioperative antibiotic prophylaxis in renal transplantation. J Hosp Infect 1988;11:357–63.
12. Cole BR. The psychosocial implications of pre-emptive transplantation. Pediatr Nephrol 1991;5:158–61.
13. Conlin MJ, Lemmers MJ, Barry JM. Extravesical ureteroneocystostomy for duplicated allograft ureters. J Urol 1994;152:1201–2.
14. Darouiche RO, Wall Jr MJ, Itani KM, et al. Chlorhexidine-alcohol versus povidone-iodine for surgical-site antisepsis. N Engl J Med 2010;362:18–26.
15. de Campos Freire Jr G, de Goes GM, de Campos Freire JG. Extravesical ureteral implantation in kidney transplantation. Urology 1974;3:304–8.
16. Dreikorn K, Rohl L, Horsch R. The use of double renal transplants from paediatric cadaver donors. Br J Urol 1977;49:361–4.
17. Ekser B, Baldan N, Margani G, et al. Monolateral placement of both kidneys in dual kidney transplantation: low surgical complication rate and short operating time. Transpl Int 2006;19:485–91.
18. Evans CM, Purohit S, Colbert JW, et al. Amoxycillin-clavulanic acid (Augmentin) antibiotic prophylaxis against wound infections in renal failure patients. J Antimicrob Chemother 1988;22:363–9.
19. Farouk K, Afridi Z, Bano U, et al. Electrocoagulation versus suture-ligation of lymphatics in kidney transplant recipient surgery. J Postgrad Med Inst 2006;4:398–403.
20. Fine RN, Korsch BM, Stiles Q, et al. Renal homotransplantation in children. J Pediatr 1970;76:347–57.
21. Fine RN, Tejani A, Sullivan EK. Pre-emptive renal transplantation in children: report of the North American Pediatric Renal Transplant Cooperative Study (NAPRTCS). Clin Transplant 1994;8:474–8.
22. Firlit C. Unique urinary diversions in transplantation. J Urol 1977;118:1043.

23. Fjeldborg O, Kim CH. Double ureters in renal transplantation. J Urol 1972;108:377–9.
24. Gil-Vernet JM, Gil-Vernet A, Caralps A, et al. Orthotopic renal transplant and results in 139 consecutive cases. J Urol 1989;142:248–52.
25. Hamburger J, Crosnier J, Dormont J. Experience with 45 renal homotransplantations in man. Lancet 1965;1:985–92.
26. Hatch DA, Belitsky P, Barry JM, et al. Fate of renal allografts transplanted in patients with urinary diversion. Transplantation 1993;56:838–42.
27. Heritier P, Perraud Y, Relave M, et al. Renal transplantation and Kock pouch: a case report. J Urol 1989;141:595–6.
28. Herwig KR, Konnak JW. Vesicopyelostomy: a method for urinary drainage of the transplanted kidney. J Urol 1973;109:955–7.
29. Hume DM. Kidney transplantation. In: Rapaport F, Dausset J, editors. Human transplantation. London: Grune & Stratton; 1968. p. 110.
30. Hume DM, Magee JH, Kauffman Jr. HM, et al. Renal homotransplantation in man in modified recipients. Ann Surg 1963;158:608–44.
31. Jaffers GJ, Cosimi AB, Delmonico FL, et al. Experience with pyeloureterostomy in renal transplantation. Ann Surg 1982;196:588–93.
32. Kelly WD, Merkel FK, Markland C. Ileal urinary diversion in conjunction with renal homotransplantation. Lancet 1966;1:222–6.
33. Kinne DW, Spanos PK, DeShazo MM, et al. Double renal transplants from pediatric donors to adult recipients. Am J Surg 1974;127:292–5.
34. Kohlberg WI, Tellis VA, Bhat DJ, et al. Wound infections after transplant nephrectomy. Arch Surg 1980;115:645–6.
35. Konnak JW, Herwig KR, Turcotte JG. External ureteroneocystostomy in renal transplantation. J Urol 1972;108:380–1.
36. Kootstra G. Kidney transplantation. In: Kremer B, Broelsch C, Henne-Bruns D, editors. Atlas of liver, pancreas, and kidney transplantation. Stuttgart: Georg Thieme Verlag; 1994. p. 128.
37. Kuss R, Tsenturier J, Milliez P. Quelques essais de greffes du rein chez l'homme. Mem Acad Chir 1951;77:755.
38. Lawler RH, West JW, Mc Nulty P, et al. Homotransplantation of the kidney in the human. JAMA 1950;144:844–5.
39. Leadbetter Jr GW, Monaco AP, Russell PS. A technique for reconstruction of the urinary tract in renal transplantation. Surg Gynecol Obstet 1966;123:839–41.
40. Lee HM. Surgical techniques of renal transplantation. In: Morris PJ, editor. Kidney transplantation. London: Academic Press/Grune & Stratton; 1979. p. 145.
41. Lich Jr. R. Obstructive diseases of the urinary tract in children. J Ark Med Soc 1961;58:127–30.
42. Lindstrom BL, Ahonen J. The use of both kidneys obtained from pediatric donors as en bloc transplants into adult recipients. Scand J Urol Nephrol 1975;71–2.
43. Lord RH, Pepera T, Williams G. Ureteroureterostomy and pyeloureterostomy without native nephrectomy in renal transplantation. Br J Urol 1991;67:349–51.
44. Masson D, Hefty T. A technique for the transplantation of 2 adult cadaver kidney grafts into 1 recipient. J Urol 1998;160:1779–80.
45. McDonald JC, Landreneau MD, Hargroder DE, et al. External ureteroneocystostomy and ureteroureterostomy in renal transplantation. Ann Surg 1987;205:428–31.
46. Merrill JP, Murray JE, Harrison JH, et al. Successful homotransplantation of the human kidney between identical twins. JAMA 1956;160:277–82.
47. Michon L, Hamburger J, Oeconomos N, et al. Une tentative de transplantation rénale chez l'homme: aspects medicaux et abiologiques. Presse Med 1953;61:1419–23.
48. Nahas WC, Mazzucchi E, Scafuri AG, et al. Extraperitoneal access for kidney transplantation in children weighing 20 kg or less. J Urol 2000;164:475–8.
49. Najarian JS, Simmons RL, Tallent MB, et al. Renal transplantation in infants and children. Ann Surg 1971;174:583–601.
50. Pleass HC, Clark KR, Rigg KM, et al. Urologic complications after renal transplantation: a prospective randomized trial comparing different techniques of ureteric anastomosis and the use of prophylactic ureteric stents. Transplant Proc 1995;27:1091–2.
51. Politano VA, Leadbetter WF. An operative technique for the correction of vesicoureteral reflux. J Urol 1958;79:932–41.
52. Prout Jr. GR, Hume DM, Williams GM, et al. Some urological aspects of 93 consecutive renal homotransplants in modified recipients. J Urol 1967;97:409–25.
53. Remuzzi G, Cravedi P, Perna A, et al. Long-term outcome of renal transplantation from older donors. N Engl J Med 2006;354:343–52.
54. Remuzzi G, Grinyo J, Ruggenenti P, et al. Early experience with dual kidney transplantation in adults using expanded donor criteria. Double Kidney Transplant Group (DKG). J Am Soc Nephrol 1999;10:2591–8.
55. Roake JA, Toogood GJ, Cahill AP, et al. Reducing renal ischaemia during transplantation. Br J Surg 1991;78:121.
56. Salehipour M, Salahi H, Fathikalajahi A, et al. Is perioperative intravesically applied antibiotic solution effective in the prophylaxis of urinary tract infections after renal transplantation? Urol Int 2010;85:66–9.
57. Salmela K, Eklund B, Kyllonen L, et al. The effect of intravesically applied antibiotic solution in the prophylaxis of infectious complications of renal transplantation. Transpl Int 1990;3:12–4.
58. Schiff Jr. M, Lytton B. Secondary ureteropyelostomy in renal transplant recipients. J Urol 1981;126:723–5.
59. Schneider JR, Sutherland DE, Simmons RL, et al. Long-term success with double pediatric cadaver donor renal transplants. Ann Surg 1983;197:439–42.
60. Schweizer RT, Kountz SL, Belzer FO. Wound complications in recipients of renal transplants. Ann Surg 1973;177:58–62.
61. Shackman R, Dempster WJ, Wrong OM. Kidney homotransplantation in the human. Br J Urol 1963;35:222–55.
62. Starzl T. Experience in renal transplantation. Philadelphia: WB Saunders; 1964.
63. Starzl TE, Marchioro TL, Dickinson TC, et al. Technique of renal homotransplantation. Experience with 42 cases. Arch Surg 1964;89:87–104.
64. Stevens A, Marshall V. Reimplantation of the ureter into the bladder. Surg Gynecol Obstet 1943;77:585.
65. Stratta RJ, Bennett L. Preliminary experience with double kidney transplants from adult cadaveric donors: analysis of United Network for Organ Sharing data. Transplant Proc 1997;29:3375–6.
66. Szmidt J, Karolak M, Sablinski T, et al. Transplantation of kidneys with nonvascular anatomical abnormalities. Transplant Proc 1988;20:767.
67. West MS, Stevens RB, Metrakos P, et al. Renal pedicle torsion after simultaneous kidney-pancreas transplantation. J Am Coll Surg 1998;187:80–7.
68. Wheatley TJ, Doughman TM, Veitch PS, et al. Subrectus pouch for renal transplantation. Br J Surg 1996;83:419.
69. Whitehead ED, Narins DJ, Morales PA. The use of methylene blue in the identification of the ileal conduit during re-operation. J Urol 1972;107:960–2.
70. Woodruff MF, Nolan B, Robson JS, et al. Renal transplantation in man. Experience in 35 cases. Lancet 1969;1: 6–12.

第 12 章

移植与膀胱功能异常

Ricardo González · Julie Franc-Guimond · Barbara Ludwikowski

　　膀胱在低压状态下储存尿液及每隔一段时间括约肌松弛排空尿液的能力是保证肾功能健全以及达到自我控制的必要条件。尽管尿道异常并非肾移植的禁忌证,但是膀胱/括约肌功能障碍仍然是移植手术前后需要解决的问题。在本章中,我们将讨论膀胱功能障碍的病因、评估以及治疗方法。

　　膀胱功能异常在终末期肾病的成人和儿童患者中均可见,尤其在儿童患者中更为普遍。在肾衰竭的儿童中,20%~30%伴有潜在的膀胱功能障碍[14,29]。膀胱功能障碍患者的危险因素包括: 具有后尿道瓣膜的病史(PUV)、梅干腹综合征(PBS)、神经性排尿功能障碍(NVD)、膀胱外翻、Ochoa综合征与Hinman综合征、肛门直肠畸形以及泄殖腔畸形。在某些情况下,终末期肾病往往是先天性肾脏畸形(如PUV、PBS、泄殖腔畸形)引起的后果[57,82,100]。然而,在另外一些情况下,例如NVD,无论是先天性还是获得性,肾脏损害均是膀胱功能障碍所导致,需要采取有效的预防措施[37]。

　　当泌尿系统异常(如PUV、PBS、NVD)的患者出现肾衰竭时,可以想象,如果膀胱功能异常诱发了自体肾损伤,则可能会对患者移植术后的转归带来不良影响。多份研究报道指出,膀胱功能异常如果没有得到相应的治疗,将会对移植肾的功能产生明显的不利影响。1988年,Reinberg等学者[79]在PUV儿童病例中首次提出上述观点。其他研究学者也有类似的发现[13,59]。通常建议移植术前对异常结构进行矫正以及对膀胱的储备和排空功能进行优化[48]。实际上,改善膀胱功能不仅可以延缓肾功能不全的进展,而且也可以推迟移植手术的时间[68]。尽管在通常情况下,建议在移植术前对下尿路的异常进行重建,然而由于一些原因,目前还不能完全得以实施。例如,在患儿接受如厕训练之前,很难对患儿今后的排尿自控能力进行预测。对于多尿的患者,难以预测其一旦排尿功能正常后膀胱功能是否可以恢复正常。因此,对于经历长时间少尿或无尿的患者,预测其术后的膀胱功能同样不是一件容易的事情。

　　另外,还需要引起注意的是,某些患者(例如瓣膜膀胱或脊髓栓系患儿)的膀胱功能最初正常,但随着时间的推移也可能逐渐出现异常,反之亦然。例如,当多尿症患者在移植术后恢复了正常的排尿功能,原来功能或顺应性不良的膀胱可能会充分发挥作用[58]。

膀胱功能的评估

　　所有已知或疑似泌尿生殖系统异常的终末期肾病患者，均需要进行膀胱功能的评估。所有儿童患者在移植术前接受泌尿道的完整性评估是非常必要的。Errando 等研究学者发现，基于以下的指标，在 475 例移植受者中，6.9%需要进行尿动力学评估：①下尿路症状；②非功能性膀胱；③泌尿系统综合病史。研究人员发现，在接受评估的患者当中，45%尿动力学结果异常[27]。然而，在无尿症状出现之前功能正常的膀胱，经利尿后通常可以恢复正常的功能，无须特殊治疗[44]。术前存在异常状况的膀胱也是如此。

　　膀胱功能的评估需要从患者的完整病史开始，包括数天内的排尿量、排尿频次、尿失禁以及遗尿的情况记录。在无尿的患者中，发作之前的病史具有很高的诊断价值。通过排泄性膀胱尿道造影可以有效地对大多数下尿路异常患者的膀胱容量以及轮廓进行评估。这个方法可以提供有关尿道的解剖学评估以及确认是否存在膀胱输尿管反流的准确信息。非侵入性尿动力学检查也具有非常重要的意义，具体包括：尿流速检查、最大平均流量以及膀胱残余尿量的扫描测量。在大多数没有症状的患者中，通过正常的尿流速检查和膀胱残余尿量扫描检查就足以排除严重膀胱功能障碍的存在。尿流速异常或不完全性的膀胱排空可能是一过性的，应做进一步的复查[44,71]。

　　侵袭性尿动力学检查包括：膀胱内压测定（加或不加直肠内压力测定），当膀胱容量和膀胱顺应性存在可疑、尿流速模式异常或存在膀胱功能障碍的病史时，需要进行盆底肌电图检查。在这种情况下，同时进行排泄性膀胱尿道造影以及膀胱内压力的测定非常有效。

　　泌尿系统术前评估的目的是对膀胱功能障碍进行诊断、治疗并进行优化[29,50,78]。Ramirez 等学者对 271 例儿童肾移植患者进行了回顾性研究，结果发现，排泄性膀胱尿道造影（VCUG）对 8 岁以下的泌尿系统儿童患者非常有效，然而对于没有泌尿系统病史的成年患者而言则并非必要[36]。对于尿流速不正常、残余尿量增加或尿道难以进行导尿的患者，需要进行膀胱镜检查。在这些病例中，在排除尿路梗阻后，需要开展神经系统检查（包括脊髓的磁共振成像）以排除 NVD。

　　在评估完成后，可以对下尿路的适用性做出判断。膀胱适用性的判断标准与膀胱容量、膀胱顺应性、膀胱完全排空的能力以及排尿的自控能力有关。同时还应当考虑是否存在膀胱输尿管反流。

　　膀胱容量随着年龄的增长而变化。运用公式可以确定特定患者不同年龄段的膀胱容量能否达到标准。新生儿的膀胱容量约为 30mL，膀胱容量每年增加约 30mL，直至进入青春期[71]，常用的计算公式为（年龄+1）× 30 ＝膀胱容量（mL）。对于婴儿来说，通过 7mL/kg 来进行估算更为适合[30]。对于身体状况正常的患者，大多数使用患者的年龄进行计算，但是在脊柱裂和 ESRD 的患者中，按年龄进行计算往往不符合实际。在这些人群中，通过患者的每公斤体积来估算膀胱容量更为准确。

　　膀胱的顺应性是指膀胱对容量改变产生的压力变化的耐受力。计算公式为容量变化量（ΔV）除以逼尿肌压力变化（ΔP_{det}），即膀胱顺应性＝$\Delta V/\Delta P_{det}$（mL/cmH$_2$O）。膀胱顺应性下降意味着膀胱的扩张性不良，表现压力/容量曲线陡峭化，随着容量不断降低，压力上升非常迅速。尽管通常使用数值表示顺应性，然而在判断数值时必须考虑到患者年龄和预期的膀胱容量因素。无论最大的膀胱容量是多少，充盈期静止压最低才是最为理想的状态。

　　McGuire 等学者认为[63]，逼尿肌压力持续大于 40cmH$_2$O 可引发上尿路梗阻。

膀胱功能障碍管理的一般概念

　　肾移植患者膀胱功能障碍的一般处理原则包括：①在不能自发性排尿的情况下采取一种排空方法；②恢复膀胱的容量和顺应性；③当括约肌功能障碍导致尿失禁时，增加出口的阻力。尽管尿失禁不一定会影响移植的功能效果，但恢复排尿的自控能力将能够大大改善生活质量[96]。

　　如果肾移植等待时间延长或出现新的下尿路症状，则可能需要对患者的膀胱功能进行重新评估。众所周知，儿童和青少年在移植术后如果发生膀胱功能障碍，即使移植前膀胱功能正常，也需要进行密切的随访[42,98]。

改善膀胱排空能力的方法

　　膀胱的周期性完全排空对预防感染、保持膀胱内低压力状态以及自主排尿的控制具有非常重要的意义。慢性尿潴留会导致尿失禁以及尿路感染的发生。当膀胱内压力增高时，会导致肾盂积水，伴有或不伴有膀胀输尿管反流,进一步引起肾脏损害。可以使用膀胱颈肌肉松弛剂,如 α 阻滞剂,但是对 NVD 和 PUV 患者的有效性还没有得到证实[2,6]。而在成人患者方面,可以改善下尿路症状[19,49]。注射肉毒杆菌毒素可以有效地改善高位脊髓患者的膀胱排空障碍,但效果短暂[25]。因此,在大多数情况下, 有必要对膀胱排空不全的患者进行间歇式导尿。基于 40 年的经验,清洁间歇式导尿的有效性和安全性是毋庸置疑的[55]。对于肾移植的患者来说也是如此[31]。

由于解剖学原因或患者拒绝而不能进行导尿时,有必要通过腹壁造口进行置管。1980 年,Mitrofanoff 首次提出[67]可控性阑尾膀胱造口术。随着该术式的普及,世界各地无数的患者得以在未接受尿流改道术的情况下生存。当阑尾不可用时,可以使用回肠或结肠导管[75]。阑尾或肠道应该植入到患者膀胱或用于扩大膀胱的肠管黏膜下隧道,均可取得良好的效果[34]。出于美观和解剖的原因,如有可能,我们更倾向于将管道的开口置于肚脐上(图 12-1 至图 12-3)。

改善膀胱容量和顺应性的方法

导致膀胱容量小或顺应性差的原因很多。之前由于无尿或膀胱上段分流所致的无功能正常膀胱容量可能会很小, 但是在移植术后或进行了尿流改道复原术后,一般可以恢复正常的容量和顺应性,进而恢复正常的膀胱功能。在移植术前反复排空膀胱对于患者来说既不舒服也没有必要[26]。

至于解剖学上的小膀胱, 这类患者往往存在膀胱外翻或尿道上裂的病史。只要患者存在尿失禁,膀胱容量小本身对上尿路并不构成威胁。然而, 当外科手术使膀胱出口阻力增加时, 就会导致膀胱内压力增高以及肾盂积水。因此, 这样的膀胱需要通过增加一段回肠或乙状结肠来达到增大膀胱容量的目的。

NVD 的患者可能存在解剖学上正常但功能欠缺的小膀胱 (即在低于 $30cmH_2O$ 的安全压力下容量偏小)。当膀胱逼尿肌肥大引起的膀胱容量下降或膀胱顺应性降低时, 可以通过膀胱逼尿肌注射抗毒蕈碱类药物或 A 型肉毒杆菌毒素得到改善。抗毒蕈碱类药物虽然有潜在的副作用,但是长期使用疗效佳,患者耐受性良好,因此患者必须在扩大术前接受此类药物治疗。相对而言,注射肉毒杆菌毒素治疗效果有限,而且不利于对患者的长期管理[46]。上述两种方法都只有在膀胱逼尿肌顺应性下降时才具有治疗效果。如果是由于胶原

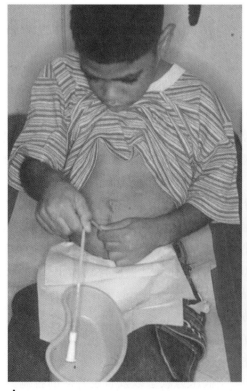

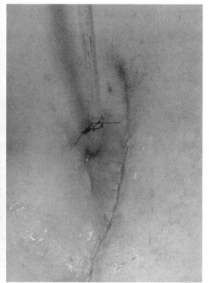

A　　　　　　　　　　B

图 12-1 (A)患者行经脐造口插管术,利用 Mitrofanoff 原理重建插管通道。(B)在右侧行两个造口,脐口用于行阑尾膀胱吻合术,在左侧做 V-长方形造口,用于脊柱裂和大小便失禁的患者行阑尾膀胱吻合术,以便顺行结肠灌洗。

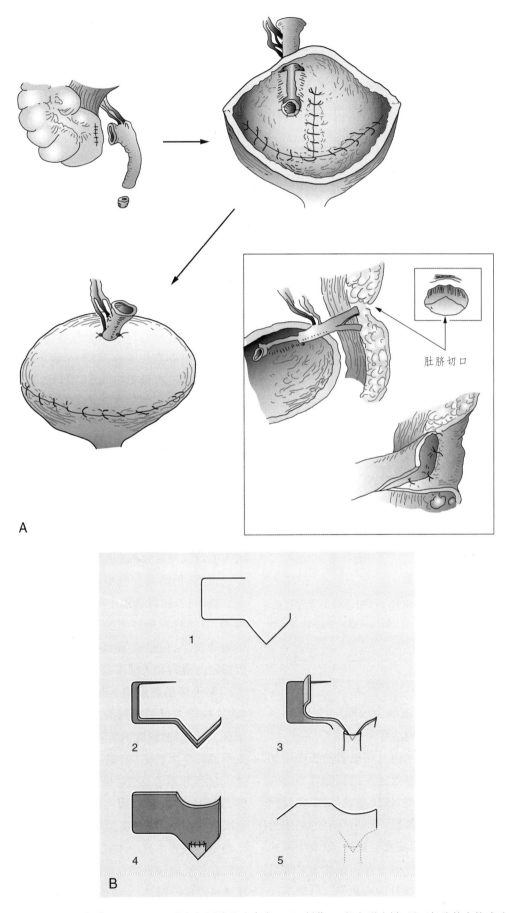

肚脐切口

图 12-2 (A)图示为采用 Mitrofanoff 法行阑尾膀胱吻合术。(B)制作 V-长方形皮瓣,用于行脐外自控式造口。

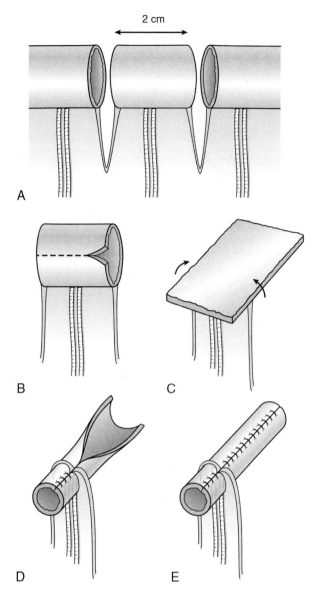

2 cm

A

B

C

D

E

图 12-3 图为利用 Monti 原理创建的一个带肠段的导管通道。如图所示,分离和打开 3cm 回肠片段。然后以横向的方式重新组织,形成一个 7cm 长的通道。

沉积的增加而引起的膀胱容量减少或顺应性下降,只有联合膀胱扩大术才是有效的治疗手段。

正常情况下,膀胱扩大术通过在患者膀胱中增加一段肠管实现改善患者膀胱容量进而提高膀胱顺应性的目的。大多数的患者,特别是 NVD 患者,需要通过间歇性导尿排空来排空重建的膀胱。几乎所有的泌尿道也是用于这一目的。当使用回肠或结肠时,尿液中氨的吸收会导致高氯血症性代谢性酸中毒,而且大多数患者会出现呼吸系统代偿的代谢性酸中毒[73]。尽管不会造成严重的后果,但是,如果肾脏不能进行代偿,就会有发生严重急慢性疾病的危险。对于未接受治疗的慢

性病例,我们需要担心的是骨骼中矿物质的流失,从而导致儿童发育不良和骨质疏松[69]。碳酸氢盐替代性治疗可以有效地纠正患者酸中毒。尽管回肠和结肠通常被认为同样可供使用,但是如果从胃肠道中切除 30~40cm 的回肠会引起维生素 B_{12} 的缺乏 [94]。基于上述原因,我们更推荐使用乙状结肠。由于乙状结肠的腔体较大,从解剖学上更为接近,同时由于肠壁比较厚,因此便于进行置管通道或输尿管的隧道式植入操作(图 12-4 和图 12-5)。黏液的分泌和膀胱结石的形成同样也会发生在回肠或结肠中,可以每日使用生理盐水进行膀胱冲洗。此外,与乙状结肠膀胱扩大术相比,回肠膀胱扩大术后患者更易出现粘连,从而导致肠梗阻[88]。

膀胱经扩大术后,肿瘤的发生率小于 5%[43],但由于发现时间比较晚,患者预后往往不太理想[92]。膀胱扩大术后发生肿瘤的风险因素包括膀胱外翻、免疫抑制以及血吸虫感染病史等。对大多数患者而言,目前常规的筛查方法没有效果[52]。

使用回肠或左半结肠的替代疗法[24]

临床上曾经尝试运用部分胃底增加膀胱容量,以预防代谢性酸中毒。但是,由于并发症发生率偏高以及存在较代谢性酸中毒更难控制的代谢性碱中毒的风险,因此,目前胃代膀胱术已经被放弃。而且,近年来,在等待移植的患者中,因消化性溃疡而导致膀胱在扩大术后自发性穿孔的病例也已见诸报道[80]。

目前,仍然有一些中心在膀胱扩大术中使用回盲部。然而,去除胃肠道中的回肠瓣膜,会导致肠道蠕动增加,虽然这对神经支配正常的结肠和肛门括约肌的影响非常小,但是会导致神经系统受损的患者出现难以控制的腹泻和大便失禁[91]。

鉴于将肠黏膜纳入尿路存在种种不可避免的弊端,一些学者试图通过简单地移除或部分移除膀胱逼尿肌,从而增加膀胱的容量以及顺应性,使膀胱尿道上皮形成一个大憩室。有时,应用"自动扩张"一词来形容这一过程并不合适,主要是由于膀胱容量很少得到明显的增加,并且经常因为纤维化的发生而使得膀胱容量减少,这种情况在实验中得到了证实[95]。因此,我们已经完全放弃了这一术式。

在膀胱逼尿肌部分切除后,采用已剥除肠黏膜的乙状结肠段进行覆盖,生成由乙状结肠肌层和膀胱上皮组成的膀胱壁,从而最大限度地减少黏液的产生,同时避免重吸收尿液里的代谢物。这种方法获得了满意的临

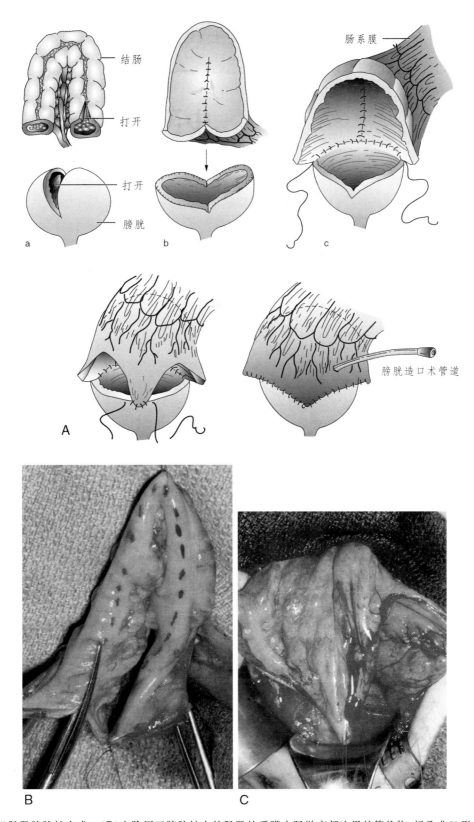

图 12-4　(A)重组肠段膀胱扩大术。(B)去除用于膀胱扩大的肠段的系膜小肠游离部边界的管状物,折叠成 U 形。(C)将 U 形瓣同沿后中线开放的膀胱吻合。

床疗效(图 12-6)。然而,这种方法的手术适应证仅限于无须其他膀胱内手术治疗以及在术后早期排出阻力较高的患者。这是促进肠道与泌尿系统接合的必要条件。

扩张的输尿管也可用于扩大膀胱的手术材料[10]。尽管扩张的输尿管内皮因为与膀胱内皮相近而备受青睐,但在实践中,输尿管膀胱扩大术的应用有一定的局限性。NVD 患者在管理得当的情况下,输尿管不会扩

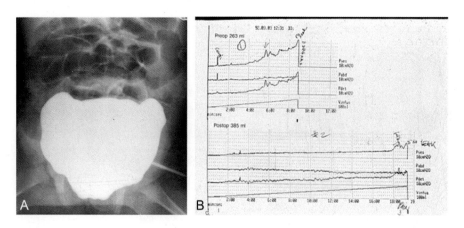

图 12-5 (A)运用重组的乙状结肠行膀胱扩大术后的 X 线片。(B)膀胱扩大术前和术后患者的膀胱造影图。膀胱顺应性是指膀胱的贮存能力或对增加液体的耐受力,在术前应降低。Pves,膀胱压力;Pabd,腹压;Pdet,逼尿肌压力;Vinfus,注入量。

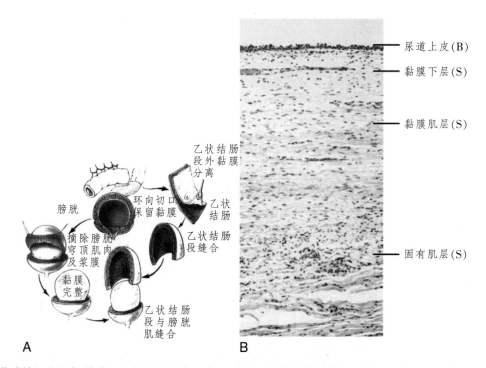

图 12-6 (A)尿管浆膜结肠成形术。摘除75%的逼尿肌,保留完整的泌尿系统。切除黏膜后,分离并重组结肠用于传统乙状结肠膀胱扩大术。然后,用该段结肠覆盖剥脱的泌尿系统,防止纤维化。(B)尿路上皮内浆膜腔成形术后膀胱壁的病理学表现:一种由多层尿路上皮构成的新器官(B)(图片上方)覆盖结肠段的黏膜下层和固有肌层(S)。注意没有发生纤维化。

张至足以实施输尿管膀胱扩大术的程度[37]。PUV 的患儿可能由于多尿的原因导致输尿管扩张,但在实施输尿管膀胱扩大术后,很少能够达到预期的效果[76]。

研究人员未来的设想是从患者身上提取细胞,制作生物工程膀胱,但这种想法的前景目前仍然难以确定。如果我们认为大多数需要进行膀胱扩大术的患者都存在膀胱神经支配功能异常,那么在不纠正神经系统缺损的情况下替换膀胱的想法将缺乏吸引力[45]。

实现自主排尿的方法

一些膀胱功能异常的患者(如 NVD 和 PUV)在出现 ESRD 之前可能也遭受过尿失禁的困扰。因此,我们提倡在肾脏移植前纠正尿失禁的问题。一般来说,尿失禁的原因包括以下几方面:①膀胱排空障碍(溢出性尿失禁);②低压下无法储存尿液;③尿道括约肌机制异常;或④旁路括约肌(异位输尿管开口;瘘管)。患者中通常存在不止一个致病因素。患者的既往史、影像学检查以及尿动力学评估是建立尿失禁患者的病理生理学的必要条件。

溢出性尿失禁的治疗方法包括清除梗阻以及在膀胱括约肌收缩障碍时给予间歇性导尿。在上一节中讨论了膀胱容量减低和顺应性差的管理问题。

在治疗膀胱括约肌障碍的同时,需要注意患者膀胱的贮备能力。根据作者的经验,膀胱颈或近端尿道中注入大量药物只能在提高自主排尿方面发挥次要作用,很少能达到令人满意的治疗效果。

目前已经尝试采用多种方法"重建"膀胱颈,但除了在膀胱外翻的患者中偶尔获得成功以外,在神经性尿失禁方面的疗效非常不理想,因此目前我们已经放弃了这些方法。

人工尿道括约肌(AUS)植入术能够有效地改善尿道功能不全(图 12-7)。AUS 可以植入到膀胱颈部,或者对于青春期后的男性,也可以植入到尿道球部。但是,如果将该设备植入已经接受过手术的膀胱颈部或尿道球部,失败率则明显增高。因此,该手术应作为初始治疗,而并非后期修补。根据多个中心报道,手术成功率已经达到 80%[54]。虽然在正常情况下,有神经支配的膀胱自发性排尿是正常的,但大多数 NVD 患者仍然需要间歇性导尿。在这些病例中,大约有一半的患者需要用膀胱扩大术来增加膀胱的储备功能。肾移植术后 AUS 的组织相容性目前已获确认。

由患者的腹直肌筋膜或其他现成的生物材料(尸体筋膜、肠黏膜下层)所产生的腱膜,对于通过膀胱扩张术获得良好的膀胱储备能力和膀胱顺应性但依赖于间歇性置管导尿的女性患者来说是有效的(图 12-8)。尽管在女性患者中具有良好的治疗效果,但是在男性患者方面的结果并不太理想[77]。

当其他方法无效时,应考虑通过建立置管通道对膀胱颈部进行关闭,不过也有些作者将其作为神经源性尿失禁的一线治疗[11]。

尿流改道(可控性与不可控性)

对于没有膀胱的患者,可以重建一个类似于回肠或结肠导管的结构发挥分流的作用。回肠或结肠导管的成功移植病例已见文献报道。通过可控性膀胱术可以避免造口失禁的发生[51]。

膀胱异常患者的其他注意事项

反流

未经治疗的严重膀胱输尿管反流患者在移植术后出现泌尿系感染的风险升高[12]。输尿管再植术或肾脏切除术的治疗方式选择与移植术后感染风险降低有关[28]。等待肾移植手术的儿童患者也可通过内镜下注射填充剂的方式治疗膀胱输尿管反流。一名肾功能不全并且伴有双侧严重反流的 PUV 男童患者是典型病例之一(图 12-9)。如果未出现泌尿系统感染,最好在临近肾移植手术前才进行处理。在移植前大约 6 周左右,实施选择性腹腔镜左侧肾输尿管切除术,并且在移植

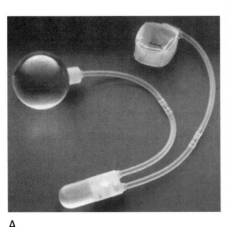

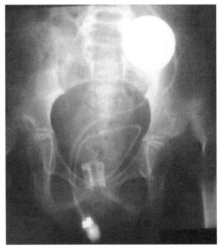

A   B

图 12-7 (A)AMS-800 人造泌尿括约肌。由植入膀胱颈周围或球状尿道周围(成人)的 Cuff 管、调压气球和一个植入阴囊或阴唇的泵组成。(B)腹部平片显示了人造泌尿括约肌的组成部分。系统内的造影剂用于提高设备的可视度。

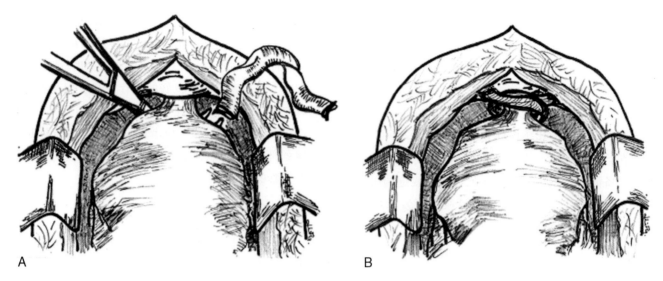

A   B

图 12-8   悬带安装示意图。儿童患者同样适用。悬带(同种异体筋膜或自体直肌筋膜)在膀胱颈周围向前交叉转移。末端用缝合线固定到耻骨 Cooper 韧带。

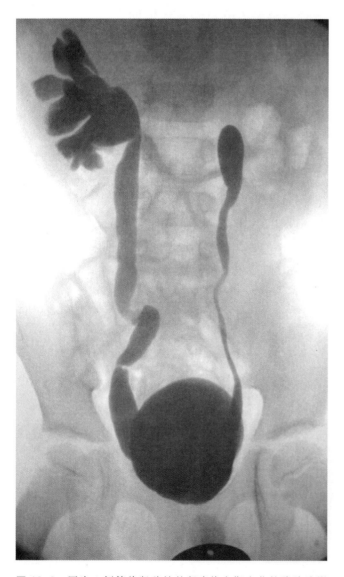

图 12-9   图为 1 例等待肾移植的肾病终末期患儿的膀胱造影图。将于移植前 6 周行腹腔镜左肾输尿管切除术。移植过程中,右肾输尿管以同样方式切除。(Courtesy of Dr. A Lignau, Berlin.)

的过程中行右肾切除术,这样做可以最大限度地减少创伤。此外,在肾移植术中,通过中线切口行双侧肾脏切除术也是可行的。在瓣膜膀胱早期进行输尿管重建术可能会导致尿路梗阻以及加速肾功能不全的进展[66]。

膀胱重建的时机

增加晚期肾功能不全患儿的膀胱容量和膀胱顺应性的可能性和最佳时机是小儿泌尿外科医师面临的挑战之一。在有 PUV 病史的患儿当中,膀胱储备功能的下降和尿失禁可能与肾小管功能障碍的多尿症有关。肾移植前功能不良的膀胱可能会在多尿症消退时恢复正常功能[16]。尽管如此,膀胱容量不足并且尿量不正常,可能会导致或加速肾衰竭[56]。改善膀胱容量以及排空能力,可能会延缓终末期肾病的发生。这种情况也同样适用于 NVD 的患者[47]。

对移植患者行膀胱扩大术的时机和类型应当进行充分的评估。大多数作者都主张在移植前行膀胱扩大术。这似乎是一种安全有效的方法,但需要解决一个医学管理上的问题。当患者处于无尿状态,等待尸体肾脏器官的时候,必须保证膀胱或代用膀胱呈无菌状态,以避免错过使用匹配器官的机会。我们通常建议患者每日进行膀胱冲洗和抗生素治疗。氨基糖苷类抗生素对于肾功能正常的患者通常是安全的,但是在 ESRD 的患者中,可能会引起严重的并发症[20]。

移植后行膀胱扩大术的可行性在少数病例中得到了证实[9]。尽管输尿管膀胱成形术可以在移植的同时进行,但是,如果需要建立通道或行膀胱扩大术,通常建议在移植手术前的几周内进行。

移植后膀胱功能异常

我们的经验以及文献表明,在膀胱重建和尿流改道后进行移植手术对患者而言是安全的,移植物的生存率和功能取得了理想的效果。然而,一些学者的数据显示,这种做法将会导致泌尿系统并发症的发生率增加,例如尿漏、输尿管狭窄、尿路感染、代谢性酸中毒以及泌尿系统结石。目前仍然缺乏对未接受膀胱重建患者与已接受膀胱重建患者移植结果进行有意义比较的对照研究。对这些相关的研究结果进行比较存在一定的困难,因为部分病例无法确定移植物的来源,而这是关系到移植物存活的决定性因素。有些研究将尿流改道和膀胱重建的患者混合在一起,这样的分析方法也会带来一些问题,因为业界公认,无反流输尿管吻合术的狭窄风险较输尿管造口术高出 10% [93]。然而,一项回顾性对照研究显示,大多数尿流改道的成年患者与正常膀胱患者并无差异[99]。毫无疑问,对于那些必须进行膀胱扩大术来达到延缓自体肾功能的患者而言(如神经源性膀胱功能障碍患者或膀胱切除术后患者),肾移植可以取得令人满意的效果。

大多数研究者均认为,尽管肾移植手术比较复杂,但对于已知膀胱功能异常的患者而言仍然具有可行性。在 Nahas 等学者[70]报道的 24 例患者(平均年龄为 27.6 岁)当中,21 例在移植术前完成了膀胱扩大术。17 例为活体移植。这是到目前为止单中心报道的最高病例数。在这项研究中,5 年的移植物存活率为 78%,平均血肌酐水平为 141μmol/L。其中 4 例患者出现移植物带功死亡。1 例患者因膀胱结核行膀胱扩大手术,该患者术后 25 年死于膀胱癌。手术的并发症包括 2 例之前提到的输尿管狭窄和 1 例淋巴囊肿。56% 的患者至少发生过一次泌尿系感染,其中 32% 的患者需要住院治疗。

根据 Hatch 等的报道,在过去 28 年中,他们在北美 16 家医疗中心共完成了多例儿童患者的手术[41],这是目前报道病例数量最多的一项研究。这项研究同时纳入了膀胱扩张术患者(n=17)和尿流改道患者(n=13)。45% 的患者移植肾来自活体供者。手术并发症的发生率为 19%。手术并发症包括:肾动脉狭窄(n=1)、尿漏和窦道形成(n=2)、膀胱结石(n=1)、伤口开裂(n=1)和皮肤造口并发症(n=2)。5 例患者发展为代谢性酸中

毒(4 例为膀胱扩大术后患者)。没有术后泌尿系感染的报告。与供体类型相关的移植物存活率未见报道。所有患者 5 年的平均血肌酐为 133μmol/L,9 年为 221μmol/L。移植物的存活率在膀胱扩大术与尿流改道患者之间没有显著差异(78% 对 46%),但是,趋势显示膀胱扩大术患者的效果更好一点。最近,Martin[61]以及 DeFoor [21]等学者使用了膀胱肠管成形术以及尿流改道术均获到了比较理想的治疗效果。

据另外一项来自法国 15 个中心的报道,20 例行膀胱扩大术患者、8 例行可控性尿流改道患者以及 23 名行失禁性尿流改道术患者接受了尸体供肾的肾脏移植手术。术后 5 年的移植物存活率为 76%,在膀胱扩大术和尿流改道术两组间没有显著的统计学差异。未报道移植肾功能的相关数据。在 51 例患者中,13 例需要二次手术治疗,其中 3 例为输尿管并发症,3 例结石症,还有 1 例膀胱腺癌。泌尿系感染的发生率为 18%。

另一份来自法国的研究报道了 14 例接受了膀胱扩大手术治疗(其中 10 例在移植之前完成)的儿童患者(其中 10 例为 PUV 患儿)[32]。移植物 5 年和 10 年的存活率分别是 84% 和 73%。在 80 个月的平均随访过程中,14 例患者中,9 例患者的血肌酐水平低于 124μmol/L。并发症包括:4 例有症状的泌尿系感染,2 例代谢性酸中毒,2 例泌尿系统结石,以及唯一一名患者在胃膀胱扩大术后出现血尿-排尿困难综合征。

在 Koo [53]等研究者报道的 18 例患儿(平均年龄为 8.4 岁)中,4 例接受膀胱肠管成形术,2 例接受输尿管膀胱扩大术,另外有 7 例接受尿流改道术(5 例为可控性,2 例为不可控性)。剩余的 5 例患者使用自体膀胱行移植术。8 例患儿有 PUV 病史。15 例患者接受了活体供肾。在术后平均 4.4 年的随访中,移植物的存活率为 81%,平均血肌酐水平为 124μmol/L。并发症方面包括 2 例输尿管狭窄,1 例尿失禁,2 例泌尿系统结石以及 1 例造口狭窄,2 例移植物血栓,12 例代谢性酸中毒,10 例泌尿系感染。

Power 等学者的数据显示[77],16 例脊柱裂的患者(平均年龄为 20 岁)进行了 17 次尸体肾移植。8 例患者接受了膀胱肠管成形术,5 例接受了回肠膀胱成形术,3 例患者接受了间歇性自行导尿。53 个月的移植物存活率为 65%,平均肌酐水平为 113μmol/L。两例患者在移植失败后死亡。

一份来自 3 个中心的报道显示,在 9 例患儿(7 例

行膀胱扩大术,2 例行尿流改道术)中,包括 3 例 PUV、2 例泌尿生殖道异常、4 例其他情况患者[89],其中 5 例接受了胃膀胱扩大术,2 例接受 AUS。术后 29 个月的移植物生存率为 59%。在随访终止时,9 例患者中有 8 例无须进行透析治疗,平均肌酐水平为 106μmol/L。有 5 例患者术后出现了并发症,包括:小肠梗阻(n=1)、血尿–排尿困难(n=1)、造口狭窄(n=1)以及输尿管梗阻(n=2)。

Nguyen[72]等学者报道了一项回顾性对照性研究,17 名患者(平均年龄 20 岁)总共进行了 20 例移植手术(其中 14 例为活体移植),其中 7 例患者术前出现膀胱功能障碍,10 例患者接受了膀胱扩大术或尿流改道术。所有患者的移植物生存率与对照组相比没有明确的统计学差异。术前膀胱功能障碍的患者术后 5 年的平均血肌酐水平为 80μmol/L,术后 10 年的平均肌酐水平为 106μmol/L。术前出现膀胱功能障碍的患者术后没有出现任何手术并发症。与之相反,在行结肠膀胱扩大术的患者当中,出现了 4 例输尿管并发症,1 例伤口开裂,还有 1 例结石。1 例患者出现了代谢性酸中毒,4 例患者出现了泌尿系感染。还有其他一些研究者也对行膀胱扩大术/尿流改道术后两组间的移植物生存率差异表示关注。尽管尿流改道术组的结果比较理想,但在两组间并没有发现有明显的统计学差异[60,64,65,84,97]。

一项研究结果显示,在 13 例术前诊断为膀胱过小并且膀胱功能障碍病史长达 3~20 年的患者当中,没有接受膀胱扩大术的患者(3 例为 PUV)移植术后 4 年的移植物生存率达到 62%[60]。所有患者均未出现手术并发症。另外 7 例膀胱功能障碍患者考虑将无用的膀胱植入现有的泌尿管道。这些患者术后 4 年的移植物生存率为 57%。

Rigamonti 等研究者[84]发表了一份独特的长期研究数据。在 1987 年 9 月至 2005 年 1 月期间,总共 255 名患者(男性 161 名,女性 94 名),平均年龄为 14 岁(7 个月~39 岁)接受了 271 次肾脏移植手术。83 名患者由于下尿路疾病导致 ESRD。在这些患者当中,总共实施了 23 例膀胱扩大术(n=16)或尿失禁行尿流改道术(n=7)。15 年后,所有患者的移植物生存率为 69.4%,膀胱扩大术组和尿流改道术组的移植物存活率分别为 80.7%和 55.5%(P 值没有统计学差异)。意大利学者认为,当患者自体膀胱出现功能障碍的时候,膀胱扩大术或尿流改道术是一种适当的治疗方法,对下尿路正常

的普通患者也同样适用。

其他出版物的相关报道包括以下几方面。在一项为期 15 年的由瑞典科学家进行的回顾性对照研究中,将可控性尿流改道术患者和不可控性尿流改道术患者与膀胱功能正常的患者进行了比较。各组间唯一的差别仅仅在于手术时间,即尿流改道术组的手术时间相对较长。两组 5 年的移植物和患者的生存率相似(70%与 74%)。类似地,术后 5 年的血肌酐水平没有明显的统计学差异,但是,所提供的数据中显示,尿流改道术组的肌酐水平有升高的倾向。另一项由 Griffin 等学者于 1994 年发表的对照研究数据表明,在膀胱功能正常和膀胱功能障碍的患者中,移植物和移植患者的存活率没有明显差异。术后 5 年两组患者的移植物存活率均为 70%,而膀胱功能障碍组的患者生存率为 82%,膀胱功能正常组的患者生存率则为 90%。

Riedmiller[83]等学者报道了 12 例(其中 4 例为 PUV 患者)接受可控性尿流改道术的移植患者(包括 7 例儿童),全部患者接受尸体供肾。由于技术上的困难导致 12 例患者中有 6 例需要接受二次手术,包括 1 名儿童患者。在 32 个月的随访中,患者的平均肌酐水平为 115μmol/L,在 12 例首次肾移植的患者中,11 例患者的肾功能恢复正常。所有患者都有菌尿的存在,但没有发生一例肾盂肾炎。详细的数据参见表 12-1。

后尿道瓣膜

在具有 PUV 病史的患者中进行肾脏移植手术具有一定挑战性。部分儿童患者表现出膀胱功能障碍以及依从性差[15,74],在肾衰竭儿童中的发生率进一步升高。尽管许多无对照病例研究表明,膀胱瓣膜患者接受肾移植具有良好的治疗效果[18,86],但是,迄今为止,所有的对照研究经过仔细验证后认为,膀胱瓣膜未重建的患者肾移植术后 5 年的肌酐水平高于对照组患者。上述结果在几乎所有的研究报道中得到了支持,目前考虑由于膀胱功能障碍最终导致这样的结果[3,13,40,79]。2000 年,Salomon[87]等学者发表的数据显示,肾移植在出现膀胱功能障碍症状的 PUV 患儿中[86]的效果远不及没有症状的患儿。在这些儿童患者中,移植物的存活率可能正常也可能会轻微降低[23]。因此,为了改善移植肾的长期存活和获得良好的移植效果,我们一直寻求瓣膜膀胱积极有效的治疗方法。然而,其他的研究结果显示[8],PUV 患者采用有限的干预疗法比接受泌尿外科大手术获得更好的预后。尽管如此,未经重建的瓣膜膀胱和接受扩

表 12-1　膀胱再造或尿流改道的移植受体移植物和患者生存率的重要系列报告

参考文献	移植生存患者数量	移植数量			患者生存率	膀胱成形术							比值
		合计	平均血清 LRD	DD	平均年龄(岁)	EC	GC	UDB	UC	CP	CD	ID	
Nahas 等 [70]	24	25	17	8	27.6	24							5 年时为 78%
Hatch 等 [41]	30	31	14	17	12.1	11	1		5		1	12	5 年时 78%(膀胱成形术); 5 年时为 46%(尿流改道); 10 年时 60%(总生存期)
Rischmann 等 [85]	51	51		51	NA	19	1				8	23	5 年时为 76%
Fontaine 等 [33]	14	14		14	12.1	13	1						5 年时为 84%; 10 年时为 73%
Koo 等 [53]	18	21	15	6	8.4	4		2			5	2	4.4 年时为 81%
Power 等 [77]	16	17	8	17	20.2	8						5	53 个月时为 65%
Sheldon 等 [89]	9	12	8	4	9.8	1	5		1		2		29 个月时为 56%
Nguyen 等 [72]	17	20	14	6	20	2		7				8	在>5 年时为 70%
MacGregor 等 [60]	20	24	14	10	23			13				7	在 4 年时为 62%(UDB); 在 4 年时为 57%(ID)
Alfrey 等 [5]	10	8	NA	NA	12.8	3		7					NA
Warholm 等 [99]	22	22	NA	NA	32						5	17	5 年时为 70%(病例)与 74%(对照)*
Riedmiller 等 [83]	12	13		13	21.8						12		1 年时为 93%(病例和对照)
Martin 等 [61]	7	7		7	38.4	7							48 个月时为 100%
McInerney 等 [64]	21	21		8	NA	8						13	导尿管(8)和皮肤输尿管造口术(5)4.6 年和 3.2 年时为 100%; EC 的 75%
Rigamonti 等 [84]	23	23			19 (EC) 和 17 (ID)	16						7	15 年时 55.5%(EC)和 80.7%(ID)
Thomalla 等 [97]	8	8		8		8							50%(随访 6 个月至 7 年)
DeFoor 等 [22]	20	20	15	5	4.5 (行再造术时)	14				6			82%(随访 7.3 年)
Griffin 等 [39]	23	23		20		20					3		5 年时为 70%(与对照相似)
Mendizabal 等 [65]	15	18	1	17	13	4			3		1	6	1 年和 5 年时分别为 77%和 62%

* 无统计学意义。

CD, 尿流改道; CP, 连续操作; DD, 死亡供体; EC, 肠膀胱成形术; GC, 胃代膀胱术; ID, 失禁改道; LRD, 活体亲属供体; NA, 未知; UC, 输尿管膀胱术; UDB, 未分流膀胱。

大术后的膀胱行移植术后，移植物存活率仍然可以接受[2]。由于缺乏 PUV 患者的对照性研究，难以确定尿路重建的潜在优势以及风险，因此，没有足够的证据支持 PUV 是膀胱扩大术的主要适应证。

此外，一项研究表明，无论是否出现反流，PUV 患者术后泌尿系感染发生率均会有所上升[80]。这个信息非常重要，它并不是要阻止年轻的 PUV 患者接受肾移植手术治疗，而是提醒我们应该特别关注这类患者的膀胱护理。改善膀胱排空的能力、减少膀胱的存储压力以及提供足够的存储空间等优化膀胱功能的措施在移植术前进行都是合理的。在进行术前评估时，必须牢记适当的膀胱容量和膀胱顺应性的判断标准，以避免多尿症的发生。出现多尿症状的 ESRD 患儿，在接受了肾移植后，如果尿量恢复正常，则膀胱功能障碍可能会得到改善。

梅干腹综合征

在先天性 PBS 患者当中，肾衰竭发生率明显升高。主要原因包括肾脏发育不良、梗阻以及肾盂肾炎[82]。Shenasky 和 Whelchel 在 PBS 患者中实施了首例肾移植手术[90]，随后又出现了一些类似的病例报道。1989 年，Reinberg 等学者报道了一系列 PBS 患儿的肾脏移植病例，治疗组结果与对照组相似[81]。这些结果在 1997 年被 Fontaine 等学者所证实[33]。这并不奇怪，因为在大多数情况下，这类患者的膀胱存储压力非常低。之后，一个意大利团队也报道了 5 例患者获得了理想的治疗效果。但是，他们也强调，患者需要通过腹壁重建来解决腹壁肌肉组织缺乏的问题[35]。PBS 患者肾移植术后的并发症是移植物扭转。出现这一并发症的主要原因是腹壁肌肉松弛还是移植肾进入了腹膜内，目前还不是十分清楚[1,62]。

神经源性膀胱功能障碍

尽管在 NVD 患者中，可以通过完善的临床干预防止 ESRD 进展，但是，对控制良好的 NVD 患者进行肾移植手术同样可以取得不错的效果[65]。

结论

由于泌尿生殖道先天异常导致 ESRD 在临床上很常见，特别是在儿科患者当中。对接受移植的患者而言，下尿路完整以及相应的检查必不可少。自体膀胱移植是首选。然而，如果膀胱不适合进行手术，则需要在术前进行膀胱的矫正手术。提前规划是移植手术成功的关键。如果可能的话，提倡多学科联合移植。膀胱重建和纠正尿失禁应该在术前进行。

膀胱重建并不能避免并发症的发生，但对于等待肾移植的尿路异常患者来说是一种可接受的治疗方法。最后，到目前为止，有关膀胱功能不正常的患者进行肾移植的报道数量还非常有限，并且鲜有对照性研究。大多数膀胱重建病例的移植物生存率和患者生存率与非重建患者大致相当。

（刘航 史屹 译 王智平 校）

参考文献

1. Abbitt P, Chevalier R, Rodgers B, et al. Acute torsion of a renal transplant: cause of organ loss. Pediatr Nephrol 1990;4:174–5.
2. Abraham M, Nasir A, Sudarsanan B, et al. Role of alpha adrenergic blocker in the management of posterior urethral valves. Pediatr Surg Int 2009;25:1113–5.
3. Adams J, Mehls O, Wiesel M. Pediatric renal transplantation and the dysfunctional bladder. Transpl Int 2004;17:596–602.
4. Alexopoulos S, Lightner A, Concepcion W, et al. Pediatric kidney recipients with small capacity, defunctionalized urinary bladders receiving adult-sized kidney without prior bladder augmentation. Transplantation 2011;91:452–6.
5. Alfrey EJ, Conley SB, Tanney DC, et al. Use of an augmented urinary bladder can be catastrophic in renal transplantation. Transplant Proc 1997;29:154–5.
6. Austin P. The role of alpha blockers in children with dysfunctional voiding. Scientific World Journal 2009;1:880–3.
7. Barthold J, Rodríguez E, Freedman A, et al. Results of the rectus fascia sling or wrap procedures for treatment of neurogenic sphincteric incontinence. J Urol 1999;161:272–4.
8. Bartsch L, Sarwal M, Orlandi P, et al. Limited surgical interventions in children with posterior urethral valves can lead to better outcomes following renal transplantation. Pediatr Transplant 2002;6:400–5.
9. Basiri A, Otookesh H, Hosseini R, et al. Kidney transplantation before or after augmentation cystoplasty in children with high-pressure neurogenic bladder. BJU Int 2009;103:86–8.
10. Bellinger M. Ureterocystoplasty: a unique method for vesical augmentation in children. Urology 1993;149:811–3.
11. Bergman J, Lerman S, Kristo B, et al. Outcomes of bladder neck closure for intractable urinary incontinence in patients with neurogenic bladders. J Pediatr Urol 2006;2:528–33.
12. Bouchot O, Guillonneau B, Cantarovich D, et al. Vesicoureteral reflux in the renal transplantation candidate. Eur Urol 1991;20:26–8.
13. Bryant J, Joseph D, Kohaut E, et al. Renal transplantation in children with posterior urethral valves. J Urol 1991;146:1585–7.
14. Burns M, Watkins S, Mitchell M, et al. Treatment of bladder dysfunction in children with end-stage renal disease. J Pediatr Surg 1992;27:170–4.
15. Campaiola J, Perlmutter A, Steinhardt G. Noncompliant bladder resulting from posterior urethral valves. J Urol 1985;134:708–10.
16. Capozza N, Torino G, Collura G, et al. Renal transplantation in patients with "valve bladder": is bladder augmentation necessary? Transplant Proc 2010;42:1069–73.
17. Chaykovska L, Deger S, Wille A, et al. Kidney transplantation into urinary conduits with ureteroureterostomy between transplant and native ureter: single-center experience. Urology 2009;73:380–5.
18. Connolly J, Miller B, Bretan P. Renal transplantation in patients with posterior urethral valves: favorable long-term outcome.

J Urol 1995;154:1153–5.

19. Costantini E, Lazzeri M, Bini V, et al. Open-label, longitudinal study of Tamsulosin for functional bladder outlet obstruction in women. Urol Int 2009;83:311–5.

20. de Jong T, Donckerwolcke R, Boemers T. Neomycin toxicity in bladder irrigation. J Urol 1993;150:1199.

21. DeFoor W, Minevich E, McEnery P, et al. Lower urinary tract reconstruction is safe and effective in children with end stage renal disease. J Urol 2003;170:1497–500.

22. DeFoor W, Tackett L, Minevich E, et al. Successful renal transplantation in children with posterior urethral valves. J Urol 2003;170:2402–4.

23. Dewan P, McMullin N, Barker A. Renal allograft survival in patients with congenital obstruction of the posterior urethra. Aust N Z J Surg 1995;65:27–30.

24. Duel B, González R, Barthold J. Alternative techniques for augmentation cystoplasty. J Urol 1998;159:998–1005.

25. Dykstra D, Sidi A. Treatment of detrusor-sphincter dyssynergia with Botulinum a toxin: a double-blind study. Arch Phys Med Rehabil 1990;71:24–6.

26. Errando C, Batista J, Caparros J, et al. Is bladder cycling useful in the urodynamic evaluation previous to renal transplantation? Urol Int 2005;74:341–5.

27. Errando C, Batista J, Caparros J, et al. Urodynamic evaluation and management prior to renal transplantation. Eur Urol 2000;38:415–8.

28. Erturk E, Burzon D, Orloff M, et al. Outcome of patients with vesicoureteral reflux after renal transplantation: the effect of pretransplantation surgery on posttransplant urinary tract infections. Urology 1998;51:27–30.

29. Ewalt D, Allen T. Urinary tract reconstruction in children undergoing renal transplantation. Adv Ren Replace Ther 1996;3:69–76.

30. Fairhurst J, Rubin C, Hyde I, et al. Bladder capacity in infants. J Pediatr Surg 1991;26:55–7.

31. Flechner S, Conley S, Brewer E, et al. Intermittent clean catheterization: an alternative to diversion in continent transplant recipients with lower urinary tract dysfunction. J Urol 1983;130:878–81.

32. Fontaine E, Gagnadoux M, Niaudet P, et al. Renal transplantation in children with augmentation cystoplasty: long-term results. J Urol 1998;159:2110–3.

33. Fontaine E, Salomon L, Gagnadoux M, et al. Long-term results of renal transplantation in children with the prune-belly syndrome. J Urol 1997;158:892–4.

34. Franc-Guimond J, González R. Effectiveness of implanting catheterizable channels into intestinal segments. J Pediatr Urol 2006;2:31–3.

35. Fusaro F, Zanon G, Ferreli A, et al. Renal transplantation in prune-belly syndrome. Transpl Int 2004;17:549–52.

36. Glazier D, Whang M, Geffner S, et al. Evaluation of voiding cystourethrography prior to renal transplantation. Transplantation 1996;62:1762–5.

37. González R. Editorial comment re: teapot ureterocystoplasty and ureteral mitrofanoff in bilateral megaureters: technical points and long-term results in neuropathic bladder by Kajbafzadeh AM et al. J Urol 2010;183:1175.

38. González R, Ludwikowski B, Horst M. Determinants of success and failure of seromuscular colocystoplasty lined with urothelium. J Urol 2009;182:1781–4.

39. Griffin P, Stephenson T, Brough S, et al. Transplanting patients with abnormal lower urinary tracts. Transpl Int 1994;7:288–91.

40. Groenewegen A, Sukhai R, Nauta J, et al. Results of renal transplantation in boys treated for posterior urethral valves. J Urol 1993;149:1517–20.

41. Hatch D, Koyle M, Baskin L, et al. Kidney transplantation in children with urinary diversion or bladder augmentation. J Urol 2001;165:2265–8.

42. Herthelius M, Oborn H. Bladder dysfunction in children and adolescents after renal transplantation. Pediatr Nephrol 2006;21:725–8.

43. Higuchi T, Granberg C, Fox J, et al. Augmentation cystoplasty and risk of neoplasia: fact, fiction and controversy. J Urol 2010;184:2492–6.

44. Hjälmås K. Urodynamics in normal infants and children. Scand J Urol Nephrol 1988;114:20–7.

45. Horst M, Madduri S, Gobet R, et al. Engineering functional bladder tissues. J Tissue Eng Regen Med (Epub ahead of print).

46. Horst M, Weber D, Bodmer C, et al. Repeated Botulinum-A toxin injection in the treatment of neuropathic bladder dysfunction and poor bladder compliance in children with myelomeningocele. Neurourol Urodyn 2011;30:1546–9.

47. Ivancić V, Defoor W, Jackson E, et al. Progression of renal insufficiency in children and adolescents with neuropathic bladder is not accelerated by lower urinary tract reconstruction. J Urol 2010;184:1768–74.

48. Kamal M, El-Hefnawy A, Soliman S, et al. Impact of posterior urethral valves on pediatric renal transplantation: a single-center comparative study of 297 cases. Pediatr Transplant 2011;15:482–7.

49. Kaplan S, Roehrborn C, Chancellor M, et al. Extended-release Tolterodine with or without Tamsulosin in men with lower urinary tract symptoms and overactive bladder: effects on urinary symptoms assessed by the international prostate symptom score. BJU Int 2008;102:1133–9.

50. Kashi S, Wynne K, Sadek S, et al. An evaluation of vesical urodynamics before renal transplantation and its effect on renal allograft function and survival. Transplantation 1994;57:1455–7.

51. Kocot A, Spahn M, Loeser A, et al. Long-term results of a staged approach: continent urinary diversion in preparation for renal transplantation. J Urol 2010;184:2038–42.

52. Kokorowski P, Routh J, Borer J, et al. Screening for malignancy after augmentation cystoplasty in children with spina bifida: a decision analysis. J Urol 2011;186:1437–43.

53. Koo H, Bunchman T, Flynn J, et al. Renal transplantation in children with severe lower urinary tract dysfunction. J Urol 1999;161:240–5.

54. Kryger J, González R, Barthold J. Surgical management of urinary incontinence in children with neurogenic sphincteric incompetence. J Urol 2000;163:256–63.

55. Lapides J, Diokno A, Silber S, et al. Clean, intermittent self-catheterization in the treatment of urinary tract disease. J Urol 1972;107:458–61.

56. Lindley R, Mackinnon A, Shipstone D, et al. Long-term outcome in bladder detrusorectomy augmentation. Eur J Pediatr Surg 2003;13:S7–12.

57. Lopez Pereira P, Espinosa L, Martinez Urrutina M, et al. Posterior urethral valves: prognostic factors. BJU Int 2003;91:687–90.

58. Lopez Pereira P, Jaureguizar E, Martinez Urrutia M, et al. Does treatment of bladder dysfunction prior to renal transplant improve outcome in patients with posterior urethral valves? Pediatr Transplant 2000;4:118–22.

59. Lopez Pereira P, Martinez Urrutia M, Espinosa L, et al. Bladder dysfunction as a prognostic factor in patients with posterior urethral valves. BJU Int 2002;90:308–11.

60. MacGregor P, Novick A, Cunningham R, et al. Renal transplantation in end stage renal disease patients with existing urinary diversion. J Urol 1986;135:686–8.

61. Martín M, Castro S, Castelo L, et al. Enterocystoplasty and renal transplantation. J Urol 2001;165:393–6.

62. Marvin R, Halff G, Elshihabi I. Renal allograft torsion associated with prune-belly syndrome. Pediatr Nephrol 1995;9:81–2.

63. McGuire E, Woodside J, Borden T, et al. Prognostic value of urodynamic testing in myelodysplastic patients. J Urol 1981;126:205–9.

64. McInerney P, Picramenos D, Koffman C, et al. Is cystoplasty a safe alternative to urinary diversion in patients requiring renal transplantation? Eur Urol 1995;27:117–20.

65. Mendizábal S, Estornell F, Zamora I, et al. Renal transplantation in children with severe bladder dysfunction. J Urol 2005;173:226–9.

66. Mildenberger H, Habenicht R, Zimmermann H. Infants with posterior urethral valves: a retrospective study and consequences for therapy. Prog Pediatr Surg 1989;23:104–12.

67. Mitrofanoff P. Trans-appendicular continent cystostomy in the management of the neurogenic bladder. Chir Pediatr 1980;21:297–305.

68. Montané B, Abitbol C, Seeherunvong W, et al. Beneficial effects of continuous overnight catheter drainage in children with polyuric renal failure. BJU Int 2003;92:447–51.

69. Mundy A, Nurse D. Calcium balance, growth and skeletal mineralisation in patients with cystoplasties. Br J Urol 1992;69:257–9.

70. Nahas W, Mazzucchi E, Arap M, et al. Augmentation cystoplasty in renal transplantation: a good and safe option – experience with 25 cases. Urology 2002;60:770–4.

71. Nevéus T, von Gontard A, Hoebeke P, et al. The standardization of terminology of lower urinary tract function in children

and adolescents: report from the Standardisation Committee of the International Children's Continence Society. J Urol 2006;176:314–24.

72. Nguyen D, Reinberg Y, Gonzalez R, et al. Outcome of renal transplantation after urinary diversion and enterocystoplasty: a retrospective, controlled study. J Urol 1990;144:1349–51.

73. Nurse D, Mundy A. Metabolic complications of cystoplasty. Br J Urol 1989;63:165–70.

74. Peters C, Bauer S. Evaluation and management of urinary incontinence after surgery for posterior urethral valves. Urol Clin North Am 1990;17:379–87.

75. Piaggio L, Myers S, Figueroa T, et al. Influence of type of conduit and site of implantation on the outcome of continent catheterizable channels. J Pediatr Urol 2007;3:230–4.

76. Podestá M, Barros D, Herrera M, et al. Ureterocystoplasty: videourodynamic assessment. J Urol 2006;176:1721–5.

77. Power R, O'Malley K, Little D, et al. Long-term followup of cadaveric renal transplantation in patients with spina bifida. J Urol 2002;167:477–9.

78. Ramirez S, Lebowitz R, Harmon W, et al. Predictors for abnormal voiding cystourethrography in pediatric patients undergoing renal transplant evaluation. Pediatr Transplant 2001;5:99–104.

79. Reinberg Y, Gonzalez R, Fryd D, et al. The outcome of renal transplantation in children with posterior urethral valves. J Urol 1988;140:1491–3.

80. Reinberg Y, Manivel J, Froemming C, et al. Perforation of the gastric segment of an augmented bladder secondary to peptic ulcer disease. J Urol 1992;148:369–71.

81. Reinberg Y, Manivel J, Fryd D, et al. The outcome of renal transplantation in children with the prune belly syndrome. J Urol 1989;142:1541–2.

82. Reinberg Y, Manivel J, Pettinato G, et al. Development of renal failure in children with the prune belly syndrome. J Urol 1991;145:1017–9.

83. Riedmiller H, Gerharz E, Köhl U, et al. Continent urinary diversion in preparation for renal transplantation: a staged approach. Transplantation 2000;70:1713–7.

84. Rigamonti W, Capizzi A, Zacchello G, et al. Kidney transplantation into bladder augmentation or urinary diversion: long-term results. Transplantation 2005;80:1435–40.

85. Rischmann P, Malavaud B, Bitker M, et al. Results of 51 renal transplants with the use of bowel conduits in patients with impaired bladder function: a retrospective multicenter study. Transplant Proc 1995;27:2427–9.

86. Ross J, Kay R, Novick A, et al. Long-term results of renal transplantation into the valve bladder. J Urol 1994;151:1500–4.

87. Salomon L, Fontaine E, Guest G, et al. Role of the bladder in delayed failure of kidney transplants in boys with posterior urethral valves. J Urol 2000;163:1282–5.

88. Shekarriz B, Upadhyay J, Demirbilek S, et al. Surgical complications of bladder augmentation: comparison between various enterocystoplasties in 133 patients. Urology 2000;55:123–8.

89. Sheldon C, Gonzalez R, Burns M, et al. Renal transplantation into the dysfunctional bladder: the role of adjunctive bladder reconstruction. J Urol 1994;152:972–5.

90. Shenasky JH, Whelchel J. Renal transplantation in prune belly syndrome. J Urol 1976;115:112–3.

91. Sidi A, Aliabadi H, Gonzalez R. Enterocystoplasty in the management and reconstruction of the pediatric neurogenic bladder. J Pediatr Surg 1987;22:153–7.

92. Soergel T, Cain M, Misseri R, et al. Transitional cell carcinoma of the bladder following augmentation cystoplasty for the neuropathic bladder. J Urol 2004;172:1649–51.

93. Stein R, Fisch M, Ermert A, et al. Urinary diversion and orthotopic bladder substitution in children and young adults with neurogenic bladder: a safe option for treatment? J Urol 2000;163:568–73.

94. Stein R, Schröder A, Thüroff J. Bladder augmentation and urinary diversion in patients with neurogenic bladder: non-surgical considerations. J Pediatr Urol 2012;8:145–52.

95. Tapia Garibay J, Manivel J, González R. Effect of seromuscular colocystoplasty (SCLU) and partial detrusorectomy on a canine model of reduced bladder capacity. J Urol 1995;154:903–6.

96. Thibodeau B, Metcalfe P, Koop P, et al. Urinary incontinence and quality of life in children. J Pediatr Urol 2013;9(1):78–83.

97. Thomalla J, Mitchell M, Leapman S, et al. Renal transplantation into the reconstructed bladder. J Urol 1989;141:265–8.

98. Van der Weide M, Cornelissen E, Van Achterberg T, et al. Lower urinary tract symptoms after renal transplantation in children. J Urol 2006;175:297–302.

99. Warholm C, Berglund J, Andersson J, et al. Renal transplantation in patients with urinary diversion: a case-control study. Nephrol Dial Transplant 1999;14:2937–40.

100. Warne S, Hiorns M, Curry J, et al. Understanding cloacal anomalies. Arch Dis Child 2011;96:1072–6.

第 13 章

肾移植受者围术期护理

Claus U. Niemann · C. Spencer Yost

对肾移植(KTx)麻醉的首次描述出现在 20 世纪 60 年代初。当时,美国波士顿的医师开拓性地完成了一例同卵双胞胎之间的肾移植[116]。

所有的 17 例受者仅仅使用袖带血压计和心电图(ECG)进行监测。所有受体均接受硬脊膜外麻醉。几年之内,全身麻醉已经成为常态。随着第一代免疫抑制剂的出现,尸体供肾的存活率得到了提高,从而导致肾移植的数量显著增加[62]。尽管取得了明显的进展,但肾移植患者的围术期始终是一个挑战,因为终末期肾病(ESRD)常常引发其他重要器官系统的功能障碍,致使难以预测患者对麻醉药品和麻醉技术的反应。此外,潜在的疾病使得这些患者处于心脏和围术期并发症的高危环境[25]。

今天,全球的大多数国家已经开展了 KTx,其中最活跃的国家包括美国、加拿大、澳大利亚和大多数欧洲国家,这些国家每百万患者群接受的手术数超过 35 例(http://www.transplant-observatory. org/pages/home. aspx.)。至 2010 年,全球完成 73 000 例肾移植,平均 5 年生存率达到 84%。

终末期肾脏疾病的并发症

肾脏对体液容量、电解质组成、酸碱平衡和血红蛋白水平具有至关重要的调节作用。肾功能下降时,慢性肾功能不全表现为肾小球滤过率(GFR)和尿量减少。当 GFR 低于 $30mL/(min \cdot 1.72m^2)$[正常 $120mL/(min/1.72m^2)$]时, 血氮废物蓄积,体液和电解质潴留。当尿量低于 400mL/d,可判定为少尿,进而出现 Na^+、K^+、Ca^{2+}、Mg^{2+} 和磷酸盐浓度异常。

心血管并发症

高血压和动脉粥样硬化是慢性肾衰竭的两种主要心血管并发症,可诱发缺血性心脏疾病。肾移植患者术前高血压的发病率约为 80%[114]。高血压是水钠潴留和血容量扩张所致[10]。如果不经治疗,肾脏内部组织的压力升高可引起肾血管硬化性改变,将使高血压加重,高血压又进一步加重肾损害,如此形成恶性循环。此外,血管活性物质水平的改变将导致全身和局部的动脉张力变化[41],而肾素水平升高也会造成全身血管阻力和血压增加。

容量超负荷和全身血管阻力增加是导致终末期肾病高血压的主要原因。当这两种因素结合在一起,心肌后负荷和室壁应力增加。由于系统压力长期升高,左心室(LV)肥大和心肌耗氧需求增加,可能会扰乱心肌供氧和耗氧的平衡。同时,左室舒张末期压力升高,减少了心内膜下冠状动脉灌注。尿毒症患者的心肌应力升高,可引起心肌病变,部分患者在实施 KTx 后成功逆转。

事实上,经透析和适当的降压治疗后,原有的心功能不全可以得到改善。有观点认为,不能通过单纯透析控制高血压的患者,其血浆肾素活性、血管内容量、血压和交感神经活性异常之间可能存在关联[18]。对于除了透析以外还需要降压治疗的患者,单一的降压药物治疗方案往往难于控制,需要联合使用降压药物。这对手术期可能产生影响,因为这些降压药物可能会与吸入性和静脉麻醉剂出现严重的相互作用,特别是服用血管紧张素转换酶(ACE)抑制剂的患者在全身麻醉诱导期尤其容易出现这种情况[103,107]。

慢性肾脏疾病可加速动脉粥样硬化的进展,加重肾脏病脂质代谢紊乱,导致血清甘油三酯浓度增高和高密度脂蛋白水平降低。

心脏疾病在伴有糖尿病(DM)的终末期肾病患者中尤为突出。大约 40% 的终末期肾病的是 2 型糖尿病所致,这种共病现象在等待肾脏移植的患者中所占的比例很高[120]。几乎 60% 的胰岛素依赖型糖尿病患者都伴有肾病,这一点并不让人感到意外。终末期肾病和糖尿病患者的心血管疾病风险高于单纯尿毒症患者,这与糖尿病相关的小血管动脉粥样硬化加速和代谢综合征频发相关[48]。与非糖尿病终末期肾病患者相比,糖尿病患者的自主神经病变发生率较高,表现出心率加快和血压升高等心血管症状[83]。糖尿病患者的胃轻瘫和全身血流动力学不稳定发生率也相对较高。

毫无疑问,心血管疾病是终末期肾病患者死亡的主要原因[39]。即使在接受肾移植术后,心血管疾病仍是最重要的死亡原因之一。

据报道,终末期肾病患者的冠状动脉疾病(CAD)发生率为 42%~80%[72]。超过 50% 的维持透析患者死于急性心肌梗死(MI)、不明原因的心脏骤停、心律失常和心肌病[96]。血液透析患者的心血管疾病死亡率随着年龄的增长而增加。与 20~44 岁的年轻患者相比,45~64 岁患者的死亡率大约高 2 倍,65 岁以上的患者大约高 4 倍[96]。临床上采用超声心动图作为筛查工具,检测出透析患者的心血管疾病发病率升高[35]。在一项研究中,60% 的透析患者尸检中发现了 LV 或右心室肥厚或心包炎[3]。无论是扩张型心肌病还是向心性肥厚,均可随着血管内容量和后负荷的增加而不断加重。尿毒症毒素和代谢酸类的蓄积也可促进心肌性能恶化。当肾脏不能排泄每天的液体摄入量时,血容量升高,最终导致容量超负荷和充血性心力衰竭的发生。

Humar 等报道,2694 例肾移植受者的围术期心脏并发症总体发生率为 6.1%[58]。在一项由 Gill 和 Pereira 开展的大型研究中,23 546 例首次进行肾移植的成人患者第一年全因死亡率为 4.6%,其中心脏原因占 25% 以上[42]。不良预后的主要因素包括移植术前心脏病或在过去 6 个月内有急性心肌梗死的病史,以及年龄超过 40 岁。

虽然接受 KTx 后,终末期肾病患者的心血管疾病风险仍然偏高,但与移植前相比,心血管疾病发病率的总体风险降低[6]。Cho 及其同事证实,继发于尿毒症性心肌病的低射血分数患者在成功接受肾移植后,心功能可以完全恢复正常[16]。这种受益在图 13-1 中得到了部分反映。从图中可以看出,移植等待名单上尚未接受肾移植的患者,心肌梗死发生率维持在每年 3% 的水平,而移植患者术后早期的心肌梗死发生率可能由于围术期应激较未接受移植的患者升高,但随后的心肌梗死发生率增长缓慢[61]。心功能显著降低不一定是肾移植的禁忌,但可能导致麻醉管理复杂化。此外,移植后死亡的主要原因包括心肌梗死、感染、脑卒中和恶性肿瘤。如图 13-1 所示,患者在接受 KTx 后的前 4 个月,心血管疾病死亡率增加,但在接下来的 5~8 年死亡率上升速度放缓[61]。

终末期肾病患者可能出现其他心脏疾病,如心包疾病、心律失常。心包炎可能与出血性心包积液并存,经透析后可以逆转。心律失常可能是电解质异常所导致,也可能是心肌缺血发作的表现。

血液学异常

肾衰竭患者往往患有正色素性正细胞性贫血,通常是促红细胞生成素的合成和释放减少造成红细胞生成受损所导致。肾衰竭贫血的其他原因包括红细胞寿命降低、溶血和出血增多、血液透析过程中反复失血、铝中毒、尿毒症诱导的骨髓抑制、铁、叶酸、维生素 B_6 和 B_{12} 缺乏。重组促红细胞生成素治疗可以将血红蛋白水平提高到 100~130g/L[33],从而减少疲劳症状,改善脑和心脏功能[74,76]。一些之前存在高血压的患者,病情可能会随着促红细胞生成素的治疗出现恶化[33]。因此,促红细胞生成素治疗和管理目标之间的平衡是一个临床需要解决的问题。

肾衰竭和出血倾向之间的关联性早已获得确认。

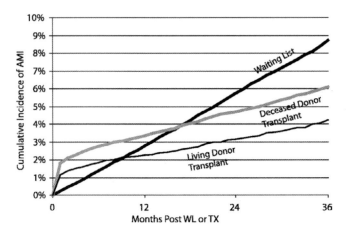

FIGURE 13-1 Cumulative (Kaplan-Meier) incidence of acute myocardial infarction (AMI) on the waiting list (WL) and after kidney transplantation (TX). Most transplant recipients also spent time on the waiting list, but time was reset to "0" at transplantation. Most of the difference in AMI incidence in recipients of deceased versus living donor kidney transplants occurred very early after transplantation. Thereafter, the incidence of AMI was similar in deceased and living donor transplant recipients, with both eventually having a lower incidence than patients on the waiting list (From Kasiske BL, Maclean JR, Snyder JJ. Acute myocardial infarction and kidney transplantation. J Am Soc Nephrol 2006;17:900-7.)

凝血异常主要表现为尿毒症引起血小板功能缺陷。血小板功能障碍可能与血小板第Ⅲ因子水平降低导致血小板黏附功能降低有关,这似乎是临床关注的重点。然而,经检测,凝血酶原和部分凝血活酶时间没有发生变化。经充分透析后可以消除上述影响,使得血小板功能恢复正常。尿毒症患者凝血功能障碍的其他治疗方法包括输注血小板、冷沉淀和注射 DDAVP(去氨加压素,0.3μg/kg)。

虽然尿毒症患者可以定性检测到血小板缺陷,但最新的研究指出,血栓前状态也可能与尿毒症并存。研

究人员通过运用血栓弹力图发现,与对照组相比,尿毒症患者的血块凝固性增加,纤溶活性降低[90]。血小板微颗粒(从激活的血小板释放促凝血活性小囊泡)可能参与临床血栓形成[1]。尽管有潜在的凝血问题,但有经验的中心开展的肾移植术,失血量通常小于 250mL。

尿毒症

尿毒症可以引起中枢神经系统紊乱、嗜睡、记忆力丧失、肌阵挛、癫痫发作、木僵和昏迷。然而,严重的尿毒症中枢神经系统紊乱不常见于充分透析的患者。

慢性尿毒症可引起胃排空延迟。尽管这种障碍的机制还不完全清楚,但已经在尿毒症透析患者中观察到胃节律紊乱与肌电活动紊乱[66]。除了胃排空延迟以外,肾衰竭的患者还会出现胃酸和胃容量增加[111],但这似乎与幽门螺杆菌感染无关[102]。接受腹膜透析的患者在胃排空延迟方面似乎与接受血液透析的患者没有差异。

术前注意事项

终末期肾病患者术前评估旨在纠正和减少患者持续存在的严重心肺并发症,如伴有充血性心力衰竭、可治疗心肌缺血和自主神经功能障碍的糖尿病患者。随着越来越多的老年人和糖尿病患者接受肾移植,移植登记前仔细评估心肺功能具有非常重要的意义。虽然死亡捐赠器官的移植往往在紧急或急诊情况下发生,但是患者对长时间冷藏保存的肾脏耐受性良好(尽管冷缺血时间大于 20 小时左右可以增加移植物功能延迟恢复的风险,即使是标准的供体),而且延长冷藏保存时间也为移植候选人进行合理的手术准备提供了充分的时间。几乎所有接受死亡器官供体的患者均会在移植前接受某种形式的透析。维持性血液透析的患者通常在移植前的 24~36 小时内进行透析,以纠正电解质的失衡,并且优化术前容量状态。除此之外,患者以持续性不卧床腹膜透析替代血液透析,在这种情况下,患者的容量状态更加稳定。

通常,非透析患者为防止液体过剩会产生足够的尿量。这些患者一般都是活体供肾移植的受者。然而,这些患者仍然可能出现容量过度负荷以及电解质(特别是 K^+ 和 HCO_3^-)浓度异常,因此需要对这些指标进行临床监测。血液透析患者干体重的计算有助于估计其容量状态。血液透析患者手术前可能需要液体超滤,以

便于手术期间的液体管理。有时,超滤可导致患者血容量减少,使患者在手术期间(特别是麻醉诱导期间)有出现严重低血压的风险。

手术前应复查钾水平,尤其是透析依赖和可能错过了规律透析时间的患者。当血钾水平大于6mmol/L可能需要延迟手术和纠正钾水平,虽然这种情况在术前即刻接受透析后不太可能发生。

心脏风险评估是术前评估的一个重要组成部分,与肾脏原发疾病、病程和伴随的并发症相关。新确诊的非糖尿病终末期肾病年轻患者仅需接受术前心电图和负荷测试,而负荷超声心动图或心导管检查适用于有症状的患者或长期患有糖尿病相关终末期肾病的患者。许多不能够接受心电图运动试验的老年糖尿病患者可能有"静息性"心肌缺血[101]。目前对接受KTx评估的ESRD患者的最佳心脏检查方法还没有达成绝对一致的观点。

研究人员对多个非侵袭性的筛选检查鉴别该人群中冠状动脉疾病(CAD)的能力进行了探讨。在一项前瞻性研究中,Herzog及其同事在等待移植的终末期肾病混合人群中开展了多巴酚丁胺负荷超声心动图(DSE)检查,然后再行定量冠状动脉造影[55]。超过50%的患者患有一定程度的冠心病(定义为至少有一个冠状动脉或主要分支狭窄大于50%)。然而,DSE检测CAD的敏感性和特异性分别只有52%~75%和74%~76%。对这些患者进行了长达2年的监测发现,在DSE检测结果呈阴性的患者当中,20%发生心源性死亡或心肌梗死或需要接受冠状动脉血运重建。作者认为,DSE是一件有用的工具,但对需要进一步心脏检查的患者并不理想。虽然DSE在检测功能上意义不大,但大多数患者均是因为功能上微不足道的病变引发心脏猝死(如冠脉狭窄20%和30%之间的急性血栓患者)。其他检测ESRD患者CAD的非侵入性试验被限制使用。一项研究显示,潘生丁闪烁扫描术对CAD表现出相当的敏感性(80%),但特异性较差(37%)[79]。分子标志物(如肌钙蛋白T)与等待KTx的患者以及接受KTx后的患者死亡率增加相关[5,56]。

在一项Cochrane荟萃分析中,对DSE和心肌灌注扫描(MPS)作为移植前患者CAD筛查工具的有效性进行了探讨[118]。一共确定了13项DSE筛选试验研究和9项MPS筛选试验研究。结果显示,DSE的敏感性和特异性分别为0.79和0.89,而MPS的敏感性和特异性分别为0.67和0.70。

另有研究表明,心脏风险的检测分析要从易于得到的临床指标开始,而不是广泛地追求敏感性和特异性有限的昂贵检查[46]。例如,冠心病的检测应从患者胸部疼痛的病史开始,因为病史对确诊CAD的敏感性和特异性高达65%[101]。修订后的心脏风险指数是一个更全面的综合系统,最初来源于回顾性数据,它对未接受过心脏手术的非肾衰竭患者具有很好的心脏风险前瞻预测作用[70]。主要侧重于6个指标的存在或缺失:①高危手术;②缺血性心脏病历史(不包括之前的冠状动脉血运重建);③心力衰竭病史;④卒中或短暂性脑缺血发作病史;⑤术前胰岛素治疗;⑥术前肌酐水平高于2mg/dL(176.8μmol/L)。这些危险因素高发于拟行肾移植的患者。如果没有或仅有一个危险因素,则手术期间主要心脏事件的发生率相当低。但是,如果存在两个或更多上述危险因素,发生率会迅速上升至6.6%和11%。而且,目前普遍认同的观点是等待KTx的患者需要反复进行心血管监测。对最初心血管评估阴性的病例给予危险分层(例如,糖尿病终末期肾病、非糖尿病的危险因素),每年、每半年甚至更频繁地进行评估。最初心血管评估阳性的病例(以前有或没有进行医疗干预)通常每年评估一次[40]。

图13-2示出一种术前心功能评估的方法。根据既往病史、症状和基本的检查将患者初步划分至不同的基本风险组(低、中、高)。低风险组患者移植前无须接受额外的检查,而中等风险组的患者需接受一项筛选试验,如DSE或放射性核素显像,以识别移植候选人是否存在显著的CAD。冠状动脉造影是诊断冠心病高危者的金标准,但移植肾病学家必须权衡仍保留边缘肾功能患者患造影剂肾病的风险、研究成本和是否可能实施干预[例如,冠状动脉旁路移植术或经皮冠状动脉介入治疗(PCI)]。

根据患者的危险因素和筛选检查结果进行术前管理,可以优化医疗管理或确定患者是否适合接受血运重建术。血运重建的好处仍然存在争议。CARP试验数据显示,如果血管重建术先于血管手术进行,则与医疗管理相比没有益处。在COURAGE试验中,与医疗管理相比,慢性肾脏病患者行经皮冠状动脉介入治疗(PCI)并没有获得额外的益处[7,77,108]。研究人员建议将β受体阻滞剂作为降低心脏高风险患者KTx手术期间风险的一种手段。20世纪90年代后期的多项研究证实,手术期间使用β受体阻滞剂可以显著减少非移植高风险患者的主要心脏事件。然而,迄今为止,尚未开展有关β

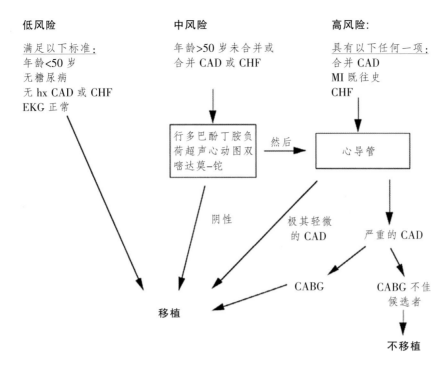

图 13-2　移植前的心脏评估建议指南。CAD,冠心病;CHF,充血性心力衰竭;EKG,心电图;CABG,冠状动脉旁路搭桥术。

受体阻滞剂在肾脏移植人群手术期间应用指导的前瞻性随机试验。目前还不清楚这种治疗方法是否可以安全地应用于这些患者,尤其是糖尿病患者。此外,对于除了透析以外还需要接受降压药物治疗的患者,通常需要给予大剂量联合降压药物(例如,β 受体阻滞剂、ACE抑制剂、血管紧张素受体拮抗剂)。可以预见,这些降压药物和吸入性及静脉麻醉药物之间存在显著的相互作用,尤其是在诱导全身麻醉期间[103,107]。

应确定降血糖药物的最后应用时间。手术当天不应口服药物,因为在麻醉状态下可能无法识别低血糖。胰岛素依赖型患者非常脆弱,术中胰岛素水平降低会给他们带来酮症酸中毒的风险。

术前常规评估凝血状态,如凝血酶原时间、国际标准化比值、部分凝血活酶时间、纤维蛋白原和血小板计数。虽然终末期肾病患者需要限制蛋白质的摄入,但这样的饮食很少会导致严重的凝血因子缺乏。术前仔细询问病史对于预测出血很有帮助,询问的内容包括:家族史,牙科、产科和外科手术史,输血和用药史。出血时间对预测术中出血并没有帮助[89]。对于因预防透析通路血栓形成或心血管病而使用抗凝剂或抗血小板药物维持治疗的患者,应逆转其抗凝状态,一旦他们接到移植的通知,应尽快停止服用抗血小板药物。某中心对100 例 KTx 前应用各种抗凝和抗血小板药物的患者进行了回顾,与移植前未服用这些药物的患者相比,两者

在再手术率、输血方面没有表现出差异[32]。由于许多患者在移植时会产生焦虑,因此术前用药十分重要。通过口服苯二氮䓬类(如安定 5~10mg),可以适当减轻焦虑。术前应避免肌内注射药物,因为尿毒症患者往往产生继发性血小板功能异常性出血疾病。

所有拟行 KTx 患者均视为饱腹,无论其术前是否禁食。应考虑采用快速诱导,尤其是糖尿病患者。50% 的糖尿病尿毒症患者胃容积大于 0.4mL/kg,但在非糖尿病尿毒症患者中这一比例只有 17%(4/24)[95]。对有食管反流症状的患者建议使用抗酸剂作为常规预防性给药;可以在麻醉室给予单剂量的枸橼酸钠(30mL)。麻醉前给予组胺 H2 受体拮抗剂(如雷尼替丁 150mg,口服)或质子泵抑制剂(如奥美拉唑)以减少胃酸过多。吩噻嗪类止吐药和甲氧氯普胺应谨慎应用,因为可能会造成肾衰竭患者镇静作用延长和引起锥体外系副作用。

术中注意事项

波士顿首次报道了采用脊椎麻醉作为 KTx 的唯一麻醉方式[116]。最近,有移植中心报道了局部麻醉的成功应用[73]。但是,绝大多数移植中心目前还是使用气管内全身麻醉。术中管理关注的重点是根据患者医疗状况进行个性化麻醉,而非全麻的类型[65]。如前所述,肾移植受者的范围从相对健康的年轻 IgA 肾病患者扩展到

了重度高血压和糖尿病的老年患者。因此,需要针对两个不同的生物系统(移植受体和异体移植)为患者量身定制麻醉深度和药物干预措施,采取个体化的治疗方案。例如,通过维持合适的麻醉深度,避免术中有知觉,也可以降低血压和新灌注移植物的灌注压。而对于射血分数低和有充血性心脏衰竭病史的患者,在优化移植物灌注时并不适宜采用积极的液体复苏。

ASA 分级是所有 IgA 肾病患者的一项必要监测。然而,伴随严重共病状态的患者可能需要更广泛的监测,如连续动脉压和中心静脉压(CVP)监测,或两者兼具。建议少用肺动脉导管或经食管超声心动图。然而,对于适当的术中监测仍然没有达成共识,大多数策略均是基于机构的喜好和经验。

在整个手术过程中,患者的血压可能会发生显著的急性变化,低血压(49.6%)的发生率高于高血压(26.8%)[53]。低血压和高血压都会导致患者和移植结果不良。

诱导阶段、气管内插管、突发事件和术后监护病房期间尤其容易出现高血压。长期存在不易控制高血压的患者,动脉血压和心率大幅波动的风险增加。在诱导和气管内插管的关键时期,通过多种方法可以将心率和血压控制在正常范围内,其中包括使用中到大剂量的阿片类药物(如芬太尼),这些药物可导致患者对喉镜检查反应迟钝(但不可靠)。然而,频繁使用中到大剂量的阿片类药物会导致诱导后不使用血管收缩剂就难以维持正常的血压,特别是在切开筋膜后更是如此,因为此时几乎不会产生手术刺激。通过血浆代谢的短效阿片类药物瑞芬太尼是一种有效控制心率的药物。此外,可以通过调整瑞芬太尼的用药速度实现麻醉深度

的快速控制(表 13-1)。另外,短效 β 受体阻滞剂艾司洛尔(0.5~1mg/kg)是抑制气管插管时血流动力学反应的一个很好的选择,非常适合有适当心室功能的肾移植患者。长期严重高血压患者,艾司洛尔的给药剂量往往大于 1mg/kg,最好逐步加量。

异丙酚是 KTx 期间最常用的诱导剂。其他诱导药,如硫代芬太尼和依托咪酯,也已成功地应用于临床(表13-1)。研究表明,与正常患者相比,终末期肾脏疾病的患者需要将丙泊酚的诱导剂量提高 40%~60% 才能达到临床催眠效果并将脑电双频指数降低至 50[45,64]。然而,目前需谨慎对待这些研究结果。在一项由 Goyal 及其同事开展的研究中[45],每隔 15 秒按 0.2mg/kg 增加丙泊酚的剂量,直至达到预定的终点。他们发现,术中丙泊酚剂量与术前血红蛋白水平呈负相关。由于该研究的局限性和未能识别确切的相关性机制,因此不支持在终末期肾脏病患者中使用较大的诱导剂量。事实上,目前强烈反对在这些患者中使用较大的诱导剂量,尤其是在术前即刻行透析和可能出现中心性容量衰竭的情况下。

阿曲库铵/顺式阿曲库铵或维库溴铵/罗库溴铵是气管插管和手术松弛最常用的肌肉松弛剂[97]。阿曲库铵和顺式阿曲库铵通过天然的霍夫曼降解和血浆胆碱酯酶代谢。因此,它们的作用时间不依赖于肝肾功能。

终末期肾病患者对维库溴铵的敏感性增加,肌肉松弛作用时间延长[98]。一次推注 0.6mg/kg 罗库溴铵也能延长作用时间(25% T1 恢复:49 分钟;肾功能正常:32 分钟)[97]。罗库溴铵和维库溴铵可以安全地在终末期肾病患者中使用,但需要适当的临床监测(表 13-2 和表 13-3)。

对终末期肾病患者,琥珀酰胆碱的使用不是绝对

表 13-1　终末期肾病对常用静脉诱导剂动力学分布的影响

	肾功能正常的患者				肾功能受损的患者			
	$T_{1/2}el$	Cl_p	V_{ss}	FF	$T_{1/2}el$	Cl_p	V_{ss}	FF
异丙酚:Kirvela 等[5]	1714	11.8	19.8	–	1638	12.9*	22.6	–
Ickx 等[9]	420†	33.5†	5.8†	–	513†	32†	11.3†	–
咪达唑仑:Vinik 等[17]	296	6.7	2.2	3.9	275	11.4*	3.8*	5.5*
依托咪酯:Carlos 等[12]	–	–	–	24.9	–	–	–	43.4*
硫喷妥钠:Burch 和 Stanski[11]	611	3.2	1.9	15.7	583	4.5*	3*	28*
Christensen 等[17]	588	2.7	1.4	11	1069	3.9*	3.2*	m*

* 与健康受试者相比,$P<0.05$。

† 中值。

T$V_{1/2}el$,消除半衰期(分钟);Cl_p,系统清除率[mL/(kg·min)];V_{ss},稳态表观分布容积(L/kg);FF,游离或未结合的药物(%)。

注意:除非另有说明,否则数据表示为平均值。

表 13-2　神经肌肉阻滞药物在慢性肾功能不全患者中的分布

	肾功能正常的患者			肾功能受损的患者		
	$T_{1/2}el$	Cl_p	V_{ss}	$T_{1/2}el$	Cl_p	V_{ss}
溴化双哌雄双酯：McLeod 等[78]	104	1.8	0.34	489*	0.3*	0.24
阿曲库铵：Fahey 等[34]	21	6.1	0.19	24	6.7	0.26
De Bros 等[24]	17	5.9	0.14	21	6.9	0.21
维库溴铵：Lynam 等[75]	53	5.3	0.20	83*	3.2*	0.24
顺阿曲库铵：Eastwood 等[27]	30	4.2	—	34	3.8	—
美维库铵：Head-Rapson 等[51]	68	3.8	0.23	80	2.4*	0.24
顺-顺						
顺-反	2	106	0.28	4.3	80	0.48
反-反	2.3	57	0.21	4.2	47	0.27
罗库溴铵：Szenohradszky 等[112]	71	2.9	0.26	97	2.9	0.21
Cooper 等[21]	104	3.7	0.21	97	2.5*	0.21

*$P<0.05$。

$T_{1/2}el$，消除半衰期（min）；Cl_p，系统清除率[mL/(kg·min)]；V_{ss}，稳态表观分布容积（L/kg）。

注意：数据表示为平均值。

表 13-3　慢性肾衰竭对阿片类药物在麻醉患者中分布的影响

	肾功能正常的患者				肾功能受损的患者			
	$T_{1/2}el$	Cl_p	V_{ss}	FF	$T_{1/2}el$	Cl_p	V_{ss}	FF
吗啡：Chauvin 等[15]	186†	21.3	3.7	—	185†	17.1	2.8*	—
Sear 等[106]	307†	11.4	3.8	—	302†	9.6	2.4*	—
Osborne 等[87]	102†	27.3	3.2	—	120†	25.1	2.8*	—
芬太尼：Duthie[26]	405†	14.8	7.7	—	594*	11.8	9.5	—
Sear 和 Hand[105]	175v	17.1	2.7	—	229†	18.5	3.6	—
Bower[8]				20.8	—	—	—	22.4
Koehntop 和 Rodman[67]	—	—	—	—	382†	7.5	3.1	—
阿芬太尼：Chauvin 等[14]	90†	3.1	0.3	11	107†	3.1	0.4*	19*
Bower 和 Sear[9]	120†	3.2	0.4	10.3	142†	5.3*	0.6	12.4*
舒芬太尼：Davis 等[23]	76†	12.8	1.3	—	90†	16.4	1.7	—
Sear[104]	195†	18.2	3.6	7.8	188†	19.2	3.8	8.6
瑞芬太尼：Hoke 等[57]	4.0	33.2	0.19	—	4.9	35.4	0.25	—
Dahaba 等[22]	16.4	46.3	0.57	—	18.9	28.0	0.36	—
羟考酮：Kirvela 等[63]	138†	16.7	2.39	—	234†	12.7	3.99	—

* 与健康受试者相比，$P<0.05$。

† 平均滞留时间（而不是消除半衰期）。

$T_{1/2}el$，消除半衰期（分钟）；Cl_p，系统清除率[mL/(kg·min)]；V_{ss}，稳态表观分布容积（L/kg）；FF，游离或未结合的药物（%）。

注意：除了羟考酮（表示为中位数）以外，其余均表示为平均值。

禁忌[113]。无论是否伴有终末期肾病，插管剂量的琥珀胆碱引起的血清钾浓度增高幅度相同，大约为 0.6mmol/L[92]。没有显著心脏风险的患者可以耐受这种增高幅度，即使初始血清钾浓度大于 5mmol/L。

总体而言，没有证据表明在 KTx 期间，吸入性麻醉的类型与移植肾患者的预后相关。

最常用的吸入性麻醉剂包括地氟烷、异氟醚和七氟烷。这 3 种吸入性麻醉剂已被报道可以在 KTx 期间安全使用。七氟烷的代谢与肾毒性有关，但是由于没有开展对照研究，因此未能明确新移植肾脏使用七氟烷是否会产生安全顾虑或相关损害。目前，有关肾毒性的研究集中于以下两个方面：①七氟烷的代谢产生氟离子；②七氟烷分解的钠或氢氧化钡生成"复合物 A"。七氟烷的安全记录良好，目前全世界范围内已有数以百万计的患者应用了这一药物，尚未发现肾毒性的确凿证据。尽管在两项志愿者研究中发现了七氟烷麻醉的肾损伤生化证据，但其他 5 项志愿者研究结果并不支持这一结论[28-31,36,37,81]。然而，Artru 认为，KTx 可能增加肾损伤的风险[4]。两项研究表明，在大于 4L/min 的新鲜气流下使用七氟烷，不会改变轻度肾功能受损患者的肾功能指标和生化指标（肌酐基线水平大于 1.5mg/dL）[20,82,115]。此外，一项研究发现，暴露于低流量七氟烷和低流量异氟醚，对肾功能不全患者的肾功能指标，如血肌酐或肌酐清除率无显著影响（肌酐 > 1.5mg/dL）[19]。

同样地，无论采用联合吸入性麻醉药和阿片类药物的平衡麻醉技术还是阿片类药物和丙泊酚联合应用的全静脉麻醉，均对患者和移植物的结果没有显著影响[65]。

KTx 属于中度刺激手术，手术大部分时间均维持在最小的刺激强度下。术中出血量很少超过 300mL，而且显著流体变化并不常见。因此，低血压经常发生，尤其是筋膜切开之后，在松开髂血管夹和移植物再灌注后进一步加重。

KTx 期间，术中管理的重点是维持血流动力学稳定，使移植物有良好的灌注压。个体化的液体管理是术中管理的基石，但不建议使用强效 α-肾上腺素能血管收缩剂（如肾上腺素），原因将随后讨论。

血管内液体状态的维持可以通过使用天然胶体（白蛋白）、合成胶体（羟乙基淀粉、右旋糖酐、明胶）和晶体液（生理盐水、乳酸林格液，勃脉力）来实现。在 KTx 期间，由于手术期间失血较少，而且体液的预期变化不大，采用晶体液已经可以产生足够的容量替代，应该成为补液的首选。由于缺乏有关天然的和合成胶体在 KTx 期间的应用数据，因此，在 KTx 期间通常不推荐使用这些液体。

事实上，一项涉及美国 49 家医院的全国性液体选择调查发现，在肾移植期间，>90% 的患者接受生理盐水或生理盐水为基础的液体输注[84]。晶体液输注问题主要与电解质和酸碱平衡影响有关。特别是当大量注入生理盐水时可能引发高氯性酸中毒，而终末期肾脏病患者输注乳酸林格液时存在高钾血症风险已是普遍认知的事实。

为了解决这个问题，研究人员开展了一项前瞻随机双盲研究，旨在比较生理盐水和乳酸林格液在 KTx 术中的静脉输液治疗效果。有趣的是，研究结果表明，生理盐水组出现了严重的高钾血症，而且代谢性酸中毒发生率升高[85]，尽管大多数中心认为该研究的液体输注过度。

在另外一项前瞻随机双盲研究中，对 KTx 术中使用生理盐水、乳酸林格液和勃脉力静脉补液治疗的效果做了比较。主要终点是酸碱平衡和电解质的变化。尽管观察到的变化符合预期，但全部没有临床相关性。勃脉力与酸碱平衡以及电解液的变化不存在相关性。作者认为，所有 3 种晶体溶液通过使用 20~30mL/(kg·h) 容量替换算法可以安全地用于 KTx[49]，此外还推荐了一个相似的 30~40mL/(kg·h) 容量替换算法。

有关在 KTx 期间应用 CVP 监测是否能够真实地反映合适的容量替代仍未得出定论。大多数中心建议 CVP 保持在 10~15mmHg 的范围内。在 KTx 期间，定时和定量的容量替代效应已经在最近的一项前瞻性随机试验研究得到了验证[88]。患者随机分配入组，分别接受晶体液连续输注或特定 CVP 目标值的晶体液输注，CVP 目标值全程基本维持在 5mmHg，当肾血管吻合完毕后通过快速输液达到 15mmHg。主要终点是术后 5 天内的移植肾功能标志物。在 CVP 目标输注组观察到更好的早期移植物功能。然而，由于该研究设计中存在较多的混杂因素，因此上述结论还有待开展更大型和严格对照的前瞻性研究加以验证。

根据有限的动物实验数据，一般不建议使用 α-受体激动剂血管收缩药物升高血压。总之，研究结果表明，使用 α 受体激动剂维持肾血流量时，会产生缺血性损伤，随后造成肾血流动力学反应发生显著的变化。此外，有研究表明，无神经支配的肾脏由于丧失了自身调节能力，对拟交感神经药物的反应发生了变化，导致肾血流量降低，并呈时间依赖性。在大鼠研究中，在移植或去神经后，移植肾的血流自身调节能力下降。此外，移植肾对拟交感神经药物的反应性发生了变化，导致肾血流量降低。因此，作者推断，其作用机制可能是通过刺激 α-肾上腺素能受体来增强血管收缩以及通过刺激 β 肾上腺素能受体来抑制血管舒张[38,80]。

通过术中尿量的产生可以确定同种异体移植物的功能是否得到恢复。为了优化同种异体移植物的功能，术中通常需要维持适当的灌注压力[52]。然而，甘露醇和利尿剂的术中使用也很常见。甘露醇可以自由滤过，不被肾吸收,导致尿量渗透性扩增,同时对肾小管上皮细胞也可能有保护作用,通常在热缺血期内使用。因此,甘露醇可以预防缺血性损伤,同时也可作为新移植肾脏的渗透性利尿剂。大多数的中心给予患者相对低剂量的甘露醇(0.25~0.5mg/kg)。一些数据表明,死亡供肾肾移植功能延迟恢复可以通过术中输注甘露醇来预防[69]。

袢利尿剂通过阻断髓袢升支薄段的 Na^+/K^+ 泵发挥作用,可防止该段肾单位重吸收电解质。转运到远端小管的高渗透压液体可以防止水分的重吸收,从而排泄出大量含高电解质的尿液(表 13-3 和表 13-4)。

小剂量多巴胺[2~3μg/(kg·min)]常用于刺激肾血管的 DA_1 多巴胺受体,导致血管扩张,尿量增加。一些小型试验表明,在 KTx 期间应用低剂量多巴胺能改善尿量[47]和加快肌酐清除率[13],但一些大型研究则显示这些参数无明显改善[60,99]。对多巴胺的效应提出质疑是因为有人认为新移植肾脏属于去神经肾脏,可能像正常肾脏那样对小剂量多巴胺无反应。对新移植肾脏进行多普勒超声检查,结果发现,当多巴胺以 1~5μg/(kg·min)的速率输注时,血流量无显著变化[110]。

手术的疼痛程度为中度,通常在术后早期静脉注射阿片类药物,患者自控镇痛是常见的模式。阿片类药物(如吗啡、哌替啶、羟考酮)应谨慎用于 ESRD 患者,因为这些药物(或其活性代谢产物)经肾脏排泄,可能会产生蓄积[2,63,104]。如果移植术后肾功能延迟恢复,阿片类药物蓄积风险将持续存在。相反,阿片类药物(如芬太尼、舒芬太尼、阿芬太尼和瑞芬太尼)已被证明是安全的替代品,其中芬太尼是最常用的阿片类药物(表 13-3)。

表 13-4　神经肌肉阻断药的肾脏排泄	
季铵	
琥珀胆碱	<10%
苄基异喹啉化合物	
阿曲库铵	10%
多库铵	25%~30%
米库氯铵	<10%
阿曲库铵	?
氨基类固醇化合物	
泮库溴铵	35%~50%
维库溴铵	15%~20%
哌库溴铵	38%
罗库溴铵	9%

注意:表达为全部药物清除平均百分比(或范围)。

术后监护

所有肾移植患者术后应按规范标准拔管。大多数肾移植受者术后送入麻醉恢复室(PACU),只有一小部分患者需要送入 ICU(重症监护病房)[68]。然而,这些规章制度并非一成不变,一些中心选择将所有肾移植患者送入 ICU。

正如前面所讨论的,PACU 中患者的管理应当依照规章制度以及终末期肾病患者的 PACU 疼痛管理指南。应特别注意移植后的肾功能,评估的主要指标是患者尿量随着时间的变化。超过 90% 的活体供肾移植受者移植物功能即刻恢复,同样通过尿量产生来证实。然而,接受标准死亡供肾,特别是扩大标准供肾,受者移植肾功能即刻恢复的速度显著下降。移植物功能不良可能是由于移植物本身、血管、输尿管或 Foley 导尿管凝血块堵塞所导致,这些因素在鉴别诊断时均应考虑在内。应当冲洗 Foley 导尿管,确保血凝块或组织不会影响其通畅度。对动脉和静脉吻合口的血流可以进行超声检查。此外,如果血管粘连扭曲或输尿管沿其走行或在膀胱再植部位出现可疑梗阻,应及时对伤口进行重新探查。

肾移植术后患者的麻醉

如果患者的化验值(血尿素氮、肌酐)显示移植物功能良好(血尿素氮肌酐)且尿量充分,可以认为其肾功能恢复良好。死亡供肾移植 6 个月后的平均 GFR 约为 50mL/min[43]。大约 50% 的患者在几年内肾小球滤过率会缓慢下降,但 30% 的患者 GFR 将达到稳定水平。假定肾移植后患者的存活率得到改善,那么很可能是终末期肾病患者心血管疾病的病程进展速度减慢(非终止)所致。这些患者的心脏病风险仍然高于从未患过 ESRD 的患者。充血性心脏衰竭(例如,心肌病)、左室肥厚和缺血性心脏病仍然是肾移植受者的重要并发症。这主要是由于持续存在的危险因素,如高血压、糖尿病、血脂异常,还有新发代谢综合征和继发性甲状旁腺功能亢进。事实上,一项研究发现,肾移植患者在术后至少一年内冠状动脉钙化的进展速度非常快,研究结果与患者的种族、血压、BMI、肾功能和冠状动脉钙化基线相关[100]。除了剩余的传统心脏危险因素以外,移植物排斥反应、病毒感染、贫血[91,96]和免疫抑制药物(如环孢素)的应用,都可能会导致心血管疾病的发病率显著升高(例如,高血压)。然而,患者对新一代免疫抑制剂的耐受性更好[71]。

胰肾联合移植

　　终末期肾病合并糖尿病的患者也会与单纯 ESRD 患者一样,存在血流动力学、液体、容积和电解质的问题。他们可能会维持某种形式的透析,以管理液体过载和电解质的蓄积。这些患者可能有显著的全身性高血压,原因已经在心血管并发症的章节进行了讨论。动脉粥样硬化加剧和自主神经系统功能障碍也是糖尿病患者的主要心血管病变。如果同时合并 ESRD,这些患者的心血管风险将会大幅上升。由于存在自主神经系统功能障碍,糖尿病合并严重冠心病可能出现无症状的心绞痛。此外,与单纯肾衰竭患者一样,该患者群体还可能患有慢性贫血和尿毒症凝血病等病变。

　　在成功实施胰肾联合移植(SPK)后,心肌病理改变,如舒张功能障碍和左室肥厚可以得到改善或稳定[86]。糖尿病的其他表现,如促进动脉粥样硬化、神经病变或血管功能不全,在 SPK 后是否会得改善或稳定尚无相关证据。

术前注意事项

　　与非糖尿病终末期肾病患者相比,糖尿病终末期肾病患者的自主神经病变发生率更高,可以表现为心率加快和血压升高[83]。2 型糖尿病患者常伴有代谢综合征,即内脏肥胖、导致动脉硬化的血脂异常(低水平的高密度脂蛋白和甘油三酯的水平升高)、高血压和胰岛素抵抗,最终使冠心病等心血管疾病的风险增加。应确定降血压药物的最后应用时间。手术当日不应口服降血糖药物,以避免麻醉时出现不易识别的低血糖。胰岛素依赖型患者非常脆弱,术中胰岛素水平降低会带来酮症酸中毒的风险。

　　如前所述,糖尿病患者,特别是在肾功能不全的情况下,重大手术过程中的心血管并发症风险显著升高。从历史来看,与接受肾脏移植的患者相比,胰腺移植受者的年龄较轻,18~35 岁的比例高达 45%。这些患者往往较少有糖尿病的长期临床表现,如动脉粥样硬化性血管疾病和严重的自主神经功能紊乱。然而,最近,越来越多的老年糖尿病患者考虑行胰腺移植。这些患者在围术期存在主要心血管事件的高危风险。这些老年糖尿病患者需要在术前进行广泛的心脏检查,以排除严重 CAD。通过病史和体格检查、心电图、平板运动试验、有或没有多巴酚丁胺负荷超声心动图、放射性核素显像和心血管造影检查等适用检查进行术前评估。

　　20 世纪 90 年代初,有人提出,糖尿病患者的上呼吸道组织因暴露于高血糖而发生改变,因此气管插管会更加困难。事实上,一项研究发现,该患者群体中插管困难的比例为 31%[94]。随后,梅奥诊所开展了一项大型研究,对 150 例糖尿病患者气管插管全麻的麻醉记录做了回顾,结果发现呼吸道"显现较困难"的发生率仅略有增加[119]。Halpern 等在 130 例进行胰腺移植的患者中仅报道了 1 例插管困难[50]。因此,长期存在的糖尿病本身似乎并不会明显诱发气道困难,但可能是患者其他潜在呼吸道问题的促成因素。

术中注意事项

　　胰肾联合移植手术涉及腹部器官多,耗时长,操作乏味。因此,患者最好在肌肉松弛后行气管内插管全身麻醉。由于腹部切口较大,患者术后疼痛明显,可通过放置硬膜外导管控制术后疼痛。然而,移植器官灌注是重点之一,因此,一些中心往往延迟硬膜外导管的置入。

　　胰腺是具有高度免疫原性的器官,需要加强免疫抑制以防止移植物失功。麻醉团队应在手术室内正确地应用初始剂量的理想免疫抑制剂,这一点十分重要。同样,手术团队术前和术中正确地使用抗生素也具有非常重要的意义。由于强效免疫抑制剂的使用,使得预防移植肠段引入的微生物变得至关重要。

　　标准的监护(五导联心电图、无创血压、脉搏血氧饱和度、呼气末气体浓度)加上动脉管路和中心静脉管路必不可少。动脉管路有助于麻醉组仔细监测血压,以及在长时间的手术过程中抽取样本,检测血气、血糖和电解质。中心静脉导管有助于监测心脏充盈压和中心静脉给药。

　　由于自主神经功能紊乱发病率高,糖尿病患者可能出现胃轻瘫和胃残留物容量过大。如果患者合并终末期肾病和尿毒症,则风险进一步加大。当这些患者在接受快速顺序诱导过程中,必须一边保持环状软骨压力,一边给予非颗粒抗酸药。

　　自主神经病变的患者,往往被认为麻醉诱导期间出现严重心血管抑制的风险较大。然而,一项在接受 KTx 尿毒症患者中开展的研究发现,与非糖尿病尿毒症患者相似,存在已知自主神经病变的糖尿病患者也会对诱导产生血流动力学反应[50]。血流动力学的长时间稳定可以通过平衡麻醉技术的使用得以实现。正如单纯的 KTx,新吻合的胰腺需要足够的血压提供良好的灌注压力。

确定管理液体的数量和类型是最具挑战性的一方面。另一方面,一个冗长的腹腔内手术会需要大量液体补偿第三间隙液体不显性丢失。然而,终末期肾病患者可能有明显高容量或高血压,表现出血流动力学的病态改变,如舒张功能障碍,因而限制了其接受液体的能力。为此,液体管理之前必须检测心脏前负荷或容量状态,例如,心腔充盈压力检测或经食管超声心动图检测。如果需要补液,从外科角度来看,最好采用胶体而不是单独输注大量晶体液。虽然没有对照研究的结果,但胶体液导致移植胰腺肿胀的发生率似乎低于晶体液。如果临床上和实验室分析证实凝血异常,血液制品能够提供足够的携氧气能力和充足的血小板或凝血因子。

腹部肌肉松弛对于大型腹腔内手术必不可少。SPK 患者在选择肌松药时遇到的问题与 KTx 患者相同。因为这些手术持续时间长,为了通过逐步提高阻滞水平实现稳定可逆的松弛作用,可以持续输注顺式阿曲库铵。另外,当维库溴铵采用间断给药,在 4 个成串刺激监测下调整给药剂量[98],可以产生极好的松弛效果。对于接受单独胰腺移植和肾移植后移植肾功能良好而接受胰腺移植的患者,任何中效非去极化肌松剂均可安全使用。

术中血糖控制对防止反调节激素分泌无拮抗的患者出现酮症酸中毒以及评价移植胰腺的功能具有重要意义。在松开胰腺血管夹之前,应每小时检查一次血糖。高血糖可能会导致免疫功能抑制和伤口愈合不良,并可能使患者的神经系统损伤风险升高,引发脑缺血[109]。在松开胰腺血管夹后,应每 30 分钟监测一次血糖。通常情况下,胰腺血管夹松开后,血糖浓度大约降低 50mg/(dL·h)。

在一项胰岛素用于胰岛素依赖型的 2 型糖尿病患者随机试验中,与大手术和小手术期间连续输注葡萄糖-胰岛素和间断静脉注射胰岛素相比,控制术中和术后血糖水平和代谢的能力差异很小[54]。因此,降低血糖的方式似乎不如自身血糖水平来得重要。

术后监护

成功的移植通常会导致胰岛素需求快速下降。应在复苏室或重症监护室密切监测患者的血糖水平,以避免出现低血糖。如果同时还进行了 KTx,应密切监测患者尿量,以发现可逆的移植物伤害。术后疼痛控制

采用硬膜外自控镇痛管理。

（史晓峰　译　宋文利　校）

参考文献

1. Ando M, Iwata A, Ozeki Y, et al. Circulating platelet-derived microparticles with procoagulant activity may be a potential cause of thrombosis in uremic patients. Kidney Int 2002;62(5):1757–63.
2. Angst MS, Buhrer M, Lotsch J. Insidious intoxication after morphine treatment in renal failure: delayed onset of morphine-6-glucuronide action. Anesthesiology 2000;92(5):1473–6.
3. Ansari A, Kaupke CJ, Vaziri ND, et al. Cardiac pathology in patients with end-stage renal disease maintained on hemodialysis. Int J Artif Organs 1993;16(1):31–6.
4. Artru AA. Renal effects of sevoflurane during conditions of possible increased risk. J Clin Anesth 1998;10(7):531–8.
5. Bagheri N, Taziki O, Falaknazi K. C-reactive protein, cardiac troponin T and low albumin are predictors of mortality in hemodialysis patients. Saudi J Kidney Dis Transpl 2009;20(5):789–93.
6. Bittar J, Arenas P, Chiurchiu C, et al. Renal transplantation in high cardiovascular risk patients. Transplant Rev (Orlando) 2009;23(4):224–34.
7. Boden WE, O'Rourke RA, Teo KK, et al. Optimal medical therapy with or without PCI for stable coronary disease. N Engl J Med 2007;356(15):1503–16.
8. Bower S. Plasma protein binding of fentanyl: the effect of hyperlipidaemia and chronic renal failure. J Pharm Pharmacol 1982;34:102.
9. Bower S, Sear JW. Disposition of alfentanil in patients receiving a renal transplant. J Pharm Pharmacol 1989;41:654.
10. Brown JJ, Dusredieck G, Fraser R, et al. Hypertension and chronic renal failure. Br Med Bull 1971;27(2):128–35.
11. Burch PG, Stanski DR. Decreased protein binding and thiopental kinetics. Clin Pharmacol Ther 1982;32:212.
12. Carlos R, Calvo R, Erill S. Plasma protein binding of etomidate in patients with renal failure or hepatic cirrhosis. Clin Pharmacokinet 1979;4:144.
13. Carmellini M, Romagnoli J, Giulianotti PC, et al. Dopamine lowers the incidence of delayed graft function in transplanted kidney patients treated with cyclosporine A. Transplant Proc 1994;26(5):2626–9.
14. Chauvin M, Lebrault C, Levron JC, et al. Pharmacokinetics of alfentanil in chronic renal failure. Anesth Analg 1987;66:53.
15. Chauvin M, Sandouk P, Scherrmann JM, et al. Morphine pharmacokinetics in renal failure. Anesthesiology 1987;66:327.
16. Cho WH, Kim HT, Park CH, et al. Renal transplantation in advanced cardiac failure patients. Transplant Proc 1997;29(1–2):236–8.
17. Christensen JH, Andreasen F, Jansen J. Pharmacokinetics and pharmacodynamics of thiopental in patients undergoing renal transplantation. Acta Anaesthesiol Scand 1983;27:513.
18. Converse Jr. RL, Jacobsen RN, Toto RD, et al. Sympathetic overactivity in patients with chronic renal failure. N Engl J Med 1992;327(27):1912–8.
19. Conzen PF, Kharash ED, Czerner SF, et al. Low-flow sevoflurane compared with low-flow isoflurane anesthesia in patients with stable renal insufficiency. Anesthesiology 2002;97(3):578–84.
20. Conzen PF, Nuscheler M, Melotte A, et al. Renal function and serum fluoride concentrations in patients with stable renal insufficiency after anesthesia with sevoflurane or enflurane. Anesth Analg 1995;81(3):569–75.
21. Cooper RA, Maddineni VR, Mirakhur RK, et al. Time course of neuromuscular effects and pharmacokinetics of rocuronium bromide (Org 9426) during isoflurane anaesthesia in patients with and without renal failure. Br J Anaesth 1993;71:222.
22. Dahaba AA, Oettl K, von Kobucar F, et al. End-stage renal failure reduces central clearance and prolongs the elimination of half-life of remifentanil. Can J Anaesth 2002;49:369.
23. Davis PJ, Stiller RL, Cook DR, et al. Pharmacokinetics of sufentanil in adolescent patients with chronic renal failure. Anesth Analg 1988;67:268.

24. De Bros FM, Lai A, Scott R, et al. Pharmacokinetics and pharmacodynamics of atracurium during isoflurane anesthesia in normal and anephric patients. Anesth Analg 1986;65:743.

25. de Lemos JA, Hillis LD. Diagnosis and management of coronary artery disease in patients with end-stage renal disease on hemodialysis. J Am Soc Nephrol 1996;7(10):2044–54.

26. Duthie DJR. Renal failure, surgery and fentanyl pharmacokinetics. Proceedings of VII European Congress of Anaesthesiology, volume II (main topics 7-12). Beitr Anaesthesiol Intensivmed 1987;20:374.

27. Eastwood NB, Boyd AH, Parker CJH, et al. Pharmacokinetics of 1R-cis 1R-cis atracurium besylate (51W89) and plasma laudanosine concentrations in health and chronic renal failure. Br J Anaesth 1995;75:431.

28. Ebert TJ, Frink Jr. EJ, Kharasch ED. Absence of biochemical evidence for renal and hepatic dysfunction after 8 hours of 1.25 minimum alveolar concentration sevoflurane anesthesia in volunteers. Anesthesiology 1998;88(3):601–10.

29. Ebert TJ, Messana LD, Uhrich TD, et al. Absence of renal and hepatic toxicity after four hours of 1.25 minimum alveolar anesthetic concentration sevoflurane anesthesia in volunteers. Anesth Analg 1998;86(3):662–7.

30. Eger 2nd EI, Gong D, Koblin DD, et al. Dose-related biochemical markers of renal injury after sevoflurane versus desflurane anesthesia in volunteers. Anesth Analg 1997;85(5):1154–63.

31. Eger 2nd EI, Koblin DD, Bowland T, et al. Nephrotoxicity of sevoflurane versus desflurane anesthesia in volunteers. Anesth Analg 1997;84(1):160–8.

32. Eng M, Brock G, Li X, et al. Perioperative anticoagulation and antiplatelet therapy in renal transplant: is there an increase in bleeding complication? Clin Transplant 2011;25(2):292–6.

33. Eschbach JW, Kelly MR, Haley NR, et al. Treatment of the anemia of progressive renal failure with recombinant human erythropoietin. N Engl J Med 1989;321(3):158–63.

34. Fahey MR, Rupp SM, Fisher DM, et al. The pharmacokinetics and pharmacodynamics of atracurium in patients with and without renal failure. Anesthesiology 1984;61:699.

35. Foley RN, Parfrey PS, Harnett JD, et al. Clinical and echocardiographic disease in patients starting end-stage renal disease therapy. Kidney Int 1995;47(1):186–92.

36. Frink Jr EJ, Malan P, Morgan S, et al. Renal concentrating function with prolonged sevoflurane or enflurane anesthesia in volunteers. Anesthesiology 1994;80(5):1019–25.

37. Frink Jr. EJ, Malan TP, Morgan SE, et al. Sevoflurane degradation product concentrations with soda lime during prolonged anesthesia. J Clin Anesth 1994;6(3):239–42.

38. Gabriels G, August C, Grisk O, et al. Impact of renal transplantation on small vessel reactivity. Transplantation 2003;75(5):689–97.

39. Gallon LG, Leventhal JR, Kaufman DB. Pretransplant evaluation of renal transplant candidates. Semin Nephrol 2002;22(6):515–25.

40. Gaston RS, Danovitch GM, Adams PL, et al. The report of a national conference on the wait list for kidney transplantation. Am J Transplant 2003;3(7):775–85.

41. Gavras H, Oliver JA, Cannon PJ. Interrelations of renin, angiotensin II, and sodium in hypertension and renal failure. Annu Rev Med 1976;27:485–521.

42. Gill JS, Pereira BJ. Death in the first year after kidney transplantation: implications for patients on the transplant waiting list. Transplantation 2003;75(1):113–7.

43. Gill JS, Tonelli M, Mix CH, et al. The change in allograft function among long-term kidney transplant recipients. J Am Soc Nephrol 2003;14(6):1636–42.

44. Goldberg IJ. Lipoprotein metabolism in normal and uremic patients. Am J Kidney Dis 1993;21(1):87–90.

45. Goyal P, Puri GD, Pandey CK, et al. Evaluation of induction doses of propofol: comparison between endstage renal disease and normal renal function patients. Anaesth Intensive Care 2002;30(5):584–7.

46. Grayburn PA, Hillis LD. Cardiac events in patients undergoing noncardiac surgery: shifting the paradigm from noninvasive risk stratification to therapy. Ann Intern Med 2003;138(6):506–11.

47. Grundmann R, Kindler J, Meider G, et al. Dopamine treatment of human cadaver kidney graft recipients: a prospectively randomized trial. Klin Wochenschr 1982;60(4):193–7.

48. Grundy SM. Hypertriglyceridemia, insulin resistance, and the metabolic syndrome. Am J Cardiol 1999;83(9B):25F–9F.

49. Hadimioglu N, Saadawy I, Saglam T, et al. The effect of different crystalloid solutions on acid–base balance and early kidney function after kidney transplantation. Anesth Analg 2008;107(1):264–9.

50. Halpern H, Miyoshi E, Kataoka LM, et al. Anesthesia for pancreas transplantation alone or simultaneous with kidney. Transplant Proc 2004;36(10):3105–6.

51. Head-Rapson AG, Devlin JC, Parker CJ, et al. Pharmacokinetics and pharmacodynamics of the three isomers of mivacurium in health, in end-stage renal failure and in patients with impaired renal function. Br J Anaesth 1995;75:31.

52. Heffron TG, Gadowski G, Buckingham F, et al. Laser Doppler blood flow measurement as a predictor of viability of renal allografts. Curr Surg 1990;47(6):431–2.

53. Heino A, Orko R, Rosenberg PH. Anaesthesiological complications in renal transplantation: a retrospective study of 500 transplantations. Acta Anaesthesiol Scand 1986;30(7):574–80.

54. Hemmerling TM, Schmid MC, Schmidt J, et al. Comparison of a continuous glucose-insulin-potassium infusion versus intermittent bolus application of insulin on perioperative glucose control and hormone status in insulin-treated type 2 diabetics. J Clin Anesth 2001;13(4):293–300.

55. Herzog CA, Marwick TH, Pheley AM, et al. Dobutamine stress echocardiography for the detection of significant coronary artery disease in renal transplant candidates. Am J Kidney Dis 1999;33(6):1080–90.

56. Hickson LT, El-Zoghby ZM, Lorenz EC, et al. Patient survival after kidney transplantation: relationship to pretransplant cardiac troponin T levels. Am J Transplant 2009;9(6):1354–61.

57. Hoke FJ, Shlugman D, Dershwitz M, et al. Pharmacokinetics and pharmacodynamics of remifentanil in persons with renal failure compared with healthy volunteers. Anesthesiology 1997;87:533.

58. Humar A, Kerr SR, Ramcharan T, et al. Peri-operative cardiac morbidity in kidney transplant recipients: incidence and risk factors. Clin Transplant 2001;15(3):154–8.

59. Ickx B, Cockshott ID, Barvais L, et al. Propofol infusion for induction and maintenance of anaesthesia in patients with end-stage renal disease. Br J Anaesth 1998;81:854.

60. Kadieva VS, Friedman L, Margolius LP, et al. The effect of dopamine on graft function in patients undergoing renal transplantation. Anesth Analg 1993;76(2):362–5.

61. Kasiske BL, Maclean JR, Snyder JJ. Acute myocardial infarction and kidney transplantation. J Am Soc Nephrol 2006;17(3):900–7.

62. Katz J, Kountz SL, Cohn R. Anesthetic considerations for renal transplant. Anesth Analg 1967;46(5):609–13.

63. Kirvela M, Lindgren L, Seppala T, et al. The pharmacokinetics of oxycodone in uremic patients undergoing renal transplantation. J Clin Anesth 1996;8(1):13–8.

64. Kirvela M, Olkkola KT, Rosenberg PH, et al. Pharmacokinetics of propofol and haemodynamic changes during induction of anaesthesia in uraemic patients. Br J Anaesth 1992;68(2):178–82.

65. Kirvela M, Yli-Hankala A, Lindgren L. Comparison of propofol/alfentanil anaesthesia with isoflurane/N₂O/fentanyl anaesthesia for renal transplantation. Acta Anaesthesiol Scand 1994;38(7):662–6.

66. Ko CW, Chang CS, Wu MJ, et al. Gastric dysrhythmia in uremic patients on maintenance hemodialysis. Scand J Gastroenterol 1998;33(10):1047–51.

67. Koehntop DE, Rodman JH. Fentanyl pharmacokinetics in patients undergoing renal transplantation. Pharmacotherapy 1997;17:746.

68. Kogan A, Singer P, Cohen J, et al. Readmission to an intensive care unit following liver and kidney transplantation: a 50-month study. Transplant Proc 1999;31(4):1892–3.

69. Koning OH, Ploeg RJ, van Bockel JH, et al. Risk factors for delayed graft function in cadaveric kidney transplantation: a prospective study of renal function and graft survival after preservation with University of Wisconsin solution in multi-organ donors. European Multicenter Study Group. Transplantation 1997;63(11):1620–8.

70. Lee TH, Marcantonio ER, Mangione CM, et al. Derivation and prospective validation of a simple index for prediction of cardiac risk of major noncardiac surgery. Circulation 1999;100(10):1043–9.

71. Legendre C, Campistol JM, Squifflet J-P, et al. Cardiovascular risk factors of sirolimus compared with cyclosporine: early experience from two randomized trials in renal transplantation. Transplant Proc 2003;35(3 Suppl.):151S–3S.

72. Lentine KL, Hurst FP, Jindal RM, et al. Cardiovascular risk assessment among potential kidney transplant candidates: approaches and controversies. Am J Kidney Dis 2010;55(1):152–67.

73. Linke CL, Merin RG. A regional anesthetic approach for renal transplantation. Anesth Analg 1976;55(1):69–73.

74. Lundin AP, Akerman MJ, Chester RM, et al. Exercise in hemodialysis patients after treatment with recombinant human erythropoietin. Nephron 1991;58(3):315–9.

75. Lynam DP, Cronnelly R, Castagnoli KP, et al. The pharmacodynamics and pharmacokinetics of vecuronium in patients anesthetized with isoflurane with normal renal function or with renal failure. Anesthesiology 1988;69:227.

76. Marsh JT, Brown WS, Wolcott D, et al. rHuEPO treatment improves brain and cognitive function of anemic dialysis patients. Kidney Int 1991;39(1):155–63.

77. McFalls EO, Ward HB, Moritz TE, et al. Coronary-artery revascularization before elective major vascular surgery. N Engl J Med 2004;351(27):2795–804.

78. McLeod K, Watson MJ, Rawlins MD. Pharmacokinetics of pancuronium in patients with normal and impaired renal function. Br J Anaesth 1976;48:341.

79. Mistry BM, Bastani B, Solomon H, et al. Prognostic value of dipyridamole thallium-201 screening to minimize perioperative cardiac complications in diabetics undergoing kidney or kidney-pancreas transplantation. Clin Transplant 1998;12(2):130–5.

80. Morita K, Seki T, Nonomura K, et al. Changes in renal blood flow in response to sympathomimetics in the rat transplanted and denervated kidney. Int J Urol 1999;6(1):24–32.

81. Munday IT, Stoddart PA, Jones RM, et al. Serum fluoride concentration and urine osmolality after enflurane and sevoflurane anesthesia in male volunteers. Anesth Analg 1995;81(2):353–9.

82. Nishimori A, Tanaka K, Ueno K, et al. Effects of sevoflurane anaesthesia on renal function. J Int Med Res 1997;25(2):87–91.

83. Norio K, Makisalo H, Isoniemi H, et al. Are diabetic patients in danger at renal transplantation? An invasive perioperative study. Eur J Anaesthesiol 2000;17(12):729–36.

84. O'Malley CM, Frumento RJ, Bennett-Guerrero E. Intravenous fluid therapy in renal transplant recipients: results of a US survey. Transplant Proc 2002;34(8):3142–5.

85. O'Malley CM, Frumento RJ, Hardy MA, et al. A randomized, double-blind comparison of lactated Ringer's solution and 0.9% NaCl during renal transplantation. Anesth Analg 2005;100(5):1518–24, table of contents.

86. Oppert M, Schneider U, Boksch W, et al. Improvement of left ventricular function and arterial blood pressure 1 year after simultaneous pancreas kidney transplantation. Transplant Proc 2002;34(6):2251–2.

87. Osborne R, Joel S, Grebenik K, et al. The pharmacokinetics of morphine and morphine glucuronides in kidney failure. Clin Pharmacol Ther 1993;54:158.

88. Othman MM, Ismael AZ, Hammouda GE. The impact of timing of maximal crystalloid hydration on early graft function during kidney transplantation. Anesth Analg 2010;110(5):1440–6.

89. Peterson P, Hayes TE, Arkin CF, et al. The preoperative bleeding time test lacks clinical benefit: College of American Pathologists' and American Society of Clinical Pathologists' position article. Arch Surg 1998;133(2):134–9.

90. Pivalizza EG, Abramson DC, Harvey A. Perioperative hypercoagulability in uremic patients: a viscoelastic study. J Clin Anesth 1997;9(6):442–5.

91. Ponticelli C, Villa M. Role of anaemia in cardiovascular mortality and morbidity in transplant patients. Nephrol Dial Transplant 2002;17(Suppl. 1):41–6.

92. Powell DR, Miller R. The effect of repeated doses of succinylcholine on serum potassium in patients with renal failure. Anesth Analg 1975;54(6):746–8.

93. Rapoport J, Aviram M, Chaimovitz C, et al. Defective high-density lipoprotein composition in patients on chronic hemodialysis. A possible mechanism for accelerated atherosclerosis. N Engl J Med 1978;299(24):1326–9.

94. Reissell E, Orko R, Maunuksela EL, et al. Predictability of difficult laryngoscopy in patients with long-term diabetes mellitus. Anaesthesia 1990;45(12):1024–7.

95. Reissell E, Taskinen MR, Orko R, et al. Increased volume of gastric contents in diabetic patients undergoing renal transplantation: lack of effect with cisapride. Acta Anaesthesiol Scand 1992;36(7):736–40.

96. Rigatto C. Clinical epidemiology of cardiac disease in renal transplant recipients. Semin Dial 2003;16(2):106–10.

97. Robertson EN, Driessen JJ, Booij LH. Pharmacokinetics and pharmacodynamics of rocuronium in patients with and without renal failure. Eur J Anaesthesiol 2005;22(1):4–10.

98. Sakamoto H, Takita K, Kemmotsu O, et al. Increased sensitivity to vecuronium and prolonged duration of its action in patients with end-stage renal failure. J Clin Anesth 2001;13(3):193–7.

99. Sandberg J, Tyden G, Groth CG. Low-dose dopamine infusion following cadaveric renal transplantation: no effect on the incidence of ATN. Transplant Proc 1992;24(1):357.

100. Schankel K, Robinson J, Bloom R, et al. Determinants of coronary artery calcification progression in renal transplant recipients. Am J Transplant 2007;7(9):2158–64.

101. Schmidt A, Stefenelli T, Schuster E, et al. Informational contribution of noninvasive screening tests for coronary artery disease in patients on chronic renal replacement therapy. Am J Kidney Dis 2001;37(1):56–63.

102. Schoonjans R, Van B, Vandamme W, et al. Dyspepsia and gastroparesis in chronic renal failure: the role of *Helicobacter pylori*. Clin Nephrol 2002;57(3):201–7.

103. Sear JW. Kidney transplants: induction and analgesic agents. Int Anesthesiol Clin 1995;33(2):45–68.

104. Sear JW. Sufentanil disposition in patients undergoing renal transplantation: influence of choice of kinetic model. Br J Anaesth 1989;63(1):60–7.

105. Sear JW, Hand CW. Fentanyl disposition in anaesthetized patient with renal failure using an iodine-labelled RIA. Br J Anaesth 2000;84:285.

106. Sear JW, Hand CW, Moore RA, et al. Studies on morphine disposition: influence of renal failure on the kinetics of morphine and its metabolites. Br J Anaesth 1989;62:28.

107. Sear JW, Jewkes C, Tellez JC, et al. Does the choice of antihypertensive therapy influence haemodynamic responses to induction, laryngoscopy and intubation? Br J Anaesth 1994;73(3):303–8.

108. Sedlis SP, Jurkovitz CT, Hartigan PM, et al. Optimal medical therapy with or without percutaneous coronary intervention for patients with stable coronary artery disease and chronic kidney disease. Am J Cardiol 2009;104(12):1647–53.

109. Sieber FE. The neurologic implications of diabetic hyperglycemia during surgical procedures at increased risk for brain ischemia. J Clin Anesth 1997;9(4):334–40.

110. Spicer ST, Gruenewald S, O'Connell PJ, et al. Low-dose dopamine after kidney transplantation: assessment by Doppler ultrasound. Clin Transplant 1999;13(6):479–83.

111. Strid H, Simren M, Stotzer PO, et al. Delay in gastric emptying in patients with chronic renal failure. Scand J Gastroenterol 2004;39(6):516–20.

112. Szenohradszky J, Fisher DM, Segredo V, et al. Pharmacokinetics of rocuronium bromide (ORG 9426) in patients with normal renal function or patients undergoing cadaver renal transplantation. Anesthesiology 1992;77:899.

113. Thapa S, Brull SJ. Succinylcholine-induced hyperkalemia in patients with renal failure: an old question revisited. Anesth Analg 2000;91(1):237–41.

114. Toto RD. Treatment of hypertension in chronic kidney disease. Semin Nephrol 2005;25(6):435–9.

115. Tsukamoto N, Hirabayashi Y, Shimizu R, et al. The effects of sevoflurane and isoflurane anesthesia on renal tubular function in patients with moderately impaired renal function. Anesth Analg 1996;82(5):909–13.

116. Vandam LD, Harrison JH, Murray JE, et al. Anesthetic aspects of renal homotransplantation in man. With notes on the anesthetic care of the uremic patient. Anesthesiology 1962;23:783–92.

117. Vinik HR, Reves JG, Greenblatt DJ, et al. The pharmacokinetics of midazolam in chronic renal failure patients. Anesthesiology 1983;59:390.

118. Wang LW, Fahim MA, Hayen A, et al. Cardiac testing for coronary artery disease in potential kidney transplant recipients. Cochrane Database Syst Rev 2011;12:CD008691.

119. Warner ME, Contreras MG, Warner MA, et al. Diabetes mellitus and difficult laryngoscopy in renal and pancreatic transplant patients. Anesth Analg 1998;86(3):516–9.

120. Wolfe RA, Ashby VB, Milford EL, et al. Comparison of mortality in all patients on dialysis, patients on dialysis awaiting transplantation, and recipients of a first cadaveric transplant. N Engl J Med 1999;341(23):1725–30.

第 14 章

肾移植患者的早期病程

Stuart J. Knechtle · Stephen Pastan

肾移植受者的长期预后取决于围术期的早期管理和手术后病程。影响长期预后的重要因素包括：移植肾功能延迟恢复（DGF）[10,73]，急性排斥反应[10]，早期外科并发症[5]，如梗阻、尿漏或血管并发症以及败血症[10]。钙调磷酸酶抑制剂（CNI）毒性可导致术后远期慢性移植肾损伤[47]。患者的长期预后还会受到供体和受体因素的影响，特别是扩大标准供体[42]或高致敏受体。术后早期管理和控制危险因素可以改善预后，减少对患者的长期不利影响。

概述

围术期管理

移植受体的管理开始于手术前期。受体的初步评估包括仔细评估术前容量状态以确定是否需要透析，以及仔细的体格检查以排除潜在的移植禁忌，如可能

妨碍手术成功的明显心脏病或血管功能不全。了解供者的状态也有助于移植受者的术后早期管理。对理想供体或活体供者的预期是移植肾功能立即恢复，避免移植后透析。扩大标准供体（供体年龄大于 60 岁或年龄界于 50~59 岁之间因脑血管意外死亡，有高血压史或肌酐水平大于 1.5mg/dL）很可能发生 DGF，导致容量超负荷，从而需要紧急透析[13]。技术方面的因素包括患者需要血管重建，导致手术时间延长，从而造成术后移植肾功能恢复延迟。受者因素也会对术后早期病程产生影响。术后早期功能障碍的相关重要危险因素包括术前致敏、肥胖、年龄以及解剖因素等。

在围术期的早期，留意观察液体和电解质的平衡具有至关重要的意义。必须仔细监测患者的尿量，对尿流减少的变化应进行仔细评估。改善全球肾脏病预后组织（KDIGO）指南推荐，至少在移植术后 24 小时内每隔 1~2 小时测量一次尿量，直到肾功能稳定[33]。此外，应每天至少检测一次血肌酐，持续检测 7 天或直到出

院,以先到者为准。每周检测 2~3 次肌酐水平,持续 1 个月,在随后的几周内检测的时间间隔可以延长[33]。尿量减少可能是急性肾小管坏死、血容量不足、尿漏、输尿管梗阻或最值得注意的血管血栓形成或急性排斥反应所导致。评估患者的容量状态有助于避免因低血容量导致尿量减少。核素扫描或复式超声检查法通过评估移植肾的灌注并排除移植肾动静脉血栓可以进一步确定 DGF。复式超声检查法也可以用于泌尿系统并发症的诊断。

在手术期间和围术期,往往需要采取措施降低潜在的 DGF。静脉输注白蛋白[18]或晶体液可保持足够的血压和容量状态,通常首选晶体液。缩短冷缺血时间或脉冲式灌注的供肾可以降低术后 DGF 的发生率。一些中心采用动脉内注射钙通道阻滞剂(如维拉帕米)改善肾血流量[17]。目前,临床上常见的做法是在肾再灌注之前 10 分钟左右使用甘露醇(12.5g),这样有助于引起渗透性利尿以及产生保护作用。口服钙通道阻滞剂也用于降低 DGF 的发生率[16]。CNI 类药物由于潜在的肾毒性,其早期使用尚存争议。一些中心在患者进入多尿期后才开始使用 CNI。如果需要,可以使用多克隆或单克隆抗 T 细胞抗体抑制免疫反应。

移植物失功

肾移植早期可能会出现机械性/外科或内科相关并发症。移植早期的内科问题比外科问题更为常见(表 14-1)。移植后早期最常见的内科问题是移植肾功能延迟恢复,在接受理想死亡供肾患者中的发生率为 20%,在接受年龄大于 55 岁供体的患者中发生率大约为 40%[11]。在发生或并发 DGF 之后,急性排斥反应可能会成为一个重要的临床问题[67,73,78]。早期内科并发症的其他原因包括环孢素或他克莫司引起的急性肾毒性、肾前性氮质血症、其他药物毒性、感染和早期疾病复发。血栓性微血管病是一种罕见但严重的移植后内科并发症(参见下文)。血栓性微血管病可能由排斥反应或环孢素、他克莫司或西罗莫司的副作用引起[52]。术后应定期检测 CNI 血药浓度,直至达到目标值[33],因为检测值可能提示 CNI 毒性或肾功能不全,有助于判断是否发生排斥反应。如果患者使用西罗莫司,还要定期检测 mTORi 水平(西罗莫司靶蛋白抑制剂)。

造成机械性问题的原因通常是手术并发症或供体特殊因素,如导致术后功能障碍的多支动脉。机械/外科因素包括移植物梗阻、血尿、尿漏或尿性囊肿、血管问题(如肾动脉或静脉狭窄或血栓形成)。术后出血是另一个潜在的并发症,可能会导致移植物压迫,因为移植物通常放置在腹膜后间隙。移植后淋巴囊肿是引起早期移植物功能障碍的另一个常见原因。淋巴液从淋巴管中流出,蓄积在血管和输尿管周围的间隙内,可引起输尿管梗阻或髂静脉受压,导致下肢肿胀。

外科并发症

泌尿问题

尿路梗阻

活体供肾在移植后即刻或数分钟内开始排出尿液(泌尿问题详见第 29 章)。而死亡供肾的情况则不一样,植入后 1 小时或更长时间排尿可能并不明显,由于供体因素或保存不当导致肾脏受到损伤(DGF),可能在数天内缓慢恢复或根本谈不上恢复。如果肾脏排尿减缓或停止,或对液体输注无反应,必须考虑尿路梗阻。首先应评估患者的生命体征和开展体格检查,以确保充分的水化并确认 Foley 导尿管通畅。Foley 导尿管容易被血块阻塞,可以轻柔地冲洗以除去血块。如果不存在上述问题,肾移植超声是评估肾盂梗阻的最快捷、最准确和最便宜的方法。如果超声提示肾盂肾盏扩张,则意味着远端梗阻。如果膀胱凹陷而不是膨胀,则很可能是输尿管梗阻,此时应在移植肾肾盂中经皮插入肾盂造瘘管直接减压。随后(通常为肾盂造瘘置管 1 或 2 天以后,旨在引流血和减轻水肿),通过肾图评价输尿管狭窄或阻塞。肾盂减压后血肌酐水平的下降,证实了上述诊断。

在拔除 Foley 导尿管后,尿路梗阻最常见的原因不是输尿管狭窄,而是膀胱功能障碍,尤其常见于神经

表 14-1　移植术后早期并发症与药物相关并发症

手术/机械	药物
输尿管梗阻	急性排斥反应
血尿	移植肾功能延迟恢复
尿漏	急性钙调神经磷酸酶抑制剂中毒性肾损害
动脉血栓形成/狭窄	肾前/体积萎缩
肾静脉血栓形成	药物毒性
术后出血	感染
淋巴囊肿	复发性疾病

源性膀胱功能障碍的糖尿病患者。最初的管理措施是置换 Foley 导尿管并尝试性使用 α 受体阻滞剂（如坦索罗辛、多沙唑嗪、特拉唑嗪）。如果在试用一两种药物后，膀胱功能障碍仍然存在，则可能有必要开始间歇性自我导尿训练。在罕见的情况下会出现严重的膀胱功能障碍和反复的尿路感染，此时应首选将移植肾尿液引流到腹壁前方的造瘘管。在理想的情况下，神经源性膀胱功能障碍的患者应在移植前行尿动力学评估，以确定管理措施（参见第 4 章和第 12 章）。

在移植后的第 1 周或第 2 周出现梗阻的原因通常是手术相关的技术问题（参见第 29 章）。如果在手术时放置了输尿管支架，则极少会发生梗阻。造成梗阻的原因可能是输尿管扭曲或吻合口狭窄。梗阻通常在术后几周拔除支架后出现，好发于输尿管膀胱吻合口处[27]。一般情况下，介入放射科医师可以用导丝经皮穿过并扩张这些梗阻部位（图 14-1）。如果肾造影术显示狭窄较长（>2cm），尤其是近端或中段狭窄，则不适用于球囊扩张术，需要通过手术才能修复（图 14-2）。如果狭窄很长或不适宜采用球囊扩张术，应选择在同侧原输尿管行输尿管输尿管或输尿管肾盂吻合术。移植物输尿管铲形末端与自体输尿管采用 5-0 可吸收缝合线吻合。术后留置 7F 号双 J 管，4~6 周后拔除。如果同侧输尿管不可用，则有必要使用对侧输尿管。如果同侧和对侧输尿管均不可用，可以采用固定腰大肌或裁剪 Boari 膀胱瓣的方法使膀胱更加接近肾脏[19]，但是一般不需要采取这些措施。另外一种方法是输尿管内切开术[23]；有关这种方法的实践经验正在不断积累[36]。即使是无

症状的尿路梗阻（即患者无症状，肌酐值正常），如果超声提示肾盂和肾盏扩张，也应当给予治疗，否则将导致肾皮质变薄和肾功能丧失。尿路梗阻应立即予以治疗，以减少对移植肾的损害。

泌尿系统出血

患者在膀胱术后通常即刻出现肉眼血尿。与 Lich 技术为代表的膀胱外手术以及我们采用的方法相比，Leadbetter-Politano 膀胱内输尿管膀胱吻合术的血尿发生率更高（参见第 11 章）[35]。Leadbetter-Politano 法可以有效地防止反流，获得良好的长期结果。肉眼血尿偶尔伴有血凝块，此时需要采取持续的膀胱冲洗，虽然间断地手动冲洗在一般情况下已经足够充分。由于血凝块阻塞膀胱出口是一个紧急情况，在护理过程中需要提高警惕。术后短期内最好不要充盈膀胱，以防止膀胱缝合线遭到破坏或发生尿漏，避免持续膀胱冲洗和膀胱镜检查。轻微的无凝块血尿常见于输尿管膀胱吻合术后前 1 天或 2 天，不需要治疗。随着时间的推移而缓解，无须特殊处理。

尿漏

如果患者出现腹痛、肌酐水平增加、尿量减少的症状，提示移植肾可能在术后早期出现明显的尿漏。腹腔内的尿液会引起腹膜炎和疼痛。更常见的是，如果肾脏放置在腹膜后，则肾脏与膀胱周围会出现尿性囊肿，造成伤口鼓起，导致邻近脏器（包括膀胱）直接移位而引起疼痛。当患者出现血肌酐水平升高（或未相

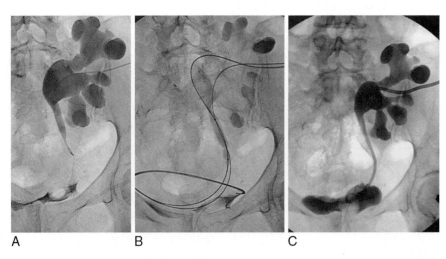

图 14-1　一例肌酐水平升高患者。超声显示盆腔扩张。（A）经皮放置肾造瘘管，第二天行肾脏造影术。（B）用导丝成功地穿过输尿管狭窄中段，并用球囊扩张输尿管（扩张球囊的腰部与狭窄位置相对应）。（C）随后，将双 J 形支架从肾盂经扩张的狭窄输尿管植入膀胱中。

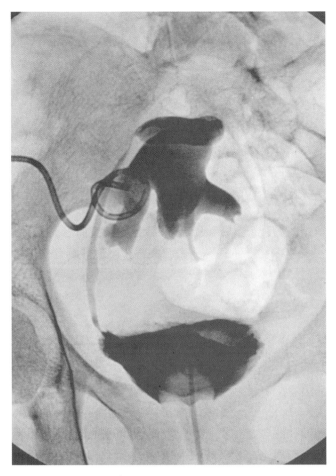

图 14-2　经超声检查发现腹腔内肾移植物阻塞。放置肾造瘘管,并于第二天行肾脏造影术。肾脏向内侧旋转,并且在近端扭曲输尿管。该患者的手术方案是将肾向内侧放入腹膜后腔的囊袋中,并运用同侧的自体输尿管行输尿管输尿管吻合术。

应降低) 时应怀疑出现尿漏。如果没有明显的临床表现,运用辅助检查手段可以帮助确诊,如肾扫描可以显示腹膜后间隙、膀胱或肠管周围有尿液,或超声检查可显示膀胱外液体聚集,以及通过抽吸方法可以检测出肌酐水平升高。尿漏一般是与输尿管膀胱吻合或远端输尿管缺血性坏死相关的外科问题。尿漏应立即行修复手术,以免治疗延迟导致伤口感染的风险增加。

血管问题

动脉狭窄

移植肾动脉狭窄的术后早期表现包括:①液体潴留;②肌酐水平升高;③高血压[24,77]。(有关血管问题的进一步讨论,参见第 28 章和第 30 章。)患者往往不能耐受环孢素或他克莫司,因为这些药物会加剧已经存在的肾小球小动脉缺血。上述 3 个临床症状只要有 1

个存在时都应怀疑发生移植肾动脉狭窄。巨细胞病毒(CMV)感染和移植肾功能延迟恢复是移植肾动脉狭窄的危险因素[4]。如果肌酐水平大于 2mg/dL,最好避免肾动脉造影,因为造影剂具有肾毒性。磁共振成像血管造影通常能准确地描述动脉的解剖结构。尽管识别力有限,但超声仍是一种安全的检测方法,有助于发现狭窄远端处血流湍急。

随着肾移植受者的人群倾向老龄化以及糖尿病患者和血管疾病患病率不断升高,假性移植肾动脉狭窄越来越普遍。假性狭窄是指髂动脉到移植肾动脉植入部位狭窄。虽然吻合和肾动脉可能完全正常,但近端的髂动脉狭窄可以引起灌注不足,导致移植肾的肾素分泌增加。

移植肾动脉狭窄和假性狭窄的治疗包括球囊扩张和手术。一般情况下,难以进入的吻合口狭窄、较长的狭窄部位和曲折动脉狭窄实施球囊扩张不如手术顺利。对于较小的肾动脉分支狭窄,仅需采取血管成形术治疗。髂动脉疾病引起的假性狭窄可以通过血管成形术治疗,但有栓塞或夹层风险,可导致血栓形成或进一步缺血。手术的选择包括使用自体隐静脉、人工血管移植或从死亡供体获得的同种异体动脉移植分流狭窄。必须权衡手术的风险与改善肾移植血流量的潜在好处。除了血肌酐测定以外,活检也有助于评估肾实质的质量。在慢性排斥反应进展期, 如果肌酐值大于 2.5mg/dL 超过 1 个月,则不需对这些动脉进行修复。图 14-3 示出 1 例经球囊血管成形术成功解决下极支动脉狭窄的病例。

动脉血栓形成

移植肾动脉血栓形成通常发生于移植后早期(30天内)[56],这种情况很罕见,通常是手术期间的技术错误所引起,往往与切取期间的供体肾动脉内膜损伤、吻合狭窄或植入过程中髂动脉损伤有关。肾脏供体年龄小于 5 岁是血栓形成的高风险因素[70]。肾脏在发生不可逆损伤之前仅能耐受 30~60 分钟热缺血。由于时间紧迫,导致在抢救肾脏之前难以确诊和纠正上述问题。如果接受移植手术的患者此前尿量良好,在数小时或数天后尿量突然减少时,应怀疑血栓形成的可能。如果高度怀疑,则患者应该迅速返回手术室。如果患者的自体肾术前曾经排尿,则难以及时做出诊断,因为在移植肾血栓形成后仍然可能继续排出尿液。对诊断性超声和延迟返回到手术室的优缺点必须进行权衡。几乎所有形成动脉血栓的移植肾均会因为缺血性损伤而发生

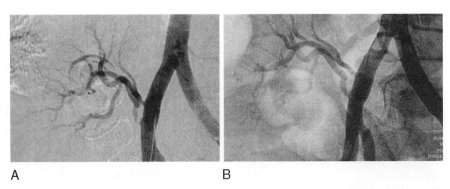

图 14-3　该患者出现体液潴留、血压升高和肌酐值升高。(A)动脉造影显示,颈总动脉斑块导致肾下极动脉近端狭窄。(B)通过球囊血管成形术成功解决了狭窄,缓解了患者的症状。

丢失。

　　如果移植肾动脉不止一支,则在植入时需进行动脉重建,这样可能会增加一支或多支动脉血栓形成的风险。如果有一支小的副肾动脉供应肾下极以及输尿管的血流,此时应该更加注重防范风险。分支动脉血栓形成可以表现为肌酐水平随血压水平升高而升高。血管造影提示部分血栓形成和肾实质楔形部分血流灌注的缺失。在这种情况下,除了潜在的长期高血压风险以外,还有可能在术后早期发生肾盏梗死和尿漏。肾脏部分梗死一般可以吸收。肾梗死后,肾脏皮质外层发生尿漏,可通过放置肾盂造瘘管引流尿液,将另一根引流管放置在肾脏附近以防止形成尿性囊肿。当动脉缺血导致移植输尿管坏死时,需要手术解决尿液引流。同侧原输尿管输尿管肾盂吻合术是最常见的方式。

肾静脉血栓形成

　　当供体肾静脉因损伤修复发生狭窄、静脉扭曲或受到外部压迫时,可能出现肾静脉血栓形成,但也可能是由于技术性失误所导致。如果出现突发性肉眼血尿和尿量减少,伴随疼痛和移植物肿胀,应考虑肾静脉血栓形成。超声提示肾静脉血流缺失、肾动脉舒张期无血流(图 14-4),以及肾脏肿大,经常伴有出血。超声可以明确诊断。只有立即识别和采取修复措施,患者的病情才能发生逆转。确诊肾静脉血栓形成后,需要立即手术修复静脉和控制出血,同时移除肾脏和重新静脉吻合。肾脏表面肿胀和破裂出血通常可以用止血剂控制。

术后出血

　　和所有的手术一样,术后出血可能会使肾移植后的转归复杂化。出血一般发生在移植后第一个 24~48 小时。如果患者出现血细胞比容降低、移植物上方出

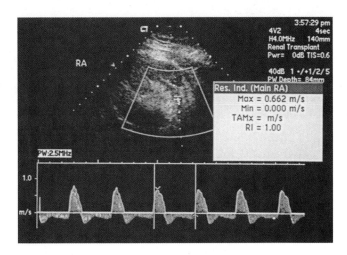

图 14-4　超声显示肾静脉无血流,肾动脉舒张期血流逆转。将肾脏的长度扩大到 14cm,采集以血液为代表的周围液体。这些超声表现是移植肾静脉血栓形成的病理基础。手术治疗的方法包括切除肾脏、利用供体髂静脉移植静脉和肾脏移植等。3 周后,该患者的肾移植物已发挥正常的功能。

现肿胀伴手术切口凸出或切口有明显渗血,可确诊出血。最常见的是因其他医疗问题服用抗凝药物的患者发生出血。氯吡格雷治疗相关心脏病的患者术后出血的风险显著增加,因此,如果从心脏的角度来看可以接受的话,患者应在肾移植前一周避免或停止服用这一类的药物[21]。如果血肿没有明显的临床表现,可以通过超声或计算机断层扫描确定血肿的大小以及是否适合手术清除。治疗措施包括立即手术和必要的输血。

移植物丢失与移植肾切除

　　在移植后的初期,如果移植肾由于血栓或超急性、急性或加速血管排斥反应失去灌注,必须将其切除。否则,坏死肾脏的全身毒性可能会引起发烧、移植物肿胀

或压痛以及全身不适。可以通过核扫描或超声多普勒评价灌注的缺失。应根据肾脏术后的时间采取最简易的方式切除移植肾。如果在 4 周内切除移植肾,这时候粘连最轻,暴露良好,便于结扎血管,容易切除。如果晚于这个时间,通常需要重新打开移植切口进入肾周被膜下平面。在被膜下充分游离肾,用大血管夹夹闭肾门,在血管钳上方切除肾脏,然后用 3-0 聚丙烯(Prolene)缝合肾门血管,同时缝合输尿管(参见第 11 章)。

术后早期排斥反应

超急性排斥反应

　　如果肾移植在 ABO 血型不相容或淋巴毒性试验阳性的情况下进行,会增加超急性排斥反应或抗体介导排斥的风险(AMR)(参见第 22 章)。超急性排斥反应的发生率并非 100%,大概是因为一些抗体的亲和力和浓度较低,不能与补体结合或进入了适应状态[60]。通过血浆置换去除预存抗体,降低抗体总量,可能是避免 AMR 出现的有效手段[69]。O 型受者接受 A2 供肾移植的病例已有报道,因为 A2 亚型红细胞携带的抗原数量较少,但这种策略也会增加移植物丢失的风险[29]。应确定交叉配型阴性的 ABO 血型相容受者,也可以将肾脏送到移植中心,以便与交叉配型阴性受者交换供肾。发生超急性排斥反应的肾脏如果因形成微血管血栓导致没有血液灌注,经扫描确诊后,应予以切除。

抗体介导排斥反应

　　尽管术前 T 细胞交叉配型试验阴性,但部分患者仍可出现早期的排斥攻击,称为 AMR[60]。AMR 的标准是:染色证实肾小管周围毛细血管补体裂解片段(C4d)沉积;血清供体特异性抗体;组织学改变,包括肾小管周围有多形核白细胞毛细血管、内皮炎和纤维素沉积。

　　这种排斥反应最常见于受到致敏而产生高水平群体反应性抗体的人群和既往曾接受移植的人群,好发于移植后几天到几周之内,但是在此之后仍然可能会随时发生这种反应。这种排斥反应往往对类固醇不敏感,甚至有时候会抵抗所有形式的抗排斥治疗。尽管已经有高度致敏患者使用静脉注射免疫球蛋白、利妥昔单抗,血浆置换或抗胸腺细胞球蛋白成功预防排斥的报道[30],但是却缺乏标准的治疗方案。KDIGO 指南推荐采用以下一个或多个方案(包含或不包含激素)治疗这

种排斥反应:血浆置换、静脉注射免疫球蛋白、抗 CD20 抗体或其他清除淋巴细胞的抗体[33]。在选择 AMR 最有效的治疗方案(或联合治疗方案)时,需要通过随机对照试验确定。目前,研究人员正在探索可以更加有效地预防或逆转 AMR 的新型药物[75]。

急性排斥反应

　　急性细胞排斥反应是移植后早期最常见的免疫排斥反应,主要是宿主 T 淋巴细胞对供肾异基因主要组织相容性复合体(MHC)抗原介导的应答过程。急性排斥反应多发生于移植后 5~7 天,但是也可以在随后的任何时间内发生。移植后前 3 个月的急性排斥反应发生率最高,而前 6 个月的排斥反应的整体发生率在 5%~40%,取决于 HLA 配型和免疫抑制方案。急性排斥反应的临床先兆包括肌酐水平增加、体重增加、发热和移植物压痛。随着环孢素和他克莫司的应用,发热和移植物疼痛已经很少出现。肾脏疾病诊断的金标准——肾穿刺活检术可以在局部麻醉下安全地进行。在超声引导下,用活检针取出少许肾组织,然后根据急性排斥反应的组织学诊断标准立即进行评估(见第 26 章)。这些组织学诊断标准包括肾小管炎(肾小管的淋巴细胞浸润)、肾小球炎和动脉炎[61]。通过活检确诊排斥反应具有重要意义,因为有些患者的移植物失功不是排斥反应引起,而可能是感染或其他原因所导致,此时增强免疫抑制可能会加剧这些患者移植物失功的风险。

　　急性细胞排斥反应的一线治疗方案为大剂量的甲泼尼龙琥珀酸钠(Solu Medrol)。多个给药方案已经在临床上成功应用,但常见的给药剂量为 10mg/kg,静脉注射,每天 1 次,持续 3 天(最大单次剂量为 1000mg/d)。85%~90% 的急性细胞性排斥反应对类固醇敏感。如果患者的血肌酐水平在治疗第 4 天仍然没有出现下降,必须考虑替代治疗,如采用抗淋巴细胞球蛋白、阿仑单抗(Campath-1H)或利妥昔单抗(抗 CD20)进行淋巴细胞毒素治疗。许多中心使用抗体耗竭疗法作为所有严重血管排斥反应的一线治疗方案(Banff 2A 和 3),特别是在使用抗 IL-2 诱导时。然而,与诱导相比,抗体耗竭疗法治疗排斥反应时可能会引起感染并发症增多[43]。尽管致敏患者或再次移植患者中常常存在显著的供体特异性抗体,但是对激素或抗体治疗排斥不敏感的患者比例不到 5%。

交界性排斥

如果肾活检标本依照 Banff 病理诊断标准定义为"交界性"病变,我们建议通过采取治疗措施(如口服类固醇)改善亚临床排斥反应,但有效性目前仍然有待证实。

内科并发症

移植肾功能延迟恢复

移植后 1 周内需要透析治疗者称为肾功能延迟恢复(DGF),它是最常见的移植后早期并发症[68]。从 1990 年开始,美国的 DGF 发生率一直稳定在 25%左右[8]。移植肾功能延迟恢复仍然是尸体供肾移植后移植物存活不良的主要预测因素[38]。预计 DGF 可以导致移植肾的长期存活率降低 40%[68]。

DGF 的危险因素包括供体和受体。病死供肾的 DGF 发生率显著高于活体供肾。全美联合器官调配网络共享科学的肾移植登记处(UNOS)对 1987 年 10 月到 2001 年期间的 107 787 例病死供肾肾移植进行了分析,结果发现标准供体的发病率约 23%,扩大标准供体的发病率约 34%[9]。值得注意的是,DGF 的发生率随着供体年龄的增加而升高。年轻供体的 DGF 发病率(约 20%)低于年龄大于 55 岁的供体(38%)[67]。冷缺血时间延长是发生 DGF 的危险因素,但似乎并没有显著影响移植物的存活,这一点与其他因素有所不同[32]。首次接受尸体供肾移植的患者的 DGF 发生率通常低于再次移植患者。其他导致 DGF 增加的受体因素危险包括男性、非洲裔美国人[65]、糖尿病、肥胖、等待透析时间过长以及供体和受体之间的体型不匹配[22]。通过肾脏同种异体移植物的动性灌注可以减少 DGF 的发生,但是这一技术对移植物长期预后的影响尚不清楚[41]。

移植肾功能延迟恢复可以在移植后第一个 24 小时内确诊。最常见的临床表现为尿量下降,对液体冲击试验反应迟钝。在鉴别诊断时,尿量减少或无尿患者需重点排除容量不足或急性血管或泌尿系统并发症。其他可能类似 DGF 的情况包括排斥反应和局灶节段性肾小球硬化(FSGS)复发,可以采用超声或放射性核素肾扫描进行鉴别诊断。通常,在发生 DGF 时,邻碘马尿酸酯($^{123}I-OIH$)或 $^{99m}Tc-$巯基乙酰基三甘氨酸($^{99m}Tc-MAG3$)显像显示肾灌注良好,肾实质吸收良好,但肾脏排泄率低或没有排泄。肾移植活检是诊断移植肾功能延迟恢复的"金标准"。在确诊 DGF 后,观察体液状态对减少透析的频率和必要性具有至关重要的意义。移植肾功能延迟恢复的病程通常为 10~14 天。

移植肾功能延迟恢复受者的主要担忧之一是潜在的早期急性排斥反应。移植肾功能延迟恢复可能会导致免疫系统激活,释放黏附分子及细胞因子(参见第 28 章)[26,38],引起抗-MHC-导向免疫反应,从而增加急性排斥反应的发生率。最近,一项汇总数据研究报道急性排斥反应在 DGF 患者中发生率为 49%,而在无移植肾功能延迟恢复患者中发生率为 35%[79]。排斥反应发生率增加可能会造成 DGF 患者移植物的存活率降低[51]。由于主要的临床监测工具是血肌酐水平下降,因此 DGF 患者排斥反应的诊断可能会受到阻碍。一些中心用抗淋巴细胞治疗(如抗胸腺细胞球蛋白或阿仑单抗)预防早期急性排斥反应,包括 DGF 患者可能发生的急性排斥反应;另外,DGF 患者反复活检已被提议作为早期急性排斥反应的检测方法之一。预防 DGF 以及早期发现排斥反应是改善早期和长期移植存活率的重要目标。

钙调磷酸酶抑制剂肾毒性

移植早期给予 CNI 环孢素和他克莫司预防急性排斥反应具有重要意义。然而,考虑到潜在的肾毒性,在移植肾功能充分恢复之前,一些中心避免使用 CNI。延迟给予 CNI 的中心通常使用抗体诱导治疗来降低早期急性排斥反应的发生率[51]。其他中心,包括我们在内,在移植后早期开始使用 CNI,无论患者的移植功能恢复正常还是出现 DGF。CNI 环孢素和他克莫司能够有效地预防急性排斥反应,但可导致肾毒性,主要表现为减少肾入球小动脉的血流量,导致肾小管损伤[40,57]。由于移植早期的肠道吸收率不稳定,用药剂量过小或过大很常见,从而导致排斥或 CNI 肾毒性。虽然许多的临床参数可以用于区分 CNI 肾毒性和排斥,但大多数临床参数对移植功能障碍原因的可信预测灵敏度不够。对于移植肾功能延迟恢复的患者,更是缺乏可靠的确诊急性排斥反应或钙调神经磷酸酶肾毒性的手段。监测环孢素和他克莫司浓度水平,有助于防止血液浓度水平显著升高,从而避免肾毒性的发生。一些中心常规使用大剂量 CNI 来防止排斥反应,尽管这在一定程度上会引发肾毒性。

区别抑制钙调神经磷酸酶肾毒性与排斥反应最可靠的方法是移植肾穿刺活检。一般情况下，在移植后不久，可以通过实时超声成像和自动活检针装置安全地进行活检。钙调神经磷酸酶肾毒性的病理学表现呈多样性。早期功能性肾毒性常常表现为肾小管损伤。对于已经确定为钙调神经磷酸酶肾毒性的患者，环孢素或他克莫司减量或暂时使用可以使肾损伤逆转。避免出现临床或亚临床肾毒性事件对移植肾的长期功能和组织学可能具有重要的意义[71]。

肾前性氮质血症和容量不足

容量不足引发的肾前性氮质血症往往导致术后早期移植肾功能恶化。利尿剂的过度使用和血糖控制不佳是低血容量肾前性氮质血症的两大常见原因。由于大多数患者正在接受可降低肾血流量的 CNI 治疗，因此，容量不足并存时可能会导致血尿素氮和肌酐水平升高。肾前性氮质血症与急性排斥反应两者不易区分。在移植后应谨慎使用降压药物，避免低血压，防止肾血流量进一步恶化。每日监测体重、摄入量和排泄量以及体位性血压的变化，有助于判断容量不足是不是引起移植肾功能不全的因素之一。可以通过静脉注射或口服纠正容量不足。

其他药物毒性

移植患者在移植时往往有复杂的药物治疗方案，可能包含肾毒性药物或可能会导致并发肾毒性的 CNI 药物[37,74]。常见的肾毒性药物有非类固醇类抗炎药和肾毒性抗生素，如两性霉素及氨基糖苷类。他克莫司和环孢素 A 通过细胞色素 P-450-3A4 系统（CYA P-450-3A4）代谢，如果与同样经 CYA P-450-3A4 代谢的药物合用时浓度会升高。干扰 CNI 代谢的药物包括非二氢吡啶类钙通道阻滞剂（如地尔硫卓、维拉帕米、红霉素、酮康唑、氟康唑）。柚子汁也已被证明可增加环孢素的胃肠道吸收率（参见第 16 章和第 17 章）。

在使用影响 CYA P-450-3A4 代谢的药物时，开展常规血药浓度监测具有重要的意义。通过调整环孢素和他克莫司的每日剂量达到治疗血药浓度，有助于防止这些药物联合使用时引发的肾毒性。应避免与 CYA P-450-3A4 代谢的药物合用。选择性 5 羟色胺再吸收抑制剂抗抑郁药是另一类需要谨慎使用的药物。特别值得注意的是，奈法唑酮和氟伏沙明也是通过 CYA

P-450-3A4 代谢，可能会增加 CNI 血药浓度水平。

复发性疾病

造成肾衰竭的大部分原因通常不会在移植肾中复发；如果复发，通常见于移植后期。（第 4 章和第 32 章会进一步讨论复发性疾病。）有两种疾病均可能在移植后早期复发，如果不积极治疗，可导致严重的移植物失功或移植物丢失。FSGS 是移植后早期最常见的复发性肾小球疾病[2,3]。整体复发率为 30%~40%，大多在移植后第一年复发[63,64]。据推测，血清因子的出现可导致肾小球损伤和大量蛋白尿[63]。偶尔，FSGS 可在移植后立即发生。移植前确诊为 FSGS 的患者如果出现肾性蛋白尿可判断出现复发，可经活检证实。如果电子显微镜显示弥漫性足突融合可确诊为复发。临床上已有多种治疗 FSGS 复发的不同策略，包括大剂量 CNI、泼尼松和血浆置换。目前，血浆置换治疗似乎是最有效的治疗方法。然而，有些患者可能只是部分缓解或完全没有缓解[3]。在某些情况下，如果患者在初始缓解后出现复发，则可能需要重复进行血浆置换。

术后早期另一个常见的复发疾病是慢血栓性微血管病，可由疾病复发、CNI 内皮损伤、高凝疾病或 AMR 引起[12]。血栓性微血管病的病因多种多样。临床特征包括血细胞比容和血小板计数单独减少或同时减少、外周血涂片显示微血管病变、乳酸脱氢酶水平升高和移植肾功能障碍。肾活检显示肾脏小动脉纤维蛋白沉积。环孢素或他克莫司的使用被认为是血栓性微血管病的诱导因素。一些病例停用 CNI 治疗和采取血浆置换后症状得到缓解[31]。使用抗凝药物和阿司匹林的益处尚不确定。依库丽单抗是一种 C5 单克隆抗体，已被证实可以有效治疗与补体调节蛋白基因缺陷相关的复发性非典型溶血尿毒综合征和与抗磷脂抗体相关的血栓性微血管病[48,82]。

感染

术后早期感染大多与手术操作相关，常见的有伤口感染、中心静脉导管引起的菌血症、尿路感染和肺炎[62]（有关感染的完整讨论见第 31 章）。细致的手术技术、放置中心静脉导管后的精心护理、尽早拔除中心静脉导管和 Foley 导尿管、早期活动以预防肺不张或肺炎可以有效预防感染。机会感染在术后 30 天内并不常见。巨细胞病毒仍然是移植后最常见的机会性感染病毒，尤其是在 CMV 血清阴性受者和接受 CMV 血清阳性器官的受者当中。预防性使用口服抗病毒药物，如缬更昔洛韦，可以减少接受 CMV 血清阳性供体患者的发病率和临床 CMV 感染的严重程度[54]。然而，停用缬更昔洛韦后，CMV 仍可能发生。EB 病毒感染可能发生于移植后早期，通常与血清反应阴性患者的免疫抑制加强相关。在过去，卡氏肺囊虫性肺炎是移植术后常见的并发症。然而，大多数中心现在使用甲氧苄啶/磺胺甲噁唑作为常规预防，几乎可以在移植患者中避免这种感染的发生。其他预防性药物还包括可以减少黏膜念珠菌感染风险的抗真菌药物（如氟康唑或克霉唑片）。

越来越多的移植患者体内检测出高耐药的病原体。耐万古霉素肠球菌属[49,50,53]和念珠菌[45,55,59]感染成为住院移植患者发病的重要原因。耐万古霉素肠球菌的危险因素包括 ICU 住院时间延长、复杂的外科手术和腹腔感染。这种感染的治疗方案有限。奎奴普丁/达福普汀（Synercid）、利奈唑胺（Zyvox）和达托霉素（Cubicin）可能对控制严重的耐万古霉素肠球菌感染有效。念珠菌感染增加的原因似乎是克霉唑和氟康唑在预防念珠菌感染中的常规使用。静脉注射抗生素使患者在移植后易患真菌感染。临床上，由产生广谱 β-内酰胺酶的革兰阴性菌引起的感染越来越普遍，特别是尿路感染[39]。这些患者多数需要联合治疗（包括与氨基糖苷类抗生素联合使用），由此产生的肾毒性可导致移植物丢失。

难辨梭菌结肠炎在实体器官移植患者中越来越常见。一项研究发现，移植后 6~10 天的发病率最高[7]。应尽早对大便毒素进行检测，常规口服甲硝唑治疗。对于顽固或复发的病例，可能需要口服万古霉素或利福昔明[72]。双手要用肥皂水洗净，因为用乙醇等消毒药物擦拭双手并不能杀灭芽孢和防止院内传播。

一旦发生感染，需加强患者的管理，拔出中心静脉导管和 Foley 尿管。引流腹腔感染性的积液，积极治疗尿路感染，尽早拔出 Foley 尿管。

高血压

近 80% 的肾移植受者会出现高血压[14,15,25,58,81]（参见第 30 章）。肾移植后高血压可能与 DGF 或排斥反应或免疫抑制药物导致的肾功能障碍相关。环孢素、他克莫司和皮质类固醇都可能促使高血压的产生。CNI 主要通过广泛的动脉血管收缩增加全身血管阻力，导致高血压[76]。肾血管收缩，从而激活肾素-血管紧张素系统，导致肾小管对钠的重吸收增加，容积扩张，促使内皮素释放增加。CNI 也可导致花生四烯酸代谢物的水平变化，产生氧化亚氮[44]，使交感神经活动加强[34]。使用环孢素的患者高血压发生率高于使用他克莫司的患者。皮质类固醇也会引起外周血管收缩，导致血压急剧升高[28]。此外，皮质类固醇还可激活盐皮质激素受体，导致容积扩张。值得注意的是，高达 90% 的患者在移植前患有高血压[80]，先前的血管钙化和动脉硬化可能会继续存在并导致血压继续升高[20]。移植肾动脉狭窄是一种可治疗的高血压病因，治疗时应排除新发性高血压或对降压药物治疗不敏感（参见上文）[6,66]。由于同一位患者可能存在多种因素，因此往往难以确定移植后高血压的具体原因。

应积极治疗严重高血压患者。大多数中心推荐使用钙通道阻滞剂和 β 受体阻滞剂作为一线药物，虽然血管紧张素转换酶抑制剂或血管紧张素 II 受体拮抗剂的使用也已经越来越频繁。使用血管紧张素转换酶抑制剂或血管紧张素 II 受体阻滞剂的主要担忧是贫血和高钾血症，这可能是肾功能减退患者的一个特殊问题。表 14-2 列出了各种降压药物在移植受者中的优点和潜在的副作用。

移植物失功的管理

移植肾功能不全的诊断和治疗是肾移植受者长期成功管理不可或缺的组成部分。移植后的早期诊断和指导治疗对开始适当的治疗和避免潜在的免疫过度具有至关重要的意义。对肾功能不全的评价应该从认真了解病史开始，确定是否有潜在的肾毒性药物或是否有因容量不足导致血肌酐水平升高的可能性。接着需积极查找潜在的感染，如果没有发现明显导致移植肾功能恶化的原因，应首先进行超声检查，随后开展肾活检。如果临床怀疑肾动脉或髂动脉狭窄，应行磁共振造影或动脉造影。我们同意 KDIGO 提出的移植肾穿刺活检适应证，即血肌酐持续不明原因升高、新发或不明原因的蛋白尿和血肌酐急性排斥反应治疗后未能恢复基线水平[33]。KDIGO 指南还建议，在 DGF 期间应每隔 7~10 天进行一次移植肾活检，以评估是否发生急性排斥反应。为了区分 CNI 毒性和排斥反应，通常需要进行经皮穿刺活检。对于原发病为 FSGS 或血栓性微血管病的患者，检测肾病范围的蛋白尿有助于确定其是否需要即刻进行活检，在诊断明确后，应尽快行血浆置换治疗。

表 14-2 抗高血压药物在移植受体中应用的优势及潜在副作用

种类	优势	副作用
利尿剂	盐敏感高血压	高尿酸血症
	液体体积扩大	血容量不足
β 受体阻断剂	选择性多	对血脂的不良影响
	首选专属性药物	相对禁忌证是哮喘、糖尿病或周围血管疾病
α 受体阻滞剂	有效治疗前列腺肥大	体位低血压(首剂)
中枢 α 激动剂	可乐定在糖尿病中的应用	口干
	可乐定透皮贴剂	反跳性高血压疲劳
钙通道阻滞剂	改善肾血流量可减轻环孢素肾毒性(维拉帕米和地尔硫卓)	药物与 CNI 的相互作用
ACE 阻滞剂和 ARB	蛋白尿	可能导致肾功能不全,高钾血症,贫血

ACE,血管紧张素转换酶;ARB,血管紧张素 Ⅱ 受体阻断剂;CNI,钙调磷酸酶抑制剂。

结论

肾移植术后预后的优化取决于外科和内科并发症的快速诊断和治疗。鉴于移植手术本身的侵袭性、该患者人群医疗问题的复杂性以及非特定免疫抑制治疗的副作用,密切关注本章中概述的问题对避免移植物失功和患者死亡具有至关重要的意义。术后早期应保持最高警戒,因为这是各种并发症的高发阶段。

(史晓峰 译 付迎欣 校)

参考文献

1. Almond PS, Matas A, Gillingham K, et al. Risk factors for chronic rejection in renal allograft recipients. Transplantation 1993;55(4):752–6, discussion 6–7.
2. Artero M, Biava C, Amend W, et al. Recurrent focal glomerulosclerosis: natural history and response to therapy. Am J Med 1992;92(4):375–83.
3. Artero ML, Sharma R, Savin VJ, et al. Plasmapheresis reduces proteinuria and serum capacity to injure glomeruli in patients with recurrent focal glomerulosclerosis. Am J Kidney Dis 1994;23(4):574–81.
4. Audard V, Matignon M, Hemery F, et al. Risk factors and long-term outcome of transplant renal artery stenosis in adult recipients after treatment by percutaneous transluminal angioplasty. Am J Transplant 2006;6(1):95–9.
5. Aultman DF, Sawaya DE, Zibari GB, et al. Are all successful renal transplants really successful? Am J Kidney Dis 1999;34(1):61–4.
6. Becker BN, Odorico JS, Becker YT, et al. Peripheral vascular disease and renal transplant artery stenosis: a reappraisal of transplant renovascular disease. Clin Transplant 1999;13(4):349–55.
7. Boutros M, Al-Shaibi M, Chan G, et al. *Clostridium difficile* colitis: increasing incidence, risk factors, and outcomes in solid organ transplant recipients. Transplantation 2012;93(10):1051–7.
8. Cecka JM. Kidney transplantation in the United States. Clin Transpl 2008;1–18.
9. Cecka JM. The UNOS renal transplant registry. In: Cecka JM, Terasaki PI, editors. Clinical transplants 2002. Los Angeles: UCLA Immunogenetics Center; 2003. p. 1–20.
10. Cecka JM. The UNOS scientific renal transplant registry – ten years of kidney transplants. Clin Transpl 1997;1–14.
11. Cecka JM. The UNOS scientific renal transplant registry. In: Cecka JM, Terasaki PI, editors. Clinical transplants 1998. Los Angeles: UCLA Tissue Typing Laboratory; 1999. p. 1–16.
12. Chiurchiu C, Ruggenenti P, Remuzzi G. Thrombotic microangiopathy in renal transplantation. Ann Transplant 2002;7(1):28–33.
13. Cho YW. Expanded criteria donors. In: Cecka JM, Terasaki PI, editors. Clinical transplants 1998. Los Angeles: Los Angeles Tissue Typing Lab; 1999. p. 421–36.
14. Curtis JJ. Hypertension following kidney transplantation. Am J Kidney Dis 1994;23(3):471–5.
15. Curtis JJ. Management of hypertension after transplantation. Kidney Int Suppl 1993;43:S45–9.
16. Dawidson I, Rooth P, Alway C, et al. Verapamil prevents posttransplant delayed function and cyclosporine A nephrotoxicity. Transplant Proc 1990;22(4):1379–80.
17. Dawidson I, Rooth P, Fry WR, et al. Prevention of acute cyclosporine-induced renal blood flow inhibition and improved immunosuppression with verapamil. Transplantation 1989;48(4):575–80.
18. Dawidson IJ, Sandor ZF, Coorpender L, et al. Intraoperative albumin administration affects the outcome of cadaver renal transplantation. Transplantation 1992;53(4):774–82.
19. del Pizzo JJ, Jacobs SC, Bartlett ST, et al. The use of bladder for total transplant ureteral reconstruction. J Urol 1998;159(3):750–2, discussion 2–3.
20. Delahousse M, Chaignon M, Mesnard L, et al. Aortic stiffness of kidney transplant recipients correlates with donor age. J Am Soc Nephrol 2008;19(4):798–805.
21. Dempsey CM, Lim MS, Stacey SG. A prospective audit of blood loss and blood transfusion in patients undergoing coronary artery bypass grafting after clopidogrel and aspirin therapy. Crit Care Resus 2004;6(4):248–52.
22. Doshi MD, Garg N, Reese PP, et al. Recipient risk factors associated with delayed graft function: a paired kidney analysis. Transplantation 2011;91(6):666–71.
23. Erturk E, Burzon DT, Waldman D. Treatment of transplant ureteral stenosis with endoureterotomy. J Urol 1999;161(2):412–4.
24. Fervenza FC, Lafayette RA, Alfrey EJ, et al. Renal artery stenosis in kidney transplants. Am J Kidney Dis 1998;31(1):142–8.
25. First MR, Neylan JF, Rocher LL, et al. Hypertension after renal transplantation. J Am Soc Nephrol 1994;4(Suppl. 8):S30–6.
26. Fuggle SV, Koo DD. Cell adhesion molecules in clinical renal transplantation. Transplantation 1998;65(6):763–9.
27. Ghasemian SM, Guleria AS, Khawand NY, et al. Diagnosis and management of the urologic complications of renal transplantation. Clin Transplant 1996;10(2):218–23.
28. Goodwin JE, Zhang J, Geller DS. A critical role for vascular smooth muscle in acute glucocorticoid-induced hypertension. J Am Soc Nephrol 2008;19(7):1291–9.
29. Hanto DW, Brunt EM, Goss JA, et al. Accelerated acute rejection of an A2 renal allograft in an O recipient: association

with an increase in anti-A2 antibodies. Transplantation 1993;56(6):1580–3.

30. Jordan SC, Vo AA, Tyan D, et al. Current approaches to treatment of antibody-mediated rejection. Pediatr Transplant 2005;9(3):408–15.

31. Kaplan AA. Therapeutic apheresis for renal disorders. Ther Apher 1999;3(1):25–30.

32. Kayler LK, Srinivas TR, Schold JD. Influence of CIT-induced DGF on kidney transplant outcomes. Am J Transplant 2011;11(12):2657–64.

33. KDIGO clinical practice guideline for the care of kidney transplant recipients. Am J Transplant 2009;9(Suppl. 3):S1–155.

34. Klein IH, Abrahams AC, van Ede T, et al. Differential effects of acute and sustained cyclosporine and tacrolimus on sympathetic nerve activity. J Hypertens 2010;28(9):1928–34.

35. Knechtle SJ. Ureteroneocystostomy for renal transplantation. J Am Coll Surg 1999;188(6):707–9.

36. Kristo B, Phelan MW, Gritsch HA, et al. Treatment of renal transplant ureterovesical anastomotic strictures using antegrade balloon dilation with or without holmium:YAG laser endoureterotomy. Urology 2003;62(5):831–4.

37. Lake KD, Canafax DM. Important interactions of drugs with immunosuppressive agents used in transplant recipients. J Antimicrob Chemother 1995;36(Suppl. B):11–22.

38. Land W. Postischemic reperfusion injury and kidney transplantation. Prologue. Transplant Proc 1998;30(8):4210–3.

39. Linares L, Cervera C, Cofan F, et al. Risk factors for infection with extended-spectrum and AmpC beta-lactamase-producing Gram-negative rods in renal transplantation. Am J Transplant 2008;8(5):1000–5.

40. Mason J. Renal side-effects of cyclosporine. Transplant Proc 1990;22(3):1280–3.

41. Matsuoka L, Almeda JL, Mateo R. Pulsatile perfusion of kidney allografts. Curr Opin Organ Transplant 2009;14(4):365–9.

42. Metzger RA, Delmonico FL, Feng S, et al. Expanded criteria donors for kidney transplantation. Am J Transplant 2003;3(Suppl. 4):114–25.

43. Morris PJ, Russell NK. Alemtuzumab (Campath-1H): a systematic review in organ transplantation. Transplantation 2006;81(10):1361–7.

44. Naesens M, Kuypers DR, Sarwal M. Calcineurin inhibitor nephrotoxicity. Clin J Am Soc Nephrol 2009;4(2):481–508.

45. Nampoory MR, Khan ZU, Johny KV, et al. Invasive fungal infections in renal transplant recipients. J Infect 1996;33(2):95–101.

46. Nankivell BJ, Alexander SI. Rejection of the kidney allograft. N Engl J Med 2010;363(15):1451–62.

47. Nankivell BJ, Borrows RJ, Fung CL, et al. The natural history of chronic allograft nephropathy. N Engl J Med 2003;349(24):2326–33.

48. Nester C, Stewart Z, Myers D, et al. Pre-emptive eculizumab and plasmapheresis for renal transplant in atypical hemolytic uremic syndrome. Clin J Am Soc Nephrol 2011;6(6):1488–94.

49. Newell KA, Millis JM, Arnow PM, et al. Incidence and outcome of infection by vancomycin-resistant Enterococcus following orthotopic liver transplantation. Transplantation 1998;65(3):439–42.

50. Orloff SL, Busch AM, Olyaei AJ, et al. Vancomycin-resistant Enterococcus in liver transplant patients. Am J Surg 1999;177(5):418–22.

51. Ortiz J, Parsikia A, Mumtaz K, et al. Early allograft biopsies performed during delayed graft function may not be necessary under thymoglobulin induction. Exp Clin Transplant 2012;10(3):232–8.

52. Oyen O, Strom EH, Midtvedt K, et al. Calcineurin inhibitor-free immunosuppression in renal allograft recipients with thrombotic microangiopathy/hemolytic uremic syndrome. Am J Transplant 2006;6(2):412–8.

53. Papanicolaou GA, Meyers BR, Meyers J, et al. Nosocomial infections with vancomycin-resistant Enterococcus faecium in liver transplant recipients: risk factors for acquisition and mortality. Clin Infect Dis 1996;23(4):760–6.

54. Paya C, Humar A, Dominguez E, et al. Efficacy and safety of valganciclovir vs. oral ganciclovir for prevention of cytomegalovirus disease in solid organ transplant recipients. Am J Transplant 2004;4(4):611–20.

55. Paya CV. Fungal infections in solid-organ transplantation. Clin Infect Dis 1993;16(5):677–88.

56. Penny MJ, Nankivell BJ, Disney AP, et al. Renal graft thrombosis. A survey of 134 consecutive cases. Transplantation 1994;58(5):565–9.

57. Perico N, Ruggenenti P, Gaspari F, et al. Daily renal hypoperfusion induced by cyclosporine in patients with renal transplantation. Transplantation 1992;54(1):56–60.

58. Pirsch JD, Friedman R. Primary care of the renal transplant patient. J Gen Intern Med 1994;9(1):29–37.

59. Pirsch JD, Odorico JS, D'Alessandro AM, et al. Posttransplant infection in enteric versus bladder-drained simultaneous pancreas-kidney transplant recipients. Transplantation 1998;66(12):1746–50.

60. Racusen LC, Haas M. Antibody-mediated rejection in renal allografts: lessons from pathology. Clin J Am Soc Nephrol 2006;1(3):415–20.

61. Racusen LC, Solez K, Colvin RB, et al. The Banff 97 working classification of renal allograft pathology. Kidney Int 1999;55(2):713–23.

62. Rubin RH. Infectious diseases in transplantation/pre- and post-transplantation. In: Norman DJ, Suki WN, editors. Primer on transplantation. Thorofare, NJ: American Society of Transplant Physicians; 1998. p. 141–52.

63. Savin VJ, Sharma R, Sharma M, et al. Circulating factor associated with increased glomerular permeability to albumin in recurrent focal segmental glomerulosclerosis. N Engl J Med 1996;334(14):878–83.

64. Schachter ME, Monahan M, Radhakrishnan J, et al. Recurrent focal segmental glomerulosclerosis in the renal allograft: single center experience in the era of modern immunosuppression. Clin Nephrol 2010;74(3):173–81.

65. Schold JD, Srinivas TR, Braun WE, et al. The relative risk of overall graft loss and acute rejection among African American renal transplant recipients is attenuated with advancing age. Clin Transplant 2011;25(5):721–30.

66. Shames BD, Odorico JS, D'Alessandro AM, et al. Surgical repair of transplant renal artery stenosis with preserved cadaveric iliac artery grafts. Ann Surg 2003;237(1):116–22.

67. Shoskes DA, Cecka JM. Effect of delayed graft function on short- and long-term kidney graft survival. In: Cecka JM, Terasaki PI, editors. Clinical transplants 1997. Los Angeles: UCLA Tissue Typing Lab; 1998. p. 297.

68. Siedlecki A, Irish W, Brennan DC. Delayed graft function in the kidney transplant. Am J Transplant 2011;11(11):2279–96.

69. Singh N, Pirsch J, Samaniego M. Antibody-mediated rejection: treatment alternatives and outcomes. Transplant Rev (Orlando) 2009;23(1):34–46.

70. Singh A, Stablein D, Tejani A. Risk factors for vascular thrombosis in pediatric renal transplantation: a special report of the North American Pediatric Renal Transplant Cooperative Study. Transplantation 1997;63(9):1263–7.

71. Solez K, Vincenti F, Filo RS. Histopathologic findings from 2-year protocol biopsies from a U.S. multicenter kidney transplant trial comparing tacrolimus versus cyclosporine: a report of the FK506 Kidney Transplant Study Group. Transplantation 1998;66(12):1736–40.

72. Surawicz CM, Alexander J. Treatment of refractory and recurrent Clostridium difficile infection. Nat Rev Gastroenterol Hepatol 2011;8(6):330–9.

73. Troppmann C, Gillingham KJ, Benedetti E, et al. Delayed graft function, acute rejection, and outcome after cadaver renal transplantation. The multivariate analysis. Transplantation 1995;59(7):962–8.

74. Trotter JF. Drugs that interact with immunosuppressive agents. Semin Gastrointest Dis 1998;9(3):147–53.

75. Turgeon NA, Kirk AD, Iwakoshi NN. Differential effects of donor-specific alloantibody. Transplant Rev (Orlando) 2009;23(1):25–33.

76. Wadei HM, Textor SC. Hypertension in the kidney transplant recipient. Transplant Rev (Orlando) 2010;24(3):105–20.

77. Wong W, Fynn SP, Higgins RM, et al. Transplant renal artery stenosis in 77 patients – does it have an immunological cause? Transplantation 1996;61(2):215–9.

78. Woo YM, Jardine AG, Clark AF, et al. Early graft function and patient survival following cadaveric renal transplantation. Kidney Int 1999;55(2):692–9.

79. Yarlagadda SG, Coca SG, Formica Jr RN, et al. Association between delayed graft function and allograft and patient survival: a systematic review and meta-analysis. Nephrol Dial Transplant 2009;24(3):1039–47.

80. Young JB, Neumayer HH, Gordon RD. Pretransplant

cardiovascular evaluation and posttransplant cardiovascular risk. Kidney Int Suppl 2010;118:S1–7.

81. Zeier M, Mandelbaum A, Ritz E. Hypertension in the transplanted patient. Nephron 1998;80(3):257–68.

82. Zuber J, Le Quintrec M, Sberro-Soussan R, et al. New insights into postrenal transplant hemolytic uremic syndrome. Nat Rev Nephrol 2011;7(1):23–35.

第 15 章

硫唑嘌呤

Sir Peter J. Morris

简介

在 20 世纪 80 年代环孢素出现以前,硫唑嘌呤和类固醇激素一直是主要的肾移植免疫抑制药物,也是早期(20 世纪 60 年代到 80 年代)免疫抑制的唯一形式。在引入环孢素后,硫唑嘌呤和类固醇既可以与环孢素合用,也可以在环孢素停药后应用 (所谓的转换方案)(参见第 17 章)。此前我们已经介绍过作用机制不同的抗增殖剂霉酚酸酯和西罗莫司,有人可能疑惑本书的第 7 版是否还要单列章节介绍硫唑嘌呤和类固醇。当然,霉酚酸酯、钙调磷酸酶抑制剂和类固醇的联合应用取代硫唑嘌呤已经成为发达国家的标准治疗方案(参见第 15 章至第 19 章)。然而,与硫唑嘌呤相比,霉酚酸酯的优势并不明显。西方国家一直持续使用硫唑嘌呤的原因是其可以和钙调磷酸酯酶抑制剂联合应用。而更重要的一点是,硫唑嘌呤的价格便宜,免疫抑制的费用是发展中国家制定免疫抑制方案时考虑的重要因素,这正是其在发展中国家也得到广泛应用的原因。

虽然类固醇激素仍然是预防和治疗排斥反应的主要药物,但研究人员寻求在激素节制疗法中引入更强效的免疫抑制剂。正如随后章节所述,类固醇激素的并发症仍然值得我们关注。目前大部分免疫治疗的方案和试验均以减少激素的应用或者避免同时使用为目标。

20 世纪 50 年代,勃罗·韦尔康(Burroughs Wellcome)实验室的 Elion 和 Hitchings 发现了 6-巯基嘌呤,并将其作为一种抗癌药物 [6,7]。随后,Schwartz 和 Dameshek 发现 6-巯基嘌呤具有免疫抑制作用[29,30],可以抑制外来蛋白的体液免疫应答以及延长白兔皮肤移植物的生存期。Schwartz 和 Dameshek 就药物诱导的免疫耐受发表了关键论文,并被英国的 Calne 和美国的 Hume 记载下来。这些独立调查显示,6-巯基嘌呤可以延迟或抑制犬类移植肾脏后的排斥反应。在 Calne 的原创论文中,仅有两只犬在肾移植术后短暂存活,1 个多月后死于肺炎,但无明显的组织学证据证明存在排斥反应,这在当时是一个特别的发现[3]。弗吉尼亚州的 Hume 在进行大量犬类肾移植手术后也得出了类似的结论[36]。在那之后不久,Elion 发现了 6-巯基嘌呤的咪唑基衍生物——硫唑嘌呤,其毒性作用略低于 6-巯基嘌呤[4]。1961 年,彼得·本特·布里格姆医院首次将硫唑嘌呤应用于临床治疗[21,22]。此后不久,硫唑嘌呤在全球范围内迅速被肾移植中心广泛应用于肾移植手术。

类固醇激素最早用于治疗患者对硫唑嘌呤的排斥反应[13]，随后被 Starzl 用于预防移植初期的排斥反应，因为排斥反应看起来不可避免[33]。从所谓的硫唑嘌呤时代开始，医生在移植初期给予患者任意大剂量的类固醇激素，随后的 6~12 个月逐渐减量至稳定水平。这种大剂量的激素联合硫唑嘌呤治疗导致了大部分移植术后并发症（在第 16 章详细阐述）。直到 20 世纪 70 年代，一系列的观察性随机研究逐渐发现，低剂量激素预防排斥反应的效果不逊于高剂量，而且低剂量激素能够有效减少移植术后激素相关并发症（参见第 16 章）。在 20 世纪 70 年代后期，硫唑嘌呤和低剂量激素的诱导治疗，偶尔联合抗淋巴细胞血清或球蛋白，成为 20 世纪 80 年代初环孢素出现之前的标准免疫抑制治疗方案（特别是在南美洲）。

作用机制

硫唑嘌呤和 6-巯基嘌呤均为嘌呤类衍生物。硫唑嘌呤是 6-巯基嘌呤的咪唑基衍生物，经肝脏代谢活化，在体内转化为 6-巯基嘌呤，经酶催化变成 6-硫代肌苷酸后方具有活性。硫唑嘌呤也可以通过其他代谢途径转化为 6-巯基嘌呤。硫唑嘌呤抑制嘌呤合成前的相互转化，阻止嘌呤的重新合成，从而抑制 DNA 和 RNA 的合成。硫唑嘌呤和 6-巯基嘌呤可在体外阻滞淋巴细胞的增殖和白细胞介素-2 的产生（IL-2），这也许是其抗增殖活性的重要机制[2]。黄嘌呤氧化酶在 6-巯基嘌呤的分解代谢中发挥了重要的作用。别嘌呤醇和与硫唑嘌呤同时使用时必须减少硫唑嘌呤的剂量，因为别嘌呤醇能抑制黄嘌呤氧化酶的活性[9]，不但加重免疫的抑制程度，同时还增加了硫唑嘌呤骨髓抑制的副作用。虽然硫唑嘌呤通过尿液排泄，但代谢产物是无活性的，即使一侧肾脏无功能时也无须减量[1]。然而，硫代嘌呤甲基转移酶（使 6-巯基嘌呤和硫唑嘌呤甲基化）的多态性可能与白细胞减少症和骨髓毒性的增加相关[10,16]。

剂量

硫唑嘌呤单独使用时每天服用一次，如与类固醇激素合用，每天的给药剂量为 2.5mg/kg。用药期间需要严密监测白细胞计数，特别是在移植术后最初的几周。出现血小板减少症时应当减少剂量。虽然硫唑嘌呤的

剂量应当随时间的推移而减少，但在联用低剂量激素时，硫唑嘌呤的维持剂量每天不应低于 2mg/kg。澳大利亚开展了一项重要的多中心随机试验，对移植术后低剂量和高剂量类固醇激素联合硫唑嘌呤的疗效进行了研究。但该试验未能证明低剂量类固醇激素的效果是否等同于高剂量（同早期但样本量更小的试验相比），直到后来，研究人员才发现低剂量类固醇激素仅在与低剂量硫唑嘌呤[即，$<2mg/(kg \cdot d)$]联合应用时才会产生不良预后[5]。最近，一项 CTS 研究发现，移植物的生存期与硫唑嘌呤的维持剂量存在关联。与低剂量的硫唑嘌呤相比，当硫唑嘌呤的剂量大于 1.5mg/kg 时，采用硫唑嘌呤和类固醇激素联合方案的患者移植物生存期延长[23]。

硫唑嘌呤与环孢素和激素联用时（三联疗法）必须降低剂量。硫唑嘌呤在三联方案中的合适剂量为 1.5mg/kg 或 100mg/d。除非出现巨细胞病毒感染，否则当剂量维持在这个水平时，血液学毒性较轻。实验模型证明硫唑嘌呤和环孢素在免疫抑制方面具有协同作用[32]，但没有获得临床试验证据支持。

有趣的是，在一项随访期长达 12 年的随机试验中，低危患者分为硫唑嘌呤联合激素组以及硫唑嘌呤联合环孢素和激素组，所有患者均接受抗淋巴细胞球蛋白诱导。两组患者第 12 年的移植物生存期和排斥反应发生率相同，但未应用环孢素的治疗组患者肾功能明显优于对照组[14]。

副作用

硫唑嘌呤最主要的并发症是骨髓发育不全，主要表现为白细胞减少。如果发生严重的骨髓抑制，也可能伴有贫血和血小板减少。在硫唑嘌呤的治疗过程中，常规监测白细胞计数具有十分重要的意义，若白细胞计数少于 $3 \times 10^9/L$，应当减少硫唑嘌呤的剂量。曾经有过硫唑嘌呤用药过程中出现巨幼细胞性贫血的报道[17]。如前所述，应用别嘌呤醇预防痛风时，硫唑嘌呤应减量25%。

多年前已经发现硫唑嘌呤具有肝脏毒性，尽管已经明确两者之间存在关联，但硫唑嘌呤极少引起肝功能异常（参见第 32 章）。在将肝功异常归因为硫唑嘌呤之前，应更努力寻找其他原因。硫唑嘌呤治疗剂量的常见副作用为脱发。早期研究将移植患者的鳞状细胞癌归结于硫唑嘌呤，虽然没有明确的证据支持，但是在采

用硫唑嘌呤和激素联合免疫抑制治疗的患者中，鳞状细胞癌的发生率高于采用环孢素联合激素方案治疗的患者。免疫抑制患者的鳞状细胞癌发生率增加主要归因于整体免疫抑制负荷，而并非药物特定作用所导致（参见第 34 章和第 36 章）。

硫唑嘌呤治疗的监测

硫唑嘌呤及其代谢产物的血药浓度在临床实践中并未进行常规监测。如前所述，应对白细胞计数进行常规监测，以便在出现白细胞减少症时调整剂量。然而，研究者已经注意到病毒感染也可能引发白细胞减少症，因此有人提出移植患者的红细胞 6-硫鸟嘌呤核苷酸水平更适合作为硫唑嘌呤的标记物[28]。

已经检测出多种巯基嘌呤甲基转移酶（TMPT）基因变异，这些变异与硫唑嘌呤诱导的骨髓毒性相关[10,16]。基因多态性有助于制订硫唑嘌呤个体化的治疗方案[27]。

硫唑嘌呤和麦考酚酯

20 世纪 90 年代，研究人员开展了 3 项经典的随机对照试验，对硫唑嘌呤或安慰剂与两种剂量的霉酚酸酯（MMF）联合环孢素（山地明）和激素的三联治疗方案（参见第 28 章）进行了比较。3 项试验结果表明，虽然接受移植物的患者一年生存期无明显差异，但急性排斥反应发生率均明显降低。在此之后，霉酚酸酯逐渐取代硫唑嘌呤成为最重要的免疫抑制剂。然而，近年来研究人员对麦考酚酯是否优于硫唑嘌呤提出了质疑，特别是在环孢素微乳剂和新型钙调磷酸酶抑制剂他克莫司出现后。例如，Remuzzi 和同事实施了一项比较硫唑嘌呤和霉酚酸酯联合激素疗效的试验。他们使用环孢素胶囊（Neoral）取代口服液（Sandimmune）[26]，结果发现，两组在排斥反应发生率及移植物生存期上并无明显差异。这是由于 Neoral 剂型的吸收率高于 Sandimmune 剂型。但是，他们同时也指出，MMF 的费用是硫唑嘌呤的 15 倍。在英国开展的一项队列长期随访研究中，两组受试者在各自接受死亡供体的成对肾脏后分别接受 MMF 和硫唑嘌呤治疗[31]。两组患者在移植物生存期上并无明显差别，但 MMF 组的排斥反应发生率更高。在另外一项比较 MMF 和硫唑嘌呤联合他克莫司和激素

疗效的小样本试验中，也发现两组的转归无明显差异[20]。

另一方面，一项比较他克莫司、MMF、激素以及他克莫司、硫唑嘌呤、激素以及环孢素（Neoral）、MMF 和激素疗效的大样本随机对照试验研究发现，第 3 年时，所有 3 种治疗方案均安全有效，但他克莫司、MMF 和激素联合治疗组的患者转归最佳[12]。美国肾移植数据系统对 49 666 例首次肾移植受体的分析结果表明，与硫唑嘌呤相比，采用 MMF 持续治疗一年后对预防肾功能减退有保护作用[19]。相反，来自 CTS 中心的数据显示，应用霉酚酸酯联合他克莫司或环孢素的第 5 年移植物生存率并无明显改善[24]。

最近，Knight 和同事们对 MMF 和硫唑嘌呤进行了系统比较[15]，总共汇总了 19 例相关随机对照试验的数据，涉及 3000 名患者。他们发现，MMF 与钙调磷酸酶抑制剂联用时能明显降低急性排斥反应的发生率（图 15-1）。然而，移植物失功发生率仅有微小差别，而在患者生存率及肾移植物功能上没有观察到差别（图 15-2）。

Study/subcategory	MMF (n/N)	AZA (n/N)	RR [95% CI]
1. CsA SIM			
Sollinger 1995	70/333	67/166	0.52 [0.39,0.69]
Keown 1996	66/337	60/166	0.54 [0.40,0.73]
Subgroup total	**670**	**332**	**0.53 [0.43,0.65]**
2. CsA ME			
Egfjord 1999	8/25	11/25	0.73 [0.353,1.50]
Suhail 2000	2/20	7/20	0.29 [0.067,1.21]
Miladipour 2002	4/40	10/40	0.40 [0.137,1.17]
Sadek 2002	27/162	43/157	0.61 [0.397,0.93]
Tuncer 2002	7/38	13/38	0.54 [0.242,1.20]
Remuzzi 2004	57/124	65/124	0.88 [0.680,1.13]
Merville 2004	5/37	7/34	0.66 [0.230,1.87]
Joh 2005	10/34	9/34	1.11 [0.517,2.39]
Weimer 2006	5/31	9/25	0.45 [0.172,1.17]
Subgroup total	**511**	**497**	**0.7 [0.58,0.85]**
3. Tacrolimus			
Mendez 1998	24/117	19/59	0.64 [0.38,1.07]
Johnson 2000	12/72	9/76	0.79 [0.40,1.56]
Wlodarczyk 2002	46/243	70/246	0.67 [0.48,0.92]
Subgroup total	**432**	**381**	**0.68 [0.52,0.87]**
4. CsA (unknown)			
Army Hospital Dehli 2002	1/17	3/16	0.31 [0.036,2.7]
Baltar 2002	1/14	5/12	0.17 [0.023,1.3]
Sun 2002	2/40	6/46	0.38 [0.082,1.8]
Subgroup total	**71**	**74**	**0.29 [0.1,0.82]**
Overall total	**1684**	**1284**	**0.62 [0.55,0.7]**

Relative Risk

图 15-1 森林图表明急性排斥反应的相对风险。其中方框代表个体研究中的相对风险（RR），钻石图形代表总结效应。相对风险小于 1 支持应用霉酚酸酯（MMF）。水平线条代表 95% 置信区间（CI）。CsA，环孢素；ME，微乳液；SIM，环孢素；n，急性排斥反应患者例数；N，研究组患者总数。（From Knight SR, Russell NK, Barcena L, et al. Mycophenolate mofetil decreases acute rejection and may improve graft survival in renal transplant recipients when compared with azathioprine: a systematic review. Transplantation 2009;87:785-94.）（扫码看彩图）

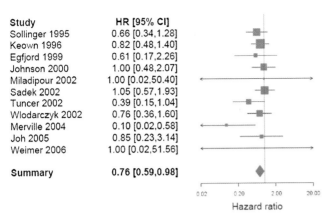

Study	HR [95% CI]
Sollinger 1995	0.66 [0.34,1.28]
Keown 1996	0.82 [0.48,1.40]
Egfjord 1999	0.61 [0.17,2.26]
Johnson 2000	1.00 [0.48,2.07]
Miladipour 2002	1.00 [0.02,50.40]
Sadek 2002	1.05 [0.57,1.93]
Tuncer 2002	0.39 [0.15,1.04]
Wlodarczyk 2002	0.76 [0.36,1.60]
Merville 2004	0.10 [0.02,0.58]
Joh 2005	0.85 [0.23,3.14]
Weimer 2006	1.00 [0.02,51.56]
Summary	0.76 [0.59,0.98]

图 15-2　森林图代表移植失败的风险比例(HR),包括功能性肾衰竭。其中,方框代表个体研究中的风险比例,钻石图形代表总结效应。风险比例小于 1 支持应用霉酚酸酯。水平线代表 95% 置信区间。(From Knight SR,Russell NK,Barcena L,et al. Mycophenolate mofetil decreases acute rejection and may improve graft survival in renal transplant recipients when compared with azathioprine: a systematic review. Transplantation 2009;87:785-94.)(扫码看彩图)

各组均未出现明显的并发症,仅 MMF 组患者偶有腹泻。因此,与钙调磷酸酶抑制剂联合应用可以明显改善急性排斥反应,而且移植物失功的发生率也可能降低。不过,相较于硫唑嘌呤,MMF 在经济方面的优势有限。

有趣的是,最近一项有关受试者免疫应答的 Symphony 研究发现,与他克莫司联合硫唑嘌呤相比,他克莫司联合 MMF 对移植物保护性 Th2 应答反应产生明显的影响,抑制 B 细胞的免疫应答（与 IL-2 及 IL-4 的免疫应答相关）,同时产生更强的体液免疫效应[35]。

环孢素转化为硫唑嘌呤

环孢素转化为硫唑嘌呤可以在移植后 3~12 个月成功完成,可以改善肾功能,但可能导致急性排斥反应风险增加。这将在第 17 章详细讨论。

硫唑嘌呤转化为霉酚酸酯

近年来,在接受钙调磷酸酶抑制剂联合硫唑嘌呤和激素的移植术后慢性肾病患者中开展了多项试验,这些患者在试验中以 MMF 替换硫唑嘌呤同时减量或避免使用钙调磷酸酶抑制剂。在大部分试验中,患者的

肾功能保持稳定或者得到改善[11,18,34]。

他克莫司和硫唑嘌呤

他克莫司联合或者不联合硫唑嘌呤的试验研究表明,硫唑嘌呤并不能增加他克莫司的免疫抑制效应。事实上,一项在大约 500 例患者中开展的欧洲随机研究发现,患者及移植物第 3 年的生存期、急性或慢性排斥反应发生率并无明显差异[25]。第 17 章将会进一步详细阐述。

结论

从 20 世纪 60 年代开始,硫唑嘌呤成为免疫抑制的奠基石,这种情况直到 20 世纪 80 年代环孢素出现后才被打破。随后,环孢素被应用于所谓的三联疗法。然而,在比较 MMF 与硫唑嘌呤联合环孢素的早期试验中,研究人员发现两者在急性排斥反应发生率方面存在显著差异,导致 MMF 逐渐替代了硫唑嘌呤。如今,临床常规方案为他克莫司、MMF 以及激素（有或无诱导治疗）。毫无疑问,MMF 在预防急性排斥反应方面比硫唑嘌呤更加有效,但是在提高移植物存活率方面的作用则是有限的,这可能是因为硫唑嘌呤在肾移植中尚未奠定地位便被过早摒弃,特别是当免疫抑制药物的费用成为影响患者治疗方案的主要因素时。

（郑建明 译　宋文利 校）

参考文献

1. Bach JF, Dardenne M. The metabolism of azathioprine in renal failure. Transplantation 1971;12(4):253-9.
2. Bach JF. The mode of action of immunosuppressive agents. Oxford: North-Holland Publishing Company; 1975.
3. Calne RY. The rejection of renal homografts. Inhibition in dogs by 6-mercaptopurine. Lancet 1960;1:417-8.
4. Calne RY, Alexandre GP, Murray JE. A study of the effects of drugs in prolonging survival of homologous renal transplants in dogs. Ann N Y Acad Sci 1962;99:743-61.
5. d'Apice AJ, Becker GJ, Kincaid-Smith P, et al. A prospective randomized trial of low-dose versus high-dose steroids in cadaveric renal transplantation. Transplantation 1984;37(4):373-7.
6. Elion GB, Burgi E, Hitchings GH. Studies on condensed pyrimidine systems. IX. The synthesis of some 6-substituted purines. J Am Chem Soc 1952;74:411-4.
7. Elion GB, Bieber S, Hitchings GH. The fate of 6-mercaptopurine in mice. Ann N Y Acad Sci 1954;60(2):297-303.
8. Elion GB, Bieber S, Hitchings GH. A summary of investigations with 2-amino-6-[(1-methyl-4-nitro-5-imidazolyl)thio]purine (B.W. 57-323) in animals. Cancer Chemother Rep 1960;8:36-43.
9. Elion GB, Callahan S, Nathan H, et al. Potentiation by inhibition of drug degradation : 6-substituted purines and xanthine oxidase.

Biochem Pharmacol 1963;12(1):85–93.

10. Fabre MA, Jones DC, Bunce M, et al. The impact of thiopurine *S*-methyltransferase polymorphisms on azathioprine dose 1 year after renal transplantation. Transpl Int 2004;17(9):531–9.

11. Garcia R, Pinheiro-Machado PG, Felipe CR, et al. Conversion from azathioprine to mycophenolate mofetil followed by calcineurin inhibitor minimization or elimination in patients with chronic allograft dysfunction. Transplant Proc 2006;38(9):2872–8.

12. Gonwa T, Johnson C, Ahsan N, et al. Randomized trial of tacrolimus+mycophenolate mofetil or azathioprine versus cyclosporine+mycophenolate mofetil after cadaveric kidney transplantation: results at three years. Transplantation 2003;75(12):2048–53.

13. Goodwin WE, Mims MM, Kaufman JJ. Human renal transplantation III. Technical problems encountered in six cases of kidney homotransplantation. Trans Am Assoc Genitourin Surg 1962;54:116–25.

14. Grimbert P, Baron C, Fruchaud G, et al. Long-term results of a prospective randomized study comparing two immunosuppressive regimens, one with and one without CsA, in low-risk renal transplant recipients. Transpl Int 2002;15(11):550–5.

15. Knight SR, Russell NK, Barcena L, et al. Mycophenolate mofetil decreases acute rejection and may improve graft survival in renal transplant recipients when compared with azathioprine: a systematic review. Transplantation 2009;87(6):785–94.

16. Kurzawski M, Dziewanowski K, Gawroska-Szklarz B, et al. The impact of thiopurine *S*-methyltransferase polymorphism on azathioprine-induced myelotoxicity in renal transplant recipients. Ther Drug Monit 2005;27(4):435–41.

17. Lennard L, Murphy MF, Maddocks JL. Severe megaloblastic anaemia associated with abnormal azathioprine metabolism. Br J Clin Pharmacol 1984;17(2):171–2.

18. Lezaic VD, Marinkovic J, Ristic S, et al. Conversion of azathioprine to mycophenolate mofetil and chronic graft failure progression. Transplant Proc 2005;37(2):734–6.

19. Meier-Kriesche HU, Steffen BJ, Hochberg AM, et al. Mycophenolate mofetil versus azathioprine therapy is associated with a significant protection against long-term renal allograft function deterioration. Transplantation 2003;75(8):1341–6.

20. Mucha K, Foroncewicz B, Paczek L, et al. 36-month follow-up of 75 renal allograft recipients treated with steroids, tacrolimus, and azathioprine or mycophenolate mofetil. Transplant Proc 2003;35(6):2176–8.

21. Murray JE, Merrill JP, Dammin GJ, et al. Kidney transplantation in modified recipients. Ann Surg 1962;156:337–55.

22. Murray JE, Merrill JP, Harrison JH, et al. Prolonged survival of human-kidney homografts by immunosuppressive drug therapy.

23. N Engl J Med 1963;268:1315–23.

23. Opelz G, Dohler B. Critical threshold of azathioprine dosage for maintenance immunosuppression in kidney graft recipients. Collaborative Transplant Study. Transplantation 2000;69(5):818–21.

24. Opelz G, Dohler B, Collaborative Transplant Study. Influence of immunosuppressive regimens on graft survival and secondary outcomes after kidney transplantation. Transplantation 2009;87(6):795–802.

25. Pascual J, Segoloni G, Gonzalez Molina M, et al. Comparison between a two-drug regimen with tacrolimus and steroids and a triple one with azathioprine in kidney transplantation: results of a European trial with 3-year follow up. Transplant Proc 2003;35(5):1701–3.

26. Remuzzi G, Lesti M, Gotti E, et al. Mycophenolate mofetil versus azathioprine for prevention of acute rejection in renal transplantation (MYSS): a randomised trial. Lancet 2004;364(9433):503–12.

27. Sanderson J, Ansari A, Marinaki T, et al. Thiopurine methyltransferase: should it be measured before commencing thiopurine drug therapy? Ann Clin Biochem 2004;41(Pt 4):294–302.

28. Schutz E, Gummert J, Mohr FW, et al. Should 6-thioguanine nucleotides be monitored in heart transplant recipients given azathioprine? Ther Drug Monit 1996;18(3):228–33.

29. Schwartz R, Dameshek W. Drug-induced immunological tolerance. Nature 1959;183(4676):1682–3.

30. Schwartz R, Dameshek W. The effects of 6-mercaptopurine on homograft reactions. J Clin Invest 1960;39:952–8.

31. Shah S, Collett D, Johnson R, et al. Long-term graft outcome with mycophenolate mofetil and azathioprine: a paired kidney analysis. Transplantation 2006;82(12):1634–9.

32. Squifflet JP, Sutherland DE, Rynasiewicz JJ, et al. Combined immunosuppressive therapy with cyclosporin A and azathioprine. A synergistic effect in three of four experimental models. Transplantation 1982;34(6):315–8.

33. Starzl TE, Marchioro TL, Waddell WR. The reversal of rejection in human renal homografts with subsequent development of homograft tolerance. Surg Gynecol Obstet 1963;117:385–95.

34. Stoves J, Newstead CG, Baczkowski AJ, et al. A randomized controlled trial of immunosuppression conversion for the treatment of chronic allograft nephropathy. Nephrol Dial Transplant 2004;19(8):2113–20.

35. Weimer R, Deisz S, Dietrich H, et al. Impact of maintenance immunosuppressive regimens – balance between graft protective suppression of immune functions and a near physiological immune response. Transpl Int 2011;24(6):596–609.

36. Zukoski CF, Lee HM, Hume DM. The prolongation of functional survival of canine renal homografts by 6-mercaptopurine. Surg Forum 1960;11:470–2.

第 16 章

类固醇激素

Simon R. Knight

简介

自 20 世纪 60 年代开展第一例肾移植手术以来，类固醇激素的免疫抑制效应开始受到世人关注，并成功用于控制急性排斥反应[24]。Starzl 在其 1964 年的论著中称激素与硫唑嘌呤具有协同作用，因为单独应用硫唑嘌呤并不能有效预防排斥反应[84]。随后，来自弗吉尼亚州、伦敦和克利夫兰的研究团队也在移植术后联合应用硫唑嘌呤和激素，并且在急性排斥反应患者中加大激素剂量[37,62,86]。硫唑嘌呤联合激素作为移植术后的主流方案一直持续了大约 20 年。

在这种所谓的硫唑嘌呤方案的最初应用阶段，医师往往在移植术后立即任意给予患者高剂量的激素，然后在 6~12 个月左右逐渐减量至维持水平。这种大剂量的激素联合硫唑嘌呤治疗方案与移植术后的发病率密切相关(稍后讨论)。直到 20 世纪 70 年代，研究人员

经过一系列的随机试验及研究逐渐发现，低剂量激素在预防排斥反应方面的效果等同于高剂量，而且低剂量激素可以明显降低相关并发症的发生率。

近年来，随着药效更强的新型诱导药物及维持治疗药物不断增多，临床上已经进一步减少免疫抑制维持药物方案中的激素剂量，甚至撤出激素或者避免同时使用。

作用机制

泼尼松或者强的松龙是常用的激素药物，迅速经消化道吸收，口服后 1~3 小时达到血药浓度峰值。激素的作用机制非常复杂，目前尚未完全明确[14,20,76]。激素同时兼具抗炎和免疫抑制作用。Billingham 首次报道可的松能够延长兔皮肤移植物的生存周期[5]。在治疗急性排斥反应时，预防性应用激素产生免疫抑制效应的原因可能是抗炎作用引发了即时应答。一项比较强的松

龙与非激素抗炎药(布洛芬)作用的小样本随机试验发现,非激素抗炎组的排斥反应发生率更高,提示激素在肾移植中并非主要发挥抗炎作用[51]。

肝脏是激素的主要代谢途径。泼尼松需要在肝脏中转化为有活性的强的松龙。尽管预计泼尼松的生物利用度是强的松龙的80%左右,但并无明确的证据证明泼尼松(美国常用)和强的松龙(欧洲常用)的治疗效果存在区别[8,21]。泼尼松半衰期为60分钟,强的松龙为200分钟。半衰期在肝功能异常的患者中会明显延长,与肝药酶诱导剂(如苯妥英钠,利福平)同时用药时会缩短。目前,尚无明确证据显示这种药物相互作用会引发严重的临床问题。但也有研究者指出,在应用硫唑嘌呤的患者联用环孢素时,强的松龙的清除率会降低[70]。随后的研究发现,环孢素不影响甲泼尼龙的代谢过程,但作者同时也注意到有患者出现明显的甲泼尼龙代谢变异[90]。激素诱导的UDP葡萄糖醛基转移酶可以增加霉酚酸的清除率,减少机体对于霉酚酸酯的暴露,其作用具有时间和剂量依赖性。Cattaneo证实,在术后一段时期内减小激素剂量,可以增加霉酚酸的曲线下面积[9]。通过西罗莫司治疗期间的泼尼松药代动力学研究发现,西罗莫司和泼尼松在某些患者中存在轻微的相互作用[42]。

激素在体外也能对 T 细胞的增殖产生明显的效应,抑制白介素2的产生[65]。激素具有多种增强免疫抑制效应机制(例如,预防对巨噬细胞的白介素1和白介素6基因的诱导)[50,95]。可能通过抑制单核细胞向炎症区域的迁徙来发挥抗炎作用[20],因此可能会对伤口的愈合产生不利的影响。

激素抵抗

对激素治疗的敏感性存在一定的个体差异。在对健康受试者的研究中发现,激素对淋巴细胞增殖的抑制效应存在显著的个体差异[31]。激素抵抗常见于炎症状态患者。已经证实风湿性关节炎[47]、溃疡性结肠炎[30]、哮喘[13]和系统性红斑狼疮[79]患者的体外淋巴细胞激素敏感性与激素抵抗具有相关性[79]。

在体外淋巴细胞激素敏感性试验中,慢性肾衰竭患者的抵抗发生率高于健康受试者(52.9%对3.8%)[44]。Langhoff 等证实,在肾移植受体中,移植术前体外淋巴细胞的敏感性有助于预测联合硫唑嘌呤患者移植物一年生存期,但对联合应用环孢素的患者则无此作用[53]。

此结果得到了体内试验的证实,与移植物功能衰竭的患者相比,移植术后6个月移植物功能良好的患者对甲泼尼龙表现出更高的敏感性[54]。但是在应用环孢素时,这种差异会变小,提示这种免疫抑制效应更强的药物可能会抵消上述效应。合并激素抵抗的透析患者在移植术后发生急性排斥反应和慢性异体移植肾病的风险将增加[16]。有趣的是,淋巴细胞对强的松龙的敏感性降低与环孢素和他克莫司敏感性受损密切相关,而这种敏感性在发生异体移植排斥反应高风险中扮演了重要的角色[44]。

激素抵抗的潜在机制包括:皮质类固醇暴露介导的受体下调、皮质类固醇受体 β 异构体的负性抑制作用以及炎症反应中炎症前体递质 NK-κB 对 α 受体异构体的抑制[78]。

剂量

在联合硫唑嘌呤作为预防性用药时,激素初始采用高剂量给药(如每天 100mg),6~9 个月后减至维持剂量(每天 20mg)。McGeown 等首次报道低剂量激素(初始剂量为每天 20mg,晨起口服,6 个月时减至每天 10mg 的维持剂量)能维持满意的移植物生存期和较低的激素相关并发症发生率[60]。但是,因为大多数患者在移植前进行了双侧肾切除并接受了大于 100mL 的血液输注,因此获得良好的转归究竟是因为低剂量激素还是输血效应并不清楚。而在硫唑嘌呤时代,输血被广泛认为是改善移植转归的重要因素。

随后,牛津大学以及多家研究中心也开展了高低剂量激素的对比试验。所有试验均证实低剂量激素不仅与高剂量激素在预防排斥反应方面效果相当,而且明显降低激素相关并发症的发生率[7,10,11,17,36,38,61,71,83]。自此以后,低剂量激素联合硫唑嘌呤的方案迅速得到推广。D'Apice 等[15]进行的一项大样本多中心试验发现,低剂量激素仅在硫唑嘌呤采用治疗剂量 [即:> 2mg/(kg·d)]时才与高剂量激素在预防排斥反应方面具有相同的作用。

在引入环孢素之后,临床治疗方案可以使用激素联合或不联合硫唑嘌呤。总体而言,尽管某些国家特别是北美地区趋向于在移植术后一段时间内使用高剂量激素,但低剂量激素方案已经得到了持续的应用。这只是一个相对短暂的过程,现代标准免疫抑制方案不仅趋向于降低激素剂量,事实上,停止使用激素也在逐渐成为可能(参见下文)。

有关激素采取早晨单次给药还是分次给药尚未得出定论。由于泼尼松和强的松龙的半衰期较短,因此分次给药似乎更加合理。但是,考虑到皮质类固醇代谢的昼夜节律,晨起单次给药似乎更加合适[25,64]。目前,尚无临床证据支持哪种方案更加有效或者并发症更少。

多年来,维持剂量的泼尼松或泼尼松龙(每天 10mg)联合硫唑嘌呤一直是临床上的标准治疗方案。在生存期长且移植物功能良好的患者当中,每天的激素剂量已减至 5~6mg。然而,这并不意味着长期应用硫唑嘌呤联合激素时应当把激素剂量减少到每天 5mg。过去,当医师准备撤退激素,逐渐减量至小于 5mg/d 时,患者通常会发生排斥反应。值得注意的是,许多长期生存患者始终采用硫唑嘌呤和激素联合治疗。此外,对于多年依赖激素的患者,其肾上腺功能处于长期抑制状态,即使激素减量也不能恢复,这将导致肾上腺功能不全的临床表现[63]。

为了减少激素并发症,临床上也广泛应用激素隔日疗法,特别是在儿童当中,旨在减少生长受限[6,18,19,55,59,74]。隔日疗法可能导致儿童的排斥反应发生率升高,但成人则较为少见。然而,一项小样本的随机试验证实,与激素每日疗法相比,隔日疗法并不能使患者获益更多,反而会导致更多相关的并发症[59]。

为了加强免疫抑制作用并且预防移植物功能延迟,临床在移植术中常规预防性给予负荷剂量的甲泼尼龙。然而,在一项前瞻性随机试验中,与安慰剂组相比,围术期静脉应用大剂量甲泼尼龙的患者并无明显益处[45]。然而,不论免疫抑制治疗方案如何,术中给予负荷剂量的甲泼尼龙仍然是临床常规治疗方案。

急性排斥反应治疗方案

大剂量激素是急性排斥反应的首选治疗药物。早期常见的治疗方案分为两种:一种是首先加大激素的口服给药剂量(每天给予 200mg,连续 3 天),然后在 10 天内迅速降低至急性排斥反应发生前的激素剂量,另外一种是静脉给予负荷剂量的甲泼尼龙(每天 0.5~1g,持续 3~5 天)。两种方案的效果几乎相同。然而,牛津大学的一项随机前瞻性试验表明,高剂量激素静脉给药与口服给药同样有效,但接受静脉激素的患者并发症发生率更低[26]。一项儿童随机研究表明,静脉注射高剂量甲泼尼龙(每天 600mg/m²,连续 3 天)的疗效并

未优于口服低剂量强的松龙,两组的排斥反应发生率分别为 70% 和 72%[69]。

每天静脉给予 1g 的甲泼尼龙、连续治疗 3 天是临床上最常见的急性排斥反应静脉高剂量激素治疗方案。应当在 5 分钟内缓慢推注静脉负荷剂量,因为负荷剂量激素的过快给药可能导致心律失常[89]。1g 甲泼尼龙可能超出了需要的治疗量。多年来,牛津大学一直采用连续 3 天每天给予 0.5g 甲泼尼龙的静脉注射方案,斯德哥尔摩则采用每天 1 次静脉注射 0.25g 连续给药 3 天的治疗方案。这种低静脉剂量激素似乎并未增加激素抵抗相关的排斥反应发生率,如同先前讨论的,高剂量激素静脉注射方案与低剂量激素静脉注射方案对排斥反应的治疗效果类似[46]。Stromstrad 等[87]进行了一项小样本双盲、随机试验,发现 30mg/kg 的负荷量并未优于 3mg/kg 的负荷量;与此类似,Lui 等[56]的试验也证实,与 3mg/kg 的负荷量相比,15mg/kg 并不能使患者获益更多。

副作用

持续应用激素会产生非常多的副作用(表 16-1)。在硫唑嘌呤时代,肾移植的绝大部分并发症与大剂量的激素应用相关,而且这种并发症的发生率在广泛应用低剂量激素后明显降低。在一项长达 10 年的队列研究过程中发现,治疗激素副作用的额外花费为平均每人 5300 美元[91]。埃及最近开展的一项早期激素撤退随机对照试验的相关成本分析发现,维持激素治疗组用于治疗激素相关并发症的费用是激素撤退组的 2.9 倍[23]。

库欣面容

库欣面容是肾移植患者的典型特征:满月脸、水牛背、粉刺、向心性肥胖和皮肤薄且容易青紫,这些均是

表 16-1　肾移植术后类固醇的副作用

库欣综合征样面容	高血压
伤口愈合	精神障碍
生长阻滞	白内障
糖尿病	胰腺炎
高脂血	皮肤病变
骨疾病	消化性溃疡
肥胖	

大剂量激素蓄积所致。低剂量激素较少引起库欣面容，尽管移植术后患者在早期几个月面部也会出现相应的改变。大部分常规应用环孢素或他克莫司联合低剂量激素的患者不会出现激素相关面部改变。

伤口愈合

激素的抗炎作用常导致伤口不愈合。大剂量应用激素不仅影响伤口愈合，而且影响输尿管膀胱的重建。应用低剂量激素后，伤口不愈合则不再是主要问题。

发育延迟

发育延迟是儿童肾移植术后需要重点关注的问题。随着激素用量的减少，发育延迟已经不再是主要问题[77]。如上所述，隔日激素方案可以降低发育延迟的发生率，在一些研究中，研究人员在不影响发育的情况下成功地减少了激素用量甚至撤退激素（参见下文）。

糖尿病

尿糖、胰岛素依赖型和非胰岛素依赖型糖尿病常在移植术后发生。糖尿病发生率与激素用量部分相关[39]，但通常也和环孢素和他克莫司合并用药相关，两者均可引发与激素无关的糖尿病。这两种药物合并使用时会增加糖尿病的潜在风险，因环孢素和他克莫司引发糖尿病的患者在中断激素治疗后症状会逐渐自行消退。

高脂血症

激素治疗通常会引起高胆固醇血症和高甘油三酯血症。虽然他克莫司较少引起其他并发症，但环孢素和他克莫司增加高脂血症的发生率已经成为钙调磷酸酶抑制剂时期的主要问题[40]。激素撤退会促使脂质总体水平下降（参见下文）。

骨疾病

骨疾病是移植术后常见的主要问题，特别是在绝经后妇女当中[1,28,29,34,41,93]。在移植术后大剂量应用激素常常引发缺血性骨坏死，特别是股骨头术后两年内的坏死发生率高达10%~15%（图16-1）。所有证据表明，这是由于激素的蓄积效应所致。随着低剂量激素方案的引入，缺血性坏死的发生率明显降低。然而，与接受低剂量激素方案治疗的患者对比，接受高剂量治疗方案患者6个月后的激素蓄积效应并未明显升高。

激素治疗同样可能引起骨质疏松。Hollander等在

一项随机研究中发现，中断激素治疗后，患者的椎骨密度会明显升高[33]。Aroldi等[3]对3种不同免疫抑制方案的椎骨密度影响进行随机研究后也得出了相似的结论[3]。研究者们指出，同时接受环孢素和激素治疗的患者腰椎骨密度会有明显下降，而无激素治疗组的骨密度则明显增加。近期，一项移植受体的荟萃分析结果显示，联用磷酸二酯或者维生素D类似物时可降低骨折风险并增加骨矿物质密度，提示长期应用激素的受体可考虑联用这些药物[85]。

许多患者移植术前就患有不同程度的继发性甲状旁腺亢进，而激素治疗又可增强甲旁亢相关的骨质改变。目前，大部分机构在移植术前通过甲状旁腺切除术清除肾衰竭患者多余的组织。对于移植术后出现甲状旁腺激素水平增高的患者，也可考虑进行早期的甲状旁腺切除术。

肥胖

激素治疗通常会导致患者食欲明显增加。如果移植术后不采取饮食限制，所有患者均会出现体重增加，从而加重水钠潴留引起的体重增长。许多患者出现肥胖（BMI>30），导致其出现预后不良的风险增加。医师应建议患者在移植术后谨慎限制卡路里的摄入，因为由于激素使用导致体重增加的患者很难再次减低体重。

高血压

移植术后高血压十分常见，并与钙调磷酸酶抑制剂协同激素存在一定关联。在激素撤退方案中，中断激素治疗后高血压可以得到改善（参见下文）。

精神异常

可以从两方面证明精神异常与激素治疗相关。在移植术后早期，特别是需要大剂量激素治疗排斥反应时，可以观察到明显的精神状态改变。随后，当激素撤退或者减少剂量时，患者的精神状态可能会发生改变（尤其是抑制）。

白内障

激素相关白内障常见于肾移植术后，发生率约为25%[80]。

胰腺炎

肾移植术后发生急性胰腺炎的概率比想象中要高。硫唑嘌呤和激素的使用与急性胰腺炎的发病相关。胰

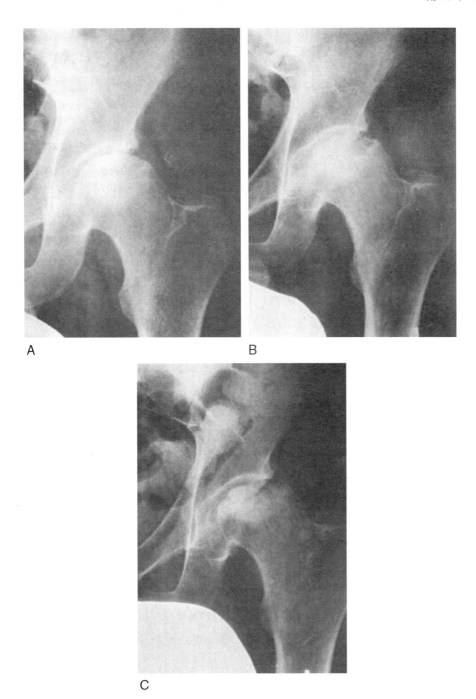

图 16-1　股骨头缺血性坏死。(A)术后 1 年首次疼痛,(B)5 个月后及(C)20 个月后的 X 线检查。此时,已行髋关节置换术。

腺炎与全身性免疫抑制相关,而且病情通常比较严重[82]。急性胰腺炎的临床症状在某种程度上会被激素掩盖。

皮肤改变

长期激素治疗会导致肾移植患者的皮肤发生典型变化,如变薄、萎缩、易出现青紫以及对敲打比较敏感。"移植腿"是一种与长期使用激素有关的综合征,当患者磕到椅子或桌子(损伤并不严重)时,小腿皮瓣则可能出现撕脱或者青肿。

消化性溃疡

尽管对于激素是否会导致消化道溃疡尚且存在争议,但大多数中心在移植术后早期采用最高剂量激素治疗时经常预防性地应用 H_2 受体拮抗剂或者质子泵抑制剂。当移植术后采用低剂量激素治疗时,消化道溃疡的发生率明显下降。

急腹症

激素可能会掩盖移植术后患者出现的急腹症,延迟憩室炎或者消化道穿孔的确诊,导致灾难性的后果。

激素治疗的撤退及中断

如上所述,由于患者在移植术后使用激素产生众多的副作用,因此研究者致力于撤退甚至中止使用激素。心血管疾病是肾移植术后移植物功能良好患者的主要死亡原因,因此长期使用激素的心血管风险影响(如高血压、高脂血症及移植术后糖尿病的风险)具有至关重要的意义[66]。临床医师必须权衡心血管风险获益以及免疫抑制降低和移植物功能的潜在损害,为此,研究人员针对激素撤退方案的风险与获益进行了大量的临床试验。

在激素和硫唑嘌呤治疗早期,如果每天的激素剂量降低至5~6mg,将会导致不可避免的急性排斥反应[2,63]。环孢素的引进则更新了此方案的观点,引发了一系列对移植术后不同时期激素撤退效应的研究。Hricik 等对 7 项接受环孢素治疗的患者开展的试验进行荟萃分析发现,撤退激素将会使接受环孢素治疗的患者急性排斥反应的风险增加,但对患者及移植物的生存期并无明显影响[35]。这 7 项试验中,5 项试验并未使用硫唑嘌呤三联疗法(仅使用环孢素),其中 4 项试验的移植患者从未使用过激素。而且,只有加拿大的环孢素多中心试验在移植术后 2 年仍持续进行随访,该项试验结果证实,持续应用激素治疗的患者可以获得更加出色的长期移植物存活率[81]。

这项荟萃分析的结果使环孢素方案的早期激素撤退得到广泛关注。研究人员对移植术后一年肾功能稳定患者延迟撤退激素开展了一系列随机对照试验[33,75]。牛津大学的研究发现,接受三联疗法(环孢素、硫唑嘌呤和激素)的患者一年后随机停用激素出现肾功能恶化的概率为 10%,但稳定下来后并未观察到移植物失功率升高[75]。这些确实表明早期撤退激素对心血管风险因素(如高血压和血脂)产生有利的影响。

随着免疫抑制维持方案引入他克莫司和霉酚酸酯(MMF),有关各种诱导和维持药物联合给药以及改变激素撤退时间的随机试验研究已经见诸文献报道。早期减量及撤退激素是普遍趋势,许多试验建议在移植术后一周撤退激素。鉴于在早期撤退激素试验中观察到联合应用环孢素的患者发生过度急性排斥反应,因此激素撤退对移植物长期免疫抑制及患者转归的影响是主要问题之一。为了解决这个问题,Woodle 等开展

了迄今为止最值得关注的 Astellas 激素撤退试验。在此试验中,患者接受他克莫司、MMF 和激素治疗,在术后第 7 天撤退激素或者从第 6 个月开始使用维持剂量(每天 5mg)[94]。在 5 年的随访期内保持随机双盲。研究人员发现,激素撤退组出现大量激素敏感的急性排斥反应,患者和移植物的 5 年生存期并未受到明显影响,而在心血管影响方面,甘油三酯、胰岛素需求、体重增加的情况得到改善。因此,研究者认为,从长远来看,早期撤退激素对于他克莫司和 MMF 的患者而言是安全的。

Pescovitz 等最早发现西罗莫司有助于钙依赖磷酸酶方案的激素撤退[73]。最近的一些研究也进一步支持这个观点,西罗莫司的应用不仅有助于激素撤退,还可减少钙依赖磷酸酶抑制剂的用量[12,43,57,58]。

与环孢素方案相比,新型免疫抑制剂如 MMF 和西罗莫司可以使激素撤退的时间提前。Kumar 等对 300名患者进行了一项为期 3 年的随访研究,接受巴利昔单抗、MMF 或西罗莫司的患者在术后第 2 天随机停止或继续维持激素治疗[52]。研究结果发现,两组在移植物功能、患者及移植物生存期、急性排斥反应或慢性异体移植性肾病等方面并无明显差异。无激素组的新发糖尿病概率也明显降低。

在最近的一项研究中,Gelens 等试图联合应用早期激素撤退和无钙调磷酸酶抑制剂方案[22]。患者随机接受他克莫司联合西罗莫司、他克莫司联合 MMF 或达珠单抗诱导、西罗莫司和 MMF 治疗。所有患者在 2 天后撤退激素。该试验因无钙调磷酸酶抑制剂组突然出现大量急性排斥反应而暂停,表明即使患者应用了先进的免疫抑制剂和抗体诱导,但在激素撤退的同时仍然不可完全中断钙调磷酸酶抑制剂的应用。

最近,研究人员对激素撤退方案进行了更多的荟萃分析,试图从大样本试验中得出结论。Pascual 等对6 项试验进行了荟萃分析,其中 4 项采用 MMF 联合环孢素治疗方案,2 项采用 MMF 联合他克莫司治疗方案[72]。当激素撤退后急性排斥反应风险升高 2 倍以上时,移植物功能衰竭的发生率并无明显增加。遗憾的是,此项荟萃分析并未确定环孢素及他克莫司潜在的类固醇样效应。Tan 等进行类似的荟萃分析得出结论,在纳入研究的某些亚观察组中,即使发生急性排斥反应的风险增加,但发生机会性致病菌和尿路感染的风险却下降了[88]。

我们对历时 27 年涉及 5637 例患者的 34 项有关

激素撤退和中断的研究进行的荟萃分析结果表明[48]，随着激素的撤退和中断[图 16-2；相对风险(RR)1.56，*P*<0.0001]，虽然急性排斥反应发生率有所上升，但并无激素抵抗型急性排斥反应发生，说明其主要为激素敏感型。尽管排斥反应率增加，血肌酐值轻微增加(有临床意义)，但是移植物和患者生存期并无明显差异。激素撤退和中断后，患者的心血管风险因子得到明显改善，高血压(RR 0.90，*P*<0.0001)、新发糖尿病(RR 0.64，*P*<0.0006)和高脂血症(RR 0.76，*P*<0.0001)的发生率均明显降低。有趣的是，免疫抑制诱导剂、免疫抑制维持剂和激素撤退时均未发现药物相互作用。然而，后期分析证实激素撤退呈剂量效应，即降低激素撤退的剂量，患者的心血管获益会有所减少[49]。

尽管这些随机对照试验未能证明激素撤退对移植物和患者生存期存在影响，但来自 CTS 中心[67]的研究数据表明，与持续应用激素的患者相比，术后第一年移植物肾功能良好的患者在撤退激素后获得更高的移植物存活率及更长的生存期。而且，该数据显示，急性排斥反应发生率并未增加。对此研究最初的质疑来自术后 1 年因出现排斥反应导致肾功能不良或者延迟恢复仍需持续应用激素的患者得出了与术后 1 年肾功能良好患者亚组相同的分析结论。最近，该研究小组通过一项前瞻性试验证实，肾移植或心脏移植术后激素撤退大于 6 个月可使移植物和患者的生存期得到明显改善，而且不会增加急性排斥反应发生率[68]（图 16-3）。激素撤退组的心血管系统数据也相对较好，只有极少数患者出现胆固醇水平升高。尽管该试验的患者数量和随访周期令人印象深刻（长达 7 年），但由于对照的匹配队列是从 CTS 数据库中提取的，因此缺少随机设计是该试验的主要缺陷。

在上述研究中，对移植过程中避免使用激素的患者数据进行荟萃分析。结果显示，移植术后不使用激素

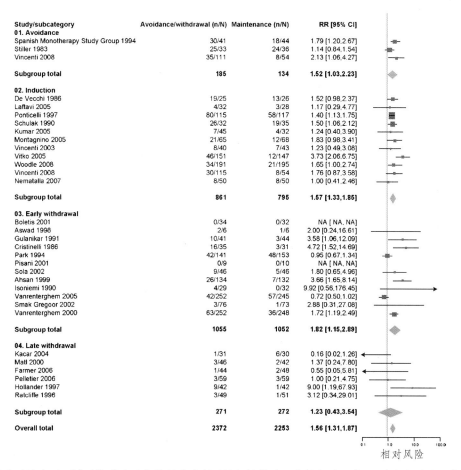

图 16-2　森林图代表移植术后不同时期激素避免使用或戒断后的急性排斥反应的相对风险。蓝色方框代表个体研究病例的治疗效果。红色钻石代表各亚组的综合治疗效果及随机效应分析得出的总体分析。水平线代表 95% 置信区间。RR，相对风险；n，急性排斥反应患者数目；N，研究组患者总数；CI，置信区间。亚组分别是：①完全避免使用激素；②诱导类激素(<7 天)；③早期激素戒断(8 天至 12 个月)；④晚期激素戒断(>12 个月)。(From Knight SR, Morris PJ. Steroid avoidance or withdrawal after renal transplantation increases the risk of acute rejection but decreases cardiovascular risk. A meta-analysis. Transplantation 2010;89:1-14.)(扫码看彩图)

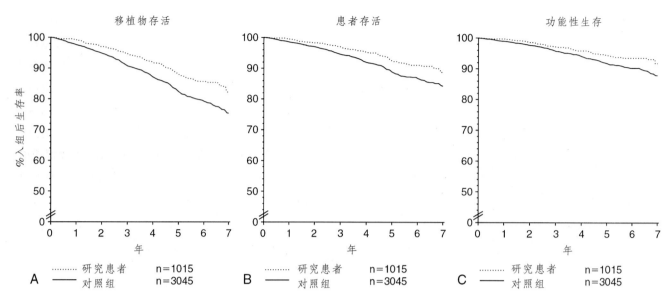

图 16-3 7 年内肾移植受体在激素戒断后(研究患者)或继续使用激素(匹配的对照组)移植物(A)、患者(B)、功能性生存(C)的存活情况。(From Opelz G, Dohler B, Laux G. Long-term prospective study of steroid withdrawal in kidney and heart transplant recipients. Am J Transplant 2005;5:720-8.)

和持续使用激素的患者数据并未观察到明显差异,尽管样本量较小可能导致统计学意义存在局限性。为了确定激素撤退的最佳时机,研究人员开展了一些独立试验,其中最著名的是 3 组 FREEDOM 试验[92]。在此试验中,患者在接受巴利昔单抗、霉酚酸钠和环孢素诱导治疗后,随机接受无激素、激素应用 7 天以及持续应用激素方案。活检结果证实,无激素组的急性排斥反应发生率高于激素撤退组(31.5%对 26.1%),但两组在移植物存活率和肾功能上并无明显差异。复合试验终点采用第 12 个月经活检证实的急性排斥反应、移植物失功和死亡的发生率。结果显示,无激素组的发生率为36.0%,激素撤退组为 29.6%,标准激素组为 19.3%。因此,作者认为早期激素撤退可能优于无激素治疗。

儿童患者的激素撤退

考虑到长期应用激素对生长的不利影响,激素撤退研究对儿童移植患者尤为重要。Benfield 等对移植术后 6 个月的儿童开展了一项随机双盲试验,患儿分别接受持续激素治疗和 12 个月内逐渐撤退激素的治疗方案[4]。所有患儿以巴利昔单抗、钙调磷酸酶抑制剂和西罗莫司为基础免疫抑制方案。随后,由于 274 名患儿移植术后出现可能与较强免疫抑制效应相关的淋巴细胞增殖异常(6.9%),该试验被药品安全管理局(DSMB)叫停。作者认为,尽管该免疫抑制方案可以确保安全撤退激素,但考虑到患者的安全性,不推荐使用这一方案。

在最近的一项研究中,接受传统治疗方案的患者在移植术后一年进行激素撤退,两年内并未观察到急性排斥反应发生率增加[32]。在不影响移植物生存期和功能的前提下,激素撤退能改善生长并且降低心血管系统危险因素的风险。该结论得到了多中心 TWIST 研究所的支持,后者在试验第 4 天撤退激素,并换用达利珠单抗进行诱导治疗[27]。

结论

作为移植免疫抑制剂,激素在诱导、维持和治疗急性排斥反应方面发挥了重要的作用。但是高剂量的激素可引起众多的并发症,因此通过激素撤退或避免使用激素来减少激素的暴露是目前的趋势。

激素撤退可导致急性排斥反应增加,但是有证据显示,这种额外的急性排斥反应一般为轻度且经治疗后可以恢复正常,不会影响移植物的长期存活率及功能。激素撤退可使患者在心血管风险、骨科并发症和生长方面明显获益。

尽管完全避免使用激素的效应尚未明确,但低危肾移植患者的现代免疫抑制方案采取早期撤退激素可使患者更加受益,似乎更加安全。

(郑建明 译 宋文利 校)

参考文献

1. Almond MK, Kwan JT, Evans K, et al. Loss of regional bone mineral density in the first 12 months following renal transplantation. Nephron 1994;66(1):52–7.
2. Anderton JL, Fananapazir L, Eccleston M. Minimum steroid requirements in renal transplant patients monitored by urinary fibrin degradation products and complement. Proc Eur Dial Transplant Assoc 1977;14:342–50.
3. Aroldi A, Tarantino A, Montagnino G, et al. Effects of three immunosuppressive regimens on vertebral bone density in renal transplant recipients: a prospective study. Transplantation 1997;63(3):380–6.
4. Benfield MR, Bartosh S, Ikle D, et al. A randomized double-blind, placebo controlled trial of steroid withdrawal after pediatric renal transplantation. Am J Transplant 2010;10(1):81–8.
5. Billingham RE, Krohn PL, Medawar PB. Effect of cortisone on survival of skin homografts in rabbits. Br Med J 1951;1(4716):1157–63.
6. Breitenfield RV, Hebert LA, Lemann Jr J, et al. Stability of renal transplant function with alternate-day corticosteroid therapy. JAMA 1980;244(2):151–6.
7. Buckels JA, Mackintosh P, Barnes AD. Controlled trial of low versus high dose oral steroid therapy in 100 cadaveric renal transplants. Proc Eur Dial Transplant Assoc 1981;18:394–9.
8. Burleson RL, Marbarger PD, Jermanovich N, et al. A prospective study of methylprednisolone and prednisone as immunosuppressive agents in clinical renal transplantation. Transplant Proc 1981;13(1 Pt 1):339–43.
9. Cattaneo D, Perico N, Gaspari F, et al. Glucocorticoids interfere with mycophenolate mofetil bioavailability in kidney transplantation. Kidney Int 2002;62(3):1060–7.
10. Chan L, French ME, Beare J, et al. Prospective trial of high-dose versus low-dose prednisolone in renal transplant patients. Transplant Proc 1980;12(2):323–6.
11. Chan L, French ME, Oliver DO, et al. High- and low-dose prednisolone. Transplant Proc 1981;13(1 Pt 1):336–8.
12. Citterio F, Sparacino V, Altieri P, et al. Addition of sirolimus to cyclosporine in long-term kidney transplant recipients to withdraw steroid. Transplant Proc 2005;37(2):827–9.
13. Corrigan CJ, Brown PH, Barnes NC, et al. Glucocorticoid resistance in chronic asthma. Peripheral blood T lymphocyte activation and comparison of the T lymphocyte inhibitory effects of glucocorticoids and cyclosporin A. Am Rev Respir Dis 1991;144(5):1026–32.
14. Cupps TR, Fauci AS. Corticosteroid-mediated immunoregulation in man. Immunol Rev 1982;65:133–55.
15. d'Apice AJ, Becker GJ, Kincaid-Smith P, et al. A prospective randomized trial of low-dose versus high-dose steroids in cadaveric renal transplantation. Transplantation 1984;37(4):373–7.
16. De Antonio SR, Saber LT, Chriguer RS, et al. Glucocorticoid resistance in dialysis patients may impair the kidney allograft outcome. Nephrol Dial Transplant 2008;23(4):1422–8.
17. De Vecchi A, Rivolta E, Tarantino A, et al. Controlled trial of two different methylprednisolone doses in cadaveric renal transplantation. Nephron 1985;41(3):262–6.
18. Diethelm AG, Sterling WA, Hartley MW, et al. Alternate-day prednisone therapy in recipients of renal allografts. Risk and benefits. Arch Surg 1976;111(8):867–70.
19. Dumler F, Levin NW, Szego G, et al. Long-term alternate day steroid therapy in renal transplantation. A controlled study. Transplantation 1982;34(2):78–82.
20. Fauci AS. Mechanisms of the immunosuppressive and anti-inflammatory effects of glucocorticosteroids. J Immunopharmacol 1978;1(1):1–25.
21. Gambertoglio JG, Frey FJ, Holford NH, et al. Prednisone and prednisolone bioavailability in renal transplant patients. Kidney Int 1982;21(4):621–6.
22. Gelens MA, Christiaans MH, van Heurn EL, et al. High rejection rate during calcineurin inhibitor-free and early steroid withdrawal immunosuppression in renal transplantation. Transplantation 2006;82(9):1221–3.
23. Gheith OA, Nematalla AH, Bakr MA, et al. Steroid avoidance reduces the cost of morbidities after live-donor renal allotransplants: a prospective, randomized, controlled study. Exp Clin Transplant 2011;9(2):121–7.
24. Goodwin WE, Mims MM, Kaufman JJ. Human renal transplantation III. Technical problems encountered in six cases of kidney homotransplantation. Trans Am Assoc Genitourin Surg 1962;54:116–25.
25. Grant SD, Forsham PH, DiRaimondo VC. Suppression of 17-hydroxycorticosteroids in plasma and urine by single and divided doses of triamcinolone. N Engl J Med 1965;273(21):1115–8.
26. Gray D, Shepherd H, Daar A, et al. Oral versus intravenous high-dose steroid treatment of renal allograft rejection. The big shot or not? Lancet 1978;1(8056):117–8.
27. Grenda R, Watson A, Trompeter R, et al. A randomized trial to assess the impact of early steroid withdrawal on growth in pediatric renal transplantation: the TWIST study. Am J Transplant 2010;10(4):828–36.
28. Grotz WH, Mundinger FA, Gugel B, et al. Bone fracture and osteodensitometry with dual energy X-ray absorptiometry in kidney transplant recipients. Transplantation 1994;58(8):912–5.
29. Grotz WH, Mundinger FA, Gugel B, et al. Bone mineral density after kidney transplantation. A cross-sectional study in 190 graft recipients up to 20 years after transplantation. Transplantation 1995;59(7):982–6.
30. Hearing SD, Norman M, Probert CS, et al. Predicting therapeutic outcome in severe ulcerative colitis by measuring in vitro steroid sensitivity of proliferating peripheral blood lymphocytes. Gut 1999;45(3):382–8.
31. Hearing SD, Norman M, Smyth C, et al. Wide variation in lymphocyte steroid sensitivity among healthy human volunteers. J Clin Endocrinol Metab 1999;84(11):4149–54.
32. Hocker B, Weber LT, Feneberg R, et al. Improved growth and cardiovascular risk after late steroid withdrawal: 2-year results of a prospective, randomised trial in paediatric renal transplantation. Nephrol Dial Transplant 2009;25(2):617–24.
33. Hollander AA, Hene RJ, Hermans J, et al. Late prednisone withdrawal in cyclosporine-treated kidney transplant patients: a randomized study. J Am Soc Nephrol 1997;8(2):294–301.
34. Horber FF, Casez JP, Steiger U, et al. Changes in bone mass early after kidney transplantation. J Bone Miner Res 1994;9(1):1–9.
35. Hricik DE, O'Toole MA, Schulak JA, et al. Steroid-free immunosuppression in cyclosporine-treated renal transplant recipients: a meta-analysis. J Am Soc Nephrol 1993;4(6):1300–5.
36. Hricik DE, Almawi WY, Strom TB. Trends in the use of glucocorticoids in renal transplantation. Transplantation 1994;57(7):979–89.
37. Hume DM, Lee HM, Williams GM, et al. Comparative results of cadaver and related donor renal homografts in man, and immunologic implications of the outcome of second and paired transplants. Ann Surg 1966;164(3):352–97.
38. Isoniemi H, Ahonen J, Eklund B, et al. Renal allograft immunosuppression. II. A randomized trial of withdrawal of one drug in triple drug immunosuppression. Transpl Int 1990;3(3):121–7.
39. Isoniemi H. Renal allograft immunosuppression V: glucose intolerance occurring in different immunosuppressive treatments. Clin Transplant 1991;5(3):268–72.
40. Jensik SC. Tacrolimus (FK 506) in kidney transplantation: three-year survival results of the US multicenter, randomized, comparative trial. FK 506 Kidney Transplant Study Group. Transplant Proc 1998;30(4):1216–8.
41. Julian BA, Laskow DA, Dubovsky J, et al. Rapid loss of vertebral mineral density after renal transplantation. N Engl J Med 1991;325(8):544–50.
42. Jusko WJ, Ferron GM, Mis SM, et al. Pharmacokinetics of prednisolone during administration of sirolimus in patients with renal transplants. J Clin Pharmacol 1996;36(12):1100–6.
43. Kahan BD, Podbielski J, Schoenberg L. Use of sirolimus to facilitate steroid withdrawal from a cyclosporine regimen. Transplant Proc 2006;38(9):2842–6.
44. Kang XX, Hirano T, Oka K, et al. Role of altered prednisolone-specific lymphocyte sensitivity in chronic renal failure as a pharmacodynamic marker of acute allograft rejection after kidney transplantation. Eur J Clin Pharmacol 1991;41(5):417–23.
45. Kauffman HM, Sampson D, Fox PS, et al. High dose (bolus) intravenous methylprednisolone at the time of kidney homotransplantation. Ann Surg 1977;186(5):631–4.
46. Kauffman Jr. HM, Stromstad SA, Sampson D, et al. Randomized steroid therapy of human kidney transplant rejection. Transplant Proc 1979;11(1):36–8.

47. Kirkham BW, Corkill MM, Davison SC, et al. Response to glucocorticoid treatment in rheumatoid arthritis: in vitro cell mediated immune assay predicts in vivo responses. J Rheumatol 1991;18(6):821–5.

48. Knight SR, Morris PJ. Steroid avoidance or withdrawal after renal transplantation increases the risk of acute rejection but decreases cardiovascular risk. A meta-analysis. Transplantation 2010;89(1):1–14.

49. Knight SR, Morris PJ. Interaction between maintenance steroid dose and the risk/benefit of steroid avoidance and withdrawal regimens following renal transplantation. Transplantation 2011;92(11):e63–4.

50. Knudsen PJ, Dinarello CA, Strom TB. Glucocorticoids inhibit transcriptional and post-transcriptional expression of interleukin 1 in U937 cells. J Immunol 1987;139(12):4129–34.

51. Kreis H, Chkoff N, Droz D, et al. Nonsteroid antiinflammatory agents as a substitute treatment for steroids in ATGAM-treated cadaver kidney recipients. Transplantation 1984;37(2):139–45.

52. Kumar MS, Heifets M, Moritz MJ, et al. Safety and efficacy of steroid withdrawal two days after kidney transplantation: analysis of results at three years. Transplantation 2006;81(6):832–9.

53. Langhoff E, Ladefoged J, Jakobsen BK, et al. Recipient lymphocyte sensitivity to methylprednisolone affects cadaver kidney graft survival. Lancet 1986;1(8493):1296–7.

54. Langhoff E, Ladefoged J. The impact of high lymphocyte sensitivity to glucocorticoids on kidney graft survival in patients treated with azathioprine and cyclosporine. Transplantation 1987;43(3):380–4.

55. Leb DE. Alternate day prednisone treatment may increase kidney transplant rejection. Proc Clin Dial Transplant Forum 1979;9:136–9.

56. Lui SF, Sweny P, Scoble JE, et al. Low-dose vs high-dose intravenous methylprednisolone therapy for acute renal allograft rejection in patients receiving cyclosporin therapy. Nephrol Dial Transplant 1989;4(5):387–9.

57. Mahalati K, Kahan BD. Sirolimus permits steroid withdrawal from a cyclosporine regimen. Transplant Proc 2001;33(1–2):1270.

58. Mahalati K, Kahan BD. A pilot study of steroid withdrawal from kidney transplant recipients on sirolimus-cyclosporine–a combination therapy. Transplant Proc 2001;33(7–8):3232–3.

59. McDonald FD, Horensten ML, Mayor GB, et al. Effect of alternate-day steroids on renal transplant function. A controlled study. Nephron 1976;17(6):415–29.

60. McGeown MG, Kennedy JA, Loughridge WG, et al. One hundred kidney transplants in the Belfast city hospital. Lancet 1977;2(8039):648–51.

61. Morris PJ, Chan L, French ME, et al. Low dose oral prednisolone in renal transplantation. Lancet 1982;1(8271):525–7.

62. Mowbray JF, Cohen SL, Doak PB, et al. Human cadaveric renal transplantation. Report of twenty cases. Br Med J 1965;2(5475):1387–94.

63. Naik RB, Chakraborty J, English J, et al. Serious renal transplant rejection and adrenal hypofunction after gradual withdrawal of prednisolone two years after transplantation. Br Med J 1980;280(6228):1337–40.

64. Nichols T, Nugent CA, Tyler FH. Diurnal variation in supression of adrenal function by glucocorticoids. J Clin Endocrinol Metab 1965;25:343–9.

65. Northrop JP, Crabtree GR, Mattila PS. Negative regulation of interleukin 2 transcription by the glucocorticoid receptor. J Exp Med 1992;175(5):1235–45.

66. Ojo AO, Hanson JA, Wolfe RA, et al. Long-term survival in renal transplant recipients with graft function. Kidney Int 2000;57(1):307–13.

67. Opelz G. Influence of treatment with cyclosporine, azathioprine and steroids on chronic allograft failure. The Collaborative Transplant Study. Kidney Int Suppl 1995;52:S89–92.

68. Opelz G, Dohler B, Laux G. Long-term prospective study of steroid withdrawal in kidney and heart transplant recipients. Am J Transplant 2005;5(4 Pt 1):720–8.

69. Orta-Sibu N, Chantler C, Bewick M, et al. Comparison of high-dose intravenous methylprednisolone with low-dose oral prednisolone in acute renal allograft rejection in children. Br Med J (Clin Res Ed) 1982;285(6337):258–60.

70. Ost L. Impairment of prednisolone metabolism by cyclosporine treatment in renal graft recipients. Transplantation 1987;44(4):533–5.

71. Papadakis J, Brown CB, Cameron JS, et al. High versus "low" dose corticosteroids in recipients of cadaveric kidneys: prospective controlled trial. Br Med J (Clin Res Ed) 1983;286(6371):1097–100.

72. Pascual J, Quereda C, Zamora J, et al. Steroid withdrawal in renal transplant patients on triple therapy with a calcineurin inhibitor and mycophenolate mofetil: a meta-analysis of randomized, controlled trials. Transplantation 2004;78(10):1548–56.

73. Pescovitz MD, Kahan BD, Julian BA, et al. Sirolimus (SRL) permits early steroid withdrawal from a triple therapy renal prophylaxis regimen. ASTP Abstracts 1997;62:261.

74. Potter DE, Holliday MA, Wilson CJ, et al. Alternate-day steroids in children after renal transplantation. Transplant Proc 1975;7(1):79–82.

75. Ratcliffe PJ, Dudley CR, Higgins RM, et al. Randomised controlled trial of steroid withdrawal in renal transplant recipients receiving triple immunosuppression. Lancet 1996;348(9028):643–8.

76. Rhen T, Cidlowski JA. Antiinflammatory action of glucocorticoids – new mechanisms for old drugs. N Engl J Med 2005;353(16):1711–23.

77. Rizzoni G, Broyer M, Guest G, et al. Growth retardation in children with chronic renal disease: scope of the problem. Am J Kidney Dis 1986;7(4):256–61.

78. Schaaf MJM, Cidlowski JA. Molecular mechanisms of glucocorticoid action and resistance. J Steroid Biochem Mol Biol 2002;83(1–5):37–48.

79. Seki M, Ushiyama C, Seta N, et al. Apoptosis of lymphocytes induced by glucocorticoids and relationship to therapeutic efficacy in patients with systemic lupus erythematosus. Arthritis Rheum 1998;41(5):823–30.

80. Shun-Shin GA, Ratcliffe P, Bron AJ, et al. The lens after renal transplantation. Br J Ophthalmol 1990;74(5):267–71.

81. Sinclair NR. Low-dose steroid therapy in cyclosporine-treated renal transplant recipients with well-functioning grafts. The Canadian Multicentre Transplant Study Group. CMAJ 1992;147(5):645–57.

82. Slakey DP, Johnson CP, Cziperle DJ, et al. Management of severe pancreatitis in renal transplant recipients. Ann Surg 1997;225(2):217–22.

83. Stabile C, Vincenti F, Garovoy M, et al. Is a "low" dose of prednisone better than a "high" dose at the time of renal transplantation? Braz J Med Biol Res 1986;19(3):355–66.

84. Starzl TE. Pretreatment with prednisolone. In: Starzl TE, editor. Experience in renal transplantation. Philadelphia: WB Saunders; 1964.

85. Stein EM, Ortiz D, Jin Z, et al. Prevention of fractures after solid organ transplantation: a meta-analysis. J Clin Endocrinol Metab 2011;96(11):3457–65.

86. Straffon RA, Hewitt CKW, Stewart BH, et al. Clinical experience with the use of 79 kidneys from cadavers for transplantation. Surg Gynecol Obstet 1966;123(3):483–92.

87. Stromstad SA, Kauffman HM, Sampson D, et al. Randomized steroid therapy of human kidney transplant rejection. Surg Forum 1978;29:376–7.

88. Tan JY, Zhao N, Wu TX, et al. Steroid withdrawal increases risk of acute rejection but reduces infection: a meta-analysis of 1681 cases in renal transplantation. Transplant Proc 2006;38(7):2054–6.

89. Thompson JF, Chalmers DH, Wood RF, et al. Sudden death following high-dose intravenous methylprednisolone. Transplantation 1983;36(5):594–6.

90. Tornatore KM, Walshe JJ, Reed KA, et al. Comparative methylprednisolone pharmacokinetics in renal transplant patients receiving double- or triple-drug immunosuppression. Ann Pharmacother 1993;27(5):545–9.

91. Veenstra DL, Best JH, Hornberger J, et al. Incidence and long-term cost of steroid-related side effects after renal transplantation. Am J Kidney Dis 1999;33(5):829–39.

92. Vincenti F, Schena FP, Paraskevas S, et al. A randomized, multicenter study of steroid avoidance, early steroid withdrawal or standard steroid therapy in kidney transplant recipients. Am J Transplant 2008;8(2):307–16.

93. Wolpaw T, Deal CL, Fleming-Brooks S, et al. Factors influencing vertebral bone density after renal transplantation. Transplantation 1994;58(11):1186–9.

94. Woodle ES, First MR, Pirsch J, et al. A prospective, randomized, double-blind, placebo-controlled multicenter trial comparing early (7 day) corticosteroid cessation versus long-term, low-dose corticosteroid therapy. Ann Surg 2008;248(4):564–77.

95. Zanker B, Walz G, Wieder KJ, et al. Evidence that glucocorticosteroids block expression of the human interleukin-6 gene by accessory cells. Transplantation 1990;49(1):183–5.

第 17 章

钙调磷酸酶抑制剂

Juan C. Mejia・Amit Basu・Ron Shapiro

目前,临床上主流的免疫抑制维持药物分别是 20 世纪 80 年代发现的环孢素和 90 年代引入的他克莫司。而近 10 年,以他克莫司为基础的治疗方案在临床上应用率越来越高。二者均为免疫抑制剂,能够改善肝肾移植受试者临床转归[46]。1994 年,FDA 依据一项三期临床试验批准了他克莫司,而与其他免疫抑制剂不同,该研究首先在肝移植患者中进行。1997 年,FDA 依据随后进行的临床研究批准他克莫司用于肾移植患者。2009 年,84%的肾移植受体和 90%的肝移植受体在出

院前接受他克莫司的免疫抑制维持治疗方案,而且该比例还在随时间的推移不断地升高[126]。

环孢素首次被 Sanndoz 的微生物实验室(瑞士,巴塞尔）从土壤样本两系真菌 (Cylindrocarpon lucidum Booth 和 Trichoderma polysporum Rifai)中提取出来[34]。Borel 等通过一系列的体外和活体试验证明了其具有免疫抑制效应[11,12,43]。20 世纪 70 年代后期,英国剑桥的 Calne 首次将环孢素应用于临床。最初,环孢素和其他药物,如强的松龙或 Asta 036.5122(Cytimum,环磷酰胺

衍生物)联用[20,21]。环孢素进入移植领域后带来了巨大革命,改善了肾移植的预后,使常规肝脏、心脏移植成为可能,为首例临床胰腺移植和肺移植创造了条件。他克莫司(FK506,普乐可复)是日本学者1984年从东京筑波山脚下发现的一种土壤微生物——放线菌属(Streptomyces tsukubaensis)的发酵培养基提取得到的物质。这种化合物最早由日本千叶大学开发。在首次临床(救援)试验中,对接受标准方案后发生排斥反应并准备再次移植的患者或者出现意外药品毒性反应的患者给予他克莫司治疗[46]。1990年春,匹兹堡大学首次将他克莫司作为肝移植患者预防排斥反应的主要免疫抑制药物[135]。这项工作引发了一系列在肝肾移植中的多中心随机试验[97,111]。接受他克莫司治疗的患者发生急性排斥反应的概率明显低于接受环孢素治疗的患者。他克莫司不仅可作为紧急用药,也可作为心、肺、胰腺和小肠移植的主要免疫抑制剂[68,88,101,116,134]。2006年,他克莫司被证实可用于心脏移植。

作用机制

钙调磷酸酶抑制剂通过减少白介素2的产生和白介素2受体的表达来减少T细胞活化,从而发挥免疫抑制效应。他克莫司通过与FKBP-12(一种细胞内蛋白)结合,抑制淋巴细胞的活化。由他克莫司–FKBP-12、钙、钙调蛋白和钙调磷酸酶组成的化合物可以抑制钙调磷酸酶的活性。这种化合物抑制去磷酸化,活化T细胞(NF-AT)核因子(能启动IL-2转录基因的核酸成分)的转位(图17-1),最终抑制T细胞的活化[46]。环孢素的作用机制类似,但其结合的蛋白为亲环蛋白。他克莫司的免疫抑制效应是环孢素的10~100倍[112]。

药代动力学特性

钙调磷酸酶抑制剂的药代动力学具有高度的个体间和个体内差异,治疗指数较窄,因此需要通过药物监测进行优化治疗。由于90%的药物在血液的细胞成分中发生解离,全血浓度可以较血浆浓度更好地反映出与药物暴露的关联性(曲线下面积)[27]。

药物遗传学

此类药物的吸收、生物利用和代谢主要受流出泵和细胞色素450家族(CYP-450)调控。蛋白编码基因的DNA发生变异是造成磷酸酯酶抑制剂代谢个体异质性的原因。环孢素和他克莫司由CYP3A4和CYP3A5代谢,这两种基因的某些单一核苷酸多态性

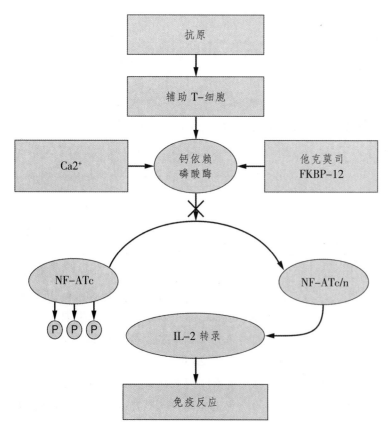

图17-1 他克莫司的作用机制。他克莫司是由他克莫司FKBP-12、钙、钙调蛋白和钙依赖磷酸酶组成的复方制剂,能够抑制钙调神经磷酸酶活性。它可以阻碍活化T细胞去磷酸化和核因子移位(NF-AT),即一种启动基因转录(IL-2)以形成白细胞介素-2(IL-2)的核成分。c,细胞质;n,细胞核;P,磷酸盐。(From Fung JJ.Tacrolimus and transplantation: a decade in review.Transplantation 2004;77:S41.)

与药物清除率的差异有关。变异的纯合子通过基因拼接(CYP3A5*3)可以实现在较低剂量下维持靶血药浓度。目前为止,CYP3A5 是唯一报道的他克莫司起始剂量的基因预测因素[30]。

吸收及分布

钙调磷酸酶抑制剂的胃肠道吸收率高度依赖于食物状态、胆汁以及胃肠道动力,胃肠道吸收迅速但不完全,口服后 1~2 小时可达血药浓度峰值[142]。他克莫司的口服生物利用度较低(平均 25%,范围为 4%~93%)[142],成人(25%)的平均口服生物利用度与儿童(31%)类似。饮食可降低他克莫司的吸收速率和程度,餐后服用药物时,快速吸收相血药浓度峰值几乎减少 50%~75%,曲线下面积减少 25%~40%[112]。他克莫司与红细胞紧密结合并呈浓度依赖性,饱和状态下,血药浓度越高意味着结合率越低。因大部分药物可以与 α 酸糖蛋白和和白蛋白结合,血浆蛋白结合率达 99%。他克莫司广泛分布于组织中,包括肺、脾、心、肾、胰腺、脑、肌肉和肝脏。他克莫司可以透过胎盘屏障,脐带血浆浓度是母体血浆浓度的 1/3[112,142]。母乳中可以检测出他克莫司,但浓度极低(<2.5ng/mL)。

代谢及消除

环孢素主要通过肝脏 CYP-450 系统代谢。大部分通过胆汁排泄,微量由尿液排出。他克莫司大部分经肝脏 CYP3A4 异构酶代谢,少量经肠黏膜代谢[112,142]。他克莫司通过羟化作用和去甲基化作用至少转化为 15 种代谢产物,其中主要的代谢产物为 13-O-二甲基他克莫司。静脉注射他克莫司后的平均清除率如下:健康受试者为 0.040L/(kg·h),肾移植成年患者为 0.083 L/(kg·h),肝移植成年患者为 0.053 L/(kg·h),心脏移植成年患者为 0.0051L/(kg·h)。健康受试者口服给药后,总量的 92.6%±3.07% 随粪便排出,2.3%±1.1% 经尿液排泄[5]。

干扰钙调磷酸酶抑制剂吸收的主要药物包括 CYP3A4 的诱导剂或抑制剂。CYP3A4 抑制剂可以提高钙调磷酸酶抑制剂的全血浓度,而 CYP3A4 诱导剂则会降低其浓度(表 17-1)。

特殊的患者人群

30% 的患者由于生物利用度低和药物清除率高[142],

表 17-1 钙调神经磷酸酶抑制剂的药物相互作用

增加他克莫司浓度的药物(细胞色素 P-450 3A4 抑制剂)

钙通道阻滞剂:地尔硫卓、尼卡地平、硝苯地平、维拉帕米

咪唑类抗真菌药:克霉唑、氟康唑、伊曲康唑、酮康唑

大环内酯类抗生素:克拉霉素、红霉素

促动剂:西沙必利、甲氧氯普胺

其他药物:溴隐亭、西咪替丁、皮质类固醇、丹那唑、蛋白酶抑制剂

葡萄柚汁

降低他克莫司浓度的药物(细胞色素 P-450 3A4 诱导剂)

抗惊厥药:卡马西平、苯巴比妥、苯妥英

利福平、异烟肼

圣约翰草

需要较高的剂量[>0.4mg/(kg·d)]才能达到他克莫司的治疗浓度。一项非盲法平行队列研究发现,南美裔(11.9%)和拉美裔(14.4%)对他克莫司的生物利用度明显低于白种人(18.8%)(P=0.01)。一项肾移植患者的回顾性分析表明南美受试者需要提高他克莫司的剂量[142]。

根据单位体重计量,儿童患者的用药总量高于成人,可能是由于儿童的平均机体清除率更高,分布体积更大。然而,儿童和成人在血药浓度达峰时间(2.1 小时对 2 小时)、生物利用度(31% 对 25%)和平均最终清除半衰期(11.5 小时对 12 小时)方面并不存在临床差异[121]。他克莫司在肾功异常患者中的平均清除率与正常受试者相似。他克莫司单次静脉注射剂量的药代动力学在 7 名未透析和 5 名透析患者中表现类似[5]。

他克莫司单次静脉和口服给药的平均清除率在轻度肝功能异常(平均 Pugh 评分为 6.2)的患者和健康受试者中并无本质区别。但无论何种吸收途径,严重肝功异常(Pugh 评分>10)患者的平均清除率均会降低[5]。

肾移植的临床研究

成人的补救治疗

他克莫司首先在肾移植受体中表现出抗难治性排斥反应作用。当采用环孢素方案治疗的患者出现难治性排斥反应时,采用他克莫司替代环孢素可使病情获得改善。抗淋巴细胞抗体(例如,OKT3 和多克隆抗体制剂)预防性治疗可以使 T 细胞免疫反应受到长期抑制,相比之下,通过调整每天的给药水平可以逐渐升高他克莫司的免疫抑制效应[85]。

匹兹堡报道了他克莫司在难治性急性肾移植物排

斥反应中的早期应用经验,77 名接受环孢素免疫抑制治疗的患者在出现难治性急性肾移植物排斥反应后采用他克莫司治疗[74],最终得出如下结论:①他克莫司可有效治疗急性肾异体移植物排斥反应;②他克莫司可有效治疗肾移植中的血管排斥反应;③治疗难治性急性肾异体移植物排斥反应的成功率取决于排斥反应的严重程度和持续时间。

在该试验中,研究人员对患者进行了长达 5 年的随访,结果发现,接受他克莫司紧急治疗的患者仍可获得长期良好的异体肾移植物功能[72,73]。总共 169 名难治性排斥反应的患者将环孢素更换为他克莫司,治愈率达到 74%,平均血肌酐值为 (2.3±1.1) mg/dL (202μmol/L)。在他克莫司初始治疗时接受透析的患者治愈率为 46%,平均血肌酐值为 (2.2±0.4) mg/dL (189μmol/L)。当替换为他克莫司后,类固醇皮质激素撤退成功率为 22%,泼尼松平均剂量从 (28±1.1) mg/d 降低至 (8.5±4.1) mg/d。

一项前瞻性、随机、多中心对照试验证实了他克莫司对急性肾排斥反应具有急救治疗作用[35]。采用他克莫司为主的急救治疗比继续采用环孢素免疫抑制方案的患者急性排斥反应发生率从 34.1% 下降至 8.8%。3 个月的 Kaplan-Meier 自由度评估显示,他克莫司组和环孢素组免于发生二次具有生物学证据的急性排斥反应 (BPAR) 的比例分别为 89.1% 和 61.4% (P=0.002)。若把治疗失败定义为移植物失功、二次急性排斥反应或退出治疗,则他克莫司组和环孢素组免于发生治疗失败的比例分别为 72.6% 和 43% (P=0.005)。

一项大型欧洲研究发现,在因环孢素毒性换用他克莫司的患者当中,73% 患有环孢素相关牙龈增生的患者 (n=32) 病情明显好转,患有环孢素相关的多毛症患者 (n=116) 病情也得到改善。环孢素诱导相关的高脂血症患者 (n=78) 平均血清低密度脂蛋白水平从 138mg/dL 降至 120mg/dL (低密度脂蛋白:1mg/dL=0.0259mmol/L),高密度脂蛋白水平保持不变。最终,有 25% 患者 (n=75) 的高血压得到明显或彻底的缓解[75]。

抗体介导的排斥反应

抗体介导的排斥反应通常在移植术后 2 周内出现,通常伴随少尿、移植物软化、发热、白细胞增多和循环中出现抗供体抗体。在他克莫司面世之前,急性体液排斥反应的常见治疗措施包括采用负荷剂量的激素、血浆置换和抗淋巴细胞抗体预处理等,但经常导致患者的病情反复以及出现不可预知的反应。在他克莫司临床用于治疗肝脏和心脏移植患者的急性体液免疫之后,以他克莫司为主的肾移植急性体液免疫治疗方案也随之诞生[110,154,155]。有试验证据表明,他克莫司具有限制抗体反应的潜力[149,150]。

在治疗急性体液免疫排斥反应时,首先应移除循环抗体 (通过血浆置换),在此基础之上通过高剂量他克莫司抑制新抗供体抗体形成。移植肾组织学改变可以通过活检来确认。已经证实他克莫司方案可用于逆转肾异体移植中出现的抗体介导的排斥反应[153,156]。一项病例分析显示,4 名经免疫组织学证实出现侵袭性排斥反应的患者通过 5 天持续血浆置换以及结合使用高剂量他克莫司 (起始靶浓度为 20~25ng/mL) 成功治愈排斥反应,延长了移植物的生存率。尽管他克莫司的谷浓度偏高,但并未引起危及生命的机会性感染或者移植术后糖尿病 (PTDM)。他克莫司对急性体液排斥反应的治疗效果优于血浆置换和静脉注射免疫球蛋白,而且适用于高致敏患者 (参见第 24 章)[153,156,159],最近越来越多地与硼替佐米和艾库组单抗合用。

免疫抑制维持方案

随着钙调磷酸酶抑制剂成为高效免疫抑制剂方案的组成部分,肾移植患者的转归得到了改善。一些研究专注于免疫抑制的短期效应,如急性排斥反应发生率以及患者和移植物的生存率。另外一些研究则侧重于钙调磷酸酶抑制剂相关免疫抑制的中长期效果,如 5 年患者及移植物生存率、肾功能、心血管事件以及 PTDM。

他克莫司方案和环孢素方案比较

美国开展了一项三期多中心临床试验,对他克莫司和环孢素制剂的有效性及安全性进行了比较[111]。在移植术后第一年,他克莫司组出现急性排斥反应的患者比例为 30.7%,而环孢素组为 46.4% (P=0.001)。他克莫司组的重度排斥反应发生率为 10.8%,环孢素组为 26.5%。意向治疗分析表明,他克莫司组和环孢素组的一年生存率分别为 95.6% 和 96.6%[P=NS (无明显差异)]。移植物一年生存率分别为 91.2% 和 87.9% (P=NS),两组患者及移植物的 5 年生存率并无明显差异。如果将排斥反应视为移植失败,则他克莫司组 5 年移植物存活率明显提高 (63.8% 对 53.8%,P=0.014)[146]。两组间的血肌酐值水平也有明显差异,他克莫司组血肌酐值水平高于 1.5mg/dL 的患者比例为 40.4%,而环孢素组的这一比例为 62%（$P=0.0017$）。与环孢素组相比，他克莫司组的多毛和牙龈增生发生率明显降低，但脱发的可能性有所增加。

该试验还对急性排斥反应是否存在种族差异进行了评估[108]。他克莫司组南美裔的急性排斥反应发生率为 23.2%，环孢素组为 47.9%（$P=0.012$）。如果将排斥反应视为移植失败，则南美裔他克莫司组患者的 5 年移植物存活率明显高于环孢素组（65.4% 对 42.6%，$P=0.013$）[145]。

此外，通过比较环磷酰胺及他克莫司的有效性及耐受性发现，他克莫司组需要进行抗高血压治疗的肾移植受体人数低于环磷酰胺组[69]。在这项为期 3 年的多中心对照试验中，他克莫司组的高胆固醇血症发生率更低（24% 对 38%；$P<0.001$），对降脂药物的需求明显减少（14% 对 38%；$P<0.001$）[69]。EMRTS 评估结果显示，他克莫司治疗后移植物预计生存期高于环孢素组（15.8 年对 10.8 年）[98]。

根据美国器官移植网络中心 1995—2000 年的成人肾移植患者的免疫抑制治疗数据[14]，他克莫司组术后第 1、3 和 5 年的调整后精确移植物生存率分别为 91.8%、81.1% 和 69.8%，环孢素组分别为 90.3%、79.9% 和 67.5%（$P<0.0001$）。

根据 1995—2002 年接受死亡供体成对肾脏的 SRTRD 数据，环孢素乳剂治疗组和他克莫司治疗组的患者[76]在 5 年生存率以及移植物存活期方面并无差异。他克莫司组患者的肾功能优于环孢素组。环孢素组 6 个月肌酐水平显著高于他克莫司组（$P<0.0001$）。在 4~6 个月时，肾移植活检染色细胞免疫表型分析显示，他克莫司组的 T 细胞和巨噬细胞的间质浸润发生率明显低于环孢素组[105]。

环孢素可引起正常健康受试者的基础血肌酐水平和血压增高，肾血浆流量以及肾小球滤过率（GFR）降低。相反，健康受试者应用他克莫司不会发生肾血流动力学改变，平均动脉压也维持不变[81]。

一项多中心试验对肾移植术后应用环孢素 3 个月及以上的患者接受他克莫司二次干预治疗的效果进行了评估。入选的受试者须具有以下慢性肾移植物功能衰竭的危险因素之一：血肌酐值，男性≥2mg/dL、女性≥1.7mg/dL，或者较移植术后血肌酐最低水平增加 30%以上。197 名患者随机分为他克莫司和环孢素组[148]。第 24 个月，他克莫司组和环孢素组血肌酐水平≥2mg/dL 的患者比例分别为 56.8% 和 87.5%（$P=0.002$）。换用他

克莫司治疗组（5.6%）心血管事件的发生率低于继续使用环孢素组（24.3%）（$P=0.002$）。他克莫司组的中位血清胆固醇和低密度脂蛋白水平明显低于环孢素组。他克莫司的治疗干预可提高慢性肾移植物功能衰竭患者的肾功能，改善血脂成分，减少心血管事件的发生[148]。

急性排斥反应和高脂血症患者出现移植物失功的风险将增加 2 倍以上[145]。这些风险因素在不同治疗组呈差异性（他克莫司组 4.7%，环孢素组 17.4%，$P=0.0008$）。一项比较他克莫司和环孢素联合 ATG 和强的松龙临床治疗效果及经济效应的随机前瞻性试验显示[61]，术后第 1 年的急性排斥反应、患者生存率、移植物生存率和巨细胞病毒感染率几乎相同。他克莫司组的肌酐水平低于环孢素组。在移植术后 12 个月，他克莫司组（30%）需要进行血脂障碍治疗的患者比例与环孢素组（35%）相似。两组 12 个月的医疗费用无明显差别[他克莫司组（17 723±11 647）美元对环孢素组（16 515±10 189）美元][61]。

20 世纪 90 年代早期，一项比较环孢素和他克莫司疗效的临床研究发现，他克莫司治疗组的患者更易发生 PTDM[146]。最近，研究人员发现环孢素和他克莫司治疗组的 PTDM 发生率类似[140]。他克莫司治疗相关的胰岛素分泌减少呈剂量相关性并且可逆。当他克莫司血药浓度降低时，PTDM 可发生逆转。然而，PTDM 的出现并不能阻止临床医师在胰腺移植术中广泛地使用他克莫司取代环孢素（参见下文）。

钙调磷酸酶抑制剂联合硫唑嘌呤与他克莫司联合 MMF 方案比较

一项随机前瞻性三臂试验对他克莫司联合硫唑嘌呤（$n=76$），他克莫司联合 MMF（$n=72$）和环孢素乳剂联合 MMF（$n=75$）的三种免疫抑制方案进行了比较[70]。在第 1 年，虽然各组的排斥反应率无明显差异，但需要进行抗淋巴细胞抗体治疗的患者总数却存在明显差异（他克莫司/MMF 组为 4.2%，环孢素/MMF 组为 10.7%，他克莫司/硫唑嘌呤组为 11.8%，$P=0.05$）。在第 1 年、第 2 年以及第 3 年，三组在患者及移植物生存期方面并无明显差异[2,49,70]。在移植物功能延迟的患者当中，他克莫司组第一年的移植物生存率优于其他两组，这种差异在第 2 年及第 3 年变得更加明显。在第 3 年，他克莫司治疗组的血肌酐水平明显低于环孢素组[49]。最近，研究人员在 289 名肾移植术后接受 ATG 和强的松龙治疗的

受试者中开展了一项单中心前瞻性开放随机对照试验，旨在比较环孢素联合硫唑嘌呤($n=146$)和他克莫司联合 MMF($n=143$)治疗方案的效果，结果发现，患者及移植物第 1 年生存率无明显差别，然而，他克莫司联合 MMF 组[(53 ± 1)mL/(min·1.73m^2)]的 GFR 值优于环孢素联合硫唑嘌呤组 [(48 ± 1)mL/(min·1.73m^2)]($P=0.007$)，而且 BPAR 的发生率低于环孢素组(7.7%对14.4%，$P=0.07$)[139]。

他克莫司联合 MMF 与钙调磷酸酶抑制剂联合西罗莫司方案比较

影响移植术后长期肾功能的主要因素包括急性排斥反应发生率、慢性异体移植肾病、肾供体年龄和钙调磷酸酶抑制剂的应用[146]。研究人员对 1990—2000 年间肾移植受体患者肌酐清除率数据进行分析后发现，1997 年后行肾移植手术的患者肾功能能得到极大提高。在获得稳定的肌酐清除率方面，他克莫司优于环孢素治疗，MMF 优于硫唑嘌呤治疗[51]。

一项比较西罗莫司或 MMF 联合他克莫司免疫抑制方案的随机试验表明，两种方案在经生物活检证实的急性排斥反应发生率上无明显差异[他克莫司/西罗莫司组($n=185$)13%对他克莫司/MMF 组($n=176$)11.4%，$P=0.64$][50]。尽管两组在移植术后 6 个月的移植物生存期和患者生存期方面无明显差异，但许多患者中止了西罗莫司治疗(21.1%对 10.8%，$P=0.0008$)。他克莫司/MMF 组的肾功能明显更优[血肌酐(1.44 ± 0.45)mg/dL 对(1.77 ± 1.42)mg/dL，$P=0.018$]。就改善移植肾功能和降低高血压和高脂血症而言，他克莫司联合 MMF 组优于他克莫司联合西罗莫司组[50]。

在一项比较他克莫司联合西罗莫司、环孢素联合西罗莫司、他克莫司联合 MMF 方案的随机试验中，他克莫司组第 36 个月的急性排斥反应率明显高于其他组(30%对 2%对 12%)[57]。他克莫司联合 MMF 组的平均 GFR 相对较高，特别是在前 30 个月通过多元模型控制供体年龄时。然而，各组术后 8 年的移植物生存期并无明显差异。在另一项比较他克莫司联合 MMF 及他克莫司联合西罗莫司有效性的研究中，研究人员回顾了 97 名肾移植患者应用西罗莫司和减量他克莫司的病程，比较了 78 名持续应用他克莫司联合西罗莫司患者及 19 名因多种非肾脏副作用转换为他克莫司联合 MMF 方案的患者。在进行治疗方案转换的患者中观察到他克莫司水平升高，即便如此，转换治疗方案仍然有

助于改善肾功能[6]。

一项前瞻性试验对他克莫司联合 MMF($n=75$)和他克莫司联合西罗莫司($n=75$)方案在肾移植术后不用激素治疗患者中的安全性和有效性进行了比较。主要研究终点为急性排斥反应。通过活检随访分析是否存在亚临床急性排斥反应或慢性异体移植性肾病。临床性肾病或者亚临床性肾病均采用甲泼尼龙进行治疗[87]。试验期间，监测患者的两年生存期及移植物生存期、肾功能和副作用。结果发现，在不用激素治疗的情况下，他克莫司联合西罗莫司或者 MMF 方案在 2 年患者及移植物生存期上无明显差别。急性排斥反应和新发糖尿病发生率更低。他克莫司联合西罗莫司组的亚临床急性排斥反应和慢性异体移植肾病发生率低于他克莫司联合 MMF 组。

对 2000—2004 年期间 SRTRS 中 44 915 名接受肾移植的成年患者数据进行分析后，也得出了同样乐观的结论。与他克莫司联合 MMF 组(27 007 名)相比，他克莫司联合西罗莫司免疫抑制治疗组有 3524 名(7.8%)患者的总体生存率($P<0.001$)和异体移植存活率($P<0.001$)降低。在多元 COX 模型中，相对于他克莫司联合 MMF 组，他克莫司联合西罗莫司组总体移植物失功的调整后风险比为 1.47，环孢素联合西罗莫司组为 1.38。这种效应在高风险移植中更加明显。6 个月的急性排斥反应率降低，且各组间无明显差异[100]。这些数据可在任何回顾性数据分析局限性背景中得到解释。

在不用激素治疗患者中开展了一项比较西罗莫司联合他克莫司、西罗莫司联合霉酚酸酯、他克莫司联合霉酚酸酯效果的随机试验，西罗莫司联合霉酚酸酯组 BCAR 的发生率高于预期。西罗莫司联合他克莫司组第 2 年的 BCAR 和移植物生存期分别为 17.4%和 88.5%，他克莫司联合霉酚酸酯组分别为 12.3%和 95.4%。除此之外，西罗莫司组的伤口愈合延迟和高脂血症发生率相对偏高[44]。

他克莫司相关的双重或三重免疫抑制治疗方案比较

双重免疫抑制治疗通常采用他克莫司联合二线药物(如类固醇皮质激素)。三重免疫抑制治疗通常采用他克莫司联合类固醇皮质激素及三线用药(如硫唑嘌呤及 MMF)。

他克莫司二联治疗 36 个月的治疗效果与三联治疗类似[19,25,48,109,122,129]。在第 12 个月时，接受二联疗法和三联疗法的患者生存率分别为≥96%和≥94%；二联疗

法和三联疗法的移植物存活率分别为≥90%和≥91%。意大利及西班牙的 3 年随访期数据表明,二联及三联疗法的移植物生存率为 87%。此外,他克莫司二联及三联免疫抑制方案的急性免疫排斥反应发生率也是类似的。急性排斥反应通常在移植后一年内发生,接下来的 2 年发生率降低 10~15 倍[39,109]。一项试验发现,MMF 加入他克莫司联合类固醇皮质激素方案能明显降低 9 个月内排斥反应发生率[117]。

一项比较 1991 年 8 月至 1992 年 10 月他克莫司联合泼尼松与他克莫司联合硫唑嘌呤及泼尼松的前瞻性随机试验表明,在(9±4)个月的平均随访期内,两药联用组患者的一年生存率为 95%,三药联用组为 91%(P=NS)。两药联用组一年移植物生存率为 90%,三药联用组为 82%[123]。该中心的另一项前瞻性随机试验对他克莫司联合泼尼松与他克莫司联合 MMF 及泼尼松方案在未接诱导治疗的肾移植受体患者中的治疗效果进行了比较,结果发现他克莫司联合 MMF 及激素方案可提高患者及移植物的生存期,同时降低排斥反应发生率[124]。

钙调磷酸酶抑制剂方案的诱导治疗

Margreiter 等[96]对阿伦单抗诱导后他克莫司单一治疗方案(n=65)和他克莫司、MMF 和激素联合治疗方案(n=66)的效果进行了比较。在第 12 个月时,生物学活检证实,试验组的排斥反应发生率为 20%,对照组为 32%(P=0.09)。两组患者的 1 年生存率均为 98%。试验组的移植物生存率为 96%,对照组为 90%(P=0.18)[96]。在一项比较阿伦单抗诱导联合单一他克莫司方案和达珠单抗、他克莫司联合 MMF 方案疗效的类似试验中,阿伦单抗组第 1 年恢复功能的移植物生存率为 97.6%,达珠单抗组为 95.1%;第 2 年的生存率分别为 92.6%和 95.1%[24]。试验结果表明,阿伦单抗诱导联合单一他克莫司治疗组至少同达珠单抗联合他克莫司及 MMF 组和他克莫司联合 MMF 和激素方案组同样有效。已有 200 例接受阿伦单抗诱导后他克莫司单一方案治疗的亲体肾移植患者接受了评估。其中患者及移植物的 3 年生存率分别为 96.4%和 86.3%。第 3 年的急性细胞性排斥反应发生率为 24%,88.7%的 ACR 为 Banff1,82%为激素敏感型。第 3 年的平均血肌酐水平为(1.5±0.7)mg/dL,GFR 为 (54.9±20.9)mL/(min·1.73m²)[132]。此外,研究人员还对阿伦单抗联合他克莫司治疗方案在高免疫学风险患者(定义为既往移植肾衰竭、既往过敏史及群反应抗体>20%)中的应用进行了研究。患者

在移植物再灌注前随机接受单一阿伦单抗或者兔抗胸腺细胞球蛋白联合他克莫司、MMF 和激素联合治疗。阿伦单抗组一年移植物累计生存率为 85.7%,兔抗胸腺球蛋白组为 87.5%[133]。在一项比较阿伦单抗和传统诱导方案(巴利昔单抗或兔 ATG)的类似试验中,研究人员根据急性排斥反应的风险对患者进行分层,高风险因素包括反复移植、群反应抗体值或峰值大于等于 20%或南美裔。该试验总共入选 139 名高风险患者,其中 70 名接受阿伦单抗,69 名接受兔 ATG 治疗。335 名低风险患者随机接受阿伦单抗(n=164)和巴利昔单抗治疗(n=171)。所有患者接受他克莫司联合 MMF 治疗并进行激素早期撤退。移植术后第一年,阿伦单抗组的 BCAR 发生率低于传统治疗方案组。阿伦单抗能显著降低低风险组的早期 BCAR 发生率,阿伦单抗和兔 ATG 组在高风险组中的治疗效果类似[60]。

在另一项试验中,对阿伦单抗(n=113)或 rATG 诱导方案(n=109)在 1880 例肾移植(81%)、38 例胰肾联合移植(SPK)(17%)和 4 例肾移植(PAK)后胰腺移植(2%)中的效果进行了比较。两组在生存率、存活时间和持续的免疫抑制(包括早期激素撤退)方面表现类似。但阿伦单抗组发生了 16 例 BPAR 为(14%),rATG 组为 28 例 (26%)(P=0.02)。阿伦单抗组有 1 例迟发性 BPAR(移植术后 12 个月发生)(8%),rATG 组为 3 例 (11%)(P=NS)。两种诱导方案的感染和恶性肿瘤概率类似。此试验结果表明,两种诱导方案均是安全的,但阿伦单抗组的 BPAR 发生率更低[38]。

钙调磷酸酶抑制剂和类固醇皮质激素对高血压和高脂血症的诱发作用

尽管钙调磷酸酶抑制剂和激素均能引起移植术后高血压和高脂血症,但激素剂量并未在这些并发症中发挥主要作用(参见第 16 章)。一项研究发现,移植术后接受他克莫司联合高剂量泼尼松治疗的患者 4 个月的高血压发生率为低剂量激素组的 2 倍 (63%对 32%,P<0.05)[33]。

类固醇皮质激素促发 PTDM 的机制包括诱导胰岛素抵抗、降低胰岛素受体数量和亲和性、损害内源性血糖途径和损害肌肉葡萄糖摄取[120]。

在一项旨在探讨他克莫司和激素在糖代谢异常中作用的研究中[110],接受他克莫司免疫抑制治疗的患者进行激素撤退会导致 22%的患者空腹 C 肽水平降低(P=NS)。空腹血糖水平和胰岛素血糖比也出现了轻微

降低。激素撤退也会导致脂质水平降低。当他克莫司水平从 9.5ng/mL 降至 6.4ng/mL 时，胰岛 B 细胞分泌增加 36%（$P=0.04$），同时胰岛素水平也相应增加。尽管脂质水平无明显改变，但是糖化血红蛋白从 5.9% 降至 5.3%（$P=0.002$）[10]。类固醇皮质激素撤退可降低胰岛素抵抗和脂质水平，他克莫司血药浓度降低也能提高糖代谢。

早期类固醇皮质激素撤退方案

早期激素撤退的安全性在一项前瞻性、随机、双盲多中心试验中得到了证实。在该试验中，首次肾移植患者经他克莫司、MMF 和抗体诱导后分别接受早期激素撤退（移植术后 7 天内）和长期维持治疗[158]。两组患者及移植物第一年生存期分别为 98% 和 96%。9.8% 的患者发生 BPAR，其中 4% 的患者得到经验性的治疗。对第一年数据进行分析后发现，早期撤退激素是安全的，可获得良好的患者及移植物生存期、较低的排斥反应发生率和排斥反应相关的移植物失功[152,158]。5 年数据表明，早期激素撤退可获得与持续应用激素相差无几的长期移植肾生存率和肾功能。然而，早期激素撤退的温和型、Banff 1A、激素敏感型排斥反应发生率较高。激素撤退能改善心血管风险（如甘油三酯、糖尿病和体重增加）[152]。一项随机试验对肾移植术后采用 5 天早期激素撤退联合环孢素或他克莫司的治疗效果进行了比较。在 3 年随访期内，与无激素治疗方案相比，他克莫司方案的维持治疗效果更佳（88% 对 65%；$P<0.001$）[117]。

另一项试验中，101 名肾移植患者术后采用他克莫司、MMF 和 7 天激素治疗[13]。高免疫风险的患者服用抗 CD25 单克隆抗体。在 51 天的中位随访期（跨度 36~62 个月）中，患者生存率为 97%，移植物生存率为 91%。第 12 个月的急性排斥反应发生率为 19%，仅有 3 例急性排斥反应报道。患者的移植物功能稳定，随访期末平均肌酐清除率为 57mL/min。无激素方案极大地改善了患者及移植物的中位生存期，同时降低了副作用发生率。移植术后 7 天撤退激素可使大部分患者获得 10 年生存期。来自 SRTR 数据显示，10 年亲体移植物的生存率为 61%，尸体供体肾移植为 51%[115]。二次肾移植受体数据显示，早期激素撤退治疗和长期激素维持治疗的 1 年及 5 年移植物及患者生存率类似[106]。

无激素的免疫抑制方案

在一项 6 个月的多中心平行开放试验中，538 名受试者随机分为两组，分别接受达珠单抗、他克莫司和 MMF 治疗方案（$n=260$）或他克莫司、MMF 和激素治疗方案（$n=278$）治疗[116]。两组的 BPAR 发生率为 16.5%，类固醇皮质激素组和达珠单抗组的激素抵抗型 BPAR 发生率分别为 4.3% 和 5%（$P=NS$）。两组 6 个月的中位血肌酐水平和总体安全性类似。

一项单中心非随机回顾性序列研究对肾移植受体接受他克莫司和 MMF 的无激素维持方案联合阿伦单抗（$n=123$）或者巴利昔单抗（$n=155$）的治疗效果进行了评估[78]，结果发现两组的 3 年移植物及患者生存率无明显差异。阿伦单抗组的早期排斥反应发生率低于巴利昔单抗组（4.1% 对 11.6%），但两组第 1 年的排斥反应发生率相同。在阿伦单抗组中，白种人和南美裔的患者及移植物生存率和排斥反应发生率几乎相同。肾功能和感染并发症发生率两组类似。

一项长达 6 个月的三期开放多中心平行试验对两种他克莫司相关的无激素方案与标准三联治疗方案进行了比较[147]。451 名患者随机分为三组（1:1:1），分别接受他克莫司/MMF/激素方案、他克莫司/MMF 的无诱导方案治疗或巴利昔单抗诱导联合他克莫司单药治疗[147]。BPAR 发生率分别为 8.2%（三联治疗组）、30.5%（他克莫司/MMF 组）和 26.1%（巴利昔单抗诱导联合他克莫司单药治疗组）（$P=0.001$）。三组的激素抵抗型急性排斥反应发生率类似，患者及移植物生存率也类似。三联治疗组、他克莫司/MMF 组和巴利昔单抗诱导联合他克莫司单药治疗组的贫血（24.5% 对 12.6% 对 14.5%）、腹泻（12.9% 对 17.9% 对 5.9%）和白细胞减少症（7.5% 对 18.5% 对 5.9%）发生率存在差异。两种无激素方案在预防急性排斥反应上均有效，相比之下，巴利昔单抗诱导联合他克莫司单药治疗方案更加安全[147]。在一项前瞻性随机试验中，研究人员对采用他克莫司/西罗莫司和他克莫司/麦考酚酸酯无激素方案的肾移植受体进行了 8.5 年随访，所有患者均接受抗 IL-2 受体拮抗剂（巴利昔单抗）。他克莫司/MMF 组的肾移植物生存率相对较长（91% 对 70%，$P=0.02$），他克莫司/西罗莫司组报道了 13 例经生物学活检证实的 ACR（35.1%），他克莫司/MMF 组报道了 8 例（17.8%）（$P=0.07$）。移植术后 3 个月，他克莫司/西罗莫司组的平均 GFR 明显低于他克莫司/MMF 组[47.7 对 59.6mL/（min·1.73m²），$P=0.0002$]，在此后的随访中也发现了同样的趋势[26]。

在他克莫司和环孢素免疫抑制方案中激素保留治疗的比较

研究发现，接受环孢素和 MMF 治疗的南美裔患者应用激素保留方案时急性排斥反应发生率异常升高[1]。52 名接受他克莫司和 MMF 治疗的移植术后肾功能稳定的患者在应用类固醇皮质激素撤退方案后，患者生存率为 98%，移植物生存率为 92.3%[15]。他克莫司方案被认为可以增加激素撤退的依从性以及减少明显的并发症(参见第 16 章)。一项比较肾移植受体接受 4 种不同钙调磷酸酶抑制剂(环孢素/MMF、环孢素/SRL、他克莫司/MMF 和他克莫司/SRL)联合巴利昔单抗诱导的无长期激素方案的前瞻性随机试验发现，在 5 年随访期内，4 组的患者及移植物生存期均在可接受的范围内[86]。

无钙调磷酸酶抑制剂和他克莫司低浓度方案

一项前瞻性随机试验将 132 名接受激素和巴利昔单抗的活体肾移植患者平均分为两组，A 组患者接受低剂量的他克莫司/西罗莫司作为免疫维持治疗，B 组患者接受 MMF 和西罗莫司治疗。两组第 1 年的患者及移植物生存率无明显差别。B 组 BPAR 发生率相对较低，且第 2 年肾功能恢复相对更好。术后 1 年的活检切片结果表明，两组在慢性移植物损伤指数方面并无明显差异。此外，在一项比较肾移植患者应用西罗莫司/MMF/泼尼松(n=81)和他克莫司/MMF/泼尼松(n=84)治疗效果的前瞻性随机试验发现，在 33 个月的随访期间，两组在患者生存率、移植物生存率、临床急性排斥反应发生率方面并无明显差异。第 1 年和第 2 年通过碘酞酸盐清除率测定的平均 GFR 两组并无差异[91]。Banff 图谱表明两组第 1 年的间质、小管和小球慢性改变并不明显，西罗莫司组的慢性血管改变相对更少。该试验结果表明，许多不使用钙调磷酸酶抑制剂的治疗方案在短期随访中并未表现出明显获益。在长期无钙调磷酸酶抑制剂方案中获得更好的安全性及有效性仍需上述试验及类似试验的证实[99]。此前，许多试验选择以环孢素作为完全无钙调磷酸酶抑制剂方案的对照。在一项研究中，以肾脏病预后膳食改良试验(MDRD)公式计算经巴利昔单抗诱导后随机接受西罗莫司/MMF/激素或环孢素/MMF/激素治疗第 5 年后的 GFR 分别为 66.6mL/min 和 50mL/min(P=0.0075)[42]。第 2 年，他克莫司组碘酞酸盐相关 GFR 为(61±17)mL/min[91]。对涉及 3312 名肾移植患者的中位随访期为 12 个月的 19 项随机对照试验进行荟萃分析表明，钙调磷酸酶抑制剂联合麦考酚酸酯的治疗方案可以获得较好的短期移植物功能[104]。

Ekberg 等开展了一项低剂量他克莫司方案的评估研究[37]。将 1645 名肾移植受体患者随机分为两组，分别接受标准剂量环孢素/MMF/激素或者经达珠单抗诱导后接受 MMF 和激素联合低剂量环孢素(50~100ng/mL)、低剂量他克莫司(3~7ng/mL)或低剂量西罗莫司(3~7ng/mL)治疗。第 12 个月时，他克莫司低剂量组(65.4mL/min)的平均 GFR 高于其他三组，且 BPAR 发生率(12.3%)低于环孢素标准剂量组(25.8%)、环孢素低剂量组(24.0%)和西罗莫司低剂量组(37.2%)。四个组第 1 年的移植物生存率存在明显差异(P=0.02)，他克莫司低剂量组的移植物生存率最高(94.2%)，然后依次为环孢素低剂量组(93.1%)、环孢素标准剂量组(89.3%)和西罗莫司低剂量组(89.3%)[37]。两年随访数据表明，霉酚酸酯和他克莫司低剂量组[GFR 为(68.6±23.8)mL/min]的 GFR 高于环孢素标准剂量组、环孢素低剂量组和西罗莫司低剂量组 [(65.9±26.2)mL/min，(64.9±23.1)mL/min，(65.3±26.2)mL/min]，但差异并不明显(P=0.17)。霉酚酸酯和他克莫司低剂量组的移植物生存率最高，急性排斥反应发生率最低，但这种差异随着时间推移而逐渐减小[36]。

贝拉西普，一种选择性共同刺激阻断剂，可有效用于免疫抑制治疗，避免钙调磷酸酶抑制剂相关的肾性和非肾性副作用[90]。在接受活体或者标准尸体供肾肾移植成人患者中开展了一项为期 3 年的随机临床三期试验，总共 666 名受试者随机接受贝拉西普或环孢素方案治疗，其中 471 名受试者完成 3 年的治疗。高密集组、低密集组和环孢素组获得移植肾功能恢复良好的患者比例分别为 92%、92% 和 89%。第 3 年贝拉西普组平均 GFR 为 21mL/(min·1.73m²)，高于环孢素组。从第 3 个月到第 36 个月，高密集组的平均 GFR 值增加了 1.0mL/(min·1.73m²)，低密集组增加了 1.2mL/(min·1.73m²)，环孢素组降低了 2.0mL/(min·1.73m²)。在第 2 年和第 3 年间，环孢素组有一例急性排斥反应报道。与环孢素组患者相比，贝拉西普组患者在 3 年中仍保持较高的患者和移植物存活率，即使移植术后的早期急性排斥反应和淋巴细胞增生异常的发生率有所增高(PTLD)[144]。

其他钙调磷酸酶抑制剂及方案

移植物功能衰竭的主要风险因素之一是患者不能耐受治疗方案。Astellas 在 2008 年通过引进他克莫司缓释胶囊(Tac-OD，每日制剂)提高患者的用药依从性。在一期和二期试验中,每天一次给药的他克莫司缓释剂安瑞福(Advagraf)(Tac-OD)与每天两次给药的普乐可复(Prograf)(Tac-BID)在健康对照、再次肾移植患者和肾功稳定的肾移植患者中表现出相同的药代动力学参数(C_0和曲线下面积AUC_{0-24})。然而,在再次肾移植患者及功能稳定的肾移植患者当中,Tac-OD方案可能会显著降低他克莫司暴露,有报道称,与Tac-BID组相比,Tac-OD组的全身AUC_{0-24}降低了10%~20%[31,64]。在美国,他克莫司缓释胶囊未获得FDA批准上市。

Voclosporin(VCS,ISA247)是一种用于器官移植的新型钙调磷酸酶抑制剂。在为期6个月的临床Ⅱb期多中心随机开放试验PROMISE中,研究人员比较了不同浓度(低、中、高)的VCS和他克莫司对334例再次肾移植患者的治疗效果。试验结果表明,VCS治疗急性排斥反应的效果与他克莫司类似(低剂量10.7%,中剂量9.1%,高剂量2.3%,他克莫司组5.8%),低剂量和中剂量组的肾功能类似[18]。

Sandimmune是1983年推出的首个环孢素油性制剂(Sandimmune;Novartis,巴塞尔,瑞士),尽管在免疫抑制方面表现出显著的作用,但是也存在大量的问题,如吸收较慢且存在患者个体和患者间的变异性,使得临床剂量难以确定,同时增加了慢性排斥反应发生率[75,84]。

1995年,FDA批准了一种环孢素的微型乳剂Neoral(Sandimmune Neoral;Novartis,巴塞尔,瑞士)。这种新型制剂吸收迅速,生物利用度高,缩小了再次移植和稳定移植患者间的差异[83,84]。大量随机或非随机试验研究表明,虽然Neoral在长期患者及移植物生存期方面的表现与Sandimmune相同,但急性排斥反应发生率相对更低[76,92]。

儿童肾移植(参见第37章)

单中心试验和多中心试验已经证明他克莫司可以作为儿童肾移植的免疫抑制剂。对1997—2000年NAPRTCS数据库中986名儿童肾移植患者的数据进行了一项回顾性队列分析,比较接受环孢素/MMF/激素治疗(n=766)和他克莫司/MMF/激素治疗(n=220)的组间差异[107]。在此研究中,两种治疗方案在儿童肾移植患者中表现出类似的排斥反应发生率和移植物生存率。他克莫司组第1年和第2年的移植物功能更好。一项涉及欧洲9个国家18个中心的为期6个月的随机前瞻性开放性平行试验对他克莫司和环孢素在儿童肾移

植患者中的有效性进行了比较[40]。196名儿童患者(小于18岁)随机分为两组,分别接受他克莫司(n=103)或环孢素乳剂(n=93)联合硫唑嘌呤和激素方案。主要试验终点为首次急性排斥反应发生率和发生时间。他克莫司组第1年的急性排斥反应发生率(36.9%)低于环孢素组(59.1%)(P=0.003)。两组第4年的患者生存率相似,但他克莫司组(86%)的移植物生存率明显高于环孢素组(69%)(P=0.025)。第1、2、3和4年,他克莫司组平均GFR优于环孢素组。每组分别报道了3例移植术后淋巴细胞增生异常,两组的糖尿病发生率相同。他克莫司治疗儿童肾移植患者急性排斥反应效果优于环孢素,且肾功能和移植物生存期也更佳[40]。在他克莫司方案(他克莫司/硫唑嘌呤/激素)中加入巴利昔单抗,并不能明显改善6个月时儿童肾移植患者的BPAR发生率(20.4%对19.2%)和GFR[79.4 mL/(min·1.73m²)对77.6 mL/(min·1.73m²)][52]。

激素作用于骨骺生长板导致不可逆发育暂停已经引起关注。儿童肾移植患者应用他克莫司治疗时,早期撤退激素可获得较好的预后。2/3的儿童肾移植患者在成功撤退激素后,移植物功能异常和急性排斥反应发生率降低(23%)[125]。许多患者出现明显的追赶性生长。对14名因慢性排斥反应换用他克莫司的儿童肾移植受体的肾功能改变、混合淋巴细胞培养、细胞介导的淋巴细胞溶解、细胞毒性抗体、淋巴细胞计数和细胞活素反应进行了研究,结果发现,在接受他克莫司治疗6个月后,患者血肌酐水平降低、肌酐清除率增加和尿蛋白分泌减少,但2年后趋于稳定[39]。

在一项研究中,8名儿童肾移植受体(中位移植年龄为2岁,范围为1.2~12.9岁)接受他克莫司和西罗莫司相关免疫抑制治疗作为补救方案。所有患者均患有生物活检证实的慢性异体移植肾病。将西罗莫司添加到治疗方案后,为了维持他克莫司谷浓度在目标范围内,所需的剂量平均增加了71.2%(21.9%~245.4%),标准剂量的他克莫司暴露(曲线下面积)降低至67.1%。在儿童肾移植受体患者中,将西罗莫司加入他克莫司免疫抑制剂方案可使他克莫司的暴露明显降低[41]。

胰肾移植的临床研究

随着技术提高及免疫抑制方案的改良,使得越来越多的胰腺移植成为可能。与环孢素相比,他克莫司相关的免疫抑制方案能够降低排斥反应发生率,提高移

植物生存率和减少中毒性肾损害[20,55]。

胰肾联合移植

明尼苏达大学对 1194 例胰腺移植进行了研究,并且根据技术和免疫抑制方案将研究结果分为 5 个阶段[130]。第 2 阶段采用明尼苏达抗淋巴细胞球蛋白(MALG)或莫罗单抗 CD3(OKT3)诱导,以环孢素、硫唑嘌呤和泼尼松进行维持治疗。第 2 阶段和第 3 阶段的技术管理主要是膀胱引流。他克莫司于 1994 年获得 FDA 批准后随即用于在第 3 阶段的胰腺移植。采用马 ATG 进行诱导,OKT3 用于治疗排斥反应。MMF 在获批 1 年后列入免疫抑制维持方案。从 1998 年 3 月开始的第 4 阶段,达珠单抗单独或联合多克隆抗 T 细胞抗体(Atgam 或 ATG)被添加到诱导方案。肠道引流是主要的外分泌引流技术。在首次进行胰肾联合移植的患者中,第 3 阶段和第 4 阶段的胰腺和肾脏的生存率高于第 2 阶段。第 3 和第 4 阶段的汇总数据显示,患者、胰腺及肾脏的 1 年生存率分别为 92%、79% 和 88%,5 年生存率分别为 88%、73% 和 81%[130]。

在一项前瞻性随机试验中,42 名胰肾移植患者经 ATG 和达珠单抗诱导后采用他克莫司和激素联合方案作为维持治疗。以他克莫司联合激素作为基础方案,22 名患者接受 MMF 治疗,20 名患者接受西罗莫司治疗。6 个月时,西罗莫司组的患者、肾脏和胰腺移植物实际生存率分别为 100%、100% 和 95%,MMF 组为 100%、100% 和 100%。急性排斥反应发生率小于 10%,且仅限于免疫抑制药物剂量降低的患者[16]。

一项在 17 名应用他克莫司、MMF 和激素且无抗体诱导方案的胰肾移植患者中开展的前瞻性研究(低剂量的静脉他克莫司作为诱导治疗)发现,4 名患者(23%)出现临床经生物学活检证实的排斥反应。出现排斥反应的患者因白细胞减少症、胃轻瘫及胃肠副作用而减少他克莫司剂量或停止使用 MMF[128]。所有排斥反应均对激素敏感。

美国西北大学将胰肾移植患者 8.5 年的免疫抑制治疗病程分为 4 期[79]。第 1 期(1993 年 3 月至 1997 年 2 月)采用以下 3 种免疫抑制方案:环孢素/硫唑嘌呤/激素(n=28),环孢素/MMF/激素(n=8)和他克莫司/MMF/激素(n=10),并采用膀胱引流。第 2 期(1995 年 7 月至 1998 年 2 月)采用他克莫司/MMF/激素及膀胱引流。第 3 期采用他克莫司(10~12ng/mL)、MMF(3g/d)联合激素作为免疫维持方案,同时行肠道引流。第 4 期,

在移植术后 6 天内撤退激素,然后他克莫司联合 MMF(n=20)或西罗莫司(n=38)给药,行肠道引流。

第 1 期和第 2 期,所有患者在移植术后 7~14 天接受 Atgam 诱导治疗。第 3 期,17 名患者随机接受无诱导治疗方案,37 名患者随机接受抗 IL-2 受体单克隆抗体(达珠单抗:35 名,巴利昔单抗:2 名)。第 4 期采用兔 ATG(1mg/kg)于术中、术后第 1、2、4、6、8、10、12 和 14 天进行诱导。第 3 期和第 4 期的 1 年患者生存率为 96.3% 和 100%,1 年胰腺生存率为 88.9% 和 100%,第 3 期和第 4 期的 1 年无排斥反应率分别为 87.1% 和 96.6%。相比于第 1 期,后 3 期的肾功能明显提高。第 4 期,所有迅速撤退激素方案均获得成功,而且患者及移植物生存率得到改善,同时排斥反应发生率也有所降低。因此,西北大学研究组得出结论,所有患者均可在迅速撤退激素同时获得较好的移植物生存率及较低的排斥反应发生率[79]。

在 5 年的随访期中,他克莫司/MMF 治疗组的巨细胞病毒感染和恶性肿瘤发生率高于环孢素/硫唑嘌呤治疗组。

研究人员在胰肾移植患者中开展了一项旨在探讨他克莫司/MMF/激素联合抗体诱导效果的多中心试验[17]。174 名胰肾联合移植患者随机分为诱导组(n=87)和无诱导组(n=87),随访期 3 年。诱导剂采用 T 细胞消耗性抗体或 IL-2 受体抗体。两组第 3 年的实际患者生存率(94.3% 和 89.7%)和胰腺生存率(75.9% 和 75.9%)无明显差异;诱导组的肾移植物存活率(92%)高于无诱导组(82%)(P=0.04)[17]。

欧洲 SPK 研究组对 205 名首次胰肾联合移植患者采用他克莫司和环孢素的治疗效果进行了比较[89]。采用抗淋巴细胞球蛋白诱导并联合应用 MMF 和激素,患者随机接受他克莫司或环孢素乳剂治疗。移植后第 1 年,两组患者及肾移植物生存率均表现良好,但他克莫司组的胰腺移植物生存率(94.2%)明显优于环孢素组(73.9%)(P=0.00048)。他克莫司治疗组的 2 级或 3 级排斥反应发生率极低。欧洲 SPK 研究组对 34 名由环孢素方案转为他克莫司方案的患者数据进行了研究,发现仅有 6 名他克莫司治疗的患者需要转换治疗方案[9]。他克莫司组第 1 年的平均 MMF 剂量(1.36g/d)低于环孢素组(1.67g/d)(P=0.007)。小样本试验也得出了类似的结论(17 例胰肾联合移植、5 例肾移植后胰腺移植和 6 例胰腺移植),采用 30mg 阿伦单抗诱导以及 Prograf 和霉酚酸酯免疫抑制方案,第 3 年患者及移植物生存

率均达到 100%[138]。

激素撤退和无激素方案

在胰腺移植中应特别注意激素的减量，因为长期应用激素会导致高血压、高脂血症和糖耐量异常[44]。匹兹堡大学在 58/124 名（47%）移植术后患者中成功实现激素撤退，平均撤退时间为（15.2±8）个月[71]。无激素组第 1 年患者、胰腺和肾脏生存率分别为 100%、100% 和 98%，有激素组分别为 97%、91% 和 96%。无激素组的排斥反应累积风险为 74%，有激素组（在诱导时无抗体治疗）为 76%。平均糖化血红蛋白水平为（5.2±0.9）%（无激素组）和（6.2±2.1）%（有激素组）（P=0.02）。因此，匹兹堡研究小组认为，胰腺移植患者采用他克莫司方案治疗时撤退激素可获得良好的患者及移植物生存率[71]。

西北大学在 59 名胰肾联合移植患者中进行的一项单中心回顾性序列研究表明，经胸腺球蛋白诱导后采用他克莫司/MMF 的无激素治疗方案，第 5 年肾移植物生存率为 90.7%，胰腺移植物生存率为 100%[47]。

明尼苏达研究小组报道了一项在胰腺移植患者中进行的激素撤退前瞻性研究[56]。受试者为移植物功能大于 6 个月及胰肾联合移植或肾移植后胰腺移植术后 36 个月的患者。所有入选的受试者采用以下他克莫司及 MMF 联合免疫抑制维持方案治疗：①低剂量激素 0.075mg/（kg·d）；②MMF 剂量≥750mg，每天 2 次，口服；③他克莫司水平大于等于 8ng/mL。总共 55 名患者（29 名行 SPK，26 名行 PAK）在第 4~8 周时随机接受激素撤退或激素维持治疗。SPK 组的中位随访期为 27 个月，PPAK 组为 26 个月，两组随机化后的中位随访期均为 10 个月。胰腺移植 6 个月后撤退激素并不会导致患者及移植物生存期缩短，也不会导致排斥反应发生率及相应移植物失功发生率的增加。激素撤退组的血清胆固醇水平降低，同时生活质量得到了改善[56]。

芝加哥西北大学对 40 名 SPK 患者进行了类固醇皮质激素快速撤退试验[80]。采用 ATG 进行诱导，免疫抑制维持方案分别采用他克莫司/MMF（n=20）和他克莫司/西罗莫司（n=20）。与患者及移植物生存率和排斥反应发生率的历史对照数据进行比较。激素快速撤退组 1 年实际患者生存率、肾移植物存活率和胰腺移植物存活率分别为 100%、100% 和 100%，而历史对照组分别为 97%、93% 和 97%；激素快速撤退组 1 年无排斥反应率为 97%，对照组为 80%。两组移植术后 6~12 个月的血肌酐水平均保持稳定[80]。

圣地亚哥的加利福尼亚大学在低风险胰肾移植受体中采用无激素免疫抑制治疗后获得了良好的短期效果[45]。在 2000 年 11 月至 2002 年 7 月期间行胰肾移植的 40 名患者采用 ATG 诱导，以 MMF/他克莫司/西罗莫司联合方案作为免疫抑制维持治疗，激素仅作为预处理，联合 ATG 并在移植后一周停止使用。患者、肾移植物、胰腺移植物的生存率分别为 95%、92.5% 和 87.5%。移植术后第 1 个月和第 3 个月生物学活检证实的胰腺排斥反应发生率为 2.5%，肾移植物排斥反应发生率为 2.5%[45]。

肾移植后胰腺移植

来自国际胰腺移植中心数据表明，目前难以将 PAK 患者常规应用的他克莫司联合 MMF 方案与其他方案进行比较，尽管移植物生存率已经较环孢素联合硫唑嘌呤时期有了显著提高[54]。

对首次 PAK 移植患者接受他克莫司联合 MMF 治疗的整体分析显示，患者接受或者不接受抗体诱导在移植物存活率方面并无明显差异，尽管接受消除抗体或非消除抗体的 PAK 移植患者移植物存活率在数值上往往高于未接受抗体诱导的患者。在 PAK 治疗中，应用他克莫司联合 MMF 免疫抑制治疗可降低胰腺移植物功能衰竭的风险[54]。

1978 年 7 月 1 日至 2002 年 4 月 30 日期间，406 名患者在明尼苏达大学接受了肾移植后胰腺移植术（PAK）[53]，随后分期接受免疫抑制治疗。第 3 期首先采用他克莫司联合泼尼松及硫唑嘌呤的治疗方案，在 MMF 获得 FDA 批准上市后，采用 MMF 取代硫唑嘌呤。99% 的患者采用联合 Atgam 的多克隆抗体诱导治疗，1% 的患者采用单克隆抗体（OKT3）。中位抗体治疗时间为 5 天。第 4 期以他克莫司/MMF/泼尼松作为主要的免疫抑制维持药物。采用达珠单抗单一给药（21%）或联合多克隆抗体（79%，Atgam 或 ATG）治疗。中位抗体治疗时间为 3 天。第 1 年和第 3 年的患者总体生存率分别为 97% 和 90%。第 4 期的 1 年总体生存率为 96%，第 3 期的 1 年和 3 年 3 期总体胰腺移植生存率（尸体供者和活体供者）分别为 78% 和 60%，第 4 期的 1 年移植物总体生存率为 77%。在成功完成移植手术的患者中，第 3 期的 1 年和 3 年胰腺移植物失功发生率分别为 10% 和 19%，4 期的 1 年胰腺移植物失功发生率为 9%。目前，PAK 移植的成功率与 SPK 移植接近，部分归功于 20 世纪 90 年代中期引入的他克莫司和 MMF。

采用他克莫司和 MMF 的免疫抑制方案时，仅有20%的患者出现排斥反应，并最终发展为不可逆的排斥反应导致胰腺移植物失功。当第 3 期和 4 期将他克莫司纳入治疗方案后，首次移植和二次移植转归之间无明显差异。

钙调磷酸酶抑制剂的副作用及耐受性

他克莫司的副作用类似于环孢素（表 17-2）。生理效应（包括肾血流及肾小球滤过率降低）与环孢素类似。他克莫司和环孢素毒性的病理学表现相似，例如难以分辨的小管空泡化和小动脉透明变性结节。微血管改变以动脉或小球毛细血管居多，严重程度不一，可表现为细胞凋亡及平滑肌细胞空泡化至血栓性微血管病变。

一项研究综述报道，在 21 例接受他克莫司治疗的患者当中，分别有 17 例肾移植患者、2 例肝移植患者、1 例心脏移植患者和 1 例骨髓移植患者观察到血栓性微血管病变[136]。从移植术后到出现血栓性微血管病变的平均时间为（9.3±7.9）个月。临床症状表现多样，可以从无症状到溶血、溶血性贫血、血小板减少至氮质血症。在肾移植患者的活检样本中急性血栓可见于肾小球毛细血管或小动脉或两者均有。在发生血栓性微血管病变时，可在循环中发现大量血浆血管性因子微聚体，这

些微聚体可以促进血小板在血管内皮下的黏附和聚集，导致血栓和纤维的沉积。治疗方法包括他克莫司减量或采用环孢素或西罗莫司替代治疗。其他治疗方法包括血浆置换、新鲜冰冻血浆交换和抗凝治疗[136]。

根据副作用调整患者的最佳治疗剂量。通常采用降低他克莫司剂量来减少其毒性反应，尽管某些特异性的副作用对这些措施并无反应[121]。他克莫司的副作用主要包括腹泻、糖代谢异常和神经毒性，但高血压和高胆固醇血症的发生率低于环孢素。他克莫司较少出现环孢素相关并发症，如多毛症、牙龈增生和齿龈炎，但可导致脱发和瘙痒。

一项对比环孢素和他克莫司治疗肾移植患者的研究发现，他克莫司组的新发高血压和高血压恶化（15.7%对 23.2%）、尿路感染（4.9%对 9.2%）、高胆固醇血症（4.2%对 8.9%）、高胆红素血症（0.3%对 3.3%）、胃肠道出血（0.3%对 2.6%）、胆汁淤积性黄疸（0.3%对 2.6%）、多毛症（0%对 4.4%）和牙龈增生（0 对 4.1%）[82]，发生率均低于环孢素微乳剂组。震颤（12.2%对 4.1%）、低血镁（6.6%对 1.5%）、血栓（4.5%对 1.5%）和胃肠炎（3.1%对 0.4%）在他克莫司组更常见。其他罕见的严重副作用包括可逆性后部脑病综合征，最近报道的发生率为 0.49%[8]。

他克莫司和环孢素均可导致急性或慢性肾毒性，因此两种药物不可联合应用。他克莫司引起的肾毒性呈剂量依赖性，减量后毒性有所降低[127]。5 年随访期数据显示，他克莫司组的肾移植患者的平均或中位血肌酐水平低于环孢素乳剂（或标准剂型）组[58,145]。同时服用其他肾毒性药物会加剧他克莫司的副作用，此类药物包括氨基糖苷类、血管紧张素转换酶抑制剂、抗血管紧张素受体抑制剂、两性霉素和非类固醇类抗炎药。

心血管副作用

移植后高脂血症是引起心血管疾病的高危因素。与环孢素方案相比，他克莫司相关免疫抑制方案可以改善患者的血脂水平[4,95]。

来自 USRDS 的数据显示，与环孢素组相比，他克莫司组第 1 年治疗中至少出现一次新发高脂血症的患者比例有所下降（11%对 16%，$P=0.0001$）。一项多元分析表明，移植后采用他克莫司免疫抑制方案能降低35%的新发高血压风险[119]。美国的一项 5 年随访试验发现，与环孢素组相比，他克莫司组较少接受抗高血压治疗（80.9%对 91.3%，$P<0.05$）[145]。

表 17-2　他克莫司的不良反应

中毒性肾损害

肾血流减少，肾小球灌注

血管毒性

神经毒性

头痛、震颤、癫痫、周围神经病变、感觉异常

代谢紊乱

高钾、高氯酸中毒

低镁血症

糖尿病

高尿酸血症

高胆固醇血症

高血压

胃肠紊乱

腹泻

厌食症、恶心、呕吐

上腹部痉挛

脱发

他克莫司组的左室后壁向心性肥厚和室间隔增厚发生率为 0.1%[29]。在药物减量或中止后可以发生逆转。

移植术后糖尿病

PTDM 是他克莫司的严重并发症之一,可导致患者及移植物生存率降低[103]。PTDM 定义为无糖尿病基础的患者术后应用胰岛素超过连续 30 天。Heisel 等发现,他克莫司组的 PTDM 发生率高于环孢素组(9.8%对2.7%)[63]。

在最近的一项研究中,采用严格的 ADA 标准确诊移植术后的新发糖尿病和空腹血糖受损病例。结果显示,第 6 个月时,环孢素组和他克莫司组的糖代谢异常发生率分别为 26%和 33.6%[143]。在类固醇皮质激素最小化试验中,无激素组 6 个月的 PTDM 发生率(使用胰岛素>30 天)由 0.4%上升至 1.4%[23,71]。近年来,他克莫司目标血药浓度逐渐降低且迅速达到目标水平,同时降低了 PTDM 的发生率[102]。MMF 和西罗莫司的引入及联合他克莫司应用可使移植后第 1 年急性排斥反应率下降和治疗急性排斥反应激素使用下降,这也可降低 PTDM 的发生率。

在克利夫兰中心开展的一项研究中,56 名首次肾移植的南美裔成年患者接受激素、西罗莫司及他克莫司治疗,维持较低的血药浓度水平,65 名白人患者接受激素、MMF 和他克莫司,维持较高的血药浓度水平。两组第 2 年的患者、移植物和无排斥反应移植物生存率无明显差异。尽管采用类似的激素剂量和较低的他克莫司谷浓度水平,但南美裔患者的 PTDM 发生率达到 36%,高于白种人(15%)(P=0.024)[65]。

PTDM 的患者相关风险因素包括:潜在的糖代谢异常(糖尿病家族史、高龄、非白种人、静态生活方式和高 BMI 指数)和丙型肝炎病毒阳性。移植相关的风险因素包括:移植术后第 1 年发生急性排斥反应、高剂量皮质醇激素和高他克莫司血药浓度水平。

移植术后几个月内发生 PTDM 的风险最高,'之后逐渐降低。欧洲的一项多中心试验发现,移植术后 6 个月内的 PTDM 发生率为 4.5%,第 7~12 个月为 0.4%[82]。

许多患者的 PTDM 在最终停止激素治疗时可以逆转。在欧洲试验中,他克莫司的 1 年累积 PTDM 发生率为 8.3%,1 年发病率为 5.5%[97]。美国的一项他克莫司/MMF/激素联合治疗方案研究显示,1 年累积发生率为 6.5%,1 年发病率为 2.2%[70]。

鼠 FKBP-12 在胰岛 β 细胞中高表达,同时胰岛素

mRNA 转录降低,胰岛素分泌减少[131]。在临床试验中,他克莫司对胰岛素分泌有影响,但对胰岛素抵抗不产生影响。另外,PTDM 并不是一个独立的事件,而是在免疫抑制情况下提示潜在的糖代谢异常[118]。他克莫司对胰岛素释放的影响是可逆的,在移植术后早期,他克莫司和环孢素对糖代谢的影响相当[141]。

与环孢素组相比,他克莫司组发生 PTDM 的 RR 值为 1.53(P<0.001)[77]。与环孢素组患者相比,他克莫司组患者死亡风险(RR=0.65,P<0.001)和移植物功能衰竭发生率(RR=0.70,P<0.001)较低。他克莫司组的患者血压相对较低,较少发生高胆固醇血症,肾功能更好,纤维蛋白原更低[7],从而抵消了 PTDM 的副作用。

一项荟萃分析表明,他克莫司的目标血药浓度水平低于 10ng/mL 时,能减少移植物失功的发生及降低糖尿病和急性排斥反应发生的风险[151]。Hecking 等最近的一项研究表明,调整移植术后短期基础胰岛素水平可降低新发糖尿病发生率,胰岛 B 细胞介导的保护效应可能在其中发挥了重要的作用[62]。

恶性肿瘤(参见第 34 章和第 35 章)

免疫抑制剂的使用会增加恶性肿瘤发生的风险,最常见的发病部位为皮肤及淋巴组织。所有药物均会增加风险,并且与治疗强度及治疗时间相关。成人的 EB 病毒相关的移植术后淋巴细胞增生异常风险低于儿童。在一项欧洲多中心肾移植研究中,1 年随访期数据显示,他克莫司组移植术后淋巴细胞增生异常发生率为 1%,环孢素乳剂组为 0.7%[97]。来自 NAPRTCS 的数据显示,儿童肾移植患者移植术后淋巴细胞增生异常发生率为 0.96%[32]。

其他副作用

与环孢素治疗组相比,他克莫司治疗组更易发生脱发、震颤、头痛、失眠、消化不良、呕吐、腹泻和低镁症[151]。环孢素治疗组患者更易发生便秘、多毛和齿龈增生。

特殊患者人群

一项在儿童肾移植患者(儿童及青少年)中开展的大样本随机多中心试验显示,他克莫司组(3%)最常见的不良反应包括高血压、感染、低镁血症、平均血肌酐水平升高、腹泻、PTDM 和震颤[137]。他克莫司组患者低镁血症(P=0.001)和腹泻(P<0.05)的发生率相对较高,

但多毛（$P=0.005$）、流感综合征（$P<0.05$）和齿龈增生（$P<0.05$）的发生率相对较低。

他克莫司的妊娠风险与环孢素相似。来自美国 NTPR 的数据显示，患者在妊娠期间分别接受他克莫司（$n=19$）和环孢素乳剂治疗（$n=56$），他克莫司组的成功分娩率为 71%，环孢素组为 80%。他克莫司组的平均妊娠期低于环孢素组（32.9 周对 35.8 周，$P=0.0035$）[3]。其他数据无明显统计学差异。

一项单中心试验对妊娠期间接受他克莫司治疗的 13 名肾移植患者及 2 名 SPK 患者进行了研究[67]。13 名肾移植术后的患者生下 19 名婴儿，2 名 SPK 患者生下 3 名婴儿。所有患者均成功度过分娩期。其中一名婴儿死产。41% 的婴儿为早产儿，27% 的婴儿为剖宫产。23% 的患者出现妊娠期毒血症或先兆子痫。妊娠期间无患者出现排斥反应。

结论

本章对钙调磷酸酶抑制剂的主要作用进行了讨论，重点关注他克莫司在成人和儿童肾移植以及成人胰肾移植主要免疫抑制方案中的应用。以环孢素乳剂作为他克莫司的主要对比剂，与环孢素组相比，肾移植术后前 6 个月应用他克莫司治疗的患者移植物丢失率降低了 44%[151]。随机试验的荟萃分析结果显示，在 100 名使用他克莫司替代环孢素治疗的低风险患者（成人、配型良好、初次移植）中，减少了 6 例急性排斥反应的发生；而在高风险患者（敏感型受体、二次或三次肾移植、儿童）中，减少的急性排斥反应的病例数上升至 17 例。相比之下，他克莫司治疗组另有 5 名患者发生了胰岛素依赖型糖尿病[151]。上述两种钙调磷酸酶抑制剂均有肾毒性，其作用机制可能是通过直接的药物毒性和间接的高血压和血脂障碍导致患者发生慢性同种移植肾病[22,92,93,128]。

接受他克莫司治疗患者的高血压和高胆固醇血症发病率低于接受环孢素治疗的患者。使用他克莫司的患者比例逐年增加，目前已有超过 80% 的肾移植患者术后采用以他克莫司为基础的免疫抑制方案。虽然有一定的副作用，但他克莫司良好的免疫抑制效应使其成为肾移植和胰肾移植受体患者优先选用的药物。

（郑建明　译　宋文利　校）

参考文献

1. Ahsan N, Hricik D, Matas A, et al. Prednisone withdrawal in kidney transplant recipients on cyclosporine and mycophenolate mofetil: a prospective randomized study. Transplantation 1999;68:1865.
2. Ahsan N, Johnson C, Gonwa T, et al. Randomized trial of tacrolimus plus mycophenolate mofetil or azathioprine versus cyclosporine oral solution (modified) plus mycophenolate mofetil after cadaveric kidney transplantation: results at two years. Transplantation 2001;72:245.
3. Armenti VT, Corscia LA, McGrory CH, et al. National Transplantation Pregnancy Registry looks at outcomes with Neoral and tacrolimus. Nephrol News Issues 2000;14:S11.
4. Artz MA, Boots JMM, Ligtenberg G, et al. Randomized conversion from cyclosporine to tacrolimus in renal transplant patients: improved lipid profile and unchanged plasma homocysteine levels. Transplant Proc 2002;34:1793.
5. Astellas, Inc. Prograf prescribing information (US), Available online at: http://www.prograf.com/pdf/prograf_full_prescribing_information.pdf [accessed 22.01.07].
6. Augustine JJ, Chang PC, Knauss TC, et al. Improved renal function after conversion from tacrolimus/sirolimus to tacrolimus/mycophenolate mofetil in kidney transplant recipients. Transplantation 2006;81:1004.
7. Baid-Agrawal S, Delmonico FL, Tolkoff-Rubin NL, et al. Cardiovascular risk profile after conversion from cyclosporine A to tacrolimus in stable renal transplant recipients. Transplantation 2004;77:1199.
8. Barynski WS, Tan HP, Boardman JF, et al. Posterior reversible encephalopathy syndrome after solid organ transplantation. AJNR Am J Neuroradiol 2008;29:924.
9. Bechstein WO, Malaise J, Saudek F, et al. Efficacy and safety of tacrolimus compared with cyclosporine microemulsion in primary simultaneous pancreas-kidney transplantation: one year results of a large multicenter trial. Transplantation 2004;77:1221.
10. Boots J, Van Duijnhoven EM, Christiaans MH, et al. Glucose metabolism in renal transplant recipients on tacrolimus: the effect of steroid withdrawal and tacrolimus trough level reduction. J Am Soc Nephrol 2002;13:221.
11. Borel JF, Feurer C, Gubler HU, et al. Biological effects of cyclosporin A: a new antilymphocytic agent. Agents Actions 1976;6:468–75.
12. Borel JF, Feurer C, Magnee C, et al. Effects of the new anti-lymphocytic peptide cyclosporin A in animals. Immunology 1977;32:1017–25.
13. Borrows R, Chan K, Loucaidou M, et al. Five years of steroid sparing in renal transplantation with tacrolimus and mycophenolate mofetil. Transplantation 2005;80:125.
14. Bresnahan BA, Cherikh WS, Cheng Y, et al. Short-term benefit of tacrolimus versus cyclosporine therapy after renal transplantation: an analysis of UNOS/OPTN database. Am J Transplant 2003;3(Suppl. 5):462 (abstract 1213).
15. Buell JF, Kulkarni S, Grewal HP, et al. Early corticosteroid cessation at one week following kidney transplant under tacrolimus and mycophenolate mofetil (MMF) immunosuppression, three-year follow up. Transplantation 2000;69:S134 (abstract).
16. Burke GW, Ciancio G, Figueiro J, et al. Can acute rejection be prevented in SPK transplantation? Transplant Proc 2002;34:1913.
17. Burke GW, Kaufman DB, Millis JM, et al. Prospective randomized trial of the effect of antibody induction in simultaneous pancreas and kidney transplantation: three-year results. Transplantation 2004;77:1269.
18. Busque S, Cantarovich M, Mulgaonkar S. The PROMISE study: a phase 2b multicenter study of voclosporin (ISA247) versus tacrolimus in de novo kidney transplantation. Am J Transplant 2011;11:2675–84.
19. Calconi G, Vianello A. One-year follow up of a large European trial comparing dual versus triple tacrolimus-based immunosuppressive regimens following renal transplantation: Italian and Spanish Tacrolimus Study Group. Transplant Proc 2001;33:1021.
20. Calne RY, Rolles K, White DJ, et al. Cyclosporin A initially as the only immunosuppressant in 34 recipients of cadaveric organs: 32 kidneys, 2 pancreases, and 2 livers. Lancet 1979;1033–6.

21. Calne RY, Rolles K, White DJ, et al. Cyclosporin-A in clinical organ grafting. Transplant Proc 1981;13(1 Pt 1):349–58.
22. Campistol JM, Grinyo JM. Exploring treatment options in renal transplantation: the problems of chronic allograft dysfunction and drug-related nephrotoxicity. Transplantation 2001;71:S542.
23. Cantarovich D, Rostaing L, Mourad G. The combination of daclizumab, tacrolimus and MMF is an effective and safe steroid-free immunosuppressive regimen after renal transplantation: results of a large multicenter trial. Nephrol Dial Transplant 2003;18(Suppl 4):788.
24. Chan K, Taube D, Roufosse C, et al. Kidney transplantation with minimized maintenance: alemtuzumab induction with tacrolimus monotherapy – an open label, randomized trial. Transplantation 2011;92:774–80.
25. Chang R-WS, Snowden S, Palmer A, et al. European randomized trial of dual versus triple tacrolimus-based regimens for control of acute rejection in renal allograft recipients. Transpl Int 2001;14:384.
26. Chhabra D, Skaro AI, Leventhal JR, et al. Long-term kidney allograft function and survival in prednisone-free reigmens: tacrolimus/mycophenolate mofetil versus tacrolimus/sirolimus. Clin J Am Soc Nephrol 2012;7:504.
27. Christians U, Jacobsen W, Benet LZ, et al. Mechanisms of clinically-relevant drug interactions associated with tacrolimus. Clin Pharmacokinet 2002;41:813.
28. Ciancio G, LoMonte A, Buscemi G, et al. Use of tacrolimus and mycophenolate mofetil as induction and maintenance in simultaneous pancreas-kidney transplantation. Transpl Int 2000;13:S191.
29. Coley KC, Verrico MM, McNamara DM, et al. Lack of tacrolimus-induced cardiomyopathy. Ann Pharmacother 2001;35:985.
30. Coto E, Tavira B. Pharmacogenetics of calcineurin inhibitors in renal transplantation. Transplantation 2009;88:3S.
31. De Jonge H, Kuypers DR, Verbeke K, et al. Reduced CO concentrations and increased dose requirements in renal allograft recipients converted to the novel once-daily tacrolimus formulation. Transplantation 2010;90:523.
32. Dharnidharka VR, Ho P-L, Stablein DM, et al. Mycophenolate, tacrolimus and posttransplant lymphoproliferative disorder: a report of the North American Pediatric Renal Transplant Cooperative Study. Pediatr Transplant 2002;6:396.
33. Donahoo WT, Kosmiski LA, Eckel RH. Drugs causing dyslipoproteinemia. Endocrinol Metab Clin North Am 1998;27:677.
34. Dreyfuss M, Harri E, Hoftmann H, et al. Cyclopsorin A and C: new metabolites from *Trichoderma polysporum*. Eur J Appl Microbiol 1976;3:125.
35. Dudley CRK. Conversion at first rejection: a prospective trial comparing cyclosporine microemulsion to tacrolimus in renal transplant recipients. Transplant Proc 2001;33:1034.
36. Ekberg H, Bernasconi C, Tedesco-Silva H, et al. Calcineurin inhibitor minimization in the symphony study: observational results 3 years after transplantation. Am J Transplant 2009;9:1876.
37. Ekberg H, Tedesco-Silva H, Demirbas A. Reduced exposure to tacrolimus inhibitors in renal transplantation. N Engl J Med 2007;357:25.
38. Farney AC, Doares W, Rogers J, et al. A randomized trial of alemtuzumab versus antithymocyte globulin induction in renal and pancreas transplantation. Transplantation 2009;88:810–9.
39. Ferrarris JR, Tambutti ML, Cardori RL, et al. Conversion from cyclosporine A to tacrolimus in pediatric kidney transplant recipients with chronic rejection. Transplantation 2004;77:532.
40. Filler G, Webb NJA, Milford DV, et al. Four-year data after pediatric renal transplantation: a randomized trial of tacrolimus vs. cyclosporine microemulsion. Pediatr Transplant 2005;9:498.
41. Filler G, Womiloju T, Feber J, et al. Adding sirolimus to tacrolimus-based immunosuppression in pediatric renal transplant recipients reduces tacrolimus exposure. Am J Transplant 2005;5:2005.
42. Flechner SM, Goldfarb D, Solez K, et al. Kidney transplantation with sirolimus and mycophenolate mofetil-based immunosupression: 5-year results of a randomized prospective trial compared to calcineurin inhibitor drugs. Transplantation 2007;83:7.
43. Flechner SM, Kurian SM, Solez K, et al. De novo kidney transplantation without use of calcineurin inhibitors preserves renal structure and function at two years. Am J Transplant 2004;4:1776.
44. Flenchner SM, Glyda M, Cockfield S, et al. The ORION study: comparison of two sirolimus-based regimens versus tacrolimus and mycophenolate mofetil in renal allograft recipients. Am J Transplant 2011;11:1633–44.
45. Friese CE, Sang-Mo K, Feng S, et al. Excellent short-term results with steroid-free maintenance immunosuppression in low-risk pancreas-kidney transplantation. Arch Surg 2003;138:1121.
46. Fung JJ. Tacrolimus and transplantation: a decade in review. Transplantation 2004;77:S41.
47. Gallon LG, Winoto J, Chhabra D, et al. Long-term renal transplant function in recipient of simultaneous kidney and pancreas transplant maintained with two prednisone free maintenance immunosuppressive combinations: tacrolimus/mycophenolate mofetil versus tacrolimus/sirolimus. Transplantation 2007;83:10.
48. Garcia I. Efficacy and safety of dual versus triple tacrolimus-based therapy in kidney transplantation: two year follow up. Transplant Proc 2002;34:1638.
49. Gonwa T, Johnson C, Ahsan N, et al. Randomized trial of tacrolimus and mycophenolate mofetil or azathioprine versus cyclosporine and mycophenolate mofetil after cadaveric kidney transplantation: results at three years. Transplantation 2003;75:2045.
50. Gonwa T, Mendez R, Yang HC, et al. Randomized trial of tacrolimus in combination with sirolimus or mycophenolate mofetil in kidney transplantation: results at six months. Transplantation 2003;75:1213.
51. Gourishankar S, Hunsicker LG, Jhangri GS, et al. The stability of the glomerular filtration rate after renal transplantation is improving. J Am Soc Nephrol 2003;14:2387.
52. Grenda R, Watson A, Vondrak K, et al. A prospective, randomized, multicenter trial of tacrolimus-based therapy with or without basiliximab in pediatric renal transplantation. Am J Transplant 2006;6:1666–72.
53. Gruessner AC, Sutherland DER, Dunn DL, et al. Pancreas after kidney transplants in post-uremic patients with type I diabetes mellitus. J Am Soc Nephrol 2001;12:2490.
54. Gruessner AC, Sutherland DER. Pancreas transplant outcomes for United States (US) and non-US cases as reported to the United Network for Organ Sharing (UNOS) and International Pancreas Transplant Registry as of October 2002. In: Cecka JM, Terasaki PI, editors. Clinical transplants 2002. Los Angeles: UCLA Tissue Typing Laboratory; 2003. p. 41.
55. Gruessner RW, Sutherland DE, Najarian JS, et al. Solitary pancreas transplantation for non-uremic patients with labile insulin-dependent diabetes mellitus. Transplantation 1997;64:1572.
56. Gruessner RWG, Sutherland DER, Parr E, et al. A prospective, randomized open-label study of steroid withdrawal in pancreas transplantation – a preliminary report with six months' follow up. Transplant Proc 2001;33:1663.
57. Guerra G, Ciancio G, Gaynor JJ, et al. Randomized trial of immunosuppression regimens in renal transplantation. J Am Soc Nephrol 2011;22:1758–68.
58. Halloran P, Ahsan N, Johnson C, et al. Three-year follow up of randomized multicenter kidney transplant study comparing tacrolimus (TAC)+azathioprine (AZA) versus cyclosporine modified (CsA)+mycophenolate mofetil (MMF) versus TAC+MMF. Am J Transplant 2001;1(Suppl 1):405.
59. Hamdy AF, El-Agroudy AE, Bakr MA, et al. Comparison of sirolimus with low-dose tacrolimus versus sirolimus-based calcineurin inhibitor-free regimen in live donor renal transplantation. Am J Transplant 2005;5:2531.
60. Hananay MJ, Woodle ES, Mulgaonkar S. Alemtuzumab induction in renal transplantation. N Engl J Med 2011;364:1909.
61. Hardinger KL, Bolul DL, Schnitzer MA, et al. A randomized, prospective, pharmacoeconomic trial of tacrolimus versus cyclosporine in combination with thymoglobulin in renal transplant recipients. Transplantation 2005;80:41.
62. Hecking M, Haidinger M, Doller D, et al. Early basal insulin therapy decreases new-onset diabetes after renal transplantation. J Am Soc Nephrol 2012;23:739.
63. Heisel O, Heisel R, Batshaw R, et al. New onset diabetes mellitus in patients receiving calcineurin inhibitors: a systematic review and meta-analysis. Am J Transplant 2004;4:583.
64. Hougardy JM, Broderers N, Kianda M, et al. Conversion from Prograf to Advagraf among kidney transplant recipients results in sustained decrease in tacrolimus exposure. Transplantation 2011;91:566.
65. Hricik DE, Anton HA, Knauss TC, et al. Outcomes of African-American kidney transplant recipients treated with sirolimus, tacrolimus and corticosteroids. Transplantation 2002;74:189.
66. Humar A, Parr E, Drangstveit MG, et al. Steroid withdrawal in

pancreas transplant recipients. Clin Transplant 2000;14:75.

67. Jain AB, Shapiro R, Scantlebury VP, et al. Pregnancy after kidney and kidney-pancreas transplantation under tacrolimus: a single center's experience. Transplantation 2004;77:897.

68. Jamieson NV. Adult small intestinal transplantation in Europe. Acta Gastroenterol Belg 1999;62:239.

69. Jensik SCfor the FK506 Kidney Transplant Study Group. Tacrolimus (FK506) in kidney transplantation: three-year survival results of the U.S. multicenter, randomized, comparative trial. Transplant Proc 1998;30:1216.

70. Johnson C, Ahsan N, Gonwa T, et al. Randomized trial of tacrolimus (Prograf) in combination with azathioprine or mycophenolate mofetil versus cyclosporine (Neoral) with mycophenolate mofetil after cadaveric kidney transplantation. Transplantation 2000;69:834.

71. Jordan ML, Chakrabarti P, Luke P, et al. Results of pancreas transplantation after steroid withdrawal under tacrolimus immunosuppression. Transplantation 2000;69:265.

72. Jordan ML, Naraghi R, Shapiro R, et al. Tacrolimus rescue therapy for renal allograft rejection – five years' experience. Transplantation 1997;63:223.

73. Jordan ML, Naraghi RL, Shapiro R, et al. Five-year experience with tacrolimus rescue for renal allograft rejection. Transplant Proc 1997;29:306.

74. Jordan ML, Shapiro R, Jensen CWB, et al. FK506 conversion of renal allografts failing cyclosporine immunosuppression. Transplant Proc 1991;23:3078.

75. Kahan BD, Welsh M, Schoenberg L, et al. Variable oral absorption of cyclosporine: a biopharmaceutical risk factor for chronic renal allograft rejection. Transplantation 1996;62:599–606.

76. Kaplan B, Schold JD, Meier-Kriesche H-U. Long-term graft survival with neoral and tacrolimus: a paired kidney analysis. J Am Soc Nephrol 2003;14:2980.

77. Kasiske BL, Snyder JJ, Gilbertson D, et al. Diabetes mellitus after kidney transplantation in the United States. Am J Transplant 2003;3:178.

78. Kaufman DB, Leventhal JR, Axelrod D, et al. Alemtuzumab induction and prednisone-free maintenance immunotherapy in kidney transplantation: comparison with basiliximab induction – long-term results. Am J Transplant 2005;5:2539.

79. Kaufman DB, Leventhal JR, Gallon LG, et al. Technical and immunologic progress in simultaneous pancreas-kidney transplantation. Surgery 2002;132:545.

80. Kaufman DB, Leventhal JR, Koffron AJ, et al. A prospective study of rapid corticosteroid elimination in simultaneous pancreas-kidney transplantation. Transplantation 2002;73:169.

81. Klein IH, Abrahams A, van Ede T, et al. Different effects of tacrolimus and cyclosporine on renal hemodynamics and blood pressure in healthy subjects. Transplantation 2002;73:732.

82. Klinger M, Vitko S, Karja S, et al. Large prospective study evaluating steroid-free immunosuppression with tacrolimus/ basiliximab and tacrolimus/MMF compared with tacrolimus/ MMF/steroids in renal transplantation. Nephrol Dial Transplant 2003;18(Suppl 4):788.

83. Kovarik JM, Mueller EA, Richard F, et al. Evidence for earlier stabilization of cyclosporine pharmacokinetics in de novo renal transplant patients receiving a microemulsion formulation. Transplantation 1996;62:759–63.

84. Kovarik JM, Mueller EA, van Bree JB, et al. Cyclosporine pharmacokinetics and variability from a microemulsion formulation – a multicenter investigation in kidney transplant patients. Transplantation 1994;58:658–63.

85. Kulkarni S, Kopelan A, Woodle ES. Tacrolimus therapy in renal transplantation. In: Morris PJ, editor. Kidney transplantation: principles and practice. Philadelphia: Saunders; 2001. p. 251–62.

86. Kumar M, Saeed MI, Ranganna K, et al. Comparison of four different immunosuppression protocols without long-term steroid therapy in kidney recipients monitored by surveillance biopsy: five-year outcomes. Transpl Immunol 2008;20:32.

87. Kumar MSA, Heifets M, Fyfe B, et al. Comparison of steroid avoidance in tacrolimus/mycophenolate mofetil and tacrolimus/ sirolimus combination in kidney transplantation monitored by surveillance biopsy. Transplantation 2005;80:807.

88. Kur F, Reichenspurner H, Meiser BM, et al. Tacrolimus (FK506) as primary immunosuppressant after lung transplantation. Thorac Cardiovasc Surg 1999;47:174.

89. Land W, Malaise J, Sandberg J, et al. Tacrolimus versus cyclosporine in primary simultaneous pancreas-kidney transplantation:

preliminary results at one year of a large multicenter trial. Transplant Proc 2002;34:1911.

90. Larsen CP, Pearson TC, Adams AB, et al. Rational development of LEA29Y (belatacept), a high-affinity variant of CTLA4-Ig with potent immunosuppressive properties. Am J Transplant 2005;5:443–53.

91. Larson TS, Dean PG, Stegall MD, et al. Complete avoidance of calcineurin inhibitors in renal transplantation: a randomized trial comparing sirolimus and tacrolimus. Am J Transplant 2006;6:514.

92. Legendre C, Thervet E, Skhiri H, et al. Histological features of chronic allograft nephropathy revealed by protocol biopsies in kidney transplant recipients. Transplantation 1998;65:1506.

93. Ligtenberg G, Hené RJ, Blankestijn PJ, et al. Cardiovascular risk factors in renal transplant patients: cyclosporine A versus tacrolimus. J Am Soc Nephrol 2001;12:368.

94. Mancinelli LM, Frassetto L, Floren LC, et al. The pharmacokinetics and metabolic disposition of tacrolimus: a comparison across ethnic groups. Clin Pharmacol Ther 2001;69:24.

95. Mann M, Tanabe K, Tokumoto T, et al. Impact of tacrolimus on hyperlipidemia after renal transplantation: a Japanese single center experience. Transplant Proc 2000;32:1736.

96. Margreiter R, Klempnauer J, Neuhaus P, et al. Alemtuzumab (Campath-1H) and tacrolimus monotherapy after renal transplantation: results of a prospective randomized trial. Am J Transplant 2008;8:1480.

97. Mayer AD, Dmitrewski J, Squifflet JP, et al. Multicenter randomized trial comparing tacrolimus (FK506) and cyclosporine in the prevention of renal allograft rejection: a report of the European Tacrolimus Multicenter Renal Study Group. Transplantation 1997;64:436.

98. Mayer AD. Chronic rejection and graft half-life: five-year follow up of the European tacrolimus multicenter renal study. Transplant Proc 1998;34:1491.

99. Meier-Kriesche H-U, Hricik DE. Are we ready to give up on calcineurin inhibitors? Am J Transplant 2006;6:445.

100. Meier-Kriesche H-U, Schold JD, Srinivas TR, et al. Sirolimus in combination with tacrolimus is associated with worse renal allograft survival compared to mycophenolate mofetil combined with tacrolimus. Am J Transplant 2005;5:2273.

101. Meiser BM, Pfeiffer M, Schmidt D, et al. Combination therapy with tacrolimus and mycophenolate mofetil following cardiac transplantation; importance of mycophenolic acid therapeutic drug monitoring. J Heart Lung Transplant 1999;18:143.

102. Miller J, Mendez R, Pirsch JD, et al. Safety and efficacy of tacrolimus in combination with mycophenolate mofetil (MMF) in cadaveric renal transplant recipients. FK506/MMF Dose-Ranging Kidney Transplant Study Group. Transplantation 2000;63:977.

103. Montori VM, Basu A, Erwin PJ, et al. Post-transplantation diabetes: a systematic review of the literature. Diabetes Care 2002;25:583, 94.

104. Moore J, Middleton L, Cockwell, et al. Calcineurin inhibitor sparing with mycophenolate in kidney transplantation: a systematic review and meta-analysis. Transplantation 2009;87:4.

105. Moreso F, O'Valle F, Serón D, et al. Immunophenotype of infiltrating cells in protocol renal allograft biopsies from tacrolimus-versus cyclosporine treated patients. Transplantation 2007;83:649.

106. Mujtaba MA, Taber TE, Goggins WC, et al. Early steroid withdrawal in repeat kidney transplantation. Clin J Am Soc Nephrol 2011;6:404.

107. Neu AM, Ho PL, Fine RN, et al. Tacrolimus vs. cyclosporine A as primary immunosuppression in pediatric renal transplantation: a NAPRTCS study. Pediatr Transplant 2003;7:217.

108. Neylan JF for the FK506 Kidney Transplant Study Group. Racial differences in renal transplantation after immunosuppression with tacrolimus versus cyclosporine. Transplantation 1998;65:515.

109. Pascual J, Ortuno J. Simple tacrolimus-based immunosuppressive regimens following renal transplantation: a large multicenter comparison between double and triple therapy. Spanish and Italian Tacrolimus Study Group. Transplant Proc 2002;34:89.

110. Phelan DL, Thompson C, Henschell J, et al. Heart transplantation across preformed class I antibody using FK506. Hum Immunol 1992;34:70.

111. Pirsch JD, Miller J, Deiorhoi MH, et al. A comparison of tacrolimus (FK506) and cyclosporine for immunosuppression after cadaveric renal transplantation. Transplantation 1997;63:977.

112. Plosker GL, Foster RH. Tacrolimus: a further update of its pharmacology and therapeutic use in organ transplantation. Drugs

2000;59:323.

113. Pohanka E, Margreiter R, Sparacino V, et al. Switch to tacrolimus-based therapy for cyclosporine-related side effects: a large, prospective European study. Transplantation 2002;74(S):425 (abstract 2100).

114. Reddy KS, Stratta RJ, Shokouh-Amiri H, et al. Simultaneous kidney-pancreas transplantation without antilymphocyte induction. Transplantation 2000;69:49.

115. Rizzari MD, Suszynski TM, Gillingham KJ, et al. Ten-year outcome after rapid discontinuation of prednisone in adult primary kidney transplantation. Clin J Am Soc Nephrol 2012;7:494.

116. Rostaing L, Cantarovich G, Mourad G, et al. Corticosteroid-free immunosuppression with tacrolimus, mycophenolate mofetil and daclizumab induction in renal transplantation. Transplantation 2005;79:807.

117. Sandrini S, Aslam N, Tardanico R, et al. Tacrolimus versus cyclosporine for early steroid withdrawal after renal transplantation. J Nephrol 2012;25:1.

118. Sato T, Inagaki A, Uchida K, et al. Diabetes mellitus after transplant: relationship to pretransplant glucose metabolism and tacrolimus or cyclosporine A-based therapy. Transplantation 2003;76:1320.

119. Schnitzler MA, Lowell JA, Brennan DC. New-onset post-renal transplant hyperlipidemia with cyclosporine compared to tacrolimus. In: 2nd International Congress on Immunosuppression, San Diego; 2001 (abstract).

120. Schwimmer J, Zand MS. Management of diabetes mellitus after solid organ transplantation. Graft 2001;4:256.

121. Scott LJ, McKeage K, Kearn SJ, et al. Tacrolimus: a further update of its use in the management of organ transplantation. Drugs 2003;63:1247.

122. Segoloni G, Bonomini V, Maresca MC, et al. Tacrolimus is highly effective in both dual and triple therapy regimens following renal transplantation. Spanish and Italian Tacrolimus Study Group. Transpl Int 2000;13:S336.

123. Shapiro R, Jordan M, Scantlebury V, et al. A prospective, randomized trial of FK 506 in renal transplantation – a comparison between double and triple drug therapy. Clin Transplant 1994;8:508.

124. Shapiro R, Jordan ML, Scantlebury VP, et al. A prospective randomized trial of tacrolimus/prednisone versus tacrolimus/prednisone/ mycophenolate mofetil in renal transplant recipients. Transplantation 1999;67:411.

125. Shapiro R, Scantlebury VP, Jordan ML, et al. Pediatric renal transplantation under tacrolimus-based immunosuppression. Transplantation 1999;67:299.

126. Shapiro R, Young JB, Milford EL, et al. Immunosuppression: evolution in practice and trends, 1993–2003. Am J Transplant 2005;5:874.

127. Shimizu T, Tanabe K, Tokumoto T, et al. Clinical and histological analysis of acute tacrolimus (TAC) nephrotoxicity in renal allografts. Clin Transplant 1999;13(Suppl 1):48.

128. Solez K, Vincenti F, Filo RS. Histopathologic findings from 2-year protocol biopsies from a U.S. multicenter trial comparing tacrolimus versus cyclosporine: a report of the FK506 Kidney Transplant Study Group. Transplantation 1998;66:1736.

129. Squifflet JP, Bachman L, Claesson K, et al. Dose optimization of mycophenolate mofetil when administered with a low dose of tacrolimus in cadaveric renal transplant recipients. Transplantation 2001;72:63.

130. Sutherland DR, Gruessner RWG, Dunn DL, et al. Lessons learned from more than 1000 pancreas transplants at a single institution. Ann Surg 2001;233:463.

131. Tamura K, Fujimura T, Tsutsumi T, et al. Transcriptional inhibition of insulin by FK506 and possible involvement of FK506-binding protein-12 in pancreatic beta cell. Transplantation 1995;59:1606.

132. Tan HP, Donaldson J, Basu A, et al. Two hundred living donor kidney transplantations under alemtuzumab induction and tacrolimus monotherapy: 3-year follow-up. Am J Transplant 2009;9:355.

133. Thomas P, Woodside K, Lappin J, et al. Alemtuzumab (Campath 1H) induction with tacrolimus monotherapy is safe for high immuno-logical risk renal transplantation. Transplantation 2007;83:11.

134. Thompson JS. Intestinal transplantation: experience in the United States. Eur J Pediatr Surg 1999;9:271.

135. Todo S, Fung JJ, Starzl TE, et al. Liver, kidney and thoracic organ transplantation under FK506. Ann Surg 1990;212:295.

136. Trimarchi HM, Truong LD, Brennan S, et al. FK-506 associated thrombotic microangiopathy: report of two cases and review of the literature. Transplantation 1999;67:539.

137. Trompeter R, Filler G, Webb NJ, et al. Randomized trial of tacrolimus versus ciclosporin microemulsion in renal transplantation. Pediatr Nephrol 2002;17:141.

138. Uemura T, Ramprasad V, Ramprasad V. Single dose of alemtuzumab induction with steroid-free maintenance immunosuppression in pancreas transplantation. Transplantation 2011;92:6.

139. Vacher-Coponat H, Moal V, Indreies M, et al. A randomized trial with steroids and anthithymocytes globulins comparing cyclosporine/azathioprine versus tacrolimus/mycophenolate mofetil (CATM2) in renal transplantation. Transplantation 2012;93:4.

140. Van Duijnhoven EM, Boots JM, Christiaans MH, et al. Metabolic aspects of tacrolimus in renal transplantation. Minerva Urol Nefrol 2003;55:1.

141. van Duijnhoven EM, Christiaans MH, Boots JM, et al. Glucose metabolism in the first 3 years after renal transplantation in patients receiving tacrolimus versus cyclosporine-based immunosuppression. J Am Soc Nephrol 2002;13:213.

142. Venkataramanan R, Swaminathan A, Prasad T, et al. Clinical pharmacokinetics of tacrolimus. Clin Pharmacokinet 1995;29:404.

143. Vicenti F, Friman S, Scheuermann E, et al. Results of an international randomized trial comparing glucose metabolism disorders and outcomes with cyclosporine versus tacrolimus. Am J Transplant 2007;7:1506.

144. Vicenti F, Larsen C, Alberu J, et al. Three-year outcomes from BENEFIT, a randomized, active-controlled, parallel-group study in adult kidney transplant recipients. Am J Transplant 2012;210:217.

145. Vincenti F, Jensik SC, Filo RS, et al. A long-term comparison of tacrolimus (FK506) and cyclosporine in kidney transplantation: evidence for improved allograft survival at 5 years. Transplantation 2002;73:775.

146. Vincenti F. A decade of progress in kidney transplantation. Transplantation 2004;77:S52.

147. Vitko S, Klinger M, Salmela K, et al. Two corticosteroid-free regimens – tacrolimus monotherapy after basiliximab administration and tacrolimus/mycophenolate mofetil – in comparison with a standard triple regimen in renal transplantation: results of the Atlas Study. Transplantation 2005;80:1734.

148. Waid TH. Prograf as secondary intervention versus continuation of cyclosporine in patients at risk for chronic renal allograft failure (CRAF) results in improved renal function, decreased CV risk, and no increased risk for diabetes. Am J Transplant 2003;3(Suppl 5):436 (abstract 1111).

149. Walliser P, Berizie CR, Kay JE. Inhibition of murine B lymphocyte proliferation by the novel immunosuppressant drug FK506. Immunology 1989;68:434.

150. Wasik M, Stepien-Sopniewska B, Lagodzinski Z, et al. Effect of FK506 and cyclosporine on human T and B lymphoproliferative responses. Immunopharmacology 1990;20:57.

151. Webster AC, Woodroffe RC, Taylor RS, et al. Tacrolimus versus ciclosporin as primary immunosuppression for kidney transplant recipients: meta-analysis and meta-regression of randomized trial data. BMJ 2005;331:810.

152. Woodle ES, First MR. A prospective, randomized, double-blind, placebo-controlled multicenter trial comparing early (7 day) corticosteroid cessation versus long-term, low-dose corticosteroid therapy. Ann Surg 2008;248:565.

153. Woodle ES, Newell KA, Haas M, et al. Reversal of accelerated renal allograft rejection with FK506. Clin Transplant 1997;11:2251.

154. Woodle ES, Pedrizet G, Brunt EM, et al. FK506: inhibition of humoral mechanisms of hepatic allograft rejection. Transplantation 1992;54:377.

155. Woodle ES, Pedrizet G, Brunt EM, et al. FK506: reversal of humorally-mediated rejection following ABO-incompatible liver transplantation. Transplant Proc 1991;23:2992.

156. Woodle ES, Spargo B, Ruebe M, et al. Treatment of acute glomerular rejection with FK506. Clin Transplant 1996;10:266.

157. Woodle ES, Thistlewaite JR, Gordon JH for the Tacrolimus Kidney Transplant Rescue Study Group. A multicenter trial of FK 506 (tacrolimus) therapy in acute refractory renal allograft rejection. Transplantation 1996;62:594.

158. Woodle ES. Fujisawa Corticosteroid Withdrawal Study Group. A prospective, randomized, multi-center, double-blind study of early corticosteroid cessation versus long-term maintenance of corticosteroid therapy with tacrolimus and mycophenolate mofetil in primary renal transplant recipients: one year report. Transplant Proc 2005;37:804.

159. Zachary AA, Montgomery RA, Ratner LE, et al. Specific and durable elimination of antibody to donor HLA antigens in renal transplant patients. Transplantation 2003;76:1519.

第 18 章

霉酚酸酯

Robert S. Gaston

简介

随着免疫学成为实体器官移植的核心,一些新型免疫抑制剂得到了临床开发和应用,使得人们对免疫效应的产生机制有了更深入的认识。然而,临床试验发现免疫抑制剂并非总是安全有效,只有一个例外,就是霉酚酸酯(MPA)。霉酚酸酯的免疫学特性在多年前已经明确,其口服制剂吸收迅速,临床上已进行了初步试验,并迅速获得政府批准用于常规治疗。尽管随后的试验对新的应用方法进行了探讨,但大部分实体器官移植受体在接受 MPA 治疗时仍然遵循两个多世纪以来一直延续的基本原则。MPA 制剂是目前世界范围内应用最广泛的免疫抑制剂,其有效性和基本耐受性使其成为实体器官移植必不可少的一部分。

霉酚酸酯历史

霉酚酸酯是一种短密青霉菌和相关真菌的发酵产物。1896 年,Gosio 最早发现了这种物质;1913 年,由 Alsberg 和 Black 命名为霉酚酸酯。随后,该物质被发现具有弱抗生素和抗真菌作用[43]。1952,Raistrick 和同事发布了 MPA 的结构。20 世纪 60 年代,研究人员发现 MPA 对哺乳动物细胞具有抗有丝分裂作用,可能成为抗肿瘤介质。在此之后,Franklin 和 Cook 通过研究确定了其主要作用机制(抑制嘌呤从头合成途径)[43]。与此同时,日本研究小组证实了其具有免疫抑制效应[102],导致 MPA 的早期临床应用受到阻碍。

20 世纪 70 年代晚期和 80 年代早期,环孢素的发现和发展使移植免疫抑制整体发生了改变。在研究其他通路的新介质中,Allison 和 Eugui 在英国和 Syntex 制药试验基础上,开始对 MPA 在体外淋巴细胞的作用进行了研究,结果发现其抑制细胞毒 T 细胞的增殖、抗体形成、淋巴细胞黏附和混合淋巴细胞反应[3,4,38]。Syntex 的研究人员发现,MPA 吗啉基酯化作用产生的前体药物(RS61443,霉酚酸酯,MMF)总体上可提高哺乳动物和人类的口服生物利用度[89]。

最初的动物研究表明,此类药物难以在犬类中开展试验,而且对灵长类动物还有潜在的胃肠道毒性,特别是在高剂量下(>20mg/kg)[106,119]。当 RS61443 联合低剂量的环孢素和泼尼松时,肾移植患者可以获得最佳预后。MMF 单药治疗,即使采用较高剂量,也仅在一定程度上表现出有效性。最早的人体试验对象为类风湿关节炎患者,在难治性患者给予 2g/d 的剂量即可获得明显的临床改善[51]。副作用较小,通常来源于胃肠道(恶心、呕吐、腹部疼痛、腹泻)。无其他明显毒性反应被记录(包括骨髓抑制)。

1988 年,研究人员在肾移植患者中进行了 MPA 的临床试验。最初,两个中心对 48 名肾移植患者进行了 I 期或 II 期临床药物试验[142]。所有患者均接受多克隆抗体诱导、CsA 和泼尼松。6 组试验对象分别接受 8 种剂量的 MMF 治疗,每日剂量从 100mg 到 3500mg 不等。在 2000mg 和 3000mg 组,预防急性排斥反应发生的效果是最好的,为此后的多中心注册试验提供了依据。

该项跨越三大洲的 III 期 MMF 试验始于 1992 年,是首次包含大样本量的实体移植器官患者的严格对照试验。每项试验分为三组,每组大约包含 500 例受试者,其中两组接受 MMF 2g/d 或 3g/d 联合 CsA 和皮质醇激素治疗。在美国进行的试验中,所有患者接受多克隆抗体诱导,其中对照组采用硫唑嘌呤替代 MMF[140]。此三大洲试验的所有治疗组均采用一致的给药方案,对照组采用硫唑嘌呤治疗,但不进行抗体诱导[151]。欧洲试验也没有进行抗体诱导,且对照组患者接受安慰剂治疗而不是硫唑嘌呤治疗[39]。所有试验均得到了相似的结论:移植术后最初 6 个月急性排斥反应发生率降低 50%(整体降低 20%),在 1 年和 3 年随访期中的存活率相似(图 18.1)。对于大多数患者来说,2g/d 的剂量效果更好,副作用更少。基于此研究结果,美国 FDA 批准 MMF 2~3g/d 联合环孢素和皮质醇激素作为标准治疗方案,这一治疗方案随后在全球范围也得到了推广[24]。2g/d 作为成人的初始剂量已被广泛接受。到 2002 年,MMF 已成为美国应用最广泛的免疫抑制剂[76]。

在过去的 10 年中,霉酚酸酯在移植中应用至少经历了三次标志性的发展。最初是为了解决困扰许多患者的消化道副作用,Novartis 发明了肠溶包衣制剂——霉酚酸钠(EC-MPS,麦考酚钠)[107]。此设计旨在延缓 MPA 在消化道的释放和吸收速度(假定药物在胃部和小肠前部暴露是胃肠道毒性的主要决定性因素)。临床试验发现,EC-MPS 和 MMF 具有相同的临床作用,但胃肠道不良反应发生率降低[15,126]。EC-MPS 在 2004 年获批上市。随后在 2008 年,MMF 的专利保护在美国及全球范围内获得开放[37]。此时,多种 MMF 制剂对患者及市场的影响仍不清楚。最后,在 2009 年,他克莫司联合 MMF 经 FDA 批准用于肾移植患者。在此之前,由于没有明确的依据,尽管 MMF 或霉酚酸钠联合他克莫司是最常用的免疫抑制联合方案,但在药物治疗中仅作为对照方案受到限制使用[160]。此举措将使药物发展的整体局面得到改变,同时也为他克莫司方案提供 MPA 剂

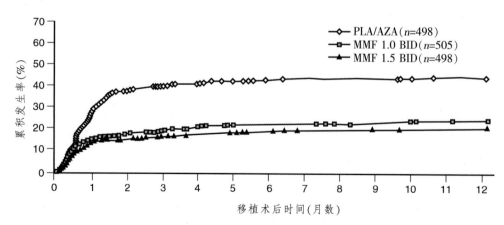

图 18-1　术后第一年首次活检排斥反应的累积发生率(不包括 1 年内的常规活检;Kaplan-Meier 法)。综合功效分析数据来源于三项双盲预防排斥反应的临床研究[60]。在最初的 2 个月后出现曲线分离,并持续到观察期结束。PLA,安慰剂;AZA,硫唑嘌呤;MMF,霉酚酸酯。

量依据。

作用机制

MPA 被认为是一种具有抗增殖作用的免疫抑制剂(图 18-2)。钙调磷酸酶抑制剂(CsA 和他克莫司)阻滞早期信号通路和抑制细胞素的产生。MPA 在细胞周期中产生瀑布效应,干扰细胞素依赖信号传导和淋巴细胞增殖[2,38]。

考虑到类似核酸合成非特异性抑制剂的免疫抑制效应(硫唑嘌呤),MPA 在移植领域的发展得益于其核酸合成的获得性免疫缺陷:儿童缺乏腺苷脱氢酶可导致 T 细胞和 B 细胞的联合缺陷[48]。相对而言,出现次黄嘌呤-鸟嘌呤磷酸核糖转移酶的个体仍表现出正常的免疫功能[3],表明嘌呤补救途径在淋巴细胞中相对不重要(图 18-3)。

作为肌苷 5-磷酸脱氢酶(IMPDH)的可逆性非竞争性抑制剂,MPA 在鸟嘌呤核苷酸的从头合成途径中发挥了限速酶的作用[38]。这种效应在 G_1/S 间期抑制 DNA 复制,从而抑制细胞增殖,未激活 T 细胞中的鸟苷三磷酸(GTP)水平降低 10%[2]。添加鸟嘌呤或者脱氧鸟嘌呤能逆转此抑制效应,进一步证实了 IMPDH 靶位。T 淋巴细胞和 B 淋巴细胞对刺激的增殖应性高度依赖此途径。IMPDH 有两种异构体,I 型在许多细胞系中表达,但 II 型在活化的 T 淋巴细胞和 B 淋巴细胞中占大多数。II 型 IMPDH 对 MPA 敏感性高出 4 倍[22]。这两种因子在 MPA 影响生长和增殖的过程中发挥了一定程度的淋巴细胞特异性。尽管 MPA 对单核细胞和树突状细胞增殖也有一定的影响,但对中性粒细胞的影响相对较小[2,27]。

MPA 在 G_1/S 间期的作用具有选择性。无论是 IL-2 的产生还是其受体的表达均受到影响,但对淋巴细胞活化的信号通路 1 的影响较小。这种重要的抗增殖作

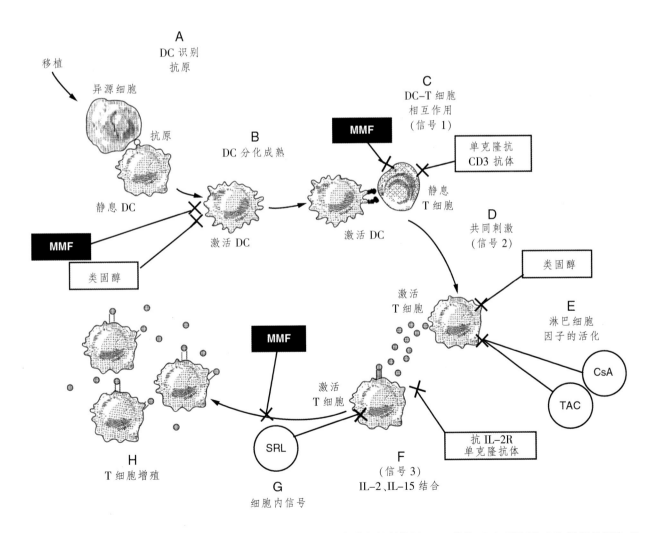

图 18-2　T 细胞的活化过程,表明霉酚酸酯(MMF)对 B、C、H 位点具有潜在抑制作用。Ab,抗体;CsA,环孢素;DC,树突状细胞;IL-2R,白细胞介素-2 受体;SRL,西罗莫司;TAC,他克莫司。(Adapted from Shaw LM,Korecka M,Venkataramanan R,et al. Mycophenolic acid pharmacodynamics and pharmacokinetics provide a basis for rational monitoring strategies. Am J Transplant 2003;3:534.)

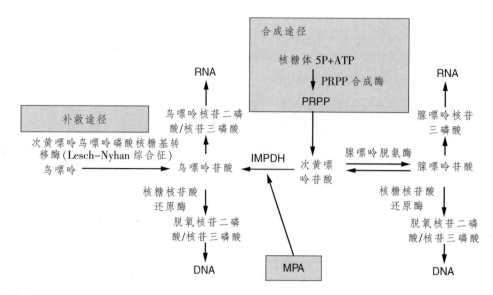

图 18-3　嘌呤的合成途径,有助于研究霉酚酸(MPA)抑制位点。ATP,三磷酸腺苷;IMPDH,肌苷单磷酸脱氢酶;PRPP,磷酸核糖焦磷酸。(Adapted from Budde K, Glander P, Bauer S. Pharmacokinetics and pharmacodynamics of mycophenolic acid. A CME monograph. Berlin: Walter de Gruyter; 2004. p. 2–13.)

用同样也阻碍了细胞毒 T 细胞的诱导[38]。同样,MPA 也会减轻原发和继发的 B 细胞应答,最终可能会阻碍细胞分裂,在一项美国的关键性试验中,与接受硫唑嘌呤相比,接受抗胸腺细胞球蛋白(ATG)产生的异体抗体更少[53,78]。大鼠脾切除或血清置换后,发现 MPA 治疗能抑制自身异体抗体的合成,在人类中能抑制对流感疫苗的免疫应答[41,139]。

另外一种 MPA 活化机制可能是糖蛋白合成中需要 GTP 来活化藻糖和甘露糖,因此减少了黏附分子的表达[2,4]。当 GTP 由于 MPA 的作用减少时,活化内皮细胞的淋巴细胞和单核细胞黏附的减少呈剂量依赖性。

不仅淋巴细胞对 MPA 的抑制反应敏感,血管平滑肌细胞[104]、系膜细胞[63]和成肌纤维细胞[9]在某些模型中也观察到了增殖抑制。在非人灵长类动物原位移植物血管病变模型中,采用血管内超声记录对内膜容量变化的抑制作用,呈剂量依赖性[106]。MMF 的作用已在非人灵长类动物模型中主动脉异体移植[79]和啮齿类动物的慢性排斥反应中得到证实[8]。这种效应与西罗莫司同时应用时会增强,并因此减少生长因子 β₁ 的形成及影响细胞外基质的合成和降解[73,135]。

临床药代动力学和血药浓度监测

剂量

MMF 在肾移植成人中的口服剂量通常为每日 2 次,每次 1g[24]。儿童患者的 MMF 推荐口服剂量为每 12 小时 1 次 600mg/m² 混悬液,每日剂量不超过 2g。静脉注射剂量和频率与口服相同,每次输注时间应当超过 2 小时。成人口服 EC-MPS 每日两次,每次 720mg[107]。稳定患儿的 EC-MPS 推荐剂量为每日 2 次,每次 400mg/m²,但不适用于 5 岁以下小儿。

吸收

口服的 MMF 在胃和小肠上段被迅速完全吸收,然后水解为 MPA(图 18-4)。与食物同服时,药物的吸收,即曲线下面积(AUC),不会受到明显的影响,但与食物同服时,肾移植患者的最大血药浓度(C_{max})降低了 40%[24]。到达最大血药浓度的时间(T_{max})少于 1 小时,且不受肝肾功能影响。然而,T_{max} 在移植术后一段时期内[(1.31±0.76)小时]或在合并糖尿病[(1.59±0.67)小时]的患者当中会有轻微的延迟。相比而言,3 个月时的 T_{max} 为(0.90±0.24)小时。MMF 转化为 MPA 后,生物利用度可达 94%。在健康受试者中,当剂量范围在 100~3000mg/d 时,MPA 的 24 小时曲线下面积(AUC_{0-24})与剂量呈正比[17],但一项最新的肾移植受体研究表明,当剂量从 250mg 上升至 2500mg 时,随着生物利用度降低,MMF 呈非线性动力学[28]。与 CsA 相比(123%~90%),这种非线性动力学在他克莫司(176%~76%)组表现得更为明显。最近在 43 名稳定的肾移植受体患者中进行的一项多中心联合试验中,对两种 MMF 制剂(Teva 和 Roche)的药代动力学效应进行了比较,得出了与其他药代动

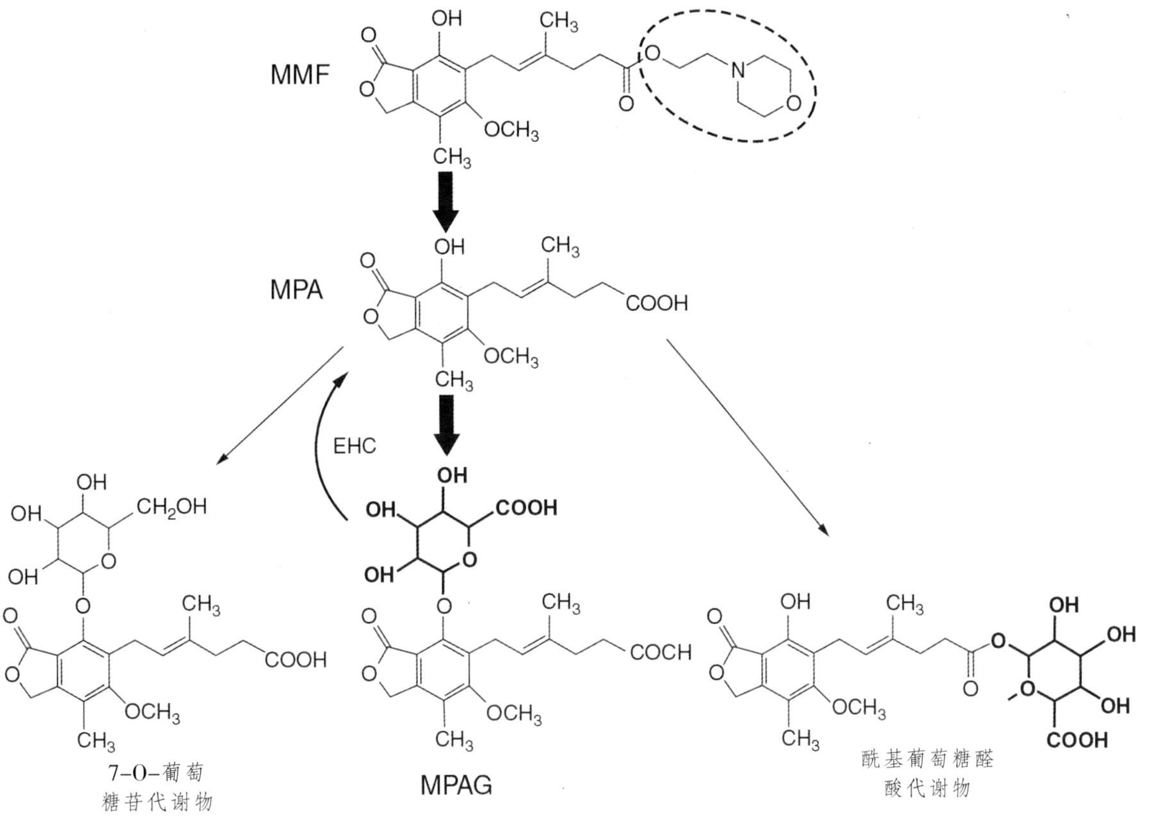

图18-4 母体成分霉酚酸酯(MMF)在霉酚酸酯基团(圆圈)的裂解作用下代谢为霉酚酸(MPA),MPA经初级代谢后生成霉酚酸葡萄糖苷酸(MPAG),经肠肝循环(EHC)代谢为酰基葡萄糖醛酸代谢物和7-O-葡萄糖苷代谢物。(Adapted from Shaw LM,Korecka M,Venkataramanan R,et al. Mycophenolic acid pharmacodynamics and pharmacokinetics provide a basis for rational monitoring strategies. Am J Transplant 2003;3:534.)

力学试验一致的结论[146]。

EC-MPS 在胃酸性环境中 (pH<5) 并不解离为 MPA,但在小肠的中性环境中却迅速解离[5]。与上述特性保持一致的是,EC-MPS 的 T_{max} 为 1.5~2.75 小时,明显迟于 MMF[107]。消化道吸收率为93%,EC-MPS 摄取后的 MPA 绝对生物利用度为72%。即使 AUC 曲线不受影响,但 EC-MPS 中 MPA 的吸收会受到食物的潜在影响;为了避免生物利用度受影响,应当空腹服用。如同 MMF,EC-MPS 的药代动力学在给药范围内与剂量成比,其代谢和清除也同 MMF 一致。720mg 的 EC-MPS 等效于 1000mg MMF 中的 MPA。

代谢和清除

MPA 通过尿苷二磷酸葡萄糖醛酸转移酶的 UGT1 基因家族的一种或者多种异构体在消化道、肝脏或者肾脏迅速代谢为无活性的葡萄糖醛酸苷(MPAG)。两种次要的代谢产物为酰基葡萄糖醛酸苷和酚苷[134](图18-4)。

健康志愿者的 MPA 表观消除半衰期为 17.9 小时,清除率为 11.6L/h[6]。在口服药物 8~12 小时后,37%

的患者(10%~61%)血浆中 MPA 浓度出现二次峰值,表明存在肠肝循环。这一额外的峰值是由于胆汁分泌的 MPAG 在肠道菌群的作用下去糖基化后重吸收引起的,占总剂量间隔 MPA AUC 的 40%~60%[17,18]。

MPAG 是经尿路排泄的主要代谢物 (93%为放射性化合物);尿中的 MPA 可以忽略不计(1%)。粪便排泄占 6%。尽管多剂量研究发现,任何透析都将会滤出一些 MPAG,但无论血液透析还是腹膜透析都不会明显影响 MPA 的血浆浓度。当肾功能异常时,血浆 MPA 将会出现中度升高,MPAG 也会明显蓄积。MPA 同血浆蛋白广泛而紧密地结合(97%),这种结合呈可逆性,会降低其抑制 IMPDH 的能力[113]。游离部分占稳定血药浓度的 1%~3%,并通过胆汁和肾脏排泄途径清除。

低蛋白血症会导致游离状态的 MPA 增加,并提高 MPA 的清除率。肾异体移植物失功将会减少酸性药物的结合,从而增加游离状态的 MPA,相反,肝氧化性损伤则没有影响。与测量总 MPA 相比,超滤样品中游离 MPA 的估算在预测疗效和不良反应上并无优势[6,85],但出现 MPAG 和其他代谢物浓度升高时则提示早期肾脏功能受损[134]。

检测和血液监测

血浆中的 MPA 母体化合物可通过高效液相色谱法检测[65]。与之相反，广泛应用的酶联免疫法（EMIT）[105]的检测值可偏高 15%~20%，这是因为抗体试剂与酰基 MPAG 代谢产物发生交叉反应（图 18-4），引起免疫抑制和毒性反应[90]。因此，有人认为 EMIT 分析可能更加适合，并可以推广使用。

检测 MPA 暴露药代动力学的金标准是 12 小时周期中频繁取样，并计算 AUC 浓度时间面积。MPA 的 AUC 曲线可完全取样（12 小时内取 8 个或更多样本）或部分取样（4 小时内取 2~5 个样本）[77,158]。尽管该证据的效用存在冲突，但 MPA 在 12 小时的初始浓度（C_0）易于获得，并可以有效应用于某些试验[12,47]。MMF 的 AUC 曲线初始水平的相关系数（r^2）为 0.32~0.68，可随着钙调磷酸酶抑制剂的使用而改变[29,47]（图 18-5）。对于 EC-MPS，吸收率的变化表明 MPA 初始浓度水平和 AUC 曲线的相关性较差（r^2=0.02）。同一患者的 AUC 曲线和谷浓度长时间保持相对稳定[158]。

在移植后最初几周，标准剂量的 MPA 暴露率增加 30%~50%，反映了药物清除率、组织 MPA 饱和度和其他指标可能出现降低[59,153]。MPA 暴露/剂量关系在条件改变时也会发生改变，而不是仅限于肾移植患者（如肝

脏和小肠移植、骨髓移植）[70,71]。通常，年幼儿童若要达到与较年长儿童或者成人相同的 MPA 暴露，须提高根据 BMI 指数计算的 MMF 剂量[166]。

影响患者体内 MMF 药代动力学变化的可能原因包括肝、肾功能变化，同时服用其他药物，以及存在腹泻，但与种族或性别无关[118,133]。

目前，已经对 MPA 的药代动力学监测开展了多项研究。服用 MMF 的患者外周血淋巴细胞（PBL）表现出对刺激试验的反应降低，抗体的产生也减少[78,114]。然而，由于这些分析方法的临床效用有限，在这种情况下，仍然存在许多影响 PBL 增殖活性的其他因素。IMPDH 测定对技术要求较高，并且难以重复；另外，全血基质并不能完全反映对活化淋巴细胞的影响，测定分离的外周血单核细胞中的 IMPDH 活性时出现明显的个体差异。通过测定分离的单核细胞黄嘌呤环磷腺苷的产生来测定 IMPDH 的抑制周期，发现与 MPA 的血浆浓度相一致[14]。如果患者移植前的 IMPDH 水平较低，表明其对药物具有遗传易感性，需在术后 6 个月内逐渐降低药物剂量；在儿童患者中，移植术前 IMPDH 活性也可作为 MPA 用药剂量的指导[44,120]。然而，对于 IMPDH 活性波动是否能够预测临床移植中 MMF 的毒性或有效性尚未明确。

药物间相互作用

通常，霉酚酸酯与药物之间的交叉作用极为罕见。

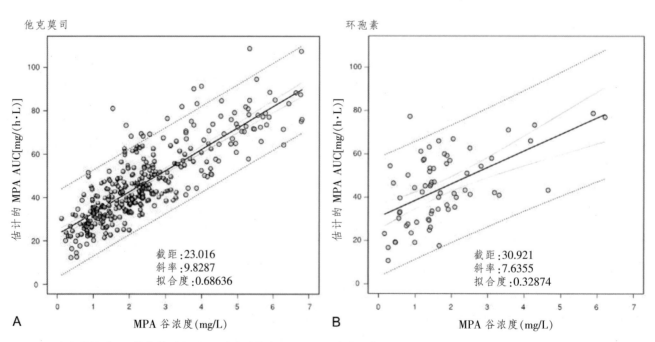

图 18-5　在患者接受(A)他克莫司和(B)环孢素治疗的 Opticept 研究中，霉酚酸(MPA)的药物浓度–时间曲线(AUC)面积与谷浓度的线性回归分析。(Adapted from Gaston RS, Kaplan B, Shah T, et al. Fixed- or controlled-dose MMF with standard- or reduced-dose calcineurin inhibitors: the Opticept trial. Am J Transplant 2009;9:1607.)

考来烯胺可减少 MPA 的吸收[24]。抗生素治疗扰乱肠道菌群可能会影响去糖基化和肠肝循环,导致血药浓度降低。阿昔洛韦和更昔洛韦可与 MPAG 竞争肾小管分泌,可使血药浓度轻度上升,在肾功能受损的患者中尤为明显。有报道称,联合服用质子泵抑制剂会使 MPA 暴露率降低 25%~35%,但此效应的临床意义尚不明确[24]。

然而,霉酚酸酯与 CsA 药物之间的相互作用具有显著的临床意义:因为大多数方案均是 MMF 或 EC-MPS 联合 CsA,因此两者之间的相互作用显得尤其重要。不论 CsA 联合何种剂型的霉酚酸酯,受试者的 MPA 浓度均较不用或者停用 CsA 的患者降低[54,56]。研究人员将这种效应归结于肠肝循环的减低[80]。相反,与安慰组相比,联合应用他克莫司的 MPA 暴露率则无明显的改变,而西罗莫司联合治疗组的 MPA 暴露率高于 CsA 联合治疗组[42,56,154]。同样地,JAK 激酶抑制剂托法替尼也不会影响 MPA 的药代动力学特性[86]。因此,在 Ⅱb 临床试验中,托法替尼治疗组的 MPA 暴露率较 CsA 治疗组升高 37%,这种特异性可能对肾移植受体的转归产生深远影响[165]。最后,研究人员还发现,联合应用皮质类固醇可诱导肝葡萄糖醛酸转移酶引起 MPAG 轻度升高[23]。

临床毒性反应

最初的临床试验表明 MMF 并无肾毒性、神经毒性或肝毒性。据报道,骨髓毒性和胃肠道副作用为中度[142]。通常,MMF 每日剂量 3g(相较于 2g)容易引起副作用[包括巨细胞病毒(CMV)侵入性感染],提示存在剂量依赖关系。在关键试验中,每日剂量 3g 治疗组停药时不良反应发生率为 15%,每日剂量 2g 治疗组为 9%,对照组为 5%[60]。早期的副作用发生率被认为与 MMF 的剂量有关,与母体复合物或代谢产物的血浆浓度无关[153],但事实上,不良反应与 MMF 剂量减少有关。然而,各项试验得到的结果并不完全一致。最新证据表明,胃肠道和血液性不良反应与 MPA 暴露及剂量均相关[12,84]。MMF 相关不良反应频率和严重程度也会受到联合服用的免疫抑制剂影响。临床上,降低 MMF 剂量常常引起不良反应,然而也有证据表明,剂量的减少会导致排斥反应和移植物失功概率增加,因此应当谨慎减量[20]。

胃肠道不良反应

MMF 最常见的胃肠道不良反应包括腹泻、消化不良、胃肠道胀气、恶心、呕吐和(或)腹痛。在欧洲试验中,3g 和 2g MMF 治疗组的胃肠道不良反应发生率分别为 53%和 46%,安慰剂组为 42%[40]。这种不良反应通常会导致 MMF 剂量减少,在某些病例中,采用减少单次剂量同时增加给药次数的方法维持每日的给药剂量不变(如以 500mg 每日 4 次取代 1000mg 每日 2 次)。

最常见和最棘手的胃肠道副作用为腹泻(核心试验中的发生率为 35%,是对照组的两倍)[60]。一项研究结果显示,与联用 CsA 相比,MMF 联用他克莫司时腹泻发病更加频繁,程度更为严重(45%对 25%)[138]。由于 MMF 还可促进他克莫司的吸收并增加其血药浓度,因此联合用药时可加重腹泻症状[94]。Bunnapradist 及其同事在一项注册表分析中发现,MMF 和他克莫司联合用药会明显增加腹泻的风险(风险比为 1.37),从而使移植物功能衰竭(风险比为 2.13)和患者死亡(风险比为 2.04)的风险增加[21]。应当注意的是,引发肾移植术后腹泻的原因并非仅限于免疫抑制剂,还应当考虑其他多种因素,如术前存在糖尿病或尿毒症、反复感染性疾病或者同时进行抗生素治疗[93]。Maes 及其同事报道了 26 例腹泻病例,其中 60%是由于感染(巨细胞病毒感染弯曲菌病)、细菌过度生长或微孢子虫感染所导致[58,93]。剩余的 40%是 MMF 导致的糜烂性小肠结肠炎,表现为结肠上皮移行、隐窝变形及局灶性感染,被认为是在吸收细胞上酰基 MPAG 代谢产生的毒性反应,导致杯状细胞比例增加[136]。从持续腹泻病例中取得的结肠生物切片样本显示,肠腺上皮细胞出现凋亡[116]和肠绒毛萎缩,其中一名患者在 MMF 停用后症状消失[32]。

EC-MPS 是一种肠溶型制剂,通过延迟药物在消化道的吸收降低血药浓度峰值,并且在肠道远端释放活性药物减轻 MMF 相关胃肠道毒性反应。相比于 MMF,EC-MPS 在肾移植患者中可获得同等疗效及整体 MPA 药物暴露,但不论是二次移植患者还是稳定期患者采用随机模式(联合 CsA 和皮质类固醇),其胃肠道不良反应事件发生率是相似的[15,126]。然而,某些转换药物的患者,采用 EC-MPS 会明显改善状况。在另外一项针对 MMF 胃肠道不耐受患者的试验中,EC-MPS 剂量极少改变,但可明显降低患者的症状负担、改善机能及提高患者的生活质量[25]。

骨髓抑制

MMF 可出现剂量相关的骨髓抑制。在欧洲试验中此现象尤其明显,与安慰剂组(13%)相比,接受 MMF

每日剂量 3g 或 2g 的患者贫血或者白细胞减少的发病率（分别为 26% 和 24%）升高[39]。然而，其他关键性试验显示，MMF 组的血液学不良反应发生率稍低于硫唑嘌呤组[140,151]。就胃肠道副作用而言，值得注意的是，在肾移植受体中存在多种导致贫血或白细胞减少的因素，包括肾功能异常、感染及联合应用的免疫抑制剂和其他药物。

最近，7 个北美移植中心的一项前瞻性研究（包含 978 名患者）发现，贫血（Hb≤100g/L）发病率为 10%，与受体年龄、抗病毒治疗及术后透析相关[69]。在欧洲一项固定剂量浓度控制（FDCC）试验中，38% 的受试者出现贫血[13]。在稳定的肾移植受体中，高剂量的 MMF 和 MPA 初始浓度（C_0）与血红蛋白值减少相关[152]。另外一研究表明，与 MPA 本身相比，MPA 的代谢产物（MPAG 和酰基 MPAG）与贫血的相关性更加密切[85]。相反，其他药物则未发现明显相关性[91,155]。在肾移植受体 MMF 相关贫血的单核苷酸多态性的研究中，研究人员发现 *HUS1* 等位基因的保护效应及白介素-12A 和 *CYP2C8A* 基因与贫血增加的风险相关[69]。然而，尽管 *CYP2C8A*（而不是其他基因型）的关联性已经得到证实，但是有研究人员注意到，"风险"表型的表达是如此罕见（0.5%），以至于无法解释频繁出现的贫血（或白细胞减少）症状[13]。

据报道，肾移植患者中白细胞减少发生率为 14%~23%（<3000/mm³）[13,69]。最近，一项在医疗保险覆盖肾移植患者中开展的多因素分析（COX 回归）发现，霉酚酸酯应用与白细胞减少有明显的相关性（校正后风险比为 1.21）[67]。影响白细胞减少的其他风险因素包括无激素治疗方案、体重、二次肾移植、尸体供体、CMV 血清学阴性接受 CMV 阳性供体（和延长的抗病毒药物治疗）[69]。MMF 相关的白细胞减少与中性粒细胞形态异常相关[10]。某些研究表明，与贫血症状一样，MPA 血浆浓度，特别是游离 MPA AUC_{0-12h}，明显与严重感染和白细胞减少相关[66,167]。白细胞减少与口腔炎相关，特别是与西罗莫司方案联合给药时[157]。

感染

在 CsA 联合 MMF 方案的关键性试验中，MMF 组的病毒感染（单纯疱疹和带状疱疹、组织侵袭性 CMV）发生率高于对照组，其他机会性感染两组无明显差异[39,140,151]。最近，多项研究表明，接受 mTOR 抑制剂治疗的患者疱疹病毒感染（特别是 CMV）发病率低于接受霉酚酸酯治疗的患者[110]。然而，由于目前普遍常规应用抗病毒治疗，

因此大多数中心认为 CMV 是一个可控的问题[81]。

在霉酚酸酯和他克莫司迅速投入临床应用后，研究人员立即注意到随之而来的 BK 病毒感染和肾病，大部分是因为两者联合应用时增强了免疫抑制效应所致[64]。随着免疫抑制剂的减量（主要为霉酚酸酯），积极筛查 BK 病毒尿症和病毒血症可降低 BK 肾病导致移植物功能衰竭的风险[62]。进行性多灶性白质脑病（PML）是一种罕见的可导致中枢神经系统功能衰退的多瘤病毒感染，与霉酚酸酯的应用有关。在美国，对 PML 的注册分析发现，所有报道的肾移植受体病例均服用 MMF，尽管 MMT 的应用十分普遍，但 MMT 与 PML 的统计学相关性缺乏证据证明[111]。美国最新的 PML 研究分析发现，PML 不仅与霉酚酸酯相关，还与硫唑嘌呤、CsA、环磷酰胺、依法利珠单抗、美罗华和他克莫司有关，表明联合治疗的药物之间存在相互作用[128]。

有报道称，MMF 联合 CsA 治疗方案可能导致某些患者的丙型肝炎病毒血症发生率明显增加[125]。相反，尽管体外试验证实 MMF 具有抑制病毒复制的作用，但 MMF 似乎对乙型肝炎病毒血症并无明显影响[95]。对合并丙型肝炎的肾移植患者受体的最新研究表明，霉酚酸酯治疗对长期移植物生存率或患者生存率无不良影响[92]。

肿瘤性疾病

早期研究发现，MMF 治疗组的淋巴瘤发生率高于安慰剂组及硫唑嘌呤对照组[60]。然而，两项大型病例对照研究表明，霉酚酸酯并不会增加接受免疫抑制药物治疗患者发生淋巴瘤或其他恶性肿瘤的风险[45,123]。对应用 MMF 的数据注册研究表明，应用 MMF 发生恶性肿瘤的风险与其他免疫抑制剂类似[74]。mTOR 抑制剂可能与恶性肿瘤发生率的降低有关，尽管这正在成为一种共识，然而，大部分未经确认的受益是与钙调磷酸酶抑制剂相关的，而不是与霉酚酸酯相关[75,145]。

妊娠及生殖

在动物试验中，亚临床剂量的 MMF 即可引起致畸效应[31]，育龄男女应谨慎用药。不再建议准备生育子女的男性避免应用霉酚酸酯。据报道，服用 MMF 的女性肾移植受体患者在分娩时出现胎儿畸形[137]。美国 FDA 将 MMF 定义为妊娠期 D 类药物（存在胎儿风险，但除此之外，妊娠妇女应用此药效果良好）[96]。移植术后 1 年移植物功能稳定有生育计划的女性患者，应当在停止避孕前至少 6 周将霉酚酸酯换为硫唑嘌呤[96]。

霉酚酸酯在肾移植中的早期临床试验

二次肾移植患者联合应用多克隆抗体诱导、CsA 和皮质类固醇的 Ⅰ/Ⅱ 期 MMF 剂量调整试验表明，MMF 每日剂量为 2~3g 时治疗效果最优[142]。表明此剂量可有效预防或治疗类固醇抵抗性的急性肾脏排斥反应[30,141]。1992 年开展了 3 项临床Ⅲ期盲态随机试验。每项研究的患者随机分为 3 组：对照组以及两个 MMF 治疗组（每日剂量 2g 或 3g）。所有患者均接受 CsA 及泼尼松治疗。每项研究的主要试验终点均为预防移植术后最初 6 个月发生急性排斥反应，该终点被认为是 1 年生存率甚至长期移植物生存率的预测指标。

欧洲的霉酚酸酯试验对 MMF 与无抗体诱导安慰剂疗法进行了比较[39]。在 6 个月时，安慰剂组有 46% 的患者出现经活检证实的急性排斥反应（BPAR），MMF 组则分别为 17%（每日剂量 2g）和 14%（每日剂量 3g）。在美国开展的肾移植研究中，所有患者均接受多克隆抗体诱导，同时设立了硫唑嘌呤对照组，结果显示，三组的急性排斥反应率分别为 38%、20% 和 18%[140]。三大洲试验均设立了硫唑嘌呤对照组，所有患者均未采用抗体诱导，BPAR 发生率分别为 36%、20% 和 15%[151]。各项研究结果表明，MMF 治疗组更少发生组织学和临床证实的严重排斥反应。因此，根据研究结果，MMF 在预防早期急性排斥反应方面优于硫唑嘌呤（或者安慰剂）。同样，与治疗失败的对照组相比，每项试验中退出 MMF 组的患者均更少，MMF 3g 剂量组的不良反应发生率高于 2g 剂量组。

尽管单项研究的数据不足以证实移植生存率，但对上述三项试验涉及 1493 名随机受试者 12 个月数据的汇总分析结果显示，MMF 组的急性排斥反应发生率分别为 20% 和 17%，对照组为 41%，相对风险比为 0.46[60]。MMF 组的类固醇抵抗性排斥反应明显减少，1 年后的肾功能也相对较好（尽管存在相同的 CsA 暴露）。尽管 MMF 相关的移植物失功随着时间的推移越来越少，但其 1 年移植物失功和患者死亡的合并发生率分别为 10%、11% 和 12%（P 值无意义）。美国及三大洲的肾移植患者长期随访结果并不能证明 MMF 优于硫唑嘌呤或者安慰剂，尽管欧洲试验表明，与安慰剂组相比，MMF 每日剂量 2g 组（但 3g 剂量组未观察到此现象）的移植肾存活失功率分别降低了 9%、13% 和 16%（P=0.03）[40]。

1995 年，MMF 经 FDA 批准在美国上市后迅速用于临床。最初的药物经济学分析显示，将 MMF 加入治疗方案后增加的费用能够抵消因诊断和治疗急性排斥反应及其后遗症导致的额外支出[163,170]。对美国肾脏数据系统（USRDS）中 50 000 名肾移植受体的临床研究结果表明，MMF 能明显提高患者及移植物的早期和长期生存率。迟发性急性排斥反应发生率降低了 65%[98]，长期移植物功能恶化率降低了 20%~34%[99,115]。截止到 1999 年，美国 80% 以上的肾移植受体患者都采用 MMF 联合 CsA 的治疗方案[76]。

肾移植的 MMF 联合治疗方案

MMF 的临床优势在于可以有效地减少排斥反应（关键性试验），注册表分析结果表明，接受 MMF 治疗的患者整体转归优于硫唑嘌呤，单中心报道称此药引起的相关并发症也较少[30,60,98,99]。然而，耐受性并不完全一致，特别是早期试验中其他免疫抑制剂[如皮质类固醇和油性 CsA 制剂（Sandimmune）]停用时。

环孢素（参见第 16 章）

在引入霉酚酸酯后不久，CsA 微粒乳剂（Neoral 和仿制药 CsA-ME）开始取代 Sandimmune。MMF/CsA-ME 新联合方案的急性排斥反应发生率大约为 20%[33,68,130]。在 ELITE-Symphony 试验中，1600 多名受试者分为两个 Cs-AME 治疗组，在经达珠单抗诱导后采用正常剂量和减量治疗（联合 MMF）[36]。1 年排斥反应率接近 25%，与先前数据相似。另一项有关 CsA-ME 的多中心欧洲试验研究发现，相对于硫唑嘌呤，MMF 的 1 年急性排斥反应发生率仅轻度降低（34% 对 35%），但费用却存在 10~15 倍的差异[121]。5 年的随访期表明，相比于硫唑嘌呤联合 CsA-ME，MMF 并无明显长期获益[122]。

研究结果显示，相较于西罗莫司或依维莫司与 CsA 的联合方案，MMF 联合 CsA 在患者转归方面无明显区别，但副作用数据存在差异[148]。在移植术后早期采用 CsA 联合标准剂量 MMF 或 EC-MPS 治疗的患者中，很大一部分并未达到 MPA 的适量暴露（详见后文中治疗药物监测的内容）。一项欧洲试验对"负荷剂量"方案的疗效进行探讨，研究人员发现使用 6 周高于标准剂量 EC-MPS（2880mg/d，随后 2160mg/d）会引发更多不良反应，但早期排斥反应率有所下降（3% 对 17%）[143]。

非裔美国人通常被认为具有相对较高的免疫风险，一项美国关键性试验的亚组分析表明，只有 MMF 每日剂量 3g 组才能使黑人受体获益，急性排斥反应发生率为 12%,2g 组为 32%,硫唑嘌呤组为 48%[112]。上述研究结论在一项单中心试验中得到了证实:在 MMF 2g 标准剂量组中,非裔患者(风险比 0.88)的排斥风险高于白人患者(风险比 0.35)[130]。然而,数据分析支持非裔受体的整体预后更好[97]。关键性试验及其他研究的数据表明,非裔受试者发生急性排斥反应的风险极高,多见于移植术后极早期,也就是大部分接受 CsA 方案治疗的受体 MPA 药代动力学尚未达到稳定且 MPA 暴露标准剂量较低时[47,101,112,155]。亚组分析表明,在稳定的肾移植受体患者中,种族和性别并不影响 MPA 的药代动力学特性[118]。目前尚无证据支持非裔受试者长期应用 3g 剂量的 MMF 或在非 CsA 方案中应用 3g 剂量的治疗。

2003 年发表的一篇文献认为,慢性 CsA 诱导的肾毒性是迟发性肾移植物排斥反应的主要病因[108]。该结论基于一系列接受 CsA、硫唑嘌呤和皮质类固醇治疗患者的生物学活检监测结果。随后,该研究小组在另外一项试验中采用 MMF 替代硫唑嘌呤,结果发现慢性移植物肾病改变减少,提示 MMF 能降低 CsA 的肾毒性[109]。事实上,早期应用研究表明,MMF 可减轻慢性移植物肾病[115]。USRDS 的数据表明,维持 MMF 至少 2 年的患者可减少 34% 发生肾功能恶化的风险,延迟排斥反应发生率也有所降低[98,115]。西班牙的一项试验表明,慢性移植物肾病的患者在移植术后晚期应用 MMF 也可获益,但也存在相反数据[49,52]。目前大多数移植物功能衰竭与免疫机制相关,抗体介导的损伤是其中的主要机制[46,131]。MMF 的获益可能是因为其抗 T 细胞及抗 B 细胞的免疫抑制效应产生了保留肾功能或预防迟发性移植物功能衰竭的作用。

他克莫司(参见第 17 章)

他克莫司联合 MMF 的研究试验始于 20 世纪 90 年代中期。在一项单中心随机试验中,受试者接受 MMF 联合他克莫司和类固醇方案治疗后,第 1 年的急性排斥反应发生率从 44% 下降至 27%[132]。随后的多中心研究[101]报道,MMF 每日剂量 2g、1g 治疗组及硫唑嘌呤治疗组的急性排斥反应发生率分别为 9%、32% 及 32%。随着 MMF 剂量的升高,急性排斥反应发生率呈降低的趋势,提示 MMF 2g 剂量联合他克莫司是最理想的治疗方案,但无明确证据证明是否会有较高的发生感染或恶性肿瘤的风险。然而,发生排斥反应的平均时间为 79 天,MMF 1g 剂量组 180 天后未发生排斥反应,在第 1 年时,2g 剂量组平均减量至每天 1.6g

(参见下文中治疗药物监测的内容)。相反,尽管 MMF 联合他克莫司组第 1 年的排斥反应发生率为 15%,但另外一项涉及 223 名受试者的研究中,并无证据显示他克莫司和 MMF 的联合方案较 CsA-ME 和 MMF 的联合方案在第 2 年急性排斥反应发生率、移植物生存率及患者生存率上产生更大的获益[72]。一项美国移植受者科学注册系统(SRSR)的临床亚组分析结果显示,亲体肾移植患者采用他克莫司联合 MMF 治疗方案第 2 年的移植物失功的风险比采用 CsA-ME 联合 MMF 治疗方案要高[19]。最终,这两项研究的结果促使 FDA 在 2009 年批准了他克莫司联合 MPA 方案。Symphony 研究表明,他克莫司联合 MMF 组的排斥反应率低于两种 CsA-ME 方案(12%),同时可以获得更好的移植物生存率[36],有研究表明,控释剂型他克莫司的安全性及有效性类似于 CsA-ME 联合 MMF 的对照组[138]。

随着他克莫司联合 MMF 成为新的标准治疗方案,多个报道称他克莫司方案的有效性类似于西罗莫司方案[26,100]。在比较 MMF(n=176)和西罗莫司(n=185)(联合他克莫司和类固醇)疗效的多中心临床试验中,两组在排斥反应、移植物生存率和患者生存率方面并无明显差异。然而,MMF 组表现出更好的肾功能、较少的高血压以及较低的高脂血症发生率[100]。在他克莫司治疗方案组,将西罗莫司转化为 MMF 后,与维持西罗莫司治疗的 78 名受试者相比,有 19 名患者肾功得到明显改善[7]。

mTOR 抑制剂

临床上采用霉酚酸酯联合西罗莫司方案取代钙调磷酸酶抑制剂。患者接受西罗莫司(或者依维莫司)联合霉酚酸酯可比 CsA 组患者获得更高的 MPA 暴露,这两种药物的不良反应类似(如腹泻、骨髓抑制),导致许多患者难以耐受这种联合方案[42]。然而,最初的临床研究表明,MMF 联合西罗莫司在预防急性排斥反应上与 MMF 联合 CsA 同样有效[82]。在 Symphony 研究中,受试者总共分为四组,其中一组在达珠单抗诱导后接受西罗莫司联合 MMF 及皮质类固醇治疗[36]。接近 40% 的患者出现急性排斥反应,并且观察到第 1 年的试验中止率高、移植物生存率不佳和相对受损的肾小球滤过率(GFR)。在一项包括 830 名患者的药物转换试验中,在移植术后 6~120 个月间将钙调磷酸酶抑制剂转换为西罗莫司(联合 MMF 和皮质类固醇),2 年后仅 GFR 基础值 ≥40mL/min 的患者 GFR 可得到改善[127]。而且,不良反应始终令人烦恼，与继续钙调磷酸酶抑制剂治疗的患者相比，转换后的患者更容易发生高脂血症、贫血、腹泻及口腔炎，并易于中断试验。最新研究也得出了类似的结论，患者将 CsA-ME 转换为依维莫司后，急性排斥反应发生率升高，同时 GFR、不良反应和研究中断的结果也不令人满意[103]。尽管如此，许多研究表明，患者若能耐受 mTOR 联合霉酚酸酯方案，其整体肾功能将趋于稳定且恶性肿瘤发生率更低[16,168]。

贝拉西普

贝拉西普（Nulojix）是一种通过抑制 CD80/86 和 CD28 间的相互作用来拮抗淋巴细胞激活的单克隆抗体。2011 年，美国及欧洲权威机构批准应用于肾移植患者，这是维持治疗最早应用的生物制剂。肾移植术后可采用静脉间断输注贝拉西普，同时联合霉酚酸酯和皮质类固醇治疗[162]。针对两种治疗方案（中等强度或低强度），研究人员开展了 3 项大型多中心试验，总共包括 1500 名患者。贝拉西普在预防急性排斥反应、改善移植物和患者生存期方面的作用与 CsA 相当，但可以获得更加良好的肾功能[87,161,162]。贝拉西普联合 MMF 方案能减少二次移植抗 HLA 抗体的形成[161]。由于移植术后早期采用的中度强度贝拉西普方案中使用的药物较多，因此更易引起不良反应。低强度方案目前已经用于临床治疗。贝拉西普联合 MMF 方案与移植术后淋巴细胞增生性疾病高发病率相关，特别是术前对 EB 病毒无抵抗力的患者应禁用此种方案。此外，还有 1 例 PML 报道[55]。目前为止，贝拉西普和 MMF 之间似乎并未观察到相互作用。

应用霉酚酸酯来减少或避免其他免疫抑制剂

钙调磷酸酶抑制剂的减量

钙调磷酸酶抑制剂在现代移植技术中扮演了非常重要的角色，但其会引起明显的毒性反应，包括葡萄糖不耐受和肾功能损害。霉酚酸酯的有效性和相对耐受性使 CsA 和他克莫司的治疗浓度基线下调，从而减少了潜在的毒性反应。早先，导致药物减量的原因通常是患者肾功能降低，而且药物减量一般在后期进行（6~12 个月后）[117]。最近，CAESAR 试验对移植术后应用全量及半量 CsA-ME（靶浓度分别为 150~300ng/mL 及 50~100ng/mL）联合 MMF 和皮质类固醇治疗的效果进行了

检测，半量组在 6 个月后随机停用 CsA-ME[35]。停用药物患者的急性排斥反应发生率明显升高，但仅在 CsA-ME 减量或停用后出现。尽管全量组的肾小球滤过率并无明显改变，但长期低剂量 CsA-ME 组患者的预后最佳。同样，在 Symphony 试验中，低剂量 CsA-ME 组与高剂量组相比转归并无明显差异[36]。然而，低剂量他克莫司组（靶浓度为 3~7ng/mL）比其他三组更少出现排斥反应、肾功能恢复更好、移植物生存率更高。这种效应在 3 年随访期内一直持续[34]。

钙调磷酸酶抑制剂的停用

霉酚酸酯还可以替代钙调磷酸酶抑制剂，使其完全从治疗方案中撤出，从而避免慢性肾毒性[108]。一项多中心研究发现，移植术后平均 6 年出现肾功恶化的患者在计划性停用 CsA 后 6~12 个月肾功能得到明显改善[147]。一项多中心研究对移植术后 3 个月时停用激素三联方案中的 CsA（n=44）或 MMF（n=40）的 1 年效果进行了探讨[129]。CsA 的停用与良好的肾功能、血压降低和更好的脂质水平相关，即使急性排斥反应率会增加到两倍左右。多项试验发现，肾功能相对稳定的受试者采用西罗莫司替代钙调磷酸酶抑制剂普遍获得了良好的转归。在"保留肾单位"试验中，术后 1~6 个月肾功能稳定的患者（应用他克莫司或 CsA-ME 联合 MMF 和类固醇）随机接受钙调磷酸酶抑制剂（大部分为他克莫司）或替换为西罗莫司[168]。2 年后，组间比较肾功能无明显变化，在药物转换组的排斥反应和移植物失功发生率相对较低，两组的不良反应发生率存在差异。在 ZEUS 试验中，采用 CsA 联合 EC-MPS 治疗的患者在移植术后 4.5 个月随机接受钙调磷酸酶抑制剂或替换为依维莫司治疗[16]。尽管转换组的排斥反应发生率较高（13% 对 5%，P=0.01），但在 3 年的随访期中，两组患者生存率及移植物生存率相似，而且依维莫司组患者的肾功能更加良好。

无钙调磷酸酶抑制剂方案

移植术后应用 MMF 联合类固醇维持治疗方案并未取得良好的转归。在 98 名低风险肾移植受体中，12 个月内的急性排斥反应发生率为 53%，患者需要撤换钙调磷酸酶抑制剂[163]。一项小样本试验研究发现，亲体肾移植患者的急性排斥反应发生率更高，极少甚至完全没有获益[150]。相反，一项单中心试验报道，12 名 50 岁以上接受更大年龄供体的患者成功二次接受 MMF、类固醇和兔 ATG 诱导治疗[149]。获益的持久性是一个

问题。在一项西班牙研究中，65%接受 MMF 治疗的患者可以采用无钙调磷酸酶方案维持治疗 12 个月，但能够采用无钙调磷酸酶方案维持治疗 60 个月的患者比例仅有 36%[57]。

目前，钙调磷酸酶抑制剂在移植术后的应用已经被其他药物成功取代（但并非常规如此），这样不但为贝拉西普的应用提供了依据（详见上文），同时也支持了托法替尼的发展[165]。法国的 Kreis 和克利夫兰医学中心的 Flechner 报道从移植术后开始联用 mTOR 抑制剂可获得良好的转归[42,82]；梅奥诊所的 Larson 报道，西罗莫司替代他克莫司既无优势也无不良影响[88]。然而，多中心研究（包括 Symphony）报道在二次肾移植患者中联合 MMF 和西罗莫司会出现更高排斥反应发生率，极少甚至不能改善肾功能[36,50]。

停用或撤除类固醇

强效药物（如 MMF）联合 CsA 是避免长期皮质类固醇治疗及其并发症的可行方案。然而，研究结果呈多样性。一项国家健康基金资助的大样本多中心试验发现，肾移植患者术后 3 个月采用 CsA-ME/MMF 方案会导致排斥反应发生率增加（少数患者尤其明显），从而导致试验提前中止[1]。最近，FREEDOM 试验对接受 CsA 联合 EC-MPS 治疗的患者经巴利昔单抗诱导后采用停用或撤除类固醇方案的疗效进行了探讨；持续应用类固醇的对照组表现显然最佳[164]。相反，在采用 MMF/他克莫司[144]或 MMF/CsA-ME[159]联合抗体诱导治疗的欧洲患者当中，移植术后 3 个月撤除类固醇与持续类固醇治疗相比，排斥反应发生率并无明显差异。即使后续研究结果取得了更好的结果，有助于推广更多的强效药物方案，但是不同患者人群中仍然会表现出差异。

在此之后，有观点认为撤除类固醇的时间点应当改变：除慢性、稳定性患者以外，移植术后早期应是最佳的撤除时间点，应在采用强效免疫抑制剂治疗的同时，在严密监测下停用或者撤除类固醇。一项欧洲研究采用单剂量甲泼尼龙联合达珠单抗及他克莫司/MMF维持治疗方案，89%的患者在移植术后第 6 个月时采用无类固醇方案，糖尿病发病率减少，并可维持良好的肾功能[124]。在一项大样本随机盲态试验中，经兔 ATG耗竭淋巴细胞后，受试者在移植术后 7 天内撤除类固醇，术后 5 年随访期内，他克莫司/MMF 方案联合或不联合类固醇的疗效并无明显差异[169]。在另外一项大样本多中心试验中，采用阿仑单抗或兔 ATG 进行消耗性诱导可使无皮质类固醇的他克莫司/MMF 方案在 3 年

内获得极好的转归[61]。值得注意的是，除了早期停用理念，先前提到的标准剂量 MMF（如先前试验中）联合他克莫司的方案比 CsA 的治疗方案可获得更高的 MPA暴露率，也许是这种暴露强度的增加影响了患者的最终转归。

治疗药物监测

虽然 MMF 和 EC-MPS 的固定剂量在大部分试验和临床应用中已经标准化，但个体间的药代动力学差异提供了治疗药物监测的理论依据[11]。尽管药效动力学监测涉及一定的利益关系，但目前已经得到了进一步的检验及应用。在肾移植受体 MPA 暴露（AUC）数据集的早期研究中，150 名肾移植受体患者随机分为 3 组，分别接受不同浓度的 MMF（联合 CsA 及类固醇）治疗[153]。结果显示，肾移植术后最初 2 周 AUC 曲线成倍增长，12 周前达到稳定较低的生物利用度。总的来说，AUC>30mg/(h·L)的患者更少出现急性排斥反应。在 MPA 浓度最高组观察到更多的副作用（这可导致试验的中断），但并不能说明中毒风险的上限水平。由于 12 小时的AUC 曲线监测并不实用，因此应当采用有限的取样方案来获得整体的 MPA 暴露率。尽管监测水平与 AUC曲线相关性较差，但最近的研究证实 r^2=0.68 适用于接受他克莫司（极少用于 CsA-ME）治疗的患者，并且个体差异较小（图 18-5）[47,158]。这里需要再次强调 EC-MPS的谷浓度与 AUC 曲线并无相关性（r^2=0.02）。最后，联合治疗的药物也存在影响。Kuypers 及其同事对急性排斥反应的生物学证据进行调查后发现，当他克莫司或MPA 暴露均为标准剂量时，排斥反应风险最小，当两者其一为标准剂量时为中度风险，两组均为亚临床浓度时风险最大[83]。

在 3 项大样本多中心前瞻性试验中，探讨了 MMF剂量治疗性监测对肾移植患者临床转归的影响。法国APOMYGRE 研究的所有患者接受 CsA 和类固醇治疗并随机接受固定剂量或控制浓度（CC）的 MMF[91]。MMF暴露率通过有限取样的 AUC 曲线计算，药品剂量由研究护士采用贝叶斯算法进行调整。第 12 个月时，CC 组的患者转归良好，较少出现急性排斥反应，同时治疗失败率降低。CC 组 MMF 剂量在第 14 天（P<0.0001）、1 个月（P<0.0001）和 3 个月（P<0.01）时较高，中位 AUC 位于第 14 天[34mg/(h·L)对 27mg/(h·L)；P=0.0001]和第1 个月[45mg/(h·L)对 31mg/(h·L)；P<0.0001]。组间不良反应发生率无差异。

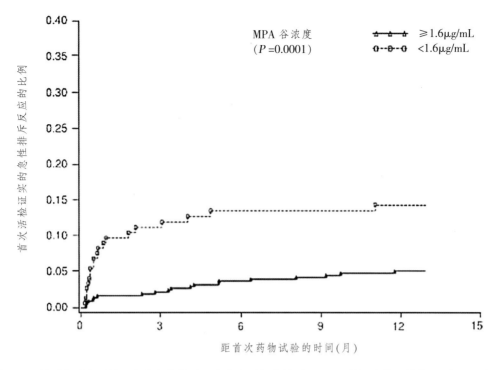

图 18-6 霉酚酸(MPA)暴露与首次活检证实的急性排斥反应发生时间的关系。Cox 比例风险模型估算,以缩短的浓度–时间曲线下面积、基线高血压/糖尿病和治疗效果(对照与浓度控制剂量)作为协变量。基于研究数据的接受体工作特性分析,确认≥1.6 μg/mL 为临界点。(From Gaston RS,Kaplan B,Shah T,et al. Fixed- or controlled-dose MMF with standard- or reduced-dose calcineurin inhibitors: the Opticept trial. Am J Transplant 2009;9:1607)

欧洲和美国进行的两项大样本试验得出的结论正好相反。在欧洲的 FDCC 试验中,901 名肾移植受体患者随机接受 CC MMF 剂量[AUC 靶浓度 45mg/(h·L)]或者标准固定剂量联合钙调磷酸酶抑制剂(主要为他克莫司)和皮质类固醇[155]。在 FDCC 试验(以及 Opticept 试验[47])中,研究人员在做出改变剂量的决定时并未受到有关给药频率或给药范围的明确指导。由于 MPA 的暴露、相同的急性排斥反应发生率和治疗失败率在所有观察点的表现均相似,因此两组数据难以区别。然而,研究人员发现 MPA 暴露与急性排斥反应发生的风险呈强相关性;第 3 天时,37% 的患者 AUC<30mg/(h·L),相较于他克莫司组,这种情况在 CsA–ME 组中更为常见。在美国的 Opticept 试验中,720 例患者随机分为 3 组:对照组接受固定剂量 MMF 联合标准剂量钙调磷酸酶抑制剂(约 80% 他克莫司,20%CsA),其余两组分别接受 CC MMF 联合标准剂量或减量的钙调磷酸酶抑制剂[47]。根据 MPA 的谷浓度调整 CC MMF 的剂量,CsA 患者的靶浓度为 1.3 μL/mL,而他克莫司患者的靶浓度为 1.9 μL/mL。该试验允许采用抗体诱导,大约 1/3 的患者接受兔 ATG 诱导,另外 1/3 患者接受巴利昔单抗诱导,其余 1/3 患者不采用抗体诱导。尽管几乎全部的

他克莫司患者(初始 MMF 剂量:每日 2g)迅速达到治疗剂量的 MPA 暴露,适当暴露(MPA 谷浓度≥1.6μL/mL)和急性排斥反应发生率的减少之间存在较强的联系(图 18–6),但由于患者转归相似,导致这三组数据也难以区分。

最近召开的共识会议试图将这些数据应用于临床实践指导[90]。AUC 的目标范围为 30~60mg/(h·L),上限水平主要用于提示无额外疗效,而不是与毒性反应的相关性。目前的共识认为,CsA 患者的谷浓度为 C_0≥1.3mg/L,他克莫司患者为 C_0≥1.9mg/L。在 FDCC 试验及 Opticept 试验中,MMF 每日的标准剂量(2g)在几乎所有接受他克莫司治疗的患者中早期均能达到合适的 MPA 暴露,而在 CsA/MMF 联合治疗的患者中则非如此[47,155]。在标准患者中,并无临床证据证明治疗性药物监测可改善临床预后。治疗性药物监测最大的临床获益对象可能是接受钙调磷酸酶抑制剂或类固醇治疗方案双重免疫抑制治疗的患者,他们可能面临高免疫风险,移植肾功能恢复延迟,胃肠道、肝脏、肾脏功能的改变[90,156]。

(郑建明 译 莫春柏 校)

参考文献

1. Ahsan N, Hricik D, Matas A, et al. Prednisone withdrawal in kidney transplant recipients on cyclosporine and MMF – a prospective randomized study. Steroid Withdrawal Study Group. Transplantation 1999;68:1865.
2. Allison AC, Eugui EM. Mechanisms of action of mycophenolate mofetil in preventing acute and chronic allograft rejection. Transplantation 2005;80:S181.
3. Allison AC, Hovi T, Watts RW, et al. Immunological observations on patients with Lesch–Nyhan syndrome, and on the role of de-novo purine synthesis in lymphocyte transformation. Lancet 1975;2:1179.
4. Allison AC, Kowalski WJ, Muller CJ, et al. Mycophenolic acid and brequinar, inhibitors of purine and pyrimidine synthesis, block glycosylation of adhesion molecules. Transplant Proc 1993;25:67.
5. Arns W, Breuer S, Choudhury S, et al. Enteric-coated mycophenolate sodium delivers bioequivalent MPA exposure compared with MMF. Clin Transplant 2005;19:199–206.
6. Atcheson BA, Taylor PJ, Mudge DW, et al. Mycophenolic acid pharmacokinetics and related outcomes early after renal transplant. Br J Clin Pharmacol 2005;59:271.
7. Augustine JJ, Chang PC, Knauss TC, et al. Improved renal function after conversion from tacrolimus/sirolimus to tacrolimus/mycophenolate mofetil in kidney transplant recipients. Transplantation 2006;81:1004.
8. Azuma H, Binder J, Heemann U, et al. Effects of RS61443 on functional and morphological changes in chronically rejecting rat kidney allografts. Transplantation 1995;59:460.
9. Badid C, Vincent M, McGregor B, et al. Mycophenolate mofetil reduces myofibroblast infiltration and collagen III deposition in rat remnant kidney. Kidney Int 2000;58:51.
10. Banerjee R, Halil O, Bain BJ, et al. Neutrophil dysplasia caused by mycophenolate mofetil. Transplantation 2000;70:1608.
11. Bennett WM. Immunosuppression with mycophenolic acid: one size does not fit all. J Am Soc Nephrol 2003;14:2414.
12. Borrows R, Chusney G, Loucaidou M, et al. Mycophenolic acid 12-h trough level monitoring in renal transplantation: association with acute rejection and toxicity. Am J Transplant 2006;6:121.
13. Bouamar R, Elens L, Shuker N, et al. MPA-related anemia and leucopenia in renal transplant recipients are related to genetic polymorphisms in CYP2C8. Transplantation 2012;93:e39.
14. Budde K, Braun KP, Glander P, et al. Pharmacodynamic monitoring of mycophenolate mofetil in stable renal allograft recipients. Transplant Proc 2002;34:1748.
15. Budde K, Curtis J, Knoll G, et al. Enteric-coated mycophenolate sodium can be safely administered in maintenance renal transplant patients: results of a 1-year study. Am J Transplant 2004;4:237.
16. Budde K, Lehner F, Sommerer C, et al. Conversion from cyclosporine to everolimus at 4.5 months posttransplant: 3-year results from the randomized ZEUS study. Am J Transplant 2012;12:1528.
17. Bullingham R, Monroe S, Nicholls A, et al. Pharmacokinetics and bioavailability of mycophenolate mofetil in healthy subjects after single-dose oral and intravenous administration. J Clin Pharmacol 1996;36:315.
18. Bullingham R, Nicholls AJ, Kamm BR. Clinical pharmacokinetics of mycophenolate mofetil. Clin Pharmacokinet 1999;64:429.
19. Bunnapradist S, Daswani A, Takemoto SK. Graft survival following living-donor renal transplantation: a comparison of tacrolimus and cyclosporine microemulsion with mycophenolate mofetil and steroids. Transplantation 2003;76:10.
20. Bunnapradist S, Lentine KL, Burroughs TE, et al. MMF dose reductions and discontinuations after gastrointestinal complications are associated with renal transplant graft failure. Transplantation 2006;82:102.
21. Bunnapradist S, Neri L, Wong W, et al. Incidence and risk factors for diarrhea following kidney transplantation and association with graft loss and mortality. Am J Kidney Dis 2008;51:478.
22. Carr SF, Papp E, Wu JC, et al. Characterization of human type I and type II IMP dehydrogenases. J Biol Chem 1993;268:27286.
23. Cattaneo D, Perico N, Gaspari F, et al. Glucocorticoids interfere with mycophenolate mofetil bioavailability in kidney transplantation. Kidney Int 2002;62:1060.
24. Cell Cept® (mycophenolate mofetil) full prescribing information. Available online at: www.cellcept.com/cellcept/resources.htm [accessed 24.08.12].
25. Chan L, Mulgaonkar S, Walker R, et al. Patient-reported gastrointestinal symptom burden and health-related quality of life following conversion from mycophenolate mofetil to enteric-coated mycophenolate sodium. Transplantation 2006;81:1290.
26. Ciancio G, Burke GW, Gaynor JJ, et al. A randomized long-term trial of tacrolimus and sirolimus versus tacrolimus and mycophenolate mofetil versus cyclosporine (NEORAL) and sirolimus in renal transplantation, I: drug interactions and rejection at one year. Transplantation 2004;77:244.
27. Colic M, Stojic-Vukanic Z, Pavlovic B, et al. Mycophenolate mofetil inhibits differentiation, maturation and allostimulatory function of human monocyte-derived dendritic cells. Clin Exp Immunol 2003;134:63.
28. de Winter BC, Mathot RA, Sombogaard F, et al. Nonlinear relationship between MMF dose and mycophenolic acid exposure: implications for therapeutic drug monitoring. Clin J Am Soc Nephrol 2011;6:656.
29. de Winter BC, van Gelder T, Glander P, et al. Population pharmacokinetics of mycophenolic acid: a comparison between enteric-coated MPS and MMF in kidney transplant recipients. Clin Pharmacokinet 2008;47:827.
30. Deierhoi MH, Kauffman RS, Hudson SL, et al. Experience with mycophenolate mofetil (RS61443) in renal transplantation at a single center. Ann Surg 1993;217:476.
31. Downs SM. Induction of meiotic maturation in vivo in the mouse by IMP dehydrogenase inhibitors: effects on the developmental capacity of ova. Mol Reprod Dev 1994;38:293.
32. Ducloux D, Ottignon Y, Semhoun-Ducloux S, et al. Mycophenolate mofetil-induced villous atrophy. Transplantation 1998;66:1115.
33. Eckhoff DE, Young CJ, Gaston RS, et al. Racial disparities in renal allograft survival: a public health issue? J Am Coll Surg 2007;204:894.
34. Ekberg H, Bernasconi C, Tedesco-Silva H, et al. Calcineurin inhibitor minimization in the symphony study: observational results 3 years after transplantation. Am J Transplant 2009;9:1876.
35. Ekberg H, Grinyo J, Nashan B, et al. Cyclosporine sparing with MMF, daclizumab, and corticosteroids in renal allograft recipients: the CAESAR study. Am J Transplant 2007;7:560.
36. Ekberg H, Tedesco-Silva H, Demirbas A, et al. Reduced exposure to calcineurin inhibitors in renal transplantation. N Engl J Med 2007;357:2562.
37. Ensor CR, Trofe-Clark J, Gabardi S, et al. Generic maintenance immunosuppression in solid organ transplant recipients. Pharmacotherapy 2011;31:1111.
38. Eugui EM, Almquist SJ, Muller CD, et al. Lymphocyte-selective cytostatic and immunosuppressive effects of mycophenolic acid in vitro: role of deoxyguanosine nucleotide depletion. Scand J Immunol 1991;33:161.
39. European MMF Cooperative Study Group. Placebo-controlled study of mycophenolate mofetil combined with cyclosporine and corticosteroids for prevention of acute rejection. Lancet 1995;345:1321.
40. European MMF Cooperative Study Group. MMF in renal transplantation: 3-year results from the placebo-controlled trial. Transplantation 1999;68:391.
41. Figueroa J, Fuad SA, Kunjummen BD, et al. Suppression of synthesis of natural antibodies by mycophenolate mofetil (RS-61443): its potential use in discordant xenografting. Transplantation 1993;55:1371.
42. Flechner SM, Goldfarb D, Modlin C, et al. Kidney transplantation without calcineurin inhibitor drugs: a prospective, randomized trial of sirolimus versus cyclosporine. Transplantation 2002;74:1070.
43. Franklin TJ, Cook JM. The inhibition of nucleic acid synthesis by mycophenolic acid. Biochem J 1969;113:515.
44. Fukuda T, Goebel J, Thogersen H, et al. IMPDH activity as a pharmacodynamics biomarker of mycophenolic acid effects in pediatric kidney transplant recipients. J Clin Pharmacol 2011;51:309.
45. Funch DP, Ko HH, Travasso J, et al. Posttransplant lymphoproliferative disorder among renal transplant patients in relation to use of MMF. Transplantation 2005;80:1174.
46. Gaston RS, Cecka JM, Kasiske BL, et al. Evidence for antibody-mediated injury as a major determinant of late kidney allograft failure. Transplantation 2010;90:68.
47. Gaston RS, Kaplan B, Shah T, et al. Fixed- or controlled-dose MMF with standard- or reduced-dose calcineurin inhibitors: the

Opticept trial. Am J Transplant 2009;9:1607.

48. Giblett ER, Anderson JE, Cohen F, et al. Adenosine-deaminase deficiency in two patients with severely impaired cellular immunity. Lancet 1972;2:1067.

49. Glicklich D, Gupta B, Schurter-Frey G, et al. Chronic renal allograft rejection: no response to mycophenolate mofetil. Transplantation 1998;66:398.

50. Glotz D, Charpentier B, Abramovicz D, et al. Thymoglobulin induction and sirolimus versus tacrolimus in kidney transplant recipients receiving MMF and steroids. Transplantation 2010;89:1511.

51. Goldblum R. Therapy of rheumatoid arthritis with mycophenolate mofetil. Clin Exp Rheumatol 1993;11(Suppl. 8):S117–9.

52. Gonzalez Molina M, Seron D, Garcia del Moral R, et al. Mycophenolate mofetil reduces deterioration of renal function in patients with chronic allograft nephropathy: a follow-up study by the Spanish Cooperative Study Group of Chronic Allograft Nephropathy. Transplantation 2004;77:215.

53. Grailer A, Nichols J, Hullett D, et al. Inhibition of human B cell responses in vitro by RS-61443, cyclosporine A and DAB486 IL-2. Transplant Proc 1991;23:314.

54. Gregoor PJ, de Sevaux RG, Hene RJ, et al. Effect of cyclosporine on mycophenolic acid trough levels in kidney transplant recipients. Transplantation 1999;68:1603.

55. Grinyo JM, Charpentier B, Pestana JM, et al. An integrated safety profile analysis of belatacept in kidney transplant recipients. Transplantation 2010;90:1521.

56. Grinyo JM, Ekberg H, Mamelok RD, et al. The pharmacokinetics of MMF in renal transplant recipients receiving standard-dose or low-dose cyclosporine, low-dose tacrolimus or low-dose sirolimus: the symphony pharmacokinetic substudy. Nephrol Dial Transplant 2009;24:2269.

57. Grinyo JM, Gil-Vernet S, Cruzado JM, et al. Calcineurin inhibitor-free immunosuppression based on antithymocyte globulin and mycophenolate mofetil in cadaveric kidney transplantation: results after 5 years. Transpl Int 2003;16:820.

58. Guerard A, Rabodonirina M, Cotte L, et al. Intestinal microsporidiosis occurring in two renal transplant recipients treated with mycophenolate mofetil. Transplantation 1999;68:699.

59. Hale MD, Nicholls AJ, Bullingham RE, et al. The pharmacokinetic–pharmacodynamic relationship for mycophenolate mofetil in renal transplantation. Clin Pharmacol Ther 1998;64:672.

60. Halloran P, Mathew T, Tomlanovich S, et al. Mycophenolate mofetil in renal allograft recipients: a pooled efficacy analysis of three randomized, double-blind, clinical studies in prevention of rejection. The International Mycophenolate Mofetil Renal Transplant Study Groups. Transplantation 1997;63:39.

61. Hanaway MJ, Woodle ES, Mulgaonkar S, et al. Alemtuzumab induction in renal transplantation. N Engl J Med 2011;364:1909.

62. Hardinger KL, Koch MJ, Bohl DJ, et al. BK-virus and the impact of pre-emptive immunosuppression reduction: 5 year results. Am J Transplant 2010;10:407.

63. Hauser IA, Renders L, Radeke HH, et al. Mycophenolate mofetil inhibits rat and human mesangial cell proliferation by guanosine depletion. Nephrol Dial Transplant 1999;14:58.

64. Hirsch HH, Brennan DC, Drachenberg CB, et al. Polyomavirus-associated nephropathy in renal transplantation: interdisciplinary analyses and recommendations. Transplantation 2005;79:1277.

65. Holt DW. Monitoring mycophenolic acid. Ann Clin Biochem 2002;39:173.

66. Hubner GI, Eismann R, Sziegoleit W. Relationship between mycophenolate mofetil side effects and mycophenolic acid plasma trough levels in renal transplant patients. Arzneimittelforschung 2000;50:936.

67. Hurst FP, Belur P, Nee R, et al. Poor outcomes associated with neutropenia after kidney transplantation: analysis of United States Renal Data System. Transplantation 2011;92:36.

68. Irish WD, Sherrill B, Brennan DC, et al. Three-year posttransplant graft survival in renal-transplant patients with graft function at 6 months receiving tacrolimus or cyclosporine microemulsion within a triple-drug regimen. Transplantation 2003;76:1686.

69. Jacobson PA, Schladt D, Oetting WS, et al. Genetic determinants of mycophenolate-related anemia and leukopenia after transplantation. Transplantation 2011;91:309.

70. Jacobson P, Huang J, Rydholm N, et al. Higher mycophenolate dose requirements in children undergoing hematopoietic cell transplant. J Clin Pharmacol 2008;48:485.

71. Jain A, Venkataramanan R, Kwong T, et al. Pharmacokinetics of mycophenolic acid in liver transplant patients after intravenous and oral administration of mycophenolate mofetil. Liver Transpl 2007;13:291.

72. Johnson C, Ahsan N, Gonwa T, et al. Randomized trial of tacrolimus (Prograf) in combination with azathioprine or mycophenolate mofetil versus cyclosporine (Neoral) with mycophenolate mofetil after cadaveric kidney transplantation. Transplantation 2000;69:834.

73. Jolicoeur EM, Qi S, Xu D, et al. Combination therapy of mycophenolate mofetil and rapamycin in prevention of chronic renal allograft rejection in the rat. Transplantation 2003;75:54.

74. Kasiske BL, Snyder JJ, Gilbertson DT, et al. Cancer after kidney transplantation in the United States. Am J Transplant 2004;4:905.

75. Kauffman HM, Cherikh WS, Cheng Y, et al. Maintenance immunosuppression with target-of-rapamycin inhibitors is associated with a reduced incidence of de novo malignancies. Transplantation 2005;80:883.

76. Kaufman DB, Shapiro R, Lucey MR, et al. Immunosuppression: practice and trends. Am J Transplant 2004;4(Suppl. 9):39.

77. Kiberd BA, Lawen J, Fraser AD, et al. Early adequate mycophenolic acid exposure is associated with less rejection in kidney transplantation. Am J Transplant 2004;4:1079.

78. Kimball JA, Pescovitz MD, Book BK, et al. Reduced human IgG anti-ATGAM antibody formation in renal transplant recipients receiving mycophenolate mofetil. Transplantation 1995;60:1379.

79. Klupp J, Dambrin C, Hibi K, et al. Treatment by mycophenolate mofetil of advanced graft vascular disease in non-human primate recipients of orthotopic aortic allografts. Am J Transplant 2003;3:817.

80. Kobayashi M, Saitoh H, Kobayashi M, et al. Cyclosporin A, but not tacrolimus, inhibits the biliary excretion of mycophenolic acid glucuronide possibly mediated by multidrug resistance-associated protein 2 in rats. J Pharmacol Exp Ther 2004;309:1029.

81. Kotton C, Kumar D, Caliendo AM, et al. International consensus guidelines on the management of cytomegalovirus in solid organ transplantation. Transplantation 2010;89:779.

82. Kreis H, Cisterne JM, Land W, et al. Sirolimus in association with mycophenolate mofetil induction for the prevention of acute graft rejection in renal allograft recipients. Transplantation 2000;69:1252.

83. Kuypers DRJ, Claes K, Evenepoel P, et al. Clinical efficacy and toxicity profile of tacrolimus and mycophenolic acid in relation to combined long-term pharmacokinetics in de novo renal allograft recipients. Clin Pharmacol Ther 2004;75:434.

84. Kuypers DRJ, de Jonge H, Naesens M, et al. Current target ranges of mycophenolic acid exposure and drug-related adverse events: a 5-year, open label, prospective clinical follow-up study in renal allograft recipients. Clin Ther 2008;30:673.

85. Kuypers DR, Vanrenterghem Y, Squifflet JP, et al. Twelve-month evaluation of the clinical pharmacokinetics of total and free mycophenolic acid and its glucuronide metabolites in renal allograft recipients on low dose tacrolimus in combination with mycophenolate mofetil. Ther Drug Monit 2003;25:609.

86. Lambda M, Tafti B, Melcher M, et al. Population pharmacokinetic analysis of mycophenolic acid coadministered with either tasocitinib (CP-690,550) or tacrolimus in adult renal allograft recipients. Ther Drug Monit 2010;32:778.

87. Larsen CP, Grinyo J, Medina-Pestana J, et al. Belatacept-based regimens versus a cyclosporine A-based regimen in kidney transplant recipients: 2-year results from the BENEFIT and BENEFIT-EXT studies. Transplantation 2010;90:1528.

88. Larson TS, Dean PG, Stegall MD, et al. Complete avoidance of calcineurin inhibitors in renal transplantation: a randomized trial comparing sirolimus and tacrolimus. Am J Transplant 2006;6:514.

89. Lee WA, Gu L, Miksztal AR, et al. Bioavailability improvement of mycophenolic acid through amino ester derivatization. Pharm Res 1990;7:161.

90. LeMeur Y, Borrows R, Pescovitz MD, et al. Therapeutic drug monitoring of mycophenolates in kidney transplantation: report of the Transplantation Society consensus meeting. Transplant Rev (Orlando) 2011;25:58.

91. LeMeur Y, Buchler M, Thierry A, et al. Individualized MMF dosing based on drug exposure significantly improves patient outcomes after renal transplantation. Am J Transplant 2007;7:2496.

92. Luan FC, Schaubel DE, Zhang H, et al. Impact of immunosuppressive regimen on survival of kidney transplant

recipients with hepatitis C. Transplantation 2008;85:1601.

93. Maes BD, Dalle I, Geboes K, et al. Erosive enterocolitis in mycophenolate mofetil-treated renal-transplant recipients with persistent afebrile diarrhea. Transplantation 2003;75:665.

94. Maes BD, Lemahieu W, Kuypers D, et al. Differential effect of diarrhea on FK506 versus cyclosporine A trough levels and resultant prevention of allograft rejection in renal transplant recipients. Am J Transplant 2002;2:989.

95. Maes BD, van Pelt JF, Peeters JC, et al. The effect of mycophenolate mofetil on hepatitis B viral load in stable renal transplant recipients with chronic hepatitis B. Transplantation 2001;72:1165.

96. McKay DB, Josephson MA. Pregnancy after kidney transplantation. Clin J Am Soc Nephrol 2008;3(Suppl. 2):S117.

97. Meier-Kriesche HU, Ojo AO, Leichtman AB, et al. Effect of mycophenolate mofetil on long-term outcomes in African American renal transplant recipients. J Am Soc Nephrol 2000;11:2366.

98. Meier-Kriesche HU, Steffen BJ, Hochberg AM, et al. Long-term use of mycophenolate mofetil is associated with a reduction in the incidence and risk of late rejection. Am J Transplant 2003;3:68.

99. Meier-Kriesche HU, Steffen BJ, Hochberg AM, et al. Mycophenolate mofetil versus azathioprine therapy is associated with a significant protection against long-term renal allograft function deterioration. Transplantation 2003;75:1341.

100. Mendez R, Gonwa T, Yang HC, et al. A prospective, randomized trial of tacrolimus in combination with sirolimus or mycophenolate mofetil in kidney transplantation: results at 1 year. Transplantation 2005;80:303.

101. Miller J, Mendez R, Pirsch JD, et al. Safety and efficacy of tacrolimus in combination with mycophenolate mofetil (MMF) in cadaveric renal transplant recipients. FK506/MMF Dose-Ranging Kidney Transplant Study Group. Transplantation 2000;69:875.

102. Mitsui A, Suzuki S. Immunosuppressive effect of mycophenolic acid. J Antibiot (Tokyo) 1969;22:358.

103. Mjornstedt L, Sorensen SS, von Zur Muhlen B, et al. Improved renal function after early conversion from a calcineurin inhibitor to everolimus: a randomized trial in kidney transplantation. Am J Transplant 2012;12:2744–53.

104. Moon JI, Kim YS, Kim MS, et al. Effect of cyclosporine, mycophenolic acid, and rapamycin on the proliferation of rat aortic vascular smooth muscle cells: in vitro study. Transplant Proc 2000;32:2026.

105. Morris RG. Immunosuppressant drug monitoring: is the laboratory meeting clinical expectations? Ann Pharmacother 2005;39:119.

106. Morris RE, Wang J, Blum JR, et al. Immunosuppressive effects of the morpholinoethyl ester of mycophenolic acid (RS-61443) in rat and nonhuman primate recipients of heart allografts. Transplant Proc 1991;23:19.

107. Myfortic® (mycophenolic acid) delayed release tablets. Prescribing information. Available online at: www.pharma.us.novartis.com/product/pi/pdf/myfortic.pdf [accessed 24.08.12].

108. Nankivell BJ, Borrows RJ, Fung CL, et al. The natural history of chronic allograft nephropathy. N Engl J Med 2003;349:2326.

109. Nankivell BJ, Wavamunno MD, Borrows RJ, et al. MMF is associated with altered expression of chronic renal transplant histology. Am J Transplant 2007;7:366.

110. Nashan B, Gaston R, Emery V, et al. Review of cytomegalovirus infection findings with mammalian target of rapamycin inhibitor-based immunosuppressive therapy in de novo renal transplant recipients. Transplantation 2012;93:1075.

111. Neff RT, Hurst FP, Falta EM, et al. Progressive multifocal leukoencephalopathy and use of MMF after kidney transplantation. Transplantation 2008;86:1474.

112. Neylan JF for the U.S. Renal Transplant Mycophenolate Mofetil Study Group. Immunosuppressive therapy in high-risk transplant patients: dose dependent efficacy of mycophenolate mofetil in African-American renal allograft recipients. Transplantation 1997;64:1277.

113. Nowak I, Shaw LM. Mycophenolic acid binding to human serum albumin: characterization and relation to pharmacodynamics. Clin Chem 1995;41:1011.

114. Ogawa N, Nagashima N, Nakamura M, et al. Measurement of mycophenolate mofetil effect in transplant recipients. Transplantation 2001;72:422.

115. Ojo AO, Meier-Kriesche HU, Hanson JA, et al. Mycophenolate mofetil reduces late renal allograft loss independent of acute rejection. Transplantation 2000;69:2405.

116. Papadimitriou JC, Drachenberg CB, Beskow CO, et al. Graft-versus-host disease-like features in mycophenolate mofetil-related

colitis. Transplant Proc 2001;33:2237.

117. Pascual M, Curtis J, Delmonico FL, et al. A prospective, randomized clinical trial of cyclosporine reduction in stable patients greater than 12 months after renal transplantation. Transplantation 2003;75:1501.

118. Pescovitz MD, Guasch A, Gaston R, et al. Equivalent pharmacokinetics of mycophenolate mofetil in African-American and Caucasian male and female stable renal allograft recipients. Am J Transplant 2003;3:1581.

119. Platz P, Sollinger HW, Hullett DA, et al. RS-61443: a new, potent immunosuppressant agent. Transplantation 1991;51:27.

120. Quemeneur L, Flacher M, Gerland LM, et al. Mycophenolic acid inhibits IL-2-dependent T cell proliferation, but not IL-2-dependent survival and sensitization to apoptosis. J Immunol 2002;169:2747.

121. Remuzzi G, Lesti M, Gotti E, et al. Mycophenolate mofetil versus azathioprine for prevention of acute rejection in renal transplantation (MYSS): a randomised trial. Lancet 2004;364:503.

122. Remuzzi G, Cravedi P, Costantini M, et al. MMF versus azathioprine for prevention of chronic allograft dysfunction in renal transplantation: the MYSS follow-up randomized, controlled clinical trial. J Am Soc Nephrol 2007;18:1973.

123. Robson R, Cecka JM, Opelz G, et al. Prospective registry-based observational cohort study of the long-term risk of malignancies in renal transplant patients treated with mycophenolate mofetil. Am J Transplant 2005;5:2954.

124. Rostaing L, Cantarovich D, Mourad G, et al. Corticosteroid-free immunosuppression with tacrolimus, mycophenolate mofetil, and daclizumab induction in renal transplantation. Transplantation 2005;79:807.

125. Rostaing L, Izopet J, Sandres K, et al. Changes in hepatitis C virus RNA viremia concentrations in long-term renal transplant patients after introduction of mycophenolate mofetil. Transplantation 2000;69:991.

126. Salvadori M, Holzer H, de Mattos A, et al. Enteric-coated mycophenolate sodium is therapeutically equivalent to mycophenolate mofetil in de novo renal transplant patients. Am J Transplant 2004;4:231.

127. Schena FP, Pascoe MD, Alberu J, et al. Conversion from calcineurin inhibitors to sirolimus maintenance therapy in renal allograft recipients: 24-month efficacy and safety results from the CONVERT trial. Transplantation 2009;87:233.

128. Schmedt N, Andersohn F, Garbe E. Signals of progressive multifocal leukoencephalopathy for immunosuppressants: a disproportionality analysis of spontaneous reports within the US adverse event reporting system. Pharmacoepidemiol Drug Saf 2012;21:1216–20.

129. Schnuelle P, van der Heide JH, Tegzess A, et al. Open randomized trial comparing early withdrawal of either cyclosporine or mycophenolate mofetil in stable renal transplant recipients initially treated with a triple drug regimen. J Am Soc Nephrol 2002;13:536.

130. Schweitzer EJ, Yoon S, Fink J, et al. Mycophenolate mofetil reduces the risk of acute rejection less in African-American than in Caucasian kidney recipients. Transplantation 1998;65:242.

131. Sellares J, de Freitas DG, Mengel M, et al. Understanding the causes of kidney transplant failure: the dominant role of antibody-mediated rejection and nonadherence. Am J Transplant 2012;12:388.

132. Shapiro R, Jordan ML, Scantlebury VP, et al. A prospective, randomized trial of tacrolimus/prednisone versus tacrolimus/prednisone/MMF in renal transplant recipients. Transplantation 1999;67:411.

133. Shaw LM, Korecka M, Aradhye S, et al. Mycophenolic acid area under the curve values in African American and Caucasian renal transplant patients are comparable. J Clin Pharmacol 2000;40:624.

134. Shaw LM, Korecka M, Venkataramanan R, et al. Mycophenolic acid pharmacodynamics and pharmacokinetics provide a basis for rational monitoring strategies. Am J Transplant 2003;3:534.

135. Shihab FS, Bennett WM, Yi H, et al. Combination therapy with sirolimus and mycophenolate mofetil: effects on the kidney and on transforming growth factor-beta1. Transplantation 2004;77:683.

136. Shipkova M, Armstrong VW, Oellerich M, et al. Acyl glucuronide drug metabolites: toxicological and analytical implications. Ther Drug Monit 2003;25:1.

137. Sifontis NM, Coscia LA, Constantinescu S, et al. Pregnancy outcomes in solid organ transplant recipients with exposure to

MMF or sirolimus. Transplantation 2006;82:1698.

138. Silva HT, Yang HC, Abouljoud M, et al. One-year results with extended-release tacrolimus/MMF, tacrolimus/MMF, and cyclosporine/MMF in de novo kidney transplant recipients. Am J Transplant 2007;7:595.

139. Smith KG, Isbel NM, Catton MG, et al. Suppression of the humoral immune response by mycophenolate mofetil. Nephrol Dial Transplant 1998;13:160.

140. Sollinger HW. Mycophenolate mofetil for the prevention of acute rejection in primary cadaveric renal allograft recipients. U.S. Renal Transplant Mycophenolate Mofetil Study Group. Transplantation 1995;60:225.

141. Sollinger HW, Belzer FO, Deierhoi MH, et al. RS-61443 (mycophenolate mofetil): a multicenter study for refractory kidney transplant rejection. Ann Surg 1992;216:513.

142. Sollinger HW, Deierhoi MH, Belzer FO, et al. RS-61443 – a phase I clinical trial and pilot rescue study. Transplantation 1992;53:428.

143. Sommerer G, Glander P, Arns W, et al. Safety and efficacy of intensified versus standard dosing regimens of EC-MPS in de novo renal transplant patients. Transplantation 2011;91:779.

144. Squifflet JP, Vanrenterghem Y, van Hooff JP, et al. Safe withdrawal of corticosteroids or mycophenolate mofetil: results of a large, prospective, multicenter, randomized study. Transplant Proc 2002;34:1584.

145. Stallone G, Schena A, Infante B, et al. Sirolimus for Kaposi's sarcoma in renal-transplant recipients. N Engl J Med 2005;352:1317.

146. Sunder-Plassmann G, Reinke P, Rath T, et al. Comparative pharmacokinetic study of two mycophenolate mofetil formulations in stable kidney transplant patients. Transpl Int 2012;25:680–6.

147. Suwelack B, Gerhardt U, Hohage H. Withdrawal of cyclosporine or tacrolimus after addition of mycophenolate mofetil in patients with chronic allograft nephropathy. Am J Transplant 2004;4:655.

148. Tedesco Silva H, Cibrik D, Johnston T, et al. Everolimus plus reduced-exposure CsA versus mycophenolic acid plus standard-exposure CsA in renal transplant recipients. Am J Transplant 2010;10:1401.

149. Theodorakis J, Schneeberger H, Illner W-D, et al. Nephrotoxicity-free, MMF-based induction/maintenance immunosuppression in elderly recipients of renal allografts from elderly cadaveric donors. Transplant Proc 2000;32:9S.

150. Tran HT, Acharya MK, McKay DB, et al. Avoidance of cyclosporine in renal transplantation: effects of daclizumab, mycophenolate mofetil, and steroids. J Am Soc Nephrol 2000;11:1903.

151. Tricontinental Mycophenolate Mofetil Renal Transplantation Study Group. A blinded, randomized clinical trial of mycophenolate mofetil for the prevention of acute rejection in cadaveric renal transplantation. Transplantation 1996;61:1029.

152. van Besouw NM, van der Mast BJ, Smak Gregoor PJ, et al. Effect of mycophenolate mofetil on erythropoiesis in stable renal transplant patients is correlated with mycophenolic acid trough levels. Nephrol Dial Transplant 1999;14:2710.

153. van Gelder T, Hilbrands LB, Vanrenterghem Y, et al. A randomized double-blind, multicenter plasma concentration controlled study of the safety and efficacy of oral mycophenolate mofetil for the prevention of acute rejection after kidney transplantation. Transplantation 1999;68:261.

154. van Gelder T, Klupp J, Barten MJ, et al. Comparison of the effects of tacrolimus and cyclosporine on the pharmacokinetics of mycophenolic acid. Ther Drug Monit 2001;23:119.

155. van Gelder T, Silva HT, de Fijter JW, et al. Comparing mycophenolate mofetil regimens for de novo renal transplant recipients: the Fixed-Dose Concentration-Controlled Trial. Transplantation 2008;86:1043.

156. van Gelder T, Silva HT, de Fijter JW, et al. Renal transplant patients at high risk of acute rejection benefit from adequate exposure to mycophenolic acid. Transplantation 2010;89:595.

157. van Gelder T, ter Meulen CG, Hene R, et al. Oral ulcers in kidney transplant recipients treated with sirolimus and mycophenolate mofetil. Transplantation 2003;75:788.

158. van Hest RM, Mathot RA, Vulto AG, et al. Within-patient variability of mycophenolic acid exposure: therapeutic drug monitoring from a clinical point of view. Ther Drug Monit 2006;28:31.

159. Vanrenterghem Y, Lebranchu Y, Hene R, et al. Double-blind comparison of two corticosteroid regimens plus mycophenolate mofetil and cyclosporine for prevention of acute renal allograft rejection. Transplantation 2000;70:1352.

160. Vincenti F, Klintmalm G, Halloran PF. Open letter to the FDA: new drug trials must be relevant. Am J Transplant 2008;8:733–4.

161. Vincenti F, Larsen CP, Alberu J, et al. Three-year outcomes from BENEFIT, a randomized, active-controlled, parallel group study in adult kidney transplant recipients. Am J Transplant 2012;12:210.

162. Vincenti F, Larsen C, Durrbach A, et al. Costimulation blockade with belatacept in renal transplantation. N Engl J Med 2005;353:770.

163. Vincenti F, Monaco A, Grinyo J, et al. Multicenter randomized prospective trial of steroid withdrawal in renal transplant recipients receiving basiliximab, cyclosporine microemulsion and mycophenolate mofetil. Am J Transplant 2003;3:306.

164. Vincenti F, Schena FP, Paraskevas S, et al. A randomized, multicenter study of steroid avoidance, early steroid withdrawal or standard steroid therapy in kidney transplant recipients. Am J Transplant 2008;8:307.

165. Vincenti F, Tedesco Silva H, Busque S, et al. Randomized phase 2b trial of tofacitinib (CP-690,550) in de novo kidney transplant patients: efficacy, renal function, and safety at 1 year. Am J Transplant 2012;12:2446–56.

166. Weber LT, Hoecker B, Armstrong VW, et al. Long-term pharmacokinetics of mycophenolic acid in pediatric renal transplant recipients over 3 years posttransplant. Ther Drug Monit 2008;30:570.

167. Weber LT, Shipkova M, Armstrong VW, et al. The pharmacokinetic–pharmacodynamic relationship for total and free mycophenolic acid in pediatric renal transplant recipients: a report of the German study group on mycophenolate mofetil therapy. J Am Soc Nephrol 2002;13:759.

168. Weir MR, Mulgaonkar S, Chan L, et al. MMF-based immunosuppression with sirolimus in renal transplantation: a randomized, controlled spare-the-nephrons trial. Kidney Int 2011;79:897.

169. Woodle ES, First MR, Pirsch J, et al. A prospective, randomized, double-blind, placebo-controlled multicenter trial comparing early (7 day) corticosteroid cessation versus long-term, low-dose corticosteroid therapy. Ann Surg 2008;248:564.

170. Young M, Plosker GL. Mycophenolate mofetil: a pharmacoeconomic review of its use in solid organ transplantation. Pharmacoeconomics 2002;20:675.

mTOR 抑制剂：西罗莫司和依维莫司

J. Andrew Bradley，Christopher J.E. Watson

西罗莫司及其密切相关的异构体依维莫司均是强效的免疫抑制剂，其作用机制是通过抑制 mTOR 来阻碍淋巴细胞的活化和增殖。20 世纪 90 年代，mTOR 抑制剂作为一种全新的免疫抑制剂，开始在器官移植中作为钙调磷酸酶抑制剂(CNI)的替代药物。这种应用在其被认为不会引起 CNI 常出现的肾毒性后变得尤为广泛。由于 mTOR 还被认为在兼具抗肿瘤作用的同时可通过抑制血管平滑肌增生来预防慢性排斥反应，因此越来越受到临床的青睐。

早期认为 mTOR 抑制剂可作为器官移植后替代 CNI 的主要免疫抑制剂的观念并不完善。由于副作用变得越来越明显，导致其在器官移植中的应用变得越来越局限。最新相关临床研究表明，mTOR 抑制剂仍然具有非常重要的作用，并且在一些临床实践中，可作为 CNI 免疫抑制治疗的有效替代药物之一。

相关研究

　　1965 年,研究人员从复活节岛(Rapa Nui)上的土壤样本中分离得到一种吸水链霉菌的发酵产物,并将其命名为雷帕霉素(土著语中复活节岛的名字"雷帕努伊"),即西罗莫司(AY-22989,雷帕霉素,雷帕鸣)。20 世纪 70 年代中期, 西罗莫司首先作为抗真菌药物使用[8,136]。1977 年,研究人员发现西罗莫司对大鼠具有免疫抑制效应, 可以抑制变态反应性脑脊髓炎和反应性关节炎的进展[102]。12 年后,一项研究报道西罗莫司具有延长大鼠心脏移植物及猪、狗肾脏移植物生存率的作用,但在部分试验中观察到了猪间质性肺炎[20],而且在随后的临床试验中得到了证实。更令人担忧的是,西罗莫司在狗胃肠道中出现了致死性的血管炎[20],这种现象在西罗莫司进一步的临床评估中得到了证实。他克莫司是西罗莫司的结构相似体(图 19-1),也可在狗中引起血管炎[26],但在 1989 年应用于人类时并无类似的毒性反应[144],这一发现有助于西罗莫司更进一步的临床评估。

　　随着西罗莫司作为一种临床免疫抑制剂表现出越来越明显的市场潜力,诺华公司的化学家通过在 40 位点合成替代的 2-羟乙基链(图 19-1)合成了依维莫司(RAD001,SDZRAD,Certican,Zortress,Affinitor), 这种口服制剂不但保持了强大的免疫抑制活性,而且生物利用度也得到了提高[134]。

作用机制

　　mTOR 抑制剂西罗莫司和依维莫司主要通过抑制胞浆内 mTOR 多酶复合物的活性, 调节淋巴细胞和其他免疫细胞的生长、繁殖及生存,从而发挥免疫抑制作用。mTOR (一种 289-kD 丝氨酸/苏氨酸蛋白激酶)是两种功能独立的 mTOR 复合物——mTOR 复合物 1 和 2(mTORC1 和 mTORC2)的核心成分[157]。这两种 mTOR 复合物通过其他的胞内信号转导途径(包括 Akt 和 S6 激酶)发挥作用。西罗莫司和依维莫司是 mTORC1 的强效抑制剂,而 mTORC2 复合物对 mTOR 抑制剂相对耐受。

　　进入细胞后,mTOR 抑制剂与一种叫作 FK506 结合蛋白(FKBP)的亲免疫因子家族发生结合,特别是12-kD FKBP12(图 19-2)。亲免疫因子是一种含量丰

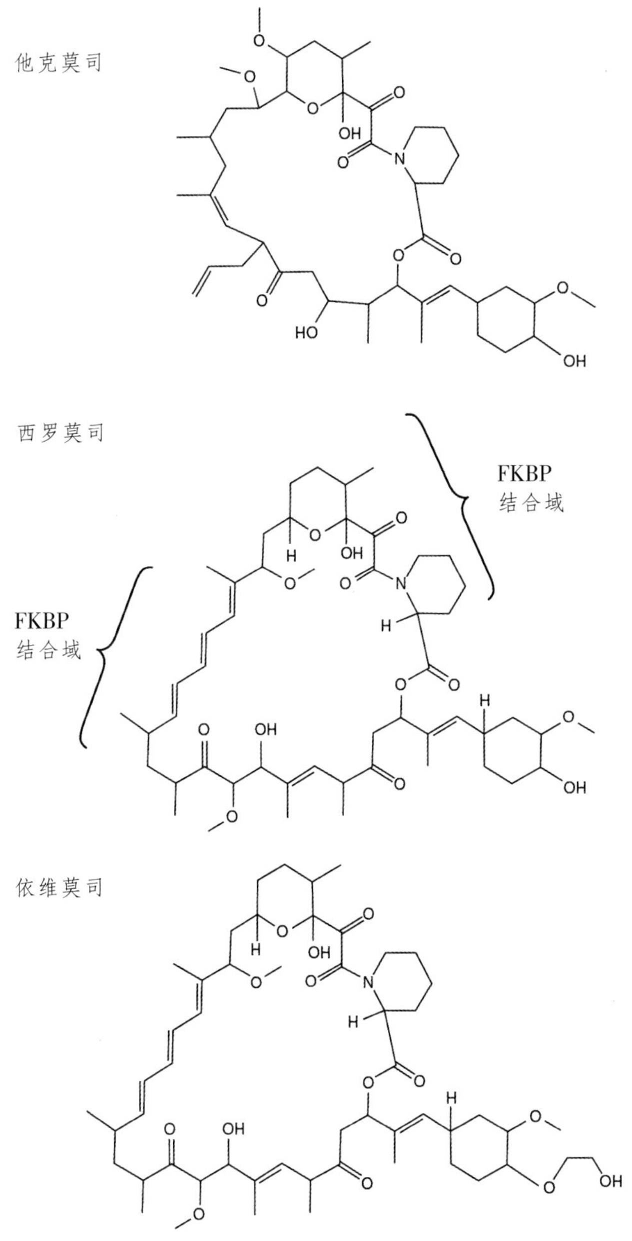

图 19-1　他克莫司、西罗莫司和依维莫司的结构。西罗莫司和依维莫司具有与他克莫司相似的大环内酯结构(FK506,Prograf)。西罗莫司结构第 40 位点用一个 2-羟乙基取代后得到依维莫司。三个分子都存在一个共同区域,能够与细胞内的载体蛋白家族——FK506 结合蛋白(FKBP))结合,特别是 12-kD 蛋白 FKBP12。

富的高度保守胞质蛋白, 在细胞中主要发挥肽基脯氨基顺/反异构化作用,它既不是某些免疫抑制剂分子的受体,对免疫抑制效应也没有介导作用[92]。西罗莫司 FKBP12 或依维莫司 FKBP12 分子复合物与 mTOR 的 FKBPP12 结合域结合,阻断西罗莫司与 mTORC1 复合物组成成分的 mTOR 以及衔接蛋白 mLST8 之间的联系[55,157],从而干扰 mTORC1 依赖的胞内信号转导途径,

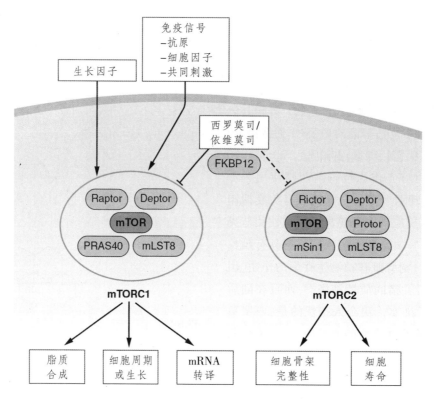

图 19-2　哺乳动物西罗莫司(mTOR)抑制剂作用机制的高度简化示意图。mTOR 抑制剂西罗莫司和依维莫司与 FK506 结合蛋白 12 (FKBP 12)形成胞内复合物,该复合物可能通过阻止 Raptor 结合而抑制 TORC1 复合物的功能。TORC1 对生长因子刺激的细胞增殖有重要作用,并通过 CD28 配体调节细胞对刺激的 S6K1 反应。mTOR 也形成了 TORC2 复合体,它对西罗莫司和依维莫司具有耐药性,并参与细胞骨架的控制。

特别是调节细胞生长和繁殖的细胞活素、生长因子、营养物质(特别是氨基酸)、应激(如低氧)以及 Toll 样受体配体物质。淋巴细胞的重要信号发自细胞表面,并经细胞素受体结合后产生,如 IL-2 结合于 IL-2 受体复合物,以及配体结合于复合受体如 CD28。

mTORC2 复合物包括 mTOR、Rictor(对西罗莫司敏感的 mTOR 同类物质)、胞外信号调节激酶(mSIN1)、Rictor 观察蛋白(Protor/PRR5)、DEPTOR 和 mLST8。尽管 mTORC2 对西罗莫司(和依维莫司)的急性抑制作用表现出一定的耐药性,但越来越多的证据表明,西罗莫司的慢性暴露可能会抑制 mTORC2 功能。mTORC2 具有调节细胞形态并且维持细胞骨架完整性的功能,在 B 淋巴细胞和 T 淋巴细胞中具有调节细胞内信号传导通路的重要功能。此外,西罗莫司和依维莫司的免疫抑制效应主要通过抑制 mTORC2 来实现[83]。

功能性独立的 T 细胞亚单位对 mTOR 的抑制表现出不同程度的敏感性[159]。有趣的是,mTOR 抑制剂似乎更加倾向于增加人类的调节性 T 细胞[13,129],这在促进免疫耐受的试验性方案中成为关注的焦点[56]。免疫抑制剂的临床效应机制依然值得进一步探讨。

尽管 mTOR 抑制剂的免疫抑制效应主要归结于对 T 淋巴细胞增殖的抑制作用以及活化的 T 细胞停滞于 G1 晚期,但是,目前已经明确 mTOR 作为一种主要的调节物质,在先天性免疫和获得性免疫的许多方面均具有调控作用[131]。mTOR 的免疫抑制作用机制复杂多变,具体机制尚不明确。例如,mTOR 通过 T 细胞表面分子(如 CCR7)的改变进入细胞,抑制 mTOR,从而改变淋巴细胞的迁徙途径。mTOR 在调节分化功能独立的 CD4+T 细胞亚基和呈现 mTOR 阻滞中扮演了重要的角色,促进了调节性 T 细胞分化。mTOR 也可影响 B 细胞的发育和成熟,而且 mTOR 的抑制会干扰 B 细胞的应答。对树突状细胞来说,mTOR 的抑制同时具有免疫抑制和免疫激活效应,这取决于树突状细胞的类型。矛盾的是,抑制 mTOR 信号可能反而对 T 细胞具有免疫激活作用,例如,西罗莫司可能对生存周期较长的记忆 T 细胞的生成有一定的促进作用[5]。

药代动力学

西罗莫司和依维莫司只有口服制剂,市场上销售的剂型均为片剂，西罗莫司还有口服液制剂。两者均可在小肠内迅速吸收，口服利用度相对较低（约为 25%），而且个体差异较大。西罗莫司和依维莫司的治疗指数较窄，为了保证有效安全的免疫抑制效应，应当进行血药浓度水平的治疗性监测。

西罗莫司吸收后大部分与红细胞结合，仅有不到 5% 的药物游离于血浆中，与非脂类蛋白组分相关联[158]。西罗莫司在肾移植患者中的半衰期较长，达 60 小时，吸收迅速，到达峰浓度的时间为 1~2 小时，暴露量与剂量成正比，相对变异系数较大（CV=52%），个体间差异较大（CV=26%）[45,94]。除了峰浓度稍低外，西罗莫司片剂与口服溶液的药代动力学相似[71]。两种制剂的总药物暴露量（AUC）与峰浓度及谷浓度密切相关。与环孢素和他克莫司类似，西罗莫司在不同种群中的药代动力学存在差异，非裔美国人中的口服利用度相对较低[33]。

依维莫司的水溶性高于西罗莫司，有助于提高生物利用度。在肾移植受体的依维莫司胶囊单剂量研究中，依维莫司的半衰期（16~19 小时）短于西罗莫司，吸收迅速（达峰时间 3 小时），且谷浓度与 AUC 之间有着良好的相关性[68]。与西罗莫司类似，种族因素也会影响依维莫司的药代动力学，非裔美国人需要更高的治疗剂量[76]。

治疗性血药浓度监测

全血药物浓度监测依据的是药物同红细胞的高度结合，即使有一小部分游离药物也具有免疫抑制效应。监测 mTOR 浓度主要有两种方法：酶联免疫反应和利用紫外线或质谱检测的高效液相色谱（HPLC）。采用 HPLC 测量母体药物准确度高，但是耗时。从另一方面来说，酶联免疫反应利用抗体微粒包被 mTOR 可以迅速得出结果，但可因母体药物代谢时的交叉反应而导致药物浓度检测值偏高[62,161]。

遗传药理学

西罗莫司和依维莫司主要通过肝脏和小肠壁的细胞色素 P-450（CYP）3A 酶家族（CYP3A4 和 CYP3A5）代谢，少部分通过 CYP2C8 代谢。这些酶的多态性较为常见，且由于连锁不平衡（基因与染色体 7q21 相邻）的原因可以同时出现。在表达最罕见基因型的患者当中，CYP3A 酶的多态性与较低的药物浓度剂量比率呈相关性[4,84]。在某些试验中，研究人员观察到 CYP3A5* 基因型与他克莫司的剂量需求存在关联。最新研究表明，肾移植患者的 CYP3A5 基因型与依维莫司的药代动力学之间并无相关性[124]。

药物间相互作用

由于西罗莫司和依维莫司主要通过 CYP3A4 代谢，少部分经 CYP3A5 和 CYP2C8 代谢，因此影响这些酶通道的药物会改变 mTOR 的代谢，例如 CNI（特别是环孢素）就是其中一类重要的药物。当环孢素浓度升高时，mTOR 抑制剂的浓度也会相应升高[160]。药物间的相互作用在改变 mTOR 抑制剂和环孢素服药间隔时变得更加明显。因此当患者服用这两类药物时应当固定服药时间，不要任意改变两种药物的服药间隔。相反，mTOR 抑制剂与他克莫司同服时会降低他克莫司的药物暴露[9,122]。

其他影响 CYP 通路的重要药物间的相互作用还包括抗菌剂（特别是氟康唑和红霉素）和 3-羟基-3-甲基戊二酰辅酶 A 还原酶（HMG-CoA）抑制剂（他汀类），这些药物均普遍应用于肾移植受体患者。

mTOR 抑制剂和其他免疫抑制剂的相互作用也与环孢素有所不同。相较于霉酚酸酯和环孢素联合方案，西罗莫司可显著增加霉酚酸酯的药物暴露，这一点与他克莫司类似[115]，对于将 CNI 替换为 mTOR 抑制剂的患者，需要重新调整霉酚酸酯的药物剂量。与环孢素相比，服用 mTOR 抑制剂会降低泼尼松的药物暴露（降低 AUC）[63]。

mTOR 抑制剂的应用

mTOR 抑制剂在肾移植中作为辅助药物加入 CNI 方案中并替代 CNI。mTOR 抑制剂可以从肾移植术后立即开始应用，或者在随后发生急性排斥反应时作为 CNI 的辅助药物增强免疫抑制效应，或者在免疫抑制维持期作为 CNI 的替代药物来避免 CNI 毒性。

早期的体内和体外试验表明，mTOR 抑制剂和 CNI 联用时可产生协同的免疫抑制效应[65,73]，这可能是因为 CNI 和 mTOR 抑制剂在 T 细胞的活化中分别阻滞不同的信号，并且影响细胞周期的不同阶段。最初研究人员认为，mTOR 抑制剂与 CNI 联用最有利于探讨免疫协同效应，优化免疫抑制效应以及减少药物相关的副作用。然而，啮齿动物的研究表明，西罗莫司可加重环孢素的肾毒性[3],这在随后的临床研究中也得到了证实[67]。在早期研究中,常采用西罗莫司代替他克莫司与环孢素联合给药,因为之前有观点认为他克莫司和西罗莫司联合服用会竞争性地抑制免疫结合蛋白FKBP12。随后,研究人员发现胞浆中存在丰富的FKBP12,且在体外试验中表明少于5%的FKBP结合即可达到半数免疫抑制效应[35]。患者同时服用治疗剂量的他克莫司和西罗莫司不会引起明显的FKBP12的竞争性抑制[151]。

无钙调磷酸酶抑制剂的 mTOR 抑制剂新创治疗方案

西罗莫司在许多研究中都作为主要的免疫抑制剂而应用。在欧洲首次开展的 II 期临床试验中,采用了根据浓度调节剂量的西罗莫司方案,而未采用固定剂量方案。当西罗莫司作为三联治疗中(硫唑嘌呤和泼尼松)的一种时,其急性排斥反应发生率同环孢素Sandimmune 制剂相同(12 个月时的急性排斥反应发生率:41% 对 38%)[52]。后续研究将硫唑嘌呤替换为 MMF,但西罗莫司的急性排斥反应发生率与环孢素相比并无明显差异,尽管西罗莫司组的急性排斥反应发生比例相对较高(27.5% 对 18.5%)[77]。虽然该研究并不能有效检测出微小差异,但试验结果表明,两组的患者生存率及移植物生存率类似。两组的合并数据显示,西罗莫司组患者肾功能预后更好[110]。这两项研究结果提供了最早的西罗莫司对人类的毒性资料,并且提示其毒性反应与 CNI 的副作用不同(表 19-1)。

随后,研究人员对西罗莫司联合 MMF 以及抗CD25 单克隆抗体诱导治疗的效果作了进一步的探讨。早期数据表明,西罗莫司联合 MMF 方案优于环孢素方案[48]。一项比较西罗莫司和他克莫司(均联合 MMF 和泼尼松)的随机试验研究表明,两组对急性排斥反应发生率和移植物功能的影响类似[82]。一项注册分析表明,与其他免疫抑制方案相比,肾移植受体使用 MMF 和西罗莫司联合治疗方案时急性排斥反应率相对较高,移植物的生存期相对较低[140]。

一项对肾移植术后以 CNI 为主的免疫抑制方案随机试验的系统回顾分析(截止到 2005 年,总共 8 项研究,涉及 750 名受试者)表明,第 1 年的急性排斥反应发生率无明显差异,但 mTOR 抑制剂组的血肌酐水平(一个可能替代长期移植物生存率的试验终点)相对较低[156]。

最近报道的两项大样本试验(ORION 试验和Symphony 试验)表明,西罗莫司和 MMF 联合方案的疗效不及低剂量他克莫司和 MMF 的三联方案。

ORION 试验是一项国际开放性多中心随机试验,旨在比较西罗莫司联合他克莫司或 MMF 在一次或二次活体或死亡供体肾移植患者中的疗效[47]。来自欧洲、北美及澳大利亚共 65 个中心的 469 名患者参与了该试验。受试者随机分为 3 组,第 1 组接受西罗莫司(初始目标谷浓度为 8~15ng/mL)联合他克莫司(初始目标谷浓度为 6~15ng/mL)治疗,在 13 周后保留西罗莫司(维持谷浓度 12~20ng/mL),撤除他克莫司。第 2 组接受西罗莫司(初始目标谷浓度为 10~15ng/mL,13 周后减量至 8~15ng/mL,26 周后减量至 5~15ng/mL)联合 MMF(最大剂量 2g/d)治疗。第 3 组接受他克莫司(初始目标谷浓度为 8~15ng/mL,26 周后减至 5~15ng/mL)联合 MMF(最大剂量 2g/d)治疗。主要试验终点为 12 个月时的Nankivell 肾小球滤过率(GFR)[112],次要试验终点为第 2 年的 GFR、患者及移植物生存率以及活检证实的急性排斥反应。第 2 组(西罗莫司联合 MMF 组)因为急性排斥反应发生率远远超出预期而被提前终止。主要试验终点各组间并无明显差异。各组间患者生存率无明显差异(2 年生存率第 1 组为 94.4%,第 2 组为 94.5%,第 3 组为 97%)。西罗莫司组的移植物失功发生率高于其他组(2 年移植物生存率第 1 组为 88.5%,第 2 组为 89.9%,第 3 组为 95.4%)。无 CNI 组移植物发生活检证实的急性排斥反应明显高于其他组(第 1 组为 17.4%,第 2 组为 32.8%,第 3 组为 12.3%)。不良反应是导致患者中止试验的主要因素,第 1 组的不良反应发生率为 34.2%,第 2 组为 33.6%,第 3 组为 22.3%。因此作者认为,肾移植患者采用西罗莫司方案并不能有效改善预后。

消除限制药物疗效的毒性反应计划(ELiTE)——Symphony 研究是一项国际开放性多中心随机四臂试验,对减量的西罗莫司、他克莫司、环孢素联合达珠单抗诱导、MMF 以及皮质类固醇在肾移植患者中的疗效进行探讨。该试验包括活体或死亡供体肾移植,试验结果与标准剂量的环孢素、MMF 和皮质类固醇进行比较。主要试验终点为 12 个月后肾移植患者调整后的GFR。来自 15 个国家的 1645 名患者参与了该试验。低剂量他克莫司、MMF 联合类固醇组第 12 个月的 GFR明显优于其他三组。最初 6 个月时,低剂量他克莫司组(11.3%)经活检证实的急性排斥反应发生率低于低剂量西罗莫司组(35.3%),第 12 个月的移植物生存率(包

表 19-1　西罗莫司和环孢素的 II 期比较研究中观察到的西罗莫司不良反应

	西罗莫司(*n*=41+40)	环孢素+硫唑嘌呤(*n*=42)	环孢霉+MMF(*n*=38)
代谢相关			
高甘油三酯血症	21+29=50(63%)	5(12%)	19(50%)
血胆固醇血症	18+26=44(54%)	6(14%)	17(45)
高血糖	8+6=14(17%)	3(7%)	6(16%)
IDDM	1+1=2(2%)	1(2%)	1(3%)
ALT 升高	8+8=16(20%)	1(2%)	3(8%)
低血钾	14+8=22(27%)	0	6(16%)
血磷酸盐减少	6+6=12(15%)	0	1(3%)
高尿酸血症	1(3%)	–	7(18%)
血液相关			
血小板减少	15+18=33(41%)	0	3(8%)
白细胞减少	16+11=27(33%)	6(14%)	7(18%)
贫血	15+17=32(40%)	10(24%)	11(29%)
感染			
CMV 病毒血症	6+2=8(10%)	5(12%)	8(21%)
单纯疱疹病毒	10+6=16(20%)	4(10%)	6(16%)
带状疱疹	0+1=1(1%)	1(2%)	1(3%)
口腔念珠菌	3+5=8(10%)	0	3(8%)
PCP	0+0	1(2%)	0
肾盂肾炎/UTI	17+17=34(42%)	12(29%)	15(39%)
败血病	6+2=8(10%)	1(2%)	1(3%)
肺炎	7+6=13(16%)	1(2%)	2(5%)
伤口感染	4+2=6(7%)	2(5%)	3(8%)
其他			
高血压	7+16=23(16%)	14(33%)	18(47%)
关节痛	8(20%)	0	–
震颤	1+2=3(4%)	7(14%)	8(21%)
牙龈增生	0+0	4(10%)	3(8%)
多毛症	1(3%)	–	4(11%)
腹泻	15(38%)	–	4(11%)
恶性肿瘤	0	2(5%)	0

ALT,谷丙转氨酶;CMV,巨细胞病毒;IDDM,胰岛素依赖型糖尿病;MMF,霉酚酸酯;PCP,杰氏肺囊虫肺炎;UTI,尿路感染。

Data from Groth CG, Backman L, Morales JM, et al. Sirolimus (rapamycin)-based therapy in human renal transplantation: similar efficacy and different toxicity compared with cyclosporine. Sirolimus European Renal Transplant Study Group. Transplantation 1999;67:1036; and Kreis H, Cisterne JM, Land W, et al. Sirolimus in association with mycophenolate mofetil induction for the prevention of acute graft rejection in renal allograft recipients. Transplantation 2000;69:1252.

括死亡时功能良好的移植物)(96.4%)明显高于低剂量西罗莫司组和标准剂量环孢素组(分别为 91.7% 和 91.9%)。终止试验的主要原因是治疗失败(加用其他免疫抑制剂或中止试验药物),低剂量西罗莫司组的失败率最高(48.9%)。低剂量西罗莫司组的严重不良反应发生率为 53.2%,高于其他组的 44%。在此试验中,低剂量西罗莫司与活检证实的急性排斥反应高发生率相关,且与环孢素方案相比,肾功能并无明显改善。

这项研究的后续报告对最初招募到 ELiTE-Synphony 研究中的一半患者进行了 2 年的随访[39],该试验的患者整体肾功能保持稳定,移植物排斥反应和移植物失功的发生率也较低。低剂量他克莫司组的 GFR

仍保持最高,但与其他组差异并不明显。然而,第3年的主要试验终点无法检测。低剂量西罗莫司组患者在3年中一直采用低剂量维持治疗,尽管其平均肾功能检测值略高于其他3组,但差异并不明显。

mTOR抑制剂联合钙调磷酸酶抑制剂的新创治疗方案

在一项针对肾移植患者中西罗莫司剂量变化开展的早期剂研究中,受试者使用不同剂量的西罗莫司(以固定剂量给药)联合高剂量或低剂量Sandimmune环孢素(浓度控制)进行治疗[66]。所有受试者均接受类固醇治疗,但不使用硫唑嘌呤或MMF。由于研究样本小,而且非裔美国人在6个治疗组间的分布不均,导致试验结果变得难以解释。尽管如此,试验结果仍然表明,西罗莫司联合环孢素在抑制急性排斥反应上的效果优于环孢素单一治疗组,而且半量的环孢素和西罗莫司与全量的环孢素和西罗莫司效果相同。在随后的试验中,观察到非裔美国人的急性排斥反应发生率相对较高[64]。在西罗莫司组观察到了较高的杰氏肺孢子菌肺炎发病率,这些患者大多来自同一个中心,该中心并未常规给予抗杰氏肺囊虫的预防性药物。随后针对西罗莫司开展了两项大样本Ⅲ期试验,一项在美国进行[64],另外一项则是在全球范围内进行(表19-2)[95]。与早期试验相似,这两项试验也采用了固定剂量的西罗莫司(2~5mg/d)联合控制浓度的环孢素。在美国研究中,两种剂量的西罗莫司同硫唑嘌呤相比较,所有组接受类固醇治疗但无诱导治疗[64]。在美国试验中,只有移植物功能良好的患者才符合入选条件,全球试验则不把移植物功能良好作为入选的先决条件[95]。这两项试验的另外一个主要不同之处在于全球试验设立了安慰剂对照组,而美国试验则设立了硫唑嘌呤对照组。两项试验结果均表明,接受西罗莫司治疗的患者急性排斥反应发生率明显降低,而且这种效应在高剂量西罗莫司组更加明显。两项试验在急性排斥反应发生率、患者生存率和移植物生存率上均有差异,这也可能是由于不同的纳入标准所导致,由于在美国试验中,只有移植物功能良好的患者才具有入选资格。

在西罗莫司的发展过程中,这两项关键性的试验揭示了西罗莫司的最佳应用方式以及相关缺陷。与对照组相比,西罗莫司的淋巴囊肿发生率比较高(美国试验中为12%~15%,高于硫唑嘌呤组的3%),伤口感染发生率也相对较高。更重要的是,与环孢素单一给药组相比,西罗莫司联合环孢素治疗组的肾功能恢复不佳,12个月时硫唑嘌呤组的调整后肌酐清除率为67.5mL/min,2mg和5mg治疗组的肌酐清除率分别为62mL/min和55.5mL/min。全球试验中也得出了相似的结论。

通过对汇总数据进行中值效应分析,可验证环孢素和西罗莫司在这些试验中是否具有免疫协同效应[67]。分析结果表明,西罗莫司能使环孢素的暴露量减少了45%,同时环孢素也使西罗莫司达到同样免疫抑制效

表19-2 两项Ⅲ期西罗莫司辅助疗法研究中观察到的患者转归

	美国研究(n=719)			全球(n=576)		
	Aza (n=161)	SRL 2mg (n=284)	SRL 5mg (n=274)	安慰剂 (n=130)	SRL 2mg (n=227)	SRL 5mg (n=219)
急性排斥反应(%)	29.8	16.9*	12†	41.5	24.7‡	19.2§
肌酸酐清除率(mL/min)	68.8	62.3	59.2	62.6		56.4
移植物生存率(%)	94.4	94.3	92.7	87.7	89.9	90.9
患者生存率(%)	98.1	97.2	96	94.6	96.5	95

*P=0.002 相较于硫唑嘌呤组。

†P<0.001 相较于硫唑嘌呤组。

‡P=0.003 相较于安慰剂组。

§P<0.001 相较于安慰剂组。

Aza,硫唑嘌呤;SRL,西罗莫司。

注:急性排斥反应发生率和肌酐清除率(Nankivell公式)为6个月内的数据;移植物生存率和患者生存率为12个月内的数据。

From MacDonald A, for the Rapamune Global. Study Group. A worldwide, phase Ⅲ, randomized, controlled, safety and efficacy study of a sirolimus/cyclosporine regimen for prevention of acute rejection in recipients of primary mismatched renal allografts. Transplantation 2001; 71:271.

应的暴露量减少了 20%。试验数据表明协同效应会增加肾毒性[125]。

研究人员已经针对依维莫司联合环孢素方案开展了一系列多中心临床试验。在一项欧洲早期多中心试验中，患者随机分为三组，其中两组分别接受固定剂量的依维莫司（1.5mg/d 和 3mg/d）治疗，另外一组接受 MMF 治疗，所有患者均联合皮质类固醇以及全量的环孢素治疗（目标谷浓度为 150~400ng/mL），4 周后，环孢素的目标谷浓度降至 100~300ng/mL[149,150]。第 6 个月时，三组在主要综合试验终点方面并无明显差异（生物学活检证实的急性排斥反应、移植物失功、死亡和随访期失访）。然而，依维莫司组的肾功能明显恶化，导致第 12 个月时患者的环孢素水平需降至 50~75ng/mL。在第 3 年时，依维莫司低剂量组以及 MMF 组的肾功能相似，但依维莫司高剂量组的肾功能明显较差。北美开展的一项类似试验采用了相同的研究方案、第 36 个月时相同试验终点以及相同的修订案，得出了类似的结论，但是，第 12 个月和第 36 个月时，依维莫司组肌酐清除率相对较低[90]。美国和欧洲开展了一项多中心 II 期试验，旨在评估 3mg/d 依维莫司联合巴利昔单抗诱导、泼尼松以及全量或减量的环孢素（谷浓度 125~250ng/mL）治疗方案的安全性和有效性，所有患者第 12 个月时将环孢素的谷浓度调节至 50~75ng/mL[114]。主要试验终点为有效性（包括经活检证实的急性排斥反应、移植物失功、死亡和随访期失访），第 36 个月时，全量环孢素组的移植物失效率明显较高（35.8% 对 17.2%）。第 36 个月时的肌酐清除率两组无明显差异。

自首次报道西罗莫司联合他克莫司方案存在理论上的担忧（尽管未在临床实践中发现）以来，对该联合方案的一系列评估结果已经消除了此种担忧[103]。如上文所述，在 ORION 试验[47]中，受试者在接受西罗莫司联合他克莫司治疗 13 周后，逐渐停用他克莫司，同时继续给予西罗莫司。

在美国一项随机多中心试验中，肾移植受试者分别接受西罗莫司和他克莫司联合方案以及他克莫司和 MMF 联合方案治疗[107]。总共 361 名患者入组。所有患者接受皮质类固醇和西罗莫司（维持浓度为 4~12ng/mL）联合方案治疗。他克莫司组第 1 年的肾功能较好，西罗莫司组停药发生率相对较高（26.5% 对 14.8%）。在欧洲一项涉及 734 名患者的临床 II 期随机多中心试验中，并未观察西罗莫司联合他克莫司对肾功能产生不良影响[148]。此研究主要采用西罗莫司联合他克莫司方案以

及他克莫司联合 MMF 方案。西罗莫司的固定剂量为 2mg，28 天后改为 1mg。所有研究组最初均给予类固醇，治疗 90 天后停用。第 6 个月的肾功能（主要试验终点）两组间相似。两组的急性排斥反应率和移植物生存率相似，但西罗莫司联合他克莫司组由于不良反应导致试验中止的发生率为对照组的 2 倍（15.1% 对 6.3%）。

研究人员对依维莫司联合他克莫司作为肾移植术后主要免疫抑制方案的效果进行了评估。在美国一项为期 6 个月的多中心前瞻性试验中，92 例首次肾移植患者随机接受依维莫司、类固醇和巴利昔单抗联合标准剂量或减量的他克莫司进行治疗[24]。虽然两组在他克莫司暴露剂量上相差无几，但是试验结果显示，依维莫司联合他克莫司免疫抑制方案较为安全有效，患者在第 6 个月时仍然维持良好的肾功能。

ASSET 是一项在全球 13 个国家进行的试验[79]，最初 3 个月，所有患者均使用依维莫司联合他克莫司（靶浓度为 4~7ng/mL），随后，一组维持原剂量他克莫司，另一组将他克莫司目标谷浓度减至 1.5~3.0ng/mL。试验结果显示，减量的他克莫司组并无明显获益，这可能是由于两组他克莫司暴露剂量均偏高，但是依维莫司联合他克莫司早期减量可以使排斥反应发生率降低，获得良好的移植物生存率和肾功能及可接受的安全性。

总之，目前并无令人信服的证据表明 mTOR 抑制剂初次免疫抑制方案优于 CNI 治疗方案。鉴于潜在的肾毒性，2009 年改善全球肾脏病预后组织（KIDIGO）的临床实践指南建议停止使用 mTOR 抑制剂与 CNI 联合方案，特别是在肾移植术后早期[72]。

mTOR 抑制剂的维持方案

尽管现有数据表明 mTOR 抑制剂作为主要的免疫抑制药物在免疫效能上等同于 CNI，但由于其影响伤口愈合以及淋巴细胞的分化，因此不建议肾移植患者术后早期立即应用此类药物。由于 mTOR 抑制剂不与 CNI 联合时并无明显肾毒性，特别是与 CNI 相关的并发症（包括慢性移植物肾病），因此 mTOR 抑制剂可能适合肾移植术后的维持治疗。最初主要的 mTOR 抑制剂有效性研究是将西罗莫司联合环孢素及类固醇作为初始治疗，然后在 3 个月时停止半数患者的环孢素治疗。在维持期，西罗莫司能够提供有效的免疫抑制，且其调整后的肌酐清除率高于西罗莫司联合环孢素方案。虽然无环孢素组的急性排斥反应发生率相对较高，但这并未转化为较差的肾功能[61]。长期随访证实，西罗

莫司维持治疗方案可使患者受益[78,118]。此试验并无标准对照组，但随后的研究证实 CNI 联合西罗莫司治疗时会导致肾毒性[64,95]。

小样本研究表明，在肾移植术后应用西罗莫司替代 CNI 作为维持治疗可以使患者获益。一项双中心随机对照试验表明，移植物功能受损的患者将免疫抑制剂更换为西罗莫司治疗 3 个月后，其移植物功能得到迅速改善，效果可持续 2 年，而采用 CNI 抑制剂维持治疗的患者则出现了移植物功能的恶化[155]。因为考虑到将 CNI 更换为西罗莫司可能会激发急性排斥反应，因此许多研究者提出，应同时使用免疫抑制剂治疗一段时间[32]，或者在过渡期加用其他药物（如巴利昔单抗）[146]，但对于移植术后 6 个月或 6 个月以上的患者，则不必采取上述治疗措施。

除了此前已经明确的西罗莫司并发症以外，在肾移植术后晚期换用西罗莫司可能引发三大副作用，导致其作为维持治疗药物的有效性受到限制（详见后文）。首先，在某些试验中，观察到超过半数的患者出现皮疹，表现为手上尤其是手指上的痤疮样皮疹或皮炎样皮疹；其次，在替换为西罗莫司时，患者可能出现口腔溃疡，大多数在 4 周内吸收，如果溃疡不能吸收，则考虑为单纯疱疹病毒；最后，患者可能出现肾功能欠佳，特别是此前存在蛋白尿的患者，在转换后可能会出现明显的蛋白尿（详见后文）[30,87]。

尽管存在潜在的劣势，但总体研究结论表明，慢性移植性肾病患者将 CNI 替换为 mTOR 抑制剂至少在短期内可以改善移植物功能[31]。尽管最佳替换时间尚未明确，但早期替换优于晚期替换，在慢性移植性肾病出现肾脏的结构性改变之前替换效果最好。对于使用 CNI 后出现其他副作用（如神经毒性或者糖尿病）的患者而言，换用 mTOR 抑制剂是一个理想选择。如果将 CNI 替换为 mTOR 抑制剂后出现溶血性尿毒症综合征，应当注意西罗莫司单独使用时也可引起该症状[10,133]。由于 mTOR 抑制剂会使尿酸分泌增加，这也可能是应用 CNI 出现严重痛风患者使用 mTOR 抑制剂的一个指征。

ZEUS 研究是一项旨在调查以依维莫司为基础且无 CNI 免疫抑制治疗方案的开放性随机对照试验，试验结果表明，依维莫司方案早期替代 CNI 对患者的肾功能恢复是有益的[16]。在一项涉及德国和瑞士 17 个中心总共 503 名成人肾移植受体的研究中，受试者接受巴利昔单抗诱导联合环孢素、霉酚酸酯和泼尼松治疗。在肾移植术后 4.5 个月时，受试者（共 300 名，占总数

60%）随机分为两组，分别接受环孢素（n=145）治疗或转换为依维莫司（6~10ng/mL）方案（n=155）。第 12 个月时，依维莫司组 GFR（主要试验终点）明显优于维持环孢素组[71.8mL/(min·1.73m²) 对 61.9mL/(min·1.73m²)]。替换为依维莫司后，患者的急性排斥反应发生率较采用环孢素维持治疗的患者高出 6%（10%对 3%），但是总体急性排斥反应发生率相似（15%）。两组的整体有效性和安全性相似。

mTOR 抑制剂和恶性肿瘤

mTOR 抑制剂作为抗肿瘤药物

p13K/Akt/mTOR 信号通路通常存在于恶性肿瘤细胞中，刺激细胞增殖和肿瘤生长并产生生长因子，如血管内皮生长因子（VEGF）。由于 mTOR 在恶性肿瘤细胞调控周期中发挥了核心作用，因此其可作为一类有前景的抗肿瘤药物[89]。在啮齿动物模型中观察到西罗莫司能够抑制体外肿瘤细胞系的生长，并防止肿瘤转移，提示 mTOR 抑制剂可能会成为一种重要新型的抗肿瘤药物[37]。尽管 mTOR 抑制剂的免疫抑制效应强于抑制恶性肿瘤生长的作用，但是，西罗莫司衍生物仍然有望成为一类新型的抗肿瘤药物，包括替西罗莫司（CC1-779），一种可用作静脉注射的西罗莫司衍生物。大量针对 mTOR 抑制剂在不同类型恶性肿瘤中的作用开展的 Ⅰ 期、Ⅱ 期甚至 Ⅲ 期临床试验显示，mTOR 抑制剂在抑制肿瘤方面安全有效。在大量临床证据的基础上，依维莫司在美国和欧洲获准用于治疗多种肿瘤，如晚期肾细胞癌、室管膜下巨细胞性星形细胞瘤、渐进性神经内分泌肿瘤、晚期激素受体阳性 HER2 阴性乳腺癌。2012 年，FDA 在大量随机双盲多中心研究（BOLERO-2）的基础上批准后者的临床应用，上述研究结果显示，应用西罗莫司的无进展生存期为 7.8 个月，而安慰剂组为 3.2 个月[11]。目前，临床正在尝试将 mTOR 抑制剂应用于治疗其他类型肿瘤，如结直肠癌、卵巢癌、前列腺癌、胃癌和胰腺癌。

mTOR 抑制剂及移植术后恶性肿瘤

由于移植术后患者发生多种类型的恶性肿瘤风险较高，特别是皮肤鳞状细胞癌和淋巴瘤，mTOR 抑制剂的抗肿瘤作用具有重要的相关性。许多研究表明，肾移植术后应用 mTOR 抑制剂维持免疫抑制治疗与移植术

后恶性肿瘤发生率下降存在关联。然而，值得注意的是，这至少反映了 CNI 增加恶性肿瘤发生率的风险，而不是 mTOR 抑制剂的保护性作用。美国对 33 249 名肾移植术后发生恶性肿瘤的患者开展了一项研究，结果表明，mTOR 抑制剂单一治疗组的恶性肿瘤发生率为 0.6%，mTOR 抑制剂与 CNI 联合治疗组为 0.6%，CNI 单一治疗组为 1.8%[70]。同样，在成人患者当中，西罗莫司联合 CNI 组的恶性肿瘤发生率高于 CNI 早期撤除组以及西罗莫司高剂量组[21]。

mTOR 抑制剂与非黑色素瘤皮肤癌

非黑色素瘤皮肤癌是肾移植术后最常见的肿瘤类型，有超过半数的肾移植患者受此病症累及，因此选择合适的免疫抑制方案尤为重要，特别是之前存在皮肤癌或癌前皮肤病变的高风险患者[43]。最近一项单中心随机对照试验报道，存在皮肤癌前病变的肾移植患者在采用西罗莫司免疫抑制方案治疗后，皮肤癌前病变很少进展，甚至出现缓解[132]。西罗莫司组有 25 名患者，对照组为 19 名，总共 9 名患者在 12 个月的随访期内出现了经活检证实的非黑色素瘤皮肤癌，仅 1 名来自西罗莫司组。在另一项多中心研究（TUMORAPA 研究）中，将接受以钙调磷酸酶抑制剂为基础的免疫抑制治疗的肾移植受者随机分配，对移植后至少患有一种皮肤鳞状细胞癌的患者转换为应用西罗莫司治疗或应用 CNI 维持治疗[44]。西罗莫司组有 14 例新发鳞状细胞癌（22%），维持钙调磷酸酶抑制剂组有 22 例（39%），发病中位时间分别为 16 个月和 7 个月（$P=0.02$）。尽管有潜在的并发症风险，但转换为西罗莫司后仍然可以有效地减少皮肤癌的复发率。然而，在 TUMORAPA 研究中，患者转换为西罗莫司后严重不良反应的发生率增加了两倍，23% 的患者因为严重不良反应终止治疗。

mTOR 抑制剂与移植术后淋巴细胞增生性病变

研究证实，依维莫司和西罗莫司在体内和体外均能明显抑制移植术后淋巴增生性病变细胞系的生长以及 EB 病毒转化 B 淋巴细胞[99,100,116]。尽管只有少量的证据支持 mTOR 抑制剂适用于治疗移植术后淋巴细胞增生性病变，但一名肾移植术后发生淋巴细胞增生性病变的患者将免疫抑制方案更换为西罗莫司后症状完全缓解[27]。在一项试验研究中，来自欧洲 9 个中心的 19 名淋巴细胞异常增生的肾移植患者在换用 mTOR 抑制剂或者在 CNI 撤除或减量后[121]，其中 15 名患者出现症状缓解，由于 12 名患者接受了利妥昔单抗或 CHOP 化疗，因此难以区分 mTOR 抑制剂是否发挥了直接作用。在美国一项对 25 127 名肾移植患者开展的研究中，一共观察到 34 名患者移植术后出现淋巴细胞增生性病变，提示西罗莫司并不能降低此种风险[19]。

mTOR 抑制剂与卡波西肉瘤

mTOR 抑制剂可能对肾移植术后发生卡波西肉瘤合并疱疹病毒 8 型感染的患者有效，尤其是累及皮肤时。研究人员对 15 名肾移植术后出现皮肤卡波西肉瘤的患者进行了研究，所有患者将环孢素替换为西罗莫司，结果表明，第 6 个月时，患者的症状得到缓解而且移植物功能恢复良好[143]。然而，患者的反应可能因疾病严重程度不同而存在差异。一项在 14 名并发卡波西肉瘤（包括严重的内脏疾病或晚期疾病）肾移植患者中进行的研究发现，患者可以很好地耐受将 CNI 替换为西罗莫司。在 2 名患者中观察到完全缓解；在 8 名患者中观察到部分缓解；数月后，部分缓解的患者中有 3 名出现晚期疾病的恶化[85]。患者对 mTOR 抑制剂完全无应答或出现严重不良反应时，提示 mTOR 抑制剂和来氟米特（抑制 mTOR 上游的 Akt 信号通路）联合治疗卡波西肉瘤时发挥了协同作用[112]。mTOR 抑制剂并不能有效地预防移植术后卡波西肉瘤的发展[6]。至于 mTOR 抑制剂对卡波西肉瘤的治疗效果，还需要更进一步的研究进行评估，以便针对更多的晚期疾病制定理想的治疗方案。

mTOR 抑制剂与 BK 病毒

BK 病毒引起的多瘤病毒性肾病被认为可引起肾脏移植物失功。相比于其他免疫抑制治疗方案，接受西罗莫司免疫抑制方案的患者发病率相对较低[14]。也有报道称，西罗莫司方案与肾病综合征的早期缓解相关[154]。这在体外试验中得到了证实，西罗莫司可能通过阻滞病毒利用的细胞内蛋白激酶途径发挥作用，这种效应在与来氟米特合用时得到增强[88]。

mTOR 抑制剂的安全性和副作用

Groth、Kreis 及其同事[52,77]在一项临床 II 期试验中采用了 mTOR 抑制剂与 CNI 的联合方案，由此西罗莫司的特殊副作用才得以明确。表 19-1 列出了上述试验中观察到的主要不良反应。与 CNI 相比，mTOR 抑制剂可以导致一系列特殊的副作用，但并不包括肾毒性、神经毒性、高血压或者是牙龈增生。

感染

在应用 mTOR 抑制剂治疗的患者中，感染的发生率及形式与接受 CNI 免疫抑制治疗的患者大致相同。美国或全球的西罗莫司研究(表 19-2)记录了对照组出现的所有感染性问题，全球研究发现单纯疱疹病毒引起黏膜病损(无病毒学证据)的发生率有所增加[64,95]。一项将 mTOR 抑制剂作为肾移植术后主要免疫抑制方案的荟萃分析证实，就感染而言，mTOR 抑制剂是安全的，当 mTOR 抑制剂被抗代谢药物替代时，巨细胞病毒感染的发病率下降[156]。许多研究表明，肺炎的发生率在接受 mTOR 抑制剂治疗的患者中相对偏高，但证据并不充分，因为其他药物也可能引起肺炎。

血脂

mTOR 抑制剂对血脂代谢的影响是一个值得长期关注的问题。2/3 的患者可出现甘油三酯升高，半数患者出现血浆胆固醇升高。在接受西罗莫司治疗的患者当中，53%需要使用降脂药物，而环孢素组仅为 24%。这种血脂水平的明显升高与 mTOR 抑制剂的相关性并不明确，但是值得长期关注。血脂水平升高与心血管疾病的发展和慢性排斥反应密切相关[104]。这种风险是否与西罗莫司存在相关性尚不明确。在动物模型中观察到西罗莫司抑制移植物的血管生成[58]，并在心脏移植受体中得到了证实[38]。西罗莫司也可抑制高胆固醇喂养、阿朴脂蛋白 E 基因敲除小鼠的进展期血管疾病[42]。脂质异常至少部分归因于阿朴脂蛋白 A 的基因多态性[101]。

肺炎

肺炎是 mTOR 抑制剂的严重并发症之一，可导致肺功能衰竭。在治疗过程中的任何时候，均可能出现进行性呼吸抑制、干咳、劳累及发热[23,54]。影像学表现包括双侧肺浸润(图 19-3)，肺功能测试提示限制性通气功能障碍。某些病例的开放性肺活检发现肉芽肿性病变，在停用 mTOR 抑制剂后可逆。mTOR 抑制剂相关性肺炎的真实发生率目前尚未明确。自 2000 年出现首例 mTOR 抑制剂相关性肺炎以来[111]，FDA 公开报道了 31 例西罗莫司相关肺间质纤维化[139]。早期研究有肺炎发生率增加的报道(表 19-1)[52]，其中一项为肺孢子菌肺炎[66]，这些病例均认为与西罗莫司有关。早在 10 年前，已有西罗莫司相关肺炎是肾移植术后猪死亡主要原因的报道[20]。

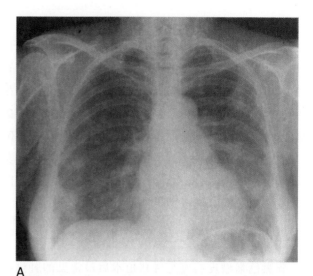

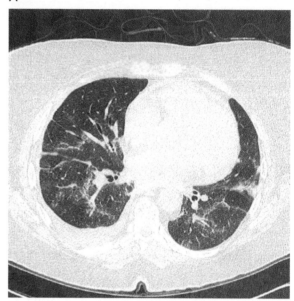

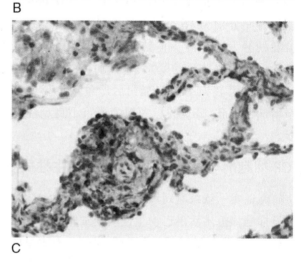

图 19-3　西罗莫司致肺炎。(A)胸片显示双侧间质浸润。(B)高分辨率计算机断层扫描显示片状磨玻璃影和间质网状改变。(C)西罗莫司诱导性肺炎经支气管肺活检标本免疫组织学分析显示间质性 CD4-T 细胞浸润（免疫过氧化物酶，×400）。(A and B, Courtesy of A. Tasker; C, Courtesy of M. Griffiths.)

西罗莫司相关肺炎的病因学尚不清楚，好发于将 CNI 转换为西罗莫司的患者，或在应用 CNI 联合西罗莫司方案的中途撤除 CNI 的患者，或维持较高血药浓度的患者[23,51,139]。FDA 报道的发生率为 12%，早期意识到此问题并及时中止西罗莫司治疗可减少此类并发症的发生。

溶血性尿毒症综合征

mTOR 抑制剂治疗主要关注点之一是如何避免肾毒性。尽管西罗莫司联合 CNI 治疗不会造成明显改变，但仍不能完全避免对肾脏的不良影响。最严重的相关并发症为溶血性尿毒症综合征（血栓性微血管病变）。溶血性尿毒症综合征在服用环孢素和西罗莫司的患者中存在潜在风险[81,127]，但也有研究报道指出，接受无 CNI 西罗莫司方案治疗的患者也同样存在风险[10,133]。非肾移植受体的自体肾中也曾出现过溶血性尿毒症综合征[53]，而在接受依维莫司治疗的患者中也有过同样的报道，提示这是 mTOR 抑制剂产生的相关效应[90]。

蛋白尿

蛋白尿是 mTOR 抑制剂导致患者肾功能受损的表现[90]。常见于换药时已经检出一定程度蛋白尿的患者当中[130]，成人或儿童患者出现这种症状可能是由于直接的 mTOR 效应所致[18,87]，转换后蛋白尿消失是提示患者肾功能改善的最佳指标[17,30]。蛋白尿的病因不明。在一项涉及 4 名蛋白尿患者的研究中，活检切片提示肾小球肾炎（一例膜增生性肾小球肾炎，一例膜性肾小球肾炎，另外两例为 IgA 肾病）[34]。当患者将西罗莫司转换为 CNI 时可缓解蛋白尿。在另一项独立研究中，肝移植受体患者出现肾功能损害，当药物转换为西罗莫司时无蛋白尿出现，表明先前存在的肾功能受损是出现蛋白尿的先决条件[29]。胰岛移植的患者中也可能会出现蛋白尿，接受西罗莫司且合并肾病的患者可能会出现这种症状[137]。

某些研究者认为蛋白尿可能因 CNI 对入球小动脉的收缩作用引起，但该观点不能解释在应用西罗莫司无 CNI 方案治疗的患者中也观察到蛋白尿的现象[145]。另一解释认为蛋白尿是由于 VEGF 合成、Akt 磷酸化或其他维持足细胞功能和完整性的重要信号通路受到抑制产生[86,152]。最近一项报道表明，mTOR 抑制剂介导的足细胞自噬性溶解可能是其中的重要原因[25]。阻滞血管紧张素系统可有效限制蛋白尿的产生[119]。

缺血再灌注损伤的延迟恢复

正常肾功能的延迟性恢复（延迟恢复的移植物肾功能）是缺血再灌注损伤的典型表现，常见于接受死亡供体（包括热缺血和冷缺血肾脏损伤）的受体。许多移植中心为了在移植术后早期减少 CNI 的暴露，采用"无肾毒性药物"如 mTOR 抑制剂等进行替换。然而，早期大鼠试验中仍然出现缺血再灌注损伤导致肾功能延迟恢复[50]，而这也在随后的临床小样本回顾性研究[105]及注册分析[138]中得到了验证。这种现象可能的机制为抑制细胞增生从而影响小管修复[91]。即使西罗莫司相关移植物功能延迟恢复发生率较高、功能恢复时间较长，但长期肾功能并无明显影响[106,141]。

外周水肿

应用 mTOR 抑制剂的患者水肿发生率明显降低。多数水肿累及下肢[1]，可为单侧（图 19-4）或双侧，并不限于移植侧。也有报道血管性水肿可累及眼睑和舌[49,108,142,153]。此并发症原因不明，但在 mTOR 抑制剂停药后可明显缓解。

伤口愈合和淋巴囊肿形成

手术切口潜在不良影响是 mTOR 抑制剂最值得关

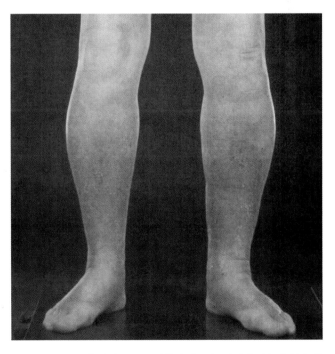

图 19-4　西罗莫司致红斑及肢体水肿。与西罗莫司相关的急性红斑和肢体肿胀。经类固醇治疗后症状缓解。

注的重要并发症之一。肾移植术后使用 mTOR 抑制剂不仅影响伤口愈合，而且易诱发淋巴囊肿。后者仅在部分中心出现，表明淋巴系统的术中处理具有重要意义（是否采取分离、结扎措施或未进行处理）。伤口愈合并发症包括移植物周围及皮下体液聚集、浅表感染以及迟发性切口疝[28]。目前还没有肾移植术后吻合口愈合不良的相关报道，但是临床上已经发现了肺移植术后气道吻合口愈合不良的病例[36,74]。在猪的试验中，mTOR 抑制剂很少引起泌尿道吻合口愈合不良[69]。mTOR 抑制剂影响伤口愈合的主要原因可能是 mTOR 抑制剂会降低成纤维细胞对成纤维细胞生长因子的应答以及减少 VEGF 的产生，从而影响伤口新生血管的形成。在最近一项对随机对照试验的系统性回顾分析中，研究人员观察到实体器官移植后出现伤口愈合并发症和淋巴囊肿形成，该研究结论支持移植术后最初几个月应避免使用 mTOR 抑制剂的观点[123]。汇总分析表明，术后接受 mTOR 抑制剂联合钙调磷酸酶抑制剂治疗的肾移植患者伤口并发症（OR=1.77，CI 为 1.31~2.37）和淋巴囊肿（OR=2.07，CI 为 1.62~2.65）的发生率较高。接受 mTOR 抑制剂联合抗代谢药物治疗的患者常出现伤口愈合并发症（OR=3.00，CI 为 1.61~5.59）和淋巴囊肿（OR=2.13，CI 为 1.57~2.90）。最近，另外一项非系统分析对 mTOR 相关伤口愈合并发症做了回顾，结果发现接受低剂量 mTOR 方案的患者相关并发症的发生率低于接受传统高剂量方案的患者[113]。然而，肥胖患者接受 mTOR 抑制剂治疗可能会影响伤口的愈合[147]，此类患者术后应当谨慎使用 mTOR 抑制剂，尤其当 BMI 指数大于 32kg/m² 时[113]。

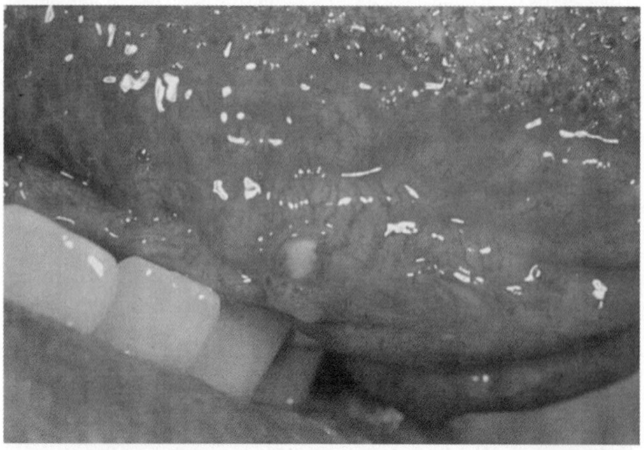

口腔溃疡

口腔溃疡（口腔炎）是 mTOR 抑制剂常见的副作用之一，表现为进食时牙龈或颊黏膜疼痛（图 19-5）。通常为多发小溃疡，在某些病例中可能合并单纯疱疹病毒感染。在重新应用西罗莫司治疗方案的全球临床 III 期试验中，西罗莫司 5mg/d 治疗组的口腔溃疡发生率为 19%，2mg/d 治疗组为 10%，安慰剂组为 9%[95]。西罗莫司引起的溃疡通常不太严重，无须停药即可自行愈合[95]。

选择 mTOR 抑制剂替换方案的患者常出现口腔溃疡。此溃疡通常可以自行愈合，但治疗较为麻烦。在一项前瞻性随机研究中，15 例在第 1 年将不含类固醇的他克莫司联合 MMF 方案转换为西罗莫司联合 MMF 方案的肾移植患者中出现了 9 例口腔溃疡。在停用西罗莫司 2 周后口腔溃疡愈合，但是此事件导致研究提前终止[139]。作者认为口腔溃疡高发的原因可能是转换期使用了过量的免疫抑制药物、以西罗莫司口服液替代药片以及未使用皮质类固醇[139]。一项随机研究表明，肾移植术后将 CNI 更换为西罗莫司的患者，在使用转换方案 2 周后，1/3 出现了口疮样溃疡，即使在西罗莫司减量（目标谷浓度为 5~15ng/mL）后仍然如此[155]。mTOR 抑制剂与口腔溃疡之间的联系也可归结为其对伤口愈合的不良影响，而不是直接激发口腔溃疡。

皮疹

如前所述，皮疹是 mTOR 抑制剂治疗中最常见的并发症，通常表现为炎症性痤疮样皮疹[96]或手部（特别是手指）皮炎样皮疹（图 19-6）。在早期多中心试验中，

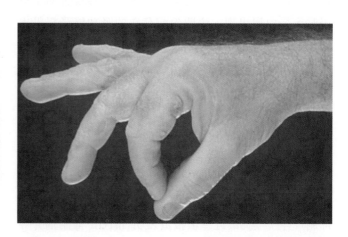

图 19-5　西罗莫司致口腔溃疡。将钙调磷酸酶抑制剂换为西罗莫司数天后（>6 个月），出现单发性舌下溃疡。该疾病是多发性且较为疼痛。将西罗莫司剂量降至 5~10ng/mL 以下能迅速消退。

图 19-6　西罗莫司所致皮疹。将钙调磷酸酶抑制剂转化为西罗莫司后，患者通常会出现皮肤问题，可能手部会出现皮疹样皮炎，尤其是手指部位。

肾移植术后采用西罗莫司治疗方案时可出现明显的皮疹。美国一项研究发现,2mg/d 治疗组的痤疮样皮疹发生率为 25%,5mg/d 治疗组为 19%,硫唑嘌呤对照组为 11%[64]。在全球Ⅲ期临床试验中,西罗莫司 5mg/d 的皮疹发生率为 14%,2mg/d 组的发生率为 4%, 安慰剂组的发生率为 5%[95]。

一项皮肤病学的深入研究指出, 皮肤病副作用的发生率高于预期。据一项横向研究报道,在长期接受西罗莫司免疫抑制方案治疗的肾移植患者中,46%出现了粉刺样皮疹,26%出现皮肤毛囊炎,12%出现慢性化脓性汗腺炎[97]。由于没有设立对照组,因此上述研究结果难以说明此现象仅由 mTOR 抑制剂产生,但是,两项试验均出现了 mTOR 抑制剂相关的皮肤并发症高发病率。虽然皮疹症状通常比较轻微,但可能会引起停用 mTOR 抑制剂。在一项西罗莫司转换方案的随机试验研究中,68%的患者出现了皮疹, 特别是粉刺,19 名患者中有 2 名因此停用西罗莫司[155]。mTOR 抑制剂治疗的患者出现皮疹的病因学不明, 可能与其对上皮生长因子受体的作用有关, 而上皮生长因子受体在毛囊的分化和发展中具有重要的作用[96]。

贫血、血小板减少症和白细胞减少症

贫血、血小板减少症和白细胞减少症是 mTOR 抑制剂已经明确的副作用。虽然早期试验中对血小板减少症的研究比较多, 但贫血仍是最值得关注的临床问题。贫血是肾移植术后应用免疫抑制方案最初 6 个月时最常见的并发症[2],应用 mTOR 抑制剂会增加此风险。在肾移植患者应用西罗莫司治疗方案的全球试验中,研究人员发现,2mg/d 剂量组的贫血发病率为 16%,5mg/d 剂量组为 27%。5mg/d 剂量组的贫血发病率明显高于环孢素和类固醇组(13%)[95]。mTOR 抑制剂的剂量需要进行调整,某些患者需要使用促红细胞生成素。

肾移植术后贫血通常是由于铁离子缺乏以及促红细胞生成素减少所致, 但 mTOR 抑制剂相关的贫血机制目前尚未明确。在体外实验中,西罗莫司抑制骨髓细胞对造血细胞因子(包括颗粒细胞克隆刺激因子、白介素-3 以及 kit 配体)的应答[126]。虽然 mTOR 抑制剂介导的非红骨髓细胞抑制可导致白细胞减少症和血小板减少症,但通过抑制红细胞的产生导致贫血的程度并不明确。西罗莫司可以降低血红蛋白的水平但不减少红细胞计数, 这与其作用于红骨髓直接影响红细胞增殖的观点相矛盾[98]。因此, 有人认为西罗莫司可能直接影

响铁离子水平[98]。

在全球和美国开展的涉及采用西罗莫司治疗的Ⅲ期随机试验中, 血小板减少症是西罗莫司主要的副作用,而且呈剂量相关性[64,95]。两项研究结果显示,尽管无严重血小板减少症或相关的出血发生, 但少数随机接受高剂量西罗莫司(5mg/d)治疗的患者由于血小板减少不得不中止西罗莫司治疗 [全球试验出现了 6 例 (n =208,2.8%), 美国试验中出现了 3 例 (n = 274,1.1%)]。mTOR 抑制剂可抑制造血细胞因子导致循环中的血小板减少。此外,西罗莫司可在体外促进激动剂介导的血小板聚集[7],因此,如果体内血小板聚集增加,会促进脾脏的血小板清除率。

尽管已经明确 mTOR 抑制剂可减少血小板计数,但临床意义并不显著,而且很少需要停药治疗。血小板减少通常在开始西罗莫司治疗的最初几个月出现,此时西罗莫司的全血谷浓度超过 16ng/mL。如果血小板计数明显减少, 在减少 mTOR 抑制剂的剂量后通常可以得到缓解,不需要停药[57]。

最后,mTOR 抑制剂会导致轻微的白细胞减少,通常为一过性且与剂量相关。

胃肠道症状

胃肠道副作用包括腹痛、恶心和呕吐,但最为常见的症状是腹泻, 通常较为轻微,与剂量相关,患者无须停用 mTOR 抑制剂。在关键性西罗莫司治疗Ⅲ期研究中,5mg/d 剂量组的轻微腹泻发生率为 27%~32%,2mg/d 组为 16%~20%, 对照组为 11%~13%[64,95]。轻微腹泻在联合应用 mTOR 抑制剂和 MMF 的患者中尤其常见[77],可能与两种药物的药代动力学相互作用有关[46],MMF 浓度控制治疗方案可减少胃肠道症状[46]。

血栓

同 CNI 一样, 西罗莫司在体外可增加血小板的聚集[7],因此有人提出西罗莫司与 CNI 联用时可增加肝移植术后肝动脉血栓形成的风险。未公开的证据显示,mTOR 抑制剂与肾移植术后血栓形成风险增加有关:mTOR 抑制剂包被的冠状动脉支架被认为会使血栓形成风险增加,即使支持此观点的证据极少[120]。在一项对深静脉血栓、移植物血栓和肺动脉栓塞的肾移植患者的单中心回顾性分析中发现, 在环孢素方案中加入西罗莫司会增加移植术后血栓形成的风险[80]。深静脉血栓形成与淋巴囊肿的形成有较强的联系,然而,西罗莫

司治疗组[80]中出现淋巴囊肿的患者发生深静脉血栓的风险也较高。

在体外试验中,西罗莫司可减少组织纤维蛋白溶酶原激活剂的表达以及诱导脐静脉上皮细胞中纤溶蛋白酶原激活物抑制剂的表达,这可能是 mTOR 抑制剂增加血栓形成风险的原因[93]。

肾小管影响:低钾血症和低磷血症

肾移植术后应用 mTOR 抑制剂可导致低钾血症。在临床Ⅱ期和Ⅲ期试验中,采用西罗莫司进行初始治疗,最初的 3 个月,半数患者出现血钾水平低于正常值的低钾血症[110]。低钾血症通常较轻微,仅 10% 的患者需要通过补钾治疗改善症状[110]。低钾血症与 mTOR 抑制剂的给药剂量相关,而且 mTOR 抑制剂诱导的肾小管功能改变会导致肾小管进一步分泌钾离子[109]。

低磷血症在肾移植术后数周内较为常见,病因学复杂。接受 mTOR 抑制剂的患者在最初 3 个月可出现血磷水平降低,这并不是一个具有临床意义的问题。随着时间的流逝及药物剂量调整,血磷水平可以恢复正常[110]。mTOR 抑制剂与低磷血症的相关机制尚未明确,但已有证据显示 mTOR 抑制剂损害肾小管细胞对磷的重吸收,同时增加磷的排泄[135]。

骨影响

在 mTOR 抑制剂的全球Ⅲ期试验中,研究人员发现应用西罗莫司具有关节痛的副作用。高剂量组(5mg/d)的患者关节痛的发生率为 27%,低剂量组和安慰剂组分别为 16% 和 13%[95]。与 CNI 导致的疼痛综合征相似,西罗莫司也可以引起骨痛,特别是足、踝关节及膝关节部位,这种疼痛与承重无关,通常为双侧且对称。而当应用低剂量的 mTOR 抑制剂时出现此症状的概率降低,药物减量可以缓解症状,同时双磷酸盐药物或阿尔法骨化醇治疗也有效。mTOR 抑制剂相关骨痛与 CNI 相关疼痛合并脂肪细胞体积增加、骨内灌注降低以及骨髓水肿,被称为骨筋膜室综合征[41]。当放射性核素骨扫描(图 19-7)或 MRI 提示充血和骨髓水肿时可确诊此症。

肾移植术后骨质疏松与骨质流失较常见。来自临床前研究和早期临床研究的证据表明,与 CNI 相比,mTOR 抑制剂具有骨质保存功能。对大鼠进行的研究显示,尽管与骨质重建相关,但相较于 CNI,西罗莫司并不会造成骨小梁体积的丢失[128]。同样,依维莫司在体

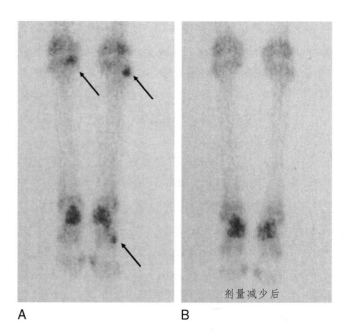

图 19-7　放射性核素骨扫描在西罗莫司骨痛患者中的应用。患者主诉足部、脚踝和膝部疼痛。放射性同位素扫描证实了这一诊断,图为膝盖和脚踝的增生区域(A)(箭头所示)。西罗莫司剂量减少后,症状消退,骨扫描显示恢复正常(B)。

外可抑制破骨细胞的活化,在卵巢切除的大鼠模型中可观察到骨质流失减少[75]。在应用西罗莫司治疗的肾移植患者中,骨质转化的标记物(血浆骨钙素和尿 N-端肽)明显低于环孢素组[22]。上述研究结果表明,mTOR 抑制剂与 CNI 相比具有一定优势,但仍需更多的临床研究以及长期随访来证实这种早期指征。

肝功能异常

西罗莫司可升高转氨酶(谷丙转氨酶和谷草转氨酶)和乳酸脱氢酶水平,但是否具有临床意义尚不明确。有两篇报道指出在肾移植患者中观察到了 mTOR 抑制剂的肝脏毒性[60,117],10 名应用西罗莫司的肝移植患者出现了肝功能异常,2 名患者肝活检发现嗜酸性粒细胞浸润和肝窦充血[115]。上述 10 名患者因丙型肝炎再次感染了移植肝脏而接受了移植手术,这导致研究人员难以确定西罗莫司是否在其中发挥了一定的作用。

闭经与睾丸功能

在一项探讨西罗莫司替换 CNI 治疗的研究中,3 名小于 40 岁的女性转换为西罗莫司治疗后出现一段时间的闭经,然后恢复为周期不规律的月经[155]。但是此现象是否由于 mTOR 抑制剂作用于下丘脑垂体性腺轴或直接作用于内分泌系统(如抑制 VEGF)引起尚不明

确。研究人员推测 mTOR 抑制剂会损害睾丸功能,且与男性精子产生功能受损及生殖能力下降有关[162]。

浓度控制的剂量

mTOR 抑制剂属于临界剂量药物,其疗效与全血浓度密切相关。由于移植患者的剂量–浓度关系易受其他药物的交叉影响,且副作用通常为剂量依赖性,mTOR 抑制剂的剂量通常受浓度控制;固定剂量方案会增加免疫抑制剂量不足、毒性反应以及免疫抑制过量的风险。

结论

mTOR 抑制剂,如西罗莫司或依维莫司,作为典型的免疫抑制代表药物,能有效抑制急性排斥反应和保留肾小球滤过率。与接受标准 CNI 治疗方案的患者相比,就移植术后感染发生率来说,mTOR 抑制剂是安全的。mTOR 抑制剂的药物特异性副作用已经明确,而且很少与 CNI 发生重叠。

总而言之,mTOR 抑制剂作为肾移植术后的首次免疫抑制药物所产生的影响低于预期。其肾毒性不同于 CNI(也可导致蛋白尿),有证据表明,mTOR 抑制剂可以抑制慢性移植物肾病的发生。然而,对伤口愈合的影响和淋巴囊肿的形成使得移植术后是否立即应用 mTOR 抑制剂产生了争议,mTOR 抑制剂对血脂的不良影响较少,但长期应用会导致致命性肺炎。

mTOR 抑制剂有什么作用? mTOR 抑制剂可以作为不能耐受 CNI 患者的有效替代药物,也是因慢性肾病导致移植物功能减退患者的另一选择。此类药物与患者罹患恶性肿瘤的高风险相关,特别是之前存在皮肤癌的患者。mTOR 抑制剂是合并 BK 肾病患者的理想选择。

肾移植术后应用 mTOR 抑制剂的理想时机尚不明确。为了更好地控制黏膜及皮肤并发症,有必要开展进一步的研究。更重要的是,对于维持肾功能和长期移植物存活率以及避免慢性移植物肾病,特别是关于移植物存活率和患者生存率的不良数据,更需要通过长期研究来探索应用 mTOR 抑制剂是否可早期获益[59]。此外,还需要进一步探讨 mTOR 抑制剂的获益在何种程度上大于其长期不良反应,特别是其对血脂的不良影响。

(郑建明 译　冯刚 校)

参考文献

1. Aboujaoude W, Milgrom ML, Govani MV. Lymphedema associated with sirolimus in renal transplant recipients. Transplantation 2004;77:1094–6.
2. Afzali B, Al-Khoury S, Shah N, et al. Anemia after renal transplantation. Am J Kidney Dis 2006;48:519–36.
3. Andoh TF, Lindsley J, Franceschini N, et al. Synergistic effects of cyclosporine and rapamycin in a chronic nephrotoxicity model. Transplantation 1996;62:311–6.
4. Anglicheau D, Le Corre D, Lechaton S, et al. Consequences of genetic polymorphisms for sirolimus requirements after renal transplant in patients on primary sirolimus therapy. Am J Transplant 2005;5:595–603.
5. Araki K, Ellebedy AH, Ahmed R. TOR in the immune system. Curr Opin Cell Biol 2011;23:707–15.
6. Babel N, Eibl N, Ulrich C, et al. Development of Kaposi's sarcoma under sirolimus-based immunosuppression and successful treatment with imiquimod. Transpl Infect Dis 2008;10:59–62.
7. Babinska A, Markell MS, Salifu MO, et al. Enhancement of human platelet aggregation and secretion induced by rapamycin. Nephrol Dial Transplant 1998;13:3153–9.
8. Baker H, Sidorowicz A, Sehgal SN, et al. Rapamycin (AY-22,989), a new antifungal antibiotic. III. In vitro and in vivo evaluation. J Antibiot (Tokyo) 1978;31:539–45.
9. Baldan N, Rigotti P, Furian L, et al. Co-administration of sirolimus alters tacrolimus pharmacokinetics in a dose-dependent manner in adult renal transplant recipients. Pharmacol Res 2006;54:181–5.
10. Barone GW, Gurley BJ, Abul-Ezz SR, et al. Sirolimus-induced thrombotic microangiopathy in a renal transplant recipient. Am J Kidney Dis 2003;42:202–6.
11. Baselga J, Campone M, Piccart M, et al. Everolimus in postmenopausal hormone-receptor-positive advanced breast cancer. N Engl J Med 2012;366:520–9.
12. Basu G, Mohapatra A, Manipadam MT, et al. Leflunomide with low-dose everolimus for treatment of Kaposi's sarcoma in a renal allograft recipient. Nephrol Dial Transplant 2011;26:3412–5.
13. Battaglia M, Stabilini A, Migliavacca B, et al. Rapamycin promotes expansion of functional CD4+CD25+FOXP3+ regulatory T cells of both healthy subjects and type 1 diabetic patients. J Immunol 2006;177:8338–47.
14. Benavides CA, Pollard VB, Mauiyyedi S, et al. BK virus-associated nephropathy in sirolimus-treated renal transplant patients: incidence, course, and clinical outcomes. Transplantation 2007;84:83–8.
15. Buchler M, Lebranchu Y, Beneton M, et al. Higher exposure to mycophenolic acid with sirolimus than with cyclosporine cotreatment. Clin Pharmacol Ther 2005;78:34–42.
16. Budde K, Becker T, Arns W, et al. Everolimus-based, calcineurin-inhibitor-free regimen in recipients of de-novo kidney transplants: an open-label, randomised, controlled trial. Lancet 2011;377:837–47.
17. Bumbea V, Kamar N, Ribes D, et al. Long-term results in renal transplant patients with allograft dysfunction after switching from calcineurin inhibitors to sirolimus. Nephrol Dial Transplant 2005;20:2517–23.
18. Butani L. Investigation of pediatric renal transplant recipients with heavy proteinuria after sirolimus rescue. Transplantation 2004;78:1362–6.
19. Caillard S, Dharnidharka V, Agodoa L, et al. Posttransplant lymphoproliferative disorders after renal transplantation in the United States in era of modern immunosuppression. Transplantation 2005;80:1233–43.
20. Calne RY, Collier DS, Lim S, et al. Rapamycin for immunosuppression in organ allografting. Lancet 1989;2:227.
21. Campistol JM, Eris J, Oberbauer R, et al. Sirolimus therapy after early cyclosporine withdrawal reduces the risk for cancer in adult renal transplantation. J Am Soc Nephrol 2006;17:581–9.
22. Campistol JM, Holt DW, Epstein S, et al. Bone metabolism in renal transplant patients treated with cyclosporine or sirolimus. Transpl Int 2005;18:1028–35.
23. Champion L, Stern M, Israel-Biet D, et al. Brief communication: sirolimus-associated pneumonitis: 24 cases in renal transplant recipients. Ann Intern Med 2006;144:505–9.
24. Chan L, Greenstein S, Hardy MA, et al. Multicenter, randomized

study of the use of everolimus with tacrolimus after renal transplantation demonstrates its effectiveness. Transplantation 2008;85:821–6.

25. Cina DP, Onay T, Paltoo A, et al. Inhibition of MTOR disrupts autophagic flux in podocytes. J Am Soc Nephrol 2012;23:412–20.

26. Collier DS, Calne R, Thiru S, et al. FK-506 in experimental renal allografts. Transplant Proc 1987;19:3975–7.

27. Cullis B, D'Souza R, McCullagh P, et al. Sirolimus-induced remission of posttransplantation lymphoproliferative disorder. Am J Kidney Dis 2006;47:e67–72.

28. Dean PG, Lund WJ, Larson TS, et al. Wound-healing complications after kidney transplantation: a prospective, randomized comparison of sirolimus and tacrolimus. Transplantation 2004;77:1555–61.

29. Dervaux T, Caillard S, Meyer C, et al. Is sirolimus responsible for proteinuria? Transplant Proc 2005;37:2828–9.

30. Diekmann F, Budde K, Oppenheimer F, et al. Predictors of success in conversion from calcineurin inhibitor to sirolimus in chronic allograft dysfunction. Am J Transplant 2004;4:1869–75.

31. Diekmann F, Campistol JM. Conversion from calcineurin inhibitors to sirolimus in chronic allograft nephropathy: benefits and risks. Nephrol Dial Transplant 2006;21:562–8.

32. Diekmann F, Fritsche L, Neumayer HH, et al. Sirolimus dosage during and after conversion from calcineurin inhibitor therapy to sirolimus in chronic kidney transplant patients. Kidney Blood Press Res 2004;27:186–90.

33. Dirks NL, Huth B, Yates CR, et al. Pharmacokinetics of immunosuppressants: a perspective on ethnic differences. Int J Clin Pharmacol Ther 2004;42:701–18.

34. Dittrich E, Schmaldienst S, Soleiman A, et al. Rapamycin-associated post-transplantation glomerulonephritis and its remission after reintroduction of calcineurin-inhibitor therapy. Transpl Int 2004;17:215–20.

35. Dumont FJ, Kastner C, Iacovone Jr F, et al. Quantitative and temporal analysis of the cellular interaction of FK-506 and rapamycin in T-lymphocytes. J Pharmacol Exp Ther 1994;268:32–41.

36. Dutly AE, Gaspert A, Inci I, et al. The influence of the rapamycin-derivate SDZ RAD on the healing of airway anastomoses. Eur J Cardiothorac Surg 2003;24:154–8, discussion 8.

37. Easton JB, Houghton PJ. mTOR and cancer therapy. Oncogene 2006;25:6436–46.

38. Eisen HJ, Tuzcu EM, Dorent R, et al. Everolimus for the prevention of allograft rejection and vasculopathy in cardiac-transplant recipients. N Engl J Med 2003;349:847–58.

39. Ekberg H, Bernasconi C, Tedesco-Silva H, et al. Calcineurin inhibitor minimization in the Symphony study: observational results 3 years after transplantation. Am J Transplant 2009;9:1876–85.

40. Ekberg H, Tedesco-Silva H, Demirbas A, et al. Reduced exposure to calcineurin inhibitors in renal transplantation. N Engl J Med 2007;357:2562–75.

41. Elder GJ. From marrow oedema to osteonecrosis: common paths in the development of post-transplant bone pain. Nephrology (Carlton) 2006;11:560–7.

42. Elloso MM, Azrolan N, Sehgal SN, et al. Protective effect of the immunosuppressant sirolimus against aortic atherosclerosis in apo E-deficient mice. Am J Transplant 2003;3:562–9.

43. Euvrard S, Kanitakis J, Claudy A. Skin cancers after organ transplantation. N Engl J Med 2003;348:1681–91.

44. Euvrard S, Morelon E, Rostaing L, et al. Sirolimus and secondary skin-cancer prevention in kidney transplantation. N Engl J Med 2012;367:329–39.

45. Ferron GM, Mishina EV, Zimmerman JJ, et al. Population pharmacokinetics of sirolimus in kidney transplant patients. Clin Pharmacol Ther 1997;61:416–28.

46. Flechner SM, Feng J, Mastroianni B, et al. The effect of 2-gram versus 1-gram concentration controlled mycophenolate mofetil on renal transplant outcomes using sirolimus-based calcineurin inhibitor drug-free immunosuppression. Transplantation 2005;79:926–34.

47. Flechner SM, Glyda M, Cockfield S, et al. The ORION study: comparison of two sirolimus-based regimens versus tacrolimus and mycophenolate mofetil in renal allograft recipients. Am J Transplant 2011;11:1633–44.

48. Flechner SM, Goldfarb D, Modlin C, et al. Kidney transplantation without calcineurin inhibitor drugs: a prospective, randomized trial of sirolimus versus cyclosporine. Transplantation 2002;74:1070–6.

49. Fuchs U, Zittermann A, Berthold HK, et al. Immunosuppressive therapy with everolimus can be associated with potentially life-threatening lingual angioedema. Transplantation 2005;79:981–3.

50. Fuller TF, Freise CE, Serkova N, et al. Sirolimus delays recovery of rat kidney transplants after ischemia-reperfusion injury. Transplantation 2003;76:1594–9.

51. Garrean S, Massad MG, Tshibaka M, et al. Sirolimus-associated interstitial pneumonitis in solid organ transplant recipients. Clin Transplant 2005;19:698–703.

52. Groth CG, Backman L, Morales JM, et al. Sirolimus (rapamycin)-based therapy in human renal transplantation: similar efficacy and different toxicity compared with cyclosporine. Sirolimus European Renal Transplant Study Group. Transplantation 1999;67:1036–42.

53. Hachem RR, Yusen RD, Chakinala MM, et al. Thrombotic microangiopathy after lung transplantation. Transplantation 2006;81:57–63.

54. Haydar AA, Denton M, West A, et al. Sirolimus-induced pneumonitis: three cases and a review of the literature. Am J Transplant 2004;4:137–9.

55. Heitman J, Movva NR, Hall MN. Targets for cell cycle arrest by the immunosuppressant rapamycin in yeast. Science 1991;253:905–9.

56. Hester J, Schiopu A, Nadig SN, et al. Low-dose rapamycin treatment increases the ability of human regulatory T cells to inhibit transplant arteriosclerosis in vivo. Am J Transplant 2012;12:2008–16.

57. Hong JC, Kahan BD. Sirolimus-induced thrombocytopenia and leukopenia in renal transplant recipients: risk factors, incidence, progression, and management. Transplantation 2000;69:2085–90.

58. Ikonen TS, Gummert JF, Hayase M, et al. Sirolimus (rapamycin) halts and reverses progression of allograft vascular disease in non-human primates. Transplantation 2000;70:969–75.

59. Isakova T, Xie H, Messinger S, et al. Inhibitors of mTOR and risks of allograft failure and mortality in kidney transplantation. Am J Transplant 2012;12:379–87.

60. Jacques J, Dickson Z, Carrier P, et al. Severe sirolimus-induced acute hepatitis in a renal transplant recipient. Transpl Int 2010;23:967–70.

61. Johnson RW, Kreis H, Oberbauer R, et al. Sirolimus allows early cyclosporine withdrawal in renal transplantation resulting in improved renal function and lower blood pressure. Transplantation 2001;72:777–86.

62. Johnson-Davis KL, De S, Jimenez E, et al. Evaluation of the Abbott ARCHITECT i2000 sirolimus assay and comparison with the Abbott IMx sirolimus assay and an established liquid chromatography-tandem mass spectrometry method. Ther Drug Monit 2011;33:453–9.

63. Jusko WJ, Ferron GM, Mis SM, et al. Pharmacokinetics of prednisolone during administration of sirolimus in patients with renal transplants. J Clin Pharmacol 1996;36:1100–6.

64. Kahan BD. Efficacy of sirolimus compared with azathioprine for reduction of acute renal allograft rejection: a randomised multicentre study. The Rapamune US Study Group. Lancet 2000;356:194–202.

65. Kahan BD, Gibbons S, Tejpal N, et al. Synergistic effect of the rapamycin-cyclosporine combination: median effect analysis of in vitro immune performances by human T lymphocytes in PHA, CD3, and MLR proliferative and cytotoxicity assays. Transplant Proc 1991;23:1090–1.

66. Kahan BD, Julian BA, Pescovitz MD, et al. Sirolimus reduces the incidence of acute rejection episodes despite lower cyclosporine doses in caucasian recipients of mismatched primary renal allografts: a phase II trial. Rapamune Study Group. Transplantation 1999;68:1526–32.

67. Kahan BD, Kramer WG. Median effect analysis of efficacy versus adverse effects of immunosuppressants. Clin Pharmacol Ther 2001;70:74–81.

68. Kahan BD, Wong RL, Carter C, et al. A phase I study of a 4-week course of SDZ-RAD (RAD) quiescent cyclosporine-prednisone-treated renal transplant recipients. Transplantation 1999;68:1100–6.

69. Kahn D, Spearman CW, Mall A, et al. The effect of rapamycin on the healing of the ureteric anastomosis and wound healing. Transplant Proc 2005;37:830–1.

70. Kauffman HM, Cherikh WS, Cheng Y, et al. Maintenance immunosuppression with target-of-rapamycin inhibitors is associated with a reduced incidence of de novo malignancies. Transplantation 2005;80:883–9.

71. Kelly PA, Napoli K, Kahan BD. Conversion from liquid to solid rapamycin formulations in stable renal allograft transplant

recipients. Biopharm Drug Dispos 1999;20:249–53.

72. Kidney Disease: Improving Global Outcomes (KDIGO) Transplant Work Group. KDIGO clinical practice guideline for the care of kidney transplant recipients. Am J Transplant 2009;9(Suppl. 3):S1–157.

73. Kimball PM, Kerman RH, Kahan BD. Production of synergistic but nonidentical mechanisms of immunosuppression by rapamycin and cyclosporine. Transplantation 1991;51:486–90.

74. King-Biggs MB, Dunitz JM, Park SJ, et al. Airway anastomotic dehiscence associated with use of sirolimus immediately after lung transplantation. Transplantation 2003;75:1437–43.

75. Kneissel M, Luong-Nguyen NH, Baptist M, et al. Everolimus suppresses cancellous bone loss, bone resorption, and cathepsin K expression by osteoclasts. Bone 2004;35:1144–56.

76. Kovarik JM, Kahan BD, Rajagopalan PR, et al. Population pharmacokinetics and exposure-response relationships for basiliximab in kidney transplantation. The U.S. Simulect Renal Transplant Study Group. Transplantation 1999;68:1288–94.

77. Kreis H, Cisterne JM, Land W, et al. Sirolimus in association with mycophenolate mofetil induction for the prevention of acute graft rejection in renal allograft recipients. Transplantation 2000;69:1252–60.

78. Kreis H, Oberbauer R, Campistol JM, et al. Long-term benefits with sirolimus-based therapy after early cyclosporine withdrawal. J Am Soc Nephrol 2004;15:809–17.

79. Langer RM, Hene R, Vitko S, et al. Everolimus plus early tacrolimus minimization: a phase III, randomized, open-label, multicentre trial in renal transplantation. Transpl Int 2012;25:592–602.

80. Langer RM, Kahan BD. Sirolimus does not increase the risk for postoperative thromboembolic events among renal transplant recipients. Transplantation 2003;76:318–23.

81. Langer RM, Van Buren CT, Katz SM, et al. De novo hemolytic uremic syndrome after kidney transplantation in patients treated with cyclosporine-sirolimus combination. Transplantation 2002;73:756–60.

82. Larson TS, Dean PG, Stegall MD, et al. Complete avoidance of calcineurin inhibitors in renal transplantation: a randomized trial comparing sirolimus and tacrolimus. Am J Transplant 2006;6:514–22.

83. Lazorchak AS, Su B. Perspectives on the role of mTORC2 in B lymphocyte development, immunity and tumorigenesis. Protein Cell 2011;2:523–30.

84. Le Meur Y, Djebli N, Szelag JC, et al. CYP3A5*3 influences sirolimus oral clearance in de novo and stable renal transplant recipients. Clin Pharmacol Ther 2006;80:51–60.

85. Lebbe C, Euvrard S, Barrou B, et al. Sirolimus conversion for patients with posttransplant Kaposi's sarcoma. Am J Transplant 2006;6:2164–8.

86. Letavernier E, Bruneval P, Vandermeersch S, et al. Sirolimus interacts with pathways essential for podocyte integrity. Nephrol Dial Transplant 2009;24:630–8.

87. Letavernier E, Pe'raldi MN, Pariente A, et al. Proteinuria following a switch from calcineurin inhibitors to sirolimus. Transplantation 2005;80:1198–203.

88. Liacini A, Seamone ME, Muruve DA, et al. Anti-BK virus mechanisms of sirolimus and leflunomide alone and in combination: toward a new therapy for BK virus infection. Transplantation 2010;90:1450–7.

89. LoPiccolo J, Blumenthal GM, Bernstein WB, et al. Targeting the PI3K/Akt/mTOR pathway: effective combinations and clinical considerations. Drug Resist Updat 2008;11:32–50.

90. Lorber MI, Mulgaonkar S, Butt KM, et al. Everolimus versus mycophenolate mofetil in the prevention of rejection in de novo renal transplant recipients: a 3-year randomized, multicenter, phase III study. Transplantation 2005;80:244–52.

91. Loverre A, Ditonno P, Crovace A, et al. Ischemia-reperfusion induces glomerular and tubular activation of proinflammatory and antiapoptotic pathways: differential modulation by rapamycin. J Am Soc Nephrol 2004;15:2675–86.

92. Lucke C, Weiwad M. Insights into immunophilin structure and function. Curr Med Chem 2011;18:5333–54.

93. Ma Q, Zhou Y, Nie X, et al. Rapamycin affects tissue plasminogen activator and plasminogen activator inhibitor I expression: a potential prothrombotic mechanism of drug-eluting stents. Angiology 2012;63:330–5.

94. MacDonald A, Scarola J, Burke JT, et al. Clinical pharmacokinetics and therapeutic drug monitoring of sirolimus. Clin Ther 2000;22(Suppl. B):B101–21.

95. MacDonald AS. A worldwide, phase III, randomized, controlled, safety and efficacy study of a sirolimus/cyclosporine regimen for prevention of acute rejection in recipients of primary mismatched renal allografts. Transplantation 2001;71:271–80.

96. Mahe E, Morelon E, Lechaton S, et al. Acne in recipients of renal transplantation treated with sirolimus: clinical, microbiologic, histologic, therapeutic, and pathogenic aspects. J Am Acad Dermatol 2006;55:139–42.

97. Mahe E, Morelon E, Lechaton S, et al. Cutaneous adverse events in renal transplant recipients receiving sirolimus-based therapy. Transplantation 2005;79:476–82.

98. Maiorano A, Stallone G, Schena A, et al. Sirolimus interferes with iron homeostasis in renal transplant recipients. Transplantation 2006;82:908–12.

99. Majewski M, Korecka M, Joergensen J, et al. Immunosuppressive TOR kinase inhibitor everolimus (RAD) suppresses growth of cells derived from posttransplant lymphoproliferative disorder at allograft-protecting doses. Transplantation 2003;75:1710–7.

100. Majewski M, Korecka M, Kossev P, et al. The immunosuppressive macrolide RAD inhibits growth of human Epstein–Barr virus-transformed B lymphocytes in vitro and in vivo: a potential approach to prevention and treatment of posttransplant lymphoproliferative disorders. Proc Natl Acad Sci U S A 2000;97:4285–90.

101. Maluf DG, Mas VR, Archer KJ, et al. Apolipoprotein E genotypes as predictors of high-risk groups for developing hyperlipidemia in kidney transplant recipients undergoing sirolimus treatment. Transplantation 2005;80:1705–11.

102. Martel RR, Klicius J, Galet S. Inhibition of the immune response by rapamycin, a new antifungal antibiotic. Can J Physiol Pharmacol 1977;55:48–51.

103. McAlister VC, Gao Z, Peltekian K, et al. Sirolimus-tacrolimus combination immunosuppression. Lancet 2000;355:376–7.

104. McLaren AJ, Fuggle SV, Welsh KI, et al. Chronic allograft failure in human renal transplantation: a multivariate risk factor analysis. Ann Surg 2000;232:98–103.

105. McTaggart RA, Gottlieb D, Brooks J, et al. Sirolimus prolongs recovery from delayed graft function after cadaveric renal transplantation. Am J Transplant 2003;3:416–23.

106. McTaggart RA, Tomlanovich S, Bostrom A, et al. Comparison of outcomes after delayed graft function: sirolimus-based versus other calcineurin-inhibitor sparing induction immunosuppression regimens. Transplantation 2004;78:475–80.

107. Mendez R, Gonwa T, Yang HC, et al. A prospective, randomized trial of tacrolimus in combination with sirolimus or mycophenolate mofetil in kidney transplantation: results at 1 year. Transplantation 2005;80:303–9.

108. Mohaupt MG, Vogt B, Frey FJ. Sirolimus-associated eyelid edema in kidney transplant recipients. Transplantation 2001;72:162–4.

109. Morales JM, Andres A, Dominguez-Gil B, et al. Tubular function in patients with hypokalemia induced by sirolimus after renal transplantation. Transplant Proc 2003;35:154S–6S.

110. Morales JM, Wramner L, Kreis H, et al. Sirolimus does not exhibit nephrotoxicity compared to cyclosporine in renal transplant recipients. Am J Transplant 2002;2:436–42.

111. Morelon E, Stern M, Kreis H. Interstitial pneumonitis associated with sirolimus therapy in renal-transplant recipients. N Engl J Med 2000;343:225–6.

112. Nankivell BJ, Gruenewald SM, Allen RD, et al. Predicting glomerular filtration rate after kidney transplantation. Transplantation 1995;59:1683–9.

113. Nashan B, Citterio F. Wound healing complications and the use of mammalian target of rapamycin inhibitors in kidney transplantation: a critical review of the literature. Transplantation 2012;94:547–61.

114. Nashan B, Curtis J, Ponticelli C, et al. Everolimus and reduced-exposure cyclosporine in de novo renal-transplant recipients: a three-year phase II, randomized, multicenter, open-label study. Transplantation 2004;78:1332–40.

115. Neff GW, Ruiz P, Madariaga JR, et al. Sirolimus-associated hepatotoxicity in liver transplantation. Ann Pharmacother 2004;38:1593–6.

116. Nepomuceno RR, Balatoni CE, Natkunam Y, et al. Rapamycin inhibits the interleukin 10 signal transduction pathway and the growth of Epstein-Barr virus B-cell lymphomas. Cancer Res 2003;63:4472–80.

117. Niemczyk M, Wyzgal J, Perkowska A, et al. Sirolimus-associated hepatotoxicity in the kidney graft recipient. Transpl Int

2005;18:1302–3.

118. Oberbauer R, Segoloni G, Campistol JM, et al. Early cyclosporine withdrawal from a sirolimus-based regimen results in better renal allograft survival and renal function at 48 months after transplantation. Transpl Int 2005;18:22–8.

119. Oroszlan M, Bieri M, Ligeti N, et al. Sirolimus and everolimus reduce albumin endocytosis in proximal tubule cells via an angiotensin II-dependent pathway. Transpl Immunol 2010;23:125–32.

120. Palmerini T, Biondi-Zoccai G, Della Riva D, et al. Stent thrombosis with drug-eluting and bare-metal stents: evidence from a comprehensive network meta-analysis. Lancet 2012;379:1393–402.

121. Pascual J. Post-transplant lymphoproliferative disorder – the potential of proliferation signal inhibitors. Nephrol Dial Transplant 2007;22(Suppl. 1):i27–35.

122. Pascual J, del Castillo D, Cabello M, et al. Interaction between everolimus and tacrolimus in renal transplant recipients: a pharmacokinetic controlled trial. Transplantation 2010;89:994–1000.

123. Pengel LH, Liu LQ, Morris PJ. Do wound complications or lymphoceles occur more often in solid organ transplant recipients on mTOR inhibitors? A systematic review of randomized controlled trials. Transpl Int 2011;24:1216–30.

124. Picard N, Rouguieg-Malki K, Kamar N, et al. CYP3A5 genotype does not influence everolimus in vitro metabolism and clinical pharmacokinetics in renal transplant recipients. Transplantation 2011;91:652–6.

125. Podder H, Stepkowski SM, Napoli KL, et al. Pharmacokinetic interactions augment toxicities of sirolimus/cyclosporine combinations. J Am Soc Nephrol 2001;12:1059–71.

126. Quesniaux VF, Wehrli S, Steiner C, et al. The immunosuppressant rapamycin blocks in vitro responses to hematopoietic cytokines and inhibits recovering but not steady-state hematopoiesis in vivo. Blood 1994;84:1543–52.

127. Robson M, Cote I, Abbs I, et al. Thrombotic micro-angiopathy with sirolimus-based immunosuppression: potentiation of calcineurin-inhibitor-induced endothelial damage? Am J Transplant 2003;3:324–7.

128. Romero DF, Buchinsky FJ, Rucinski B, et al. Rapamycin: a bone sparing immunosuppressant? J Bone Miner Res 1995;10:760–8.

129. Ruggenenti P, Perico N, Gotti E, et al. Sirolimus versus cyclosporine therapy increases circulating regulatory T cells, but does not protect renal transplant patients given alemtuzumab induction from chronic allograft injury. Transplantation 2007;84:956–64.

130. Ruiz JC, Diekmann F, Campistol JM, et al. Evolution of proteinuria after conversion from calcineurin inhibitors (CNI) to sirolimus (SRL) in renal transplant patients: a multicenter study. Transplant Proc 2005;37:3833–5.

131. Saemann MD, Haidinger M, Hecking M, et al. The multifunctional role of mTOR in innate immunity: implications for transplant immunity. Am J Transplant 2009;9:2655–61.

132. Salgo R, Gossmann J, Schofer H, et al. Switch to a sirolimus-based immunosuppression in long-term renal transplant recipients: reduced rate of (pre-)malignancies and nonmelanoma skin cancer in a prospective, randomized, assessor-blinded, controlled clinical trial. Am J Transplant 2010;10:1385–93.

133. Sartelet H, Toupance O, Lorenzato M, et al. Sirolimus-induced thrombotic microangiopathy is associated with decreased expression of vascular endothelial growth factor in kidneys. Am J Transplant 2005;5:2441–7.

134. Schuler W, Sedrani R, Cottens S, et al. SDZ RAD, a new rapamycin derivative: pharmacological properties in vitro and in vivo. Transplantation 1997;64:36–42.

135. Schwarz C, Bohmig GA, Steininger R, et al. Impaired phosphate handling of renal allografts is aggravated under rapamycin-based immunosuppression. Nephrol Dial Transplant 2001;16:378–82.

136. Sehgal SN, Baker H, Vezina C. Rapamycin (AY-22,989), a new antifungal antibiotic. II. Fermentation, isolation and characterization. J Antibiot (Tokyo) 1975;28:727–32.

137. Senior PA, Paty BW, Cockfield SM, et al. Proteinuria developing after clinical islet transplantation resolves with sirolimus withdrawal and increased tacrolimus dosing. Am J Transplant 2005;5:2318–23.

138. Simon JF, Swanson SJ, Agodoa LY, et al. Induction sirolimus and delayed graft function after deceased donor kidney transplantation in the United States. Am J Nephrol 2004;24:393–401.

139. Singer SJ, Tiernan R, Sullivan EJ. Interstitial pneumonitis associated with sirolimus therapy in renal-transplant recipients. N Engl J Med 2000;343:1815–6.

140. Srinivas TR, Schold JD, Guerra G, et al. Mycophenolate mofetil/sirolimus compared to other common immunosuppressive regimens in kidney transplantation. Am J Transplant 2007;7:586–94.

141. Stallone G, Di Paolo S, Schena A, et al. Addition of sirolimus to cyclosporine delays the recovery from delayed graft function but does not affect 1-year graft function. J Am Soc Nephrol 2004;15:228–33.

142. Stallone G, Infante B, Di Paolo S, et al. Sirolimus and angiotensin-converting enzyme inhibitors together induce tongue oedema in renal transplant recipients. Nephrol Dial Transplant 2004;19:2906–8.

143. Stallone G, Schena A, Infante B, et al. Sirolimus for Kaposi's sarcoma in renal-transplant recipients. N Engl J Med 2005;352:1317–23.

144. Starzl TE, Todo S, Fung J, et al. FK 506 for liver, kidney, and pancreas transplantation. Lancet 1989;2:1000–4.

145. Stephany BR, Augustine JJ, Krishnamurthi V, et al. Differences in proteinuria and graft function in de novo sirolimus-based vs. calcineurin inhibitor-based immunosuppression in live donor kidney transplantation. Transplantation 2006;82:368–74.

146. Sundberg AK, Rohr MS, Hartmann EL, et al. Conversion to sirolimus-based maintenance immunosuppression using daclizumab bridge therapy in renal transplant recipients. Clin Transplant 2004;18(Suppl. 12):61–6.

147. Tiong HY, Flechner SM, Zhou L, et al. A systematic approach to minimizing wound problems for de novo sirolimus-treated kidney transplant recipients. Transplantation 2009;87:296–302.

148. Van Gurp E, Bustamante J, Franco A, et al. Comparable renal function at 6 months with tacrolimus combined with fixed-dose sirolimus or MMF: results of a randomized multicenter trial in renal transplantation. J Transplant 2010;2010:731426.

149. Vitko S, Margreiter R, Weimar W, et al. Three-year efficacy and safety results from a study of everolimus versus mycophenolate mofetil in de novo renal transplant patients. Am J Transplant 2005;5:2521–30.

150. Vitko S, Margreiter R, Weimar W, et al. Everolimus (Certican) 12-month safety and efficacy versus mycophenolate mofetil in de novo renal transplant recipients. Transplantation 2004;78:1532–40.

151. Vu MD, Qi S, Xu D, et al. Tacrolimus (FK506) and sirolimus (rapamycin) in combination are not antagonistic but produce extended graft survival in cardiac transplantation in the rat. Transplantation 1997;64:1853–6.

152. Vuiblet V, Birembaut P, Francois A, et al. Sirolimus-based regimen is associated with decreased expression of glomerular vascular endothelial growth factor. Nephrol Dial Transplant 2012;27:411–6.

153. Wadei H, Gruber SA, El-Amm JM, et al. Sirolimus-induced angioedema. Am J Transplant 2004;4:1002–5.

154. Wali RK, Drachenberg C, Hirsch HH, et al. BK virus-associated nephropathy in renal allograft recipients: rescue therapy by sirolimus-based immunosuppression. Transplantation 2004;78:1069–73.

155. Watson CJ, Firth J, Williams PF, et al. A randomized controlled trial of late conversion from CNI-based to sirolimus-based immunosuppression following renal transplantation. Am J Transplant 2005;5:2496–503.

156. Webster AC, Lee VW, Chapman JR, et al. Target of rapamycin inhibitors (sirolimus and everolimus) for primary immunosuppression of kidney transplant recipients: a systematic review and meta-analysis of randomized trials. Transplantation 2006;81:1234–48.

157. Wullschleger S, Loewith R, Hall MN. TOR signaling in growth and metabolism. Cell 2006;124:471–84.

158. Yatscoff R, LeGatt D, Keenan R, et al. Blood distribution of rapamycin. Transplantation 1993;56:1202–6.

159. Zeiser R, Leveson-Gower DB, Zambricki EA, et al. Differential impact of mammalian target of rapamycin inhibition on CD4+CD25+Foxp3+ regulatory T cells compared with conventional CD4+ T cells. Blood 2008;111:453–62.

160. Zimmerman JJ, Harper D, Getsy J, et al. Pharmacokinetic interactions between sirolimus and microemulsion cyclosporine when orally administered jointly and 4 hours apart in healthy volunteers. J Clin Pharmacol 2003;43:1168–76.

161. Zochowska D, Bartlomiejczyk I, Kaminska A, et al. High-performance liquid chromatography versus immunoassay for the measurement of sirolimus: comparison of two methods. Transplant Proc 2006;38:78–80.

162. Zuber J, Anglicheau D, Elie C, et al. Sirolimus may reduce fertility in male renal transplant recipients. Am J Transplant 2008;8:1471–9.

第 20 章

抗淋巴细胞球蛋白、单克隆抗体和融合蛋白

Allan D. Kirk

肾移植是大部分终末期肾病患者的首选治疗方法,但是,在移植手术成功的同时,也存在对免疫抑制药物的依赖性以及由此引发的感染、代谢和恶性并发症等问题。因此,纵观整个临床器官移植史,实现免疫抑制剂最小化和个性化治疗一直是医师和患者共同努力的目标。通常,具有高度特异性作用机制的药物比具有广泛作用的药物更受青睐,对特异性药物的研究为免疫抑制疗法的发展提供了主要动力,特别是抗体和融合蛋白的发展。

与其他糖蛋白细胞表面受体类似,抗体能够与特定的配体结合,具有明确的特异性。尽管抗体可能通过介导相关的下游信号通路发挥多种作用,但它的功能特点决定了其只能对特定结合位点发挥影响。长期以来,抗体的这一特征被认为是最具潜力的治疗靶点,可以减少治疗过程中产生的不良反应。目前,主要应用于器官移植领域的受体生物制剂包括单克隆抗体(MAb)、多克隆抗体制剂以及工程糖蛋白受体–抗体杂交体等。生物制剂在器官移植治疗中取得了初步成功,并使得相关产品的临床应用数量呈现出爆发性的增长[252]。除了移植相关适应证以外,生物制剂还可用于治疗多种肿瘤和自身免疫疾病。目前,至少有 200 项生物制剂的临床或临床前研究正在进行之中[63,251]。虽然单克隆抗体治疗的最初适应证为肾移植排斥反应[69],但是,随着现代化研究的进展,该疗法的适用人群正在不断地扩大。除了免疫抑制剂以外,临床医生越来越多地使用其他并非以免疫治疗为适应证的药物。这种所谓的"标签外用药"正变得越来越普遍,并且逐渐成为移植领域中生物制剂开发的主要方式。

本章概述了肾移植中基于抗体和受体的各种治疗方法;对已经开发且获批用于移植治疗的药物进行了阐述;同时对其他在移植领域中超适应证使用的药物进行了讨论。最后对已经通过临床检测的药物进行了回顾。

历史回顾

肾移植患者的早期特点是排斥反应和并发症发生率高，这与目前仍在使用的两种免疫抑制剂——糖皮质激素和硫唑嘌呤存在关联性。此外，随着淋巴细胞在排斥反应中的重要作用被人们逐渐认知，淋巴细胞靶向治疗吸引了越来越多研究人员的关注。到 20 世纪 60 年代中期，已有学者证明，动物注射了淋巴细胞后可以产生含淋巴细胞特异性抗体的血清，当这些血清注入其他动物体内后，可导致淋巴细胞数量减少。这一发现成为最初开展抗淋巴细胞抗体制剂清除淋巴细胞试验的动力。使用的抗体制剂包括抗淋巴细胞血清、抗淋巴细胞球蛋白、抗胸腺球蛋白[28,72,78,294]。由于这些制剂中含有众多的非特异性抗体，临床上将其统称为多克隆抗体制剂。除了预防和逆转排斥反应以外，多克隆抗体制剂尤其适合当前药物难以治愈的患者。在随后的 10 年里，多克隆抗体制剂在移植领域中的应用变得更加广泛[68]。

随着多克隆抗体的应用日益增多，它们的局限性也更加显而易见。由于多克隆抗体欠缺精确的体内制备方法，导致抗体中混杂了许多非淋巴细胞。虽然在制备过程中，每个抗体可以与单个靶细胞结合，但也会不可避免地与其他细胞表面分子广泛结合。多克隆抗体与造血细胞发生交叉反应可导致贫血、粒细胞减少和血小板减少。而且，多克隆抗体的制备方法还会造成批次间变异较大，临床效果差别明显，导致临床医师难以建立前瞻性的适用剂量，也难以估计药物制剂的副作用。此外，由于多克隆抗体通常运用兔或马等动物制备，因此含有一些可引起人类过敏反应的抗原蛋白[212,306]。这些蛋白能诱导中和抗体反应并产生副作用，如血清病或过敏反应[240]。一些淋巴细胞表面的受体与抗体结合后，可诱导细胞活化，导致过敏毒素和细胞因子的释放，产生流感样综合征，严重者可发展为脓毒症，即所谓的细胞因子释放综合征。

20 世纪 70 年代，Kohler 和 Milstein[169]首次成功制备了单克隆抗体，这一里程碑式的事件标志着蛋白质治疗研究领域进入了一个全新的发展阶段。单克隆抗体弥补了多克隆抗体特异性不高和变异性较大等缺点。第一个获批用于临床的单克隆抗体制剂是 OKT3，它是一个针对人类 CD3 的小鼠来源单克隆抗体（详见下文）[69]。OKT3 能迅速且特异性清除外周血中的 T 细胞，对移植排斥非常有效[69,91,221,234,265]。尽管许多与多克隆抗体扩散特性相关的问题已得到解决，但是异源动物蛋白的免疫反应和细胞因子释放综合征仍然困扰着全世界的临床医师。OKT3 对 T 细胞抗原受体(TCR)的高度特异性一方面有助于高效清除 T 细胞，但另一方面也导致 T 细胞活化和细胞因子释放。抗鼠抗体反应也限制了该药物在部分患者中的长期使用[140]。

20 世纪 80 年代，随着基因工程的不断发展，单克隆抗体的疗效得到了进一步的提高。理论上，任何表面分子都可成为单克隆抗体靶标。研究热点从全 T 细胞清除向相关 T 细胞亚群清除和阻断效应 T 细胞的激活方向转变。例如高亲和力的白介素(IL)-2 受体——CD25（详见下文），主要在活化的 T 细胞上表达。此外，随着基因工程方法的发展，DNA 编码嵌合或人源化单克隆抗体陆续面世[33,141,202]。基因工程技术不但能构建与抗体、非抗体受体和配体 Fc 段结合的特异性融合蛋白，还能构建半衰期较长的可溶性细胞表面分子。

人源化受体的使用解决了抗体清除的问题，使长期治疗成为可能。最近，生产完全人源化抗人抗体已经成为现实[346]。研究人员通过噬菌体展示突变技术，利用含人免疫球蛋白的转基因小鼠生产出耐受性良好的高度特异性非免疫原性蛋白制剂。人源化生物制品具有特异性强、作用期长和副作用小等优点。

多种细胞表面分子已经成为生物研究的靶点。目前，一些细胞表面分子已经在器官移植等领域中使用。生物疗法正在被越来越多的医院和患者所推崇应用。在美国，83%的肾移植患者接受预防性抗体治疗[268]。尽管如此，是否所有病例均需要采用这种策略尚未确定。虽然抗体诱导可以降低移植术后 1 年的急性排斥反应发生率，但诱导治疗的持续影响仍然没有完全明确[303,304]。探索多种潜在药物的最佳临床使用方法是研究人员目前所面临的挑战。

抗体结构与功能

在移植中，单克隆抗体的临床效果与它的结构特征和生理功能密切相关。除了 TCR 以外，单克隆抗体是另外一个常见的体细胞基因重排所致的糖蛋白抗原受体[104,135]。重链(H 链)可分为 5 类(μ、γ、α、δ、ε)。轻链(L 链)可分为两类(κ、λ)。每个位点均具有可变区(V 区)、多样区(D 区)、交界区(J 区)和恒定区(C 区)，与重组激活基因 RAG-1 和 RAG-2 随机组合后形成具有高度结合能力的功能性抗原受体。抗体由两条相同的重链和两条相同的轻链组成(图20-1)。重链决定了免疫球蛋白的类别,即IgM、IgG、IgA、IgE或IgD。这种结构形成两个相同的抗原结合位点,该区域被称为Fc片段。虽然所有亚型都具有治疗潜力,但临床最常用的一直是IgG抗体。IgG分子是外周免疫最常见的分子,其基本结构对生产过程和质量控制相对有利。

从生理学的角度而言,B细胞表面的抗体能够促进抗原特异性激活,这些抗体分泌到血清后,与循环抗原结合后通过中和作用使抗原失去活性。异种非人源抗体与人源抗体高度类似,因此可以在人体内发挥最大的生理效应。当小鼠、兔和马产生的抗体在人体中使用时,仍能发挥重要的生物学效应。所有异种抗体均具有诱导中和抗体反应的潜力,但是,没有任一种动物来源的抗体表现出绝对优势。

抗体与其特异的靶点结合后可以发挥广泛的效应(图20-2)。它们可以模拟信号分子或配体的作用,改变特定的信号转导通路,也可以阻滞分子与特定配体结合[314,348]。抗体可以发挥激活或抑制作用,主要的效应只能通过体内分析进行确定。抗体与细胞结合并不一定产生显著的影响[142]。因此,抗体结合并不等同于发挥效应。在某些情况下,抗体结合后可能会产生综合效应。抗体在激活分子靶点的同时,诱导表面分子内在化,从而有效地清除细胞表面分子或抑制其功能[151]。这

种短暂的激活效应可以引起靶细胞发生一系列的变化(例如,细胞因子释放),产生副作用或导致分子表面靶点改变。抗体只能与细胞表面表达的靶分子结合,尽管它们可以影响细胞内通路,但不能与胞内分子直接结合。

抗体还能激活补体经典级联反应,诱导补体介导的靶细胞裂解。此外,许多吞噬细胞具有抗体Fc恒定区的受体,可以优先吞噬抗体包被的细胞,称为抗体依赖性细胞介导的毒性作用(ADCC)。这些活动均有助于抗体治疗的靶细胞清除。靶细胞清除是抗体治疗在临床上产生的最显著效果,但是,这并不是研究人员最期望获得的效果。此外,抗体能否发挥上述效应取决于与抗原结合的部位以及非可变Fc区[93]。Fc区的重要介导作用在非特异性抗体输注中得到了证实,研究人员推测其作用机制主要与中和补体或Fc受体饱和有关[49,245]。

很明显,靶细胞的成熟状态也会对抗体治疗的效果产生影响,特别是细胞分化为记忆性表型时对抗体介导的清除作用产生抵抗[228]。清除抵抗的机制仍不明确,但记忆细胞与初始细胞在许多方面都存在差异,包括抗凋亡作用的增强和补体调节基因的表达。抗体治疗的最终效果不仅与抗体制剂有关,与靶细胞的表型甚至与受者的免疫史也可能有一定的关联性。

由于抗体效应可以改变分子和细胞的功能,因此具有广泛的治疗潜力。然而,抗体的开发存在多方面的困难。抗体结构的微小改变会对其作用产生很大影响,目前无法单纯依据结构基础预测抗体的特性。某些IgG亚型表现出良好的补体和ADCC功能,但必须通过体内测试才可确定其主要的潜在影响[109]。有时,这些潜在的影响可能会导致严重的后果,使进入I期临床试验的抗体面临严峻的挑战[299]。

抗体制剂临床使用的一般注意事项

器官移植的免疫抑制治疗方案通常可分为诱导治疗、维持治疗或抗排斥反应治疗。免疫诱导的目的是预防移植时性出现严重的免疫反应。这种治疗方案通常作用明显,但长期使用毒性较大。维持免疫抑制作用相对温和,但是可以长期使用,因此成为绝大多数免疫抑制方案的基础。抗排斥反应治疗类似于诱导治疗,作用显著,但长期使用患者无法耐受,它与诱导治疗的不同之处在于可以逆转排斥反应。生物抗体制剂目前主要用于抗排斥反应,大约20%发生急性排斥反应事件的

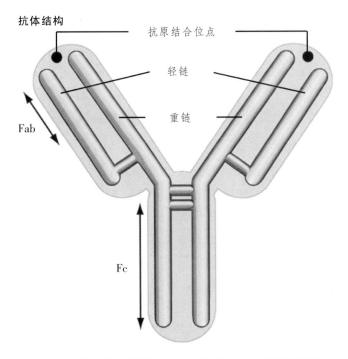

抗体结构

抗原结合位点

轻链

重链

Fab

Fc

图20-1 常见的抗体结构。图中所示为IgG分子原型结构。

抗体的作用机制

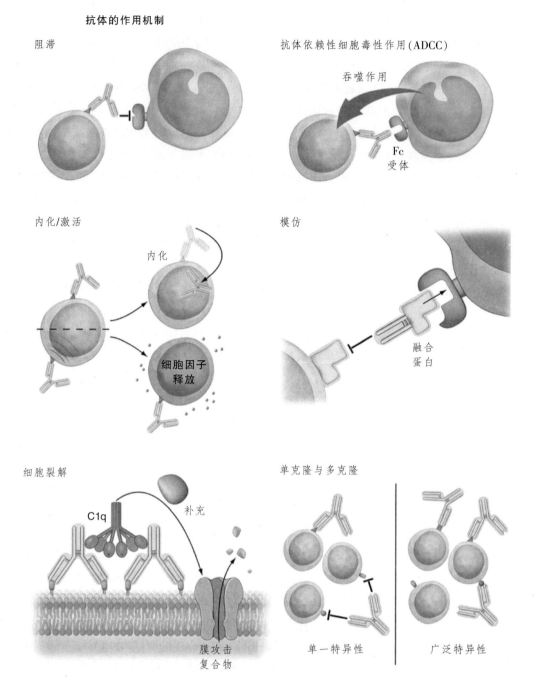

图 20-2　抗体和融合蛋白的作用机制。抗体通过多种机制发挥作用,下文将会对此做详细的介绍。

患者使用抗体制剂治疗[341]。抗体制剂在免疫抑制诱导方面的应用也在逐渐增多:83%的肾移植患者正接受生物制品诱导治疗[268]。

　　根据抗体是否具有清除表达靶抗原细胞的能力,可以将抗体制剂分为清除型和非清除型。通常,T 细胞清除抗体主要用于难治性(如类固醇抵抗)急性细胞排斥反应、高危患者(如边缘供肾)的急性排斥反应,尤其适用于部分严重的血管排斥反应(如 Banff 2 级或 3 级)。尽管属于标签外使用,但清除性抗体在诱导治疗方面的应用越来越普遍。非清除性抗体和融合蛋白通常作

为诱导剂使用,对排斥反应的治疗效果不理想。人源化抗体的面世使生物制剂用于免疫抑制维持治疗成为可能。作为首个用于肾移植维持治疗的生物制剂,贝拉西普于 2011 年 6 月被批准用于肾脏移植中替代神经钙蛋白抑制剂[176,326,329]。贝拉西普是一种特异性的 B7 共刺激分子融合蛋白,第 21 章将会对其做进一步的介绍。

　　清除性和非清除性抗体制剂的随机试验研究结果表明,甲强龙冲击诱导治疗相比生物制剂诱导治疗能够有效地减少急性排斥反应的发生率。尽管尚未对这

些生物制剂开展前瞻性比较研究,但是,还没有一种制剂能够在临床应用中表现出显著的优势。大多数试验仅仅使用急性排斥反应作为替代终点,并没有使用更加明确的疗效指标,如患者存活率或移植物的存活率。

整体而言,生物制剂在逆转急性排斥反应时的疗效优于类固醇已经得到确认[341]。相较于传统的甲泼尼龙诱导治疗和环孢素、硫唑嘌呤、强的松的维持治疗,生物制剂用作诱导剂时可以降低肾移植术后 6 个月的急性排斥反应发生率,在致敏受者或者移植肾功能延迟恢复受者中尤为明显[303,304]。尽管有上述益处,但目前尚无证据表明生物制剂能够改善患者或移植物的长期存活率[303,304,341]。长期分析结果表明,生物制剂的影响效应在肾移植术后 5 年消失,这意味着,维持治疗的副作用或患者本身所患疾病情况对移植物早期转归产生了显著的影响,而且随着时间的推移,最终成为决定移植物转归的主要因素。

抗体制剂的应用通常不影响并发症的发生率[136],但儿童肾移植患者中移植肾的血栓形成风险似乎有所降低[282]。多个诱导方案,特别是多克隆抗体和 OKT3,当与常规免疫抑制剂合用时,均可增加移植后发生淋巴细胞组织增殖疾病(PTLD)和恶性肿瘤死亡风险[59,191,197,229,230]。PTLD 是过度免疫抑制治疗与受者预先存在对 EB 病毒免疫力所导致的结果。具体而言,没有接受抗体诱导或 CD25 特异性治疗的患者,PTLD 的发生率预计为 0.5%。OKT3 诱导可以显著地提高 PTLD 发生率 (0.85%),多克隆抗体诱导的 PTLD 发生率为 0.81%,在首次显露 EB 病毒的肾移植患者尤为明显[59]。阿仑单抗是一种靶向 CD52 的单克隆抗体,其清除效果与多克隆抗体或 OKT3 相似,但清除范围有所不同,有趣的是,阿仑单抗可以降低 PTLD 发病率,表现出类似于非清除性 CD25 特异性单克隆抗体的作用[155]。这可能与阿仑单抗的 B 细胞清除特性有关,因为 B 细胞是 EB 病毒的主要部位,尽管阿仑单抗的作用机制也可能产生这种效应。

其他早期的并发症(包括心血管疾病和感染性死亡)均与抗体的使用有关,但目前研究人员仍然难以解释两者之间的相关性,因为使用抗体的大多数是高风险患者[42,197]。当应用强效抗体,特别是 T 细胞清除药物,必须面对病毒感染这个棘手的问题。使用抗体诱导免疫耐受或治疗排斥反应的同时,应重视预防机会性感染。抗病毒药物,如更昔洛韦或阿昔洛韦[16,125,317],应持续使用至少 3 个月。药物的选择取决于供者和受者

术前的状态。通常,临床上使用制霉菌素或克霉唑预防口腔念珠菌感染,此外还应考虑持续服用甲氧苄啶/磺胺甲恶唑数月以预防卡氏肺囊虫。患者个体的临床风险往往决定了预防用药的时间。每种抗体的副作用均具有独特性,将在后文中做进一步的讨论。

由于抗体可引起自身免疫反应,因此抗体制剂在维持治疗中的使用仍然受到诸多限制。然而,随着重组人源化或嵌合抗体和融合蛋白的面世,上述问题将迎刃而解。贝拉西普已经成功用于移植后的免疫抑制维持治疗(参见第 21 章)。未来,研究人员有望开发更多用于维持治疗的抗体制剂。

多克隆抗体的制备

运用接种人体组织、细胞(如人淋巴细胞)或细胞系(如 Jurkatt 细胞)产生免疫反应的动物可以制备异种抗体制剂。当回输到人体内,这些抗体与原来的免疫抗原结合就会发挥作用。由于这些抗体制剂是在细胞免疫的全过程中产生,因此含有大量能够与免疫细胞表面抗原结合的抗体,其中一部分是预期抗体,另一部分是非预期抗体。每种动物只能针对唯一特定的抗原产生免疫应答,临床使用的抗体制剂通常来自不同的动物。鉴于实际操作上的困难,多克隆制剂多数为兔源抗体或马源抗体。

最理想的状态是,运用与排斥反应中效应细胞相当的单一可再生细胞作为逃避基质组织和嗜中性粒细胞免疫反应的再生免疫原。然而遗憾的是,目前研究人员还未能成功培养出这样的细胞。市售的多克隆制剂通常使用抗原谱近似于抗原特异性 T 细胞的异种细胞群或组织制备,例如从尸体供者或手术标本或者 T 细胞系、Jurkatt 细胞系上获得的胸腺。在发生免疫反应后,从动物体内提取高免疫血清。通常采用吸附法去除血小板、红细胞和某些特定蛋白,以避免发生血小板减少症等不良反应。过去,临床上使用的超免疫血清未使用纯化技术,而目前所有市售产品均为经过纯化的 IgG 抗体。即便如此,多克隆抗体制剂仍然掺杂着免疫接种动物在免疫过程中产生的无关抗体。多克隆制剂中超过 90% 的抗体可能不参与治疗相关的抗原抗体结合反应[32,34,248,281]。

多个研究小组已经成功地自行研发了多克隆抗体,但由于缺乏统一的标准或产品之间的客观比较而导致产品的质量存在波动[132,297,298,311]。目前临床上使用

的多克隆抗体主要有以下三种:两种兔源性抗体制剂,分别是兔抗胸腺细胞球蛋白 (ATG-R,Thymoglobulin,Genzyme-Sanofi)和抗胸腺细胞球蛋白 Fresenius(ATG-F,Fresenius);一种马源性抗体制剂(ATGAM,Pfizer)。其中,胸腺球蛋白制剂大多在北美地区使用[268],两种兔源制剂在欧洲的使用较为普遍。ATGAM 主要用于治疗再生障碍性贫血,但也可用于对兔源性制剂过敏的患者。

正如本章前面所讨论的,当抗体与靶点抗原结合时能介导多重效应,而抗体的抗原特异性决定着其所发挥的效应。就性质而言,多克隆制剂由各种各样的抗体组成,以致难以对其特性做出透彻的解释[32,34,248]。多克隆抗体的特异性检测涉及多个参与抗原识别的 T 细胞分子(CD3、CD4、CD8 和 TCR)、T 细胞黏附分子[CD2、淋巴细胞功能相关抗原 (LFA)-1、细胞内黏附分子(ICAM)-1]以及共刺激分子(CD28、CD40、CD80、CD86 和 CD154)、非 T 细胞分子(CD16 和 CD20)和主要组织相容性复合体(MHC)Ⅰ类和Ⅱ类分子(图 20-3)。在单独研究时,上述所有靶分子理论上均能影响免疫应答,然而目前尚未清楚哪种分子对最终的治疗效果发挥了至关重要的作用。黏附分子和其他受体上调可以激活内皮细胞并发挥多重效应,因此,众多学者提倡在特定的情形中应优先使用多克隆抗体制剂,例如长时间缺血导致内皮细胞活化和缺血再灌注损伤等情形 [20,53]。

大部分多克隆抗体的血清半衰期为数周[41,249]。没有被清除的细胞可以在异源抗体内被包被长达数月,这表明治疗停止后抗体制剂仍然能对淋巴细胞的功能产生影响。淋巴细胞亚群的数量和功能在治疗结束多年后仍然处于异常状态,特别是 CD4+ T 细胞数量长期偏低[206]。因此,可以合理推断,不同类型的抗体之间半衰期存在差异,抗体表面分子循环效率、结合亲和力和作用机制在其中发挥了重要的作用。刺激性抗体只要与抗原结合就能发挥作用,而抑制性抗体必须在天然配体的拮抗剂存在时才能发挥作用。多克隆抗体的作用机制可能随着批次、应用环境和降解状态的差异发生变化。多克隆抗体不存在单一的作用机制。由于临床上运用大量的 T 细胞清除作为评估抗体效价的标准,据此可以认为多克隆抗体是一种清除性药物。

多克隆抗体制剂的临床应用

多克隆抗体从 20 世纪 60 年代开始应用于器官移植后的免疫抑制治疗[294]。然而,由于对蛋白的免疫反应,多克隆抗体只能用于诱导免疫耐受和抗排斥反应,无法用作维持免疫抑制药物。正如前面所讨论的,多克隆抗体不存在单一的作用机制,它们可能同时通过清除和其他作用机制介导抗排斥反应,可能与共刺激阻断、黏附分子调节或 B 细胞清除等有关[32,34,239,248]。

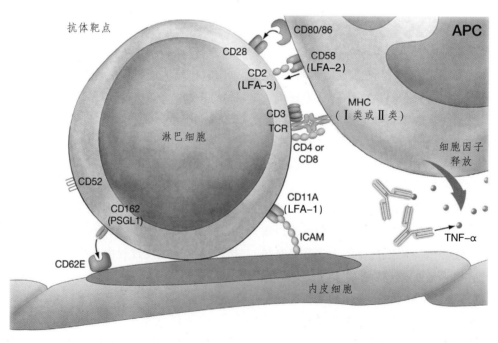

图 20-3　抗体和融合蛋白的作用部位。临床移植试验中作为靶点的表面分子及其配体。APC,抗原呈递细胞;ICAM,细胞间黏附分子;LFA,淋巴细胞功能抗原;MHC,主要组织相容性复合体;TCR,T 细胞抗原受体;TNF-α,肿瘤坏死因子-α。

诱导免疫治疗

20世纪60年代和70年代,多克隆抗体与类固醇和硫唑嘌呤联合使用,以减少排斥反应发生率。通常,多克隆抗体使用2~3周可以有效地延迟急性排斥反应的发生,减少了术后早期的类固醇高用量,但对患者和移植物的长期存活率没有表现出显著的改善作用[69,72,134,298,342]。环孢素面世后,为避免增加感染和恶性肿瘤的发病率,临床上尽量避免使用多克隆抗体作为诱导治疗[199,224]。随着病毒预防手段的不断提高以及对PTLD感染原因的深入理解,市场上推出了越来越多的标准多克隆抗体制剂,从而重新点燃了人们对多克隆抗体诱导治疗的兴趣[268]。

在大多数的临床试验中,多克隆抗体往往作为维持治疗方案(典型的三联免疫抑制治疗)的辅助用药接受评价。这种强效方案减少了急性排斥反应发生率,但增加了感染率,而且对患者的长期转归没有改善作用[55,204]。这种感染风险在特定的高危患者中是可以接受的,例如接受心脏死亡供者捐献的受者、接受扩大标准供体的受者以及排斥反应风险高的受者(如二次移植患者和移植功能延迟恢复的受者)[20,50,51,53,105,277,297],特别是在需要避免长时间使用钙调磷酸酶抑制剂的情况下[84,270,285]。最近一项比较ATG-R和CD25抗体(巴昔利单抗)免疫诱导效果的随机试验表明,ATG-R能够降低急性排斥反应的发生率和严重程度,但是对移植肾功能延迟恢复的发生率没有改善作用[25]。诱导方案的选择对患者和移植物的早期存活率没有影响,但随访研究表明,应用ATG-R诱导有利于提高移植物的长期存活率[37]。

近期,研究人员还开展了其他几项试验,试图通过减少免疫强度解决多克隆抗体免疫诱导增加感染风险的问题。两项先导研究结果已经证明,ATG-R诱导在密切随访的特定患者中有助于减少维持免疫抑制剂的用量,而且移植物和患者的存活率与目前的标准方案相当[293,302]。这些研究结果再次强调了再灌注前用药的重要性,理论上,应最大限度地利用抗黏附分子的优势,用较大剂量的药物限制再灌注的促炎症影响,以实现快速和持续的T细胞清除作用。尽管上述研究结果显示这种方法具有可行性,但实际效果仍然有待进一步的临床验证。

抗排斥治疗

如果说诱导治疗是多克隆抗体的标签外指征,那么耐激素排斥反应则是其明确的适应证。多个多克隆抗体制剂在使用长达数十年的维持方案中表现出令人满意的耐激素排斥反应治疗效果。1979年,随机试验结果首次表明抗淋巴细胞血清在治疗排斥反应方面的效果优于大剂量激素[276]。使用硫唑嘌呤和泼尼松维持治疗时,相较于糖皮质激素冲击治疗,抗淋巴细胞血清能够更快地逆转排斥反应,减少复发性排斥反应的发生,提高移植物1年的存活率[210]。环孢素时代的排斥反应发生率最高,而且往往对激素冲击治疗无效。多克隆抗体可以作为耐激素急性细胞性排斥反应的二线治疗药物[25,101,195,254]。在抗兔(或抗马)抗体没有出现之前,可以反复使用多克隆抗体治疗复发性排斥反应[30,192]。

目前用于抗排斥治疗的多克隆抗体制剂中,最常见的是ATG-R。研究人员发现,ATG-R在逆转耐激素排斥反应和无排斥反应持续性状态方面的表现优于ATGAM[101]。然而,两者在患者和移植物存活率方面没有显著差异。

非T细胞特异性多克隆抗体也能逆转急性细胞性排斥反应。尽管通常不会被视为T细胞清除剂,但是多克隆抗体(静脉用免疫球蛋白)由许多人类IgG片段组成,从而携带人类捐献者的随机特异性。由于这些IgG片段并非来源于动物,也不是异种免疫的产品,不会对特殊细胞类型产生靶向作用,因此不会发生与大多数多克隆抗体相关的副作用。然而,尽管缺少T细胞清除能力,大剂量的人类免疫球蛋白已被证明能够逆转排斥反应。多克隆抗T细胞抗体的疗程通常为数天,剂量为5~20mg/kg,静脉用免疫球蛋白的剂量相对更高(500~1000mg/kg),疗程为1~3天,对排斥反应的逆转效果与OKT3相当[49]。大剂量的非特异性抗体注射均可以产生免疫调节反应,其作用机制可能与补体封闭和Fc受体结合引起Fc受体表达的抗原呈递细胞(APC)下调有关[150]。

临床应用和副作用

临床上,多克隆抗体通常采用中心静脉输注方式以防止发生血栓性静脉炎。在有经验的单位,可以通过透析内瘘输注的方法避免这一问题。近期报道表明,多克隆抗体稀释后与肝素、氢化可的松或碳酸氢钠配合使用时,可以通过外周静脉输注方式给药[246,347]。为防止储存时形成沉淀,宜使用输液管路过滤器。蛋白含量不应超过 4mg/mL。由于葡萄糖溶液可能会诱发蛋白沉淀,应避免使用。

由于半衰期长达数周,多克隆抗体易于形成稳态血药浓度,无须分次给药。然而,间隔给药可以显著改善患者的耐受性。输注速度与严重副作用密切相关。多克隆抗体的治疗疗程通常为数天,单次给药时间超过 4~6 小时。疗程取决于应用的剂量,例如 ATG-R 和 ATG-F(每次 1.5mg/kg)的总剂量为 7.5~10mg/kg,ATGAM(每次 15mg/kg)的总剂量为 75~100mg/kg。在最近开展的诱导试验中,研究人员加大了用药剂量,输注时间超过了 12~24 小时,或者在患者处于麻醉状态时用药[105,293,302]。随着人们越来越重视缩短移植术后的住院时间,临床上将会进一步加大多克隆抗体的用量。

一般而言,在使用肾移植四联免疫方案时,兔源性多克隆抗体制剂的耐受性和疗效优于 ATGAM[36,117]。多克隆抗体相关的急性症状主要是细胞因子释放引起的短暂效应。至少 20% 的患者可出现寒战和发热。用药前给予甲强龙、退热剂和抗组胺药物一般可以有效预防。多克隆抗体可以诱发和加重原发性病毒感染,如巨细胞病毒、单纯疱疹病毒、EB 病毒和水痘感染,特别是在治疗排斥反应时[1,107]。然而,这些副作用并不具有特异性,而是免疫抑制过度的结果。

一旦出现白细胞和血小板减少,应及时调整用药剂量。输注后立刻检测外周血细胞会导致细胞效应被高估。大多数副作用随着时间的推移可以自行消失。应监测 T 细胞计数或绝对淋巴细胞计数,以确保抗体达到预期结果。通常情况下,绝对淋巴细胞计数应低于 100 个/μL。通过制订个体化治疗方案,保持外周 T 细胞数量稳定,可以限制这些价格昂贵药物的长期使用。当 T 细胞计数极低时,仍然可能会发生持续的排斥反应,没有证据表明根据细胞计数调整剂量能够改变药物的治疗效果。

正如前面所讨论的,多克隆抗体可诱导自身的体液免疫反应[212,240,306]。运用酶联免疫吸附方法检测抗兔或抗马抗体可以识别这些免疫反应,但是这些检测通常不能在临床状态下进行。T 细胞清除作用不明显提示这些抗体的存在。同时,这些抗体还可能会引起血清疾病和过敏反应[240]。预先进行皮肤试验并不实际,因为这些检测的临床相关性并不密切[27,38]。在首次使用时,输注速度宜缓慢。抗动物抗体大多数发生在以前暴露过这种抗体的个体中,但也存在于之前自身接触动物的个体中。

多克隆抗体最常见的不良反应为发热、荨麻疹、皮疹和头痛,可能与致热因子的释放密切相关,例如肿瘤坏死因子-α(TNF-α)、IL-1 和 IL-6 与靶细胞表面受体结合后导致细胞溶解[56,81,321]。偶尔可见导致患者死亡的肺水肿、严重的高血压或低血压。重复给药后,靶细胞数量下降,不良反应有所减轻。由于首剂给药后 24 小时内最易出现不良反应,因此在这段时间内应密切监测患者。使用抗体前预防性给予甲强龙能明显减轻患者的不良反应。相反,多克隆抗体引起的皮疹通常在治疗后期或者最后一次给药后发生。皮疹通常为自限性,只需对症治疗即可缓解。抗内皮细胞抗体已被证实能够与供者内皮结合并激活补体,诱导患者出现体液性排斥反应[65]。

单克隆抗体制备

与多克隆抗体不同的是,单克隆抗体的分子均来源于单一的遗传模板,因此所有抗体分子完全相同。在消除批次间的差异后,可以根据单一配体受体的相互作用推测单克隆抗体的作用机制和半衰期(尽管可能存在个体差异)。然而,由于单克隆抗体制剂的特异性相对较高,只有基于精确的病理机制才能更好地发挥作用。

最初,研究人员通过 B 细胞杂交瘤细胞进行无性繁殖形成的细胞系生产单克隆抗体。近年来,基因工程哺乳动物细胞技术开辟了制备单克隆抗体的新途径。目前,利用病毒和原核细胞,甚至植物细胞等生产单克隆抗体的方法正在研究之中[8]。制备单克隆抗体的细胞与人类的亲缘关系越远,所产生单克隆抗体的异常糖基化修饰就越明显,从而导致抗体的疗效被彻底改变[93]。无论采用哪种细胞生产的单克隆抗体,都可以对外源蛋白或其他抗体进行纯化并制成注射制剂。

最常见的单克隆抗体制备方法是将含有目标抗原的细胞或细胞片段接种到小鼠体内。从接种动物体内分离出脾细胞,与永生性细胞融合后形成许多不同的抗体生产细胞。运用这些细胞进行克隆(单细胞悬液),然后取每个克隆的上清液进行目标抗原反应检测。选择有目标抗体特征的单一稳定株,体外培养或接种于载体动物体内。将细胞上清液中的单克隆抗体进行纯化操作,由于绝大多数单克隆抗体来源于小鼠 B 细胞,因此将其称为鼠源性抗体。与动物来源的多克隆抗体相似，通过抗体介导免疫反应可以将这些鼠源性单克隆抗体从循环中清除[57]。在后续给药期间，这种免疫反应可能导致过敏反应和中和单克隆抗体的效果[267]。

为了提高抗体生产的效率和消除动物来源性的蛋白表位，可以将小鼠抗体结合位点的编码基因片段分离后改造为人类抗体的非多态性部分，例如 IgG1[33,120,202]。合成的杂交抗体基因转染高表达的真核细胞系，并且在体外生长成为能够与人类特异性抗原表位结合的人源化抗体(图 20-4)。如果在构建抗体的过程中使用了所有鼠源性抗体的结合位点，而且只有鼠源性抗体部分是母源抗体特异性的决定部位，则这些杂交抗体可被视为嵌合抗体或人源化抗体[141]。通常，嵌合型抗体能更好地保持亲本单抗的特异性，相比之下，人源化抗体较少引起中和反应[87]。实际上，两者都可以有效地避免抗体清除。

全部 *IgG* 基因已在小鼠中转基因表达[346]。当小鼠发生免疫反应时，产生人源化而不是鼠源化抗体。通过这种方法可以生产出更高效的人源化抗体，而且不需要对每个抗体进行单独的改造。

对于获批临床使用的单克隆抗体，必须根据其自身的结构特征进行命名(表 20-1)。通常，通过单克隆抗体的名称就可以合理地推断其来源和特异性。

单克隆抗体的临床应用

临床上，应根据单克隆抗体的特异性采取个性化治疗(图 20-3)。通常依据靶细胞表面的蛋白将单克隆抗体划归为不同的分类群，即所谓的 CD 国际命名法。CD 命名法划分的不是抗原，而是分子或分子群。与相同 CD 分子结合的单克隆抗体可以与相同或不同的表位结合，发挥相似或不同的效应。

鼠源 CD3 单克隆抗体(OKT3;鼠源性抗 CD3)

尽管第一个抗人 CD3 单克隆抗体——莫罗单抗(OKT3)已经停止了临床使用，但是它在单克隆抗体的发展史上仍然占有一席之地。OKT3 可以与 CD3 特异

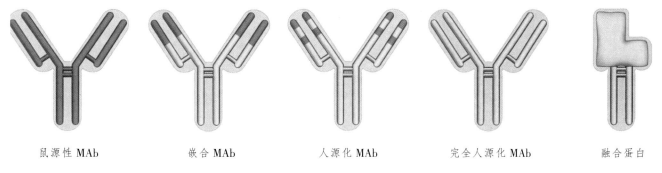

| 鼠源性 MAb | 嵌合 MAb | 人源化 MAb | 完全人源化 MAb | 融合蛋白 |

图 20-4 单克隆抗体(MAb)和融合蛋白类型。暗色部分代表非人源分子，浅色部分代表人源蛋白。

表 20-1 单克隆抗体的命名规则

	靶点		来源		后缀
根据命名者的偏好变化	–vi(r)–	病毒	–u–	人类	–mab
	–ba(c)–	细菌	–o–	小鼠	
	–li(m)–	免疫	–a–	大鼠	
	–le(s)–	感染性病变	–e–	仓鼠	
	–ci(r)–	心血管	–i–	灵长类动物	
	–co(l)–	结肠肿瘤	–xi–	嵌合	
	–me(l)–	黑色素瘤	–zu–	人源化	
	–ma(r)–	乳腺肿瘤			
	–go(t)–	睾丸肿瘤			
	–go(v)–	卵巢肿瘤			
	–pr(o)–	前列腺肿瘤			
	–tu(m)–	其他肿瘤			

结合，而 CD3 是连接 TCR 的跨膜蛋白复合体，通过钙调神经磷酸酶依赖的信号通路将信号传递到细胞核，刺激抗原特异性 T 细胞活化。CD3 存在于所有成熟的 T 细胞表面，是划分细胞类型的重要标志。TCR 的信号通常被称为第 1 信号，因为它是 T 细胞活化的主要信号，也是 T 细胞抗原特异性的决定性因素。由于 T 细胞在介导急性细胞性排斥反应中发挥了重要的作用，因此 CD3 是单克隆抗体靶向治疗的首选分子。OKT3（莫罗单抗）是第一个获批应用于人体的单克隆抗体[221]。

尽管 OKT3 的分子靶点具有特异性，但它仍然可以产生多种影响。OKT3 介导的免疫抑制机制目前仍未明确。OKT3 是一种与人 CD3 的 ε 链 IgG2a 相结合的小鼠抗体，介导补体依赖的细胞裂解作用，能够和 ADCC 一起迅速地清除外周循环中的 T 细胞[321]。然而，OKT3 与 IgG2a 结合时也会导致 T 细胞活化，引起全身的细胞因子释放，最终产生严重的细胞因子释放综合征，这也是 OKT3 的主要不良反应（参见下文）。

当抗原与 TCR 结合时，TCR-CD3 发生内化，因此，可以将其作为反映抗原负荷的生理指标，以避免由于低频率抗原的连续结合导致 T 细胞激活。同样地，OKT3 与 CD3 结合可导致 TCR-CD3 内化[56]。未被清除的 T 细胞，其表面的 TCR 通常是无效的，这些 T 细胞不能表达 TCR，也不能接受一级抗原信号，具有免疫惰性。

大量地清除 T 细胞可能并不是 OKT3 的主要作用机制。即使采用其他手段将 T 细胞计数降至极低水平，仍然可以发生临床排斥反应。而且当移植肾内大量 T 细胞浸润时，移植肾功能仍有可能保持稳定[113,156]。虽然外周循环中的 T 细胞被 OKT3 迅速清除，但外周血和移植物中仍然可以发现许多 T 细胞的存在[151]。外周循环中的 T 细胞被大量地快速清除可能与细胞因子释放以及联合使用甲强龙所致的淋巴细胞边缘化有关。OKT3 可能的作用机制为：阻断 TCR 结合，使 TCR 内化并且改变细胞因子的调节作用，破坏细胞运输并清除细胞。OKT3 在诱导和抗排斥反应中的有效性已经得到证实。由于具有免疫原性，OKT3 不能用于免疫抑制维持治疗，只能与其他免疫抑制剂联合使用[324]。

诱导免疫治疗

初步试验表明，OKT3 只有与其他有效的维持免疫抑制剂联合使用时[324]，才能作为肾移植的免疫诱导剂[2,82,200,217]。在单独使用的情况下，OKT3 并不能阻止排斥反应的发生。OKT3 对致敏患者[220]和移植肾功能恢复延迟患者有效，因为它可以延缓神经钙调蛋白抑制剂的使用，进而减少肾毒性[24,145]。OKT3 可以降低急性排斥反应发生的频率，延迟第一次排斥反应的发生时间。根据最新文献，与环孢素、硫唑嘌呤或霉酚酸酯和类固醇相比，OKT3 可以减少急性排斥反应的发生，但是对患者或移植物的存活率没有影响[3,122,216]，在儿童中的诱导效果与环孢素静脉注射剂相当[22]。尽管早期疗效显著，但是，由于副作用明显，近年来 OKT3 作为肾移植诱导剂的需求急剧下降，并导致其于 2009 年退出市场。

由于 OKT3 是一个完全来源于小鼠的抗体，很多患者会出现 OKT3 的抗体反应。抗小鼠抗体的生成与合用的免疫抑制剂有一定的关联性，但至少 30% 的患者会发生抗小鼠抗体反应。

抗排斥治疗

OKT3 的主要适应证是治疗经活检证实的激素难治性急性细胞排斥反应。就这种适应证而言，OKT3 的副作用被认为是合理的[69,86,221,308-310]。OKT3 能够持续逆转大约 80% 的严重排斥反应。即使事先清除了侵袭性的淋巴细胞，OKT3 仍然可以发挥作用，这表明大量的 T 细胞清除并不是其主要的作用机制[75,156,234]。激素难治性排斥反应是指对连续 3 天甲泼尼龙冲击治疗（例如，500mg）无效的排斥反应。随着维持免疫抑制剂用量的增加，难治性排斥反应和普通排斥反应的发生率均呈下降趋势。因此，临床上对 OKT3 的需求显著减少，而且，与新药相比，OKT3 的副作用较为明显，从而导致其在 2009 年退出美国市场。此后的 10 年间，仅有库存药物在临床上零星使用。

白介素-2 受体（CD25）特异性单克隆抗体

IL-2 受体由 α、β 和 γ 链组成，其中 α 和 γ 链是基本构成结构，β 链与其诱导和活化功能有关。β 链现在称为 CD25，反映前 T 细胞激活以及效应细胞的成熟阶段。在保留静息细胞的同时，CD25 可以作为抑制活化细胞的治疗靶点。

目前市场上有两种抗 CD25 抗体供临床使用。一种是人源化单抗-达利珠单抗；另一种为嵌合性单抗-巴利昔单抗。为了消除抗鼠抗体反应，两种制剂均采用生物工程化方法制备。达利珠单抗是一种人源化抗 CD25 的 IgG1 抗体，巴利昔单抗是一种人-鼠嵌合型抗

CD25 的 IgG1 抗体。两种药物均可避免免疫清除,长时间使用不会诱导中和性抗体产生[7,170,264,328]。CD25 是第一个成功应用于移植领域的人源化单克隆抗体分子靶点[164]。抗 CD25 抗体药物可以避免鼠源、马源或兔源等蛋白质引发的血清病。因销量不佳,达利珠单抗已于 2009 年退出市场,目前正在考虑重新用于非移植领域。因此,巴利昔单抗是市场上唯一可用于移植领域的 CD25 特异性单克隆抗体。近期研究表明,这两种药物的疗效和作用机制似乎可以互换。

抗 CD25 抗体主要通过空间位阻作用抑制 IL-2 与 CD25 结合,阻断细胞因子对 T 细胞的早期激活。几乎没有证据显示抗 CD25 抗体具有清除效应,即使具有清除效应,也仅限制在几个细胞内。研究人员最近发现 CD25 诱导不仅参与细胞毒性 T 细胞的活化,而且能够激活移植物中有益的细胞,例如调节性 T 细胞[300]。具有记忆功能的活化 T 细胞在增殖过程中几乎无须依赖 IL-2。异种反应(先前遇到的病原体和同种抗原之间发生的交叉反应)或记忆性免疫反应似乎没有被 CD25 的阻断作用所影响。这可能解释了为什么主要针对幼稚 T 细胞早期激活的 CD25 抗体在免疫诱导中有效,但在抑制排斥反应中没有作用。尽管有报道这些抗体在不能耐受钙调磷酸酶抑制剂毒性的复发性排斥反应中可用于免疫抑制维持治疗[100],但还未有相关研究对这种治疗方法作正式的评估。

诱导免疫治疗

人体试验结果显示,多个抗 CD25 抗体,例如抗 Tac[164]、33B3.1[287]、LO-Tact-1[126] 和 BT563[322],与传统的免疫抑制维持治疗方案联用时,可以使急性排斥反应的发生率适度下降,发生时间推迟。啮齿动物的实验性抗体已遭到普遍摒弃,取而代之的是人源化/嵌合抗体。

与甲强龙诱导治疗相比,达利珠单抗和巴利昔单抗联合三联或双联免疫抑制方案,可以适度降低急性细胞排斥反应的发生率,在肾移植和其他器官移植中耐受性良好[23,124,144,208,209,211,271,327]。在使用环孢素、霉酚酸酯和类固醇三联方案时,相较于多克隆抗体,巴利昔单抗治疗的患者转归无明显差异[178,205,284]。对于高危患者,清除性药物是更好的选择[35,37,116]。抗 CD25 抗体抗排斥反应的效果在一定程度上取决于维持免疫方案的强度,与环孢素和硫唑嘌呤免疫治疗方案联用可以减少 25% 的排斥反应,而与他克莫司/霉酚酸酯免疫治

疗方案联用时排斥反应发生率仅降低了 10%。抗 CD25 诱导治疗还成功地应用于免激素的肾移植治疗方案[31,257,290]。然而,抗 CD25 单克隆抗体在维持免疫治疗方面未表现出显著的有利效应,例如单药治疗或免用钙调磷酸酶抑制剂[225,331]。

临床应用和副作用

虽然抗 CD25 抗体的疗效较为温和,但在安全性方面表现出色[23,124,144,208,209,211,271,284,327]。抗 CD25 抗体与靶点结合后并不促进 T 细胞活化,而且也没有发生明显的细胞因子释放。临床试验未发现感染并发症或伤口愈合延迟发生率增加。此外,使用抗 CD25 抗体诱导免疫时的 PTLD 风险与不使用诱导剂相比无显著差异[59,155]。

阿仑单抗(人源化抗 CD52)

由于多克隆抗体介导的 T 细胞清除作用可以减少排斥反应的发生,而单克隆抗体则具有易于使用和人源化的优势,临床医生开始寻求兼具上述两种药物特性的靶向治疗药物。阿仑单抗是第一个上市的耗竭型 CD52 特异性人源化单克隆抗体[29,116,190,336,339]。

阿仑单抗(Campath-1H)是一种鼠抗人 CD52 的人源化 IgG1 衍生物[336]。CD52 是一种非调节型的磷脂酰肌醇锚区糖蛋白,在大多数 T 细胞、B 细胞和单核细胞上高度表达,其生理功能目尚未明确[113]。CD52 在造血前体细胞上无表达,可能不属于黏附分子。此外,CD52 也不是 T 细胞活化的必需因子。对多个非人源化抗 CD52 阿仑单抗前体药物的研究结果显示,阿仑单抗能够有效地快速介导 T 细胞清除,而且可以逆转耐激素的排斥反应。人源化抗体在多个适应证中的应用正在探讨之中,目前已经获批用于治疗淋巴系统恶性肿瘤。

虽然阿仑单抗未获批用于实体器官移植,但在临床实践中,诱导免疫已经成为阿仑单抗的标签外指征[272,273]。其作用机制与大量清除 T 细胞、少量清除 B 细胞和单核细胞有关。阿仑单抗能够迅速地清除肾移植受者中枢和外周免疫器官中表达 CD52 的淋巴细胞[156]。阿仑单抗在抗排斥反应中的应用正在兴起,同时维持治疗的研究正在进展之中。目前,市售的阿仑单抗不能用于器官移植患者,制造商(Snofi)生产的 Lemtrada 已获批用于治疗复发性多发性硬化症患者。

诱导免疫治疗

初步的非对照研究结果显示，阿仑单抗有助于减少维持免疫抑制剂用量，同时与历史对照数据相比并未增加肾移植及其他器官移植的感染或恶性肿瘤发生率[14,45,46,112,147,148,156,161,166,167,196,272,305,319]。特别是，阿仑单抗在围术期联合三联免疫抑制方案和激素早期撤减，或者钙调磷酸酶抑制剂+霉酚酸酯的免激素方案，或者环孢素、他克莫司、西罗莫司的单药治疗时，成功实现了清除治疗。除了可逆性排斥反应的发生率随着维持免疫抑制治疗剂量的降低呈增高趋势以外，患者和移植物存活率与同期报道的注册表数据保持一致。阿仑单抗与其他免疫方案联用的前瞻性比较研究才刚刚起步。阿仑单抗在低危患者中的诱导效果与巴利昔单抗类似，在高危患者中的诱导效果与 ATG-R 相比无显著差异[116]。

阿仑单抗诱导机制的研究结果表明，虽然阿仑单抗对所有的 T 细胞亚群均具清除作用，但对幼稚 T 淋巴细胞的选择性相对较弱[228]。没有被清除的 T 细胞出现记忆反应，似乎是最易受到钙调磷酸酶抑制剂的影响。因此，当阿仑单抗联合含钙调磷酸酶抑制剂的维持治疗方案时，可以显著减少钙调磷酸酶抑制剂的用量。阿仑单抗快速而显著的清除作用，可以延缓钙调磷酸酶抑制剂的使用，对移植肾功能恢复延迟患者而言是一个颇具吸引力的选择[166]。

虽然阿仑单抗对 B 细胞也有清除作用，但对 T 细胞的影响更为深远。阿仑单抗不能清除浆细胞。一些学者发现阿仑单抗可升高移植术后抗体介导的排斥反应发生率或者增加供者特异性抗体的产生[44]。目前尚未确定这种升高是否与抗体效应、使用阿仑单抗后减少了维持免疫抑制剂的用量、患者的选择以及 HLA 特异性抗体的筛选方式有关。B 细胞清除后出现自我平衡反应，导致 BAFF 水平升高和活化 B 细胞增多，可能在阿仑单抗升高抗体水平的机制中发挥了一定的作用[29]。

抗排斥治疗

在阿仑单抗面世之前，临床曾经使用鼠抗人 CD52 单克隆抗体 Campath-1 M 和 Campath-1 G 治疗抗排斥反应[95-97,114]。最初的研究结果显示，抗 CD52 单克隆抗体与三联免疫抑制剂和激素冲击治疗合用治疗耐激素的排斥反应时，可能会产生免疫抑制过度，导致感染的发病率和死亡率增加。随着阿仑单抗成功用于诱导治疗，研究人员对其能否用于抗排斥反应发生了兴趣。最近，多个研究报道的结果引人关注[62,15,74,320]。其确切的作用机制仍然有待进一步的明确，有学者认为可能与阿仑单抗在致敏后对幼稚细胞的作用有关。

临床应用和副作用

阿仑单抗可以经外周静脉导管给药，可采用 30mg 的固定剂量，或 0.3mg/kg 剂量，输注时间超过 3 小时。虽然次级淋巴组织中需要 48 小时和至少 2 次给药后才能实现清除，但几乎所有的外周血 CD3$^+$T 细胞均在第一次输注的 1 小时内即可成功清除[156,228]。加大剂量并无额外益处。

与多克隆抗体或 OKT3 等快速清除药物相似，阿仑单抗也会产生细胞因子释放现象，但通常程度较轻。给药前应预推注甲泼尼龙、苯海拉明和对乙酰氨基酚以防止发生不良反应。首剂给药时，可能会出现低血压、过敏性反应和细胞因子释放等不良反应，应采取相应的治疗措施。阿仑单抗的中和性抗体尚未见报道。

早期研究表明，阿仑单抗在治疗多发性硬化症时可能会引发自身免疫性甲状腺炎[64]。具体而言，多发性硬化患者接受大剂量阿仑单抗治疗后 1~3 年甲亢发病率显著增加。研究人员推测，这可能与 T 细胞清除，特别是活化细胞的选择性清除，破坏了 T 细胞的调节作用，导致出现自身反应性克隆有关。这种效应在接受低水平的辅助维持免疫抑制治疗患者以及多发性硬化症患者中可能表现最为明显。目前，在使用阿仑单抗治疗的肾移植患者中，有一例自身免疫性甲状腺炎病例报道，潜在的自身免疫性疾病是一个值得关注的问题，有待研究人员的探讨[157]。

利妥昔单抗（人源化抗 CD20）

CD20 是一种参与 B 细胞活化和成熟的细胞表面糖蛋白，它的天然配体目前尚未明确[79]。利妥昔单抗是一种嵌合性抗 CD20 单克隆特异性抗体。与阿仑单抗相似，利妥昔单抗已获批用于治疗淋巴系统恶性肿瘤，尤其是 CD20$^+$ B 细胞淋巴瘤和 PTLD[111]。鉴于利妥昔单抗对 B 细胞的特异性（尽管其对产生抗体的浆细胞缺乏特异性），临床医师将利妥昔单抗用于治疗抗体介导的排斥反应和伴随血管炎的排斥反应[18,19]。利妥昔单抗还可以用于致敏患者，如 ABO 血型不相容的供受者或交叉配对阳性患者[99,102,250,286,318,332]。目前，研究人员正在对利妥昔单抗在移植中的作用进行深入的研究，然而，与阿仑单抗相似，利妥昔单抗的标签外应用正在急剧增加。

目前认为利妥昔单抗主要通过诱导细胞凋亡发挥作用[80,307]。利妥昔单抗能够快速地清除循环系统中的CD20+细胞。目前，CD20+细胞在同种免疫反应中的作用尚未明确，虽然它们是浆细胞的前体细胞，但只有在成熟后才会产生抗体。CD20+细胞在急性排斥反应中没有表现出直接的效应。有学者证实CD20+浸润可作为急性顽固性排斥反应的标志物[128,263]。CD20+细胞具有抗原呈递功能，可以有利于移植物内的抗原呈递。目前，利妥昔单抗主要用于诱导和抗排斥治疗。

诱导免疫治疗

利妥昔单抗作为诱导剂使用时仅限于已知对供者特异性致敏的患者。特别值得一提的是，利妥昔单抗宜作为接受供体脱敏治疗（血浆置换或静脉注射免疫球蛋白，或者两者兼而有之）的患者切除脾脏的替代疗法[286,318]。尽管尚未开展前瞻性研究，但利妥昔单抗在减少这些患者发生抗体反弹中似乎发挥了一定的作用。

抗排斥治疗

利妥昔单抗能够有效地抑制血管性排斥反应（Banff 2 级和 3 级）和逆转同种抗体的生成[18,19,90]。尽管利妥昔单抗的使用指南仍未出台，但是CD20+细胞浸润已被证实与移植物的排斥反应有关。利妥昔单抗已作为诱导药物使用，其抗排斥反应的治疗作用仍在研究之中。

在器官移植领域，利妥昔单抗最重要的适应证不是抗排斥反应，而是移植后的 PTLD[301]。虽然减少免疫抑制剂是治疗 PTLD 的有效策略，但利妥昔单抗已成为介于撤除免疫抑制剂和高强度化疗之间的一个有效且耐受性良好的方法。

临床应用和副作用

利妥昔单抗可以通过外周静脉给药，但会出现一些明显的副作用。与其他蛋白制剂类似，利妥昔单抗也会导致过敏反应，首次给药应在监护下进行。利妥昔单抗治疗 PTLD 的常用剂量为 375mg/m²。作为免疫抑制剂使用时，应采用相同的治疗方案。利妥昔单抗可以在血液循环中持续存在数周到数月，单剂量即可有效清除 CD20+细胞。在补体依赖的细胞毒性和流式技术检测中，血清中存在利妥昔单抗可导致 B 细胞交叉配型结果呈阳性。使用利妥昔单抗后，必须运用同种异体抗原特异性方法（例如固相法）检测同种抗体。

其他在免疫和肿瘤领域应用的人源性 CD20 特异性单克隆抗体的研发工作正在进展之中[17,321]。它们在移植患者中的治疗效果值得期待。

融合蛋白

融合蛋白是指利用基因工程等技术将某种具有生物学活性的功能蛋白分子与其他天然蛋白融合而产生的新型蛋白。这种二级结构通常是 IgG 分子的 Fc 部分，因此融合蛋白具有抗体样半衰期和（或）调理素作用[146,176,183]。融合蛋白还可以介导单克隆抗体与特殊的毒素发生融合，有助于将药物递送至病变部位[168]。与单克隆抗体相似，融合蛋白具有单一的特异性，可以实现人源化合成，一方面限制了它们的免疫清除作用，另一方面延长了它们的使用时间。贝拉西普是一种获批用于移植领域的融合蛋白，第 21 章中将对其做进一步的阐述。下面将介绍尚在开发阶段的移植用融合蛋白。

单克隆抗体和融合蛋白在临床移植中的应用

鉴于单克隆抗体在免疫治疗方面的广阔前景，目前市面上推出了多个表面分子抗体和融合蛋白制剂[325]，其中一些药物的疗效已经在大型动物移植模型和早期临床移植试验中得到了证实，甚至有些治疗自身免疫疾病（如银屑病和类风湿关节炎）的药物已经研发成功，而它们的免疫调节作用在移植领域中也具有不可估量的发展潜力。下文将介绍一些已经开展了早期临床移植试验或者已批准用于非移植领域并在移植领域的临床前研究中证实了有效性的抗体药物。在靶点配体的基础上对这些药物的作用机制进行探讨。目前临床开发的所有新抗体均为人源化抗体[252]，多个药物已经接受过测试，并且在临床前研究中表现出乐观的前景，在此不再一一赘述。

CD2 特异性治疗方法

CD2 也被称为 LFA-2，是一种在 T 细胞和自然杀伤细胞上表达的黏附分子，与 APC 表面的 CD58（LFA-3）结合后能增强 T 细胞与 APC 或靶细胞间黏附，促进 T 细胞对抗原识别和 CD2 所介导的信号转导。目前，临床上使用的 CD2 靶向治疗制剂包括小鼠 IgG2b 抗CD2 单克隆抗体 BTI-322 和人源化的 BTI-322 IgG1

希普利珠单抗（也称为 MEDI-507）。BTI-322 最初用作尸体肾脏、肝脏移植以及移植物抗宿主病中的诱导和抗排斥治疗药物，其生物活性与目前使用的标准疗法相比无明显差异[182,203,243,290]。

希普利珠单抗治疗银屑病的临床试验始于 1999 年。在试验过程中，研究人员意外发现希普利珠单抗具有免疫原性[170]，并随即运用混合嵌合抗体方法在非人灵长类动物中开展了希普利珠单抗移植术后耐受性试验[149]，由于试验取得了成功，希普利珠单抗开始成为临床非清髓性预处理方案的一部分，最终实现了混合造血细胞嵌合体[288]。希普利珠单抗治疗 T 淋巴细胞的恶性肿瘤、移植物抗宿主病和银屑病的 I 期和 II 期试验正在进展之中[63]。目前尚无希普利珠单抗临床试验注册的报道[63]。

阿法赛特（Alefacept）是 CD2 配体（CD58，LFA-3）和 IgG1 的重组融合蛋白，对 T 细胞增殖具有抑制作用。阿法赛特能够选择性地清除其他耗竭性单克隆抗体和多克隆抗体未能清除的记忆 T 细胞[106,265]。最近，阿法赛特在移植中的应用获得了越来越多的关注。目前，阿法赛特已经获批用于治疗斑块状牛皮癣。非人灵长类动物的移植临床前试验结果显示，阿法赛特单独使用时，对移植物的存活率几乎没有影响，但作为辅助治疗时，可以延长移植物的存活率[88,338]。特别是在非人灵长类动物和人类体外试验中，阿法赛特与贝拉西普联合使用时，可以消除贝拉西普耐药的记忆性 T 细胞，从而提高以贝拉西普为基础的免疫维持治疗方案的治疗效果[184,338]。

最新，阿法赛特的 II 期试验结果显示，与他克莫司免疫抑制维持治疗方案联用时效果不能令人满意。目前正在开展一项阿法赛特在移植物抗宿主疾病中的注册试验研究[63]。

CD3 特异性抗体

针对 CD3 的靶点治疗策略是一个行之有效的方法，例如 CD3 单克隆抗体（OKT3）。为了避免 CD3 活化的相关副作用，研究人员一直致力于用现代科学技术制备抗 CD3 抗体。目前市面上的多个 CD3 特异性抗体，包括 huOKT3γ1（MGA031，替利珠单抗）、糖基 CD3（奥昔珠单抗）和维西珠单抗（HuM291），已经通过人源化和生物工程方法消除了不需要的活化特性和免疫原性[94,218,351,352]。I 期研究结果表明，改良后的 CD3 特异性抗体在有效清除 T 细胞的同时不会引起细胞因子释放

或抗体中和等问题。维西珠单抗在骨髓移植的 II 期临床试验中，已经表现出对移植物抗宿主病的初步疗效[48]。替利珠单抗作为新发糖尿病的预防药物表现出良好的发展前景[123,275]。相关研究结果表明，OKT3 的副作用并不是 CD3 靶向治疗所固有的，提示可进一步开发针对受体 CD3 复合物的精准疗法。目前，替利珠单抗已经完成了在胰岛移植中的临床研究，研究结果目前尚未公布[63]。维西珠单抗治疗溃疡性结肠炎的 III 期临床试验已经完成，但目前未有临床试验注册报道[63]。

CD4 特异性抗体

CD4 是细胞表面的一种糖蛋白，与 MHC II 类分子的单一区域相结合后，使 TCR 和 MHC II 类分子之间的相互作用保持稳定。CD4 在大约 2/3 的外周 T 细胞上表达。CD4+T 淋巴细胞可根据表型、细胞因子表达谱和功能等方面的差异分为多个亚群，其中包括辅助性 T 细胞和调节性 T 细胞亚群。CD4 也在外周单核细胞和其他 APC 中表达，但功能特征相对较弱。CD4 在淋巴细胞间通信中发挥了至关重要的作用，但对淋巴细胞生理效应的影响不明显。鉴于 CD4 在细胞免疫应答中的核心作用，研究人员一直将其视为免疫控制的目标。目前，已经对数种抗 CD4 单克隆抗体在移植领域中的应用进行了试验。一般而言，抗 CD4 单克隆抗体的有效性在啮齿动物模型中已经得到明确，但是其临床可靠性和安全性还有待验证；随着对 CD4+ T 细胞在调和免疫反应中潜在作用的认识不断深入，研究人员将会进一步探讨抗 CD4 单克隆抗体在移植领域中的应用[5,300,335]。

多个研究结果表明，抗 CD4 抗体诱导治疗能够显著地抑制啮齿类动物的排斥反应，特别是联合供体抗原输注（如供体特异性输血）时[189,259,278,349]。然而，由于 MHC II 型分子在啮齿动物和人类之间的分布存在差异，因此，这些研究结果不能用于预测抗 CD4 抗体在人体中的使用效果。耗竭型抗体[85,236,260]和非耗竭型抗体[10,71,77,179,214,344]在实验模型中均表现出免疫抑制活性，这可能与细胞清除、细胞间信号中断以及 CD4 细胞信号转导等作用机制相关。两种人源化抗 CD4 制剂均可显著延长非人灵长类动物的移植肾存活期[71,236]。

最初应用于临床移植试验的抗 CD4 单克隆抗体是鼠源性抗体，包括 OKT4A、BL4、MT151 和 B-F5[76,85,175]。这些抗体容易受到免疫清除，但它们仍然能够发挥 CD4+ T 细胞清除作用。然而，由于患者的排斥反应发

生率高达 50%，导致后续研发动力不足。研究人员对人源化 OKT4A[67]和嵌合 cM-T412[198]联合以环孢素为基础的免疫抑制维持治疗在肾移植和心脏移植受者中的疗效进行了评价[255]。两种药物的耐受性良好，患者排斥反应率非常低，提示其在移植领域中具有应用潜力。然而，针对单克隆抗体中残余鼠源成分的免疫反应发作频率高出预期。OKT4A 不能清除 CD4+ T 细胞，而 cM-T412 普遍具有清除 CD4+ T 细胞的功能。

鼠抗人 CD4 单克隆抗体 Max.16H5 率先开展了用于抗排斥反应的临床试验[253]，结果显示，Max.16H5 有效清除了 CD4+ T 细胞，逆转大多数患者的排斥反应，试验中未检测出中和性抗体。目前，人源化抗 CD4 单克隆抗体抗排斥治疗尚未见诸报道。

多个人源化 CD4 特异性单克隆抗体，例如 HuMAX-CD4（扎木单抗）、TNX355、MT412 以及 4162W94[60,174,283]已经在非移植领域（如治疗银屑病、类风湿关节炎和肿瘤）开展了Ⅰ期、Ⅱ期和Ⅲ期临床试验评估。这些研究结果表明，CD4 特异性抗体可以影响免疫反应，在人体中的安全性好。目前，还没有抗 CD4 单克隆抗体在移植领域中的临床试验注册报道[63]。

以共刺激为基础的治疗方案

近年来，以共刺激通路为作用靶点的免疫疗法呈爆炸式增长[118]。一般而言，这些治疗方案通过干预抗原与 TCR 结合的通路发挥作用。共刺激分子可以对抗原的呈递和识别作用产生正性或负性影响，在改变幼稚 T 淋巴细胞活化阈值的同时，不会激活或抑制 T 淋巴细胞的功能。共刺激分子仅对经历抗原识别后的 TCR 活化细胞产生影响，因此被认为可以实现抗原特异性免疫控制。

CD28 是目前研究最为透彻的 T 细胞共刺激受体，它有两个已知的配体——CD80（B7-1）和 CD86（B7-2），二者均在 APC 上表达。CD28 在大多数 T 细胞上表达，CD28 协同刺激后可增加 TCR 介导的信号并降低 T 细胞活化的阈值[143]。CD152 [细胞毒性 T 淋巴细胞相关抗原 4（CTLA-4）]是一种在活化 T 细胞上表达的诱导分子，分子结构与 CD28 类似，能够竞争性结合 CD80 和 CD86，传递抑制信号终止免疫反应[337]。在 B7 分子刺激下，CD28 和 CD152 之间产生交互作用，可促进（CD28）或抑制（CD152）T 细胞应答。

CD40 及配体 CD154 也获得了研究者的关注。CD154 也称为 CD40 配体，表达于活化的 T 细胞、血小板等[11,108,121,153]。CD40 在 APC 细胞上表达。虽然 CD154 在 T 细胞上特殊的作用尚未清楚，但 CD40 对 APC 活化起关键作用已经得到明确。CD40 结合可导致 APC 高度活化，表现为 B7 分子和 MHC 表达增加，刺激细胞因子产生，显著促进抗原呈递[52]。CD154 是在血小板活化时由 α 颗粒释放的内容物，具有显著增强同种异体免疫应答的作用[54]。排斥反应介质 CD154 的表达与血小板 α 颗粒释放反应密切相关[354]。在机体受到创伤时（例如移植手术），CD154 如同一个大型诱导库，被活化的血小板触发后可以增强抗原呈递，但是，它的释放仅限于局部区域，并且受到 α 脱颗粒的控制[54]。尽管对多个共刺激分子已经开展了相关研究，但迄今为止尚未发现可以在临床中应用的靶点[61,63]。

单克隆抗体可以阻断共刺激分子，继而抑制它们的刺激效应。由于共刺激分子兼具激活和抑制作用，因此难以明确单克隆抗体在体内的具体作用机制，导致临床医师在选择可靠的治疗药物上面临挑战。鉴于 CD152 和 CD154 在活化的 T 细胞上表达上调，这些共刺激分子可以作为选择性清除活化效应细胞的靶点[201]。一种名为易普利姆玛的 CD152 单克隆抗体已经用于提高转移性黑色素瘤患者的免疫力。试验结果显示，易普利姆玛在肿瘤治疗和诱导自身免疫耐受方面取得了良好的平衡[129,130]。

虽然在移植领域中使用的大多数试验性共刺激分子单克隆抗体主要用于诱导免疫耐受（不需要任何免疫维持治疗），但临床关注的重点仍然是共刺激分子生物制剂联合免疫抑制维持剂量最小化策略，特别是钙调磷酸酶药物的维持治疗剂量。通过干扰 CD28/B7 和 CD40/CD154 共刺激信号途径发挥作用的单克隆抗体药物已进入了临床试验阶段，研究人员在试验中尝试将其与获批用于肾移植的 B7 特异性融合蛋白——贝拉西普联合应用（将于第 21 章深入讨论）。两种针对 CD154 的特异性人源化单克隆抗体——hu5c8 和 IDEC-131 在非人灵长类动物试验中，可以在数月至数年内有效地防止急性排斥反应，无须添加免疫抑制剂；与西罗莫司单药联合时可导致部分供者特异性输血病例产生操作性免疫耐受[154,158,238,353]。hu5c8 的早期人体试验因疗效不佳和血栓风险被叫停[160]。

CD154 特异性治疗近年来已经停止了临床研究，研究人员的关注重点是干预 CD40 靶向治疗药物的临床前研究[4]。目前已有一种名为 ASKP1240（也称为 4d11）的抗 CD40 抗体完成了临床Ⅰ期试验[63]。ASKP1240 是一种完全人源化的 CD40 特异性单克隆抗体,在多个非人类灵长类动物的研究中能够有效地抑制肾脏和肝脏的同种异体排斥反应,特别是与他克莫司联用时作用更加明显[9,137,152,223]。Ⅱ期临床试验已迫在眉睫。研究人员对于抗 CD154 药物治疗排斥反应的兴趣也依然强烈。

两种作用于 B7 分子 CD80 和 CD86 的人源化特异性单克隆抗体的混合疗法已被证明可以延长非人灵长类动物肾移植的长期存活时间[162]。这些抗体制剂已经进入器官移植的临床试验阶段,对人体的安全性得到了初步证实,但研发工作已经停止。目前,研究人员成功开发了一种名为贝拉西普的类似产品(参见第 21 章)[176]。

虽然啮齿类动物中的多个共刺激分子已经成为治疗靶点,而且也取得了引人注目的试验结果,然而,针对共刺激分子的单克隆抗体仍然未能从实验室成功地过渡到临床应用。这种情况可能与共刺激分子在免疫过程和免疫稳态中的作用有关。除了血栓栓塞的担忧以外,共刺激单克隆抗体还可能引起严重的不良反应。CD152 特异性的单克隆抗体易普利姆玛可以引发严重的自身免疫性肠炎和血管炎,这表明 CTLA-4 信号及其产生的负向调控 T 细胞是维持 CD28 信号激活作用平衡的一个重要因素[129,130]。类似地,在 CD28 特异性单克隆抗体的 Ⅰ 期临床试验中,研究人员观察到 TGN1412 给药后出现严重的脓毒症[299]。上述研究结果提示,两个 B7 特异性 T 细胞分子 CD28 和 CD152 之间需要保持基本平衡,以避免失调引发自身免疫性疾病。目前,以 B7 分子 CD80 和 CD86 为治疗靶点的药物已经取得了巨大成功,这说明抑制 CD28 和 CD152 信号具有广阔的应用前景;属于这一类的药物包括 B7 特异性融合蛋白。然而,基于 CD28 特异性阻断概念开发的多种药物,包括单链结构特异性抗体,已经在非人灵长类移植中表现出有效性[231,232],它们的临床转化值得我们期待。

作用于肿瘤坏死因子-α 的治疗方法

运用单克隆抗体封闭与病程有关的细胞因子一直被视为多种炎性疾病的治疗策略。虽然目前已经开发了多种细胞因子特异性药物,但只有 TNF-α 特异性药物在临床上得到了广泛的应用。TNF-α 是一种由免疫细胞产生的细胞因子,在大多数炎症反应普遍存在,它具有广泛的促炎效应,包括增加趋化性和血管渗透性以及致热等。TNF-α 被认为是控制移植炎症(包括清除相关的细胞因子释放综合征、缺血再灌注损伤以及排斥反应)的一个有吸引力的治疗靶点。目前,已有三种 TNF-α 特异性药物获批用于非移植领域,它们在移植领域,特别是在胰岛移植中的应用刚刚起步。

英利昔单抗是一种嵌合 IgG1 单克隆抗体,与循环中的 TNF-α 结合后,可以阻断 TNF-α 与 TNF 受体结合,抑制 TNF 的促炎效应。英利昔单抗可用于治疗多种自身免疫疾病,包括类风湿性关节炎(获批的主要适应证)、银屑病、克罗恩病和溃疡性结肠炎[279,345]。英利昔单抗在移植领域(包括肾脏、骨髓、肠道和胰岛移植)中的有效性已经得到了初步验证。英利昔单抗似乎通过抑制移植物内旁分泌因子介导的激活作用,减轻临床排斥反应程度,对致敏的总体浸润情况没有影响[73,98,226]。阿达木单抗也是一种 TNF-α 特异性单克隆抗体,已经获批用于治疗银屑病性关节炎[345]。

依那西普是一种可溶性重组 TNF 受体 IgG 融合蛋白,可以吸收可溶性 TNF-α,并且限制 TNF-α 在循环中的作用。依那西普已经获批用于治疗类风湿关节炎,目前在移植物抗宿主疾病中的应用正在变得越来越广泛[139]。最近,有报道称依那西普可用于胰岛细胞移植的免疫抑制[21,232]。

戈利木单抗是一种完全人源化 TNF-α 特异性单克隆抗体,目前正在开展治疗类风湿关节炎的 Ⅱ 期试验。虽然多个有关戈利木单抗治疗自身免疫疾病的试验正在开展,但在移植领域中的应用尚未见诸报道[63]。

其他一些以细胞因子为靶点的单克隆抗体已经获批用于移植外的免疫领域,未来在移植领域内可能也有一定的发展潜力。优特克单抗是一种靶向 IL-12 和 IL-23 的共同 p40 亚单位的人源化单克隆抗体[340],临床上用于治疗银屑病患者[181],特别是对依那西普治疗无效者。越来越多的研究表明,IL-12/23 轴与移植排斥反应密切相关,尤其是对共刺激阻断耐药的排斥反应。未来,优特克单抗有可能成为共刺激阻断联合治疗策略的辅助治疗药物。类似地,托珠单抗是一种 IL-6 受体的单克隆抗体,获批用于治疗类风湿关节炎[323]。由于 IL-6 与同种异体抗体生成密切相关,目前研究人员对托珠单抗能否减少高致敏等待肾移植患者的抗体水平展开了一项研究[63]。

细胞黏附靶向治疗

鉴于黏附分子在大多数炎症反应中发挥了重要的作用，通过阻断黏附分子相互作用防止血小板和白细胞黏附和浸润可以使患者长期受益。正如前文所讨论的，多克隆抗体可以结合并抑制某些黏附分子。目前已经开发了多个针对黏附通路的靶向药物[26]。

其中最为人所熟知的是 LFA-1/ICAM-1 黏附分子。LFA-1(异二聚体整合素分子 CD11a/CD18)在成熟 T 细胞上表达，可以与 APC 和内皮细胞表面的 ICAM-1(CD54)结合[193,258,289]。该黏附分子促进损伤和炎症部位的初始淋巴细胞招募[207]。目前已经在啮齿动物[138,244]和非人类灵长类动物[70,146,251]开展了多项临床前研究。结果显示，细胞黏附抗体靶向药物显著延长啮齿类动物的存活期，灵长类动物的存活期可延长 30 天。最近的数据表明，LFA-1 特异性单克隆抗体 TS1/22 联合贝拉西普可以显著延长非人灵长类动物胰岛移植的存活时间[13]。

恩莫单抗是一种鼠抗 CD54 单克隆抗体，已经在高危尸体供体肾移植中开展了 I 期临床试验，结果令人满意[119]。在安慰剂对照的 II 期临床试验中，与常规三联免疫维持药物联合应用时[261]，治疗组和对照组之间没有显著差异。目前，该药物的研究工作已停止。类似地，奥度莫单抗也是一种用于肾移植领域的鼠抗 LFA-1 单克隆抗体，作为诱导剂使用时，疗效与 ATG-R 相当[133]。在一项抗排斥试验中，抗 LFA-1 鼠源性单克隆抗体 MAb 25-3 未表现出有效性[180]。

最具前景的 LFA-1 特异性单克隆抗体是依法利珠单抗，目前对其研究也最为透彻。依法利珠(Raptiva)是一种重组人源化单克隆抗体，可与人的 CD11a 相结合，抑制 LFA-1 和 ICAM-1 之间的相互作用[83,213]。目前，已经在肾移植患者中开展了依法利珠单抗联合传统三联免疫抑制剂的 I / II 期研究。由于联合用药造成免疫抑制过度，导致依法利珠单抗的发展受到阻碍[330]。后来，依法利珠单抗在两项临床胰岛移植试验中作为关键的维持免疫抑制剂再次进入人们的视野。在这两项试验中，以依法利珠单抗为基础的免疫抑制方案不但有助于提高初始的移植成活率和改善移植物的功能，同时还成功地阻止了胰岛移植的排斥反应[235,316]。由于依法利珠单抗的制造商撤离了市场，导致依法利珠单抗作为钙调磷酸酶抑制剂替代药物用于肾移植治疗的试验刚刚启动就被叫停[63]。美国 FDA 批准依法利珠单抗临床用于治疗轻度至中度银屑病。然而，依法利珠单抗有可能增加了牛皮癣患者出现进行性多灶性白质脑病(约 1/10 000 暴露)的风险。尽管这种风险可能对牛皮癣患者不利，但对肾移植患者是可以接受的，因此，该药物未来仍有希望在移植领域中使用。

整合素家族的其他黏附分子已被证实参与外周免疫反应。目前研究最多的是 VLA4(α_4-整合素)。那他珠单抗是针对 VLA4 的人源化单克隆抗体，已获得 FDA 批准用于治疗多发性硬化症[233]，后来，那他珠单抗因增加进行性多灶性脑白质病发作的风险从市场上撤出。VLA-4 特异性单克隆抗体在小鼠试验中能够缓解共刺激阻断耐药的排斥反应[165]，在非人灵长类动物中的初步观察结果让人满意。目前，那他珠单抗在临床移植领域的使用为"标签外使用"，这将有助于促进临床移植试验的进一步开展。

PSGL1-Ig(YSPSL)是一种融合蛋白，可以结合 P 选择素糖蛋白配体 1(CD162)的胞外结构域与 IgG1 的 Fc 部分。CD162 是具有促进白细胞活化和黏附作用的 P 选择素糖蛋白配体、E 选择素糖蛋白配体和 L 选择素糖蛋白配体的抗体。由于细胞黏附是再灌注损伤和异体识别的重要特征，此类药物已被考虑用于移植初期抑制细胞黏附。大鼠 P 选择素糖蛋白配体 1(PSGL1-Ig)已被证实能够减轻缺血再灌注损伤，在啮齿动物的肝脏热缺血模型中观察到的效果最为显著[47,89,92]。PSGL1-Ig 在肝移植过程中减轻肝脏缺血-再灌注损伤临床和生化综合征的 I / II 期试验已经结束[43]。PSGL1-Ig 在肾移植过程中预防再灌注损伤的试验目前正在进行，受试者的招募工作已经结束，研究结果尚在期待之中[63]。

T 细胞抗原受体靶向治疗

T 细胞通过异二聚体糖蛋白 TCR 与同源抗原结合。T 细胞抗原受体通常分为两种异聚体形式，一种是 α/β 类型，此类型在外周血中大约 95% 的 T 细胞上表达，参与大多数同种异体免疫反应；另一种是 γ/δ 类型，参与先天免疫反应和移植物排斥反应[159]。与抗体产生过程类似，T 细胞抗原受体也是体细胞基因重排的结果。T 细胞的特异性可以根据抗原受体进行确定。TCR 与 MHC 分子之间相互作用引发的排斥反应仅对某些特定类型的 TCR 产生影响，这说明识别每个 MHC 错配的只是数个 T 细胞克隆，而并非整个庞大的 T 细胞库[115]。虽然上述发现增加了研究人员通过特定 TCR

的特异性单克隆抗体开展抗原特异性 T 细胞靶向治疗的热情,但这种方法已被认为不切实际,因为 T 细胞成熟时会产生大量的 TCR,而且 MHC 基因多态性导致交叉反应经常变化。然而,针对 T 细胞抗原受体相关蛋白(如 CD3)的靶向治疗开发成功,吸引了研究人员对开发直接靶向 TCR 治疗方法的兴趣。最近,研究人员发现了 TCR 信号传导对 T 细胞凋亡和调节的重要意义,T 细胞抗原受体靶向治疗仍然具有一定的发展前景与应用潜力。

T10B9 也称为 Medi-500,它是一种小鼠 IgM,其表面携带 T 细胞抗原受体 α/β 和 γ/δ 的特异单一决定簇。T10B9 可以有效地介导体内和体外的 T 细胞清除[40],在肾移植和心脏移植可用于治疗抗排斥反应和诱导免疫耐受[333,334]。抗体介导的 T 细胞清除疗法在试验中表现出良好的耐受性。抗排斥反应疗效类似于 OKT3,在心脏移植中能够有效地诱导免疫耐受。不过,目前研究人员并未就这种抗体在器官移植中的应用做进一步的探讨,可能是因为其与人源化单克隆抗体的效果相似。T10B9 作为骨髓移植调理剂的研究正在进展之中[313]。此外,T10B9 作为骨髓移植体外清除药物的 Ⅲ 期试验已经完成[63]。

TOL101 是一种特异性 α/β TCR 的 IgM 类单克隆抗体,对人体 T 细胞表现出清除和非清除效应[103,280]。该药物在肾移植中的应用目前已进入 Ⅰ/Ⅱ 期试验,药物安全性中期分析结果令人满意[111]。

补体靶向治疗

长期以来,补体级联反应一直被认为在抗体依赖的细胞毒性中发挥了重要的介导作用[66]。目前临床上已有多种在抗体致敏的情况下用于清除补体的方法,例如血浆置换和静脉注射免疫球蛋白。最近研究表明,补体在外周 T 细胞的成熟和排斥反应中发挥了重要的作用,特别是肾脏自身产生的补体[237]。补体表达的多态性目前已被证实可以影响排斥反应的发生和移植肾的存活时间[39]。

目前,临床上应用的两个补体特异性药物已经在肾移植中表现出良好的前景。依库珠单抗是一种针对 C5a 的人源化单克隆抗体。C5a 是补体膜攻击复合物形成的一个关键起始因子,具有较强的致炎和致敏作用。依库珠单抗对阵发性睡眠性血红蛋白尿症的有效性已经得到证实,目前已经进入 Ⅲ 期临床试验[63,127,350]。单中心研究和病例报告表明,依库珠单

抗以多模式治疗策略使用时,能够阻止或逆转多种补体介导的疾病,包括溶血尿毒综合征和抗体介导的排斥反应[173,185-187,295,355,356]。因此,目前研究人员正在探索这种药物在肾移植中的应用[63],而且该药物未来很可能成为移植治疗策略中的一个重要组成部分。

TP-10(可溶性补体受体类型 3)是一种重组的可溶性蛋白,能够与补体级联的活化组分结合并使其失活。目前正在开展临床前研究。TP-10 在猪至非人类灵长类动物的异种器官移植中能够有效地预防体液性排斥反应[241]。然而,临床试验结果显示,TP-10 在预防体外循环相关并发症方面的表现令人失望[63]。尽管 TP-10 能够显著地抑制 C3 介导的补体活化,但目前尚未在器官移植领域开展系统的研究。

其他试验抗体和融合蛋白

几乎所有白细胞表面相对特异表达的分子均有可能作为治疗的靶点。许多细胞靶向疗法已经正式进入了临床试验阶段,但其前景尚未完全明朗。还有一些药物在临床前研究中表现出令人满意的疗效,但尚未进行人体试验。本节将重点介绍一些临床上应用的靶向药物,以帮助读者更好地了解这个领域。

CD5 靶向治疗

CD5 是一种在 T 细胞和 B 细胞亚群上表达的黏附分子[247],与 CD72 结合后调节抗原受体信号的转导强度。过去,CD5 被认为主要发挥共刺激或共抑制作用,但越来越多的证据表明,它在自身耐受性中发挥了关键的作用。XomaZyme-CD5(XomaZyme H65)是一种与蓖麻毒蛋白结合的 CD5 特异性单克隆抗体。临床试验表明,XomaZyme-CD5 对骨髓移植后的移植物抗宿主病、类风湿关节炎和系统性红斑狼疮没有明显的疗效[194,219,242,291]。随着相关分子生物学研究的不断深入,有必要对 CD5 作为治疗靶点的价值重新进行评价。

CD6 靶向治疗

人类 CD6 是 T 细胞和 B 细胞亚群表面表达的一种糖蛋白。CD6 是一种共刺激分子,能够与 CD28 交联刺激 T 细胞活化[222]。抗 CD6 单克隆抗体可以抑制 CD6 与其配体之间的相互作用,激活白细胞黏附分子[292]。抗 T12 是一种抗 CD6 单克隆抗体,目前已经进行了临床评估,但其疗效尚未得到证实[163]。最近,一种抗 CD6 制

剂在骨髓移植前的体外 T 细胞清除中表现出广阔的发展潜力[227,262]。

CD7 靶向治疗

CD7 是一种在 T 细胞、B 细胞和髓样细胞分化的早期阶段存在人类 T 细胞和天然杀伤细胞表面的共刺激分子[269,296]，它在同种异体免疫反应活化的 T 细胞上表达增强。CD7 被认为是具有吸引力的单克隆抗体靶点，为实现同种免疫激活的 T 细胞特异性清除提供了可能。

SDZCHH380 是一种嵌合型鼠抗人 CD7 IgG1 抗体，已经在临床肾移植中开展了初步研究[177]。在前瞻性研究中，SDZCHH380 在诱导治疗中的效果与 OKT3 类似。SDZCHH380 治疗的患者术后 4 年的移植肾功能恢复良好，没有产生中和性抗体[274]。目前，尚无更多相关的报道。

CD8 靶向治疗

CD8 是一种存在于人体 T 细胞表面的糖蛋白。在外周淋巴组织中，CD8⁺T 大约占 1/3。与 CD4 相似，CD8 与 MHC 类分子的单态部分结合，不过 CD8 仅结合 MHC Ⅰ 类分子，而不结合 MHC Ⅱ 类分子。CD8 定义为细胞毒性效应细胞，以及为自然杀伤细胞和调节细胞的亚组。CD8 可以促进 TCR 与 Ⅰ 类分子结合，在保护性免疫溶解病毒感染细胞中发挥重要的作用。CD8⁺ T 细胞与移植器官浸润有关，并且参与移植排斥反应[256]。尽管在排斥反应中的作用已经得到证实，但 CD8 没有成为器官移植的治疗靶点，这也许是因为相较于 CD4⁺ T 细胞，CD8⁺ T 细胞招募在同种异体免疫应答后期发生，对免疫反应的调节作用不明显。CD8 特异性单克隆抗体——抗 Leu2a 已被证明能够有效清除人类外周血中 CD8⁺细胞；然而，作为抗排斥反应药物使用时，抗 Leu2a 逆转肾移植排斥反应的表现不能令人满意[343]。最近，76-2-11，一种鼠抗猪 CD8 单克隆抗体，研究人员运用小型猪心脏移植模型证实其能够有效延缓移植心脏血管病变的发病时间[6]。另外，抗 Leu2a 通过清除 CD8⁺ T 细胞治疗移植物抗宿主病的体外试验已经取得了一些初步可喜的研究结果[215]。抗 CD8 诱导尚未在实体器官移植中开展临床研究。

CD45 靶向治疗

CD45 是 T 细胞表面的一种跨膜蛋白酪氨酸磷酸酶，与 T 细胞抗原受体结合后，通过与 CD3 的 ζ 链和 ζ 链相关蛋白 70 相互作用，增强 CD3 的信号转导功能[188]。根据 RNA 剪接变异体的长度，可以将 CD45 分为 CD45RA、CD45RB 和 CD45RO 多种亚型，而这些亚型分别在 T 细胞不同的成熟和活化阶段中表达。其中，CD45RB 是高表达 1 型辅助性 T 细胞最具潜力的作用靶点。CD45RB 特异性单克隆抗体在啮齿类动物模型表现出诱导移植耐受的能力，可以显著地延长非人灵长类动物移植肾的存活期[58,188]。同位素钇（⁹⁰Y）标记抗体等多种制剂已经进入肿瘤治疗的 Ⅰ 期试验[63]，至少有一种人源化抗 CD45RB 已开展肾移植早期临床试验[340]。ChA6 是一种结合 CD45RB 和 CD45RO（在记忆 T 细胞上发现同型）的嵌合单克隆抗体，已被证实可以通过清除记忆性 T 细胞和维持调节性 T 细胞的持久性，有效防止小鼠胰岛移植的排斥反应[110]。

免疫毒素

免疫毒素是指通过化学或基因方法制备的特异性细胞毒素（例如，蓖麻毒素或白喉毒素）[171]。免疫毒素既具有单克隆抗体的特异性，又能发挥不同于补体介导或抗体依赖的细胞毒性作用。多种肿瘤特异性细胞毒性药物的研究正在进行之中，而且其强大的抗肿瘤效应已经得到证实。最新的临床试验结果表明，LMB-2 和 RFT5·dgA 是两种能够有效清除循环中 CD25⁺细胞的 CD25 特异性免疫毒素[12,63,172]。这些药物的作用机制可能类似于 CD25 特异性单克隆抗体，它们的空间位阻作用并不明显，主要通过清除效应发挥作用。同样地，可以推测目前正在试验阶段的 CD22 特异性免疫毒素，其治疗 CD22⁺淋巴细胞性白血病的作用机制类似于 B 细胞特异性单克隆抗体，例如利妥昔单抗[63,266]。

虽然目前还没有在移植患者中开展免疫毒素的临床试验，但大量的临床前数据已经证实了它们巨大的治疗潜力。例如，一种名为 FN18-CRM9 的猕猴 CD3 特异白喉免疫毒素已经在非人类灵长类动物的肾移植试验中取得了令人瞩目的结果[168,312]。FN18-CRM9 使次级淋巴器官和外周循环中的 T 细胞清除速度提高了 3 个对数倍。在未接受其他免疫抑制维持治疗的情况下，移植物的存活时间显著延长，即使在 T 细胞再生后，仍有较大比例的猕猴存活数年。尽管大多数动物最终发展为慢性移植肾病[315]，但免疫抑制诱导效果仍然令人印象深刻，这也为研究人员应用 T 细胞清除开展临床试验提供了启示[45,156,167]。由于抗白喉毒素抗体在成年人体内普遍存在,因此上述研究成果未能在人源化特异性单克隆抗体中成功复制。尽管如此,免疫毒素的未来发展仍具潜力。

结论

　　目前,抗体药物在移植排斥反应中的治疗和预防价值已经得到公认。数个多克隆和单克隆抗 T 细胞抗体在耐激素急性排斥反应的治疗中取得了令人满意的效果。在过去的 15 年中,越来越多的证据表明,抗体免疫抑制诱导治疗在器官移植领域具有巨大的潜力。研究人员已经证实,抗体免疫抑制诱导能够有效地抑制肾移植术后的急性排斥反应。然而,目前的试验结果表明,与钙调磷酸酶抑制剂、抗增殖剂和类固醇制剂相比,抗体应用的益处并不明显,而且可能会增加患者的发病率。作为一种新兴的治疗手段,抗体药物在免疫抑制诱导中有着重要的意义。临床上,通过精简疾病靶点策略以及降低维持治疗方案的药物用量,有望减少抗体诱导方案的副作用。抗体药物有助于减少钙调磷酸酶抑制剂的用量,特别是与共刺激阻断剂(如贝拉西普,参见第 21 章)的联合使用可能是未来几年的研究热点。

　　尽管抗体诱导的最佳使用方式仍有待确定,抗体诱导的益处与其合理的应用密切相关已逐渐得到证实。现代免疫抑制治疗方案主张个体化,在治疗过程中,需要根据药物的作用机制和患者的特殊需求选择适用的诱导药物,并且与维持治疗方案结合使用。

　　在未来,移植患者仍然需要作用范围更加广泛、针对性更强的治疗方法。抗体作为治疗药物应具有高度的特异性、有效性和安全性,其副作用一般仅限于与靶抗原结合后产生的特定效应。虽然和临床医师的期望相比,理想抗体药物的开发过程有些缓慢,但与此同时,抗体的设计、构建、生产技术正在不断地得到提高,多个未来有望进入移植领域的药物已经进入了测试阶段。未来,人源化抗体和融合蛋白完全取代异种蛋白不是没有可能。过去曾经困扰研究人员的抗原性问题和细胞因子释放所产生的严重影响已经得到解决。随着对抗体生物学特性认识的不断加深,抗原靶点的选择更为合理。抗体和融合蛋白不但有望继续用于诱导和抗排斥治疗,而且还可能成为维持治疗的关键药物。目前,探索抗体和融合蛋白应用的试验工作已经全面展开。此外,抗体联合使用在操控免疫应答反应方面也可能具

有一定的吸引力。临床移植医生需要不断地增强对自身免疫疾病和恶性肿瘤免疫治疗新方法的认识。

(赵杰 译 付迎欣 校)

参考文献

1. Abbott KC, Hypolite IO, Viola R, et al. Hospitalizations for cytomegalovirus disease after renal transplantation in the United States. Ann Epidemiol 2002;12:402.
2. Abramowicz D, Goldman M, De Pauw L, et al. The long-term effects of prophylactic OKT3 monoclonal antibody in cadaver kidney transplantation – a single-center, prospective, randomized study. Transplantation 1992;54:433.
3. Abramowicz D, Pradier O, Marchant A, et al. Induction of thromboses within renal grafts by high-dose prophylactic OKT3. Lancet 1992;339:777.
4. Adams AB, Shirasugi N, Jones TR, et al. Development of a chimeric anti-CD40 monoclonal antibody that synergizes with LEA29Y to prolong islet allograft survival. J Immunol 2005;174:542.
5. Akl A, Luo S, Wood KJ. Induction of transplantation tolerance – the potential of regulatory T cells. Transpl Immunol 2005;14:225.
6. Allan JS, Choo JK, Vesga L, et al. Cardiac allograft vasculopathy is abrogated by anti-CD8 monoclonal antibody therapy. Ann Thorac Surg 1997;64:1019.
7. Amlot PL, Rawlings E, Fernando ON, et al. Prolonged action of a chimeric interleukin-2 receptor (CD25) monoclonal antibody used in cadaveric renal transplantation. Transplantation 1995;60:748.
8. Andersen DC, Reilly DE. Production technologies for monoclonal antibodies and their fragments. Curr Opin Biotechnol 2004;15:456.
9. Aoyagi T, Yamashita K, Suzuki T, et al. A human anti-CD40 monoclonal antibody, 4D11, for kidney transplantation in cynomolgus monkeys: induction and maintenance therapy. Am J Transplant 2009;9:1732–41.
10. Arima T, Lehmann M, Flye MW. Induction of donor specific transplantation tolerance to cardiac allografts following treatment with nondepleting (RIB 5/2) or depleting (OX-38) anti-CD4 mAb plus intrathymic or intravenous donor alloantigen. Transplantation 1997;63:284.
11. Armitage RJ, Fanslow WC, Strockbine L, et al. Molecular and biological characterization of a murine ligand for CD40. Nature 1992;357:80.
12. Arons E, Sorbara L, Raffeld M, et al. Characterization of T-cell repertoire in hairy cell leukemia patients before and after recombinant immunotoxin BL22 therapy. Cancer Immunol Immunother 2006;55:1100.
13. Badell IR, Russell MC, Thompson PW, et al. LFA-1-specific therapy prolongs allograft survival in rhesus macaques. J Clin Invest 2010;120:4520–31.
14. Bartosh SM, Knechtle SJ, Sollinger HW. Campath-1H use in pediatric renal transplantation. Am J Transplant 2005;5:1569.
15. Basu A, Ramkumar M, Tan HP, et al. Reversal of acute cellular rejection after renal transplantation with Campath-1H. Transplant Proc 2005;37:923.
16. Batiuk TD, Bodziak KA, Goldman M. Infectious disease prophylaxis in renal transplant patients: a survey of US transplant centers. Clin Transplant 2002;16:1.
17. Bayes M, Rabasseda X, Prous JR. Gateways to clinical trials. Methods Find Exp Clin Pharmacol 2005;27:49.
18. Becker YT, Becker BN, Pirsch JD, et al. Rituximab as treatment for refractory kidney transplant rejection. Am J Transplant 2004;4:996.
19. Becker YT, Samaniego-Picota M, Sollinger HW. The emerging role of rituximab in organ transplantation. Transpl Int 2006;19:621.
20. Beiras-Fernandez A, Chappell D, Hammer C, et al. Influence of polyclonal anti-thymocyte globulins upon ischemia-reperfusion injury in a non-human primate model. Transpl Immunol 2006;15:273.
21. Bellin MD, Kandaswamy R, Parkey J, et al. Prolonged insulin independence after islet allotransplants in recipients with type 1 diabetes. Am J Transplant 2008;8:2463–70.

22. Benfield MR, Tejani A, Harmon WE, et al. A randomized multicenter trial of OKT3 mAbs induction compared with intravenous cyclosporine in pediatric renal transplantation. Pediatr Transplant 2005;9:282.

23. Beniaminovitz A, Itescu S, Lietz K, et al. Prevention of rejection in cardiac transplantation by blockade of the interleukin-2 receptor with a monoclonal antibody. N Engl J Med 2000;342:613.

24. Benvenisty AI, Cohen D, Stegall MD, et al. Improved results using OKT3 as induction immunosuppression in renal allograft recipients with delayed graft function. Transplantation 1990;49:321.

25. Benvenisty AI, Tannenbaum GA, Cohen DI, et al. Use of antithymocyte globulin and cyclosporine to treat steroid-resistant episodes in renal transplant recipients. Transplant Proc 1987;19:1889.

26. Berlin PJ, Bacher JD, Sharrow SO, et al. Monoclonal antibodies against human T cell adhesion molecules – modulation of immune function in nonhuman primates. Transplantation 1992;53:840.

27. Bielory L, Wright R, Niehuis AW, et al. Antithymocyte globulin hypersensitivity in bone marrow failure patients. JAMA 1988;260:3164.

28. Bishop G, Cosimi AB, Voynow NK, et al. Effect of immunosuppressive therapy for renal allografts on the number of circulating sheep red blood cells rosetting cells. Transplantation 1975;20:123.

29. Bloom D, Chang Z, Pauly K, et al. BAFF is increased in renal transplant patients following treatment with alemtuzumab. Am J Transplant 2009;9:1835–45.

30. Bock HA, Gallati H, Zurcher RM, et al. A randomized prospective trial of prophylactic immunosuppression with ATG-Fresenius versus OKT3 after renal transplantation. Transplantation 1995;59:830.

31. Boillot O, Mayer DA, Boudjema K, et al. Corticosteroid-free immunosuppression with tacrolimus following induction with daclizumab: a large randomized clinical study. Liver Transpl 2005;11:61.

32. Bonnefoy-Berard N, Vincent C, Revillard J. Antibodies against functional leukocyte surface molecules in polyclonal antilymphocyte and antithymocyte globulins. Transplantation 1991;51:669.

33. Boulianne GL, Hozumi N, Shulman MJ. Production of functional chimaeric mouse/human antibody. Nature 1984;312:643.

34. Bourdage JS, Hamlin DM. Comparative polyclonal antithymocyte globulin and antilymphocyte/antilymphoblast globulin anti-CD antigen analysis by flow cytometry. Transplantation 1995;59:1194.

35. Brennan DC, Daller JA, Lake KD, et al. Rabbit antithymocyte globulin versus basiliximab in renal transplantation. N Engl J Med 2006;355:1967–77.

36. Brennan DC, Flavin K, Lowell JA, et al. A randomized, double-blinded comparison of thymoglobulin versus ATGAM for induction immunosuppressive therapy in adult renal transplant recipients. Transplantation 1999;67:1011.

37. Brennan DC, Schnitzler MA. Long-term results of rabbit antithymocyte globulin and basiliximab induction. N Engl J Med 2008;359:1736–8.

38. Brooks CD, Karl KJ, Francom SF. ATGAM skin test standardization: comparison of skin testing techniques in horse-sensitive and unselected human volunteers. Transplantation 1994;58:1135.

39. Brown KM, Kondeatis E, Vaughan RW, et al. Influence of donor C3 allotype on late renal-transplantation outcome. N Engl J Med 2006;354:2014.

40. Brown SA, Lucas BA, Waid TH, et al. T10B9 (MEDI-500) mediated immunosuppression: studies on the mechanism of action. Clin Transplant 1996;10:607.

41. Bunn D, Lea CK, Bevan DJ, et al. The pharmacokinetics of anti-thymocyte globulin (ATG) following intravenous infusion in man. Clin Nephrol 1996;45:29.

42. Bunnapradist S, Daswani A, Takemoto SK. Patterns of administration of antibody induction therapy and their associated outcomes. In: Cecka JM, Terasaki PI, editors. Clinical transplants 2002. Los Angeles: UCLA Immunogenetics Center; 2003. p. 351.

43. Busuttil RW, Lipshutz GS, Kupiec-Weglinski JW, et al. rPSGL-Ig for improvement of early liver allograft function: a double-blind, placebo-controlled, single-center phase II study. Am J Transplant 2011;11:786–97.

44. Cai J, Terasaki PI, Bloom DD, et al. Correlation between human leukocyte antigen antibody production and serum creatinine in patients receiving sirolimus monotherapy after Campath-1H

45. induction. Transplantation 2004;78:919.

45. Calne R, Friend P, Moffatt S, et al. Preop tolerance, perioperative campath 1H, and low-dose cyclosporin monotherapy in renal allograft recipients. Lancet 1998;351:1701.

46. Calne R, Moffatt SD, Friend PJ, et al. Campath IH allows low-dose cyclosporine monotherapy in 31 cadaveric renal allograft recipients. Transplantation 1999;68:1613.

47. Carmody IC, Meng L, Shen XD, et al. P-selectin knockout mice have improved outcomes with both warm ischemia and small bowel transplantation. Transplant Proc 2004;36:263.

48. Carpenter PA, Lowder J, Johnston L, et al. A phase II multicenter study of visilizumab, humanized anti-CD3 antibody, to treat steroid-refractory acute graft-versus-host disease. Biol Blood Marrow Transplant 2005;11:465.

49. Casadei DH, del C Rial M, Opelz G, et al. A randomized and prospective study comparing treatment with high-dose intravenous immunoglobulin with monoclonal antibodies for rescue of kidney grafts with steroid-resistant rejection. Transplantation 2001;71:53.

50. Cecka JM, Gjertson D, Terasaki P. Do prophylactic antilymphocyte globulins (ALG and OKT3) improve renal transplant in recipient and donor high-risk groups? Transplant Proc 1993;25:548.

51. Cecka JM, Terasaki PI. The UNOS scientific renal transplant registry 1991. In: Terasaki P, editor. Clinical transplants 1991. Los Angeles: UCLA Tissue Typing Laboratory; 1991. p. 1.

52. Cella M, Scheidegger D, Palmer-Lehmann K, et al. Ligation of CD40 on dendritic cells triggers production of high levels of interleukin-12 and enhances T cell stimulatory capacity: T-T help via APC activation. J Exp Med 1996;184:747.

53. Chappell D, Beiras-Fernandez A, Hammer C, et al. In vivo visualization of the effect of polyclonal antithymocyte globulins on the microcirculation after ischemia/reperfusion in a primate model. Transplantation 2006;81:552.

54. Charafeddine AH, Kim EJ, Maynard DM, et al. Platelet-derived CD154: ultrastructural localization and clinical correlation in organ transplantation. Am J Transplant 2012;12:3143–51.

55. Charpentier B, Rostaing L, Berthoux F, et al. A three-arm study comparing immediate tacrolimus therapy with antithymocyte globulin induction therapy followed by tacrolimus or cyclosporine A in adult renal transplant recipients. Transplantation 2003;75:844.

56. Chatenoud L, Ferran C, Legendre C, et al. In vivo cell activation following OKT3 administration: systemic cytokine release and modulation by corticosteroids. Transplantation 1990;49:697.

57. Chatenoud L, Jonker M, Villemain F, et al. The human immune response to the OKT3 monoclonal antibody is oligoclonal. Science 1986;232:1406.

58. Chen G, Luke PP, Yang H, et al. Anti-CD45RB monoclonal antibody prolongs renal allograft survival in cynomolgus monkeys. Am J Transplant 2007;7:27–37.

59. Cherikh WS, Kauffman HM, McBride MA, et al. Association of the type of induction immunosuppression with posttransplant lymphoproliferative disorder, graft survival, and patient survival after primary kidney transplantation. Transplantation 2003;76:1289.

60. Choy EH, Panayi GS, Emery P, et al. Repeat-cycle study of high-dose intravenous 4162 W94 anti-CD4 humanized monoclonal antibody in rheumatoid arthritis: a randomized placebo-controlled trial. Rheumatology 2002;41:1142.

61. Clarkson MR, Sayegh MH. T-cell costimulatory pathways in allograft rejection and tolerance. Transplantation 2005;80:555.

62. Clatworthy MR, Friend PJ, Calne RY, et al. Alemtuzumab (CAMPATH-1H) for the treatment of acute rejection in kidney transplant recipients: long-term follow-up. Transplantation 2009;87:1092–5.

63. Clinicaltrials.gov. Available online at: http://www.clinicaltrials.gov/ [accessed 19.09.12].

64. Coles AJ, Wing M, Smith S, et al. Pulsed monoclonal antibody treatment and autoimmune thyroid disease in multiple sclerosis. Lancet 1999;354:1691.

65. Colovai AI, Vasilescu ER, Foca-Rodi A, et al. Acute and hyperacute humoral rejection in kidney allograft recipients treated with anti-human thymocyte antibodies. Hum Immunol 2005;66:501.

66. Colvin RB, Smith RN. Antibody-mediated organ-allograft rejection. Nat Rev Immunol 2005;5:807.

67. Cooperative Clinical Trials in Transplantation Research Group. Murine OKT4A immunosuppression in cadaver donor renal allograft recipients: a Cooperative Clinical Trials in Transplantation pilot study. Transplantation 1997;63:1087.

68. Cosimi AB. The clinical value of antilymphocyte antibodies.

Transplant Proc 1981;13:462.

69. Cosimi AB, Burton RC, Colvin RB, et al. Treatment of acute renal allograft rejection with OKT3 monoclonal antibody. Transplantation 1981;32:535.

70. Cosimi AB, Conti D, Delmonico FL, et al. In vivo effects of monoclonal antibody to ICAM-1 (CD54) in nonhuman primates with renal allografts. J Immunol 1990;144:4604.

71. Cosimi AB, Delmonico FL, Wright JK, et al. Prolonged survival of nonhuman primate renal allograft recipients treated only with anti-CD4 monoclonal antibody. Surgery 1990;108:406.

72. Cosimi AB, Wortis HH, Delmonico FL, et al. Randomized clinical trial of antithymocyte globulin in cadaver renal allograft recipients: importance of T cell monitoring. Surgery 1976;80:155.

73. Couriel D, Saliba R, Hicks K, et al. Tumor necrosis factor alpha blockade for the treatment of steroid-refractory acute GVHD. Blood 2004;104:649.

74. Csapo Z, Benavides-Viveros C, Podder H, et al. Campath-1H as rescue therapy for the treatment of acute rejection in kidney transplant patients. Transplant Proc 2005;37:2032.

75. D'Alessandro AM, Pirsch JD, Stratta RJ, et al. OKT3 salvage therapy in a quadruple immunosuppressive protocol in cadaveric renal transplantation. Transplantation 1989;47:297.

76. Dantal J, Ninin E, Hourmant M, et al. Anti-CD4 MoAb therapy in kidney transplantation – a pilot study in early prophylaxis of rejection. Transplantation 1996;62:1502.

77. Darby CR, Bushell A, Morris PJ, et al. Nondepleting anti-CD4 antibodies in transplantation: evidence that modulation is far less effective than prolonged CD4 blockade. Transplantation 1994;57:1419.

78. Davis RC, Nabseth DC, Olsson CA, et al. Effect of rabbit ALG on cadaver kidney transplant survival. Ann Surg 1972;176:521.

79. Deans JP, Kalt L, Ledbetter JA, et al. Association of 75/80-kDa phosphoproteins and the tyrosine kinases Lyn, Fyn, and Lck with the B cell molecule CD20: evidence against involvement of the cytoplasmic regions of CD20. J Biol Chem 1995;270:22632.

80. Deans JP, Li H, Polyak MJ. CD20-mediated apoptosis: signalling through lipid rafts. Immunology 2002;107:176.

81. Debets JMH, Leunissen KML, van Hooff HJ, et al. Evidence of involvement of tumor necrosis factor in adverse reactions during treatment of kidney allograft rejection with antithymocyte globulin. Transplantation 1989;47:487.

82. Debure A, Chekoff N, Chatenoud L, et al. One-month prophylactic use of OKT3 in cadaver kidney transplant recipients. Transplantation 1988;45:546.

83. Dedrick RL, Walicke P, Garovoy M. Anti-adhesion antibodies efalizumab, a humanized anti-CD11a monoclonal antibody. Transpl Immunol 2002;9:181.

84. Deierhoi MH, Sollinger HW, Kalayoglu M, et al. Quadruple therapy for cadaver renal transplantation. Transplant Proc 1987;19:1917.

85. Delmonico FL, Cosimi AB. Anti-CD4 monoclonal antibody therapy. Clin Transplant 1996;10:397.

86. Delmonico FL, Cosimi AB. Monoclonal antibody treatment of human allograft recipients. Surg Gynecol Obstet 1988;166:89.

87. Delmonico FL, Cosimi AB, Kawai T, et al. Non-human primate responses to murine and humanized OKT4A. Transplantation 1993;55:722.

88. Dhanireddy KK, Bruno DA, Zhang X, et al. Alefacept (LFA3-Ig), portal venous donor specific transfusion, and sirolimus prolong renal allograft survival in non-human primates. J Am Coll Surg 2006;203:S92.

89. Dulkanchainun TS, Goss JA, Imagawa DK, et al. Reduction of hepatic ischemia/reperfusion injury by a soluble P-selectin glycoprotein ligand-1. Ann Surg 1998;227:832.

90. Faguer S, Kamar N, Guilbeaud-Frugier C, et al. Rituximab therapy for acute humoral rejection after kidney transplantation. Transplantation 2007;83:1277–80.

91. Farges C, Samuel D, Bismuth H. Orthoclone OKT3 in liver transplantation. Transplant Sci 1992;2:16.

92. Farmer DG, Anselmo D, Da Shen X, et al. Disruption of P-selectin signaling modulates cell trafficking and results in improved outcomes after mouse warm intestinal ischemia and reperfusion injury. Transplantation 2005;80:828.

93. Ferrant JL, Benjamin CD, Cutler AH, et al. The contribution of Fc effector mechanisms in the efficacy of anti-CD154 immunotherapy depends on the nature of the immune challenge. Int Immunol 2004;16:1583.

94. Friend PJ, Hale G, Chatenoud L, et al. Phase I study of an engineered aglycosylated humanized CD3 antibody in renal transplant rejection. Transplantation 1999;68:1632.

95. Friend PJ, Hale G, Waldmann H, et al. Campath-1M-prophylactic use after kidney transplantation: a randomized controlled clinical trial. Transplantation 1989;48:248.

96. Friend PJ, Rebello P, Oliveira D, et al. Successful treatment of renal allograft rejection with a humanized antilymphocyte monoclonal antibody. Transplant Proc 1995;27:869.

97. Friend PJ, Waldmann H, Hale G, et al. Reversal of allograft rejection using the monoclonal antibody, Campath-1G. Transplant Proc 1991;23:2253.

98. Froud T, Ricordi C, Baidal DA, et al. Islet transplantation in type 1 diabetes mellitus using cultured islets and steroid-free immunosuppression: Miami experience. Am J Transplant 2005;5:2037.

99. Fuchinoue S, Ishii Y, Sawada T, et al. The 5-year outcome of ABO-incompatible kidney transplantation with rituximab induction. Transplantation 2011;91:853–7.

100. Gabardi S, Catella J, Martin ST, et al. Maintenance immunosuppression with intermittent intravenous IL-2 receptor antibody therapy in renal transplant recipients. Ann Pharmacother 2011;45:e48.

101. Gaber AO, First MR, Tesi RJ, et al. Results of the double-blind, randomized, multicenter, phase III clinical trial of Thymoglobulin versus Atgam in the treatment of acute graft rejection episodes after renal transplantation. Transplantation 1998;66:29.

102. Genberg H, Kumlien G, Wennberg L, et al. ABO-incompatible kidney transplantation using antigen-specific immunoadsorption and rituximab: a 3-year follow-up. Transplantation 2008;85:1745–54.

103. Getts DR, Wiseman AC, Mulgaonkar S, et al. Evaluating safety and efficacy of TOL101 induction to prevent kidney transplant rejection, part a interim analysis. Transpl Int 2011;24:93.

104. Gill JI, Gulley ML. Immunoglobulin and T cell receptor gene rearrangement. Hematol Oncol Clin North Am 1994;8:751.

105. Goggins WC, Pascual MA, Powelson JA, et al. A prospective, randomized, clinical trial of intraoperative versus postoperative Thymoglobulin in adult cadaveric renal transplant recipients. Transplantation 2003;76:798.

106. Gordon KB, Vaishnaw AK, O'Gorman J, et al. Treatment of psoriasis with alefacept: correlation of clinical improvement with reductions of memory T-cell counts. Arch Dermatol 2003;139:1563.

107. Gourishankar S, McDermid JC, Jhangri GS, et al. Herpes zoster infection following solid organ transplantation: incidence, risk factors and outcomes in the current immunosuppressive era. Am J Transplant 2004;4:108.

108. Graf D, Korthauer U, Mages HW, et al. Cloning of TRAP, a ligand for CD40 on human T cells. Eur J Immunol 1992;22:3191.

109. Greenwood J, Clark M, Waldmann H. Structural motifs involved in human IgG antibody effector functions. Eur J Immunol 1993;23:1098.

110. Gregori S, Mangia P, Bacchetta R, et al. An anti-CD45RO/RB monoclonal antibody modulates T cell responses via induction of apoptosis and generation of regulatory T cells. J Exp Med 2005;201:1293.

111. Grillo-Lopez AJ, White CA, Varns C, et al. Overview of the clinical development of rituximab: first monoclonal antibody approved for the treatment of lymphoma. Semin Oncol 1999;26 (5 Suppl. 14):66.

112. Gruessner RW, Kandaswamy R, Humar A, et al. Calcineurin inhibitor- and steroid-free immunosuppression in pancreas-kidney and solitary pancreas transplantation. Transplantation 2005; 79:1184.

113. Hale G. The CD52 antigen and development of the CAMPATH antibodies. Cytotherapy 2001;3:137.

114. Hale G, Waldmann H, Friend P, et al. Pilot study of CAMPATH-1, a rat monoclonal antibody that fixes human complement, as an immunosuppressant in organ transplantation. Transplantation 1986;42:308.

115. Hall BL, Hand SL, Alter MD, et al. Variables affecting the T cell receptor V-β repertoire heterogeneity of T cells infiltrating human renal allografts. Transpl Immunol 1993;1:217.

116. Hanaway MJ, Woodle ES, Mulgaonkar S, et al. Alemtuzumab induction in renal transplantation. N Engl J Med 2011;364:1909–19.

117. Hardinger KL, Schnitzler MA, Miller B, et al. Five-year follow up of thymoglobulin versus ATGAM induction in adult renal transplantation. Transplantation 2004;78:136.

118. Harlan DM, Kirk AD. The future of organ and tissue

transplantation: can T-cell costimulatory pathway modifiers revolutionize the prevention of graft rejection? JAMA 1999;282:1076.

119. Haug CE, Colvin RB, Delmonico FL, et al. A phase I trial of immunosuppression with anti-ICAM-1 (CD54) mAb in renal allograft recipients. Transplantation 1993;55:766.

120. Heinrich G, Gram H, Kocher HP, et al. Characterization of a human T cell-specific chimeric antibody (CD7) with human constant and mouse variable regions. J Immunol 1989;143:3589.

121. Henn V, Slupsky JR, Grafe M, et al. CD40 ligand on activated platelets triggers an inflammatory reaction of endothelial cells. Nature 1998;391:591.

122. Henry ML, Pelletier RP, Elkhammas EA, et al. A randomized prospective trial of OKT3 induction in the current immunosuppression era. Clin Transplant 2001;15:410.

123. Herold KC, Hagopian W, Auger JA, et al. Anti-CD3 monoclonal antibody in new-onset type 1 diabetes mellitus. N Engl J Med 2002;346:1692.

124. Hershberger RE, Starling RC, Eisen HJ, et al. Daclizumab to prevent rejection after cardiac transplantation. N Engl J Med 2005;352:2705.

125. Hibberd PL, Tolkoff-Rubin NE, Cosimi AB, et al. Symptomatic cytomegalovirus disease in the cytomegalovirus antibody seropositive renal transplant recipient treated with OKT3. Transplantation 1992;53:68.

126. Hiesse C, Lantz O, Kriaa F, et al. Treatment with Lo-Tact-1, a monoclonal antibody to the interleukin-2 receptor, in kidney transplantation. Presse Med 1991;20:2036.

127. Hill A, Hillmen P, Richards SJ, et al. Sustained response and long-term safety of eculizumab in paroxysmal nocturnal hemoglobinuria. Blood 2005;106:2559.

128. Hippen BE, DeMattos A, Cook WJ, et al. Association of CD20 infiltrates with poorer clinical outcomes in acute cellular rejection of renal allografts. Am J Transplant 2005;5:2248.

129. Hodi FS, Mihm MC, Soiffer RJ, et al. Biologic activity of cytotoxic T lymphocyte-associated antigen 4 antibody blockade in previously vaccinated metastatic melanoma and ovarian carcinoma patients. Proc Natl Acad Sci U S A 2003;100:4712.

130. Hodi FS, O'Day SJ, McDermott DF, et al. Improved survival with ipilimumab in patients with metastatic melanoma. N Engl J Med 2010;363:711–23.

131. Hoffmann SC, Hale DA, Kleiner DE, et al. Functionally significant renal allograft rejection is defined by transcriptional criteria. Am J Transplant 2005;5:573.

132. Hoitsma AJ, van Lier LH, Reekers P, et al. Improved patient and graft survival after treatment of acute rejections of cadaveric renal allografts with rabbit antithymocyte globulin. Transplantation 1985;39:274.

133. Hourmant M, Bedrossian J, Durand D, et al. A randomized multicenter trial comparing leukocyte function-associated antigen-1 monoclonal antibody with rabbit antithymocyte globulin as induction treatment in first kidney transplantations. Transplantation 1996;62:1565.

134. Howard RJ, Condie RM, Sutherland DER, et al. The use of antilymphoblast globulin in the treatment of renal allograft rejection. Transplant Proc 1981;13:473.

135. Hozumi N, Tonegawa S. Evidence for somatic rearrangement of immunoglobulin genes coding for variable and constant regions. Proc Natl Acad Sci U S A 1976;73:3628.

136. Humar A, Ramcharan T, Denny R, et al. Are wound complications after a kidney transplant more common with modern immunosuppression? Transplantation 2001;72:1920.

137. Imai A, Suzuki T, Sugitani A, et al. A novel fully human anti-CD40 monoclonal antibody, 4D11, for kidney transplantation in cynomolgus monkeys. Transplantation 2007;84:1020–8.

138. Isobe M, Yagita H, Okumura K, et al. Specific acceptance of cardiac allograft after treatment with antibodies to ICAM-1 and LFA-1. Science 1992;255:1125.

139. Jacobsohn DA, Vogelsang GB. Anti-cytokine therapy for the treatment of graft-versus-host disease. Curr Pharm Des 2004;10:1195.

140. Jaffers GJ, Fuller TC, Cosimi AB, et al. Monoclonal antibody therapy: anti-idiotype and non-anti-idiotype antibodies to OKT3 arising despite intense immunosuppression. Transplantation 1986;41:572.

141. Jones PT, Dear PH, Foote J, et al. Replacing the complementarity-determining regions in a human antibody with those from a mouse. Nature 1986;321:522.

142. Jonker M, Malissen B, Mawas C. The effect of in vivo application of monoclonal antibodies specific for human cytotoxic T cells in rhesus monkeys. Transplantation 1983;35:374.

143. June CH, Ledbetter JA, Gillespie MM, et al. T-cell proliferation involving the CD28 pathway is associated with cyclosporine-resistant interleukin 2 gene expression. Mol Cell Biol 1987;7:4472.

144. Kahan BD, Rajagopalan PR, Hall M, et al. Reduction of the occurrence of acute cellular rejection among renal allograft recipients treated with basiliximab, a chimeric anti-interleukin-2-receptor monoclonal antibody. Transplantation 1999;67:276.

145. Kahana L, Ackermann J, Lefor W, et al. Uses of orthoclone OKT3 for prophylaxis of rejection and induction in initial nonfunction in kidney transplantation. Transplant Proc 1990;22:1755.

146. Kaplon RJ, Hochman PS, Michler RE, et al. Short course single agent therapy with an LFA-3-IgG fusion protein prolongs primate cardiac allograft survival. Transplantation 1996;61:356.

147. Kaufman DB, Leventhal JR, Axelrod D, et al. Alemtuzumab induction and prednisone-free maintenance immunotherapy in kidney transplantation: comparison with basiliximab induction – long-term results. Am J Transplant 2005;5:2539.

148. Kaufman DB, Leventhal JR, Gallon LG, et al. Alemtuzumab induction and prednisone-free maintenance immunotherapy in simultaneous pancreas-kidney transplantation comparison with rabbit antithymocyte globulin induction long-term results. Am J Transplant 2006;6:331.

149. Kawai T, Wee SL, Bazin H, et al. Association of natural killer cell depletion with induction of mixed chimerism and allograft tolerance in non-human primates. Transplantation 2000;70:368.

150. Kazatchkine MD, Kaveri SV. Immunomodulation of autoimmune and inflammatory diseases with intravenous immune globulin. N Engl J Med 2001;345:747.

151. Kerr PG, Atkins RC. The effects of OKT3 therapy on infiltrating lymphocytes in rejecting renal allografts. Transplantation 1989;48:33.

152. Kirk AD. 4D11: The second mouse? Am J Transplant 2009;9:1701–2.

153. Kirk AD, Blair PJ, Tadaki DK, et al. The role of CD154 in organ transplant rejection and acceptance. Philos Trans R Soc Lond B Biol Sci 2001;356:691.

154. Kirk AD, Burkly LC, Batty DS, et al. Treatment with humanized monoclonal antibody against CD154 prevents acute renal allograft rejection in nonhuman primates. Nat Med 1999;5:686.

155. Kirk AD, Cherikh WS, Ring M, et al. Dissociation of depletional induction and posttransplant lymphoproliferative disease in kidney recipients treated with alemtuzumab. Am J Transplant 2007;7:2619–25.

156. Kirk AD, Hale DA, Mannon RB, et al. Results from a human renal allograft tolerance trial evaluating the humanized CD52-specific monoclonal antibody alemtuzumab (CAMPATH-1H). Transplantation 2003;76:120.

157. Kirk AD, Hale DA, Swanson SJ, et al. Autoimmune thyroid disease after renal transplantation using depletional induction with alemtuzumab. Am J Transplant 2006;6:1084.

158. Kirk AD, Harlan DM, Armstrong NN, et al. CTLA4-Ig and anti-CD40 ligand prevent renal allograft rejection in primates. Proc Natl Acad Sci U S A 1997;94:8789.

159. Kirk AD, Ibrahim S, Dawson DV, et al. Characterization of T cells expressing the γδ antigen receptor in human renal allograft rejection. Hum Immunol 1993;36:11.

160. Kirk AD, Knechtle SJ, Sollinger H, et al. Preliminary results of the use of humanized anti-CD154 in human renal allotransplantation. Am J Transplant 2001;1:S191.

161. Kirk AD, Mannon RB, Kleiner DE, et al. Results from a human renal allograft tolerance trial evaluating T-cell depletion with alemtuzumab combined with deoxyspergualin. Transplantation 2005;80:1051.

162. Kirk AD, Tadaki DK, Celniker A, et al. Induction therapy with monoclonal antibodies specific for CD80 and CD86 delays the onset of acute renal allograft rejection in non-human primates. Transplantation 2001;72:377.

163. Kirkman RL, Araujo JL, Busch GJ, et al. Treatment of acute renal allograft rejection with monoclonal anti-T12 antibody. Transplantation 1983;36:620.

164. Kirkman RL, Shapiro ME, Carpenter CB, et al. A randomized prospective trial of anti-Tac monoclonal antibody in human renal transplantation. Transplantation 1991;51:107.

165. Kitchens WH, Haridas D, Wagener ME, et al. Integrin antagonists prevent costimulatory blockade-resistant transplant rejection by CD8(+) memory T cells. Am J Transplant 2012;12:69–80.

166. Knechtle SJ, Fernandez LA, Pirsch JD, et al. Campath-1H in renal

transplantation: the University of Wisconsin experience. Surgery 2004;136:754.

167. Knechtle SJ, Pirsch JD, Fechner H, et al. Campath-1H induction plus rapamycin monotherapy for renal transplantation: results of a pilot study. Am J Transplant 2003;3:722.

168. Knechtle SJ, Vargo D, Fechner J, et al. FN18-CRM9 immunotoxin promotes tolerance in primate renal allografts. Transplantation 1997;63:1.

169. Kohler G, Milstein C. Continuous cultures of fused cells secreting antibody of predefined specificity. Nature 1975;256:495.

170. Kovarik JM, Burtin P. Immunosuppressants in advanced clinical development for organ transplantation and selected autoimmune diseases. Expert Opin Emerg Drugs 2003;8:47.

171. Kreitman RJ. Toxin-labeled monoclonal antibodies. Curr Pharm Biotechnol 2001;2:313.

172. Kreitman RJ, Wilson WH, White JD, et al. Phase I trial of recombinant immunotoxin anti-Tac(Fv)-PE38 (LMB-2) in patients with hematologic malignancies. J Clin Oncol 2000;18:1622.

173. Krid S, Roumenina LT, Beury D, et al. Renal transplantation under prophylactic eculizumab in atypical hemolytic uremic syndrome with CFH/CFHR1 hybrid protein. Am J Transplant 2012;12:1938–44.

174. Kuritzkes DR, Jacobson J, Powderly WG, et al. Antiretroviral activity of the anti-CD4 monoclonal antibody TNX-355 in patients infected with HIV type 1. J Infect Dis 2004;189:286.

175. Land W. Monoclonal antibodies in 1991: new potential options in clinical immunosuppressive therapy. Clin Transplant 1991;5:493.

176. Larsen CP, Pearson TC, Adams AB, et al. Rational development of LEA29Y (belatacept), a high-affinity variant of CTLA4-Ig with potent immunosuppressive properties. Am J Transplant 2005;5:443.

177. Lazarovits AI, Rochon J, Banks L, et al. Human mouse chimeric CD7 monoclonal antibody for the prophylaxis of kidney transplant rejection. J Clin Invest 1993;150:5163.

178. Lebranchu Y, Bridoux F, Buchler M, et al. Immunoprophylaxis with basiliximab compared with antithymocyte globulin in renal transplant patients receiving MMF-containing triple therapy. Am J Transplant 2002;2:48.

179. Lehmann M, Sternkopf F, Metz F, et al. Induction of long-term survival of rat skin allografts by a novel, highly effective anti-CD4 monoclonal antibody. Transplantation 1992;54:959.

180. Le Mauff B, Hourmant M, Rougier JP, et al. Effect of anti-LFA1 (CD11a) monoclonal antibodies in acute rejection in human kidney transplantation. Transplantation 1991;52:291.

181. Leonardi CL, Kimball AB, Papp KA, et al. Efficacy and safety of ustekinumab, a human interleukin-12/23 monoclonal antibody, in patients with psoriasis: 76-week results from a randomised, double-blind, placebo-controlled trial (PHOENIX 1). Lancet 2008;371:1665–74.

182. Lerut J, Van Thuyne V, Mathijs J, et al. Anti-CD2 monoclonal antibody and tacrolimus in adult liver transplantation. Transplantation 2005;80:1186.

183. Linsley PS, Wallace PM, Johnson J, et al. Immunosuppression in vivo by a soluble form of the CTLA-4 T cell activation molecule. Science 1992;257:792.

184. Lo DJ, Weaver TA, Stempora L, et al. Selective targeting of human alloresponsive CD8+ effector memory T cells based on CD2 expression. Am J Transplant 2011;11:22–33.

185. Locke JE, Magro CM, Singer AL, et al. The use of antibody to complement protein C5 for salvage treatment of severe antibody-mediated rejection. Am J Transplant 2009;9:231–5.

186. Lonze BE, Dagher NN, Simpkins CE, et al. Eculizumab, bortezomib and kidney paired donation facilitate transplantation of a highly sensitized patient without vascular access. Am J Transplant 2010;10:2154–60.

187. Lonze BE, Singer AL, Montgomery RA. Eculizumab and renal transplantation in a patient with CAPS. N Engl J Med 2010;362:1744–5.

188. Luke PP, O'Brien CA, Jevnikar AM, et al. Anti-CD45RB monoclonal antibody-mediated transplantation tolerance. Curr Mol Med 2001;5:533.

189. Madsen JC, Peugh WN, Wood KJ, et al. The effect of anti-L3T4 monoclonal antibody treatment on first set rejection of murine cardiac allografts. Transplantation 1987;44:849.

190. Magliocca JF, Knechtle SJ. The evolving role of alemtuzumab (Campath-1H) for immunosuppressive therapy in organ transplantation. Transpl Int 2006;19:705.

191. Malatack JF, Gartner JCJ, Urbach AH, et al. Orthotopic liver transplantation, Epstein–Barr virus, cyclosporine, and lympho-proliferative disease: a growing concern. J Pediatr 1991;118:667.

192. Malinow L, Walker J, Klassen DK, et al. Antilymphocyte induction immunosuppression in the post-Minnesota antilymphocyte globulin era: incidence of renal dysfunction and delayed graft function: a single center experience. Clin Transplant 1996;10:237.

193. Marlin SD, Springer TA. Purified intercellular adhesion molecule-1 (ICAM-1) is a ligand for lymphocyte function-associated antigen 1 (LFA-1). Cell 1987;51:813.

194. Martin PJ, Nelson BJ, Appelbaum FR, et al. Evaluation of a CD5-specific immunotoxin for treatment of acute graft-versus-host disease after allogeneic marrow transplantation. Blood 1996;88:824.

195. Matas AJ, Tellis VA, Quinn T, et al. ALG treatment of steroid-resistant rejection in patients receiving cyclosporine. Transplantation 1986;41:579.

196. McCurry KR, Iacono A, Zeevi A, et al. Early outcomes in human lung transplantation with Thymoglobulin or Campath-1H for recipient pretreatment followed by posttransplant tacrolimus near-monotherapy. J Thorac Cardiovasc Surg 2005;130:528.

197. Meier-Kriesche HU, Arndorfer JA, Kaplan B. Association of antibody induction with short- and long-term cause-specific mortality in renal transplant recipients. J Am Soc Nephrol 2002;13:769.

198. Meiser BM, Reiter C, Reichenspurner H, et al. Chimeric monoclonal CD4 antibody – a novel immunosuppressant for clinical heart transplantation. Transplantation 1994;58:419.

199. Merion M, White DJG, Thiru S, et al. Cyclosporine: five years experience in cadaveric renal transplantation. N Engl J Med 1984;310:148.

200. Millis JM, McDiarmid SV, Hiatt JR, et al. Randomized prospective trial of OKT3 for early prophylaxis of rejection after liver transplantation. Transplantation 1989;47:82.

201. Monk NJ, Hargreaves RE, Marsh JE, et al. Fc-dependent depletion of activated T cells occurs through CD40L-specific antibody rather than costimulation blockade. Nat Med 2003;9:1275.

202. Morrison SL, Johnson MJ, Herzenberg LA, et al. Chimeric human antibody molecules: mouse antigen-binding domains with human constant region domains. Proc Natl Acad Sci U S A 1984;81:6851.

203. Mourad M, Besse T, Malaise J, et al. BTI-322 for acute rejection after renal transplantation. Transplant Proc 1997;29:2353.

204. Mourad G, Garrigue V, Squifflet JP, et al. Induction versus noninduction in renal transplant recipients with tacrolimus-based immunosuppression. Transplantation 2001;72:1050.

205. Mourad G, Rostaing L, Legendre C, et al. Sequential protocols using basiliximab versus antithymocyte globulins in renal-transplant patients receiving mycophenolate mofetil and steroids. Transplantation 2004;78:584.

206. Muller TF, Grebe SO, Neumann MC, et al. Persistent long-term changes in lymphocyte subsets induced by polyclonal antibodies. Transplantation 1997;64:1432.

207. Nakajima H, Sano H, Nishimura T, et al. Role of vascular cell adhesion molecule 1/very late activation antigen 4 and intercellular adhesion molecule 1/lymphocyte function-associated antigen 1 interactions in antigen-induced eosinophil and T cell recruitment into the tissue. J Exp Med 1994;179:1145.

208. Nashan B, Light S, Hardie IR, et al. Reduction of acute renal allograft rejection by daclizumab. Transplantation 1999;67:110.

209. Nashan B, Moore R, Amlot P, et al. Randomized trial of basiliximab versus placebo for control of acute cellular rejection in renal allograft recipients. CHIB201 International Study Group. Lancet 1997;350:1193.

210. Nelson PW, Cosimi AB, Delmonico FL, et al. Antithymocyte globulin as the primary treatment for renal allograft rejection. Transplantation 1983;36:587.

211. Neuhaus P, Clavien PA, Kittur D, et al. Improved treatment response with basiliximab immunoprophylaxis after liver transplantation: results from a double-blind randomized placebo-controlled trial. Liver Transpl 2002;8:132.

212. Niblack G, Johnson K, Williams T, et al. Antibody formation following administration of antilymphocyte serum. Transplant Proc 1987;19:1896.

213. Nicolls MR, Gill RG. LFA-1 (CD11a) as a therapeutic target. Am J Transplant 2006;6:27.

214. Niimi M, Witzke O, Bushell A, et al. Nondepleting anti-CD4 monoclonal antibody enhances the ability of oral alloantigen delivery to induce indefinite survival of cardiac allografts: oral tolerance to alloantigen. Transplantation 2000;70:1524.

215. Nimer SD, Giorgi J, Gajewski JL, et al. Selective depletion of CD8 cells for prevention of graft-versus-host disease after bone marrow transplantation: a randomized controlled trial. Transplantation 1994;57:82.

216. Norman DJ, Kahana L, Stuart Jr FP, et al. A randomized clinical trial of induction therapy with OKT3 in kidney transplantation. Transplantation 1993;55:44.

217. Norman DJ, Shield III. CF, Barry J, et al. Early use of OKT3 monoclonal antibody in renal transplantation to prevent rejection. Am J Kidney Dis 1988;11:107.

218. Norman DJ, Vincenti F, de Mattos AM, et al. Phase I trial of HuM291, a humanized anti-CD3 antibody, in patients receiving renal allografts from living donors. Transplantation 2000;70:1707.

219. Olsen NJ, Brooks RH, Cush JJ, et al. A double-blind, placebo-controlled study of anti-CD5 immunoconjugate in patients with rheumatoid arthritis. The Xoma RA Investigator Group. Arthritis Rheum 1996;39:1102–8. Erratum in: Arthritis Rheum 1996;39:1575.

220. Opelz G. Efficacy of rejection prophylaxis with OKT3 in renal transplantation. Collaborative Transplant Study. Transplantation 1995;60:1220.

221. Ortho Multicenter Transplant Study Group. A randomized clinical trial of OKT3 monoclonal antibody for acute rejection of cadaveric renal transplants. N Engl J Med 1985;313:337.

222. Osorio LM, Rottenberg M, Jondal M, et al. Simultaneous cross-linking of CD6 and CD28 induces cell proliferation in resting T cells. Immunology 1998;93:358.

223. Oura T, Yamashita K, Suzuki T, et al. Long-term hepatic allograft acceptance based on CD40 blockade by ASKP1240 in nonhuman primates. Am J Transplant 2012;12:1740–54.

224. Oyer PE, Stinson EB, Jamieson SW, et al. Cyclosporin-A in cardiac allografting: a preliminary experience. Transplant Proc 1983;15:1247.

225. Parrott NR, Hammad AQ, Watson CJ, et al. Multicenter, randomized study of the effectiveness of basiliximab in avoiding addition of steroids to cyclosporine a monotherapy in renal transplant recipients. Transplantation 2005;79:344.

226. Pascher A, Radke C, Dignass A, et al. Successful infliximab treatment of steroid and OKT3 refractory acute cellular rejection in two patients after intestinal transplantation. Transplantation 2003;76:615.

227. Patel NC, Chinen J, Rosenblatt HM, et al. Long-term outcomes of nonconditioned patients with severe combined immunodeficiency transplanted with HLA-identical or haploidentical bone marrow depleted of T cells with anti-CD6 mAb. J Allergy Clin Immunol 2008;122:1185–93.

228. Pearl JP, Parris J, Hale DA, et al. Immunocompetent T-cells with a memory-like phenotype are the dominant cell type following antibody-mediated T-cell depletion. Am J Transplant 2005;5:465.

229. Penn I. Cancers complicating organ transplantation. N Engl J Med 1990;323:1767.

230. Penn I. The problem of cancer in organ transplant recipients: an overview. Transplant Sci 1994;4:23.

231. Poirier N, Blancho G, Vanhove B. CD28-specific immunomodulating antibodies: what can be learned from experimental models? Am J Transplant 2012;12:1682–90.

232. Poirier N, Mary C, Dilek N, et al. Preclinical efficacy and immunological safety of FR104, an antagonist anti-CD28 monovalent Fab' antibody. Am J Transplant 2012;12:2630–40.

233. Polman CH, O'Connor PW, Havrdova E, et al. A randomized, placebo-controlled trial of natalizumab for relapsing forms of multiple sclerosis. N Engl J Med 2006;354:899–910.

234. Ponticelli C, Rivolta E, Tarantino A, et al. Treatment of severe rejection of kidney transplant with Orthoclone OKT3. Clin Transplant 1987;1:99.

235. Posselt AM, Bellin MD, Tavakol M, et al. Islet transplantation in type 1 diabetics using an immunosuppressive protocol based on the anti-LFA-1 antibody efalizumab. Am J Transplant 2010;10:1870–80.

236. Powelson JA, Knowles RW, Delmonico FL, et al. CDR-grafted OKT4A monoclonal antibody in cynomolgus renal allograft recipients. Transplantation 1994;57:788.

237. Pratt JR, Basheer SA, Sacks SH. Local synthesis of complement component C3 regulates acute renal transplant rejection. Nat Med 2002;8:582.

238. Preston EH, Xu H, Dhanireddy KK, et al. IDEC-131 (anti-CD154), sirolimus and donor-specific transfusion facilitate operational tolerance in non-human primates. Am J Transplant 2005;5:1032.

239. Preville X, Flacher M, LeMauff B, et al. Mechanisms involved in antithymocyte globulin immunosuppressive activity in a nonhuman primate model. Transplantation 2001;71:460.

240. Prin Mathieu C, Renoult E, Kennel De March A, et al. Serum anti-rabbit and anti-horse IgG, IgA, and IgM in kidney transplant recipients. Nephrol Dial Transplant 1997;12:2133.

241. Pruitt SK, Kirk AD, Bollinger RR, et al. The effect of soluble complement receptor type 1 on hyperacute rejection of porcine xenografts. Transplantation 1994;57:363.

242. Przepiorka D, LeMaistre CF, Huh YO, et al. Evaluation of anti-CD5 ricin A chain immunoconjugate for prevention of acute graft-vs.-host disease after HLA-identical marrow transplantation. Ther Immunol 1994;1:77–82.

243. Przepiorka D, Phillips GL, Ratanatharathorn V, et al. A phase II study of BTI-322, a monoclonal anti-CD2 antibody for treatment of steroid-resistant acute GVHD. Blood 1998;92:4066.

244. Qin L, Chavin KD, Lin J, et al. Anti-CD2 receptor and anti-CD2 ligand (CD48) antibodies synergize to prolong allograft survival. J Exp Med 1994;179:341.

245. Raghavan M, Bjorkman PJ. Fc receptors and their interactions with immunoglobulins. Annu Rev Cell Dev Biol 1996;12:181.

246. Rahman GF, Hardy MA, Cohen DJ. Administration of equine anti-thymocyte globulin via peripheral vein in renal transplant recipients. Transplantation 2000;69:1958.

247. Raman C. CD5, an important regulator of lymphocyte selection and immune tolerance. Immunol Res 2002;26:255.

248. Rebellato LM, Gross U, Verbanac KM, et al. A comprehensive definition of the major antibody specificities in polyclonal rabbit antithymocyte globulin. Transplantation 1994;57:685.

249. Regan JF, Lyonnais C, Campbell K, et alUS Thymoglobulin Multi-Center Study Group. Total and active thymoglobulin levels: effects of dose and sensitization on serum concentrations. Transpl Immunol 2001;9:29.

250. Rehman S, Meier-Kriesche HU, Scornik J. Use of intravenous immune globulin and rituximab for desensitization of highly human leukocyte antigen-sensitized patients awaiting kidney transplantation. Transplantation 2010;90:932.

251. Reichert JM. Therapeutic monoclonal antibodies: trends in development and approval in the US. Curr Opin Mol Ther 2002;4:110.

252. Reichert JM, Rosensweig CJ, Faden LB, et al. Monoclonal antibody successes in the clinic. Nat Biotechnol 2005;23:1073.

253. Reinke P, Kern F, Fietze W, et al. Anti-CD4 monoclonal antibody therapy of late acute rejection in renal allograft recipients – CD4 T cells play an essential role in the rejection process. Transplant Proc 1995;27:859.

254. Richardson AJ, Higgins RM, Liddington M, et al. Antithymocyte globulin for steroid resistant rejection in renal transplant recipients immunosuppressed with triple therapy. Transpl Int 1989;2:27.

255. Robbins RC, Oyer PE, Stinson EB, et al. The use of monoclonal antibodies after heart transplantation. Transplant Sci 1992;2:22.

256. Rocha PN, Plumb TJ, Crowley SD, et al. Effector mechanisms in transplant rejection. Immunol Rev 2003;196:51.

257. Rostaing L, Cantarovich D, Mourad G, et al. Corticosteroid-free immunosuppression with tacrolimus, mycophenolate mofetil, and daclizumab induction in renal transplantation. Transplantation 2005;79:807.

258. Rothlein R, Dustin ML, Marlin SD, et al. A human intercellular adhesion molecule (ICAM-1) distinct from LFA-1. J Immunol 1986;137:1270.

259. Sablinski T, Hancock WW, Tilney NL, et al. CD4 monoclonal antibodies in organ transplantation – a review of progress. Transplantation 1991;52:579.

260. Sablinski T, Sayegh MH, Kut JP, et al. The importance of targeting the CD4+ T cell subset at the time of antigenic challenge for induction of prolonged vascularized allograft survival. Transplantation 1992;53:219.

261. Salmela K, Wramner L, Ekberg H, et al. A randomized multicenter trial of the anti-ICAM-1 monoclonal antibody (Enlimomab), for the prevention of acute rejection and delayed onset of graft function in cadaveric renal transplantation. Transplantation 1999;67:729.

262. Sao H, Kitaori K, Kasai M, et al. A new marrow T cell depletion method using anti-CD6 monoclonal antibody-conjugated magnetic beads and its clinical application for prevention of acute graft-vs.-host disease in allogeneic bone marrow transplantation: results of a phase I–II trial. Int J Hematol 1999;69:27.

263. Sarwal M, Chua MS, Kambham M, et al. Molecular heterogeneity in acute renal allograft rejection identified by DNA microarray

profiling. N Engl J Med 2003;349:125.

264. Sarwal MM, Ettenger R, Dharnidharka V, et al. Complete steroid avoidance is effective and safe in children with renal transplants: a multicenter randomized trial with three-year follow-up. Am J Transplant 2012;12:2719–29.

265. Scheinfeld N. Alefacept: a safety profile. Expert Opin Drug Saf 2005;4:975.

266. Schnell R, Vitetta E, Schindler J, et al. Treatment of refractory Hodgkin's lymphoma patients with an anti-CD25 ricin A-chain immunotoxin. Leukemia 2000;14:129.

267. Schroeder TJ, First MR, Mansour ME, et al. Antimurine antibody formation following OKT3 therapy. Transplantation 1990;49:48.

268. Scientific Registry of Transplant Recipients (SRTR) and Organ Procurement and Transplantation Network (OPTN). SRTR/OPTN 2010 annual data report. Am J Transplant 2012;12(Suppl. 1).

269. Sempowski GD, Lee DM, Kaufman RE, et al. Structure and function of the CD7 molecule. Crit Rev Immunol 1999;19:331.

270. Shaffer D, Langone A, Nylander WA, et al. A pilot protocol of a calcineurin-inhibitor free regimen for kidney transplant recipients of marginal donor kidneys or with delayed graft function. Clin Transplant 2003;17:31.

271. Shapiro AM, Lakey JR, Ryan EA, et al. Islet transplantation in seven patients with type 1 diabetes mellitus using a glucocorticoid-free immunosuppressive regimen. N Engl J Med 2000;343:230.

272. Shapiro R, Basu A, Tan H, et al. Kidney transplantation under minimal immunosuppression after pretransplant lymphoid depletion with Thymoglobulin or Campath. J Am Coll Surg 2005;200:505.

273. Shapiro R, Young JB, Milford EL, et al. Immunosuppression: evolution in practice and trends, 1993–2003. Am J Transplant 2005;5:874.

274. Sharma LC, Muirhead N, Lazarovits AI. Human mouse chimeric CD7 monoclonal antibody (SDZCHH380) for the prophylaxis of kidney transplant rejection: analysis beyond 4 years. Transplant Proc 1997;29:323.

275. Sherry N, Hagopian W, Ludvigsson J, et al. Teplizumab for treatment of type 1 diabetes (Protégé study): 1-year results from a randomised, placebo-controlled trial. Lancet 2011;378:487–97.

276. Shield CF, Cosimi AB, Tolkoff-Rubin NE, et al. Use of antithymocyte globulin for reversal of acute allograft rejection. Transplantation 1979;28:461.

277. Shield CF, Edwards EB, Davies DB, et al. Antilymphocyte induction therapy in cadaver renal transplantation. Transplantation 1997;63:1257.

278. Shizuru JA, Seydel KB, Flavin TF, et al. Induction of donor-specific unresponsiveness to cardiac allografts in rats by pretransplant anti-CD4 monoclonal antibody therapy. Transplantation 1990;50:366.

279. Siddiqui MA, Scott LJ. Infliximab: a review of its use in Crohn's disease and rheumatoid arthritis. Drugs 2005;65:2179.

280. Siemenow M, Brown SA, Thompson JS, et al. TOL101; a novel alphabeta TCR targeting monoclonal antibody. Am J Transplant 2010;10:36.

281. Simpson MA, Monaco AP. Clinical uses of polyclonal and monoclonal antilymphoid sera. In: Chatenoud L, editor. Monoclonal antibodies in transplantation. Austin, TX: RG Landes; 1995. p. 1.

282. Singh A, Stablein D, Tejani A. Risk factors for vascular thrombosis in pediatric renal transplantation: a special report of the North American Pediatric Renal Transplant Cooperative Study. Transplantation 1997;63:1263.

283. Skov L, Kragballe K, Zachariae C, et al. HuMax-CD4: a fully human monoclonal anti-CD4 antibody for the treatment of psoriasis vulgaris. Arch Dermatol 2003;139:1433.

284. Sollinger H, Kaplan B, Pescovitz MD, et al. Basiliximab versus antithymocyte globulin for prevention of acute renal allograft rejection. Transplantation 2001;72:1915.

285. Sommer BG, Henry ML, Ferguson RM. Sequential antilymphoblast globulin and cyclosporine for renal transplantation. Transplant Proc 1987;19:1879.

286. Sonnenday CJ, Warren DS, Cooper M, et al. Plasmapheresis, CMV hyperimmune globulin, and anti-CD20 allow ABO-incompatible renal transplantation without splenectomy. Am J Transplant 2004;4:1315.

287. Soulillou JP, Cantarovich D, Le MB, et al. Randomized controlled trial of a monoclonal antibody against the interleukin-2 receptor (33B3.1) as compared with rabbit antithymocyte globulin for prophylaxis against rejection of renal allografts. N Engl J Med 1990;322:1175.

288. Spitzer TR, McAfee SL, Dey BR, et al. Nonmyeloablative haploidentical stem-cell transplantation using anti-CD2 monoclonal antibody (MEDI-507)-based conditioning for refractory hematologic malignancies. Transplantation 2003;75:1748.

289. Springer TA, Dustin ML, Kishimoto TK, et al. The lymphocyte function associated LFA1, CD2 and LFA3 molecules: cell adhesion receptors of the immune system. Annu Rev Immunol 1987;5:223.

290. Squifflet JP, Besse T, Malaise J, et al. BTI-322 for induction therapy after renal transplantation: a randomized study. Transplant Proc 1997;29:317.

291. Stafford FJ, Fleisher TA, Lee G, et al. A pilot study of anti-CD5 ricin A chain immunoconjugate in systemic lupus erythematosus. J Rheumatol 1994;21:2068–70.

292. Starling GC, Whitney GS, Siadak AW, et al. Characterization of mouse CD6 with novel monoclonal antibodies which enhance the allogeneic mixed leukocyte reaction. Eur J Immunol 1996;26:738.

293. Starzl TE, Murase N, Abu-Elmagd K, et al. Tolerogenic immunosuppression for organ transplantation. Lancet 2003;361:1502.

294. Starzl TE, Porter KA, Iwasaki Y, et al. The use of heterologous antilymphocyte globulins in human homotransplantation. In: Wolstenholme GEW, O'Connor M, editors. Antilymphocyte serum. Boston: Little, Brown; 1967. p. 1.

295. Stegall MD, Diwan T, Raghavaiah S, et al. Terminal complement inhibition decreases antibody-mediated rejection in sensitized renal transplant recipients. Am J Transplant 2011;11:2405–13.

296. Stillwell R, Bierer BE. T cell signal transduction and the role of CD7 in costimulation. Immunol Res 2001;24:31.

297. Stratta RJ, D'Alessandro AM, Armbrust MJ, et al. Sequential antilymphocyte globulin/cyclosporine immunosuppression in cadaveric renal transplantation: effect of duration of ALG therapy. Transplantation 1989;47:96.

298. Streem SB, Novick AC, Braun WE, et al. Low-dose maintenance prednisone and antilymphoblast globulin for the treatment of acute rejection. Transplantation 1983;35:420.

299. Suntharalingam G, Perry MR, Ward S, et al. Cytokine storm in a phase 1 trial of the anti-CD28 monoclonal antibody TGN1412. N Engl J Med 2006;355:1018.

300. Suri-Payer E, Amar AZ, Thornton AM, et al. CD4 CD25 T cells inhibit both the induction and effector function of autoreactive T cells and represent a unique lineage of immunoregulatory cells. J Immunol 1998;160:1212.

301. Svoboda J, Kotloff R, Tsai DE. Management of patients with post-transplant lymphoproliferative disorder: the role of rituximab. Transpl Int 2006;19:259.

302. Swanson SJ, Hale DA, Mannon RB, et al. Kidney transplantation with rabbit antithymocyte globulin induction and sirolimus monotherapy. Lancet 2003;360:1662.

303. Szczech LA, Berlin JA, Aradhye S, et al. Effect of anti-lymphocyte induction therapy on renal allograft survival: a meta-analysis. J Am Soc Nephrol 1997;8:1771.

304. Szczech LA, Berlin JA, Feldman HI. The effect of antilymphocyte induction therapy on renal allograft survival: a meta-analysis of individual patient-level data. Anti-Lymphocyte Antibody Induction Therapy Study Group. Ann Intern Med 1998;128:817.

305. Tan HP, Kaczorowski DJ, Basu A, et al. Living donor renal transplantation using alemtuzumab induction and tacrolimus monotherapy. Am J Transplant 2006;6:2409.

306. Tatum AH, Bollinger RR, Sanfilippo F. Rapid serologic diagnosis of serum sickness from antilymphocyte globulin therapy using enzyme immunoassay. Transplantation 1984;38:582.

307. Taylor RP, Lindorfer MA. Immunotherapeutic mechanisms of anti-CD20 monoclonal antibodies. Curr Opin Immunol 2008;20:444–9.

308. Tesi RJ, Elkhammas EA, Henry ML, et al. OKT3 for primary therapy of the first rejection episode in kidney transplants. Transplantation 1993;55:1023.

309. Thistlethwaite Jr JR, Cosimi AB, Delmonico FL, et al. Evolving use of OKT3 monoclonal antibody for treatment of renal allograft rejection. Transplantation 1984;38:695.

310. Thistlethwaite Jr JR, Gaber AO, Haag BW, et al. OKT3 treatment of steroid-resistant renal allograft rejection. Transplantation 1987;43:176.

311. Thomas F, Cunningham P, Thomas J, et al. Superior renal allograft survival and decreased rejection with early high-dose and sequential multi-species antilymphocyte globulin therapy. Transplant Proc 1987;19:1874.

312. Thomas JM, Neville DM, Contreras JL, et al. Preclinical

studies of allograft tolerance in rhesus monkeys. Transplantation 1997;64:124.

313. Thompson JS, Pomeroy C, Kryscio RJ, et al. Use of a T cell-specific monoclonal antibody, T10B9, in a novel allogeneic stem cell transplantation protocol for hematologic malignancy high-risk patients. Biol Blood Marrow Transplant 2004;10:858.

314. Tite JP, Sloan A, Janeway CJ. The role of L3T4 in T cell activation: L3T4 may be both an Ia-binding protein and a receptor that transduces a negative signal. J Mol Cell Immunol 1986;2:179.

315. Torrealba JR, Fernandez LA, Kanmaz T, et al. Immunotoxin-treated rhesus monkeys: a model for renal allograft chronic rejection. Transplantation 2003;76:524.

316. Turgeon NA, Avila JG, Cano JA, et al. Experience with a novel efalizumab-based immunosuppressive regimen to facilitate single donor islet cell transplantation. Am J Transplant 2010;10:2082–91.

317. Turgeon N, Fishman JA, Basgoz N, et al. Effect of oral acyclovir or ganciclovir therapy after preemptive intravenous ganciclovir therapy to prevent cytomegalovirus disease in cytomegalovirus seropositive renal and liver transplant recipients receiving antilymphocyte antibody therapy. Transplantation 1998;66:1780.

318. Tyden G, Kumlien G, Genberg H, et al. ABO incompatible kidney transplantations without splenectomy, using antigen-specific immunoadsorption and rituximab. Am J Transplant 2005;5:145.

319. Tzakis AG, Tryphonopoulos P, Kato T, et al. Preliminary experience with alemtuzumab (Campath-1H) and low-dose tacrolimus immunosuppression in adult liver transplantation. Transplantation 2004;77:1209.

320. Upadhyay K, Midgley L, Moudgil A. Safety and efficacy of alemtuzumab in the treatment of late acute renal allograft rejection. Pediatr Transplant 2012;16:286–93.

321. Vallhonrat H, Williams WW, Cosimi AB, et al. In vivo generation of C4b, Bb, iC3b, and SC5b-9 after OKT3 administration in kidney and lung transplant recipients. Transplantation 1999;67:253.

322. van Gelder T, Zietse R, Mulder AH, et al. A double-blind, placebo-controlled study of monoclonal anti-interleukin-2 receptor antibody (BT563) administration to prevent acute rejection after kidney transplantation. Transplantation 1995;60:248.

323. Venkiteshwaran A. Tocilizumab. MAbs 2009;1:432–8.

324. Vigeral P, Chkoff N, Chatenoud L, et al. Prophylactic use of OKT3 monoclonal antibody in cadaver kidney recipients: utilization of OKT3 as the sole immunosuppressive agent. Transplantation 1986;41:730.

325. Vincenti F. New monoclonal antibodies in renal transplantation. Minerva Urol Nefrol 2003;55:57.

326. Vincenti F, Charpentier B, Vanrenterghem Y, et al. A phase III study of belatacept-based immunosuppression regimens versus cyclosporine in renal transplant recipients (BENEFIT study). Am J Transplant 2010;10:535–46.

327. Vincenti F, Kirkman R, Light S, et al. Interleukin-2-receptor blockade with daclizumab to prevent acute rejection in renal transplantation. Daclizumab Triple Therapy Study Group. N Engl J Med 1998;338:161.

328. Vincenti F, Lantz M, Birnbaum J, et al. A phase I trial of humanized anti-interleukin-2 receptor antibody in renal transplantation. Transplantation 1997;63:33.

329. Vincenti F, Larsen CP, Durrbach A, et al. Belatacept (LEA29Y) for maintenance immunosuppression after renal transplantation. N Engl J Med 2005;353:770.

330. Vincenti F, Mendez R, Pescovitz M, et al. A phase I/II randomized open-label multicenter trial of efalizumab, a humanized anti-CD11a, anti-LFA-1 in renal transplantation. Am J Transplant 2007;7:1770–7.

331. Vincenti F, Ramos E, Brattstrom C, et al. Multicenter trial exploring calcineurin inhibitors avoidance in renal transplantation. Transplantation 2001;71:1282.

332. Vo AA, Peng A, Toyoda M, et al. Use of intravenous immune globulin and rituximab for desensitization of highly HLA-sensitized patients awaiting kidney transplantation. Transplantation 2010;89:1095–102.

333. Waid TH, Lucas BA, Thompson JS, et al. Treatment of renal allograft rejection with T10B9.1A31 or OKT3: final analysis of a phase II clinical trial. Transplantation 1997;64:274.

334. Waid TH, Thompson JS, McKeown JW, et al. Induction immunotherapy in heart transplantation with T10B9.1A-31: a phase I study. J Heart Lung Transplant 1997;16:913.

335. Waldmann H. Therapeutic approaches for transplantation. Curr Opin Immunol 2001;13:606.

336. Waldmann H, Hale G. CAMPATH: from concept to clinic. Philos Trans R Soc Lond B Biol Sci 2005;360:1707.

337. Walunas TL, Bakker CY, Bluestone JA. CTLA-4 ligation blocks CD28-dependent T cell activation. J Exp Med 1996;183:2541.

338. Weaver TA, Charafeddine AH, Agarwal A, et al. Alefacept promotes co-stimulation blockade based allograft survival in nonhuman primates. Nat Med 2009;15:746–9.

339. Weaver TA, Kirk AD. Alemtuzumab. Transplantation 2007;84:1545–7.

340. Weber J, Keam SJ. Ustekinumab. BioDrugs 2009;23:53–61.

341. Webster A, Pankhurst T, Rinaldi F, et al. Polyclonal and monoclonal antibodies for treating acute rejection episodes in kidney transplant recipients. Cochrane Database Syst Rev 2006; 19, CD004756.

342. Wechter WJ, Morrell RM, Bergan J, et al. Extended treatment with antilymphocyte globulin (ATGAM) in renal allograft recipients. Transplantation 1979;28:365.

343. Wee SL, Colvin RB, Phelan JM, et al. Fc-receptor for mouse IgG1 (Fc gamma RII) and antibody-mediated cell clearance in patients treated with Leu2a antibody. Transplantation 1989;48:1012.

344. Wee SL, Stroka DM, Preffer FL, et al. The effects of OKT4A monoclonal antibody on cellular immunity of nonhuman primate renal allograft recipients. Transplantation 1992;53:501.

345. Weinberg JM, Bottino CJ, Lindholm J, et al. Biologic therapy for psoriasis: an update on the tumor necrosis factor inhibitors infliximab, etanercept, and adalimumab, and the T-cell-targeted therapies efalizumab and alefacept. J Drugs Dermatol 2005; 4:544.

346. Weiner LM. Fully human therapeutic monoclonal antibodies. J Immunother 2006;29:1.

347. Wiland AM, Fink JC, Philosophe B, et al. Peripheral administration of thymoglobulin for induction therapy in pancreas transplantation. Transplant Proc 2001;33:1910.

348. Wong JT, Eylath AA, Ghobrial I, et al. The mechanism of anti-CD3 monoclonal antibodies: mediation of cytolysis by inter-T cell bridging. Transplantation 1990;50:683.

349. Wood KJ, Pearson TC, Darby C, et al. CD4: a potential target molecule for immunosuppressive therapy and tolerance induction. Transplant Rev 1991;5:150.

350. Woodle ES, Baldwin 3rd. WM. Of mice and men: terminal complement inhibition with anti-C5 monoclonal antibodies. Am J Transplant 2011;11:2277–8.

351. Woodle ES, Xu D, Zivin RA, et al. Phase I trial of a humanized, Fc receptor nonbinding OKT3 antibody, huOKT3gamma1(Ala-Ala) in the treatment of acute renal allograft rejection. Transplantation 1999;68:608.

352. Xu D, Alegre M-L, Varga SS, et al. In vitro characterization of five humanized OKT3 effector function variant antibodies. Cell Immunol 2000;200:16–26.

353. Xu H, Montgomery SP, Preston EH, et al. Studies investigating pretransplant donor-specific blood transfusion, rapamycin, and the CD154-specific antibody IDEC-131 in a nonhuman primate model of skin allotransplantation. J Immunol 2003;170:2776.

354. Xu H, Zhang X, Mannon RB, et al. Platelet-derived or soluble CD154 induces vascularized allograft rejection independent of cell-bound CD154. J Clin Invest 2006;116:769.

355. Zimmerhackl LB, Hofer J, Cortina G, et al. Prophylactic eculizumab after renal transplantation in atypical hemolytic-uremic syndrome. N Engl J Med 2010;362:1746–8.

356. Zuber J, Quintrec ML, Krid S, et al. Eculizumab for atypical hemolytic uremic syndrome recurrence in renal transplantation. Am J Transplant 2012;12:3337–54.

第 21 章

贝拉西普

Blayne A. Sayed · Allan D. Kirk · Thomas C. Pearson · Christian P. Larsen

简介:两个信号

正如第 20 章所述,目前,肾移植患者术后应用基于 T 细胞共刺激通路的辅助免疫抑制治疗,其至替代治疗已经成为临床现实[9,18,39-41]。T 细胞是适应性免疫应答介导和调控的关键因素,它的激活过程需要多个信号参与[42]。Bretscher 和 Cohn 首先提出 B 细胞的激活过程需要两个信号,随后,Lafferty 和 Cunningham 在此基础上提出 T 细胞的激活也需要两种信号的协同作用(参见结论[30])。这个概念对于大多数免疫学专业的学生而言并不难理解。当 T 细胞受体(TCR)与抗原呈递细胞(APC)经由组织相容性复合体(MHC)所呈递的多肽链接后,就生成了主要的激活信号,并引发抗原特异性反应。然而,特异性的 T 细胞反应并不能作为鉴别特征,认识这一点非常重要;T 细胞可能通过多种方式产生反应,包括激活抗原特异性的细胞毒性反应方式、无反应方式或者调节方式。因此,T 细胞反应的特点很大程度上取决于其他分子与 T 细胞共刺激受体等的同步结合。通常,当抗原呈递细胞表面的共刺激分子与配体结合后,提供降低细胞内激活阈值的第二个信号,这也是 T 细胞反应与众不同的特性之一。

免疫系统的自我识别机制是导致 T 细胞活化需要双信号参与的原因。与外源性抗原肽相比,人体内的内源性抗原肽更为丰富。在这种情况下,TCR 识别 MHC 抗原肽复合体将导致自身反应性 T 细胞克隆过度增多。因此,根据 Matzinger 提出的危险理论,第二信号是病原体"危险"信号的组成部分,其表达受调控影响[28],是 T 细胞直接针对外来抗原做出反应所必需的驱动因素。相反地,一方面,共刺激信号不仅为 T 细胞有效活化所必须,而且消除共刺激信号的抑制因素对于控制免疫反应和产生免疫耐受也具有至关重要的意义。在缺乏共刺激信号的情况下,T 细胞受体参与将导致 T 细胞无反应或产生耐受性 T 细胞克隆,而且,事实上的确存在具有初始缓和作用的 T 细胞共刺激分子。

共刺激信号并不是一个简单的开启/关闭二元开关,它具有诱导信号网络的作用,进而影响 T 细胞反应的性质和程度[4]。在存在正性共刺激信号通路的情况下,TCR 参与可诱导细胞增殖、细胞因子的产生、活化分子上调以及辅助性 T 细胞分化[44]。激活负性共刺激信号通路可以抑制细胞增殖和细胞因子的产生,其至发生细胞凋亡。此外,这些信号还可能诱导积极抑制免疫反应的调节性 T 细胞亚群产生。随着对共刺激通路及其在适应性免疫的精密调控作用的不断深入了解,共刺激通路成为越来越具有吸引力的治疗靶点。移植术后,患者长期依赖药物[例如钙调磷酸酶抑制剂(CNI)]维持免疫抑制状态,但这些药物几乎不能消除或改变同种异体反应 T 细胞的功能,它们仅仅起到类似于

"眼罩"的作用,一旦停药,排斥反应将会再次复发[28]。因此,研究人员基于共刺激分子的功能、T细胞活化机制和耐受性的内在调节特点,开发了更为有效的免疫治疗药物。

共刺激通路

目前,T淋巴细胞表面的CD28受体及其配体CD80/CD86(B7-1/B7-2)组成的共刺激通路最为人所熟知,在激活的APC及其替代细胞表面表达上调。在TCR活化后,CD28的参与可诱导T细胞的增殖、存活、克隆扩增、细胞因子表达(包括旁分泌T细胞营养因子IL-2的表达)[29,36]。相反,细胞毒性T淋巴细胞相关抗原4(CTLA-4,CD152)的功能类似于在活化的T细胞表面快速上调的选择性受体,它能够竞争性地与CD80和CD86结合,进而终止正在进行的免疫反应[43]。在小鼠试验中,CTLA-4靶向清除治疗可引发致命性淋巴细胞增殖性疾病,分析结果显示,这些动物体内的T细胞在刺激作用下大量增殖,并出现细胞因子反应[25]。因此研究人员认为,该通路在体内的作用机制具体如下:组织损伤后产生炎症反应,引发APC持续性高表达B7,导致CD28介导的正性共刺激达到饱和。随着损伤及其相关APC活化减小,B7表达下降成为一个速率限制因素,而共刺激受控于高亲和力的抑制性CD152信号。这样,通过控制效率,共刺激通路既可以启动免疫反应,也可以反射性地抑制免疫反应,从而最大限度降低不受控的免疫病理损伤风险。

另一个重要的T细胞活化的受体-配体对为CD40和CD154,CD40和CD154之间的相互作用可导致B细胞同种型转换。CD154,也称为CD40配体(CD40L),广泛表达于活化的T细胞等多种细胞表面。CD40是肿瘤坏死因子(TNF)受体超家族中的一员,在绝大多数APC和激活的内皮上固定表达[19]。CD40/CD40L结合后诱导MHC和B7分子表达和细胞因子等分子活化,提高核因子(NF)-κB反应通道活性,抑制Fas介导的凋亡,从而增强APC的功能并延长其寿命。尽管确切的作用机制尚未明确,但多认为CD154交联可以诱导T细胞产生辅助性T细胞分化所必需的细胞因子,包括IL-4和IL-10[3]。

目前,研究人员已经发现了多条正性和负性共刺激通路。Sayegh等对这些共刺激通路的生物学性质作了探讨,由于这部分内容不在本章介绍的范围之内,故不再赘述[24]。需要重点注意的是,在建立最终的免疫反应过程中通常需要接受第三信号。细胞因子和趋化因子受体是形成信号3的基础,在信号1和信号2确定了特异性和特征之后,它们发挥效应的程度和范围将取决于细胞因子和趋化因子受体的变化。总而言之,免疫反应是一个微妙的控制过程,而不仅仅是细胞毒性效应功能的二元反应。

共刺激阻断

共刺激分子在T细胞活化中发挥了重要的作用,长期以来一直是防治移植排斥反应的作用靶点。在实验室中,主要检测共刺激阻断剂在抑制T细胞功能、预防移植排斥反应和诱导移植物耐受性方面的有效性。在临床上,通常采用更加注重实效的方法验证药物制剂共刺激阻断作用,以便最大限度地减少和(或)撤除常规免疫治疗药物,特别是CNI。

Larsen和Pearson的一项早期研究结果对共刺激阻断作用产生了深远的影响,他们在体外试验中发现,CTLA-4Ig和抗CD154联合阻断CD28和CD40共刺激通路,从而抑制T细胞反应,同时体内试验结果显示,围术期使用CTLA免疫球蛋白和抗CD154阻断CD28和CD40共刺激通路可以对小鼠的移植心脏和皮肤提供持久的保护作用[17]。在此基础之上,Kirk和Knechtle运用远交非人灵长类动物(NHP)模型进一步确定共刺激通路阻断剂具有潜在的临床适用性[14]。从而开启了共刺激通路阻断剂临床应用的新局面。随后,研究人员发现在非人灵长类动物中,应用抗CD154抗体单药治疗能够预防MHC错配的肾移植排斥反应并且发挥持续的抗排斥作用[13]。如前面所述(参见第20章),尽管小鼠和非人灵长类的研究结果证实CD40/CD154共刺激通路阻断剂在防治移植术后的排斥反应方面颇具前景,但是疗效不佳和对血栓形成的担忧妨碍了人体试验的开展;临床应用还有待进一步的研究[12-14]。在早期试验中,直接抑制或破坏CD28或B7也取得了可喜的成果,但是这种效应对试验环境具有高度的依赖性,而且对长期耐受性没有任何改善作用。此外,最值得一提的是,CTLA-4融合蛋白间接地阻断CD28通路已被证明可以有效地抑制移植术后的排斥反应。研究人根据这一发现开发了贝拉西普,即第一个应用于治疗移植排斥反应的共刺激通路靶向阻断剂,这也是本章将要重点介绍的内容。

共刺激阻断：CD28-B7

在同种异体反应的体外模型——混合淋巴细胞反应（MLR）中，使用 B7-1 和 B7-2 抗体直接阻断 CD28-B7 通路可以抑制混合淋巴细胞反应，这种抑制作用呈剂量依赖性。然而，在 CD28 缺陷的小鼠心脏移植受者中，移植物的存活率几乎没有变化[33]。在其他利用鼠科动物异位心脏移植模型的研究中，CD28 缺陷的受体移植物存活率没有出现改善，反过来这一发现也提示阻断受体而不是供体的 B7 表达可以延长移植心脏存活率[27,37]。这种效应可能具有组织特异性，研究人员发现，B7-1/B7-2 敲除小鼠如果缺乏抗原暴露，即使在移植心脏功能良好的情况下，仍然能够对同种异体皮肤移植物产生排斥反应。在大鼠肾移植模型中，以抗 CD28 抗体中和 CD28 能够抑制慢性排斥反应，并促进移植物长期存活[10,22]。综上所述，阻断 CD28 共刺激通路并非单纯地激活或抑制免疫系统，更有可能是一种侵略性的反应。

在非人灵长类动物（NHP）中，使用抗 B7-1 或抗 B7-2 单药治疗进行简单的诱导，已经足以延缓肾移植排斥反应，而使用抗 B7-1 和抗 B7-2 抗体联合诱导的效果则更为显著[16]。研究人员已经证实抗 B7-1 和抗 B7-2 抗体与环孢素 A（CsA）或西罗莫司（SRL）的联合方案也能够有效地延长同种异体移植物的功能，尽管两种方案都不足以诱导长期耐受性[2,11,31]。Hausen 等[11]发现，CsA 单独使用的疗效不及 CsA 联合抗 B7-1 和 B7-2 抗体，然而，Ossevoort 等[31]的结论却与之相悖，后者认为，两种治疗方案的疗效没有差异，虽然联合治疗后期在 NHP 中表现出血管排斥反应发生率降低的趋势。总而言之，大多数小动物和 NHP 数据表明，直接破坏 CD28/B7 通路在免疫诱导和维持治疗方面具有潜在的应用前景，但是对受体的长期移植耐受性没有显著的改善作用。

共刺激阻断：CTLA-4Ig

阿巴西普是一种 CTLA-4Ig 融合蛋白，首次由 Linsley 等在临床前研究中合成。它是一种结合人类 CTLA-4 细胞外结构域和人免疫球蛋白（Ig）Fc 片段的一种嵌合分子，对 B7 分子具有高度亲和力[25]。阿巴西普分子结构中的 CTLA-4 具有特异性的结合活性，而 IgG 分子的 Fc 片段则发挥调理素作用和增强抗体半衰期[26]。CTLA-4Ig 通过竞争性结合 B7，有效地阻断 CD28/CD152 共刺激信号通路。CTLA-4Ig 能够有效地抑制体外 T 细胞增殖，导致辅助性 T 细胞无法诱导 B 细胞抗体生成[25]。此外，在 MLR 中加入 CTLA-4Ig 也会抑制树突状细胞诱导的 T 细胞增殖[21]。

体内研究发现，尽管 CTLA-4Ig 不能诱导长期耐受性，但在治疗期间和治疗结束短期内对小鼠心脏移植短期存活仍然产生了深远的影响[38]。Sayegh 等发现，大约 90% 的大鼠在移植后第 2 天接受 1 剂 CTLA-4Ig 治疗后延长了移植物存活时间，恢复了肾功能，并且建立了长期的供者特异性耐受性，而对照组的动物最终都因排斥反应而死亡[35]。此外，移植术后早期使用 CTLA-4Ig 与环孢素联合治疗方案可以预防慢性排斥反应，晚期使用 CTLA-4Ig 可以充分地恢复移植物功能[1,5]。CTLA-4Ig 临床给药，因为用药时间对转归有着重要的影响，移植术后第 0 天给药的疗效只有第 2 天给药的 1/3。

有趣的是，CTLA-4Ig 在 NHP 中的试验结果并不理想。CTLA-4Ig 和抗 CD154 抗体联合方案可以延长 MHC 不匹配的移植肾存活率，但 CTLA-4Ig 单独使用时只产生了短暂及轻微的影响[14]。在同种异体 NHP 的胰岛移植模型中，尽管所有动物应用 CTLA-4Ig 治疗后均未出现体液性免疫反应，但只在 40% 的动物中观察到移植物的存活时间延长，这个结果同样不能让人满意[23]。

贝拉西普（LEA29Y）的合理开发

由于 CTLA-4Ig 在 NHP 中的结果令人失望，研究人员开发了第二代的重组可溶性 CTLA-4Ig——贝拉西普。早期研究结果显示，CTLA-4Ig 区域是与 CD80 结合的特定区域，并且通过突变方法可以消除或提高该部位的结合亲和力[32]。虽然 CTLA-4Ig 对 CD80 具有高亲和力，但它对单体 CD86 的结合亲和力低[8]。在小鼠和 NHP 移植模型中，同时阻断 CD80 和 CD86 是持续抑制移植物排斥反应的必要条件[16,33]。综上所述，这些结果表明，CTLA-4Ig 突变后与协调刺激分子高亲和力结合，特别是 CD86，进而产生增强免疫抑制功能的分子。

贝拉西普（LEA29Y）是研究人员经过坚持不懈的努力而取得的成果。它是阿巴西普的第二代产物，是阿巴西普结构中的两个氨基酸发生了置换（L104E 和 A29Y），这一变化使其对 CD86 和 CD80 的结合亲和力较父辈化合物大约分别提高了 4 倍和 2 倍[20]，在体外对 T 细胞的抑制活性提高了大约 10 倍。然而，最重要的是，在 NHP 肾脏移植模型中，贝拉西普无论是单药治疗或者与传统移植免疫抑制剂联合治疗，对移植物的保护作用均优于父辈化合物。

贝拉西普的临床应用

基于上述结果，研究人员设计了一项 Ⅱ 期试验，对贝拉西普免疫抑制维持治疗方案与 CNI 环孢素联合类固醇、霉酚酸酯(MMF)和巴利昔单抗诱导的标准治疗方案进行了比较[41]。该研究总共招募了大约 200 名首次肾移植受者。结果表明，相较于环孢素四联方案，贝拉西普(每 4 周或 8 周静脉给药 1 次)维持治疗方案术后 6 个月的急性排斥反应发生率没有明显增加。此外，接受以贝拉西普为基础的免疫抑制方案患者术后 1 年肾功能出现改善，CNI 相关的毒性(包括高血压和移植后糖尿病)发生率呈下降的趋势。

一项国际性的 Ⅲ 期试验(BENEFIT)对贝拉西普作为一线免疫抑制剂的肾脏保护作用和疗效作了探讨。大约 650 名接受活体供肾或者标准死亡供者的成人移植受者参加了这项试验，分别接受以贝拉西普或环孢素为基础的免疫抑制方案治疗[39]。在 Ⅱ 期试验结果的基础之上，Ⅲ 期临床试验旨在评估低剂量(LI)和高剂量(MI)的贝拉西普免疫抑制治疗方案能否在 12 个月内维持与环孢素免疫治疗方案相似的急性排斥反率、患者和移植肾的存活率以及肾功能恢复率。该研究的结果令人鼓舞，患者对贝拉西普治疗表现出良好的耐受性，患者和移植肾存活率以及移植肾功能恢复率相较于对照组无显著差异(图 21-1)，同时慢性移植肾病发生率呈降低的趋势。此外，以贝拉西普为基础的治疗方案还可以改善心血管疾病和代谢紊乱。有趣的是，贝拉西普高剂量组(22%)和低剂量组(17%)的急性移植物排斥反应发生率和等级均高于环孢素组(7%)(图 21-2)。大多数急性排斥反应在移植术后早期发生(发生在术后的前 3 个月)，经治疗后症状缓解，且无复发迹象。

在 BENEFIT 的 3 年随访期间，患者和移植肾存活率与试验期间保持一致[40]。正如预期，以贝拉西普为基础的免疫抑制方案治疗患者的移植肾功能长期保持稳定，而环孢素组移植患者的肾功能随着时间不断衰退。贝拉西普组患者术后第 2 年至第 3 年期间，仍然没有观察到急性排斥反应，表明急性排斥反应在手术结束

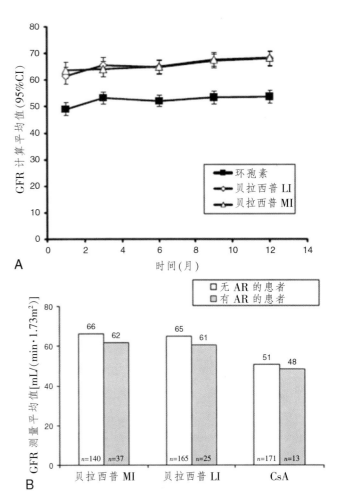

图 21-1 贝拉西普作为一线免疫抑制药物的肾功能保护作用和疗效评估。(A)采用以大剂量(MI)或小剂量(LI)贝拉西普为基础的免疫抑制方案与采用以环孢素为基础的免疫抑制方案的患者肾小球滤过率(GFR)对比结果显示，贝拉西普对移植术后 1 年的肾功能有改善作用。(B)MI、LI 和环孢素组患者的肾小球滤过率。尽管排斥反应导致所有患者的肾小球滤过率均降低，但贝拉西普组出现排斥反应的患者肾小球滤过率仍然优于环孢素组没有出现排斥反应的患者。AR，急性排斥反应。[From Vincenti F, Charpentier B, Vanrenterghem Y, et al. A phase Ⅲ study of belatacept-based immunosuppression regimens versus cyclosporine in renal transplant recipients (BENEFIT study). Am J Transplant 2010;10:535-46.]

后短期内发生的可能性最大，随后发生的可能性将大大减小。虽然移植后淋巴组织增生性疾病较为罕见，但是在贝拉西普组，特别是大剂量组的 EB 病毒阴性患者中观察到发病率有所升高。

BENEFIT-EXT 研究结果显示，接受扩大标准供肾移植的成人受者术后第 12 个月和第 3 年的结果类似[6,34]。扩大标准供者包括年龄大于 60 岁、年龄大于 50 岁并且至少有两个附加的危险因素(附加危险因素

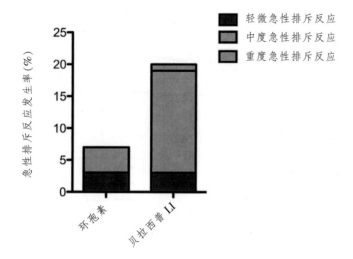

图 21-2 BENEFIT 试验中接受贝拉西普治疗的患者排斥反应发生率和等级呈升高的趋势。接受以贝拉西普为基础的免疫抑制方案(LI 指低剂量,该方案获得了 FDA 的批准)和以环孢素为基础的免疫抑制方案治疗患者的排斥反应发生率和等级比较。相对于环孢素组,贝拉西普治疗组的排斥反应发生率和等级相对更高。(扫码看彩图)

包括脑血管意外、高血压和血肌酐>1.5mg/dL)、冷缺血时间超过 24 小时或心脏死亡后捐献。与以环孢素为基础的免疫抑制方案相比,以贝拉西普为基础的免疫抑制方案在术后 12 个月和 3 年的急性排斥反应发生率、患者和移植肾存活率方面没有显著差异,而且贝拉西普组患者移植肾功能恢复得更好,心血管疾病和代谢紊乱也得到了一定的改善。

最近,Ferguson 等开展了一项开放性 II 期临床试验,对以贝拉西普为基础的免疫抑制治疗方案是否可以完全撤除 CNI 和皮质类固醇作了探讨[7,15]。在这项试验中,接受活体供肾和标准死亡供肾移植的受者随机分为 3 组,分别接受贝拉西普-MMF、贝拉西普-SRL 和他克莫司(TAC)-MMF(标准的免类固醇方案)治疗[7]。贝拉西普-MMF 组术后 6 个月的急性排斥反应发生率最高(12%),贝拉西普-SRL 组和 TAC-MMF 组分别为 4%和 3%。尽管贝拉西普-MMF 术后 6 个月的急性排斥反应发生率高达 12%,但仍然远远低于其他 CNI 或类固醇撤除方案。相较于 TAC,接受以贝拉西普为基础治疗方案的移植患者术后肾功能恢复得更好。在一项正在进行的研究中,Kirk 等发现阿仑单抗、SRL 和贝拉西普的联合治疗方案有利于降低对激素敏感的急性排斥反应发生率(5%),并可改善活体供肾受者贝拉西普单药治疗的长期效果[15]。这些试验结果表明贝拉西普可能存在新的治疗方向。

2011 年 6 月,贝拉西普在美国获批使用,其与 MMF 和类固醇联合用于预防 EB 病毒血清反应阳性的成人患者肾移植术后的急性排斥反应。目前,外部对照试验刚刚启动,临床有效性仍待进一步的研究证实。

结论

在过去的 25 年里,T 细胞共刺激阻断作为移植后维持免疫抑制治疗的新策略已经从实验室研究走向了临床应用。在理论上,目前已经明确通过阻断 T 细胞活化过程中的信号 2 可以发挥免疫调节作用,即保护抗原的特异性、持续发挥效应以及消除靶点外的副作用,使患者从中受益。然而,由于共刺激在免疫反应建立过程中发挥的作用有限,临床医生必须找到理想的辅助药物与贝拉西普联合应用,而且还要确定哪些患者最有可能从此类药物中获益。在接下来的几年里,研究人员将会重点关注贝拉西普的进一步使用,为基于共刺激机制的治疗策略铺平道路。

(赵杰 译 冯刚 校)

参考文献

1. Azuma H, Chandraker A, Nadeau K, et al. Blockade of T-cell costimulation prevents development of experimental chronic renal allograft rejection. Proc Natl Acad Sci U S A 1996;93:12439–44.
2. Birsan T, Hausen B, Higgins JP, et al. Treatment with humanized monoclonal antibodies against CD80 and CD86 combined with sirolimus prolongs renal allograft survival in cynomolgus monkeys. Transplantation 2003;75:2106–13.
3. Blotta MH, Marshall JD, DeKruyff RH, et al. Cross-linking of the CD40 ligand on human CD4+ T lymphocytes generates a costimulatory signal that up-regulates IL-4 synthesis. J Immunol 1996;156:3133–40.
4. Bour-Jordan H, Bluestone JA. Regulating the regulators: costimulatory signals control the homeostasis and function of regulatory T cells. Immunol Rev 2009;229:41–66.
5. Chandraker A, Azuma H, Nadeau K, et al. Late blockade of T cell costimulation interrupts progression of experimental chronic allograft rejection. J Clin Invest 1998;101:2309–18.
6. Durrbach A, Pestana JM, Pearson T, et al. A phase III study of belatacept versus cyclosporine in kidney transplants from extended criteria donors (BENEFIT-EXT study). Am J Transplant 2010;10:547–57.
7. Ferguson R, Grinyo J, Vincenti F, et al. Immunosuppression with belatacept-based, corticosteroid-avoiding regimens in de novo kidney transplant recipients. Am J Transplant 2011;11:66–76.
8. Greene JL, Leytze GM, Emswiler J, et al. Covalent dimerization of CD28/CTLA-4 and oligomerization of CD80/CD86 regulate T cell costimulatory interactions. J Biol Chem 1996;271:26762–71.
9. Harlan DM, Kirk AD. The future of organ and tissue transplantation: can T-cell costimulatory pathway modifiers revolutionize the prevention of graft rejection? JAMA 1999;282:1076–82.
10. Haspot F, Seveno C, Dugast AS, et al. Anti-CD28 antibody-induced kidney allograft tolerance related to tryptophan degradation and TCR class II B7 regulatory cells. Am J Transplant 2005;5:2339–48.
11. Hausen B, Klupp J, Christians U, et al. Coadministration of either

cyclosporine or steroids with humanized monoclonal antibodies against CD80 and CD86 successfully prolong allograft survival after life supporting renal transplantation in cynomolgus monkeys. Transplantation 2001;72:1128–37.

12. Kawai T, Andrews D, Colvin RB, et al. Thromboembolic complications after treatment with monoclonal antibody against CD40 ligand. Nat Med 2000;6:114.

13. Kirk AD, Burkly LC, Batty DS, et al. Treatment with humanized monoclonal antibody against CD154 prevents acute renal allograft rejection in nonhuman primates. Nat Med 1999;5:686–93.

14. Kirk AD, Harlan DM, Armstrong NN, et al. CTLA4-Ig and anti-CD40 ligand prevent renal allograft rejection in primates. Proc Natl Acad Sci U S A 1997;94:8789–94.

15. Kirk AD, Mead S, Xu H, et al. Kidney transplantation using alemtuzumab induction and belatacept/sirolimus maintenance therapy. Am J Transplant 2011;11(Suppl. 2):S45.

16. Kirk AD, Tadaki DK, Celniker A, et al. Induction therapy with monoclonal antibodies specific for CD80 and CD86 delays the onset of acute renal allograft rejection in non-human primates. Transplantation 2001;72:377–84.

17. Larsen CP, Elwood ET, Alexander DZ, et al. Long-term acceptance of skin and cardiac allografts after blocking CD40 and CD28 pathways. Nature 1996;381:434–8.

18. Larsen CP, Knechtle SJ, Adams A, et al. A new look at blockade of T-cell costimulation: a therapeutic strategy for long-term maintenance immunosuppression. Am J Transplant 2006;6(5 Pt 1):876–83.

19. Larsen CP, Pearson TC. The CD40 pathway in allograft rejection, acceptance, and tolerance. Curr Opin Immunol 1997;9:641–7.

20. Larsen CP, Pearson TC, Adams AB, et al. Rational development of LEA29Y (belatacept), a high-affinity variant of CTLA4-Ig with potent immunosuppressive properties. Am J Transplant 2005;5:443–53.

21. Larsen CP, Ritchie SC, Pearson TC, et al. Functional expression of the costimulatory molecule, B7/BB1, on murine dendritic cell populations. J Exp Med 1992;176:1215–20.

22. Laskowski IA, Pratschke J, Wilhelm MJ, et al. Anti-CD28 monoclonal antibody therapy prevents chronic rejection of renal allografts in rats. J Am Soc Nephrol 2002;13:519–27.

23. Levisetti MG, Padrid PA, Szot GL, et al. Immunosuppressive effects of human CTLA4Ig in a non-human primate model of allogeneic pancreatic islet transplantation. J Immunol 1997;159:5187–91.

24. Li XC, Rothstein DM, Sayegh MH. Costimulatory pathways in transplantation: challenges and new developments. Immunol Rev 2009;229:271–93.

25. Linsley PS, Brady W, Urnes M, et al. CTLA-4 is a second receptor for the B cell activation antigen B7. J Exp Med 1991;174:561–9.

26. Linsley PS, Wallace PM, Johnson J, et al. Immunosuppression in vivo by a soluble form of the CTLA-4 T cell activation molecule. Science 1992;257:792–5.

27. Mandelbrot DA, Furukawa Y, McAdam AJ, et al. Expression of B7 molecules in recipient, not donor, mice determines the survival of cardiac allografts. J Immunol 1999;163:3753–7.

28. Matzinger P. Graft tolerance: a duel of two signals. Nat Med 1999;5:616–7.

29. McAdam AJ, Schweitzer AN, Sharpe AH. The role of B7 co-stimulation in activation and differentiation of CD4+ and CD8+ T cells. Immunol Rev 1998;165:231–47.

30. Mueller DL, Jenkins MK, Schwartz RH. Clonal expansion versus functional clonal inactivation: a costimulatory signalling pathway determines the outcome of T cell antigen receptor occupancy. Annu Rev Immunol 1989;7:445–80.

31. Ossevoort MA, Ringers J, Kuhn EM, et al. Prevention of renal allograft rejection in primates by blocking the B7/CD28 pathway. Transplantation 1999;68:1010–8.

32. Peach RJ, Bajorath J, Brady W, et al. Complementarity determining region 1 (CDR1)- and CDR3-analogous regions in CTLA-4 and CD28 determine the binding to B7-1. J Exp Med 1994;180:2049–58.

33. Pearson TC, Alexander DZ, Corbascio M, et al. Analysis of the B7 costimulatory pathway in allograft rejection. Transplantation 1997;63:1463–9.

34. Pestana JO, Grinyo JM, Vanrenterghem Y, et al. Three-year outcomes from BENEFIT-EXT: a phase III study of belatacept versus cyclosporine in recipients of extended criteria donor kidneys. Am J Transplant 2012;12:630–9.

35. Sayegh MH, Akalin E, Hancock WW, et al. CD28-B7 blockade after alloantigenic challenge in vivo inhibits Th1 cytokines but spares Th2. J Exp Med 1995;181:1869–74.

36. Sayegh MH, Turka LA. The role of T-cell costimulatory activation pathways in transplant rejection. N Engl J Med 1998;338:1813–21.

37. Szot GL, Zhou P, Sharpe AH, et al. Absence of host B7 expression is sufficient for long-term murine vascularized heart allograft survival. Transplantation 2000;69:904–9.

38. Turka LA, Linsley PS, Lin H, et al. T-cell activation by the CD28 ligand B7 is required for cardiac allograft rejection in vivo. Proc Natl Acad Sci U S A 1992;89:11102–5.

39. Vincenti F, Charpentier B, Vanrenterghem Y, et al. A phase III study of belatacept-based immunosuppression regimens versus cyclosporine in renal transplant recipients (BENEFIT study). Am J Transplant 2010;10:535–46.

40. Vincenti F, Larsen CP, Alberu J, et al. Three-year outcomes from BENEFIT, a randomized, active-controlled, parallel-group study in adult kidney transplant recipients. Am J Transplant 2012;12:210–7.

41. Vincenti F, Larsen C, Durrbach A, et al. Costimulation blockade with belatacept in renal transplantation. N Engl J Med 2005;353:770–81.

42. Vincenti F, Luggen M. T cell costimulation: a rational target in the therapeutic armamentarium for autoimmune diseases and transplantation. Annu Rev Med 2007;58:347–58.

43. Walunas TL, Bakker CY, Bluestone JA. CTLA-4 ligation blocks CD28-dependent T cell activation. J Exp Med 1996;183:2541–50.

44. Yamada A, Salama AD, Sayegh MH. The role of novel T cell costimulatory pathways in autoimmunity and transplantation. J Am Soc Nephrol 2002;13:559–75.

第 **22** 章

临床常用的其他免疫抑制治疗方案

Ben Sprangers・Jacques Pirenne・Chantal Mathieu・Mark Waer

本章大纲

小分子免疫抑制剂	全身淋巴结照射
来氟米特和丙二腈酰胺	方法
FTY720 或芬戈莫德	作用机制
1,25-二羟维生素 D_3 及其类似物	实验经验
布雷迪宁或咪唑立宾	临床经验
JAK3 抑制剂：CP-690,550、	结论
Tasocitinib 或 Tofacitinib	光照疗法
AEB071 或 Sotrastaurin	脾切除
硼替佐米	血浆置换
其他常见药物	

小分子免疫抑制剂

来氟米特和丙二腈酰胺

来氟米特最初是一种农业除草剂，后来，研究人员发现它能抑制二氢乳清酸脱氢酶，于是逐渐将其作为免疫抑制剂用于器官移植[14]。作为免疫抑制剂，来氟米特在移植领域的潜力已经通过各种试验性研究得到了证实，但是由于其半衰期过长（可达数天），给移植患者们带来了过度免疫抑制的潜在问题。为此，研究人员开发了来氟米特的类似活性代谢物，即丙二腈酰胺（MNA）。FK778（也称为 MNA715 或 HMR1715）是目前研究最为透彻的合成 MNA，它的半衰期比来氟米特短（6~45 小时对 15~18 天），因此被认为是器官移植中来氟米特颇具吸引力的替代方案[112]。

化学结构和药理作用

来氟米特[N-(4-)]三氟甲基苯基-5-甲基异恶唑-

4-甲酰胺）是一种前体药物，在体内经代谢后迅速转化为具有生物活性的代谢物——特立氟胺（A771703）。临床上以特立氟胺的血清浓度代表来氟米特浓度。特立氟胺在人体内的半衰期相对较长（大约 15 天）。代谢产物大部分与白蛋白结合，并可经肝肠循环被再吸收，经尿液和粪便排泄的比例相当。来氟米特不溶于水，临床上以 1% 羧甲基纤维素钠作为溶剂制成悬浮液口服给药。

MNA 的结构类似于 A771726。FK778 的口服生物利用度基本上不受食物的影响。此外，在 Ⅰ 期研究中没有观察到药代动力学存在性别差异。

作用机制

来氟米特及其类似物对 T 淋巴细胞和 B 淋巴细胞均具有显著的抗增殖作用，从而达到抑制抗体产生的目的[41,228]。其作用机制主要是抑制二氢乳清酸脱氢酶的活性，从而影响活化淋巴细胞的嘧啶合成[289]。淋巴细胞完全依靠嘧啶碱基的从头合成途径，即所谓的"嘧啶补救途径"。因此，来氟米特及其类似物通过抑制嘧啶核苷酸从头合成途径中的限速酶二氢乳清酸脱氢酶的活性，导致合成 RNA 和 DNA 必需的前体物质——三磷酸尿苷和三磷酸胞苷枯竭，从而显著抑制细胞内 DNA 和 RNA 的合成。

来氟米特的体内作用机制受到各种因素的影响，包括药物浓度、可废弃的尿苷库以及所涉及的免疫活化途径。研究表明，除了二氢乳清酸脱氢酶以外，来氟米特和 MNA 可能还会抑制酪氨酸激酶的活性。已经证实来氟米特在成人纤维细胞表皮生长因子受体的磷酸化过程中发挥抑制作用[160]。p56lck 和 p59fyn 是两种白细胞介素 (IL)-2-激活蛋白酪氨酸激酶，参与 T 细胞受体/CD3 复合物介导的信号传递，来氟米特可以直接抑制 p56lck 和 p59fyn 的活性[160]。高浓度的 A771726 还可以抑制蛋白酪氨酸激酶 JAK1 和 JAK3 在 IL-2 诱导下发生酪氨酸磷酸化[60]。抗凋亡酪氨酸激酶——Bruton 酪氨酸激酶是非 T 细胞依赖型抗体形成过程中的关键因子，来氟米特类似物对其也表现出显著的抑制作用[150]。来氟米特的体内作用机制可能不止一种，动物试验研究证据为这种假说提供了支持。研究人员在小鼠试验中观察到尿苷促进细胞增殖和脂多糖刺激 B 细胞产生 IgM 型抗体，同时对 IgG 型抗体合成产生不可逆转的抑制作用。上述现象与参与 IL-4 诱导信号转导通路的 JAK3 和 STAT6 蛋白酪氨酸磷酸化相关，而且两者之间呈剂量依赖性[228]。来氟米特的体内双重作用机制在大鼠试验中已经得到了验证，表现为注射尿苷后异种反应消失，而同种异体反应仍然持续[42]。

来氟米特和 MNA 对各种巨噬细胞的抑制作用也已经见于文献报道；其中，对氧自由基合成[15,116,156]、IgE 介导的超敏反应[110]、IL-8 受体 A 型的表达，以及肿瘤坏死因子 (TNF) 介导的核因子 κB (NF-κB) 激活的抑制作用尤为重要[155]。他克莫司还可以通过抑制活化标记物上调和 IL-12 合成，阻碍树突状细胞成熟，这种抑制作用不能被外源性尿苷逆转。无论在体外还是体内，FK778 均表现出与来氟米特相似或更高的免疫抑制活性[112]。来氟米特和 MNA 与钙调磷酸酶抑制剂 (CNI) 和霉酚酸酯 (MMF) 合用具有协同效应[21,53]。

有趣的是，FK778 和来氟米特均表现出不同程度的抗病毒活性，目前确切机制尚不清楚，可能在病毒组装后期阻断病毒核衣壳的形成，从而抑制疱疹病毒复制[65,121]。体外试验表明，虽然体外活性较弱，并且选择性指数偏低[67]，但来氟米特对多重耐药巨细胞病毒 (CMV) 具有一定的效果[284]。来氟米特和 FK778 抗巨细胞病毒的作用在大鼠异位心脏移植模型中得到了确定[43,298]。另外，值得一提的是，来氟米特和 FK778 均具有血管保护作用，而且这种作用与其抑制二氢乳清酸脱氢酶活性的机理无关[54,216]。

实验经验

在各种啮齿动物移植研究中，来氟米特的免疫抑制作用不逊于环孢素[14]，而且还能够与环孢素协同诱导耐受性[143]。在大鼠试验中，来氟米特介导的免疫抑制效应最大的特点是能够中断正在进行的急性排斥反应[228]，同时还可以有效地预防和治疗慢性血管排斥反应[291]。

来氟米特和 MNA 最具吸引力的特点就是能够显著延缓异种移植排斥反应和诱导一定程度的异种移植免疫耐受性[142]。这可能与来氟米特强烈抑制 T 细胞非依赖性异种抗体生成以及诱导天然杀伤细胞的无反应性和调节异种抗原表达的能力有关[38]。

在 FK778 单药治疗的大鼠试验[183]、联合应用微乳化环孢素的犬类试验[129]或者联合他克莫司的非人灵长类动物试验中[197]，FK778 均有效地降低慢性移植肾病发生率[183]和显著延长移植肾的存活时间[129,183,197]。

临床经验

目前，来氟米特主要用于治疗肾移植术后 BK 病毒性肾病 (BKVN)[115,287]。研究人员根据体外抗 BK 病毒的有效浓度，推测体内的目标浓度为 50~100mg/mL。在一项前瞻性研究中[26]，肾移植受体术后活检结果显示，停用 MMF 后，他克莫司浓度降至 4~6ng/mL 后联合来氟米特可以有效地治疗 BK 病毒性肾病[287]。尽管来氟米特处于低浓度水平 (平均 50mg/mL)，但仍然能够显著地降低血清和尿中的 BKV 滴度，维持移植物的功能稳定，据报道 BKV 导致的移植物总体丢失率仅为 15%[115]。然而，另一项前瞻性开放性研究结果则不够乐观，仅有 40% 的患者实现病毒清除，17% 的患者因严重毒性导致停药[66]。降低免疫抑制剂和来氟米特的用量将对 BKVN 治疗效果产生哪些影响目前尚不清楚[59,114,265]。最新的体外数据表明，西罗莫司联合来氟米特可能是有效的治疗方案之一[140]。最近，有关 FK778 在 BKVN 背景下的研究也在进行，他们发现尽管 FK778 能够降低 BK 病毒载量，但是，与免疫抑制剂减量相比，FK778 可能会导致急性排斥反应、肾功能下降等更多的不良事件[94]。

来氟米特在动物试验中表现为对急性和慢性排斥

反应的逆转作用。据两项临床研究报道,来氟米特能够使慢性移植物失功导致的移植物功能恶化状况得到稳定[135]。

在一项Ⅱ期多中心临床研究中,研究人员总共招募了149名肾移植患者[276],给予FK778联合他克莫司和皮质类固醇治疗。第16周时,FK778治疗组患者的急性排斥反应率降低,但移植物存活率没有显著改善[276]。在第2周时,目标浓度组的急性排斥反应事件发生率降低最为明显。值得注意的是,相较于安慰剂组,FK778治疗组的平均总胆固醇和低密度脂蛋白胆固醇水平降低了20%[276]。然而,上述研究结果的有效性受到各种设计因素的影响,而且当时FK778在器官移植领域的开发工作已经停止。

毒性

尽管大鼠对来氟米特耐受性良好,但犬类动物容易出现贫血和胃肠道溃疡。据报道,长期接受来氟米特治疗的关节炎患者中,最常见的副作用包括腹泻(17%)、恶心(10%)、脱发(8%)和皮疹(10%),导致±5%的脱落率[230]。最近,有学者报道BKVN患者使用来氟米特治疗可能会出现血栓性微血管病[135]。在上述提到的FK778 Ⅱ期研究中,副作用(贫血、低血钾、症状性心肌缺血和食管炎)发生率有所增加,且呈剂量依赖性[276]。其他报道的副作用包括肺炎和周围神经病变[39,118]。来氟米特在动物和人类中均有致畸作用,因此准备生育的男性和女性应考虑中断服药,同时服用考来烯胺[177]。甲氨蝶呤和来氟米特联用可能会增加骨髓抑制和肝毒性的风险[47,241]。另外,利福平加速来氟米特转化为特立氟胺,可能会增加来氟米特的体内浓度。与华法林合用可能会导致国际标准化比值升高。

结论

来氟米特在肾移植中的作用仅限于治疗BKVN的患者,目前报道的一些结果令人鼓舞。MNA类药物由于半衰期短,曾经被认为是一类具有前景的免疫抑制剂,然而,随机临床试验结果却令人失望。目前,对于这些药物在器官移植中应用的研究开发工作已经停止。

FTY720或芬戈莫德

化学结构和药理作用

FTY720或2-氨基-2-[2-(4-辛基苯基)乙基]-1,3-丙二醇盐酸盐是多球壳菌素的合成结构类似物,一种从子囊菌纲无性型辛克莱棒束孢中分离出的具有免疫抑制活性的代谢产物[79,80,215]。最大血药浓度与血药浓度曲线下面积和剂量成正比,表明FTY720的药代动力学曲线呈线性。药物的分布容积大大高于血容量,提示广泛的组织渗透。FTY720经肝脏代谢,半衰期相对较长(约100小时)。

作用机制

FTY720具有独特的作用机制,即主要通过影响淋巴细胞迁移发挥效应[38,97,154,159]。FTY720是一种对鞘氨醇-1-磷酸受体-1(S1PR1或Edg1)具有高亲和力的激动剂。FTY720与受体结合引起S1PR1内化,导致淋巴细胞不能对S1P的天然梯度产生反应(胸腺和次级淋巴器官中的S1P浓度低,淋巴和血浆中的S1P浓度高),致使淋巴细胞滞留在S1P相对较低的淋巴器官内[159,186]。小鼠给予FTY720后,B细胞和T细胞迅速从外周血中迁移至外周淋巴结、肠系膜淋巴结和Peyer结节。停药后,B细胞和T细胞返回外周血,没有发生凋亡性死亡[297]。在淋巴细胞运动轨迹发生变化的同时,移植器官的淋巴细胞浸润减少[96,297,299]。有趣的是,经FTY720体外处理的淋巴细胞重新进入体内后,同样迁移到外周淋巴组织,这表明FTY720直接作用于淋巴细胞。抗CD62L、抗CD49d和抗CD11a单克隆抗体联合给药可以完全阻断FTY720加速外周淋巴细胞的体内归巢的效应[38]。体外应用FTY720能增加TNF-α诱导的人类内皮细胞间黏附分子的表达[139]。因此,FTY720调节淋巴细胞的迁移不仅可能来自其对淋巴细胞的直接作用,而且还可能来自对内皮细胞的影响。

有趣的是,有学者认为FTY720对CD4+ CD25+调节性T细胞的作用与对效应T细胞的作用有所不同[217]。由于CD4+ CD25+调节性T细胞上S1P$_1$和S1P$_4$受体的表达水平低,因此对FTY720的反应性相对较低。此外,在抗原特异性增殖检测中,经FTY720处理的CD4+ CD25+ T调节性细胞体外免疫功能有所提高[217,300]。

与CNI不同的是,FTY720在体外对T细胞的抑制作用较弱[267],特别是,FTY720对抗原诱导IL-2的合成不产生影响。暴露于高浓度的FTY720(4×10^{-6})在体外可诱发染色质缩合、典型的DNA断裂、凋亡小体形成。FTY720体内给药与显著凋亡是否也存在关联性仍然存在争议[38,158]。

S1PR 也存在于鼠树突细胞表面。FTY720 可导致淋巴结和脾脏的树突细胞减少,CD11b、CD31/PECAM-1、CD54/ICAM-1 和 CCR-7 表达下调以及 CCL19 诱导的跨内皮迁移减少[132]。最新的研究结果表明,FTY720 可以抑制淋巴管生成,从而延长小鼠的同种异体胰岛移植存活率[295]。

实验经验

小鼠、大鼠、犬类、猴子每日管饲 FTY720 可以显著抑制抗排斥反应[158,249,267,294]。FTY720(0.1~10mg/kg)能够延长同种异体啮齿动物皮肤移植的存活时间[37]。在 DA 与 LEW 大鼠混合组中,围术期中短期给予 FTY720(5mg/kg;术前 1 天和 0 天)可以延长心脏移植存活时间,效果不逊于他克莫司(1mg/kg,移植术后 10 天持续给药)[292]。在 ACI 与 Lew 大鼠的心脏和肝脏移植模型中,FTY720 无论诱导或维持治疗均能延长移植物的存活时间[247]。甚至 FTY720 延迟给药也能中断正在进行的移植排斥反应,这表明 FTY720 可作为抗排斥药物应用[248,293]。FTY720 不仅能阻断排斥反应,而且能防止大鼠小肠移植后出现移植物抗宿主病[163]。此外,FTY720 还在缺血再灌注损伤中发挥了一定的保护作用[52,82,153,242]。

小动物和大动物的试验结果均显示,FTY720 与 CNI 二者合用具有明显的协同效应,而且这种协同效应与两种药物的药代动力学无关[248]。移植术后,FTY720 联合他克莫司产生协同作用,能够延长大鼠的心脏移植存活时间[293]。在大鼠皮肤和心脏移植中,术后 FTY720 与环孢素二者联用也表现出类似的协同作用[102,248]。在 ACI 与 Lew 大鼠的心脏和肝脏移植模型中,FTY720 与 CNI 联合应用具有协同效应[294]。FTY720(每天 0.1~5mg/kg)在狗肾脏移植以及 FTY720(每天 0.1~1mg/kg)在猴肾脏移植中与环孢素联用均具有协同效应[267]。同样地,在狗的肝移植试验中,FTY720(0.1mg/kg)与 CNI 合用能够产生协同效应[250]。此外,在大鼠的心脏移植中也观察到 FTY720 和西罗莫司二者联用具有协同效应[286]。

KRP-203 或 2-氨基-2-{2-[4-3(-苄氧基苯硫基)-2-氯苯基]乙基}-1、3-丙二醇盐酸盐的分子结构与 FTY720 相似,KRP-203 单独应用或者联合低剂量的环孢素或者 MMF 均能够延长皮肤、肾脏及心脏移植物的存活时间[78,224,246]。

临床经验

接受环孢素维持治疗的肾移植稳定期患者对单剂量口服 FTY720(0.25~3.5mg)耐受性良好。与动物试验结果相似,FTY720 单剂量给药可显著减少患者外周血中的淋巴细胞数量,作用强度和持续时间呈剂量依赖性,对 CD4 细胞、CD8 细胞、记忆 T 细胞、幼稚 T 细胞和 B 细胞也有相同的影响[29]。

首次肾移植患者的临床 II 期和 III 期研究结果显示:2.5mg 的 FTY720 联合高剂量环孢素和激素的疗效与 MMF 联合高剂量环孢素和激素的疗效相似,尽管 FTY720 治疗的患者在术后 12 个月肌酐清除率相对较低[260,261]。但是,5mg 的 FTY720 不能将环孢素的暴露量降低 50%[214,260]。2.5mg 的 FTY720 与环孢素减量合用时可导致免疫抑制不足[165]。一项研究结果显示,首次肾移植患者接受 2.5mg 的 FTY720 与他克莫司联合治疗的效果并未优于 MMF[100]。最近有报道,延迟恢复高危肾移植患者接受 FTY720 与依维莫司联合方案治疗时,在预防急性排斥反应和保护移植肾功能方面没有观察到获益[259]。

毒性

FTY720 的副作用与其他免疫抑制剂类似,最为常见的包括高血压、贫血、便秘、恶心等。FTY720 特殊的副作用包括心动过缓、黄斑/视网膜水肿、呼吸困难和一过性肝功能减退[165,214]。虽然,心率减慢是限制 FTY720 临床广泛应用的主要障碍,但只是在首次给药后出现短暂的心率减慢,维持治疗阶段自行消失[61,176]。最重要的是,在 FTY720 治疗过程中没有发现 CNI 明显的肾毒性、神经毒性和糖尿病倾向等典型的副作用。

结论

尽管 FTY720 作用机制独特,但是,目前的临床研究结果并未显示其治疗效果优于现今的标准方案,因此,FTY720 将来在器官移植中的应用价值仍未确定。

1,25-二羟维生素 D_3 及其类似物

化学结构和药理作用

1,25-二羟基维生素 D_3 [$1,25(OH)_2D_3$] 及其新合成的类似物是一种很有前景的免疫调节剂,可以在自身免疫和移植物蛋白免疫方面发挥作用。除了调节矿物

质水平及骨质代谢以外,维生素 D 的一些非经典作用正在逐渐被人们所认知,包括促进细胞生长和分化、调节多种细胞类型的功能、调节免疫反应和心血管过程以及预防肿瘤等[20,277]。维生素 D 的代谢异常影响局部组织的免疫调节功能。$1,25(OH)_2D_3$ 通过自分泌和(或)旁分泌机制发挥最佳的免疫功能。但是,对于实现"维生素 D 水平充足"所需要的 $1,25(OH)_2D_3$ 体内循环的确切浓度仍然存在争议,尤其是在维生素 D 的非经典作用方面。

作用机制

$1,25(OH)_2D_3$ 的受体(VDR)几乎在所有的免疫细胞表面表达,包括活化的 CD4 和 CD8 细胞、B 细胞、嗜中性粒细胞和抗原呈递细胞,因此,$1,25(OH)_2D_3$ 对先天免疫和适应性免疫均可发挥调节作用[196,251]。而且,一些免疫细胞中的 VDR 表达受到免疫信号的控制[10]。此外,大多数免疫细胞均表达维生素 D 代谢酶,如 CYP27B1 在 T 淋巴细胞和 B 淋巴细胞上表达,CYP2R1 在树突状细胞上表达[178,236]。这使得 $25(OH)D_3$ 可以在局部转化为 $1,25(OH)_2D_3$,从而提示一种重要的作用机制,即可以使 $1,25(OH)_2D_3$ 达到影响免疫反应的水平,但同时循环中的 $1,25(OH)_2D_3$ 水平又不会受到影响。此外,CYP27B1 在免疫细胞中的表达受免疫信号调控。例如,单核细胞或巨噬细胞的 CYP27B1 在干扰素 -γ(IFN-γ)、脂多糖、结核分枝杆菌来源的 19kDa 脂蛋白和病毒感染的作用下表达上调。此外,由于 CYP27B1 在巨噬细胞和树突状细胞中的表达不受 $1,25(OH)_2D_3$ 抑制,因此肉芽肿患者体内的巨噬细胞可以在局部产生大量的 $1,25(OH)_2D_3$。作为替代的负反馈回路,$1,25(OH)_2D_3$ 可以使免疫细胞中的 CYP24 表达上调[56]。

$1,25(OH)_2D_3$ 使单核细胞获得巨噬细胞表型特征,从而促进单核细胞分化,增强巨噬细胞趋化及吞噬能力[91]。此外,单核细胞或巨噬细胞的 Toll 样受体激活后,可导致 VDR 和 VDR 靶基因上调,诱导导管素抗微生物肽活化,进而杀死结核分枝杆菌[144]。$1,25(OH)_2D_3$ 抑制树突状细胞成熟(降低主要组织相容性复合物Ⅱ类和共刺激分子的水平),增强内吞能力,从而抑制 IL-12 和 IL-23 的产生,并增强 IL-10 和巨噬细胞炎症蛋白-3α 的释放。因此,在 $1,25(OH)_2D_3$ 的作用下,体内和体外均具有诱导调节性 T 细胞能力的未成熟或耐受性树突状细胞数量出现增多[89,188,275]。

T 细胞活化后,VDR 的表达显著升高。而且,$1,25(OH)_2D_3$ 还通过抑制炎性 Th1 细胞因子(如 IL-2 和 IFN-γ)的产生以及 Th17 衍生的细胞因子(如 IL-17 和 IL-21)直接改变 T 细胞的细胞因子表达谱[111,257]。维生素 D 能够促进 CD4+ CD25 高表达和 CD127 低表达的调节性 T 细胞产生,并且可以使 CD4 T 细胞选择性地分泌 IL-10。$1,25(OH)_2D_3$ 对免疫系统中各种基因表达分子通路发挥了不同的调节作用。除了与靶基因启动子区域(维生素 D 反应元素)内 VDR 特异性结合部位的经典相互作用以外,例如对 IFN-γ 的抑制作用[45],$1,25(OH)_2D_3$ 还可以干扰其他转录调控通路。例如,$1,25(OH)_2D_3$ 在形成活化的 T 细胞/活化蛋白-1(AP-1)复合物的过程中破坏细胞核因子,随后干扰 IL-2 启动子的结合部位进而达到抑制 IL-2 的目的[5,253]。

$1,25(OH)_2D_3$ 抑制 B 细胞增殖、浆细胞分化、免疫球蛋白分泌(IgG 和 IgM)和记忆 B 细胞的产生,同时诱导 B 细胞的细胞凋亡[36]。此外,$1,25(OH)_2D_3$ 还是淋巴细胞的重要调节器。活化的 $1,25(OH)_2D_3$ 通过诱导皮肤归巢受体 CCR10,赋予激活的 T 细胞和终末分化的 B 细胞皮肤归巢的特性[225,229]。

实验经验

$1,25(OH)_2D_3$ 及其类似物通过诱导免疫移位和调控因子细胞在免疫系统中发挥了重要的调节作用。鉴于此,众多专家学者对于此类药物的临床应用给予了高度的关注,特别是对自身免疫疾病的治疗和预防。NOD 小鼠接受 $1,25(OH)_2D_3$ 治疗后,在胰腺局部和外周免疫系统中都可以观察到调节细胞上调和 Th1 向 Th2 转移[90,179]。此外,NOD 小鼠的 T 淋巴细胞恢复了凋亡敏感性,从而可以更好地清除自身反应性效应细胞[33,51]。不同的凋亡诱导信号产生的凋亡敏感性也有所不同。这一作用机制可能解释了为什么在自身免疫疾病发作之前早期短时使用 $1,25(OH)_2D_3$ 能够产生长期的保护作用并且可恢复自身的免疫耐受性。

多个体内和体外自身免疫疾病模型(如自身免疫性糖尿病[34,95]、自身免疫性脑膜炎[26,27,272])显示,$1,25(OH)_2D_3$ 或其类似物与其他经典的免疫抑制剂(如环孢素、西罗莫司或 MMF)合用时,效果明显增强,甚至出现协同效应。

目前,研究人员已经在多种移植模型中对 $1,25(OH)_2D_3$ 及其类似物进行了广泛的研究,涉及的模型包括小鼠胰岛同种和异种移植模型[89,95]、小鼠异基因心脏移植模型[13]和皮肤移植模型[18,278],以及大鼠同种异体主动脉移植模型[199]、骨髓移植模型[180]、心脏移植模型[106,136]、肾脏移植模型[201]和肝脏移植模型[202]等。总体而言,当作为单一疗法时,1,25(OH)₂D₃及其类似物只能轻微地延长移植物的存活时间。这个结果并不令人感到惊讶,因为1,25(OH)₂D₃及类似物对 T 细胞的内在影响相当微弱。然而,当与其他免疫抑制剂联合应用时,往往出现显著的协同作用。另外,鉴于1,25(OH)₂D₃及其类似物对抗原呈递的影响以及对 Th2 转化的诱导作用,可以推断1,25(OH)₂D₃在诱导耐受方面有一定的帮助[89]。

临床经验

多个研究团队已经报道了维生素 D 缺乏与呼吸道感染易感性之间的相关性,特别是与结核分枝杆菌和革兰阴性细菌感染的关系尤为密切[105]。Autier 和Gandini对包含 18 项独立随机对照试验的荟萃分析结果显示,维生素 D 补充剂与总体死亡率呈负相关(相对危险度:0.93,95%CI:0.87~0.99)[9]。但是,目前尚未开展支持维生素 D 是最佳免疫调节剂的大规模临床研究。

据报道,基因突变可以损害 CYP2R1 和 CYP17B1的活性,而且这些基因的多态性也与 1 型糖尿病易感性密切相关[146,200]。维生素 D 类似物与其他免疫调节剂联合使用时,不但可以成功地阻断处于糖尿病前期的NOD 小鼠在胰岛移植后发生胰岛炎,同时还可以防止NOD 小鼠在同基因胰岛移植后出现自身免疫性糖尿病复发[34,89]。

毒性

1,25(OH)₂D₃临床应用的主要担忧是其对钙和骨质代谢的影响。通过维持或加强1,25(OH)₂D₃类似物的免疫调节作用,同时减少其对钙和骨质代谢的影响,可以在一定程度上消除这种担忧[273]。使用降低钙浓度的药物或方法[限制钙质摄入、服用骨吸收抑制剂(如双膦酸盐)]能够缓解高钙血症和过度骨吸收引起的副作用,有助于1,25(OH)₂D₃及其类似物在免疫调节领域的推广使用。

结论

随着免疫细胞中的维生素 D 受体(VDR)和维生素D 代谢酶被陆续发现,1,25(OH)₂D₃对固有免疫及适应性免疫系统的多种效应已经得到了证实。越来越多的证据显示,1,25(OH)₂D₃缺乏与免疫异常相关,可导致移植术后感染和免疫反应发生率升高。维生素 D 受体激动剂,特别是低钙血症维生素 D 类似物,是预防和(或)治疗感染(如结核病)和某些自身免疫性疾病的理想药物。

布雷迪宁或咪唑立宾

化学结构和药理作用

布雷迪宁(化学名:4-氨基甲酰基-1-β-D-呋喃核糖基-咪唑-5-酚盐)是一种核苷类似物,化学结构与利巴韦林相似。1971 年,日本学者首次从 Hachijo 岛的土壤中发现了布雷正青霉菌,培养滤液分离后得到布雷迪宁,初步研究表明其对白色念珠菌具有较弱的抗生素活性[164]。

作用机制

布雷迪宁通过选择性抑制肌苷单磷酸脱氢酶和鸟苷一磷酸合成酶发挥免疫调节作用,这二者都是鸟苷酸从头合成的关键酶。与硫唑嘌呤的作用机理不同,布雷迪宁不整合到细胞核酸,因此,骨髓抑制和肝毒性等副作用相对较小。布雷迪宁通过抑制淋巴细胞增殖选择性地影响体液和细胞免疫过程[108]。

实验和临床经验

在肾移植的犬模型中,布雷迪宁延长了移植物的存活时间。在人类中,与硫唑嘌呤相比,布雷迪宁显示出等效的免疫抑制活性,而且副作用相对较少[8,122,254,256]。布雷迪宁的结构与利巴韦林相似,因此在体外表现出抗CMV、呼吸道合胞病毒、麻疹、丙型肝炎、冠状病毒、副流感和流感病毒的活性[103,169,210,223]。在最近的一项研究中,尿液检测出 BKV 的患者使用布雷迪宁替代 MMF治疗后,7 例患者中有 5 例尿液的 BKV DNA 载量转为阴性[83],另外 2 例的尿液 BKV DNA 载量显著降低。在研究期间,没有发生急性排斥反应或移植物功能恶化[83]。

毒性

布雷迪宁的主要不良反应包括白细胞减少、肝功能异常、皮疹、尿酸水平升高和呕吐等。

结论

除了日本以外,布雷迪宁在其他地方很少使用。尽管使用经验有限,但研究结果表明,布雷迪宁在人类肾移植中是一种安全有效的免疫抑制剂。由于具有抗病毒活性，布雷迪宁可能成为另外一种适用于 BKVN 的治疗用药。

JAK3 抑制剂:CP-690,550、Tasocitinib 或 Tofacitinib

目前已经开发了多种 JAK3 抑制剂，例如，酪氨酸磷酸化抑制剂 AG-490、PNU156804、二甲氧基喹唑啉化合物（WHI-P131）、CP-690,550 和 NC1153，其中几种已经证实具有免疫抑制活性[17,119,126,235]。鉴于 JAK3 可以抑制淋巴细胞增殖，有学者认为 JAK3 激酶抑制剂有望成为一类新型的免疫抑制药物。

化学结构和药理作用

在多种具有潜在活性的药物当中，ATP 的同类物 CP-690,550 （CP;tasocitinib 或 tofacitinib,Pfizer,NJ）已经进入临床试验阶段，CP-690,550 与 JAK 分子上的 ATP 催化位点结合。有学者认为，运用 P-STAT5 的细胞分析方法足以监测 CP-690,550 的免疫调节作用[198]。

作用机制

JAK3 是一种蛋白酪氨酸激酶，与细胞因子 IL-2、IL-4、IL-7、IL-9、IL-15 和 IL-21 受体的 γ 链连接，在细胞核信号转导中发挥重要的作用。免疫细胞的受体表达受到限制，这一特点使其成为新型免疫药物有吸引力的靶点。JAK3 介导的信号传导通路是淋巴细胞活化、分化和保持动态平衡的必要条件，JAK3 缺陷可导致严重的联合免疫缺陷综合征[48,204,206,207]。由于诱导免疫耐受必需依赖于 IL-2 通路，因此干扰 IL-2 信号可能会带来不利影响[128,151,152]。目前，开发具有高度选择性的 JAK3 和 JAK2 抑制剂是免疫抑制药物设计所面临的挑战。尽管 Pfizer 公司宣称体外测定结果显示药物对 JAK3 的选择性提高了 20 倍，但临床资料表明实际远远低于 20 倍。Karaman 等的研究结果也证实此类药物的选择性不高[117]。

实验经验

CP-690,550 是迄今为止最有效（1nM 的抑制效能）和选择性最高的 JAK3 抑制剂。在啮齿动物和非人灵长类动物中，CP-690,550 通过有效地抑制免疫反应，延长心脏和肾脏同种异体移植物的存活时间。CP-690,550 单药疗法对肾脏同种异体移植物的排斥反应具有明显的抑制作用[24,25,35]。在非人灵长类动物中，CP-690,550 通过抑制 IL-2 进而减少 IFN-γ 生成，同时显著降低 T 细胞 CD25 和 CD71 的表达水平。此外，体外试验显示 CP-690,550 可以抑制细胞的同种异体免疫反应[35,184]。体内应用 CP-690,550 可导致 NK 细胞和 T 细胞数量减少，但对 CD8 效应记忆 T 细胞水平没有影响[46,184]。最新研究结果显示，CP-690,550 在保留 CD4+ CD25 高表达调节性 T 细胞抑制性免疫调节作用的同时，对 T 细胞效应功能发挥选择性的抑制作用[222]。

临床经验

一项多中心开放性随机对照 II A 期试验对 CP-690,550 在肾移植免疫诱导和维持治疗中的作用进行了评价[31]。所有患者均给予诱导治疗、MMF 和类固醇。第 1 组的患者接受他克莫司治疗，第 2 组和第 3 组的患者分别给予 15mg 和 30mg 的 CP-690,550 （每天 2 次）[31]。由于 CP-690,550 组的 BKVN 发生率高，研究人员对治疗方案进行了调整，停用 MMF 并减少类固醇的用量。与他克莫司组相比，两个 CP-690,550 治疗组的急性排斥反应发生率和移植物功能相似，但高脂血症和感染的发生率相对较高（表明对 JAK2 有抑制作用）[31]。在临床 II B 期试验中，患者分为 3 组，第 1 组接受标准剂量的环孢素治疗；第 2 组接受 15mg 的 CP-690,550，每天 2 次持续治疗 6 个月，然后改为 10mg 每天 2 次给药；第 3 组接受 15mg 的 CP-690,550，每天 2 次持续治疗 3 个月，然后改为 10mg 每天 2 次给药。所有患者同时接受诱导治疗、MMF 和类固醇。出乎意料的是，结果显示，低剂量 CP-690,550 组的排斥反应发生率最低，移植物功能恢复优于其他两组。然而，这项研究中同时也发现了 CP-690,550 的明显副作用，例如 CMV 感染和 BKVN 发生率升高（数据来源于 2011 年美国移植大会）。

毒性

剂量递增研究结果显示，CP-690,550 最常见的不良事件为感染和胃肠道反应。CP-690,550 按 15mg 和 30mg 的剂量每天 2 次给药，血红蛋白较基线平均降低 11%[274]。此外，还有自然杀伤细胞和 B 细胞减少的报道。中性粒细胞、总淋巴细胞、血小板或者 CD4 或 CD8T 细胞的数量没有观察到变化[274]。

结论

总而言之，CP-690,550 联合 MMF 引起的急性排斥反应发生率在可以接受的范围内。有证据显示,当 30mg CP-690,550(每天 2 次)与 MMF 联合使用时,可能发生免疫抑制过度。MMF 联合 15mg CP-690,550(每天 2 次)也可导致类似的结果,同时伴有轻度的血脂升高和病毒感染率升高。考虑到 CNI 的副作用,我们认为,有必要对 CP-690,550 做进一步的评估。鉴于 CP-690,550 存在一定的副作用,临床上需要开发具有高度选择性的 JAK3 和 JAK2 激酶免疫抑制药物。目前,研究人员在开发 JAK3 选择性拮抗剂方面仍然未能取得成功,原因可能是过度关注 ATP 的化学类似物,而忽略了通过结合非催化部位实现变构抑制作用的药物。

AEB071 或 Sotrastaurin

化学结构与药理学

Sotrastaurin(AEB071)是一种低分子量的合成化合物,可以有效和可逆地抑制蛋白激酶 C(PKC)的所有 10 种亚型,其中对 PKC-θ、PKC-α 和 PKC-β 的作用最为重要,而对 PKC-δ 的活性则相对较低[123]。Sotrastaurin 主要经肝 CYP3A4 代谢为无活性的代谢物和 N-去甲基-Sotrastaurin,后者具有与 Sotrasturin 相似的效力且血液中浓度较低(小于原型暴露量的 5%)。Sotrastaurin 经肾脏排泄量可以忽略不计,少量经胆汁排泄(给药量的 1%)。Sotrastaur 的平均消除半衰期为 6 小时。在临床试验中,由于 Sotrasturin 不受膳食影响,建议患者在固定的时间服药,以避免药物暴露随着时间的推移发生变化[123]。

临床药物相互作用的研究结果显示,Sotrastaurin 可以使依维莫司的血药浓度时间曲线下面积增加 1.2 倍,使他克莫司的血药浓度时间曲线下面积增加 2 倍[124]。由于 Sotrastaurin 能够升高他克莫司的血药浓度,因此与 Sotrastaurin 合用时,他克莫司达到谷值浓度所需要的剂量相较于与 MMF 合用时可降低 47%[124]。相反,Sotrastaurin 与环孢素合用时,血药浓度时间曲线下面积升高 1.8 倍,与酮康唑合用时血药浓度时间曲线下面积升高 4.6 倍[125]。

作用机制

PKC 是一类由钙激活的磷脂依赖性丝氨酸/苏氨酸蛋白激酶,参与多种信号传导途径,与细胞的激活、增殖、分化、凋亡和自噬过程密切相关[231]。研究证实,PKC-θ 在 T 细胞受体/CD3 信号转导途径中发挥了重要的作用。PKC-α 对 Th1 应答(包括 IFN-γ 的产生)具有调节作用。PKC-β 控制 B 细胞受体诱导的 NF-κB 激活和非 T 细胞依赖的 B 细胞反应。此外,PKC-ε 对巨噬细胞功能也有一定的影响[161,255]。

实验经验

值得注意的是,研究人员通过在人类胰岛培养物中添加 Sotrastaurin 证实其不具有毒性[162]。上述结果表明,AEB071 在胰岛移植临床试验中可作为免疫抑制剂使用。最近,非人灵长类动物研究结果显示,Sotrastaurin 联合亚治疗剂量的环孢素可以显著延长移植肾存活时间,表明二者具有协同免疫抑制作用[19]。

临床经验

在 II 期随机对照试验中,患者经诱导治疗和类固醇治疗后,接受 Sotrastaurin 和标准剂量或减量他克莫司的联合给药方案,并与标准剂量的他克莫司单独给药方案进行比较[30]。移植后 3 个月,Sotrastaurin 治疗组进入稳定期的患者将他克莫司转换为 MMF。3 个月内,各组之间的疗效相当;研究结束时,各组之间的移植肾功能无显著差异,仅标准他克莫司联合 Sotrastaurin 治疗组的急性排斥反应发生率略高[30]。该研究由于疗效不显著而提前终止。在近期开展的另外一项研究中,移植后肾功能即刻恢复的首次肾移植患者随机分为两组,分别接受 Sotrastaurin 或他克莫司治疗[73]。所有患者给予巴利昔单抗、MMF 和类固醇。结果表明,含 Sotrastaurin 和 MMF 的无 CNI 方案治疗组的效果不及他克莫司对照组,但患者的移植肾功能恢复得更好[73]。另外一项关于 Sotrastaurin 和依维莫司联合应用的研究正在进行之中。

毒性

在上述临床试验中,心动过速发生率为 12%,严重感染发生率为 18%[30,73]。在 Sotrastaurin 临床前研究和 I 期临床试验中观察到不良反应发生率呈时间剂量依赖性。Sotrastaurin 联合 MMF 治疗组患者的心动过速发作是可预见的。大多数心动过速在移植后早期发生,但程度均较轻。

结论

Sotrastaurin 可以抑制 PKC 介导的早期 T 细胞活化[20],其作用机制与 CNI 类药物完全不同。但是,II 期临床试验的结果不支持 Sotrastaurin(300mg,每天 2 次)

联合 MMF 作为无 CNI 的免疫抑制方案。基于 Bigaud 等最新报道的非人灵长类动物研究结果[19]，未来的临床试验将对 Sotrastaurin 作为保留 CNI 药物的效果做进一步的评估[19]。

硼替佐米

化学结构和药理作用

硼替佐米是一种经美国 FDA 批准用于治疗多发性骨髓瘤的蛋白酶体抑制剂。目前，硼替佐米越来越多地应用于实体器官移植领域。硼替佐米仅用于静脉注射，在肾移植患者中的推荐剂量为 $1.3mg/m^2$，每次静脉注射 3~5 分钟，11 天内分 4 次注射。在注射硼替佐米之前，患者需要使用甲强龙预防过敏。给药后 30 分钟血浆药物水平达到峰值，然后血药浓度开始下降，1 小时内清除完毕[62]。

作用机制

硼替佐米是一种 26S 蛋白酶体的选择性抑制剂，具有阻断 NF-κB 活化的功能[244]。硼替佐米能够诱导快速分裂、代谢活性高且蛋白质合成旺盛的细胞发生凋亡。硼替佐米对浆细胞的影响使其有望用于治疗或预防实体器官移植中同种异体抗体引起的排斥反应，目前已经引起了医学研究界的广泛关注。

实验经验

体外实验表明，硼替佐米能够减少骨髓来源的浆细胞数量，限制同种异体抗体的产生[193]。硼替佐米主要通过清除浆细胞减少 T 细胞依赖性抗体的合成。非 T 细胞依赖的 2 型反应很少受到影响，推测可能是因为硼替佐米对边缘区 B 细胞无影响[133]。在小鼠狼疮模型中，硼替佐米通过消耗短寿命和长寿命浆细胞，减少了抗双链 DNA 抗体的生成[170]。近年来，Vogelbache 等运用大鼠肾移植模型证实硼替佐米单独或联合西罗莫司应用也可以防止同种异体抗体的形成[279]。

临床经验

硼替佐米对抗体介导排斥反应的治疗效果在不同作者的研究报道中存在差异[55,63,218]。据 Everly 等报道，6 例对目前治疗方法无效的难治性抗体介导排斥反应合并急性细胞排斥反应患者[63]。在使用硼替佐米后治疗后，所有患者的抗体介导排斥反应消失，供者特异性抗

体水平下降，移植物功能改善[63]。在另一项研究中，Walsh 等报道了 28 例使用硼替佐米治疗的抗体介导排斥反应病例[285]。硼替佐米的治疗效果会随着时间的不同而改变，早期应用（术后 6 个月以内）的疗效优于晚期应用（术后 6 个月以上）[285]。然而，Sberro-Soussan 等在研究中发现，4 例供者特异性抗体持续存在的亚急性抗体介导排斥反应患者在使用硼替佐米作为唯一的脱敏方法时，供者特异性抗体的平均荧光强度值没有出现降低[218]。在本次研究中，硼替佐米在抗体介导排斥反应确诊数周和数月之后才开始使用，而且治疗后并没有再次进行肾脏活检，这些因素都可能对研究结果产生一定的影响[218]。

毒性

硼替佐米最常见的副作用包括胃肠道毒性、血小板减少症和神经病变[63]。这些可能会导致严重的问题并导致药物禁用。到目前为止，还没有机会性感染发生率增加的报道。重要的是，尽管硼替佐米与供者特异性抗体水平的显著降低有关，但并不会导致保护性抗体水平降低[64]。

结论

蛋白酶体抑制剂在治疗肾移植术后的抗体移植物排斥反应方面具有一定的潜力，可将其作为首发治疗或者抗排斥治疗用药。在移植后早期发生抗体介导的排斥反应时，尽早使用硼替佐米治疗，能够取得良好的治疗效果。最近还有证据表明，硼替佐米对心脏和肺移植术后抗体介导排斥反应也有不错的效果[57,171]。

其他常用药物

克拉屈滨是耐腺苷脱氨酶的脱氧腺苷类似物，临床上用于治疗白血病和淋巴瘤。研究人员已经对克拉屈滨的免疫抑制能力进行了探讨。体外试验表明，克拉屈滨具有抑制 T 细胞和 B 细胞的增殖的作用[86]。体内试验发现，克拉屈滨单独使用时能够延长大鼠皮肤移植后的移植物生存时间[87]，当联合应用环孢素时能够延长大鼠肝脏和心脏移植后的移植物生存时间[211]，而且在小肠移植中的疗效优于环孢素单药治疗[174]。然而，目前并无相关大规模临床试验对上述结果进行验证。

法尼基转移酶抑制剂 A228839 是一种能够抑制 Ras GTP 酶活性的抗癌药物。它既能够抑制凝集素和抗原递呈细胞诱导的 T 淋巴细胞增殖，又能够抑制淋

巴细胞 Th1 细胞因子分泌，并且还能促进凝集素活化的淋巴细胞凋亡[227]。研究结果显示，另一种法尼基转移酶抑制剂 ABT-100 在体外试验中能够抑制幼稚型 T 细胞分泌 IFN-γ 和 IL-4，抑制同种异体排斥反应。在大鼠异位心脏移植模型中，ABT-100 单独使用或与亚治疗剂量的环孢素联用能够延缓急性排斥反应的进展[226]。鉴于法尼基转移酶抑制剂具有抗肿瘤与抗排斥反应的"双重效应"，如果未来的临床试验能进一步验证它的有效性，法尼基转移酶抑制剂对于恶性肿瘤高危人群——器官移植受者而言将成为一种有吸引力的新型免疫抑制剂。

当 T 细胞受体识别特异性抗原时，淋巴细胞特异性激酶 Lck 可发生磷酸化，并与受体相关的 CD3 复合物一起，对锌相关的磷酸化酶进行磷酸化[70]，随后触发一系列的下游级联反应，导致钙离子内流增加，并激活钙调神经磷酸酶。最近，Lck 抑制剂已经面世。A-770041 及其类似物已被证明能够延长小鼠异位心脏和肾包膜下胰岛移植的存活时间并且推迟免疫球蛋白 IgG2a 的产生。大黄素（$C_{15}H_{10}O_5$）是从大黄根部和根茎部提取的环状衍生物，研究表明其可延长鼠科动物皮肤移植物存活时间并抑制 IL-2 的产生[145]。然而，这些原型化合物缺乏对 Lck 的特异性，造成临床研发动力不足[227]。

FR 252921 是一种从荧光假单胞菌培养物中分离的免疫抑制剂，主要作用于抗原递呈细胞，具有抑制 AP-1 转录活性的功能。体外和体内研究表明，FR 252921 与他克莫司二者联合具有协同作用。在鼠类皮肤移植模型中，与他克莫司单药治疗相比，FR 252921 和他克莫司二者联合可以延长移植物的存活期[75-77]。

布喹那通过抑制二氢乳清酸脱氢酶，干扰 T 淋巴细胞和 B 淋巴细胞增殖，从而发挥免疫抑制作用。虽然布喹那的特性表明其可能是一个颇具吸引力的免疫抑制剂，但是药理学数据不理想使其在移植患者中的应用受到了限制。未来，研究人员将从缩短半衰期和降低毒性入手，开发出适用于移植领域的类似药物。

司加林是从芽孢杆菌的培养滤液中分离得到的一种新型抗癌和抗菌药物。其类似物 15-脱氧精氨酸被认为是一种很有前景的新型免疫抑制剂。15-脱氧精氨酸的确切作用机制至今仍未阐明，并且由于其口服生物利用度差，必须经胃肠外途径进行给药，导致难以在临床上广泛使用[263]。15-脱氧精氨酸抑制排斥反应的效果已经在 ABO 血型不相容患者和致敏患者的肾脏移植中得到证实[6,93,252]。15-脱氧精氨酸目前还未开发口

服制剂[134]，主要临床适应证仅限于在治疗排斥反应危象时作为类固醇或抗淋巴细胞药物的替代。由于 15-脱氧精氨酸不易产生耐药性，未来的应用前景广阔。

环磷酰胺经细胞摄取后，代谢生成氮芥和丙烯醛[22,49]。其中氮芥与 DNA 反应后导致细胞死亡[50]。由于环磷酰胺副作用较多而且疗效有限，因此在移植临床领域中唯一的适应证就是高致敏患者肾移植术前的脱敏治疗[11]。大部分患者在肾移植条件成熟之前需要接受多次的血浆置换联合环磷酰胺给药，同时伴随持续或者非持续的类固醇激素治疗。

全身淋巴结照射

几十年以来，全身淋巴结照射(TLI)一直用于治疗霍奇金病，直到斯坦福大学的研究人员发现，除了抗癌效应以外，全身淋巴结照射还具有免疫抑制作用[81]。

方法

全身淋巴结照射方法分为两种。第一种为斗篷式照射法，照射范围涵盖颈部、腋窝和纵隔淋巴结；第二种为"倒 Y 形"照射法，照射范围涵盖主动脉、髂内、盆腔淋巴结和脾脏。通常，日剂量为 1.5~2.5Gy，总剂量为 40~50Gy（1Gy=100rad）。

作用机制

目前，许多关于 TLI 诱导的免疫耐受性机制试验证据均表明抑制细胞的重要性。Strober 研究组将 TLI 治疗后的抑制细胞定义为宿主型天然杀伤 T 细胞，因为 TLI 对移植物抗宿主病的保护作用在具有 CD1d 灭活基因的小鼠中消失了[130]。这些宿主型天然杀伤 T 细胞不但直接产生 IL-4，而且还刺激供体型细胞间接产生 IL-4[130,131]。有明确的证据表明这些抑制细胞对于预防体内移植物抗宿主病具有重要的意义[99]。全身淋巴结照射后，效应 T 淋巴细胞反应性减弱同样也被认为是全身淋巴结照射后出现免疫抑制的主要原因[16,68,69]。这种内在的 T 细胞缺陷由胸腺和胸腺外组织的照射引起[181]。全身淋巴结照射后，即使在外源性 IL-2 存在的情况下，无反应性 T 细胞仍然不能发生增殖[71]。还有一些研究观察到，全身淋巴结照射可以导致供体反应性淋巴细胞或宿主反应性淋巴细胞的胸腺克隆缺失[211]。经全身淋巴结照射后的小鼠也表现出抗供者或受者的细胞毒性 T 细胞前体频率减少[72]。最后，Strober 研究小

组证明,Th2 淋巴细胞在全身淋巴结照射后迅速恢复至照射前水平,而 Th1 淋巴细胞在全身淋巴结照射后的数月内仍然存在缺陷[15],这也提示此种缺陷在照射期间通过胸腺屏蔽进行预防[16]。在啮齿[70]及大型动物[233]的试验中也得出了相同的结论。最近,Nador 等人证实,TLI 和抗胸腺细胞球蛋白(ATG)二者合用时产生耐受诱导效应的大小取决于天然存在的调节性天然杀伤 T 细胞和调节性 T 细胞对引发移植物排斥反应的残余同种异体反应性 T 细胞的抑制能力[167]。

实验经验

在 TLI 治疗结束后第一天接受完全同种异体的 C57BL6 骨髓和皮肤移植的 BALB/c 小鼠形成了稳定的造血嵌合体,不但没有发生移植物抗宿主病,而且形成了永久的供体特异性免疫耐受性,同时还保留了抗第三方反应性[239]。耐受性诱导取决于照射广度的大小、TLI 治疗后的移植时间、TLI 的总剂量以及致敏状态[239,280,281]。

虽然骨髓嵌合体易于诱导,但是不能产生对心脏[88]或肾脏[104]移植物的耐受性,这表明 TLI 诱导的骨髓嵌合不一定对器官特异性抗原产生耐受性。

TLI 联合低剂量环孢素的有效性和安全性在大鼠试验中得到了支持[208]。此外,移植术后,TLI 联合 ATG 在大约 40% 的犬类心脏移植模型中成功诱导了同种异体移植物和特异性移植物的永久耐受性[238]。这些令人鼓舞的结果在肾移植的临床实践中得到了验证。Myburgh 等在狒狒中应用低剂量和大范围暴露的 TLI 改良方案成功诱导了免疫耐受性,无须同时进行骨髓移植[166]。

此外,在非人灵长类动物异种心脏或心肺移植试验中,术前 TLI 与环孢素和 ATG[209]、环孢素和脾切除术[23]或环孢素和甲泼尼龙[185]联合使用比任何其他治疗方案都更有效。在猪-狒狒的心脏移植模型中,移植前 TLI 联合环孢素和甲氨蝶呤治疗能够使移植物的存活时间超过 2 周。这种治疗方案能够抑制天然抗体的异种反应性,但不能抑制巨噬细胞的异种反应性。在猪-大鼠的异种胰岛移植模型中,TLI 与脱氧精蛋白联合具有良好效果[262]。甚至在小羊-猪的移植模型中,TLI 与环孢素和硫唑嘌呤联合应用均可使异种移植物的平均存活时间提高 30 倍[264]。

TLI 临床应用的主要缺点是需要分次照射,并且需要在移植前和接近移植时完成治疗,而临床医师难以在这样短的时间内找到合适的供者器官。因此,很多学者对移植后应用 TLI 的可能性进行了探讨。在小鼠和大鼠心脏同种异体移植模型中,移植后全身淋巴结照射联合单克隆抗 CD4 抗体[266]或输注供者树突细胞前体能够显著延长移植物存活期[98]。

临床经验

明尼苏达大学的研究人员率先在有移植肾排斥反应既往史的 20 位肾移植患者中使用全身淋巴结照射[168]。由于疗效与环孢素类似(根据历史对照数据,1 年移植物存活率增加约 30%),但后者给药方便,因此研究人员认为环孢素优于全身淋巴结照射。

20 世纪 80 年代,Leuven 大学进行了一项对照试验,对接受死亡供体同种异体供肾的终末期糖尿病肾病患者移植前进行全身淋巴结照射(20 次照射,每天 1 次,每次 1Gy,随后,每周照射 1 次,直到有合适的可供移植的供体肾脏出现)并且在移植后接受低剂量泼尼松维持治疗,研究员对该试验效果做了探讨[283]。长达 8 年的随访结果显示:全身淋巴结照射后排斥反应发生率升高,TLI 治疗组患者的移植物存活率明显偏低[282]。TLI 治疗组患者死亡的原因主要是抑制排斥反应需要使用大剂量激素最终导致脓毒症。这项临床试验的结果表明,单独应用 TLI 不足以延长移植物的存活时间或建立长期的耐受性,需要联合其他治疗手段。

在斯坦福大学的一项研究中,24 名首次肾移植患者和 1 名二次肾移植患者接受 TLI 和 ATG 的联合治疗[138]。1 年和 2 年的移植物存活率分别为 76% 和 68%。尽管供受者之间的 HLA 存在差异,但 25 例患者中,10 例没有发生急性排斥反应。在后续研究中,研究人员发现,特异性抗供者混合淋巴细胞培养后反应性低或无反应[44],个别患者甚至可以停用免疫抑制药物[237]。52 名患者在同一中心接受相同治疗方案,3 年移植物存活率大约为 50%,低于环孢素治疗患者(约 75%)[138]。

移植后 TLI 联合抗 CD3 单克隆抗体或 ATG 和供体特异性输血,在大鼠同种异体心脏移植模型取得了成功。在此基础上,研究人员对 TLI 在难治性或早期血管性排斥反应的心脏移植患者中的治疗效果进行了评估[107,137,213]。结果显示,全身淋巴结照射显著减少排斥反应复发,而且这种作用至少维持 2 年。其他研究小组中也得出了类似的结果。尽管多次出现排斥反应,但 TLI 治疗组的冠状动脉粥样硬化发生率低于对照组[7,40,149,187,270]。

Scandling 等报道在 HLA 匹配的供体/受体进行联合肾脏/造血干细胞移植时使用全身淋巴结照射诱导免疫耐受性[219,220]。患者接受 10 次全身淋巴结照射(80~120cGy)、5 次兔 ATG 和 MMF 治疗 1 个月以及环孢素至少治疗 6 个月。术后第 11 天,患者在门诊输液中心静脉注射供者的造血干细胞[220]。大多数患者(8/12)均可停用抗排斥药物,所有患者的移植物在最后的观察点均处于良好状态。4 名患者需要恢复免疫抑制治疗,其中 1 名是由于局灶性节段性肾小球硬化症复发,而另外 3 名是因为在环孢素减量期间发生了排斥反应[220]。

结论

TLI 已被证明是一种安全有效的免疫抑制治疗手段。由于操作程序复杂,全身淋巴结照射的临床使用受到了限制,仅用于治疗难治性心脏或心肺移植排斥反应。然而,TLI 联合 ATG 和造血干细胞移植具有诱导耐受性的能力,可能会重新激起人们对这种治疗方式的兴趣。迄今为止,尚无证据表明 TLI 治疗会对人体产生不良影响[141]。

光照疗法

体外光照疗法是将患者体内白细胞富集的白膜层分离开,再抽取部分血液,加入 8-甲氧基补骨脂后暴露于紫外线 A 光下治疗。光照疗法最初用于红皮病型皮肤 T 细胞淋巴瘤的免疫调节治疗[58]。后来,这项技术被证实能够有效安全地治疗各种人类自身免疫性疾病[192]。此外,在大鼠[191]和猴子[198]的移植试验中,研究人员发现,光照疗法能够延长皮肤移植物、心脏移植物和异种移植物的存活时间。

光照疗法通过以下不同的作用机制发挥免疫调节作用:选择性抑制效应细胞[190,191]、较高的诱导凋亡率[296]、增加吞噬凋亡 T 细胞的能力、诱导抗克隆性免疫反应[205]、转向 Th2 免疫反应、诱导调节性 CD4 和 CD8 细胞[84,92]。

临床上,光照疗法已经成为治疗和预防肾移植术后复发性或难治性急性排斥反应的选择方案之一[12,48,85,101,127,243,290],但是,由于临床研究的样本有限,这种疗法的安全性和可靠性仍有待进一步前瞻性研究证实。最近,光照疗法在预防心脏移植急性排斥反应中的安全性和有效性首次在心脏移植受体中开展了评估,研究人员将患者随机分为两组,在移植后的前 6 个月分别接受标准三联免疫抑制方案(环孢素、硫唑嘌呤和泼尼松)单独治疗或者联合 24 次光照疗法治疗。6 个月的随访后,联合光照组治疗患者的排斥反应发生次数明显减少,感染率或感染类型两组间无明显差异。虽然术后 6 个月或 12 个月的移植物存活率没有差别,但这项研究仍然表明,光照疗法有可能成为一种新型有效的免疫抑制方式[13]。光照疗法可以使难治性细支气管炎闭塞症患者的移植肺功能保持稳定和(或)使部分患者的排斥反应在组织学上发生逆转[173,212]。

脾切除

1963 年,Starzl 等首次提出以移植前受体行脾切除术作为提高移植物存活率的措施之一[234]。虽然脾切除术是脾功能亢进或硫唑嘌呤相关性白细胞减少症患者的标准治疗手段,但其在移植物存活中的作用一直存在争议[75,195,234,240]。在明尼阿波利斯开展的一项前瞻性随机试验显示,脾切除术显著提高了移植物的存活率[74],但是,由于术后感染相关死亡率升高,患者在长期随访中未能继续受益[245]。多个单中心研究表明,脾切除术后患者发生败血症和死亡的风险大幅升高,从而抵消了移植物存活的早期益处[2,194]。脾切除术后可以轻度提高移植物的存活率,但同时患者死亡率也出现升高,东南器官采集基金会开展的一项多中心分析证实了这一残酷的现实[147]。

脾切除术通常用于接受 ABO 血型不相容移植患者的术前准备。在 ABO 血型不相容供者是唯一可用来源的活体移植中,脾切除术的应用正在变得日益广泛。Alexandre 等报道了 38 例接受血浆置换处理、供体特异性血小板输注和脾切除术疗法的 ABO 血型不相容活体移植病例[3,203,232]。尽管笔者认为,应该对血浆置换和供体特异性血小板输注的必要性重新进行评估,但脾脏切除术被认为在患者的术前准备中发挥了重要的作用。在日本学者 Ishikawa 等报道的一项小样本研究中,患者切除脾脏后成功接受 ABO 血型不相容的活体供肾[109]。在 ABO 血型不相容的肾移植中,应用抗原特异性免疫吸附剂——利妥昔单抗和硼替佐米作为血浆置换和脾切除术的替代疗法,将进一步减少脾切除术在器官移植中的适应证[268,269]。

血浆置换

　　血浆置换在器官移植中的应用分为以下三种情形。第一种是治疗耐激素急性排斥反应，主要特征是血管发生了形态学变化，这种免疫反应是由抗体介导而非细胞介导。一些初步的研究结果表明，血浆置换对耐激素急性排斥反应有效[32]，但对照试验的结果却无法令人信服[4,120]。Nojima 等报道了血浆置换联合 15-脱氧精胍菌素治疗肾移植术后抗体介导的急性排斥反应[172]。第二种情形是，血浆置换还可用于 ABO 血型不相容活体肾移植受者的术前准备[3,203,232]，这在前文曾讨论过，虽然 Brynger 等报道了数个术前没有进行血浆置换但仍然成功实施 ABO 血型不相容肾移植的病例[28]。血浆置换的第三种情形是降低高致敏肾移植等待透析患者体内的 HLA 抗体滴度和反应性，同时联合环磷酰胺/利妥昔单抗预防抗体的再次出现[157]。尽管血浆置换患者的排斥反应发生率相对较高[258]，但早期临床结果令人鼓舞。目前，免疫吸附作为血浆置换术的替代方案已经应用于临床，而且取得了与血浆置换相同的治疗效果[182,268]。免疫吸附用于高致敏移植受体中的研究正在继续进行中。

（赵杰 译　冯刚 校）

参考文献

1. Alarabi A, Backman U, Wikstrom B, et al. Plasmapheresis in HLA-immunosensitized patients prior to kidney transplantation. Int J Artif Organs 1997;20:51.
2. Alexander JW, First MR, Majeski JA, et al. The late adverse effect of splenectomy on patient survival following cadaveric renal transplantation. Transplantation 1984;37:467.
3. Alexandre GP, Squifflet JP, De Bruyere M, et al. Present experiences in a series of 26 ABO-incompatible living donor renal allografts. Transplant Proc 1987;19:4538.
4. Allen NH, Dyer P, Geoghegan T, et al. Plasma exchange in acute renal allograft rejection. A controlled trial. Transplantation 1983;35:425.
5. Alroy I, Towers TL, Freedman LP. Transcriptional repression of the interleukin-2 gene by vitamin D3: direct inhibition of NFATp/AP-1 complex formation by a nuclear hormone receptor. Mol Cell Biol 1995;15:5789.
6. Amemiya H, Koyama I, Kyo M, et al. Outline and long-term prognosis in 15-deoxyspergualin-treated cases. Japan Collaborative Transplant Study Group of NKT-01. Transplant Proc 1996;28:1156.
7. Asano M, Gundry SR, Razzouk AJ, et al. Total lymphoid irradiation for refractory rejection in pediatric heart transplantation. Ann Thorac Surg 2002;74:1979.
8. Aso K, Uchida H, Sato K, et al. Immunosuppression with low-dose cyclosporine combined with bredinin and prednisolone. Transplant Proc 1987;19:1955.
9. Autier P, Gandini S. Vitamin D supplementation and total mortality: a meta-analysis of randomized controlled trials. Arch Intern Med 2007;167:1730.
10. Baeke F, Korf H, Overbergh L, et al. Human T lymphocytes are direct targets of 1,25-dihydroxyvitamin D3 in the immune system. J Steroid Biochem Mol Biol 2010;121:221.
11. Baeke F, Takiishi T, Korf H. Vitamin D: modulator of the immune system. Curr Opin Pharmacol 2010;10:482.
12. Baron ED, Heeger PS, Hricik DE, et al. Immunomodulatory effect of extracorporeal photopheresis after successful treatment of resistant renal allograft rejection. Photodermatol Photoimmunol Photomed 2001;17:79.
13. Barr ML, Meiser BM, Eisen HJ, et al. Photopheresis for the prevention of rejection in cardiac transplantation. Photopheresis Transplantation Study Group. N Engl J Med 1998;339:1744.
14. Bartlett RR, Dimitrijevic M, Mattar T, et al. Leflunomide (HWA 486), a novel immunomodulating compound for the treatment of autoimmune disorders and reactions leading to transplantation rejection. Agents Actions 1991;32:10.
15. Bass H, Mosmann T, Strober S. Evidence for mouse Th1- and Th2-like helper T cells in vivo. Selective reduction of Th1-like cells after total lymphoid irradiation. J Exp Med 1989;170:1495.
16. Bass H, Strober S. Deficits in T helper cells after total lymphoid irradiation (TLI): reduced IL-2 secretion and normal IL-2 receptor expression in the mixed leukocyte reaction (MLR). Cell Immunol 1990;126:129.
17. Behbod F, Erwin-Cohen RA, Wang ME, et al. Concomitant inhibition of Janus kinase 3 and calcineurin-dependent signaling pathways synergistically prolongs the survival of rat heart allografts. J Immunol 2001;166:3724.
18. Bertolini DL, Araujo PR, Silva RN, et al. Immunomodulatory effects of vitamin D analog KH1060 on an experimental skin transplantation model. Transplant Proc 1999;31:2998.
19. Bigaud M, Wieczorek G, Beerli C, et al. Sotrastaurin (AEB071) alone and in combination with cyclosporine A prolongs survival times of non-human primate recipients of life-supporting kidney allografts. Transplantation 2012;93:156.
20. Bikle D. Nonclassic actions of vitamin D. J Clin Endocrinol Metab 2009;94:26.
21. Bilolo KK, Ouyang J, Wang X, et al. Synergistic effects of malononitrilamides (FK778, FK779) with tacrolimus (FK506) in prevention of acute heart and kidney allograft rejection and reversal of ongoing heart allograft rejection in the rat. Transplantation 2003;75:1881.
22. Boddy AV, Yule SM. Metabolism and pharmacokinetics of oxazaphosphorines. Clin Pharmacokinet 2000;38:291.
23. Bollinger RR, Fabian MA, Harland RC, et al. Total lymphoid irradiation for cardiac xenotransplantation in nonhuman primates. Transplant Proc 1991;23:587.
24. Borie DC, Larson MJ, Flores MG, et al. Combined use of the JAK3 inhibitor CP-690,550 with mycophenolate mofetil to prevent kidney allograft rejection in nonhuman primates. Transplantation 2005;80:1756.
25. Borie DC, O'Shea JJ, Changelian PS. JAK3 inhibition, a viable new modality of immunosuppression for solid organ transplants. Trends Mol Med 2004;10:532.
26. Branisteanu DD, Mathieu C, Bouillon R. Synergism between sirolimus and 1,25-dihydroxyvitamin D3 in vitro and in vivo. J Neuroimmunol 1997;79:138.
27. Branisteanu DD, Waer M, Sobis H, et al. Prevention of murine experimental allergic encephalomyelitis: cooperative effects of cyclosporine and 1alpha,25-(OH)2D3. J Neuroimmunol 1995;61:151.
28. Brynger H, Rydberg L, Samuelsson B, et al. Renal transplantation across a blood group barrier – 'A2' kidneys to 'O' recipients. Proc Eur Dial Transplant Assoc 1983;19:427.
29. Budde K, Schmouder L, Nashan B, et al. Pharmacodynamics of single doses of the novel immunosuppressant FTY720 in stable renal transplant patients. Am J Transplant 2003;3:846.
30. Budde K, Sommerer C, Becker T, et al. Sotrastaurin, a novel small molecule inhibiting protein kinase C: first clinical results in renal-transplant recipients. Am J Transplant 2010;10:571.
31. Busque S, Leventhal J, Brennan DC, et al. Calcineurin-inhibitor-free immunosuppression based on the JAK inhibitor CP-690,550: a pilot study in de novo kidney allograft recipients. Am J Transplant 2009;9:1936.
32. Cardella CJ, Sutton DM, Falk JA, et al. Effect of intensive plasma exchange on renal transplant rejection and serum cytotoxic

antibody. Transplant Proc 1978;10:617.

33. Casteels K, Waer M, Bouillon R, et al. 1,25-Dihydroxyvitamin D3 restores sensitivity to cyclophosphamide-induced apoptosis in non-obese diabetic (NOD) mice and protects against diabetes. Clin Exp Immunol 1998;112:181.

34. Casteels KM, Mathieu C, Waer M, et al. Prevention of type I diabetes in nonobese diabetic mice by late intervention with nonhypercalcemic analogs of 1,25-dihydroxyvitamin D3 in combination with a short induction course of cyclosporin A. Endocrinology 1998;139:95.

35. Changelian PS, Flanagan ME, Ball DJ, et al. Prevention of organ allograft rejection by a specific Janus kinase 3 inhibitor. Science 2003;302:875.

36. Chen S, Sims GP, Chen XX, et al. Modulatory effects of 1,25-dihydroxyvitamin D3 on human B cell differentiation. J Immunol 2007;179:1634.

37. Chiba K, Hoshino Y, Suzuki C, et al. FTY720, a novel immunosuppressant possessing unique mechanisms. I. Prolongation of skin allograft survival and synergistic effect in combination with cyclosporine in rats. Transplant Proc 1996;28:1056.

38. Chiba K, Yanagawa Y, Masubuchi Y, et al. FTY720, a novel immunosuppressant, induces sequestration of circulating mature lymphocytes by acceleration of lymphocyte homing in rats. I. FTY720 selectively decreases the number of circulating mature lymphocytes by acceleration of lymphocyte homing. J Immunol 1998;160:5037.

39. Chikura B, Lane S, Dawson JK. Clinical expression of leflunomide-induced pneumonitis. Rheumatology (Oxford) 2009;48:1065.

40. Chin C, Hunt S, Robbins R, et al. Long-term follow-up after total lymphoid irradiation in pediatric heart transplant recipients. J Heart Lung Transplant 2002;21:667.

41. Chong AS, Gebel H, Finnegan A, et al. Leflunomide, a novel immunomodulatory agent: in vitro analyses of the mechanism of immunosuppression. Transplant Proc 1993;25:747.

42. Chong AS, Huang W, Liu W, et al. In vivo activity of leflunomide: pharmacokinetic analyses and mechanism of immunosuppression. Transplantation 1999;68:100.

43. Chong AS, Zeng H, Knight DA, et al. Concurrent antiviral and immunosuppressive activities of leflunomide in vivo. Am J Transplant 2006;6:69.

44. Chow D, Saper V, Strober S. Renal transplant patients treated with total lymphoid irradiation show specific unresponsiveness to donor antigens the mixed leukocyte reaction (MLR). J Immunol 1987;138:3746.

45. Cippitelli M, Santoni A. Vitamin D3: a transcriptional modulator of the interferon-gamma gene. Eur J Immunol 1998;28:3017.

46. Conklyn M, Andresen C, Changelian P, et al. The JAK3 inhibitor CP-690550 selectively reduces NK and CD8+ cell numbers in cynomolgus monkey blood following chronic oral dosing. J Leukoc Biol 2004;76:1248.

47. Curtis JR, Beukelman T, Onofrei A, et al. Elevated liver enzyme tests among patients with rheumatoid arthritis or psoriatic arthritis treated with methotrexate and/or leflunomide. Ann Rheum Dis 2010;69:43.

48. Dall'Amico R, Murer L, Montini G, et al. Successful treatment of recurrent rejection in renal transplant patients with photopheresis. J Am Soc Nephrol 1998;9:121.

49. de Jonge ME, Huitema AD, Rodenhuis S, et al. Clinical pharmacokinetics of cyclophosphamide. Clin Pharmacokinet 2005;44:1135.

50. de Jonge ME, Huitema AD, van Dam SM, et al. Population pharmacokinetics of cyclophosphamide and its metabolites 4-hydroxycyclophosphamide, 2-dechloroethylcyclophosphamide, and phosphoramide mustard in a high-dose combination with Thiotepa and Carboplatin. Ther Drug Monit 2005;27:756.

51. Decallonne B, van Etten E, Giulietti A, et al. Defect in activation-induced cell death in non-obese diabetic (NOD) T lymphocytes. J Autoimmun 2003;20:219.

52. Delbridge MS, Shrestha BM, Raftery AT, et al. Reduction of ischemia-reperfusion injury in the rat kidney by FTY720, a synthetic derivative of sphingosine. Transplantation 2007;84:187.

53. Deuse T, Schrepfer S, Reichenspurner H. Immunosuppression with FK778 and mycophenolate mofetil in a rat cardiac transplantation model. Transplantation 2003;76:1627.

54. Deuse T, Schrepfer S, Schafer H, et al. FK778 attenuates lymphocyte-endothelium interaction after cardiac transplantation: in vivo and in vitro studies. Transplantation 2004;78:71.

55. Diwan TS, Raghavaiah S, Burns JM, et al. The impact of proteasome inhibition on alloantibody-producing plasma cells in vivo. Transplantation 2011;91:536.

56. Dusso AS, Kamimura S, Gallieni M, et al. gamma-Interferon-induced resistance to 1,25-(OH)2 D3 in human monocytes and macrophages: a mechanism for the hypercalcemia of various granulomatoses. J Clin Endocrinol Metab 1997;82:2222.

57. Eckman PM, Thorsgard M, Maurer D, et al. Bortezomib for refractory antibody-mediated cardiac allograft rejection. Clin Transpl 2009;475.

58. Edelson R, Berger C, Gasparro F, et al. Treatment of cutaneous T-cell lymphoma by extracorporeal photochemotherapy. Preliminary results. N Engl J Med 1987;316:297.

59. Egli A, Kohli S, Dickenmann M, et al. Inhibition of polyomavirus BK-specific T-cell responses by immunosuppressive drugs. Transplantation 2009;88:1161.

60. Elder RT, Xu X, Williams JW, et al. The immunosuppressive metabolite of leflunomide, A77 1726, affects murine T cells through two biochemical mechanisms. J Immunol 1997;159:22.

61. Ettenger R, Schmouder R, Kovarik JM, et al. Pharmacokinetics, pharmacodynamics, safety, and tolerability of single-dose fingolimod (FTY720) in adolescents with stable renal transplants. Pediatr Transplant 2011;15:406.

62. Everly JJ, Walsh RC, Alloway RR, et al. Proteasome inhibition for antibody-mediated rejection. Curr Opin Organ Transplant 2009;14:662.

63. Everly MJ, Everly JJ, Susskind B, et al. Bortezomib provides effective therapy for antibody- and cell-mediated acute rejection. Transplantation 2008;86:1754.

64. Everly MJ, Terasaki PI, Hopfield J, et al. Protective immunity remains intact after antibody removal by means of proteasome inhibition. Transplantation 2010;90:1493.

65. Evers DL, Wang X, Huong SM, et al. 3,4′,5-Trihydroxy-trans-stilbene (resveratrol) inhibits human cytomegalovirus replication and virus-induced cellular signaling. Antiviral Res 2004;63:85.

66. Faguer S, Hirsch HH, Kamar N, et al. Leflunomide treatment for polyomavirus BK-associated nephropathy after kidney transplantation. Transpl Int 2007;20:962.

67. Farasati NA, Shapiro R, Vats A, et al. Effect of leflunomide and cidofovir on replication of BK virus in an in vitro culture system. Transplantation 2005;79:116.

68. Field EH, Becker GC. The immunosuppressive mechanism of total lymphoid irradiation. I. The effect on IL-2 production and IL-2 receptor expression. Transplantation 1989;48:499.

69. Field EH, Becker GC. Blocking of mixed lymphocyte reaction by spleen cells from total lymphoid-irradiated mice involves interruption of the IL-2 pathway. J Immunol 1992;148:354.

70. Field EH, Rouse TM. Alloantigen priming after total lymphoid irradiation alters alloimmune cytokine responses. Transplantation 1995;60:695.

71. Field EH, Steinmuller D. Nondeletional mechanisms of tolerance in total-lymphoid irradiation-induced bone marrow chimeras. Transplantation 1993;56:250.

72. Florence LS, Jiang GL, Ang KK, et al. In vitro analysis of T cell-mediated cytotoxicity displayed by rat heart allograft recipients rendered unresponsive by total-lymphoid irradiation and extracted donor antigen. Transplantation 1990;49:436.

73. Friman S, Arns W, Nashan B, et al. Sotrastaurin, a novel small molecule inhibiting protein-kinase C: randomized phase II study in renal transplant recipients. Am J Transplant 2011;11:1444.

74. Fryd DS, Sutherland DE, Simmons RL, et al. Results of a prospective randomized study on the effect of splenectomy versus no splenectomy in renal transplant patients. Transplant Proc 1981;13:48.

75. Fujine K, Abe F, Seki N, et al. FR252921, a novel immunosuppressive agent isolated from *Pseudomonas fluorescens* no. 408813. II. In vitro property and mode of action. J Antibiot (Tokyo) 2003;56:62.

76. Fujine K, Tanaka M, Ohsumi K, et al. FR252921, a novel immunosuppressive agent isolated from *Pseudomonas fluorescens* no. 408813. I. Taxonomy, fermentation, isolation, physico-chemical properties and biological activities of FR252921, FR252922 and FR256523. J Antibiot (Tokyo) 2003;56:55.

77. Fujine K, Ueda H, Hino M, et al. FR252921, a novel immunosuppressive agent isolated from *Pseudomonas fluorescens* no. 408813. III. In vivo activities. J Antibiot (Tokyo) 2003;56:68.

78. Fujishiro J, Kudou S, Iwai S, et al. Use of sphingosine-1-phosphate 1 receptor agonist, KRP-203, in combination with a subtherapeutic dose of cyclosporine A for rat renal transplantation.

Transplantation 2006;82:804.

79. Fujita T, Inoue K, Yamamoto S, et al. Fungal metabolites. Part 11. A potent immunosuppressive activity found in *Isaria sinclairii* metabolite. J Antibiot (Tokyo) 1994;47:208.

80. Fujita T, Inoue K, Yamamoto S, et al. Fungal metabolites. Part 12. Potent immunosuppressant, 14-deoxomyriocin, (2S,3R,4R)-(E)-2-amino-3,4-dihydroxy-2-hydroxymethyleicos-6-enoic acid and structure-activity relationships of myriocin derivatives. J Antibiot (Tokyo) 1994;47:216.

81. Fuks Z, Strober S, Bobrove AM, et al. Long term effects of radiation of T and B lymphocytes in peripheral blood of patients with Hodgkin's disease. J Clin Invest 1976;58:803.

82. Fuller TF, Hoff U, Kong L, et al. Cytoprotective actions of FTY720 modulate severe preservation reperfusion injury in rat renal transplants. Transplantation 2010;89:402.

83. Funahashi Y, Hattori R, Kinukawa T, et al. Conversion from mycophenolate mofetil to mizoribine for patients with positive polyomavirus type BK in urine. Transplant Proc 2008;40:2268.

84. Gatza E, Rogers CE, Clouthier SG, et al. Extracorporeal photopheresis reverses experimental graft-versus-host disease through regulatory T cells. Blood 2008;112:1515.

85. Genberg H, Kumlien G, Shanwell A, et al. Refractory acute renal allograft rejection successfully treated with photopheresis. Transplant Proc 2005;37:3288.

86. Gorski A, Grieb P, Korczak-Kowalska G, et al. Cladribine (2-chloro-deoxyadenosine, CDA): an inhibitor of human B and T cell activation in vitro. Immunopharmacology 1993;26:197.

87. Gorski A, Grieb P, Makula J, et al. 2-Chloro-2-deoxyadenosine – a novel immunosuppressive agent. Transplantation 1993;56:1253.

88. Gottlieb M, Strober S, Hoppe RT, et al. Engraftment of allogeneic bone marrow without graft-versus-host disease in mongrel dogs using total lymphoid irradiation. Transplantation 1980;29:487.

89. Gregori S, Casorati M, Amuchastegui S, et al. Regulatory T cells induced by 1 alpha,25-dihydroxyvitamin D3 and mycophenolate mofetil treatment mediate transplantation tolerance. J Immunol 2001;167:1945.

90. Gregori S, Giarratana N, Smiroldo S, et al. A 1alpha,25-dihydroxyvitamin D(3) analog enhances regulatory T-cells and arrests autoimmune diabetes in NOD mice. Diabetes 2002;51:1367.

91. Griffin MD, Xing N, Kumar R. Vitamin D and its analogs as regulators of immune activation and antigen presentation. Annu Rev Nutr 2003;23:117.

92. Griffith TS, Kazama H, VanOosten RL, et al. Apoptotic cells induce tolerance by generating helpless CD8+ T cells that produce TRAIL. J Immunol 2007;178:2679.

93. Groth CG. Deoxyspergualin in allogeneic kidney and xenogeneic islet transplantation: early clinical trials. Ann N Y Acad Sci 1993;685:193.

94. Guasch A, Roy-Chaudhury P, Woodle ES, et al. Assessment of efficacy and safety of FK778 in comparison with standard care in renal transplant recipients with untreated BK nephropathy. Transplantation 2010;90:891.

95. Gysemans C, Waer M, Laureys J, et al. A combination of KH1060, a vitamin D(3) analogue, and cyclosporin prevents early graft failure and prolongs graft survival of xenogeneic islets in nonobese diabetic mice. Transplant Proc 2001;33:2365.

96. Habicht A, Clarkson MR, Yang J, et al. Novel insights into the mechanism of action of FTY720 in a transgenic model of allograft rejection: implications for therapy of chronic rejection. J Immunol 2006;176:36.

97. Halin C, Scimone ML, Bonasio R, et al. The S1P-analog FTY720 differentially modulates T-cell homing via HEV: T-cell-expressed S1P1 amplifies integrin activation in peripheral lymph nodes but not in Peyer patches. Blood 2005;106:1314.

98. Hayamizu K, Huie P, Sibley RK, et al. Monocyte-derived dendritic cell precursors facilitate tolerance to heart allografts after total lymphoid irradiation. Transplantation 1998;66:1285.

99. Hertel-Wulff B, Palathumpat V, Schwadron R, et al. Prevention of graft-versus-host disease by natural suppressor cells. Transplant Proc 1987;19:536.

100. Hoitsma AJ, Woodle ES, Abramowicz D, et al. FTY720 combined with tacrolimus in de novo renal transplantation: 1-year, multicenter, open-label randomized study. Nephrol Dial Transplant 2011;26:3802.

101. Horina JH, Mullegger RR, Horn S, et al. Photopheresis for renal allograft rejection. Lancet 1995;346:61.

102. Hoshino Y, Suzuki C, Ohtsuki M, et al. FTY720, a novel immunosuppressant possessing unique mechanisms. II. Long-term graft survival induction in rat heterotopic cardiac allografts and synergistic effect in combination with cyclosporine A. Transplant Proc 1996;28:1060.

103. Hosoya M, Shigeta S, Ishii T, et al. Comparative inhibitory effects of various nucleoside and nonnucleoside analogues on replication of influenza virus types A and B in vitro and in ovo. J Infect Dis 1993;168:641.

104. Howard RJ, Sutherland DE, Lum CT, et al. Kidney allograft survival in dogs treated with total lymphoid irradiation. Ann Surg 1981;193:196.

105. Hughes DA, Norton R. Vitamin D and respiratory health. Clin Exp Immunol 2009;158:20.

106. Hullett DA, Cantorna MT, Redaelli C, et al. Prolongation of allograft survival by 1,25-dihydroxyvitamin D3. Transplantation 1998;66:824.

107. Hunt SA, Strober S, Hoppe RT, et al. Total lymphoid irradiation for treatment of intractable cardiac allograft rejection. J Heart Lung Transplant 1991;10:211.

108. Ichikawa Y, Ihara H, Takahara S, et al. The immunosuppressive mode of action of mizoribine. Transplantation 1984;38:262.

109. Ishikawa A, Itoh M, Ushiyama T, et al. Experience of ABO-incompatible living kidney transplantation after double filtration plasmapheresis. Clin Transplant 1998;12:80.

110. Jarman ER, Kuba A, Montermann E, et al. Inhibition of murine IgE and immediate cutaneous hypersensitivity responses to ovalbumin by the immunomodulatory agent leflunomide. Clin Exp Immunol 1999;115:221.

111. Jeffery LE, Burke F, Mura M, et al. 1,25-Dihydroxyvitamin D3 and IL-2 combine to inhibit T cell production of inflammatory cytokines and promote development of regulatory T cells expressing CTLA-4 and FoxP3. J Immunol 2009;183:5458.

112. Jin MB, Nakayama M, Ogata T, et al. A novel leflunomide derivative, FK778, for immunosuppression after kidney transplantation in dogs. Surgery 2002;132:72.

113. Johnsson C, Tufveson G. MC 1288–a vitamin D analogue with immunosuppressive effects on heart and small bowel grafts. Transpl Int 1994;7:392.

114. Johnston O, Jaswal D, Gill JS, et al. Treatment of polyomavirus infection in kidney transplant recipients: a systematic review. Transplantation 2010;89:1057.

115. Josephson MA, Gillen D, Javaid B, et al. Treatment of renal allograft polyoma BK virus infection with leflunomide. Transplantation 2006;81:704.

116. Karaman A, Fadillioglu E, Turkmen E, et al. Protective effects of leflunomide against ischemia-reperfusion injury of the rat liver. Pediatr Surg Int 2006;22:428.

117. Karaman MW, Herrgard S, Treiber DK, et al. A quantitative analysis of kinase inhibitor selectivity. Nat Biotechnol 2008;26:127.

118. Kho LK, Kermode AG. Leflunomide-induced peripheral neuropathy. J Clin Neurosci 2007;14:179.

119. Kirken RA, Erwin RA, Taub D, et al. Tyrphostin AG-490 inhibits cytokine-mediated JAK3/STAT5a/b signal transduction and cellular proliferation of antigen-activated human T cells. J Leukoc Biol 1999;65:891.

120. Kirubakaran MG, Disney AP, Norman J, et al. A controlled trial of plasmapheresis in the treatment of renal allograft rejection. Transplantation 1981;32:164.

121. Knight DA, Hejmanowski AQ, Dierksheide JE, et al. Inhibition of herpes simplex virus type 1 by the experimental immunosuppressive agent leflunomide. Transplantation 2001;71:170.

122. Kokado Y, Ishibashi M, Jiang H, et al. A new triple-drug induction therapy with low dose cyclosporine, mizoribine and prednisolone in renal transplantation. Transplant Proc 1989;21:1575.

123. Kovarik JM, Slade A. Overview of sotrastaurin clinical pharmacokinetics. Ther Drug Monit 2010;32:540.

124. Kovarik JM, Steiger JU, Grinyo JM, et al. Pharmacokinetics of sotrastaurin combined with tacrolimus or mycophenolic acid in de novo kidney transplant recipients. Transplantation 2011;91:317.

125. Kovarik JM, Stitah S, Slade A, et al. Sotrastaurin and cyclosporine drug interaction study in healthy subjects. Biopharm Drug Dispos 2010;31:331.

126. Kudlacz E, Perry B, Sawyer P, et al. The novel JAK-3 inhibitor CP-690550 is a potent immunosuppressive agent in various murine models. Am J Transplant 2004;4:51.

127. Kumlien G, Genberg H, Shanwell A, et al. Photopheresis for

the treatment of refractory renal graft rejection. Transplantation 2005;79:123.

128. Kundig TM, Schorle H, Bachmann MF, et al. Immune responses in interleukin-2-deficient mice. Science 1993;262:1059.

129. Kyles AE, Gregory CR, Griffey SM, et al. Immunosuppression with a combination of the leflunomide analog, FK778, and microemulsified cyclosporine for renal transplantation in mongrel dogs. Transplantation 2003;75:1128.

130. Lan F, Zeng D, Higuchi M, et al. Host conditioning with total lymphoid irradiation and antithymocyte globulin prevents graft-versus-host disease: the role of CD1-reactive natural killer T cells. Biol Blood Marrow Transplant 2003;9:355.

131. Lan F, Zeng D, Higuchi M, et al. Predominance of NK1.1+TCR alpha beta+ or DX5+TCR alpha beta+T cells in mice conditioned with fractionated lymphoid irradiation protects against graft-versus-host disease: "natural suppressor" cells. J Immunol 2001;167:2087.

132. Lan YY, De Creus A, Colvin BL, et al. The sphingosine-1-phosphate receptor agonist FTY720 modulates dendritic cell trafficking in vivo. Am J Transplant 2005;5:2649.

133. Lang VR, Mielenz D, Neubert K, et al. The early marginal zone B cell-initiated T-independent type 2 response resists the proteasome inhibitor bortezomib. J Immunol 2010;185:5637.

134. Lebreton L, Annat J, Derrepas P, et al. Structure-immunosuppressive activity relationships of new analogues of 15-deoxyspergualin. 1. Structural modifications of the hydroxyglycine moiety. J Med Chem 1999;42:277.

135. Leca N. Leflunomide use in renal transplantation. Curr Opin Organ Transplant 2009;14:370.

136. Lemire JM, Archer DC, Khulkarni A, et al. Prolongation of the survival of murine cardiac allografts by the vitamin D3 analogue 1,25-dihydroxy-delta 16-cholecalciferol. Transplantation 1992;54:762.

137. Levin B, Bohannon L, Warvariv V, et al. Total lymphoid irradiation (TLI) in the cyclosporine era – use of TLI in resistant cardiac allograft rejection. Transplant Proc 1989;21:1793.

138. Levin B, Hoppe RT, Collins G, et al. Treatment of cadaveric renal transplant recipients with total lymphoid irradiation, antithymocyte globulin, and low-dose prednisone. Lancet 1985;2:1321.

139. Li XK, Enosawa S, Kakefuda T, et al. FTY720, a novel immunosuppressive agent, enhances upregulation of the cell adhesion molecular ICAM-1 in TNF-alpha treated human umbilical vein endothelial cells. Transplant Proc 1997;29:1265.

140. Liacini A, Seamone ME, Muruve DA, et al. Anti-BK virus mechanisms of sirolimus and leflunomide alone and in combination: toward a new therapy for BK virus infection. Transplantation 2010;90:1450.

141. Lim TS, O'Driscoll G, Freund J, et al. Short-course total lymphoid irradiation for refractory cardiac transplantation rejection. J Heart Lung Transplant 2007;26:1249.

142. Lin Y, Goebels J, Xia G, et al. Induction of specific transplantation tolerance across xenogeneic barriers in the T-independent immune compartment. Nat Med 1998;4:173.

143. Lin Y, Vandeputte M, Waer MA. short-term combination therapy with cyclosporine and rapamycin or leflunomide induces long-term heart allograft survival in a strongly immunogenic strain combination in rats. Transpl Int 1996;9(Suppl 1):S328.

144. Liu PT, Stenger S, Li H, et al. Toll-like receptor triggering of a vitamin D-mediated human antimicrobial response. Science 2006;311:1770.

145. Liu YX, Shen NY, Liu C, et al. Immunosuppressive effects of emodin: an in vivo and in vitro study. Transplant Proc 2009;41:1837.

146. Lopez ER, Regulla K, Pani MA, et al. CYP27B1 polymorphisms variants are associated with type 1 diabetes mellitus in Germans. J Steroid Biochem Mol Biol 2004;89–90:155.

147. Lucas BA, Vaughn WK, Sanfilippo F, et al. Effects of pretransplant splenectomy: univariate and multivariate analyses. Transplant Proc 1987;19:1993.

148. Macchi P, Villa A, Giliani S, et al. Mutations of Jak-3 gene in patients with autosomal severe combined immune deficiency (SCID). Nature 1995;377:65.

149. Madden BP, Barros J, Backhouse L, et al. Intermediate term results of total lymphoid irradiation for the treatment of non-specific graft dysfunction after heart transplantation. Eur J Cardiothorac Surg 1999;15:663.

150. Mahajan S, Ghosh S, Sudbeck EA, et al. Rational design and synthesis of a novel anti-leukemic agent targeting Bruton's tyrosine kinase

(BTK), LFM-A13 [alpha-cyano-beta-hydroxy-beta-methyl-N-(2, 5-dibromophenyl) propenamide]. J Biol Chem 1999;274:9587.

151. Malek TR, Bayer AL. Tolerance, not immunity, crucially depends on IL-2. Nat Rev Immunol 2004;4:665.

152. Malek TR, Yu A, Vincek V, et al. CD4 regulatory T cells prevent lethal autoimmunity in IL-2Rbeta-deficient mice. Implications for the nonredundant function of IL-2. Immunity 2002;17:167.

153. Man K, Ng KT, Lee TK, et al. FTY720 attenuates hepatic ischemia-reperfusion injury in normal and cirrhotic livers. Am J Transplant 2005;5:40.

154. Mandala S, Hajdu R, Bergstrom J, et al. Alteration of lymphocyte trafficking by sphingosine-1-phosphate receptor agonists. Science 2002;296:346.

155. Manna SK, Aggarwal BB. Immunosuppressive leflunomide metabolite (A77 1726) blocks TNF-dependent nuclear factor-kappa B activation and gene expression. J Immunol 1999;162:2095.

156. Manna SK, Mukhopadhyay A, Aggarwal BB. Leflunomide suppresses TNF-induced cellular responses: effects on NF-kappa B, activator protein-1, c-Jun N-terminal protein kinase, and apoptosis. J Immunol 2000;165:5962.

157. Marfo K, Lu A, Ling M, et al. Desensitization protocols and their outcome. Clin J Am Soc Nephrol 2011;6:922.

158. Masubuchi Y, Kawaguchi T, Ohtsuki M, et al. FTY720, a novel immunosuppressant, possessing unique mechanisms. IV. Prevention of graft versus host reactions in rats. Transplant Proc 1996;28:1064.

159. Matloubian M, Lo CG, Cinamon G, et al. Lymphocyte egress from thymus and peripheral lymphoid organs is dependent on S1P receptor 1. Nature 2004;427:355.

160. Mattar T, Kochhar K, Bartlett R, et al. Inhibition of the epidermal growth factor receptor tyrosine kinase activity by leflunomide. FEBS Lett 1993;334:161.

161. Mecklenbrauker I, Saijo K, Zheng NY, et al. Protein kinase Cdelta controls self-antigen-induced B-cell tolerance. Nature 2002;416:860.

162. Merani S, McCall M, Pawlick RL, et al. AEB071 (sotrastaurin) does not exhibit toxic effects on human islets in vitro, nor after transplantation into immunodeficient mice. Islets 2011;3:338.

163. Mitsusada M, Suzuki S, Kobayashi E, et al. Prevention of graft rejection and graft-versus-host reaction by a novel immunosuppressant, FTY720, in rat small bowel transplantation. Transpl Int 1997;10:343.

164. Mizuno K, Tsujino M, Takada M, et al. Studies on bredinin. I. Isolation, characterization and biological properties. J Antibiot (Tokyo) 1974;27:775.

165. Mulgaonkar S, Tedesco H, Oppenheimer F, et al. FTY720/cyclosporine regimens in de novo renal transplantation: a 1-year dose-finding study. Am J Transplant 2006;6:1848.

166. Myburgh JA, Smit JA, Stark JH, et al. Total lymphoid irradiation in kidney and liver transplantation in the baboon: prolonged graft survival and alterations in T cell subsets with low cumulative dose regimens. J Immunol 1984;132:1019.

167. Nador RG, Hongo D, Baker J, et al. The changed balance of regulatory and naive T cells promotes tolerance after TLI and anti-T-cell antibody conditioning. Am J Transplant 2010;10:262.

168. Najarian JS, Ferguson RM, Sutherland DE, et al. Fractionated total lymphoid irradiation as preparative immunosuppression in high risk renal transplantation: clinical and immunological studies. Ann Surg 1982;196:442.

169. Naka K, Ikeda M, Abe K, et al. Mizoribine inhibits hepatitis C virus RNA replication: effect of combination with interferon-alpha. Biochem Biophys Res Commun 2005;330:871.

170. Neubert K, Meister S, Moser K, et al. The proteasome inhibitor bortezomib depletes plasma cells and protects mice with lupus-like disease from nephritis. Nat Med 2008;14:748.

171. Neumann J, Schio S, Tarrasconi H, et al. Bortezomib in lung transplantation: a promising start. Clin Transpl 2009;421.

172. Nojima M, Yoshimoto T, Nakao A, et al. Combined therapy of deoxyspergualin and plasmapheresis: a useful treatment for antibody-mediated acute rejection after kidney transplantation. Transpl Proc 2005;37:930.

173. O'Hagan AR, Stillwell PC, Arroliga A, et al. Photopheresis in the treatment of refractory bronchiolitis obliterans complicating lung transplantation. Chest 1999;115:1459.

174. Oberhuber G, Schmid T, Thaler W, et al. Evidence that 2-chlorodeoxyadenosine in combination with cyclosporine prevents rejection after allogeneic small bowel transplantation.

Transplantation 1994;58:743.

175. Opelz G, Terasaki PI. Effect of splenectomy on human renal transplants. Transplantation 1973;15:605.

176. Oppenheimer F, Mulgaonkar S, Ferguson R, et al. Impact of long-term therapy with FTY720 or mycophenolate mofetil on cardiac conduction and rhythm in stable adult renal transplant patients. Transplantation 2007;83:645.

177. Ostensen M. Disease specific problems related to drug therapy in pregnancy. Lupus 2004;13:746.

178. Overbergh L, Decallonne B, Valckx D, et al. Identification and immune regulation of 25-hydroxyvitamin D-1-alpha-hydroxylase in murine macrophages. Clin Exp Immunol 2000;120:139.

179. Overbergh L, Decallonne B, Waer M, et al. 1alpha,25-dihydroxyvitamin D3 induces an autoantigen-specific T-helper 1/T-helper 2 immune shift in NOD mice immunized with GAD65 (p524-543). Diabetes 2000;49:1301.

180. Pakkala I, Taskinen E, Pakkala S, et al. MC1288, a vitamin D analog, prevents acute graft-versus-host disease in rat bone marrow transplantation. Bone Marrow Transplant 2001;27:863.

181. Palathumpat VC, Vandeputte MM, Waer M. Effects of thymus irradiation on the immune competence of T cells after total-lymphoid irradiation. Transplantation 1990;50:95.

182. Palmer A, Taube D, Welsh K, et al. Removal of anti-HLA antibodies by extracorporeal immunoadsorption to enable renal transplantation. Lancet 1989;1:10.

183. Pan F, Ebbs A, Wynn C, et al. FK778, a powerful new immunosuppressant, effectively reduces functional and histologic changes of chronic rejection in rat renal allografts. Transplantation 2003;75:1110.

184. Paniagua R, Si MS, Flores MG, et al. Effects of JAK3 inhibition with CP-690,550 on immune cell populations and their functions in nonhuman primate recipients of kidney allografts. Transplantation 2005;80:1283.

185. Panza A, Roslin MS, Coons M, et al. One-year survival of heterotopic heart primate xenografts treated with total lymphoid irradiation and cyclosporine. Transplant Proc 1991;23:483.

186. Pappu R, Schwab SR, Cornelissen I, et al. Promotion of lymphocyte egress into blood and lymph by distinct sources of sphingosine-1-phosphate. Science 2007;316:295.

187. Pelletier MP, Coady M, Macha M, et al. Coronary atherosclerosis in cardiac transplant patients treated with total lymphoid irradiation. J Heart Lung Transplant 2003;22:124.

188. Penna G, Adorini L. 1Alpha,25-dihydroxyvitamin D3 inhibits differentiation, maturation, activation, and survival of dendritic cells leading to impaired alloreactive T cell activation. J Immunol 2000;164:2405.

189. Pepino P, Berger CL, Fuzesi L, et al. Primate cardiac allo-and xenotransplantation: modulation of the immune response with photochemotherapy. Eur Surg Res 1989;21:105.

190. Perez M, Edelson R, Laroche L, et al. Inhibition of antiskin allograft immunity by infusions with syngeneic photoinactivated effector lymphocytes. J Invest Dermatol 1989;92:669.

191. Perez MI, Edelson RL, John L, et al. Inhibition of antiskin allograft immunity induced by infusions with photoinactivated effector T lymphocytes (PET cells). Yale J Biol Med 1989;62:595.

192. Perotti C, Torretta L, Viarengo G, et al. Feasibility and safety of a new technique of extracorporeal photochemotherapy: experience of 240 procedures. Haematologica 1999;84:237.

193. Perry DK, Burns JM, Pollinger HS, et al. Proteasome inhibition causes apoptosis of normal human plasma cells preventing alloantibody production. Am J Transplant 2009;9:201.

194. Peters TG, Williams JW, Harmon HC, et al. Splenectomy and death in renal transplant patients. Arch Surg 1983;118:795.

195. Pierce JC, Hume DM. The effect of splenectomy on the survival of first and second renal homotransplants in man. Surg Gynecol Obstet 1968;127:1300.

196. Provvedini DM, Tsoukas CD, Deftos LJ, et al. 1,25-dihydroxyvitamin D3 receptors in human leukocytes. Science 1983;221:1181.

197. Qi S, Zhu S, Xu D, et al. Significant prolongation of renal allograft survival by delayed combination therapy of FK778 with tacrolimus in nonhuman primates. Transplantation 2003;75:1124.

198. Quaedackers ME, Mol W, Korevaar SS, et al. Monitoring of the immunomodulatory effect of CP-690,550 by analysis of the JAK/STAT pathway in kidney transplant patients. Transplantation 2009;88:1002.

199. Raisanen-Sokolowski AK, Pakkala IS, Samila SP, et al. A vitamin D analog, MC1288, inhibits adventitial inflammation and suppresses intimal lesions in rat aortic allografts. Transplantation 1997;63:936.

200. Ramos-Lopez E, Kahles H, Weber S, et al. Gestational diabetes mellitus and vitamin D deficiency: genetic contribution of CYP27B1 and CYP2R1 polymorphisms. Diabetes Obes Metab 2008;10:683.

201. Redaelli CA, Wagner M, Gunter-Duwe D, et al. 1alpha,25-dihydroxyvitamin D3 shows strong and additive immunomodulatory effects with cyclosporine A in rat renal allotransplants. Kidney Int 2002;61:288.

202. Redaelli CA, Wagner M, Tien YH, et al. 1alpha,25-Dihydroxycholecalciferol reduces rejection and improves survival in rat liver allografts. Hepatology 2001;34:926.

203. Reding R, Squifflet JP, Pirson Y, et al. Living-related and unrelated donor kidney transplantation: comparison between ABO-compatible and incompatible grafts. Transplant Proc 1987;19:1511.

204. Roberts JL, Lengi A, Brown SM, et al. Janus kinase 3 (JAK3) deficiency: clinical, immunologic, and molecular analyses of 10 patients and outcomes of stem cell transplantation. Blood 2004;103:2009.

205. Rook AH, Suchin KR, Kao DM, et al. Photopheresis: clinical applications and mechanism of action. J Investig Dermatol Symp Proc 1999;4:85.

206. Russell SM, Johnston JA, Noguchi M, et al. Interaction of IL-2R beta and gamma c chains with Jak1 and Jak3: implications for XSCID and XCID. Science 1994;266:1042.

207. Russell SM, Tayebi N, Nakajima H, et al. Mutation of Jak3 in a patient with SCID: essential role of Jak3 in lymphoid development. Science 1995;270:797.

208. Rynasiewicz JJ, Sutherland DE, Kawahara K, et al. Total lymphoid irradiation: critical timing and combination with cyclosporin A for immunosuppression in a rat heart allograft model. J Surg Res 1981;30:365.

209. Sadeghi AM, Laks H, Drinkwater DC, et al. Heart-lung xenotransplantation in primates. J Heart Lung Transplant 1991;10:442.

210. Saijo M, Morikawa S, Fukushi S, et al. Inhibitory effect of mizoribine and ribavirin on the replication of severe acute respiratory syndrome (SARS)-associated coronavirus. Antiviral Res 2005;66:159.

211. Salam A, Vandeputte M, Waer M. Clonal deletion and clonal anergy in allogeneic bone marrow chimeras prepared with TBI or TLI. Transpl Int 1994;7(Suppl. 1):S457.

212. Salerno CT, Park SJ, Kreykes NS, et al. Adjuvant treatment of refractory lung transplant rejection with extracorporeal photopheresis. J Thorac Cardiovasc Surg 1999;117:1063.

213. Salter SP, Salter MM, Kirklin JK, et al. Total lymphoid irradiation in the treatment of early or recurrent heart transplant rejection. Int J Radiat Oncol Biol Phys 1995;33:83.

214. Salvadori M, Budde K, Charpentier B, et al. FTY720 versus MMF with cyclosporine in de novo renal transplantation: a 1-year, randomized controlled trial in Europe and Australasia. Am J Transplant 2006;6:2912.

215. Sasaki S, Hashimoto R, Kiuchi M, et al. Fungal metabolites. Part 14. Novel potent immunosuppressants, mycestericins, produced by *Mycelia sterilia*. J Antibiot (Tokyo) 1994;47:420.

216. Savikko J, Von Willebrand E, Hayry P. Leflunomide analogue FK778 is vasculoprotective independent of its immunosuppressive effect: potential applications for restenosis and chronic rejection. Transplantation 2003;76:455.

217. Sawicka E, Dubois G, Jarai G, et al. The sphingosine 1-phosphate receptor agonist FTY720 differentially affects the sequestration of CD4+/CD25+ T-regulatory cells and enhances their functional activity. J Immunol 2005;175:7973.

218. Sberro-Soussan R, Zuber J, Suberbielle-Boissel C, et al. Bortezomib as the sole post-renal transplantation desensitization agent does not decrease donor-specific anti-HLA antibodies. Am J Transplant 2010;10:681.

219. Scandling JD, Busque S, Dejbakhsh-Jones S, et al. Tolerance and chimerism after renal and hematopoietic-cell transplantation. N Engl J Med 2008;358:362.

220. Scandling JD, Busque S, Shizuru JA, et al. Induced immune tolerance for kidney transplantation. N Engl J Med 2011;365:1359.

221. Schmid T, Hechenleitner P, Mark W, et al. 2-Chlorodeoxyadenosine (cladribine) in combination with low-dose cyclosporin prevents rejection after allogeneic heart and liver transplantation in the rat.

Eur Surg Res 1998;30:61.

222. Sewgobind VD, Quaedackers ME, van der Laan LJ, et al. The Jak inhibitor CP-690,550 preserves the function of CD4CD25FoxP3 regulatory T cells and inhibits effector T cells. Am J Transplant 2010;10:1785.

223. Shigeta S. Recent progress in antiviral chemotherapy for respiratory syncytial virus infections. Expert Opin Investig Drugs 2000;9:221.

224. Shimizu H, Takahashi M, Kaneko T, et al. KRP-203, a novel synthetic immunosuppressant, prolongs graft survival and attenuates chronic rejection in rat skin and heart allografts. Circulation 2005;111:222.

225. Shirakawa AK, Nagakubo D, Hieshima K, et al. 1,25-Dihydroxyvitamin D3 induces CCR10 expression in terminally differentiating human B cells. J Immunol 2008;180:2786.

226. Si MS, Ji P, Lee M, et al. Potent farnesyltransferase inhibitor ABT-100 abrogates acute allograft rejection. J Heart Lung Transplant 2005;24:1403.

227. Si MS, Ji P, Tromberg BJ, et al. Farnesyltransferase inhibition: a novel method of immunomodulation. Int Immunopharmacol 2003;3:475.

228. Siemasko K, Chong AS, Jack HM, et al. Inhibition of JAK3 and STAT6 tyrosine phosphorylation by the immunosuppressive drug leflunomide leads to a block in IgG1 production. J Immunol 1998;160:1581.

229. Sigmundsdottir H, Pan J, Debes GF, et al. DCs metabolize sunlight-induced vitamin D3 to 'program' T cell attraction to the epidermal chemokine CCL27. Nat Immunol 2007;8:285.

230. Smolen JS, Kalden JR, Scott DL, et al. Efficacy and safety of leflunomide compared with placebo and sulphasalazine in active rheumatoid arthritis: a double-blind, randomised, multicentre trial. European Leflunomide Study Group. Lancet 1999;353:259.

231. Spitaler M, Cantrell DA. Protein kinase C and beyond. Nat Immunol 2004;5:785.

232. Squifflet JP, De Meyer M, Malaise J, et al. Lessons learned from ABO-incompatible living donor kidney transplantation: 20 years later. Exp Clin Transplant 2004;2:208.

233. Stark JH, Smit JA, Myburgh JA. Nonspecific mixed lymphocyte culture inhibitory antibodies in sera of tolerant transplanted baboons conditioned with total lymphoid irradiation. Transplantation 1994;57:1103.

234. Starzl TE, Marchioro TL, Waddell WR. Human renal homotransplantation in the presence of blood group incompatibilities. Proc Soc Exp Biol Med 1963;113:471.

235. Stepkowski SM, Kao J, Wang ME, et al. The Mannich base NC1153 promotes long-term allograft survival and spares the recipient from multiple toxicities. J Immunol 2005;175:4236.

236. Stoffels K, Overbergh L, Bouillon R, et al. Immune regulation of 1alpha-hydroxylase in murine peritoneal macrophages: unravelling the IFNgamma pathway. J Steroid Biochem Mol Biol 2007;103:567.

237. Strober S, Dhillon M, Schubert M, et al. Acquired immune tolerance to cadaveric renal allografts. A study of three patients treated with total lymphoid irradiation. N Engl J Med 1989;321:28.

238. Strober S, Modry DL, Hoppe RT, et al. Induction of specific unresponsiveness to heart allografts in mongrel dogs treated with total lymphoid irradiation and antithymocyte globulin. J Immunol 1984;132:1013.

239. Strober S, Slavin S, Gottlieb M, et al. Allograft tolerance after total lymphoid irradiation (TLI). Immunol Rev 1979;46:87.

240. Stuart FP, Reckard CR, Ketel BL, et al. Effect of splenectomy on first cadaver kidney transplants. Ann Surg 1980;192:553.

241. Suissa S, Ernst P, Hudson M, et al. Newer disease-modifying antirheumatic drugs and the risk of serious hepatic adverse events in patients with rheumatoid arthritis. Am J Med 2004;117:87.

242. Suleiman M, Cury PM, Pestana JO, et al. FTY720 prevents renal T-cell infiltration after ischemia/reperfusion injury. Transplant Proc 2005;37:373.

243. Sunder-Plassman G, Druml W, Steininger R, et al. Renal allograft rejection controlled by photopheresis. Lancet 1995;346:506.

244. Sunwoo JB, Chen Z, Dong G, et al. Novel proteasome inhibitor PS-341 inhibits activation of nuclear factor-kappa B, cell survival, tumor growth, and angiogenesis in squamous cell carcinoma. Clin Cancer Res 2001;7:1419.

245. Sutherland DE, Fryd DS, Strand MH, et al. Results of the Minnesota randomized prospective trial of cyclosporine versus azathioprine-antilymphocyte globulin for immunosuppression in renal allograft recipients. Am J Kidney Dis 1985;5:318.

246. Suzuki C, Takahashi M, Morimoto H, et al. Efficacy of mycophenolic acid combined with KRP-203, a novel immunomodulator, in a rat heart transplantation model. J Heart Lung Transplant 2006;25:302.

247. Suzuki S, Enosawa S, Kakefuda T, et al. Long-term graft acceptance in allografted rats and dogs by treatment with a novel immunosuppressant, FTY720. Transplant Proc 1996;28:1375.

248. Suzuki S, Enosawa S, Kakefuda T, et al. A novel immunosuppressant, FTY720, with a unique mechanism of action, induces long-term graft acceptance in rat and dog allotransplantation. Transplantation 1996;61:200.

249. Suzuki S, Kakefuda T, Amemiya H, et al. An immunosuppressive regimen using FTY720 combined with cyclosporin in canine kidney transplantation. Transpl Int 1998;11:95.

250. Suzuki T, Jin MB, Shimamura T, et al. A new immunosuppressant, FTY720, in canine kidney transplantation: effect of single-drug, induction and combination treatments. Transpl Int 2004;17:574.

251. Takahashi K, Nakayama Y, Horiuchi H, et al. Human neutrophils express messenger RNA of vitamin D receptor and respond to 1alpha,25-dihydroxyvitamin D3. Immunopharmacol Immunotoxicol 2002;24:335.

252. Takahashi K, Tanabe K, Ooba S, et al. Prophylactic use of a new immunosuppressive agent, deoxyspergualin, in patients with kidney transplantation from ABO-incompatible or preformed antibody-positive donors. Transplant Proc 1991;23:1078.

253. Takeuchi A, Reddy GS, Kobayashi T, et al. Nuclear factor of activated T cells (NFAT) as a molecular target for 1alpha,25-dihydroxyvitamin D3-mediated effects. J Immunol 1998;160:209.

254. Takeuchi N, Ohshima S, Matsuura O, et al. Immunosuppression with low-dose cyclosporine, mizoribine, and steroids in living-related kidney transplantation. Transplant Proc 1994;26:1907.

255. Tan SL, Parker PJ. Emerging and diverse roles of protein kinase C in immune cell signalling. Biochem J 2003;376:545.

256. Tanabe K, Tokumoto T, Ishikawa N, et al. Long-term results in mizoribine-treated renal transplant recipients: a prospective, randomized trial of mizoribine and azathioprine under cyclosporine-based immunosuppression. Transplant Proc 1999;31:2877.

257. Tang J, Zhou R, Luger D, et al. Calcitriol suppresses antiretinal autoimmunity through inhibitory effects on the Th17 effector response. J Immunol 2009;182:4624.

258. Taube DH, Williams DG, Cameron JS, et al. Renal transplantation after removal and prevention of resynthesis of HLA antibodies. Lancet 1984;1:824.

259. Tedesco-Silva H, Lorber MI, Foster CE, et al. FTY720 and everolimus in de novo renal transplant patients at risk for delayed graft function: results of an exploratory one-yr multicenter study. Clin Transplant 2009;23:589.

260. Tedesco-Silva H, Pescovitz MD, Cibrik D, et al. Randomized controlled trial of FTY720 versus MMF in de novo renal transplantation. Transplantation 2006;82:1689.

261. Tedesco-Silva H, Szakaly P, Shoker A, et al. FTY720 versus mycophenolate mofetil in de novo renal transplantation: six-month results of a double-blind study. Transplantation 2007;84:885.

262. Thomas F, Pittman K, Ljung T, et al. Deoxyspergualin is a unique immunosuppressive agent with selective utility in inducing tolerance to pancreas islet xenografts. Transplant Proc 1995;27:417.

263. Thomas FT, Tepper MA, Thomas JM, et al. 15-Deoxyspergualin: a novel immunosuppressive drug with clinical potential. Ann N Y Acad Sci 1993;685:175.

264. Tixier D, Levy C, Le Bourgeois JP, et al. Discordant heart xenografts. Experimental study in pigs conditioned by total lymphoid irradiation and cyclosporine A. Presse Med 1992;21:1941.

265. Topalis D, Lebeau I, Krecmerova M, et al. Activities of different classes of acyclic nucleoside phosphonates against BK virus in primary human renal cells. Antimicrob Agents Chemother 2011;55:1961.

266. Trager DK, Banks BA, Rosenbaum GE, et al. Cardiac allograft prolongation in mice treated with combined posttransplantation total-lymphoid irradiation and anti-L3T4 antibody therapy. Transplantation 1989;47:587.

267. Troncoso P, Stepkowski SM, Wang ME, et al. Prophylaxis of acute renal allograft rejection using FTY720 in combination with subtherapeutic doses of cyclosporine. Transplantation

1999;67:145.

268. Tyden G, Kumlien G, Genberg H, et al. ABO incompatible kidney transplantations without splenectomy, using antigen-specific immunoadsorption and rituximab. Am J Transplant 2005;5:145.

269. Tyden G, Kumlien G, Genberg H, et al. ABO-incompatible kidney transplantation and rituximab. Transplant Proc 2005;37:3286.

270. Valentine VG, Robbins RC, Wehner JH, et al. Total lymphoid irradiation for refractory acute rejection in heart-lung and lung allografts. Chest 1996;109:1184.

271. van Etten E, Branisteanu DD, Overbergh L, et al. Combination of a 1,25-dihydroxyvitamin D3 analog and a bisphosphonate prevents experimental autoimmune encephalomyelitis and preserves bone. Bone 2003;32:397.

272. van Etten E, Branisteanu DD, Verstuyf A, et al. Analogs of 1,25-dihydroxyvitamin D3 as dose-reducing agents for classical immunosuppressants. Transplantation 2000;69:1932.

273. van Etten E, Decallonne B, Verlinden L, et al. Analogs of 1alpha,25-dihydroxyvitamin D3 as pluripotent immunomodulators. J Cell Biochem 2003;88:223.

274. van Gurp E, Weimar W, Gaston R, et al. Phase 1 dose-escalation study of CP-690 550 in stable renal allograft recipients: preliminary findings of safety, tolerability, effects on lymphocyte subsets and pharmacokinetics. Am J Transplant 2008;8:1711.

275. van Halteren AG, van Etten E, de Jong EC, et al. Redirection of human autoreactive T-cells upon interaction with dendritic cells modulated by TX527, an analog of 1,25 dihydroxyvitamin D(3). Diabetes 2002;51:2119.

276. Vanrenterghem Y, van Hooff JP, Klinger M, et al. The effects of FK778 in combination with tacrolimus and steroids: a phase II multicenter study in renal transplant patients. Transplantation 2004;78:9.

277. Verstuyf A, Carmeliet G, Bouillon R, et al. Vitamin D: a pleiotropic hormone. Kidney Int 2010;78:140.

278. Veyron P, Pamphile R, Binderup L, et al. New 20-epi-vitamin D3 analogs: immunosuppressive effects on skin allograft survival. Transplant Proc 1995;27:450.

279. Vogelbacher R, Meister S, Guckel E, et al. Bortezomib and sirolimus inhibit the chronic active antibody-mediated rejection in experimental renal transplantation in the rat. Nephrol Dial Transplant 2010;25:3764.

280. Waer M, Ang KK, van der Schueren E, et al. Allogeneic bone marrow transplantation in mice after total lymphoid irradiation: influence of breeding conditions and strain of recipient mice. J Immunol 1984;132:991.

281. Waer M, Ang KK, van der Schueren E, et al. Influence of radiation field and fractionation schedule of total lymphoid irradiation (TLI) on the induction of suppressor cells and stable chimerism after bone marrow transplantation in mice. J Immunol 1984;132:985.

282. Waer M, Leenaerts P, Vanrenterghem Y, et al. Factors determining the success rate of total lymphoid irradiation in clinical kidney transplantation. Transplant Proc 1989;21:1796.

283. Waer M, Vanrenterghem Y, Roels L, et al. Total lymphoid irradiation in renal cadaveric transplantation in diabetics. Lancet 1985;2:1354.

284. Waldman WJ, Knight DA, Lurain NS, et al. Novel mechanism of inhibition of cytomegalovirus by the experimental immunosuppressive agent leflunomide. Transplantation 1999;68:814.

285. Walsh RC, Everly JJ, Brailey P, et al. Proteasome inhibitor-based primary therapy for antibody-mediated renal allograft rejection. Transplantation 2010;89:277.

286. Wang ME, Tejpal N, Qu X, et al. Immunosuppressive effects of FTY720 alone or in combination with cyclosporine and/or sirolimus. Transplantation 1998;65:899.

287. Williams JW, Javaid B, Kadambi PV, et al. Leflunomide for polyomavirus type BK nephropathy. N Engl J Med 2005;352:1157.

288. Williams JW, Xiao F, Foster P, et al. Leflunomide in experimental transplantation. Control of rejection and alloantibody production, reversal of acute rejection, and interaction with cyclosporine. Transplantation 1994;57:1223.

289. Williamson RA, Yea CM, Robson PA, et al. Dihydroorotate dehydrogenase is a high affinity binding protein for A77 1726 and mediator of a range of biological effects of the immunomodulatory compound. J Biol Chem 1995;270:22467.

290. Wolfe JT, Tomaszewski JE, Grossman RA, et al. Reversal of acute renal allograft rejection by extracorporeal photopheresis: a case presentation and review of the literature. J Clin Apher 1996;11:36.

291. Xiao F, Shen J, Chong A, et al. Control and reversal of chronic xenograft rejection in hamster-to-rat cardiac transplantation. Transplant Proc 1996;28:691.

292. Xu M, Pirenne J, Antoniou EA, et al. Effect of peritransplant FTY720 alone or in combination with post-transplant tacrolimus in a rat model of cardiac allotransplantation. Transpl Int 1998;11:288.

293. Xu M, Pirenne J, Antoniou S, et al. FTY720 compares with FK 506 as rescue therapy in rat heterotopic cardiac transplantation. Transplant Proc 1998;30:2221.

294. Yamashita K, Nomura M, Omura T, et al. Effect of a novel immunosuppressant, FTY720, on heart and liver transplantations in rats. Transplant Proc 1999;31:1178.

295. Yin N, Zhang N, Xu J, et al. Targeting lymphangiogenesis after islet transplantation prolongs islet allograft survival. Transplantation 2011;92:25.

296. Yoo EK, Rook AH, Elenitsas R, et al. Apoptosis induction of ultraviolet light A and photochemotherapy in cutaneous T-cell lymphoma: relevance to mechanism of therapeutic action. J Invest Dermatol 1996;107:235.

297. Yuzawa K, Stephkowski SM, Wang M, et al. FTY720 blocks allograft rejection by homing of lymphocytes in vivo. Transplant Proc 2000;32:269.

298. Zeng H, Waldman WJ, Yin DP, et al. Mechanistic study of malononitrileamide FK778 in cardiac transplantation and CMV infection in rats. Transplantation 2005;79:17.

299. Zhang Q, Chen Y, Fairchild RL, et al. Lymphoid sequestration of alloreactive memory CD4 T cells promotes cardiac allograft survival. J Immunol 2006;176:770.

300. Zhou PJ, Wang H, Shi GH, et al. Immunomodulatory drug FTY720 induces regulatory CD4(+)CD25(+) T cells in vitro. Clin Exp Immunol 2009;157:40.

第 23 章

免疫耐受诱导

Kathryn J. Wood

简介

历史背景

1951 年,Billingham 和 Medawar 发表了一篇具有里程碑意义的文献——《哺乳动物的游离皮片移植术》(*Technique of Free Skin Grafting in Mammals*)[14]。该经典实验不但奠定了移植免疫学的理论基础,而且还阐明了多个免疫学概念(如免疫记忆)的基本原理[14]。随后,Ray D.Owen[141]在一份早期研究中报道了异卵双生小牛的皮肤移植,由于试验中没有发现受体对移植物的排斥反应,因此,他认为,异卵双生小牛长期携带对方"外来"的血液细胞,导致皮肤移植物获得免疫耐受性[13]。

1954 年,马萨诸塞州 Peter Bent Brigham 医院的 Joseph Murray 及其同事在同卵双胞胎之间实施了世界上首例成功的肾脏移植术,标志着上述突破性的研究结果开始应用于临床。该手术的成功部分是因为同卵双胞胎之间的移植无须进行免疫抑制。而后续的同种异体移植均因不可控的免疫系统急性排斥反应而宣告失败。自此以后,研究人员开始探讨免疫抑制和免疫耐受的诱导方法[218]。

"免疫耐受"的定义

"免疫耐受"是指在无持续免疫抑制治疗且对移植物无损坏性免疫应答的情况下,同种异体移植物的长期存活。鉴于诱导和维持活体内供体抗原的免疫耐受涉及多种免疫机制和供受体因素,因此采用上述功能型定义免疫耐受更为贴切。在诱导移植受体的免疫耐受时,必须"阻断"对移植物的特异性免疫应答,同时对抗原和致癌物的全身免疫应答保持完好状态。因此,最稳健的免疫耐受形式必须是对供体的特异性免疫耐受,且与单纯的免疫缺陷截然相反,这种免疫耐受性可以通过移植第三方移植物或者激发已经形成免疫耐受的受体对病毒感染或肿瘤负荷的反应进行检测。移植物特异性免疫耐受的概念对于维持移植物和受体的长期存活以及消除终生非特异性免疫移植相关的不良反应具有至关重要的意义。

免疫耐受在临床移植中的作用

对同种异体移植物的免疫应答是一个固有免疫和获得性免疫持续共同作用的过程。如果不加以控制会引起移植物细胞、组织或器官发生排斥反应(参见第2章[216])。在细胞分离、器官获取和缺血再灌注造成组织损伤的情况下,固有免疫系统(包括巨噬细胞、中性粒细胞和补体)受到激活。固有免疫系统的激活不可避免地导致获得性免疫中的T细胞、B细胞和抗体的启动和扩增。T细胞的激活至少需要两种信号的同时存在——抗原识别(常称为信号1)和协同刺激(常称为信号2)。大多数B细胞需要在T细胞的协助下才能产生抗体。针对供体抗原(包括主要组织相容性抗原、次要组织相容性抗原和血型抗原)产生的抗体可引起移植后的早期或晚期排斥反应。

排斥反应的诊断需要考虑多个因素,包括抗原出现的部位、出现的时间,尤其需要注意是否出现固有免疫激活所引起的炎症反应。固有免疫反应也称为非特异性免疫,有相对的稳定性,不受抗原性质、抗原刺激强弱或刺激次数的影响。相比之下,获得性免疫会针对接触过的抗原、抗原结合物和"记忆细胞"产生特定免疫应答,当相同抗原再次入侵时,将会更加迅速地做出反应。免疫系统与抗原再次相遇时会决定采取何种应答方式。大多数情况下,尽管一种免疫系统成分在其中发挥主导作用并导致排斥反应,但整个过程是各种因子参与的多种反应机制的结合。

了解同种异体移植排斥的分子机制和细胞机制有助于研发抑制移植相关免疫应答的方法。多种小分子和生物免疫抑制剂已经用于控制或抑制同种异体移植物的排斥反应。目前临床上使用的实体器官移植免疫抑制药物包括硫唑嘌呤、环孢素、他克莫司、吗替麦考酚酯、西罗莫司、抗胸腺细胞球蛋白、抗CD25单克隆抗体、贝拉西普和类固醇(表23-1)。由于每种免疫抑制药物作用于不同的免疫应答机制,因此可以联合使用。但是,所有药物的免疫抑制作用都不具有特异性,而且每种药物都会对人体产生损害性的副作用。

上述免疫抑制药物能够有效地预防和控制移植物的急性排斥反应;但是对于控制损伤和免疫系统激活长期应答的效果欠佳。而且,这些药物不能促进对同种异型抗原的免疫无应答性或持续耐受性。几乎所有移

表 23-1 器官移植免疫抑制剂

类型	名称
皮质类固醇	泼尼松
	甲泼尼龙
增殖抑制	硫唑嘌呤
	吗替麦考酚酯
	霉酚酸钠
钙调磷酸酶抑制剂	环孢素
	他克莫司
mTOR 抑制剂	西罗莫司
	依维莫司
多克隆抗体	ALG
抗淋巴细胞抗体	ATG
单克隆抗体	莫罗单抗(CD3)
	巴利昔单抗(IL-2α 受体 CD25)
	阿伦单抗(CD52)
	利妥昔单抗(CD20)
协同刺激阻滞	贝拉西普(LEA29Y-CTLA-4-Ig)

ALG,抗淋巴细胞球蛋白;ATG,抗胸腺细胞球蛋白;CTLA-4,细胞毒性T淋巴细胞抗原-4;IL,白介素;mTOR,西罗莫司靶蛋白。

植受体均需要通过终身服用多种免疫抑制剂来维持移植物的存活。但是肝移植是例外,大多数儿童和成人肝移植受者,后期可停止服用免疫抑制剂[45,120,189]。

对大多数患者而言,目前使用的免疫抑制剂不能诱导供体抗原免疫耐受,部分是因为这些免疫抑制剂缺乏非特异性,即无法区分有害的免疫应答和保护受者不受抗原入侵并且抑制恶性细胞增生机制的有益免疫应答。总之,药物只能通过干扰淋巴细胞激活和(或)增生而发挥作用,不涉及应答细胞的抗原特异性(图23-1)。这种免疫特异性的缺乏意味着接受一种或多种免疫抑制剂的受者免疫系统受到抑制,不仅对移植物无应答,而且对移植后入侵的其他抗原也不能产生应答。因此,这些受者容易受到感染(参见第31章[61]),而且罹患癌症的风险较高(参见第34章和第35章[210])。

在不能使用或需要减量使用非特异性免疫抑制剂的情况下,移植后诱导对供体抗原的短期或长期免疫耐受或特异性无应答是术后控制移植免疫系统最理想的治疗方案。如果能够稳定地实现对供体同种异体抗原的耐受性,则可以确保只有免疫系统中的淋巴细胞对供体抗原产生的免疫反应受到抑制或控制,其他大部分淋巴细胞的正常免疫功能不受影响,从而保护受者术后不会

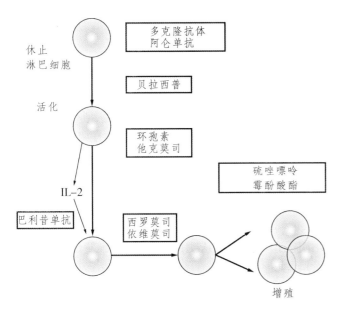

图 23-1 普通免疫抑制剂在免疫应答时的作用部位示意图。每种免疫抑制药物特异性针对 T 淋巴细胞活化和增殖过程的其中一个环节。IL-2，白介素-2。

发生感染和癌症。因此本章重点讨论免疫诱导的机制和针对供体移植物免疫无应答的诱导方法。

了解免疫耐受诱导背后的免疫学机制

T 细胞激活综述

　　了解免疫系统激活和调节的细胞分子机制对移植和自身免疫性的免疫诱导具有十分重要的意义。下文对当前最热门的几种免疫耐受诱导方法做了介绍。

　　所有参与固有免疫和获得性免疫应答的白细胞来自骨髓中的造血干细胞（HSC）。胸腺是 T 细胞分化、发育、成熟的场所。T 细胞前体离开骨髓进入胸腺，对识别抗原受体（即 TCR，T 细胞抗原受体）的基因进行重排。当表达 TCR 的胸腺淋巴细胞与自身主要组织相容性复合体（MHC）的亲和力过低时，由于其对植入受体不会产生任何作用，因此将在不被选择的情况下发生死亡。相反，如果表达 TCR 的胸腺淋巴细胞与 MHC 的亲和力过高时，由于其会对植入受体造成损害，因此该TCR 胸腺细胞会被清除。最终，与 MHC 亲和力适中的T 细胞经外周淋巴组织、血液和组织液等进行再循环。第三类 T 细胞为来源于胸腺的或自然型调节性 T 细胞（Treg），该类细胞在胸腺中经过选择后进入外周血。经过胸腺选择后的成熟 T 细胞库，不仅包含各种 T 细胞亚群，而且在对外来抗原发生反应的同时对自身抗原

具有耐受性。

　　APC 将抗原肽-MHC 复合物呈递给初始 T 细胞。将抗原信息提呈给 T 淋巴细胞的 APC 包括树突状细胞（DC）、巨噬细胞和 B 细胞，其中 DC 对初始 T 细胞反应的刺激作用最明显[181]。

　　在器官获取和植入过程中，相关组织受到损伤和压迫[43,131,143]。固有免疫系统细胞固定表达的病原相关模式识别受体（PRR），不仅能够识别抗原表达的重复结构单元，即病原相关分子模式（PAMP）[190]，而且还能识别组织损伤或损伤相关分子模式（DAMP）。局部组织损伤和缺血再灌注损伤可造成多种 DAMP，包括活性氧、热休克蛋白、硫酸类肝素、高迁移率族蛋白-1（HMBG-1），DAMP 随后被晚期糖基化终末产物受体（RAGE）和纤维蛋白原所捕获，并且可能与 PRR 发生结合。PRR 的类型较多，细胞表面的跨膜蛋白也是其中的一种，例如 Toll 样受体（TLR）。通过 PRR 识别 DAMP激活炎性体[139]，上调基因转录，生成参与炎症反应的microRNA[3]，建立扩增和反馈环路，强化应答并激发获得性免疫反应。最终产生炎症因子，包括前炎性细胞因子、白激素-1（IL-1）、IL-6 和肿瘤坏死因子（TNF）、I型干扰素（IFN）、趋化因子（趋化性细胞因子）[24,109] 以及上皮细胞 P 选择素（CD26P）的快速表达。在上述反应过程中，移植物被视为损伤和炎症部位，由此调整血管内皮细胞的激活状态、渗透能力和活力，激活可溶性分子的释放（包括移植物释放抗原）和诱导急相蛋白（包括补体因子系统），有时候，器官自身还会促进供体来源的 APC 和 DC 成熟并且向受体淋巴组织迁移[95,203]。最终导致供体 MHC、供体来源 APC 的协同刺激和黏附分子上调，使其成为初始 T 细胞的有效刺激物。供体来源 APC 将供体抗原提呈给受体 T 细胞，通过同种异体直接识别通路激活 T 细胞[1]。

　　同种异体移植物的固有免疫系统活化，也会促使受体炎症白细胞进入移植物。这些受体 APC 能够获取移植物中的供体组织相容性抗原，处理成肽后通过间接识别的方法提呈给 T 细胞。此外，第三种抗原提呈方法是同种异体半直接识别通路，这是由于受体 APC 和供体细胞紧密接触的结果，细胞膜上的组织相容性分子在不同的细胞之间发生转移，然后提呈给 T 细胞[1]。

　　供体或受体 APC 和 T 淋巴细胞之间的相互作用是获得性免疫应答的核心。免疫刺激性 APC 位于初始T 细胞附近，在初始 T 细胞的作用下，TCR 通过直接或半直接通路识别完整的供体抗原或者通过间接通路识

别受体 MHC 提呈的供体抗原肽。APC 和 T 细胞紧密接触后形成免疫突触,首先通过 DC 骨架膜上丝状肌动蛋白的成功重排和极化,然后,携带抗原肽—MHC 复合物与 TCR 紧密接触,最终激活免疫应答[47]。T 细胞膜的微区,称为脂筏,是骨架中协同刺激分子的聚集中心,使 T 细胞与 APC 的分子紧密接触(图 23-2)。

通常需要三倍数量的 TCR 才能充分激活 T 细胞[113]。TCR 识别 APC 提呈的供体来源抗原肽 MHC 复合物,该过程称为信号 1,随后,T 细胞表面的 CD3 将信号传递到细胞内。该信号传导需要经过一系列生物化学信号通路,通过辅助分子、协同刺激分子和黏附分子相互作用,最终生成细胞因子,激活 T 细胞,促进 T 细胞分化成效应细胞。

辅助分子和协同刺激分子在活化 T 细胞中发挥了重要作用,常见的有 CD4、CD11b/CD18[白细胞黏附蛋白抗体-1(LFA-1)]、CD28 和 CD154(CD40 配体)[88]。这些分子分别与 APC、Ⅱ型 MHC、胞间黏附因子(ICAM)、CD86/80(B7-1/B7-2)和 CD40 上的相应配体结合,以

确保在信号 1 抗原识别完成后,能够通过顺利传递信号 2 激活初始 T 细胞。

双信号 T 细胞激活模式是 T 细胞激活的简化过程。激活过程中出现的细胞因子和趋化因子可影响 T 细胞的分化通路和应答过程。如前所述,细胞因子和趋化因子不但对细胞表面分子的表达具有调节作用,而且对细胞因子和趋化因子受体的表达也有一定的影响。这些调节作用会造成 T 细胞和 APC 的信号通路发生分化,打破全部或部分免疫激活应答之间的平衡,在某些情况下,可导致细胞失活,下游事件大幅调整(例如细胞迁移模式、效应细胞的生成)。细胞因子参与的激活信号能增强信号 1 和信号 2 激活的应答,常被称为 T 细胞激活的第三个信号。

供体抗原免疫耐受机制

随着人类免疫系统的自然进化,在遇到病原体等抗原物质入侵时,机体能够发生特异性免疫应答。体内的稳态环境能对任何外来刺激做出有效而适度的反

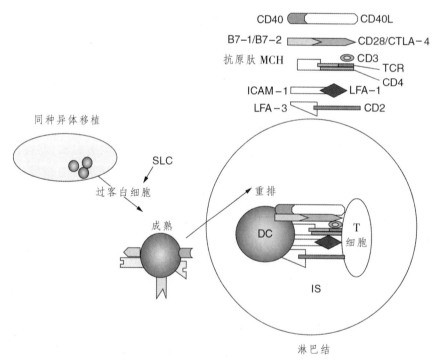

图 23-2 免疫突触的形成。移植物的过客白细胞在次级淋巴组织趋化因子(SLC)的作用下从移植器官转移到淋巴结和脾脏。在转移途中,树突状细胞通过脂筏发育成熟,同时细胞表面标记物发生上调或重组。一旦淋巴结中的 T 细胞活化,就会生成免疫突触(IS)信息。T 细胞活化至少需要两个信号。信号 1 是 APC 表面抗原肽 MHC-Ⅱ,可以被 T 细胞表达的 TCR-CD3 识别。CD4(T 细胞)与 MHC-Ⅱ分子发生反应,完成黏附和信号传递。信号 2 是抗原呈递细胞表面协同刺激分子如 B7-2(CD86)和 B7-1(CD80)与 T 细胞表面协同刺激分子受体 CD28(T 细胞)等结合,相互作用后产生的信号。当该信号传递给 T 细胞时,会降低 T 细胞的活化标准。APC 表面的 C40 与配体 C40L(CD154)(T 细胞)结合后,向 T 细胞提供附加信号,但是,与 CD28 通路相反,该信号也会传递给 APC,导致 B7-1 和 B7-2 的表达水平过高。为了确保 T 细胞和 APC 的反应时间足以使信号事件发生,黏附因子,包括胞内黏附因子 1(ICAM-1)和淋巴细胞功能抗原(LFA-1),也会互相结合。

应。因此,研究人员认为可以利用这些机制诱导或维持受体对供体抗原的免疫耐受性。事实上,机体持续地通过多种机制抑制免疫系统的激活,帮助维持对自身抗原的耐受,从而避免自身免疫疾病的发生[138]。目前,已有多种机制和调节细胞群用于诱导和维持同种异型抗原的免疫耐受[213,217]。

诱导或维持受体对供体抗原产生耐受性的机制包括:

- 胸腺和外周血中的供体反应细胞清除;
- T 细胞忽视或者对"免疫豁免"部位(例如,角膜或大脑)的移植物无应答;
- 消耗,指由于刺激过度和细胞死亡导致供体反应细胞失去能力;
- 失能,指对后续刺激呈反复无应答的状态;
- 免疫调控,指调节性免疫细胞群对同种异体移植物引起的免疫反应进行调控的主动过程。

为了更好地调控患者对移植物产生的免疫反应,有必要深入了解免疫反应的作用机制。尽管理论上通过一种机制即可实现调控,例如,清除机制可以清除细胞库中的 T 反应细胞和 B 反应细胞(后文将会进行讨论),但是,目前几乎没有证据证明清除机制是诱导和维持机体对细胞和器官移植不应答的唯一或主要方法。最可能的方案是几种机制联合使用,医师根据供受体特征、免疫抑制剂的使用以及患者感染的情况等选择不同方法。

免疫耐受诱导和维持机制

供体抗原的持续性

上述免疫耐受方法最主要的特点是体内耐受阶段需要供体抗原的持续刺激。多个试验模型证实,不论采用何种方法,移植术前或术后需要供体抗原的持续刺激才可维持耐受状态[21,67,70]。抗原既可以是术前导入的供体来源细胞,例如,混合嵌合体模型[86],也可以是术后的移植物[67]。在缺乏抗原的情况下,由于维持机制不再受到刺激,机体会逐渐失去耐受性。在诱导阶段和维持阶段,供体抗原的持续存在是实现耐受性的重要因素。但是,同一种因素对免疫应答可以产生积极和消极影响,这是免疫系统中的常见现象,例如,在促炎症反应中,免疫细胞的激活会破坏耐受状态并引起移植物排斥,因为,一旦建立耐受性,必须维持这种状态。

供体反应白细胞清除

T 细胞。有些淋巴细胞具有识别自身抗原或者在术后识别供体同种异体抗原并且产生反应的能力,它们的死亡和清除机制有助于从免疫库中清除可能会损害供体或移植物的淋巴细胞,具有非常重要的意义,可建立对自身或供体同种异体抗原无应答或耐受性。这种方法可以将 T 细胞和 B 细胞从细胞库中清除,如果仅用这一种机制,需要长期持续清除以维持耐受状态。

通过胸腺 T 细胞清除克隆、建立中枢耐受性是诱导机体对自身抗原产生耐受性的主要方法,可用于诱导机体产生对供体抗原的耐受性。

在采用供体骨髓联合非清髓治疗(例如,T 细胞清除或协同刺激阻滞)的病例中,供体同种异体抗原反应性 T 细胞的中枢清除诱导耐受性的效果格外显著[187]。临床上,该策略的有效性已经在事先因血液学疾病接受相同供体骨髓移植的肾移植患者中得到了证实[178]。在不使用免疫抑制剂的情况下,这些患者的宏嵌合体能够长期耐受移植物。研究人员在老鼠混合异体基因嵌合体中发现,供体来源的 DC 可以在受体胸腺长期停留[116,197]。所以,供体反应性胸腺细胞的持续清除可以导致外周血中供体反应性 T 细胞的缺失,从而建立对供体抗原的耐受性。

上述机制的难点在于:如何在降低治疗方案毒性的同时确保充分达到所需的嵌合体水平。另外,有关持续嵌合必要性的研究数据往往不一致。临床研究数据表明,在使用免疫抑制剂的情况下,间歇性而非持续性的嵌合足以在某些个体中建立耐受性[81]。相反,灵长类动物研究表明,即使在持续嵌合状态下也会发生排斥反应[157]。

胸腺内注入供体抗原或抗原肽可清除供体反应性细胞[76,152]。如果在注入抗原的同时清除外周血中的白细胞或 T 细胞,就能成功诱导啮齿类动物产生供体特异性耐受(DST)[76]。

抗原反应性 T 细胞可以从外周血的 T 细胞库中清除[209]。静脉注射或口服大剂量的特定抗原,能够成功清除外周淋巴器官的成熟 T 细胞[8,82]。CD4+ 和 CD8+ T 细胞均能从外周血中清除,但是大多数情况下,即使使用高剂量抗原,也无法彻底清除。然而,这种方法有助于开发另一种控制机制,即调节性 T 细胞的生成和增殖[145]。

胸腺和外周血 T 细胞的清除机制是当前的研究热点。这两种不同的细胞凋亡模式被认为是导致 T 细胞死亡的主要机制。激活诱导性细胞死亡(AICD)是外周血 T 细胞的死亡方式[93]。CD95(Fas)、TNF 受体 1(TNFR1)

和 TNF 相关的凋亡诱导配体(TRAILR)等多种分子经 TCR 的二次激活后，在不同的环境下对 AICD 产生影响，激发一系列信号通路事件，最终导致半胱天冬酶激活、DNA 断裂、细胞骨架降解和细胞死亡。外周血激活诱导性细胞死亡必须采用高剂量抗原或重复刺激[211]。

Fas 通路联合其他方法对外周血特定部位(即包括睾丸和眼睛在内的所谓免疫豁免部位)T 细胞也有一定的清除作用[7]。与其他部位相比，这些部位植入的同种异体组织生存率延长。Fas 配体表达对维持这些部位的免疫豁免状态具有非常重要的作用。Fas 通路对同种异型骨髓移植后的清除性耐受也有一定的影响[55]。但是，研究人员采取其他措施控制免疫豁免部位时也取得了不同程度的成功[202]，这表明免疫豁免涉及多个不同机制。

除了 Fas 通路以外，其他外周机制涉及抗原消除后的克隆清除，包括抑制 T 细胞激活调控因子 CD152 (CTLA-4)的表达上调[207]。另外一个免疫抑制性协同刺激分子，程序性细胞死亡分子 1(PD-1)与配体 PD-L1 和 PD-L2 结合时，可抑制淋巴细胞激活[49]。

器官移植物的供体抗原(如上文所述)和(或)主动免疫调控的持续存在能够有效地控制或预防有功能性供体反应性细胞的再次出现，如果能够维持清除率或诱导其他促进对移植物产生耐受的机制，则可以实现移植物的长期生存。

B 细胞。排除淋巴细胞库中的 B 细胞也是一种长期进化而来的机制，旨在确保在多反应性且能与自身抗原结合的 B 细胞进入外周血之前将其从骨髓中排除。为了尽可能识别外来蛋白质和碳水化合物抗原，免疫球蛋白基因重组具有随机性，导致生成 B 细胞，其细胞膜表面 B 细胞受体(BCR)可以识别自身抗原。尽管估计值有差异，但是大约 70% 的未成熟 B 细胞都具有自身反应性。1/3 未成熟 B 细胞在抗原受体编辑时都被清除，新的基因重组导致产生能与现有重链配对的轻链，进而改变已表达 BCR 的抗原识别属性。当未成熟 B 细胞识别高亲和力的自身抗原时，会迅速内化抗原，然后在一段时间内发育停止。淋巴结归巢受体一般不表达，例如 CD62 配体(CD62L)。B 细胞激活因子(BAFF)在 B 细胞存活中起重要作用，该因子不受诱导。另外，重组酶激活基因始终处于激活状态，因此 BCR 可以被编辑轻链所取代。任何经历该过程的 B 细胞如果不能表达非自身反应受体均会在 1~2 天内死亡。这种细胞死亡通路与 Fas 无关，主要归因于抗原诱导细胞死亡调节子抗体的表达，该过程对 Bcl-2 家族的 B 细胞生存蛋白产生抑制作用。

通过受体编辑机制，可以清除细胞库中能识别供体抗原的未成熟 B 细胞，尤其适用于细胞库在白细胞清除或引入混合嵌合体后进行重组或者年幼婴儿接受移植手术。

如果抗体编辑不能清除所有自身反应性 B 细胞，则会激活剩余高度表达自身反应性抗体的未成熟 B 细胞，与自身抗原发生反应后死亡。研究人员在免疫球蛋白转基因小鼠身上对这种控制或调节方式作了探讨，结果发现，当 B 细胞识别膜结合型抗原时，B 细胞会被有效清除。由于这一过程高度取决于未成熟 B 细胞与自身抗原相遇的概率，因此与抗原的密度或频率显著相关。

从移植受体细胞库中清除能够识别抗体抗原的 B 细胞是一种可行的方法。如果可识别的抗原剂量较高，这种调节方法最有效。研究表明，ABO 血型不相容的小儿心脏移植受体能够清除与抗体和移植心脏血型抗原发生反应的 B 细胞[44]。混合嵌合体方法可以实现受体和供体骨髓共存，当嵌合体水平足以确保 B 细胞与供体细胞相遇时，混合嵌合体方法也应当能够清除供体反应性 B 细胞[188]。

免疫应答的调节

尽管抗原特异性抑制的概念由来已久，但是，在过去 10 年里，T 细胞介导抑制(现在更多称为免疫调节)的特点和功能分类重新获得了关注。

继抗原特异性无应答在受体之间的转移得到证实后，20 世纪 70 年代，有学者首次提出免疫抑制的概念[56]。随着移植手术的出现，临床医师发现体内 T 细胞具有抑制或免疫调节功能的早期证据。研究表明，新生儿的免疫耐受除了与供体反应性细胞清除有关以外，还涉及其他机制[12,215]。

控制移植术后免疫应答的免疫调节细胞包括调节 T 细胞(Treg)、调节 B 细胞(Breg)、骨髓衍生抑制细胞(MDSC)、DC 和调节性巨噬细胞[213]。

调节性 T 细胞

上文对具有调节功能的各类 T 细胞，包括 CD4+T 细胞[166,217]、CD8+ T 细胞[107,160,205]、CD4- CD8- 双阴性 T 细胞[194]、自然杀伤性(NK)T 细胞[128]和 γδT 细胞[71]做了介绍。由于对 CD4+ T 细胞的研究较为深入，因此本部分将着重讲解具有调节功能的细胞群体。

CD25+ FOXP3+ Treg 有两种发育通路。第一种，如前文所述,胸腺来源或自然型调节细胞(nTreg)在胸腺内发生分化,主要通过抑制对自身抗原的反应进而预防自身免疫疾病。该结论的依据来自患有罕见遗传缺陷疾病的患者和先天性缺陷或基因工程改造小鼠。例如,在一些患有 X 染色体连锁先天免疫缺陷综合征(IPEX)的患者当中,严重免疫失调可引起自身免疫反应。研究发现,IPEX 患者的转录因子 FOXP3 基因位点有突变[11,92],而 FOXP3 是 T 细胞调节的主导基因,因此可导致体内 Treg 的功能受到抑制[5]。在患有相关免疫疾病的 Scurfy 小鼠中也发现了 FOXP3 位点突变[158]。第二种,当 CD4+ T 细胞在外周免疫耐受微环境中遇到抗原时(例如,当抗原被未成熟 DC 细胞呈递或有免疫抑制因子出现时),CD4+ T 细胞分化为"获得性"或抗原诱导 Treg(iTreg)[77]。有学者认为,这种通路对于移植术后产生供体抗原反应性 Treg 更为重要[214]。另外,第二种通路可以通过感染耐受来维持无应答状态。免疫调节细胞通过细胞传代,可以将无应答状态从移植物长期存活的受体转移到新受体中,这表明当出现供体抗原时,Treg 能通过影响体内初始细胞的分化模式产生更多的细胞[84,154]。这些细胞并非通过清除供体反应性攻击性白细胞发挥作用,而是使它们在体内的功能活动失效。有趣的是,尽管分化来源不同,但 nTreg 和 iTreg 的抑制作用都依赖 FOXP3 持续的高转录水平。

在缺乏长期免疫抑制(即手术移植耐受性状态)的情况下,同种异型移植物的长期存活率与 T 细胞的存在有关,T 细胞通过调节初始同种异体反应性 T 细胞的功能,防止新近移植物的排斥反应[64,65]。随后,研究人员发现这种细胞调节形式与 CD4+ T 细胞相关。Hall 及其同事首次提出 CD25 可用于标记具有调节活性的 CD4+ T 细胞[66]。他们在大鼠同种异体肾移植模型中采用供体特异性输血诱导可操作性耐受,并且获得了相似的结果[155,156]。Hara 及其同事发现,经初始 CBA 效应 T 细胞重组后,80%行皮肤移植的免疫缺陷小鼠在接受耐受动物协同转移的 CD4+ CD25+ T 细胞后,实现无限期存活,这也成为表达高水平 CD25 的 CD4+ T 细胞可以调节排斥反应的直接证据[69]。

如果不能接触供体抗原,就不能产生足够的 nTreg 以预防对完全异型基因的移植物(MHC+次要组织相容性抗原错配)产生的排斥反应,因为 T 细胞在对移植物有破坏性作用的细胞群中出现的频率远远超过 nTreg 和排斥反应的发生频率[69]。在没有免疫抑制剂的情况下,nTreg 不能阻止移植物受损,但这并不表明这些细胞无法发挥作用。在这种情况下,排斥和调控之间的平衡会向排斥倾斜,因为 Treg 的抑制作用已被效应 T 细胞接收的排斥应答所覆盖。由于记忆细胞的激活十分快速,因此之前受体中的供体抗原反应性记忆 T 细胞也会覆盖免疫调控作用,除非在应答之前就存在大量的 Treg,否则排斥和调控之间的平衡会开始严重倾向于排斥[221]。值得注意的是,通过多种方法可以改变移植物受损和耐受之间的平衡,常见的是通过加快频率和(或)激活状态导致 Treg 的功能性活动增加,Treg 会在移植前或移植早期与供体抗原发生作用[48,59],或者抑制或降低效应细胞的功能。

尽管从长期存活的移植小鼠中观察到抗原反应性 CD25+ Treg,但是这些试验并不能区分诱导方法产生的 Treg 和已获接受的移植物产生的 Treg。就开发临床治疗方案而言,明确长期可操作性耐受诱导方案能否独立地刺激 Treg 发育具有重要的意义。一系列研究的数据表明,无移植物时,暴露于抗原可诱导 CD4+ CD25+ Treg 产生。例如,从接受供体抗原和非清除抗 CD4 治疗 28 天后的小鼠体内分离出的 CD4+ CD25+显示,这些细胞在敏感过继性转移模型中具有预防皮肤移植物排斥反应的作用[87]。严格来说,在对照小鼠或仅接受 CD4 或 DST 治疗的小鼠中没有观察到类似的皮肤移植保护作用,这表明在允许的条件下,如果受体暴露于供体抗原,则可以在移植术前诱导 CD25+ Treg 介导的耐受。另外,研究表明,移植物自身可以诱导调节性 T 细胞的分化,这些 T 细胞也能保护激发的移植物不被排斥[67],即使在移植物自身受到排斥时也是如此[201]。上述例子表明,同种异型抗原的存在(可以是移植物形式,也可以是注入抗原,或两者兼之)可以诱导调节性 T 细胞的产生,而且这些 T 细胞有助于控制体内后续对同种异型抗原的应答。

Treg 抑制移植物排斥反应的最佳作用部位、出现部位以及体内检测方法是另外一个研究热点。有研究报道,移植后 Treg 的作用部位随时间的推移而改变。在移植后的早期应答中,Treg 在淋巴结点出现并发挥用;在移植后期,Treg 在移植物内部发挥功能[25]。事实上,研究证明,免疫调控的重要部位是移植物自身,Treg 在移植物内部产生了一种可控环境[58,83,84]。另外,组织内的 Treg 再次暴露于抗原后,抑制性会进一步增强,从而更有效地控制排斥反应[162]。

尽管大量的研究表明,Treg 能够控制对抗原的应答,但是,大多数研究都是在体外或实验模型中进行的。在这些模型当中,细胞被选择性地转移到有免疫缺陷的受体中,而且移植物排斥反应也是由少量的效应 T 细胞介导,而并非像体内一样,由大量的效应 T 细胞介导。Treg 在一个完整的免疫系统中发挥了什么样的作用? 这是一个有争议的问题。对移植而言,Treg 特异性失活表明,上述抗 CD4/DST 耐受诱导模型中,淋巴功能正常的受体原发性心脏移植物的生存期也依赖于免疫诱导方案诱导产生的 iTreg[22]。这些研究结果表明,淋巴系统功能正常的移植受体需要增强 Treg 的功能。

Treg 对其他细胞群体的抑制机制包括细胞-细胞接触。研究表明,CD152 在这方面发挥了重要的作用[87],另外,它在通过分子(如 IL-10)[69]以及转化生长因子(TGF-β)[78]创造微环境方面也具有重要的作用。

Treg 在淋巴样组织和移植物中创建的微环境有助于产生联合无应答状态,从而使对最初始抗原的耐受性转移到邻近的细胞上(图 23-3)。例如,当受体的免疫系统在移植前暴露于单独使用或联合免疫调节剂使用的特定抗原时,对该抗原的免疫应答会受到调控,在实现无应答后,可以与移植物组织上的其他分子发生关联[33,115]。

调节性 B 细胞

20 世纪 80 年代,研究人员发现 B 细胞可抑制小鼠自身免疫疾病的发展。虽然不同的 Breg 亚群之间存在一定的异质性,但总体而言,Breg 高度表达 CD1d、CD21、CD24 和 IgM,中度表达 CD19[122]。B 细胞调节功能的特点之一就是能够分泌 IL-10。刺激 CD40 是激活 IL-10 和 Breg 活化促使其发挥抑制 Th1 分化功能的必要条件。研究发现,调节性 B 细胞和 T 细胞存在关联性,Breg 是高效的 Treg 生成因子,存在于小鼠和人类中。小鼠 Breg 表达 T 细胞 Ig 域和黏蛋白域蛋白 1(Tim-1)[37]。人调节性 B 细胞与小鼠调节性 B 细胞具有一些共性,包括未成熟表型,人调节性 B 细胞是整个 B 细胞库的一个细小分支。

有关 Breg 在移植中控制同种异型抗原免疫应答的证据尚不充分。有趣的是,在未服用免疫抑制剂的肾功能良好移植受体中,B 细胞与供体同种异型抗原耐受有关[135,165]。研究人员在长期不服用免疫抑制剂的肾移植受体群中发现了 B 细胞主导的免疫耐受[144]。

目前,探讨 Breg 在移植中作用的实验研究仍然有限。在长期耐受的大鼠肾移植模型中,研究人员观察到外周和移植物内部的基因表达从 IgG 转变为 IgM 以及

IgM+,而不是 IgG+,并且移植物内有 B 细胞簇[101]。在小鼠中,Tim-1 通过连接 B 细胞诱导产生具有调节活性的 Tim-1+B 细胞[37],提示增加体内 Breg 数量是一个潜在的治疗策略。确定和表征 Breg 在调节同种免疫反应中的作用以及与供体特异性抗体产生的关系仍然有待解决[28]。

调节性巨噬细胞

巨噬细胞既有保护作用,也有致病作用。根据不同组织位置和功能特点,可以将巨噬细胞分成不同的亚群[132]。组织中出现的成熟巨噬细胞具有免疫监视作用,它们能发现组织损伤或感染的迹象。经 TLR 激活后,巨噬细胞分化成经典活化巨噬细胞(通常称为 M1 巨噬细胞),并且产生炎性因子(包括 TNF 和 IL-1)。在移植过程中,缺血再灌注导致组织损伤后,巨噬细胞活化,造成早期移植物损害[106]。替代性活化的巨噬细胞(通常称为 M2 巨噬细胞)经 IL-4 因子诱导。与经典活化巨噬细胞相比,替代性活化巨噬细胞的促炎症反应较少,在有些情况下可以创造一种下调炎症免疫应答的微环境[118]。事实上,替代性活化巨噬细胞能抑制经典活化巨噬细胞分泌炎症因子。替代性活化巨噬细胞在伤口愈合和组织修复中发挥了重要的作用,能产生生长因子刺激上皮细胞和纤维原细胞。这种功能在器官移植早期具有重要的意义,可促进伤口愈合组织稳态的重新建立。但是,在应答后期,组织修复反应可能会不太理想,因为替代性活化巨噬细胞可以引发移植物内血管阻塞,导致迟发性移植失败,该过程被称为移植物动脉硬化或移植物相关血管疾病。

有学者提出调节性巨噬细胞与其他巨噬细胞群体有所不同,它们主要的生理作用是弱化炎症免疫应答,预防经典巨噬细胞活化带来的相关免疫疾病[46]。但是,目前尚未发现针对调节性巨噬细胞的稳定和便捷细胞表面标志。调节性巨噬细胞分泌大量的 IL-10 是白细胞免疫学的普遍特征之一,通常在协同刺激配体(例如 TLR 和免疫复合体)后发生。与替代性活化巨噬细胞不同,调节性巨噬细胞既不表达精氨酸酶,也不依赖 STAT6 信号。

巨噬细胞存在于淋巴体系结构中,与淋巴细胞互相作用,因此,两者的功能性活动可能彼此受到影响。Treg 细胞和巨噬细胞的相互作用可以引起巨噬细胞的替代活化或调节性巨噬细胞的生成[195](图 23-2)。巨噬细胞与 B1 B 细胞的作用引起调节性巨噬细胞的生成,

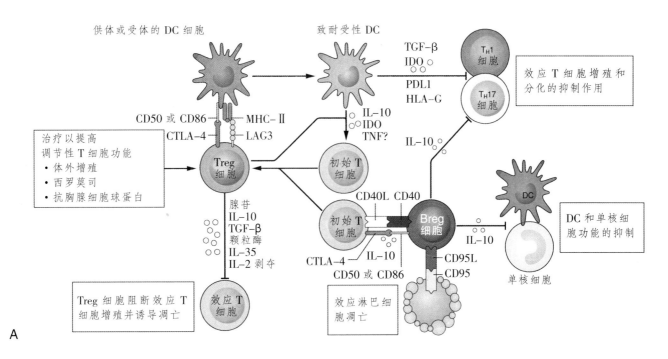

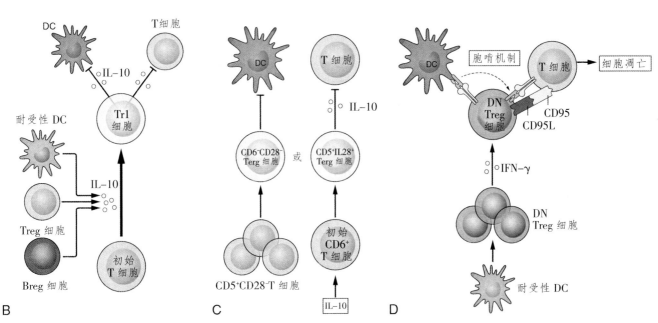

图 23-3 获得性免疫调节细胞在移植中的作用机制。(A)移植时,受体体内出现 nTreg 细胞,并与供体抗原发生交叉反应。这些细胞聚集在移植物周围,导致移植缺血再灌注损伤。引流淋巴样组织内 nTreg 细胞可抑制 T 细胞增殖。Breg 和耐受型树突状细胞(DC)刺激初始 T 细胞(包括 iTreg 细胞),通过多种机制(包括分泌 IL-10 和转化 TGF-β 抑制 APC 功能以及改变氨基酸和能量代谢)促进 Treg 细胞介导的移植物排斥抑制作用。(B)Tr1 细胞是 FOXP3 调节性 T 细胞,由淋巴样组织点或移植物的 Treg 细胞、耐受性 DC 或 Breg 分泌的 IL-10 诱导产生,具有抑制 APC 和 T 细胞的功能。(C)CD8+ Treg 细胞有助于免疫调控。CD8+ CD28-细胞对 APC 功能具有抑制作用,然而,当存在 IL-10 时,初始 CD8+ T 细胞将转化成 CD8+ Tr 细胞,后者功能与 Tr1 细胞类似。(D)CD4- CD8-(DN)T 细胞通过下调协同刺激分子的表达,抑制 APC 的功能,进而刺激免疫应答和诱导 DC 凋亡。另外,DNT 细胞通过胞啃机制获得同种异型抗原,然后将抗原呈递给 T 细胞,造成 T 细胞凋亡。(Reproduced with permission from:Wood KJ,Bushell A,Hester J. Regulatory immune cells in transplantation. Nat Rev Immunol 2012;12:417-30.)

产生低水平的炎性因子和高水平的 IL-10[212]。另外,体外研究表明,调节性巨噬细胞是一种高效的 APC,能诱导 Th2 细胞因子主导的高度极化抗原特异性 T 细胞反应。因此,巨噬细胞既可以影响获得性免疫反应,也能够在免疫反应期间通过与其他调节性免疫细胞作用改变免疫反应。

从人类外周血中分离的调节性巨噬细胞表达人白细胞抗原(HLA-DR)和高水平 CD86,表达低水平或几乎不表达 CD14、CD16、CD80、CD163 和 CD282(TLR2)(表 23-1)。调节性巨噬细胞具有体外抑制有丝分裂原来源的 T 细胞增殖的作用。人类调节性巨噬细胞可调控同种异型抗原的免疫应答。在一项探索性临床试验中,肾移植受体静脉输入人类调节性巨噬细胞可以减少免疫抑制剂的用量[73]。宿主巨噬细胞在移植后有保护作用。小鼠移植同种异型干细胞后,随着受体内宿主巨噬细胞减少,供体 T 细胞扩展增加,从而加剧了移植物抗宿主病(GVHD)的死亡率,这表明宿主巨噬细胞可以通过吞噬或抑制供体来源的 T 细胞增殖发挥保护作用[70]。

耐受性树突状细胞

树突状细胞(DC)在启动抗原特异性 T 细胞反应(包括 T 细胞对同种异型抗原的反应)中发挥了重要的作用[181],此外还能通过自身作用或与其他类型白细胞作用促进建立免疫无应答[129,182,203,215]。

细胞表面表达少量 MHC-Ⅱ和协同刺激分子的未成熟常规髓样 DC 早期被认为是诱导 T 细胞耐受 DC 的主要类型[112]。的确,未成熟 DC 能够促进对同种异型实体移植器官和骨髓移植物的耐受[129],而且这种耐受作用可以通过免疫调节药物(例如,阻滞 CD40-CD40L 协同刺激轴的药物)得到进一步的增强[111]。但是,随着 DC 的发育成熟,它们不再是诱导无应答的唯一因素。

浆细胞样 DC(pDC)在单链核酸刺激下分泌Ⅰ类 IFN,Ⅰ类 IFN 通过 TLR 依赖型和 TLR 非依赖型两种通路激活 pDC,促进固有和获得性免疫应答。与常规 DC 相比,pDC 表达低水平的协同刺激分子 CD80 和 CD86 以及高水平抑制分子 PD-L1,表现出较弱的免疫刺激活性。pDC 与初始 T 细胞反应能促进胸腺和外周血 Treg 细胞的生成。pDC 诱导的耐受机制较为复杂[186]。在实验模型中,pDC 在移植物中获得同种异型抗原,然后迁移到淋巴样组织点,并与 T 细胞发生作用,诱导 CCR4+ CD4+ CD25+ Foxp3+ Treg 细胞的生成[137]。在小鼠中,pDC 前体是同种异型受体植入造血干细胞和诱导供体特异性皮肤移植物耐受性的主要细胞类型[57]。

pDC 在人体中通过大量表达 IL-10、少量表达 INF-γ 和几乎不表达 IL-4、IL-5 或 TGF-β,建立促进免疫调控的微环境[57]。人类耐受性 DC 在无 IL-12 的情况下分泌大量 IL-10,诱导获得性 IL-10 分泌调节 1 型(Tr1)T 细胞[103]。小鼠体内研究表明,DC 对 Treg 细胞的抑制能力、扩增和(或)分化过程具有调控作用,如果没有 DC,Treg 细胞数量会出现减少[32]。因此,耐受性 DC 和有调控能力的 T 细胞可能存在关联性,有些时候可能产生协同作用。

人类耐受性 DC 具有高度表达细胞表面抑制受体 ILT3 的特点[27]。在 DC 中,ILT3 传导信号结合同源受体(例如,MHC-Ⅰ、HLA-G 和 CD1d)抑制络氨酸磷酸化、NF-κB 和 MAPK p38 活性、特定协同刺激分子转化以及促炎性因子和趋化因子分泌。另外,ILT3 与 T 细胞上的配体相互作用,促进 T 细胞抑制性信号传导。ILT3 的刺激作用是产生 DC 耐受性的前提。ILT3 高耐受 DC 和可溶性 DC 均能诱导 CD4+ T 细胞失能以及抗原特异性 CD8+ 抑制性 T 细胞的分化[206]。

与服用正常剂量免疫抑制剂的小儿肝移植受体相比,接受移植物耐受治疗和服用低剂量免疫抑制剂的小儿肝移植受体在预期的免疫抑制药物撤除期间,外周血出现大量的 pDC 和少量的髓样 DC[123]。另外,PD-L1 和 pDC 对 CD86 的高表达与未服用免疫抑制剂的肝移植受体 CD4+ CD25 高 FOXP3+ Treg 细胞增加有关[196]。上述结果表明,pDC 和 Treg 细胞有助于肝移植受体的免疫调控。

根据不同类型 DC 的诱导耐受能力临床观察结果,有学者认为髓样 DC 和 pDC 能促进对同种异型抗原的免疫耐受,DC 自身成熟化并不是区分免疫性 DC 和耐受性 DC 的显著特点[121]。事实上,成熟化是一个连续过程,而非瞬间变化。半成熟状态(即 DC 表型成熟,但促炎性因子分泌方面尚未成熟)与耐受能力的关联性更为明显。DC 诱导可操作性耐受也存在一定的风险。DC 更为人熟知的功能是可以增强免疫系统。在临床上,DC 与抗原作为疫苗可以刺激对肿瘤抗原的免疫反应。使用 DC 作为移植细胞治疗可能会对受体产生致敏的风险。DC 联合协同刺激阻滞剂的治疗方案旨在通过提呈供体抗原来诱导 T 细胞无应答,可能会降低致敏风险。

骨髓来源抑制细胞(MDSC)

骨髓来源抑制细胞(MDSC)涉及多种抗原特异性和非特异性功能,包括固有免疫系统的调节功能、T 细胞激活和肿瘤免疫。MDSC 是祖细胞的异源群体,在炎症免疫反应组织中聚集,分化成巨噬细胞、DC 和粒细胞。MDSC 的扩增和激活受到同一微环境下其他细胞分泌因子(包括间质细胞、活化 T 细胞)的调控,在肿瘤中受到肿瘤细胞的调控。

研究人员在小鼠和人体发现了一些 MDSC 亚群[16]。尽管存在异质性，但大部分 MDSC 表达的都是常见的表型标记，包括小鼠中的 Gr1 和 CD11b；人类的 CD33、CD11b、CD34 和低水平的 MH-Ⅱ。活化的 MDSC 通过表达诱导一氧化氮分泌的诱导型一氧化氮合酶(iNOS)1 以及表达清除精氨酸的精氨酸酶 1，在体外发挥对效应 T 细胞、B 细胞和 NK 细胞增殖以及分泌因子的抑制作用。MDSC 还能抑制 T 细胞增殖和修整 T 细胞的分化通路，例如，它们能促进需要 IFN-γ 和 IL-10 参与的 Treg 细胞分化过程[63]。有趣的是，MDSC 和巨噬细胞的相互作用可导致更多的巨噬细胞分化成替代活化型，而且 MDSC 的 IL-10 分泌量也有所增加[51]。

在移植实验模型中，MDSC 能促进对同种异型抗原的耐受性。MDSC 的耐受功能在小鼠心脏和胰岛移植模型[29,52]以及 MDSC 表达 iNOS 的小鼠同种异型肾移植模型中得到了验证[40]。骨髓移植模型的研究结果间接证实，MDSC 在未表达循环白细胞 MHC-Ⅱ 的小鼠模型中不能诱异免疫耐受，尽管其他白细胞群体在这种情况下可能发生改变[220]。有关 MDSC 诱导耐受的方法仍然需要进一步的研究。一些研究表明，MDSC 可以诱导或保留 Treg 细胞[40]。另外，MDSC 能上调血红素加氧酶-1，这种酶通过抑制 DC 成熟和保留 IL-10 功能以及细胞活化特性发挥免疫调节作用[35]。

间充质基质细胞

间充质基质细胞(MSC)是具有造血、调节免疫和修复功能骨髓中的多功能性细胞亚群[41]。骨髓来源的 MSC 能迁移到炎症部位(包括移植物)[39]。研究发现，当 MSC 暴露于炎症微环境下，通过参与固有应答和获得性应答白细胞的特定作用，调节免疫效应功能。促炎症因子 IFN-γ、TNF-α 和(或)IL-1β 对骨髓来源 MSC 具有激活作用[161]。IFN-γ 的体内激活作用对于预防 MSC 的 GVHD 非常关键[151]。一旦受到激活，MSC 将通过直接细胞接触或间接接触(释放可溶性分子进入所在微环境)控制 T 细胞[172]、B 细胞[4]、DC[176]、NK[177]和巨噬细胞[4,134]的活性。MSC 分泌的分子包括基质金属蛋白酶(MMP)[38,39,110]，其中 MMP2 与 CD4+ T 细胞的 CD25 表达降低以及同种异型抗原增生抑制存在直接关联，影响同种异型胰岛受体的长期生存[39]。

MSC 通过 E$_2$、TGF-β 和细胞间接触促进体内和体外生成 Treg 细胞[26,42]。由于 MSC 对 DC 的成熟有一定

的影响，因此对 Treg 细胞的生成也会产生间接的影响。持续暴露于 MSC 的 DC 似乎维持在未成熟的状态，表现为 CD11c、CD80、CD86 和 CD40 下调以及 CD11b 上调[222]。在移植过程中，移植物的获取和植入不可避免地造成缺血和再灌注损伤，最终在移植物内产生炎症微环境。移植后早期，MSC 聚集于移植物内可引起 T 细胞转化成 Treg 细胞。MSC 通过抑制同种异型抗体，阻止移植物排斥反应，从而发挥对 B 细胞的免疫调控功能[54]。

免疫耐受受体信息

可操作性耐受是指在移植物功能良好以及不服用免疫抑制剂情况下超过 1 年没有发生排斥反应。可操作性耐受是临床器官移植医生追求的完美结果。建立可操作性耐受对患者有很大的益处，可降低患者终身服用免疫抑制剂的患病率和死亡率。但是，可操作性耐受在临床上较为罕见。

少数骨髓移植受体在后续的肾移植手术中接受了同一位供体的肾脏[75,167,175]。这些受体由于接受骨髓移植后体内已经建立同种异型嵌合，将会对供体抗原无应答，因此没有必要长期服用免疫抑制剂。据临床报道，有些未接受骨髓移植的患者，在停用免疫抑制剂后建立了免疫耐受。尽管这种情况不常见，但病例报道人数在逐渐增加[4,17,142,163,189]。基于这些报道，大多数研究员认为，通过深入研究，可以确定不服用免疫抑制剂的肾脏和肝脏移植受体免疫耐受的分子水平特点(参见下文)[104,120,135,165]。

大多数停用免疫抑制剂后并未发生移植物排斥反应的患者，或者是因为免疫抑制剂的副作用或依从性差而被医生停用免疫抑制剂，或者因为采用降低免疫抑制剂用量且不损坏移植物功能的临床治疗方案(尤其是对肝移植受体而言)。也有一小部分患者采用旨在诱导对移植肾产生免疫耐受的治疗方案，这部分患者将在下文中做详细讨论[81,102,168,178,184]。

研究人员普遍认为，不同移植器官的免疫应答抑制或阻滞的难易度有所差异。肝移植和皮肤移植处于两个不同的极端。在肝移植模型中，停用免疫抑制剂或免疫调节剂的同时可以建立起对移植物的耐受性[23]。另外，在临床中经常观察到肝脏"降低"其他移植器官的排斥反应程度，此称为肝脏效应，提示肝脏移植物能促进免疫无应答的建立。目前已有多种关于肝脏效应的作用机制(包括上述提及的)，例如肝脏自身分泌大量的抗原负载，过客白细胞的出现导致供体反应性细

胞的清除、部分受体出现长期嵌合现象以及肝脏产生可溶性 MHC-Ⅰ[180]。所以，肝移植受体是研究是否存在免疫耐受分子标志的理想群体。

虽然研究结果不一致，但是，25%~60%肝移植受体在停止服用免疫抑制剂的情况下不会产生排斥风险[45,189]。早期研究的重点是不服用免疫抑制剂肝移植受体中的白细胞表型；大多数患者因为接受临床免疫抑制剂减量治疗方案而逐渐停用免疫抑制剂[189]。外周血分析结果显示，与对照组相比，不服用免疫抑制剂肝移植患者体内具有免疫调控能力的 CD25+ CD4+ T 细胞以及其他 T 细胞亚群(尤其是 γδT 细胞)增多[104,120]。研究发现，FOXP3+细胞是渗入肝移植物的主要淋巴细胞[108]。随后，通过使用转录特征，研究人员在不服用免疫抑制剂肝移植受体中发现了免疫耐受分子标记[15,119]，该标记可用于指导免疫抑制剂减量。换言之，该分子标记可用于评估停用免疫抑制剂患者发生排斥反应的风险，这对于肝移植的未来发展将是一个振奋人心的进步[15]。

在肾移植术中，几乎没有患者在停用免疫抑制剂后还能维持良好的肾功能。但是，也有少量患者不服用免疫抑制剂，目前正在开展有关确定这群患者中是否存在肾移植免疫耐受分子标记的研究。欧洲和美国的两项独立研究在不服用免疫抑制剂的肾移植受体体内发现了免疫耐受分子标记，这两组研究患者的结果可以进行交叉验证。有趣的是，肾移植受体的耐受分子标记与肝移植受体有所不同。研究人员在未服用免疫抑制剂的肾移植受体中发现，当不存在供体特异性抗体时，外周血 B 细胞在分子标记中占主导地位。起初，这个发现令人感到惊讶，但是，这可能提示出现了具有调节功能的 B 细胞(参见前文)。基因表达分子分析结果表明，无免疫抑制剂的移植物存活与基因表达模式有关[165]。目前还需要开展后续研究，以确定肾移植受体内发现的耐受分子标记是否能用于识别出哪些服用免疫抑制剂的患者在不对移植物造成损害的前提下可以安全地停用或减量使用免疫抑制剂。

同种异体移植免疫耐受的可能诱导方法

当前最热门的免疫耐受诱导方法通常涉及以上一个或多个机制，包括在受体内注入高浓度供体细胞(混合嵌合体)以持续清除供体反应性白细胞、短期清除和(或)清除供体反应性白细胞联合术后对供体同种异型抗原的长期免疫调控以及抑制免疫反应和协同刺激

阻滞。这些方法有助于诱导 T 细胞对器官移植物的无应答[74]。免疫耐受研究数据表明，没有一种独立的机制能引起或主导免疫耐受或者维持移植受体的免疫耐受[135,165]。

除了一些诱导混合嵌合体的方案外，目前探讨的大部分治疗方法都不是以移植前诱导针对供体抗原的免疫耐受为目标。相反，这些治疗方案尝试在移植时通过特异性不强的作用方式建立有利于移植物可操作长期耐受性的环境。这意味着患者在移植后短期内服用免疫抑制剂，然后可逐渐减量。尽管在移植前就阻滞针对供体抗原的免疫应答更为理想，但是，根据现行的治疗药物，这种想法短期来看并不现实。另外，患者的安全是重点，因此，长远看来，建立受体对移植物的免疫耐受意义重大，因为这样能减少受体免疫抑制剂的用量，一些患者可以停止用药，这对于减少患者因终身服用免疫抑制剂所承受的副作用具有重大的意义。

混合嵌合体

最初，只有在骨髓移植和 HSC 移植病例中才能观察到供受体细胞共存引起的同种异型特异性耐受状态。如上所述，少量的骨髓移植受体接受同一供体提供的移植肾时，才能对供体同种异型抗原呈免疫耐受状态[75,167,75]。显然，移植等待名单上的大多数受体并不适合接受骨髓或 HSC 移植，因为建立同种异型的全嵌合体需要制定一个处理方案，该处理方案有一定的毒性，有时还会减弱受体的免疫能力。但是，这些病例为非清髓性预处理方案的发展奠定了基础，在一定条件下，通过该处理方案可以将供体骨髓细胞引入受体，诱导和维持宏嵌合体以及同种异型移植物的长期存活。

建立宏嵌合体的方法很多。研究表明，单纯的全淋巴组织放射治疗或联合骨髓输入可以诱导某些啮齿类、灵长类和人类受体对移植物产生免疫耐受[133,168,174,183]。尽管放射治疗的条件限制了这些方案的全面发展和临床应用，但使用全淋巴组织放射治疗的策略一直在不断改良中。最近，多项报道表明，该治疗策略可以安全有效地诱导肾移植的免疫耐受。例如，Scandling 及其同事报道术后全淋巴组织放射法联合抗胸腺细胞球蛋白的预处理方案可以实现供体 HSC 植入。在建立持续的混合嵌合体后，可以停止服用免疫抑制剂，而且不会发生排斥反应或 GVHD 症状[168]。

由于清髓治疗存在一定的限制，因此研究人员尝试通过动物模型开发和改良其他方法，例如以注入高

剂量骨髓联合非清髓治疗的预处理方案促进胸腺内供体反应性细胞的清除。有趣的是,在这种条件下,协同刺激阻滞和 T 细胞清除(参见下文)均可发挥一定的作用[164]。在非人灵长类动物模型中,短暂的宏嵌合体通过非清髓性预处理可以诱导对移植肾以及供体骨髓的耐受,上述研究结果无疑进一步推动了此法的临床应用[80,126,164]。

混合嵌合体首次成功应用于 1 例多发性骨髓瘤病例。该病例因终末期肾衰竭接受 HLA 相合活体移植[178]。术前准备包括胸腺放射治疗、全身放射治疗、脾切除术和供体骨髓注入,移植术后短期服用环孢素。与灵长类动物研究结果相似,仅在术后早期检测到患者体内有宏嵌合体,2 个月后,供体细胞比例下降。然而,患者术后 10 周停用免疫抑制剂(环孢素)治疗时并没有发生排斥反应,而且一直处于无免疫抑制剂生存(也就是可操作性耐受)状态。迄今为止,已有 9 名接受 HLA 相合供体移植的肾衰竭终末期患者采用此种治疗方案[19],只有 1 名患者在停用免疫抑制剂治疗后发生移植物排斥反应,通过临时服用免疫抑制剂成功治愈。研究数据表明,尽管术后所有患者体内的嵌合体均消失,但具有调节功能的 CD25+ CD4 T 细胞数量增加[50],这表明在移植前维持宏嵌合体状态足以诱导其他耐受机制,确保在长期不服用免疫抑制剂情况下移植物的功能仍然可以保持在良好状态。

基于以上令人鼓舞的数据,研究人员对试验模型做了进一步的改良,将混合嵌合体诱导免疫耐受的方法延伸至 HLA 不相合的肾移植患者中[81]。两例患者的治疗获得了成功,并且停用免疫抑制剂。但是,第 3 例患者在术后第 10 天发生不可逆的体液排斥。对第 3 例患者进行仔细审评,结果发现,该患者术前的同种异型抗体活动水平相对较高,但没有检测出供体特异性抗体。因此,研究人员对治疗方案进行了调整,添加了利妥昔单抗(抗 CD20)。在 8 名停用免疫抑制剂的患者中,7 名移植肾功能保持稳定。但是,对患者的长期效果仍要继续观察。

患者样本的分析结果显示,嵌合状态后仅维持了瞬间。体外试验证实,对供体同种异型抗原无应答。数据分析表明,聚合酶链反应表达的 FOXP3 可以产生调控机制[81]。

协同刺激阻断

如之前讨论的,T 细胞激活依赖多种信号[88]。在没有协同刺激的情况下发生抗原识别时,T 细胞会失能或凋亡[169]。单克隆抗体和协同刺激分子定向重组融合蛋白在无协同刺激的条件下,通过抗原识别诱导受体对供体抗原的无应答。参与协同刺激通路的分子是新疗法的研发重点,因为它们不仅具有免疫抑制和预防排斥的功能,而且还能促进诱导受体对供体同种异型抗原的免疫无应答。

免疫球蛋白和 TNF:TNF 受体超家族成员组成了许多在 T 细胞介导的正向和负向协同刺激中发挥重要作用的协同刺激分子。目前的研究热点集中在协同刺激中发挥重要作用的两对配体–受体(分别属于 Ig 和 TNF:TNFR 超家族)的相互作用,即 CD80/CD86 与 T 细胞表达的 CD2-8 之间的相互作用以及 CD40 与 CD154 之间的相互作用。CTLA-4-Ig 作为 CD28 阻断剂(协同刺激阻断剂)已经获批上市 [2011 年 6 月在美国 FDA 注册,2011 年 4 月在欧洲药品管理局(EMA)注册][204]。

B7:CD28/CTLA-4 通路

APC 细胞表面表达 CD80(B7-1)和 CD86(B7-2)分子,通过与配体 CD28 和 CD152(CTLA-4)结合向 T 细胞传递第二信号。T 细胞持续表达 CD28,但是只在激活后期表达 CD152。CD86 是 T 细胞激活最重要的配体,往往优先与 CD28 结合。CD80 往往优先与 CD152 结合[179,193]。与 CD28 不同,当 CD152 在 APC 上与其配体结合时,负向调节 T 细胞激活。因此,靶向性 CD28 抑制 T 细胞激活,而靶向性 CD152 则刺激 T 细胞激活。两种方法的用途有所不同,CTLA-4-Ig 可用于预防移植物排斥,而抗 CD152 可以作为开发癌症治疗方案的目标[171]。有趣的是,调节性 T 细胞持续表达 CD152,而 CD152 在调节性 T 细胞的功能性活动中发挥了关键的作用[87,159]。

CTLA-4-Ig(一种 CTLA-4 免疫球蛋白融合蛋白)能够抑制异体移植物和同种异体移植物的排斥反应[99,100]。在啮齿动物模型中,单纯 CTLA-4-Ig 治疗能够诱导对移植物的免疫耐受[100],如果治疗方案中包含供体抗原,则诱导能力可进一步增强[147]。但是,在灵长类动物中,CTLA-4-Ig 不能诱导移植物的长期生存[90]。研究发现,在灵长类肾移植模型中,与原始分子相比,CTLA-4-Fc 的突变型、LEA29Y 或贝拉西普抑制同种异型移植物排斥的能力更强[98]。贝拉西普与 CTLA-4-Ig 相差两个氨基酸序列,与 CD80 和 CD86 的结合能力是 CTLA-4-Ig 的两倍。贝拉西普于 2011 年 4 月经 EMA 批准在欧盟上市,2011 年 6 月经美国 FDA 批准上市，与巴利昔单抗诱导剂、霉酚酸酯以及皮质类固醇联合作为免疫抑制剂维持治疗方案，在接受肾移植的成年患者中预防器官排斥。

其他 CD28 靶点药物，例如，CD28 超激动剂 TGN1412，经临床前试验证明具有增强调节 T 细胞的扩增作用，目前已进入临床 I 期试验。但是，6 名接受 TGN1412 的健康志愿者出现大范围的炎性 T 细胞扩增，最终导致细胞因子风暴。该试验因所有志愿者出现多器官衰竭而被叫停[185]。尽管如此，抗体介导选择性协同刺激阻滞剂始终是研究热点，例如 CTLA-4 信号可以选择性地阻滞 CD28，增强 T 细胞抑制。对 CD28 具有选择性阻滞作用的单价 Fab 片段（Fv）在阻断 CD28 信号的同时可以保持 CTLA-4 的信号不受影响，目前正处于研发阶段。灵长类动物模型研究表明，CD28 单链 Fv（scFv）片段能够明显地延长移植物的存活率，增加外周血以及移植物内的 Treg 数量[150]，目前尚处于临床研究阶段。

CD40-CD154 通路

CD40-CD154 通路是单克隆抗体抑制移植物排斥反应的目标部位[94]。CD154 或 CD40 配体是 TNF 的 2 型膜蛋白，主要在激活的 CD4+ T 细胞以及少量的 CD8+ T 细胞、NK 细胞和嗜酸细胞上表达[30]。最近，研究人员在血小板上也发现了 CD154 的表达[2,96]。根据结构模型，推测 CD154 将会形成一个与 APC 表面配体 CD40 结合的三聚体。CD40 在 B 细胞、巨噬细胞、DC 和胸腺上皮细胞中表达，在内皮细胞和成纤维细胞表面上可接受诱导[97]。

CD40-CD154 通路作用对于诱导体液和细胞应答有至关重要的作用。体外试验证明，CD154 对于受体的 B 细胞具有激活作用。CD40-Ig 融合蛋白和 CD154 的阻滞单克隆抗体可以抑制 B 细胞周期，在 B 细胞对 T 细胞依赖抗原应答过程中，抑制其增殖和分化成浆细胞[136]。CD40 或 CD154 基因敲除小鼠的体内研究表明[79,219]，抗 CD154 单克隆抗体对首次和再次 T 细胞依赖抗原的体液应答、类型转换至抗原转换 RGG1 反应以及生发中心的发展均有重要作用。如果 CD40 与 CD40L 之间没有相互作用，则体液反应未能发生的原因不仅是 B 细胞表面 CD40 信号缺失，而且也是 CD40-CD154 通路的双向性质导致 CD4L 细胞[60]抑制 CD4+ T 细胞启动所致。CD40 信号能够上调 CD80、CD86 以及 IL-12 的表达[62]。DC 经 CD40 激活后对 T 细

胞的抗原递呈能力得到了增加；这就解释了为什么阻滞 CD154 与 CD40 的相互作用可以对体内 T 细胞依赖免疫应答产生重要的影响。因此，针对 CD40-CD154 的治疗方法能够有效预防细胞介导和抗体介导排斥反应。

在鼠科动物和非人灵长类动物模型中，抗 CD154 单一疗法或联合抗 CD28 能够诱导移植心脏、移植肾和移植胰岛的长期耐受[89,90,94,117,146]。然而，令人失望的是，给予抗 CD154 的患者出现了血栓并发症[91]。随后，研究人员发现 CD154 在凝血功能方面具有重要的作用，可以激活血小板和稳定血栓[2]。

靶向性 CD3 和辅助分子

最初，有学者发现清除抗 CD4 和抗 CD8 单克隆抗体有助于延长移植物的存活期[31,114,173]。在蛋白质抗原与清除抗 CD4 单克隆抗体联合使用后，研究人员首次证实前述治疗方法可引起抗原特异性耐受性[9,10]。通过对此种治疗方法的进一步改良，即使在无 T 细胞清除疗法的情况下，仍然能够获得长期针对蛋白质和同种异型抗原的 T 细胞无反应性。事实上，除了抗 CD4 和抗 CD8 之外，还有许多其他辅助分子可以诱导机体对同种异型抗原产生免疫耐受。

OKT3 是一种小鼠抗人 CD3 单克隆抗体，1986 年获批用于治疗肾移植受体的排斥反应，随后应用范围扩大至肝脏和心脏移植受体[140]。尽管临床使用广泛，但 OKT3 仍然会引起一些不良并发症，如人抗鼠抗体反应和首剂效应，后者常表现为发热、寒战、胃肠道系统、呼吸系统和心脏系统并发症[53,192]，出现这些并发症的原因主要是 T 细胞激活和后续的细胞因子释放。基于上述原因，许多研究人员对药物治疗学进行了积极的探讨，旨在开发既能保持 OKT3 效力又降低免疫原性的药物。初步研究结果显示，与 OKT3 相比，OKT3 衍生分子，例如 hu12F6、hOKT3γ1（Ala-Ala）和 ChAglyCD3，能够更加有效地抑制 T 细胞，而免疫原性则有所降低[72,85,105]。

除了抗 CD3 以外，对 CD11a 的抗体（LFA-1）和其配体 ICAM-1、ICAM-2 和 ICAM-3 在延长移植物存活期方面的作用也正在探讨当中[6,153]。但是，依法珠单抗（抗 LFA-1）的副作用导致临床试验不得不提前终止。

这些方法诱导的可操作性耐受性一般在初次遇到抗原后的数周内建立[148,170]，依赖于注入的抗原数量[149]。如果供体骨髓量大，可采用清除作为耐受诱导的方法之一[8,20]，如果抗原量少，可采用免疫调节的方法。在小

鼠和大白鼠中,这种耐受具有传导性[83,154],换言之,耐受性可以从一代细胞传递到另一代细胞。在这些系统中,如果胸腺始终在发挥作用,则维持耐受需要抗原以器官的形式持续出现[67]。

移植过程的白细胞清除

许多免疫耐受诱导方法可导致白细胞(抗胸腺免疫球蛋白、抗 CD52)或 T 细胞(有或无免疫毒素的抗 CD3、CD2、CD4 和 CD8)受到清除,这在大型动物和小型动物研究中均得到了证实。在小型动物研究中,短期 T 细胞清除有时足以建立免疫耐受和长期维持耐受。移植前通过去除胸腺以预防移植后 T 细胞在外周血的再增殖,可以进一步增加成功率[127]。尽管采用抗 CD25 单克隆抗体阿伦单抗清除白细胞联合免疫抑制药物不能诱导人体内的可操作性耐受,但是可以最大限度地减少免疫抑制剂,并能有效控制剩余的供体反应性细胞[68,130,199,200,208]。

细胞治疗

目前,使用 Treg、调节性巨噬细胞和 MSC 的细胞疗法正在作为促进特异性无反应性的策略,逐步投入抑制排斥或 GVHD 的临床应用之中[124]。

Treg 细胞治疗

骨髓移植受体注入供体 Treg 细胞可以减轻移植后 GVHD 程度。两名骨髓移植后发生 GVHD 的患者使用扩增后的 Treg 进行治疗,病情均有好转[198]。在两项剂量递增试验中,当体外扩增的脐带血或供体来源的 Treg 注入接受造血干细胞移植受体时,未发现任何安全问题[18,36]。此外,第二项试验中,在没有使用免疫抑制剂的情况下成功地预防了 GVHD 的发生,而且淋巴组织发生重组,对机会性抗原的免疫力增强,同时保留了移植物抗白血病效应[36]。在器官移植方面,由欧盟 FP7 项目资助的多中心 I 期和 II 期 ONE 试验将会对肾移植受体注入体外扩增的 nTreg 和 Tr1 细胞展开研究(www.onestudy.org)。

调节性巨噬细胞治疗

两名没有出现移植物损害的活体肾移植受体静脉注入供体器官分离的调节性巨噬细胞,术后 24 周,成功实现他克莫司免疫抑制剂减量[73]。作为 ONE 研究的

一部分,对肾移植受体使用调节性巨噬细胞的随访研究将会在不久的将来进行。

间充质干细胞治疗

尽管 100 多项关于 MSC 免疫调节功能和前期效应的临床试验目前正在进行当中(www.clinicaltrials.gov),但是细胞治疗模式仍处于早期开发阶段。

并非所有关于 MSC 调节免疫反应的临床试验均得到了良好的结果。MSC 注入时的活化状态可能对某些试验的结果存在影响。在一项使用第三方 MSC 治疗 GVHD 的 III 期临床试验中,研究人员发现安慰剂具有显著效应[125]。与之相反,激素抵抗型肝脏或胃肠 GVHD 的患者使用 MSC 治疗获得明显改善[125]。在肾移植患者中,输入自体 MSC 能减少急性排斥发生率,降低机会性感染的风险,而且移植术后 1 年的肾脏功能恢复良好[191]。

鸣谢

作者本部分综述所涉及的实验室工作获得了 Wellcome Trust、Medical Research Council、British Heart Foundation、European Union ONE Study、Optistem、TRIAD 和 BioDRIM networks 的资助。

(付迎欣 译　赵杰 校)

参考文献

1. Afzali B, Lombardi G, Lechler RI. Pathways of major histocompatibility complex allorecognition. Curr Opin Organ Transplant 2008;13:438–44.
2. Andre P, Prasad KSS, Denis CV, et al. CD40L stabilizes arterial thrombi by a β3 integrin-dependent mechanism. Nat Med 2002;8:247–52.
3. Anglicheau D, Muthukumar T, Suthanthiran M. MicroRNAs: small RNAs with big effects. Transplantation 2010;90:105–12.
4. Asari S, Itakura S, Ferreri K, et al. Mesenchymal stem cells suppress B-cell terminal differentiation. Exp Hematol 2009;37:604–15.
5. Bacchetta R, Passerini L, Gambineri E, et al. Defective regulatory and effector T cell functions in patients with FOXP3 mutations. J Clin Invest 2006;116:1713–22.
6. Badell IR, Russell MC, Thompson PW, et al. LFA-1-specific therapy prolongs allograft survival in rhesus macaques. J Clin Invest 2010;120:4520–31.
7. Bellgrau D, Duke R. Apoptosis and CD95 ligand in immune privileged sites. Int Rev Immunol 1999;18:547–62.
8. Bemelman F, Honey K, Adams E, et al. Bone marrow transplantation induces either clonal deletion or infectious tolerance depending on the dose. J Immunol 1998;160:2645–8.
9. Benjamin RJ, Cobbold SP, Clark MR. Tolerance to rat monoclonal antibodies: implications for serotherapy. J Exp Med 1986;163:1539–52.
10. Benjamin RJ, Qin S, Wise MP, et al. Mechanisms of monoclonal antibody-facilitated tolerance induction: a possible role for the CD4 (L3T4) and CD11a (LFA-1) molecules in self-non-self discrimination. Eur J Immunol 1988;18:1079–88.
11. Bennett CL, Christie F, Ramsdell F, et al. The immune dysregulation, polyendocrinopathy, enteropathy, X-linked

syndrome (IPEX) is caused by mutations of FOXP3. Nat Genet 2001;27:20–1.

12. Billingham RE, Brent L, Medawar PB. Actively acquired tolerance of foreign cells. Nature 1953;172:603–6.

13. Billingham RE, Lampkin GH, Medawar PB, et al. Tolerance to homografts, twin diagnosis, and the freemarting condition in cattle. Heredity 1952;6:201–12.

14. Billingham RE, Medawar PB. Technique of free skin grafting in mammals. J Exp Biol 1951;28:385–91.

15. Bohne F, Martínez-Llordella M, Lozano J-J, et al. Intra-graft expression of genes involved in iron homeostasis predicts the development of operational tolerance in human liver transplantation. J Clin Invest 2012;122:368–82.

16. Boros P, Ochando JC, Chen S-H, et al. Myeloid-derived suppressor cells: natural regulators for transplant tolerance. Hum Immunol 2010;71:1061–6.

17. Brouard S, Dupont A, Giral M, et al. Operationally tolerant and minimally immunosuppressed kidney recipients display strongly altered blood T-cell clonal regulation. Am J Transplant 2005;5:330–40.

18. Brunstein CG, Miller JS, Cao Q, et al. Infusion of ex vivo expanded T regulatory cells in adults transplanted with umbilical cord blood: safety profile and detection kinetics. Blood 2011;117:1061–70.

19. Buhler L, Spitzer T, Sykes M, et al. Induction of kidney allograft tolerance after transient lymphohematopoietic chimerism in patients with multiple myeloma and end-stage renal disease. Transplantation 2002;74:1405–9.

20. Bushell A, Jones E, Gallimore A, et al. The generation of CD25+CD4+ regulatory cells that prevent allograft rejection does not compromise immunity to a viral protein. J Immunol 2005;174:3290–7.

21. Bushell A, Morris P, Wood K. Anti-CD4 antibody combined with random blood transfusion leads to authentic transplantation tolerance in the mouse: a protocol with significant clinical potential. Transplantation 1994;58:133–40.

22. Bushell A, Wood K. GITR ligation blocks allograft protection by induced CD25+CD4+ regulatory T cells without enhancing effector T-cell function. Am J Transplant 2007;7:759–68.

23. Calne RY, Sells RA, Pena JR, et al. Induction of immunological tolerance by porcine liver allografts. Nature 1969;223:472–6.

24. Carvalho-Gaspar M, Billing JS, Spriewald BM, et al. Chemokine gene expression during allograft rejection: comparison of two quantitative PCR techniques. J Immunol Methods 2005;301:41–52.

25. Carvalho-Gaspar M, Jones ND, Luo S, et al. Location and time-dependent control of rejection by regulatory T cells culminates in a failure to generate memory T cells. J Immunol 2008;180:6640–8.

26. Casiraghi F, Azzollini N, Cassis P, et al. Pretransplant infusion of mesenchymal stem cells prolongs the survival of a semiallogeneic heart transplant through the generation of regulatory T cells. J Immunol 2008;181:3933–46.

27. Chang C, Ciubotariu R, Manavalan J, et al. Tolerization of dendritic cells by T(S) cells: the crucial role of inhibitory receptors ILT3 and ILT4. Nat Immunol 2002;3:237–43.

28. Chong AS, Sciammas R. Matchmaking the B-cell signature of tolerance to regulatory B cells. Am J Transplant 2011;11:2555–60.

29. Chou H-S, Hsieh C-C, Charles R, et al. Myeloid-derived suppressor cells protect islet transplants by B7-H1 mediated enhancement of T regulatory cells. Transplantation 2012;93:272–82.

30. Clarkson MR, Sayegh MH. T-cell costimulatory pathways in allograft rejection and tolerance. Transplantation 2005;80:555–63.

31. Cobbold S, Waldmann H. Skin allograft rejection by L3T4+ and LYT-2+ T cell subsets. Transplantation 1986;41:634–9.

32. Darrasse-Jèze G, Deroubaix S, Mouquet H, et al. Feedback control of regulatory T cell homeostasis by dendritic cells in vivo. J Exp Med 2009;206:1853–62.

33. Davies JD, Leong LY, Mellor A, et al. T cell suppression in transplantation tolerance through linked recognition. J Immunol 1996;156:3602–7.

34. Devlin J, Doherty D, Thomson L, et al. Defining the outcome of immunosuppression withdrawal after liver transplantation. Hepatology 1998;27:926–33.

35. De Wilde V, Van Rompaey N, Hill M, et al. Endotoxin-induced myeloid-derived suppressor cells inhibit alloimmune responses via heme oxygenase-1. Am J Transplant 2009;9:2034–47.

36. Di Ianni M, Falzetti F, Carotti A, et al. Tregs prevent GVHD and promote immune reconstitution in HLA-haploidentical transplantation. Blood 2011;117:3921–8.

37. Ding Q, Yeung M, Camirand G, et al. Regulatory B cells are identified by expression of TIM-1 and can be induced through TIM-1 ligation to promote tolerance in mice. J Clin Invest 2011;121:3645–56.

38. Ding Y, Bushell A, Wood KJ. Mesenchymal stem-cell immunosuppressive capabilities: therapeutic implications in islet transplantation. Transplantation 2010;89:270–3.

39. Ding Y, Xu D, Feng G, et al. Mesenchymal stem cells prevent the rejection of fully allogenic islet grafts by the immunosuppressive activity of matrix metalloproteinase-2 and -9. Diabetes 2009;58:1797–806.

40. Dugast A-S, Haudebourg T, Coulon F, et al. Myeloid-derived suppressor cells accumulate in kidney allograft tolerance and specifically suppress effector T cell expansion. J Immunol 2008;180:7898–906.

41. English K, French A, Wood KJ. Mesenchymal stromal cells: facilitators of successful transplantation? Cell Stem Cell 2010;7:431–42.

42. English K, Ryan JM, Tobin L, et al. Cell contact, prostaglandin E-2 and transforming growth factor beta 1 play non-redundant roles in human mesenchymal stem cell induction of CD4(+)CD25(High)forkhead box P3(+) regulatory T cells. Clin Exp Immunol 2009;156:149–60.

43. Famulski KS, Broderick G, Einecke G, et al. Transcriptome analysis reveals heterogeneity in the injury response of kidney transplants. Am J Transplant 2007;7:2483–95.

44. Fan X, Ang A, Pollock-Barziv S, et al. Donor-specific B-cell tolerance after ABO-incompatible infant heart transplantation. Nat Med 2004;10:1227–33.

45. Feng S, Lobritto SJ, Demetris AJ, et al. Complete immunosuppression withdrawal and subsequent allograft function among pediatric recipients of parental living donor liver transplants. JAMA 2012;307:283–93.

46. Fleming BD, Mosser DM. Regulatory macrophages: setting the threshold for therapy. Eur J Immunol 2011;41:2498–502.

47. Fooksman DR, Vardhana S, Vasiliver-Shamis G, et al. Functional anatomy of T cell activation and synapse formation. Annu Rev Immunol 2010;28:79–105.

48. Francis RS, Feng G, Tha-In T, et al. Induction of transplantation tolerance converts potential effector T cells into graft protective regulatory T cells. Eur J Immunol 2011;41:726–38.

49. Francisco LM, Sage PT, Sharpe AH. The PD-1 pathway in tolerance and autoimmunity. Immunol Rev 2010;236:219–42.

50. Fudaba Y, Spitzer TR, Shaffer J, et al. Myeloma responses and tolerance following combined kidney and nonmyeloablative marrow transplantation: in vivo and in vitro analyses. Am J Transplant 2006;6:2121–33.

51. Gallina G, Dolcetti L, Serafini P, et al. Tumors induce a subset of inflammatory monocytes with immunosuppressive activity on CD8+ T cells. J Clin Invest 2006;116:2777–90.

52. Garcia MR, Ledgerwood L, Yang Y, et al. Monocytic suppressive cells mediate cardiovascular transplantation tolerance in mice. J Clin Invest 2010;120:2486–96.

53. Gaston RS, Deierhoi MH, Patterson T, et al. OKT3 first-dose reaction: association with T cell subsets and cytokine release. Kidney Int 1991;39:141–8.

54. Ge W, Jiang J, Baroja ML, et al. Infusion of mesenchymal stem cells and rapamycin synergize to attenuate alloimmune responses and promote cardiac allograft tolerance. Am J Transplant 2009;9:1760–72.

55. George J, Sweeney S, Kirklin J, et al. An essential role for Fas ligand in transplantation tolerance induced by donor bone marrow. Nat Med 1998;4:333–5.

56. Gershon R, Kondo K. Infectious immunlogical tolerance. Immunology 1971;21:903–14.

57. Gilliet M, Liu Y-J. Generation of human CD8 T regulatory cells by CD40 ligand-activated plasmacytoid dendritic cells. J Exp Med 2002;195:695–704.

58. Graca L, Cobbold SP, Waldmann H. Identification of regulatory T cells in tolerated allografts. J Exp Med 2002;195:1641–6.

59. Graca L, Thompson S, Lin C-Y, et al. Both CD4+CD25+ and CD4+CD25- regulatory cells mediate dominant transplantation tolerance. J Immunol 2002;168:5558–65.

60. Grewal I, Foellmer H, Grewal K, et al. Requirement for CD40 ligand in costimulation induction, T cell activation, and experimental allergic encephalomyelitis. Science 1996;274:1864–7.

61. Grossi PA, Costa AN, Fehily D, et al. Infections and organ transplantation: new challenges for prevention and treatment – a colloquium. Transplantation 2012;93:S4–39.

62. Gurunathan S, Irvine K, Wu C, et al. CD40 ligand/trimer DNA enhances both humoral and cellular immune responses and

induces protective immunity to infectious and tumor challenge. J Immunol 1998;161:4563–71.

63. Haile LA, von Wasielewski R, Gamrekelashvili J, et al. Myeloid-derived suppressor cells in inflammatory bowel disease: a new immunoregulatory pathway. Gastroenterology 2008;135:871–81.

64. Hall BM, Jelbart ME, Dorsch SE. Suppressor T cells in rats with prolonged cardiac allograft survival after treatment with cyclosporine. Transplantation 1984;37:595–600.

65. Hall B, Jelbart M, Gurley K, et al. Specific unresponsiveness in rats with prolonged cardiac allograft survival after treatment with cyclosporine. Mediation of specific suppression by T helper/inducer cells. J Exp Med 1985;162:1683–94.

66. Hall B, Pearce N, Gurley K, et al. Specific unresponsiveness in rats with prolonged cardiac allograft survival after treatment with cyclosporine. III. Further characterisation of the CD4+ suppressor cell and its mechanisms of action. J Exp Med 1990;171:141–57.

67. Hamano K, Rawsthorne M, Bushell A, et al. Evidence that the continued presence of the organ graft and not peripheral donor microchimerism is essential for the maintenance of tolerance to alloantigen in anti-CD4 treated recipients. Transplantation 1996;62:856–60.

68. Hanaway MJ, Woodle ES, Mulgaonkar S, et al. Alemtuzumab induction in renal transplantation. N Engl J Med 2011;364:1909–19.

69. Hara M, Kingsley C, Niimi M, et al. IL-10 is required for regulatory T cells to mediate tolerance to alloantigens in vivo. J Immunol 2001;166:3789–96.

70. Hashimoto D, Chow A, Greter M, et al. Pretransplant CSF-1 therapy expands recipient macrophages and ameliorates GVHD after allogeneic hematopoietic cell transplantation. J Exp Med 2011;208:1069–82.

71. Hayday A, Tigelaar R. Immunoregulation in the tissues by γδ T cells. Nat Rev Immunol 2003;3:233–42.

72. Herold KC, Gitelman SE, Masharani U, et al. A single course of anti-CD3 monoclonal antibody hOKT3γ1(Ala-Ala) results in improvement in C-peptide responses and clinical parameters for at least 2 years after onset of type 1 diabetes. Diabetes 2005;54:1763–9.

73. Hutchinson JA, Riquelme P, Sawitzki B, et al. Cutting edge: immunological consequences and trafficking of human regulatory macrophages administered to renal transplant recipients. J Immunol 2011;187:2072–8.

74. Issa F, Wood KJ. Translating tolerogenic therapies to the clinic – where do we stand? Frontiers Immunol 2012;3:.

75. Jacobsen N, Taaning E, Ladefoged J, et al. Tolerance to an HLA-B. DR disparate kidney allograft after bone marrow transplantation from the same donor. Lancet 1994;343:800.

76. Jones N, Fluck N, Mellor A, et al. Deletion of alloantigen-reactive thymocytes as a mechanism of adult transplantation tolerance induction following intrathymic antigen administration. Eur J Immunol 1997;27:1591–600.

77. Josefowicz SZ, Rudensky A. Control of regulatory T cell lineage commitment and maintenance. Immunity 2009;30:616–25.

78. Josien R, Douillard P, Guillot C, et al. A critical role for transforming growth factor beta in donor transfusion induced allograft tolerance. J Clin Invest 1998;102:1920–6.

79. Kawabe T, Naka T, Yoshida K, et al. The immune responses in CD40-deficient mice: impaired immunoglobulin class switching and germinal centre formation. Immunity 1994;1:167–78.

80. Kawai T, Cosimi A, Colvin R, et al. Mixed allogeneic chimerism and renal allograft tolerance in cynomolgus monkeys. Transplantation 1995;59:256–62.

81. Kawai T, Cosimi AB, Spitzer TR, et al. HLA-mismatched renal transplantation without maintenance immunosuppression. N Engl J Med 2008;358:353–61.

82. Kearney E, Pape K, Loh D, et al. Visualisation of peptide-specific T cell immunity and peripheral tolerance induction in vivo. Immunity 1994;1:327–39.

83. Kendal AR, Chen Y, Regateiro FS, et al. Sustained suppression by Foxp3+ regulatory T cells is vital for infectious transplantation tolerance. J Exp Med 2011;208:2043–53.

84. Kendal AR, Waldmann H. Infectious tolerance: therapeutic potential. Curr Opin Immunol 2010;22:560–5.

85. Keymeulen B, Vandemeulebroucke E, Ziegler AG, et al. Insulin needs after CD3-antibody therapy in new-onset type 1 diabetes. N Engl J Med 2005;352:2598–608.

86. Khan A, Tomita Y, Sykes M. Thymic dependence of loss of tolerance in mixed allogeneic bone marrow chimeras after depletion of donor antigen. Transplantation 1996;62:380–7.

87. Kingsley CI, Karim M, Bushell AR, et al. CD25+CD4+ regulatory

88. T cells prevent graft rejection: CTLA-4- and IL-10-dependent immunoregulation of alloresponses. J Immunol 2002;168:1080–6.

88. Kinnear G, Jones ND, Wood KJ. Costimulation blockade: current perspectives and implications for therapy. Tranplantation 2013; [in press].

89. Kirk A, Burkly L, Batty D, et al. Treatment with humanised monlconal antibody against CD154 prevents acute renal allograft rejection in nonhuman primates. Nat Med 1999;5:686–93.

90. Kirk A, Harlan D, Armstrong N, et al. CTLA4-Ig and anti-CD40 ligand prevent renal allograft rejection in primates. Proc Natl Acad Sci U S A 1997;94:8789–94.

91. Kirk AD, Knechtle SJ, Sollinger HW, et al. Preliminary results of the use of humanized anti-CD154 in human renal allotransplantation. Am J Transplant 2001;1:S191.

92. Kobayashi I, Shiari R, Yamada M, et al. Novel mutations of FOXP3 in two Japanese patients with immune dysregulation, polyendocrinopathy, enteropathy, X linked syndrome (IPEX). J Med Genet 2001;38:874–6.

93. Krammer PH, Arnold R, Lavrik IN. Life and death in peripheral T cells. Nat Rev Immunol 2007;7:532–42.

94. Larsen C, Alexander D, Hollenbaugh D, et al. CD40-gp39 interactions play a critical role during allograft rejection. Transplantation 1996;61:4–9.

95. Larsen C, Morris P, Austyn J. Migration of dendritic leukocytes form cardiac allografts into host spleens: a novel pathway for initiation of rejection. J Exp Med 1990;171:307–14.

96. Larsen CP, Knechtle SJ, Adams A, et al. A new look at blockade of T-cell costimulation: a therapeutic strategy for long-term maintenance immunosuppression. Am J Transplant 2006;6:876–83.

97. Larsen CP, Pearson TC. The CD40 pathway in allograft rejection, acceptance, and tolerance. Curr Opin Immunol 1997;9:641–7.

98. Larsen CP, Pearson TC, Adams AB, et al. Rational development of LEA29Y (belatacept), a high-affinity variant of CTLA4-Ig with potent immunosuppressive properties. Am J Transplant 2005;5:443–53.

99. Larsen P, Elwood E, Alexander D, et al. Long-term acceptance of skin and cardiac allografts after blocking CD40 and CD28 pathways. Nature 1996;381:434–8.

100. Lenschow DJ, Zeng Y, Thistlethwaite JR, et al. Long-term survival of xenogeneic pancreatic islet grafts induced by CTLA4Ig. [see comments]. Science 1992;257:789–92.

101. Le Texier L, Thebault P, Lavault A, et al. Long-term allograft tolerance is characterized by the accumulation of B cells exhibiting an inhibited profile. Am J Transplant 2010;11:429–38.

102. Leventhal J, Abecassis M, Miller J, et al. Chimerism and tolerance without GVHD or engraftment syndrome in HLA-mismatched combined kidney and hematopoietic stem cell transplantation. Sci Transl Med 2012;4:124ra28.

103. Levings MK, Gregori S, Tresoldi E, et al. Differentiation of Tr1 cells by immature dendritic cells requires IL-10 but not CD25+CD4+ Tr cells. Blood 2005;105:1162–9.

104. Li Y, Koshiba T, Yoshizawa A, et al. Analyses of peripheral blood mononuclear cells in operational tolerance after pediatric living donor liver transplantation. Am J Transplant 2004;4:2118–25.

105. Li B, Wang H, Dai J, et al. Construction and characterization of a humanized anti-human CD3 monoclonal antibody 12 F6 with effective immunoregulation functions. Immunology 2005;116:487–98.

106. Li XC. The significance of non-T-cell pathways in graft rejection: implications for transplant tolerance. Transplantation 2010;90:1043–7.

107. Li XL, Ménoret S, Bezie S, et al. Mechanism and localization of CD8 regulatory T cells in a heart transplant model of tolerance. J Immunol 2010;185:823–33.

108. Li Y, Zhao X, Cheng D, et al. The presence of Foxp3 expressing T cells within grafts of tolerant human liver transplant recipients. Transplantation 2008;86:1837–43.

109. Lo DJ, Weaver TA, Kleiner DE, et al. Chemokines and their receptors in human renal allotransplantation. Transplantation 2011;91:70–7.

110. Lu C, Li XY, Hu Y, et al. MT1-MMP controls human mesenchymal stem cell trafficking and differentiation. Blood 2010;115:221–9.

111. Lu L, Li W, Fu F, et al. Blockade of the CD40-CD40 ligand pathway potentiates the capacity of donor-derived dendritic cell progenitors to induce long-term cardiac allograft survival. Transplantation 1997;64:1808–15.

112. Lu L, McCaslin D, Starzl TE, et al. Bone marrow-derived dendritic cell progenitors (NLDC 145+, MHC class II+, B7-1dim,

B7-2-) induce alloantigen-specific hyporesponsiveness in murine T lymphocytes. Transplantation 1995;60:1539–45.

113. Macagno A, Napolitani G, Lanzavecchia A, et al. Duration, combination and timing: the signal integration model of dendritic cell activation. Trends Immunol 2007;28:227–33.

114. Madsen JC, Peugh WN, Wood KJ, et al. The effect of anti-L3T4 monoclonal antibody on first-set rejection of murine cardiac allografts. Transplantation 1987;44:849–52.

115. Madsen JC, Superina RA, Wood KJ, et al. Immunological unresponsiveness induced by recipient cells transfected with donor MHC genes. Nature 1988;332:161–4.

116. Manilay J, Pearson D, Sergio J, et al. Intrathymic deletion of alloreactive T cells in mixed bone marrow chimeras prepared with a nonmyeloablative conditioning regime. Transplantation 1998;66:96–102.

117. Markees T, Phillips N, Noelle R, et al. Prolonged survival of mouse skin allografts in recipients treated with donor splenocytes and antibody to CD40 ligand. Transplantation 1997;64:329–35.

118. Martinez FO, Helming L, Gordon S. Alternative activation of macrophages: an immunologic functional perspective. Annu Rev Immunol 2009;27:451–83.

119. Martínez-Llordella M, Lozano JJ, Puig-Pey I, et al. Using transcriptional profiling to develop a diagnostic test of operational tolerance in liver transplant recipients. J Clin Invest 2008;118:2845–57.

120. Martinez-Llordella M, Puig-Pey I, Orlando G, et al. Multiparameter immune profiling of operational tolerance in liver transplantation. Am J Transplant 2007;7:309–19.

121. Matta BM, Castellaneta A, Thomson AW. Tolerogenic plasmacytoid DC. Eur J Immunol 2010;40:2667–76.

122. Mauri C, Blair PA. Regulatory B cells in autoimmunity: developments and controversies. Nat Rev Rheumatol 2010;6:636–43.

123. Mazariegos GV, Zahorchak AF, Reyes J, et al. Dendritic cell subset ratio in tolerant, weaning and non-tolerant liver recipients is not affected by extent of immunosuppression. Am J Transplant 2005;5:314–22.

124. McMurchy AN, Bushell A, Levings MK, et al. Moving to tolerance: clinical application of T regulatory cells. Semin Immunol 2011;23:304–13.

125. Mills CR. Osiris therapeutics announces preliminary results for prochymal phase III GvHD trials. Cited 1 November 2009. Available online at: http://investor.osiris.com/releasedetail.cfm?ReleaseID=407404.

126. Monaco AP, Medawar P. Chimerism in organ transplantation: conflicting experiments and clinical observations. Transplantation 2003;75:13S–6S.

127. Monaco AP, Wood ML, Russel PS. Studies on heterologous anti-lymphocyte serum in mice: III. Immunologic tolerance and chimerism produced across the H-2 locus with adult thymectomy and anti-lymphocyte serum. Ann N Y Acad Sci 1966;129:190–206.

128. Monteiro M, Almeida CF, Caridade M, et al. Identification of regulatory Foxp3+ invariant NKT cells induced by TGF-β. J Immunol 2010;185:2157–63.

129. Morelli AE, Thomson AW. Tolerogenic dendritic cells and the quest for transplant tolerance. Nat Rev Immunol 2007;7:610–21.

130. Morgan RD, O'Callaghan JM, Knight SR, et al. Alemtuzumab induction therapy in kidney transplantation: a systematic review and meta-analysis. Transplantation 2012;93:1179–88.

131. Mühlberger I, Perco P, Fechete R, et al. Biomarkers in renal transplantation ischemia reperfusion injury. Transplantation 2009;88:S14–9.

132. Murray PJ, Wynn TA. Protective and pathogenic functions of macrophage subsets. Nat Rev Immunol 2011;11:723–37.

133. Myburgh JA, Smit JA, Stark JH, et al. Total lymphoid irradiation in kidney and liver transplantation in the baboon: Prolonged graft survival and alteration in cell subsets with low cumulative dose regimens. J Immunol 1984;132:1019–25.

134. Nemeth K, Leelahavanichkul A, Yuen PST, et al. Bone marrow stromal cells attenuate sepsis via prostaglandin E-2-dependent reprogramming of host macrophages to increase their interleukin-10 production. Nat Med 2009;15:42–9.

135. Newell KA, Asare A, Kirk AD, et al. Identification of a B cell signature associated with renal transplant tolerance in humans. J Clin Invest 2010;120:1836–47.

136. Noelle R, Roy M, Shepherd D, et al. A 39-kDa protein on activated helper T cells binds CD40 and transduces the signal for cognant activation of B cells. Proc Natl Acad Sci U S A 1992;89:6550–4.

137. Ochando JC, Homma C, Yang Y, et al. Alloantigen-presenting plasmacytoid dendritic cells mediate tolerance to vascularized grafts. Nat Immunol 2006;7:652–62.

138. O'Garra A, Vieira P. Regulatory T cells and mechanisms of immune system control. Nat Med 2004;10:801–5.

139. Ogura Y, Sutterwala FS, Flavell RA. The inflammasome: first line of the immune response to cell stress. Cell 2006;126:659–62.

140. Ortho Multicenter Transplant Study Group. A randomized clinical trial of OKT3 monoclonal antibody for acute rejection of cadaveric renal transplants. N Engl J Med 1985;313:337–42.

141. Owen R. Erythrocyte antigens and tolerance phenomena. Proc R Soc Lond B Biol Sci 1956;146:8–18.

142. Owens MI, Maxwell J, Goodnight J, et al. Discontinuance of immunosuppression in renal transplant patients. Arch Surg 1975;110:1450–1.

143. Pallet N, Fougeray S, Beaune P, et al. Endoplasmic reticulum stress: an unrecognized actor in solid organ transplantation. Transplantation 2009;88:605–13.

144. Pallier A, Hillion S, Danger R, et al. Patients with drug-free long-term graft function display increased numbers of peripheral B cells with a memory and inhibitory phenotype. Kidney Int 2010;78:503–13.

145. Pape K, Merica R, Mondino A, et al. Direct evidence that functionally impaired CD4+ T cells persist in vivo following the induction of peripheral tolerance. J Immunol 1998;160:4719–29.

146. Parker D, Greiner D, Phillips N, et al. Survival of mouse pancreatic islet allografts in recipients treated with allogeneic small lymphocytes and antibody to CD40 ligand. Proc Natl Acad Sci U S A 1995;92:9560–4.

147. Pearson T, Alexander D, Hendrix R, et al. CTLA4-Ig plus bone marrow induces long-term allograft survival and donor-specific unresponsiveness in the murine model. Transplantation 1996;61:997–1004.

148. Pearson TC, Darby C, Bushell AR, et al. The assessment of transplantation tolerance induced by anti-CD4 monoclonal antibody in the murine model. Transplantation 1993;55:361–7.

149. Pearson TC, Madsen JC, Larsen C, et al. Induction of transplantation tolerance in the adult using donor antigen and anti-CD4 monoclonal antibody. Transplantation 1992;54:475–83.

150. Poirier N, Azimzadeh AM, Zhang T, et al. Inducing CTLA-4-dependent immune regulation by selective CD28 blockade promotes regulatory T cells in organ transplantation. Sci Transl Med 2010;2:17ra10.

151. Polchert D, Sobinsky J, Douglas GW, et al. IFN-gamma activation of mesenchymal stem cells for treatment and prevention of graft versus host disease. Eur J Immunol 2008;38:1745–55.

152. Posselt AM, Barker CF, Tomaszewski JE, et al. Induction of donor-specific unresponsiveness by intrathymic islet transplantation. Science 1990;249:1293–5.

153. Posselt AM, Szot GL, Frassetto LA, et al. Islet transplantation in type 1 diabetic patients using calcineurin inhibitor-free immunosuppressive protocols based on T-cell adhesion or costimulation blockade. Transplantation 2010;90:1595–601.

154. Qin S, Cobbold SP, Pope H, et al. "Infectious" transplantation tolerance. Science 1993;259:974–7.

155. Quigley RL, Wood KJ, Morris J. Mediation of antigen-induced suppression of renal allograft rejection by a CD4 (W3/25+) T cell. Transplantation 1989;47:684–8.

156. Quigley RL, Wood KJ, Morris PJ. Transfusion induces blood donor-specific suppressor cells. J Immunol 1989;142:463.

157. Ramakrishnan SK, Page A, Farris AB, et al. Evidence for kidney rejection after combined bone marrow and renal transplantation despite ongoing whole-blood chimerism in rhesus macaques. Am J Transplant 2012;12:1755–64.

158. Ramsdell F. Foxp3 and natural regulatory T cells: key to a cell lineage? Immunity 2003;19:165–8.

159. Read S, Malmstrom V, Powrie F. Cytotoxic T lymphocyte associated antigen 4 plays an essential role in the function of CD25+CD4+ regulatory cells that control intestinal inflammation. J Exp Med 2000;192:295–302.

160. Reibke R, Garbi N, Ganss R, et al. CD8+ regulatory T cells generated by neonatal recognition of peripheral self-antigen. Proc Natl Acad Sci 2006;103:15142–7.

161. Ren GW, Zhang LY, Zhao X, et al. Mesenchymal stem cell-mediated immunosuppression occurs via concerted action of chemokines and nitric oxide. Cell Stem Cell 2008;2:141–50.

162. Rosenblum MD, Gratz IK, Paw JS, et al. Response to self antigen imprints regulatory memory in tissues. Nature 2011;480:538–42.

163. Roussey-Kesler G, Giral M, Moreau A, et al. Clinical operational

tolerance after kidney transplantation. Am J Transplant 2006;6:736–46.

164. Sachs DH, Sykes M, Kawai T, et al. Immuno-intervention for the induction of transplantation tolerance through mixed chimerism. Semin Immunol 2011;23:165–73.

165. Sagoo P, Perucha E, Sawitzki B, et al. Development of a cross-platform biomarker signature to detect renal transplant tolerance in humans. J Clin Invest 2010;120:1848–61.

166. Sakaguchi S, Miyara M, Costantino CM, et al. FOXP3+ regulatory T cells in the human immune system. Nat Rev Immunol 2010;10:490–500.

167. Sayegh M, Fine N, Smith J, et al. Immunologic tolerance to renal allografts after bone marrow transplants from the same donors. Ann Intern Med 1991;114:954.

168. Scandling JD, Busque S, Dejbakhsh-Jones S, et al. Tolerance and chimerism after renal and hematopoietic-cell transplantation. N Engl J Med 2008;358:362–8.

169. Schwartz RH. A cell culture model for T lymphocyte clonal anergy. Science 1990;248:1349–56.

170. Scully R, Qin S, Cobbold S, et al. Mechanisms in CD4 antibody-mediated transplantation tolerance: kinetics of induction, antigen dependency and role of regulatory T cells. Eur J Immunol 1994;24:2383–92.

171. Sharma P, Wagner K, Wolchok JD, et al. Novel cancer immunotherapy agents with survival benefit: recent successes and next steps. Nat Rev Cancer 2011;11:805–12.

172. Sheng HM, Wang Y, Jin YQ, et al. A critical role of IFN gamma in priming MSC-mediated suppression of T cell proliferation through up-regulation of B7-H1. Cell Res 2008;18:846–57.

173. Shizuru JA, Gregory AK, Chao CT-B, et al. Islet allograft survival after a single course of treatment of recipient with antibody to L3T4. Science 1987;237:278–80.

174. Slavin S, Strober S, Fuks Z, et al. Induction of specific tissue transplantation tolerance using fractionated total lymphoid irradiation in adult mice: long-term survival of allogeneic bone marrow and skin grafts. J Exp Med 1977;146:34–48.

175. Sorof J, Koerper M, Portale A, et al. Renal transplantation without chronic immunosuppression after T cell depleted HLA-mismatched bone marrow transplantation. Transplantation 1995;59:1633–5.

176. Spaggiari GM, Abdelrazik H, Becchetti F, et al. MSCs inhibit monocyte-derived DC maturation and function by selectively interfering with the generation of immature DCs: central role of MSC-derived prostaglandin E-2. Blood 2009;113:6576–83.

177. Spaggiari GM, Capobianco A, Abdelrazik H, et al. Mesenchymal stem cells inhibit natural killer-cell proliferation, cytotoxicity, and cytokine production: role of indoleamine 2,3-dioxygenase and prostaglandin E2. Blood 2008;111:1327–33.

178. Spitzer T, Delmonico F, Tolkoff-Rubin N, et al. Combined histocompatibility leukocyte antigen-matched donor bone marrow and renal transplantation for multiple myeloma with end stage renal disease: the induction of allograft tolerance through mixed lymphohematopoietic chimersim. Transplantation 1999;68:480–4.

179. Stamper CC, Zhang Y, Tobin JF, et al. Crystal structure of the B7-1/CTLA-4 complex that inhibits human immune responses. Nature 2001;410:608–11.

180. Starzl T, Murase N, Thomson A, et al. Liver transplants contribute to their own success. Nat Med 1996;2:163–5.

181. Steiman R, Witmer M. Lymphoid dendritic cells are potent stimulators of the primary mixed leukocyte reaction in mice. Proc Natl Acad Sci 1978;75:5132–6.

182. Steinman RM, Hawiger D, Nussenzweig MC. Tolerogenic dendritic cells. Annu Rev Immunol 2003;21:685–711.

183. Strober S, Dhillon M, Schubert M, et al. Acquired immune tolerance to cadaveric renal allografts: a study of three patients treated with total lymphoid irradiation. N Engl J Med 1989;321:28–33.

184. Strober S, Slavin S, Gottlieb M, et al. Allograft tolerance after total lymphoid irradiation (TLI). Immunol Rev 1979;46:87–112.

185. Suntharalingam G, Perry MR, Ward S, et al. Cytokine storm in a phase 1 trial of the anti-CD28 monoclonal antibody TGN1412. N Engl J Med 2006;355:1018–28.

186. Swiecki M, Colonna M. Unraveling the functions of plasmacytoid dendritic cells during viral infections, autoimmunity, and tolerance. Immunol Rev 2010;234:142–62.

187. Sykes M. Hematopoietic cell transplantation for tolerance induction: animal models to clinical trials. Transplantation 2009;87:309–16.

188. Sykes M, Sachs D. Mixed chimerism. Philos Trans R Soc Lond B Biol Sci 2001;356:707–26.

189. Takatsuki M, Uemoto S, Inomata Y, et al. Weaning of immunosuppression in living donor liver transplant recipients. Transplantation 2001;72:449–54.

190. Takeuchi O, Akira S. Pattern recognition receptors and inflammation. Cell 2010;140:805–20.

191. Tan J, Wu W, Xu X, et al. Induction therapy with autologous mesenchymal stem cells in living-related kidney transplants. JAMA 2012;307:1169–77.

192. Thistlethwaite Jr JR, Stuart JK, Mayes JT, et al. Complications and monitoring of OKT3 therapy. Am J Kidney Dis 1988;11:112–9.

193. Thompson C. Distinct roles for the costimulatory ligands B7-1 and B7-2 in T helper cell differentiation? Cell 1995;81:879–982.

194. Thomson C, Lee B, Zhang L. Double-negative regulatory T cells. Immunol Res 2006;35:163–77.

195. Tiemessen MM, Jagger AL, Evans HG, et al. CD4+CD25+Foxp3+ regulatory T cells induce alternative activation of human monocytes/macrophages. Proc Natl Acad Sci 2007;104:19446–51.

196. Tokita D, Mazariegos GV, Zahorchak AF, et al. High PD-L1/CD86 ratio on plasmacytoid dendritic cells correlates with elevated T-regulatory cells in liver transplant tolerance. Transplantation 2008;85:369–77.

197. Tomita Y, Khan A, Sykes M. Role of intrathymic clonal deletion and peripheral anergy in transplantation tolerance induced by bone marrow transplantation in mice conditioned with a non-myeloablative regimen. J Immunol 1994;153:1087–98.

198. Trzonkowski P, Bieniaszewska M, Juscinska J, et al. First-in-man clinical results of the treatment of patients with graft versus host disease with human ex vivo expanded CD4+CD25+CD127- T regulatory cells. Clin Immunol 2009;133:22–6.

199. Trzonkowski P, Zilvetti M, Chapman S, et al. Homeostatic repopulation by CD28−CD8+ T cells in alemtuzumab-depleted kidney transplant recipients treated with reduced immunosuppression. Am J Transplant 2008;8(2):338–47.

200. Trzonkowski P, Zilvetti M, Friend P, et al. Recipient memory-like lymphocytes remain unresponsive to graft antigens after CAMPATH-1H induction with reduced maintenance immunosuppression. Transplantation 2006;82:1342–51.

201. Tullius S, Nieminen M, Bechstein W, et al. Chronically rejected rat kidney allografts induce donor-specific tolerance. Transplantation 1997;64:158–61.

202. Turvey S, Gonzalez-Nicolini V, Kingsley C, et al. Fas ligand transfected myoblasts and islet cell transplantation. Transplantation 2000;70:1641–9.

203. van Kooten C, Lombardi G, Gelderman KA, et al. Dendritic cells as a tool to induce transplantation tolerance: obstacles and opportunities. Transplantation 2011;91:2–7.

204. Vincenti F, Larsen C, Durrbach A, et al. Costimulation blockade with belatacept in renal transplantation. N Engl J Med 2005;353:770–81.

205. Vlad G, Cortesini R, Suciu-Foca N. CD8+ T suppressor cells and the ILT3 master switch. Hum Immunol 2008;69:681–6.

206. Vlad G, D'Agati VD, Zhang Q-Y, et al. Immunoglobulin-like transcript 3-Fc suppresses T-cell responses to allogeneic human islet transplants in hu-NOD/SCID mice. Diabetes 2008;57:1878–86.

207. Walunas T, Lenschow D, Bakker C, et al. CTLA-4 can function as a negative regulator of T cell activation. Immunity 1994;1:405–13.

208. Watson C, Bradley J, Friend P, et al. Alemtuzumab (CAMPATH 1H) induction therapy in cadaveric kidney transplantation – efficacy and safety after five years. Am J Transplant 2005;5:1347–53.

209. Webb SR, Sprent J. Induction of neonatal tolerance to Mlsa antigens by CD8+ T cells. Science 1990;248:1643–6.

210. Webster AC, Craig JC, Simpson JM, et al. Identifying high risk groups and quantifying absolute risk of cancer after kidney transplantation: a cohort study of 15 183 recipients. Am J Transplant 2007;7:2140–51.

211. Wells A, Li X, Li Y, et al. Requirement for T cell apoptosis in the induction of peripheral transplantation tolerance. Nat Med 1999;5:1303–7.

212. Wong S-C, Puaux A-L, Chittezhath M, et al. Macrophage polarization to a unique phenotype driven by B cells. Eur J Immunol 2010;40:2296–307.

213. Wood KJ, Bushell A, Hester J. Regulatory immune cells in transplantation. Nat Rev Immunol 2012;12:417–30.

214. Wood KJ, Bushell A, Jones ND. Immunologic unresponsiveness to alloantigen in vivo: a role for regulatory T cells. Immunol Rev 2011;241:119–32.

215. Wood KJ, Bushell AR, Jones ND. The discovery of immunological tolerance: now more than just a laboratory solution. J Immunol

2010;184:3–4.

216. Wood KJ, Goto R. Mechanisms of rejection: current perspectives. Transplantation 2012;93:1–10.

217. Wood KJ, Sakaguchi S. Regulatory T cells in transplantation tolerance. Nat Immunol Rev 2003;3:199–210.

218. Woodruff M, Anderson N. Effect of lymphocyte depletion by thoracic duct fistula and administration of antilymphocyte serum on the survival of skin homografts in rats. Nature 1963;200:702.

219. Xu J, Foy T, Laman J, et al. Mice deficient for the CD40 ligand. Immunity 1994;1:423–31.

220. Yamada A, Chandraker A, Laufer TM, et al. Cutting edge: recipient MHC class II expression is required to achieve long-term survival of murine cardiac allografts after costimulatory blockade. J Immunol 2001;167:5522–6.

221. Yang J, Brook M, Carvalho-Gaspar M, et al. Allograft rejection mediated by memory T cells is resistant to regulation. Proc Natl Acad Sci U S A 2007;104:19954–9.

222. Zhang B, Liu R, Shi D, et al. Mesenchymal stem cells induce mature dendritic cells into a novel Jagged-2-dependent regulatory dendritic cell population. Blood 2009;113:46–57.

第 24 章

致敏及 ABO 血型不相容的肾移植

Mark D. Stegall

跨血型肾移植的主要障碍是受体血液中存在针对供者的天然血型抗体以及供体人白细胞抗原（HLA）的获得性同种异体抗体。由于大约 20% 的同种异体肾移植候选人可能与其活体供体的血型不相容，而且在移植前，超过 1/3 的候选人体内存在一定水平的抗 HLA 抗体，因此，了解与抗供体抗体相关的问题对采取正确的治疗方法具有重要的意义。

在过去 10 年中，研究人员开发了两种"脱敏"方案，一种是多次血浆置换治疗，另外一种是大剂量静脉注射免疫球蛋白（IVIG），即使体内存在抗体的移植患者采用这两种方案也可以取得良好的短期效果。此外，配对活体捐献或可接受的不匹配死亡供体捐献方案为存在抗供体抗体的患者提供了额外的选择。本章对存在抗 HLA 抗体和（或）血型抗体的受体行肾移植术的原理以及目前的转归观察结果做了讨论，重点关注早期和晚期抗体介导损伤机制和治疗方法，包括一些最新的治疗性试验结果。最后，本章对肾移植患者的抗体生成机制做了介绍，并强调目前我们在这些新兴领域仍然面临着重要的差距。

致敏人群

1969 年，Patel 和 Terasaki 在一项回顾性研究中首次提供了同种异体抗体的相关证据[45]。这项研究表明，受体血清体外裂解供体细胞的能力与移植后数小时内发生的大部分同种异体移植物损失存在关联性。自那时起，由供体特异性同种异体抗体（DSA）引起的"交叉配型阳性"被认为是肾移植的绝对禁忌证。由于 DSA 的存在，导致潜在的同种异体肾移植受体接受肾移植的机会受到严重限制。不过，近年来出现的各种新技术已经大大增加了致敏患者移植的机会。

同种异体抗体检测

在了解致敏患者的治疗选择之前，首先我们必须知道确定同种异体抗体存在的各种检测方法（表 24-1）。本书的其他章节将会对这些检测方法做进一步的详细介绍（参见第 10 章）。

试剂的敏感性对于抗体检测具有至关重要的意

表 24-1　同种异体抗体检测法

筛选试验	
小组反应抗体(仅 T 细胞)固相微珠或酶联	
免疫吸附试验	
供体特异性同种异体抗体检测试验	
Ⅰ级抗体	
T 细胞毒性试验(NIH-CDC)	敏感性极低
T 细胞 AHG-CDC 试验	敏感性低
T 细胞 FXM 试验	敏感性高
固相小珠法或 ELISA 法	敏感性极高
Ⅰ级抗体或Ⅱ级抗体(或两者均有)	
B 细胞毒性试验(NIH-CDC)	敏感性低
B 细胞 FXM 试验	敏感性高
固相小珠法或 ELISA 法	敏感性极高

AHG-CDC,抗人球蛋白-疾病控制和预防中心;ELISA,酶连接免疫吸附测定;FXM,流式细胞交叉配血;NIH-CDC,国家疾病控制和预防中心。

义。例如,抗体依赖性细胞毒性试验(CDC)在检测受体血清裂解目标淋巴细胞能力时敏感性偏低,通过添加抗人球蛋白(T 细胞 AHG)可以增强 CDC 检测Ⅰ类抗体的敏感性。流式细胞术检测 DSA 的敏感性高于 CDC。采用单一 HLA 结合微粒或酶联免疫吸附(ELISA)酶标板的固相检验法的敏感性相对较高,在检测患者血清同种异休抗体时具有特异性。至于固相法,例如常用的 LABscreen 法,同种异体抗体水平通常以平均荧光强度值(MFI)表示[47]。实验室和移植方案所认定的阳性阈值可能有所不同,但是 MFI>1000 通常认为是阳性。

固相法通常用作同种异体抗体的首次筛选,也可以用于确定 HLA 致敏程度,即群体反应性抗体(PRA)检测[16]。通过检测 PRA 可以确定致敏患者血清中不同 HLA 类型抗体,然后运用公式计算受体针对死亡供体库中肾脏产生 DSA 的概率。最初,研究人员采用供体库中具有代表性的细胞群对 PRA 水平进行检测(因此称之为群体反应性抗体)。

PRA 自身不能用于检测同种异体抗体的水平,但是研究人员可以根据 PRA 数据确定不存在 DSA 的患者获得供体的可能性。因此,PRA 常用作尸体供肾移植分配的指标。PRA 水平偏高的患者可以优先获得尸体供肾。

在考虑采用特异性供体行肾移植时,往往需要进行交叉配型检验,以确定受体是否存在抗供体细胞的

DSA[16]。第一次交叉配型为细胞毒性试验,即受体血清与供体淋巴细胞-T 细胞或 B 细胞混合。目前,T 细胞毒性交叉配型检验常常通过 AHG 增强敏感性,因此也称为 T 细胞 AHG 增强交叉配型检验, 多年来,T 细胞 AHG 交叉配型试验一直是最常用的 DSA 检测方法。由于交叉配型检验最重要的目标是避免超急性排斥反应,所以 T 细胞 AIIG 交叉配型试验阳性被视为肾移植术绝对禁忌证。

流式细胞术(FXM)从 80 年代后期开始用于检测低水平同种异体抗体和非毒性同种异体抗体。这种检测方法的出现引起了人们对低水平 DSA 检测能力的争论。这些同种异体抗体是否因水平太低所以不会导致超急性排斥反应？ 在 FXM 技术出现之前,一些患者在未知悉体内存在低水平 DSA 抗体的情况下进行了肾移植术,并且预后良好。FXM 阳性的意义目前尚不清楚,部分专家认为它是肾移植术的绝对禁忌证,但也有人认为这项检查仅仅成为致敏患者治疗的又一个障碍,自身并不具有重要的意义。大量经验(包括我们自身的经验)表明,T 细胞 AHG 交叉配型阴性和 T 细胞 FXM 阳性患者发生超急性排斥反应的可能性不高,但术后早期发生体液排斥反应或细胞排斥反应或同时出现两种排斥反应的可能性相对较高。

B 细胞交叉配型阳性的意义是另一个长久以来具有争议的问题。因为 B 细胞表达Ⅰ类和Ⅱ类抗体,所以 B 细胞交叉配型阳性可能提示抗Ⅰ类抗体或抗Ⅱ类抗体出现或两者同时出现。另外,一些 B 细胞交叉配型阳性可能继发于非 HLA 抗体或无害的自身抗体。最后,由于大多数致敏患者体内同时存在抗Ⅰ类抗体和抗Ⅱ类抗体,因此,在 T 细胞交叉配型阴性的情况下,B 细胞交叉配型阳性的可能性不大, 这使得对Ⅱ类同种异体抗体重要性的研究研究止步不前。我们的研究数据表明(下文将作详细描述),继发于抗供体Ⅱ类同种异体抗体的 B 细胞交叉配型几乎不能引起超急性排斥反应,但却是早期抗体介导排斥反应(AMR)的危险因素。高水平Ⅱ类 DSA 导致的 B 细胞交叉配型阳性是慢性抗体介导排斥性损伤的重要危险因素 (下文将作详细描述)。

关于多种细胞检测重要性的主要困惑在于, 不同实验室中进行交叉配型的方式普遍缺乏标准化。致敏患者的登记信息不统一, 而且大多数发表的报告仅涉及单中心的少量患者。尽管固相分析的出现对同种异体抗体的鉴别具有重大意义, 但是许多实验室仍然对

这些分析方法做出了重大的修改。

免疫风险

临床医师现在已经可以对较大范围内的 DSA 水平进行检测。目前,就临床而言,DSA 交叉配型阳性或固相检验阳性不再是肾移植的禁忌证,但是,这些检验结果预示着抗体介导损伤的免疫风险[18]。致敏患者移植的核心问题之一是免疫风险。免疫风险上升的范围广泛,从超急性排斥反应风险上升(常见于 DSA 高水平的致敏患者)到早期体液排斥反应风险(常见于 DSA 低水平的致敏患者)不等。与非致敏患者相比,极低水平的 DSA 代表免疫风险几乎没有出现升高。量化免疫风险对确保肾移植患者手术成功具有重要的意义。临床医师结合上述检验方法能够更加准确地鉴别致敏患者是否发生抗体介导损伤(下文将详细讨论)。目前的检测方法不能完全确定所有患者的全部免疫风险。另外,研究人员发现致敏患者更易出现 T 细胞介导排斥反应,而且当前的检验方法不能检测出患者体内是否存在抗体。

致敏患者的临床治疗方法

尸体供肾移植

如果致敏患者无法获得活体供肾, 则只能选择尸体供肾。因为,从定义上讲,90%校正 PRA(cPRA)阳性的候选人体内存在同种异体抗体, 可以与 90%的尸体供体发生反应, 采用这种方法实现成功移植的概率很低。在美国,移植方案中使用的 cPRA 检测方法种类繁多,但是大多数均采用敏感性固相酶免疫检测。器官获取和移植监测网络/器官移植联合网(UNOS)显示,在尸体供肾等待名单上大约有 30 000 名致敏患者[72],大约 9000 名致敏患者的 cPRA 超过 90%。在美国, 由于 cPRA 阳性值较高的候选人获得额外的移植分配点,因此可以优先获得不会使之产生抗体的供肾。另外,0-ABDR HLA 不匹配的肾源将优先提供给高致敏患者。尽管如此,每年仅有不到 500 例致敏患者接受移植术[6]。大多数致敏患者无法行移植手术。另外,受体术后的移植肾生存率降低,致敏患者 1 年移植物丢失风险是非致敏患者的 1.8 倍。另外,大约有 7000 名候选人的 PRA 值在 20%~80%之间。目前,这些患者由于处于致敏状态没

有获得移植分配点,移植率是未致敏患者的一半左右。

欧洲国家器官储运组织可接受的不匹配方案对接受尸体供肾移植的致敏患者采取了更加激进的方法[11]。该方案采用 CDC 方法识别抗 HLA 抗体。高致敏性患者(PRA 阳性值>85%)在肾源匹配名单上位居前列,根据受体是否存在抗供体 HLA 的 DSA(抗供体特异性抗体)确定器官的分配(即,可接受 HLA 不匹配)。大约 60%的高致敏患者在入选方案 2 年后行肾移植术,而且移植物的短期生存率与非致敏患者相同。如果移植时发现患者体内仅有少量的 DSA, 则在分配肾源时可以予以忽略。目前尚不清楚该方案中患者的长期转归。

类似地,埃默里大学在抗 HLA 抗体检测中也使用了敏感性更高的方法[3]。根据 1999—2003 年的相关报告,25%的致敏患者接受了移植术, 移植率升高了 47%。致敏患者和非致敏患者的 5 年转归情况类似。

研究人员已经开始在死亡供体中谨慎地实施脱敏方案。脱敏的主要目标是实现移植时的 CDC 交叉配型阴性。在一项多中心双盲试验中,101 例致敏的同种异体肾移植候选人接受高剂量的 IVIG(2g/kg,每月 1 次,连续治疗 4 次)治疗或相同剂量的安慰剂治疗[33]。两组的 T 细胞毒性检验基线 PRA 水平相同(均为 80%)。截至第 4 个月,IVIG 治疗组的 PRA 大约降低 10%。但是,第 6 个月时,PRA 又恢复到基线水平(最后一次 IVIG 注射 2 个月后),与对照组的患者水平相同。在剂量依赖性患者中,IVIG 治疗组的肾移植率为 35%(n=16),对照组为 17%(n=8)。在 17 例注射 IVIG 的患者当中,总共发生了 9 例排斥反应,相比之下,在采用安慰剂治疗的 10 例对照患者中,仅有 1 例发生排斥反应。

事实上, 多次血浆置换治疗的脱敏方案需要协调移植时间, 从而导致其在尸体供体肾移植中的适用性受到严重限制。

配对捐献

如果致敏患者可以选择活体供体, 则应对供体进行 HLA 分型,以便找到交叉配血阴性供体。如果不能找到这类供体, 则致敏患者可以选择数量逐渐增长的配对活体方案[9,20,39,51,53]。这种"交换"方案已证实可以提高 ABO 不相容致敏患者的移植成功率。配对捐献采用相同的"不可接受的"抗原方案(如前文所述),以便为致敏患者找到交叉配型阴性供体。尽管这些方案为致敏患者增加了供体数量,但是体内存在各类抗 HLA 分型抗体的受体在庞大的供体库中仍然不能找到一个交

叉配型阴性的供体。配对捐献的核心问题之一是：与体内存在针对供体 DSA 的受体相比，致敏患者需要等待多长时间才能找到交叉配型阴性的捐献者？由于许多致敏患者找不到 DSA 阴性供体，因此大多数配对捐献方案采用"优先"原则，即为致敏患者寻找更加适合的供体，降低这些患者的供体特异性抗体水平，改善他们的转归。因此，在这种情况下，致敏患者会通过配对捐献和脱敏治疗行移植术。下一章将对配对捐献作详细的讨论(参见第 25 章)。

存在 DSA 的活体肾移植:脱敏方案

活体肾移植是致敏患者的可行选择之一，对体内存在 DSA 的患者也同样适用[4,22,27,40,62,64,68]。总而言之，最新数据表明，与接受透析的 DSA 阳性患者相比，接受肾移植的 DSA 阳性患者生存率相对较高，但是，仍然有很多问题尚未得到解决，例如，接受肾移植的 DSA 阳性患者移植物长期生存率低于 DSA 阴性患者(图 24-1)[41]。约翰·霍普金斯医院的 Montgomery 等[41]对 211 例接受 HLA 不相容活体肾移植的致敏患者与 UNOS 肾移植等待名单上 PRA、年龄、血型和肾脏替代疗法年份匹配的对照组进行了比较。Kaplan-Meier 生存分析结果表明，HLA 不相容移植患者的 5 年生存率为 80%，维持透析患者的 5 年生存率为 51.5%，意图接受 HLA 相容性尸体肾移植的等待透析患者 5 年生存率为 65.6%。

近年来，有研究表明接受脱敏治疗的致敏患者肾移植术后 1 年的移植物生存率接近 100%[64,68]。尽管同种异体移植物的长期存活率数据相对较少，但是，大部分研究表明，DSA 阳性患者的同种异体移植物长期存活率低于 DSA 阴性患者。据报道，马里兰大学 19 例交叉匹配结果阳性患者在接受活体肾移植后，5 年移植物生存率为 70.7%[30]。最近，我们发现 102 例 DSA 致敏患者的 5 年移植物实际生存率(以死亡为终点)为 70.7%，而年龄性别匹配的非致敏受体 5 年移植物实际生存率(以死亡为终点)为 88.0%(P<0.01)[37]。因此，慢性损伤越来越成为影响致敏患者移植物生存率的重要问题。

DSA 相关的特殊问题

抗体介导损伤是影响 DSA 阳性患者移植的主要问题，主要分为以下几类:超急性排斥反应、早期抗体介导急性排斥反应和慢性抗体介导排斥反应。本章先进行归纳总结，后文将会逐一讨论。超急性排斥反应发

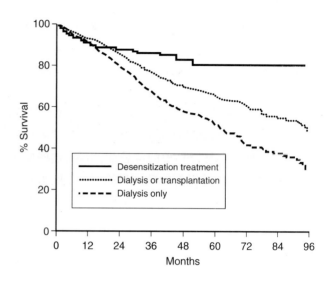

No. at Risk

Desensitization treatment	210	170	143	110	75	58	42	28	14
Dual therapy	1027	854	688	497	321	230	157	96	41
Dialysis only	1012	822	626	419	250	159	93	54	17

FIGURE 24-1 Survival benefit of desensitization in human leuko-cyte antigen (HLA)-incompatible kidney recipients. Kaplan-Meier estimate showing improved patient survival for patients who un-derwent desensitization treatment compared to matched patients who either remained on dialysis (dialysis only) or underwent HLA-compatible transplantation (dialysis or transplantation). (From Montgomery RA, Lonze BE, King KE, et al. Desensitization in HLA-incompatible kidney recipients and survival. N Engl J Med 2011;365:318, with permission.)

生率与移植时的 DSA 水平有关。早期急性 AMR 的发病率主要与术后头几个星期的 DSA 水平升高以及终末补体激活有关。慢性抗体介导损伤的机制较少依赖于 DSA 水平。移植肾肾小球病是慢性抗体介导损伤的典型标志，与 II 类抗 DSA 阳性以及肾小球和管周毛细血管细胞浸润保持着密切的联系。

超急性排斥反应和超高水平 DSA

"脱敏"的主要目标是避免超急性排斥反应的发生。目前，导致该并发症的具体 DSA 水平尚不清楚，但是，大多数学者认为，T 细胞 AHG 交叉配型阳性与发生超急性排斥反应的高风险相关。事实上，我们在前期

图 24-1 脱敏治疗对人白细胞抗原(HLA)不相容肾移植受体的生存受益。Kalpan-Meier 曲线显示接受脱敏治疗患者的生存率高于接受透析(仅透析)或 HLA 相容性移植术的患者(透析或移植术)。

研究中,对 10 例曾经接受多次血浆置换(PE)治疗(平均 10 次)但最终未能满足 T 细胞 AHG 交叉配型阴性的患者实施了移植手术[62]。基于这些高致敏性患者当时没有其他治疗方案可供选择,因此,尽管移植当天 T 细胞 AHG 交叉配型试验持续呈低滴度(未稀释 1:8),我们仍然开展了移植手术。在这 10 例患者当中,其中 2 例发生超急性排斥反应。该组的早期 AMR 发生率为 70%,移植物 1 年生存率仅为 50%。基于上述数据,我们认为,移植当天不能获得 T 细胞 AHG 交叉配型阴性结果会导致患者转归不良,阳性配型结果是移植的禁忌证。在我们的治疗方案中,上述现象与基线 B 细胞流式细胞术交叉配型((BFXM)达到 450 有关。为了改善这些患者的转归,我们需要开发新的治疗方案。最近,我们发现,在移植前使用硼替佐米清除抗体分泌细胞,改善 DSA 高水平患者对 PE 应答后可以增加移植成功率(详见下文)[10]。

尽管目前尚未有随机试验对 IVIG 和 PE 在 DSA 高水平患者移植前实现 CDC 交叉配型阴性的能力进行直接比较,但是,一篇公开发表的文章表明,两种疗法对基线 T 细胞 AHG1:8 的患者同样有效[62]。

早期急性抗体介导排斥反应

尽管超急性排斥反应可以避免,但 DSA 患者术后几周的抗体介导排斥反应(AMR)发病率仍然偏高。事实上,早期 AMR 是高致敏肾移植患者术后的主要并发症之一。

尽管许多接受传统肾移植的患者在出现 AMR 的同时并发急性细胞排斥(ACR)反应,但是,移植时 DSA 阳性的患者往往只在术后第 1 个月出现急性 AMR,而且诊断相对容易。根据 Banff 分类标准,急性 AMR 包括血清出现 DSA、小管周毛细血管 C4d 沉积和病理组织损伤[包括血管微血栓、小管周毛细管炎和(或)急性肾小管损伤][50]。是否存在移植肾功能障碍可作为区分临床和亚临床急性 AMR 的依据。特别是,与内皮以共价键形式结合的 C4d 是补体激活的无效副产品,现在已经成为 AMR 病理诊断的一个重要突破[14,31,43]。

在一项+XMKTx 单中心研究中,研究人员发现急性 AMR 的发生率为 30%~40%,基线 DSA 水平越高,急性 AMR 的早期发生率越高[4,40,68]。根据巴黎 St. Louis 医院的病例报道,当基线 DSA MFI 在 3001~6000 时,AMR 发生率为 36.4%;当基线 DSA MFI 高于 6000 时,AMR 发生率升高至 51.3%[37]。

早期急性 AMR 的发生与肾移植术后 DSA 水平升高有关。我们的研究小组对 70 例交叉配型阳性肾移植受体术后早期 DSA 的自然历史以及其与 AMR 的关联性做了回顾[4]。AMR 的总体发生率为 36%,平均确诊时间大约为 10 天,所有病例的发病时间均在术后 1 个月内。只有 1 例 AMR 病例与移植肾失功有关(第 1 个月的血肌酐升高>0.3mg/dL),但是在大多数情况下,患者在血肌酐升高之前已经出现组织损伤。

术后 DSA 的时间进程变化与 AMR 发生有关(图 24-2)。总体而言,没有发生 AMR 的患者前 4 天的 DSA 平均水平降低,并且一直维持在低水平。到第 10 天,患者 DSA 水平升高,出现 AMR,其中 92%(23/25)的患者 FXM>359(大约相当于 34 000 个可溶性荧光素单位)。BFXM 和 LABscreen 微珠法检测的 DSA 总体水平在较大的范围内呈良好的对应关系,显示两种方法均可以用于监测 DSA 水平。重要的是,在出现 AMR 症状(DSA 水平高、组织损伤和移植物功能障碍)的同种异体移植患者当中,只有 1 例(24/25)C4d 染色结果呈阳性。

AMR 的治疗

临床上,一旦 AMR 得到确诊,应立即行血浆置换,以便迅速降低 DSA 水平。

Vo 等对大剂量 IVIG(例如 2g/kg)脱敏方案中使用大剂量 IVIG 治疗 AMR 作了描述[68]。对 IVIG 无应答的患者采取血浆置换疗法。由于大多数 PE 治疗方案均在每次血浆置换后使用较低剂量的 IVIG(通常为 10mg/kg)取代血清免疫球蛋白,因此目前尚不清楚 IVIG 在 AMR 血清置换治疗方案中所发挥的作用。但是,一项最新研究表明,PE 对 AMR 的效果优于 IVIG[36]。

脾切除术对 AMR 的治疗作用尚不清楚,目前已较少使用。在治疗过程中,如果患者出现严重的 AMR 并伴有血肌酐升高(通常>2.0)及血清 DSA 升高,此时每日应用血浆置换治疗无效,应立即采取脾切除术。43% 的 AMR 患者接受脾切除术,但是只有 1 名患者的肾功能恢复了正常[64]。

多项研究对硼替佐米治疗 AMR 进行了报道[13,49,66,69],大多数 AMR 病例合并 ACR,通常在肾移植术后数月到数年发病。在这种情况下,AMR 与致敏患者的单纯 AMR 有所不同,因为 DSA 的产生可能是再次免疫应答所导致,该过程涉及短寿命浆母细胞以及抗原递呈细胞、辅助 T 细胞和初始 B 细胞之间的协同作用。由于这些研究没有设置对照组,导致难以证明硼替佐米的

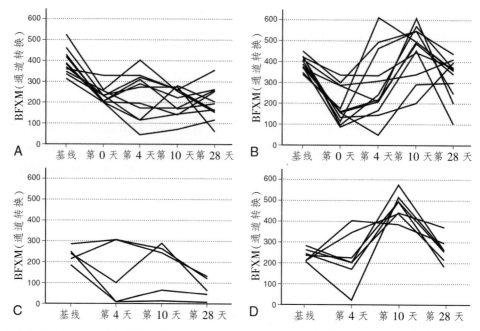

图 24-2 DSA 水平和早期急性 AMR 之间的关联性。(A)未出现 AHR 的 DSA 高水平患者术后 28 天的 DSA 水平较基线变化。(B)出现 AHR 的 DSA 高水平患者。(C)未出现 AHR 的 DSA 低水平患者。(D)出现 AHR 的 DSA 低水平患者。BFXM,B 细胞流式细胞术交叉配型。(From Burns JM,Cornell LD,Perry DK,et al. Alloantibody levels and antibody mediated rejection early after positive crossmatch kidney transplantation. Am J Transplant 2008;8:2684, with permission.)

效用,但值得注意的是,硼替佐米能够降低 DSA 水平,逆转单纯 AMR 或合并 ACR 的 AMR。

AMR 的预防

我们通过一项单中心开放性研究证实,依库珠单抗治疗能降低+ XMKTx 前 3 个月的 AMR 发生率[64]。这项研究对 26 例高致敏肾移植受体和历史对照组 51 例接受类似 PE 脱敏治疗(不使用依库珠单抗)致敏患者经活检证实的 AMR 发病率进行了比较,结果如图 24-3 所示。依库珠单抗治疗组的 AMR 发病率为 7.7%(2/26),对照组为 41.2%(21/51)(P=0.0031)。依库珠单抗治疗组患者术后没有接受常规血浆置换,对照组和试验组高水平 DSA 患者的术后 AMR 发生率大致相同 (BFXM>350 或 MFI>10000)(53%对 43%)。因此,依库珠单抗治疗似乎对 DSA 水平没有影响。但是, 对照组高水平 DSA 患者的 AMR 发生率为 100%, 而依库珠单抗治疗组只有 15%(2/13)。两组高水平 DSA 患者的活检结果均呈 C4d 阳性。因此,我们认为,依库珠单抗能够预防 AMR,即使患者出现 DSA 高水平和抗体沉积。

术后第 7 天和第 14 天,依库珠单抗治疗组分别发生 2 例 AMR,伴有肌酐上升和 DSA 升高,其中 1 例活检结果显示 C4d 沉积伴有肾小球微血栓。与对照组相比,试验组的两例 AMR 症状较轻,经 PE 治疗后发生

逆转。两例移植患者完全康复,术后 1 年肾功能维持正常。对照组 2 例 AMR 的发生原因尚不清楚,但是这些

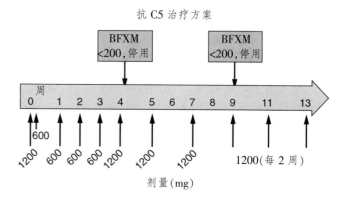

图 24-3 依库珠单抗预防 AMR 治疗方案。术前给药 1200mg,术后第 1 天给药 600mg,然后每周给药 1 次,每次 600mg,连续治疗 4 周。第 4 周检查 DSA 水平。对于 B 细胞流式细胞术交叉配型结果显示 DSA 水平显著降低(BFXM: 通道转换 <200)的患者,停止给予依库珠单抗。对于 DSA 维持高水平的患者,由于其发生 AMR 的风险相对较高,继续给予依库珠单抗治疗 (第 5 周给予 1200mg,以后每两周给药 1 次,每次给予 1200mg)。第 9 周再做一次 DSA 检验, 如果 BFXM 通道转换 <200, 停用依库珠单抗。(From Stegall MD,Diwan T,Raghavaih S,et al. Terminal complement inhibition decreases antibody mediated rejection in sensitized renal transplant recipients. Am J Transplantation. 2011:2405, with permission.)

患者体内的抗 C5 抗体已治愈,溶血反应受到阻断,表明终末补体受到抑制。因此,C5 非依赖机制可能是试验组患者发生 AMR 的原因。

由于高水平 DSA 和 C4d 阳性沉积在依库珠单抗治疗组患者中很常见,因此 AMR 的诊断主要依据"移植物损伤证据"以及移植物功能障碍。目前,研究人员正在通过一项随机开放性多中心试验验证我们的单中心试验结果。

抗体介导的慢性损伤

抗体介导的慢性损伤已经成为移植肾晚期失功的主要原因之一[5,12,24,35,38,71],在 DSA 阳性患者的移植中尤为常见。

移植肾小球病是与抗体介导的慢性损伤有关的一种常见组织学病变[2,24,32]。这种病变的主要特征表现为移植肾肾小球基底膜有复合物沉积。移植肾小球病通常是活检病理检查中组织学病变预后最差的一种。一项研究表明,在术后 1 年活检发现移植肾小球病的患者当中,60% 术后 5 年内发生移植肾失功或者移植肾的功能失去超过 50%[5]。由于一些移植肾小球病的患者不出现或极少出现间质纤维化,因此我们可以将该病理过程与其他慢性损伤予以鉴别[24]。

尽管移植肾小球病变显然与 DSA 的存在具有关联性,交叉配血阳性的肾脏移植的 1 年发病率为 54.5%,交叉配血阴性的肾脏移植为 7.4%,但其发展的机制似乎比较复杂,对慢性细胞浸润存在的依赖性可能大于对 DSA 不断沉积和补体激活的依赖性。

最新的几项研究表明,与 ACR 明显不同,亚临床细胞浸润预示着患者转归不良[2,21,25,26,29,38]。研究人员发现,毛细血管周围有无巨噬细胞、嗜中性粒细胞和淋巴细胞存在(称为管周毛细血管炎)与患者的 DSA 程度以及移植性肾小球病和移植物失功的发展存在关联性。Loupy 等证实,尽管 C4d 持续阳性的管周毛细血管炎患者出现慢性损伤的风险更高,但是,许多预存 DSA 患者即使 DSA 水平较低,C4d 呈阴性,仍然出现了慢性损伤[38]。事实上,管周毛细血管炎已经成为移植肾肾小球病的主要风险因素。

总之,上述数据表明,慢性损伤出现的原因可能是 DSA 沉积和补体激活。慢性损伤可导致炎性细胞的趋化性。慢性肾小球疾病(CG)的后续发展可能是由于肾小管周围毛细血管炎的持续存在所导致,与 DSA 和补

体可能不存在关联性。不过,慢性损伤的另外一种可能性是目前的检测方法无法检测到极低水平的 DSA 和补体,或者由于活检监测频率太低,导致遗漏了补体的间歇性激活。然而,研究人员也不排除 DSA 直接激活内皮引起移植肾小球病的可能性。有数据表明,DSA 在体外可以单独激活血管内皮细胞,提示这种损伤机制可能与补体无关[67]。

然而,我们对这些早期的组织学研究结果仍然需要谨慎解读。首先,光学显微镜已被证明对炎症和损伤的程度有所低估。例如,电子显微镜可以在移植后早期和 CG 出现数月之前识别 DSA 患者的内皮细胞活化。同样地,我们最近发现,几乎所有通过交叉配型的移植患者均有炎症和细胞浸润的基因表达证据,即使在光学显微镜没有发现肾小管周围毛细管炎和 CG 的患者中也是如此[8]。其次,通过光学显微镜所见的慢性炎症和移植肾小球疾病的发展变化表明,有一些重要的发病因素我们目前尚未能识别[73]。最后,有研究表明,抗Ⅱ类供体的 DSA 可能在慢性损伤中发挥了更大的作用,因此,有必要将其并入抗体介导的慢性损伤的总体模型[2]。

通过延长依库珠单抗治疗,可以验证补体在肾小管周围毛细血管炎或移植肾小球疾病发病机制中发挥的作用。遗憾的是,目前依库珠单抗治疗早期 AMR 的研究被设计成当移植术后早期的 DSA 水平降至低于预定水平(根据我们的单中心研究,BFXM 通道转变 < 200)时停用 C5 抑制剂。其中 8 例在 1 个月后停药,2 例在 1 年后停药[64]。对此 10 例患者的 1 年随访结果显示,尽管依库珠单抗治疗组第 3 个月的肾小管周围毛细血管炎总体发病率似乎有所降低,但两例 DSA 水平升高的患者在接受药物治疗 1 年后出现了肾小管周围毛细血管炎。其他几例患者在停药后数月至数年间罹患移植肾小球病,两例患者在移植术后 2 年因抗体介导的慢性损伤失去了移植物。由此可见,依库珠单抗的短期使用可以预防早期 AMR,但是不能阻止抗体介导的慢性损伤的发展。为了解决 C5 是否在慢性损伤中发挥作用的问题,我们需要开展一项在移植术后数月至数年间使用依库珠单抗的延长治疗研究。

防范慢性 AMR 的最佳方法是在移植术后早期预防性治疗 DSA 水平升高。Trivedi 等[66]在一项研究中报道了 11 例使用硼替佐米治疗抗 HLA 抗体的患者,其中 9 例患者的排斥程度在 22 天内有所下降。作者认为,这种预防性使用硼替佐米的治疗方法可以避免抗

体介导的慢性损伤，但长期效果仍然有待证实。

ABO 血型不相容的肾移植

从历史上看，存在抗供体血型抗体也是肾移植的禁忌证之一，因为高抗体水平与超急性和早期体液性排斥反应相关。然而，与致敏患者类似，与活体供体存在 ABO 血型不相容的患者面临着以下几种选择[60]：①等待死亡供体捐献；②进入配对活体方案；③进行脱敏治疗后接受 ABO 血型不相容的活体肾移植，即使有抗供体抗体存在。

等待尸体供肾是最常见的选择。在美国，由于大多数 ABO 血型不相容的移植候选人均为 O 型血（占我们中心患者的 78%）[23]，目前尸体供肾的平均等待时间大约为 5 年。漫长的等待期只会增加移植前和移植后的并发症发病率和死亡率，尤其是老年患者和糖尿病患者。

在尸体供体较少的国家，ABO 血型不相容的肾移植可能是唯一的选择[16,58]。大量研究表明，ABO 血型不相容的活体肾移植受体早期移植物失功率高于 ABO 相容的肾移植受体，但是两者在长期生存率方面没有显著差异，5 年长期生存率为 79%~98%[1,16,17,19,23,42,63,65]。ABO 血型不相容肾移植患者的长期存活率高于 DSA 阳性肾移植患者的原因尚不清楚。尽管体内始终存在抗血型抗体，但是，患者有可能对血型抗体产生适应性，甚至耐受性[46,52,70]。最近的一项组织学研究表明，ABO 血型不相容肾移植第 5 年的肾小管周围毛细血管炎和肾小球病的发病率低于 DSA 阳性移植[1]。

引起超急性排斥反应的精确抗血型抗体水平目前尚未确定，可能存在差异。多个研究小组已经证实，抗血型同种血球凝集滴度低于 1:8 或者 1:16 时可以安全地行移植术，因为再灌注 30 分钟后的活检监测显示没有抗体沉积的证据。但是，一些患者难以达到"安全"的抗体水平。术前（任何治疗前）具有高水平抗血型抗体（例如，>1:512）的患者很少可以使用我们当前的治疗方案"脱敏"（使抗供体抗体降低到安全水平）。在移植前或移植时行脾切除术，即使在抗血型抗体水平非常高的患者中也可能成功地实现 ABO 不相容的移植手术。

目前的治疗方案已经发展到预防性血浆置换治疗联合抗体监测，以确保移植术后 2 周内抗供体抗体维持在低水平。大多数治疗方案旨在确保同种血球凝集抗血型抗体滴度术后 2 周内持续低于 1:16 [16,17,19,23,42,65]。由于缺乏前瞻性随机试验，许多有关 ABO 血型不相容肾移植的重要问题仍然悬而未决，包括：①移植时可以接受的最高血型抗体滴度是多少[63]？②特异性清除抗血型抗体的免疫吸附柱是否较标准 PE 减少发病率和改善患者转归[19]？③利妥昔单抗在这些治疗方案中发挥了怎样的作用？④无激素免疫抑制治疗方案是否适用于 ABO 血型不相容移植[17]？⑤怎样在 ABO 血型不相容的成人和儿童移植患者中产生和检测顺应性和耐受性[46,70]？

与常规肾移植相比，影响 ABO 血型不相容肾移植广泛应用的主要障碍是成本偏贵。在一项回顾性研究中，我们对 77 例 ABO 血型相匹配的活体肾移植病例与 40 例 ABO 血型不相容的活体肾移植病例术后 14~19 天的并发症发病率、资源运用以及成本进行了比较[54]，结果发现，ABO 血型不相容患者由于接受脱敏治疗和出现 AMR，手术并发症的发病率和资源运用有所增加。

如果不计排斥反应，则两组的平均手术并发症发生率相似，ABO 血型不相容肾移植的费用较 ABO 血型相容肾移植费用高出大约 38 000 美元，但是，对于等待血型相容死亡供肾的维持透析患者而言仍然具有一定的成本效益。

尽管 ABO 血型不相容活体肾移植的需求量不大，但是，这仍然是某些患者的可行性选择，尽管排斥反应发病率相对较高，但与等待 ABO 相容供体移植患者相比，等待时间可以缩短。

抗体的产生和损伤机制

在过去 10 年中，研究人员通过开展多项动物研究和人体研究，已经对抗体产生的途径做了清晰的阐述[43,59,63]。各种 B 细胞亚群的表型如表 24-2 所示。骨髓持续地生产大量表达各种细胞表面免疫球蛋白的初始 B 细胞。虽然这些初始 B 细胞表达独特型免疫球蛋白，

表 24-2 B 细胞亚群的细胞表面表型

初始 B 细胞	记忆 B 细胞	浆细胞
CD20⁺/CD27⁻	CD27⁺/CD20⁺⁻	CD27⁻/CD20⁻
CD38⁻/CD138⁻	CD38⁻/CD138⁻	CD38⁺/CD138⁺
胞浆内	胞浆内	胞浆内
免疫球蛋白	免疫球蛋白	免疫球蛋白
阴性	阴性	阳性

但作为同一个群体,它们可以与大量的抗原(包括 Ⅰ 类和 Ⅱ 类 HLA 分子)发生相互作用。这些分化成熟的初始 B 细胞在遇到次级淋巴组织抗原(如脾脏)之前一直处于静止状态。在 T 细胞的协助下,B 细胞活化可导致浆细胞(无论是寿命长短)出现和记忆 B 细胞生成。初始 B 细胞表达细胞表面免疫球蛋白,但只有浆细胞具有抗体分泌功能。记忆 B 细胞也表达细胞表面免疫球蛋白。当记忆 B 细胞再次接触到相同抗原时,可能快速增殖分化为浆细胞。但是,记忆 B 细胞不会分泌免疫球蛋白。

长寿命浆细胞可以在骨髓和脾脏的特殊微环境中持续存在数年,甚至在无抗原刺激的情况下持续产生抗体,长寿命浆细胞是 B 细胞来源的终末分化细胞,具有很强的抗药性。在致敏者中检测到的抗 HLA 抗体中大部分由长寿命浆细胞产生。

浆细胞似乎对临床移植中常用的大部分免疫调节剂都具有耐药性[48,49]。其作用机制不涉及白介素-2,同时也不会被钙调磷酸酶抑制剂或白介素-2 受体的抗体显著抑制。浆细胞既不表达阿仑单抗的靶点 CD52,也不表达 CD20,它们似乎对抗 CD20 抗体利妥昔单抗具有耐药性。事实上,我们的研究小组最近发现,浆细胞对 IVIG、利妥昔单抗和即复宁的脱敏治疗具有耐药性[48,49]。

DSA 的出现只是体液排斥反应的第一步。随后是抗体与同种异体抗原发生结合。此时,采用免疫组化分析方法无法检测出移植肾血管内皮的供体特异性 IgG 和 IgM,即使在明确发生抗体介导的排斥反应(AMR)的情况下也是如此[15,50]。肾小管周毛细血管 C4d 呈阳性为同种异体移植抗体结合提供了间接证据,但 C4d 无活性,而且不会损伤移植肾[14,43]。然而,之后出现的末端补体激活与肾脏损害相关[44]。细胞膜攻击补体 C5b-9 复合物,介导炎性细胞因子的嗜中性粒细胞流入和合成,并可能直接导致细胞损伤、细胞凋亡和坏死[34,56]。同样,过敏毒素 C5a 是嗜中性粒细胞和巨噬细胞的化学诱导物。C5a 受体激活内皮细胞、中性粒细胞和巨噬细胞等产生细胞因子、趋化因子和黏附分子[6,7],并且可能介导细胞凋亡[28,57]。抗体已被证明可以通过补体依赖性机制导致内皮细胞受损[67]。

有关同种异体器官移植的研究目前似乎发展到了探讨同种异体移植物抗体耐受性阶段。有学者首先提出并成功建立了 ABO 不相容的同种异体移植。此外,在同种致敏的肾移植受体也发现了相关的证据[52]。调节机制目前尚不清楚;然而,有数据表明,抗细胞凋亡

分子(如加氧酶 1、Bcl-xl 和 Bcl-2)的刺激在早期可能具有重要的作用[52]。我们中心发现,功能正常的 ABO 血型不相容同种异体肾移植物在移植 1 年后出现了与 ABO 相容移植不同的独特移植物内基因表达模式[46]。在人类 ABO 血型不相容的移植物中也发现了分子适应性证据。我们认为,与交叉配型阳性反应的肾移植受体相比,ABO 血型不相容受体的适应性证据更为明显。

在了解了抗体的生成机制之后,结合现有的临床研究结果,研究人员构建了致敏肾移植受体的同种异体抗体生成和抗体介导排斥原理模型。在此模型中,基线 DSA 代表长寿命浆细胞的产物,长寿命浆细胞往往导致机体对当前治疗方法产生耐受性。脱敏治疗的主要作用是清除或阻滞 DSA,对抗体的生成过程没有明显的影响。移植后,主要通过以前存在的浆细胞和不断转化为浆细胞的记忆 B 细胞产生同种异体抗体,记忆 B 细胞转化为浆细胞是移植后低水平 DSA 患者发生体液性排斥反应的主要机制。

高水平 DSA 患者的基线体液排斥反应与记忆 B 细胞的应答以及已存在的浆细胞产生 DSA 抗体有关。我们推定,初始 B 细胞分化并非基线或体液排斥发作期间的抗体产生机制。我们之所以作出上述推断,是因为我们根据临床观察发现,即使在采用兔抗人胸腺细胞免疫球蛋白(即复宁)(可减少 T 细胞的影响)或利妥昔单抗(消除以前存在的初始 T 细胞)治疗的患者当中也可以发生体液排斥反应。

由于基线 DSA 主要由长寿命浆细胞产生,因此,我们和其他研究人员都尝试寻找有效清除致敏受体浆细胞的药物。硼替佐米在体外可引起浆细胞凋亡,但是,在利妥昔单抗、IVIG 或即复宁中没有观察到此种效果[48,49]。随后,我们在致敏患者中开展了硼替佐米单一疗法的剂量升级研究[10]。硼替佐米可以显著降低某些患者的骨髓衍生浆细胞(图 24-4),从而增强 PE 降低 DSA 水平的能力,为一部分不能够单独使用 PE 的患者提供了移植的机会。然而,硼替佐米由于生物利用度不佳导致作用有限,据报道,最近有 2 例未使用 PE 的患者在单独使用硼替佐米时未能产生相应效果[53]。

总之,现有的证据表明,硼替佐米对血浆细胞还是有一定作用的。临床医生据此已经开发出多发性骨髓瘤的治疗新方案。然而,长期使用会增加药物毒性。目前还不清楚长期治疗能否消除致敏患者血清中更多的浆细胞或者使其 DSA 水平进一步降低。

目前,对于抗体的产生机制及其对移植肾的影响

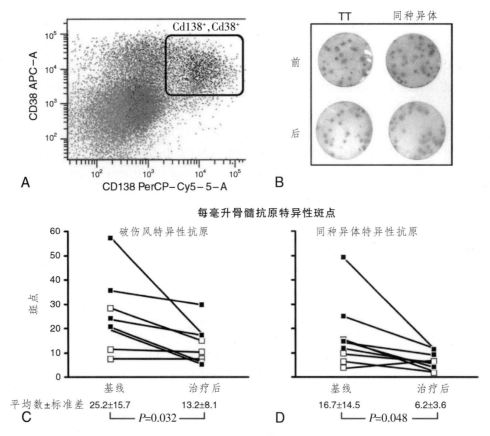

图 24-4　蛋白酶体抑制剂消除抗原特异性骨髓来源的浆细胞。(A)富集在骨髓中的浆细胞(CD138⁺、CD38⁺)代表性流式细胞术。(B)代表性 ELISPOT 显示出现大量破伤风类毒素(TT)和 HLA(同种异体)预处理的特异性单个浆细胞(斑点)，具有蛋白酶体抑制作用的抗原特异性浆细胞数量减少(破伤风特异性浆细胞的 P=0.032,HLA 特异性浆细胞的 P=0.048)。4 名患者接受 1 个疗程的 4 种剂量治疗方案(空心正方形)，另外 4 名患者接受 4 个疗程的 4 种剂量治疗方案(闭合正方形)。(From Diwan T, Raghavaiah S, Burns J, et al. Proteasome inhibition depletes normal human plasma cells and enhances anti-donor antibody reduction in sensitized renal allograft candidates. Transplantation 2011;91:536, with permission.)(扫码看彩图)

研究还处于起步阶段,未来几年,研究人员可能会在这个领域取得重大的进展。

对移植物的影响，研究人员将力争在这个具有挑战性的新领域内不断地取得进展。

结论

对存在供体特异性抗体(DSA)的患者接受血型不相容活体肾脏移植的治疗手段还在不断发展之中。在许多情况下，配对捐献或可接受错配位点能够避免这些障碍。然而,对于一些患者而言,DSA 阳性或 ABO 血型不相容的肾移植可能是最佳治疗方案。由于患者的免疫风险高低不等，所以应当根据抗体介异损害的风险为患者"量身定制"个性化治疗方案。临床上已经出现了一些针对 DSA 阳性移植患者的新颖疗法,例如使用依库珠单抗预防和减少移植早期 AMR 的发生。然而，慢性损伤仍然是这些患者目前需要解决的主要问题之一。未来研究工作的重点是抗体的产生机制及其

（付迎欣 李恩博 译　赵杰 校）

参考文献

1. Bentall A, Herrera LP, Dean PG, et al. ABO incompatible vs positive crossmatch kidney transplants: do differences in capillaritis correlate with outcome? Am J Transplant 2012;12(s3):151.
2. Bentall A, Cornell LD, Gloor JM, et al. Five year outcomes in living donor kidney transplants with a positive crossmatch. Am J Transplant 2013;13(1):76-85. Epub 2012 Oct 16. doi: 10.1111/j.1600-6143.2012.04291.x.
3. Bray RA, Nolen JDL, Larsen C, et al. Transplanting the highly sensitized patient: the Emory Algorithm. Am J Transplant 2006;6:2307.
4. Burns JM, Cornell LD, Perry DK, et al. Alloantibody levels and antibody mediated rejection early after positive crossmatch kidney transplantation. Am J Transplant 2008;8:2684.
5. Cosio FG, Grande JP, Wadei H, et al. Predicting subsequent decline in kidney allograft function from early surveillance biopsies. Am J Transplant 2005;5:2464.
6. Cragg MS, Howat WJ, Bloodworth L, et al. Complement

mediated cell death is associated with DNA fragmentation. Cell Death Differ 2000;7:48.

7. Czermak BJ, Sarma V, Bless M, et al. In vitro and in vivo dependency of chemokine generation on C5a and TNF-α. J Immunol 1999;162:2321.

8. Dean PG, Park WD, Cornell LD, et al. Intragraft gene expression in positive crossmatch kidney allografts: ongoing inflammation mediated chronic antibody-mediated damage. Am J Transplant 2012;12:1551–63.

9. de Klerk M, Witvliet MD, Haase-Kromwijk BJ, et al. A highly-efficient living donor kidney exchange program for both blood type and crossmatch incompatible recipient combinations. Transplantation 2006;82:1616.

10. Diwan T, Raghavaiah S, Burns J, et al. Proteasome inhibition depletes normal human plasma cells and enhances anti-donor antibody reduction in sensitized renal allograft candidates. Transplantation 2011;91:536.

11. Doxiadis IIN, Class FHJ. Transplantation of highly sensitized patients via the acceptable mismatch program or desensitization? We need both. Curr Opin Organ Transplant 2009;14:410.

12. El-Zoghby ZM, Stegall MD, Lager DJ, et al. Identifying specific causes of kidney allograft loss. Am J Transplant 2009;9:527.

13. Everly MJ, Everly JJ, Arend LJ, et al. Bortezomib provides effective therapy for antibody and cell-mediated rejection. Transplantation 2008;86:1754.

14. Feucht HE, Schneeberger H, Hillebrand G, et al. Capillary deposition of C4d complement fragment and early renal graft loss. Kidney Int 1993;43:1333.

15. Fidler ME, Gloor JM, Lager DJ, et al. Histologic findings of antibody-mediated rejection in ABO blood-group-incompatible living-donor kidney transplantation. Am J Transplant 2004;4:101.

16. Fuchinoue S, Ishii Y, Sawada T, et al. The 5-year outcome of ABO-incompatible kidney transplantation with rituximab induction. Transplantation 2011;91:853.

17. Galliford J, Charif R, Chan KK, et al. ABO incompatible living renal transplantation with a steroid sparing protocol. Transplantation 2008;86:901.

18. Gebel HM, Bray RA, Nickerson P. Pre-transplant assessment of donor-reactive HLA-specific antibodies in renal transplantation: contraindication vs. risk. Am J Transplant 2003;3:1488.

19. Genberg H, Kumlien G, Wennberg L, et al. ABO-incompatible kidney transplantation using antigen-specific immunoadsorption and rituximab: a 3 year follow-up. Transplantation 2008;85:1745.

20. Gentry SE, Montgomery RA, Segev DL. Kidney paired donation: fundamentals, limitations and expansions. Am J Kidney Dis 2011;57:144.

21. Gibson IW, Gwinner W, Brocker V, et al. Peritubular capillaritis in renal allografts: prevalence, scoring system, reproducibility and clinicopathological correlates. Am J Transplant 2008;8:819.

22. Gloor JM, DeGoey SR, Pineda AA, et al. Overcoming a positive crossmatch in living donor kidney transplantation. Am J Transplant 2003;3:1017.

23. Gloor JM, Lager DJ, Moore SB, et al. ABO-incompatible kidney transplantation using both A2 and non-A2 living donors. Transplantation 2003;75:971.

24. Gloor JM, Stegall MD, Cosio FC, et al. Histologic findings in renal allografts one year after positive crossmatch or ABO incompatible kidney transplantation. Am J Transplant 2006;6:1841.

25. Gloor JM, Cornell LD, Winters JL, et al. Peritubular capillaritis and C4D immunostaining, circulating donor specific anti-HLA antibodies, and transplant glomerulopathy in positive crossmatch kidney transplantation. Am J Transplant 2010;10(Suppl. 4):46.

26. Gloor J, Cosio F, Lager DJ, et al. The spectrum of antibody-mediated renal allograft injury: implications for treatment. Am J Transplant 2008;8:1367.

27. Glotz D, Antoine C, Julia P, et al. Desensitization and subsequent kidney transplantation of patients using intravenous immunoglobulin. Am J Transplant 2002;2:758.

28. Guo RF, Huber-Lang M, Wang X, et al. Protective effects of anti-C5a in sepsis-induced thymocyte apoptosis. J Clin Invest 2000;106:1271.

29. Haas M, Montgomery RA, Segev DL, et al. Subclinical acute antibody-mediated rejection in positive crossmatch renal allografts. Am J Transplant 2007;7:576.

30. Haririan A, Nogueira J, Kukuruga D, et al. Positive cross-match living donor kidney transplantation: longer-term outcomes. Am J Transplant 2009;9:536.

31. Herzenberg AM, Gill JS, Djurdev O, et al. C4d deposition in acute rejection: an independent long-term prognostic factor. J Am Soc Nephrol 2002;13:234.

32. Issaa N, Cosio FG, Gloor JM, et al. Transplant glomerulopathy: risk and prognosis related to anti-human leukocyte antigen class II antibody levels. Transplantation 2008;15:681.

33. Jordan SC, Tyan D, Stablein DM, et al. Evaluation of intravenous immunoglobulin as an agent to lower allosensitization and improve transplantation in highly sensitized adult patients with end-stage renal disease: report of the NIH IG02 trial. J Am Soc Nephrol 2004;15:3256.

34. Kilgore KS, Ward PA, Warren JS. Neutrophil adhesion to human endothelial cells is induced by the membrane attack complex: the roles of P-selectin and platelet activating factor. Inflammation 1998;22:583.

35. Lee P-C, Terasaki PI, Takemoto SK, et al. All chronic rejection failures of kidney transplants were preceded by the development of HLA antibodies. Transplantation 2003;74:1192.

36. Lefaucheur C, Nochy D, Andrade J, et al. Comparison of combination plasmapheresis IVIg/anti-CD20 versus high-dose IVIg in the treatment of antibody mediated rejection. Am J Transplant 2009;9:1099.

37. Lefaucher C, Loupy A, Hill GS, et al. Preexisting donor-specific HLA antibodies predict outcome in kidney transplantation. J Am Soc Nephrol 2010;21:1398.

38. Loupy A, Suberbielle-Boissel C, Hill GS, et al. Outcome of subclinical antibody-mediated rejection in kidney transplant recipients with preformed donor-specific alloantibody. Am J Transplant 2009;9:2561.

39. Montgomery RA, Zachary AA, Ratner LE, et al. Clinical results from transplanting incompatible live donor kidney donor/recipient pairs using kidney paired donation. JAMA 2005;294:1655.

40. Montgomery RA, Zachary AA. Transplanting patients with a positive donor-specific crossmatch: a single center's perspective. Pediatr Transplant 2004;8:535.

41. Montgomery RA, Lonze BE, King KE, et al. Desensitization in HLA-incompatible kidney recipients and survival. N Engl J Med 2011;365:318.

42. Montgomery JR, Berger JC, Warren DS, et al. Outcomes of ABO-incompatible kidney transplantation in the United States. Transplantation 2012;93:603.

43. Nickeleit V, Zeiler M, Gudat F, et al. Detection of the complement degradation product C4d in renal allografts: diagnostic and therapeutic implications. J Am Soc Nephrol 2002;13:242.

44. Nishi S, Imai N, Ito Y, et al. Pathologic study on the relationship between C4d, CD59 and C5b-9 in acute renal allograft rejection. Clin Transplant 2004;11:18.

45. Patel R, Terasaki PI. Significance of the positive crossmatch test in kidney transplantation. N Engl J Med 1969;280:735.

46. Park WD, Grande JP, Ninova D, et al. Accommodation in ABO-incompatible kidney allografts, a novel mechanism of self-protection against antibody-mediated injury. Am J Transplant 2003;3:952.

47. Pei R, Lee JH, Shih N-J, et al. Single human leukocyte antigen flow cytometry beads for accurate identification of human leukocyte antigen antibody specificities. Transplantation 2003;75:43.

48. Perry DK, Pollinger HS, Burns JM, et al. Two novel essays of antibody-secreting cells demonstrating resistance to desensitization with IVIG and rATG. Am J Transplant 2008;8:133.

49. Perry DK, Burns JM, Pollinger HS, et al. Proteasome inhibition causes apoptosis of normal human plasma cells preventing alloantibody production. Am J Transplant 2009;9:201.

50. Racusen LC, Colvin RB, Solez K, et al. Antibody-mediated rejection criteria – an addition to the Banff '97 classification of renal allograft rejection. Am J Transplant 2003;3:708.

51. Rees MA, Kopke JE, Pelletier RP, et al. A non-simultaneous extended altruistic donor chain. N Engl J Med 2009;360:1096.

52. Salama AD, Delikouras A, Pusey CD, et al. Transplant accommodation in highly sensitized patients: a potential role for Bcl-xL and alloantibody. Am J Transplant 2001;1:260.

53. Sberro-Soussan R, Zuber J, Suberbielle-Boissel C, et al. Boretzomib as the sole post-renal transplantation desensitization agent does not decrease donor-specific anti-HLA antibodies. Am J Transplant 2010;10:681.

54. Schwartz J, Stegall MD, Kremers WK, et al. Complications, resource utilization, and cost of ABO incompatible living donor kidney transplantation. Transplantation 2006;82:155.

55. Segev DL, Gentry SE, Warren DS, et al. Kidney paired

donation and optimizing the use of live donor organs. JAMA 2005;293:1883.

56. Shibata T, Cosio FG, Birmingham DJ. Complement activation induces the expression of decay-accelerating factor on human mesangial cells. J Immunol 1991;147:3901.

57. Shieferdecker HL, Schlaf G, Jungermann K, et al. Functions of anaphylatoxin C5a in rat liver: direct and indirect actions on nonparenchymal and parenchymal cells. Int Immunopharmacol 2001;1:469.

58. Shimmura H, Tanabe K, Ishida H, et al. Lack of correlation between results of ABO-incompatible living kidney transplantation and anti-ABO blood type antibody titers under our current immunosuppression. Transplantation 2005;80:985.

59. Slifka MK, Antia R, Whitmire JK, et al. Humoral immunity due to long-lived plasma cells. Immunity 1998;8:363.

60. Stegall MD, Dean PG, Gloor JM. ABO-incompatible kidney transplantation. Transplantation 2004;78:635.

61. Stegall MD, Dean PG, McBride MA, et al. Organ Procurement and Transplantation Network/United Network for Organ Sharing Kidney/Pancreas Transplantation Committee: Survival of mandatorily shared cadaveric kidneys and their paybacks in the zero mismatch era. Transplantation 2002;74:670.

62. Stegall MD, Gloor JM, Winters J, et al. A comparison of plasmapheresis vs high-dose IVIG desensitization in renal allograft recipients with high levels of donor specific alloantibody. Am J Transplant 2006;6:346.

63. Stegall MD, Dean PG, Gloor JM. Mechanisms of alloantibody production in sensitized renal allograft recipients. Am J Transplant 2009;9:998.

64. Stegall MD, Diwan T, Raghavaih S, et al. Terminal complement inhibition decreases antibody mediated rejection in sensitized renal transplant recipients. Am J Transplant 2011;11:2405.

65. Tanabe K, Takahashi K, Sonda K, et al. Long-term results of ABO-incompatible living kidney transplantation. Transplantation 1998;65:224.

66. Trivedi HL, Terasaki PI, Feroz A, et al. Abrogation of anti-HLA antibodies via proteasome inhibition. Transplantation 2009;87:1555.

67. Valenzuela NM, Reed EF. The link between major histocompatibility complex antibodies and cell proliferation. Transplant Rev 2011;25:154.

68. Vo AA, Lukovsky M, Toyoda M, et al. Rituximab and intravenous immune globulin for desensitization during renal transplantation. N Engl J Med 2008;359:242.

69. Walsh RC, Everly JJ, Brailey P, et al. Proteasome inhibitor-based primary therapy for antibody-mediated renal allograft rejection. Transplantation 2010;89:277.

70. West LJ. ABO-incompatible hearts for infant transplantation. Curr Opin Organ Transplant 2011;16:548.

71. Worthington JE, Martin S, Al-Husseini DM, et al. Post-transplant production of donor HLA-specific antibodies as a predictor of renal transplant outcome. Transplantation 2003;75:1034.

72. United Network for Organ Sharing. Available online at: www.unos.org [accessed 18.05.12].

73. Wavamunno MD, O'Connell PJ, Vitalone M, et al. Transplant glomerulopathy: ultrastructural abnormalities occur early in longitudinal analyses of protocol biopsies. Am J Transplant 2007;7:2757.

第 25 章

活体捐献中的肾脏配对捐献方案

Sommer E. Gentry · Dorry L. Segev

全世界范围内，可以接受移植的受选者远远多于适宜的器官。一种新兴的模式,肾脏配对捐献(KPD),也称为肾脏交换或配对交换,通过使那些可能不适于他们指向受者的捐献者参加一项相互受益的器官交换来增加活体肾脏捐献。这既需要协作努力来收集不适合配对的供受者信息,又要收集其他形式的参与者,例如非定向的捐献者（无私捐献者）和适合的供受者信息,然后通过手动或计算的过程来选择适当的配对[28]。

在这一章中，我们总结了世界各地一些成功的 KPD 案例的共同特征和独特之处[6],包括韩国、荷兰、加拿大、英国和美国。在此过程中,我们回顾了现代 KPD 的主要组成部分。而且,回顾这些区别也使得那些实施这一令人激动的新模式的团队坚定了信心。对于那些可能延缓或限制这一方案的缺陷,有相反的例子可以证明 KPD 的这些缺点并不是实施的障碍。

肾脏配对捐献的开始

在传统的 2 元或 3 元 KPD(图 25-1)中,2 个或更多不相符的供受者交换肾脏来得到 2 对或更多相符的配对。这需要互惠的配对,使得每一个肾脏捐献者的定向受者可以与另一个供体配合从而接受移植。这也要

求方案中的所有供者同时捐献,从而避免发生以下情况,也就是一个供者捐献了,但是其他供者拒绝捐献,导致他的定向受者不能接受移植。

HLA 配型的地位

韩国拥有最长的 KPD 历史，其方案建立于 1991 年。到 2003 年,韩国移植中心的配对捐献已经有超过 10% 的活体肾脏捐献[23]。韩国在活体肾脏移植的成就强调了供受者之间人类白细胞抗原(HLA)的相似匹配。活体供体必须与受者具有一个以上的 DR 抗原相容或四个 A/B 抗原中有两个相容。那些被认为不相容的供受体,30% 是 HLA 错配超过了上述标准,65% 是血型不相容,只有 5% 是交叉配合试验阳性[12]。在荷兰,与之不同,大约一半的供受体不相容是交叉配合试验阳性,另一半是血型不相容[26]。韩国人在活体捐献上对 HLA 匹配的限制使得较多的供受者进入 KPD 分组中,但同时也使得一些可能的交换被排除掉了。在其他大多数方案中,只有具有供体特异性抗 HLA 抗体(或抗 ABO 抗体)才被视为不相容的配对,而不是指 HLA 错配。而且,HLA 配对程度在 KPD 配合顺序上并不重要,除非非要达到少见的 HLA 零错配。

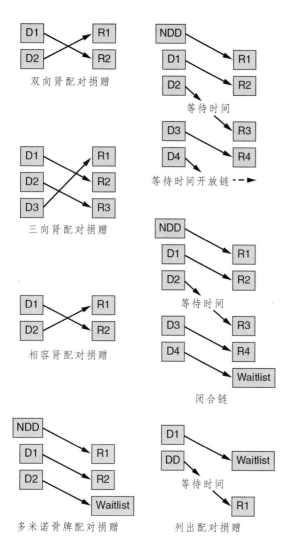

图 25-1　各种配对捐献术语。图为各种配对捐献中的非定向供体(NDD)或利他供体、与不相容供体匹配的受体(R)以及等候名单受体 (D)。(Reprinted with permission from Gentry SE, Montgomery RA, Segev DL. Kidney paired donation: fundamentals, limitations, and expansion. Am J Kidney Dis 2011;57:144-51.)

(图中文字:)
双向肾配对捐赠

等待时间
等待时间开放链

三向肾配对捐赠

等待时间

相容肾配对捐赠

闭合链

多米诺骨牌配对捐赠

等待时间
列出配对捐赠

法律限制

在许多国家,活体器官捐献的法律限制在 KPD 开展中具有重要作用。2005 年,美国为了强调这种做法不会与国家器官移植法案(NOTA)对活体捐献器官买卖的禁止条款相抵触,用名词"肾脏配对捐献"代替了"肾脏交换",因为"肾脏交换"定义为出于价值原因的交换。2007 年 12 月,美国颁布了一部新的法律,即 710 号决议,称为《Charlie W. Norwood 活体捐献法案》,该法案澄清了 KPD 并不违反 NOTA。这部法案使得联合器官分享网络在建立由美国政府资助和监管的全国性KPD 登记系统方面所做出的努力成为可能。在英国,只

有亲属和那些与接受者具有强烈情感关系的捐献者才被允许成为活体器官捐献者,直到 2006 年允许肾脏交换的法律才得以颁布[14]。在印度,每一对交换都必须得到相应地区授权委员会的批准[22],有效地减少了地区内行为的发生。

匿名性

美国传统的做法是在手术前严格保证 KPD 参与者的匿名性,而在手术后如果所有成员都同意则可以会面[21]。在荷兰,一项试点研究表明患者倾向于匿名,因此该国的交换方案在整个过程中始终保持匿名性[17]。在德国,匿名的 KPD 是被禁止的,所以交换只有在不相容供受者会面后才能得以进行[11]。在罗马尼亚,在 2001 到 2005 年间,一个中心进行了 56 对移植,该小组认为保持 KPD 配对匿名是不必要的,也是很难达到的,因此他们鼓励在移植前后的开放交流。

供者前往还是器官转运

荷兰是一个人口密集的紧密国家,因此供者可直接前往他们配对的受者接受移植和治疗的移植中心[6]。而美国具有更大的国土面积,供体器官通常是转运到受者所在中心[29]。一项大规模研究显示,8 小时冷缺血并不会对活体捐献肾脏造成显著损伤,而一项病例报告说明这种做法很方便[20],美国医生因此越来越接受这种活体捐献肾脏的转运方式[30]。在加拿大,标准做法是供者前往受者所在中心[7]。

经济问题

在美国,金钱问题是 KPD 中常见的复杂因素。尚没有谁担负不相容供体评估中的花费,这其中的某些人并不捐献,也没有谁负担组织配型和维护配对捐献登记系统的费用。一些人试图扩大标准获取费用的概念至 KPD,这一概念是美国用于负担心跳停止捐献器官的相关花费[25]。这似乎也得到了保险业界的青睐[13]。

不相容配对的扩展

在每一项 KPD 方案中,许多不相容配对难以找到配对的机会。因为 O 型供体更容易与其受者相容,这就造成了血型的不平衡性,不相容配对中 O 型供体远

远少于 O 型受体[9]。有些方案中还有很多高致敏的等待者，他们很难找到相容的配对。这种不平衡限制了交换的机会，导致方案的革新（图 25-1），例如将配对扩展至 3 对以上[27]，将脱敏治疗作为交换方案的一部分[19]，以及纳入相容配对[10]和非定向供体[24]，所有这些都能够增加不相容配对得以成功移植的比例。图 25-1 展示了一种不太常见的方法，美国新英格兰地区实施了这种方法：即跨名单配对捐献（也称为跨名单交换），不相容活体捐献者将器官捐献给一个心脏死亡供体等待名单上的陌生人，他定向的受者可以在等待将来相容的心脏死亡供体的等待名单上获得优先的地位。

非定向捐献的地位

在连锁或多米诺配对捐献中，非定向或无私捐献者启动一系列配对捐献，他捐献给一个配对的受体，此受体的供者成为下一个受者的供者（图 25-1）。在这个系列的末尾，一名不相容配对的供体因为没有配对而未能捐献。这名供者可以立刻捐献给一名心脏死亡供体等待名单上的候选者，从而结束这一系列（多米诺配对捐献）。另外，最后一名捐献者也可以等待（几个月或以上）成为桥连供者，捐献给另一个不相容配对的受者来开始另一个系列的捐献（开放连锁或非同时扩大无私捐献系列）。

非定向捐献者在配对捐献中特别有价值，因为非定向捐献者没有与必须得到肾脏的特别候选者配对，从而使互利相容性要求易于满足。而且，食言行为不会直接损害一个配对（因为没有个体会在其配对的受者未能接受移植的情况下捐献），即便如此，食言行为也会导致连锁中断，于是，心脏死亡供体等待名单上的最后一名患者（中止系列的患者）将无法接受移植。最后，O 型供体在非定向供体中比配对供体中更常见（图 25-2）。

在非定向供体被纳入 KPD 的方案中，非定向供体常常成为移植计划的核心。在荷兰，非定向供体只与已经尝试通过传统肾脏交换未完成的不相容配对进行配对。而且，荷兰非定向供体的分配是基于移植中心的，而不是国家层面的[26]。

开放连锁或终止连锁孰能增加移植尚有争议。开放连锁存在无限循环的可能，直观上更有吸引力，但是，在实际操作中，桥接供体的血型分布（图 25-2）使其很难配对[8]。受者移植与供者捐献之间时间过长，可能导致一些桥接捐献者拒绝捐献。实际操作中，美国所

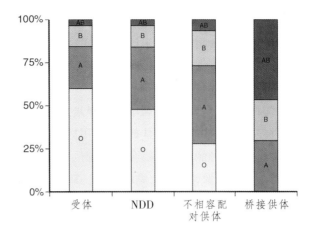

图 25-2　不相容配对受体、非定向供体（NDD）、不相容配对供体以及扩大标准的桥接供体之间的血型分布。(From Gentry SE, Montgomery RA, Swihart BJ, et al. The roles of dominos and nonsimultaneous chains in kidney paired donation. Am J Transplant 2009;9:1330-6.)

有运行中的登记系统都会在桥接供体等待时间过长或不可避免等待较长时间时关闭这一连锁。

配对的目标

对于任何一个方案来说，决定哪一个不相容配对、相容配对和非定向供体一起进行匹配是非常重要的。在最基本的层面，每一个供者应该与他或她的捐献对象血型和组织配型相容。例外的情况包括：某些中心有 ABO 不相容或 HLA 不相容脱敏治疗的经验。这些中心希望将肾脏交换与脱敏治疗结合来更多地为那些难以配对的患者进行移植[19]。

匹配算法

不单捐献者要成功为 KPD 登记系统中的候选者捐献，配对参与者还要尽可能使得更多的患者获得更大的受益，这就需要复杂的数学计算和专业的最佳公式系统[28]。这对此处叙述的任何 KPD 的变化或扩展也是通用的。如图 25-1 所示，我们使用"匹配组合"这个词运用到 2 对、3 对或连锁移植中。在一个庞大的配对捐献登记系统中，"匹配"是指选择一组不重叠的匹配组合来进行移植。

KPD 登记系统中匹配的决定必须是交互的，因为选择一组匹配组合就意味着其他潜在使用相同参与者的匹配组合被放弃了。一些表面上有效的匹配忽视了

这种交互性。例如,将所有匹配组合排序后首先选择最好的匹配组合再递次选择是不明智的。这种排序虽然在一些登记系统中应用[15],却可能相比于更好的匹配公式导致较少的移植。

有两种方法可以从候选名单中选择最好的匹配组合:穷举搜索和整数规则(最佳的)。使用穷举搜索时,计算机列出所有可能的匹配组合并比较他们来找到最好的匹配方案,就像韩国登记系统做的一样[16]。穷举搜索只适用于小容量登记系统,因为不同匹配组合的可能性急剧增加。整数规则模型,包括一些专用于配对捐献问题的公式[1],使用数学方法来寻找和验证最佳配合方案而不需要准确地列出所有可能性。

登记规模

尽管匹配组合公式很重要,但增加不相容配对匹配成功机会的最重要的方法是增加登记数量。所有候选者都将从候选库扩大得到益处,但是对那些致敏的候选者获益更大。例如,美国全国范围内的登记使得致敏候选者接受肾交换移植的机会增加了6倍[28]。

大型程序相对小型程序的优势对世界各地注册中心的整合产生了影响。加拿大、英国、荷兰,每个国家有1000万人口,已经建立了全国性的KPD登记系统[6]。在韩国,KPD一般是在大型中心单独进行的[6]。一项美国的单中心方案,通过借助于相容配对,已经将其方案应用到1/3以上的活体肾移植病例中[3]。在美国,有多种竞争的模式:单中心方案、多中心协作,以及联合器官分享网络试图建立一个全国性的与国家心脏死亡供体分配系统整合的登记系统[2]。美国的各种登记系统为各种人群服务并互相重叠,因为许多不相容配对在多家中心进行了登记。如果登记者分散到小容量系统而不是在一个大容量系统,则只有少数不相容配对和更少的致敏候选者能够找到配合的个体,扩大多系统整合为大家所重视,正如最近所讨论的一样[5]。

超越国家界限

在北美,美国和加拿大之间至少发生过一次KPD方案[29]。2012年6月,希腊法律修正后,首次允许非亲缘关系器官捐献和KPD,一对希腊夫妇成为美国KPD连锁中的一分子。这件事将建立国际性KPD系统以在世界范围内分享器官引入议程[4],尽管这样做的相关问题仍存在激烈争议。

肾脏配对捐献的前景

KPD已被证实是一项解决活体捐献不相容的有效策略。2001年,只有12对美国移植是通过配对捐献进行的,但是,10年后的2011年,这一数字是574(当年活体肾脏移植的10%),KPD成为成长最快的活体捐献移植策略。媒体开始关注这一模式,更多的医生也开始熟悉它的变化,并将大力推动配对捐献的扩展。我们相信这一领域的革新将使更多的供体不相容候选者从肾脏移植中受益。

(方振宇 译 莫春柏 校)

参考文献

1. Abraham DJ, Blum A, Sandholm T. Clearing algorithms for barter exchange markets: enabling nationwide kidney exchanges. In: Proceedings of the 8th ACM conference on Electronic commerce. San Diego, California, USA: ACM; 2007. p. 295–304.
2. Akkina SK, Muster H, Steffens E, et al. Donor exchange programs in kidney transplantation: rationale and operational details from the north central donor exchange cooperative. Am J Kidney Dis 2011;57:152–8.
3. Bingaman AW, Wright Jr FH, Kapturczak M, et al. Single-center kidney paired donation: the Methodist San Antonio experience. Am J Transplant 2012;12:2125–32.
4. Connolly JS, Terasaki PI, Veale JL. Kidney paired donation – the next step. N Engl J Med 2011;365:868–9.
5. Feng S, Melcher ML, Blosser C, et al. Dynamic challenges inhibiting optimal adoption of kidney paired donation: findings of a consensus conference. Am J Transplant 2013; (in press).
6. Ferrari P, de Klerk M. Paired kidney donations to expand the living donor pool. J Nephrol 2009;22:699–707.
7. Fortin MC, Williams-Jones B. Who should travel in kidney exchange programs: the donor, or the organ? Open Med 2011;e23–5.
8. Gentry SE, Montgomery RA, Swihart BJ, et al. The roles of dominos and nonsimultaneous chains in kidney paired donation. Am J Transplant 2009;9:1330–6.
9. Gentry SE, Segev DL, Montgomery RA. A comparison of populations served by kidney paired donation and list paired donation. Am J Transplant 2005;5:1914–21.
10. Gentry SE, Segev DL, Simmerling M, et al. Expanding kidney paired donation through participation by compatible pairs. Am J Transplant 2007;7:2361–70.
11. Giessing M, Deger S, Roigas J, et al. Cross-over kidney transplantation with simultaneous laparoscopic living donor nephrectomy: initial experience. Eur Urol 2008;53:1074–8.
12. Huh KH, Kim MS, Ju MK, et al. Exchange living-donor kidney transplantation: merits and limitations. Transplantation 2008;86:430–5.
13. Irwin FD, Bonagura AF, Crawford SW, et al. Kidney paired donation: a payer perspective. Am J Transplant 2012;12:1388–91.
14. Johnson RJ, Allen JE, Fuggle SV, et al. Early experience of paired living kidney donation in the United Kingdom. Transplantation 2008;86:1672–7.
15. Keizer KM, de Klerk M, Haase-Kromwijk BJ, et al. The Dutch algorithm for allocation in living donor kidney exchange. Transplant Proc 2005;37:589–91.
16. Kim BS, Kim YS, Kim SI, et al. Outcome of multipair donor kidney exchange by a web-based algorithm. J Am Soc Nephrol 2007;18:1000–6.

17. Kranenburg LW, Visak T, Weimar W, et al. Starting a crossover kidney transplantation program in the Netherlands: ethical and psychological considerations. Transplantation 2004;78:194–7.

18. Lucan M. Five years of single-center experience with paired kidney exchange transplantation. Transplant Proc 2007;39:1371–5.

19. Montgomery RA. Living donor exchange programs: theory and practice. Br Med Bull 2011;98:21–30.

20. Montgomery RA, Katznelson S, Bry WI, et al. Successful three-way kidney paired donation with cross-country live donor allograft transport. Am J Transplant 2008;8:2163–8.

21. Montgomery RA, Zachary AA, Ratner LE, et al. Clinical results from transplanting incompatible live kidney donor/recipient pairs using kidney paired donation. JAMA 2005;294:1655–63.

22. Pahwa M, Saifee Y, Tyagi V, et al. Paired exchange kidney donation in India: a five-year single-center experience. Int Urol Nephrol 2012;44:1101–5.

23. Park K, Lee JH, Huh KH, et al. Exchange living-donor kidney transplantation: diminution of donor organ shortage. Transplant Proc 2004;36:2949–51.

24. Rees MA, Kopke JE, Pelletier RP, et al. A nonsimultaneous, extended, altruistic-donor chain. N Engl J Med 2009;360:1096–101.

25. Rees MA, Schnitzler MA, Zavala EY, et al. Call to develop a standard acquisition charge model for kidney paired donation. Am J Transplant 2012;12:1392–7.

26. Roodnat JI, Zuidema W, van de Wetering J, et al. Altruistic donor triggered domino-paired kidney donation for unsuccessful couples from the kidney-exchange program. Am J Transplant 2010;10:821–7.

27. Saidman SL, Roth AE, Sonmez T, et al. Increasing the opportunity of live kidney donation by matching for two and three way exchanges. Transplantation 2006;81:773–82.

28. Segev DL, Gentry SE, Warren DS, et al. Kidney paired donation and optimizing the use of live donor organs. JAMA 2005;293:1883–90.

29. Segev DL, Veale JL, Berger JC, et al. Transporting live donor kidneys for kidney paired donation: initial national results. Am J Transplant 2011;11:356–60.

30. Simpkins CE, Montgomery RA, Hawxby AM, et al. Cold ischemia time and allograft outcomes in live donor renal transplantation: is live donor organ transport feasible? Am J Transplant 2007;7:99–107.

第 26 章

肾脏移植病理学

Alton B. Farris, Ⅲ · Lynn D. Cornell · Robert B. Colvin

同种异体移植肾活检

目前，病理活检仍然是诊断常见移植肾失功的金标准[410]。研究表明,肾活检可使移植 1 年内患者的临床误诊率降低 30%~42%，使错误治疗方案降低 38%~83%[183,185,295,410]；更重要的是,它可以使 19% 的患者避免接受不必要的免疫抑制剂治疗[295]。肾活检还是研究疾病发生机制的信息宝库，可以对动物研究和临床试验中衍生的各种理论、假说进行验证。目前,临床医师主要基于组织病理学分析以及免疫分子探针检测对结果进行判断。今后，临床上将借助定量基因表达等技术进一步提高肾活检的准确性。

本章将介绍采用光学、免疫荧光和电子显微镜(EM)等发现的同种异体肾移植术后大部分常见病变及其鉴别诊断，文献主要来自 1990 年后的人体病理学的研究资料。讨论的内容大致分为移植术后的排斥反应和非排斥反应的病理学表现,重点为急性移植物失功和慢性移植物失功的鉴别诊断。关于急性排斥反应和慢性排斥反应的分类、分级系统,将在其他章节进一步讨论。

组织活检的最佳效果

要想获得最佳组织学评估结果，至少需要采集 7 个非硬化的肾小球活检样本和 2 个动脉（比小动脉大）的活检样本[59,366]。如果只符合其中一项标准，诊断的敏感性大约为 90%，两项标准同时符合的情况下敏感性可高达 99%[59]。诊断是否充分主要取决于活检中发现的全部病变情况：即使在没有肾小球样本的情况下，只要发现一个动脉样本中存在内膜炎，即可确诊为急性细胞排斥反应（ACR）；同样地，只要有一个肾小球样本接受免疫荧光或 EM 检查，便足以确诊膜性肾小球肾炎（MGN）。与此相反，即使大部分肾皮质仅出现极其轻微的炎症细胞浸润，也不能排除排斥反应。肾皮质被膜下常出现炎症和纤维化，但不具有代表性。某些疾病仅通过肾髓质即可确诊，如急性体液性排斥反应（AHR）、多瘤病毒性肾小管间质性肾炎（PTN）。但是，即使患者的肾髓质表现正常，也不能完全排除排斥反应[403]。相对于石蜡切片，显微镜对冰冻切片的评估能力有限，诊断准确率大约为 89%[50]，因此，应尽快对活检样本进行石蜡切片染色。

光学显微镜

在肾活检病理检查中，应注意肾小球、肾小管、肾间质和小血管等病理变化，包括：①移植肾小球肾炎、肾小球病、新发或复发性肾小球肾炎；②肾小管损伤，包括空泡化、肾小管炎、肾小管萎缩或核内病毒包涵体；③动脉内膜炎、纤维素样坏死、血栓形成、肌细胞坏死、结节性玻璃样变性或慢性移植性动脉疾病；④活化单核细胞浸润、水肿、嗜中性粒细胞浸润、纤维化和瘢痕形成。特别是需要仔细地观察动脉、小动脉以及周围毛细血管（PTC），如果血管发生病变即可做出诊断。

免疫荧光可以检测标本中的 IgG、IgA、IgM、C3、C4d 和纤维蛋白沉积，C4d（补体片段）可用于识别抗体介导的排斥反应（AMR），C4d 也可在石蜡切片中进行免疫组织化学染色，其他染色主要用于复发性或新发肾小球肾炎的诊断[53]。电镜对疑似存在新发或复发性肾小球疾病以及评估 PTC 和基底膜时有一定的诊断价值[164]。

同种异体肾移植的病理诊断分类

理想的同种异体肾移植的病理诊断分类应建立在发病机制的基础之上，这样不仅有利于临床治疗，而且具有可复制性。以下是基于 Banff 方案和其他标准划分的同种异体肾脏移植的病理类型（表 26-1）[61,237]。

供肾活检

临床上对尸体供肾行穿刺活检的目的是为了确定供肾是否适用于移植。由于供肾活检还没有常规进行，也没有相关的对照试验，因此作为筛查测试的肾活检的客观病理标准尚未建立。评估供肾的一个主要问题是，供肾活检标本通常制成冰冻切片，并常由非肾脏病理学家在半夜进行评估。虽然，许多研究机构尝试将纤维化或血管病变联系起来，但即便是在白天，由专业的肾脏病理学家在永久性切片上对这些病变进行评估，效果也是十分不理想[105]。缺乏规范的评估标准可能会导致不必要的供肾浪费。在两项大型研究中，术后 1~5 年中没有发现与病理病变相关的预后[44,284]。由于排斥反应和并发症所致死亡病例逐渐减少，因此，移植物质量因素对患者和移植物生存期带来的影响越来越明显。

大部分非专业人士通过冰冻切片即可评估肾小球硬化症，由于这种评估方法简单易行，因此肾小球硬化症目前已成为最常用的供肾质量判断参数。一部分研究显示，超过 20% 的肾小球硬化症与肾移植术后预后不良有关[89,109,310]。即使在调整供体年龄、排斥反应或嵌合抗体之后，二者之间的关联性仍然很明显[310]。然而，大量研究显示，即使在调整了供体年龄[301]或肾脏功能之后[84]，仍不能确定 >20% 肾小球硬化症的主要影响因素。与预后相关的穿刺活检应至少采集 25 个肾小球样本[402]。肾楔形切除活检不具有代表性，因为其中包含了大量的外侧皮质，而该区域中血管疾病导致的肾小球硬化和纤维化往往最为严重，因此，临床推荐细针穿刺活检。

其他病变也会导致移植外科医生和病理学家放弃使用供肾。动脉内膜纤维化可增加发生移植物功能延迟恢复（DGF）的危险[172]，对移植后 2 年存活率也有轻微的影响（减少 6%）[383]。血栓性微血管病（TMA）弥漫分布伴有不到 50% 的肾小球内血栓形成时，可增加 DGF 或原发性失功的风险[301]，但对移植物的 2 年存活率没有影响[225]。据报道，糖尿病肾小球硬化[1]和 IgA 肾病可能发生逆转[169]，类似的疾病还包括 MGN[261]、狼疮性肾炎[204]、膜增生性肾小球肾炎（MPGN）[39]、先兆子痫导致的动脉内膜硬化（个人观察）。有学者建议在评定肾小球病变时运用病理学评分体系[314]，包括最近发表的马里兰病

表 26-1 同种异体肾移植疾病的病理分型

Ⅰ.免疫排斥反应
  A.超急性排斥反应
  B.急性排斥反应
    1.急性 T 细胞介导的排斥反应(急性细胞性排斥反应,C4d⁻)
      a.肾小管间质(Banff Ⅰ型)
      b.动脉内膜炎(Banff Ⅱ型)
      c.动脉纤维素样坏死/透壁性炎症(Banff Ⅲ型)
      d.肾小球(移植肾小球肾炎;Banff 未分型)
    2.急性抗体介导的排斥反应(急性体液性排斥反应,C4d⁺)
      a.肾小管损伤
      b.毛细血管炎/血栓性微血管病
      c.动脉纤维素样坏死
  C.慢性排斥反应
    1.慢性 T 细胞介导的排斥反应(T 细胞激活)
    2.慢性抗体介导的排斥反应(抗体激活,C4d⁺)
Ⅱ.同种/自身抗体介导的移植物疾病
  A.抗肾小球基底膜 Alport 综合征
  B.去氧肾上腺素缺失受者的肾病综合征
  C.TBM 抗原缺失受者的抗 TBM 疾病
  D.新发膜性肾小球肾炎
  E.抗血管紧张素 Ⅱ 受体的自身抗体综合征
Ⅲ.非排斥性损伤
  A.急性缺血性损伤(急性肾小管坏死)
  B.药物毒性
    1.钙调磷酸酶抑制剂(环孢素、他克莫司)
    2.mTOR 抑制剂(西罗莫司、依维莫司)
  C.急性肾小管间质性肾炎(药物过敏)
  D.感染(病毒、细菌、真菌)
  E.动脉或静脉血栓形成
  F.机械因素
    1.梗阻
    2.尿漏
  G.肾动脉狭窄
  H.动脉硬化
  I.新发肾小球疾病
  J.移植后淋巴组织增生性疾病
  K.慢性移植肾肾病,未分类(间质纤维化/肾小管萎缩)
Ⅳ.原发疾病复发
  A.免疫(例如,IgA 肾病、狼疮性肾炎、抗 GBM 病)
  B.代谢(例如,淀粉样变性肾病、糖尿病、草酸过多症)
  C.未知(例如,致密物沉积病、局灶节段性肾小球硬化)

mTOR,西罗莫司靶蛋白;GBM,肾小球基底膜;TBM:肾小管基底膜。

From Colvin RB, Nickeleit V. Renal transplant pathology. In: JennetteJC, Olson JL, Schwartz MM, et al., editors. Heptinstall's pathology of the kidney. Philadelphia: Lippincott-Raven, 2006. p. 1347.

理指数[254]。除了肾小球硬化外,评估参数还包括间质纤维化、肾小球体积、肾小球周围纤维化、动脉管壁厚度与管腔直径的比值、小动脉玻璃样变等。然而,上述参数是否能成为有效的鉴别指标还需进一步验证。

如果供者有肾功能不全的表现、肾脏病家族史或者年龄>60 岁,建议对供肾进行组织学评估。根据组织学评估结果挑选的年龄>60 岁的供者,移植物存活率与年轻供者相似[314]。

超急性排斥反应

超急性排斥反应是指由于受者对移植肾血管内皮细胞表面的同种异体抗原预先致敏导致移植肾血液灌注过程中发生的排斥反应(通常在 10 分钟至 1 小时内发生)。术中出现肾脏变软、松弛、表面斑驳状,呈紫色和青紫色,无尿液产生,随后移植肾肿胀、肾皮质出血、坏死,肾髓质淤血,大血管可有血栓形成。

早期毛细血管腔内出现无定型淀粉色血小板沉积,呈细颗粒状,碘酸-希夫染色(PAS)阴性,嗜中性粒细胞和血小板聚集,大约 1 小时之后,小动脉、细动脉、肾小球和 PTC 内充满红细胞和纤维蛋白[409]。大动脉通常不受损。早期嗜中性粒细胞浸润不明显,在 PTC 中呈连锁样排列,毛细血管无明显血栓[409]。血管内皮从基底膜剥脱,间质出现水肿和出血。随后的 12~24 小时出现血管内凝血和皮质区坏死。髓质病变相对较轻,但最终会导致整个肾脏坏死[184]。微血栓通常发生在小动脉和肾小球,在完全坏死的肾脏中也能观察到。小动脉出现纤维素样坏死和散在单核细胞浸润。如果观察到小动脉外膜 CD3⁺细胞浸润,可判断 T 细胞存在[108]。电镜下可见嗜中性粒细胞黏附于受损的肾小球毛细血管内皮细胞上[409],内皮细胞肿胀并与肾小球基底膜(GDM)分离。毛细血管袢和 PTC 通常无内皮细胞。血小板、纤维蛋白血栓及红细胞会阻塞毛细血管[61]。

抗体和补体沉积的位置取决于内皮细胞同种异体抗原的位点。当预先存在的 HLA Ⅰ类抗体引起超急性排斥反应后,微血管内出现 C3、C4d、纤维蛋白沉积[138],ABO 抗体(主要是 IgM)也会在全部血管内皮上沉积。HLA Ⅱ类抗原是 IgG/IgM,通常在肾小球和 PTC 明显沉积[3]。在抗内皮单核细胞抗原中,IgG 主要在 PTC 沉积,而非肾小球或小动脉[297]。即使这些抗体可以从肾脏洗脱[211,241],血液中的抗体通常也难以检出[352]。由于超急性排斥反应患者 PTC 中 C4d 染色呈阳性[53],因此对超急性排斥反应而言,C4d 比免疫球蛋白更具诊断价值。在极罕见的情况下,例如术中活检,C4d 呈阴性,这也许与灶性表达减少或时间太短不足以产生大量的 C4d 有关。

超急性排斥反应的鉴别诊断包括缺血和大血管血栓形成。超急性排斥反应的主要特征是 PTC 中 C4d 沉积和毛细血管内嗜中性粒细胞浸润明显,当 PTC 出现抗体或 C4d 沉积时就可以确诊,但免疫荧光阴性并不能排除超急性排斥反应。外源性抗体(马或兔抗淋巴细胞血清)可能导致明显的血管内皮损伤,有时伴有 C4d 沉积,与超急性排斥反应很相似[54]。与急性肾小管坏死(ATN)相比,典型的超急性排斥反应通常有更明显的出血、坏死,以及肾小球和 PTC 内中性粒细胞聚集,单纯的肾小球内嗜中性粒细胞浸润与缺血有关[107]。大动脉血栓形成常伴显著的坏死,可伴少量出血或微血栓,PTC 内嗜中性粒细胞浸润不明显。肾静脉血栓的特征是充血明显和少量嗜中性粒细胞浸润。

急性排斥反应

典型的急性排斥反应发生于移植术后最初的 2~6 周,但也可发生在术后 3 天~10 年,甚至更长时间。在肾功能正常的情况下也会发生急性排斥反应,此外,ATN、钙调磷酸酶抑制剂毒性(CNIT)或慢性排斥反应等对移植物产生不良影响也会导致急性排斥反应的发生。T 细胞或抗体介导的急性排斥反应可引起移植肾损伤,这两种途径可单独或共同存在(表 26-1)。自从 1999 年相关文献将这两种途径清楚区分之后,诊断标准也在不断地改进。这两种作用机制对免疫抑制剂治疗的反应存在差异,这一点具有非常重要的临床意义。

T 细胞介导的急性排斥反应

T 细胞介导的急性排斥反应,也称为 ACR,是 T 细胞与供体肾小管、肾间质、血管及肾小球单独或共同表达的组织相容性抗原发生相互作用所导致的一种免疫学现象(表 26-2)。供体的输尿管也会受影响,但鲜有公开报道[106]。

肾小管间质性排斥反应(Ⅰ型)

ACR 镜下显著特点是肾间质内单核细胞多灶性浸润,伴有肾间质水肿,有时伴有出血(图 26-1)。炎症细胞浸润通常呈灶状,可累及肾皮质和髓质。浸润的炎

表 26-2　基于 Banff 方案的 T 细胞介导的急性排斥反应类型[*]

临界/可疑	任意程度的肾小管炎[1 个炎症细胞/肾小管或更多(t1、t2 或 t3)]+间质炎症细胞浸润 0~25%(i0 或 i1)或者轻度肾小管炎(1~4 个炎症细胞/肾小管)(t1)+间质炎症细胞浸润>25%(i2 或 i3)
Ⅰ 型	肾小管炎>4 个炎症细胞/肾小管+间质炎症细胞浸润>25%
A	5~10 个炎症细胞/肾小管(t2)
B	>10 个炎症细胞/肾小管(t3)
Ⅱ 型	动脉内皮下单核细胞浸润
A	炎症细胞浸润管腔面积<25%(V1)
B	炎症细胞浸润管腔面积≥25%(V2)
Ⅲ 型	透壁性动脉炎或动脉纤维素样坏死,伴淋巴细胞浸润(V3)[+]

[*] 所有病例都应当判定是否出现 C4d 沉积。如果 C4d 存在,应做出合并抗体介导性排斥反应的诊断。

[+] 这些病例通常存在同种抗体。单纯的 T 细胞介导的急性排斥反应中,C4d 应为阴性。

From Colvin RB, Nickeleit V. Renal transplant pathology. In: Jennette JC, Olson JL, Schwartz MM, et al., editors. Heptinstall's pathology of the kidney. Philadelphia: Lippincott-Raven, 2006. p. 1347.

症细胞主要为 T 细胞和巨噬细胞。活化的 T 细胞(淋巴母细胞)胞质嗜碱性,核仁明显,偶见核分裂象,表明合成和增殖活性增强[182]。嗜中性粒细胞较少出现,而且增多不明显。如果嗜中性粒细胞明显增多,应该考虑 AMR 和肾盂肾炎的可能。大约 30% 的排斥反应活检中可发现嗜酸性粒细胞,有时增多明显,但很少超过炎症细胞总量的 2%~3%[8,274]。嗜酸性粒细胞(10%)大量增多提示动脉炎(Banff Ⅱ 型)[233]。可以通过胰蛋白酶含量判定有无肥大细胞存在,肥大细胞通常与水肿有关[72]。移植后早期(第 1 个月)出现伴有大量浆细胞浸润的急性排斥反应通常提示移植物存活不佳[4,48,228]。T 细胞表达细胞毒分子,包括穿孔素[175,294]、FasL[5,294]、粒酶 A 和 B[191,236,294,324]、TIA-1/GMP-17[230,236]、肿瘤坏死因子(TNF)-β(淋巴毒素)[281]。

单核细胞浸润肾小管并潜伏在肾小管上皮之间,这就是"肾小管炎"(图 26-1B)。通过 PAS 或银染鉴别肾小管基底膜(TBM)可确诊肾小管炎。所有肾皮质、髓质肾小管（近端及远端）以及集合管都可能会受到影

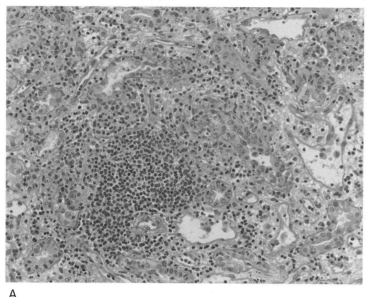
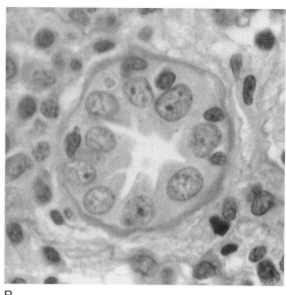

A　　　　　　　　　　　　　　　　　　　B

图 26-1　Ⅰ型急性排斥反应。(A)由活化的淋巴细胞和巨噬细胞组成的单核细胞、间质水肿、炎症细胞浸润肾小管。肾小管炎可影响小管近端以及其他肾小管。肾小管炎表现为肾小管上皮之间单核细胞浸润。(B)单核细胞呈深色且胞浆少,可以与肾小管上皮细胞区分。肾小管基底膜被 PAS 染成红色,可用于区分肾间质和肾小管。

响。肾小管细胞的凋亡[15,162,230,282]与细胞毒性 T 细胞和巨噬细胞浸润数量有关[230,282]。在 ACR 中,肾小管上皮细胞的 HLA-DR、细胞黏附分子(ICAM)-1 和血管内皮细胞黏附分子(VCAM)-1 表达大量增加[21,29,35,93,101-103,269,289,401],同时也可见共刺激分子 CD80 和 CD86 表达[276]。肾小管还会分泌 TNF-α[252]、转化生长因子-β₁、白介素(IL)-15、骨桥蛋白以及血管内皮生长因子[7,290,411]。S100A4 和平滑肌肌动蛋白 α 表达增加是提示细胞形态由上皮向间质转化,这个过程被称为上皮间质转化[190,319],期间不伴细胞向肾小管外的迁移[91,237]。

并非所有的排斥反应都会引起肾损伤,一些肾小管细胞衍生分子可能会抑制急性排斥反应,例如蛋白酶抑制剂-9。唯一已知的端粒酶 B 抑制因子[324]和 IL-15 可抑制穿孔素表达[411]。T 细胞也会下调免疫应答,可以通过转录因子 Foxp3 的表达进行判断[399]。Foxp3 表达的细胞在产生移植物耐受的人类[176]或鼠科动物中[62,248]表达明显增多,同时有助于区别细胞浸润有害还是有益[27,28,126]。

肾小管出现 CD8⁺和 CD4⁺细胞浸润[392]。含细胞毒颗粒的 T 细胞[230]和 CD4⁺ Foxp3⁺细胞[398]可选择性地沉积在肾小管。T 细胞在肾小管内的增殖可通过 Ki-67(MIB-1)判断,T 细胞的增殖使得 T 细胞在肾小管聚集并选择性浸润[230,320]。免疫组化检查可以发现 ACR 患者的肾小管中 HIA-DR[29,102]、TNF-α[252]、干扰素-γ(IFN-

γ)受体[281]、IL-2 受体[187]和 IL-8 增加。在排斥反应期间,肾小管表面的多个黏附分子表达也有所增加,包括 ICAM-1(CD54)和 VCAM-1,这些黏附分子与 T 细胞浸润程度有关[35]。

通过运用脱氧核糖核酸末端转移酶介导的缺口末端标记技术(TUNEL)原位检测细胞凋亡可以确定肾小管细胞损伤。与正常肾脏相比,TUNEL⁺的肾小管细胞数量在急性排斥反应中增加[162,230],在环孢素药物毒性或 ATN 中显著降低[230]。细胞凋亡的程度与细胞毒性 T 细胞浸润有关,而且与发病因素一致[230]。相较于正常胸腺细胞,急性排斥反应的胸腺细胞中还可以观察到浸润性 T 细胞的凋亡(1.8%的细胞凋亡)[230]。作为诱导细胞死亡的一个结果,凋亡可发生在浸润的 T 细胞中,这将有助于抑制免疫反应[230]。在急性排斥反应中偶可出现免疫球蛋白沉积,主要位于血管外间质内的纤维蛋白沉积和沿 TBM C3 沉积,C3 主要来源于肾小管细胞[11]。因此,C3 或许在急性排斥反应中扮演着重要角色,因为 C3 缺陷型小鼠的肾脏移植后有较长存活时间[305]。

移植后 ACR 组织的基因表达研究证实,细胞毒性 T 细胞(CTL)的转录蛋白,例如端粒酶 B、穿孔素、Fas 配体[76,152,205,347,376,377,381]以及 CTL 的主要转录因子 T-bet 等是 ACR 的特征标志物[152]。在小鼠移植肾中,CTL 相关性转录因子先于肾小管炎出现[86]。经治疗后,CTL 相关性转录因子有所减少[377]。然而,敲除端粒酶或穿孔素并不能防止急性排斥反应的发生,这表明 CTL 相关性转录因子在急性排斥反应中的作用并非必需[85]。其他与急性排斥反应相关性基因包括 IFN-γ、TNF-β、TNF-α、Rantes 趋化因子 S 和巨噬细胞炎性蛋白(MIP)-1α。

动脉内膜炎(Ⅱ型排斥反应)

大动脉及小动脉内皮下单核细胞浸润是Ⅱ型急性细胞性排斥反应的典型病理性特征(图 26-2)。表述此种病变的医学术语包括内皮炎、血管内膜炎、动脉内膜炎等。动脉内膜炎因强调受累血管类型(动脉而非静脉)和炎症部位而被推荐使用。单核细胞黏附在内皮细胞表面可能是 ACR 的早期病变,并不足以确诊动脉内膜炎。动脉内膜炎应与动脉纤维素样坏死鉴别诊断,后者是急性 AMR 的典型病变,在栓塞性血管病中亦可见到。

据报道,35%~56%的 ACR 患者活检可见动脉内膜炎[22,59,188,274,338],在接受贝拉西普治疗的患者中较为常见[400]。许多病例并未发现动脉内膜炎,这可能与研究样本数量小、排斥反应过度诊断(增大分母)、患者的治疗依从性(排斥反应的严重程度)和抗排斥治疗后活检的时机等因素有关。动脉内膜炎可累及包括细小动脉在内的所有类型动脉,在较大动脉中更为常见。据报道,大动脉的受累率为 27%,细小动脉的受累率为 13%[274]。在Ⅱ型排斥反应中,4 份动脉的活检结果显示,动脉内膜

炎的检出敏感性为 75%[274],因此除非采集多个动脉标本,否则不能排除动脉内膜炎的存在。细动脉炎与动脉内膜炎具有同等重要的意义[23]。因为其特殊的病理机制,在没有或仅有轻微间质炎症细胞浸润或小管炎的病例中也可观察到动脉内膜炎[61]。最新研究显示,动脉内膜炎可能与抗供者抗体有关[197],其证据是小鼠接受了具有供者特异性抗体的移植物后可以产生类似的病变[149]。

血管内皮细胞质增加、嗜碱性增强伴炎症细胞浸润是肾小管损伤的典型特征[10],偶见内皮细胞坏死或缺失,血栓形成较为少见,内皮细胞凋亡[162,230],血管中的内皮细胞数量增加[413],动脉中层变化不明显。严重病例可出现透壁性单核细胞浸润(Ⅲ型排斥反应),炎症细胞以 T 细胞及单核细胞为主,未见 B 细胞[10]。在动脉内膜的早期病变中,CD4+ 和 CD8+ 的细胞浸润均可见,随后 CD8+ 阳性细胞占优势[392],提示 HLA Ⅰ类抗原是主要的攻击目标[230]。动脉内膜炎病变部位可见内皮细胞凋亡[162,230]。

正常动脉内皮细胞表达 HLA Ⅰ类抗原,微弱表达 ICAM-1,罕见表达或不表达 HLA Ⅱ类抗原或 VCAM-1。在急性排斥反应中,动脉内膜高表达 HLA-DR[101,392]、ICAM-1 和 VCAM-1[36,93]。在黏附分子表达显著提高的同时伴有 CD3+[35]和 CD25+[103]单核细胞浸润。在伴有内皮炎的排斥反应中,内皮细胞的内皮素表达减少,可以与小管间质性排斥反应鉴别诊断[404]。

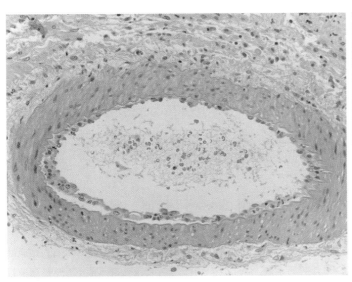

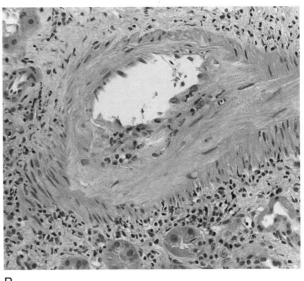

图 26-2 Ⅱ型急性细胞排斥反应。(A)中型动脉内膜炎。内皮细胞通过破坏单核细胞而提高,且不受介质影响。(B)动脉粥样硬化(供体)小动脉内皮下浸润。这是一个急性过程,应与慢性移植动脉病变区分开来。

肾小球病变

大多数 ACR 病例的肾小球没有或仅有轻微病变。典型病变为散在单核细胞浸润（T 淋巴细胞和单核细胞），偶有节段性内皮细胞损伤（图 26-3A）[390]。严重的肾小球损伤，如移植性肾炎或急性移植性肾小球肾病很少见（<5%），通常表现为肾小球内皮细胞增生、损伤、肿胀，伴有单核细胞浸润和 PAS 阳性物质沉积[317]。新月体性肾小球肾炎和微血栓形成罕见。肾小球内可见大量 CD3+和 CD8+的 T 细胞及单核细胞浸润[145,392]。肾小球内可有纤维蛋白和少量免疫球蛋白以及补体沉积。动脉内膜炎通常与 AMR 关系更为密切[240]，因此，研究人员正在相关病例中寻求 C4d 和供体特异性抗体的证据。

非典型排斥综合征

研究人员在使用新型免疫抑制方案的过程中，观察到了一些独特的排斥形式，例如，阿仑单抗（Campath-1H）是一种有效清除淋巴细胞的单克隆抗体，运用阿仑单抗治疗的患者发生 ACR 时可观察到明显的单核细胞浸润（急性单核细胞性排斥反应）[115,181,182]。在大多数间质性排斥反应中可观察到与肾脏失功和肾小管损伤相关的 CD68 浸润，可采用 HLA-DR 染色法检测。这种情况中，T 细胞与肾脏失功或 HLA-DR 染色无关[115]。

在最近开展的一项骨髓和肾脏移植的诱导宿主免疫耐受研究中，研究人员在一些肾功能相对良好的 HLA 错配肾移植病例中降低了免疫抑制剂的维持用量[176]，其中一些患者在骨髓与肾脏同时移植后 10 天左右观察到毛细血管渗漏或移植综合征，在此之前患者采用的是非骨髓抑制方案。在发生移植排斥综合征的患者中，检查结果显示急性肾小管损伤以及 PTC 充满单核细胞和红细胞。免疫组化染色显示，这些细胞主要是 CD68+ MPO+的单核细胞以及 CD3+ CD8+的 T 细胞，后者具有很高的增殖指数（Ki67+）。XY 染色体荧光原

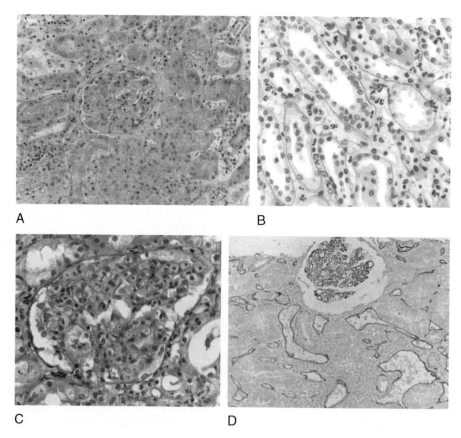

图 26-3　急性体液排斥反应。(A)低倍镜显示轻度间质性炎症、局灶性出血、中性粒细胞、肾小球毛细血管中的血栓和具有白细胞的扩张小管毛细血管。(B)在高倍镜下，炎症肾小管周围毛细血管可见中性粒细胞。PAS 染色。(C)急性移植性肾小球炎在急性体液排斥反应中尤为突出。肾小球内皮细胞肿胀，毛细血管内充满单核细胞，主要是巨噬细胞。PAS 染色。(D)1 例急性体液排斥反应的 C4d 染色结果表现为肾小管周围毛细血管扩张的弥漫性染色，有时含有炎性细胞，肾小球基底膜呈线性染色。多克隆抗 C4d 兔抗体免疫组织化学法染色。

位杂交显示 PTC 中的细胞来源于受体。相关的嵌入式研究显示,在供者细胞减少同时,循环中的受者细胞增多。电镜下,这些病例亦可见 PTC 内皮损伤[92,176]。同样的病理特征在自体间叶细胞移植的受者中也可以观察到(Remuzzi 等)。还有一些肾脏和骨髓联合移植患者不会出现上述现象,因此,这种综合征的病因学尚不明确[201]。

鉴别诊断

除了急性排斥反应以外,其他疾病也可观察到肾间质单核细胞浸润和肾小管炎。肾小管炎可见于肾移植后因淋巴管囊肿(梗阻)和尿瘘引起失功的移植肾中,需要通过其他技术手段进行鉴别诊断[71]。急性梗阻常见集合管扩张,特别是外层皮质,常伴水肿和轻度单核细胞浸润[59,71,216]。当嗜酸性粒细胞增多超过正常排斥反应,且伴肾小管内嗜酸性粒细胞浸润时,应考虑药物过敏而不是排斥反应,但如果出现动脉内膜炎可以确诊为急性排斥反应[274]。血管周围存在淋巴细胞(没有中层浸润)属于非特异性病变,须与动脉内膜炎鉴别。萎缩的肾小管经常出现炎症,不能提示急性排斥反应。当出现活动性炎症,且肾小管内有大量嗜中性粒细胞时,应考虑急性肾盂肾炎的可能性。值得注意的是,AHR 时可见嗜中性粒细胞性肾小管炎和白细胞管型[222],C4d染色和尿培养有助于鉴别诊断[61]。当出现明显的小管炎症,特别是在近端小管时,应优先考虑急性排斥反应而不是 ATN[216]。

多瘤病毒性(BK 病毒)间质肾炎通常表现为集合管的上皮内出现增大且深染的细胞核以及淡紫色核内包涵体。然而,上述病变可能并不显著,需要大量切片加以证实。其他证据还包括肾小管细胞凋亡和浆细胞浸润。免疫组化染色呈多瘤病毒 SV40 阳性,BK 病毒原位杂交,电镜检测也可以帮助确诊。有时,BK 病毒感染的患者可能出现大量浆细胞浸润以及免疫母细胞增生,容易与移植后淋巴组织增殖性疾病(PTLD)的浆细胞增殖发生混淆[51],后者还需要与 ACR 鉴别诊断。一些罕见感染,如巨细胞病毒、球孢子菌感染也可出现间质炎症。

典型的 CNIT 患者可出现少量单核细胞浸润(表26-3),而急性排斥反应的特征性表现如动脉内膜炎或C4d+阳性则相对罕见[265,353,384]。

急性抗体介导的排斥反应

急性抗体介导的排斥反应(AMR)也称为急性体

表 26-3　急性排斥反应与急性钙调磷酸酶抑制剂肾毒性的鉴别诊断

	急性排斥反应	钙调磷酸酶抑制剂肾毒性
间质		
炎症细胞浸润	中等或显著	无或轻微
水肿	常见	可见
肾小管		
肾小管损伤	常见	常见
空泡变性	偶见	常见
肾小管炎	显著	轻度或无
细小动脉		
内皮炎	可见	无
平滑肌变性	无	有时存在退变
内膜黏液变性	无	有时增厚并含红细胞(TMA)
动脉		
内皮炎	常见	无(罕见单核细胞性 TMA)
管周毛细血管		
C4d 染色	常阳性	阴性
肾小球		
单核细胞	常见	少见
血栓	偶见	偶见(TMA)

TMA,血栓性微血管病。

性排斥反应(AHR),是循环抗体对供者内皮同种异体抗原免疫应答导致的组织损伤。参与 AMR 的抗原大多数为 HLA Ⅰ 型和 Ⅱ 型抗原[53,137,344] 以及 ABO 血型不相容移植中的 ABO 血型抗原[96]。其他内皮抗原(异体抗原或自身抗原)也可能发挥了一定的作用。非主要组织相容性复合体(MHC)抗原也可能参与其中,最明显的证据来自具有相同 HLA 的移植中罕见出现 AHR[52,125]。AHR 可能发生在缺乏 T 细胞介导的损伤中,尤其是交叉配型试验阳性移植物[42,199,346]。然而,两者的同时存在并非少见,尤其在移植后晚期(数月至数年)[53]。

抗 HLA 抗体产生的危险因素包括输血、妊娠和既往移植史[208]。供者特异性抗体(DSA)通常指抗 HLA 抗体,这种抗体可能在移植后产生或在移植前已经存在。ABO 交叉配型试验阳性或 ABO 不相容移植的患者在移植前可通过预处理来降低抗体水平。

AHR 与免疫抑制降低或组织不相容有关,通常在移植后 1~3 周发生,临床表现为严重的急性排斥反应[137],但术后数月至数年也可能发生[382]。在目前的治疗下,5%~7% 的受者会经历 AHR,大约 25% 急性排斥反应经病理证实为 AHR[61],主要的危险因素包括输血、妊娠或先前的移植史[208]。移植前交叉配型试验阴性具有重要意义[61]。

过去，由于缺乏特异性组织学特征，而且移植物中的免疫球蛋白沉积无法检测[221,270,323]，因此运用活检鉴别 AHR 往往十分困难。Feucht 等[95]首次提出 C4d 在 PTC 的沉积情况可作为 AHR 的有效监测指标[53,69,222,306,323]。1999 年，大多数研究将 C4d 在 PTC 的沉积作为 AHR 的诊断标准。然而，新的证据显示，AHR 可能很少出现或不出现 C4d 沉积（下文将展开讨论）。

在过去的 10 年，由于固相检测法在临床上的广泛应用，血清学方法对 DSA 的检测敏感性优于以往的细胞分析法[47,113]。通过这些检测方法可以在移植前后监测 DSA。DSA 检测方法敏感性的不断提高，为识别此前研究中未能确定的抗体介导损伤（如毛细血管炎）带来了希望[65]。

诊断标准

AHR 的三条诊断标准包括：①急性损伤的组织学证据（毛细血管内嗜中性粒细胞浸润、急性肾小管损伤和纤维素样坏死）；②抗体与组织的相互作用证据（典型的 C4d 沉积于 PTC）；③循环抗体对抗供者内皮抗原的血清学证据（典型 HLA）[222,306]。如果仅仅符合上述其中两条标准（如抗体阴性或未检测），则判定为可疑的 AHR。活检结果同时符合 AHR 和 ACR Ⅰ型或Ⅱ型者应考虑同时有两种排斥反应的存在。有时，活检可发现明显的肾小管周围毛细血管炎和肾小球炎，伴有 DSA，但未发现 C4d。根据目前的定义，这种 C4d 阴性情况也可判定为可疑的急性 AMR，但它也可能是由细胞免疫机制而非补体机制介导。这种情况在急性排斥反应中很罕见，我们将在慢性 AMR 章节中做进一步的讨论。

病理学特征

典型的组织学表现为间质轻度单核细胞浸润，嗜中性粒细胞[142,222,313,390]和巨噬细胞数量明显增多[212]（图 26-3B）。单核细胞浸润的程度通常不符合 ACR 诊断标准[313]。约 50% 的 PTC 中存在嗜中性粒细胞浸润和管周扩张（图 26-3B），间质水肿和出血较明显。肾小球内可见巨噬细胞（约 50% 病例）和嗜中性粒细胞浸润（约 25% 病例）（图 26-3C）[222,275,313,390]，偶有纤维素性血栓或节段性坏死[137,222,390]。多数病例可出现严重的急性肾小管损伤，可能是 AHR 的最初表现。皮质区肾小管灶性坏死也有报道，38%~70% 的 AHR 病例可能有

斑片状梗死[206,390]。单核细胞的肾小管炎较少见，但类似于急性肾盂肾炎的嗜中性粒细胞性肾小管炎（伴或不伴中性粒细胞铸型）可能很明显[390]。无论早期[4]或晚期[75,300]，AHR 中浆细胞可能大量出现，有时可伴有严重的水肿和 IFN-γ 产生[75]，B 细胞可能也会存在，但尚无明确的诊断价值[61]。

大约 15% 的病例可出现小动脉纤维素样坏死，内膜或管壁单核细胞浸润较为罕见，但可见嗜中性粒细胞浸润和细胞核碎片（图 26-4）[206,390]。据报道，约 10% 的 AMR 可出现类似于 TMA 的动脉血栓[206]，大约 75% 的 C4d 阳性病例可出现纤维素样坏死[142,222,275,390]。C4d 阴性病例可能为 T 细胞介导排斥反应或 TMA。在一些伴动脉纤维素样坏死的 AHR 病例中可检出抗血管紧张素Ⅱ型受体，但未观察到 C4d 沉积[83]。如果出现单核细胞性血管内皮炎，可判定为 T 细胞介导的排斥反应[390]。

电镜显示 PTC 扩张伴嗜中性粒细胞浸润。内皮细胞呈反应性改变，表现为内皮脱失。由于肾小球内皮细胞水肿[390]和内皮脱失导致其与 GBM 周围之间形成较宽的透明空隙，提示存在损伤。血小板、纤维素和嗜中性粒细胞可见于肾小球和 PTC 中，伴有纤维素样坏死的小动脉可出现明显的内皮细胞损伤和脱失、平滑肌坏死及纤维素沉积[61]。

C4d 判定

Feucht 及其同事首先发现 C4d 可作为抗体介导排

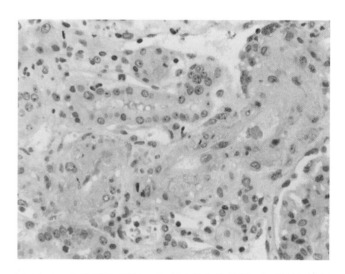

图 26-4　动脉纤维素样坏死：小动脉中层平滑肌细胞纤维素样坏死，肿胀的内皮下可见嗜中性粒细胞，这种血管改变常见于急性 AHR 和Ⅲ型急性排斥反应，可以与动脉内膜炎鉴别诊断（与图 26-2 比较）。此病例为 C4d 阳性。

斥反应的标记物[95]。C4d 是补体经典途径活化过程中 C4 活化后的裂解产物。C4d 的激活部位通过硫酯键与组织成分结合，这种结构解释了为什么 C4d 在抗体消失后还可以存留数天。抗体与细胞表面抗原结合后，通过激活补体活化的经典途径使细胞溶解或死亡，从而使抗体消失。C4d 沉积可先于 AHR 组织学改变 5~34 天出现[133]。大约 82% 的急性排斥反应病例在 1 周内的活检中均可发现 C4d 沉积[380]，而且与供者反应性抗体相关[186]。

冰冻切片检查结果显示，少数病例中可发现免疫球蛋白沉积，C4d 在 PTC 一般呈广泛均匀的环状分布[53,95]。免疫球蛋白沉积可能在皮质或髓质出现。

尽管与石蜡切片的免疫组化检测结果差异不大，但三重免疫荧光技术[53] 已被证实是敏感性最高的 C4d 检测方法[259]。在石蜡切片中行 C4d 免疫组化染色与冰冻切片有相似的形态(图 26-3D)，但密度有所不同。石蜡切片的组织经过固定会出现浆细胞染色的固定假象[61]，所以必须要清晰地显示 PTC 着色才可称为阳性。肾小球毛细血管也会着色，但与冰冻切片的肾小球系膜区着色存在区别，肾小球 C4d 阳性见于 30%AHR 病例[313]。

PTC 的 C4d 沉积与针对供者 HLA Ⅰ 型或 HLA Ⅱ 型抗原的循环抗体有关，这些抗体存在于 88%~95% 伴有急性排斥反应的受者中[33,132,222]。抗体检测假阴性最常见的原因是循环抗体被移植物吸收，例如，即使能够从受排斥的肾脏上洗脱下抗体，发生排斥反应的患者也往往无法检测出循环抗体[217]。此外，非 HLA 抗原也可能为作用靶点[52,125]。

临床上还观察到其他补体成分，例如 C3d 是 C3 的降解产物，活检结果显示，39%~60%HLA 错配且 C4d 阳性的移植物中存在 C3d[132,142,193,380]。C3d 出现时经常[132] 伴有 C4d，但并非绝对[193]。研究已经证实 C3d 与 AHR 相关，而且两项研究结果显示 C3d 与移植物失功危险呈正相关，但与 C4d+ 相比，没有证据表明 C3d 阳性会额外增加移植物失功危险。C3d 通常存在于 TBM，对于这种着色的判定较为复杂[132]。即使 C3d 显示完整的补体活性，也不能增加呈 AHR 组织学特征移植物中 C4d 的诊断价值，尤其是在 ABO 血型不相容的移植物中[132]。其他补体成分，例如 C1q、C5b-9 和 C 反应蛋白等在急性排斥反应的 PTC 中表达不明显[166,277]。有时还会发现通过结合微生物糖类物质激活 C4 的凝集素途径成分存在[159,380]。

最近，自然杀伤(NK)细胞成为抗体介导移植物损

伤的焦点[6,148]。微阵列分析表明几种 DSA 特异性基因转录在 NK 细胞高表达，免疫组化结果也表明，这些病例 PTC 中的 NK 细胞数量明显增加[144]。在小鼠心脏移植物模型中使用 NK1.1 抗体清除 NK 细胞，可以显著减少 DSA 引起的慢性同种异体移植物血管病[148]。

相较于 ACR，AHR 的预后更差[53,137,188,206,390,417]，但如果可以尽早确诊并采取有效的治疗，患者的预后通常能够得到改善。一项研究结果显示，C4d+ AHR 组中，大约 75% 的患者在术后 1 年内因为急性排斥反应导致移植物失功[222]。然而，AHR 康复的患者能够长期生存[390]，这表明如果治疗有效，急性体液性排斥反应可能是一过性的。

治疗或抑制 AHR 的方法主要包括：清除循环中的异型抗体(血浆置换)或减少抗体产生(抗浆细胞药物)。另外一种防止抗体损伤移植物的方法是使用补体抑制剂。依库珠单抗是一种针对终末补体成分 C5 的人源型单克隆抗体，目前已经在肾移植领域投入使用，尤其适合早期 AHR 高危(交叉配血试验阳性)患者。C5 是 C4d 补体的下游成分。因此，在 DSA 激活补体时，有效地抑制 C5 即可阻止广泛的 C4d 沉积。应用依库珠单抗治疗患者的早期活检显示弥漫性 C4d 沉积，但缺乏 AHR 的形态学特征，包括内镜下缺乏内皮细胞活化。缺乏相应的病理学特征表明内皮细胞受到依库珠单抗保护，支持了大多数早期 AHR 经补体介导的观点。然而，少数 AHR 患者对依库珠单抗治疗无反应，这可能是因为普通的 DSA 检测方法无法检测出 IgM DSA[24]。需要注意的是，虽然不同患者用依库珠单抗治疗的时间不同(1 个月~1 年)，但部分患者仍然发展为慢性体液性排斥反应(CHR)，包括移植性肾小球病(TG)[370]，表明单独依靠补体成分的抑制并不能完全阻止慢性抗体介导的微循环损伤。目前，通过 C4d 和血清 DSA 结果诊断 AHR 的可靠性是有限的，诊断标准仍然需要进一步完善。

鉴别诊断

自体肾发生 ATN[323,389] 和 TMA 时 C4d 呈阴性，这一点具有鉴别意义。26 例 TMA 或溶血性尿毒症综合征患者中，没有发现 1 例 C4d 阳性，包括狼疮抗凝抗体和抗磷脂抗体[323]。5 例复发性溶血性尿毒症综合征受者的 C4d 呈阴性[14]。在原发肾疾病中，仅狼疮性肾炎[198,323] 和心内膜炎[198] 观察到肾小管周围毛细血管 C4d 沉积。肾小球 C4d 沉积不具有特异性，在不同类型的免疫性肾小球肾炎综合征中均可见。动脉内膜纤维化常见 C4d

着色,甚至在自体肾中也可出现,因此不能作为 AMR 的证据[323]。

　　单纯体液性排斥反应和 ACR 的特征比较见表 26-4。在 AHR 中,PTC、肾小球、肾小管和肾间质嗜中性粒细胞浸润明显,伴或不伴纤维素样坏死。如果 AHR 出现血管损伤,通常表现为管壁纤维素样坏死,而 ACR 通常伴有动脉内膜炎。C4d 在 PTC 沉积(免疫荧光)通常仅存在于 AHR,而不是 ACR[61]。

分类系统

　　当前应用最广泛的分类系统是"Banff 分类方案"。Banff 最初是 Kim Solez、Lorraine Racusen 和 Philip Halloran 三人发起的一项国际合作计划,旨在提高药物试验和常规诊断标准[237,365,366]。在两年一度的 Banff 会议上,学者们根据相关资料不断地对标准进行修正,包括划分动脉内膜炎的类型以及基于国际健康合作临床试验机构的移植标准[59,307]增加急性 AMR[306]、慢性 AMR[367]以及慢性移植性肾病(CAN)[367]的出生[366]和死亡[367]。

　　Banff 方案规定了三项急性排斥反应评分标准:肾小管炎(t)、间质单核细胞浸润程度(i)以及血管炎(动脉内膜炎或透壁性炎症)(v)。单核细胞性肾小球炎(g)也进行评分,但不是排斥反应分类的组成部分。Banff 方案对 T 细胞介导的排斥反应的三项主要评分标准包

括肾小管间质、动脉内膜炎和动脉纤维素样坏死 (表 26-2)。Ⅰ型(肾小管间质性)ACR 是指>25%的肾间质区(非萎缩区域)单核细胞浸润,肾小管炎为 5~10 个炎症细胞/肾小管病灶[307]。如果没有出现肾小管炎,则不考虑 ACR,无论炎症细胞浸润程度如何。活检结果显示,20%~30%的病例可出现 C4d+ PTC, 此时应考虑存在 AMR[143]。Banff 分类系统中的"可疑排斥"或"交界性排斥"多为早期或轻度急性排斥反应,因为 75%~88% 可疑或交界性排斥患者增强免疫抑制后移植物功能得到改善[332,342],与Ⅰ型排斥反应(86%)相比无显著差异[332]。少数(28%)未经治疗的可疑或交界性排斥病例在 40 天内进展为明确的急性排斥反应[232]。所有没有复发性 AMR 因素的可疑或交界性排斥病例均表现良好。AMR 通常表现为可疑或交界性排斥的类型,必须注意不应将管周围毛细血管炎误诊为间质性炎症[65,313]。在临床实践中,我们认为,可疑或交界性排斥病变未列入急性排斥反应类别可能是一个重大的疏漏。

　　虽然不同的观察者使用现有的 Banff 分类系统可获得良好的重复性,但 Banff 分类系统仍然有改进的余地。加拿大的一项研究结果显示,排斥反应的符合率是 74%,但可疑或交界性排斥反应的符合率仅有 43%[122],与欧洲的研究结果一致[397]。由 21 位欧洲病理学专家组成的研究小组发现,急性排斥反应中,Banff 标准中 t、i、v 和 g 项诊断符合率很低(所有的 κ 评分<0.4)[105],当要求对切片中 t 和 v 的病变进行评分时 (κ 评分分别为 0.61 和 0.69),符合性明显改善,表明发现病变是病理诊断的难点,但 g 和 i 的改善不明显,提示现有标准存在缺陷。尽管如此,Banff 作为评分系统已经被广为接受,目前已经在药物试验和临床实践投入使用(虽然不一定需要单个评分报告)[61]。

移植晚期疾病

　　近 10 年来,由急性排斥反应引起的移植物失功率已经明显降低,但每年仍有 3%~5% 的丢失率,这其中的原因有很多,有时难以确定,尤其是对终末期肾衰竭患者而言。过去的文献中使用"慢性排斥反应"和"慢性移植肾肾病"将这种疾病一概而论。病理学家通过活检判定病变性及其活动程度。尽管一些人认为肾活检对分析移植 1 年后移植物功能障碍没有价值,但研究数据显示,病理活检可以指导 8%~39% 的患者调整术后管理策略,使其肾脏功能得到改善[185,295]。本章中我们将

表 26-4	急性体液性排斥反应和急性细胞性排斥反应的鉴别	
	急性体液性排斥反应	急性细胞性排斥反应
间质		
浸润	不确定	中度或重度
水肿	存在	存在
管周毛细血管	中性粒细胞	单核细胞
C4d*	阳性	阴性
肾小管		
急性肾小管坏死	可能存在	通常缺乏
肾小管炎	中性粒细胞	单核细胞
血管		
动脉内膜炎	可能存在	Ⅱ型存在
纤维素样坏死	通常存在	Ⅲ型存在
肾小球		
炎症细胞	中性粒细胞	单核细胞
纤维素样坏死	可能存在	无

*C4d 在肾小管周围毛细血管着色提示经典的补体途径由体液性抗体(单克隆抗体,免疫荧光显微镜)激活。

讨论区分这些疾病或特发性疾病的诊断标准。术语"慢性排斥反应"的最佳解释是供者同种抗原介导的免疫反应所致的移植肾慢性损伤。

慢性抗体介导的排斥反应

循环中的抗 HLA 抗体与移植物失功的风险密切相关[155,386]。自 2001 年首次报道慢性活动性 AMR(CHR)以来[223]，Banff 分类系统一直将其视为一类独立于急性排斥反应的类型[367]。与 AHR 不同，CHR 没有急性炎症表现(中性粒细胞、血栓、坏死)和基质病变(多层基底膜、动脉内膜和间质纤维化)。尽管补体片段 C4d 是早期肾小球肾病的危险因素之一，但在 CHR 中的出现时间一般较晚(移植后 6 个月以上)，而且在无 AHR 病史的患者中较为常见[117,119,131,312]。免疫抑制程度降低(吸收、医源性或不耐受)的患者[406]往往会出现 CHR 合并 AHR，同时伴有 T 细胞介导的排斥反应[199]。

CHR 患者的典型表现包括晚期移植物功能障碍(平均发病时间为移植术后 4~5 年)，同时伴有尿蛋白和循环中出现 DSA，大多数患者无 AHR 病史，主要的危险因素为免疫抑制降低[406]，包括医源性和生理性。

CHR 的诊断标准包括以下几点。①具有下列形态学特征之一：TG(GBM 增厚或呈双轨样结构)；PTC 基底膜多层化或双层化；PTC 消失和间质纤维化或慢性纤维性动脉内膜增厚(无内弹力膜增生)；②PTC 中 C4d 弥漫性沉积；③循环中出现 DSA。如果上述三个标准中只满足两项，则诊断为"可疑"。C4d 沉积和血清 DSA 在诊断中尤为重要：血清 DSA 水平在移植后的变化使其成为不敏感的标记物，持续的免疫活动应包括肾小球和 PTC 存在 C4d 沉积和单核细胞浸润这两个特征性病变。

TG 在光学显微镜下可见 GBM 双层化，无特异性新发或复发肾小球疾病，其是 DSA 早期引发的病变之一。TG 与抗 HLA 抗体(尤其Ⅱ型)有关，其风险与供者特异性抗体的增加有关[117]。PAS 或银染法可以有效地检测 TG(图 26-5A，B)。肾小球系膜细胞和基质呈不同程度的增生、硬化和粘连，在某些情况下系膜细胞增生明显，也可表现为节段性或球性肾小球硬化。电镜下可见 GBM 多层化或双层化现象(图 26-5C)，常伴细胞(单核细胞或系膜细胞)损伤，内皮下透明间隙增宽，肾小球系膜基质和细胞增生[135]。肾小球可能出现局灶节段性硬化(FSGS)，特别是在晚期 TG 中较为常见，已有多个塌陷型 FSGS 病例的报道。相较于光学显微镜，电镜的 TG 检出率提高了大约 40%[163]。稀薄的微纤维细胞

碎屑和无免疫复合物沉积是 GBM 的主要特征[43,158,304]。内皮细胞可能会出现膜孔消失或"去分化"[57,158,304]。足细胞足突消失的程度存在差异，从轻微消失到广泛消失均有可能[158]，与尿蛋白的程度保持一致。由于代偿性肥大，未双层化的 GBM 可能会轻度增厚。

肾小管周围毛细血管和肾小管间质性病变

PTC 可能发生明显扩张，并伴基底膜增厚，也可能二者形态共同消失，偶尔残存原基底膜的痕迹[30,160]。在一些患者中，PTC 有显著的 C4d 沉积(图 26-3D)，这与循环中抗供者Ⅰ类或Ⅱ类抗体相关[223]。免疫荧光或免疫组化显示 PTC 中 C4d 染色是 CHR 的特征之一。Monga 借助 EM 观察到 PTC 基底膜的多层化(图 26-5E)[224,250]。每个环状结构均可代表内皮损伤残留，涵盖了旧伤(外部)到新伤(内部)。为了确定诊断的特异性，应进行定量检测。临床上需要借助 EM(移植物活检不一定可行) 对基底膜多层化进行评分以及对分层化行定量分析。为了便于与其他原因所致的分层化鉴别诊断，PTC 必须大于 6 层[163]。慢性排斥反应中应有≥3 个 PTC 的基底膜为 5~6 层，或 1 个 PTC 中基底膜≥7 层[163]。PTC 分层与 TG[163,224]、C4d 沉积[312]和 PTC 损伤[160]密切相关。约 50%间质纤维化的病例中存在基底膜多层化(≥3 个 PTC 基底膜为 5~6 层或 1 个 PTC 中基底膜>6 层)。如果没有发现动脉或肾小球病变，则纤维化可能因既往排斥反应所致[224]。

移植动脉病变

同种移植物Ⅰ型抗原是慢性移植动脉血管病变的特定危险因素[73,168]，典型的移植动脉血管病变表现为动脉内膜增厚伴单核细胞 (CD3+ T 细胞或 CD68+单核细胞/巨噬细胞)的炎性浸润。最近的研究显示，DSA 阳性患者的系列活检可呈现动脉硬化加速[146,147]。虽然移植动脉血管病变归因于 DSA，但不能与高血压所致的动脉内膜增厚鉴别诊断[146]。研究表明，DSA 加剧动脉硬化的过程类似于肾脏的加速老化[146]。动物实验表明，无功能性 T 细胞受者体内的供者反应性 MHC 抗体可能会引发移植动脉血管病变[223,312]。移植动脉血管病变也可能是 T 细胞介导的损伤所致，本章将做进一步的描述。这两种途径的相对作用尚未明确，而且也难以区分。

适应性

并非所有 DSA 阳性患者都有慢性移植物损伤的

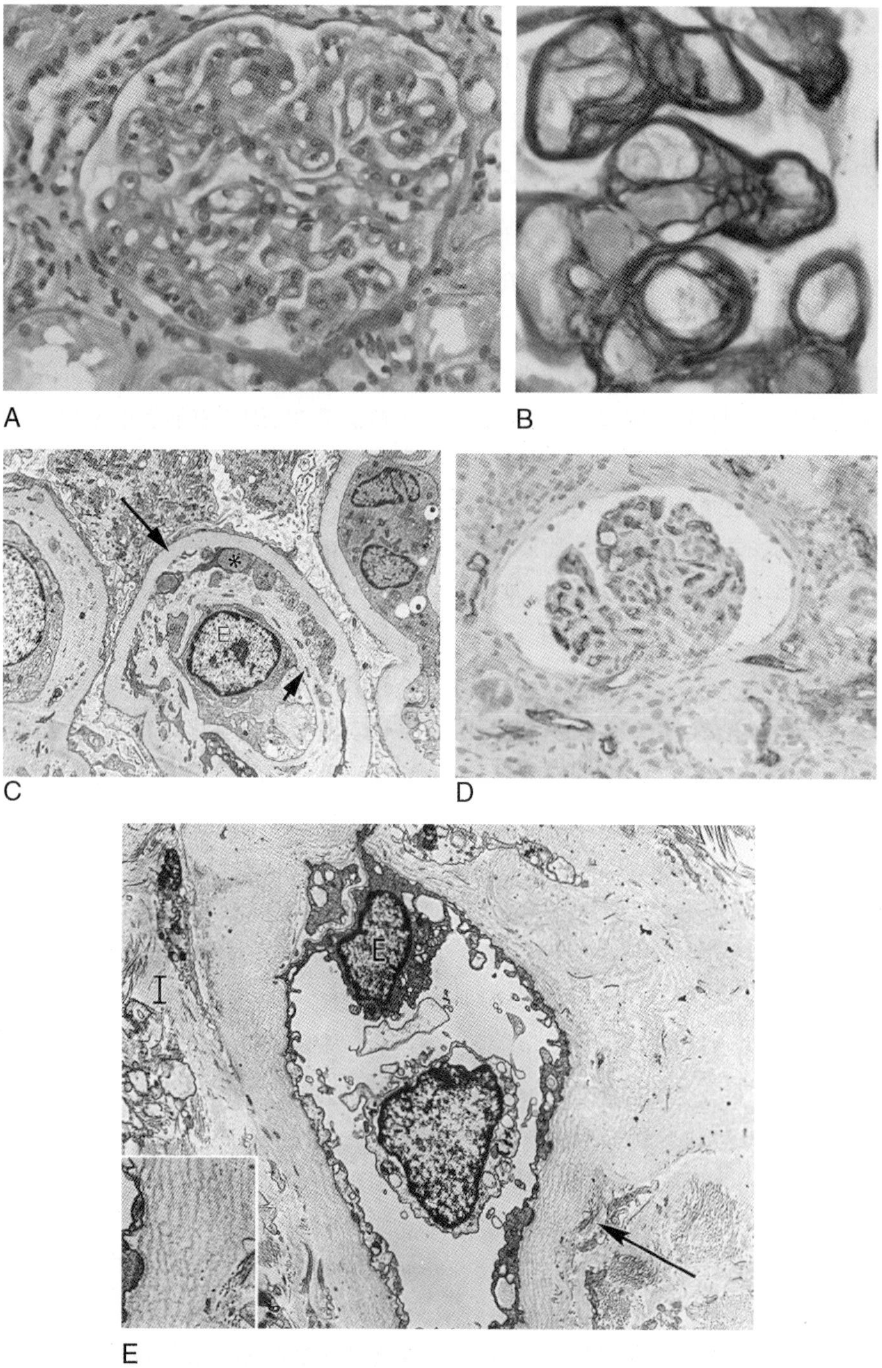

图 26-5 慢性移植肾肾小球病变。(A)肾小球基底膜(GBM)广泛增厚伴轻度系膜细胞增生,肾小球毛细血管单核细胞数量增加。PAS 染色。(B)银染后高倍镜下显示 GBM 出现分层。(C)高倍电镜下可见肾小球毛细血管 GBM 双层化;内皮下形成 GBM 的新生层或第二层(短箭头所示)(E),并且在细胞(单核细胞或肾小球系膜细胞)作用下与原有的 GBM 层(长箭头所示)分离(* 所示)。(D)石蜡切片 C4d 免疫组化染色显示肾小球以及肾小管周围毛细血管 C4d 明显沉积。(E)高倍电镜下可见肾小管周围毛细血管以及基底膜分层(箭头所示)。插图:箭头标记高度放大区域。E,内皮;I,组织间隙。

临床或病理学证据。这种矛盾现象在 ABO 血型不合的移植中被称为适应性[17]。适应性被认为是内皮细胞随着时间延长适应抗体和补体的过程。在适应性病例中,可以检测出 DSA,但缺乏组织损伤的形态学特点。在移植物内皮细胞抗体的亚临床反应的(调节性)患者中,

通过活检可发现其中 2% 的 PTC 出现 C4d 沉积[234],在预先致敏的患者(17%)或 ABO 血型不相容的移植患者中(51%)发生率更高[96,132]。这种调节的稳定性目前尚未确定,主要是指在缺乏抗体介导损伤的其他证据下存在 PTC C4d 沉积。

在同种异体肾移植中，如果观察到 PTC 出现 C4d 沉积，但缺乏急性或慢性排斥反应的特点时，如 ATN 样轻度炎症、肾小球炎(g0)、TG(cg0)、肾小管周围毛细血管炎(ptc0)和 PTC 基底膜多分层(EM 下<5 层)等，Banff 称之为"无排斥证据的 C4d 沉积"。如果同时具有临界改变的特点，则被认为是未确定的 AMR[360]。适应性在 ABO 血型不合的同种异体移植中较为常见。至少 80% 的活检监测结果显示，PTC 的 C4d 沉积对长期预后没有显著影响[132]。但来自患者[406]和非人类灵长类动物[362]的研究证据表明，DSA 伴 C4d 沉积[和(或)毛细血管炎]可导致慢性移植物病理损伤，因此临床上应密切监测患者的 DSA 水平。

纵向研究。CHR 是一个长达数年的演变过程，亚临床症状通常最先出现。MHC 不相容的移植物和无免疫抑制的非人类灵长类动物研究结果显示，C4d 沉积能够在很大程度上帮助预测肾小球性以及动脉性的慢性排斥反应和最终的移植物失功[361]。肾活检已经证实这个过程可以分为四个阶段，首先是抗体产生，随后 C4d 沉积，而后发生形态以及功能的变化[361]。此外，还有在上述过程中观察到毛细血管炎和肾小球炎的报道[406]。

C4d 阴性抗体介导性排斥反应

有关 C4d 阴性的 AMR 研究受到了广泛的关注。在这些病例中观察到 DSA 和抗体介导不同程度肾损伤证据，但缺乏 PTC 中 C4d 的沉积证据[128-130]。在术后晚期(具有慢性 AMR 特征)对预先致敏但情况稳定患者行早期肾穿活检时可发现这种排斥反应[130,210]。在这些病例中还可以观察到内皮损伤(毛细血管炎或内皮细胞基因的过表达)。C4d 阴性的原因可能是随着时间的推移微循环中的 C4d 发生降解、不依赖补体的抗体介导的损伤或 C4d 染色本身的问题(敏感性，阳性结果的判读)[129]。分子研究发现，一些病例表现出抗体介导的损伤形态学特征，同时内皮细胞相关转录产物的表达增加，提示内皮细胞激活或抑制。研究表明，50%~60% 的晚期 AMR 可能没有 C4d 阳性表现。在 AHR 中可能更加罕见：我们几乎没有发现这种病例(仅供参考)。很多病例由于 C4d 阴性被 Banff 标准排除在外[359]。预先致敏且肾功能稳定的患者术后 3 个月的活检结果揭示了另一个介于急性排斥和慢性排斥之间的类别，可导致术后 1 年内的慢性损伤(TG)发生率升高[209]。这类患者的移植物功能不会出现快速减退，活检中无嗜中性粒细胞浸润和慢性改变(基底膜增生、间质或内膜纤维

化)。该类别的特点是伴有单核细胞浸润的毛细血管炎和肾小球炎，伴或不伴 C4d 沉积并与 DSA 相关。Banff 工作组一直在努力地改进诊断标准，此种反应有可能作为 AMR 的一个特殊类型被纳入 Banff 的诊断规范[237]。目前，我们建议采用"灰色区"对这种情况进行描述。

慢性 T 细胞介导的排斥反应

T 细胞可引起慢性移植物损伤，但具体标准尚不完善，仍然需要进一步的细化。目前，在 CHR 模型的基础之上，Banff 分类标准将慢性活动性 T 细胞介导的排斥反应定义为与 T 细胞活动(血管内膜单核细胞浸润)有关的慢性损伤的形态学改变 (无弹力纤维的动脉内膜纤维化)。间质纤维化伴有单核细胞浸润和肾小管炎的病例也可能属于这类情况。急性排斥反应发生后，程序性活检偶然可见持续的炎症[110]。目前，动脉损伤是最明确的诊断指标。基因表达研究将有助于确定炎症细胞浸润的活性。其他非特异性表现包括与移植动脉损害相关的 PTC 消失、间质纤维化和肾小管萎缩(IFTA)[160]。

慢性移植物动脉病变

在移植术后的 1 个月内，大、小动脉就可以出现严重的内膜增生和管腔狭窄[41,58,146]，大动脉的内膜改变尤为突出。从小叶间动脉到肾动脉均可观察到内膜改变。动脉内膜可呈明显的同心圆状纤维性增厚并伴有成纤维细胞增生和浸润(图 26-6)，这种变化称为慢性移植物动脉病变。血管内膜伴单核细胞浸润是慢性 T 细胞介导的排斥反应的特征性表现。血管内皮细胞成为攻

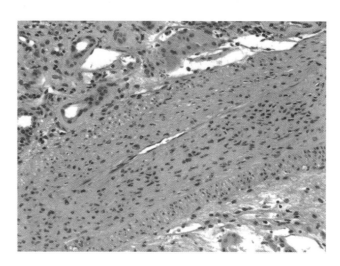

图 26-6 慢性移植肾动脉血管病变：小叶间动脉内膜纤维组织增生明显，内膜散在单核细胞浸润，内弹力层缺失是慢性排斥反应的主要特征。活检显示 C4d 阳性。

击的目标，内皮下的单核细胞浸润是其重要的特征之一，其中以 T 细胞(CD4+、CD8+、CD45RO+)、巨噬细胞和树突状细胞浸润较为常见[124,285,335]。T 细胞表达细胞毒性标记物(包括穿孔素[99]、GMP-17)[230]和增殖标记物(如增殖细胞核抗体)[124]。所有病例未观察到 B 细胞(CD20)浸润[124]。有学者认为这是急性排斥反应动脉内膜炎受到抑制的表现。

第二个显著的特点是动脉弹性内膜的层次消失，出现纤维弹性组织增生症。弹力纤维染色法的鉴定效果最佳。典型的纤维弹性组织增生症常见于高血压、肾萎缩和动脉硬化患者，这些特点为排斥反应的鉴别诊断提供了有用信息。早在移植术后 4 周就可以发现含脂滴的泡沫样巨噬细胞沿着内弹力膜浸润，内皮细胞黏附分子表达增加，特别是 ICAM-1 和 VCAM-1。拮抗 ICAM-1 可以抑制慢性排斥反应[329]。在人类中，某些 ICAM-1 基因多态性(例如外显子 4、Mac-1 结合位点)的出现意味着具有更高的慢性排斥反应风险[226]。血管内皮细胞来源于供体[157,345]，但引起内膜增生的梭形细胞却来源于受体[178,285]。平滑肌蛋白染色后可以清晰地显示平滑肌细胞，有时可以观察到双重内层[333]，这种现象也被描述为动脉新生或同心圆样生长[156]，动脉的弹力膜和平滑肌可与内膜分离。运用 EM 可观察到增生的内膜细胞由肌成纤维细胞、胶原纤维、基底膜和低密度的电子沉积物组成[302]。间质由胶原蛋白、纤连蛋白、腱糖蛋白、蛋白聚糖(二聚糖和核心蛋白多聚糖)以及黏多糖组成[56,123,227]。纤维连接蛋白属于典型的胚胎或伤口愈合纤连蛋白，附带细胞纤连蛋白结构域[123]。目前，研究人员发现了多种生长因子或细胞因子。内皮细胞主要是血小板衍生的生长因子(PDGF)A 型，而 PDGF B 型主要存在于巨噬细胞和平滑肌细胞[9]。在增生的血管内膜细胞和平滑肌细胞中也发现了生长因子[94]，成纤维细胞生长因子-1 及受体可见于增生的内膜[179]。与正常肾脏相比，TNF-α 可以在慢性排斥反应的血管平滑肌细胞上表达[280]。

动脉的系列损伤

根据作用机制和可逆性的差异，可以将 T 细胞介导的动脉损伤分为三个阶段[57]。第一个阶段为动脉内膜炎，这是 ACR Ⅱ 型的特征之一。这种病变往往不出现血管壁变化。目前认为，急性期是由 T 细胞介导的内皮损伤。第二阶段表现为内膜基质增生和肌成纤维细胞聚集并形成"新的内膜"。如果该阶段出现单核细胞(T 细胞和巨噬细胞)浸润，则被认为具有活动性。有时，在第一阶段和第二阶段之间还有一个中间期，可观察到淋巴细胞浸润以及纤维蛋白和肌纤维细胞增生[407]，这在非人类灵长类动物的慢性排斥反应模型中已经得到了证实[407]。第三阶段，内膜纤维化明显且炎症细胞数量不多，与动脉粥样硬化相似，有时可见胆固醇结晶和钙化[124]。

支持免疫介导动脉病变的证据包括[57]：①在同基因移植物中较少出现病变；②靶抗原可以是主要或次要组织相容性抗原[2,68,331]；③开始由 T 细胞介导，随后由抗体介导(小鼠试验中观察到纤维损伤，必须有足够的抗体参与)；④靶细胞可能是内皮细胞，但平滑肌也会受到影响；⑤类似于动脉粥样硬化的非免疫学机制在病变进展过程中也发挥了重要的意义；⑥抗供体免疫活性可能是一个独立的过程。在 B 细胞缺陷的小鼠中，T 细胞足以引发血管病变，但是，在没有抗体存在的情况下则难以进展为纤维化[328]。在正常小鼠中，由于纤维损伤显著减少，致使不能引起体液免疫应答。在人类中，支持 T 细胞介导慢性移植物损伤的最有力证据是亚临床或晚期细胞性排斥反应与移植物纤维化和失功有关[63,263,327]。动脉内膜炎与晚期的移植动脉疾病密切相关[192]。如前所述，抗体可能是加速移植动脉疾病和动脉粥样硬化进程的主要因素[146,147]。

晚期病变的鉴别诊断

晚期移植物失功可能由多种病因引起，因此其确诊有一定的难度。随着时间的推移，诊断特征可能消失或变得模糊不清(如病毒抗原或 C4d 缺失)，而且有时可出现多个模糊的特征性病变。对于病理学家和临床医生而言，最重要的是在肾活检中找出根本原因，不论患者是否具有积极或潜在的挽救性，都应调整治疗方案。

移植后肾小球病

引起 GBM 增生的原因很多，如 TMA 和 MPGN。除非同时存在并发症，否则，不会出现 C4d 在 PTC 沉积。在 CHR 中，GBM 沿毛细血管袢呈多层化增生，甚至延伸至内皮和肾小球系膜之间，这种情况在其他疾病中极为罕见[49]。10%~30% 的 TG 病例通过石蜡切片免疫组化染色可以观察到 C4d 沿毛细血管壁沉积[312,354]。尽管目前临床上仍然按照 Banff 标准进行诊断，但有观点认为，大约 30% 因 CHR 所致的 TG 中，C4d 染色为阴性[180]。需要注意的是，大部分 TG 均为 CHR 所致，但也可见于部分慢性 TMA 以及丙型肝炎病毒(HCV)感染的患者[19]。新月体或弥漫性免疫球蛋白沉积提示存在新发或复发肾小球肾炎[116,287,303]。

动脉硬化。通过是否存在纤维弹性组织增生(内膜弹性纤维增加)可以将移植动脉疾病与慢性移植动脉病变区分开来。在慢性排斥反应或高血压所致的纤维化中,弹力纤维染色具有诊断价值,尤其是高血压患者可出现内弹力膜的多层化"弹力纤维变性",而慢性排斥反应中弹力纤维不出现增生但可能发生断裂。内膜中泡沫细胞和单核细胞浸润也有利于排斥反应的诊断。最近一项研究表明,由抗体或高血压所致的动脉内膜增厚有鉴别意义[146]。

慢性 CNIT 是动脉壁外侧结节性透明变性并取代平滑肌细胞而形成特征性病变,Mihatsch 将其称为环孢素性动脉病变[243-247]。普通的动脉壁透明变性是糖尿病、高血压或老化所致,通常发生在内皮下。外周结节性透明变性是 CNI 的常见表现。在 10 年内未接触过 CNI 的患者中,大约 28% 经肾活检可发现结节性透明变性[364]。

CHR。正如上文所述,CHR 的相关特征包括特异性 PTC C4d 沉积和(或)肾小球毛细血管炎以及肾小球炎。GBM 或 PTC 基底膜多层化也是 CHR 的典型特点。PTC 中 C4d 阴性时必须排除其他可能导致 GBM 多层化的原因。

多瘤病毒感染。多瘤病毒感染是导致晚期移植肾损伤的重要原因,因此需要在肾活检中行免疫组化染色证实有无多瘤病毒[61]。

尿路梗阻通常很难通过组织学方法确诊。其典型特点是集合管扩张,外侧皮质尤为常见。淋巴管内充满 Tamm-Horsfall 蛋白。有时可能出现肾小管断裂伴肉芽肿形成或急性肾小管损伤[61]。

肾动脉狭窄可导致肾小管萎缩(甚至急性损伤),可伴有轻微的纤维化,或者小动脉或动脉的病变[61]。

复发性和新发的肾小球疾病可以通过光学显微镜、免疫荧光以及电镜检查鉴别诊断[61]。

间质纤维化。间质纤维化伴 IFTA 不适用于排斥反应与 CNIT、既往 BK 多瘤病毒感染等疾病的鉴别诊断。在病原体效应(如多瘤病毒或 TMA 的晚期效应)减弱的晚期阶段、TMA 后遗症、无活动的排斥反应以及在有或无 C4d 沉积的 TG 动脉病变中均可出现 IFTA。

Banff 在 1993 年首次提出了"慢性移植肾病(CAN)"一词,引起了人们对不是所有晚期移植物损伤都是由排斥反应引起这一事实的注意。因此,确诊排斥反应需

要基于特定的病变(特别是慢性肾小球或动脉病变),而不是间质纤维化和肾小管萎缩。然而,始料未及的是,"CAN"自身已经成为一种诊断,导致临床医师或病理学家不再寻找特定或可治疗的病因。在 Banff 2005 分类中,"CAN"被没有任何特异性病因学证据的"IFTA"取代。"IFTA"只包括没有特异性病原学特征的病例,并且还要排除如 CHR、慢性 CNIT、高血压相关肾脏疾病、PTN、梗阻以及新发或复发性肾病[367]。

急性肾小管损伤

急性缺血性肾小管损伤(也称为 ATN)通常是移植肾功能延迟恢复(DGF)发生的基础。最常见的组织学特征是近端肾小管刷状缘消失(最佳显示方法是 PAS 染色)、局灶性间质水肿和单核细胞聚集(图 26-7)。肾小管管腔扩大,肾活检可见无人为所致的正常细胞脱落(这种脱落已在体内发生,并被冲至下游)。ATN 的其他病理特点还包括肾小管基底膜上可见少量残存的扁平上皮细胞(由于个别肾小管上皮细胞凋亡或死亡所致细胞核的丢失),管腔内可见单个凋亡的脱落细胞("失巢凋亡")和炎症细胞。术后 24~48 小时可观察到肾小管上皮反应性改变,表现为细胞核增大、核仁明显、胞浆嗜碱性增强,偶见核分裂象。灶性间质、PTC、肾小球毛细血管的嗜中性粒细胞浸润与 AHR 相似,但 C4d 染色呈阴性。移植前供肾冲洗和保存与肾小管内出现正常细胞碎屑、鲍曼囊内嗜酸性蛋白以及 DGF 的发生率有关[318]。急性排斥反应也可导致 DGF 发生,如

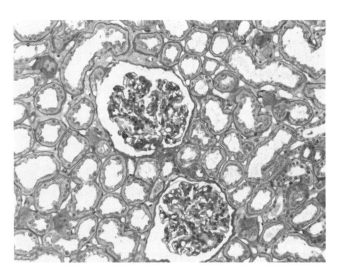

图 26-7　急性肾小管坏死。肾小管管腔扩张、僵硬伴刷状缘消失,偶见细胞核消失,细胞质染色变淡,间质轻度水肿伴少量炎症细胞浸润,肾小球正常。PAS 染色。

果肾脏功能在术后 1~2 周内还没有得到恢复，最好行肾活检以确定是否出现潜在的急性排斥反应,18%的 DGF 患者可在术后 7 天内发生急性排斥反应[167]。

钙调磷酸酶抑制剂肾毒性

CNI 类药物毒性包括环孢素和他克莫司引起的急性肾毒性和慢性肾毒性，病理改变包括无形态学特征的缺血性损伤、肾小管空泡变性、急性内皮损伤和小动脉透明变性[245,247]。这些病理变化还可以引起继发性改变，如肾小管萎缩、间质纤维化、球性或节段性肾小球硬化。在程序性活检观察中，移植术后 5 年内慢性 CNIT 普遍存在[263]。慢性 CNIT 还会损伤其他器官移植患者的肾脏，并且手术 5 年后非肾移植受体进展为终末期肾病的发生率为 7%~21%[286]。

急性 CNI 毒性

肾小管毒性病变

急性肾毒性的病理特点存在很大的差异。常规的肾活检可发现可逆性血管痉挛导致的功能性 CNIT[315]。肾小管毒性表现为近端小管显著的形态学改变，包括刷状缘消失、上皮细胞等大(尺寸相同)空泡变性(或者微泡)(图 26-8)。微泡变性包含体液而非脂质，与渗透性利尿剂或缺血导致的病变难以区别。电镜显示,环孢素所致的空泡变性由于内质网肿胀呈空泡状[246],等大的空泡变性开始于近端肾小管直部[246],可扩展至近曲小管部。空泡变性的程度与药物浓度不相关,有些患者缺乏空泡变性样改变[218]。等大的空泡变性也可以在少数肾功能稳定的患者中出现[368],降低 CNI 剂量可以使肾小管空泡变性消失[381]。

急性小动脉毒性和血栓性微血管病

小动脉是 CNIT 的主要靶点,特征性急性改变包括平滑肌细胞变性、坏死/凋亡和缺失[246],凋亡的平滑肌细胞可以被圆形小体取代。团块状蛋白沉积或透明变性是慢性小动脉病变的初始特点[246]。糖原(PAS 阳性,淀粉酶敏感)在平滑肌细胞内高度沉积[195]。内皮细胞可见明显的空泡变性,有时出现肿胀。免疫荧光染色显示血管壁 IgM 和 C3 沉积,有时可见纤维蛋白或纤维蛋白原沉积,但这些改变不具有特异性[26]。

血栓性微血管病(TMA)首先在应用环孢素导致的 CNIT 的骨髓移植患者中发现[351],肾移植受者的发病率

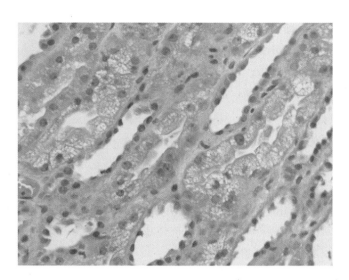

图 26-8　钙调磷酸酶抑制剂肾毒性肾小管上皮等大空泡变性。这种病理变化也可见于其他原因(包括缺血、渗透性利尿剂和静脉注射免疫球蛋白)导致的肾小管损伤。

为 1%~4%。药物浓度曲线显示这种毒性具有剂量依赖性,也可能与患者的特异性体质有关[46,151]。大多数病例在移植术后 1~5 个月内发病,同时伴有肾功能延迟恢复或缓慢失功[369]。

病理改变可能导致高估 CNI 诱导的内皮和平滑肌损伤的程度。小动脉和微动脉增厚,内膜黏液变性和酸性黏多糖沉积伴有红细胞瘀滞和细胞碎屑,有时出现纤维素样坏死,血栓形成明显,可出现内皮细胞和平滑肌细胞凋亡。动脉中膜平滑肌呈现黏液变性,失去了原有的细胞结构[265]。小动脉可见内皮细胞肥大呈现"挛缩"样外观[265]。血管腔被增生的内膜和肿胀的内皮细胞部分或完全阻塞,小叶间及弓状动脉病变严重,可导致皮质坏死[369]。免疫荧光显示血管壁 IgM、C3 和纤维蛋白沉积[61]。

肾小球的典型病变包括无血流毛细血管肿胀伴弥漫性纤维蛋白–血小板血栓(图 26-9A),在入球或出球小动脉内尤其明显[351],也称囊性病变[242]。内皮细胞肿胀可能会完全阻塞毛细血管管腔。电镜下可见 GBM 增厚伴单核细胞或系膜细胞浸润,内皮细胞质肿胀和裂孔消失伴不同程度的肾小球系膜增生、硬化及溶解[242]。此外,还可能出现充血和局灶节段性或球性坏死[394]。

鉴别诊断

临床上,环孢素引起的急性肾小管毒性与静脉注射免疫球蛋白或甘露醇所致缺血或肾小管病变的鉴别诊断十分困难。光镜下均可观察到肾小管空泡变性[134]。电镜下,环孢素毒性可导致肾小管等大空泡变性,相比之

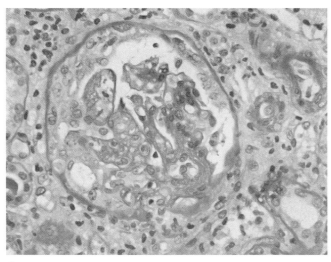 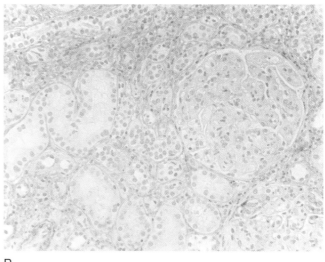

A   B

图 26-9 钙调磷酸酶抑制剂相关的血栓性微血管病。(A)肾小球广泛的内皮细胞肿胀，节段性肾小球基底膜增生，局灶性崩解，类似新月体样。小动脉显示内皮肿胀，偶见管壁外层透明变性结节。PAS 染色。(B)未发现肾小球和管周毛细血管 C4d 沉积。应用兔抗人 C4d 多克隆抗体对标本石蜡切片进行免疫组化染色。

下，ATN 的典型病变表现为粗大的多样化空泡变性和外周梗死[246]。渗透性利尿剂所致肾脏损伤不会导致内质网的变化[242]。在 ATN 中，肾小管上皮细胞的坏死更为常见(约 5% 的肾小管)，通常累及整个肾小管的横截面[368]。急性小动脉内膜细胞凋亡或变性是唯一支持环孢素所致毒性的病理改变。

单纯依靠形态学改变难以鉴别肾移植术后 TMA 的各种病因[207,279]，最常见的病因包括 CNI、AHR、HCV 和复发性 TMA。如果受者移植前存在 TMA，除非其与腹泻性疾病有关，则应该首先考虑复发的可能。C4d 在 PTC 的沉积主要出现在 AHR 中，而不是 CNI 相关的 TMA(图 26-9B；参见 AHR 部分内容)。应检测抗 HLA Ⅰ类和Ⅱ类抗体及抗内皮细胞抗体。HCV 阳性的肾移植受者发生 TMA 可能与血液中抗心磷脂抗体有关[18]，因此，肝炎血清学和抗心磷脂抗体检测有助于区分 HCV 和 CNI 所致的 TMA。与慢性排斥反应相似，TMA 恢复期可能会残留纤维化痕迹，甚至还会出现动脉内膜的单核细胞浸润[61]。

慢性 CNI 毒性

首例因 CNIT 导致不可逆性慢性肾衰竭的报道来自应用环孢素超过 1 年的心脏移植患者[256]。同样的病变也可见于服用他克莫司的患者[311]。肾活检显示 IFTA、肾小管萎缩及小动脉透明变性，有时还伴有局灶性肾小球硬化。上述病理改变已经得到多项研究的证实和补充[26]。由于慢性 CNI 毒性的大部分特点与慢性

排斥反应相似，因此，最有说服力的病理证据均来自环孢素中毒的非肾脏移植患者[78,278]。

CNI 小动脉病

CNI 小动脉病慢性阶段的主要特点是退变的动脉中膜平滑肌细胞被透明变性的沉积物取代，并沿着中膜外层周围呈串珠样排列(图 26-10A)。此种改变曾被称为"结节状蛋白(透明变性)沉积"[244]、"珍珠样结构"[26]和"中膜周围结节状透明变性"，现在统一称为"CNI 小动脉病"。目前的临床证据显示此类小动脉病常见于 CNI，但是并无诊断特异性[364]，尽管存在大量相反的历史证据[278]。有时可在动脉中膜发现细胞核碎裂形成凋亡小体，但是没有观察到纤维素样坏死[257]。严重病例可见动脉中膜平滑肌细胞消失[257]。

电镜下常见入球小动脉平滑肌细胞被无定型电子致密物取代，电子致密物包含细胞碎片并且向外突出至外膜层(图 26-10B)。这与光镜下串珠样透明变性分布于中膜外层相吻合。有时，肌细胞核会出现固缩(凋亡)或双核及核分裂象[415]。细胞质空泡变性伴有内质网扩张，可见退变的线粒体、脂褐素颗粒、多泡小体、微纤丝排列紊乱和细胞间连接减少。有时动脉内皮细胞肿胀，突入管腔导致管腔狭窄，细胞间连接减少，但很少出现血小板聚集[13,415]。上述病理改变表明入球小动脉平滑肌细胞是 CNI 损伤的主要靶点。免疫荧光显示 IgM 和 C3 非特异性沉积，但可能形成明显的小动脉周围鞘[26]。

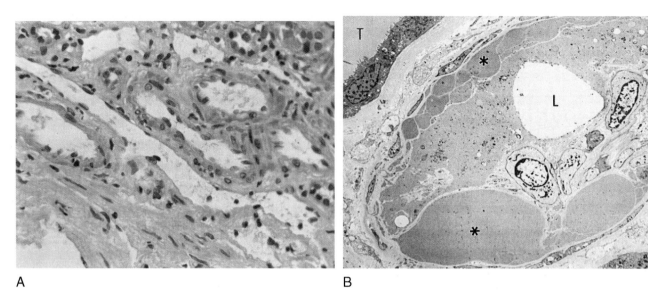

A   B

图 26-10　钙调磷酸酶抑制剂小动脉病。(A)数个小动脉外周结节状透明变性,透明变性取代了最外层坏死或凋亡的平滑肌细胞。(B)电镜显示动脉最外层的串珠样透明变性(* 所示)。L,动脉管腔;T,肾小管(PAS 染色,800×;电镜,2700×)。

CNI 小动脉病早期主要累及入球小动脉, 但是也可累及其他小动脉和出球小动脉[26,415]。免疫组化显示肾小球球旁器中肾素表达减少,表明 CNI 的主要靶点是产生肾素的入球小动脉平滑肌细胞[378]。小动脉透明变性发生率一般较低(<15%),容易被忽略[379]。肾移植患者服用环孢素 6 个月后进行肾活检,CNI 小动脉病发病率大约为 15%,18 个月后发病率可上升至 45%[336],但非特异性透明变性没有进展性增加。10 年后的肾活检结果表明, 使用 CNI 治疗的患者出现动脉周围结节状透明变性的风险较从未使用 CNI 者增加 2.4 倍,但即使未用过 CNI 治疗的患者也有 28%的发病率[364]。服用 2 年低剂量环孢素的患者也可能出现肾脏小动脉病[299,418]。Mihatsch 曾经提出一个具有较高可重复性的 CNI 小动脉病的评分系统(个人观点)[358]。

肾小球病变

在服用环孢素 1 年后, 患者的节段性或球性硬化发病率呈升高趋势[78,278]。使用 CNI 治疗的骨髓移植(13%)和心脏移植(27%)受者的尸检结果显示,局灶性节段性硬化的发生率较未使用 CNI 治疗的患者升高(分别为 0 和 14%)[278]。相较于对照组(活体供肾),心脏移植受者的肾小球体积和大小有明显异质性, 体积缩小或扩大的肾小球数量增多(代偿性肥大)[257]。当出现体积缩小的肾小球增多时,极易发生肾衰竭。此时,肥大的肾小球也随之消失[55]。高滤过性肾损伤可能引起进行性肾小球硬化和球性蛋白尿。尸检发现,骨髓移植

和心脏移植患者使用 CNI 治疗后, 肾小球塌陷率大约为 59%,而未使用 CNI 的患者仅为 8%[278]。严重的 CNI 小动脉病可以发展为塌陷型肾小球病[120],免疫荧光无特异性表现(IgM 和 C3 可在硬化区沉积)。心脏移植和肝脏移植患者电镜观察可见肾脏弥漫性系膜基质增多、细胞密度轻度增加、GBM 或足细胞病变[78,257]。这种塌陷型肾小球病变还可出现足细胞的足突融合并从 GBM 分离的现象[120]。内皮细胞失去正常的裂孔,提示其可能是 TMA 的一部分[61]。

肾小管和肾间质

早期研究认为 IFTA 是 CNIT 的特征性病变[387]。间质中有明显的纤维化并伴有少量炎症细胞浸润。狭窄的区带状 IFTA(条带状纤维化)曾经被认为是 CNIT 的特征性病变[90,322,353],但后来研究人员发现未使用过 CNI 治疗的患者也可以观察到条带状纤维化[74],从而对这种结构的特异性提出质疑。应用 CNI 患者的自体肾中也可见间质纤维化[243,291,418,419],即使在停用 CNI 之后,纤维化病变也会持续至少 1 个月[239]。低剂量的 CNI 也可以引起慢性肾小管间质肾炎, 并导致严重和永久性的肾功能丧失[61]。

鉴别诊断

慢性排斥反应和 CNIT 的鉴别诊断较为困难 (表 26-5)。结节状小动脉病虽然支持 CNIT 的诊断,但并不具有决定性。慢性排斥反应中, 小动脉受累相对较

少，而慢性 CNIT 的小动脉经常出现增生性动脉内膜纤维化，但不伴有弹力纤维变性[245]。PTC C4d 沉积或单核细胞浸润是活动性排斥反应最有价值的诊断指标。炎症细胞浸润（包括浆细胞）在 CNIT 中少见[260]。其他的一些特征没有鉴别诊断价值，如 IFTA 和肾小球硬化在两者中都可见到，GBM 双层和内皮细胞去分化也都可以发生，尽管在慢性排斥反应中可能更常见[61]。

西罗莫司抑制剂毒性

西罗莫司抑制剂（TORi）（雷帕霉素、依维莫司）对肾小管的毒性与骨髓瘤管型肾病类似，最终导致 DGF。病理学改变包括急性肾小管损伤和肾小管腔内出现嗜酸性管型和巨噬细胞，与骨髓瘤管型类似，但管型表达的是细胞角蛋白而非免疫球蛋白轻链[363]。TORi 引起的 TMA 难以与 CNI 引起的 TMA 鉴别诊断[316]。

将 CNI 更换为 TORi 的患者中常常出现蛋白尿增加，这可能是因为这些患者在更换药物之前已经存在严重的 CNIT，患者的肾小球滤过率升高，蛋白尿增多者占 30%[200]。TORi 引起蛋白尿不一定只发生在使用

表 26-5　慢性排斥反应和 CNIT 的鉴别诊断

	慢性排斥反应	CNIT
间质		
炎症浸润	浆细胞	轻微
纤维化	斑片状	条索状
肾小管周围毛细血管		
C4d	常呈阳性	阴性
多层 BM	常见	未见
肾小管		
肾小管萎缩	常见	常见
空泡变性	偶尔	偶尔
小动脉		
平滑肌	缺少	常有退变
外部结节状	缺少	透明变性
动脉		
内膜纤维化	常见	可能有，但不相关
单核细胞	常见	内膜未见
肾小球		
双层 GBM	常见	未见
系膜基质扩大	可能出现	可能出现

BM，基底膜；GBM，肾小球基底膜。

过 CNI 的患者，在使用硫唑嘌呤治疗的患者中也可出现[393]。TORi 治疗患者术后 6~12 个月出现蛋白尿的风险是 CNI 治疗患者的 2 倍[372]。

相关病理研究报道较少。一项研究报道了自体肾疾病复发前的各种典型肾小球病变[79]。一名服用 TORi 的患者在移植后第 1 周就出现 12g/d 的蛋白尿，停药后缓解[375]。活检标本在光镜、免疫荧光或电镜下均未发现明显的肾小球病变，提示蛋白尿是由于肾小管重吸收功能障碍所致。另外，值得关注的是，一位将硫唑嘌呤更换为 TORi 的患者发生了塌陷型肾小球病伴发卡波西肉瘤[165]。我们发现了 2 例 TORi 治疗患者发生 FSGS（Cornell 等，未发表）。目前仍需要进一步的病理研究支持，尤其是在术后即开始服用 TORi 患者中开展的研究[61]。

药物导致的急性肾小管间质性肾炎

药物所致肾小管间质性肾炎在移植肾与自体肾中的表现相似。类似于肾小管间质性排斥反应，药物所致肾小管间质性肾炎也会出现间质密集的单核细胞浸润和肾小管炎，并伴有不同程度的嗜酸性粒细胞浸润。急性排斥反应有时会出现显著的嗜酸性粒细胞浸润[8,136,154,189,385,405]。与之相反，药物导致的间质性肾炎可能没有嗜酸性粒细胞浸润，尤其使用非甾体消炎药时[60]。动脉内膜炎也不能作为排斥的确凿证据。比较有说服力（但并非绝对）的药物性证据是肾小管嗜酸性粒细胞浸润和嗜酸性粒细胞管型（Colvin，未发表），通常是因预防性服用甲氧苄啶（复方新诺明）所致。我们曾经见过一例使用抗胸腺细胞球蛋白后出现严重急性间质性肾炎伴发免疫复合物型血清病样综合征的病例[61]。

感染

与移植肾感染有关的微生物种类较多，从分枝杆菌、念珠菌[229]到单纯疱疹病毒[355]以及人类疱疹病毒-1[355]均可引起移植肾感染。此外，巨细胞病毒和 HCV 也可以间接引起移植肾损伤，一般通过诱发排斥反应或免疫介导性疾病所致[66,317,392]。本章主要讨论三种重要的感染性肾盂肾炎，即多瘤病毒肾盂肾炎、腺病毒肾盂肾炎和细菌性肾盂肾炎。

多瘤病毒导致的肾小管间质性肾炎(PTN)

1996 年发现的 PTN 已成为移植物早期和晚期损伤的重要原因[80,81,219,268,272,292]。在服用他克莫司/霉酚酸酯的患者中,PTN 发生率为 5%,与急性排斥反应的发生率类似。BK 病毒最早发现于一名苏丹患者,该患者在活体肾移植后 3 个月出现远端输尿管狭窄[111]。BK 病毒与 JC 病毒、猿猴病毒 SV40 相关,前两种病毒都存在于人类泌尿道。这些病毒都属于乳头状多瘤空泡病毒家族,包括乳头状瘤病毒。BK 病毒多潜伏于尿道上皮,但在免疫力正常的人群中很少致病。肾移植受者的出血性膀胱炎、输尿管狭窄和间质性肾炎常由 BK 病毒感染所致[51,112,153]。

PTN 的特点是灶性单核细胞浸润、肾小管炎和肾小管细胞损伤(图 26-11B)[292]。炎症细胞中浆细胞较为常见(有时可见浆细胞浸润肾小管)。PTN 可同时伴发

ACR。肾小管细胞的凋亡及去分化非常明显,细胞可失去极性并变成梭形。PTN 分为三个阶段,第一阶段仅出现轻微炎症;第二阶段出现明显肾小管损伤、TBM 暴露、间质水肿和程度不等的混合性炎症细胞浸润;第三阶段出现明显的 IFTA[81,82,150,271,272]。

细胞核内病毒包涵体是诊断的关键,受感染的细胞核通常增大并可见模糊、无定型的淡紫色包涵体(图 26-11B),其他罕见的细胞核改变包括出现嗜酸性、颗粒状有或无空晕的包涵体、空泡变性、粗糙块状或不规则的嗜碱性物质[268,269,273]。核内病毒包涵体常出现在肾小管,尤其是皮质和外部髓质的集合管。免疫组化和电镜可以帮助确诊。目前,已经开发了针对 BK 病毒特异性位点以及多瘤病毒大 T 抗原的单克隆抗体(图 26-11)。电镜可发现病毒颗粒呈特征性晶体结构,直径约为 40nm(图 26-11D)。高风险患者还可以采用尿脱落细胞学检测"诱饵细胞"以及聚合酶链反应定量

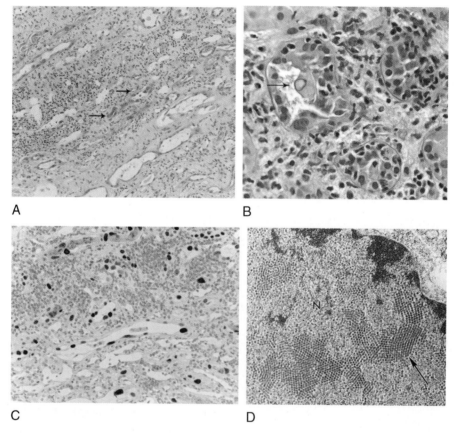

图 26-11 多瘤(BK)病毒感染。(A)低倍镜下可见髓质内灶性单核细胞浸润及肾小管上皮细胞出现较多不规则的细胞核(箭头所示)。(B)高倍镜下可见多瘤病毒包涵体(箭头所示)、明显的肾小管炎和肾小管细胞凋亡。(C)免疫组化染色 SV40 大 T 抗原单克隆抗体(与 BK、JC 和其他多瘤病毒同源)。多个肾小管上皮细胞核内出现多瘤病毒阳性反应而呈现深棕色。(D)电镜:肾小管细胞核(N)经高倍放大后可见多瘤病毒颗粒(箭头所示),呈圆形,直径 30~35nm,排成阵列状(标本来自猕猴)。(From van Gorder MA,Della Pelle P,Henson JW,et al. Cynomolgus polyoma virus infection:a new member of the polyoma virus family causes interstitial nephritis,ureteritis, and enteritis in immunosuppressed cynomolgus monkeys. Am J Pathol 1999;154:1273-84.)[396]

检测血液中的病毒核酸,这些方法在诊断 PTN 方面不具有特异性[61]。

多瘤病毒感染可导致免疫复合物沿 TBM 沉积。来自西雅图的报道显示,发病率大约为 43%,最常见的病理表现包括 IgG 在 TBM 沉积[34],此外,还可检测到颗粒状的 IgG、C3 和 C4d 沉积。电镜下可显示无定型的电子致密物沉积。这些改变对预后的预测价值目前还不清楚[61]。

多瘤病毒肾病晚期可出现肾纤维化和硬化,即使在检测不出病毒的患者中仍可出现。多瘤病毒主要引起肾小管细胞的损伤并导致特征性的破坏性肾小管病变,最后仅残留 TBM。诊断有时只能依靠回顾性分析以往的活检资料。如果肾小管损伤严重,应高度怀疑 PTN。PTN 有时可能无临床表现,程序性活检证实亚临床 PTN 的发生率为 1.2%[40]。此外,曾有少量 PTN 累及非肾移植受者自体肾的报道,但部分病例可能是由于误诊为 CNIT 或缺少自体肾活检证据所致[203]。

腺病毒

腺病毒目前已知有多种血清型,其中最常见的是 11 型。这种血清型可导致出血性膀胱炎,有时还会引起肾小管间质性肾炎。影像学表现类似于占位性病变[202,414]。活检表现为坏死性炎症伴嗜中性粒细胞浸润和肾小管损伤、间质出血、红细胞管型和肉芽肿性炎症[38,161,267,357]或局限于外部髓质的带状炎症[220]。肾小管细胞出现毛玻璃样的核内包涵体,有明显的核周空晕,周围是环状边集的染色质,细胞核呈毛玻璃样,边缘模糊不清。免疫组化染色显示肾小管细胞内存在病毒抗原。电镜显示细胞核内的病毒颗粒呈晶体结构,大小为 75~80nm。免疫复合物也参与损伤过程,降低免疫抑制剂用量后病变可以消失[61]。

急性肾盂肾炎

肾盂肾炎是肾移植术后一种潜在的严重并发症,可表现为急性肾衰竭[114,416]和移植物失功[139,171],约 80% 发生于移植术后 1 年或更长时间[298]。大肠杆菌是最常见的致病菌(占 80%)。尽管病变过程不连续,但急性肾盂肾炎在肾活检中并不少见[416]。肾活检并不是常规的确诊方法,但如果出现显著的嗜中性粒细胞浸润,尤其是形成脓肿和管型时,应首先考虑急性肾盂肾炎。肾盂肾炎的其他变异型包括产气杆菌引起的气肿性肾盂肾炎[171]、黄色肉芽肿性肾盂肾炎[87,170]和软斑病[373]。

主要的肾血管疾病

血栓形成多发生于移植后早期,可导致急性梗死并伴有微血栓形成和轻微炎症[20]。临床上应通过仔细观察较大动脉有无动脉内膜炎,以排除潜在的排斥反应。肾动脉狭窄尤其是吻合口狭窄,是晚期移植物失功的原因之一,但临床和病理改变都不容易发现[37,356],活检表现为肾小管损伤或萎缩,炎症和纤维化不明显。

肾静脉血栓可导致肾脏肿胀和变紫,有时会导致移植物破裂[334]。肾脏皮质出现严重出血、充血和广泛的梗死及坏死[238]。有时伴有弥漫性微血管血栓形成。肾脏毛细血管内出现的白细胞可为血栓形成的诊断提供线索。晚期肾静脉血栓常造成 MGN、TG 和蛋白尿,有时候可导致移植物失功[340],一些患者可以检测到狼疮抗凝物[215]。

新发肾小球疾病

新发肾小球疾病是指患者先前没有肾小球疾病,在移植肾脏中发生的类似于原发性肾小球疾病,而不是通常所指的移植肾慢性肾小球疾病。虽然存在一些巧合,但至少有三种肾小球疾病与移植物的同种免疫反应相关,分别是:MGN、Alport 综合征中的抗 GBM 病以及先天性肾病中复发性肾病综合征。第四种比较常见的新发性肾小球疾病是 FSGS,目前认为其与移植物滤过性损伤相关或者是 CNIT 引起的微血管损伤所致[61]。

膜性肾小球肾炎

新发 MGN 是一种典型的晚期并发症,患病率 1%~2%[70,141,251]。与此相反,复发性 MGN 可能在早期出现[321]。新发 MGN 的危险因素包括移植后时间、首次移植[141]和 HCV 感染[70,251]。光镜显示轻微的 GBM 改变,约 33% 的病例可出现系膜细胞可增多。肾小球毛细血管中的大量单核细胞增加肾小球炎或肾静脉血栓的发病风险[249]。免疫荧光显示 IgG、C3、C4d 和 H 因子呈颗粒状沿 GBM 沉积[67]。与典型的原发性(特发性)MGN 相比,大约 35% 的新发 MGN 中沉积物呈不规则和节段性分布[249,391]。电镜显示电子致密物在上皮下沉积(图 26-12)。电镜下,与原发性 MGN 相比,上皮下电子密集沉积物分布较少,形状更加不规则[249,391]。大约 50% 的病例出现血管内皮改变和 GBM 增厚[249,391]。后续活检显示绝大多数病例中沉积物持续性或进行性存在,偶尔有缓解[12,249]。MGN 的发病机制尚不明确,有学者认为可能是 AMR 的另外一种形式,即肾小球内次要组织相容性抗原介导的足细胞损伤或者一种特殊类型的慢性排斥反应[57,389,391]。TG 普遍存在的现象与上述假说相吻合[249,391]。

抗 GBM 肾炎

Alport 综合征或遗传性肾炎患者通常出现抗 GBM 同种抗体。这些人群缺乏对 GBM 胶原蛋白的耐受性。总体而言,抗 GBM 抗体引发的新月体性和坏死性肾小球肾炎并不常见。典型的 Alport 综合征仅见于 5% 的男性成人肾移植受者[173,174,16]。病理形态学表现类似于原发性新月体性肾炎(不具有排斥特点)、节段性坏死和红细胞管型。伴或不伴复发性抗 GBM 肾炎的二次移植已经见诸报道[77,121,395],5 年生存率可能与非 Alport 综合征患者相当[119]。

先天性肾病中新发的足细胞病变

芬兰型先天性肾病综合征是一种由 NPHS1 基因突变引起的常染色体隐性遗传病。这种疾病可导致移植后肾病综合征[213,283]。足细胞的病理形态改变类似于微小病变肾小球肾病并且对环磷酰胺治疗有效[98,194]。某些微小病变性肾小球肾病新发病例可能是去氧肾上腺素抗体引起的[296]。

局灶性节段性肾小球硬化症

新发性 FSGS 可见于小儿供肾的成人受者[266,412],发病的原因可能是肾小球高滤过损伤。在长期存活的移植肾中,CNIT 或慢性排斥反应可能会造成肾实质损伤,从而导致残余肾小球滤过率超标。塌陷型的 FSGS 改变可能与 CNI 的小动脉病变相关[231]。

新发塌陷型肾小球疾病可以在移植后数月至数年间引起蛋白尿(2~12g/d)[231,258,374],伴有足细胞过度增生(图 26-13)。肾小球出现弥漫性或局灶性的球性或节段性崩解。此外,还可出现小动脉玻璃样变性、动脉硬化以及间质纤维化。约 80% 急性患者在术后 2~12 个月进展为肾衰竭,原因尚未明确,患者免疫缺陷性病毒均为阴性。CNI 患者的自体肾也可出现塌陷型肾小球疾病(图 26-13)[120]。

复发性肾脏疾病

复发性肾脏疾病(例如致密物沉积,图 26-14)是移植肾衰竭的重要原因之一[45,97,308]。复发性肾脏疾病的发生频率以及临床意义依据疾病类型而有所差异(表 26-6)。一项研究结果显示,复发性和新发肾小球肾炎以及 TG 可导致 37% 的受者发生移植肾失功,其中复发

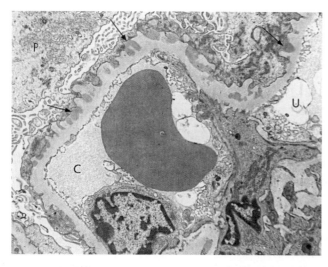

图 26-12 新发膜性肾小球肾炎:上皮下电子致密物沿 GBM 沉积(箭头所示)并呈鞋钉样凸起。足细胞(P)足突融合消失。C,毛细血管腔;U,肾小囊。

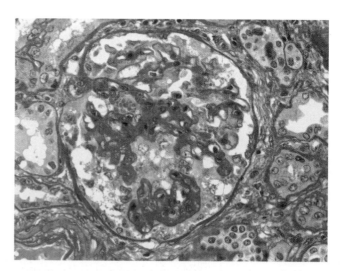

图 26-13 新发塌陷型肾小球疾病:肾小球毛细血管塌陷,足细胞增生、肥大,肾小管中大量透明管型。CNI 的典型小动脉病变表现为显著的小动脉透明变性伴典型的外周结节。本例为心肺移植患者的自体肾病变。PAS 染色。(From Goes N,Colvin RB,Renal failure nine years after a heart-lung transplant. N Engl J Med 2006;6:671-9.)[120]

性肾小球疾病所致的致死性移植肾失功率为 14%[88]。未来，免疫介导性疾病复发将成为影响移植肾长期生存率和免疫耐受的重要问题，收集特定疾病的具体信息将有助于寻找更加有效的治疗方法[61]。

在出现临床症状之前，通过早期病理学改变可以判定移植肾是否存在病变以及病变为可逆性还是不可逆性(如糖尿病和 IgA 肾病)。早期(术后 2 周)复发性 MGN 活检切片免疫荧光可显示 IgG、C4d 以及轻链 κ 和 λ 沿基底膜沉积，但电镜下未出现电子致密物的沉积，即使在无蛋白尿的情况下，也可以在肾活检组织中观察到这些特征[321]。随后，电镜下可见电子致密物在上皮下沿着基底膜沉积。糖尿病肾病始于移植肾小球体积增大 6 个月后[288]，此后出现肾小球系膜增宽[408]，术后 2~3 年 GBM 明显增厚[32,408]，5~15 年出现糖尿病相关的肾小球结节状硬化(图 26-15)[140]。部分患者也可能出现肾小管间质性疾病，例如高草酸尿症患者出现复发性草酸盐肾病[25]。

移植后淋巴组织增生性疾病

免疫抑制剂的应用可导致恶性肿瘤的发生风险增加，特别是由病毒和紫外线辐射引起的肿瘤。据推测，这些恶性肿瘤的发生可能与免疫抑制剂抑制了机体免疫系统对病毒或肿瘤突变抗原的识别能力有关。与病毒相关的肿瘤主要包括卡波西肉瘤(人类疱疹病毒-8)、宫颈癌(人类乳头状瘤病毒)和淋巴组织增生性疾病 (PTLD)(EB 病毒)。PTLD 经常累及肾脏，有时还可致移植物失功。

PTLD 累及肾脏的病理学表现类似于 ACR，即肾小管甚至血管中广泛的单核细胞浸润[228,309,337]。根据我们的经验，支持 PTLD 病理学诊断的直接线索为单一形态的淋巴母细胞密集浸润，但不伴有水肿及粒细胞浸润(图 26-16A)。淋巴细胞坏死(不规则斑块)是特征性改变但并不常见[309]。另一个具有诊断意义的特征性病变是未成熟的结节性淋巴细胞呈膨胀性生长，淋巴细胞核增大并可见泡状核仁，这种表现较多见。B 细胞在排斥反应中不会单独出现，免疫组化染色有助于识别浸润细胞中的 B 细胞。如果能够确定细胞的 κ 或 λ 轻链呈单克隆表型即可明确诊断。PTLD 的确诊需要行 EBER(EB 病毒编码 RNA)原位杂交检测(图 26-16B)。

程序性肾活检

当前，评估肾脏状态预先进行程序性或监测性肾活检是几个主要移植中心的通用标准[64,177,253,263,327,341,371]，也被广泛用于临床试验的疗效评估[55]。肾活检不仅可以揭示晚期移植物失功的机制，还能确定病变的活动度，有助于在损伤发生之前停止错误的治疗[88]。程序性活检风险很低，移植物失功的总体发生率为 0.04%[104]，Hannover 报道的超过 1000 例肾活检中没有死亡和移植物失功的发生[339]。

David Rush 及其同事率先开展了程序性活检的相关研究并得出惊人的发现：通过活检可以发现大约 30% 术后 1~3 个月出现排斥反应的病例[325]，而且这些病例后期可发生移植肾失功[326,327]，这一结果在后续的研究中也得到了证实[64,177,253,263,327,341]。术后 12 个月，通过程序性活检可以发现满足 Banff ACR 或交界性急性排斥反应诊断标准的单核细胞浸润，检出率为 5%~50%，主要取决于患者的治疗效果和耐受性[264]。炎

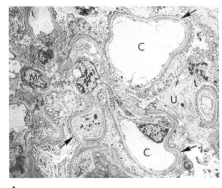
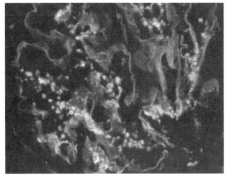

图 26-14 复发性致密物沉积。(A)电镜下可见：广泛分布的电子致密物沉积，呈连续、线性分布并嵌入肾小球基底膜中(箭头所示)。类似的沉积物在系膜中也可看到(M)。C，毛细血管腔；U，肾小囊。(B)免疫荧光可见：C3 沿肾小球基膜呈线性带状分布，系膜内呈带状分布(系膜环)。

表 26-6　复发性肾病的分类

常见复发性疾病(发病率>50%)

产生不利影响的疾病*	原发溶血性尿毒症综合征
	草酸盐沉着症
	致密物沉积病
	塌陷型 FSGS†
不利影响较小或无不利影响的疾病	管型肾病/纤维样肾小球疾病†
	系统性轻链疾病†
	糖尿病‡

不常见的复发性疾病 (5%~50%)

产生不利影响的疾病	FSGS
	膜增生性 GN,Ⅰ型
	膜性 GN
	ANCA 相关性疾病
	Wegener 肉芽肿病
	寡免疫型 GN
	微小动脉炎
	系统性硬化
	镰状细胞性肾病†
不利影响较小或无不利影响的疾病	IgA 肾病
	过敏性紫癜
	淀粉样变性

罕见复发性疾病(<5%)

产生不利影响的疾病	抗 GBM 病
不利影响较小或无不利影响的疾病	系统性红斑狼疮
	Fabry 综合征
	胱氨酸贮积症
复发报道§	血小板减少性紫癜
	腺苷-磷酸核糖转移酶缺乏
	家族性纤连蛋白性肾病
	脂蛋白性肾病
	软斑病

无复发性疾病 (0)

特异的并发症	遗传性肾炎/Alport 综合征(抗 GBM 病)
	先天性肾病(肾病综合征、肾病蛋白自身抗体)
非特异的并发症	多囊肾 (所有基因型)
	关节指骨发育不良(指甲-膝盖骨)†
	获得性囊肿病
	继发溶血性尿毒症综合征(感染)
	继发性 FSGS
	家族性 FSGS†
	感染后急性肾小球肾炎†

* 产生不利影响的疾病:可导致>5%的移植物失功(当疾病复发时)。

† 经验有限:报告的病例数量很少(n<10)。

‡ 大多数病例在某种程度上出现小动脉和肾小球病变复发,但结节性肾小球硬化延迟>5 年。

§ 发生复发性疾病,但报告的病例数量太少,不能对发生频率或后果进行分类分析。

ANCA,抗中性粒细胞胞浆抗体;FSGS,局灶性节段性肾小球硬化;GBM,肾小球基底膜;GN,肾小球肾炎。

症细胞浸润给移植物失功或晚期纤维化带来巨大的风险[65,178,254,264]。移植物同时出现炎症和纤维化时预后最差[64,214,253,350]。根据一项研究报道,移植术后 1 年肾功能的最佳预测指标是持续的炎症感染(所有类型),包括依据 Banff 诊断标准与急性排斥反应无关的感染类型,如在间质纤维化区域、大血管周围、坏死结节中或被膜下发生的感染[235]。萎缩区域的炎症细胞浸润与术后 6 个月的 IFTA 和术后 2 年的移植物失功有关。在另一项研究中,移植 1 年后的程序性活检显示,纤维化和炎症细胞浸润混合存在的病例,术后 5 年 GFR 降低[293],从而证明了慢性炎症细胞浸润是进展性肾损伤的发病机制之一[55,214]。

在免疫耐受患者的移植物中也可观察到炎症细胞浸润,这种现象被称为"接受性反应"[349]。"接受性反应"可以自行消失,对移植物存活期的影响尚不确定[31,330]。与排斥反应相比,"接受性反应"较少出现 CD3+ T 细胞和巨噬细胞浸润以及 T 细胞活化,可出现 T 细胞凋亡持续存在、IFN-γ 生成减少以及 IL-10 表达增高。

如何判定炎症细胞浸润患者的肾功能是否稳定?功能稳定的患者很少出现动脉内膜炎(发生率仅 0.3%)[234],一旦出现,预示急性排斥反应即将发生[325]。弥漫性间质浸润在急性肾失功患者的活检中更为常见(以巨噬细胞和分泌颗粒酶 B 的细胞毒性 T 细胞浸润为主)[235]。相较之下,结节性浸润(以 B 细胞和活化 T 细胞浸润为主)在程序性活检中更为常见。类似地,基于增加的活化巨噬细胞群浸润可以区分临床和亚临床急性排斥反应[127]。分子研究表明,T-bet(Th1 主要转录因子)、FasL(细胞毒性介导因子)及 CD152(CTLA-4,共刺激分子抑制分子)的增加与移植物失功相关[152]。

Foxp3 细胞是区分非侵袭性炎症细胞浸润的因子之一[31,348]。最近研究显示,在阻止共刺激后出现免疫耐受小鼠的移植物中的调节 T 细胞表达 Foxp3 转录因子[196]。Foxp3 细胞也可见于急性排斥反应[398],尽管 Foxp3+细胞的具体作用机制尚不清楚,但是由于它们具有免疫抑制功能,因此这种调节性 T 细胞大量存在可能对患者有益[248]。正在进行的研究为发现移植物临床耐受的预测标志物提供了希望[100,248]。

对临床医师而言,最重要的问题是治疗亚临床排斥反应是否对患者有益(以及接下来宜采用何种治疗措施)。目前,研究人员尚未在程序性活检确诊为急性排斥反应的患者当中开展随机研究。最近,Rush 及其同事开展了一项对照试验,他们发现在程序性活检患

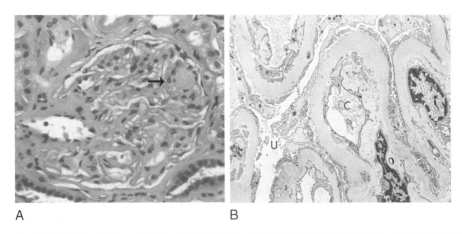

图 26-15　移植后 12 年复发性糖尿病肾病。(A)肾小球系膜区可见 K-W 结节形成(箭头所示)和小动脉玻璃变性,PAS 染色。(B)另一例行电镜检查显示肾小球基底膜均匀一致增厚达 1100nm。C,毛细血管腔;U,肾小囊。

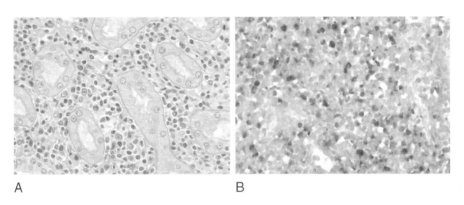

图 26-16　移植后淋巴组织增生性疾病。(A)肾小管间单核细胞密集浸润,不伴肾小管炎(PTLD 也可出现肾小管炎症)。单一形态的淋巴细胞浸润,不伴间质水肿,可用于区分 PTLD 和典型的排斥反应。(B)原位杂交染色:单核细胞呈黑色、黑褐色,EBER 阳性,可确诊 PTLD。

者中使用类固醇类药物治疗亚临床排斥反应的效果要优于仅依靠推测而未行活检诊断的亚临床排斥反应患者[327]。出现症状后行活检的患者在改变治疗方案后的预后相对较佳,包括 CNIT[262,263]和多瘤病毒感染[40]。

肾活检评估的未来发展

随着图像分析技术的进步以及对分子技术探究的不断深入,活检对移植肾的评价价值及意义将会得到进一步的提高。目前,大量"生物组学"研究领域的成果和技术进步已经使移植肾活检的评估质量有了长足的进步[235,343]。在移植肾活检中,各种分子表型有不同的病理形态。然而,在明确何种情况下进行分子评估能够优于组织病理学结果之前,这些分子表型的临床应用价值需要进一步的验证。此外,在分子活检评估作为组织病理学的辅助方法应用于临床之前,仍然需要对分子研究方法的时间、成本以及"生物组学"数据做进一步

的改进。

新兴的数字化显微镜(全切片扫描)技术有助于提高肾活检评估的准确性。全切片扫描图像包含大量详细且清晰的数字图像信息,通过以计算机为基础的图像分析技术(例如,自动化评估间质纤维化)采集数据,可以使评估更具重复性[91]。借助多参数染色技术与数字成像及分析系统的联合,实现了对肾活检中零乱分子数据进行更加客观的定量评估。技术的进步和对病理学深入的认识,绘制了移植肾评估技术未来发展的美好蓝图,将有助于改善患者的治疗结果。

致谢

特别感谢上一版的作者 Shamila Mauiyyedi 博士,以及 Pual J. Kurtin 博士所给的建议。

(王政禄 译　刘俊铎 校)

参考文献

1. Abouna GM, Al Adnani MS, Kremer GD, et al. Reversal of diabetic nephropathy in human cadaveric kidneys after transplantation into non-diabetic recipients. Lancet 1983;2:1274–6.
2. Adams DH, Tilney NL, Collins JJJ, et al. Experimental graft arteriosclerosis. I. The Lewis-to-F-344 allograft model. Transplantation 1992;53:1115–9.
3. Ahern AT, Artruc SB, DellaPelle P, et al. Hyperacute rejection of HLA-AB-identical renal allografts associated with B lymphocyte and endothelial reactive antibodies. Transplantation 1982;33:103–6.
4. Aiello FB, Calabrese F, Rigotti P, et al. Acute rejection and graft survival in renal transplanted patients with viral diseases. Mod Pathol 2004;17:189–96.
5. Akasaka Y, Ishikawa Y, Kato S, et al. Induction of Fas-mediated apoptosis in a human renal epithelial cell line by interferon-gamma: involvement of Fas-mediated apoptosis in acute renal rejection. Mod Pathol 1998;11:1107–14.
6. Akiyoshi T, Hirohashi T, Alessandrini A, et al. Role of complement and NK cells in antibody mediated rejection. Hum Immunol 2012;73:1226–32.
7. Alchi B, Nishi S, Kondo D, et al. Osteopontin expression in acute renal allograft rejection. Kidney Int 2005;67:886–96.
8. Almirall J, Campistol JM, Sole M, et al. Blood and graft eosinophilia as a rejection index in kidney transplant. Nephron 1993;65:304–9.
9. Alpers CE, Davis CL, Barr D, et al. Identification of platelet-derived growth factor A and B chains in human renal vascular rejection. Am J Pathol 1996;148:439–51.
10. Alpers CE, Gordon D, Gown AM. Immunophenotype of vascular rejection in renal transplants. Mod Pathol 1990;3:198–203.
11. Andrews PA, Finn JE, Lloyd CM, et al. Expression and tissue localization of donor-specific complement C3 synthesized in human renal allografts. Eur J Immunol 1995;25:1087–93.
12. Antignac C, Hinglais N, Gubler MC, et al. De novo membranous glomerulonephritis in renal allografts in children. Clin Nephrol 1988;30:1–7.
13. Antonovych TT, Sabnis SG, Austin HA, et al. Cyclosporine A-induced arteriolopathy. Transplant Proc 1988;20(Suppl. 3):951–8.
14. Artz MA, Steenbergen EJ, Hoitsma AJ, et al. Renal transplantation in patients with hemolytic uremic syndrome: high rate of recurrence and increased incidence of acute rejections. Transplantation 2003;76:821–6.
15. August C, Schmid KW, Dietl KH, et al. Prognostic value of lymphocyte apoptosis in acute rejection of renal allografts. Transplantation 1999;67:581–5.
16. Bach D, Peters A, Rowemeier H, et al. Anti-basal membrane glomerulonephritis after homologous kidney transplantation in hereditary Alport's nephropathy. Dtsch Med Wochenschr 1991;116:1752–6.
17. Bach FH, Turman MA, Vercellotti GM, et al. Accommodation: a working paradigm for progressing toward clinical discordant xenografting. Transplant Proc 1991;23:205–7.
18. Baid S, Pascual M, Williams Jr WW, et al. Renal thrombotic microangiopathy associated with anticardiolipin antibodies in hepatitis C-positive renal allograft recipients. J Am Soc Nephrol 1999;10:146–53.
19. Baid-Agrawal S, Farris 3rd AB, Pascual M, et al. Overlapping pathways to transplant glomerulopathy: chronic humoral rejection, hepatitis C infection, and thrombotic microangiopathy. Kidney Int 2011;80:879–85.
20. Bakir N, Sluiter WJ, Ploeg RJ, et al. Primary renal graft thrombosis. Nephrol Dial Transplant 1996;11:140–7.
21. Barrett M, Milton AD, Barrett J, et al. Needle biopsy evaluation of class II major histocompatibility complex antigen expression for the differential diagnosis of cyclosporine nephrotoxicity from kidney graft rejection. Transplantation 1987;44:223–7.
22. Bates WD, Davies DR, Welsh K, et al. An evaluation of the Banff classification of early renal allograft biopsies and correlation with outcome. Nephrol Dial Transplant 1999;14:2364–9.
23. Bellamy CO, Randhawa PS. Arteriolitis in renal transplant biopsies is associated with poor graft outcome. Histopathology 2000;36:488–92.
24. Bentall A, Cornell LD, Gloor JM, et al. Five-year outcomes in living donor kidney transplants with a positive crossmatch. Am J Transplant 2012;142:634–41.

25. Bergstralh EJ, Monico CG, Lieske JC, et al. Transplantation outcomes in primary hyperoxaluria. Am J Transplant 2010;10:2493–501.
26. Bergstrand A, Bohmann SO, Farnsworth A, et al. Renal histopathology in kidney transplant recipients immunosuppressed with cyclosporin A: results of an international workshop. Clin Nephrol 1985;24:107–19.
27. Bestard O, Cruzado JM, Mestre M, et al. Achieving donor-specific hyporesponsiveness is associated with FOXP3+ regulatory T cell recruitment in human renal allograft infiltrates. J Immunol 2007;179:4901–9.
28. Bestard O, Cruzado JM, Rama I, et al. Presence of FoxP3+ regulatory T cells predicts outcome of subclinical rejection of renal allografts. J Am Soc Nephrol 2008;19:2020–6.
29. Bishop GA, Hall BM, Duggin GG, et al. Immunopathology of renal allograft rejection analyzed with monoclonal antibodies to mononuclear cell markers. Kidney Int 1986;29:708–17.
30. Bishop GA, Waugh JA, Landers DV, et al. Microvascular destruction in renal transplant rejection. Transplantation 1989;48:408–14.
31. Blancho G, Gianello PR, Lorf T, et al. Molecular and cellular events implicated in local tolerance to kidney allografts in miniature swine. Transplantation 1997;63:26–33.
32. Bohman SO, Tyden G, Wilczek H, et al. Prevention of kidney graft diabetic nephropathy by pancreas transplantation in man. Diabetes 1985;34:306–8.
33. Bohmig GA, Exner M, Habicht A, et al. Capillary C4d deposition in kidney allografts: a specific marker of alloantibody-dependent graft injury. J Am Soc Nephrol 2002;13:1091–9.
34. Bracamonte ER, Furmanczyk PS, Smith KD, et al. Tubular basement membrane immune deposits associated with polyoma virus nephropathy in renal allografts. Mod Pathol 2006;19:259A.
35. Briscoe DM, Pober JSS, Harmon WE, et al. Expression of vascular cell adhesion molecule-1 in human renal allografts. J Am Soc Nephrol 1992;3:1180–5.
36. Brockmeyer C, Ulbrecht M, Schendel DJ, et al. Distribution of cell adhesion molecules (ICAM-1, VCAM-1, ELAM-1) in renal tissue during allograft rejection. Transplantation 1993;55:610–5.
37. Bruno S, Remuzzi G, Ruggenenti P. Transplant renal artery stenosis. J Am Soc Nephrol 2004;15:134–41.
38. Bruno B, Zager RA, Boeckh MJ, et al. Adenovirus nephritis in hematopoietic stem-cell transplantation. Transplantation 2004;77:1049–57.
39. Brunt EM, Kissane JM, Cole BR, et al. Transmission and resolution of type I membranoproliferative glomerulonephritis in recipients of cadaveric renal allografts. Transplantation 1988;46:595–8.
40. Buehrig CK, Lager DJ, Stegall MD, et al. Influence of surveillance renal allograft biopsy on diagnosis and prognosis of polyomavirus-associated nephropathy. Kidney Int 2003;64:665–73.
41. Burke BA, Chavers BM, Gillingham KJ, et al. Chronic renal allograft rejection in the first 6 months posttransplant. Transplantation 1995;60:1413–7.
42. Burns JM, Cornell LD, Perry DK, et al. Alloantibody levels and acute humoral rejection early after positive crossmatch kidney transplantation. Am J Transplant 2008;8:2684–94.
43. Busch GJ, Galvanek EG, Reynolds ES. Human renal allografts. Analysis of lesions in long-term survivors. Hum Pathol 1971;2:253–98.
44. Cahen R, Dijoud F, Couchoud C, et al. Evaluation of renal grafts by pretransplant biopsy. Transplant Proc 1995;27:2470.
45. Cameron JS. Recurrent primary disease and de novo nephritis following renal transplantation. Pediatr Nephrol 1991;5:412–21.
46. Candinas D, Keusch G, Schlumpf R, et al. Hemolytic-uremic syndrome following kidney transplantation: prognostic factors. Schweiz Med Wochenschr 1994;124:1789–99.
47. Cecka JM. Current methodologies for detecting sensitization to HLA antigens. Curr Opin Organ Transplant 2011;16:398–403.
48. Charney DA, Nadasdy T, Lo AW, et al. Plasma cell-rich acute renal allograft rejection. Transplantation 1999;68:791–7.
49. Chicano SL, Cornell LD, Selig MK, et al. Distinctive ultrastructural features of chronic allograft glomerulopathy: new formation of circumferential glomerular basement membrane. Mod Pathol 2006;19(Suppl. 1):260A–1A, 1207.
50. Cohen AH, Gonzalez S, Nast CC, et al. Frozen-section analysis of allograft renal biopsy specimens. Reliable histopathologic data for rapid decision making. Arch Pathol Lab Med 1991;115:386–9.
51. Coleman DV, MacKenzie EFD, Gardner SD, et al. Human polyoma virus (BK) infection and ureteric stenosis in renal allograft recipients. J Clin Pathol 1978;31:338–47.

52. Collins AB, Chicano S, Cornell LD, et al. Putative antibody-mediated rejection with C4d deposition in HLA-identical, ABO compatible renal allografts. Transplant Proc 2006;38:3427–9.

53. Collins AB, Schneeberger EE, Pascual MA, et al. Complement activation in acute humoral renal allograft rejection: diagnostic significance of C4d deposits in peritubular capillaries. J Am Soc Nephrol 1999;10:2208–14.

54. Colovai AI, Vasilescu ER, Foca-Rodi A, et al. Acute and hyperacute humoral rejection in kidney allograft recipients treated with anti-human thymocyte antibodies. Hum Immunol 2005;66:501–12.

55. Colvin RB. Eye of the needle. Am J Transplant 2006;354:2803–13.

56. Colvin RB. Pathology of renal allografts. In: Colvin RB, Bhan AK, McCluskey RT, editors. Diagnostic immunopathology. 2nd ed. New York: Raven Press; 1995. p. 329–66.

57. Colvin RB. Renal transplant pathology. In: Jennette JC, Olson JL, Schwartz MM, et al., editors. Heptinstall's Pathology of the Kidney. 5th ed. Philadelphia: Lippincott-Raven; 1998. p. 1409–540.

58. Colvin R, Chase C, Winn H, et al. Chronic allograft arteriopathy: insights from experimental models. In: Orosz C, editor. Transplant vascular sclerosis. Austin, TX: R.G. Landes Biomedical Publishers; 1995. p. 7–34.

59. Colvin RB, Cohen AH, Saiontz C, et al. Evaluation of pathologic criteria for acute renal allograft rejection: reproducibility, sensitivity, and clinical correlation. J Am Soc Nephrol 1997;8:1930–41.

60. Colvin RB, Fang LS-T. Interstitial nephritis. In: Tisher CC, Brenner BM, editors. Renal pathology. 2nd ed. Philadelphia, PA: JB Lippincott; 1994. p. 723–68.

61. Colvin RB, Nickeleit V. Renal transplant pathology. In: Jennette JC, Olson JL, Schwartz MM, et al., editors. Heptinstall's pathology of the kidney. 6th ed. Philadelphia, PA: Lippincott Williams & Wilkins; 2006. p. 1347–490.

62. Cook CH, Bickerstaff AA, Wang JJ, et al. Spontaneous renal allograft acceptance associated with "regulatory" dendritic cells and IDO. J Immunol 2008;180:3103–12.

63. Cornell LD, Colvin RB. Chronic allograft nephropathy. Curr Opin Nephrol Hypertens 2005;14:229–34.

64. Cosio FG, Grande JP, Wadei H, et al. Predicting subsequent decline in kidney allograft function from early surveillance biopsies. Am J Transplant 2005;5:2464–72.

65. Cosio FG, Lager DJ, Lorenz EC, et al. Significance and implications of capillaritis during acute rejection of kidney allografts. Transplantation 2010;89:1088–94.

66. Cosio FG, Roche Z, Agarwal A, et al. Prevalence of hepatitis C in patients with idiopathic glomerulonephritis in native and transplant kidneys. Am J Kidney Dis 1996;28:752–8.

67. Cosyns JP, Kazatchkine MD, Bhakdi S, et al. Immunohistochemical analysis of C3 cleavage fragments, factor H, and the C5b-9 terminal complex of complement in de novo membranous glomerulonephritis occurring in patients with renal transplant. Clin Nephrol 1986;26:203–8.

68. Cramer DV, Qian SQ, Harnaha J, et al. Cardiac transplantation in the rat. I. The effect of histocompatibility differences on graft arteriosclerosis. Transplantation 1989;47:414–9.

69. Crespo M, Pascual M, Tolkoff-Rubin N, et al. Acute humoral rejection in renal allograft recipients: I. Incidence, serology and clinical characteristics. Transplantation 2001;71:652–8.

70. Cruzado JM, Carrera M, Torras J, et al. Hepatitis C virus infection and de novo glomerular lesions in renal allografts. Am J Transplant 2001;1:171–8.

71. Curtis JJ, Julian BA, Sanders CE, et al. Dilemmas in renal transplantation: when the clinical course and histological findings differ. Am J Kidney Dis 1996;27:435–40.

72. Danilewicz M, Wagrowska-Danilewicz M. Immunohistochemical analysis of the interstitial mast cells in acute rejection of human renal allografts. Med Sci Monit 2004;10:BR151–6.

73. Davenport A, Younie ME, Parsons JE, et al. Development of cytotoxic antibodies following renal allograft transplantation is associated with reduced graft survival due to chronic vascular rejection. Nephrol Dial Transplant 1994;9:1315–9.

74. Dell'Antonio G, Randhawa PS. "Striped" pattern of medullary ray fibrosis in allograft biopsies from kidney transplant recipients maintained on tacrolimus. Transplantation 1999;67:484–6.

75. Desvaux D, Le Gouvello S, Pastural M, et al. Acute renal allograft rejections with major interstitial oedema and plasma cell-rich infiltrates: high γ-interferon expression and poor clinical outcome. Nephrol Dial Transplant 2004;19:933–9.

76. Desvaux D, Schwarzinger M, Pastural M, et al. Molecular diagnosis of renal-allograft rejection: correlation with histopathologic

77. Diaz JI, Valenzuela R, Gephardt G, et al. Anti-glomerular and anti-tubular basement membrane nephritis in a renal allograft recipient with Alport's syndrome. Arch Pathol Lab Med 1994;118(7):728–31.

78. Dische FE, Neuberger J, Keating J, et al. Kidney pathology in liver allograft recipients after long-term treatment with cyclosporin A. Lab Invest 1988;58:395–402.

79. Dittrich E, Schmaldienst S, Soleiman A, et al. Rapamycin-associated post-transplantation glomerulonephritis and its remission after reintroduction of calcineurin-inhibitor therapy. Transpl Int 2004;17:215–20.

80. Drachenberg CB, Beskow CO, Cangro CB, et al. Human polyoma virus in renal allograft biopsies: morphological findings and correlation with urine cytology. Hum Pathol 1999;30:970–7.

81. Drachenberg CB, Hirsch HH, Ramos E, et al. Polyomavirus disease in renal transplantation: review of pathological findings and diagnostic methods. Hum Pathol 2005;36:1245–55.

82. Drachenberg CB, Papadimitriou JC, Hirsch HH, et al. Histological patterns of polyomavirus nephropathy: correlation with graft outcome and viral load. Am J Transplant 2004;4:2082–92.

83. Dragun D, Muller DN, Brasen JH, et al. Angiotensin II type 1-receptor activating antibodies in renal-allograft rejection. N Engl J Med 2005;352:558–69.

84. Edwards EB, Posner MP, Maluf DG, et al. Reasons for non-use of recovered kidneys: the effect of donor glomerulosclerosis and creatinine clearance on graft survival. Transplantation 2004;77:1411–5.

85. Einecke G, Fairhead T, Hidalgo LG, et al. Tubulitis and epithelial cell alterations in mouse kidney transplant rejection are independent of CD103, perforin or granzymes A/B. Am J Transplant 2006;6:2109–20.

86. Einecke G, Melk A, Ramassar V, et al. Expression of CTL associated transcripts precedes the development of tubulitis in T-cell mediated kidney graft rejection. Am J Transplant 2005;5:1827–36.

87. Elkhammas EA, Mutabagani KH, Sedmak DD, et al. Xanthogranulomatous pyelonephritis in renal allografts: report of 2 cases. J Urol 1994;151:127–8.

88. El-Zoghby ZM, Stegall MD, Lager DJ, et al. Identifying specific causes of kidney allograft loss. Am J Transplant 2009;9:527–35.

89. Escofet X, Osman H, Griffiths DF, et al. The presence of glomerular sclerosis at time zero has a significant impact on function after cadaveric renal transplantation. Transplantation 2003;75:344–6.

90. Farnsworth A, Hall BM, Ng A, et al. Renal biopsy morphology in renal transplantation. Am J Surg Pathol 1984;8:243–52.

91. Farris AB, Colvin RB. Renal interstitial fibrosis: mechanisms and evaluation. Curr Opin Nephrol Hypertens 2012;21:289–300.

92. Farris AB, Taheri D, Kawai T, et al. Acute renal endothelial injury during marrow recovery in a cohort of combined kidney and bone marrow allografts. Am J Transplant 2011;11:1464–77.

93. Faull RJ, Russ GR. Tubular expression of intercellular adhesion molecule-1 during renal allograft rejection. Transplantation 1989;48:226–30.

94. Fellström B, Klareskog L, Heldin CH, et al. Platelet-derived growth factor receptors in the kidney – upregulated expression in inflammation. Kidney Int 1989;34:1099–102.

95. Feucht HE, Felber E, Gokel MJ, et al. Vascular deposition of complement-split products in kidney allografts with cell-mediated rejection. Clin Exp Immunol 1991;86:464–70.

96. Fidler ME, Gloor JM, Lager DJ, et al. Histologic findings of antibody-mediated rejection in ABO blood-group-incompatible living-donor kidney transplantation. Am J Transplant 2004;4:101–7.

97. Floege J. Recurrent glomerulonephritis following renal transplantation: an update. Nephrol Dial Transplant 2003;18:1260–5.

98. Flynn JT, Schulman SL, deChadarevian JP, et al. Treatment of steroid-resistant post-transplant nephrotic syndrome with cyclophosphamide in a child with congenital nephrotic syndrome. Pediatr Nephrol 1992;6:553–5.

99. Fox WM, Hameed A, Hutchins GM, et al. Perforin expression localizing cytotoxic lymphocytes in the intimas of coronary arteries with transplant-related accelerated arteriosclerosis. Hum Pathol 1993;24:477–82.

100. Fudaba Y, Spitzer TR, Shaffer J, et al. Myeloma responses and tolerance following combined kidney and nonmyeloablative marrow transplantation: in vivo and in vitro analyses. Am J Transplant 2006;6:2121–33.

101. Fuggle SV, McWhinnie DL, Chapman JR, et al. Sequential

evaluation and antirejection-therapy resistance. Transplantation 2004;78:647–53.

analysis of HLA class II antigen expression in human renal allografts: induction of tubular class II antigens and correlation with clinical parameters. Transplantation 1985;42:144–50.

102. Fuggle SV, McWhinnie DL, Morris PJ. Precise specificity of induced tubular HLA-class II antigens in renal allografts. Transplantation 1987;44:214–20.

103. Fuggle SV, Sanderson JB, Gray DW, et al. Variation in expression of endothelial adhesion molecules in pretransplant and transplanted kidneys – correlation with intragraft events. Transplantation 1993;55:117–23.

104. Furness PN, Philpott CM, Chorbadjian MT, et al. Protocol biopsy of the stable renal transplant: a multicenter study of methods and complication rates. Transplantation 2003;76:969–73.

105. Furness PN, Taub N, Assmann KJ, et al. International variation in histologic grading is large, and persistent feedback does not improve reproducibility. Am J Surg Pathol 2003;27:805–10.

106. Fusaro F, Murer L, Busolo F, et al. CMV and BKV ureteritis: which prognosis for the renal graft? J Nephrol 2003;16:591–4.

107. Gaber LW, Gaber AO, Tolley EA, et al. Prediction by postrevascularization biopsies of cadaveric kidney allografts of rejection, graft loss, and preservation nephropathy. Transplantation 1992;53:1219–25.

108. Gaber LW, Gaber AO, Vera SR, et al. Successful reversal of hyperacute renal allograft rejection with the anti-CD3 monoclonal OKT3. Transplantation 1992;54:930–2.

109. Gaber LW, Moore LW, Alloway RR, et al. Glomerulosclerosis as a determinant of posttransplant function of older donor renal allografts. Transplantation 1995;60:334–9.

110. Gago M, Cornell LD, Kremers WK, et al. Kidney allograft inflammation and fibrosis, causes and consequences. Am J Transplant 2012;12:1199–207.

111. Gardner SD, Field AM, Coleman DV, et al. New human papovavirus (B.K.) isolated from urine after renal transplantation. Lancet 1971;1:1253–7.

112. Gardner SD, MacKenzie EF, Smith C, et al. Prospective study of the human polyomaviruses BK and JC and cytomegalovirus in renal transplant recipients. J Clin Pathol 1984;37:578–86.

113. Gebel HM, Bray RA. The evolution and clinical impact of human leukocyte antigen technology. Curr Opin Nephrol Hypertens 2010;19:598–602.

114. Gillum DM, Kelleher SP. Acute pyelonephritis as a cause of late transplant dysfunction. Am J Med 1985;78:156–8.

115. Girlanda R, Kleiner DE, Duan Z, et al. Monocyte infiltration and kidney allograft dysfunction during acute rejection. Am J Transplant 2008;8:600–7.

116. Glassock RJ, Feldman D, Reynolds ES, et al. Human renal isografts: a clinical and pathologic analysis. Medicine 1968;47:411–24.

117. Gloor JM, Sethi S, Stegall MD, et al. Transplant glomerulopathy: subclinical incidence and association with alloantibody. Am J Transplant 2007;7:2124–32.

118. Gloor JM, Winters JL, Cornell LD, et al. Baseline donor-specific antibody levels and outcomes in positive crossmatch kidney transplantation. Am J Transplant 2010;10:582–9.

119. Gobel J, Olbricht CJ, Offner G, et al. Kidney transplantation in Alport's syndrome: long-term outcome and allograft anti-GBM nephritis. Clin Nephrol 1992;38:299–304.

120. Goes N, Colvin RB. Renal failure nine years after a heart-lung transplant. N Engl J Med 2006;6:671–9.

121. Goldman M, Depierreux M, De Pauw L, et al. Failure of two subsequent renal grafts by anti-GBM glomerulonephritis in Alport's syndrome: case report and review of the literature. Transpl Int 1990;3:82–5.

122. Gough J, Rush D, Jeffery J, et al. Reproducibility of the Banff schema in reporting protocol biopsies of stable renal allografts. Nephrol Dial Transplant 2002;17:1081–4.

123. Gould VE, Martinez LV, Virtanen I, et al. Differential distribution of tenascin and cellular fibronectins in acute and chronic renal allograft rejection. Lab Invest 1992;67:71–9.

124. Gouldesbrough DR, Axelsen RA. Arterial endothelialitis in chronic renal allograft rejection: a histopathological and immunocytochemical study. Nephrol Dial Transplant 1994;9:35–40.

125. Grafft CA, Cornell LD, Gloor JM, et al. Antibody-mediated rejection following transplantation from an HLA-identical sibling. Nephrol Dial Transplant 2010;25:307–10.

126. Grimbert P, Mansour H, Desvaux D, et al. The regulatory/cytotoxic graft-infiltrating T cells differentiate renal allograft borderline change from acute rejection. Transplantation 2007;83:341–6.

127. Grimm PC, McKenna R, Nickerson P, et al. Clinical rejection is distinguished from subclinical rejection by increased infiltration by a population of activated macrophages. J Am Soc Nephrol 1999;10:1582–9.

128. Haas M. C4d-negative antibody-mediated rejection in renal allografts: evidence for its existence and effect on graft survival. Clin Nephrol 2011;75:271–8.

129. Haas M. Pathologic features of antibody-mediated rejection in renal allografts: an expanding spectrum. Curr Opin Nephrol Hypertens 2012;21:264–71.

130. Haas M, Mirocha J. Early ultrastructural changes in renal allografts: correlation with antibody-mediated rejection and transplant glomerulopathy. Am J Transplant 2011;11:2123–31.

131. Haas M, Montgomery RA, Segev DL, et al. Subclinical acute antibody-mediated rejection in positive crossmatch renal allografts. Am J Transplant 2007;7:576–85.

132. Haas M, Rahman MH, Racusen LC, et al. C4d and C3d staining in biopsies of ABO- and HLA-incompatible renal allografts: correlation with histologic findings. Am J Transplant 2006;6:1829–40.

133. Haas M, Ratner LE, Montgomery RA. C4d staining of perioperative renal transplant biopsies. Transplantation 2002;74:711–7.

134. Haas M, Sonnenday CJ, Cicone JS, et al. Isometric tubular epithelial vacuolization in renal allograft biopsy specimens of patients receiving low-dose intravenous immunoglobulin for a positive crossmatch. Transplantation 2004;78:549–56.

135. Habib R, Broyer M. Clinical significance of allograft glomerulopathy. Kidney Int Suppl 1993;43:S95–8.

136. Hallgren R, Bohman SO, Fredens K. Activated eosinophil infiltration and deposits of eosinophil cationic protein in renal allograft rejection. Nephron 1991;59:266–70.

137. Halloran PF, Schlaut J, Solez K, et al. The significance of the anti-class I antibody response. II. Clinical and pathologic features of renal transplants with anti-class I-like antibody. Transplantation 1992;53:550–5.

138. Halloran PF, Wadgymar A, Ritchie S, et al. The significance of the anti-class I antibody response. I. Clinical and pathologic features of anti-class I-mediated rejection. Transplantation 1990;49:85–91.

139. Hansen BL, Rohr N, Svendsen V, et al. Bacterial urinary tract infection in cyclosporine-A immunosuppressed renal transplant recipients. Scand J Infect Dis 1988;20:425–7.

140. Hariharan S, Smith RD, Viero R, et al. Diabetic nephropathy after renal transplantation. Clinical and pathologic features. Transplantation 1996;62:632–5.

141. Heidet L, Gagnadoux ME, Beziau A, et al. Recurrence of de novo membranous glomerulonephritis on renal grafts. Clin Nephrol 1994;41:314–8.

142. Herman J, Lerut E, Van Damme-Lombaerts R, et al. Capillary deposition of complement C4d and C3d in pediatric renal allograft biopsies. Transplantation 2005;79:1435–40.

143. Herzenberg AM, Gill JS, Djurdjev O, et al. C4d deposition in acute rejection: an independent long-term prognostic factor. J Am Soc Nephrol 2002;13:234–41.

144. Hidalgo LG, Sis B, Sellares J, et al. NK cell transcripts and NK cells in kidney biopsies from patients with donor-specific antibodies: evidence for NK cell involvement in antibody-mediated rejection. Am J Transplant 2010;10:1812–22.

145. Hiki Y, Leong AY, Mathew TH, et al. Typing of intraglomerular mononuclear cells associated with transplant glomerular rejection. Clin Nephrol 1986;26:244–9.

146. Hill GS, Nochy D, Bruneval P, et al. Donor-specific antibodies accelerate arteriosclerosis after kidney transplantation. J Am Soc Nephrol 2011;22:975–83.

147. Hill GS, Nochy D, Loupy A. Accelerated arteriosclerosis: a form of transplant arteriopathy. Curr Opin Organ Transplant 2010;15:11–5.

148. Hirohashi T, Chase CM, Della Pelle P, et al. A novel pathway of chronic allograft rejection mediated by NK cells and alloantibody. Am J Transplant 2012;12:313–21.

149. Hirohashi T, Uehara S, Chase CM, et al. Complement independent antibody-mediated endarteritis and transplant arteriopathy in mice. Am J Transplant 2010;9:1–8.

150. Hirsch HH, Brennan DC, Drachenberg CB, et al. Polyomavirus-associated nephropathy in renal transplantation: interdisciplinary analyses and recommendations. Transplantation 2005;79:1277–86.

151. Hochstetler LA, Flanigan MJ, Lager DJ. Transplant-associated thrombotic microangiopathy: the role of IgG administration as initial therapy. Am J Kidney Dis 1994;23:444–50.

152. Hoffmann SC, Hale DA, Kleiner DE, et al. Functionally

significant renal allograft rejection is defined by transcriptional criteria. Am J Transplant 2005;5:573–81.

153. Hogan TF, Borden EC, McBain JA, et al. Human polyomavirus infections with JC virus and BK virus in renal transplant patients. Ann Intern Med 1980;92:373–8.

154. Hongwei W, Nanra RS, Stein A, et al. Eosinophils in acute renal allograft rejection. Transpl Immunol 1994;2:41–6.

155. Hourmant M, Cesbron-Gautier A, Terasaki PI, et al. Frequency and clinical implications of development of donor-specific and non-donor-specific HLA antibodies after kidney transplantation. J Am Soc Nephrol 2005;16:2804–12.

156. Howie AJ, Bryan RL, Gunson BK. Arteries and veins formed within renal vessels: a previously neglected observation. Virchows Arch 1992;420:301–4.

157. Hruban RH, Long PP, Perlman EJ, et al. Fluorescence in situ hybridization for the Y-chromosome can be used to detect cells of recipient origin in allografted hearts following cardiac transplantation. Am J Pathol 1993;142:975–80.

158. Hsu HC, Suzuki Y, Churg J, et al. Ultrastructure of transplant glomerulopathy. Histopathology 1980;4:351–67.

159. Imai N, Nishi S, Alchi B, et al. Immunohistochemical evidence of activated lectin pathway in kidney allografts with peritubular capillary C4d deposition. Nephrol Dial Transplant 2006;21:2589–95.

160. Ishii Y, Sawada T, Kubota K, et al. Injury and progressive loss of peritubular capillaries in the development of chronic allograft nephropathy. Kidney Int 2005;67:321–32.

161. Ito M, Hirabayashi N, Uno Y, et al. Necrotizing tubulointerstitial nephritis associated with adenovirus infection. Hum Pathol 1991;22:1225–31.

162. Ito H, Kasagi N, Shomori K, et al. Apoptosis in the human allografted kidney. Analysis by terminal deoxynucleotidyl transferase-mediated DUTP-botin nick end labeling. Transplantation 1995;60:794–8.

163. Ivanyi B, Fahmy H, Brown H, et al. Peritubular capillaries in chronic renal allograft rejection: a quantitative ultrastructural study. Hum Pathol 2000;31:1129–34.

164. Ivanyi B, Kemeny E, Szederkenyi E, et al. The value of electron microscopy in the diagnosis of chronic renal allograft rejection. Mod Pathol 2001;14:1200–8.

165. Izzedine H, Brocheriou I, Frances C. Post-transplantation proteinuria and sirolimus. N Engl J Med 2005;353:2088–9.

166. Jabs WJ, Logering BA, Gerke P, et al. The kidney as a second site of human C-reactive protein formation in vivo. Eur J Immunol 2003;33:152–61.

167. Jain S, Curwood V, White SA, et al. Sub-clinical acute rejection detected using protocol biopsies in patients with delayed graft function. Transpl Int 2000;13(Suppl. 1):S52–5.

168. Jeannet M, Pinn VW, Flax MH, et al. Humoral antibodies in renal allotransplantation in man. N Engl J Med 1970;282:111–7.

169. Ji S, Liu M, Chen J, et al. The fate of glomerular mesangial IgA deposition in the donated kidney after allograft transplantation. Clin Transplant 2004;18:536–40.

170. Jones BF, Nanra RS, Grant AB, et al. Xanthogranulomatous pyelonephritis in a renal allograft: a case report. J Urol 1989;141:926–7.

171. Kalra OP, Malik N, Minz M, et al. Emphysematous pyelonephritis and cystitis in a renal transplant recipient – computed tomographic appearance. Int J Artif Organs 1993;16:41–4.

172. Karpinski J, Lajoie G, Cattran D, et al. Outcome of kidney transplantation from high-risk donors is determined by both structure and function. Transplantation 1999;67:1162–7.

173. Kashtan CE. Alport syndrome and thin glomerular basement membrane disease. J Am Soc Nephrol 1998;9:1736–50.

174. Kashtan CE. Alport syndrome: renal transplantation and donor selection. Ren Fail 2000;22:765–8.

175. Kataoka K, Naomoto Y, Shiozaki S, et al. Infiltration of perforin-positive mononuclear cells into the rejected kidney allograft. Transplantation 1992;53:240–2.

176. Kawai T, Cosimi AB, Spitzer TR, et al. HLA-mismatched renal transplantation without maintenance immunosuppression. N Engl J Med 2008;358:353–61.

177. Kee TY, Chapman JR, O'Connell PJ, et al. Treatment of subclinical rejection diagnosed by protocol biopsy of kidney transplants. Transplantation 2006;82:36–42.

178. Kennedy LJ, Weissman IL. Dual origin of intimal cells in cardiac allograft arteriosclerosis. N Engl J Med 1971;285:884–8.

179. Kerby JD, Verran DJ, Luo KL, et al. Immunolocalization of FGF-1 and receptors in glomerular lesions associated with chronic human renal allograft rejection. Transplantation 1996;62:190–200.

180. Kieran N, Wang X, Perkins J, et al. Combination of peritubular c4d and transplant glomerulopathy predicts late renal allograft failure. J Am Soc Nephrol 2009;20:2260–8.

181. Kirk AD, Hale DA, Mannon RB, et al. Results from a human renal allograft tolerance trial evaluating the humanized CD52-specific monoclonal antibody alemtuzumab (CAMPATH-1H). Transplantation 2003;76:120–9.

182. Kirk AD, Mannon RB, Kleiner DE, et al. Results from a human renal allograft tolerance trial evaluating T-cell depletion with alemtuzumab combined with deoxyspergualin. Transplantation 2005;80:1051–9.

183. Kiss D, Landman J, Mihatsch M, et al. Risks and benefits of graft biopsy in renal transplantation under cyclosporin-A. Clin Nephrol 1992;38:132–4.

184. Kissmeyer-Nielsen F, Olsen S, Petersen VP, et al. Hyperacute rejection of kidney allografts, associated with pre-existing humoral antibodies against donor cells. Lancet 1966;2:662–5.

185. Kon SP, Templar J, Dodd SM, et al. Diagnostic contribution of renal allograft biopsies at various intervals after transplantation. Transplantation 1997;63:547–50.

186. Koo DD, Roberts IS, Quiroga I, et al. C4d deposition in early renal allograft protocol biopsies. Transplantation 2004;78:398–403.

187. Kooijmans-Coutinho MF, Bruijn JA, Hermans J, et al. Evaluation by histology, immunohistology and PCR of protocollized renal biopsies 1 week post-transplant in relation to subsequent rejection episodes. Nephrol Dial Transplant 1995;10:847–54.

188. Kooijmans-Coutinho MF, Hermans J, Schrama E, et al. Interstitial rejection, vascular rejection, and diffuse thrombosis of renal allografts. Predisposing factors, histology, immunohistochemistry, and relation to outcome. Transplantation 1996;61:1338–44.

189. Kormendi F, Amend W. The importance of eosinophil cells in kidney allograft rejection. Transplantation 1988;45:537–9.

190. Kriz W, Kaissling B, Le Hir M. Epithelial-mesenchymal transition (EMT) in kidney fibrosis: fact or fantasy? J Clin Invest 2011;121:468–74.

191. Kummer J, Wever P, Kamp A, et al. Expression of granzyme A and B proteins by cytotoxic lymphocytes involved in acute renal allograft rejection. Kidney Int 1995;47:70–7.

192. Kuypers DR, Chapman JR, O'Connell PJ, et al. Predictors of renal transplant histology at three months. Transplantation 1999;67:1222–30.

193. Kuypers DR, Lerut E, Evenepoel P, et al. C3d deposition in peritubular capillaries indicates a variant of acute renal allograft rejection characterized by a worse clinical outcome. Transplantation 2003;76:102–8.

194. Lane PH, Schnaper HW, Vernier RL, et al. Steroid-dependent nephrotic syndrome following renal transplantation for congenital nephrotic syndrome. Pediatr Nephrol 1991;5:300–3.

195. Larsen S, Brun C, Duun S, et al. Early arteriolopathy following "high-dose" cyclosporine in kidney transplantation. APMIS 1988;(Suppl. 4);66–73.

196. Lee I, Wang L, Wells AD, et al. Recruitment of Foxp3+ T regulatory cells mediating allograft tolerance depends on the CCR4 chemokine receptor. J Exp Med 2005;201:1037–44.

197. Lefaucheur C, Loupy A, Vernerey D, et al. Antibody-mediated vascular rejection of kidney allografts: a population-based study. Lancet 2013;381:313–9.

198. Lerut E, Kuypers D, Van Damme B. C4d deposition in the peritubular capillaries of native renal biopsies. Histopathology 2005;47:430–2.

199. Lerut E, Kuypers DR, Verbeken E, et al. Acute rejection in non-compliant renal allograft recipients: a distinct morphology. Clin Transplant 2007;21:344–51.

200. Letavernier E, Pe'raldi MN, Pariente A, et al. Proteinuria following a switch from calcineurin inhibitors to sirolimus. Transplantation 2005;80:1198–203.

201. Leventhal J, Abecassis M, Miller J, et al. Chimerism and tolerance without GVHD or engraftment syndrome in HLA-mismatched combined kidney and hematopoietic stem cell transplantation. Sci Transl Med 2012;4:124–8.

202. Lim AK, Parsons S, Ierino F. Adenovirus tubulointerstitial nephritis presenting as a renal allograft space occupying lesion. Am J Transplant 2005;5:2062–6.

203. Limaye AP, Smith KD, Cook L, et al. Polyomavirus nephropathy in native kidneys of non-renal transplant recipients. Am J Transplant 2005;5:614–20.

204. Lipkowitz GS, Madden RL, Kurbanov A, et al. Transplantation and 2-year follow-up of kidneys procured from a cadaver donor with a history of lupus nephritis. Transplantation 2000;69:1221–4.

and 2-year follow-up of kidneys procured from a cadaver donor with a history of lupus nephritis. Transplantation 2000;69:1221–4.

205. Lipman ML, Stevens AC, Strom TB. Heightened intragraft CTL gene expression in acutely rejecting renal allografts. J Immunol 1994;152:5120–7.

206. Lobo PI, Spencer CE, Stevenson WC, et al. Evidence demonstrating poor kidney graft survival when acute rejections are associated with IgG donor-specific lymphocytotoxin. Transplantation 1995;59:357–60.

207. Loomis LJ, Aronson AJ, Rudinsky R, et al. Hemolytic uremic syndrome following bone marrow transplantation: a case report and review of the literature. Am J Kidney Dis 1989;14:324–8.

208. Lorenz M, Regele H, Schillinger M, et al. Risk factors for capillary C4d deposition in kidney allografts: evaluation of a large study cohort. Transplantation 2004;78:447–52.

209. Loupy A, Hill GS, Suberbielle C, et al. Significance of C4d Banff scores in early protocol biopsies of kidney transplant recipients with preformed donor-specific antibodies (DSA). Am J Transplant 2011;11:56–65.

210. Loupy A, Suberbielle-Boissel C, Hill GS, et al. Outcome of subclinical antibody-mediated rejection in kidney transplant recipients with preformed donor-specific antibodies. Am J Transplant 2009;9:2561–70.

211. Lucas ZJ, Coplon N, Kempson R, et al. Early renal transplant failure associated with subliminal sensitization. Transplantation 1970;10:522–8.

212. Magil AB, Tinckam K. Monocytes and peritubular capillary C4d deposition in acute renal allograft rejection. Kidney Int 2003;63:1888–93.

213. Mahan JD, Maver SM, Sibley RK, et al. Congenital nephrotic syndrome: evolution of medical management and results of transplantation. J Pediatr 1984;105:549–57.

214. Mannon RB, Matas AJ, Grande J, et al. Inflammation in areas of tubular atrophy in kidney allograft biopsies: a potent predictor of allograft failure. Am J Transplant 2010;10:2066–73.

215. Marcen R, Pascual J, Quereda C, et al. Lupus anticoagulant and thrombosis of kidney allograft vessels. Transplant Proc 1990;22:1396–8.

216. Marcussen N, Lai R, Olsen TS, et al. Morphometric and immunohistochemical investigation of renal biopsies from patients with transplant ATN, native ATN, or acute graft rejection. Transplant Proc 1996;28:470–6.

217. Martin L, Guignier F, Mousson C, et al. Detection of donor-specific anti-HLA antibodies with flow cytometry in eluates and sera from renal transplant recipients with chronic allograft nephropathy. Transplantation 2003;76:395–400.

218. Marucci G, Morandi L, Macchia S, et al. Fibrinogen storage disease without hypofibrinogenaemia associated with acute infection. Histopathology 2003;42:22–5.

219. Mathur VS, Olson JL, Darragh TM, et al. Polyomavirus-induced interstitial nephritis in two renal transplant recipients: case reports and review of the literature. Am J Kidney Dis 1997;29:754–8.

220. Mathur SC, Squiers EC, Tatum AH, et al. Adenovirus infection of the renal allograft with sparing of pancreas graft function in the recipient of a combined kidney-pancreas transplant. Transplantation 1998;65:138–41.

221. Mauiyyedi S, Colvin RB. Humoral rejection in kidney transplantation: new concepts in diagnosis and treatment. Curr Opin Nephrol Hypertens 2002;11:609–18.

222. Mauiyyedi S, Crespo M, Collins AB, et al. Acute humoral rejection in kidney transplantation: II. Morphology, immunopathology, and pathologic classification. J Am Soc Nephrol 2002;13:779–87.

223. Mauiyyedi S, Pelle PD, Saidman S, et al. Chronic humoral rejection: identification of antibody-mediated chronic renal allograft rejection by C4d deposits in peritubular capillaries. J Am Soc Nephrol 2001;12:574–82.

224. Mazzucco G, Motta M, Segoloni G, et al. Intertubular capillary changes in the cortex and medulla of transplanted kidneys and their relationship with transplant glomerulopathy: an ultrastructural study of 12 transplantectomies. Ultrastruct Pathol 1994;18:533–7.

225. McCall SJ, Tuttle-Newhall JE, Howell DN, et al. Prognostic significance of microvascular thrombosis in donor kidney allograft biopsies. Transplantation 2003;75:1847–52.

226. McLaren AJ, Marshall SE, Haldar NA, et al. Adhesion molecule polymorphisms in chronic renal allograft failure. Kidney Int 1999;55:1977–82.

227. McManus BM, Malcom G, Kendall TJ, et al. Prominence of coronary arterial wall lipids in human heart allografts. Implications for pathogenesis of allograft arteriopathy. Am J Pathol 1995;147:293–308.

228. Meehan SM, Domer P, Josephson M, et al. The clinical and pathologic implications of plasmacytic infiltrates in percutaneous renal allograft biopsies. Hum Pathol 2001;32:205–15.

229. Meehan SM, Josephson MA, Haas M. Granulomatous tubulointerstitial nephritis in the renal allograft. Am J Kidney Dis 2000;36:E27.

230. Meehan S, McCluskey R, Pascual M, et al. Cytotoxicity and apoptosis in human renal allografts: identification, distribution, and quantitation of cells with a cytotoxic granule protein GMP-17 (TIA-1) and cells with fragmented nuclear DNA. Lab Invest 1997;76:639–49.

231. Meehan SM, Pascual M, Williams WW, et al. De novo collapsing glomerulopathy in renal allografts. Transplantation 1998;65:1192–7.

232. Meehan SM, Siegel CT, Aronson AJ, et al. The relationship of untreated borderline infiltrates by the Banff criteria to acute rejection in renal allograft biopsies. J Am Soc Nephrol 1999;10:1806–14.

233. Meleg-Smith S, Gauthier PM. Abundance of interstitial eosinophils in renal allografts is associated with vascular rejection. Transplantation 2005;79:444–50.

234. Mengel M, Bogers J, Bosmans JL, et al. Incidence of C4d stain in protocol biopsies from renal allografts: results from a multicenter trial. Am J Transplant 2005;5:1050–6.

235. Mengel M, Gwinner W, Schwarz A, et al. Infiltrates in protocol biopsies from renal allografts. Am J Transplant 2006;6:747–52.

236. Mengel M, Mueller I, Behrend M, et al. Prognostic value of cytotoxic T-lymphocytes and CD40 in biopsies with early renal allograft rejection. Transpl Int 2004;17:293–300.

237. Mengel M, Sis B, Haas M, et al. Banff 2011 Meeting report: new concepts in antibody-mediated rejection. Am J Transplant 2012;12:563–70.

238. Merion RM, Calne RY. Allograft renal vein thrombosis. Transplant Proc 1985;17:1746–50.

239. Messana JM, Johnson KJ, Mihatsch MJ. Renal structure and function effects after low dose cyclosporine in psoriasis patients: a preliminary report. Clin Nephrol 1995;43:150–3.

240. Messias NC, Eustace JA, Zachary AA, et al. Cohort study of the prognostic significance of acute transplant glomerulitis in acutely rejecting renal allografts. Transplantation 2001;72:655–60.

241. Metzgar RS, Seigler HF, Ward FE, et al. Immunological studies on elutes from human renal allografts. Transplantation 1972;13:131–7.

242. Mihatsch MJ, Gudat F, Ryffel B, et al. Cyclosporine nephropathy. In: Tisher CC, Brenner BM, editors. Renal pathology: with clinical and functional correlations. 2nd ed. Philadelphia: JB Lippincott; 1994. p. 1641–81.

243. Mihatsch MJ, Helmchen U, Casanova P, et al. Kidney biopsy findings in cyclosporine-treated patients with insulin-dependent diabetes mellitus. Klin Wochenschr 1991;69:354–9.

244. Mihatsch MJ, Morozumi K, Strom EH, et al. Renal transplant morphology after long-term therapy with cyclosporine. Transplant Proc 1995;27:39–42.

245. Mihatsch MJ, Ryffel B, Gudat F. The differential diagnosis between rejection and cyclosporine toxicity. Kidney Int 1995;52(Suppl.):S63–9.

246. Mihatsch MJ, Thiel G, Ryffel B. Cyclosporine nephrotoxicity. Adv Nephrol Necker Hosp 1988;17:303–20.

247. Mihatsch MJ, Thiel G, Spichtin HP, et al. Morphological findings in kidney transplants after treatment with cyclosporine. Transplant Proc 1983;15(Suppl. 1):2821–35.

248. Miyajima M, Chase CM, Alessandrini A, et al. Early acceptance of renal allografts in mice is dependent on foxp3(+) cells. Am J Pathol 2011;178(4):1635–45.

249. Monga G, Mazzucco G, Basolo B, et al. Membranous glomerulonephritis (MGN) in transplanted kidneys: investigation on 256 renal allografts. Mod Pathol 1993;6:249–58.

250. Monga G, Mazzucco G, Messina M, et al. Intertubular capillary changes in kidney allografts: a morphologic investigation on 61 renal specimens. Mod Pathol 1992;5:125–30.

251. Morales JM, Pascual-Capdevila J, Campistol JM, et al. Membranous glomerulonephritis associated with hepatitis C virus infection in renal transplant patients. Transplantation 1997;63:1634–9.

252. Morel D, Normand E, Lemoine C, et al. Tumor necrosis factor alpha in human kidney transplant rejection – analysis by in situ hybridization. Transplantation 1993;55:773–7.

253. Moreso F, Ibernon M, Goma M, et al. Subclinical rejection associated with chronic allograft nephropathy in protocol biopsies

as a risk factor for late graft loss. Am J Transplant 2006;6:747–52.

254. Munivenkatappa RB, Schweitzer EJ, Papadimitriou JC, et al. The Maryland aggregate pathology index: a deceased donor kidney biopsy scoring system for predicting graft failure. Am J Transplant 2008;8:2316–24.

255. Myers BD, Newton L, Boshkos C, et al. Chronic injury of human renal microvessels with low-dose cyclosporine therapy. Transplantation 1988;46:694–703.

256. Myers BD, Ross J, Newton L, et al. Cyclosporine-associated chronic nephropathy. N Engl J Med 1984;311:699–705.

257. Myers BD, Sibley R, Newton L, et al. The long-term course of cyclosporine-associated chronic nephropathy. Kidney Int 1988;33:590–600.

258. Nadasdy T, Allen C, Zand MS. Zonal distribution of glomerular collapse in renal allografts: possible role of vascular changes. Hum Pathol 2002;33:437–41.

259. Nadasdy GM, Bott C, Cowden D, et al. Comparative study for the detection of peritubular capillary C4d deposition in human renal allografts using different methodologies. Hum Pathol 2005;36:1178–85.

260. Nadasdy T, Krenacs T, Kalmar KN, et al. Importance of plasma cells in the infiltrate of renal allografts. An immunohistochemical study. Pathol Res Pract 1991;187:178–83.

261. Nakazawa K, Shimojo H, Komiyama Y, et al. Preexisting membranous nephropathy in allograft kidney. Nephron 1999;81:76–80.

262. Nankivell BJ, Borrows RJ, Fung CL, et al. Calcineurin inhibitor nephrotoxicity: longitudinal assessment by protocol histology. Transplantation 2004;78:557–65.

263. Nankivell BJ, Borrows RJ, Fung CL, et al. The natural history of chronic allograft nephropathy. N Engl J Med 2003;349:2326–33.

264. Nankivell BJ, Chapman JR. The significance of subclinical rejection and the value of protocol biopsies. Am J Transplant 2006;6:2006–12.

265. Neild GH, Taube DH, Hartley RB, et al. Morphological differentiation between rejection and cyclosporin nephrotoxicity in renal allografts. J Clin Pathol 1986;39:152–9.

266. Neumayer HH, Huls S, Schreiber M, et al. Kidneys from pediatric donors: risk versus benefit. Clin Nephrol 1994;41:94–100.

267. Nickeleit V. Critical commentary to: acute adenoviral infection of a graft by serotype 35 following renal transplantation. Pathol Res Pract 2003;199:701–2.

268. Nickeleit V, Hirsch HH, Binet IF, et al. Polyomavirus infection of renal allograft recipients: from latent infection to manifest disease. J Am Soc Nephrol 1999;10:1080–9.

269. Nickeleit V, Hirsch HH, Zeiler M, et al. BK-virus nephropathy in renal transplants-tubular necrosis, MHC-class II expression and rejection in a puzzling game. Nephrol Dial Transplant 2000;15:324–32.

270. Nickeleit V, Mihatsch MJ. Kidney transplants, antibodies and rejection: is C4d a magic marker? Nephrol Dial Transplant 2003;18:2232–9.

271. Nickeleit V, Mihatsch MJ. Polyomavirus nephropathy: pathogenesis, morphological and clinical aspects. In: Kreipe HH, editor. Verh Dtsch Ges Pathol, vol. 88. Tagung. Munich: Urban & Fischer; 2004. p. 69–84.

272. Nickeleit V, Mihatsch MJ. Polyomavirus nephropathy in native kidneys and renal allografts: an update on an escalating threat. Transpl Int 2006;19:960–73.

273. Nickeleit V, Steiger J, Mihatsch MJ. BK virus infection after kidney transplantation. Graft 2002;5(Suppl.):S46–57.

274. Nickeleit V, Vamvakas EC, Pascual M, et al. The prognostic significance of specific arterial lesions in acute renal allograft rejection. J Am Soc Nephrol 1998;9:1301–8.

275. Nickeleit V, Zeiler M, Gudat F, et al. Detection of the complement degradation product C4d in renal allografts: diagnostic and therapeutic implications. J Am Soc Nephrol 2002;13:242–51.

276. Niemann-Masanek U, Mueller A, Yard BA, et al. B7-1 (CD80) and B7-2 (CD 86) expression in human tubular epithelial cells in vivo and in vitro. Nephron 2002;92:542–56.

277. Nishi S, Imai N, Ito Y, et al. Pathological study on the relationship between C4d, CD59 and C5b-9 in acute renal allograft rejection. Clin Transplant 2004;18(Suppl. 11):18–23.

278. Nizze H, Mihatsch MJ, Zollinger HU, et al. Cyclosporine-associated nephropathy in patients with heart and bone marrow transplants. Clin Nephrol 1988;30:248–60.

279. Noris M, Remuzzi G. Thrombotic microangiopathy after kidney transplantation. Am J Transplant 2010;10:1517–23.

280. Noronha IL, Eberlein-Gonska M, Hartley B, et al. In situ expression of tumor necrosis factor-alpha, interferon-gamma, and interleukin-2 receptors in renal allograft biopsies. Transplantation

1992;54:1017–24.

281. Noronha IL, Hartley B, Cameron JS, et al. Detection of IL-1 beta and TNF-alpha message and protein in renal allograft biopsies. Transplantation 1993;56:1026–9.

282. Noronha IL, Oliveira SG, Tavares TS, et al. Apoptosis in kidney and pancreas allograft biopsies. Transplantation 2005;79:1231–5.

283. Nyberg G, Friman S, Svalander C, et al. Spectrum of hereditary renal disease in a kidney transplant population. Nephrol Dial Transplant 1995;10:859–65.

284. Nyberg G, Hedman L, Blohme I, et al. Morphologic findings in baseline kidney biopsies from living related donors. Transplant Proc 1992;24:355–6.

285. Oguma S, Banner B, Zerbe T, et al. Participation of dendritic cells in vascular lesions of chronic rejection of human allografts. Lancet 1988;2:933–6.

286. Ojo AO, Held PJ, Port FK, et al. Chronic renal failure after transplantation of a nonrenal organ. N Engl J Med 2003;349:931–40.

287. Olsen S, Bohman SO, Petersen VP. Ultrastructure of the glomerular basement membrane in long term renal allografts with transplant glomerular disease. Lab Invest 1974;30:176–89.

288. Østerby R, Nyberg G, Karlberg I, et al. Glomerular volume in kidneys transplanted into diabetic and non-diabetic patients. Diabet Med 1992;9:144–9.

289. Ozdemir BH, Aksoy PK, Haberal AN, et al. Relationship of HLA-DR expression to rejection and mononuclear cell infiltration in renal allograft biopsies. Ren Fail 2004;26:247–51.

290. Ozdemir BH, Ozdemir FN, Haberal N, et al. Vascular endothelial growth factor expression and cyclosporine toxicity in renal allograft rejection. Am J Transplant 2005;5:766–74.

291. Palestine AG, Austin III HA, Balow JE, et al. Renal histopathologic alterations in patients treated with cyclosporine for uveitis. N Engl J Med 1986;314:1293–8.

292. Pappo O, Demetris AJ, Raikow RB, et al. Human polyoma virus infection of renal allografts: histopathologic diagnosis, clinical significance, and literature review. Mod Pathol 1996;9:105–9.

293. Park WD, Griffin MD, Cornell LD, et al. Fibrosis with inflammation at one year predicts transplant functional decline. J Am Soc Nephrol 2010;21:1987–97.

294. Pascoe MD, Marshall SE, Welsh KI, et al. Increased accuracy of renal allograft rejection diagnosis using combined perforin, granzyme B, and Fas ligand fine-needle aspiration immunocytology. Transplantation 2000;69:2547–53.

295. Pascual M, Vallhonrat H, Cosimi AB, et al. The clinical usefulness of the renal allograft biopsy in the cyclosporine era: a prospective study. Transplantation 1999;67:737–41.

296. Patrakka J, Ruotsalainen V, Reponen P, et al. Recurrence of nephrotic syndrome in kidney grafts of patients with congenital nephrotic syndrome of the Finnish type: role of nephrin. Transplantation 2002;73:394–403.

297. Paul L, Class F, van Es L, et al. Accelerated rejection of a renal allograft associated with pretransplantation antibodies directed against donor antigens on endothelium and monocytes. N Engl J Med 1979;300:1258–9.

298. Pearson JC, Amend Jr WJ, Vincenti FG, et al. Post-transplantation pyelonephritis: factors producing low patient and transplant morbidity. J Urol 1980;123:153–6.

299. Pei Y, Scholey JW, Katz A, et al. Chronic nephrotoxicity in psoriatic patients treated with low-dose cyclosporine. Am J Kidney Dis 1994;23:528–36.

300. Poduval RD, Kadambi PV, Josephson MA, et al. Implications of immunohistochemical detection of C4d along peritubular capillaries in late acute renal allograft rejection. Transplantation 2005;79:228–35.

301. Pokorna E, Vitko S, Chadimova M, et al. Proportion of glomerulosclerosis in procurement wedge renal biopsy cannot alone discriminate for acceptance of marginal donors. Transplantation 2000;69:36–43.

302. Porter KA. Renal transplantation. In: Heptinstall RH, editor. The pathology of the kidney. 4th ed. Boston: Little, Brown; 1990. p. 1799–933.

303. Porter KA, Andres GA, Calder MW, et al. Human renal transplants. II. Immunofluorescence and immunoferritin studies. Lab Invest 1968;18:159–75.

304. Porter KA, Dossetor JB, Marchioro TL, et al. Human renal transplants. I. Glomerular changes. Lab Invest 1967;16:153–81.

305. Pratt JR, Basheer SA, Sacks SH. Local synthesis of complement

component C3 regulates acute renal transplant rejection. Nat Med 2002;8:582–7.

306. Racusen LC, Colvin RB, Solez K, et al. Antibody-mediated rejection criteria – an addition to the Banff 97 classification of renal allograft rejection. Am J Transplant 2003;3:708–14.

307. Racusen LC, Solez K, Colvin RB, et al. The Banff 97 working classification of renal allograft pathology. Kidney Int 1999;55:713–23.

308. Ramos EL, Tisher CC. Recurrent diseases in the kidney transplant. Am J Kidney Dis 1994;24:142–54.

309. Randhawa PS, Magnone M, Jordan M, et al. Renal allograft involvement by Epstein–Barr virus associated post-transplant lymphoproliferative disease. Am J Surg Pathol 1996;20:563–71.

310. Randhawa PS, Minervini MI, Lombardero M, et al. Biopsy of marginal donor kidneys: correlation of histologic findings with graft dysfunction. Transplantation 2000;69:1352–7.

311. Randhawa PS, Shapiro R, Jordan ML, et al. The histopathological changes associated with allograft rejection and drug toxicity in renal transplant recipients maintained on FK506. Clinical significance and comparison with cyclosporine. Am J Surg Pathol 1993;17:60–8.

312. Regele H, Bohmig GA, Habicht A, et al. Capillary deposition of complement split product C4d in renal allografts is associated with basement membrane injury in peritubular and glomerular capillaries: a contribution of humoral immunity to chronic allograft rejection. J Am Soc Nephrol 2002;13:2371–80.

313. Regele H, Exner M, Watschinger B, et al. Endothelial C4d deposition is associated with inferior kidney allograft outcome independently of cellular rejection. Nephrol Dial Transplant 2001;16:2058–66.

314. Remuzzi G, Cravedi P, Perna A, et al. Long-term outcome of renal transplantation from older donors. N Engl J Med 2006;354:343–52.

315. Remuzzi G, Perico N. Cyclosporine-induced renal dysfunction in experimental animals and humans. Kidney Int Suppl 1995;52:S70–4.

316. Reynolds JC, Agodoa LY, Yuan CM, et al. Thrombotic microangiopathy after renal transplantation in the United States. Am J Kidney Dis 2003;42:1058–68.

317. Richardson WP, Colvin RB, Cheeseman SH, et al. Glomerulopathy associated with cytomegalovirus viremia in renal allografts. N Engl J Med 1981;305:57–63.

318. Roake JA, Fawcett J, Koo DD, et al. Late reflush in clinical renal transplantation. Protection against delayed graft function not observed. Transplantation 1996;62:114–6.

319. Robertson H, Ali S, McDonnell BJ, et al. Chronic renal allograft dysfunction: the role of T cell-mediated tubular epithelial to mesenchymal cell transition. J Am Soc Nephrol 2004;15:390–7.

320. Robertson H, Wheeler J, Thompson V, et al. In situ lymphoproliferation in renal transplant biopsies. Histochem Cell Biol 1995;104:331–4.

321. Rodriguez EF, Cosio FG, Nasr SH, et al. The pathology and clinical features of early recurrent membranous glomerulonephritis. Am J Transplant 2012;12:1029–38.

322. Rosen S, Greenfeld Z, Brezis M. Chronic cyclosporine-induced nephropathy in the rat. Transplantation 1990;49:445–52.

323. Rotman S, Collins AB, Colvin RB. C4d deposition in allografts: current concepts and interpretation. Transplant Rev 2005;19:65–77.

324. Rowshani AT, Florquin S, Bemelman F, et al. Hyperexpression of the granzyme B inhibitor PI-9 in human renal allografts: a potential mechanism for stable renal function in patients with subclinical rejection. Kidney Int 2004;66:1417–22.

325. Rush DN, Henry SF, Jeffery JR, et al. Histological findings in early routine biopsies of stable renal allograft recipients. Transplantation 1994;57:208–11.

326. Rush DN, Jeffery JR, Gough J. Sequential protocol biopsies in renal transplant patients. Clinico-pathological correlations using the Banff schema. Transplantation 1995;59:511–4.

327. Rush D, Nickerson P, Gough J, et al. Beneficial effects of treatment of early subclinical rejection: a randomized study. J Am Soc Nephrol 1998;9:2129–34.

328. Russell PS, Chase CM, Colvin RB. Alloantibody- and T cell-mediated immunity in the pathogenesis of transplant arteriosclerosis: lack of progression to sclerotic lesions in B cell-deficient mice. Transplantation 1997;64:1531–6.

329. Russell PS, Chase CM, Colvin RB. Coronary atherosclerosis in transplanted mouse hearts. IV Effects of treatment with monoclonal antibodies to intercellular adhesion molecule-1

and leukocyte function-associated antigen-1. Transplantation 1995;60:724–9.

330. Russell PS, Chase CM, Colvin RB, et al. Kidney transplants in mice. An analysis of the immune status of mice bearing long-term, H-2 incompatible transplants. J Exp Med 1978;147:1449–68.

331. Russell PS, Chase CM, Winn HJ, et al. Coronary atherosclerosis in transplanted mouse hearts. I. Time course and immunogenetic and immunopathological considerations. Am J Pathol 1994;144:260–74.

332. Saad R, Gritsch HA, Shapiro R, et al. Clinical significance of renal allograft biopsies with "borderline changes," as defined in the Banff schema. Transplantation 1997;64:992–5.

333. Sacchi G, Bertalot G, Cancarini C, et al. Atheromatosis and double media: uncommon vascular lesions of renal allografts. Pathologica 1993;85:183–94.

334. Said R, Duarte R, Chaballout A, et al. Spontaneous rupture of renal allograft. Urology 1994;43:554–8.

335. Salomon RN, Hughes CC, Schoen FJ, et al. Human coronary transplantation-associated arteriosclerosis. Evidence for a chronic immune reaction to activated graft endothelial cells. Am J Pathol 1991;138:791–8.

336. Savoldi S, Scolari F, Sandrini S, et al. Cyclosporine chronic nephrotoxicity: histologic follow up at 6 and 18 months after renal transplant. Transplant Proc 1988;20(S3):777–84.

337. Schmidtko J, Wang R, Wu CL, et al. Posttransplant lymphoproliferative disorder associated with an Epstein–Barr-related virus in cynomolgus monkeys. Transplantation 2002;73:1431–9.

338. Schroeder TJ, Weiss MA, Smith RD, et al. The efficacy of OKT3 in vascular rejection. Transplantation 1991;51:312–5.

339. Schwarz A, Gwinner W, Hiss M, et al. Safety and adequacy of renal transplant protocol biopsies. Am J Transplant 2005;5:1992–6.

340. Schwarz A, Krause PH, Offermann G, et al. Impact of de novo membranous glomerulonephritis on the clinical course after kidney transplantation. Transplantation 1994;58:650–4.

341. Schwarz A, Mengel M, Gwinner W, et al. Risk factors for chronic allograft nephropathy after renal transplantation: a protocol biopsy study. Kidney Int 2005;67:341–8.

342. Schweitzer EJ, Drachenberg CB, Anderson L. Significance of the Banff borderline biopsy. Am J Kidney Dis 1996;28:585–91.

343. Schwimmer JA, Markowitz GS, Valeri AM, et al. Secondary focal segmental glomerulosclerosis in non-obese patients with increased muscle mass. Clin Nephrol 2003;60:233–41.

344. Scornik JC, LeFor WM, Cicciarelli JC, et al. Hyperacute and acute kidney graft rejection due to antibodies against B cells. Transplantation 1992;54:61–4.

345. Sedmak D, Sharma H, Czajka C, et al. Recipient endothelialization of renal allografts. An immunohistochemical study utilitizing blood group antigens. Transplantation 1988;46:907–10.

346. Sellares J, de Freitas DG, Mengel M, et al. Understanding the causes of kidney transplant failure: the dominant role of antibody-mediated rejection and nonadherence. Am J Transplant 2012;12:388–99.

347. Sharma VK, Bologa RM, Li B, et al. Molecular executors of cell death – differential intrarenal expression of Fas ligand, Fas, granzyme B, and perforin during acute and/or chronic rejection of human renal allografts. Transplantation 1996;62:1860–6.

348. Shimizu A, Yamada K, Meehan SM, et al. Acceptance reaction: intragraft events associated with tolerance to renal allografts in miniature swine. J Am Soc Nephrol 2000;11:2371–80.

349. Shimizu A, Yamada K, Meehan SM, et al. Intragraft cellular events associated with tolerance to pig allografts: the "acceptance reaction". Transplant Proc 1997;29:1155.

350. Shishido S, Asanuma H, Nakai H, et al. The impact of repeated subclinical acute rejection on the progression of chronic allograft nephropathy. J Am Soc Nephrol 2003;14:1046–52.

351. Shulman H, Striker G, Deeg HJ, et al. Nephrotoxicity of cyclosporin A after allogeneic marrow transplantation. Glomerular thromboses and tubular injury. N Engl J Med 1981;305:1392–5.

352. Sibley RK, Payne W. Morphologic findings in the renal allograft biopsy. Semin Nephrol 1985;5:294–306.

353. Sibley RK, Rynasiewicz J, Ferguson RM, et al. Morphology of cyclosporine nephrotoxicity and acute rejection in patients immunosuppressed with cyclosporine and prednisone. Surgery 1983;94:225–34.

354. Sijpkens YW, Joosten SA, Wong MC, et al. Immunologic risk factors and glomerular C4d deposits in chronic transplant glomerulopathy. Kidney Int 2004;65:2409–18.

355. Silbert PL, Matz LR, Christiansen K, et al. Herpes simplex virus interstitial nephritis in a renal allograft. Clin Nephrol 1990;33:264–8.

356. Simmons RL, Tallent MB, Kjellstrand CM, et al. Renal allograft rejection simulated by arterial stenosis. Surgery 1970;68:800–4.

357. Singh HK, Nickeleit V. Kidney disease caused by viral infections. Curr Diag Pathol 2004;10:11–21.

358. Sis B, Dadras F, Khoshjou F, et al. Reproducibility studies on arteriolar hyaline thickening scoring in calcineurin inhibitor-treated renal allograft recipients. Am J Transplant 2006;6:1444–50.

359. Sis B, Jhangri GS, Bunnag S, et al. Endothelial gene expression in kidney transplants with alloantibody indicates antibody-mediated damage despite lack of C4d staining. Am J Transplant 2009;9:2312–23.

360. Sis B, Mengel M, Haas M, et al. Banff '09 meeting report: antibody mediated graft deterioration and implementation of Banff working groups. Am J Transplant 2010;10:464–71.

361. Smith RN, Kawai T, Boskovic S, et al. Chronic antibody mediated rejection of renal allografts: pathological, serological and immunologic features in nonhuman primates. Am J Transplant 2006;6:1790–8.

362. Smith RN, Kawai T, Boskovic S, et al. Four stages and lack of stable accommodation in chronic alloantibody-mediated renal allograft rejection in *Cynomolgus* monkeys. Am J Transplant 2008;8:1662–72.

363. Smith KD, Wrenshall LE, Nicosia RF, et al. Delayed graft function and cast nephropathy associated with tacrolimus plus rapamycin use. J Am Soc Nephrol 2003;14:1037–45.

364. Snanoudj R, Royal V, Elie C, et al. Specificity of histological markers of long-term CNI nephrotoxicity in kidney-transplant recipients under low-dose cyclosporine therapy. Am J Transplant 2011;11:2635–46.

365. Solez K. History of the Banff classification of allograft pathology as it approaches its 20th year. Curr Opin Organ Transplant 2010;15:49–51.

366. Solez K, Axelsen RA, Benediktsson H, et al. International standardization of criteria for the histologic diagnosis of renal allograft rejection: the Banff working classification of kidney transplant pathology. Kidney Int 1993;44:411–22.

367. Solez K, Colvin RB, Racusen L, et al. Banff '05 meeting report: differential diagnosis of chronic injury and elimination of chronic allograft nephropathy ("CAN") in the Banff schema. Am J Transplant 2007;7:518–26.

368. Solez K, Racusen LC, Marcussen N, et al. Morphology of ischemic acute renal failure, normal function, and cyclosporine toxicity in cyclosporine-treated renal allograft recipients. Kidney Int 1993;43:1058–67.

369. Sommer BG, Innes JT, Whitehurst RM, et al. Cyclosporine-associated renal arteriopathy resulting in loss of allograft function. Am J Surg 1985;149:756–64.

370. Stegall MD, Diwan T, Raghavaiah S, et al. Terminal complement inhibition decreases antibody-mediated rejection in sensitized renal transplant recipients. Am J Transplant 2011;11:2405–13.

371. Stegall MD, Park WD, Larson TS, et al. The histology of solitary renal allografts at 1 and 5 years after transplantation. Am J Transplant 2011;11:698–707.

372. Stephany BR, Augustine JJ, Krishnamurthi V, et al. Differences in proteinuria and graft function in de novo sirolimus-based vs. calcineurin inhibitor-based immunosuppression in live donor kidney transplantation. Transplantation 2006;82:368–74.

373. Stern SC, Lakhani S, Morgan SH. Renal allograft dysfunction due to vesicoureteric obstruction by nodular malakoplakia. Nephrol Dial Transplant 1994;9:1188–90.

374. Stokes MB, Davis CL, Alpers CE. Collapsing glomerulopathy in renal allografts: a morphological pattern with diverse clinicopathologic associations. Am J Kidney Dis 1999;33:658–66.

375. Straathof-Galema L, Wetzels JF, Dijkman HB, et al. Sirolimus-associated heavy proteinuria in a renal transplant recipient: evidence for a tubular mechanism. Am J Transplant 2006;6:429–33.

376. Strehlau J, Pavlakis M, Lipman M, et al. Quantitative detection of immune activation transcripts as a diagnostic tool in kidney transplantation. Proc Natl Acad Sci 1997;94:695–700.

377. Strehlau J, Pavlakis M, Lipman M, et al. The intragraft gene activation of markers reflecting T-cell-activation and -cytotoxicity analyzed by quantitative RT-PCR in renal transplantation. Clin Nephrol 1996;46:30–3.

378. Strom EH, Epper R, Mihatsch MJ. Ciclosporin-associated arteriolopathy: the renin producing vascular smooth muscle cells are more sensitive to ciclosporin toxicity. Clin Nephrol 1995;43:226–31.

379. Strom EH, Thiel G, Mihatsch MJ. Prevalence of cyclosporine-associated arteriolopathy in renal transplant biopsies from 1981 to 1992. Transplant Proc 1994;26:2585–7.

380. Sund S, Hovig T, Reisaeter AV, et al. Complement activation in early protocol kidney graft biopsies after living-donor transplantation. Transplantation 2003;75:1204–13.

381. Suthanthiran M. Molecular analyses of human renal allografts: differential intragraft gene expression during rejection. Kidney Int 1997;58(Suppl.):S15–21.

382. Takemoto SK, Zeevi A, Feng S, et al. National conference to assess antibody-mediated rejection in solid organ transplantation. Am J Transplant 2004;4:1033–41.

383. Taub HC, Greenstein SM, Lerner SE, et al. Reassessment of the value of post-vascularization biopsy performed at renal transplantation: the effects of arteriosclerosis. J Urol 1994;151:575–7.

384. Taube DH, Neild GH, Williams DG, et al. Differentiation between allograft rejection and cyclosporin nephrotoxicity in renal transplant recipients. Lancet 1985;2:171–4.

385. Ten RM, Gleich GJ, Holley KE, et al. Eosinophil granule major basic protein in acute renal allograft rejection. Transplantation 1989;47:959–63.

386. Terasaki PI, Ozawa M. Predictive value of HLA antibodies and serum creatinine in chronic rejection: results of a 2-year prospective trial. Transplantation 2005;80:1194–7.

387. Thiru S, Maher ER, Hamilton DV, et al. Tubular changes in renal transplant recipients on cyclosporine. Transplant Proc 1983;15:2846–51.

388. Thoenes GH, Pielsticker K, Schubert G. Transplantation-induced immune complex kidney disease in rats with unilateral manifestations in the allografted kidney. Lab Invest 1979;41:321–9.

389. Thurman JM, Lucia MS, Ljubanovic D, et al. Acute tubular necrosis is characterized by activation of the alternative pathway of complement. Kidney Int 2005;67:524–30.

390. Trpkov K, Campbell P, Pazderka F, et al. Pathologic features of acute renal allograft rejection associated with donor-specific antibody. Analysis using the Banff grading schema. Transplantation 1996;61:1586–92.

391. Truong L, Gelfand J, D'Agati V, et al. De novo membranous glomerulonephropathy in renal allografts: a report of ten cases and review of the literature. Am J Kidney Dis 1989;14:131–44.

392. Tuazon TV, Schneeberger EE, Bhan AK, et al. Mononuclear cells in acute allograft glomerulopathy. Am J Pathol 1987;129:119–32.

393. van den Akker JM, Wetzels JF, Hoitsma AJ. Proteinuria following conversion from azathioprine to sirolimus in renal transplant recipients. Kidney Int 2006;70:1355–7.

394. Van den Berg-Wolf MG, Kootte AM, Weening JJ, et al. Recurrent hemolytic uremic syndrome in a renal transplant recipient and review of the Leiden experience. Transplantation 1988;45:248–51.

395. Vangelista A, Frasca GM, Martella D, et al. Glomerulonephritis in renal transplantation. Nephrol Dial Transplant 1990;1:42–6.

396. van Gorder MA, Della Pelle P, Henson JW, et al. Cynomolgus polyoma virus infection: a new member of the polyoma virus family causes interstitial nephritis, ureteritis, and enteritis in immunosuppressed cynomolgus monkeys. Am J Pathol 1999;154:1273–84.

397. Veronese FV, Manfro RC, Roman FR, et al. Reproducibility of the Banff classification in subclinical kidney transplant rejection. Clin Transplant 2005;19:518–21.

398. Veronese FJ, Rotman S, Smith RN, et al. FOXP3+ Cells infiltrate renal allografts during acute cellular rejection: pathological and clinical correlates of putative intragraft T regulatory cells. Am J Transplant 2006; WTC 2006 Abstract.

399. Veronese F, Rotman S, Smith RN, et al. Pathological and clinical correlates of FOXP3(+) cells in renal allografts during acute rejection. Am J Transplant 2007;7:914–22.

400. Vincenti F, Larsen C, Durrbach A, et al. Costimulation blockade with belatacept in renal transplantation. N Engl J Med 2005;353:770–81.

401. Waltzer WC, Miller F, Arnold A, et al. Immunohistologic analysis of human renal allograft dysfunction. Transplantation 1987;43:100–5.

402. Wang HJ, Kjellstrand CM, Cockfield SM, et al. On the influence of sample size on the prognostic accuracy and reproducibility of renal transplant biopsy. Nephrol Dial Transplant 1998;13:165–72.

403. Wang H, Nanra RS, Carney SL, et al. The renal medulla in acute renal allograft rejection: comparison with renal cortex. Nephrol Dial Transplant 1995;10:1428–31.

404. Watschinger B, Vychytil A, Attar M, et al. Pattern of endothelin immunostaining during rejection episodes after kidney transplantation. Clin Nephrol 1994;41:86–93.

405. Weir MR, Hall-Craggs M, Shen SY, et al. The prognostic value of the eosinophil in acute renal allograft rejection. Transplantation 1986;41:709–12.

406. Wiebe C, Gibson IW, Blydt-Hansen TD, et al. Evolution and clinical pathologic correlations of de novo donor-specific HLA antibody post kidney transplant. Am J Transplant 2012;12:1157–67.

407. Wieczorek G, Bigaud M, Menninger K, et al. Acute and chronic vascular rejection in non-human primate kidney tranplantation. Am J Transplant 2006;6:459–66.

408. Wilczek HE, Jaremko G, Tyden G, et al. Evolution of diabetic nephropathy in kidney grafts. Evidence that a simultaneously transplanted kidney exerts a protective effect. Transplantation 1995;59:51–7.

409. Williams GM, Hume DM, Huson Jr RP, et al. "Hyperacute" renal-homograft rejection in man. N Engl J Med 1968;279:611–5.

410. Williams WW, Taheri D, Tolkoff-Rubin N, et al. Clinical role of the renal transplant biopsy. Nat Rev Nephrol 2012;8:110–21.

411. Wong WK, Robertson H, Carroll HP, et al. Tubulitis in renal allograft rejection: role of transforming growth factor-beta and interleukin-15 in development and maintenance of CD103+ intraepithelial T cells. Transplantation 2003;75:505–14.

412. Woolley AC, Rosenberg ME, Burke BA, et al. De novo focal glomerulosclerosis after kidney transplantation. Am J Med 1988;84:310–4.

413. Woywodt A, Schroeder M, Gwinner W, et al. Elevated numbers of circulating endothelial cells in renal transplant recipients. Transplantation 2003;76:1–4.

414. Yagisawa T, Nakada T, Takahashi K, et al. Acute hemorrhagic cystitis caused by adenovirus after kidney transplantation. Urol Int 1995;54:142–6.

415. Yamaguchi Y, Teraoka S, Yagisawa T, et al. Ultrastructural study of cyclosporine-associated arteriolopathy in renal allografts. Transplant Proc 1989;21:1517–22.

416. Yang CW, Kim YS, Yang KH, et al. Acute focal bacterial nephritis presented as acute renal failure and hepatic dysfunction in a renal transplant recipient. Am J Nephrol 1994;14:72–5.

417. Yard B, Spruyt-Gerritse M, Claas F, et al. The clinical significance of allospecific antibodies against endothelial cells detected with an antibody-dependent cellular cytotoxicity assay for vascular rejection and graft loss after renal transplantation. Transplantation 1993;55:1287–93.

418. Young EW, Ellis CN, Messana JM, et al. A prospective study of renal structure and function in psoriasis patients treated with cyclosporin. Kidney Int 1994;46:1216–22.

419. Zachariae H, Hansen HE, Kragballe K, et al. Morphologic renal changes during cyclosporine treatment of psoriasis. Studies on pretreatment and posttreatment kidney biopsy specimens. J Am Acad Dermatol 1992;26:415–9.

第 27 章

慢性移植肾衰竭

Brian J. Nankivell

简介:移植物失功的问题

虽然随着现代医学科技的发展,器官移植技术已经得到了长足的进步,早期急性排斥反应发生率低于15%,1 年移植物存活率超过 90%,然而,远期移植物的失功率每年仍然维持在 4%[55,56]。移植肾功能不全的不断进展,经常导致患者移植物衰竭而重返透析,加大并发症的发生风险,并且可能导致较高的死亡率。本章将对慢性移植物衰竭的原因、病理生理以及诊断性病理进行评估,并介绍相关的治疗方法。

肾脏移植物损伤涉及免疫机制以及非免疫机制。病理检查结果显示,慢性进行性失功的移植物组织通常表现出间质性纤维化、肾小管萎缩、肾小球硬化以及血管异常(图 27-1)(参见第 26 章)。这些特征代表了多种致病因子导致组织损伤与肾脏纤维化修复反应的累加效应,同时,同种异体免疫反应以及受体免疫抑制治疗也会对此产生一定的影响(图 27-2 和表 27-1)。这些不同损伤途径最终会在组织中解剖单元内(肾小管、间质、微血管与肾小球)呈现出一系列特定的反应(表 27-1)。不同因素导致的肾损伤,其发生率和进展速度有所不同,在移植后的不同时期,占比会发生变化。

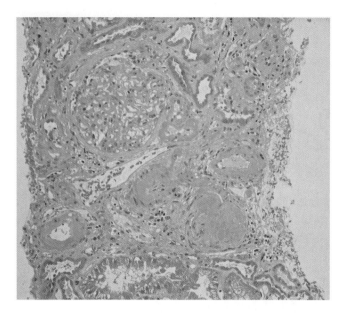

图 27-1 慢性移植物肾病表现出慢性间质纤维化和肾小管萎缩的症状，同时伴有肾小球硬化、系膜基质增生以及血管改变。（扫码看彩图）

慢性移植物损伤的病理生理

慢性肾脏移植损伤模型

慢性移植物失功的风险因素包括供体器官质量、

缺血再灌注损伤伴 DGF、免疫因素（包括 HLA 错配、供体特异性抗体及 MICA 抗体和急性排斥反应）、受体因素（如高血压、蛋白尿、吸烟和用药依从性差）[71]（表 27-1）。这些慢性移植物失功的病理生理机制可以归纳为多种假说。也有人提出了一些移植物损伤的特定病理生理机制，而这些理论互相之间并非完全排斥。

最初，肾脏移植物损伤与远期移植物失功都被简单地归因于"慢性排斥反应"，其病理学特征主要为间质慢性淋巴细胞浸润，有时伴有特定的血管或肾小球异常。这种情况常见于"泼尼松-硫唑嘌呤"时代[38]，随着以 CNI 为基础的强效免疫抑制方案问世，这种情况已不多见。风险因素分析提出了多种不同的风险因子，但即使在运用更强的免疫抑制剂降低急性排斥反应发生率之后，远期移植物的存活率仍然没有明显的变化，这表明其他机制也可能在移植物损伤中发挥了重要的作用。然而，在免疫活跃的患者中，急性排斥反应和慢性排斥反应仍然与临床转归表现出一定的相关性，在过度降低免疫抑制药物剂量或治疗依从性差的患者中，慢性低水平同种异体免疫反应可表现为持续的细胞性间质炎症、纤维内皮增生或与循环供体特异性抗体（DSA）和组织 C4d 沉积相关的移植肾小球病变。

"输入-应激"复合模型用于描述移植肾开始"输

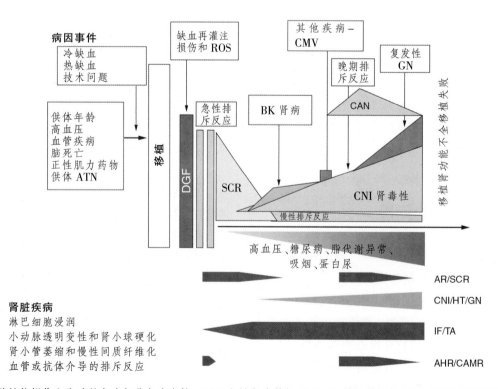

图 27-2 导致移植物损伤和失功的免疫与非免疫事件。ATN，急性肾小管坏死；CAN，慢性移植物肾病；CMV，巨细胞病毒；CNI，钙调磷酸酶抑制剂；DGF，移植物功能延迟恢复；GN，肾小球肾炎；ROS，活性氧；SCR，亚临床排斥反应。

表 27-1　移植物损伤的原因（事件与风险）

非免疫因素

死亡供体

供体年龄偏大、供体血管疾病、扩大标准供体

供体脑死亡、自主神经风暴、正性肌力药物的应用、供体肾衰竭

缺血再灌注损伤（热、冷缺血时间，灌注与器官运输）

移植物功能延迟恢复（临床）和急性肾小管坏死（病理活检）

逆行尿路感染伴移植物肾盂肾炎

移植肾输尿管梗阻

多瘤病毒肾病

CNI 肾毒性

复发或新发肾小球肾炎

高血压

蛋白尿

高脂血症

受体吸烟

同种异体免疫反应

年轻受体

种族

免疫抑制剂改变（药代动力学）

药物谷浓度波动（吸收不良或依从性差）

治疗依从性差

组织学不匹配、淋巴细胞毒性试验错配

受体预致敏（群体反应性抗体）

超急性排斥反应（罕见）

早期抗体介导的急性排斥反应

（严重或激素耐受、血管性、远期、未诊断或未治疗的）急性排斥反应

亚临床排斥反应

真性慢性排斥反应伴随血管内皮纤维样增生

远期新生抗 HLA 抗体形成

慢性抗体介导的排斥反应伴移植肾小球病变

入"（器官的整体质量以及早期事件，包括获取、保存与二次植入损伤）与一系列继发的免疫和非免疫应激（包括细胞浸润、抗体介导同种异体免疫反应）及其他非免疫（"负荷"）机制（包括高血压、高滤过、蛋白尿、血脂异常、肾毒性药物和感染）之间的相互作用。这些应激因子被认为驱使细胞从正常状态转变为衰老表型，同时耗竭修复机制，消耗有限的肾单位，最终导致移植物功能衰竭[31]。

研究人员在一系列的病理学观察结果基础之上建立了损伤累积假说，即推测慢性移植物损伤是一系列按时间顺序出现的免疫和非免疫侵扰作用于移植肾所导致的终末结果，最终造成永久性的肾单位损伤。虽然残余肾单位可以通过增生肥大代偿部分损失，但移植肾所含肾单位数目是有限的，而且肾单位破坏后无法更新。随着损失的肾单位不断增加，加上肾单位间结构破坏引发器官整体功能不良，最终导致移植肾脏逐步走向衰竭。多种免疫性、缺血性和炎症性的刺激因子造成破坏性的肾小管损伤，或非破坏性损伤继发纤维性修复反应，导致了肾单位损伤。多种途径与介质均在移植肾内部结构区域的累积性破坏中发挥了一定的作用（图 27-2）。

慢性移植物进展机制

细胞因子超负荷理论认为，慢性移植物损伤归咎于急性的反复组织损伤[包括细胞因子过度生成（如 γ 干扰素）]导致间质和血管纤维化（TGF-β_1 转化）。细胞因子和趋化因子在炎性 T 细胞和单核细胞或巨噬细胞的动员、活化和浸润过程中发挥了关键的作用。其他递质，如血管内皮生长因子、内皮素-1、血纤维蛋白溶酶原活化因子-1、单核细胞趋化蛋白-1、血小板衍生生长因子 A 和 B、RANTES、骨成型蛋白 7、肝细胞生长因子、结缔组织生长因子、糖基化终末产物，在慢性移植物失功过程中也发挥了一定的作用，支持性证据是这些因子的表达在实验中或人体内的慢性排斥反应以及移植物的纤维化过程中发生了改变[3,18,28,73,93]。类似的，肾小管细胞线粒体生成不受控制的或过多的活性氧（ROS），可导致细胞损伤、凋亡以及衰老表型的表达。研究表明，慢性移植物肾病患者体内的间质诱导型一氧化氮合酶蛋白表达、硝基酪氨酸以及来自体内的活性氧的生成均呈上升趋势[2]。CNI 药物的肾毒性损伤也是重要的肾脏移植物持续性非免疫应激源之一[15,23,70,73,96]。

高滤过理论认为，随着肾单位持续丢失，代谢负担和超滤后肾小管重吸收蛋白的任务将落在一群数量不断减少的残余肾单位上。虽然在人类中证据尚不充分，但临床普遍认为肾小球高压造成的高滤过状态可进一步引发肾小管和肾小球的损伤。估计单个肾单位的高滤过状态在移植后可能仅轻度增加，因为移植后总体的肾小球滤过率和单个肾单位负荷出现降低，从而部分缓解高滤过状态。在体型不匹配的供受体中获得的移植物存活率结果经常相互矛盾或是否定的，多个研究表明体型不匹配没有影响。登记系统数据表明，对肾小球滤过率计算值的改变没有影响，而当 GFR 较低时

也没像预期那样出现一个肾功能不全进程的转折点[26]。经典的局灶性节段性肾小球硬化(FSGS)的高滤过病变并不常见。只有当潜在的肾小球丢失确实发生时,高滤过才会产生不利的影响,例如,进展期的慢性移植物损伤或者将新生儿的供肾移植给成人,总体而言,高滤过的效应并不显著。

作为肾损伤的标志物,蛋白尿是一个重要的风险因素。当肾小管受到超滤液毒性成分、细胞因子以及其他介质的损伤时可出现蛋白尿。已经证实尿蛋白分泌量大于0.5g/d 和进行性的移植物失功和衰竭有关[19,99],原因可能是肾小球蛋白质泄漏(肾小球蛋白尿)或肾小管萎缩所致肾小管重吸收障碍(肾小管蛋白尿),或两者兼而有之。

高血压在移植前后都是常见的伴发病,根据登记系统分析结果,其与移植物功能衰竭和死亡相关,尽管尚缺乏与慢性移植物失功相关联的直接组织学证据。受体发病率可达 70%~90%,与术前高血压、血管病变、糖皮质激素、环孢素使用、移植物失功或移植肾动脉狭窄相关。在移植肾中,可辨识的慢性高血压改变包括纤维内膜增厚伴有双层小肌性动脉内弹性膜、小动脉透明变性、缺血性肾小球硬化[71,74]。其他与移植物进展相关的不利因素包括受体吸烟、血脂异常和糖尿病。

慢性炎症控制不佳

急性损伤后的常规创伤修复可导致自限性的修复、炎症和纤维化过程完全停止。而移植物的纤维化过程与普通的修复过程有所不同,表现为急性损伤反复发生后产生部分或不完全缓解的炎症。持续存在的非特异性损伤状态引发了肾小管炎症,增强了同种异体识别能力,造成继发性的免疫介导损伤,这是一个无法停止的自发循环的过程。无论炎症部位所处何处,总体炎症负荷对移植物存活的预测能力均优于单独的Banff评分[60]。一项研究显示,在亚临床排斥反应(SCR)中移植物出现 Foxp3+ T(调节性)细胞浸润的患者 5 年移植物生存率较好,提示存在一定的保护作用[4]。在萎缩的肾小管和纤维化组织中经常可以观察到持续的慢性炎症细胞,同时伴有亚临床排斥反应,这种现象与持续进展的功能受损、系列活检中肾小管损伤增加、死亡截尾的移植物衰竭发生率升高存在一定的关联性[52,60,63,68]。

上皮细胞-间质转化介导的纤维化

上皮细胞-间质转化(EMT)是指肾小管上皮细胞失去其细胞间基底膜接触和结构极性,表型发生变化而转化为类似于间质或肌成纤维细胞的细梭形细胞。除了远端集合管以外,其他肾小管细胞均起源于胚胎时期的间充质,随着肾脏发育转化为上皮细胞表型。这些细胞在适宜的刺激下,保留着反向分化或转化为间质细胞的能力,成为潜在的间质或纤维细胞来源(也就是 II 型 EMT)。非致命性的肾小管损伤或暴露于 TGF-β_1、低氧损伤或白介素-1 等刺激因子可使细胞间黏附产生障碍,丢失肾小管细胞维持形态所需的引导和信号,从而启动一系列的遗传编程步骤,肾小管上皮细胞从紧密连接和黏着小体、细胞桥粒、E-钙黏着蛋白(一种内皮细胞标志物)丢失时起转化为成肌纤维细胞。随后,重组 F-肌动蛋白应激纤维,并重新表达 α-平滑肌动蛋白(一种间质标志物)、丝状伪足和板状伪足,通过细胞再编程分子控制运动(图 27-3)。EMT 的最终阶段是细胞迁移至间质间隙内并转化为纤维细胞,分泌间质基质蛋白、胶原和纤维连接蛋白。EMT 具有潜在的可逆性;残存细胞可以再次繁殖,形成新的功能性内皮细胞以覆盖损伤后裸露的肾小管(也就是所谓的间质-上皮转化)[10]。

支持 EMT 理论的早期实验证据来自遗传标记上皮细胞。在单侧输尿管梗阻模型中,36%的 FSP-1 阳性基质成纤维细胞来源于肾脏近曲小管[43]。然而,这些早年的 Cre/Lox 结果,没有被近期的多个细胞系追踪研究所证实,从而为肾小管 EMT 作为间质内肌成纤维细胞

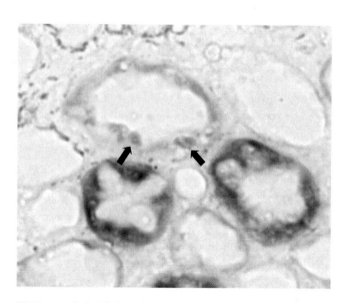

图 27-3 通过对管状上皮细胞中的 E-钙黏着蛋白(蓝色)和 α-平滑肌肌动蛋白(棕色)进行双重染色显示上皮间充质转变。(扫码看彩图)

来源的假说画上了问号。与之不同的是,近期的研究提出,一些成纤维细胞可能来源于局部的血管内皮细胞,通过 EMT 方式转化[29]。在肾小管周围的微环境中,损伤的肾小管细胞、浸润的炎症细胞或局部活化的成纤维细胞产生了促纤维化生长因子,可以介导或促进 EMT。转化生长因子(TGF-β)、基本成纤维细胞生长因子、结缔组织生长因子、血管紧张素 II、基质金属蛋白酶-2 和组织型纤维蛋白溶酶原激活因子等,与抑制因子(例如骨成型蛋白-7)和治疗药物(例如西罗莫司、维生素 D、着色剂和血管紧张素 II 的 I 型受体阻滞剂)之间保持平衡。TGF-β/Smad、整合素关联的激酶、Wnt/β 连环蛋白信号均是重要的细胞内信号传导途径,控制着 EMT 进程[10]。

在肾移植中,驱动 EMT 的主要临床因素包括免疫细胞浸润、CNI 免疫抑制和氧化应激。根据表达上皮细胞和间质细胞标志物的病理学特征(例如 β-连环蛋白、波形蛋白)或 EMT 相关基因表达可以确定 EMT 的上皮细胞表型变化,与环孢素 A 肾毒性的组织学改变、肾小管扩张及空泡变性[22,100]、移植物失功、SCR、淋巴细胞浸润(Banff 总评分为 i)、延长的缺血时间以及间质纤维化相关[34,100]。

将体内渐进性的间质纤维化和肾小管萎缩的机制归因于 EMT 还是固有或浸润的成纤维细胞,是一项充满挑战的任务,连续移植活检研究报告的结果喜忧参半[32,101]。肾小管细胞向间质细胞表型的转化更多见于横断面观察性研究[16,32,34,101,102]。然而,EMT 可能不完整,转化的细胞脱落于管腔当中而不是穿过基底膜。在人类移植中,间质成纤维细胞主要来自受体,这是使用 Y 染色体 DNA 分析性别不同的供受体配对得到的结果[30]。

供体年龄和细胞复制性衰老

细胞复制性衰老是细胞正常的衰老过程,可导致细胞进入不可逆的生长停滞和衰竭状态,也被认为(推定)是造成老年供肾实际器官生存时间较差的原因之一[31,57,59]。正常体外培养的细胞在经过有限次数的分裂后,停止了分裂,被称为 Hayflick 界限。人类的"有丝分裂钟"在很大程度上受端粒控制,在每一次有丝分裂时缩短,直到最终停止于 G1 期。缩短的端粒在自身或移植后的老年供体中都可见到(由氧化应激和衰老造成),但很少有其在人类慢性移植物损伤中作用的证据。衰老细胞的外形和细胞骨架胶原发生改变,增加了

抑制基因的表达、衰老相关 β 乳糖激酶激活、脂褐素沉积、p53 和 p16 途径激活以及更多的标志物表达。上述变化主要见于肾小管间质内[58]。这些衰老的表型在慢性移植物肾病中并非由端粒缩短加速造成,更多的是由细胞周期途径改变引起[66]。

老年供肾预后不佳的其他解释还包括年龄不同对损伤反应的差别、耐受应激能力障碍、损伤发生以后的修复能力下降以及老年肾脏常见的预先存在的结构异常(例如供体血管病变)对外界侵扰的放大效应。

皮质缺血

肾小管上皮细胞由位于肾小球血管丛出球小动脉下游的肾小管周围毛细血管网供血。这些细胞代谢活跃,富含为电解质泵和细胞内吞蛋白的重吸收提供能量的线粒体。肾小球对上游血管狭窄造成的缺血很敏感,上游血管狭窄的原因包括肾小球部分或全部硬化、动脉玻璃样变性、CNI 药物和其他因素引起的血管收缩、间质纤维化相关的毛细血管稀疏并造成血供的下降以及氧弥散障碍。低氧应激引起继发的细胞生存反应,包括转化为无氧糖酵解并激活抗凋亡分子程序。低氧可诱导因子(例如 HIF-1α)是这一反应的核心调控因子,通过纤维化细胞因子,例如 TGF-α、血小板衍生生长因子、结缔组织生长因子、血管内皮生长因子等,激活多个基因调节糖代谢、细胞增生和存活、血管生成、炎症细胞趋化和细胞外基质的转化[45]。

一旦肾小管周围毛细血管发生损伤,内皮细胞立即受到激活,细胞核发生肿胀,失去屏障作用,与基底膜脱离并发生凋亡,最终导致毛细血管塌陷和阻塞。横断面研究发现,慢性抗体介导的排斥反应(CAMR)和慢性移植性肾病与肾小管周围毛细血管网和肌性小动脉的进行性丢失、内皮细胞凋亡以及基底膜增生等相关联。无论其原因是慢性细胞性排斥反应、C4d+慢性排斥反应,还是硬化性慢性移植性肾病,慢性移植物损伤中都会出现微血管减少。更严重的移植物损伤伴随着 PTC 表面积损失、移植物失功和蛋白尿[39]。

当缺血性急性肾功能不全发病时,首先髓质的内带出现早期和永久性 PTC 网减少,随后肾小管间质纤维化和尿浓缩功能降低。虽然,目前人类证据与之吻合并可在移植中复制[39,40,94],但无法确定以下问题:是否微血管丢失导致局限性的肾小管缺血和间质纤维化?是否肾小管丢失降低了支持性的血管生成因子?是否与慢性移植物损伤所致的纤维性愈合相关的血管退行

性变反映的是一种受到侵扰的共同现象?

内部结构衰变

移植肾功能可受到单个肾单位或整个器官水平结构损害的影响。在肾单位全长范围内,任何重要的损伤都将导致整个肾脏的失功。肾小球损伤可表现为肾小球全部或部分硬化、移植物肾小球病变,或在受到严重不可逆损伤以及下游小管失去连接之后形成无小管的肾小球[6]。局部的肾小管细胞凋亡和肾小管萎缩产生的细胞碎屑可导致肾小管阻塞或梗阻,引起肾小管功能障碍。

另外,移植肾可因为内部结构中断导致功能不全,引起肾小管超滤功能调节能力丧失,不能浓缩或酸化尿液。节段性肾小球损伤可形成粘连附在鲍曼囊上,误导肾小球超滤液进入肾小球周围或经肾小管周围通道进入间质间隙。炎性坏死会在愈合过程中引起闭塞性纤维化、肾小管基底膜完整性丢失和整体功效降低[6]。移植肾衰竭是单个肾单位损失和内部结构紊乱积累的结果。

组织学损伤的时间进程

在供体肾脏早期受损后,逐渐受到一系列呈时间依赖性的疾病侵扰,对组织损伤造成叠加效应,导致最终进入肾衰竭终末期(图 27-4)。程序性活检研究揭示的两大类广泛的相互重叠的移植物损伤,起始于早期的肾小管间质损伤,随后出现微血管和肾小球异常,又进一步发展为间质纤维化和肾小管萎缩[70]。

大多数肾小管丢失和慢性间质纤维化在移植后迅速开始,与缺血-再灌注损伤、严重急性排斥以及持续性的 SCR 有关。此后,肾小管损伤的程度有所减轻,残留的同种异体免疫机制或 BK 病毒肾病可能对其有一定的影响。肾小管损伤出现时可能伴有肾小球、微血管以及 CNI 肾毒性所致毛细血管组织学改变、慢性抗体介导的排斥和复发性肾小球肾炎、高血压、高血脂、糖尿病。远期的急性排斥反应可导致进一步的急性损伤。

供体异常和获取损伤

供体的改变强烈影响着后续的移植物结构、移植物功能和移植物对损伤的反应,最终影响移植物长期存活。在实施植入时,推荐进行组织学活检,以精确分辨供体内所存在的疾病。重要的病理学特征包括:肾小球硬化程度(>20%为严重,肾脏多被废弃)、肾小球肥大(提示肾单位丢失和高滤过状态)和微血管疾病(持续的组织学异常与供体年龄、高血压和脑血管疾病所致死亡相关)。

供体脑死亡通过非特异的病理生理效应以及供体免疫原性和同种异体反应性影响移植物的预后。登记数据显示,活体非亲属移植与表型半相合的活体移植效果相当,优于尸体供体移植。移植器官并非一成不变,脑死亡产生的促炎症介质可以改变移植器官的免疫状态,导致移植器官发生细胞浸润从而增加急性排斥反应发生的风险。损伤组织表达内生性的危险信号受体或 Toll 受体系统配体(通常保护感染致病源),促进免疫细胞成熟、激活和排斥。实验数据显示,脑死亡激活了趋化因子、细胞因子、促炎性淋巴细胞因子(肿瘤坏死因子-α、干扰素-γ)和黏附分子(细胞间黏附分子、血管细胞黏附分子、白细胞功能相关抗原 1)等的级联瀑布效应以及主要组织相容性 I 类与 II 类抗原的表达,从而激发更快更强大的宿主同种异体反应。

脑死亡产生的"自主神经风暴"伴随着血压系统性波动,最初是因脑干疝的高血压和大量的循环儿茶酚胺释放导致的,随后下丘脑-垂体功能丧失,继而出现低血压、尿崩症、电解质紊乱、甲减和皮质醇水平减低、低体温、核心温度调节紊乱、肺部改变以及凝血功能障碍。体循环低血压、心血管系统不稳定、肾上腺血管收缩可导致供体缺血性急性肾损伤。其他与脑死亡相关的组织学异常,包括早期肾小球充血、肾小球炎、肾小球周围炎、内皮细胞增生、高渗药物(例如甘露醇)所致的肾小球空泡变性以及后续细胞内生化紊乱所致的肾小管退行变、坏死和萎缩。移植物功能不全最常发生在脑死亡患者血流动力学不稳定处于长时间低血压状态的供体当中。这些生理效果临床表现为 DGF 和植入活检中所见的急性肾小管坏死。

移植物功能延迟恢复与缺血性损伤

移植术后需要透析治疗的患者被认为是移植物功能延迟恢复。由于器官短缺,高龄的存在血管并发症的脑死亡供体(扩大标准的供体)以及心脏死亡(停跳)供体逐渐增加,DGF 的发生率从 15%上升到 22%。与标准供体相比,这些边缘供肾的初始功能更差,患者和移植物的存活率更低,但与维持透析相比,仍可改善整体受体存活率。DGF 发生率与供体年龄、器官大小和质量(老年供体、低血压、糖尿病、肾功能损害和高血压)和

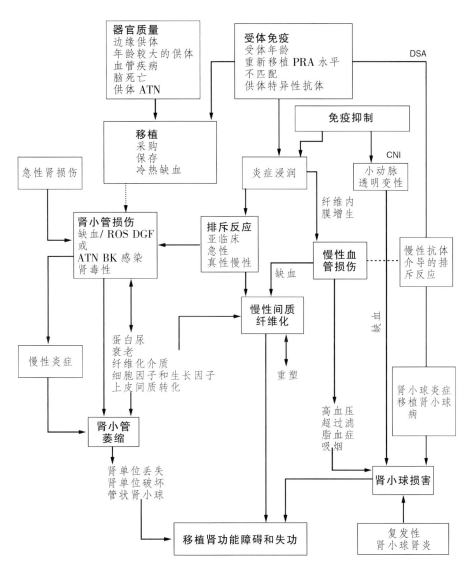

图 27-4 供体器官质量、移植事件和对导致同种异体移植物损伤的不同组织学隔室免疫抑制之间的相互作用。 ATN,急性肾小管坏死；CNI,钙调磷酸酶抑制剂；DGF,移植物功能延迟恢复；DSA,供体特异性抗体；HLA,人白细胞抗原；PRA,群体反应性抗体；ROS,活性氧。

缺血时间延长（因为运输或者外科围术期再灌注）有关。荟萃系统分析表明,DGF 的发生使长期移植物丢失率升高了 41%[104]。

代谢活跃的肾小管上皮细胞对缺血引发的缺氧和限制细胞代谢与 Na^+/K^+-ATP 酶交换功能十分敏感。氧合血产生的 ROS 加重了再灌注损伤,导致 DNA 断裂、脂质过氧化、凋亡、肾小管细胞坏死和血管内皮细胞损伤。在获取过程和围术期,通过降低缺血引发的促炎症状态和移植物的免疫原性,可以改善移植器官质量和功能。相关建议治疗包括提高器官保存技术和改良器官保存液体、缺血预适应、使用血管扩张药物和抗凋亡分子等。优化 ICU 管理、脉冲式体外机械灌注、器官转运迅速和及时植入均有助于减轻移植器官的应激反应。

如果基底膜保持完整,同时有足够的剩余肾小管

细胞存活补充肾单位,缺血性肾小管损伤是可以恢复的。超过阈值的损伤将导致永久性肾单位丢失。肾小管损伤的修复由炎症和成纤维信号启动,随后是间质单核细胞、巨噬细胞浸润和一系列成纤维细胞增生。细胞外基质沉积造成组织重构。间质纤维化和小管萎缩是之前小管损伤合并肾脏反应的结果。临床上伴有低水平蛋白尿、高血压、移植物功能不全和移植物存活时间缩短。

早期肾小管间质损伤

多重因素可造成肾移植后迅速出现肾小管细胞损伤,包括缺血再灌注损伤、急性肾小管坏死、急性排斥反应和 SCR、多瘤病毒感染和 CNI 肾毒性,并与供体疾病发生叠加。CNI 肾毒性也可造成肾小管损伤伴均匀空泡变性、斑片状坏死伴微钙化,高剂量时可出现胞浆

包涵体,表明巨大的线粒体内嵴异常。与西罗莫司治疗相比,CNI 治疗可加重早期间质纤维化。肾小管萎缩、肾小管横断面厚度减少、细胞核丢失、小管腔扩张与慢性间质纤维化沉积。同种免疫单核细胞浸润可诱导促纤维化因子增多,包括肾组织中 TGF-β 和组织金属蛋白酶抑制剂(TIMP)。小管区激活的细胞浸润可进一步加重后续的损伤和纤维化[14,68]。

细胞外基质是一个动态的蛋白质和糖蛋白网络,当合成增加和降解减少时,可促使细胞外基质发生积聚;TGF-$β_1$、血管紧张素和免疫抑制治疗在这一过程中发挥了一定的调节作用。环孢素可以使促纤维化细胞因子 TGF-$β_1$ 和 TIMP-1 的水平升高,导致人类和实验动物模型间质纤维化。血管紧张素 II 阻断剂可消除纤维化,表明纤维化与肾素-血管紧张素系统有关,从而提供了一个潜在的治疗靶点,上述结论仍然有待临床实践证实。相反,细胞周期抑制剂,例如霉酚酸,在慢性排斥反应中可以降低间质细胞增生、肌成纤维细胞浸润和胶原沉积。一些证据表明,与强效的 CNI 药物相比,西罗莫司可以限制肾小管萎缩和血管增生,同时对限制间质纤维化程度也有一定的效果,早期的同种免疫损伤增加可能会对上述发现造成混淆[21]。

急性排斥反应与同种异体免疫机制

急性排斥反应是降低移植物平均存活时间与实际生存时间(特别是死亡供体)的持续性风险因素。随着新型免疫抑制剂的应用,急性排斥反应的发生率降低了,所以单次排斥反应造成的影响显得更加突出,而且仍然会有严重的急性排斥反应。

其他可导致移植物丢失的重要同种异体免疫风险包括受体致敏状态与 HLA 错配(参见第 10 章)。MHC是同种异体免疫反应的主要靶点,即使在现代免疫抑制条件下,移植物存活率降低仍然与 HLA 错配相关。交叉配型共享 MHC I 类抗原决定簇,而错配可增加急性和慢性排斥反应以及移植物失功的概率。相同交叉反应组可以改善长期移植物存活率。移植前针对 HLA抗原的抗体可由输血、妊娠或流产、前次移植等引发。敏感性更高且特异的交叉配型方法可以更好地识别移植前 DSA,同时降低早期抗体介导的排斥反应,常见的有抗人免疫球蛋白结合的补体依赖的细胞毒性交叉配型、流式细胞仪检测或固相血清筛查等。

前瞻性研究发现,肾移植后新发 DSA 与慢性排斥反应所致移植物失功有关。在慢性排斥反应或移植肾

小球疾病所致功能衰竭的移植物标本中可发现 C4d$^+$阳性,此结果可作为支持抗体介导移植物失功的证据。针对非 HLA 抗原分子的抗体(例如,内皮细胞、AT1 受体、肾小球抗原如硫酸肝素、肾基底膜)偶尔也可以成为致病源。

移植物排斥反应导致慢性损伤的程度取决于类型、发生时间、严重程度和排斥反应持续的时间。如果诊断和治疗及时,急性间质性细胞排斥通常可以缓解,而且无不良后果。相反,血管性或激素耐药性排斥反应、复发性排斥反应或迟发性排斥反应(通常定义为移植后>3 个月)可导致移植物损伤[55,70]。在系列活检中,隐匿性间质细胞性排斥反应可增加晚期的间质纤维化,血管细胞排斥反应可导致晚期的慢性血管损伤。

亚临床排斥反应

传统上,亚临床排斥反应(SCR)定义为组织学证实伴有肾小管间质单核细胞浸润(图 27-5)但无功能恶化的急性排斥反应。SCR 只能通过程序活检的标本才能确诊。它在临床上与急性排斥反应有所不同,后者伴有迅速发生的功能障碍并通过有指征的病理检查确诊。不同研究之间报道的亚临床排斥反应发生率差异很大,可能与受体免疫风险、HLA 错配、此前的急性排斥反应史、种族、基线免疫抑制方案、移植手术时间以及移植后的活检时间有关。在术后 3 个月程序性活检中,急性 SCR(Banff1 A 级)发生率为 3%~31%,交界性SCR 发生率为 11%~41%[70,85]。

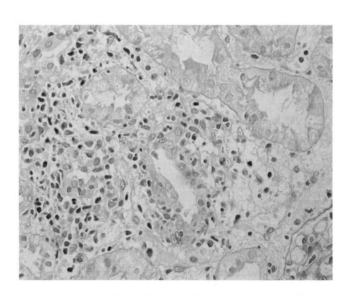

图 27-5 亚临床排斥反应伴间质淋巴细胞浸润和轻度肾小管炎,但移植肾脏功能未改变。(扫码看彩图)

肾移植 SCR 可加重组织学损伤和肾功能不全,降低移植物的存活率[69,79,85]。SCR 可以通过数种途径介导慢性间质纤维化和肾小管萎缩。在促纤维化信号控制下,淋巴细胞、激活的巨噬细胞和炎性介质均可引起间质纤维化,包括 IL-1、IL-6、肿瘤坏死因子-α、黏附分子和 TGF-β。在队列研究中,通过使用强效的免疫抑制剂控制 SCR 可减轻肾小管间质损伤。

在第一项针对 SCR 的随机前瞻性研究中,研究人员发现,在使用以环孢素为基础的免疫抑制方案和 SCR 的发生率为 30% 的背景下,加用皮质类固醇治疗可显著降低 6 个月时急性排斥反应的发生率和慢性肾小管间质评分,并可改善移植 2 年后的肾功能,有提高 4 年后存活率的趋势[80]。第二项临床试验应用环孢素和他克莫司(28%SCR 发生率)治疗 SCR,结果显示有更好的 6 个月和 12 个月的肾小球滤过率[50]。第三项临床试验应用他克莫司治疗低免疫风险的患者,SCR 发生率为 4.7%,未能证实患者从中获益[78]。

SCR 的致病性证据来自:组织学损伤的区域性特征,且与之前或当时的淋巴细胞浸润发生在同一区域;二者的时间顺序,SCR 在肾小管损伤开始以前发生;剂量依赖关系,SCR 的强度与后期慢性损伤的严重程度相关;生物学合理性;以及在一些移植人群中的确证。在系列活检研究中,早期间质单核细胞浸润(Banff 评分的 i 值)通常以类指数形式快速消失。但是,在某些患者中,SCR 可持续存在于重复穿刺标本中,形成慢性 T 细胞介导的排斥反应。在应用以 CNI 为基础治疗的依从性较好的中低风险患者中,慢性排斥反应似乎并不常见,但在依从性不好和高免疫风险的患者或使用低剂量免疫抑制剂或激素减量方案的患者中,可形成间质纤维化和肾小管萎缩。

亚临床抗体介导的排斥反应也可见于程序性活检中,与管周 C4d 染色阳性、毛细血管白细胞边集以及 DSA 相关。在淋巴细胞毒性试验阳性或者预致敏的患者或者治疗晚期抗体相关的排斥反应的患者中更为常见,但也可发生在大约 10% 的一般风险受体中。循环的 DSA 造成的持续性非致命性微循环损伤可激活肾小球内皮细胞,使内皮下间隙增宽,肾小球基底膜增生,有时可进展至慢性移植物肾小球病变[51,90]。

BK 病毒肾病所致肾小管间质损伤(参见第 29 章和第 32 章)

BK 病毒是一种流行性多瘤病毒感染,发生率高、潜伏期长,在免疫抑制患者中可再度激活,致病率低[36]。儿童时期感染后,BK 病毒可在肾皮质和髓质中持续存在,随移植肾脏转移。无症状的激活可发生于 10%~68% 应用以 CNI 为基础治疗的受体中,移植物失功率为 1%~10%。严重的 BK 病毒肾病可引起肾小管间质性肾炎,导致渐进性肾功能不全和移植物丢失(发生率 5%,其中 46% 失功)[44]。多瘤病毒移植肾病的概念包括 BK 病毒的肾移植感染和罕见的 JC 病毒感染。虽然受体感染在移植后迅速发生,但无症状 BK 病毒血症可在移植后 3 个月出现,并未表现出移植物功能障碍,临床肾功能损害出现于此后 3~12 个月。

在感染早期,髓质中局灶性病毒复制产生轻微的细胞病理效应,引起轻度功能异常。肾小管细胞内病毒复制形成核内包涵体,随后逐渐增大,导致核染色体模糊、细胞异型、细胞大小不等(图 27-6)。肾小管上皮细胞感染 BK 病毒后,会发生变性、肿胀、脱落,甚至凋亡或坏死,然后淤积于管腔内,可诊断为尿 Decoy 细胞。随着多个病灶受到激活,单核细胞炎性反应引起细胞损伤,形成多形核细胞与浆细胞样细胞,这种炎性反应与急性间质性排斥反应相类似(但无动脉炎、C4d 沉积或 HLA-DR 表达)。

如果病理学检查不能确认 BK 病毒感染,需行组织 SV40T 免疫组化(图 27-7)和 PCR 病毒血症定量分析。电子显微镜下可见特征性的 35~38nm 细胞核内类晶状体的病毒聚集,可根据大小和形状方面的差异,与腺病毒(70~90nm)、巨细胞病毒和单纯疱疹病毒(120~

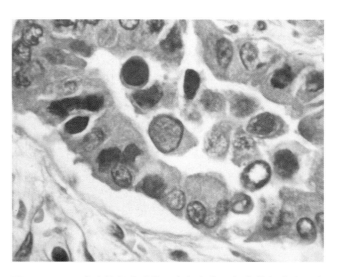

图 27-6　BK 病毒性肾病感染一段肾小管。肾小管细胞发生磨玻璃样细胞核改变,呈烟熏状,肾小管坏死,淤积进入管腔,最终形成尿 Decoy 细胞。(扫码看彩图)

160nm)进行鉴别诊断。虽然 BK 病毒性肾病仍然是鉴别诊断的重点项目之一,但随着病毒感染进展,慢性肾小球间质由于肾小管萎缩平坦瘢痕化可产生一种非特异性的纤维化类型,并可能伴有萎缩性微钙化和低级别的慢性炎症[36,72,76]。

进展性的远期慢性移植物损伤

随着移植肾的衰老,表型异常可能出现在肾小球和微血管中,伴随着进展性的肾小管间质损伤[70]。进行性肾小管损伤(图 27-2)的驱动因素包括残余 SCR 和炎症(慢性 T 细胞性排斥反应)、远期急性排斥反应(有时候与抗体相关)、CNI 肾毒性、BK 病毒感染和继发于并发疾病的远期急性肾损伤。医源性低免疫抑制或依从性差所致的远期急性排斥经常引发严重的肾小管损伤和持续的亚临床或慢性排斥反应,造成进展性肾脏失功和移植物衰竭(图 27-2)。微血管减少和肾小球硬化是远期移植物病的特征[39,70],可归咎于多种潜在的病因,包括 CNI 肾毒性、CAMR 伴移植肾小球病、复发性肾小球肾炎、糖尿病微血管病变、高血压肾小球硬化、吸烟及血脂异常(图 27-2)。

慢性 T 细胞介导的间质排斥反应

Banff 标准规定了识别慢性排斥反应的鉴别特征,包括动脉和毛细血管改变。在对基于 CNI 治疗方案依从性良好的患者中,很少有 T 细胞介导的慢性间质性排斥反应的报道,这种排斥反应通常涉及 T 细胞(CD4+或 CD8+)和巨噬细胞。慢性排斥反应的血管改变常见于小肌性动脉,包括中层纤维内膜增生、局部内弹性膜

破坏、平滑肌细胞浸润至新生内膜(较为少见),有些可进展为完全阻塞(图 27-8 和图 27-9),虽然仍然属于 T 细胞介导的排斥反应,但有些病例可伴有供体特异性抗体。在分析活检结果时,应考虑供体疾病、预先存在的血管性排斥反应、高脂血症、高血压和吸烟等因素,这些因素也可介导小肌性动脉改变,表现为慢性纤维内膜增厚(报告为 Banff 评分的 cv 值)(图 27-10)。

钙调磷酸酶抑制剂肾毒性

环孢素的问世使肾脏移植发生了革命性的变化,

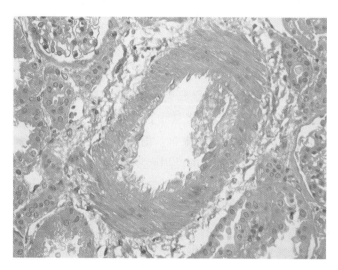

图 27-8 慢性抗体介导的小肌肉动脉排斥反应的早期血管变化。内膜和内皮细胞异常,伴有水肿和早期新生内膜形成。在管腔中可见少量部分黏附的血栓形成。(扫码看彩图)

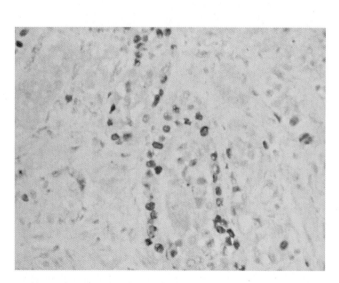

图 27-7 BK 感染的肾小管细胞的免疫过氧化物酶染色(SV40T)(棕色)诊断为多瘤病毒肾病。(扫码看彩图)

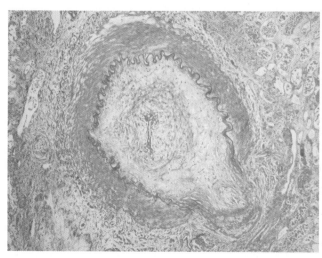

图 27-9 晚期亚急性血管改变,伴广泛的新生内膜形成(位于内弹性膜内),表现为侵袭性肌纤维母细胞、基质蛋白沉积、胶原蛋白和水肿,导致血管腔阻塞。Masson 三色染色。(扫码看彩图)

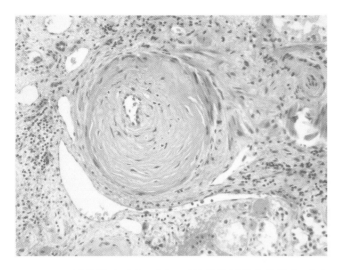

图 27-10　慢性排斥反应(重度)可见慢性纤维内膜增生,伴有平滑肌细胞中央层和胶原蛋白,血管腔阻塞。(扫码看彩图)

极大地提高了移植物的 1 年存活率,同时促进了非肾脏实体器官移植。CNI 类药物耐受性良好,已经成为现代免疫抑制治疗的支柱(参见第 17 章),但是,它可以引发多重肾损害,导致移植肾的所有解剖区域发生组织学异常。这些都成为药物长期使用过程中的重要诊疗问题。

　　CNI 肾毒性的经典组织学特征包括新发的或逐渐增加的小动脉玻璃样变(图 27-11)、条索状皮质纤维化(图 27-12)、等大的肾小管空泡变性(图 27-13)和肾小管微钙化(与其他原因有关,如肾小管坏死和甲状旁腺功能亢进)(图 27-14)。其他报道的诊断性病变包括肾小管周围和肾小球毛细血管充血(诊断方法不可靠)、弥漫性间质纤维化(重要但无特异性)、中毒性肾小管

病变(主要见于高剂量环孢素治疗)和肾小球旁组织增生(不常见且无特异性)。他克莫司和环孢素的病理学特征不易区分,相关数据大部来源于早期的环孢素研究。由于缺乏可靠的诊断标志物,而且组织特征在任何一个单个病理活检标本中均表达不全,导致 CNI 肾毒性的病理诊断也存在一定的困难。最为可靠的特异性标志是新发性或逐渐加重的小动脉玻璃样病变,一般呈外周结节状分布(区别于内皮下的弥漫性分布),但是仍然要排除其他可能的临床病变(参见下文)。

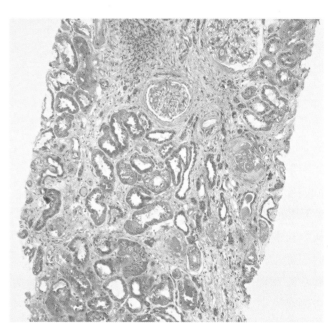

图 27-12　条索状纤维化。条索状纤维化的边界区域靠近正常皮质,与间质纤维化相连。胶原蛋白采用 Masson 三色染色法染成绿色。(扫码看彩图)

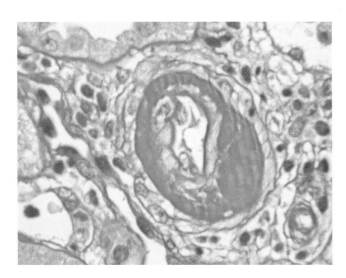

图 27-11　小动脉玻璃样变,同时小动脉中层内有一个巨大的偏心性结节。(扫码看彩图)

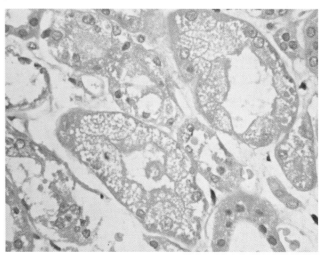

图 27-13　环孢素肾小管病变可见近端肾小管细胞内等大的空泡变性。(扫码看彩图)

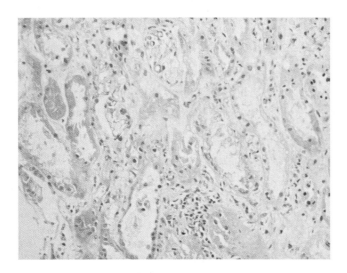

图 27-14　与环孢素肾毒性相关的肾小管内皮细胞微钙化(蓝色)。(扫码看彩图)

条索状纤维化是一个人为划定的区域,其中致密的条索状皮质纤维化和萎缩的肾小管与相邻的正常皮质界限清晰,可能代表小叶间动脉或弓形动脉供应区域梗死(图 27-12)。最初,人们将其视为缺乏敏感性和特异性的 CNI 肾毒性病理学改变。肾小管微钙化曾被认为与慢性环孢素肾毒性相关,但可能是其他任何原因引起的局部细胞坏死(图 27-14)或残留的甲状旁腺功能亢进所导致。在使用大剂量环孢素治疗的早期病例研究中,研究人员观察到近曲小管细胞出现等大的空泡变性(与近直肾小管内扩张和受压的内质网相对应),巨大线粒体嵴结构紊乱,形成包浆包涵体,上皮细胞间质转化,最终坏死或凋亡。出现慢性弥漫性肾小管间质损伤有许多可能的原因,在诊断方面没有特异性。

CNI 导致动脉病变的原因可能是小动脉平滑肌和内皮细胞空泡变性和坏死,继而蛋白质蓄积引起结节状玻璃样变沉积。小动脉玻璃样变性的出现与急性临床肾毒性以及环孢素的剂量和谷浓度有关[67]。有待解释的问题包括切片平面不同所致的血管断面外观差异、缺乏对"结节状"的准确定义、早期轻度 CNI 相关的小动脉玻璃样变性(最初表现为环形病变,而后发展为结节状沉积)和标本内的实质性变异,因此推荐对多个切片进行评估。尝试对小动脉的循环与非循环累及和受影响的数量进行分级,对配对方案仅有微不足道改善作用,但却需要大量临床有效信息[8,89]。早期玻璃样变性程度较轻,可呈片状,在活检标本中间歇可见,经常在 CNI 减量后逆转。早期的小动脉病变与供体年龄

偏大以及移植物功能不佳相关[8]。远期小动脉玻璃样变性与高度进展性的微血管狭窄、进行性缺血性肾小球硬化以及慢性肾小管间质的进一步损害有关;这些病变发生逆转的可能性较小[67]。严重的小动脉玻璃样变性将逐渐导致血管狭窄和下游缺血性肾小球硬化(图 27-15)。

当处于衰竭进程中的移植物出现小动脉玻璃样变性时,根据以下项目可以进一步加强 CNI 肾毒性的诊断:存在结节状病灶,与基线水平相比组织学改变有所进展(图 27-11),排除了其他的病因[包括其他供体疾病(对老年高血压供体进行移植术中活检)、缺血性动脉损伤、血脂紊乱、糖尿病、高血压肾小球硬化(组织学上通过小动脉内皮下玻璃样变性、弹性膜增生、中膜增生加以鉴别,并基于临床信息确认)][8,37,67]。目前,进展性小动脉玻璃样变性仍是 CNI 肾毒性的最佳诊断标志物。

CNI 肾毒性造成远期移植物损伤的支持性证据包括以下几个方面:即使在早期急性排斥反应受到抑制的情况下,移植物的长期丢失率仍然未能得到改善[67];在临床试验中,采用保留 CNI、早期撤除或减量以及远期撤除等方案的纵向组织病理研究结果显示,特征性的毒性病变均呈现出结构和功能方面的改善;CNI 肾毒性的典型组织病理表现和肾衰竭既可以发生在非肾脏实体器官移植受体的自体肾中,也可以发生在使用 CNI 类药物治疗自身免疫性疾病的患者中。小动脉玻璃样变性与动脉下游肾小球硬化相关,为 30% 的"棘手的移植病例"中常见的第二诊断[27]。移植后,随着时间

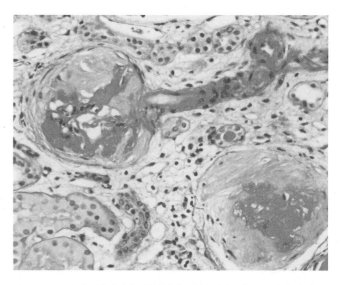

图 27-15　钙调磷酸酶抑制剂的肾毒性引起严重入球小动脉空泡变性,导致肾小球塌陷。(扫码看彩图)

的推移，小动脉玻璃样变性在长期慢性暴露者中呈增长趋势。在移植后 10 年可见于绝大多数病例中，但个体差异很大，提示内在药代动力学易感性差异[67,70]。

进展性肾小球异常

由于慢性移植物损伤发生在微血管和肾小球区域，小动脉玻璃样变性和严重的血管狭窄可能是 CNI 肾毒性所导致，但也可能是继发于糖尿病、高血压、血脂异常、吸烟和衰老。肾小球异常包括缺血性肾小球丢失、无小管的肾小球形成、复发性肾小球疾病和慢性移植物肾小球病（参见下文）

CAN 形态学分析可见肾小球缩小（缺血）和增大（高滤过）、肾小球基底增宽。在毛细血管外纤维状物质的作用下，这些缩小的缺血肾小球表现出毛细血管壁皱缩塌陷的特点，并与增大的超滤肾小球形成鲜明的对比。缺血性肾小球硬化可继发于蛋白尿和肾小球硬化相关的早期缺血性足突损伤，也可继发于 CNI、高血压、自身免疫损伤引发的远期血管或内皮细胞损伤。无论何种原因所致的小动脉或入球小动脉狭窄均可导致下游缺血性肾小球硬化。

严重的肾小管损伤可导致有灌注的肾小球在功能上不能与下游的近曲小管进行连接。无小管肾小球的体积通常小于正常的肾小球，也可能皱缩在增大的肾小球囊中，周围环绕着小球旁纤维。鲍曼囊覆盖着异常的足细胞，伴有来源不明的完整交错蒂状组织。鲍曼囊内充盈着经肾小球滤过及局部重吸收后的残余浓缩蛋白样物质[24]。无小管肾小球在新发性肾小管间质性肾病中很常见，例如慢性肾盂肾炎、锂剂和顺铂引发的肾毒性，经切片和三维重建的冰冻断裂扫描电镜可以确诊。在普通活体和尸体供肾移植中，1%~2% 肾小球缺失肾小管，在伴有 CAN 的患者中发病率增加至 17%~18%，而在伴有环孢素肾毒性时则高达 29%[24]。虽然无小管肾小球是肾小管腔不可逆闭塞所导致的结果，多数肾小球仍可一直保持灌注但无功能，而另一些肾小球历经数年后可进展为全面肾小球硬化。

移植肾小球病变和慢性抗体介导的排斥反应

慢性移植物肾小球病变表现一系列的病理变化，如肾小球毛细血管基底膜增厚和双轨样改变、双层状改变和系膜插入等慢性肾小球改变（图 27-16 和图 27-17）。慢性肾小球病变评分（定义为 Banff 的 cg 值）是由受累最重的非硬化肾小球周围毛细血管祥的累及

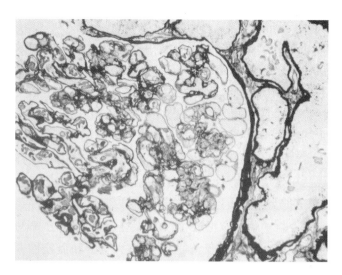

图 27-16　移植肾小球病变经甲基苯丙胺银染色，光镜下可见肾小球毛细血管祥的双轨样改变（呈一对平行线）。

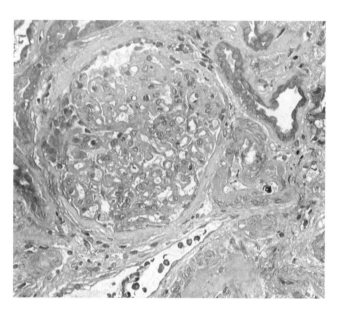

图 27-17　移植肾小球病变光镜下可见系膜基质增多、毛细血管祥增厚且部分闭合。

范围决定的，临床常用 PAS 染色法检查[70]。移植物肾小球病变是持续存在的 CAMR 从慢性肾小球内皮损伤到毛细血管祥的形态学表现[13]。5%~15% 正在衰竭或已经衰竭的移植物中存在慢性移植肾小球病变[17,53,88,95]，与肾小球中 T 细胞或自然杀伤细胞、单核细胞或巨噬细胞浸润、肾小球或 PTC 内皮细胞 C4d 沉积（或两者兼而有之），以及循环抗供体 HLA 抗体有关[77,87]。C4d 沉积在移植物肾小球病变标本中的发生率为 36%~91%[88]，在慢性排斥反应和肾脏失功中为 12%~61%[54,77]，而在功能良好的活检标本中仅为 2%[59]。发生率随移植中心、临床方案、检测方法以及 C4d 阳性的定义不同而

异(图 27-20)。

在电子显微镜下可见肾小球内皮细胞肿胀和激活,内皮细胞下间隙增宽,伴絮状或纤维状沉积(图 27-18),GBM 呈双轨样改变,系膜基质扩张。其他相关的组织学特征包括分层、PTC 基底膜(图 27-19)和内皮细胞表型改变失去屏障作用。中度(5~6 层)或严重(七层或更多层)的分层在慢性排斥反应所致的移植肾失功中发生率为 38%。轻度分层 (一般为 2~3 层或更少)可能为肾移植过程中产生的抗体所致,但是在一些自体肾疾病中也有报道,例如阻塞性尿路疾病、止痛剂肾病、放射性肾炎、反流-发育不良综合征和血栓性微血管病[42]。临床上,移植肾小球病变伴有蛋白尿、肾功

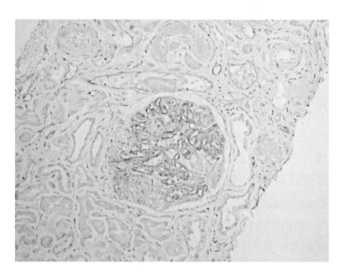

图 27-20 慢性抗体介导排斥反应中的肾小球毛细血管袢和管周毛细血管的 C4d(经免疫过氧化酶染色)。(扫码看彩图)

能减退和移植物存活率下降[14,88]。

器官功能衰竭情况下慢性抗体介导的排斥反应诊断三联征包括[12,61,88,90,91]:

1.移植肾小球病变形态学特征(Banff 评分≥cg1,光镜下双层样改变),表现为肾小球内皮细胞间隙增宽,伴纤维样物质沉积,以及电子显微镜下 PTC 基底膜分层。

2.C4d 沉积于肾小管周围毛细血管("局灶性":免疫组化 10%阳性)或肾小球(仅在石蜡切片中可见),或二者兼具,由抗体激活的经典补体"足迹"(但相对不敏感且可能阴性)。

3.存在针对供体 HLA 或其他内皮细胞抗原的循环供体特异性抗体。

当 PTC 出现单核细胞黏附, 例如肾小球肾炎、慢性动脉病变伴纤维内膜增厚、弹性膜断裂或浆细胞间质浸润,均提示 CAMR。当存在慢性毛细血管改变以及三联征之一时,即符合 Banff 标准中有关 "慢性抗体介导的排斥反应"的诊断。移植肾小球病变需要与以下疾病鉴别诊断:①血栓性微血管病,它可能导致相似的肾小球组织学改变, 临床排除需要通过血涂片检查并结合珠蛋白水平、乳酸脱氢酶水平(需要与感染、复发性溶血尿毒综合征和抗心脂抗体血栓性微血管病鉴别诊断);②丙型肝炎系膜毛细血管肾小球肾炎(通过血清学、病毒血症和缺乏肾小球基底膜沉积等排除诊断)。

复发性肾小球疾病

肾小球疾病(包括糖尿病)是引起终末期肾衰竭的首要病因, 一些原先患有肾小球疾病的受体在移植后

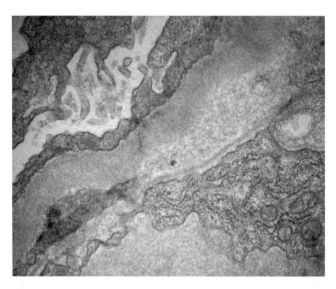

图 27-18 移植肾小球病变在电子显微镜下可见皮下纤维状物质。

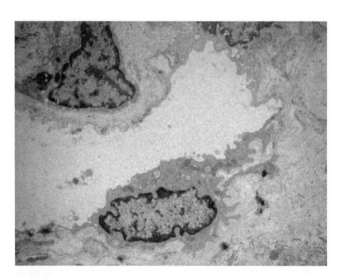

图 27-19 慢性抗体介导的排斥反应(移植肾小球病)中的管周基底膜分层。注意基底膜多层改变。

会出现复发。诊断复发性肾小球肾炎需要排除供体带来的疾病和新发的肾小球肾炎。它对移植物存活有负面影响,10 年内肾小球肾炎所致肾衰竭可造成 8.4% 的移植物丢失[7]。随着移植物存活时间延长,复发性肾小球肾炎的影响更加明显,尤其是在原发肾小球肾炎症状明显或病情严重的患者群体中。复发性肾小球疾病的临床进程和严重性经常超过患者的原发性疾病[11];除了血管炎或者狼疮性肾病以外,这些情况采取移植免疫抑制治疗后通常可以得到控制。

FSGS(复发率为 20%~50%)和致密沉积病(复发率为 50%~90%)的预后最差,两者加起来占所有复发性肾小球肾炎的 55%~60%。膜性肾小球肾炎的复发率为 29%~50%;膜增生性肾病 I 型的复发率为 20%~33%;IgA 肾病的复发率为 58%,虽然早期临床影响有限,但后期影响会逐渐增加[11]。糖尿病肾病也可复发,但临床影响不尽相同(图 27-21)。

迟发的急性排斥反应和并发疾病

在移植手术 3 个月后,由于依从性差或免疫抑制不充分引起的急性排斥反应可表现为亚急性或急性肾衰竭。虽然致敏患者可能发生上述急性排斥反应,但是这在依从性差或医源性低免疫抑制状态 (例如,在严重感染或诊断出癌症后)的患者中更为常见。病理表现通常为明显的排斥反应且伴有广泛的间质淋巴细胞浸润,慢性间质纤维化伴肾小管破坏和肾小球

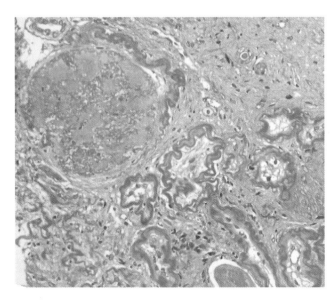

图 27-21 肾移植中复发的糖尿病肾病表现为肾小管基底膜增厚、弥漫性糖尿病肾小球病变,伴有系膜基质大量增加和肾小球基底膜增厚(绿色)。(扫码看彩图)

硬化,常常伴有抗体介导的排斥反应(循环 DSA、内皮细胞炎和组织 C4d)或血管性排斥反应。移植后远期急性肾损伤常伴有内外科疾病,例如心肌梗死、脓毒症或急腹症。

移植物失功的处理方法

监测肾功能

移植肾功能主要由肾小管间质损伤范围决定,而肾小球硬化和肾小球异常对其也有影响。血肌酐和肾小球滤过率测定是一种价廉且简便的检查方法, 但与昂贵、精确的同位素肾小球滤过率测定相比还存在一定误差。误差与肌酐生成途径不同(皮质类固醇所致的肌肉丢失、营养不良和脓毒症)、肾小管肌酐分泌不同、与 GFR 的非线性关系、生化测量错误以及实验室差异等因素有关。血肌酐测定往往未能充分反映肾小管间质损伤的程度, 应在严重的肾功能不全发生以前尽早活检。

蛋白尿和尿液分析

蛋白尿是影响移植物和患者生存率的强大独立风险因素,它可能是一系列负面诊断症候群的表现,例如引发蛋白尿的移植肾小球病、复发性 FSGS 和肾小球肾炎等, 以及伴发肾小管蛋白尿的严重非特异性慢性移植物肾病。尿蛋白的产生可随着高血压、高滤过状态、肥胖以及服用 mTOR 抑制剂而增加,随着肾素-血管紧张素拮抗剂、CNI 药物治疗、缺血和移植物功能减退而减少。自体肾的残余蛋白尿可能会造成混淆,但在移植后 1~2 个月会减少。31%~45% 的受体蛋白尿没有减少或反而增加 (通过系列的蛋白肌酐比率定量),预示预后不良。如果蛋白尿持续存在、不断增加,或新出现蛋白尿,或血尿伴有尿蛋白时,患者应立即接受诊断性活检。

移植肾影像学检查

超声成像可测量移植物尺寸, 排除尿路梗阻引起的失功。多普勒可用于评估血管的血流供应情况,确定皮质梗死区域(由栓塞的极支动脉所致)或肾动脉狭窄。超声在外科并发症诊断方面表现出色,但对于急性排斥反应(特征包括肾体积增大、皮质回声减低、皮髓质分辨不清、髓质椎体扩张)或慢性移植物损伤的诊断效果并不理想。仅在显著的损伤发生时,才可以观察到

慢性实质改变，表现为皮质轮廓不规则、皮质宽度减少、回声增强、皮髓交界处分辨度降低。

移植肾阻力指数(RI)是一种无创测量方法，通过计算早期移植肾段动脉收缩期流速峰值(V_{max})与舒张期流速最小值(V_{min})的比值确定移植肾内顺应性，表达式为$1-(V_{min}/V_{max})$。阻力指数(RI)升高提示舒张期血流减少，下游血管阻力增加，与腹腔内压力增加、年龄增长和脉搏压力成正比，与心率成反比。RI超过0.8时与肾功能障碍、移植物功能衰竭、部分间质纤维化程度呈负相关[75]。慢性排斥反应血管造影显示血管衰变，呈明显的"修剪状"，与慢性间质纤维化相关。当实质损伤后移植物灌注减少时，可运用多普勒技术定量分析移植物内血流，而时相敏感的二维斑点追踪技术可反映移植肾纤维化时弹性特性的改变。所有上述技术在检测早期损害方面的敏感性均欠理想。

目前通过MRI技术可以精确地定量移植肾的体积丢失，其他技术也可以检测继发于实质损害的微结构改变和血流变化。T1加权脉冲序列利用皮髓交界处强度不同，可用于鉴别急性排斥反应与CNI肾毒性。MRI虽然对于实质性病变敏感性高，但特异性不强，而且与活检诊断的相关性差[98]。类似地，钆增强快速小角度激发成像 (FLASH) 通过提高皮髓交界区的强化程度，可以确诊严重的肾功能不全。其他技术，例如钆MRI灌注和血液氧合水平依赖的(BOLD)MRI，通过利用排斥反应时髓质灌注降低的特性区分急性排斥反应和急性肾小管坏死。

免疫监测试验

尿液诊断

尿液分泌的低分子量蛋白质，包括β_2微球蛋白和肾小管酶 (谷丙转氨酶、γ转肽酶和碱性磷酸酶)、α_1微球蛋白尿、N-乙酰葡萄糖胺酶和中性粒细胞胶原酶相关的心磷脂，均是近端肾小管损伤的标志物，但在失功的移植物中并未常规使用。尿β_2微球蛋白与急性排斥反应有很强的相关性，尿Foxp3 mRNA水平是调节性T淋巴细胞的特定标志物，相较于慢性移植物肾病和正常的活检标本，该特定标志物水平在急性排斥反应标本中显著升高，虽然检测到低水平即可表明存在移植物功能不全的风险，但明显的组间重叠限制了它的临床应用[65]。经肾小管细胞分泌至尿液的其他分子，包括细胞毒性T淋巴细胞标志物、CD3(一种T细胞标志

物)、CD103(CD8细胞毒性T淋巴细胞表皮内归巢标志物)、穿孔素、颗粒酶A和CD25(T细胞激活标志物)、干扰素诱导蛋白10、趋化因子受体CXCR3，它们的基因表达与急性排斥反应存在关联性，但与慢性排斥反应或正常的活检标本不存在关联性[65]。通过与表达荧光素酶的细胞共培养或测定TGF-β_1mRNA水平可以检测出尿TGF-β，慢性移植肾排斥反应或慢性移植物肾病患者体内的尿TGF-β升高。

血清免疫监测标志物

免疫反应性的非侵袭性检查可用作移植肾活检的潜在替代方法。酶联免疫斑点检测(ELISPOT)发现分泌γ干扰素的淋巴细胞受到激活，可提示移植肾失功[5]，而通过检测有丝分裂刺激的CD4 T细胞活性[48]可以量化感染与排斥的风险，但诊断具有重叠性，特异性中等，由于缺乏独立的验证和效用性研究支持，导致其临床应用受到了一定的限制。血清新蝶呤(一种激活的巨噬细胞标志物)是急性免疫激活的敏感性标志物(在早期或严重的排斥反应时升高)，但是缺乏特异性(在巨细胞病毒感染和肾功能不全时升高)。血清可溶性CD30水平(一种2型T辅助细胞反应标志物)与慢性排斥反应相关，但是在感染和CNI药物治疗时也升高，因此限制了其临床特异性。

肾移植活检

临床活检指导原则

移植物组织学检查是慢性移植物损伤鉴别诊断最可靠的方法(表27-2和表27-3;参见第27章)。对进展性的慢性移植物失功患者推荐使用诊断性肾活检，但在检查过程中应注意以下事项:

1.在临床排除引起急性失功的明显原因之后考虑移植活检(参见下文)。

2.在移植肾功能严重减退以前应尽早活检，因为晚期改变经常缺乏特异性，不利于诊断，且已经形成的损伤对治疗反应不佳。

3.活检标本应至少包含10个肾小球和2条动脉，最好有2条皮质标本，因为有些病理特征呈片状。

此外，还需要有小动脉样本(定义为两个或更少的肌肉层，没有或仅有不完整的内弹性层)以评价CNI导致的玻璃样变性，以及小肌性动脉以评估免疫介导的纤维内膜增生(评分为Banff的cv值)。肾小球和微血

表27-2 临床情况和肾移植病理学

临床情况	主要的特征性改变	相关的改变
扩大供体或者边缘供体	动脉(CV)和小动脉疾病(ah)、肾小球硬化	间质纤维化
早期缺血再灌注损伤	肾小管坏死或间质水肿,或两者兼具	肾小管萎缩和慢性间质纤维化
亚临床排斥反应	单个核细胞间质浸润和肾小管炎	肾小管间质损伤
慢性间质排斥反应	间质细胞和肾小管炎、纤维内膜增生	肾小管间质损伤
慢性抗体介导的排斥反应	移植肾小球病、C4d⁺(PTC)供体特异性抗体系膜基质	双层改变、系膜基质EM下PTC基底膜多层改变蛋白尿、GFR降低
钙调磷酸酶抑制剂肾毒性	进展性小动脉玻璃样变、条索状纤维化	微钙化、弥漫性纤维化、肾小管病变
多瘤细胞病毒肾病	炎性肾小管坏死、病毒性细胞核改变、组化(SV40T)	EM下肾小管细胞病毒、尿Decoy细胞、血BK PCR尿Decoy细胞
	血BK病毒PCR	肾小球硬化、小动脉改变
高血压肾小球硬化	动脉空泡变性、IEL复制	

ah,小动脉玻璃样变;cv,慢性血管改变;EM,电子显微镜;GFR,肾小球滤过率;IEL,内弹性层;PCR,聚合酶链反应;PTC,肾小管周围毛细血管;PTC-BM ML,肾小管周围毛细血管基底膜多层改变。

管变化提供了重要的病因学诊断信息。肾小管间质损伤在较小的组织学标本中易于观察,可提示肾单位丢失的程度。术后时间较长的移植肾可能被一层紧密的纤维囊包裹,穿刺中应注意。

4.纤维化可能难于分辨、标准化和定量分析,特别是片状和条索状的纤维化,或者当不同小管间弥漫性纤维化的程度存在差异时。在客观影像评估中,可以采用三色染色法或天狼星红染色检测胶原和早期纤维化,其他基质蛋白可能不会被染色。生物异质性、样本量不足和病理医生评分的主观差异均可能降低组织学的可靠度。虽然不同病理学检查人员之间的结果重复性不佳,总会有低估或高估评分的情况,但在对慢性评分(例如 ci 和 ct)的共识通常优于同种异体免疫标志物和急性排斥反应判断。

5.植入或灌注后活检标本对于分辨预存的供体病变和新出现的改变具有重要的意义,并可以通过与间断的活检标本相比较,观察随时间推移出现的改变。在间隔的临床事件及治疗的背景下,对组织学的时间序列进行分析,这对移植物失功的病因评估具有重要的价值。

6.慢性失功的移植物活检标本应与自体肾疾病的标本采取同样的方法进行处理。光学显微镜在观察是否存在慢性移植物损伤和肾单位丢失、病变的范围和程度、是否存在伴发疾病(例如排斥反应、CNI肾毒性、高血压血管疾病、BK病毒肾病或移植肾小球肾炎)方面具有一定的特异性。PAS染色适用于基底膜和小动

脉玻璃样变,银染色可显示移植肾小球病变的双轨状改变,三色染色胶原沉积可表明慢性纤维化程度。免疫荧光或免疫过氧化物酶染色技术在失功的移植物标本上大多数呈阴性或非特异性,但对诊断复发的或新发的肾小球肾炎、移植肾病毒感染(例如 BK 病毒或 CMV 染色)或 CAMR(肾小管周围的 C4d 沉积)可能有帮助。电子显微镜可检测早期移植肾小球病或电子密度高物质沉积,以确认肾小球肾炎。

7.应为病理诊断医生提供足够的临床信息,包括目前移植物功能、供体质量、相关既往临床事件,例如功能延迟恢复或急性排斥反应,以及受体终末期肾衰竭的原因。关键的诊断性问题应当程序化,临床与病理联合诊断是分析移植组织学的理想方法 (表 27-2 和表 27-3)。

移植活检的风险与安全性

空心针活检具有优异的安全性,移植物丢失风险和并发症发生率相当低。主要的并发症包括大量出血、肉眼血尿伴尿路梗阻、腹膜炎,或移植物丢失,发生率约为1%。次要的并发症有血尿 (3.5%)、肾周血肿(2.5%)、无症状的动静脉瘘(7.3%)[82]。程序性肾活检的移植物丢失率为0.03%,而这种风险在适应证驱动的活检、成人器官移植给新生儿(无论放置在腹膜外还是腹膜内)或使用超过18G的针头时有所升高。当一名技术精湛的操作者使用超声引导和自动活检枪时,安全性可得到最大化。

表 27-3　肾移植诊断病理学

Banff 量表 (Banff 编码)	间质单核细胞浸润 (i)	肾小管炎 (t)	慢性间质纤维化 (ci)	肾小管萎缩 (ct)	纤维内膜增厚或肾小球病 (cv 或 cg)	小动脉玻璃样变 (ah)	肾小球硬化	注释
急性肾小管损伤	0 到 +			(+部分急性肾小管丢失)				肾小管损伤伴坏死,细胞核改变,肾小管扩张;改变可能很小
急性细胞性排斥反应	++到+++	++到+++						急性肾功能不全;i1 和 t1 为交界性;偶见动脉炎,伴 i0 和 t0
亚临床排斥反应	+到+++	+到+++						正常肾功能;急性交界性;罕见动脉炎
硬化性 CAN"TA/IF 肾小管间质病未分类"	+到+++	+到+++	+到+++	+到+++	+到++	+到+++	0到+++	非特异性损伤;常见损伤区域细胞性炎症,非常常见
慢性(间质或细胞性)排斥反应	+到+++	+到+++	+到+++	+到+++	cv 0 到 +++(cg 各种可能)	各种可能	各种可能	纤维内膜增生,新生内膜或新生基质形成,内弹性层断裂,内膜炎症作为特征性改变;可能为 C4d+
慢性抗体介导的排斥反应伴肾小球病变	各种可能	各种可能	各种可能	cg +到+++	(+)	+到+++		毛细血管样改变,毛细血管间位,系膜基质增加,EM 下 PTC 多层改变,C4d+以及供体特异性抗体阳性常见
高血压肾小球硬化			各种可能	各种可能	cv +到+++	0到++	+(皱缩)	内弹性膜重叠,小动脉玻璃样变,小动脉玻璃样变可能存在
复发性肾小球肾炎			各种可能	各种可能		通常远期	0到+++	增生性肾小球改变;需要 IF 和 EM 确诊
慢性 CNI 肾毒性	(+)		+到+++(条索状弥漫)	+到+++(空泡变性)	cv 0 到+(黏液样)	+到+++(±皱缩)	±0到+++	罕见;±微钙化和肾小管等大的空泡变;轻度肾小管炎;±微钙化和肾小管旁性微血管病变和近肾小球的急性钙化性微血管病和肾小管萎缩间质纤维增生

CAN,慢性移植物肾病;CNI,钙调磷酸酶抑制剂;EM,电子显微镜;IF,免疫荧光;i1,Banff 急性轻度间质炎症;PTC,肾小管周围毛细血管;T1,轻度肾小管炎;TA/IF,肾小管萎缩间质纤维化。

表27-4　慢性移植物肾病和慢性移植物损伤的处理
预防和筛查
缺血再灌注损伤最小化(最短的缺血时间、理想的获取和运输)
供受体组织不匹配性最小化
急性排斥反应的快速诊断和有效治疗
免疫抑制剂的早期合理应用 (包括中高危免疫风险受体早期使用 CNI 和 IL-2 受体抗体)
早期亚临床排斥反应的控制
使用缬更昔洛韦或万乃洛韦预防 CMV
早期 BK 病毒筛查(特别是使用高剂量的免疫抑制剂的情况下)
监测肾功能、尿液分析(肾小球肾炎)和影像学检查(尿路梗阻)
定期检查依从性
控制进展性因素
控制高血压(优选 ACE 抑制剂和 ARB 以减少纤维化,可加用钙通道阻断剂或 β 受体阻滞剂,通常需要使用利尿剂)
避免盐摄入过量、戒烟、控制脂肪水平升高、限制体重增加
控制糖尿病和尿路感染(如果存在)
在低至中等免疫风险受体中降低(撤除或替代)远期 CNI(如果慢性同种移植物肾病或 CNI 肾毒性进展)
避免远期免疫抑制不足(亚临床排斥反应的风险)
使免疫抑制剂量与免疫风险和排斥病史相匹配
急性受体事件的临床处理(例如,脓毒症、急性肾小管坏死),恢复适当的免疫抑制,使急性损伤保持稳定
针对肿瘤形成和心血管风险对患者采取监测和预防性策略

ACE,血管紧张素转换酶抑制剂;ARB,血管紧张素受体拮抗剂;CMV,巨细胞病毒;CNI,钙调磷酸酶抑制剂。

慢性进行性移植肾失功的诊断流程

血肌酐逐渐升高或持续呈高水平时,应首先评估并排除可逆性的因素,包括脱水(通过检查液体状态、腹泻、使用利尿剂)、急性 CNI 肾毒性(通过 CNI 血浓度)、使用可降低 GFR 的肾毒性药物[例如,血管紧张素转换酶(ACE)抑制剂、血管紧张素受体Ⅱ拮抗剂、非甾体消炎药或环氧化酶-2 抑制剂]、早期复发肾小球疾病(通过对血尿或蛋白尿做尿液分析)、尿路梗阻或血管不通畅(通过超声影像)。

移植肾活检可为进行性失功的移植物提供特异性的病因诊断,而这对针对潜在的病理生理因素进行合理治疗具有非常关键的作用。由于肾小管间质损伤是多种前期病变的最终结果,因此病理学家难以做出某种特定的病因诊断,特别是当在接近终末期时,严重损伤的移植物失去了特异性,进一步增加了诊断的难度。

任何移植肾的病理改变都可能有数种相互重叠的病因,使得检验人员难以分辨,特别是在缺乏以前病理对照的情况下。

大体上,移植物功能恶化的主要原因可分为以下几类:①非免疫因素肾小管损伤(例如,早期缺血再灌注损伤伴 DGF、供肾肾病);②同种异体免疫因素(急性、慢性抗体或 T 细胞介导的排斥反应或混合类型);③特定的诊断(例如,复发性肾小球肾炎、CNI 肾毒性、高血压肾小球硬化)。排斥反应应予以考虑,因为在急性或慢性排斥之后,经常因为治疗依从性差或医源性免疫抑制不足需要进行肾活检。移植肾失功的主要诊断应列出,同时还应有其他次要诊断。在初期治疗(无论是增加或降低免疫抑制剂)时,医师应了解患者最近的移植物病理状况(同种异体免疫组织学线索,包括小动脉纤维内膜增生、间质淋巴细胞浸润、肾小管周围毛细血管内淋巴细胞、移植肾小球病变或 C4d 染色阳性)、受体以前的排斥反应和依从性不良的历史、致敏水平,这些都有助于风险评估。

移植物失功的治疗

长期免疫抑制

目前,所有的诱导和维持方案均可获得良好的早期效果;然而,在长期随访中,对理想的免疫抑制剂联合方案所做的验证工作十分有限(表 27-4,参见第 15~22 章)。大多数单位使用以 CNI 为基础的三联治疗方案;一些中心常规撤除激素,但多数采用剂量调整,或者根据临床情况的变化转换治疗方案。理想的长期免疫抑制剂应当有效且耐受性良好、副作用小。理想的长期免疫抑制剂应当具备以下特性:

1.同种异体免疫有效性——可以提供足够的免疫抑制力,以抑制急性排斥反应、慢性 T 细胞介导的排斥反应或 CAMR。

2.没有肾毒性,甚至具有肾保护特性。

3.极少或轻微的外貌和精神上的副作用,最大限度地提高依从性。

4.中性或具有抗肿瘤特性(如 mTOR 抑制剂),而不是像 CNI 类或抗增生药物那样可促发癌症转移。

5.并发症轻微或没有并发症(如血脂异常、移植后糖尿病、心血管疾病)。

6.口服方便。

一般治疗原则

以下是一些有关治疗慢性肾移植损伤的观点：

1.慢性移植物损伤是多种病理和生理过程的终末结局(图27-2)。所以，没有一颗"神奇的子弹"足以解决这个问题，必须通过多种治疗途径才能对抗各种不同的病因侵扰(表27-4)。优化并采用足量的免疫抑制是其中最为关键的因素。其他潜在的有效治疗措施包括针对纤维化机制的特定拮抗剂或者间接的治疗方法，例如控制高血压、高血脂、感染以及戒烟。

2.损伤的启动呈时间依赖性。理想的治疗应该在损伤开始之前或损伤进程中启动。临床实验数据表明，患者获益随治疗窗口期的不同而有所差异。有些治疗方案仅在移植后早期使用才有效，有的治疗方案如果使用时间过晚还可能对患者产生不良影响。免疫抑制方案应具有灵活性，可以根据患者临床环境变化进行调整，例如，肾移植后早期首先使用大剂量的CNI抑制排斥反应，继以低水平的维持治疗方案以减少肾毒性或其他并发症。

3.预防胜于治疗，慢性移植物纤维化和肾小管肥大是前期病理侵袭的远期表现。肾单位一旦从移植肾中丢失，将不可被替代。通过获取理想的供体器官，限制缺血-再灌注损伤，采取足量的初始和维持免疫抑制治疗以及实施恰当的监测可以使早期损伤最小化。

4.应根据个体需要和免疫风险调整治疗方案，以适应患者临床状况的不断变化。举例而言，对DGF或远期CNI肾毒性患者采用CNI减量方案，而当亚临床排斥反应、慢性排斥反应或晚期排斥反应出现时，则应当加强免疫抑制。应当对每个不同的免疫风险进行归类，并优化免疫抑制治疗方案，以便与之相适应，并且在严重或难治的排斥反应中尽早确诊(活检)，并采取充分的治疗措施。由于严重的排斥反应可转化为持续的亚临床排斥反应，所以，随访活检也应予以考虑。

5.组织病理学的诊断技术发展，例如基因互补DNA微阵列、微型RNA、蛋白组学和代谢组学，有望获得更多有助于确诊和明确发病机制的信息。对于在组织学纤维化之前发生的同种移植物转录组改变，改良的诊断可以获得更好的疾病分类，使优化治疗策略成为可能。

特定诊断的治疗方法

移植物失功的特异性病因诊断对于针对潜在病理

生理因素采取合理的治疗方法具有非常重要的意义。

间质纤维化和肾小管萎缩

慢性间质纤维化和肾小管萎缩是缓慢进展的移植物功能衰竭最常见的病理改变，常伴有血管改变和肾小球硬化[70]。间质纤维化和肾小管萎缩已经被正式命名为硬化性慢性移植物肾病[92]，可见于27%~45%的远期移植物丢失病例[17,27]，绝大多数可以通过远期移植物活检确诊[14,27,64,70,81]。它代表了肾单位损伤及纤维化修复反应的最后共同归宿，不具有特异性。虽然多种病理过程可能导致间质纤维化和肾小管萎缩，但同种免疫反应是其中最重要的原因之一[68,70]。

在移植物功能进行性衰竭伴间质纤维化和肾小管萎缩的诊断治疗过程中，对临床、生物学和组织学信息进行梳理后，应当考虑其中潜在的免疫和非免疫病因。间质纤维化和肾小管萎缩的病理生理因素主要分为以下几类：①早期的非免疫病因，例如供体疾病或缺血-再灌注损伤；②严重的急性持续性或晚期排斥反应造成的免疫损伤；③其他特异性的病因诊断，例如复发性疾病、BK病毒肾病、高血压和CNI肾毒性。多个损伤病因可以同时存在，或者在移植物的整个生存周期中有不同的表达。所以，单次活检可能发现多种病因(表27-2)。

对于出现间质纤维化和肾小管萎缩症状的慢性移植物肾病患者，其中一项治疗策略就是将CNI的剂量最小化，这种治疗策略基于CNI肾毒性是主要发病原因的推测。临床随机对照试验的荟萃分析结果显示，保留CNI且辅以麦考酚钠的治疗方案可以增加移植肾小球滤过率，有改善移植物存活的趋势，而在强制性停用CNI的临床试验中可见急性排斥反应增加，但在无CNI药物或移植失功中则无此现象[62]。一项大型的随机研究发现，在移植物失功(CAN占91.3%)患者中，使用西罗莫司替代CNI药物，主要研究终点eGFR与一直使用CNI药物没有显著差异，而且对严重的移植肾功能不全(eGFR<40mL/min)或蛋白尿超过0.5g/d的患者无效[81]。但是，在其他对照临床试验中，用西罗莫司替代CNI或从开始就避免使用CNI药物可以降低血管和肾小管间质损害的发生率[20,64]。

钙调磷酸酶抑制剂肾毒性的治疗方法

在采取保留CNI方案治疗期间，如果早期发现单纯的CNI肾毒性(急性环孢素介导的肾小球血管收缩或慢性结构性肾毒性，没有排斥反应)可获得相对较好的预后[27]。在移植肾衰竭的患者中,撤除 CNI 可以逆转功能下降并改善 eGFR[20]。临床随机试验发现,CNI 药物减量或撤除可以改善 90% 患者的肾功能,导致排斥或移植物丢失的风险很小[11]。从环孢素转换为低剂量的他克莫司可以改善患者的肾功能、血脂水平、高血压、心血管功能,但是 5 年移植物存活率未能得到改善[84]。

对于出现 CNI 肾毒性所致功能减退的低免疫风险患者(经活检排除 SCR),推荐撤除 CNI 并且采用浓度稳定的麦考酚酸和皮质类固醇进行维持治疗[33]。对于出现 CNI 肾毒性的高免疫风险、再次移植或有排斥反应史的受体,CNI 应减量或转换为西罗莫司或依维莫司,同时监测血肌酐(撤除的排斥风险约为 10%)[46]。这些 mTOR 抑制剂是作用较弱的免疫抑制剂,高剂量时耐受性差,副作用包括口腔溃疡、外周水肿、蛋白尿、贫血或血小板减少,可导致 30%~45% 的患者停药。

新型的非肾毒性免疫抑制剂也可以考虑,但远期临床数据尚不完整。研究人员进行了一项保留 CNI 药物临床试验的荟萃分析,证实贝拉西普(针对 CD28-CD80/86 途径和 T 细胞刺激)和托法替尼(靶向 Janus 激酶 1/3 的抑制剂)与麦考酚钠联用可以降低移植物衰竭(OR=0.6;95%CI:0.39~0.96)[83]。沃克斯柏林是一种环孢素类似物,其免疫抑制效果不逊于他克莫司类药物,可以有效降低肾毒性。CD2 特异性融合蛋白阿法赛特(针对 LFA3-CD2 途径选择性清除记忆性 T 细胞)和 Sotrastaurin(一种蛋白激酶 C 抑制剂,减少 T 细胞激活和细胞因子释放)目前还在临床前研究阶段。

慢性抗体介导的排斥反应

慢性抗体介导的排斥反应可由未识别的预存 DSA 或移植后新生抗体所致[95,97],通常属于抗 HLA Ⅱ 类,继发于不依从治疗或免疫抑制不足。

治疗慢性抗体介导排斥反应的证据仅限于急性抗体介导排斥反应的非对照队列研究。推荐强化基线免疫抑制治疗,增加他克莫司和麦考酚酯剂量(抑制 B 细胞和 T 细胞扩增)和使用皮质类固醇(如果患者采用无激素治疗方案则重新添加)。应加用血管紧张素转换酶抑制剂或血管紧张素 Ⅱ 受体拮抗剂以控制蛋白尿。激进的治疗,例如通过血浆置换清除 DSA 并静脉注射免疫球蛋白,辅以利妥昔单抗(一种单克隆抗体,针对携带 CD20 的 B 细胞而非浆细胞),产生的效果各异。硼替佐米是一种浆细胞蛋白酶体抑制剂,与依库珠单抗

(一种抗 C5 抗体抑制剂)合用在治疗慢性抗体介导的排斥反应中表现出一定的效果,但仍需进一步的评估。

慢性活动性 T 细胞介导的排斥反应

慢性活动性 T 细胞介导的排斥反应表现为持续的间质 T 淋巴细胞浸润,伴有肾小管炎、B 细胞和巨噬细胞浸润,表明免疫抑制维持方案未能控制残余的同种异体免疫活动。小动脉纤维内膜增生较为罕见,可发展为血管堵塞。

推荐的治疗方案包括强化免疫抑制(例如由环孢素转换为他克莫司[103],硫唑嘌呤转换为霉酚酸酯[47])以及在二联疗法的基础上添加皮质类固醇。需要谨慎地进行依从性检查、监控适当的目标血药浓度以及排除干扰因素(例如,贯叶连翘或苯妥英钠诱导代谢酶并降低 CNI 浓度)。

远期急性排斥反应

急性排斥反应可以发生在移植后远期致敏患者中,但是更常见于药物依从性差或医源性免疫抑制剂不足的患者。患者的临床症状严重,对激素呈耐药性而且难以逆转,组织学表现包括广泛的肾小管间质损伤、间质嗜酸性粒细胞、浆细胞和巨噬细胞浸润,通常与新生 DSA 和血管性排斥反应相关。

早期使用皮质类固醇冲击治疗和强化基础免疫抑制剂的成功率有限。在抗胸腺免疫球蛋白和(或)血浆置换辅以静脉注射免疫球蛋白或利妥昔单抗时,需仔细考虑受体风险和潜在的移植物挽救价值。治疗无效的慢性排斥反应导致进行性移植物功能衰竭在临床上很常见。

复发性肾病的治疗

复发或新发的肾小球肾炎可导致 8.4% 以上的移植物失功[7,25,41],临床表现为血尿或蛋白尿。在队列研究中,患者通过控制血压和使用肾素血管紧张素系统阻断剂获益,值得推荐。复发性肾小球肾炎的特殊治疗按照疾病的不同分别概述如下。

复发的局灶性节段性肾小球硬化症。FSGS 因其复发率高、中期转归差以及接受肾移植的年轻患者发病率高在临床上有着显著的影响。FSGS 影响肾小球脏层上皮细胞(即足细胞),导致重要的足细胞蛋白发生基因突变或者循环蛋白"毒性渗透因子"损伤足细胞并且增加肾小管的通透性。特发性 FSGS 的复发率为

20%~50%，大约一半移植物在 5 年内失功。儿童早期发病、快速进展至透析、弥漫性系膜细胞增生或肾小球塌陷，或者在之前的移植物中有复发，均是复发的风险因子。复发性 FSGS 可导致 70% 的二次移植物失功，可能会成为患者后续移植的潜在障碍。

蛋白尿可在数小时内复发，但常见于移植后 1~2 周内。根据每周一次尿蛋白与肌酐比值测定结果升高可初步判断 FSGS 复发，通过活检可确诊，电子显微镜下足细胞足突消失是最早的标志，发生于光学显微镜下节段性肾小球硬化之前。血浆置换清除循环抗体、高剂量环孢素、皮质类固醇联合 ACE 抑制剂(或血管紧张素 II 受体拮抗剂)可以使 80%~90% 患者获得完全或部分缓解[9]。TOR 抑制剂影响足细胞并导致蛋白尿，应该避免使用。

膜性肾病。膜性肾病是最常见的新发性肾小球疾病，复发率为 10%~30%。复发膜性肾小球肾炎的发病时间(1~2 年)略早于新发膜性肾小球肾炎(2~3 年)，二者通常表现为肾病综合征。10 年移植物丢失率大约 50%，男性受体、原发病较严重的受体以及亲属移植受体发生的风险较高。表皮细胞下免疫复合物，包含补体片段，插入足细胞膜，导致非溶解性细胞激活，产生氧化物和蛋白酶，损伤下层的 GBM，运用霉酚酸酯、硫唑嘌呤、皮质类固醇进行免疫抑制治疗可以降低抗体形成，利妥昔单抗也可以发挥一定的作用。

其他复发性疾病。免疫抑制剂通常可以控制大多数免疫介导的肾脏疾病，包括抗中性粒细胞胞浆抗体血管炎、狼疮性肾炎和 Goodpasture 病。IgA 肾病经常复发，但是仅有轻微的临床影响，建议使用皮质类固醇和霉酚酸酯治疗。快速撤除皮质类固醇可使肾小球肾炎的复发风险大约升高 3 倍[49]。致密沉积物病可导致肾衰竭，复发率为 50%~90%，据相关病例报道，依库珠单抗可能对该疾病有效。Fabry 病复发于移植后远期，需要采用特定的半乳糖苷酶治疗。移植物糖尿病肾病也有远期蛋白尿、移植物失功和特征性的组织病理表现。

BK 病毒肾病治疗

目前的抗病毒药物对 BK 病毒无效，因此，建议避免过度使用免疫抑制剂并且定期监测血核酸(聚合酶链反应)病毒。在移植物失功以前检测出病毒血症，通过谨慎地降低免疫抑制的剂量，可以在破坏性的感染发生之前减少或清除循环病毒。

BK 病毒移植物肾病一旦发生很难根除，特别是在伴有严重间质性炎症的情况下[44,72]。环丙沙星、低剂量的西多福韦、霉酚酸酯停药或替换为来氟米特(弱效抗病毒药物)或硫唑嘌呤、将他克莫司转换为低剂量的环孢素或 CNI 药物减量 50%、定期静脉注射免疫球蛋白(适用 BK 感染与"排斥反应"共存者)均是潜在的治疗方法，根据小型非对照研究结果，这些治疗方法的益处有限[35,46]。

结论

就概念而言，进展性的远期移植物衰竭和慢性移植物损伤是免疫和非免疫双重侵袭引起移植物损伤的累积效应，随着时间的推移，这种损伤最终形成了肾单位丢失和纤维化修复反应的共同归宿。移植物损伤是常见的进展性病理表现，呈时间依赖性，即使在免疫抑制剂取得了进步和早期急性排斥反应得到控制之后，仍是一个重要的临床问题。

移植后可迅速出现肾小管间质早期损伤，通常继发于缺血-再灌注损伤、急性肾小管坏死、急性排斥反应和亚临床排斥反应、多瘤病毒肾病、CNI 肾小管肾毒性等原因，并可叠加于任何预存的供体疾病。此后，细胞浸润和同种免疫损伤逐渐减轻，尽管慢性 T 细胞介导的排斥反应在部分病例中仍然可以持续。微血管和肾小球异常逐渐增加，原因包括 CNI 肾毒性、高血压、慢性抗体介导的排斥反应所致移植物肾小球病变、复发或新发肾小球肾炎。

与这些病变侵扰相关的因素包括移植肾内部结构中断、微血管减少引起的皮质缺血，以及持续的慢性炎症和细胞因子、趋化因子和生长因子促进肾小管基因和表型改变和进一步纤维化。

进展性同种异体移植物失功的检测方法包括血肌酐浓度的系列监测和评估治疗性药物浓度、尿液分析、影像学检查和及时的诊断性活检。细致的联合病因学诊断应考虑对非免疫性因素(例如供体质量或早期的缺血-再灌注损伤、复发性肾小球疾病、同种移植物 BK 病毒感染和 CNI 肾毒性)以及促进因素(例如高血压、蛋白尿、血脂异常和吸烟)引发的急性排斥反应或慢性排斥反应。应基于主要的病理生理诊断结果采取治疗措施。

致谢

感谢纽卡斯尔市 John Hunter 医院的 Rajathurai Murugasa 博士和 Ranjit S. Nanra 教授以及 Westmead

医院 CTRR 的 Moses D. Wavamunno 博士和 Mattthew J. Vitalone 先生为我们提供优质的显微片。

（关兆杰 译　刘俊铎 校）

参考文献

1. Abramowicz D, Del Carmen Rial M, Vitko S, et al. Cyclosporine withdrawal from a mycophenolate mofetil-containing immuno-suppressive regimen: results of a five-year, prospective, randomized study. J Am Soc Nephrol 2005;16(7):2234–40.
2. Albrecht EW, van Goor H, Smit-van Oosten A, et al. Long-term dietary L-arginine supplementation attenuates proteinuria and focal glomerulosclerosis in experimental chronic renal transplant failure. Nitric Oxide 2003;8(1):53–8.
3. Benigni A, Bruzzi I, Mister M, et al. Nature and mediators of renal lesions in kidney transplant patients given cyclosporine for more than one year. Kidney Int 1999;55(2):674–85.
4. Bestard O, Cunetti L, Cruzado JM, et al. Intragraft regulatory T cells in protocol biopsies retain foxp3 demethylation and are protective biomarkers for kidney graft outcome. Am J Transplant 2011;11(10):2162–72.
5. Bestard O, Nickel P, Cruzado JM, et al. Circulating alloreactive T cells correlate with graft function in longstanding renal transplant recipients. J Am Soc Nephrol 2008;19(7):1419–29.
6. Bonsib SM, Abul-Ezz SR, Ahmad I, et al. Acute rejection-associated tubular basement membrane defects and chronic allograft nephropathy. Kidney Int 2000;58(5):2206–14.
7. Briganti EM, Russ GR, McNeil JJ, et al. Risk of renal allograft loss from recurrent glomerulonephritis. N Engl J Med 2002;347(2):103–9.
8. Brocker V, Schubert V, Scheffner I, et al. Arteriolar lesions in renal transplant biopsies: prevalence, progression, and clinical significance. Am J Pathol 2012;180(5):1852–62.
9. Canaud G, Zuber J, Sberro R, et al. Intensive and prolonged treatment of focal and segmental glomerulosclerosis recurrence in adult kidney transplant recipients: a pilot study. Am J Transplant 2009;9(5):1081–6.
10. Carew RM, Wang B, Kantharidis P. The role of EMT in renal fibrosis. Cell Tissue Res 2012;347(1):103–16.
11. Chadban S. Glomerulonephritis recurrence in the renal graft. J Am Soc Nephrol 2001;12(2):394–402.
12. Colvin RB. Antibody-mediated renal allograft rejection: diagnosis and pathogenesis. J Am Soc Nephrol 2007;18(4):1046–56.
13. Colvin RB, Smith RN. Antibody-mediated organ-allograft rejection. Nat Rev Immunol 2005;5(10):807–17.
14. Cosio FG, Grande JP, Wadei H, et al. Predicting subsequent decline in kidney allograft function from early surveillance biopsies. Am J Transplant 2005;5(10):2464–72.
15. Davies DR, Bittmann I, Pardo J. Histopathology of calcineurin inhibitor-induced nephrotoxicity. Transplantation 2000;69(12 Suppl.):SS11–3.
16. Djamali A, Reese S, Yracheta J, et al. Epithelial-to-mesenchymal transition and oxidative stress in chronic allograft nephropathy. Am J Transplant 2005;5(3):500–9.
17. El-Zoghby ZM, Stegall MD, Lager DJ, et al. Identifying specific causes of kidney allograft loss. Am J Transplant 2009;9(3):527–35.
18. Evans NJ, White SA, Bicknell GR, et al. The expression of endothelin and inducible nitric oxide synthase in human renal allografts and their role in chronic renal allograft nephropathy. Transplant Proc 2001;33(1–2):1181.
19. Fernandez-Fresnedo G, Plaza JJ, Sanchez-Plumed J, et al. Proteinuria: a new marker of long-term graft and patient survival in kidney transplantation. Nephrol Dial Transplant 2004;19(Suppl. 3):iii47–51.
20. Flechner SM, Kobashigawa J, Klintmalm G. Calcineurin inhibitor-sparing regimens in solid organ transplantation: focus on improving renal function and nephrotoxicity. Clin Transplant 2008;22(1):1–15.
21. Flechner SM, Kurian SM, Solez K, et al. De novo kidney transplantation without use of calcineurin inhibitors preserves renal structure and function at two years. Am J Transplant 2004;4(11):1776–85.
22. Galichon P, Vittoz N, Xu-Dubois YC, et al. Epithelial phenotypic changes detect cyclosporine in vivo nephrotoxicity at a reversible stage. Transplantation 2011;92(9):993–8.
23. Gallagher MP, Hall B, Craig J, et al. A randomized controlled trial of cyclosporine withdrawal in renal-transplant recipients: 15-year results. Transplantation 2004;78(11):1653–60.
24. Gibson IW, Downie TT, More IA, et al. Atubular glomeruli and glomerular cysts – a possible pathway for nephron loss in the human kidney? J Pathol 1996;179(4):421–6.
25. Golgert WA, Appel GB, Hariharan S. Recurrent glomerulonephritis after renal transplantation: an unsolved problem. Clin J Am Soc Nephrol 2008;3(3):800–7.
26. Gourishankar S, Hunsicker LG, Jhangri GS, et al. The stability of the glomerular filtration rate after renal transplantation is improving. J Am Soc Nephrol 2003;14(9):2387–94.
27. Gourishankar S, Leduc R, Connett J, et al. Pathological and clinical characterization of the 'troubled transplant': data from the DeKAF study. Am J Transplant 2010;10(2):324–30.
28. Grandaliano G, Di Paolo S, Monno R, et al. Protease-activated receptor 1 and plasminogen activator inhibitor 1 expression in chronic allograft nephropathy: the role of coagulation and fibrinolysis in renal graft fibrosis. Transplantation 2001;72(8):1437–43.
29. Grgic I, Duffield JS, Humphreys BD. The origin of interstitial myofibroblasts in chronic kidney disease. Pediatr Nephrol 2012;27(2):183–93.
30. Grimm PC, Nickerson P, Jeffery J, et al. Neointimal and tubulointerstitial infiltration by recipient mesenchymal cells in chronic renal-allograft rejection. N Engl J Med 2001;345(2):93–7.
31. Halloran PF, Melk A, Barth C. Rethinking chronic allograft nephropathy: the concept of accelerated senescence. J Am Soc Nephrol 1999;10(1):167–81.
32. Hazzan M, Hertig A, Buob D, et al. Epithelial-to-mesenchymal transition predicts cyclosporine nephrotoxicity in renal transplant recipients. J Am Soc Nephrol 2011;22(7):1375–81.
33. Hazzan M, Labalette M, Copin MC, et al. Predictive factors of acute rejection after early cyclosporine withdrawal in renal transplant recipients who receive mycophenolate mofetil: results from a prospective, randomized trial. J Am Soc Nephrol 2005;16(8):2509–16.
34. Hertig A, Verine J, Mougenot B, et al. Risk factors for early epithelial to mesenchymal transition in renal grafts. Am J Transplant 2006;6(12):2937–46.
35. Hilton R, Tong CY. Antiviral therapy for polyomavirus-associated nephropathy after renal transplantation. J Antimicrob Chemother 2008;62(5):855–9.
36. Hirsch HH, Steiger J. Polyomavirus BK. Lancet Infect Dis 2003;3(10):611–23.
37. Horike K, Takeda A, Yamaguchi Y, et al. Is arteriolar vacuolization a predictor of calcineurin inhibitor nephrotoxicity? Clin Transplant 2011;25(Suppl. 23):23–7.
38. Hume DM, Merrill JP, Miller BF, et al. Experiences with renal homotransplantation in the human: report of nine cases. J Clin Invest 1955;34(2):327–82.
39. Ishii Y, Sawada T, Kubota K, et al. Injury and progressive loss of peritubular capillaries in the development of chronic allograft nephropathy. Kidney Int 2005;67(1):321–32.
40. Ishii Y, Shimizu A, Sawada T, et al. Injury of peritubular capillaries correlates with graft function in chronic renal allograft nephropathy. Transplant Proc 2001;33(1–2):1213–4.
41. Ivanyi B. A primer on recurrent and de novo glomerulonephritis in renal allografts. Nat Clin Pract Nephrol 2008;4(8):446–57.
42. Ivanyi B, Fahmy H, Brown H, et al. Peritubular capillaries in chronic renal allograft rejection: a quantitative ultrastructural study. Hum Pathol 2000;31(9):1129–38.
43. Iwano M, Plieth D, Danoff TM, et al. Evidence that fibroblasts derive from epithelium during tissue fibrosis. J Clin Invest 2002;110(3):341–50.
44. Johnston O, Jaswal D, Gill JS, et al. Treatment of polyomavirus infection in kidney transplant recipients: a systematic review. Transplantation 2010;89(9):1057–70.
45. Kaelin Jr. WG, Ratcliffe PJ. Oxygen sensing by metazoans: the central role of the HIF hydroxylase pathway. Mol Cell 2008;30(4):393–402.
46. Kasiske BL, Zeier MG, Chapman JR, et al. KDIGO clinical practice guideline for the care of kidney transplant recipients: a summary. Kidney Int 2010;77(4):299–311.
47. Knight SR, Russell NK, Barcena L, et al. Mycophenolate mofetil decreases acute rejection and may improve graft survival in

renal transplant recipients when compared with azathioprine: a systematic review. Transplantation 2009;87(6):785–94.

48. Kowalski RJ, Post DR, Mannon RB, et al. Assessing relative risks of infection and rejection: a meta-analysis using an immune function assay. Transplantation 2006;82(5):663–8.

49. Kukla A, Chen E, Spong R, et al. Recurrent glomerulonephritis under rapid discontinuation of steroids. Transplantation 2011;91(12):1386–91.

50. Kurtkoti J, Sakhuja V, Sud K, et al. The utility of 1- and 3-month protocol biopsies on renal allograft function: a randomized controlled study. Am J Transplant 2008;8(2):317–23.

51. Lerut E, Naesens M, Kuypers DR, et al. Subclinical peritubular capillaritis at 3 months is associated with chronic rejection at 1 year. Transplantation 2007;83(11):1416–22.

52. Mannon RB, Matas AJ, Grande J, et al. Inflammation in areas of tubular atrophy in kidney allograft biopsies: a potent predictor of allograft failure. Am J Transplant 2010;10(9):2066–73.

53. Matas AJ, Leduc R, Rush D, et al. Histopathologic clusters differentiate subgroups within the nonspecific diagnoses of CAN or CR: preliminary data from the DeKAF study. Am J Transplant 2010;10(2):315–23.

54. Mauiyyedi S, Pelle PD, Saidman S, et al. Chronic humoral rejection: identification of antibody-mediated chronic renal allograft rejection by C4d deposits in peritubular capillaries. J Am Soc Nephrol 2001;12(3):574–82.

55. McDonald S, Russ G, Campbell S, et al. Kidney transplant rejection in Australia and New Zealand: relationships between rejection and graft outcome. Am J Transplant 2007;7(5):1201–8.

56. Meier-Kriesche HU, Schold JD, Kaplan B. Long-term renal allograft survival: have we made significant progress or is it time to rethink our analytic and therapeutic strategies? Am J Transplant 2004;4(8):1289–95.

57. Melk A. Senescence of renal cells: molecular basis and clinical implications. Nephrol Dial Transplant 2003;18(12):2474–8.

58. Melk A, Schmidt BM, Takeuchi O, et al. Expression of p16INK4a and other cell cycle regulator and senescence associated genes in aging human kidney. Kidney Int 2004;65(2):510–20.

59. Mengel M, Bogers J, Bosmans JL, et al. Incidence of C4d stain in protocol biopsies from renal allografts: results from a multicenter trial. Am J Transplant 2005;5(5):1050–6.

60. Mengel M, Reeve J, Bunnag S, et al. Scoring total inflammation is superior to the current Banff inflammation score in predicting outcome and the degree of molecular disturbance in renal allografts. Am J Transplant 2009;9(8):1859–67.

61. Mengel M, Sis B, Haas M, et al. Banff 2011 meeting report: new concepts in antibody-mediated rejection. Am J Transplant 2012;12(3):563–70.

62. Moore J, Middleton L, Cockwell P, et al. Calcineurin inhibitor sparing with mycophenolate in kidney transplantation: a systematic review and meta-analysis. Transplantation 2009;87(4):591–605.

63. Moreso F, Ibernon M, Goma M, et al. Subclinical rejection associated with chronic allograft nephropathy in protocol biopsies as a risk factor for late graft loss. Am J Transplant 2006;6(4):747–52.

64. Mota A, Arias M, Taskinen EI, et al. Sirolimus-based therapy following early cyclosporine withdrawal provides significantly improved renal histology and function at 3 years. Am J Transplant 2004;4(6):953–61.

65. Muthukumar T, Dadhania D, Ding R, et al. Messenger RNA for FOXP3 in the urine of renal-allograft recipients. N Engl J Med 2005;353(22):2342–51.

66. Naesens M. Replicative senescence in kidney aging, renal disease, and renal transplantation. Discov Med 2011;11(56):65–75.

67. Nankivell BJ, Borrows RJ, Fung CL, et al. Calcineurin inhibitor nephrotoxicity: longitudinal assessment by protocol histology. Transplantation 2004;78(4):557–65.

68. Nankivell BJ, Borrows RJ, Fung CL, et al. Delta analysis of posttransplantation tubulointerstitial damage. Transplantation 2004;78(3):434–41.

69. Nankivell BJ, Borrows RJ, Fung CL, et al. Natural history, risk factors, and impact of subclinical rejection in kidney transplantation. Transplantation 2004;78(2):242–9.

70. Nankivell BJ, Borrows RJ, Fung CL, et al. The natural history of chronic allograft nephropathy. N Engl J Med 2003;349(24):2326–3433.

71. Nankivell BJ, Kuypers DR. Diagnosis and prevention of chronic kidney allograft loss. Lancet 2011;378(9800):1428–37.

72. Nickeleit V, Singh HK, Mihatsch MJ. Polyomavirus nephropathy: morphology, pathophysiology, and clinical management. Curr Opin Nephrol Hypertens 2003;12(6):599–605.

73. Pilmore HL, Dittmer ID. Calcineurin inhibitor nephrotoxicity: reduction in dose results in marked improvement in renal function in patients with coexisting chronic allograft nephropathy. Clin Transplant 2002;16(3):191–5.

74. Ponticelli C, Cucchiari D, Graziani G. Hypertension in kidney transplant recipients. Transpl Int 2011;24(6):523–33.

75. Radermacher J, Mengel M, Ellis S, et al. The renal arterial resistance index and renal allograft survival. N Engl J Med 2003;349(2):115–1124.

76. Randhawa PS, Finkelstein S, Scantlebury V, et al. Human polyoma virus-associated interstitial nephritis in the allograft kidney. Transplantation 1999;67(1):103–9.

77. Regele H, Bohmig GA, Habicht A, et al. Capillary deposition of complement split product C4d in renal allografts is associated with basement membrane injury in peritubular and glomerular capillaries: a contribution of humoral immunity to chronic allograft rejection. J Am Soc Nephrol 2002;13(9):2371–80.

78. Rush D, Arlen D, Boucher A, et al. Lack of benefit of early protocol biopsies in renal transplant patients receiving TAC and MMF: a randomized study. Am J Transplant 2007;7(11):2538–45.

79. Rush DN, Jeffery J, Nickerson P. Subclinical acute rejection: is it a cause of chronic rejction in renal transplantation? J Am Soc Nephrol 2000;14(3):131–7.

80. Rush D, Nickerson P, Gough J, et al. Beneficial effects of treatment of early subclinical rejection: a randomized study. J Am Soc Nephrol 1998;9(11):2129–34.

81. Schena FP, Pascoe MD, Alberu J, et al. Conversion from calcineurin inhibitors to sirolimus maintenance therapy in renal allograft recipients: 24-month efficacy and safety results from the CONVERT trial. Transplantation 2009;87(2):233–42.

82. Schwarz A, Gwinner W, Hiss M, et al. Safety and adequacy of renal transplant protocol biopsies. Am J Transplant 2005;5(8):1992–6.

83. Sharif A, Shabir S, Chand S, et al. Meta-analysis of calcineurin-inhibitor-sparing regimens in kidney transplantation. J Am Soc Nephrol 2011;22(11):2107–18.

84. Shihab FS, Waid TH, Conti DJ, et al. Conversion from cyclosporine to tacrolimus in patients at risk for chronic renal allograft failure: 60-month results of the CRAF Study. Transplantation 2008;85(9):1261–9.

85. Shishido S, Asanuma H, Nakai H, et al. The impact of repeated subclinical acute rejection on the progression of chronic allograft nephropathy. J Am Soc Nephrol 2003;14(4):1046–52.

86. Siedlecki A, Irish W, Brennan DC. Delayed graft function in the kidney transplant. Am J Transplant 2011;11(11):2279–96.

87. Sijpkens YW, Bruijn JA, Paul LC. Chronic allograft nephropathy categorised in chronic interstitial and vascular rejection. Transplant Proc 2001;33(1–2):1153.

88. Sis B, Campbell PM, Mueller T, et al. Transplant glomerulopathy, late antibody-mediated rejection and the ABCD tetrad in kidney allograft biopsies for cause. Am J Transplant 2007;7(7):1743–52.

89. Sis B, Dadras F, Khoshjou F, et al. Reproducibility studies on arteriolar hyaline thickening scoring in calcineurin inhibitor-treated renal allograft recipients. Am J Transplant 2006;6(6):1444–50.

90. Sis B, Jhangri GS, Bunnag S, et al. Endothelial gene expression in kidney transplants with alloantibody indicates antibody-mediated damage despite lack of C4d staining. Am J Transplant 2009;9(10):2312–23.

91. Sis B, Mengel M, Haas M, et al. Banff '09 meeting report: antibody mediated graft deterioration and implementation of Banff working groups. Am J Transplant 2010;10(3):464–71.

92. Solez K, Axelsen RA, Benediktsson H, et al. International standardization of criteria for the histologic diagnosis of renal allograft rejection: the Banff working classification of kidney transplant pathology. Kidney Int 1993;44(2):411–22.

93. Song E, Zou H, Yao Y, et al. Early application of Met-RANTES ameliorates chronic allograft nephropathy. Kidney Int 2002;61(2):676–85.

94. Steegh FM, Gelens MA, Nieman FH, et al. Early loss of peritubular capillaries after kidney transplantation. J Am Soc Nephrol 2011;22(6):1024–9.

95. Stegall MD, Gloor JM. Deciphering antibody-mediated rejection: new insights into mechanisms and treatment. Curr Opin Organ Transplant 2010;15(1):8–10.

96. Szolar DH, Preidler K, Ebner F, et al. Functional magnetic resonance imaging of human renal allografts during the post-transplant period: preliminary observations. Magn Reson Imaging 1997;15(7):727–35.

97. Terasaki PI, Cai J. Human leukocyte antigen antibodies and

chronic rejection: from association to causation. Transplantation 2008;86(3):377–83.

98. te Strake L, Schultze Kool LJ, Paul LC, et al. Magnetic resonance imaging of renal transplants: its value in the differentiation of acute rejection and cyclosporin A nephrotoxicity. Clin Radiol 1988;39(3):220–8.

99. Veronese FV, Noronha IL, Manfro RC, et al. Prevalence and immunohistochemical findings of subclinical kidney allograft rejection and its association with graft outcome. Clin Transplant 2004;18(4):357–64.

100. Vitalone MJ, Naesens M, Sigdel T, et al. The dual role of epithelial-to-mesenchymal transition in chronic allograft injury in pediatric renal transplantation. Transplantation 2011;92(7):787–95.

101. Vitalone MJ, O'Connell PJ, Jimenez-Vera E, et al. Epithelial-to-mesenchymal transition in early transplant tubulointerstitial damage. J Am Soc Nephrol 2008;19(8):1571–83.

102. Vongwiwatana A, Tasanarong A, Rayner DC, et al. Epithelial to mesenchymal transition during late deterioration of human kidney transplants: the role of tubular cells in fibrogenesis. Am J Transplant 2005;5(6):1367–74.

103. Webster AC, Woodroffe RC, Taylor RS, et al. Tacrolimus versus ciclosporin as primary immunosuppression for kidney transplant recipients: meta-analysis and meta-regression of randomised trial data. BMJ 2005;331(7520):810.

104. Yarlagadda SG, Coca SG, Formica Jr RN, et al. Association between delayed graft function and allograft and patient survival: a systematic review and meta-analysis. Nephrol Dial Transplant 2009;24(3):1039–47.

第 28 章

肾移植后血管和淋巴结并发症

Richard D.M. Allen

简介

　　法国医学家 Alexis Carrel 发明的血管吻合技术持续了一个多世纪，迄今该方法仍然没有发生显著变化（参见第 1 章）。他提出，判定血管吻合是否成功的简单方法为，观察是否在肾移植手术完成后的几分钟内生成尿液。即使此前已经见证过多次，但每次得到这样的观察结果仍然会让肾脏移植手术室的每一个人面露微笑。然而，肾移植存活率的提高更加依赖于外科医师在肾移植物失功情况下所能够发挥的作用。在导致肾移植术后前 6 个月移植物失功的原因排名中，肾移植后的手术意外一度无足轻重，但现在其相较于排斥反应导致移植物失功的发生率可能高出 3 倍(图 28-1)。

移植肾是一个具有丰富血管的器官。10%~15%的心脏静息输出量通过肾脏，每分钟流量在500~750mL之间。如果手术时用一对镊子暂时阻断移植肾静脉(临床上称为休谟试验)，可导致血管丰富的移植肾快速出现脉动性充血。同样地，连续阻断移植肾的动脉或静脉血流可能导致数分钟内发生灾难性失血和循环衰竭，特别是在共存左心室冠状动脉疾病损害的受体中，可带来全身性的长期影响(如高血压或尿毒症性心肌病)。

血流中断也可能导致肾脏受到不可逆的损害，而且相较于肾髓质，肾皮质对缺氧更为敏感。在移植手术过程中，急性完全中断血流的影响取决于肾脏的质量、局部缺血时间的长短、肾脏的温度以及在瘀血期或肾血流量减少期潜在肾内血栓形成的程度。不可逆的皮质坏死可以在几分钟内发生，即使在最有利的情况下，超过20分钟即无可避免。不完全中断血流可能会产生更加微妙的效果。肾脏内的动脉压力传感器可以检测出引发一系列自动调节变化的各种压力。为了满足肾脏的需求增加全身压力，有时会以牺牲受体的健康为代价。尽管血流的突然阻断可能导致先前灌注良好的肾脏皮质出现严重的破裂，从而发生难以控制的肾内静脉出血，但患者对静脉引流受损的耐受性仍然相对较好。

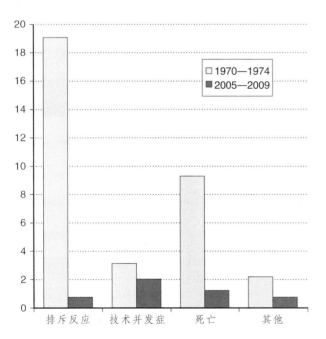

图 28-1　澳大利亚/新西兰透析与移植登记处(ANZDATA)1970—1974 年期间(*n*=1118)与 2005—2009 年期间(*n*=4014)接受活体供肾和死亡供肾移植术后前 6 个月移植物失功的原因比较。

技术并发症及其防范措施

知情同意书

在手术前签署知情同意书时，其中有关肾移植可能引起并发症的描述为患者提供了风险警示。应当基于每家移植外科中心公开的 1 年患者和移植物的存活情况，评估各种并发症的可能性。在理想情况下，每个移植外科医师应当将自己的手术结果与本中心或其他移植中心的外科医师定期举行同行评议。

移植的肾脏通常需要植入其他部位。对心胸外科医师和肝移植外科医师而言，摘除无用的受体器官后，将大小匹配的供体器官置于原来的位置是一项难度相对较小的任务。在死亡供体肾脏移植中，外科医师必须通过计算机对供体肾脏和受体进行配对。供体肾脏，特别是扩大标准的死亡供肾，并非是可以从备件架上取下的新部件。这些供肾都是曾经使用过的不具备再生能力的器官。技术娴熟的肾移植外科医师通过精心准备和排除潜在的困难，可以减少手术误差。血管并发症的发生率取决于受者评估的质量、供体肾脏以及植入手术技术。这些内容将在第 4、8 和 11 章作详细的讨论，但有关预防血管并发症的一些要点将会在本章中重申。当发生并发症时，外科医师在对受体和供体肾脏的风险进行权衡后才会采取相应的治疗措施。

术前评估

患者必须有能够缝合的畅通无阻的髂动脉和髂静脉，而且近端血流必须无障碍。在纳入移植物等待列表之前，患者应当接受资深成员组成的移植团队的评估。多囊肾、肥胖或以前肾移植失败史可能会增加外科手术的难度。如果动脉壁发生广泛的钙化，则钳夹和缝合可能会对动脉造成破坏。在缺乏确保随时获得评估结果系统的情况下，以及尚未进行手术评估和未解决已经确认的问题之前就将患者列入肾移植的等待名单，如果发生了可以避免的血管并发症将会被视为医疗疏忽。

右侧或左侧供肾

尽管有单中心报道称，右侧供体肾脏的移植结果与左侧供体肾脏的移植结果完全相同[22]，但由于左侧肾静脉相对较长以及动脉相对较短，外科医师更加青睐使用左侧供肾。面对具有两条动脉的活体左侧供肾和具有一条动脉的活体右侧供肾时，大多数外科医师会选择前者[17]。相较于右肾静脉，左肾静脉更长，弹性更好，而且更容易与身体较深处的髂外静脉缝合。同样地，由于右肾动脉容易发生扭结，因此吻合较为困难。根据澳大利亚登记处的资料，在比较了左侧和右侧死亡供肾的配对结果之后，目前的证据显示左肾移植相对容易[54]。来自2396例有心跳脑死亡供体的肾脏配对数据表明，右侧肾脏发生延迟移植物失功的风险明显升高，移植物功能较差，移植后3个月的移植物失功风险增大，但主要的原因是手术不当。作者建议移植中心内经验丰富的外科医师应适当地开展右侧供肾植入。

通过使用供体相邻的下腔静脉（图28-2）或供体髂静脉延长移植物静脉有助于死亡供体右肾静脉的吻合。或者，可以通过分离髂内静脉松解受体的髂外静脉，这种情况在活体右侧供肾中更为常见。

后台准备

所有供肾均需要后台准备。如果外科医师在受者手术开始之前未对死亡供肾进行检查，而供肾未能与获取时"描述"的状态保持一致，就可能会产生问题。副肾动脉可能被遗漏或离断（图28-3）。动脉粥样硬化斑块、凝块或内膜瓣可能会侵犯肾动脉的内腔。外科医师在使用牵引器或剪刀时可能会造成供体肾静脉意外撕裂或损伤。如果在手术之前确定并纠正问题，则可以尽量缩短手术和吻合时间，并且保留手术选择，例如将腹壁下动脉与下极动脉进行吻合。对于活体供肾，在后台初次冷灌注时，很容易遗漏活体供肾的副肾动脉。然而，现场冷灌注死亡供体的情况并非如此。如有必要，应松解供体的动脉和静脉，同时去除肾周脂肪组织，结扎性腺静脉（如果是死亡供肾，则应当切除），去除肾上

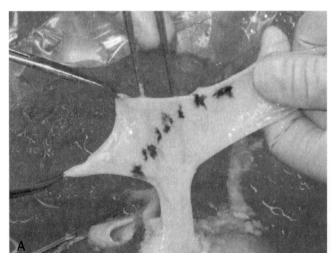
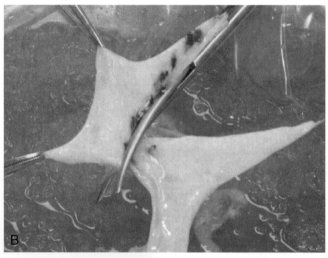
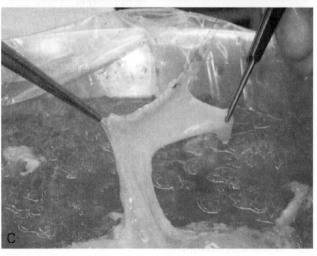

图28-2　使用邻近的死亡供体下腔静脉（IVC）延伸右肾静脉。（A）标记拟延伸的 IVC 部分。（B）IVC。（C）拟进行移植的延伸肾静脉。（扫码看彩图）

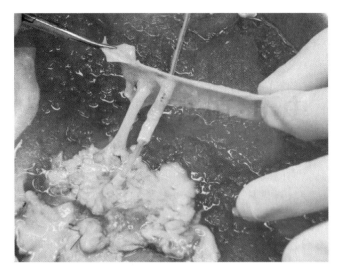

图 28-3　带有两条肾动脉的右侧死亡供肾。在多器官供体取材手术时分离下动脉。(扫码看彩图)

腺。在移植肾血运重建之后，如果对静脉分支和清除组织相关的肾门小血管进行结扎，会使得止血变得更加容易。

　　用少量保存液反复冲洗死亡供肾具有以下几个优点：可以清除残留的静脉血(如果有)；在血运重建之前，可以发现并结扎遗漏的血管；此外，有临床证据表明，处理后的死亡供肾可能会降低移植物功能障碍的发生率[39]；最后，可以准确地掌握肾脏血管系统走向。可以标记动脉和静脉的上下缘，以减少在吻合时扭转血管的风险(图 28-4)。为了减少在外科手术过程中供体肾脏的处理程序以及提高手术的便利性，可以将肾脏放置在临时储备液中或者用冰泥包围的医疗手套中。如果需要再次冷却肾脏，应该放置在配备冰泥和保存液的后台上，直到血管吻合术完成。

移植肾静脉吻合术

　　吻合术的技术细节已经在第 11 章中做过介绍，但有几点值得重申。除非受者有静脉血栓形成倾向，否则透析依赖患者行血管吻合术时不需要接受全身肝素化治疗，即使在促红细胞生成素广泛使用的情况下也是如此。在使用静脉夹具之前，可以用无菌手术标记笔标记髂静脉的吻合部位，以减少夹钳应用期间静脉旋转的风险。确定静脉切开长度可以防止移植肾静脉末端在静脉吻合中过度延伸。拉伸可导致吻合口长期狭窄。在打开静脉后，外科医师应检查是否存在成对的瓣叶，对于位于吻合口附近的瓣叶应进行分解。至少在静脉切开一侧的中点处使用留置缝线，以减少静脉缝合线穿行过程中钩住吻合口对侧血管壁的风险。

　　肥胖受者或肌肉短缩男性患者的骨盆较深，几乎要垂直放置髂外静脉，这对外科医师来说可能具有挑战性，特别是置入左侧髂窝的右侧供体肾脏。为了便于植入，将静脉吻合口置于腹股沟韧带附近是一个不错的建议，但在伤口闭合期间存在肾静脉压迫的风险。其他选择方案包括延长供体肾静脉或通过分离髂内静脉及其分支实现髂外静脉松解，但后者的临床操作存在一定的困难。外科医师应确保结扎的静脉有较长的残端。如果不进行结扎，由于盆腔的薄壁迷路静脉和骶前静脉易于退缩到手术伤口的深处，可导致数分钟内大量出血。在这种情况下，通过应用金属夹或聚丙烯(Prolene)缝线，仔细缝扎深处的伤口并压迫止血，同时输入血液制品，对静脉渗血采取系统的治疗措施，以尽快地控制出血。

　　手术前首选彩色多普勒超声扫描(CDUS)鉴别髂外静脉血栓或狭窄，对于有深静脉血栓(DVT)形成史、既往接受过移植手术、单侧腿肿胀或经股静脉通路紧急透析的患者应考虑存在髂外静脉血栓或狭窄(图 28-5)。手术时，髂总静脉通常有保留的空腔，可以用于移植肾静脉吻合。或者，外科医师可以缝合伤口并将供肾移植到对侧的髂窝中。

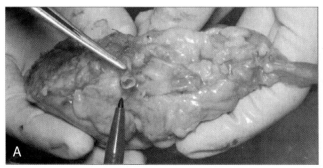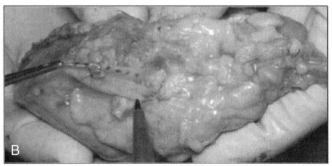

图 28-4　在移植前标记左侧活体供肾的血管，以便在手术过程中协助定位。(**A**)肾动脉上缘。(**B**)肾静脉下缘。(扫码看彩图)

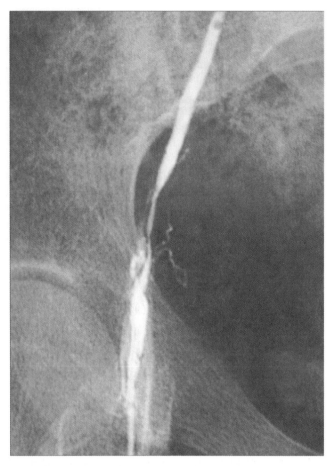

图 28-5 下肢静脉造影显示接受过临时血液透析插管和有大腿动静脉瘘史的患者右侧髂静脉长期狭窄。

移植肾动脉吻合术

应该限制髂动脉的切割程度,以减少相邻淋巴管的破裂风险。如果要使用髂内动脉,外科医师应充分松

解髂动脉的分支,并仔细检查动脉粥样硬化斑块的起源。如果先前的移植手术选择了对侧髂内动脉,那么本次应当避免使用该动脉(图 28-6)。髂内动脉的分叉或三分叉应予以保留,以减少臀肌跛行的风险。如果移植中使用了双侧髂内动脉,患者将无可避免地发生阳痿和跛行。越南的研究人员发现,男性活体供肾受者行髂内动脉吻合术时,无须担心勃起的阴茎向结扎的髂内动脉偏离的问题(Prof. Tran Ngoc Sinh,Cho Ray Hospital,Ho Chi Minh City,Vietnam,personal communication)。

动脉夹钳应小心使用。一般情况下,将有硅胶衬垫的动脉阻断钳水平放置可以避免破坏动脉后方的钙化斑块。通过仔细地选择动脉软段可以减少内膜切除术的需要。为了避免在伤口闭合期间发生扭结,可以切除供体主动脉袢,调整肾动脉长度。同样地,剪短的右肾动脉可以与髂内动脉末端进行吻合,这样做既可以使移植吻合部位易于暴露,又可以减小右肾静脉张力,有利于血运重建后肾脏的固定。

随着腹腔镜在活体供肾切取术中的使用越来越广泛,以及外科医师对左侧供肾的偏好,肾动脉的重建难度增大,特别是多条肾动脉的吻合存在困难,常常成为困扰肾移植外科医师术中决策的难题[17]。至少 20%的活体供肾带有多条动脉。副肾小动脉,特别是上极的副肾小动脉,结扎难度不大,但下极动脉由于负责供体输尿管的血流供应,结扎难度相对较大[10]。相较而言,两个动脉吻合口均在左侧死亡供肾的主动脉壁上吻合的操作简单而直接,但是,右侧肾脏两条动脉中的一条经常会发生扭结,导致肾脏摆放困难。

每个移植外科医师对于如何更好地处理活体供肾

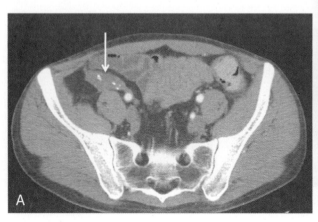

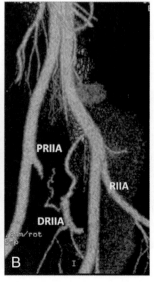

图 28-6 一位男性患者由于慢性排斥反应导致无血管右侧活体供肾失功的计算机断层扫描图。动脉与右侧髂内动脉吻合。(A)无髂总动脉相邻小血管肾脏移植(箭头所示)轴向图。(B)主动脉导管血管重建的斜视图,显示右侧髂内动脉(PRIIA)近端残端,右侧髂内动脉逆行充盈(DRIIA)及左内髂动脉(LIIA)通畅。(扫码看彩图)

脏的多条动脉有着不同的看法。尽管吻合时间较长，作者仍然认为进行两次独立的吻合术更为适宜，特别是当动脉的尺寸几乎相同时。由于避免了复杂的吻合术，理论上可以降低血栓形成的风险。但是，在后台操作时，如果上极或下极副动脉偏细，则应与肾主动脉端侧吻合，并应远离肾动脉末端(更多技术细节参见第 11 章)。

再灌注

毋庸置疑，再灌注是移植手术的重点。在完成动脉吻合之前，注射肝素化盐水排除被夹紧血管中的空气。检查固定牵开器，避免其对近端髂血管造成压迫，并且在移植肾血运重建之前对所有吻合部位逐一进行检查。如果吻合效果不佳应提前处理(图 28-7)。首先释放近端动脉夹和静脉夹。继肾血流恢复之后，全身血液循环进入稳定状态，此时可去除最后一个夹钳，即肾脏髂动脉远端的钳夹。如果在数分钟内观察到尿液表示恢复良好，如果没有尿液生成，但是肾脏呈粉红色、坚硬且灌注良好时也可以让人放心。如果没有观察到上述两种表现，外科医师应该积极地寻找问题。边缘供肾或缺血时间过长的肾脏可能呈黑色的"斑点状"或斑驳状外观，灌注不良区增多。如果暗色区域逐渐减少提示可以继续操作，直到肾脏呈均匀的粉红色(图 28-8)。

肾脏质软、灌注不良是移植过程中需要担心的问题。通过现代组织分型和交叉配型技术基本可以排除超急性排斥反应(参见第 10 章)。外科医师应检查肾动

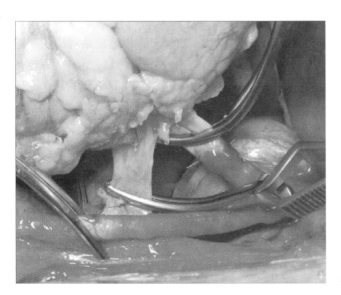

图 28-7 测试肾移植术后血管重建之前与移植肾动脉端端吻合的右髂内动脉的完整性。(扫码看彩图)

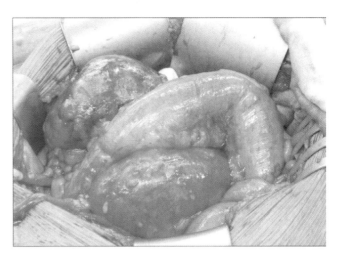

图 28-8 乙状结肠将双侧移植肾与边缘死亡供体分离开来。先移植左侧肾脏，外观均匀。在血管重建 10 分钟后，右侧肾脏呈花斑色。10 分钟后，右侧肾脏的外观与左侧移植肾相同。(扫码看彩图)

脉，排除扭转或扭曲，如果可能应重新摆放肾脏。接下来，应确定吻合部位附近的髂动脉搏动情况以及移植肾动脉进入肾门的连续性。内膜瓣可能会导致血流中断，在接受有潜在动脉疾病供肾以及老年供肾的受者中尤为常见。内膜瓣的处理存在一定的困难，最有可能出现的位置包括吻合口或钳夹部位的近端。

临床医师对于是选择改良动脉血管吻合术，还是选择摘除移植肾并用保存液再灌注的"安全首要方案"，时面临着一定的困难。如果选择改良动脉血管吻合术，受者应接受肝素化治疗，移植肾动脉应用至少 50mL 肝素化盐水进行冲洗，同时应夹紧肾静脉。

肾外动脉痉挛在临床上并不罕见，可能与供体或植入手术期间肾动脉牵引不当有关。痉挛可能呈间歇性发作。尽管肾脏质地柔软，但不一定会变色。相关报道表明，在动脉周围放置充分浸泡罂粟碱的纱布并且切除受影响的动脉外膜组织可能有所帮助。或者，经麻醉师许可后，将动脉吻合口远端的髂动脉夹紧并将稀释的硝酸甘油注入髂内动脉近端。痉挛通常为自限性，但应引起关注并采用全身肝素化方法治疗。如果确定不存在动脉病变而且血压保持在令人满意的范围内，特别是当肾静脉短暂闭塞导致肾脏肿胀时(休谟测试)，外科医师无须采取特殊的治疗措施。在肾被膜上做一小切口，如果随后观察到动脉流出鲜红的血液则提示患者状态正常，其效果如同术中的 CDUS 检查一样。

在血运重建前对接受吻合术的患者进行评估，可以避免在去除所有血管夹之后发生严重的出血。然而，

出血通常发生在静脉或者静脉分支，如果是因为牵引薄壁和右侧活体供肾静脉导致静脉吻合口破裂引起的出血则往往较为危险。由于采用连续缝合法，单纯修补往往会导致失血过多或吻合口狭窄，或两者兼而有之，因此不具有临床可行性。摘除肾脏，用保存液再灌注，然后重新植入体内是一个可行的解决方案。如果观察到肾脏绷紧、充血和搏动，被膜明显出血，提示静脉流出道阻塞。这可能是由于缝合不佳或吻合时产生的髂外静脉瓣尖端导致肾静脉或静脉吻合口的两侧发生扭转或受到压迫所致。经全身肝素化、夹紧肾动脉和移植物放血后，如果患者的状态控制良好，吻合术的修复通常可以在 10 分钟内进行。偶尔可见左髂总静脉在下方受到右髂总动脉的压迫，称为 May-Thurner 综合征[3]。或许，移植肾每分钟额外流出 500~750mL 血液足够证实髂静脉狭窄的事实。如果在手术时意识到这一点，可以尝试近端静脉吻合，或者将髂内动脉分开以便松解右侧髂动脉。如果在移植后认识到这一点，可以在髂内静脉中植入支架。

在血管吻合术完成后，如果发现移植肾灌注良好，但输尿管与膀胱的连接方向错误，无疑会令人感到失望。如果活体供肾没有全长肾静脉和主动脉瓣帮助正确定位，肾脏在移植过程中很容易装反，即上下颠倒。如果出现这种情况，一种方案是摘除肾脏，再灌注，然后从头再来。另外一种方案是移植肾保留在原位，如果输尿管足够长，则可以通过更迂回的路径与受体膀胱相连。多位外科医师的实践经验表明第二种方案具有合理性。

肾脏固定和伤口缝合

输尿管膀胱造口应该是肾移植手术中较为轻松的部分。对肾脏进行摆放，以避免压迫血管蒂，如果一切顺利，很快可以生成正常的尿液。在移植肾周置入负压引流管。如果外科医师在此阶段双手用力过度可能会导致静脉吻合口发生轻微撕裂，从而大大增加手术的难度！

在腹壁肌肉固定期间，肾移植患者，特别是接受体积较大肾脏的体型纤瘦患者、骨盆狭窄且较深的男性患者、吻合口过于接近腹股沟韧带或切口太过靠近髂前上棘的患者，移植肾血管系统发生扭转的可能性明显增加。从内侧开始松解腹膜，使其离开前腹壁的下表面可能会有所帮助。用 CDUS 监测伤口闭合期间的移植动脉灌注可以有效地预防扭转的发生。

如果无法做到上述几点，在肾脏附近和血管吻合口的前方腹膜处开一个纵向的窗口，即建立一个可靠的"外科手术通道"，经该通道可将肾脏置于腹膜腔中。肾脏位于右侧盲肠的前外侧，左侧为乙状结肠。借助大网膜将肠道与肾脏分开。在腹膜注射局部麻醉药物后，仍然可以进行经皮穿刺活检。

术后恢复

在受者的早期恢复阶段仍然需要手术团队中的一名经验丰富的成员进行跟踪监测，直到有确切证据表明移植肾的灌注令人满意。由于疼痛、导尿管不耐受和缺氧导致焦躁不安的受者髋部收缩，或水平欠佳的放射技术人员让受者保持笔直的坐姿接受床边胸部 X 线检查，这两种情况都会导致手术时肾脏的固定不准确。在外科手术结束时产生尿液的移植肾更加易于管理，特别是当生成的尿液量超出残留的自体肾所能产生的尿量时。尿量越大，膀胱中血块形成的可能性就越小。

如果在手术台上或术后恢复期间没有看到尿液，并且血流动力学显示受体的中心静脉压不低于 5cmH$_2$O 时，受者需要在离开手术台之前接受 CDUS 检查，尤其是在伤口缝合期间肾脏摆放遇到困难时。在常规工作时间之外，如果移植外科医师擅长使用移植中心专用的超声波机器，则可能会对患者有所帮助。动脉信号不充分以及积液明显时提示患者应立即返回手术室。根据供体因素，早期移植功能不佳的术前预期不足以推迟无尿移植受者的 CDUS 检查。

对于需要额外行动脉吻合术的患者，应当由了解血管解剖结构的外科医师及时地对其进行 CDUS 检查。在术后早期，仅仅观察尿量难以确定副肾动脉的通畅度。较小的血管更容易发生血栓形成或扭转，导致移植物功能不良和高血压并发症。肾脏的某个节段可能会在早期出现无血供现象，但没有明显的影响。

鉴于质量问题，CDUS 在肾移植术后早期的应用仅限于疑似近端髂动脉疾病或钳夹损伤且肾动脉和髂血管直接检查在技术上不可行的肥胖受体。相较而言，螺旋计算机断层扫描血管造影的操作更加简便快捷。

引流管

引流管可以直接拆除。不使用负压时，可以缓慢地转动拔出引流管，从而排出引流管小侧孔内嵌入的脂肪组织。儿童肾脏在拔除引流管时可能会引起血管蒂扭转,导致移植肾失功。

引流管拔除的时机取决于引流液的液体量和性质。在移植术后的前几个小时内采集到 100~200mL 含有大量血液的引流液并不常见。将引流量作为活动性出血的评估指标并不可靠,特别在活跃期时。患者不适、心动过速、低血压以及移植物周围的肿块异常扩大均提示显著出血,需要紧急手术探查。如果排出大量血液成分较少的引流液通常提示腹膜透析液(如果腹膜破裂)、淋巴或尿液残留。通过生化分析或试纸测试中未出现葡萄糖可以排除尿液。

间隔综合征

当受者处于仰卧位或接近仰卧位时,移植肾一般不会受到影响。受体在仰卧位时也可以接受 CDUS 检查。然而,当患者处于坐姿或站姿时,腹部向下运动可导致移植肾外侧受到压迫或位置发生改变。影响因素包括体积较大的多囊肾、脂肪肥厚的小肠系膜以及躯干性肥胖症患者体内的大网膜。即使患者处于仰卧位,血肿、尿囊肿、淋巴囊肿或麻痹性肠梗阻也同样会产生间隔效应。间隔综合征对移植初期肾脏功能不全的影响不应被低估(图 28-9)。对于引起症状的可逆性因素应该立即予以解决。麻痹性肠梗阻或结肠梗阻在移植后第 1 周内出现可能不易管理。后者可能需要在结直肠手术团队的监督下采用肛管排气方可缓解。

血肿

血肿形成在初次住院的肾移植患者中并不罕见,特别是接受抗凝药物或抗血小板药物、兔抗人胸腺细胞免疫球蛋白(即复宁)或血浆置换术的患者。大多数血肿较小且无临床意义,可以通过超声检查发现,通常可自行吸收。血肿可以引起不适、低血压、移植物功能障碍和血红蛋白下降,偶尔可致肾皮质破裂或动脉吻合口破裂并需要手术紧急抢救(图 28-10)。腹膜后间隙内的血肿逐渐增大,不可避免地对移植肾造成外部压力,对动脉血流量或静脉血流量产生不利影响。CT扫描对不均质的新月体肾周血肿的检查效果最佳(图28-11)。出血事件的 CT 检查结果随着时间的推移而变化,对近期出血更具有诊断价值。CDUS 检查适用于评估移植灌注,但是由于周围肠道胀气可导致血肿大小的评估结果不可靠。

血肿经皮引流的成功率不高。移植肾手术探查的

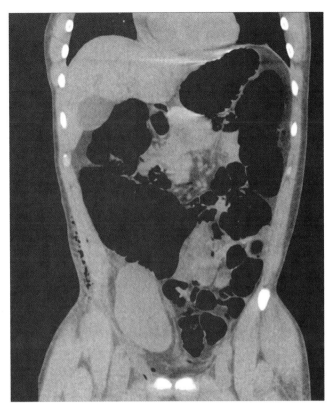

图 28-9 肾移植 24 小时后腹部冠状断面的 CT 扫描图像。右侧髂窝的移植肾灌注受到严重假性肠梗阻的影响。

指征包括症状、大小进展、持续失血和移植物功能障碍。将原来的伤口重新打开,小心地清除血肿,需警惕去除出血部位脆弱血凝块的可能性。在移植术后第 1 天左右行手术探查可以发现肾门血管、腹膜后静脉或分离的腹壁肌肉的活动性出血。随后的探查常可发现

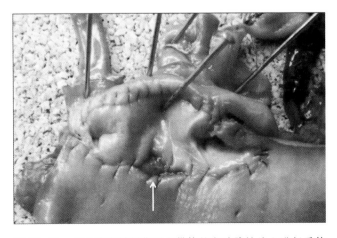

图 28-10 在动脉粥样硬化死亡供体的主动脉补片上进行受体外髂动脉和两条供体肾动脉的术前准备。结果表明,对吻合口(箭头所示)的轻微破坏可以导致移植手术 10 天后发生灾难性的出血。(扫码看彩图)

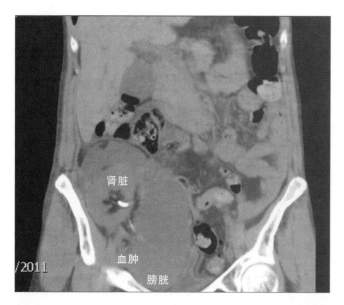

图 28-11　腹部 CT 扫描（无血管造影剂）冠状图显示前方血肿压迫移植肾。

没有明显诱因的稳定血肿。血肿清除后，移植肾的血流灌注和功能得到持续改善。数天后，通常可见移植物外侧和下方的皮下区域（如阴唇或阴囊）发生瘀斑。使用抗凝剂会增加移植患者血肿形成的风险，特别是通过输注肝素预防血管性血栓形成的患者[26]。控制肝素输注速率，将部分凝血活酶的激活时间维持在 60 秒内并不是一件容易的事情。据报道，肝素化患者移植后需要手术干预的风险为 30%~60%。管理肝素抗凝药物阳性的肝素化患者十分困难[35]。使用血栓弹性成像技术可以大大提高患者治疗的安全性，减少高危患者在移植手术期间和之后对肝素的依赖性[8]。至少有一点目前已经达成普遍共识，即血肿在使用抗血小板药[如阿司匹林和（或）氯吡格雷]治疗的患者中更为常见。心脏病学家和肾脏病专家认为，患有严重心血管疾病的患者应当长期服药并逐渐增加药物剂量，他们同时还认为，瘘管的通畅度会得到改善，尽管目前尚未有充足的证据支持这一观点。使用抗凝药物并非移植的禁忌证，但是，它们确实增加了手术失误的风险，并且导致手术时需要采取严格的止血措施。

血管栓塞和血栓形成

　　动脉或静脉血栓引起的早期移植肾失功是一种破坏性的并发症，发生率为 2%（图 28-1）。与其他血管手术相比，血栓形成的发生率很低，这可能与肾脏内部的血管丰富有关。传统观点认为，肾衰竭与血小板和凝血

因子功能障碍继发的出血倾向有关，这也从另一个侧面解释了为什么血栓形成在移植手术患者中的发生率相对较低[11]。去神经支配的肾脏动脉血栓形成或梗死通常为无痛性，仅仅在移植物失功时才会引起注意。经影像学确诊后，保肾治疗已经不切实际（图 28-12）。静脉血流中断可引起移植物破裂和出血。由于肾静脉闭塞的进展速度快，因此保肾治疗同样不能取得令人满意的效果。在移植时，应当对这些风险予以识别并采取相应的管理措施，使血栓并发症的风险最小化。

　　肾脏血管系统的血栓形成是血流停滞、内皮变化和促凝血因子等多因素共同作用的最终结果。血流停滞大多与技术原因有关，通过探查不难识别，常见原因包括吻合口结构不良、移植物错位、肾脏旋转或受到外部压迫。受者的血容量低和心排血量不足也有一定的影响，但不是决定性的因素。肾内原因，如急性血管性排斥反应和急性肾小管坏死（ATN），不易量化，但可以通过皮质的组织学检查确诊。实际上，由于实际操作中存在一定的局限性，肾内原因可能会被低估和漏诊。

　　流行病学专家曾经尝试确定其他危险因素，特别是适合预防策略的危险因素[11,21]。无法改变的因素包括受体和供体年龄、受体和供体血管病变、糖尿病和病态肥胖（至少对一些受者是如此）。一项大型的登记病例匹配研究表明，半数的移植肾血管血栓形成事件均发生在再次移植的受体当中[43]，这意味着再次移植导致移植肾暴露于受体的免疫系统，从而更易出现内皮炎症和形成微血栓。目前，临床上有一些策略可以尽量减少高致敏受者的风险，例如与阴性供者的淋巴细胞毒

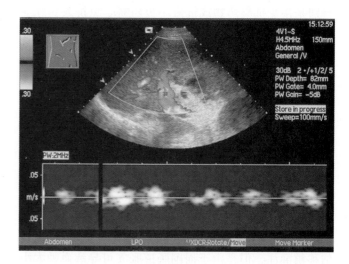

图 28-12　彩色双相超声显示移植术 5 天后移植肾动脉几乎被血栓完全阻塞，移植肾的血流量非常少。随后的探查发现移植肾不能存活。（扫码看彩图）

性交叉配合试验（参见第 10 章）。再灌注损伤引起的 ATN 可能与内皮细胞变化、肾积水和肾内压增高有关，进一步增加了移植肾灌注的难度。移植前接受腹膜透析治疗的受体血栓并发症的风险增加，可能与血管内血容量不足有关。

随着重组人促红细胞生成素(rEPO)的面世，终末期肾脏疾病患者的贫血症状得到了改善，不但减少了常规输血的需要，而且提高了患者的生活质量和生存期。滴定 rEPO 的剂量，以使受者的血红蛋白检测值在 100~120g/L 的范围内。随着血红蛋白值的增加，心脏不良事件的风险升高。尽管如此，目前在肾移植患者中广泛使用 rEPO 并没有导致血管血栓形成的风险增加[21]。

红细胞增多症是指血细胞比容大于 51% 或血红蛋白大于 160g/L，肾移植后 6 个月至 2 年的发生率为 10%~15%[47]。大约 1/4 的患者可自行缓解，其余患者的症状可能会持续数年，随着移植物的功能减退逐渐缓解。出现血栓栓塞以及嗜睡、不适和头痛症状的患者应当重复进行静脉穿刺检查，其中可能有多达 30% 的患者需要静脉穿刺。而男性患者、吸烟者和无排斥反应患者的发生率往往更高。红细胞生成素水平通常处于正常范围内。高血压患者接受小剂量的血管紧张素转换酶抑制剂治疗时血细胞比容会低于正常水平，提示血管紧张素 II 是红细胞的生长因子。

血栓形成因素

在排除了技术原因之后，血流动力学稳定的肾移植受者的血栓形成可能是高凝状态或易栓状态之一。病因可能与遗传有关，但是后天获得的可能性更大[21,25]。只有不到 1% 的透析患者存在抗凝血酶 III、蛋白 C 和蛋白 S 缺陷。对于 45 岁以上的患者，如果没有家族史，则上述缺陷不太可能引发血栓形成事件。

第五凝血因子(FVL)或凝血酶原 G20210A 的遗传突变可导致移植血管系统血栓形成(通常为静脉)的风险至少增加 3 倍。FVL 突变在正常人群中的发病率为 2%~5%，而且在肾脏疾病患者中并不常见。然而，研究人员发现，15%~20% 的患者具有静脉血栓栓塞病史，60% 的患者具有血栓栓塞家族史。当肾移植受体存在这些突变时，主要血栓形成事件[特别是肾静脉血栓(RVT)形成]的风险高达 40%[59]。FVL 或凝血酶原 G20210A 突变的存在也与移植物的存活期缩短有一定的关联性，这可能是由于受排斥反应或内膜增厚影响的肾血管中形成了微血管

血栓。因此，等待肾移植的患者最好接受基因多态性的常规筛查。对于有血栓栓塞病史的患者，应当强制性执行检查。

等待移植的患者体内往往存在获得性抗磷脂抗体 (APA)，包括抗心磷脂抗体和狼疮抗凝剂。虽然大约 10% 的患者体内存在上述抗体，但相关的临床事件较为少见。如果患者有血栓病史，可能会出现系统性红斑狼疮，临床上称之为 APA 综合征。当未预防时，它们具有普遍的移植物血栓形成发生率。同样地，移植后的抗凝治疗对移植物失功也有一定的保护作用[1]。如果患者没有血栓形成史，则 APA 的存在似乎没有影响。

免疫抑制剂的影响

环孢素的使用(剂量不低于 15mg/kg)与移植后第 1 周移植物的血栓形成，特别是 RVT 的发生率增加相关[47]。随后，环孢素表现出促凝性，导致因子 VIII 分泌增加，以及促使单核细胞和血管性血友病因子释放组织因子以及内皮释放 P 选择素。这可能是一种剂量反应效应，因为近年来，药物水平监测结果显示，环孢素导致的 RVT 发生率呈下降的趋势。哺乳动物西罗莫司靶蛋白(mTOR)对肾移植后的血栓栓塞事件没有影响。

溶血性尿毒症综合征或血栓性血小板减少性紫癜是应用环孢素的罕见并发症。目前对这两种并发症的了解相对较多。移植后不久出现肾脏功能下降、血小板计数减少以及髓芯活检标本观察到特征性肾小球血栓形成可以确诊。大部分患者停用环孢素或转换为他克莫司后可自行缓解。据报道，将他克莫司转换为环孢素的患者也有类似的表现。mTOR 抑制剂也是一种替代药物。

长期使用肝素导致高达 20% 的患者体内可以检测出血小板因子 4(PF4)抗体。肝素诱导的血小板减少综合征(HITS)是一种免疫介导的血小板减少症，也是移植手术期间患者再次接触肝素后 24 小时内发生的血栓并发症。随后，免疫复合物激活血小板，使患者出现静脉和动脉凝血，并导致血小板消耗。HITS 在移植受体中并不常见，但是移植受体，特别是预防性接受活体供肾的受体以及接受腹膜透析治疗的患者中有可能存在漏报。确诊为 HITS(包括检测出 PF4 抗体)后，患者在移植手术过程中绝对禁用任何肝素制剂。可以直接使用凝血酶抑制剂(如表柔比星、阿加曲班或比伐卢定)进行抗凝治疗。

肾静脉血栓形成

移植后早期肾静脉血栓栓塞并不常见,而且总是与技术问题有关。然而,随着环孢素的广泛使用,自发性 RVT 的发生率高达 6%,而且通常在无并发症患者肾移植术后第 1 周结束时发生[49]。在数小时内见证这样急剧的变化是一次令人难忘的经历。少尿和血尿进展迅速,患者可出现极度不适、大出血以及移植肾肿大和破裂,危及生命。RVT 可能在早晨查房的过程中发生。从大约 20 年前起,牛津移植中心就开始在手术结束后每天给予患者服用一次阿司匹林,有效地将 RVT 的发生率从 5.6% 降低至 1.2%[49]。

CDUS 可以发现移植物肿胀,沿着肾脏凸缘有新月形凝块,并覆盖皮质的纵向裂口。在这种情况下,如果动脉波形显示舒张期逆向血流可以确诊 (图 28-13A)。如果患者被手术团队直接带入手术室,经早期确诊后也可能保留移植物(图 28-13B)。手术中的发现与超声描述相同,同时可见破裂皮层有动脉活动性出血。除了舒张期逆流之外,其他表现类似于在脑死亡立法之前的严重 ATN 移植破裂的描述。在脑死亡立法之前,一些外科医师采取预防性切除肾被膜,以便肾脏能够更好地适应肾小管坏死引起的实质肿胀。

RVT 的技术性原因包括髂静脉瓣膜与吻合口的缝合、左侧供体肾较长静脉的扭转以及右侧供体肾静脉受到压迫等。

急性闭塞性肾静脉的手术治疗对外科医师而言是一个挑战。如果在移植的早期确诊,只需要重新打开伤口,为移植肾腾出更多的空间就可以快速地改善肾脏外观。将肾脏放置在腹腔内可以阻止再次发生血栓。如果右侧供肾的肾静脉中存在血栓,摘除肾脏并且用保养液再灌注可能是唯一实际的选择。在进一步松解髂静脉并使其接受静脉吻合口之后,可以考虑重新移植供肾。

RVT 在移植后的早期阶段并不常见,这表明移植肾静脉对吻合口狭窄具有一定的抵抗性,并且可能受到肾静脉血流的保护。在次要原因相关的亚急性病例中,可以观察到髂静脉血栓形成、新发膜性肾病、肾小球肾炎和血栓形成。在手术后数月内,可以采用经皮介入联合机械性和化学性溶栓治疗[36]。

肾动脉血栓形成

肾动脉的自发性血栓形成临床上较为罕见,通常是由于诸如动脉扭结或肾血管蒂扭转等技术原因引起。其他影响因素包括心排血量不足、低血压、血管内容量消耗和易栓状态,ATN、肾盂积水或细胞排斥反应导致的肾内压升高在肾动脉血栓形成过程中也可能发挥了一定的作用。受慢性排斥反应影响的肾动脉多年里可以一直保持通畅。

除了移植物失功之外,其他体征和症状可以忽略不计。肾移植物失功是"隐匿的"。需要通过 CDUS 或外

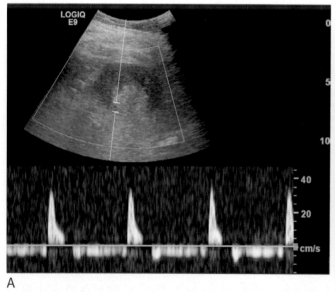
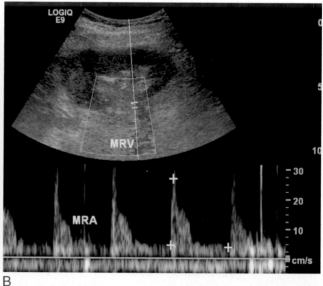

图 28-13 肾移植术后 24 小时出现急性肾静脉血栓患者的彩色多普勒超声图像。(A)在行肾静脉血栓切除术之前,移植肾主动脉显示舒张期反向血流。(B)紧急移植物探查,行血栓切除术,并且将静脉瓣膜小叶破裂处与髂外静脉吻合,2 小时后血流恢复正常。MRV,磁共振静脉造影;MRA,磁共振血管造影。(扫码看彩图)

科手术探查才能确诊。只有当动脉供血被认为是造成移植物功能差的原因并且立即进行干预时，动脉血栓形成才是一种可以避免的终末事件。因此，在发生血栓形成之前，应确定动脉问题的重要性。常规的 CDUS 对肾外移植动脉、高血压恶化和移植物功能具有良好的评估效果。

分段动脉血栓形成

随着腹腔镜在供体肾切除术中的普及使用，大约 15% 的死亡供体肾脏将保留不止一条肾动脉，并且活体供体肾脏的肾动脉数量可能进一步增加。肾实质的动脉供血没有侧支循环。因此，无法吻合副动脉，或者副动脉或分支动脉中血栓形成将不可避免地导致肾脏楔形梗死。小的上极副动脉或分支通常可以进行移植。移植时的 CDUS 检查可以发现肾皮质缺血区域和小灌注缺损。较大的副血管或分支血管闭塞将对移植的肾脏产生较为显著的影响。

在分段梗死的急性发作期，患者的乳酸脱氢酶水平高于 500IU/L[23]。CDUS 可见明显楔形缺血区域（图 28-14A）。髓芯活检可发现肾实质坏死。如果从被膜到肾盏发生大面积坏死，则在移植后 5 天左右可能会发生尿液渗漏和尿性囊肿。但这并非不可避免，如果在移植第 2 周结束时症状不明显，则不太可能发生尿液渗漏（参见第 29 章）。长期来看，肾移植的梗死区域将会被瘢痕组织代替（图 28-14B）。

血栓预防策略

血管性血栓形成往往存在多种危险因素，既要针对血栓形成采取综合措施，又要根据患者的具体情况做到综合措施和重点措施相结合。经典的 Virchow 理论认为，血栓的形成主要有以下三个因素：血液高凝状态、血管内皮损伤和血流速度减慢。在多自由基供体手术中，尽量减少导致 ATN 的因素，避免长时间的冷缺血和热缺血，对功能不良的肾脏及时通过髓芯活检确诊，同时积极地管理血管和抗体介导的排斥反应。借助最佳的手术技术和液体管理，可以最大限度地缩短移植期间或移植术后的停滞期。外科手术误差零容忍，谨防移植外科医师将自己手术的不足之处归咎于患者！

在认识到血栓形成状态是肾移植后血管血栓形成的主要原因之后，血液筛查成为常规的检查手段。反过来，定向治疗可以降低血栓形成的风险。有些中心采取了上述做法，但是对于这两个策略并未达成共识。常规筛查价格昂贵，而且大多数血栓形成状态较为罕见。最常见的是 APA，但是在移植前没有血栓形成事件的情况下，同种异体移植血栓形成的风险很低。因此，对于有血栓事件既往史或家族史（包括深部和浅静脉血栓形成、肺栓塞、血栓性瘘管、中心静脉透析导管多次闭塞以及透析管路凝血异常）的潜在受者可以适当地缩小检查范围。接受预防性活体供肾移植的患者可以添加到该列表中。

应根据患者血栓形成的危险因素采取个性化的预防治疗措施。对于有血栓形成倾向的患者，临床医师在了解其病史之后，首先给予长期的华法林抗凝治疗，然后在围术期给予肝素可以有效地防止手术期间血栓生成，包括再次移植手术[12]。相较于血栓形成，出血事件的发生率较低。对于已知危险因素但无血栓事件史患

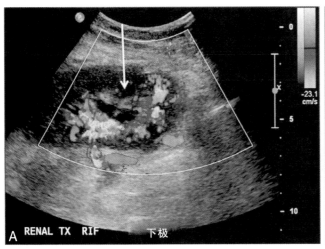
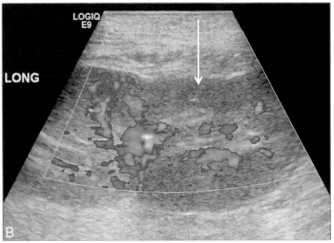

图 28-14　彩色多普勒超声显示死亡供体肾移植后下极的楔形无血管区域（箭头所示），带有四条肾动脉，其中一条在随后的移植探查中被证明有血栓形成。(A) 移植术后 7 天。(B) 移植术后 3 个月的瘢痕坏死面积。（扫码看彩图）

者的临床建议尚未确定。在对 310 例肾移植受者进行的一项前瞻性研究中，所有受试者均接受每日 1 次小剂量阿司匹林治疗，但是血栓形成事件在检测出血栓形成因子的患者中与未检测出血栓形成因子的患者中并未表现出显著差异[42]。因此，对于有血栓形成倾向但未有血栓形成病史的患者可以长期采用低剂量阿司匹林治疗。其他血小板抑制剂的作用还没有明确。

扭转

肾脏仅在放置于腹膜内时可能会围绕自身血管蒂发生旋转(图 28-15)。由于腹部肌肉组织难以闭合，通常会导致移植肾血管系统受损。这种现象在经中线切口行胰肾联合移植(SPK)的糖尿病患者中较为常见。通过将肾脏放置在乙状结肠左外侧可以有效降低 SPK 术后的移植肾扭转发生率。

由于扭转的发生率非常低，因此容易被临床医师所忽视，常见的症状有疼痛、恶心和少尿。影像检查提示移植肾脏缺血或灌注非常有限。对 16 例患者的临床资料的回顾性分析结果显示，术后探查可以发现 25% 的移植物扭转。建议通过预防性肾固定术来防止放置在腹腔内的肾脏发生扭转，特别是使用 TOR 免疫抑制的患者[29]。

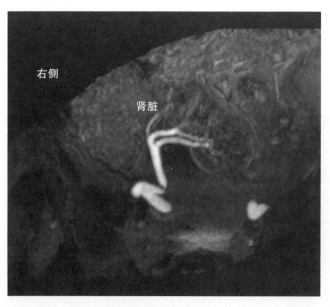

图 28-15　MRI 血管造影显示移植肾动脉在右侧髂窝处发生扭转。患者在接受哺乳动物西罗莫司靶蛋白(mTOR)免疫抑制治疗 3 个月后，经腹膜内途径植入供肾。随后经 MRI 血管造影检查发现移植肾失功。

血管通路血栓形成

动静脉内瘘是透析依赖患者的生命线，它可以有效地监测血管通道并对泵速度和压力读数进行纵向评估[40]。移植后使用动静脉内瘘可以及时地发现移植物功能恢复延迟，即使在移植成功后，受者和临床医师也不愿意结扎瘘管。然而，如果监测不及时，进展性内膜增生在大多数情况下会导致没有复苏价值的瘘管最终消失和"隐匿"。在其他情况下，静脉瘘管结构继续增大，供血动静脉因为要继续适应低阻力瘘管而变得越来越迂回曲折。反过来，随着每分钟通过瘘管吻合口的血液从 3L 上升到 4L 或更多，心排血量也在逐渐地增加。迂曲的静脉可能导致瘘静脉进行性扭结，最终出现淤滞以及血栓形成，并延伸到近端静脉。如果出现疼痛性的血栓性静脉炎，则需要采用抗凝治疗。

随着技术的不断进步，移植患者肾功能恢复良好且长期生存的例子已经屡见不鲜。现在可以采取更加积极的方法，即在移植后 6~12 个月，对静脉瘘进行局部结扎，这种方法特别适合供血动脉扩张或担忧瘘管对心排血量产生影响的患者。如果不进行结扎，则供血动脉将逐渐呈动脉瘤样，并且对动脉壁产生压力，压力大小与侧脑和动脉压成正比。在极少数患者中，从栓塞点开始向远端动脉形成管腔内的附壁血栓，如图 28-16 所示。

深静脉血栓形成

大手术后高凝状态通常持续 4 周。牛津大学的一项早期回顾性研究发现，在未采用特定 DVT 预防措施的肾移植患者中，发病率为 8.3%(n=480)。然而，发病的高峰期并不是在移植术后早期，而是在术后第 4 个月，通常与需要卧床休息或盆腔病理学等事件(如淋巴囊肿)相关[2]。2010 年，在温哥华国际移植协会上，韩国研究人员提交了一项长达 40 年涉及 1695 例患者的未公开数据 (I.S. Moon-abstract36)，也证实了有症状的 DVT 在移植术后早期的总体发病率相对较低，平均发病时间为肾移植后 6 年。上述结果表明，肾移植受者由于终末期肾脏疾病和先前的血液透析产生了保护性出血倾向，因此移植术后早期的深静脉血栓形成风险不高。在 rEPO 投入使用后，患者早期的 DVT 发病率并未出现变化，表明保护作用与贫血无关。目前尚未进行移

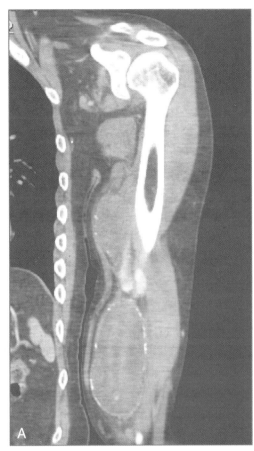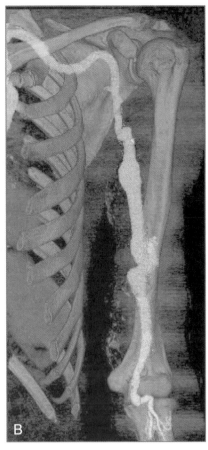

图 28-16　移植受者左肱动脉的 CT 血管造影显示，移植术后 10 年和左侧头臂静脉瘘结扎后 5 年指动脉出现栓塞。(A)肱动脉中两个直径分别为 5 cm 和 4cm 的梭形动脉瘤血栓。(B)肱动脉腔内重建。(扫码看彩图)

植手术后 DVT 发生率的前瞻性评估。

　　然而，移植肾功能稳定的患者与一般人群的风险相同，除了淋巴囊肿以外，没有独特的危险因素 (图 28-17)。位于髂窝的移植肾自身似乎不是一个风险因素。同样地，髂股 DVT 的近端延伸也不是一个常见的事件，可能是因为从移植肾脏进入髂静脉的血容量所导致。然而，伴随着移植物失功，可能会引起严重的同侧下肢肿胀。如果不能及时发现，可能会导致预后不佳[46]。对于这类患者建议采用肝素抗凝治疗，并且经对侧股静脉临时放置腔静脉过滤器，然后通过放置在同侧静脉中的插管进行溶栓治疗，治疗时患者应俯卧在介入放射检查台上。

　　尽管肾移植后早期 DVT 发生率低，并且随着rEPO 的应用 DVT 的发生得到了有效遏制，但是普遍采取预防性措施仍然可以给肾移植患者带来益处。这些预防措施包括在手术之前装配低于膝关节的抗血栓袜以及在手术过程中间歇性地压迫小腿。只要在整个住院期间坚持穿抗血栓袜，并且在手术后早期离床活动和锻炼小腿，这些措施的效果就可以与皮下注射肝素相媲美。如果这些低风险措施成为常规治疗，则它们在有肺栓塞或 DVT 及肥胖病史的高风险患者中的作用不可忽视。在这些患者中，可以结合皮下注射肝素，与普通的肝素制剂相比，长效肝素制剂可以逆转棘手的血尿或避免肾移植活检，因此应优先选用。

引起输尿管并发症的血管因素

　　移植输尿管血液供应完全依赖于肾动脉，例如下极副动脉(如果存在)。副肾血管和输尿管之间的关系是不可预测的，特别是对肥胖供体的肾脏而言(图 28-18)。如果不能保留副肾血管，则输尿管远端坏死或狭窄的风险增加。同样地，如图 28-19 所示，保留下极副动脉和输尿管之间的联系可能会在移植物异位定位之后产生外部压力导致输尿管受损。如果患者在拔除移植时放置的输尿管支架管后出现肾积水，则应当确诊是否有输尿管并发症。手术矫正有一定的难度，常见的方法包

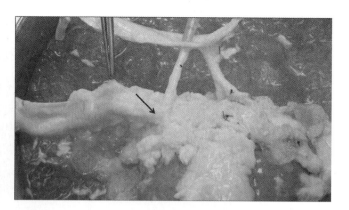

图 28-18 肥胖死亡供体的左侧肾脏带有下极副肾动脉 (插管),可作为输尿管(用镊子夹住)的一条血流供应分支(箭头所示)。(扫码看彩图)

图 28-17 使用血管造影剂的 CT 扫描(冠状图)显示小淋巴囊肿压迫远端右外侧髂内静脉,导致远端股静脉血栓形成。DVT,深静脉血栓形成。

括移植肾盂输尿管吻合术或在膀胱和移植输尿管松解后进行新的移植输尿管膀胱造口术(参见第 29 章)。

细菌性动脉瘤

  供体主动脉瓣与髂动脉吻合处的细菌性假动脉瘤可能是菌血症休克或大量急性失血导致的血管并发症,这种并发症并不常见,但可能严重并致命。在移植后的第 2 周或第 3 周表现为急性发热性疾病,可能伴有同侧下肢远端血栓栓塞。此外,细菌性动脉瘤也可能是移植肾切除术时结扎移植肾动脉残端感染所致。感染也可能蔓延到其他部位,例如感染的静脉插管。动脉粥样斑块缝合或溃疡可引起主动脉瓣内膜缺陷,里面

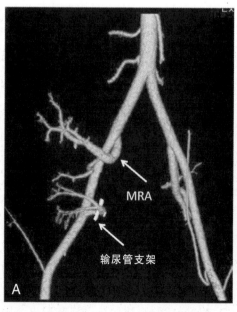

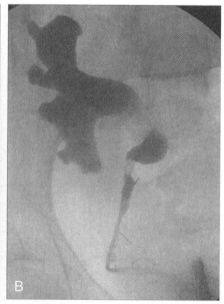

图 28-19 接受左侧活体供肾的患者近端移植输尿管受到外部压迫,两条肾动脉分别移植到右侧髂窝。(A)移植输尿管支架(箭头所示)和吻合右侧髂外动脉的下极副肾动脉之间的联系。肾主动脉与右侧髂内动脉吻合。(B)在选择性移除移植输尿管支架 2 周后进行逆行性肾盂造影检测肾积水情况。(扫码看彩图)

包含的细菌或真菌可能是细菌性动脉瘤的感染源。动脉壁感染可导致吻合口破裂。局部感染性假动脉瘤可以通过 CDUS 检查确诊。

临床医师首先应采取个性化的治疗方案[28,45]。肾切除术通常使用静脉补片修复动脉缺损，然后延长抗菌药物的应用时间。此外，还有通过连续使用抗微生物药物成功治愈局部或血管内较小的真菌病致动脉瘤的报道。

活检术所致血管综合征

在超声引导手术中使用弹簧芯状的 18G 活检针，即使对经验丰富的医师而言，也是一个重大的考验。事先必须获得患者签署的知情同意书。停用抗血小板药物可能会轻微降低并发症的发生率，但出血并不是主要的并发症[31]。在手术后 1 周或 2 周内，血肿形成较为常见。凝块位于移植肾的外部并且与移植肾相邻，并且经常在腹膜后平面向上延伸。CT 扫描效果优于 CDUS，后者往往会低估血肿的程度。对于可能会快速损害移植物功能和活力的被膜下血肿，可以采用活组织检查（图 28-20）。作者曾经在没有超声引导下开展了 1 年的髓芯活检，并经历了一件难忘的事情。在活检后的第 3 天早上，一位患者在经历了一夜的辗转反侧后，又重新出现无尿症。CDUS 显示大块的被膜下血肿压迫肾脏的无血管区。早期的活组织检查可见皮质和髓质被

一段动脉分开。在这个事件发生后，移植中心购买了专用的超声设备。

髓芯活检后，镜下血尿几乎见于所有病例。大约 10% 的患者经皮活检可出现肉眼性血尿。出血通常为自限性，需卧床休息，有时可能需要逆行的输尿管支架管置入。移植肾内小的假性动脉瘤和动静脉瘘较为少见，CDUS 检查和 CT 血管造影通常为偶然发现（图 28-21）。如果急性出血，患者应卧床休息，接受间歇性超声检查、局部压迫止血、暂时停用抗血小板药物和肝素。上述措施在假性动脉瘤患者中取得了良好的效果。偶尔，CDUS 可以发现肾脏内较大血管之间的动静脉瘘。这些动静脉瘘通常不会引起症状，但听诊时可出现明显的杂音。在大多数情况下，保守治疗可以取得良好的效果，即使是大瘘管也不例外，如图 28-22 所示。介入性栓塞是一种比开放式手术更实用的方法，可用于控制尿集合系统中的肾内出血或者显著改善肾移植患者的血管性阻塞。

移植肾动脉狭窄

移植肾动脉狭窄（TRAS）是肾移植后最常见的血管并发症。虽然病因较为复杂，但高血压和移植物功能障碍已经是两大公认可以治愈的致病原因。对于移植肾动脉狭窄严重患者，如果不采取治疗措施可能会导致移植物失功，甚至患者死亡。

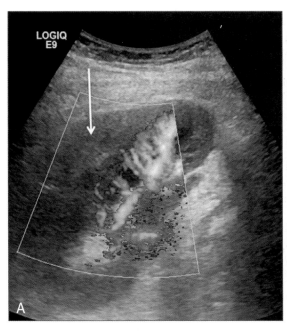
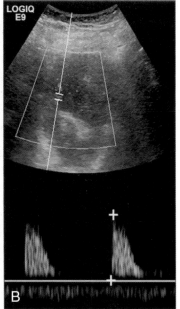

图 28-20 肾移植术后 3 个月先后经程序性活检和彩色多普勒超声检查无尿症。(A)较大的囊性血肿压迫肾实质。(B)肝动脉波形显示移植肾的血供不良。(扫码看彩图)

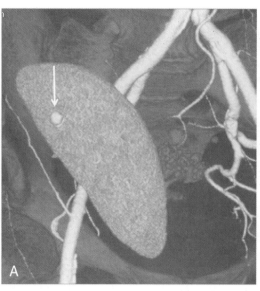
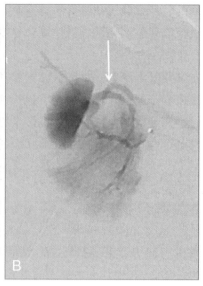

图28-21　CT血管造影偶尔观察到上极活检发现的假性动脉瘤。(A)血管重建显示1 cm动脉瘤(箭头所示)和动静脉瘘引流。(B)3个月后进行选择性血管造影,然后对部分形成血栓的2.5cm动脉瘤和瘘管(箭头所示)进行治疗。上述两者均在选择性血管造影期间自发形成血栓。(扫码看彩图)

定义和发病率

目前,TRAS没有统一的定义。一方面,患者在移植后通常会出现血管杂音、难治性高血压、肾功能恶化以

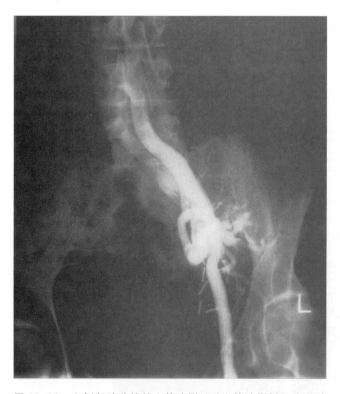

图28-22　左侧肾脏移植的血管造影显示血管造影剂迅速通过髂总静脉,符合经14G活检针肾脏经皮穿刺确诊的肾内动静脉瘘。瘘管采用保守管理。

及继发于体液潴留的危及生命的充血性心脏衰竭,在矫正动脉狭窄后,患者病情显著逆转[14]。一般在移植后3个月至2年内发病[18],肾素-血管紧张素系统的活化在其中发挥了重要的作用。另一方面,CDUS偶然发现,在未出现移植物功能障碍的血压正常患者当中,肾动脉管腔直径减少了50%以上。相较而言,高血压是一个常见的影响移植物长期存活率的独立危险因素(参见第30章)。因此,如果没有内在风险,任何改善血压控制的干预措施都是有益的,即使在短期内无法为肾移植受者提供可衡量的益处,但长期受益毋庸置疑。

文献中记载的TRAS发病率差异较大,为1%~23%,取决于研究人员所使用的定义。最早的数据发布可以追溯到1973年,具有14年临床经验的法国医师Hamburger通过定期对移植受者进行血管造影得出了较高的TRAS发病率[27]。CDUS是一项先进的技术,其安全性和低成本使其成为移植中心不可缺少的工具,可以将其作为研究移植物功能障碍的一线筛选工具。CDUS不仅可以用于肾脏的定性和定量评估,对移植物存活率的持续提高做出了重要的贡献[13]。CDUS对移植肾动脉的检查方案还将提高人们对高血压病因的动脉病理学认识。

由于介入放射学技术在纠正CDUS初步确诊的问题时相对简便和安全,从而导致需要干预治疗的TRAS报告病例增加。然而,鉴于移植肾动脉中出现流量扰动,只有对检查和报告进行标准化管理才能解决一些

关键性的问题[9]。狭窄是否长期发展？高血压是不是单独的干预指征？我们如何确定血流动力学显著性狭窄？什么时候干预？如何干预？对于肾移植患者，只有采用不同报告标准和方法的观察性研究才能提供答案。此外，TRAS 的自然历史尚未确定，干预的长期利益仍未阐明。TRAS 是否应该以与局部肾动脉狭窄相同的方式进行治疗[57]？有意义的答案不是来自对登记管理机构数据的回顾性分析[18]，而是来自在规定的时间点和干预下接受 CDUS 监控的未选择患者的纵向研究，正如移植物功能和高血压等临床参数所提示的意义。

作者建议根据是否需要增加抗高血压治疗药物、伴随或不伴随移植物功能的恶化、在纠正动脉狭窄时是否会改善血压或肾功能（或两者兼而有之），明确 TRAS 的定义。如果使用这样的定义，TRAS 的发生率将更加接近 1%，而不是 23%。自 2003 年以来，悉尼阿尔弗雷德王子医院在移植术后 6 周进行了肾外移植动脉的 CDUS 监测。根据建议的诊断标准，TRAS 的发生率为 4.5%。

发病机制

狭窄通常位于髂动脉与肾动脉的吻合口附近，可能比较短，呈弥漫状，或分布在多个部位。狭窄一般在不同的时间发生，与 TRAS 的多重致病原因保持一致。Voiculescu 等[56]报道，大多数 TRAS 患者在前 6 个月可以发现大部分狭窄，其中纤维化占 40%，供体动脉粥样硬化占 27%，动脉扭转占 21%。吻合部位发生狭窄很可能是技术性原因，在移植患者中较为常见，一般相对稳定。端侧吻合可能比端端吻合更易产生狭窄[37]。对于进行性吻合口狭窄，特别是涉及活体供肾的肾动脉末端时，可能提示在捐献或植入手术时肾脏受到损伤引起纤维化和内膜增生或内膜瓣（图 28-23）。

伤口闭合时异位放置肾脏的肾动脉可能会经常地发生扭结或扭转。扭结可能在动脉曲线的顶端或动脉相对固定位置的吻合处发生，也可能在两个地方均有发生（图 28-24）。移植肾动脉的扭转在靠近肾门的位置更为常见。

较长的弥漫性狭窄，特别是向心性狭窄，往往在移植后期发生，可能与免疫介导的内皮损伤以及进行性内膜增生有关。肾动脉分支相关的多发性狭窄可能属于同一类别（图 28-25）。血管性排斥反应与随后发生的狭窄两者之间的时间关系并未明确[58]。在一项对 27 例 TRAS 患者开展的单中心研究中，多变量分析结果

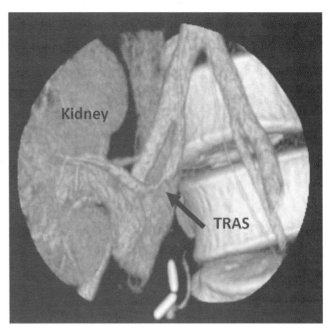

图 28-23 活体供肾移植术后 2 个月的血管造影和三维重建 CT 扫描显示，与髂内动脉吻合的移植肾动脉远端发生狭窄（TRAS），可能是内膜纤维化引起。（扫码看彩图）

显示，巨细胞病毒（CMV）感染与延迟移植物功能有显著关联[4]。CMV 感染被认为可触发内皮损伤，它在心脏同种异体移植血管病变的发展中发挥相似的作用。图 28-26 是一个 CMV 引起狭窄的病例。受者出现严重的

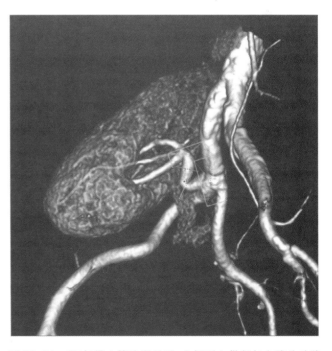

图 28-24 CT 扫描血管造影显示，左侧死亡供肾与右髂总动脉分叉吻合。图片显示两个扭结，一个扭结接近吻合口，另外一个较小的扭结靠近肾门。

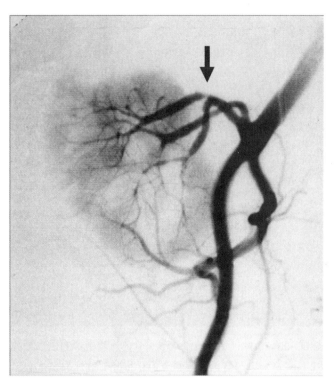

图 28-25　血管造影显示,肾移植术后 2 年由于排斥反应导致肾动脉分支出现多发狭窄(箭头所示)。

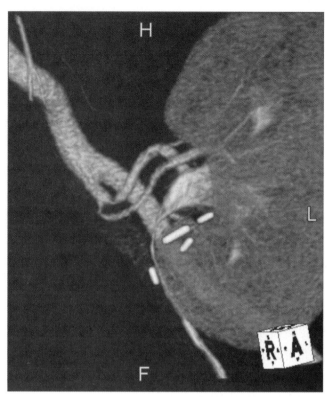

图 28-26　活体供肾血管重建的 CT 血管造影显示,移植术后 3 个月两条主要肾动脉分支出现狭窄。主动脉与髂内动脉吻合。(扫码看彩图)

高血压,需要三种抗高血压药物治疗,症状包括肌酐水平升高、CDUS 可见两条分支的峰值收缩期速度(PSV)升高、发热和 CMV 病毒血症。经过免疫抑制减量、长时间使用抗病毒药物、抗高血压治疗后,患者 3 个月后 CDUS 显示恢复正常。

供体肾动脉新发或既往动脉粥样硬化(图 28-27)是 TRAS 的罕见病因。同样地,移植肾上游动脉树中任何地方的动脉粥样硬化或阻塞均可以产生与 TRAS 相同的临床表现。许多移植受者,特别是吸烟者和年龄较大的成年型糖尿病患者,在移植成功时患有进行性弥漫性病变。在移植手术时,血管夹可能会损伤已经存在病变的髂动脉,导致狭窄进一步加剧(图 28-28)。在这种情况下,需要结合患者的进行性跛行症状和高血压恶化的综合病史。髂股动脉可出现杂音,股动脉搏动微弱或消失,如图 28-29 所示。

病理生理学—"一肾一夹"

1934 年,Goldblatt 及其同事[16]开展了一项创新性研究,他们通过钳夹狗的双侧肾动脉减少肾脏血液回流形成实验性高血压模型。他们提出缺血性肾脏会释放加压物质。在接下来的 25 年中,其他研究人员确定了肾素-血管紧张素系统,并指出肾素是缺血性肾脏释

放的激素[5]。在缺血性肾脏静脉血中发现肾素水平升高。肾素随血液循环离开肾脏,作用于其底物——血管紧张素原,一种具有广泛效应的八肽(包括血管收缩、水钠潴留、醛固酮分泌以及心肌和动脉肥大),然后迅速被血管紧张素转换酶转化为血管紧张素,产生加压效应[14]。在血管紧张素 Ⅱ 的直接作用下,血压升高,无缺血且功能良好的肾脏排出过量的水钠,经肾素-血管紧张素抑制剂治疗后血压恢复正常。这种情形不适用于肾移植患者。

研究人员通过钳夹狗的一侧肾动脉("一个肾脏,一个夹子"),模拟移植肾动脉狭窄的情形。高血压也是血管紧张素依赖性系统和水钠潴留机制之间的失衡所导致的一种症状。在一侧肾动脉狭窄的情况下,多余的水分和钠离子应由功能正常的对侧肾排出。单一缺血性肾脏的灌注压力由高循环容量维持,而不是血管紧张素的直接加压作用。肾静脉的肾素水平接近正常,足以维持循环容量升高,并具有正常的肾小球滤过率和功能。然而,在消除了水钠潴留的病因之后,肾素-血管紧张素系统抑制剂可导致孤立肾脏灌注减少和移植肾功能障碍的恶化。在使用肾素-血管紧张素系统抑制剂

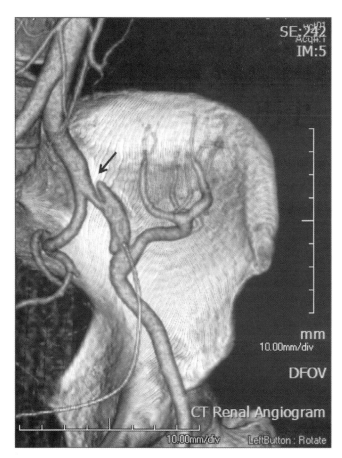

图 28-27　肾功能受损的高血压患者移植术后 2 周与左侧髂外动脉(EIA)吻合的供肾动脉 CT 血管造影,可见外科手术时血管夹钳损伤的近端 EIA 内膜瓣(箭头所示)。随后,用血管内支架进行管理。在吻合口下方附近的第二层内膜有不太明显的损伤。(扫码看彩图)

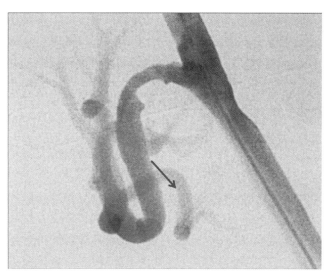

图 28-28　死亡供体右侧肾脏移植术后 6 个月左右的肾动脉狭窄血管造影。在移植时,切除狭窄的动脉粥样硬化主动脉瓣。血管造影时,压力测量显示狭窄的平均收缩压为 24 mmHg。

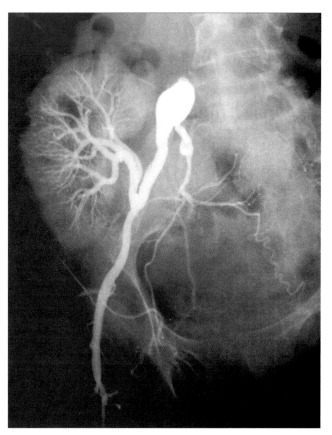

图 28-29　血管造影显示肾移植近端动脉瘤右髂总动脉闭塞。在血管造影术和近端动脉旁路手术之前,患者已接受了 2 个月的血液透析。经旁路手术后,移植肾功能恢复正常。

后,如果观察到功能快速恶化,可以确诊 TRAS。

　　研究人员通过对狗进行试验确定了引起高血压所需的肾动脉狭窄的最低程度。1992 年,Imanishi 等[20]首次阐明了狭窄程度与肾脏自动调节血流量能力之间的关系。他们使用射线透射装置向心性地收缩已经麻醉的狗的左肾动脉,并通过血管荧光电影照相术评估狭窄情况。无论肾脏是否受神经支配,当狭窄程度超过肾动脉直径的 70% 时,全身血压开始升高。当狭窄程度超过直径的 75% 时,肾血流量下降。在另外一项同样令人印象深刻的犬科动物研究中,Schoenberg 等[51]使用MRI、植入的充气动脉袖带和流量探针,证实了患者30%~80%狭窄处的下游收缩期峰值速度逐渐降低,但只有峰值平均流量受到的影响最小。狭窄 50% 处的平均压力降低约 10mmHg,狭窄 80% 处平均压力降低约28mmHg。狭窄 90% 处的平均流量减少 50% 以上。

　　虽然在人类中开展类似研究的可能性不大。但是,

将 Imanishi 的结果外推至移植情形中就可以解释为什么 60% 以上的 TRAS 患者在临床上并无明显的症状和

体征。此外，在临床工作中，医师可以更好地了解血管成形术矫正狭窄后 TRAS 压力阶差幅度与血压控制两者之间的联系。血管成形术前狭窄横截面积的螺旋 CT 血管造影评估可能会有所帮助。不过，目前还没有这方面的研究报道。

影像检查

血管造影一直是 TRAS 诊断的"金标准"。从 1959 年至 1975 年，14 年的 TRAS 检查经验报告显示，血管造影具有非常高的诊断价值，建议所有移植受者应常规地定期接受检查[27]。尽管血管造影目前可能仍然是"金标准"，但随着 CDUS 在临床上的应用，后者逐渐成为移植物动脉的常规监测手段，因为可以对肾内脉管系统进行瞬时评估并提供移植灌注的完整影像。

TRAS 有两种超声诊断方法。一种是肾外方法，即从肾门开始扫描肾动脉，至吻合口和髂内动脉远端结束。测量血管 PSV。血流动力学显著性狭窄的 PSV 大于 2.5m/s[53]。经验丰富的超声医师可以高度准确地诊断狭窄程度和最大 PSV 位点（图 28-30）。下游湍流和频谱扩展可以提高 TRAS 诊断的确准度。延长加速时间以及肾髂动脉的 PSV 比例 >3.0 对 TRAS 的诊断也有帮助。然而，该技术依赖于操作者的技能，并且相对耗时。由于移植肾动脉的走行不可预测，导致难以获得精确光谱定量所需的准确校正角度。区分狭窄病灶与迂曲的肾动脉可能有一定的困难，有时可能会产生假阳性

结果。认真绘制图谱并且与超声专家直接沟通可以提高报告的诊断价值。

另外一种是肾内方法，该法的优点是，对操作者的依赖性不强、可重复性高和易于执行。肾内方法主要对 TRAS 影响的下游肾内血管进行评估。早期的收缩期峰值平坦化和延迟，即所谓的小慢波模式，这种模式与低电阻指数 0.5 有关（图 28-31）。肾内技术专属性好但敏感性差，只能诊断大于 75% 的高度狭窄，无法发现普通狭窄。因此，最好是将两者结合起来，但是短时间内在繁忙的综合性医院超声实验室可能无法实现。然而，移植后指定时间点的 TRAS 常规评估是有价值的。

经 CDUS 检查确诊为 TRAS 后，下一步是决定是否进行血管造影研究。如果移植物失功的风险迫在眉睫，那么决定并不困难。对于已经受损的肾脏，可以通过在注射前后使用生理盐水充分水化降低造影剂肾病的风险[38]。多层螺旋 CT 可以准确评估 TRAS 的部位和程度，并为后续干预计划提供有价值的影像学表现。支持者认为，相较于放射线检查，螺旋 CT 所需的碘化血管造影剂量少，因此对肾的毒性相对较小。无论患者肾功能和造影剂用量如何，建议在注射血管造影剂时始终对移植肾采取保护措施。对于不适用碘化血管造影剂的患者，可以采用钆造影剂或非碘化造影剂进行螺旋 CT 或 MRI。然而，有报道称使用含钆造影剂可能会造成肾源性系统性纤维化，而且因为其密度较低，清晰度不太令人满意，也不能采取治疗干预措施。不过，

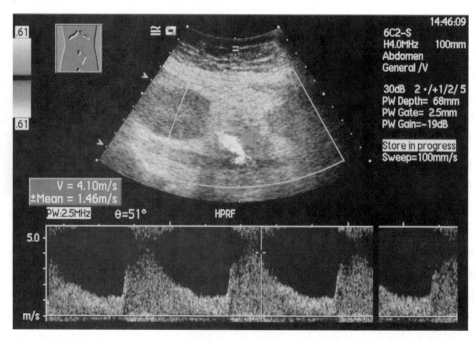

图 28-30　肾移植的彩色多普勒超声扫描显示肾主动脉的收缩期峰值速度为 4.10m/s，确诊为移植肾动脉狭窄。（扫码看彩图）

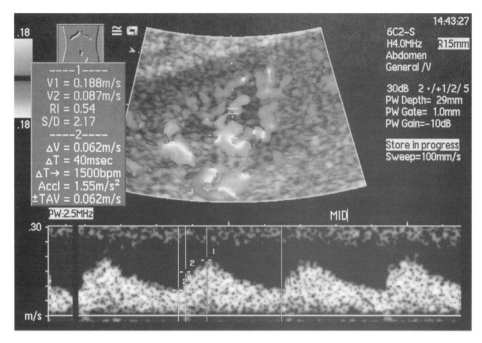

图 28-31　肾移植的彩色多普勒超声扫描显示肾内弓形动脉的动脉波形,呈小慢波特征,提示移植肾动脉狭窄。注意动脉阻力指数为 0.54。(扫码看彩图)

对于受损的腹膜内肾脏,影像学检查不失为一个良好的筛选工具,如图 28-15 所示。

出于清晰度、压力梯度的测量能力以及对血管造影干预能力等方面的考虑,传统的血管造影仍然是 TRAS 诊断的"金标准"。对侧股动脉途径适用于与髂内动脉端端吻合的肾脏。如果使用同侧途径进行主动脉髂造影,需要使用 20~30mL 碘化血管造影剂(螺旋 CT 或 MRI 可以省略这一步)。由于每次需要使用约 10mL 的造影剂,因此选择性造影应使用斜视图或其他视图。如果不能获得充分的视图,可能会产生假阴性结果。在这个意义上,具有重建功能的多层螺旋 CT 血管造影术相对于常规血管造影术更具优势。

保守治疗

肾外 CDUS 显示 TRAS 大约为 60% 时,提示移植肾功能令人满意,受者没有出现高血压或高血压较易控制,此时应继续观察并重复进行超声检查。然而,目前还没有关于这种管理方式的长期安全性的报道,60%TRAS 的进展过程尚未明确。大量实例研究表明,这种情况对于扭结的移植肾动脉可能是安全的,特别是对没有出现肾功能恶化的患者而言[9]。但是,此前的犬科动物研究表明,相对于肾脏灌注减少,无论移植肾功能是否恢复到可接受的水平,人们对狭窄>70%的 CDUS 检查结果更加感到担忧。这种狭窄在脱水或心血管不稳定期间更易发生闭塞,应考虑采取干预措施。

血管成形术和支架

经皮腔内血管成形术(PTA)是 TRAS 的首选治疗方法[24]。据报道,技术成功率超过 80%。但如果采用血压降低和肾功能改善作为临床疗效的判断指标,则成功率大大下降。干预有内在的风险,有一种观点认为,除非 TRAS 出现显著的压力下降,否则不应进行 PTA。然而,目前医学界并未就需要采取干预措施的压力平均下降值达成共识。Schoenberg 等[51]开展犬科动物研究后建议该数值应>10mmHg。

经放射学检查确诊后,在临床参数没有改善的情况下,应寻求高血压和移植物病理学的其他根本原因。在这个意义上,如果并发症发生率可以接受,PTA 可以作为排除手段。与其他形式的介入血管造影一样,大多数并发症与腹股沟中的穿刺部位问题有关。临床医师的技能可能决定了这一管理方式的推广,介入血管造影的成功可能受放射科医师和移植外科医师的合作决策所影响。随着越来越多的预装支架采用球囊扩张,移植物失功的并发症也变得越来越少见[24]。同样地,可以认为,当血栓形成使 PTA 变得复杂化时,普通外科医师需要找到紧急手术室,并迅速采取难度较高的切割和血管重建术,相较之下,经验丰富的介入放射科医师通过使用尿激酶和支架可以使受者获得更加快捷和高效的治疗(图 28-32)。

据报道,狭窄复发率为 10%~60%,可能受狭窄原因、随访时间和支架使用的影响[24,34]。目前尚缺乏 PTA 对同种异体移植物存活的长期影响数据,仅有部分观察性研究结果可供参考[15]。出于伦理道德原因,随机试验只能在肾功能稳定和血压控制良好的患者中进行,并且以移植物的存活率作为手术成功的测量指标。但是,这种试验的可行性不大,因为不仅需要多中心参与,而且可能历时 10 年或更长时间才能完成。

手术矫正

从历史上看,TRAS 矫正手术曾经是一个难度较大的手术,移植物失功率达 20%[6,27]。因此,尽管有失偏颇,但该手术被视为经皮腔内血管成形术(PTA)患者的最后手段或救援治疗。有时,除了手术之外别无选择,正如下面的例子所示。TRAS 手术矫正的限制因素包括动脉入路、动脉灌注替代物的可用性以及热缺血时间。尽管随着时间的推移,ATN 和皮层坏死的风险在不断地增加,但由于预先存在的血流量减少和侧支流的存在,肝素化的肾同种异体移植物可以耐受 30 分钟以上的热缺血。

手术方法的选择取决于患者的病因。最简单的方法是去除可能导致扭结的因素以及松解扭结周围的纤维组织。如图 28-33 所示,一位体内有较大多囊肾的牧

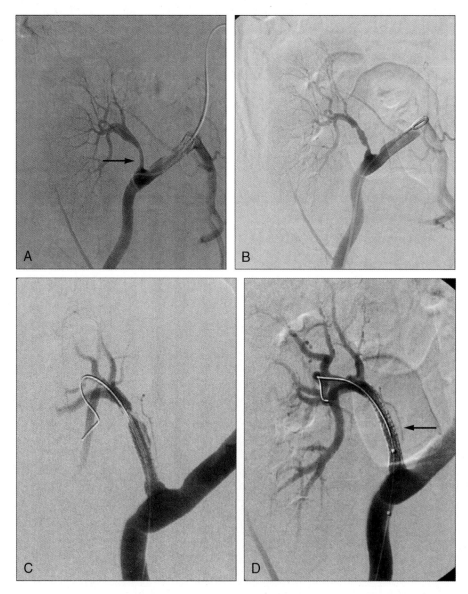

图 28-32　(A)移植术后 3 个月的移植肾血管造影。出现症状的患者狭窄(箭头所示)部位平均动脉压梯度为 16 mmHg。(B)经皮穿刺血管成形术 24 小时后的肾动脉外观。(C)插入自扩张支架后移植肾动脉的外观。(D)增加远端支架后。术后 6 年由于慢性同种异体移植肾病导致移植肾最终失功。

羊人,由于每天手动搬运几吨动物饲料,移植后 6 个月内出现高血压危象,移植肾功能迅速恶化。在切除同侧多囊肾,充分松解扭结的移植动脉后,患者的移植肾功能快速恢复到基线水平,抗高血压药物治疗也取得了良好的效果。

另外一种手术方法是切除与邻近髂动脉直接吻合的狭窄,以矫正图 28-24 所示的 TRAS,具体操作如图 28-34 所示。这种方法可能需要在较长的隐静脉或受体髂内动脉间置移植。根据"器官共享联合网络"指导原则,还可以使用保存的 ABO 血型相容的死亡供体动脉,建议使用捐赠后 7 天内死亡的供体动脉移植物。为防止内膜增生,应避免使用合成移植材料。

如果在后台重建时遇到了复杂的动脉问题,可以选择自体肾脏移植,但这种情况并不多见。图 28-35 显示一个使用已故供体血管来代替动脉瘤移植肾动脉的实例。原始供体肾脏来自一名因脑内动脉破裂导致脑死亡的 8 岁儿童。受者接受移植手术时 14 岁,6 年后由于使用血管紧张素 II 阻断剂控制高血压出现了突发性严重移植物功能障碍。四条肾动脉分支脱落的动脉瘤增大引起了扭曲,继而引发 TRAS。

淋巴囊肿

淋巴囊肿是移植术中淋巴液在非上皮化腔中蓄积所导致的一种病变。在肾移植术后,淋巴囊肿通常在切割受体髂血管旁的淋巴管时发生。随着 CDUS 成为肾移植的常规监测手段以及 mTOR 抑制剂成为维持免疫抑制方案的一部分,淋巴囊肿的检出率逐渐升高[41]。淋巴囊肿通常对人体无害,也不会引起症状,但是由于囊肿对移植物及其相邻结构形成外部压迫或者导致移植伤口出现感染并发症,有时也可以引起剧烈的表现。治疗症状性淋巴囊肿的最佳方法目前尚未明确。

发病率

考虑到常规血管手术中髂血管暴露的频率以及淋巴结并发症的罕见性,如果肾移植术后发生淋巴管严重渗漏无疑会令外科医师感到震惊[32]。根据临床报告,肾移植后早期发病率大约为 2%。在引入超声波常规监控检查后,该数值增加至 50%,但大多数淋巴管累积的临床症状不明显并且可以自行缓解仍然是普遍共识[44]。

病因学

肾移植术后,一个明显的疑似淋巴液泄漏源就是移植物自身,这种情况偶尔可见。正常的肾脏有发育良好的淋巴引流系统,移植时一般不会对其进行结扎。然而,注射不透射线染料和放射性标记物的研究表明,大多数淋巴细胞源自受者的髂血管淋巴细胞(图 28-36)。据估计,每天有 300mL 淋巴液流经髂外淋巴管。目前,对于为什么移植肾淋巴管对淋巴囊肿(如果有)几乎不产生影响,研究人员仍然无法解释。

在髂动脉血管游离期间,即使最细小的淋巴干采用非吸收性或缓慢吸收的结扎材料进行细致结扎也会对预防淋巴囊肿产生至关重要的意义(图 28-37)。作

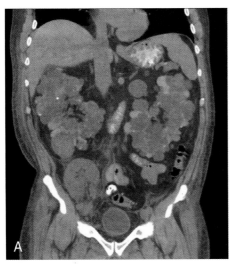
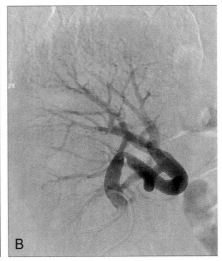

图 28-33 (A)CT(冠状图)显示较大的多囊肾,其中一个直接位于死亡供体右侧移植肾的右侧髂骨窝上方,将肾门引向下侧。(B)移植肾动脉的数字减影血管造影显示明显的扭结,可通过切除右侧多囊肾和松解动脉予以纠正。

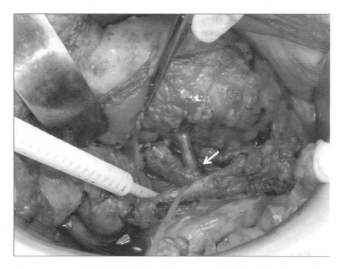

图 28-34 采用外科手术矫正图 28-24 所示的扭结引起的移植肾动脉狭窄,连接肾动脉、切除扭结并且与近端的髂总动脉二次吻合(箭头所示)。(扫码看彩图)

淋巴管保持开放。Sansalone 等根据个人经验得出以下结论:如果选择在髂总动脉血管进行吻合,由于切割期间遇到的淋巴管和淋巴结较少,可以有效地预防淋巴囊肿的发生[50]。

髂血管与肾移植的常规腹膜后血管手术之间的唯一差异是肾脏的物理结构、同种异体免疫应答和免疫抑制。肾脏可能会产生无效腔,特别是在上极或下极附近,而且开放的淋巴管可以进行引流。免疫抑制可导致正常愈合过程中淋巴管无法闭合,并且可能是造成移植个体差异的原因之一。类固醇对巨噬细胞的功能有抑制作用,有证据表明,在低剂量类固醇方案投入临床使用之后,淋巴囊肿的发生率有所降低。最近,mTOR 抑制剂强大的抗成纤维细胞活性可能在淋巴囊肿的形成过程中发挥了重要的作用,特别是在出现排斥反应的肥胖患者(BMI>30)中尤为明显[41,55]。淋巴囊肿在肥胖受体中更为常见,这可能是因为淋巴囊肿在髂血管切割的过程中难以识别。积极使用利尿剂可能有一定的效果,但是同样地,这些药物在下肢淋巴液流量较大

者观察后发现,当遇到较大的肉质髂外淋巴结时,需要采取更加全面的手术护理措施。增强伤口引流有利于

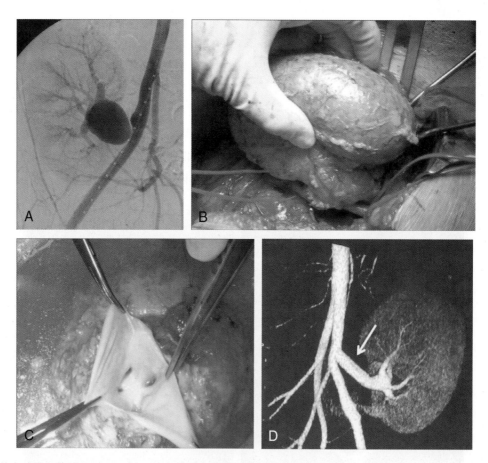

图 28-35 (A)数字减影血管造影显示一名 14 岁的男孩在接受右侧供肾移植术后 6 年肾动脉出现一个 4cm 大小的动脉瘤。动脉瘤近端可见动脉扭结。供肾来自一名大脑动脉瘤出血后脑死亡 8 岁的儿童。(B)摘除前移植肾完全松解,以便使用尸体供肾血管进行肾动脉的非原位重建。(C)薄壁动脉瘤内侧视图,显示移植肾动脉瘤的四条分支。(D)CT 血管造影显示用死亡供体髂骨血管取代移植肾动静脉和自体移植 2 周后的动脉重建斜视图。(扫码看彩图)

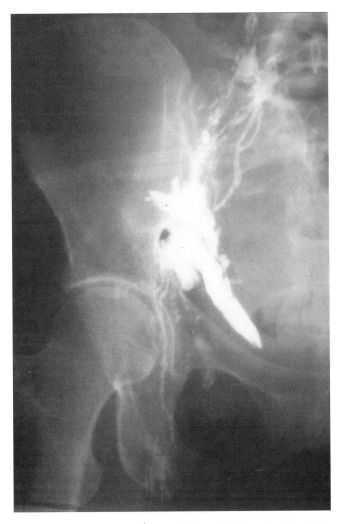

图 28-36　淋巴管 X 线片显示髂外淋巴管的淋巴液泄漏，导致移植伤口出现淋巴管瘘。

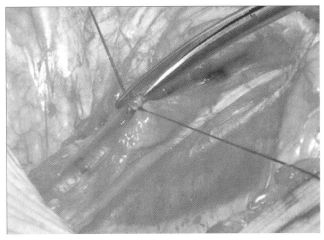

图 28-37　可吸收缝合材料结扎后的髂外淋巴结分期。(扫码看彩图)

巴管瘘。偶尔可见外部髂静脉压迫导致的 DVT(图 28-17)。膀胱出口梗阻也有报道[19]。

诊断

CDUS 检查是确诊的关键，根据同质性以及形状和位置可以将血肿和淋巴囊肿区分开来[11]。大多数淋巴囊肿与膀胱相邻但明显分开，可能呈多腔性和多发性(图 28-39)。如果未能确诊，可以进一步置入导尿管并重复进行超声检查。有时检查还可能发现肾积水伴输

的水肿移植受体中的使用可能更为普遍。

概述

淋巴液量少于 100mL 的淋巴小囊肿在临床上通常处于静息状态，在移植后数天内经常规超声检查可确诊，往往随时间的推移而自行缓解。大的淋巴囊肿在临床上较为常见，通常在移植后 1 周至 6 个月出现，出院后第 1 个月末的发病率最高[44]。大部分体积较大的淋巴囊肿位于肾脏下极和移植输尿管的后外侧，如图 28-38 所示。内部淋巴液的压力值虽然不能检测，但必须应当考虑在内。最常见的表现是膀胱压迫引起尿频，导致睡眠障碍。淋巴囊肿可以引起骨盆的充盈感，通常伴有同侧无痛性下肢水肿。如果在移植术后 1~2 个月才拔除输尿管支架，由于输尿管压迫会导致肾功能恶化，因此患者很可能会在不久之后出现淋巴囊肿。

在移植创面受感染后，淋巴囊肿之间可以形成淋

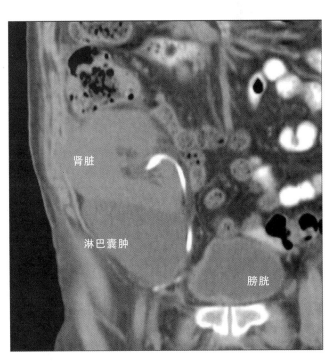

图 28-38　CT(冠状位图像)显示位于移植肾和植入的输尿管支架外下侧的淋巴细胞。

尿管堵塞和肾盏扩张。可以通过超声或 CT 引导下的引流进一步证实诊断,对液体进行生物化学和细胞学分析。肾积水在引流后可以得到缓解。使用血管造影剂有助于输尿管在排泄期的定位。

治疗

淋巴囊肿体积较小且无症状时无须采取干预措施,否则可能会导致患者感染。对于有症状的淋巴囊肿,回顾性研究的综合评估结论认为,首先通过超声或 CT 引导引流确诊并进行初始治疗[30]。如遇紧急情况可以缓解尿液阻塞并恢复移植肾功能。整个疗程的一半时间都是反复地进行抽吸治疗。虽然经 3 次抽吸治疗之后复发的患者,自行缓解的可能性降低,但反复的抽吸仍然是一项有效的治疗措施[44]。抽吸引发感染的风险很小。患者的症状和体征可能会在数天内复发。

一些作者提议通过经皮插入导管延长外部引流时间,并且这种操作可以在门诊完成(图 28-40)。有人尝试注射硬化剂。据报道,在外部引流时配合注射聚维酮碘可以有效地消除淋巴囊肿,治愈率高[48]。但是,长时间引流也有缺点,在引流停止前长达 30 日内均存在感染的风险。聚维酮碘的肾毒性作用也是临床担忧之一,曾经有急性肾衰竭的报道[33]。此外,移植受体对这种治疗方案的耐受性相对较差。

如果经皮抽吸失败,建议采用外科手术,即淋巴结开窗术,其原理是将 300mL/d 的淋巴液排泄到腹腔内,并经腹膜吸收。这种手术曾经被描述为"袋形缝合术",现在纠正为"开窗术"。经较低的中线腹部切口和腹膜途径采用腹腔镜手术或开腹手术切除淋巴囊肿。根据淋巴囊肿与移植肾的关系,可以重新打开以前的伤口。系统回顾结果显示,腹腔镜手术的复发率相对较低(8%),其中 12% 的患者需要转换为开腹手术[30,52]。CT 扫描可以确定淋巴囊肿的位置并显示腔体变化。为了方便定位,应当在淋巴囊肿腔体充盈的情况下开展手术,但应避开引流结束后的第 1 天。外科医师应确保受者留置导管,膀胱处于排空状态。淋巴囊肿通常凸入腹膜腔内。手术中可以使用超声定位,尤其适用于肥胖患者和深部的淋巴囊肿。有时,腹膜外肾脏引起的肿胀容易与淋巴囊肿形成的肿胀发生混淆,术中超声波有助于两者的鉴别诊断[30]。在淋巴囊肿和腹膜腔之间形成开口时,注意避免对集合壁和腹膜之间可能运行的任何结构造成损害,特别是输尿管。位于骨盆深处、移植动脉和静脉外侧的淋巴囊肿最难治疗,需要采用开腹手术。

为了避免复发,多位作者提出了策略建议,例如在淋巴囊肿壁上开一个 5cm 大小的切口,缝合边缘,松解网膜,然后将其缝合到腔内[7]。在移植手术结束时应视临床需要进行常规开窗术,否则会增加肠疝的风险[60]。

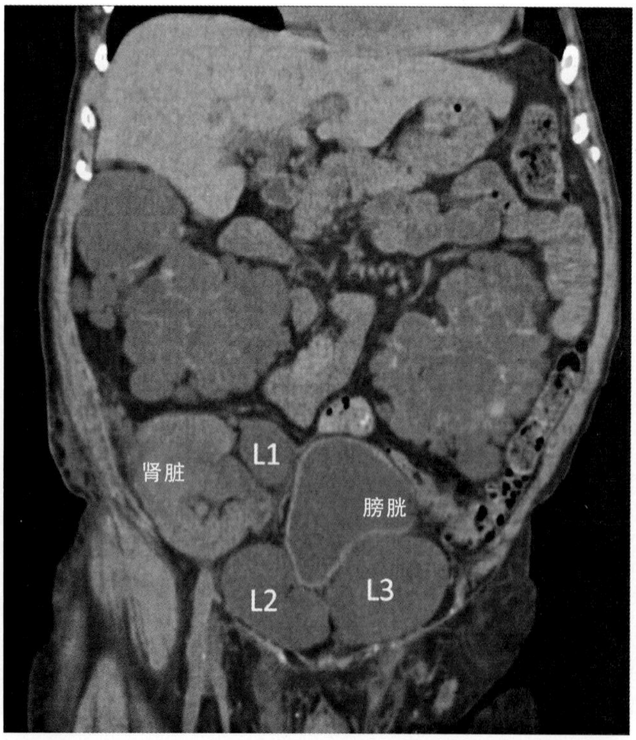

图 28-39　CT(冠状位图像)显示多囊肾患者中压迫膀胱和移植肾的三种淋巴细胞(L)。

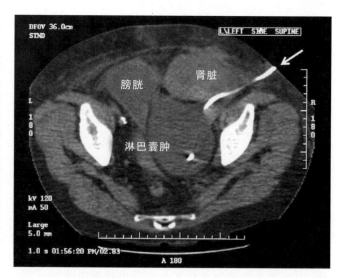

图 28-40　移植肾下极以下的淋巴囊肿经皮引流(箭头所示)的 CT 轴向图。注意右侧移位并压缩膀胱。

淋巴管瘘

分离的髂外淋巴管和受多种抗生物体感染的移植伤口出现瘘管是最令人头痛的并发症，每天的引流液可达300mL。淋巴管瘘通常在移植后的第1周内出现，肥胖的糖尿病患者和手术伤口感染患者发生率相对较高。由于伤口愈合缓慢，皮肤缝合线或缝合针滞留时间过长，为细菌入侵体内提供了通道。临床上常用的治疗措施包括应用抗生素、引流以及改善伤口愈合等措施，包括减少类固醇免疫抑制的使用。

在出现淋巴管瘘的情况下，移植伤口可能会重新开放，并且需要增大腹膜开窗。有时可能会在淋巴囊肿腔底部观察到淋巴液外漏，通常位于髂外动脉前方。缝合结扎术是治疗淋巴管瘘的有效方法。这种方法的风险是可能会将抗生素耐药性感染引入周围的腔体。采取间断缝合术，用易吸收的缝合线闭合肌肉壁。如果需要，可以使用真空敷料以促进皮下组织的闭合。同时，由于移植受体的住院时间长达数月，容易出现肌肉松弛，在这种情况下可能需要给予康复治疗。在住院期间减肥也可以收到意想不到的效果。

移植外科医师也会从这种几乎不可避免的情况中吸取教训，如图28-41所示。肥胖症在需要移植的患者中变得越来越普遍，而且经常需要采取预防措施来降低淋巴和伤口并发症的风险。通过最大限度地减少类固醇和淋巴细胞消耗性抗体的使用，并且避免在手术后至少1个月内使用mTOR抑制剂，可以成功地改善免疫抑制状态。切口应与皮肤的褶皱线保持一致，宜采用腹直肌切口。应尽量避免切割淋巴管。如果有必要进行结扎，操作应细致，使用非吸收结扎线，并且可以考虑在伤口闭合之前切开一个较小的腹膜窗。尽管皮下放置引流管并保留过夜可能有一定的价值，但如果可能，应避免使用负压引流。最后，应避免使用缝钉进行伤口闭合，优先选用Scarpa筋膜消除伤口无效腔，并且使用可吸收的单丝缝合线进行皮下皮肤闭合。

结论

尽管血管和淋巴结的并发症相对常见，但是，如果在整个手术过程中，从肾脏摘除、后台检查和准备到植入部位准备以及植入技术等方面努力注重细节，每一个环节都做到一丝不苟，精益求精，仍然可以成功地降低血管和淋巴结并发症的发生率。

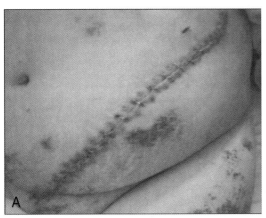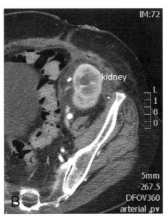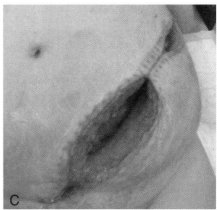

图28-41　肥胖糖尿病患者的左髂窝移植。(A)皮肤吻合术，术后2周手术伤口闭合。(B)肾移植术后血管造影动脉期的CT轴向图，显示开放性伤口感染，左侧髂窝完全被淋巴液包围。(C)移植术后4个月的伤口。(扫码看彩图)

（高宇　译　冯刚　校）

参考文献

1. Akbar SA, Jafri SZ, Amendola MA, et al. Complications of renal transplantation. Radiographics 2005;25(5):1335–56.

2. Allen RD, Michie CA, Murie JA, et al. Deep venous thrombosis after renal transplantation. Surg Gynecol Obstet 1987;164:137–42.

3. Arrazola L, Sutherland DE, Sozen H, et al. May-Thurner syndrome in renal transplantation. Transplantation 2001;71:698–702.

4. Audard V, Matignon M, Hemery F, et al. Risk factors and long-term outcome of transplant renal artery stenosis in adult recipients after treatment by percutaneous transluminal angioplasty. Am J Transplant 2006;6:95–9.

5. Basso N, Terragno NA. History about the discovery of the renin-angiotensin system. Hypertension 2001;38:1246–9.

6. Bruno S, Remuzzi G, Ruggenenti P, et al. Transplant renal artery stenosis. J Am Soc Nephrol 2004;15:134–41.

7. Bry J, Hull D, Bartus SA, et al. Treatment of recurrent lymphoceles following renal transplantation. Remarsupialization with omentorplasty. Transplantation 1990;49:477–80.

8. Burke 3rd GW, Ciancio G, Figueiro J, et al. Hypercoagulable state associated with kidney-pancreas transplantation. Thromboelastogram-directed anti-coagulation and implications for future therapy. Clin Transplant 2004;18:423–8.

9. Buturovic-Ponikvar J. Renal transplant artery stenosis. Nephrol Dial Transplant 2003;18(Suppl. 5):v74–7.

10. Carter JT, Freise CE, McTaggart RA, et al. Laparoscopic procurement of kidneys with multiple renal arteries is associated with increased ureteral complications in the recipient. Am J Transplant 2005;5:1312–8.

11. Casserly LF, Dember LM. Thrombosis in end-stage renal disease [see comment]. Semin Dial 2003;16:245–56.

12. Friedman GS, Meier-Kriesche HU, Kaplan B, et al. Hypercoagulable states in renal transplant candidates: impact of anticoagulation upon incidence of renal allograft thrombosis. Transplantation 2001;72:1073–8.

13. Gao J, Ng A, Shih G, et al. Intrarenal color duplex ultrasonography: a window to vascular complications of renal transplants. J Ultrasound Med 2007;26:1403–18.

14. Garovic VD, Textor SC. Renovascular hypertension and ischemic nephropathy. Circulation 2005;112:1362–74.

15. Ghazanfar A, Tavakoli A, Augustine T, et al. Management of transplant renal artery stenosis and its impact on long-term allograft survival: a single-centre experience. Nephrol Dial Transplant 2011;26:336–43.

16. Goldblatt H, Lynch J, Hanzal RE, et al. Studies on experimental hypertension, I: The production of persistent elevation of systolic blood pressure by means of renal ischaemia. J Exp Med 1934;59:347–79.

17. Hsu TH, Su LM, Ratner LE, et al. Demographics of 353 laparoscopic renal donor and recipient pairs at the Johns Hopkins Medical Institutions. J Endourol 2003;17:393–6.

18. Hurst FP, Abbott KC, Neff RT, et al. Incidence, predictors and outcomes of transplant renal artery stenosis after kidney transplantation: analysis of USRDS. Am J Nephrol 2009;30:459–67.

19. Hwang EC, Kang TW, Koh YS, et al. Post-transplant lymphocele: an unusual cause of acute urinary retention mimicking urethral injury. Int J Urol 2006;13:468–70.

20. Imanishi M, Akabane S, Takamiya M, et al. Critical degree of renal arterial stenosis that causes hypertension in dogs. Angiology 1992;43:833–42.

21. Irish A. Hypercoagulability in renal transplant recipients. Identifying patients at risk of renal allograft thrombosis and evaluating strategies for prevention. Am J Cardiovasc Drugs 2004;4:139–49.

22. Johnson DW, Mudge DW, Kaisar MO, et al. Deceased donor renal transplantation – does side matter? Nephrol Dial Transplant 2006;21:2583–8.

23. Kanchanabat B, Siddins M, Coates T, et al. Segmental infarction with graft dysfunction: an emerging syndrome in renal transplantation? Nephrol Dial Transplant 2002;17:123–8.

24. Kobayashi K, Censullo ML, Rossman LL, et al. Interventional radiologic management of renal transplant dysfunction: indications, limitations, and technical considerations. Radiographics 2007;27:1109–30.

25. Kujovich JL. Thrombophilia and thrombotic problems in renal transplant patients. Transplantation 2004;77:959–64.

26. Kusyk T, Verran D, Stewart G, et al. Increased risk of hemorrhagic complications in renal allograft recipients receiving systemic heparin early posttransplantation. Transplant Proc 2005;37:1026–8.

27. Lacombe M. Arterial stenosis complicating renal allotransplantation in man: a study of 38 cases. Ann Surg 1975;181:283–8.

28. Leonardou P, Gioldasi S, Zavos G, et al. Mycotic pseudoaneurysms complicating renal transplantation: a case series and review of literature. J Med Case Rep 2012;6:59.

29. Lucewicz A, Isaacs A, Allen RDM, et al. Torsion of intraperitoneal kidney transplant. ANZ J Surg 2012;82:299–302.

30. Lucewicz A, Wong G, Lam VWT, et al. Management of primary symptomatic lymphocele after kidney transplantation: a systematic review. Transplantation 2011;92:663–73.

31. Mackinnon B, Fraser E, Simpson K, et al. Is it necessary to stop antiplatelet agents before a native renal biopsy? Nephrol Dial Transplant 2008;23:3566–70.

32. Madura JA, Dunbar JD, Cerilli GJ, et al. Perirenal lymphocele as a complication of renal homotransplantation. Surgery 1970;68:310–3.

33. Manfro RC, Comerlato L, Berdichevski RH, et al. Nephrotoxic acute renal failure in a renal transplant patient with recurrent lymphocele treated with povidone-iodine irrigation. Am J Kidney Dis 2002;40:655–7.

34. Marini M, Fernandez-Rivera C, Cao I, et al. Treatment of transplant renal artery stenosis by percutaneous transluminal angioplasty and/or stenting: study in 63 patients in a single institution. Transplant Proc 2011;43:2205–7.

35. Mathis AS, Shah NK. Exaggerated response to heparin in a post-operative renal transplant recipient with lupus anticoagulant undergoing plasmapheresis. Transplantation 2004;77:957–8.

36. Melamed ML, Kim HS, Jaar BG, et al. Combined percutaneous mechanical and chemical thrombectomy for renal vein thrombosis in kidney transplant recipients. Am J Transplant 2005;5:621–6.

37. Morris PJ, Yadav RV, Kincaid-Smith P, et al. Renal artery stenosis in renal transplantation. Med J Aust 1971;1:1255–7.

38. Pannu N, Manns B, Lee H, et al. Systematic review of the impact of N-acetylcysteine on contrast nephropathy [see comment]. Kidney Int 2004;65:1366–74.

39. Parrott NR, Forsythe JL, Matthews JN, et al. Late perfusion. A simple remedy for renal allograft primary nonfunction. Transplantation 1990;49:913–5.

40. Paulson WD, Moist L, Lok CE, et al. Vascular access surveillance: an ongoing controversy. Kidney Int 2012;81:132–42.

41. Pengel LH, Liu LQ, Morris PJ, et al. Do wound complications or lymphoceles occur more often in solid organ transplant recipients on mTOR inhibitors? A systematic review of randomized controlled trials. Transpl Int 2011;24:1216–30.

42. Pengelly A, Snow J, Mills SY, et al. Short-term study on the effects of rosemary on cognitive function in an elderly population. J Med Food 2012;15:10–7.

43. Penny MJ, Nankivell BJ, Disney AP, et al. Renal graft thrombosis: a survey of 134 consecutive cases. Transplantation 1994;58:565–9.

44. Pollak R, Veremis SA, Maddux MS, et al. The natural history of and therapy for perirenal fluid collections following renal transplantation. J Urol 1988;140:716–20.

45. Ram Reddy C, Ram R, Swarnalatha G, et al. "True" mycotic aneurysm of the anastomotic site of the renal allograft artery. Exp Clin Transplant 2012;10:398–402.

46. Ramirez PJ, Gohh RY, Kestin A, et al. Renal allograft loss due to proximal extension of ileofemoral deep venous thrombosis. Clin Transplant 2002;16:310–3.

47. Richardson AJ, Higgins RM, Jaskowski AJ, et al. Spontaneous rupture of renal allografts: the importance of renal vein thrombosis in the cyclosporin era. Br J Surg 1990;77:558–60.

48. Rivera M, Marcen R, Burgos J. Treatment of posttransplant lymphocele with povidone-iodine sclerosis: long-term follow-up. Nephron 1996;74:324–7.

49. Robertson AJ, Nargund V, Gray DW, et al. Low dose aspirin as prophylaxis against renal-vein thrombosis in renal-transplant recipients. Nephrol Dial Transplant 2000;15:1865–8.

50. Sansalone CV, Aseni P, Minetti E, et al. Is lymphocele in renal transplantation an avoidable complication? Am J Surg 2000;179:182–5.

51. Schoenberg SO, Bock M, Kallinowski F, et al. Correlation of hemodynamic impact and morphologic degree of renal artery stenosis in a canine model. J Am Soc Nephrol 2000;11:2190–8.

52. Smyth GP, Beitz G, Eng MP, et al. Long-term outcome of cadaveric renal transplant after treatment of symptomatic lymphocele. J Urol 2006;176:1069–72.

53. Thalhammer C, Aschwanden M, Mayr M, et al. Colour-coded duplex sonography after renal transplantation. Ultraschall Med 2007;28:6–21, quiz 25.

54. Vacher-Coponat H, McDonald S, Clayton P, et al. Inferior early posttransplant outcomes for recipients of right versus left deceased donor kidneys: an ANZDATA registry analysis. Am J Transplant 2013;13:399–405.

55. Vitko S, Margreiter R, Weimar W, et al. Three-year efficacy and safety results from a study of everolimus versus mycophenolate mofetil in de novo renal transplant patients. Am J Transplant 2005;5:2521–30.

56. Voiculescu A, Schmitz M, Hollenbeck M, et al. Management of arterial stenosis affecting kidney graft perfusion: a single-centre study in 53 patients. Am J Transplant 2005;5:1731–8.

57. Wheatley K, Ives N, Gray R, et al. Revascularization versus medical therapy for renal-artery stenosis. N Engl J Med 2009;361:1953–62.

58. Wong W, Fynn SP, Higgins RM, et al. Transplant renal artery stenosis in 77 patients – does it have an immunological cause? Transplantation 1996;61:215–9.

59. Wuthrich RP, Cicvara-Muzar S, Booy C, et al. Heterozygosity for the factor V Leiden (G1691A) mutation predisposes renal transplant recipients to thrombotic complications and graft loss. Transplantation 2001;72:549–50.

60. Zaontz MR, Firlit CF. Pelvic lymphocele after pediatric renal transplantation: a successful technique for prevention. J Urol 1988;139:557–9.

第 29 章

肾移植术后泌尿系统并发症

Daniel Shoskes · Juan Antonio Jimenéz

本章大纲	
输尿管并发症	肾移植患者的尿路结石
输尿管漏尿	尿潴留
输尿管狭窄	勃起功能障碍
使用预防性输尿管支架管	泌尿系统恶性肿瘤

　　肾移植术后泌尿系统并发症无法避免，但是其发生率和对移植物存活率的影响却可以降至最低。本章回顾了可能出现的泌尿系统并发症及其预防措施，包括何时会发生、如何诊断及如何改善长期预后。本次回顾的系列病例中泌尿系统并发症的发病率为1%~15%[14,19,24,26]。该发病率取决于多项因素，特别是随访持续时间和泌尿系统并发症定义的宽泛程度。研究的并发症包括血尿、尿路感染和尿潴留；而其他研究则局限于输尿管狭窄或漏尿。本章探讨的泌尿系统并发症包括：输尿管漏尿、输尿管梗阻、尿路结石、尿潴留、勃起功能障碍和泌尿系统恶性肿瘤。

输尿管并发症

　　输尿管漏尿和输尿管梗阻的原因可归咎于技术操作失误、缺血、外在压迫或管腔内梗阻（如输尿管结石）。自体输尿管供血来源于肾脏和盆腔血管，而移植输尿管的供血来源于经过接合的肾动脉分支血管，因此其远端最容易缺血。为了解决这个问题，可将移植肾置于盆腔内，最大限度地缩短移植输尿管的长度。同时，在切取移植肾的过程中，应小心保留输尿管的血供通路，并且在切取输尿管时应保留输尿管周围的大部分组织。同样，在修整移植肾时，应保留输尿管和肾下极（"黄金三角"）周围的脂肪组织，如图29-1所示。当

遇到肾脏下极动脉的分支血管时也应予以保留或修复，这类血管通常是用于供应输尿管的终末动脉。输尿管并发症在使用多个输尿管的肾脏中更为常见[10]，此时还应保留上极小动脉。

输尿管漏尿

　　肾移植术后输尿管漏尿报告的发生率为1%~3%[14,26]。外科操作失误和输尿管缺血导致的坏死是最常见的两个原因；操作失误包括输尿管错位缝合、输尿管断端辨识不清、肾盂撕裂，以及由于输尿管长度不足导致缝合后张力过大。其他导致漏尿的罕见原因还包括尿液流出不畅（主要是因为导尿管梗阻或尿潴留）致输尿管膀胱吻合处撕裂，以及输尿管急性梗阻伴随肾盏穿孔和支架管挤出。操作失误导致的漏尿通常会在术后24小时内发生，而缺血或坏死导致的漏尿一般在术后14天内出现。但是，移植肾功能延迟恢复时，只有在随后的多尿期才会出现漏尿。

　　导致输尿管漏尿的危险因素已为人熟知，所以可通过预防措施来降低其发生率。保留输尿管周围的组织很重要，尤其是使用腹腔镜切取活体供肾的情况。尽管早期行腹腔镜下活体供肾切取中漏尿的发生率很高，随着腔镜技术水平的提高，其发生率逐渐下降，已接近开放手术[18]。在术中看似完好的输尿管在再灌注后未变成粉色或未发生出血时，应尽可能切除其末端，

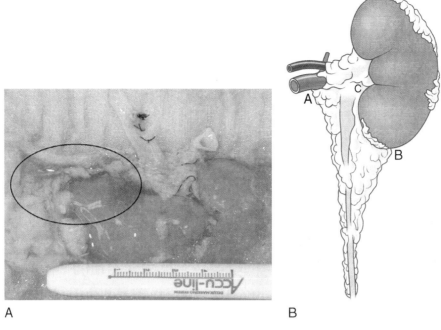

图 29-1　(A)修肾后的尸体供肾。注意对肾下极和输尿管之间组织的保留(图中圈出部分),该部位通常含有输尿管的血供,所以必须予以保留。(B)黄金三角区(图中 A、B、C 构成的区域)。在移植肾的准备过程中,该部位应予以保留。

以获得血供良好的输尿管。因此有必要采用一种可恢复尿路连续性的备选技术,或者是通过吻合术将移植肾输尿管缝合至同侧原输尿管,或者是通过膀胱延长技术,例如腰大肌悬吊法或膀胱瓣修复术(参见下文)。

输尿管漏尿的临床表现可能较为明显,也可能不易察觉。其中最为明显的一项特征是随着患者肾功能的明显恢复,其排尿量突然减少或完全终止,同时伴随创口渗液或引流量增加。但是,更为常见的情况是涉及一些复杂因素,其中包括自体肾的排尿量增多、移植肾功能的延迟恢复限制尿量,以及旧有的淋巴囊肿或血肿使得病情更加难以察觉。无论何时,一旦发现排尿量减少,出现新的分泌液积聚和新的伤口引流液,或是移植肾功能延迟恢复,那么在移植后早期阶段漏尿均应作为鉴别诊断必不可少的一部分。对任何新出现的引流液或抽吸液均应进行肌酐检测,之后将检测结果与血肌酐值比较。几种影像检查可能具有一定的诊断意义,A^{99m}Tc-MAG-3 肾图可以显示泌尿道解剖结构外的示踪剂,但是并不确定。膀胱造影可以显示漏尿情况,尤其是当漏口位于输尿管膀胱连接处时。超声或 CT 可以显示液体的聚集情况,但不能确定其来源。为获得对漏尿部位更为准确的诊断和定位,可行单光子发射 CT(SPECT)或 CT 融合成像检查(图 29-2)。

输尿管漏尿的处理措施有内镜或开放手术。如果患者体内留置有输尿管支架管而没有 Foley 导尿管,那

么留置导尿管后通常可以解决漏尿问题,除非远端输尿管已经全部坏死。如果此举有效,尿管留置时间应至少为 2 周,并在准备拔出尿管前行对漏尿有确诊意义的膀胱造影检查。如果没有放置输尿管支架管,可处理的措施包括置入支架管或立即进行手术探查。对输尿管逆行插入移植肾支架管存在一定的技术难度,原因在于输尿管开口异位以及缺少周围组织的支持。另外还可采取的措施包括经皮肾造瘘顺行放置支架管,但是由于漏尿导致肾积水不明显,这种操作也具有一定难度。一旦发现输尿管坏死,应尽早进行探查并修补漏口。

由于漏尿位置和输尿管坏死程度的不同,可选的输尿管漏尿外科入路也不尽相同。不考虑技术问题,我们更倾向于使用一种三腔 Foley 尿管,可以借助这种尿管周期性地充盈或排空膀胱以便更好地确认漏口位置。如果输尿管充盈良好,而且位于输尿管膀胱连接部的漏口是由于缝合技术问题所致,那么漏口可以通过增加间断缝合加以修补。如果输尿管的远端部分已经坏死,应将其切除至正常组织。如果需要切除的输尿管很短,只需进行简单的再植即可。因为漏尿通常会导致局部炎症反应和组织水肿,所以对输尿管进行的所有修补和再植操作均应放置支架管。

如果因为输尿管长度有限而导致不能行无张力缝合,那么有几种办法可供选择(表 29-1)。腰肌悬吊术,

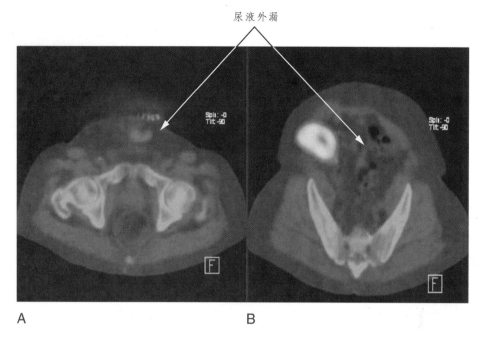

尿液外漏

图 29-2　(A,B)SPECT/CT 融合成像显示膀胱外部存在漏尿(箭头所示)。(扫码看彩图)

通过游离膀胱周围组织使膀胱更靠近移植输尿管,尤其是切断对侧闭锁的脐动脉。从膀胱表面做横行切口,使切口方向与输尿管一致,有利于膀胱靠近移植输尿管(图 29-3)[15]。向输尿管方向拉长的膀胱,可以固定在同侧的腰大肌上,有助于输尿管的无张力再植。但是这种技术对长期无尿致膀胱挛缩的患者而言效果欠佳。除了腰肌悬吊术之外,可借助膀胱瓣修复术(Boari 皮瓣)缩短吻合术中与移植输尿管或移植肾盂之间的间隔(图 29-4)[6]。

膀胱瓣修复术(Boari 皮瓣)会导致膀胱容量变小,所以这种技术对术前无尿致膀胱挛缩的患者并不适合。此时,首选技术是如果存在自身同侧的输尿管,则将其吻合至移植输尿管或肾盂 (图 29-5)。通常情况下, 可对自体输尿管的近端进行结扎而无须切除该侧肾脏[9]。该技术的优点在于输尿管血供充足,可对大部

分自体输尿管施以无张力复位, 同时不会影响膀胱容量。如果自体尿路的上皮长度不够,也可以用一段回肠代替输尿管连接膀胱和移植肾肾盂(参见第 11 章和第 12 章)[23]。

输尿管狭窄

肾移植患者中输尿管狭窄的发生率大约为 3%[24]。其梗阻原因包括管腔外在压迫(如淋巴结或精索)、管壁本身(输尿管缺血)或者腔内病变(肾结石、真菌团、脱落的肾乳头或异物)。输尿管狭窄可能会发生于成功的肾移植术后数月或数年。晚期输尿管狭窄的危险因素包括供肾者高龄、移植肾功能延迟恢复以及移植肾多支动脉[11]。近期,人类多瘤病毒(BK 病毒)的出现可引起输尿管炎症并最终导致输尿管狭窄[4]。尽管在移植时使用输尿管支架管可以降低早期输尿管狭窄的发生

表 29-1　移植肾输尿管与膀胱间搭桥的手术技术

技术	优点	缺点
直接再吻合	简单、快速	受良好灌注的输尿管长度的限制
腰肌悬吊术	膀胱造影显示膀胱体积无损失	一定要调动膀胱,小膀胱限制距离
Boari 皮瓣	可大距离桥接,血管化良好	膀胱体积损失
输尿管-输尿管吻合术	简单,膀胱未进入,血管化良好	输尿管可能缺失或闭锁
肾盂造瘘术	不需要供体或受体的输尿管	可能很难到达该位置,特别是当肾盂在前的情况下(例如右髂窝左肾);自由反流
回肠代输尿管术	当肾结石存在时,可桥接大间隙	需要肠吻合;自由反流

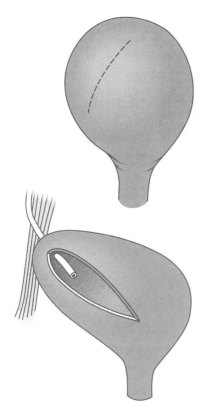

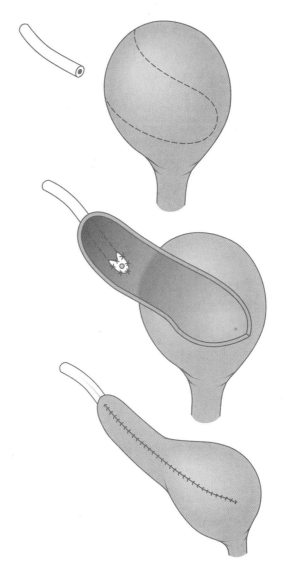

图 29-3　腰肌悬吊术能够提供 5cm 的额外长度。游离对侧膀胱侧韧带结构，使膀胱更靠近输尿管。将膀胱横行切开，在靠近膀胱顶部上外侧的黏膜下潜行再植输尿管。之后将膀胱缝合在同侧腰大肌的黏膜层上。放置双 J 形输尿管支架管，两层缝合膀胱壁。

图 29-4　膀胱瓣修复术能够提供 10~15cm 的额外长度。游离的方式同腰肌悬吊术。做一个全层的 U 形膀胱瓣，其长度取决于需连接的距离。为了确保足够的血供，膀胱瓣底部应比顶部至少宽 2cm，而且其宽度应为输尿管直径的 3~4 倍。之后对输尿管行黏膜下隧道法吻合，或与膀胱瓣端端吻合。放置双 J 形输尿管支架管，两层缝合膀胱壁。为减少张力，可将膀胱瓣顶部固定在同侧腰大肌上。

率，但对晚期输尿管狭窄的发生率无影响[22]。

　　输尿管狭窄可因其梗阻部位、梗阻程度和发作速度不同而具有不同的临床表现。大多数情况下，输尿管狭窄是一个缓慢的发病过程，症状并不明显，通常伴随原因不明的血肌酐升高，以及超声检查发现的肾盂积水。移植肾区疼痛较为少见，除非是急性重度梗阻。但是，肾盂积水并不能说明存在梗阻。即使在之前梗阻的位置未见复发(例如供肾者在输尿管-骨盆连接处出现长期狭窄)，移植后膀胱输尿管反流，或是由于慢性同种异体移植肾炎导致肾皮质变薄等，也会出现肾盂肾盏扩张。如果发现患者出现新的肾积水，应通过检查后期的残余尿量筛查患者是否存在尿潴留。

　　当发现肾积水后，可通过两种检测方法进一步确诊，分别为利尿性 ⁹⁹ᵐTc-MAG-3 肾图和经皮肾顺行造影(图 29-6)。如果清除曲线显示肾盂肾盏延迟，尤其是在应用利尿剂时，利尿性肾图提示梗阻存在[17]。当患者肾功能较差时会出现假阴性结果，存在膀胱出口梗阻或膀胱输尿管反流时则会出现假阳性结果。当高度

疑似梗阻存在时，推荐顺行肾盂造影，通过腰椎穿刺针可以很容易地介入肾盂积水的移植肾脏，注入造影剂[2]。如果确信梗阻存在，可通过细针、导丝放置肾造瘘管，同时顺行或等到肾功能恢复及输尿管水肿消退后放入支架管。

　　当肾移植术后数月或数年时，内镜下处理输尿管狭窄较开放手术优势明显。可通过顺行或逆行的方式介入狭窄部位。如果沿导丝输尿管支架管较难介入狭窄段，可以使用球囊扩张该部位或者借助激光或

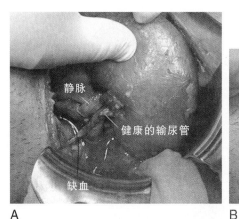

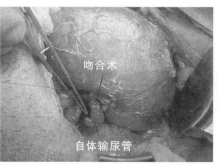

图 29-5 通过输尿管–输尿管吻合术修复坏死的移植输尿管。(A)远端输尿管坏死。注意远端输尿管、近端输尿管和伤口处集聚的尿液。(B)修复后,横断自体输尿管,旋向近端的移植输尿管。行端端吻合,放置双 J 形输尿管支架管,用 5–0 PDS 线缝合。近端的自体输尿管结扎,保留自体肾脏。

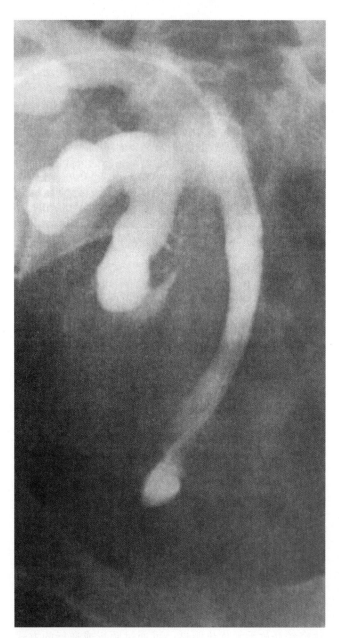

图 29-6 对移植肾进行顺行肾造瘘造影检查显示远端输尿管梗阻。

Accucise 切割球囊行内镜下输尿管切开术。内镜操作的成功率可达 50%~65%;而导致再次狭窄的主要原因是未根治完全或广泛缺血。尽管可通过长时间留置输尿管支架管处理,但是再次狭窄的最佳处理方式是开放手术。当梗阻部位明确,狭窄段输尿管切除后,接下来的手术方法与输尿管漏尿的处理类似(如腰肌悬吊术、膀胱瓣修复术、输尿管肾盂吻合术、肾盂膀胱吻合术或回肠代输尿管术)。输尿管狭窄的成功处理非常关键,可提高移植肾的长期存活率[11]。

使用预防性输尿管支架管

肾移植时常规应用输尿管支架管颇受争议(图 29-7)。表 29-2 列举了该方法的相关优缺点。多篇报道证实,应用支架管可降低输尿管漏尿和早期狭窄的发生率[22],同时也可使早期漏尿的处理变得更加容易。但是也有一些前瞻性的随机试验报道认为预防性支架管并无用处[8]。Mangus 和 Haag 对已经发表的 49 项研究进行了荟萃分析,其中包括多个随机对照试验,分析结果证实了应用支架管可明显降低输尿管并发症(从 9% 降至 1.5%;$P<0.0001$)[13]。一项针对 Cochrane 对照试验

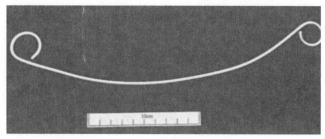

图 29-7 双 J 形输尿管支架管。

表 29-2　肾移植时常规放置预防性输尿管支架管的优缺点	
优点	缺点
减少输尿管并发症	95%的患者无须置入支架管
易于处理输尿管漏尿	尿路感染的风险增加
具成本效益	存在支架管移位或表层结石的风险
	无证据证明对患者或移植物存活率有益
	膀胱痉挛会导致患者不适

登记的回顾性研究证实了使用支架管造成泌尿系统主要并发症的相对风险为 0.24（95%CI：0.07~0.77；$P=$ 0.02）[29]。尽管预防性支架管的最佳使用时间尚不明确，但是对大多数研究中心来说通常设定为 2~6 周。可通过使用常规预防性抗生素降低留置支架管患者的尿路感染发生率。如果患者置入支架管，其记录表应加以标记并通知该名患者需返回医院进行支架管拔除。尤其是针对较为繁杂的手术项目，一旦忘记拔除支架管，在患者体内留置时间长达数月或数年，直至支架管钙化，那么会加重患者自身的危险（图 29-8）。

肾移植患者的尿路结石

肾移植患者尿路结石的发病率为 1%~5%[3,12]。在美国，仅 0.1%的肾移植患者有过住院治疗肾结石的经历，最大危险因素为女性患者和既往结石病史[11]。由于多数研究中心的活体供肾存在无症状的肾结石，故而这项发病率可能会较之实际情况更高。导致结石的其

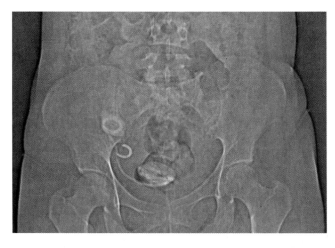

图 29-8　腹部平片显示留置体内支架管已被结石外壳所包裹。患者在进行肾移植手术时曾经置入支架管，但是在移除支架管之前去了别国。2 年后来到我们中心就诊，此时肾脏和膀胱内都已形成结石。

他因素包括尿路使用不可吸收型缝合线、存在支架管等异物、持续的尿路感染、回肠膀胱尿流改道以及膀胱排空不彻底。发生肾结石的移植肾患者代谢异常通常包括低枸橼酸尿、甲状旁腺功能亢进、低血磷酸盐水平以及高钙血症。其中，低枸橼酸尿与钙调磷酸酶抑制剂的使用有关[25]。

由于移植肾已去除神经支配，所以移植肾结石的临床表现会不尽相同，其中包括移植肾区疼痛、全程血尿、少尿或无尿。在进行常规影像学检查或血肌酐升高检查时，有可能会发现无症状结石，借助平扫 CT 可确定结石的数量和位置。肾结石患者应进行尿培养检验。如果移植肾患者出现无尿症状，应立即进行经皮肾造瘘的急诊操作。对膀胱结石应该行膀胱镜检查来加以评估，防止出现膀胱出口梗阻。

移植肾结石的处理与自体肾结石的处理类似，但有一点例外，即移植肾位于盆腔，所以经皮肾穿刺操作更加容易。大多数情况下，小颗粒结石无须介入治疗即可自行脱落。而大颗粒梗阻性结石可以通过体外冲击波碎石、顺行或逆行的输尿管镜取石（如有必要可使用激光碎石术），或者在极少数情况下需要开放手术取石[3]。当确定供肾中有结石时，而且已选用这颗有结石的肾脏用于移植，那么可以在修肾时使用输尿管镜或超声引导切开肾脏成功取石。

尿潴留

肾移植术后，导致尿潴留的原因可能是膀胱出口梗阻或者逼尿肌无收缩。对于肾移植前无尿的患者，直到术后拔出 Foley 尿管后才有可能发现尿潴留。膀胱松弛患者通常具有排尿功能障碍或神经源性膀胱既往病史。当疑似膀胱病变时，应该进行尿动力压力和尿流率测定及膀胱镜检查观察膀胱腔及颈口，同时患者应在医师指导下进行间歇性自身导尿，对于肾移植患者而言这是一种较为安全有效的方法。

肾移植术后膀胱出口梗阻几乎均见于男性患者，可能是因为尿道狭窄、良性前列腺增生、膀胱结石或膀胱颈挛缩所致。其中伴随前列腺良性增生的无尿男性患者在肾移植前不应进行外科手术，因为在"干燥的尿道"环境下经尿道前列腺电切术后狭窄发生率很高。肾移植术后，由于前列腺良性增生导致膀胱出口严重梗阻的男性患者，可单独使用 α 受体阻滞剂或者联合应用 5α 还原酶抑制剂进行相关治疗。男性尿潴留患者除

了接受药物治疗之外也应行间歇性自身导尿，同时将内镜下前列腺手术至少延至移植术后 3 个月方可进行。尽管经尿道前列腺切除术可在移植后立刻进行，但是据报道其发病率[20]和死亡率[24]较高。

勃起功能障碍

随着接受肾移植人群年龄的老化，勃起功能障碍（ED）问题较为普遍，而且备受关注，男性肾移植患者在术后的发病率高达 53%[21]。导致 ED 的影响因素与肾衰竭影响因素相同，其中包括糖尿病、血管病变以及高血压（由于药物治疗导致）。透析患者的血清催乳素通常处于较高水平，会导致睾酮水平下降，进而造成性欲减退和 ED。这也部分解释了大约有 20% 的这类患者在肾移植后其 ED 症状得到改善[21]。尽管髂内动脉很少用于肾动脉吻合，但是对于男性患者，在接受二次肾移植时需避免使用该动脉，因为在这种情况下血管性阳痿的发生率可高达 25%[27]。

考虑到导致这类患者群体出现 ED 的多因素特点，除了测量睾酮和催乳素水平外，进行普查的价值较为有限。肾移植患者对磷酸二酯酶-5 抑制剂的耐受性较好，如西地那非疗效较为明显而且不会影响钙调磷酸酶的水平[30]。对于不能接受口服药物治疗的患者，体内注射如前列腺素 E_1 和罂粟碱也有效果。另外，对于肾移植患者，使用充气阴茎假体也较为安全有效，而且假体受感染和腐蚀的风险不高，尽管此时机体处于免疫抑制状态，组织愈合能力较差。对于接受传统的三件套假体的肾移植患者来说，由于腹膜后存在贮液囊，需要进行多次外科手术才能安置，所以假体出现故障和损害的风险会偏高。此时可考虑给这类患者使用不带有贮液囊的 Ambicor 两件套假体[5]。对于安装有阴茎假体或人工尿道括约肌的患者在接受肾移植评估时，应在术前行影像学检查（图 29-9），确定是否存在贮液囊及其偏侧情况，并将移植肾放置在对侧的位置上。

泌尿系统恶性肿瘤

器官移植会增加患者罹患某种肿瘤的风险，特别是在移植后 6 年内。肾移植患者出现的尿路恶性肿瘤包括新发性肿瘤、复发性肿瘤或来自供体的未识别恶

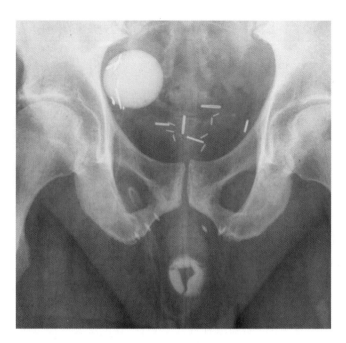

图 29-9 人工移植尿道括约肌患者的腹部平片。注意含有不透射线造影剂的贮液囊位于右侧低位盆腔处，故行肾移植时可能会受到破坏。传统的三件套可充气阴茎假体也有类似的贮液囊，但是所储存的液体是生理盐水，可透射线。故移植前行无造影剂 CT 检查，可确定其位置以及对侧肾移植切口的位置。

性肿瘤（参见第 35 章）。免疫抑制、致瘤病毒的感染、T 淋巴细胞抑癌功能的丧失是出现恶性肿瘤转移的已知风险因素。与常规人群相比，这类癌症对肾移植患者的侵入性更高，其预后效果更差[16]。尿路上皮细胞癌是最常见的一种膀胱癌。药物环磷酰胺或糖皮质激素所产生的免疫抑制作用也是另外一项风险因素[7,28]。肾癌可出现在移植肾上，也可出现在患者自体肾上。如果患者在接受移植之前曾经进行长期透析，那么其原位肾癌的发病率风险会有所增加。对于原肾肿瘤，可行根治性肾切除术；而对于移植肾肿瘤，应尝试行肾保留手术。肾移植患者出现前列腺癌的风险并没有增加，但是其发病率会增加，因此应每年进行直肠指诊和前列腺特异性抗原等适龄筛查。对盆腔尿路肿瘤进行根治性治疗时，无论采用的是放疗还是手术治疗，都会增加移植输尿管受损的风险，而移植肾的存在也限制了对同侧盆腔淋巴结的治疗。

（杨占坡 译 王智平 校）

参考文献

1. Abbott KC, Schenkman N, Swanson SJ, et al. Hospitalized nephrolithiasis after renal transplantation in the United States. Am J Transplant 2003;3:465–70.
2. Bach D, Grutzner G, Kniemeyer HW, et al. Diagnostic value of antegrade pyelography in renal transplants: a comparison of imaging modalities. Transplant Proc 1993;25:2619.
3. Challacombe B, Dasgupta P, Tiptaft R, et al. Multimodal management of urolithiasis in renal transplantation. BJU Int 2005;96:385–9.
4. Coleman DV, Mackenzie EF, Gardner SD, et al. Human polyomavirus (BK) infection and ureteric stenosis in renal allograft recipients. J Clin Pathol 1978;31:338–47.
5. Cuellar DC, Sklar GN. Penile prosthesis in the organ transplant recipient. Urology 2001;57:138–41.
6. del Pizzo JJ, Jacobs SC, Bartlett ST, et al. The use of bladder for total transplant ureteral reconstruction. J Urol 1998;159:750–2, discussion 752–753.
7. Dietrich K, Schned A, Fortuny J, et al. Glucocorticoid therapy and risk of bladder cancer. Br J Cancer 2009;101:1316–20.
8. Dominguez J, Clase CM, Mahalati K, et al. Is routine ureteric stenting needed in kidney transplantation? A randomized trial. Transplantation 2000;70:597–601.
9. Gallentine ML, Wright Jr FH. Ligation of the native ureter in renal transplantation. J Urol 2002;167:29–30.
10. Haferkamp A, Dorsam J, Mohring K, et al. Ureteral complications in renal transplantation with more than one donor ureter. Nephrol Dial Transplant 1999;14:1521–4.
11. Karam G, Hetet JF, Maillet F, et al. Late ureteral stenosis following renal transplantation: risk factors and impact on patient and graft survival. Am J Transplant 2006;6:352–6.
12. Khositseth S, Gillingham KJ, Cook ME, et al. Urolithiasis after kidney transplantation in pediatric recipients: a single center report. Transplantation 2004;78:1319–23.
13. Mangus RS, Haag BW. Stented versus nonstented extravesical ureteroneocystostomy in renal transplantation: a metaanalysis. Am J Transplant 2004;4:1889–96.
14. Mangus RS, Haag BW, Carter CB. Stented Lich-Gregoir ureteroneocystostomy: case series report and cost-effectiveness analysis. Transplant Proc 2004;36:2959–61.
15. Mathews R, Marshall FF. Versatility of the adult psoas hitch ureteral reimplantation. J Urol 1997;158:2078–82.
16. Miao Y, Everly JJ, Gross TG, et al. De novo cancers arising in organ transplant recipients are associated with adverse outcomes compared with the general population. Transplantation 2009;87:1347–59.
17. Nankivell BJ, Cohn DA, Spicer ST, et al. Diagnosis of kidney transplant obstruction using Mag3 diuretic renography. Clin Transplant 2001;15:11–8.
18. Philosophe B, Kuo PC, Schweitzer EJ, et al. Laparoscopic versus open donor nephrectomy: comparing ureteral complications in the recipients and improving the laparoscopic technique. Transplantation 1999;68:497–502.
19. Praz V, Leisinger HJ, Pascual M, et al. Urological complications in renal transplantation from cadaveric donor grafts: a retrospective analysis of 20 years. Urol Int 2005;75:144–9.
20. Reinberg Y, Manivel JC, Sidi AA, et al. Transurethral resection of prostate immediately after renal transplantation. Urology 1992;39:319–21.
21. Russo D, Musone D, Alteri V, et al. Erectile dysfunction in kidney transplanted patients: efficacy of sildenafil. J Nephrol 2004;17:291–5.
22. Sansalone CV, Maione G, Aseni P, et al. Advantages of short-time ureteric stenting for prevention of urological complications in kidney transplantation: an 18-year experience. Transplant Proc 2005;37:2511–5.
23. Shokeir AA, Shamaa MA, Bakr MA, et al. Salvage of difficult transplant urinary fistulae by ileal substitution of the ureter. Scand J Urol Nephrol 1993;27:537–40.
24. Shoskes DA, Hanbury D, Cranston D, et al. Urological complications in 1000 consecutive renal transplant recipients. J Urol 1995;153:18–21.
25. Stapenhorst L, Sassen R, Beck B, et al. Hypocitraturia as a risk factor for nephrocalcinosis after kidney transplantation. Pediatr Nephrol 2005;20:652–6.
26. Streeter EH, Little DM, Cranston DW, et al. The urological complications of renal transplantation: a series of 1535 patients. BJU Int 2002;90:627–34.
27. Taylor RM. Impotence and the use of the internal iliac artery in renal transplantation: a survey of surgeons' attitudes in the United Kingdom and Ireland. Transplantation 1998;65:745–6.
28. Tuttle TM, Williams GM, Marshall FF. Evidence for cyclophosphamide-induced transitional cell carcinoma in a renal transplant patient. J Urol 1988;140:1009–11.
29. Wilson CH, Bhatti AA, Rix DA, et al. Routine intraoperative ureteric stenting for kidney transplant recipients. Cochrane Database Syst Rev 2005;4:CD004925.
30. Zhang Y, Guan DL, Ou TW, et al. Sildenafil citrate treatment for erectile dysfunction after kidney transplantation. Transplant Proc 2005;37:2100–3.

第 30 章

肾移植中的心血管疾病

Emily P. McQuarrie · Alan G. Jardine

简介

　　肾移植手术是减少终末期肾病(ESRD)患者心血管疾病(CVD)发生率和心血管疾病死亡率的最有效方式。肾移植受者(RTR)CVD 的发病率约为持续血液透析患者的 1/5[8,29,57],而持续血液透析患者 CVD 的发病率为普通人群的 10~20 倍。此外,过早产生 CVD 是移植失败的主要原因,即"移植物功能衰竭死亡"。观察研究结果如图 30-1 所示。然而,同普通人群相比,这类患者 CVD 种类、基本作用机制和疾病管理更加复杂[57]。

　　肾移植受者 CVD 存在多个特殊问题。首先,我们已知的关于肾移植受者的流行病学数据和临床试验研究相当有限。其次,肾移植受者 CVD 的详尽描述必须包括对进展期慢性肾病 (CKD) 和维持血液透析的 ESRD 患者 CVD 的分析结果, 对这些患者进行移植时可加重心血管疾病的累积风险。此外,一些移植受者在移植期间可能接受了多次透析治疗,这进一步增加了

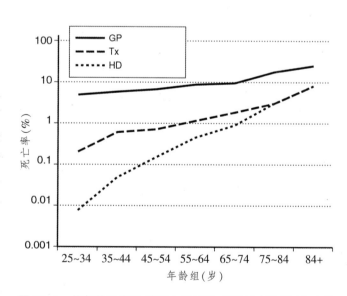

图 30-1　按年龄组分列,普通人群(GP)、肾移植人群(Tx)和血液透析人群(HD)的每年心血管疾病死亡率的百分比。该图表明血液透析人群心血管疾病死亡率大幅度增加;肾移植人群的死亡风险相对降低, 但未达到基线水平。(Derived from the USRDS. Foley RN, Parfrey PS, Sarnak MJ. Clinical epidemiology of cardiovascular disease in chronic renal disease. Am J Kidney Dis 1998;32;S112–S9.)

累积心血管风险的复杂性。再次,该类患者的 CVD 较为独特;尤其是免疫抑制剂的影响和移植相关并发症。最后,CVD 自身特点、冠心病(CHD)是否为主要疾病,或是否存在其他病理生理过程, 以及其同普通人群的心血管疾病风险因素和治疗策略是否一致[8,57]。

背景:慢性肾病中的心血管疾病

在过去的 10 年里,人们逐渐认识到,慢性肾病与增加 CV 风险相关, 导致估算的肾小球滤过率(eGFR)被广泛报道,并将其作为 CV 风险因素[113]。随着 GFR 下降,CVD 风险也逐渐升高,ESRD 患者 CVD 风险最高。CKD 早期 CVD 表现与普通人群相似,发生脂质相关冠状动脉疾病(CAD)的风险增加。晚期 CKD 中,因心脏衰竭和突发心律失常死亡以及猝死的患者数量呈不同比例的增加。后者更类似于晚期心脏衰竭,而不是 CHD[57]。无论是 ESRD 还是晚期心脏衰竭,总血清胆固醇水平均较低,炎性标志物均有升高,传统意义上脂质与总体心血管事件的关系消失(甚至反转)。并且,在普通人群中已证实的治疗策略(特别是他汀类)对该类患者疗效甚微或无效[16,26,112,114,138],这也大致反映了此类患者中胆固醇相关冠脉疾病的总体风险较低。

晚期慢性肾病中 CVD 的决定因素包括血管硬化、高磷血症、高血压、炎症、骨矿物质营养不良和血管内容量超负荷[8,57]。血管硬化和高血压会导致尿毒症性心肌病[28],最常见表现为极度左心室肥厚(LVH)伴纤维化,可导致心脏收缩功能障碍和特发致死性心律失常[76]。总而言之,终末期肾病 CVD 的临床表现、病因及治疗方式均同普通人群存在显著差异,尽管 CHD 的风险增加,但猝死和心脏衰竭导致死亡的风险也有不同比例的增加。

因此,潜在移植肾受者在行移植术前将承担传统和非传统的累积心血管疾病风险。移植术后,总体不良事件(包括心血管事件)及死亡率会突然增高,尤其是围术期(图 30-2)。这种风险会逐渐降低,在手术最初的几个月过后生存者的死亡率是维持透析患者死亡率的 1/2[144]。

移植术后存在特殊的危险因素。绝大多数患者移植术后常发生血脂异常和高血压。移植术后数周血脂水平升高[144],反映了患者健康状况的改善、饮食和免疫抑制剂的应用情况。免疫抑制剂也可引起高血压以及糖尿病[肾移植术后新发糖尿病(NODAT)]。因此,移植

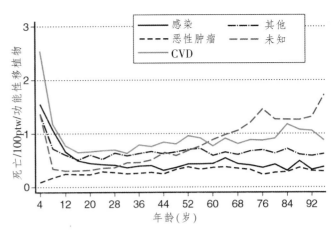

图 30-2　每年大概有 100 例肾移植患者死亡。图中列出了移植术后的死亡原因。该数据纳入了 1997—2006 年年龄在 18 岁及以上仅首次肾移植且死时移植物功能正常的受体 (*n*=14 169)。CVD,心血管疾病。(Data from the USRDS annual report 2008; www.usrds.org.)

后肾功能水平、既往 CVD 和危险因素共同作用导致肾移植术后心血管风险总体水平的增加[8,57]。

肾移植术后心血管疾病的流行病学和性质

多个已注册的纵向随访试验研究了肾移植受者 CVD 的自然病程及关键因素。根据这些数据,首先应考虑现行的免疫抑制治疗方案、移植受者年龄的增大和扩大标准供体的使用(预期移植肾功能较差)。每一项都将可能影响肾移植受者心血管疾病的临床表现。其次是对心血管不良事件的描述。注册研究中的终点记录可能是不准确的,且研究者在临床试验中通常采用 CV 终点,假设它们具有相同的病理生理机制,因此可能对相同干预措施做出应答。对于事件和病理生理学非典型混合的肾移植受者而言,不能依靠这种假设[8,47,57]。最后,"竞争性危险因素"常常被忽略,独立的危险因素可能导致多个不良预后。例如,肾移植受者中,吸烟可增加感染、恶性肿瘤和 CVD 风险,因此降低对单一预后的影响[47]。

目前设计最好的研究来自 Kasiske 及其同事,他们对单个美国临床中心超过 1000 例肾移植受者进行了纵向随访研究[63,65]。这些研究显示肾移植受体具有较高的 CVE 发生率及心血管疾病死亡率。他们证实了传统的 CV 危险因素,包括年龄、性别、吸烟状态以及是否存在糖尿病(包括既往存在或移植后新发),这些因素

与被命名为"冠心病"的复杂 CVE 有关。CVE 风险每年会增加 3%~5%；男性合并糖尿病患者 CVE 风险加倍。但是，最主要的危险因素是既往存在的冠心病、外周血管疾病或脑血管疾病，反映出在移植时个别患者既往疾病的重要性。多数危险因素是无法避免的，如既往疾病、年龄、性别，这也说明很难确定可变危险因素和心血管不良事件之间的关系[8,57,63,65]。

Kasiske 等最初分析结果显示移植术后甘油三酯、总胆固醇或低密度脂蛋白（LDL）胆固醇水平与 CVE 不相关[65]。然而，随后大量的分析[63]结果显示，高脂血症和较高的总胆固醇水平与远期 CVE 风险增加有关。不同于终末期肾病患者，肾移植受者血脂水平和CVE 之间的关系尚不清晰且缺乏预见性[73]，同样缺少支持肾移植受者 CVD 不同于传统的动脉硬化模型的证据[8,57]。来自欧洲的单中心大样本研究也得出了类似的结论[133]。

尽管关于肾移植受者流行病学的研究有限，但长期随访临床研究提供了额外的数据，由此带来的益处是终点经临床验证，同注册数据相比更加准确[13,41,43,56,140]。最近，ALERT（LEscol 对肾移植的评估）[41,43,56]和 FAVORIT（叶酸减少肾移植患者心血管事件）[13,140] 研究提供了关于心血管事件的数据，这些数据来自大样本肾移植受者潜在干预措施的随访研究。在 ALERT 试验中[43]，2100 例稳定的肾移植受者随机接受安慰剂或氟伐他汀（40~80mg/d）治疗，之后随访 8 年[41,43]。将获得的数据与接受他汀类治疗的非移植人群数据进行对比，可发现 CVE 发生风险较高，且存在显著差异。血脂异常和 CAD 患者更易发生冠状动脉血管事件；心源性死亡风险约为非致命性事件的 1/3[16,112,114]。相反地，接受持续性透析治疗的终末期肾病患者[26,138]更容易发生心源性死亡，而不是非致命性冠状动脉血管事件。肾移植受者人数在终末期肾病患者和普通患者之间，由于发生心源性死亡和非致命性冠状动脉血管事件的风险相等，导致心血管事件增加[41,43]。这种比例的变化反映了因原发性心律失常或心脏衰竭而导致的死亡风险增加，这与充血性心力衰竭患者的模式一致[33]。值得注意的是，约有 10% 的不稳定肾移植受者在术后 5 年随访期间发生心脏事件，发生率（年均 2%）等同于移植术后 1 年肾移植受者年均死亡率和移植物衰竭率[41,43,140]。

FAVORIT[13,140]研究中，共有 4110 例肾移植受者随机接受高剂量叶酸治疗，主要试验终点为心肌梗死、心源性死亡、CVD 的缓解、血运重建（冠状动脉或者非冠状动脉）和脑卒中。鉴于上述分析结果，以及多种研究终点可能存在的不同特点，不难看出干预治疗可能无益，LDL 胆固醇与综合结果无关，而主要决定因素为年龄、既往存在的 CVD、糖尿病、收缩压以及较低的 eGFR[13,140]。表 30-1 显示的是这类人群中的危险因素与 CVE 的非典型关系。

最近的一项前瞻性多中心研究—PORT 研究（肾移植患者的预后[55,101]）对 23 575 例成人肾移植受者进行了随访，中位随访时间为 4.5 年。CVD 疾病定义为包括明确的心肌梗死、冠状动脉介入治疗以及心源性死亡的综合疾病。移植后 1 年、3 年、5 年总体累积发生率分别为 3.1%、5.2% 和 7.6%。在术后第 1 年，事件分布情况为非致命性心肌梗死（49%）、冠状动脉介入治疗（38%）以及心源性死亡（13%）；超过 1 年，相应比例分别为 39%、38% 和 23%。传统的可变 CV 危险因素对心血管事件的预测能力较差，且在移植后随时间变化存在差异。早期心血管事件的预测因素包括年龄、性别、

表 30-1 FAVORIT 研究中心肌梗死和心脏性猝死危险因素的数据

	RR	置信区间	P
年龄	1.13	(1.08,1.19)	<0.0001
糖尿病	2.30	(1.90,2.80)	<0.0001
吸烟（目前）	1.38	(1.05,1.82)	0.07
心血管疾病	2.06	(1.71,2.48)	<0.0001
低密度脂蛋白	1.01	(0.98,1.04)	0.41
收缩压	1.17	(1.11,1.23)	<0.0001
舒张压	0.89	(0.81,0.98)	0.02
体重指数	0.91	(0.84,0.98)	0.02
淋巴细胞增生性疾病	0.84	(0.70,1.01)	0.07

RR，事件的相对风险，95% 的置信区间为年龄、糖尿病（存在或不存在）、吸烟、已存在的心血管疾病、血压和体重指数水平的重要性。

肿瘤或糖尿病病史、肥胖、既往 CV 疾病(CHD、外周血管疾病、脑血管疾病)、死亡供体移植以及移植前透析时间。传统的危险因素如吸烟、高胆固醇血症以及高血压无重要意义,尽管它们与既往 CVD 病史有关。远期心血管事件取决于移植物功能障碍(低 eGFR,对移植物功能存在不利影响的因素,如急性排斥反应、移植物功能延迟恢复及移植术后淋巴增生性疾病)、NODAT 进展和种族。

上述分析中的一些差异可通过合并研究终点解释。ALERT 研究可用于验证危险因素与单个 CVE 的相关性(如急性心肌梗死或心源性死亡)(图 30-3),也可验证共同 CVE 与不同决定因素之间被掩盖住的相关性[56,121]。在多因素分析中,急性心肌梗死潜在的主要可治疗的决定因素(除了年龄、性别以及既往糖尿病病史)是血脂水平。正如普通人群,所有血脂血清亚型均与急性心肌梗死相关:总胆固醇、LDL 胆固醇和甘油三酯增加梗死风险;HDL 胆固醇降低风险[56]。相反地,任何血脂亚型均与心源性死亡无关,其主要决定因素为低 eGFR 和 LVH,尤其是合并心内膜下的心肌缺血(左室肥厚合并心肌损伤)和脉压的情况下[56]。这些观察结果强有力地证实了现有的关于"尿毒症性心肌病"的相关研究,表明无论是否合并冠状动脉疾病,因肾功能障碍导致的严重的 LVH、高血压、移植过程中出现的 LVH 均可能增加心力衰竭或心律失常的致死风险。

这些研究提供的关键信息是肾移植受者的确形成了 CAD(致命性或非致命性心肌梗死),其主要决定因素与普通人群相似。然而,最严重的问题是心源性死亡,其决定因素是 LVH、血管硬化以及高血压。包括 Abbott[1] 和 Rigatto[108] 在内的其他研究也支持该结果,并强调非冠状动脉疾病事件(如心力衰竭)较为常见。另外,他们指出了移植相关特殊危险因素包括移植肾功能不全(尤其是移植肾衰竭)可使 CVE 发生率增加约 3 倍,如心力衰竭。已证实贫血是导致心力衰竭的一个危险因素,但既往进行改善贫血的治疗显示,贫血治疗与血红蛋白之间的关系仍很难明确[25,27,57,108]。

新型危险因素和移植特异性危险因素

在普通人群中,由于传统 CV 危险因素的预测能力有限,人们开始寻找新型危险因素和潜在的治疗策略。炎症的出现被认为是主要的作用机制,炎症细胞参与动脉粥样硬化,炎症的循环标记物如 C 反应蛋白能辨别哪些是可从目前治疗方案中获益的存在较高动脉粥样硬化风险的患者。肾移植受者中也初步得出类似结论。在移植领域中,对炎症标记物和循环中内皮功能抑制因子[2,3] 已进行研究,发现其与 CVD 风险增高有关。具有炎症一般表现(如白蛋白减低)的患者,其 CVD 风险较高[2,133]。移植特异性危险因素包括导致移植物功能障碍的因素。这些因素包括急性排斥反应的出现和加重、移植物功能延迟恢复、慢性排斥反应、巨细胞病毒感染和其他因素[25,27,57]。

特异性危险因素及管理

在本节中,我们将介绍每一种 CV 危险因素,包括它们的作用和管理方式。如上所述,意识到肾移植仅是进展性肾病的一个阶段对我们来说至关重要。这些危险因素可增加肾移植的累积风险,且多数危险因素不可治愈。例如,晚期慢性肾病时发生的血管硬化和钙化可导致移植术后高血压。并且,几乎所有彻底改变肾移植受者管理方式的免疫抑制剂都能够对 CV 风险因素造成影响,有些影响是积极的,如高 GFR;其他一些影响可能是消极的,如高血压或脂质代谢异

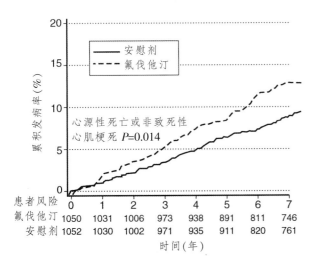

图 30-3 对 2100 例肾移植受体进行氟伐他汀(40~80mg/d)与安慰剂对照 ALERT 研究(包括长期随访),图为心源性死亡和非致死性急性心肌梗死(MI)的时间 Kaplan-Meier 曲线。在 8 年的随访中发现他汀类药物可减少心源性死亡和非致死性心肌梗死(P=0.014,log 秩检验)。(Data from Holdaas H, Fellstrom B, Cole E, et al. Long-term cardiac outcomes in renal transplant recipients receiving fluvastatin: the ALERT extension study. Am J Transplant 2005;5:2929-36.)

常。免疫抑制剂作用形式见表 30-2[8,57]，下文将做详细的讨论。

高血压和尿毒症性心肌病

高血压几乎出现在肾移植的所有过程中，无论是移植前存在的既往高血压病史，还是免疫抑制剂造成的高血压。通常，高血压的发生机制有两种：血管抵抗力增加和血容量增加。在慢性肾病患者中，随着 GFR 下降，水钠排泄受损，容量依赖机制占主导地位；移植后，容量依赖机制取决于移植物的功能水平[57,74,102]。

大部分合并高血压的肾移植受者需接受抗高血压药物治疗，且大多数患者需要多药联合治疗[21,74,102,130]。如同普通人群，药物的选择需要考虑疾病发生机制，但同时也应考虑伴发疾病的治疗，如 β 受体阻滞剂用于有心绞痛症状的患者，肾素血管紧张素受体阻断剂用于蛋白尿患者[21,68]。已有的人体或动物试验证据证明肾移植受者的血管收缩机制增强或被不恰当地激活，包括交感神经系统、肾素血管紧张素系统和内皮素[74,85,102,106]。该观点与内皮依赖性血管舒张功能受损[3,74,85,102,106] 一起，使得高血压机制更偏向于血管收缩。这些现象背后的作用机制尚未明确。其他临床研究证明皮质类固醇与高血压相关，主要有两种作用机制：皮质类固醇作用于肾脏可导致水钠潴留[136]；以及增强交感神经活性导致血管紧张性增加[136]。钙调磷酸酶抑制剂（CNI）引起高血压的机制包括直接作用于肾脏导致钠潴留并增加血管收缩性，间接导致肾功能受损。CNI 肾毒性可造成肾功能受损[49,74,102]。

关于肾移植受者降压治疗的前瞻性研究较少[70,99]，尤其缺乏关于完整评估降压治疗和严重心血管疾病

预后的研究。唯一一项关于血管紧张素受体阻滞剂的大样本研究也因心血管事件发生率较低而被叫停[99]。同样，也缺乏评估特定血压靶向目标的研究。但是，一些短期试验对常用单一降压药物的疗效进行了评估，包括血管紧张素受体阻滞剂、血管紧张素转换酶抑制剂以及钙通道阻滞剂，其治疗效果与普通人群类似[21,74,102]。二氢吡啶类钙离子通道阻滞剂（如硝苯地平和氨氯地平）可减弱 CNI 的肾毒性[74,102,136]，适用于移植术后的早期阶段。肾素-血管紧张素系统阻滞剂对蛋白尿[99]和 LVH 患者疗效更好，但是功能性单支移植肾动脉狭窄的患者可能因药物吸收减慢而产生不良反应[32]。

欧洲的注册研究为高血压治疗的重要性和治疗目标提供了最佳证据。Opelz 及其同事[88,89]查看了功能肾移植术后 1 年患者的门诊血压记录。这些数据表明，血压即使无法单独地影响移植肾功能，但仍是患者及移植物长期存活的主要决定因素。并且，血压低于常规高血压标准的患者也同样存在这种影响，如收缩压为 130mmHg 的患者移植肾预后可能比收缩压为 120mmHg 的差。随后的关于心血管疾病的分析明确了正常血压到高血压范围内的血压与移植术后心血管疾病之间的重要关系（图 30-4）[88,89]。

对肾移植受者进行的包括安慰剂的干预试验的流行病学研究表明，高血压与 CVE 相关[56,140]，特别是脑卒中、心源性死亡和心力衰竭，但不包括非致命性冠状动脉疾病。在 ALERT 研究中，高血压是心源性死亡最重要的决定因素[56]。这些研究中最重要的血压参数是收缩压和脉压，且均与血管硬化相关。

肾移植受者的后续研究发现肾移植受者高血压与终末器官损伤表现相关，特别是蛋白尿和 LVH[94,98]。高

表 30-2　免疫抑制剂对高血压、左心室肥大、总胆固醇、低密度脂蛋白胆固醇、甘油三酯、糖尿病（移植后新发糖尿病）和肾功能等常规心血管危险因素的影响

心血管危险因素	类固醇	硫唑嘌呤/MMF	贝拉西普	环孢素	他克莫司	mTORi
高血压	↑	↔	↔	↑	↑	↔
左心室肥大	↑	↔	↔	↑	↑	↔
总胆固醇	↑	↔	↔	↑	↑	↑
低密度脂蛋白胆固醇	↑	↔	↔	↑	↑	↑
甘油三酯	↑	↔	↔	↑	↑	↑
糖尿病	↑	↔	↔	↑	↑	↑
肾功能	↔	↔	↔	↓	↓	↓

这些箭头表明了某种药物的副作用，或有益作用，或没有任何显著作用，包括皮质类固醇、硫唑嘌呤/霉酚酸酯（MMF）、环孢素、他克莫司、西罗莫司抑制剂（mTORi）的哺乳动物靶点和新的生物制剂。

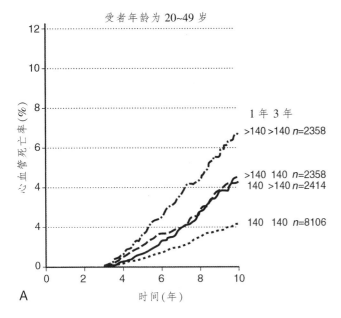

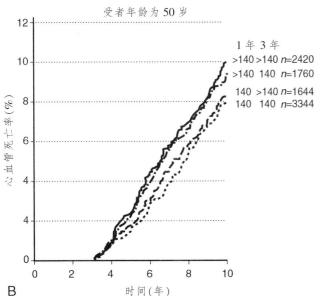

图 30-4 （A,B）分别为 Collaborative 移植研究中两个年龄组，随访 1 年和 3 年后收缩压（mmHg）心血管事件累积发生率的 Kaplan-Meier 曲线图。在这两个年龄组随访过程中均发现，当收缩压<140 mmHg 时，心血管事件的发生率大幅降低。（Data from Opelz G, Dohler B. Collaborative Transplant Study. Improved long-term outcomes after renal transplantation associated with blood pressure control. Am J Transplant 2005;5:2725-31.）

血压是终末期肾病患者，包括肾移植受者，发生 LVH 的最主要决定因素[116]，而 LVH 与肾移植受者的不良预后直接相关[56]。CKD（尿毒症性心肌病）患者的 LVH 病理生理学特征表现为心内膜下心肌缺血和心肌纤维化[76,126]。纤维化会导致差异性传导，且差异性传导和心律失常的指标有关，如延长 QT 间期和交替的异常 T

波改变[95]，这极有可能导致致命性心律失常或心源性猝死[57]。心律失常可能是自发性的或伴发其他轻微的心肌缺血。这些观察结果表明高血压、LVH 和心电图异常可作为肾移植受者不良预后的预测因素，也可作为介入治疗的潜在治疗目标[57]。较为少见的尿毒症性扩张性心肌病（收缩功能障碍）可能是 LVH 导致的，也可能与 CHD 有关（不常见）[10,57,76]。

心脏异常主要发生在慢性肾病的晚期阶段或持续性透析期间，肾移植受者间普遍存在[116]。同时，有研究表明，移植术后尿毒症性心肌病症状可得到改善[131]，包括 LVH 明显逆转和心脏收缩功能改善，这些研究并未反映出真实情况。超声心动图分析高度依赖于心脏腔室直径（如左心室容量的评估[76,98]），相应地依赖于血容量状态。晚期 CKD 和接受透析治疗的患者容易出现容量过度负荷，可通过肾移植成功解决。因此，恢复血管容量、纠正过度估计的左心室重量和心脏收缩功能异常，超声心动图显示移植后心脏结构和功能得以改善，而非容量依赖性技术（特别是心脏磁共振成像）研究结果未表现出相似的症状改善[97]。与接受持续透析治疗患者的尿毒症性心肌病症状相关的长期危险因素同样存在于肾移植术后患者中[28,79,97]。移植后，关于尿毒症性心肌病的数据十分有限，仅限于 LVH，表明有效的血压控制和避免使用 CNI 可减少 LVH 的发生[82,93]。一些短期研究表明二氢吡啶类钙通道阻滞剂[82]、西罗莫司靶蛋白（mTOR）抑制剂[93]、代替 CNI 的西罗莫司或依维莫司，或停用 CNI[7]与避免或减缓肾移植受者左心室肥大的进展相关。

其他影响因素：血管硬化和血管钙化

LVH 是一种进展性慢性肾病或终末期肾病的并发症，伴随代谢或生理改变。然而，肾移植受者中还存在其他与不良预后相关的血管异常[7,50,53]。包括血管钙化和血管硬化（继发钙化或血管壁肥厚）。可导致收缩性高血压（显著）或发生 LVH。而且，还可能导致肾移植受者不良 CV 预后，移植时冠状动脉钙化也预示可能发生心脏事件[109]。这些指标为在这类人群中进行 CV 干预研究提供了潜在的短期替代终点[50,53]。

降压药物的选择

对于肾移植受者，可选择的降压药物很多，且均具有一定程度的疗效[21,74,102]。由于可能出现不能明确诊断的移植肾动脉狭窄[68,74,102]和急性肾衰竭的风险,现在趋向于避免使用血管紧张素转换酶抑制剂和血管紧张素受体阻滞剂。然而,来自奥地利的 Oberbauer 及其同事进行的一项回顾性分析表明,接受血管紧张素转换酶抑制剂或血管紧张素受体阻滞剂治疗的患者表现出更好的移植肾功能及患者生存率(图 30–5)[37]。然而 Opelz 等进行了一项类似的研究,数据来自欧洲肾病注册系统筛选出的小样本患者,却未能得到相似结论[90],但近年来这类药物的使用量在逐年增加 (图 30–6)[101]。肾素–血管紧张素系统阻滞剂或二氢吡啶类钙通道阻滞剂的短期研究均表现出有效的降压作用及额外潜在改善 LVH 的作用[82]。在应用血管紧张素转换酶抑制剂及 CNI 时应当警惕高钾血症[68]。

在一项公开的单中心肾移植受者远期心血管事件预后研究中[99],对血管紧张素受体阻滞剂坎地沙坦与常规药物的治疗效果进行了对比。虽然该研究证明了药物的安全性,以及具有可减少蛋白尿的优势作用,但试验因为事件发生率太低而停止,因而无研究成果。

综上所述,肾移植术后早期,当怀疑 CNI 存在肾毒性时可优先选用二氢吡啶类钙通道阻滞剂[68]。其他类型钙通道阻滞剂如地尔硫卓可提高环孢素的血药浓度,因此限制了它的应用,但在某些情况下,可利用地尔硫卓降低环孢素的治疗成本。当存在蛋白尿时可优

先选用血管紧张素转换酶抑制剂或血管紧张素受体阻滞剂类降压药[74,68,99,102]。在使用血管紧张素转换酶抑制剂类降压药前应当首先排除移植肾动脉狭窄,这可能是个理想但不切实际的建议,因为和其他患者人群一样,这类患者接受移植肾动脉狭窄干预治疗的获益是不确定的。可彻底治疗高血压的方法,如栓塞或腹腔镜移除原位肾,已被应用并认为有效。然而,在既往经验中,移植前行双侧原位肾切除术的患者 (包括儿童患者)血压可获得有效控制,但对于移植后高血压患者的获益尚不清楚[68,120]。

在这类人群治疗高血压时是否需要调整免疫抑制方案仍是一个未解决的问题[124]。研究涉及类固醇用量最小化或停用类固醇[69,145],CNI 用量最小化,将环孢素更换为他克莫司[111],或停用 CNI 替换为 mTOR 抑制剂(西罗莫司或依维莫司)[15,60],或 CNI 无效时采用共刺激阻断剂贝拉西普[71,132],以上方案均可大幅度地降低血压,与接受降压治疗效果相似。综上所述,应用 mTOR 抑制剂和替代 CNI 治疗均能够改善 LVH[93]。然而,我们的经验是,临床医师和患者都不愿意通过更换免疫抑制控制血压;只有出现免疫排斥和为了获得 CNI 肾毒性最小化(或其他原因引起的移植肾功能衰退)时才会更改免疫抑制治疗方案。

大多数医疗机构使用标准血压计测量血压。根据经验,这些测量难以达到推荐的严格标准,包括采用重

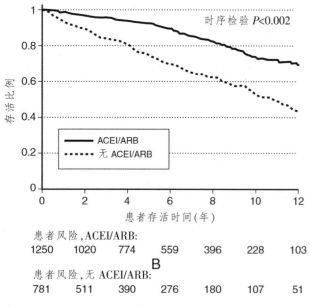

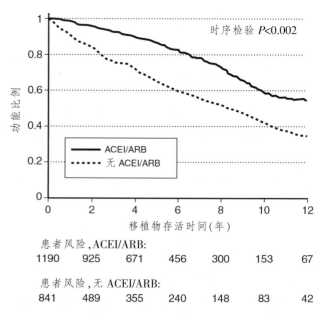

图 30–5 应用或不应用血管紧张素转换酶抑制剂(ACEI)或血管紧张素受体阻滞剂(ARB)后患者及移植物存活情况的回顾性分析。结果表明服用 ACEI/ARB 后, 患者和移植物生存率相对较好。(Data from Heinze G, Mitterbauer C, Regele H, et al. Angiotensin-converting enzyme inhibitor or angiotensin II type 1 receptor antagonist therapy is associated with prolonged patient and graft survival after renal transplantation. J Am Soc Nephrol 2006;17:889–99.)

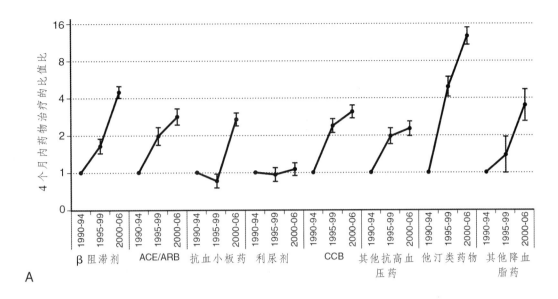

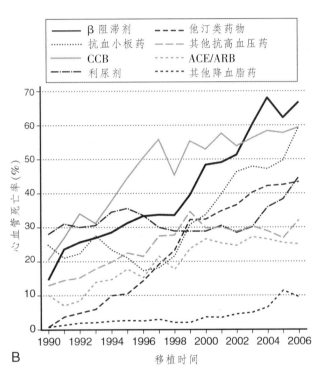

图 30-6　图为 PORT 研究中心脏保护剂的使用情况，记录了移植术后药物处方变化情况。(A)移植术后 4 个月内 CVD 制剂的调整比值比。(B)根据年龄、性别、种族和肾衰竭的主要原因调整药物剂量。ACE/ARB，血管紧张素转换酶抑制剂/血管紧张素 II 受体阻滞剂；CCB，钙离子通道阻滞剂。(Data from Pilmore HL, Skeans MA, Snyder JJ, et al. Cardiovascular disease medications after renal transplantation：results from the Patient Outcomes in Renal Transplantation study. Transplantation 2011；91：542-51.)

复测量或患者休息一定时间后端坐测量，因此推荐动态血压监测[35,105]或家庭血压监测[6,105]，这可能提供更多的信息。对于原发性高血压患者，这些测量方法推荐用于顽固性高血压或怀疑"白衣综合征"的患者。肾移植受者动态血压监测与预后预测有关，可在缺失日间血压记录或缺失夜间血压记录的情况下，提供更多的预后信息[52]。这种方法可用于血压控制不佳的患者，并可为临床试验提供额外的信息。

药物使用指南和观察模式

有很多关于控制移植术后高血压的指南[68]。同时这些指南是基于本章所讨论到的证据，并借鉴了指南委员会的临床实践经验。由于缺少关于肾移植受体患者血压控制靶点相关研究，研究者从观察性研究中选取相关靶点，如 Opelz 试验[88,89]，或从其他人群中选取的靶点,尤其是慢性肾病患者。因此这样的靶点较主观且针对性不强,例如,LVH 症状改善或蛋白尿的特异性逆转。最新发布的改善全球肾脏疾病预后组织(KDIGO)指南指出,合并糖尿病或蛋白尿的患者目标血压为 130/80mmHg,改变生活习惯包括限制盐摄入量,并将肾素-血管紧张素系统阻滞剂作为一线治疗药物[68]。更重要的是,指南推荐根据并存疾病选择特定治疗目标和药物剂量。美国和欧洲的移植协会指南中规定的目标及药物剂量大体一致[36]。

最近的两项关于北美和澳大利亚肾移植受者 CV 药物和风险管理的大规模临床试验研究结果令人振奋。试验结果表明,近年随着时间变化,药物应用也逐渐增加。研究发现 50% 的患者接受肾素-血管紧张素系统阻滞剂治疗,表明同过去相比,不愿接受治疗的患者数量明显减少(图 30-6)[32,101]。难以获得关于目前血压和个体化药物剂量的相关数据。在我们的研究中心,一部分患者经治疗后血压仍难以控制;既往血压控制目标为 140/90mmHg 时,大部分患者仍需要多种药物联合治疗[130]。血压控制目标是否合适,以及一种药物作用效果是否优于另一种药物,仍需要前瞻性临床研究证实;在缺少客观数据的情况下,我们仅能依赖可获得的注册数据。

血脂异常

肾移植过程中也始终伴随着血脂异常[8,57],通常表现为总胆固醇、LDL 胆固醇、甘油三酯和 HDL 胆固醇水平升高。还会出现中间高度动脉粥样硬化-脂蛋白浓度升高,包括小而致密的 LDL[45,134]。血脂异常的机制包括肾功能受损及免疫抑制剂的影响。导致 CKD 患者血脂异常的机制依赖于肾功能水平,在肾移植受者中表现程度不同。CKD 患者血脂异常的主要特征为高甘油三酯、低 HDL 胆固醇、中间密度脂蛋白(IDL)胆固醇升高及对 LDL 胆固醇和总血浆胆固醇的中性作用[134]。脂蛋白性质改变,需注意那些不能成熟和含甘油三酯过多的致动脉粥样硬化脂蛋白[134]。Vaziri[134]对其主要作用机制进行了描述,主要为脂蛋白脂肪酶和肝酶活性降低,导致 IDL 清除功能受损,以及在循环脂质和乳糜微粒中甘油三酯浓度增加。CKD 未改变 HMG-CoA 还原酶的活性,但当出现肾性蛋白尿时,还原酶活性增强,导致胆固醇合成增加。轻微的酶缺陷及脂蛋白受体也会导致脂质代谢异常,脂蛋白受体的减少使动脉粥样

硬化脂蛋白清除功能受损;最显著的是 LDL 和极低密度脂蛋白受体的表达及活性的减低可影响脂蛋白的清除功能[134]。

肾脏排泄功能受损会增强个体抗排斥药物效应,常对血清脂蛋白水平产生特异性协同作用。皮质类固醇使总胆固醇、LDL 胆固醇、甘油三酯及 HDL 胆固醇水平升高;小剂量的 CNI(环孢素)及常用剂量的他克莫司可使总胆固醇和 LDL 胆固醇水平升高;且 mTOR 抑制剂(西罗莫司和依维莫司)可使总胆固醇、LDL 胆固醇、HDL 胆固醇和甘油三酯水平升高,并呈剂量依赖性[45,64,83]。通常在移植后 6 周内,免疫抑制、肾功能的恢复和食欲的增加可导致总胆固醇的水平升高约 1.0~1.5mmol/L,LDL 胆固醇水平升高约 1mmol/L,以及甘油三酯和 HDL 胆固醇的水平升高[44]。

他汀类药物的治疗是为数不多的关于肾移植受体大型心血管事件预后研究干预措施中的一种[41,43]。主要的 ALERT 试验研究了 2100 例接受环孢素治疗的平稳期肾移植受者,随机接受氟伐他汀(40~80mg/d)或安慰剂治疗,随访 6 年。主要终点为并发心肌梗死、心源性死亡、脑卒中和冠状动脉介入治疗。在 2 年的扩展研究中,所有患者均接受氟伐他汀(80mg/d)治疗,随访期延长至 8 年[41,43]。研究结束后发现,即使他汀治疗可减少 35% 的心肌梗死,但研究的核心不是已选择的主要终点。在延长的随访期中,随机接受他汀治疗患者的主要终点事件和各种心脏事件发生率明显降低,主要影响脂质依赖的终点事件,如心肌梗死(图 30-3)[43]。在研究过程中,氟伐他汀可使 LDL 降低 1mmol/L,且耐受性好,副作用与安慰剂组相似。试验结果分析表明,移植术后早期干预可额外获益[42]。总之,ALERT 研究结果证实氟伐他汀对治疗肾移植术后继发的血脂异常有益,可减少心肌梗死的发生率(对复合心脏终点的影响较小),更重要的是早期治疗可使获益最大化。

氟伐他汀不经 CYP3A4 代谢,而 CNI 可抑制该酶活性。在接受 CNI 治疗的患者中,使用经 CYP3A4 代谢的他汀类(特别是辛伐他汀,洛伐他汀,阿托伐他汀代谢程度较小)可导致他汀类药物血药浓度升高,同时也会增强药效和副作用[58]。一项重要的但未被重视的信息表明,在应用 CNI 治疗的肾移植受者中,他汀类药物(除外氟伐他汀和普伐他汀)应当从小剂量开始并严密监测其血药浓度。一项关于移植后即开始氟伐他汀治疗的研究(SOLAR[44])表明,不良反应的发生率并未增加,同时虽然他汀类药物对淋巴细胞功能有多重作用,

但并不能降低肾移植受者发生急性排斥反应的风险。因此,现有的他汀类药物中,有关氟伐他汀安全性的证据最多,尤其是在围术期[41,43,44]。

近年来,SHARP 试验研究了 9000 例 CKD 患者采用辛伐他汀联合依泽替米贝治疗后的血脂变化和预后情况,其中包括 3000 例持续透析患者。即使肾移植后患者并未继续用药,但总体上动脉粥样硬化性 CVE 的发生率为进展性 CKD 患者将他汀类药物作为基础治疗方案提供了证据,包括最终接受肾移植治疗的患者[9]。该研究结合 ALERT 数据的分析结果,与注册数据和回顾性非对照研究结果一致[19]。

指南建议将他汀类药物作为使肾移植受者 CV 风险最小化的治疗措施[1,86]。由于关于移植受者的治疗目标的数据不足,指南根据普通人群数据指定了脂质控制目标(成人 LDL 胆固醇水平为 2.6mmol/L)。然而有趣的是,最新的 KDIGO 指南(www.kdigo.org)关于 CKD 降低血脂的建议是,制定他汀类药物治疗方案比明确降脂目标更重要,在这类人群(包括肾移植患者)中不推荐目标驱动方法。尽管有强有力的理由使用他汀类药物,但有报道称,同其他高风险人群相比,肾移植受者接受他汀类药物治疗的数量低得多[32]。然而,使用量增加模型表明移植医师可能只是谨慎地按照其他患者群体的趋势使用他汀类药物(图 30-6[101])。

造成肾移植受者接受他汀类药物治疗及 CV 风险管理进展缓慢的一个原因是免疫抑制剂和血脂异常之间的内在联系;预期结果是移植术后逐渐减少免疫抑制剂用量可纠正血脂异常。许多试验已经研究了肾移植术后患者仅调整免疫抑制治疗方案对血脂异常的短期影响,包括停止使用激素或避免应用激素[69,145],CNI 的停用、更换及用量最小化[111]。Wissing 及其同事进行的研究是唯一一项通过比较直接调整免疫抑制方案和最初降脂治疗方案的研究[142]。在这项研究中,患者的治疗方案由环孢素转换为他克莫司,并与加用阿托伐他汀的方案进行比较。尽管他克莫司治疗方案中患者的总 LDL 胆固醇和甘油三酯水平均降低,但采用环孢素联合阿托伐他汀治疗的患者血脂水平与他克莫司联合阿托伐他汀者相似。因此,CNI 的替换没有给他汀类治疗带来额外的益处。另外,事实上,血脂异常的某些形式(如高甘油三酯血症)对他汀类治疗不敏感,且致动脉粥样硬化及具有潜在保护作用的脂质 (HDL 胆固醇)都随免疫抑制药物剂量的增加而增加,这更限制了他汀类药物的使用。由于缺乏数据支持此方案的长期

使用, 大多数临床医师和患者都不愿意因为血脂异常而调整免疫抑制方案。

最后,除了假设之外,其他降脂药物的使用还存在极少的但值得注意的负面信息, 特别是贝特类和烟酸类衍生物。目前,指南并不推荐使用该类降脂药物,特别是作为辅助治疗时应密切监测[86]。

肾功能

在普通人群中,肾功能异常(CKD)常作为 CV 疾病的一个危险因素。同时,统计独立危险因素分析结果显示,血脂异常和高血压均与 CKD 相关。肾功能异常的独立影响因素为定义不明确的"尿毒症毒素",或其他与肾损害相关的因素,如高磷血症或 FGF-23 升高[78,125]。这些相同的因素很可能在肾功能不理想的肾移植受者形成 CVD 的病理生理过程中发挥作用。直到最近,常规报道中肾功能尚未作为肾移植免疫抑制研究的结果,主要研究结果局限于急性排斥反应的发生率、移植肾和患者的生存率。最近的主要试验报告了血肌酐水平(或 GFR 评估值)的均值(或其他总结方式)。但这忽略了平均水平的适用对象是群体而不是个体[24],而且并未包括蛋白尿或其他与移植肾不良结局相关的肾性因素。着重报道移植试验中肾的预后情况是十分重要的,特别是关于长期移植肾和患者的预后情况(详见下文[123])。

尽管如此,移植肾的功能已成为影响移植肾和患者生存期,以及肾移植受者 CV 风险的强大决定因素。两项对肾移植患者 CV 结局的大样本分析(FAVORIT 和 ALERT[56,140])表明肾功能可预测肾移植失功的风险和患者的结局。图 30-7 展示了 FAVORIT 研究中 GFR 和试验结局之间的联系[140]。这些数据表明肾移植受者维持良好肾功能的重要性。有效数据表明,低剂量他克莫司联合霉酚酸或霉酚酸酯及皮质类固醇(及 IL-2 受体抗体) 可作为保持最佳肾功能最有效的主要免疫抑制方案。SYMPHONYA 试验[24]比较了以环孢素或他克莫司作为主要治疗药物、西罗莫司作为辅助治疗药物的治疗方案[24]。低剂量的他克莫司(目标血药浓度为 4~7ng/mL)联合霉酚酸酯和皮质类固醇方案是最佳可耐受和最有效的治疗方案,为临床社区中使用既定治疗模式提供了强有力的支持。更重要的是,此方案组可获得最佳的肾功能,平均 eGFR 为 65.4mL/min,优于其他组的 56.7~59.4mL/min[24]。此结果在肾移植术后持续 3 年[23],且无明显差异[23]。CNI 的剂量最小化,如将其

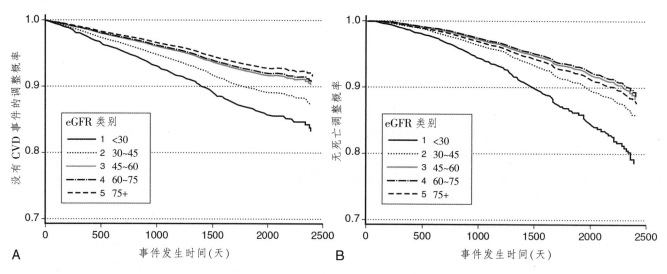

图 30-7 FAVORIT 研究中肾功能对长期心血管事件(A)和死亡风险(B)的影响。根据肾小球滤过率(eGFR)将患者分为 5 组,研究结果表明肾功能较差患者不良反应发生风险增加。CVD,心血管疾病。(Data from Bostom AG,Carpenter MA,Kusek JW,et al. Homocysteine-lowering and cardiovascular disease outcomes in kidney transplant recipients: primary results from the Folic Acid for Vascular Outcome Reduction in Transplantation trial. Circulation 2011;123:1763-70;Weiner DE,Carpenter MA,Levey AS,et al. Kidney function and risk of cardiovascular disease and mortality in kidney transplant recipients: the FAVORIT trial. Am J Transplant 2012;12:2437-45.)

替换为 mTOR 抑制剂(西罗莫司或依维莫司),已在一系列正在进行的试验中进行了验证,包括从移植术后 7 周至术后几年中的某一时间点将 CNI 作为主要治疗药物的方案转换为 mTOR 抑制剂作为主要治疗药物的治疗方案[14,15,46,60,84]。即使该治疗方案与急性排斥反应的风险增加相关,且其副作用限制了普遍适用性,随着早期治疗方案的转变,肾功能通常也会得到改善。

最近,一项在肾功能正常受者(BENEFIT[71,132])和肾功能受损受者(BENEFIT-EXT[71,132])中用贝拉西普(一种共刺激阻断剂)替代 CNI 的试验表明,两种治疗方案具有相似的急性排斥反应发生率,但贝拉西普方案中患者肾功能水平更好,与血脂异常和高血压的发生率较低相关。在 ALERT 试验事后分析中,无论使用任何节点(血肌酐 200μmol/L)或肾功能作为一个连续变量,肾功能仍为 CV 风险主要决定因素之一[25,27]。移植失败的患者 CVE 风险最高。当对具体 CVE 进行心源性死亡风险分析时发现,同非致命性冠状动脉硬化性疾病相比,肾功能不全是更强的风险因素[25,27,56],而后者更依赖于脂质水平。

一些其他研究也支持移植肾功能对移植后 CVE 的影响[27,80,140]。这也强调了急性排斥反应、巨细胞病毒感染、BK 病毒性肾病和药物导致的肾毒性对移植肾功能不全的潜在影响,以及在单因素分析中与 CVD 的关系[56,63,65]。在制定降低移植肾功能对 CV 风险影响的治疗策略前需明确潜在的危险因素,从而最大限度提高移植肾存活率并使排斥反应最小化。

吸烟

在普通人群中,吸烟与 CVD 的发生密切相关。对肾移植受者进行的研究表明,吸烟与全因死亡率、CVE、移植肾失功和更快速地进展为慢性移植性肾小球病相关[5,51,56,67]。虽然 Kasiske 等[65]的早期研究并未证明吸烟可以作为一个独立的危险因素,但亚组分析表明吸烟可能与风险的增加相关。吸烟状态是较为重要的危险因素,但患者汇报常不准确[56],并且,因其作为"竞争结果"如呼吸道感染、恶性肿瘤和非 CV 死亡的危险因素,常规生存分析可能低估吸烟对 CV 疾病的影响[47]。即使指南中强烈推荐这种治疗方案,目前为止仍无戒烟相关研究[68]。

肾移植术后新发糖尿病

糖尿病是导致终末期肾病的主要原因,2 型糖尿病是终末期肾病发生率增加的主要因素。因此,近年来肾移植受者中糖尿病发病率逐渐增加。此外,我们越来越多地意识到移植术后糖尿病(或 NODAT)及其远期结局的重要性。NODAT 是相对于待移植的终末期患者中出现年龄相关的 2 型糖尿病而言的,通过增加胰岛素抵抗及较小程度地减少胰岛素分泌加速糖尿病进展[40,139]。

据报道,NODAT 的发病率为 3%~20%。在老年患者,超重患者,非洲裔、亚裔患者,或既往存在压力相关性糖尿病病史(与手术、皮质类固醇的应用或妊娠相关[107,146])的患者中常见。主要发生于移植术后最初几个月(图 30-8[146]),此后的发生率与年龄相关。主要致病原因是使用皮质类固醇导致胰岛素抵抗,在其他患者组中使用皮质类固醇也与糖尿病发生相关[62,107,146]。类固醇剂量最小化可降低 NODAT 的风险,且可逆转糖尿病并恢复胰岛素敏感性[81]。CNI 也能加快糖尿病的发展;他克莫司致糖尿病率高于环孢素。这反映了他克莫司的特异性,细胞内 FK 结合蛋白影响胰岛素的分泌[39,48,146],这也可能是 mTOR 抑制剂促进 NODAT 发展的最常见机制[61]。治疗方案包括皮质类固醇或他克莫司剂量最小化,或将他克莫司替换为环孢素[48,146]。即使采用上述措施,许多患者仍需要注射胰岛素或口服降糖药物。一种替代策略是易进展为移植术后糖尿病的高危患者避免应用他克莫司和(或)类固醇。这种策略尤其适用于排斥反应较

少的老年患者[62]。这种治疗策略的支持者很少,很大程度上是因为他们并未认识到 NODAT 的长期结局以及糖尿病管理策略的可行性。

Van Hooff[48]的研究发现了个体机制的重要性,即胰岛素抵抗和胰岛素分泌的减低,研究中 NODAT 患者使用的类固醇剂量随着他克莫司剂量最小化而减少。这导致胰岛素敏感性增加,随后,胰岛素分泌量也连续增加[48]。DIRECT 研究比较了从头移植中环孢素和他克莫司方案,采用 NODAT 作为研究主要终点,结果表明他克莫司治疗方案的 NODAT 发生率更高,需要药物治疗。此外,研究证实,与环孢素相比,他克莫司会减少胰岛素分泌量[135]。

以前的研究中人们常常忽略 NODAT,现在认为 NODAT 对患者来说有更长远的影响,且导致全因死亡率和 CVE 增加 2~3 倍[18,107,141]。图 30-9 展示了本中心移植术后 7 年以上的 NODAT 影响数据,由糖尿病肾病发展为 ESRD 的患者和 NODAT 患者数量相当[107]。

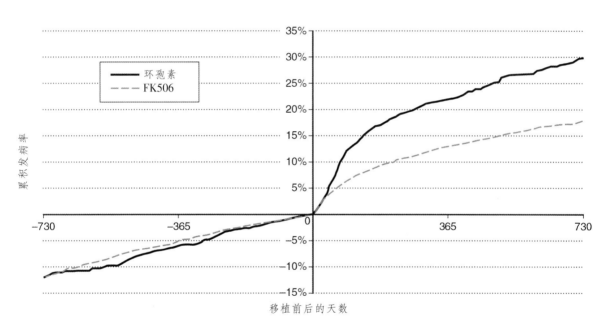

样本量		移植前天数			移植后天数		
		−730	−365	−1	1	365	730
钙调磷酸酶抑制剂的类型	环孢素	1776	3954	5867	6014	5521	2551
	他克莫司	471	911	1260	929	835	302

注意:环孢素导致的糖尿病发病率在第 1 年时为 9.4%,第 2 年时为 8.4%。他克莫司导致的糖尿病发病率在第 1 年时为 15.4%,第 2 年时为 17.7%。

图 30-8 肾移植前 2 年和移植后 2 年糖尿病累积风险数据,移植受体采用环孢素(Cyclo)或他克莫司(FK506)进行免疫抑制治疗。研究结果表明,使用他克莫司可增加糖尿病发生风险。(Data from Woodward RS, Schnitzler MA, Baty J, et al. Incidence and cost of new onset diabetes mellitus among U.S. wait-listed and transplanted renal allograft recipients. Am J Transplant 2003;3:590-8.)

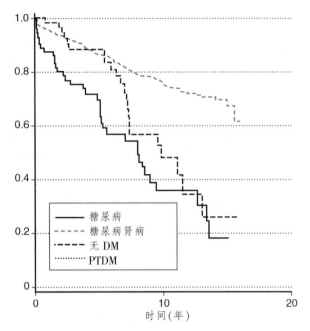

图 30-9　未患糖尿病的肾移植受体 (-----)、移植前患糖尿病的受体(糖尿病肾病,——)以及移植后患糖尿病的受体(PTDM,……)的长期生存率。结果表明,同移植前患糖尿病的受体相比,PTDM 受体的心血管风险增加。(Data from Revanur VK, Jardine AG, Kingsmore DB, et al. Influence of diabetes mellitus on patient and graft survival in recipients of kidney transplantation. Clin Transplant 2001;15:89–94.)

来自挪威的 Hjelmesaeth 及其同事[40]的研究数据和来自美国的 Kasiske 的研究[67]表明,CV 疾病是主要的死亡原因,且 NODAT 患者发生 CV 死亡的风险会升高 3 倍。一项近期研究强调了 NODAT 的重要性,也证实 NODAT 风险远高于移植术后 1 年发生急性排斥反应的风险[141]。因此,制定限制 NODAT 发生和影响的治疗策略已成为预防 CVD 的主要目标。指南已推荐在移植随访期内通过对患者进行口服糖耐量试验和空腹血糖监测等常规筛查方法[11]识别 NODAT 患者和前体–糖耐量受损患者。Hjelmesaeth 及其同事[81]研究发现,在大部分患者中,类固醇剂量最小化(泼尼松龙剂量快速减量至 5mg/d)能逆转 NODAT 和糖耐量受损。无类固醇的治疗方案中,NODAT 发生率降低,在 NODAT 高风险人群可优先选用;尽可能应用环孢素而不是他克莫司[135,141]。在普通人群中,NODAT 的治疗策略与 2 型糖尿病的治疗类似。一部分患者可出现严重的低血糖,特别是移植术后早期将胰岛素作为主要治疗方式的患者(若免疫抑制剂适当减量,不需要长期使用胰岛素),而轻度高血糖患者可通过管理饮食和口服药物治疗[141]。现有指南一致认同长期监测糖尿病并发症及早期干预糖尿病的重要性[141]。

肥胖和代谢综合征

出现 3 种以下症状即可诊断为代谢综合征:高血糖、高甘油三酯血症、低 HDL 胆固醇、高血压和高体重指数。考虑到糖尿病的普遍性和个体因素,同预测结果一致,肾移植受者普遍存在代谢综合征[11,20,22,54]。来自 PORT 研究[54]的数据表明移植后第 2 年代谢综合征的发生率为 40%,第 4 年发生率为 35%。研究已证实未合并糖尿病的代谢综合征患者患糖尿病的风险增加,CVD 和移植肾衰竭的风险也增加[11,20,22,54]。虽然对代谢综合征及其各个组分的重要性存在争议[22],Israni 及其同事[54]发现 NODAT 是移植肾衰竭和 CHD 的独立影响因素[54]。

肥胖变得越来越常见,这也反映了大多数人群的健康趋势[103]。病态肥胖在围术期与一系列技术并发症相关。然而,肥胖与长期结局之间的相关性较复杂。体重和全因死亡率间无线性相关关系,主要反映伴发疾病的影响,同时肥胖可增加 CV 风险。一些中心将减肥手术[77]作为移植手术的一部分,但这种方法能否改善患者结局仍需验证。

其他风险因素和干预措施

对于一般人群而言,还存在其他降低 CV 风险的办法。终末期肾病患者运动能力较差,移植术后可改善这种情况。然而,可能需要积极鼓励移植肾受者进行运动并接受改善运动能力的客观措施(如 VO_{2max}),这类患者通常在身体和心理上存在运动障碍,这些障碍与长期残疾和健康状况有关。尽管没有对传统 CV 危险因素产生影响,有许多研究表明运动能力差与 CV 不良结局相关[59,92,110],一项小型研究也显示运动存在潜在益处[91]。指南推荐将运动和减肥纳入移植术后的治疗方案[36,68]。

一般人群与 CVD 相关的新型风险因素并未普遍应用于肾移植受者,包括 C 反应蛋白、炎症、氧化应激反应、高同型半胱氨酸血症和血清磷酸盐浓度升高。然而,近期有研究表明,一系列 CV 生物标记物与相关结局的关系,其中包括一氧化氮循环抑制剂[2,3]、磷酸盐浓度升高、FGF–23、骨保护素[34,78,125,127,143]、氧化应激反应[4,129]、内皮素[104]、对氧磷酶[128]和高尿酸血症[17]。这些因素是否可作为为独立标志物和治疗靶点仍需进一步研究。除运动外,还有功能性因素可能与结局相关,如抑郁,但也属于可治疗因素[147]。

筛查

显然,在器官公平分配的前提下,CVD 是肾移植受者发病率、死亡率、移植后移植物衰竭的共同原因,因此,应将研究关注点集中在移植术前对 CVD 患者进行筛查。这一举措的目的是确定哪些患者进行移植的风险高于维持透析相关风险[31,96,137]。实际上,仅有极少数患者在成功移植术后未能获得生存优势[144],并且很大程度上,决定是否将患者列入移植等待列表存在主观性[96]。许多临床中心进行各种形式 CV 筛查的目的是为了明确是否存在移植前可以治疗的 CAD[31,96,137]。无论患者是否最终进行移植,这也是一个值得称赞的治疗目标且可能使患者受益,基于 COURAGE 研究,英国的心脏科医师并不建议无症状患者接受冠状动脉血运重建治疗,该研究认为无症状患者不能从治疗中获益[12]。而且,广泛存在的钙化斑块使冠状动脉血运重建更加困难[75]。在本中心,因筛查导致患者推迟进入等待列表,的确不能使患者受益,且冠状动脉疾病患者不太可能被列入等待列表,也不太可能接受冠状动脉介入治疗。在筛查过程中进行的一项连续观察研究发现,介入治疗率较低,所有筛查患者最终施行血运重建治疗的比例仅为 5%[96]。

因此,根据现有文献,极少有关于支持对无症状患者进行常规筛查的报道,通常认为需要进行筛查,但不一定需要治疗。由于缺乏数据支持,存在各种形式的常规筛查方式。通常包括超声心动图或对左心室结构和功能的各种评估,以及对可逆性心肌缺血的评估[31,137]。常规运动试验很难解释接受维持透析患者较高的心电图异常发生率和较差的运动储备能力。常采用药物负荷试验,联合超声心动图或核素显像,用于查找可逆性心肌缺血区[31,137]。对非侵入性检查阳性,尤其是存在高危风险的患者,无论是否行介入治疗,冠状动脉造影检查都是常用且有效的方法[31,96,137]。目前已经提出了关于移植前行 CV 筛查获益的研究问题[66]。

干预及二级预防

正如筛查后接受介入治疗的可能性较小一样,肾移植受者也极少可能因急性心肌梗死接受介入治疗(溶栓或重要血管的重建)或接受已经在普通人群中证实的二级预防措施(大剂量他汀治疗药物、抗血小板制剂,联合肾素–血管紧张素系统阻滞剂)。对于进展期 CKD 患者来说更是如此,但在术后早期过后,指南中指出肾移植受者应该接受同普通人群一样的介入治疗和药物治疗[66]。CKD 患者数据表明接受重要血管重建治疗的患者数量逐渐增加,但仍落后于普通人群。高危人群应谨慎采用新型治疗方法,例如并发症风险较高的肾移植受者,研究报道反映了临床实践的谨慎性。

图 30-10 中显示的是由 Henry 和 Herzog[38] 在美国收集的数据[38],表明肾移植受者接受冠状动脉介入治疗后死亡率显著增高,但这种风险远远低于接受维持透析的患者。PORT 研究[101] 评估了 CV 疾病药物治疗的使用情况,发现针对危险因素使用的治疗药物(图 30-6),包括用于二级预防的药物,接受药物治疗的患者人数逐年增加,药物使用情况与普通人群相同。Lentine 及其同事[72] 也进行了相似报道,在其他人群中心肌梗死后二级预防药物的使用量也在逐年增加[32]。

总而言之,肾移植受者不应当完全拒绝接受 CAD 的血运重建治疗和二级预防措施。与非移植受者比较,虽然血运重建治疗(尤其是搭桥手术和静脉移植)确实与较高的死亡率相关,但却远远小于正在接受透析的终末期肾病患者的死亡率。

其他心血管疾病

本章中,我们关注的是 CHD 和 CVD 的常见形式及影响肾移植受者的危险因素。然而,肾移植受者发生常见心脏瓣膜疾病和心律失常的风险也较高。但关于其发生率和治疗的数据有限。主动脉瓣狭窄钙化在终末期肾病患者中常见,与血管钙化进展一致[10,117]。感染性心内膜炎的发生率增高,反映了瓣膜功能异常的发病率较高且与随免疫抑制剂相关[118]。肾移植受者心脏瓣膜疾病和心内膜炎的治疗方式与普通人群相同。肾移植受者瓣膜置换的风险较高,但低于接受持续透析的终末期肾病患者[10,117]。

最近的数据表明 CKD 患者(包括肾移植受者)发生房颤的风险增高,且与 CV 危险因素相关[87]。肾移植受者可通过控制心率和抗凝治疗获益,这在其他人群中已经证实,没有理由拒绝接受这种治疗。

心血管风险的预测

在普通人群中,可通过已确定的危险因素和计算来预测 CV 风险。最常用的是 Framingham 风险因素计

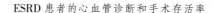

ESRD 患者的心血管诊断和手术存活率

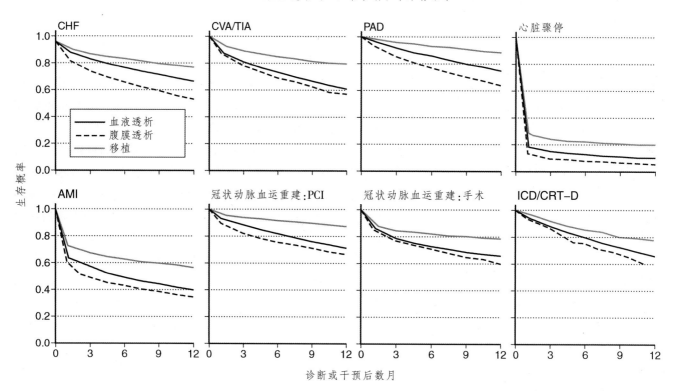

图 30-10　按治疗方式分类,图中显示了终末期肾病(ESRD)患者心脏介入治疗的死亡率。在所有情况下,接受移植的患者死亡率更低。CHF,充血性心力衰竭;CVA/TIA,脑血管意外/短暂性脑缺血发作;PAD,周围动脉疾病;AMI,急性心肌梗死;PCI,经皮冠状动脉介入治疗;ICD/CRT-D,植入式心脏除颤器/心脏再同步装置。(Data from Henry TD,Herzog CA. Bad kidneys are bad for the heart. Catheter Cardiovasc Interv 2012;80:358-60.)

算公式或其衍生方法。但未证明其是否适合于 CKD 患者,包括肾移植受者[63,65,119],反映了 CVD 的不典型性。最近,利用 ALERT 的研究数据,我们从肾移植受者数据中推理出了 CV 风险因素计算公式[122,123]。但因存在局限性,尤其是所有患者均接受了环孢素治疗,还不能单独使用该计算公式。但是,该公式在内部验证中表现良好。计算公式中包括的因素有:年龄、糖尿病、LDL 胆固醇、血肌酐、吸烟状况、既往存在的 CHD 和移植次数。计算公式详见图 30-11。前瞻性地收集风险因素数据并通过现有数据验证,将来就有可能为移植受者推理出更为准确的计算公式。

试验终点

曾经大多数移植领域免疫抑制治疗临床研究将移植物相关特点作为研究终点,但目前的流行趋势是将食物和药物管理作为研究终点,包括急性排斥反应、移植物衰竭、死亡或失访,以及随访时间较短,不足 12 个月。由于无法解决长期用药患者的特异性问题,并忽略

计算器类型	◉ MACE[1] 的 7 年风险		◎ 7 年死亡 风险
糖尿病	▣ 是	☑ 否	包括 PTDM[2]
LDL 胆固醇			mmol/L
目前吸烟者	▣ 是	☑ 否	
曾经吸烟者	▣ 是	☑ 否	
冠状动脉心脏疾病	▣ 是	☑ 否	
移植数量			
肌酐			◉ μmol/L ◎ mg/dL
年龄		岁	
MACE 的 7 年风险			
MACE[1]—主要不良心脏事件			
PTDM[1]—移植后糖尿病			

使用此计算器需要结合临床判断并取决于背景

图 30-11　肾移植受者心血管事件发生风险的计算。(Data from Soveri I,Holme I,Holdaas H,et al. A cardiovascular risk calculator for renal transplant recipients. Transplantation2011;94:57-62. Access online at:http://www.anst.uu.se/insov254/calculator/.)

了一系列问题,如发生移植术后新发糖尿病比偶发的急性排斥反应对患者生存的负面影响更大,这表明急需研制出新型的药物[123,141]。

强调 CV 疾病在移植中重要性的其中一种方式是在研究设计中纳入 CVE，并将其作为患者特异性复合研究终点的一部分。这一策略可能需要更大量的试验研究、更长时间的随访时间，这也限制了该设计的实用性。另一种方式是在之前研究数据的基础上建立特定免疫抑制策略的预期 CV 事件模型。例如，近期有两项研究就是在短期数据的基础上尝试预测远期预后[115,123]。当成功建立事件模型后，记录的准确危险因素数据应该满足移植临床研究的最小需求，这些因素包括血压、血脂水平、肾功能和 NODAT。

结论

在编写本章时，我们参考了本书先前的版本，特别是 Tony Raine 教授编写的第 4 版，距今已经快 20 年了。他的评论重点在于动脉粥样硬化性 CV 疾病，并强调了降脂治疗试验研究的必要性。在这 20 年里，我们完成了肾移植受者和 CKD 患者降脂治疗的试验研究，包括接受移植的患者。这些研究表明，他汀类药物在预防动脉粥样硬化事件中是有效的，但冠状动脉粥样硬化性疾病仅为该人群中复杂且严重的心血管疾病中的一种。我们对尿毒症性心肌病进程或治疗，以及肾移植受者其他高血压并发症了解较少，还需要进行关于降压治疗及血压控制靶目标的研究。过去 20 年中，免疫抑制剂取得了巨大进步，现在我们拥有一系列关于不同免疫抑制剂的药物活性和副作用的资料。这就允许我们通过调整免疫抑制剂使远期并发症风险最小化，包括 CV 疾病风险，但目前临床机构在选择免疫抑制治疗策略时持续关注的仍是排斥反应和免疫风险。未来设计和实施移植临床研究时需要意识到，同排斥反应和移植物存活率一样，CVD、恶性肿瘤、感染患者的主要研究终点也同样重要，这对免疫抑制治疗方案的选择有重要意义。

然而，尽管移植受者年龄逐渐增加、合并多种疾病的发病率逐渐增高，以及移植人群的其他改变都表明预后较差，但移植人群的 CVD 发生率在逐渐降低（图 30-12)[100]。这也遵循了发达国家的 CVD 模式，反映出人们对 CVD 越来越了解、生活方式的改善、肾移植受者总体治疗的改进，以及对心脏保护机制理解得进一步加深。这是一个令人振奋的发现，并提供了一个需进一步研究的方向。然而，CVD 总体的发生率仍较高，在肾移植受者相关并发症中仍处于首位。门诊医师对进展期原

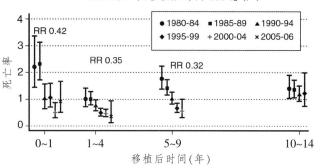

图 30-12　ANZDATA 登记中心记录的心血管疾病(CVD)生存模式随时代变化情况。随着时代变化，心血管疾病生存率得到了改善。RR，相对风险。(Data from Pilmore H，Dent H，Chang S，et al. Reduction in cardiovascular death after kidney transplantation. Transplantation 2010；89：851-7.)

发性肾病患者进行诊疗时，如果患者在移植时存在多种危险因素，最重要的是要考虑移植后 CVD 的预防。

（王振 译　刘俊铎 校）

参考文献

1. Abbott KC, Hypolite IO, Hshieh P, et al. Hospitalized congestive heart failure after renal transplantation in the United States. Ann Epidemiol 2002;12:115–22.
2. Abedini S, Holme I, März W, et al. Inflammation in renal transplantation. Clin J Am Soc Nephrol 2009;4:1246–54.
3. Abedini S, Meinitzer A, Holme I, et al. Asymmetrical dimethylarginine is associated with renal and cardiovascular outcomes and all-cause mortality in renal transplant recipients. Kidney Int 2010;77:44–50.
4. Abedini S, Norby GE, Holme I, et al. Inflammation-associated graft loss in renal transplant recipients. Nephrol Dial Transplant 2011;26:3756–61.
5. Agarwal PK, Hellemons ME, Zelle DM, et al. Smoking is a risk factor for graft failure and mortality after renal transplantation. Am J Nephrol 2011;34:26–31.
6. Agena F, Prado Edos S, Souza PS, et al. Home blood pressure (BP) monitoring in kidney transplant recipients is more adequate to monitor BP than office BP. Nephrol Dial Transplant 2011;26:3745–9.
7. Bachelet-Rousseau C, Kearney-Schwartz A, Frimat L, et al. Evolution of arterial stiffness after kidney transplantation. Nephrol Dial Transplant 2011;26:3386–91.
8. Baigent C, Burbury K, Wheeler D. Premature cardiovascular disease in chronic renal failure. Lancet 2000;356:147–52.
9. Baigent C, Landray MJ, Reith C, et al. The effects of lowering LDL cholesterol with simvastatin plus ezetimibe in patients with chronic kidney disease (Study of Heart and Renal Protection): a randomised placebo-controlled trial. Lancet 2011;377:2181–92.
10. Bakri K, Goldsmith DJ. Accelerated progression of calcific aortic stenosis in dialysis patients: what we still need to learn. Nephron Clin Pract 2003;94:c27–8.
11. Bayer ND, Cochetti PT, Anil Kumar MS, et al. Association of metabolic syndrome with development of new-onset diabetes after transplantation. Transplantation 2010;90:861–6.
12. Boden WE, O'Rourke RA, Teo KK, et al. Optimal medical therapy with or without PCI for stable coronary disease. N Engl J Med 2007;356:1503–16.

13. Bostom AG, Carpenter MA, Kusek JW, et al. Homocysteine-lowering and cardiovascular disease outcomes in kidney transplant recipients: primary results from the folic acid for vascular outcome reduction in transplantation trial. Circulation 2011;123:1763–70.

14. Budde K, Becker T, Arns W, et al. Everolimus-based, calcineurin-inhibitor-free regimen in recipients of de-novo kidney transplants: an open-label, randomised, controlled trial. Lancet 2011;377:837–47.

15. Campistol JM, de Fijter JW, Nashan B, et al. Everolimus and long-term outcomes in renal transplantation. Transplantation 2011;92:S3–26.

16. Chonchoi M, Cook M, Kjekshus J, et al. Simvastatin for secondary prevention of all-cause mortality and major coronary events in patients with mild chronic renal insufficiency. Am J Kidney Dis 2007;49:373–82.

17. Chung BH, Kang SH, Hwang HS, et al. Clinical significance of early-onset hyperuricemia in renal transplant recipients. Nephron Clin Pract 2011;117:c276–83.

18. Cole EH, Johnston O, Rose CL, et al. Impact of acute rejection and new-onset diabetes on long-term transplant graft and patient survival. Clin J Am Soc Nephrol 2008;3:814–21.

19. Cosio FG, Pesavento TE, Pelletier RP, et al. Patient survival after renal transplantation III: the effects of statins. Am J Kidney Dis 2002;40:63843.

20. Courivaud C, Kazory A, Simula-Faivre D, et al. Metabolic syndrome and atherosclerotic events in renal transplant recipients. Transplantation 2007;83:1577–81.

21. Cross NB, Webster AC, Masson P, et al. Antihypertensives for kidney transplant recipients: systematic review and meta-analysis of randomized controlled trials. Transplantation 2009;88:7–18.

22. de Vries AP, Bakker SJ, van Son WJ, et al. Metabolic syndrome is associated with impaired long-term renal allograft function; not all component criteria contribute equally. Am J Transplant 2004;4:1675–83.

23. Ekberg H, Bernasconi C, Tedesco-Silva H, et al. Calcineurin inhibitor minimization in the Symphony study: observational results 3 years after transplantation. Am J Transplant 2009;9:1876–85.

24. Ekberg H, Tedesco-Silva H, Demirbas A, et al. Reduced exposure to calcineurin inhibitors in renal transplantation. N Engl J Med 2007;357:2562–75.

25. Fellstrom B, Holdaas H, Jardine AG, et al. Risk factors for reaching renal endpoints in the Assessment of Lescol in Renal Transplantation (ALERT) trial. Transplantation 2005;79:205–12.

26. Fellstrom BC, Jardine AG, Schmieder RE, et al. Rosuvastatin and cardiovascular events in patients undergoing hemodialysis. N Engl J Med 2009;360:1395–407.

27. Fellstrom B, Jardine AG, Soveri I, et al. Renal dysfunction is a strong and independent risk factor for mortality and cardiovascular complications in renal transplantation. Am J Transplant 2005;5:1986–91.

28. Foley RN, Parfrey PS, Harnett JD, et al. The prognostic importance of left ventricular geometry in uremic cardiomyopathy. J Am Soc Nephrol 1995;5:2024–31.

29. Foley RN, Parfrey PS, Sarnak MJ. Clinical epidemiology of cardiovascular disease in chronic renal disease. Am J Kidney Dis 1998;32:S112–9.

30. Fox CS, Muntner P, Chen AY, et al. Use of evidence-based therapies in short-term outcomes of ST-segment elevation myocardial infarction and non-ST-segment elevation myocardial infarction in patients with chronic kidney disease: a report from the National Cardiovascular Data Acute Coronary Treatment and Intervention Outcomes Network Registry. Circulation 2010;121:357–65.

31. Galvão De Lima JJ, Wolff Gowdak LH, de Paula FJ, et al. The role of myocardial scintigraphy in the assessment of cardiovascular risk in patients with end-stage chronic kidney disease on the waiting list for renal transplantation. Nephrol Dial Transplant 2012;27:2979–84.

32. Gaston RS, Kasiske BL, Fieberg AM, et al. Use of cardioprotective medications in kidney transplant recipients. Am J Transplant 2009;9:1811–5.

33. Gissi-HF Investigators, Tavazzi L, Maggioni AP, et al. Effect of rosuvastatin in patients with chronic heart failure (the GISSI-HF trial): a randomised, double-blind, placebo-controlled trial. Lancet 2008;372:1231–9.

34. Gungor O, Kismali E, Sisman AR, et al. The relationships between serum sTWEAK, FGF-23 levels, and carotid atherosclerosis in renal transplant patients. Ren Fail 2013;35:77–81.

35. Haydar AA, Covic A, Jayawardene S, et al. Insights from ambulatory blood pressure monitoring: diagnosis of hypertension and diurnal blood pressure in renal transplant recipients. Transplantation 2004;77:849–53.

36. Heemann U, Abramowicz D, Spasovski G, et al. Endorsement of the kidney disease improving global outcomes (KDIGO) guidelines on kidney transplantation: a European renal best practice (ERBP) position statement. Nephrol Dial Transplant 2011;26:2099–106.

37. Heinze G, Mitterbauer C, Regele H, et al. Angiotensin-converting enzyme inhibitor or angiotensin II type 1 receptor antagonist therapy is associated with prolonged patient and graft survival after renal transplantation. J Am Soc Nephrol 2006;17:889–99.

38. Henry TD, Herzog CA. Bad kidneys are bad for the heart. Catheter Cardiovasc Interv 2012;80:358–60.

39. Hjelmesaeth J, Hagen LT, Asberg A, et al. The impact of short-term ciclosporin a treatment on insulin secretion and insulin sensitivity in man. Nephrol Dial Transplant 2007;22:1743–9.

40. Hjelmesaeth J, Hartmann A, Leivestad T, et al. The impact of early-diagnosed new-onset post-transplantation diabetes mellitus on survival and major cardiac events. Kidney Int 2006;69:588–95.

41. Holdaas H, Fellstrom B, Cole E, et al. Long-term cardiac outcomes in renal transplant recipients receiving fluvastatin: the ALERT extension study. Am J Transplant 2005;5:2929–36.

42. Holdaas H, Fellström B, Jardine AG, et al. Beneficial effect of early initiation of lipid-lowering therapy following renal transplantation. Nephrol Dial Transplant 2005;20:974–80.

43. Holdaas H, Fellstrom B, Jardine AG, et al. Effect of fluvastatin on cardiac outcomes in renal transplant recipients: a multicentre, randomised, placebo-controlled trial. Lancet 2003;361:2024–31.

44. Holdaas H, Jardine AG, Wheeler DC, et al. Effect of fluvastatin on acute renal allograft rejection: a randomized multicenter trial. Kidney Int 2001;60:1990–7.

45. Holdaas H, Kobashigawa JA, Fellstrom B, et al. Special transplant populations: transplant recipients. In: Ballantyne CM, editor. Clinical lipidology. Philadelphia: Elsevier; 2008. p. 486–99.

46. Holdaas H, Rostaing L, Serón D, et al. Conversion of long-term kidney transplant recipients from calcineurin inhibitor therapy to everolimus: a randomized, multicenter, 24-month study. Transplantation 2011;92:410–8.

47. Holme I, Fellstrom BC, Jardine AG, et al. Model comparisons for competing risks and recurrent events for graft failure in renal transplant recipients. Clin J Am Soc Nephrol 2013;8:241–7.

48. Hooff JP, Christiaans MH, van Duijnhoven EM. Tacrolimus and post-transplant diabetes mellitus in renal transplantation. Transplantation 2005;79:1465–9.

49. Hoorn EJ, Walsh SB, McCormick JA, et al. Pathogenesis of calcineurin inhibitor-induced hypertension. J Nephrol 2012;25:269–75.

50. Hornum M, Clausen P, Idorn T, et al. Kidney transplantation improves arterial function measured by pulse wave analysis and endothelium-independent dilatation in uraemic patients despite deterioration of glucose metabolism. Nephrol Dial Transplant 2011;26:2370–7.

51. Hurst FP, Altieri M, Patel PP, et al. Effect of smoking on kidney transplant outcomes: analysis of the United States Renal Data System. Transplantation 2011;92:1101–7.

52. Ibernon M, Moreso F, Sarrias X, et al. Reverse dipper pattern of blood pressure at 3 months is associated with inflammation and outcome after renal transplantation. Nephrol Dial Transplant 2012;27:2089–95.

53. Ignace S, Utescu MS, De Serres SA, et al. Age-related and blood pressure-independent reduction in aortic stiffness after kidney transplantation. J Hypertens 2011;29:130–6.

54. Israni AJ, Snyder JJ, Skeans MA, et al. Clinical diagnosis of metabolic syndrome: predicting new-onset diabetes, coronary heart disease and allograft failure late after kidney transplantation. Transpl Int 2012;25:748–57.

55. Israni AK, Snyder JJ, Skeans MA, et al. Predicting coronary heart disease after kidney transplantation: Patient Outcomes in Renal Transplantation (PORT) study. Am J Transplant 2010;10:338–53.

56. Jardine AG, Fellstrom B, Logan JO, et al. Cardiovascular risk and renal transplantation: post hoc analyses of the assessment of lescol in renal transplantation (ALERT) study. Am J Kidney Dis 2005;46:529–36.

57. Jardine AG, Gaston RS, Fellstrom BC, et al. Prevention of cardiovascular disease in adult recipients of kidney transplants. Lancet 2011;378:1419–27.

58. Jardine A, Holdaas H. Fluvastatin in combination with cyclosporin in renal transplant recipients: a review of clinical and safety experience. J Clin Pharm Ther 1999;24:397–408.

59. Johansen KL, Painter P. Exercise in individuals with CKD. Am J Kidney Dis 2012;59:126–34.

60. Johnson RW, Kreis H, Oberbauer R, et al. Sirolimus allows early cyclosporine withdrawal in renal transplantation resulting in improved renal function and lower blood pressure. Transplantation 2001;72:777–86.

61. Johnston O, Rose CL, Webster AC, et al. Sirolimus is associated with new-onset diabetes in kidney transplant recipients. J Am Soc Nephrol 2008;19:1411–8.

62. Joss N, Staatz CE, Thomson AH, et al. Predictors of new onset diabetes after renal transplantation. Clin Transplant 2007;21:136–43.

63. Kasiske BL, Chakkera HA, Roel J. Explained and unexplained ischemic heart disease risk after renal transplantation. J Am Soc Nephrol 2000;11:1735–43.

64. Kasiske BL, de MA, Flechner SM, et al. Mammalian target of rapamycin inhibitor dyslipidemia in kidney transplant recipients. Am J Transplant 2008;8:1384–92.

65. Kasiske BL, Guijarro C, Massy ZA, et al. Cardiovascular disease after renal transplantation. J Am Soc Nephrol 1996;7:158–65.

66. Kasiske BL, Israni AK, Snyder JJ, et al. Design considerations and feasibility for a clinical trial to examine coronary screening before kidney transplantation (COST). Am J Kidney Dis 2011;57:908–16.

67. Kasiske BL, Klinger D. Cigarette smoking in renal transplant recipients. J Am Soc Nephrol 2000;11:753–9.

68. KDIGO clinical practice guideline for the care of kidney transplant recipients. Am J Transplant 2009;9(Suppl. 3):S1–155.

69. Knight SR, Morris PJ. Steroid avoidance or withdrawal after renal transplantation increases the risk of acute rejection but decreases cardiovascular risk. A meta-analysis. Transplantation 2010;89:1–14.

70. Knoll GA, Cantarovitch M, Cole E, et al. The Canadian ACE-inhibitor trial to improve renal outcomes and patient survival in kidney transplantation – study design. Nephrol Dial Transplant 2008;23:354–8.

71. Larsen CP, Grinyó J, Medina-Pestana J, et al. Belatacept-based regimens versus a cyclosporine A-based regimen in kidney transplant recipients: 2-year results from the BENEFIT and BENEFIT-EXT studies. Transplantation 2010;90:1528–35.

72. Lentine KL, Villines TC, Xiao H, et al. Cardioprotective medication use after acute myocardial infarction in kidney transplant recipients. Transplantation 2011;91:1120–6.

73. Liu Y, Coresh J, Eustace JA, et al. Association between cholesterol level and mortality in dialysis patients. JAMA 2004;291:451–9.

74. Mangray M, Vella JP. Hypertension after kidney transplant. Am J Kidney Dis 2011;57:331–41.

75. Maréchal C, Coche E, Goffin E, et al. Progression of coronary artery calcification and thoracic aorta calcification in kidney transplant recipients. Am J Kidney Dis 2012;59:258–69.

76. Mark PB, Johnston N, Groenning BA, et al. Redefinition of uremic cardiomyopathy by contrast-enhanced cardiac magnetic resonance imaging. Kidney Int 2006;69:1839–45.

77. Marszałek R, Ziemia ski P, Lisik W, et al. Bariatric surgery as a bridge for kidney transplantation in obese subjects. Ann Transplant 2012;17:108–12.

78. Mazzaferro S, Pasquali M, Pugliese F, et al. Distinct impact of vitamin D insufficiency on calcitriol levels in chronic renal failure and renal transplant patients: a role for FGF23. J Nephrol 2012;25:1108–18.

79. McGregor EM, Jardine AG, Dargie HJ, et al. Echocardiographic abnormalities and survival following renal transplantation. Nephrol Dial Transplant 1998;13:1499–505.

80. Meier-Kriesche HU, Baliga R, Kaplan B. Decreased renal function is a strong risk factor for cardiovascular death after renal transplantation. Transplantation 2003;75:1291–5.

81. Midtvedt K, Hjelmesaeth J, Hartmann A, et al. Insulin resistance after renal transplantation: the effect of steroid dose reduction and withdrawal. J Am Soc Nephrol 2004;15:3233–9.

82. Midtvedt K, Ihlen H, Hartmann A, et al. Reduction of left ventricular mass by lisinopril and nifedipine in hypertensive renal transplant recipients: a prospective randomized double-blind study. Transplantation 2001;72:107–11.

83. Miller LW. Cardiovascular toxicities of immunosuppressive agents. Am J Transplant 2002;2:807–18.

84. Mjörnstedt L, Sørensen SS, von Zur Mühlen B, et al. Improved renal function after early conversion from a calcineurin inhibitor to everolimus: a randomized trial in kidney transplantation. Am J Transplant 2012;12:2744–53.

85. Morris STW, McMurray JJV, Rodger RSC, et al. Endothelial dysfunction in renal transplant recipients maintained on cyclosporin. Kidney Int 2000;57:1100–6.

86. National Kidney Foundation. K/DOQI clinical practice guidelines for managing dyslipidemias in chronic kidney disease. Am J Kidney Dis 2003;41:S1–92.

87. Nelson SE, Shroff GR, Li S, et al. Impact of chronic kidney disease on risk of incident atrial fibrillation and subsequent survival in Medicare patients. J Am Heart Assoc 2012;1:e002097.

88. Opelz G, Döhler B. Collaborative Transplant Study. Improved long-term outcomes after renal transplantation associated with blood pressure control. Am J Transplant 2005;5:2725–31.

89. Opelz G, Ritz E. Association of chronic kidney graft failure with recipient blood pressure. Kidney Int 1998;53:217–22.

90. Opelz G, Zeier M, Laux G, et al. No improvement of patient or graft survival in transplant recipients treated with angiotensin-converting enzyme inhibitors or angiotensin II type 1 receptor blockers: a collaborative transplant study report. J Am Soc Nephrol 2006;17:3257–62.

91. Painter PL, Hector L, Ray K, et al. A randomized trial of exercise training after renal transplantation. Transplantation 2002;74:42–8.

92. Painter PL, Hector L, Ray K, et al. Effects of exercise training on coronary heart disease risk factors in renal transplant recipients. Am J Kidney Dis 2003;42:362–9.

93. Paoletti E, Cannella G. Regression of left ventricular hypertrophy in kidney transplant recipients: the potential role for inhibition of mammalian target of rapamycin. Transplant Proc 2010;42:S41–3.

94. Pascual J, Pérez-Sáez MJ, Mir M, et al. Chronic renal allograft injury: early detection, accurate diagnosis and management. Transplant Rev 2012;26:280–90.

95. Patel RK, Mark PB, Halliday C, et al. Microvolt T-wave alternans in end-stage renal disease patients – associations with uremic cardiomyopathy. Clin J Am Soc Nephrol 2011;6:519–27.

96. Patel RK, Mark PB, Johnston N, et al. Prognostic value of cardiovascular screening in potential renal transplant recipients: a single-center prospective observational study. Am J Transplant 2008;8:1673–83.

97. Patel RK, Mark PB, Johnston N, et al. Renal transplantation is not associated with regression of left ventricular hypertrophy: a magnetic resonance study. Clin J Am Soc Nephrol 2008;3:1807–11.

98. Patel RK, Oliver S, Mark PB, et al. Determinants of left ventricular mass and hypertrophy in hemodialysis patients assessed by cardiac magnetic resonance imaging. Clin J Am Soc Nephrol 2009;4:1477–83.

99. Philipp T, Martinez F, Geiger H, et al. Candesartan improves blood pressure control and reduces proteinuria in renal transplant recipients: results from SECRET. Nephrol Dial Transplant 2010;25:967–76.

100. Pilmore H, Dent H, Chang S, et al. Reduction in cardiovascular death after kidney transplantation. Transplantation 2010;89:851–7.

101. Pilmore HL, Skeans MA, Snyder JJ, et al. Cardiovascular disease medications after renal transplantation: results from the Patient Outcomes in Renal Transplantation study. Transplantation 2011;91:542–51.

102. Ponticelli C, Cucchiari D, Graziani G. Hypertension in kidney transplant recipients. Transpl Int 2011;24:523–33.

103. Potluri K, Hou S. Obesity in kidney transplant recipients and candidates. Am J Kidney Dis 2010;56:143–56.

104. Raina A, Horn ET, Benza RL. The pathophysiology of endothelin in complications after solid organ transplantation: a potential novel therapeutic role for endothelin receptor antagonists. Transplantation 2012;94:885–93.

105. Prasad RGV. Ambulatory blood pressure monitoring in solid organ transplantation. Clin Transplant 2012;26:185–91.

106. Recio-Mayoral A, Banerjee D, Streather C, et al. Endothelial dysfunction, inflammation and atherosclerosis in chronic kidney disease – a cross-sectional study of predialysis, dialysis and kidney-transplantation patients. Atherosclerosis 2011;216:446–51.

107. Revanur VK, Jardine AG, Kingsmore DB, et al. Influence of diabetes mellitus on patient and graft survival in recipients of

kidney transplantation. Clin Transplant 2001;15:89–94.

108. Rigatto C, Parfrey P, Foley R, et al. Congestive heart failure in renal transplant recipients: risk factors, outcomes, and relationship with ischemic heart disease. J Am Soc Nephrol 2002;13:1084–90.

109. Roe P, Wolfe M, Joffe M, et al. Inflammation, coronary artery calcification and cardiovascular events in incident renal transplant recipients. Atherosclerosis 2010;212:589–94.

110. Rosas SE, Reese PP, Huan Y, et al. Pretransplant physical activity predicts all-cause mortality in kidney transplant recipients. Am J Nephrol 2012;35:17–23.

111. Rostaing L, Sánchez-Fructuoso A, Franco A, et al. Conversion to tacrolimus once-daily from ciclosporin in stable kidney transplant recipients: a multicenter study. Transpl Int 2012;25:391–400.

112. Sacks FM, Pfeffer MA, Moye LA, et al. The effect of pravastatin on coronary events after myocardial infarction in patients with average cholesterol levels. Cholesterol and Recurrent Events Trial Investigators. N Engl J Med 1996;335:1001–9.

113. Sarnak MJ, Levey AS, Schoolwerth AC, et al. Kidney disease as a risk factor for development of cardiovascular disease: a statement from the American Heart Association Councils on Kidney in Cardiovascular Disease, High Blood Pressure Research, Clinical Cardiology, and Epidemiology and Prevention. Circulation 2003;108:2154–69.

114. Scandinavian Simvastatin Survival Study (4S). Randomised trial of cholesterol lowering in 4444 patients with coronary heart disease. Lancet 1994;344:1383–9.

115. Schnitzler MA, Lentine KL, Axelrod D, et al. Use of 12-month renal function and baseline clinical factors to predict long-term graft survival: application to BENEFIT and BENEFIT-EXT trials. Transplantation 2012;9:172–81.

116. Shamseddin MK, Knoll GA. Posttransplantation proteinuria: an approach to diagnosis and management. Clin J Am Soc Nephrol 2011;6:1786–93.

117. Sharma A, Gilbertson DT, Herzog CA. Survival of kidney transplantation patients in the United States after cardiac valve replacement. Circulation 2010;121:2733–9.

118. Shroff GR, Skeans M, Herzog CA. Outcomes of renal transplant and waiting list patients with bacterial endocarditis in the United States. Nephrol Dial Transplant 2008;23:2381–5.

119. Silver SA, Huang M, Nash MM, et al. Framingham risk score and novel cardiovascular risk factors underpredict major adverse cardiac events in kidney transplant recipients. Transplantation 2011;92:183–9.

120. Skauby MH, Øyen O, Hartman A, et al. Kidney transplantation with and without simultaneous bilateral native nephrectomy in patients with polycystic kidney disease: a comparative retrospective study. Transplantation 2012;94:383–8.

121. Soveri I, Holdaas H, Jardine A, et al. Renal transplant dysfunction – importance quantified in comparison with traditional risk factors for cardiovascular disease and mortality. Nephrol Dial Transplant 2006;21:2282–9.

122. Soveri I, Holme I, Holdaas H, et al. A cardiovascular risk calculator for renal transplant recipients. Transplantation 2011;94:57–62.

123. Soveri I, Snyder J, Holdaas H, et al. The external validation of the cardiovascular risk equation for renal transplant recipients. Applications to BENEFIT and BENEFIT-EXT Trials. Transplantation 2013;95:142–7.

124. Srinivas TR, Meier-Kriesche HU. Minimizing immunosuppression, an alternative approach to reducing side effects: objectives and interim result. Clin J Am Soc Nephrol 2008;3(Suppl. 2):S101–16.

125. Stevens KK, Morgan IR, Patel RK, et al. Serum phosphate and outcome at one year after deceased donor renal transplantation. Clin Transplant 2011;25:E199–204.

126. Stewart GA, Gansevoort RT, Mark PB, et al. Electrocardiographic abnormalities and uremic cardiomyopathy. Kidney Int 2005;67:217–26.

127. Svensson M, Dahle DO, Mjøen G, et al. Osteoprotegerin as a predictor of renal and cardiovascular outcomes in renal transplant recipients: follow-up data from the ALERT study. Nephrol Dial Transplant 2012;27:2571–5.

128. Sztanek F, Seres I, Harangi M, et al. Decreased paraoxonase 1 (PON1) lactonase activity in hemodialyzed and renal transplanted patients. A novel cardiovascular biomarker in end-stage renal disease. Nephrol Dial Transplant 2012;27:2866–72.

129. Turkmen K, Tonbul HZ, Toker A, et al. The relationship between oxidative stress, inflammation, and atherosclerosis in renal transplant and end-stage renal disease patients. Ren Fail 2012;34:1229–37.

130. Tutone VK, Mark PB, Stewart GA, et al. Hypertension, antihypertensive agents and outcomes following renal transplantation. Clin Transplant 2005;19:181–92.

131. Vaidya OU, House JA, Coggins TR, et al. Effect of renal transplantation for chronic renal disease on left ventricular mass. Am J Cardiol 2012;110:254–7.

132. Vanrenterghem Y, Bresnahan B, Campistol J, et al. Belatacept-based regimens are associated with improved cardiovascular and metabolic risk factors compared with cyclosporine in kidney transplant recipients (BENEFIT and BENEFIT-EXT studies). Transplantation 2011;91:976–83.

133. Vanrenterghem YFC, Claes K, Montagnino G, et al. Risk factor for cardiovascular events after successful renal transplantation. Transplantation 2008;85:209–16.

134. Vaziri ND. Dyslipidaemia of chronic renal failure: the nature, mechanisms and potential consequences. Am J Physiol Renal Physiol 2006;290:F262–72.

135. Vincenti F, Friman S, Scheuermann E, et al. Results of an international, randomized trial comparing glucose metabolism disorders and outcome with cyclosporine versus tacrolimus. Am J Transplant 2007;7:1506–14.

136. Walker BR. Glucocorticoids and cardiovascular disease. Eur J Endocrinol 2007;157:545–59.

137. Wang LW, Fahim MA, Hayen A, et al. Cardiac testing for coronary artery disease in potential kidney transplant recipients. Cochrane Database Syst Rev 2011;12:CD008691.

138. Wanner C, Krane V, Marz W, et al. Atorvastatin in patients with type 2 diabetes mellitus undergoing hemodialysis. N Engl J Med 2005;353:238–48.

139. Wauters RP, Cosio FG, Suarez Fernandez ML, et al. Cardiovascular consequences of new-onset hyperglycemia after kidney transplantation. Transplantation 2012;94:377–82.

140. Weiner DE, Carpenter MA, Levey AS, et al. Kidney function and risk of cardiovascular disease and mortality in kidney transplant recipients: the FAVORIT trial. Am J Transplant 2012;12:2437–45.

141. Wilkinson A, Davidson J, Dotta F, et al. Guidelines for the treatment and management of new-onset diabetes after transplantation. Clin Transplant 2005;19:291–8.

142. Wissing KM, Unger P, Ghisdal L, et al. Effect of atorvastatin therapy and conversion to tacrolimus on hypercholesterolemia and endothelial dysfunction after renal transplantation. Transplantation 2006;82:771–8.

143. Wolf M, Molnar MZ, Amaral AP, et al. Elevated fibroblast growth factor 23 is a risk factor for kidney transplant loss and mortality. J Am Soc Nephrol 2011;22:956–66.

144. Wolfe RA, Ashby VB, Milford EL, et al. Comparison of mortality in all patients on dialysis, patients on dialysis awaiting transplantation, and recipients of a first cadaveric transplant. N Engl J Med 1999;341:1725–30.

145. Woodle ES, First MR, Pirsch J, et al. A prospective, randomized, double-blind, placebo-controlled multicenter trial comparing early (7 day) corticosteroid cessation versus long-term, low-dose corticosteroid therapy. Ann Surg 2008;248:564–77.

146. Woodward RS, Schnitzler MA, Baty J, et al. Incidence and cost of new onset diabetes mellitus among U.S. wait-listed and transplanted renal allograft recipients. Am J Transplant 2003;3:590–8.

147. Zelle DM, Dorland HF, Rosmalen JG, et al. Impact of depression on long-term outcome after renal transplantation: a prospective cohort study. Transplantation 2012;94:1033–40.

第 **31** 章

肾移植受者的感染

Jay A. Fishman

概述

　　肾移植受者感染的治疗极其复杂,其既涉及宿主的免疫状态, 又与感染的流行病学因素密切相关[57]。移植受者容易受到多种感染性病原体的侵袭,而其发生感染时的症状和体征却往往不明显。因此,相对于免疫功能正常的个体,移植受者感染的诊断更为困难。感染、免疫抑制剂和机体免疫功能之间的相互作用十分复杂,多个过程相互矛盾,甚至可以同时发生,如感染和移植物排斥反应,这种相互作用可能导致临床表现复杂多变。免疫功能低下的患者耐受性差,感染的发病率和死亡率高,因此迫切需要尽早确诊以进行抗感染治疗。由于免疫抑制治疗导致 T 淋巴细胞功能障碍,可引起感染,特别是病毒感染的风险大幅增加。这些病毒感染不仅能够引发移植物功能障碍、移植排斥反应和全身性疾病,而且还会增加其他机会性感染的风险(如肺孢子菌和曲霉),甚至发生病毒介导的癌症。

感染的危险因素

　　肾移植受者的感染风险由两个关键因素相互作用决定:①流行病学风险,包括微生物暴露的时间、强度和微生物的毒力;②患者的“净免疫抑制状态”,即可能导致宿主感染的所有危险因素[16,24]。

　　任何感染的发生都取决于宿主能否有效地对抗病原体。因此,糖尿病患者发生皮肤细菌感染的风险甚至大于应用钙调磷酸酶抑制剂治疗的非糖尿病患者。了解每位移植受者发生感染的风险因素,既有助于感染性综合征的鉴别诊断,也有利于预防性策略(预防接种)的制订[3,4]。

流行病学风险

　　流行病学风险包括以下四个类别:①供体来源的感染;②受体来源的感染;③社区感染;④院内感染(表31–1)。

表 31-1　与移植有关的流行病学
供体
病毒
疱疹病毒群（CMV、EBV、HHV-6、HHV-7、HHV-8、HSV）、肝炎病毒（HBV、HCV）
逆转录病毒（HIV、HTLV-Ⅰ/Ⅱ）
其他（狂犬病、LCMV、West Nile）
细菌
革兰阳性和革兰阴性菌（葡萄球菌、假单胞菌、肠杆菌科）
分枝杆菌（结核性和非结核性）
星形诺卡菌
霉菌
念珠菌种
曲霉
地方性真菌（新生隐球菌）
地理真菌（荚膜组织胞浆菌、粗球孢子菌、皮炎芽生菌）
寄生虫
弓形虫、克氏锥虫
医院暴露*
甲氧西林耐药金黄色葡萄球菌
万古霉素耐药肠球菌
ESBL
曲霉革兰阴性杆菌
非白色念珠菌
社区暴露*
食源性和水源性（单核细胞增生李斯特菌、沙门菌、隐孢子虫、甲型肝炎、弯曲菌）
呼吸道病毒（RSV、流感病毒、副流感、腺病毒、人类偏肺病毒）
常见病毒、常与儿童接触（柯萨奇病毒、细小病毒、多瘤病毒、乳头瘤病毒）
非典型呼吸道病原体（军团菌、支原体、衣原体）
地理真菌和隐球菌
肺孢子虫（强线虫、利什曼原虫、弓形虫、克氏锥虫、福氏纳格里阿米巴原虫）

* 由于这些潜在病原体的影响，受体可在移植之前发生定植和感染。

CMV，巨细胞病毒；EBV，EB 病毒；ESBL，超广谱 β-内酰胺酶；HBV，乙型肝炎病毒；HCV，丙型肝炎病毒；HHV，人类疱疹病毒；HIV，人类免疫缺陷病毒；HSV，单纯疱疹病毒；HTLV，人类嗜 T 淋巴细胞病毒；LCMV，淋巴细胞脉络丛脑膜炎病毒；RSV，呼吸道合胞病毒。

供体来源的感染

　　来自供体组织并在受者体内激活的感染并不常见，但已被证实也是移植的重要的感染来源之一。这些感染在器官获取阶段有些处于潜伏期（如病毒、寄生虫），有些则处于活动期（如脓毒症）。由于供体的各种病原体都可能导致受者出现严重疾病，因此，必须对器官捐赠者筛选进行规范[10,23,25,31,41]。

　　移植受者体内的多数感染类型已被识别。在捐赠时，供体如果存在细菌或真菌菌血症（如金黄色葡萄球菌、白色念珠菌、革兰阴性菌），会造成受者局部（脓肿）或全身（菌血症）感染，并可选择性地侵蚀吻合部位（血管、尿路），导致这些部位发生泄漏或真菌性动脉瘤。某些病毒感染在人体内普遍存在，如巨细胞病毒（CMV）和 EB 病毒（EBV），但只有在免疫功能低下的人群才会导致特定的症状与疾病。这些感染的最大风险是血清学阴性的（免疫空白）受者接受血清学阳性的供体（潜伏性病毒感染）。有些病毒会在移植受者体内迅速发作[如淋巴细胞脉络丛脑膜炎病毒（LCMV）、狂犬病毒]。而有些潜伏性感染，如结核、弓形体病或粪类圆线虫病，则可以在移植多年后激活，这时往往无法识别其是否来源于供体。

　　由于通常需要迅速地判断供者的器官能否使用[25,31]，供者筛选可用的技术和可用的时间有限。目前，供者的常规筛查采用感染抗体的血清学检查。有些急性感染在血清转换时尚未发生，所以一些活动性感染的血清学检测结果可能为阴性。这些实验的局限性导致在移植器官短缺的情况下，一些携带不明病原体的器官可能被采集并植入受者体内。相关风险包括供体来源的克氏锥虫（恰加斯病）、狂犬病毒、西尼罗河病毒和 LCMV 等。供体筛查的分子水平检测[如人类免疫缺陷病毒（HIV）、乙型肝炎病毒（HBV）、丙型肝炎病毒（HCV）]能够降低微生物暴露和发病的窗口期（使用核酸检测 NAT 代替血清检测），但也可能由于过度敏感出现假阳性。

　　由于存在从供者向受者传递感染的风险，供者的某些感染应视为器官捐献的相对禁忌证。肾移植是典型的可选择性手术，所以应避免使用有不明原因发热、皮疹或感染性综合征（包括脑膜炎或脑炎）的供体。器官捐赠的排除标准如表 31-2 所示。

受体来源的感染

　　受体来源的感染表现为受者之前存在的微生物定植或移植后在免疫抑制状态下被激活的隐性感染。在受者进行移植候选的评估过程中，我们可以发现某些常见的感染，包括乙型肝炎病毒、丙型肝炎病毒和人类

表 31-2　器官捐献者共同感染排除标准 *

中枢神经系统感染

中枢神经系统未知感染(脑炎、脑膜炎)

单纯疱疹性脑炎或其他脑炎

JC 病毒感染史

West Nile 病毒感染

隐球菌感染

狂犬病

克雅病及其他真菌

病毒性脑炎

未经治疗的细菌性脑膜炎(需要治愈的证据)

播散性和未经治疗的感染

HIV(血清学或分子)(可能被认为是 HIV 阳性的接受体?)

HSV(病毒活跃期)、急性 EBV(单核细胞增多症)

HTLV-Ⅰ/HTLV-Ⅱ 的血清学或分子证据

活动性甲型肝炎 (可考虑非病毒型 HBV 及 HCV 感染的合适受体)

寄生虫感染 (朱氏锥虫、杜氏利什曼原虫、胸骨强螺旋体、弓形虫)

免疫抑制剂难以治疗的感染

活动性肺炎

SARS

未经治疗的肺炎

未经治疗的细菌或真菌败血症(如念珠菌)

未经治疗的梅毒

全身脓毒症坏疽性肠梗阻致多系统器官衰竭

* 必须在个体供体/受体的背景下考虑这些因素。

EBV, EB 病毒; HBV, 乙型肝炎病毒; HCV, 丙型肝炎病毒; HIV, 人类免疫缺陷病毒; HSV, 单纯疱疹病毒; HTLV, 人类嗜 T 淋巴细胞病毒; SARS, 重症急性呼吸综合征。

免疫缺陷病毒。在移植术前,有必要详细了解受者的感染和病原体暴露历史,以便指导术后的预防策略和经验性治疗。受者术前感染值得关注的病原菌包括分枝杆菌(包括结核杆菌)、粪类圆线虫病、病毒感染[单纯疱疹病毒(HSV)和水痘-带状疱疹病毒(VZV)]、组织胞浆菌病、球孢子菌病和副球孢子菌病(图 31-1)。术前应评估受者的疫苗接种情况(如破伤风、乙型肝炎、儿童时期疫苗、流感疫苗、肺炎球菌),由于移植术后禁止接种活病毒疫苗,因此以前没有接种的患者应在移植前进行接种 (表 31-3)。受者的饮食习惯也应予以关注,包括是否食用井水(隐孢子虫)、生肉(沙门菌、单核细胞增生)和未经高温消毒的奶制品(李斯特菌)。

社区感染

社区常见的感染风险往往与摄入受污染的食物和水有关,也包括暴露于受感染的家庭成员或同事,以及受者特殊的爱好、旅行或工作。常见的呼吸道病毒[流感病毒、副流感病毒、呼吸道合胞病毒(RSV)、腺病毒和肺病毒属病毒]和更多的非典型病原体(HSV)感染可以进一步导致病毒性肺炎,同时也增加细菌或真菌感染的风险。社区(接触或输血相关的)CMV 和 EBV 的暴露可能使无免疫力的宿主出现严重的原发性感染。受者最近和既往接触地域感染源,如全身真菌病(皮炎芽生菌、粗球孢子菌、菌荚膜组织胞浆菌)和结核分枝杆菌可引起肺部、全身或转移性感染。粪类圆线虫感染可以在初始暴露后 30 年以上保持无症状,而由于免疫抑制治疗被激活(图 31-1)。再次激活后可导致受者腹泻和寄生虫高反应综合征(表现为出血性肠炎、出血性肺炎,或两者兼而有之),甚至出现播散性感染伴有(通常)革兰阴性菌血症或脑膜炎。沙门菌、隐孢子虫和多种肠道病毒感染可引起受者持续性胃肠炎,出现长期严重腹泻,并增加原发性或继发性血液感染的风险。

院内感染

移植受者的院内感染正日益成为一个越来越突出的问题。具有抗生素耐药性的病原微生物大多数存在于医疗中心内部,包括耐万古霉素、利奈唑胺和(或)奎奴普丁/达福普汀的肠球菌、耐甲氧西林葡萄球菌、产超广谱 β-内酰胺酶(ESBL)的革兰阴性菌和耐氟康唑的念珠菌(表 31-1)。在没有明确流行病学接触史的情况下,一个免疫功能低下的患者发生院内真菌感染应被看作是一个非常失败的感染控制案例。抗菌药物的滥用和不适当的感染控制措施可引起难辨梭菌结肠炎发病率的增加。军团菌感染暴发流行与医院供水或通风系统污染相关。卡氏肺孢子虫在免疫功能低下患者之间的传播也已经通过大量的案例得以证实[52]。呼吸道病毒感染也可能经医务人员传播,并且可能是造成免疫功能低下住院患者发热和呼吸功能失代偿的原因。对每个医院获得性感染病例都应进行详尽的调查,以确定感染源并防止继续感染。

净免疫抑制状态

净免疫抑制状态是一个对患者个体感染的危险因素进行定性评估的指标,涉及免疫抑制药物和医源性

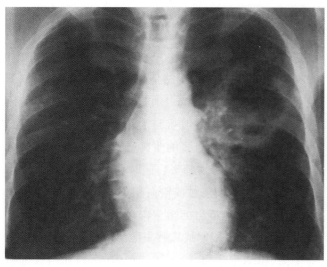

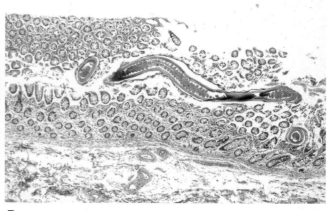

图 31-1   一例合并肺孢子菌肺炎和细菌性肺脓肿继发粪类圆线虫感染的肾移植受体,来自越南。(A)胸片提示为继发于肠杆菌的肺脓肿。支气管镜检查提示同时存在卡氏肺孢子菌(Jiroveci)和粪类圆线虫感染。在免疫抑制(过度感染)期间,粪类圆线虫穿过胃肠道壁进入体内,引发"脓毒症"和中枢神经系统感染(寄生虫和细菌)。(B)该患者的肺部粪类圆线虫。[图(B)扫码看彩图]

表 31-3   移植前应考虑接种疫苗*
麻疹/流行性腮腺炎/风疹(MMR)
白喉/破伤风/百日咳(DTP)
脊髓灰质炎病毒
流感嗜血杆菌 b(Hib)
乙型肝炎
肺炎球菌
流感
水痘

*免疫抑制宿主一般不接受活病毒疫苗接种。

表 31-4   影响免疫抑制净状态的因素
免疫抑制疗法:类型、时间顺序、规格、剂量蓄积
优先治疗(化疗和抗菌药物)
黏膜皮肤屏障完整性(导管、管道、引流)
中性粒细胞减少,淋巴细胞减少(通常是药物引起的)
潜在免疫缺陷
• 自身免疫性疾病
• 蛋白尿或药物治疗所致的低球蛋白血症
• 缺乏补充剂
• 其他疾病状态(HIV、淋巴瘤/白血病)
代谢问题(尿毒症、营养不良、糖尿病、肝硬化)
病毒感染(CMV、乙型肝炎和丙型肝炎、RSV)
移植排斥反应和治疗
癌症/细胞增殖

CMV,巨细胞病毒;HIV,人类免疫缺陷病毒;RSV,呼吸道合胞病毒。

因素(表 31-4),其中以下几点最为重要:

(1)患者个体的免疫抑制治疗情况,包括剂量、持续时间和使用序列(表 31-5)。

(2)在移植手术过程中,由于技术上的困难而导致渗漏(血液、淋巴、尿液)、积液、组织坏死和伤口愈合不良发生率增加,以及长时间使用外科引流导管。

(3)长期使用仪器,包括气道插管、血管接入设备(如透析导管)。

(4)长期使用广谱抗生素。

(5)肾或肝功能不全,或两者兼具(包括移植肾功能不全)。

(6)存在具有免疫调节作用的病毒感染,包括CMV、EBV、HBV、HCV 或 HIV。

某些免疫抑制药物与特定的感染发生率升高相关

(表 31-5)。

感染的时间顺序

在使用标准化免疫抑制治疗方案的条件下,移植术后感染谱随时间的不同也有所变化(图 31-2)。这主要是由于随着手术后时间的推移,发生感染的危险因素不断变化,包括手术与住院、免疫抑制强度逐渐降低、急性和慢性排斥反应、社区感染的暴露等[57]。感染的变化取决于下列因素:免疫抑制药物的变化(脉冲剂

表 31-5　免疫抑制和常见感染

药剂	常见感染/影响
抗淋巴细胞球蛋白(Lytic)与异基因免疫反应	潜在病毒、发热、细胞因子的激活
抗 CD-20 抗体	至今未知
去除血浆	荚膜细菌
共同刺激阻滞	至今未知
皮质甾类	细菌、耶氏肺孢子虫、乙型肝炎和丙型肝炎
咪唑硫嘌呤	中性粒细胞减少、乳头瘤病毒(？)
麦考酚酸吗乙酯	早期细菌感染、B 细胞、晚期CMV(？)
钙调神经磷酸酶抑制剂	病毒复制能力增强(缺乏免疫力)、牙龈感染、细胞内病原体
mTOR 抑制剂	伤口愈合不良、特发性肺炎综合征
贝拉西普	移植后淋巴增生障碍

CMV，巨细胞病毒。

量的类固醇或冲击治疗排斥反应)、并发病毒感染、中性粒细胞减少症(药物毒性)、移植物功能障碍以及显著的流行病学暴露(旅行或食物)。时间顺序仍然是鉴别诊断移植后感染的一个很好的出发点，尽管随着新型免疫抑制药物的开发以及免疫治疗模式的改变，例

如，减少糖皮质激素和钙调神经磷酸酶抑制剂的应用、加大基于抗体的疗法(诱导)或西罗莫司的应用、常规抗生药物预防、改进分子检测方法、抗生素耐药性、HIV 和 HCV 感染者移植，以及工作或旅行中更广泛的流行病学暴露等，感染的时间顺序也发生了巨大变化。

图 31-2 显示了移植术后感染的三个互相重叠的风险期，每一个都与一些常见的病原体相关联，包括：

(1)移植术后约 4 周的围术期，主要反映手术和外科技术并发症以及院内暴露。

(2)移植术后 1 个月至 6~12 个月(视免疫抑制剂减量速度、使用抗淋巴细胞诱导治疗以及抗感染预防治疗方案而不同)，反映强化免疫抑制状态下病毒的活化和机会性感染。

(3)移植术 1 年以后，反映社区的感染风险和免疫抑制状态下一些不寻常的病原体。

时间顺序可以有各种不同的使用方式：①移植患者的鉴别诊断；②提示环境是否会对患者个体造成过度的危害，无论医院内或社区中；③指导抗菌药物预防性使用策略的设计。发生在正常时期以外或程度异常严重的感染提示存在严重的流行病学危险或过度的免疫抑制。

感染的预防必须与移植后不同时间感染的特定风险相对应。表 31-6 概述了马萨诸塞州总医院的常规预

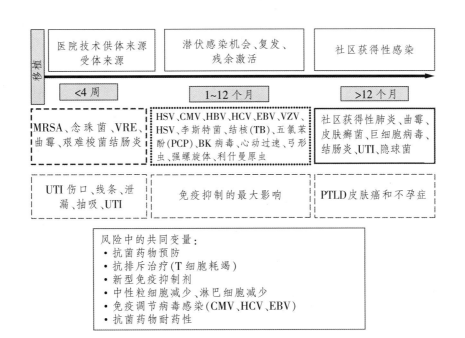

图 31-2　移植后感染的时间表。基于宿主的流行病学暴露和免疫缺陷的性质，移植后感染一般可以预测。发生非常规感染提示患者存在异常暴露或过度免疫抑制。CMV，巨细胞病毒；EBV，EB 病毒；HBV，乙型肝炎病毒；HCV，丙型肝炎病毒；HSV，单纯疱疹病毒；MRSA，耐甲氧西林金黄色葡萄球菌；PTLD，移植后淋巴组织增生性疾病；UTI，尿路感染；VRE，耐万古霉素肠球菌；VZV，水痘-带状疱疹病毒。

表 31-6　肾移植:常规抗微生物方案

肺囊虫肺炎(PCP)和一般抗菌预防措施

方案

移植后每日口服一片 TMP-SMX(含有 80mg 甲氧苄啶,400mg 磺胺甲恶唑),至少维持 4~6 个月。巨细胞病毒(CMV)感染、慢性排斥反应或复发感染需终身维持预防治疗。每周 3 次的 TMP-SMX 方案可以预防 PCP,但不能预防其他感染(如尿路感染、诺卡菌、李斯特菌、弓形虫和其他胃肠道和肺部感染)

替代方案

不能耐受 TMP-SMX 的患者,可以使用的替代方案包括:① 每日一次口服阿托伐醌 1500mg,与膳食同服,加上每日口服一次 250mg 左氧氟沙星(或无厌氧活性的等效氟喹诺酮药物);② 静脉注射 300mg 或每隔 3~4 周吸入一次喷他脒;或③ 每日两次口服 100mg 氨苯砜,与或不与乙胺嘧啶同服。在给药时,必须考虑上述各种药物的毒性(例如,G6PD 缺陷型宿主使用氨苯砜会引发溶血)。这些替代方案均不能提供与 TMP-SMX 相同的广谱保护作用

G6PD,葡萄糖-6-磷酸脱氢酶;TMP-SMX,甲氧苄啶/磺胺甲恶唑

巨细胞病毒和抗病毒预防 *

T 细胞耗竭(诱导)?	供体 CMV 抗体	受体 CMV 抗体	预防 *	通过 CMV 病毒载量或抗原血症检测进行监测
有	+	+	缬更昔洛韦口服×6 个月	根据免疫抑制强度完成预防治疗。有症状者,或从 6~9 个月变为每月一次,×3 个月
	−	+		
	−	−	阿昔洛韦、泛昔洛韦或伐昔洛韦(ACV/Fam/ValACV)×6 个月	
无	+	+	缬更昔洛韦口服 3 个月	从 3~6 个月变为每月一次,×3 个月
	−	+		
	+	−		
	−	−	ACV/Fam/ValACV×3 个月	有临床指征
移植物排斥反应的强化抑制治疗	D+ 或 R+		缬更昔洛韦口服 2~3 个月	有症状者或每月一次,×3
	−	−	ACV/Fam/ValACV,×2~3 个月	

* 更昔洛韦首剂给药通常采用静脉注射方式,如果服用口服药物,可以使用缬更昔洛韦。所有抗病毒药物剂量均根据肾功能进行调整。对于肾功能异常者,可根据肌酐清除率测量值做出决定。对于中性粒细胞减少症者,抗病毒治疗的剂量通常无须降低。优先考虑其他选择。CMV,巨细胞病毒

抗真菌药物预防

在皮质类固醇治疗期间或在广谱抗菌治疗和糖尿病移植患者中,可每天口服 2~3 次克霉唑或制霉菌素,以预防黏膜皮肤念珠病。如果预防治疗失败,可给予氟康唑 200mg,每天一次,持续治疗 10~14 天。氟康唑是胰腺单独移植和肾胰联合移植的常规预防用药。其他预防治疗根据是否存在定植或真菌感染的其他风险因素来确定

防策略。在面对流行病学压力时,这些策略也只能延迟感染的发病时间。除非免疫抑制的强度降低或免疫功能得到增强,否则使用抗菌药物预防、应用疫苗和生活行为的改善(如常规洗手或在花园中戴口罩)只能使感染"回归到常规的"的感染时间表。

第一阶段(移植后 0~4 周)

在移植后第一个月发生的感染可以分为三种类型。第一种感染是移植前定植在受者体内的病原微生物在手术和免疫抑制开始后再度激活导致感染。这类感染以移植前的肺炎和血管通路感染较为常见。受者体内静脉导管或外科引流管的耐药菌感染定植也比较普遍(如耐甲氧西林的金黄色葡萄球菌)。移植前应尽可能控制或根除所有感染灶。

第二种类型是供体来源的早期感染。这种类型感染的起源很可能是医院(耐药革兰阴性杆菌、金黄色葡萄球菌或白色念珠菌),由于获取器官存在全身感染(感染或污染)所导致。在少数情况下,由供体传递到受体的感染的时间可能会比预期短(如结核、组织胞浆病)。多数供体来源的感染是由于获取的时间不适合,

例如,从急性感染(HIV、西尼罗河病毒、狂犬病毒)后因其他原因死亡的供体身上获取器官。

早期感染的第三个、也是最常见的来源与移植的外科手术过程有关。这些感染包括手术伤口感染、肺炎(吸入性)、血管通路或外科引流导管继发的菌血症、尿路感染、积液–渗漏(尿道吻合口、血管或淋巴管)感染。这些都属于院内感染,因此可能对病原体有一定的耐药性。由于应用免疫抑制剂,受者感染的迹象可能并不明显,然而,感染的严重程度或持续时间通常更加严重。例如,肠穿孔受者可能并没有明显的临床症状,仅表现出白细胞计数升高或移植物功能障碍。外科医生的技术和细致的术后护理 (伤口护理和及时拔除气管内插管、血管穿刺设备和引流导管)是决定这些感染风险的重要因素。除了手术相关因素外,另一个常见的感染是艰难梭菌性结肠炎。

围术期预防性使用限定的抗生素(如头孢唑啉或阿莫西林–克拉维酸从单次给药到持续使用 24 小时不等)通常已经足够,但对于已知的风险因素,则需要额外的覆盖(如移植前已知耐甲氧西林的金黄色葡萄球菌的定植)。胰腺移植围术期常会使用氟康唑预防酵母菌感染,需要谨记的是,与唑类抗真菌药物合用时,西罗莫司与钙调磷酸酶抑制剂的水平可能会显著增加。

在移植后的第一个月,尽管免疫抑制药物的每日用量很大,但机会性感染并不常见。这一发现具有十分重要的意义,它提示在患者感染过程中发挥关键影响的不是每天免疫抑制药物的用量,而是这些药物的累积剂量——"曲线下面积",后者决定了患者免疫抑制的真实状态。净免疫抑制状态本身不足以导致机会性感染,除非存在严重的病原体暴露。如果在这一时期有发生机会性感染的个案,则提示我们需要对环境危害进行流行病学调查。

第二阶段(移植后 1~12 个月)

此前,感染的第二阶段定义为移植术后最初的 1~3 个月,但由于受到以下两个重要因素的影响,使得第二阶段的定义发生了变化:①成功地预防或监测巨细胞病毒和疱疹病毒引发的肺部和尿路感染以及 HBV 感染;②使用更有效的免疫抑制药物或基于抗体的治疗强化和延长免疫抑制作用(表 31–6)。移植受者术后 1~12 个月内出现感染的三大原因具体如下:

(1)围术期感染(包括复发性艰难梭菌结肠炎)、控制不佳的肺炎和与技术问题相关的感染(如尿漏、淋巴

囊肿、输尿管狭窄、血肿)。上述感染导致的体液蓄积一般需要进行引流。

(2)病毒感染,包括 CMV、单纯疱疹病毒(HSV)、带状疱疹病毒(VZV)、人疱疹病毒 6 型(HHV–6)或 HHV–7 病毒、EB 病毒、HBV、HCV 和 HIV。这些特殊病毒通常在人体组织中终生存在,因此经常经血清学阳性的供体传播给受者。这些病毒引发全身感染可以导致免疫抑制,诱发机会性感染或加速其他感染,同时还能诱发移植排斥反应。大部分免疫抑制剂通过抑制 T 细胞的功能发挥作用,而 T 细胞功能受限可导致疱疹病毒感染暴发。本阶段其他常见的病毒性病原包括 BK 多瘤病毒 (与移植物功能障碍或多瘤病毒相关性肾病 PVAN 有关)和社区获得性呼吸道病毒(腺病毒、流感病毒、副流感病毒、呼吸道合胞病毒,偏肺病毒)。此外,病毒重叠感染也很常见。

(3)继发于卡氏肺孢子虫的机会性感染,如弓形虫、单核细胞增生李斯特菌、诺卡菌属、曲霉属等。

在这一时期,还会出现一群"总也搞不好"的患者,即这些患者需要高于平均水平的免疫抑制剂来维持移植肾功能,或者病毒感染和其他机会性感染长期不能治愈,从而导致将来感染风险的易感性增加(第三阶段,下文讨论)。这些患者可以接受长期(终身)预防治疗(抗菌、抗真菌、抗病毒,或联合使用),以防止发生危及生命的感染。

特殊的机会性感染涉及特定的免疫抑制方案、个体流行病学以及是否存在免疫调节性病毒的感染。病毒性病原体(和排斥反应)是导致这一时期发热的最常见原因。在这一期间,CMV 的预防策略和使用甲氧苄啶/磺胺甲噁唑预防卡氏肺孢子虫是降低感染风险行之有效的方法。甲氧苄啶/磺胺甲恶唑能够有效地预防卡氏肺孢子虫肺炎、减少尿路感染、单核细胞增生李斯特菌脑膜炎、放线菌属感染和弓形虫病的发生率。

第三阶段(移植后超过 6~12 个月)

根据感染的危险可以将移植术后超过 6~12 个月的患者分为三组。大多数移植受者(70%~80%)恢复顺利,移植物功能良好,使用维持剂量的免疫抑制药物,未出现慢性病毒感染。这些患者代表普通的感染风险群体,社区获得性呼吸道病毒是其主要感染风险。有时,这样的患者也会发生原发性巨细胞病毒感染(社区获得性),或与基础疾病相关的感染(如糖尿病皮肤感染)。第二组患者则存在可能造成器官损伤(如 BK 病毒导致的

肝纤维化、丙型肝炎病毒导致冷球蛋白血症和肝硬化、巨细胞病毒与慢性排斥反应)或恶性肿瘤[如继发于 EB 病毒的移植后淋巴组织增生性疾病(PTLD)、乳头状瘤病毒相关的皮肤或生殖器癌]的慢性病毒感染。如果无法获得特定有效的抗病毒治疗,这些患者往往会出现由于免疫抑制强度降低导致的移植物排斥反应。

第三组患者移植肾功能不佳,即使在采用强化免疫抑制治疗的情况下仍然出现肾功能不全。这种肾功能不全既可能是自身疾病进展的结果(动脉粥样硬化、IgA 或糖尿病),也可能是钙调磷酸酶抑制剂的毒性或体液/细胞性排斥反应所致。这些患者由于接受过度的免疫抑制治疗而成为感染高风险群体,他们可能会受益于终身维持甲氧苄啶/磺胺甲恶唑预防治疗和日常的氟康唑预防治疗。在这一患者群体中,还应考虑与获得性免疫缺陷综合征(AIDS)相关的病原生物(巴尔通体、红球菌、隐孢子虫和微孢子虫)和侵袭性真菌病原体(曲霉、接合菌和暗色孢科或着色霉菌)。在这组"高风险"患者中,即使最轻微的临床症状或体征,也值得仔细评估。

移植术前受者和潜在供者感染性疾病的评估

医学出版社出版的移植前筛查指南包括免疫功能低下宿主的共识、美国移植协会肾移植候选人评价临床实践指南以及美国移植外科医师协会为活体肾移植供体评估的临床实践指南等[3,13,31,34,38,43-45,71-73,78,79]。

移植供者

心脏停搏供者的评估

时间限制是筛选心跳死亡供者器官所面临的最重要问题。必须在供体获取和植入前对供者器官进行全面的微生物学评估。重大感染必须除外,同时要进行相应的培养以及采样,以供医师参考。因此,往往在移植手术完成后才能检测出菌血症或败血症。只要经过充分的治疗,供体感染一般不会传播到受者。接受了菌血症供者组织的受者,移植后平均 3.8 天抗感染治疗足以防止敏感病原体的传播。针对已知的供体来源的病原体,受者应首选长程治疗[17,26]。细菌性脑膜炎必须在器官获取之前使用可以渗透到脑脊液中的抗生素进行治疗。患有不明原因和未经处理的脑膜炎或败血症的个体不应捐献器官[57,58]。受体的念珠菌感染通常是采集

器官时受到污染或由供者存在的念珠菌血症所引起,需采用有效药物进行长期治疗(2~4 周),以免受者出现肾盂肾炎,形成脓肿、真菌性动脉瘤或真菌血症。如果念珠菌累及受者的血管,则需要至少 6 个星期的治疗。供者的某些急性感染(CMV、HSV、EBV、HIV、HCV)可能在抗体形成之前难以发现,可以采用分析灵敏度高的病毒核酸检测。同时,必须询问捐献者的临床、社会和医疗史,以减少这种窗口期感染的风险。如果已知存在感染,必须在器官获取之前进行治疗。最近,多个有关供体感染的研究均发现,除了其他较常见的病原体以外,还有未知病原感染的风险,包括淋巴细胞性脉络丛脑膜炎病毒、查加斯病和单纯疱疹病毒。供体感染的主要排除标准参见表 31-2。

活体供者的评估

与上述情况相反,活体供者应被视为择期手术,同时应完成详尽的评估并有效控制感染。在手术期间,还要采集近期的病史,以评估在首次评估后是否存在新的感染。感染并发症状(流感样疾病、头痛、头晕、肌痛和咳嗽)可能是重要的感染征兆[西尼罗河病毒、重症急性呼吸综合征(SARS)、克氏锥虫]。活体供者需要接受一系列的血清学检查(表 31-7)、纯化蛋白衍生物

表 31-7 移植中的脑脊液分析
开放压力
细胞分类计数
葡萄糖和总蛋白质浓度
革兰染色和细菌培养
印度墨汁(或其他真菌染色)和真菌培养
病毒培养
隐球菌多糖抗原
组织胞浆多糖抗原(如果有指征)
粗球孢子菌补体固定抗体(如果有指征)
核酸检测(在临床环境中)
• 单纯疱疹病毒 1 和 2
• 水痘-带状疱疹病毒
• EB 病毒
• 巨细胞病毒
• 人类疱疹病毒 6
• JC 病毒
• 肠道病毒
• 弓形虫
细胞学和流式细胞学

(PPD)皮肤试验或结核γ干扰素释放试验,而且,如果需要,应接受胸片检查。检查必须个性化,视患者个体的危险因素而定(如旅行)。对肾移植受者而言,在捐献时排除尿路感染(包括酵母)和菌血症具有十分重要的意义。最近,美国公共卫生服务部建议潜在捐献者在捐献前7天内应使用NAT复筛HIV、HCV和HBV。

特殊的感染风险和器官采集

肺结核。Singh和Paterson[66,75]对511例移植后的肺结核病例进行了一项回顾分析,结果发现,结核分枝杆菌来源于供者的病例约占4%。流行地区的发生率更高[54]。因此,应对PPD阳性捐赠者进行胸片检查,如果胸片异常,则应进行痰培养和胸部计算机断层扫描(CT),以排除活动性疾病。PPD阳性供肾的尿抗酸杆菌培养具有重要的意义。接受了未经治疗的PPD阳性供肾的受者应当使用异烟肼进行预防[23]。需要抗结核预防的因素包括捐赠者来自流行地区、使用高剂量的类固醇治疗方案或受者处于高风险的社会环境。

寄生虫。查加斯病(克氏锥虫)在流行地区可经过移植传播,最近在美国的发生率也呈上升趋势[10,17,48,74]。血吸虫病、粪类圆线虫一般为受体自身感染。疟疾和利什曼病虽然常见,很少经移植传播。

除巨细胞病毒以外的病毒感染。EBV感染是PTLD发生的一个主要危险因素。EBV阴性受者接受EBV阳性供体移植的风险最高[即供体阳性、受体阴性(D⁺/R⁻)]。EBV感染在儿科移植受者中最为常见,在成人合并巨细胞病毒感染或接受高强度免疫抑制剂治疗的患者当中也较为常见,尤其是采用清除T细胞治疗或应用贝拉西普的受者。对于高危个体,应考虑使用定量的分子生物学(如聚合酶链反应)方法检测EB病毒[2,28,29,47,56,66,81]。EB病毒也是其他淋巴组织恶性肿瘤的辅助因子。

VZV筛查可以用于移植前识别血清阴性个体(无水痘或带状疱疹疫苗接种史)。尽管在移植后会预防性使用抗病毒药物,但大多数中心均要求进行HSV筛查。VZV血清学检查对学龄儿童尤为重要(抗病毒或VZV免疫球蛋白预防),成人感染后临床症状通常不典型(肺炎或胃肠道疾病)[61]。其他疱疹病毒也可能在移植后被重新激活,HHV-6和HHV-7可能是巨细胞病毒和真菌感染的辅助因子。在流行地区,尤其是美国南部和地中海盆地周围的流行区,卡波西肉瘤相关疱疹病毒(HHV-8)常可引起恶性肿瘤。

应进行乙型肝炎表面抗原(HBsAg)和乙型肝炎核心抗体(HBcAb)筛查(详细讨论参见第32章)[1,43,49,71]。乙型肝炎表面抗体阳性表明已接种疫苗或既往感染。HBcAb IgM阳性表明活动性HBV感染,而IgG阳性提示既往或持续性感染。HBsAg阴性和抗-HBc IgG阳性的供体肝脏内含有病毒DNA,但可以为感染过HBV或接种过疫苗的受者提供移植肾,同时应进行HBV病毒定量检测,以指导进一步的治疗。HBsAg阴性和抗-HBc IgG阳性既可能是假阳性结果,也可能反映潜在的HBV感染。

一般而言,丙型肝炎病毒感染在免疫抑制和巨细胞病毒感染的患者体内进展更为迅速(详细讨论参见第32章)。HCV阳性的肾移植候选人更有可能发展为肝硬化和肝衰竭。丙型肝炎病毒感染的治疗方法十分有限,标准疗法在移植人群中的副作用(聚乙二醇化干扰素和利巴韦林)更为明显。目前,已有新型蛋白酶抑制剂和其他药物问世,它们在免疫抑制受者的疗效研究也正在进行当中。监测疾病进展包括定量分子病毒检测丙型肝炎病毒RNA和不定期肝活检。随着新型抗丙型肝炎病毒药物投入临床使用,患者管理很可能会被彻底改变(参见第32章)。

目前在美国尚未尝试HIV感染者接受HIV感染者捐赠的器官,但在南非等地已有研究。未经治疗的受者感染HIV后病情进展十分迅速。根据目前的标准,捐赠者可能因为基于历史证据的危险因素和验证性测试而被排除在外。

人类嗜T淋巴细胞病毒-I(HTLV-I)主要流行于加勒比海和亚洲的部分地区(日本),可以导致HTLV-I相关性脊髓病/热带痉挛性瘫痪或成人T细胞白血病/淋巴瘤。HTLV-II与HTLV-I血清学标志相似,但它与疾病的关系不那么明显,应避免使用此类捐赠者的器官。然而,血清学检测并不能区分这两种类型的病毒。目前,在美国,患者可自愿选择是否进行HTLV筛查[29,35,55,76]。

西尼罗河病毒属于黄病毒科黄病毒属,与病毒综合征和脑膜脑炎有关,可能通过输血和器官移植传播[17,36,46,59,72]。目前不主张在流行地区以外进行常规筛查。供者如有不明原因的精神状态的变化或最近有神经系统症状的病毒性疾病,应避免捐赠器官。

移植受者

询问患者移植前的病史具有十分重要的意义,包括旅行、动物接触、环境接触和暴露史;了解免疫接种、受者旅行、饮食和其他感染的风险[15]。在移植前,必须根除存在的感染。有两种形式的感染具有特殊的风险——血流相关感染(包括透析)和肺炎,它们会使患者在随后的院内治疗过程中面临病原体肺部感染高风险。临床上还会经常遇到其他多种感染,均应在移植前处理和清除,如受感染的腹水或腹膜透析液必须在手术前引流。尿路感染必须用抗生素控制,必要时行肾切除术。同样,皮肤疾病也会威胁感染防御系统的完整性,因此,即使需要使用免疫抑制剂也必须在移植前予以控制 (如免疫抑制治疗银屑病或湿疹)。最后,对于多次发作的憩室炎也要确定是否应在移植前做乙状结肠切除术。

在移植受者中必须考虑的因素是粪类圆线虫病、结核病和艾滋病。粪类圆线虫病综合征(出血性肠炎、肺炎、革兰阴性菌或混合菌血症或脑膜炎)可能在移植30年以后才出现。粪类圆线虫阳性者移植前的经验性治疗(伊维菌素)可以防止此类感染。

相较于一般人群,活动性结核和继发于结核分枝杆菌的播散性感染的发生率在移植受者呈上升趋势。移植前必须根除活动性结核。主要的抗结核药物都具有肝毒性,抗结核药物和免疫抑制剂之间药物相互作用也很常见。患有活动性感染、来自流行地区或有高危暴露的患者, 如果 PPD 呈阳性应在术前开始肺结核治疗。对于无活动性感染证据或胸膜肺疾病证据的患者个体,最佳治疗时机需要临床医生自主判断。结核感染高风险患者包括有先前的活动性结核病史、胸片显示陈旧结核、近期结核菌素试验结果转为阳性、接触活动性疾病患者、蛋白质热量营养不良、肝硬化、其他免疫缺陷或有生活暴露风险(如在收容所或其他群体住所)的患者。

许多接受抗病毒治疗的患者,HIV 感染已从致命性疾病逐步转化为慢性感染,这依赖于复杂的抗病毒药物治疗方案或高活性抗反转录病毒疗法 (HAART) 的控制。HAART 可以降低病毒载量,提高 CD4$^+$T 淋巴细胞计数,并降低机会性感染的易感性。在高活性抗反转录病毒疗法(HAART)出现以前,器官移植通常使艾滋病快速进展。HAART 可以延长患者的无病生存期,因此,需要重新考虑 HIV 感染者的移植政策。在 HIV 感染得到有效控制且没有丙型肝炎病毒共感染的情况下,肾移植患者取得了良好的转归[8,12,20,59,70,68,80]。在管理患者的同时,还需要具备免疫抑制剂及各种 HAART 方案的使用经验。管理患者主要的障碍不是 HIV 感染,而是蛋白酶抑制剂和钙调磷酸酶抑制剂药物之间的相互作用。

重要的特殊感染

一般原则

免疫受损受者的感染谱相当广泛。由于抗菌药物的毒性和快速抑制感染的需要,在这一人群中,早期、特异的诊断必不可少。诊断方法的进步(如 CT 或磁共振成像、分子微生物学技术)大大推进了这一过程。然而,不能过分强调侵入性的诊断方法。往往在受者免疫系统受到抑制,且同时出现多个并发症时,才需要侵入性方法进行特定的微生物诊断, 以尽量减少治疗的副作用,并提高临床效果。初始的经验性治疗一般范围较广,在得到检查结果后应快速缩小抗菌谱。

在抗感染治疗中需要决定是否降低免疫抑制治疗的强度,降低免疫抑制治疗强度可能会增加移植排斥反应风险。对于潜在的病毒感染或肺结核,感染激活应被视为过度免疫抑制的证据。与此相反,当细菌或真菌感染得到改善时,应重新考虑是否需要减少免疫抑制剂的用量。具体减少哪种免疫抑制剂的用量可能取决于试验室分离得到的微生物,例如,糖皮质激素和细菌感染。同样,辅助治疗(如集落刺激因子或抗体)可能会逆转一些免疫功能障碍 (如中性粒细胞减少、低丙种球蛋白血症)。细菌真菌合并病毒感染(巨细胞病毒)较为常见,需要额外治疗。在感染过程中应减少免疫抑制带来的不利影响,最好的例证就是在治疗隐球菌性脑膜炎时,炎症反应"反弹"可能导致症状恶化和脑积水,反映了患者免疫缺陷逆转后体内的免疫重建和炎症综合征(IRIS)。

病毒病原体

巨细胞病毒

由于出现了有效的抗病毒治疗药物和病毒诊断监测方法 (表 31-6),巨细胞病毒侵袭感染已经变得不再普遍。然而,即使是潜伏感染或低水平复制,对移植结果也具有重要影响, 不同中心通常采用各自的预防策略(常规性和预防性的治疗与监测)。传统上,巨细胞病毒感染的表现可分为"直接"影响和"间接"影响。更准确的术语应该是"病毒血症/细胞病变效应"和"细胞/免疫效应"。常见的直接影响或临床综合征包括:

● "CMV 综合征":病毒血症,伴有发热、中性粒细胞减少、传染性单核细胞增多,表现为肝炎、肾炎、淋巴结炎、白细胞和(或)血小板减少;

- 肺炎-往往难以与良性渗出相区分；
- 胃肠道侵袭，表现为食管炎、结肠炎、胃炎、溃疡、出血或穿孔；
- 肝炎、胰腺炎、心肌炎、脉络膜视网膜炎；
- 脑膜炎；
- 溶血性尿毒综合征或微血管血栓形成。

除了脉络膜视网膜炎以外，CMV 感染的直接临床表现通常在没有预防的移植后 1~6 个月发生。在有效抗病毒预防中，病毒血症和感染的症状并不常见，普遍推迟到停止预防或应用强化免疫抑制治疗（如治疗排斥反应）。脉络膜视网膜炎在低水平病毒复制时发生，常见于移植后较晚的时期。

巨细胞病毒感染细胞和对免疫造成影响（在下文讨论）是一种宿主防御机制受到抑制的结果，可导致继发性肺孢子虫、念珠菌、曲霉菌和其他细菌和真菌病原体的侵袭。巨细胞病毒感染也可导致移植排斥反应，PTLD 和 HCV 共感染可加速病情发展，HHV-6 和 HHV-7 感染的风险增加，并增加死亡风险。

传播模式。CMV 在移植受者中有三种传播模式：原发感染、再激活和双重感染。

原发 CMV 感染。最大的感染风险出现在 CMV 感染血清阴性个体接受潜在感染的阳性供体 (D+R-)，移植后病毒再激活并扩散到全身。超过 50% 的患者在没有采取预防措施的情况下出现病毒血症，通常没有症状。许多患者在停用抗病毒药物预防后出现病毒血症，其中高达 1/3 随后出现感染症状。血清学阴性个体也可能在性接触或输血后出现原发巨细胞病毒感染。原发 CMV 感染可能会产生严重的后果。移植物可能是病毒复制的易感位置，由于主要组织相容性复合体（MHC）的限制，病毒特异性细胞毒性 T 细胞在供体和受体 MHC 之间不匹配的情况下，其清除病毒感染细胞的能力降低。

巨细胞病毒感染再激活。血清学阳性者术后可出现内源性病毒再激活（D+或 D-，R+）。如果不使用抗淋巴细胞抗体诱导治疗，在采用传统免疫抑制治疗的患者当中，10%~15% 会出现再激活，在使用 T 细胞杀伤治疗后，再激活发生率可高达 50%。

巨细胞病毒双重感染。血清学阳性的受者接受血清学阳性的供体，供体来源病毒会再次激活。在输血治疗时，即使去除白细胞之后，也有较低比率的（约 4%）CMV 感染的传播。这一结果对围术期需要大量输血的患者尤为重要。

感染的发病机制。CMV 的激活是多因素综合作用的结果，包括免疫抑制的强度（特别是糖皮质激素冲击）、移植物携带的病毒量、T 细胞清除疗法、混合感染，特别是与其他疱疹病毒（HHV-6 和 HHV-7）共存以及移植排斥。这些事件的共同特征是炎症和发热、内皮细胞激活和损伤以及分泌促炎细胞因子，包括激活细胞内 NF-κB 的肿瘤坏死因子-α。NF-κB 转位到细胞核，激活巨细胞病毒启动子/增强子，导致病毒复制。

在移植排斥反应时，必须关注接受免疫抑制强化治疗患者病毒活化的风险并采取预防治疗，特别是 CMV 感染 D+/R-组合。同种排斥反应既能损伤移植物，又可造成全身炎症反应。因此，巨细胞病毒复制和移植排斥反应之间存在双向联系。在一项有趣的研究中，Reinke 等[67]发现 21 例患者活检显示"晚期急性排斥反应"，其中 17 例对抗病毒治疗有效。此外，Lowance 等[56]发现预防 CMV 感染可以降低移植物的排斥反应发病率。

巨细胞病毒感染对细胞和体液免疫的效应（"间接效应"）可能与病毒侵袭一样会对免疫功能低下的宿主产生重要影响。这些效应的机制十分复杂，涉及病毒逃避宿主的抗病毒反应策略，此策略使巨细胞病毒感染的抗原呈递细胞在宿主内移动而导致病毒播散。

诊断。巨细胞病毒的临床管理措施包括预防和治疗，建立在对巨细胞病毒激活的原因和现有的诊断技术的深入理解之上[22]。临床上，巨细胞病毒培养通常耗时长，且敏感度不理想。呼吸道分泌物或尿液的 CMV 阳性培养结果诊断价值不大，因为许多免疫抑制患者可以在没有侵袭性疾病的情况下分泌 CMV。血清学检查有助于移植前预测风险，但对移植后的临床疾病诊断没有价值，包括抗 CMV IgM 水平的测量，因为血清转化存在普遍延迟的特点。CMV 血清转换提示患者产生了一定程度的免疫力，而且 T 细胞功能以及体液免疫功能可能得到了一定的纠正。

巨细胞病毒感染的强度与移植受者感染的风险具有相关性[6,8,14,32,40,41,49]。目前临床上有两种定量分析方法：分子生物学检测和抗原检测[6]。血清抗原检测是一种半定量荧光测定方法，通过测定循环中性粒细胞呈巨细胞病毒早期抗原(pp65)染色阳性，非特异性地衡量体内病毒总载荷。分子检测(DNA 聚合酶链反应、杂交和扩增)对于病毒血症的检测具有高度特异性和敏感性[37,53]。最常用的检测方法包括血浆聚合酶链反应试验和全血杂交试验。以全血和血浆为基础的检测不能直接进行比较,因为不同的实验室采取的标准往往不一致。为此,世界卫生组织创建了统一的标准,以确保不同中心之间的分析结果具有一致性。最高的病毒载量往往与组织浸润性疾病相关,最少的病毒载量常导致无症状性巨细胞病毒感染。巨细胞病毒综合征的病毒载量变化差异明显。两种检测均可用于 CMV 管理。

在巨细胞病毒感染诊断和管理的定量分析方面,这种非侵入性方法适用于大多数患者,但有两个重要的例外:

(1)神经系统疾病,包括视网膜炎。

(2)消化道疾病,包括侵袭性结肠炎和胃炎。

在这些综合征中,巨细胞病毒检测结果往往呈阴性,仍然需要通过 CMV 抗原组织和(或)免疫组织的化学分析结果确诊 CMV 胃肠道病,这些检测的核心作用建立在巨细胞病毒的风险管理总结的基础之上(表 31-6)。筛查计划与感染的风险有关。高危患者(D⁺/R⁺或 R⁺并使用抗淋巴细胞球蛋白)完成预防性治疗后,应每月进行一次筛查,持续 3~6 个月,以确保没有发生感染。对于因巨细胞病毒感染需要进行治疗的患者,通过检测方可确定治疗终点和预防起点。

巨细胞病毒的预防。CMV 感染的预防必须个性化,视患者和免疫抑制方案而定(表 31-6)[27,40,47,50,60,62,65]。巨细胞病毒预防通常采用两种策略:普遍预防和提前治疗。普遍预防是指有风险的患者在移植后接受一定时间的抗病毒治疗。而提前治疗是指在预定的时间间隔通过定量检测来监测患者的情况(一般在 1~12 周每周进行),以便在早期发现疾病。一旦测试结果呈阳性,则应立即进行治疗。提前治疗会增加监测成本和门诊管理工作,但可以降低药物成本和药物毒性。预防性治疗可以在风险最大的时期防止 CMV 感染,也可以减少继发 HHV-6、HHV-7 和 EBV 感染。巨细胞病毒(即移植物排斥反应和机会感染)也可以通过常规预防减少间接作用。在实践中,普遍预防和提前治疗都存在一定的缺点,许多中心采用两者结合的方法:对于高风险受者采取普遍性预防(D⁺/R⁺和 R⁺并应用 T 细胞耗竭治疗),其他人采用提前治疗。在使用两种方法的患者中,偶尔也会观察到病毒感染和更昔洛韦耐药[1]。

存在原发性感染风险的患者(CMV D⁻/R⁻)和接受 T 细胞清除治疗的血清学阳性患者通常在移植后给予 3~6 个月的预防性治疗,以降低侵袭性感染的风险。如果有适当的监测系统且患者依从性好,可以考虑采用提前治疗方案。目前的研究结果支持在预防 CMV 感染的间接影响方面使用普遍预防(不使用提前治疗),包括 PTLD、机会性感染、移植排斥反应和死亡[1,42]。然而,在预防性治疗完成后,仍能观察到越来越多的晚期疾病[38,39]。因此,预防治疗后应继续进行监测。晚期疾病的发病率变化很大,普遍认为在 D⁺/R⁻受者中发病率为 17%~37%。这一观察结果表明,在 D⁺/R⁻肾移植受者(IMPACT 研究)使用 6 个月预防治疗是有价值的。

预防 CMV 感染的方法包括口服缬更昔洛韦(900mg,每日 1 次)、口服更昔洛韦(1g,每日 3 次)、静脉注射更昔洛韦(5mg/kg,每日 1 次)或大剂量口服伐昔洛韦(2g,每日 4 次),每种方法都需要根据肾功能进行修正。缬更昔洛韦和更昔洛韦可导致中性粒细胞减少症,然而,剂量减少又会导致病毒血症和病毒耐药性的出现。应在抗淋巴细胞治疗期间重新开始预防性治疗。考虑到肾功能影响及移植后的用药成本,多个治疗方案降低了缬更昔洛韦的用量,但这些方案需要对患者进行监测,以确保疗效。许多中心在完成巨细胞病毒治疗后(参见下文),即开始一个二级预防(1~3 个月)疗程,也有的中心在这期间仅进行病毒学监测。

治疗。侵袭性 CMV 病的标准治疗是更昔洛韦(5mg/kg,每日 2 次,根据肾功能调整剂量)静脉注射剂,持续治疗 2~4 周,直到巨细胞病毒定量检测结果转为阴性[40,47,62]。轻至中度症状的患者可以使用缬更昔洛韦(900mg,口服,每日 2 次,根据肾功能调整剂量)作为替代疗法。对于治疗反应缓慢且血清学阴性的有症状患者,3 个月的巨细胞病毒免疫球蛋白(每月 150mg/kg,静脉注射)可能有一定帮助,但其价格昂贵且受益不确定。复发常见于血清学阴性的患者、病毒负荷高且未治疗到阴性的患者以及采用口服治疗方案的消化道疾病患者。上述患者应考虑重复内镜检查,以确保清除感染。在临床实践中,在启动更昔洛韦静脉注射剂治疗后,应每周监测一次以确保疗效,一直持续到监测结果转为阴性。在静脉治疗完成后,口服缬更昔洛韦(每天 900mg,根据肌酐清除率调整)2~4 个月的次级预防方案可能会使这些患者受益。这种治疗方法很少导致有症状的复发且可以降低抗病毒药物耐药性的出现,但需要准确地计算肌酐清除率,以保证足够的剂量。

CMV 对更昔洛韦的耐药性普遍较低[5,11,13]。诱发耐药性最大的风险包括 D⁺/R⁻、具有较高的病毒载量、接受预防性或治疗性药物的剂量不足、免疫抑制剂过强(包括抗淋巴细胞抗体诱导)以及长期的抗病毒预防。临床上,如果在采取减少免疫抑制剂用量超过 10~14

天等措施后,患者的病毒载量或临床综合征未能对治疗产生反应,则可能是出现了耐药性。遗传性测试有助于治疗耐药性 CMV 感染。病毒 UL97 突变(胸苷激酶)或 UL54 突变(DNA 聚合酶)可以导致更昔洛韦耐药[32,51]。某些常见的 UL97 基因突变可以对静脉注射的大剂量更昔洛韦产生反应。结合突变(基因 UL97 和 UL54)可表现为对更昔洛韦高度耐药性。替代治疗目前仅限于静脉注射剂,包括膦甲酸钠和西多福韦。膦甲酸钠虽然有一定的副作用, 如可以导致镁和钾浓度降低、痉挛(特别是与钙调磷酸酶抑制剂治疗合用时)并引起肾毒性,但对许多更昔洛韦耐药株 CMV 有效。西多福韦也可以使用,但肾毒性和眼毒性较为显著。西多福韦脂质体目前正处于临床测试阶段。UL54 基因突变可能会导致对膦甲酸钠和西多福韦耐药,这取决于突变的性质。可能需要多个疗程的抗病毒治疗才能治愈耐药巨细胞病毒感染。鉴于现有药物的毒性,目前已有多个新药正在开展研究,有望改变耐药 CMV 治疗的方案。联合治疗(更昔洛韦和膦甲酸钠)可能有一定疗效,也可以联用免疫球蛋白。大多数中心试图在治疗过程中减少整体的免疫抑制。其他药物,包括 DHODH 抑制剂(来氟米特),在风湿免疫疾病的免疫抑制治疗中表现出了抗 CMV 的作用。

EB 病毒

　　EB 病毒是一种嗜 B 细胞的人疱疹病毒[2,29,30,66],在人群中的感染非常普遍。在免疫抑制患者中,EBV 原发感染(以及抗病毒免疫缺失导致复发)一般表现为淋巴细胞(B 细胞)增多,伴或不伴淋巴结肿大或咽炎。此外,尚可观察到脑膜炎、肝炎和胰腺炎。EB 病毒感染痊愈后复发常见于儿童, 可能反映了抗病毒免疫反应和免疫抑制之间的相互作用。无论何种表现方式,都与过度免疫抑制存在一定的关联性。

　　EBV 在 PTLD 的发病中起重要作用[14,47,53,55,59,70]。PTLD 的疾病谱范围很广,从单核细胞增多症样的良性 B 细胞综合征到 B 细胞淋巴瘤以及 T 细胞、自然杀伤细胞和空细胞起源的肿瘤均可见(图 31-3)。已经明确 EBV 原发感染是 PTLD 发生的危险因素,可以使 PTLD 的风险增加 10~76 倍。PTLD 也可能发生在没有 EB 病毒感染的情况下或在仅仅血清学阳性的患者中,EBV 在非 B-细胞的肿瘤发病机制中的作用尚不清楚。其他危险因素还包括巨细胞病毒共感染、T 细胞耗竭治疗、免疫抑制的持续时间以及高龄。非霍奇金淋巴瘤是实体器官移植术后常见并发症之一。淋巴瘤在成人移植受者中的发病率为 15%(在儿童中为 51%), 死亡率为

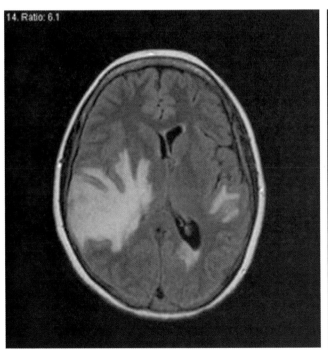

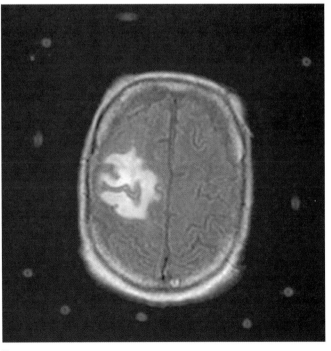

图 31-3　(A)一名 63 岁男性患者(移植后淋巴细胞增生性疾病)在肾移植 6 年后出现中枢神经系统淋巴瘤伴 EB 病毒染色阳性。(B)一名 65 岁伴有进行性多灶性白质脑病的男性患者出现急性卒中综合征。

40%~60%。许多死亡病例均是因为治疗恶性肿瘤而不得不停用免疫抑制药物。

与普通人群相比，PTLD 的结外侵犯更常见，对常规治疗反应更差，预后也更加不良。PTLD 疾病谱范围很广，从良性多克隆 B 细胞传染性单核细胞增多症到单克隆恶性淋巴瘤[80]。大多数 PTLD 是 B 细胞起源，但 T 细胞、自然杀伤细胞和空细胞瘤起源也有报道。部分 PTLD 病例的 EBV 检查呈阴性，而 T 细胞来源的 PTLD 可能是排斥或其他病毒感染的表现。移植后晚期 PTLD (>1~2 年)往往见于 EBV 阴性的成年患者。

EBV 相关 PTLD 的临床表现多样，包括：

- 伴病毒血症的不明原因的发热；
- 单核细胞增多症样的综合征，表现为发热和全身不适，伴或未伴咽炎或扁桃体炎(通常扁桃体切除标本可以确诊)；淋巴结肿大罕见；
- 胃肠道出血、梗阻和穿孔；
- 腹部肿物；
- 移植物浸润性病变；
- 肝细胞或胰腺功能不全；
- 中枢神经系统肿瘤。

诊断。血清学检测无法诊断移植后急性 EBV 感染或 PTLD。需要通过定量 EB 病毒负荷试验对 PTLD 进行诊断和管理[2,5,20,28,29,66,72,74]。对于患者个体而言，连续检测患者相较于一次病毒载量检测更为有效。这些检测并没有统一的标准，因此各中心之间不能直接进行比较。研究数据表明，相对于血浆 EB 病毒负荷监测，普通全血检测的准确度更高。通过临床综合征加上 EB 病毒负荷检测可以确诊 PTLD。全血和血浆 EB 病毒负荷检测较为相似，但有时也会产生矛盾的结果。由于病毒载量监测没有实行统一的标准，导致各临床实验室之间的结果无法进行比较。随着时间的推移，患者个体使用相同趋势分析更为有利。如果在组织检查中发现 EB 病毒特异性核酸，可以确诊为 EBV 相关 PTLD。相较于病毒 DNA 检测，RNA 原位杂交技术对 EBV 编码的核小 RNA 更为敏感。对 EBV 抗原 EBNA-1、EBNA-2 和 LMP-1 可以进行免疫组化检测。

管理。临床管理随着疾病阶段的不同有所差异。对于多克隆性 PTLD，免疫功能重建可能足以使患者康复，特别是儿童患者。在这一阶段，抗病毒治疗可能对病毒血症和 EBV，以及免疫抑制剂治疗后并发的巨细胞病毒(CMV)感染有效。随着病情发展，当 PTLD 表现为单克隆恶性淋巴瘤结外部位浸润时，减少免疫抑制

药用量可能有一定效果，但往往需要结合其他疗法。在肾移植中，如果在大幅降低免疫抑制药用量后 PTLD 未见缓解，则可能需要牺牲移植物才能保证患者生存。目前，临床上已经联合使用抗 B-细胞治疗(抗 CD20，利妥昔单抗)、化疗(CHOP 方案：环磷酰胺+长春新碱+泼尼松+多柔比星)、放射治疗(特别适合中枢神经系统肿瘤)或活化 T 细胞的过继免疫治疗[15,26,28,30]。

多瘤病毒

多瘤病毒 BK 感染已逐渐成为肾移植后的重要并发症之一，可引起移植受者肾功能不全和输尿管梗阻。多瘤病毒 JC 感染可引发脑脱髓鞘疾病，类似于艾滋病的多灶性白质脑病(PML)。成人的血清阳性率是 65%~90%。BK 病毒潜伏在肾小管上皮细胞内，JC 病毒也已经从肾组织中分离得到，但似乎更倾向于潜伏在神经组织。在免疫缺陷和免疫抑制以及组织损伤的情况下(如缺血再灌注)，多瘤病毒可以被再次激活。

BK 病毒感染。BK 病毒与免疫功能低下受体的一系列临床综合征有关，包括病毒尿症、病毒血症、输尿管狭窄和溃疡、出血性膀胱炎[22,34,40,42,58,60,61,63,77,80]。移植肾活动性感染与移植肾功能逐渐丧失相关("BK 肾病")，发病率平均为 4%(范围为 1%~8%)，临床上称之为 PVAN。BK 肾病很少出现在肾移植受者的肾外器官。本病的临床表现通常为无菌脓尿，提示感染的肾小管和输尿管上皮细胞脱落。这些细胞里面含有病毒，在尿脱落细胞学检查中可以检出 Decoy 细胞。部分患者可能出现移植肾功能减退或输尿管狭窄和梗阻，对这些患者肾功能下降的原因必须进行仔细的评估(如机械性梗阻、药物毒性、肾盂肾炎、排斥反应、血栓形成和疾病复发)，医师必须在增加免疫抑制药物治疗疑似排斥反应或减少免疫抑制药物控制感染之间进行权衡。增加免疫抑制药物治疗 BK 肾病的患者移植失败率相对较高。减少免疫抑制可能稳定肾移植的功能，但移植排斥反应的风险同时也会上升。

BK 肾病的危险因素尚不明确。一些研究表明，大剂量免疫抑制剂(特别是 T 细胞耗竭、他克莫司和霉酚酸酯)、类固醇冲击治疗移植排斥反应、缺血再灌注损伤、HLA 不匹配和病毒血症的强度与 BK 肾病的发病机制有关。特定的免疫抑制药物是否能够有效治愈 BK 肾病尚未得出定论。在应用最强免疫抑制方案的移植中心，BK 肾病发病率高于其他中心。

筛查、预防和诊断。BK 病毒感染通常无症状。

PVAN 肾小管细胞损伤表现为血肌酐上升。大多数中心已建立筛查方案,以便早期发现疾病。尿液 Decoy 细胞学检测对于 BK 病毒感染的敏感性接近 100%,但预见性较低(29%)[64]。通过电子显微镜检测尿 BK 病毒,尿 BK 病毒(DNA)的负载 >7log gEq/mL 或 BK 病毒 VP1 基因 mRNA>6log 拷贝/ng 总尿 RNA 是很有用的诊断指标。与无病患者相比,BK 肾病患者有较高的血浆病毒载量(>7700BK 病毒拷贝每毫升血浆,$P<0.001$,阳性预测值为 50%,阴性预测值为 100%)[34]。

血清 BK 病毒载量高是减少免疫抑制剂用量的理论基础,尤其是当血肌酐上升时。然而,诊断应当建立在 BK 病毒细胞病变的细胞浸润与移植肾间质性肾炎的基础上,即肾活检 BK 病毒蛋白免疫组化或 BK 病毒核酸原位杂交阳性。可以采用半定量的计分系统来评价 PVAN 的组织学变化。在免疫组化试验中,可以使用与猿猴病毒 T 抗原有交叉反应的抗体或 BK 病毒 VP1 或未知蛋白的抗体。PVAN 的特点是肾小管上皮细胞和(或)肾小球细胞的核内病毒包涵体,多伴有明显的纤维化,偶尔有钙化。PVAN 往往呈局灶性,有时活检可呈假阴性。移植肾排斥反应可能会并发 PVAN,从而使诊断和治疗过程变得更加复杂。

对于 BK 病毒感染筛查的时间和频率存在争议,但一般建议移植后的前 2 年每 3 个月检测一次,术后 2~5 年至少每年检测一次[33,34]。BK 病毒尿试验(Decoy 细胞细胞学或尿 BK 病毒负荷超过 7log gEq/mL)对于筛选已经足够。高尿 BK 病毒载量的患者需要检测血浆 BK 病毒 DNA。此外,还可以使用血浆 BK 病毒 DNA 载量进行筛查。如果重复测试 2~3 周,患者血浆 BK 病毒 DNA 载量持续 >4log gEq/mL,应当初步确诊为 PVAN 并减少免疫抑制剂用量(见下文)。如果采用血浆病毒载量筛查,移植前 6 个月内的检测频率应降低至每月 1 次。这反映了病毒血症较之病毒尿症更早发生永久性肾损伤。

治疗。除了降低免疫抑制强度外,PVAN 没有其他更好的治疗方法。使用血浆病毒载量监测治疗效果也有一定帮助。尽管存在不同的意见,但逐步减少钙调素抑制剂和抗代谢药物并监测 BK 病毒血浆负载无疑具有合理性。由于钙调神经磷酸酶抑制剂对肾小管上皮细胞的毒性作用,使得这些药物在临床上的应用受到了限制。总体目标包括他克莫司谷浓度 <6ng/mL,环孢素谷浓度 <150ng/mL,西罗莫司谷浓度 <6ng/mL,和(或)霉酚酸酯剂量 ≤1000mg。无论使用何种方法,必须密切监测肾功能(至少 1 倍,每周 2 次)、药物水平和病毒载量(隔周 1 次)。疗效不佳时可能需要重复进行肾活检。

是否使用辅助抗病毒疗法仍然有争议。一些中心提倡使用低剂量西多福韦来治疗 BK 肾病(0.25~1mg/kg,每 2 周 1 次),但该药的肾毒性明显。来氟米特是一种治疗类风湿性关节炎的免疫抑制剂,具有类似于氟喹诺酮类药物的抗 BK 活性。在使用这些药物之前应咨询专家意见。静脉注射免疫球蛋白也在一些患者中获得了成功。

移植物功能丧失的 PVAN 患者再移植已经获得成功,提示减少免疫抑制剂用量后可能发生免疫重建。大多数中心在停用免疫抑制剂一段时间(6 个月)并且血液和尿液中检测不到 BK 病毒后再行移植。切除移植物并不能防止未来 BK 感染或 PVAN,但在不能减少免疫抑制剂用量和(或)持续高病毒载量时必须予以切除。在未来,停用免疫抑制剂后 BK 病毒的特异性细胞免疫的测定可能有助于确定再次移植的最佳时间。

JC 病毒

在移植受者中,偶尔可见 JC 病毒感染中枢神经系统的 PML(图 31-3)。这种感染可见于局灶性神经功能缺损或癫痫发作以及慢性进行性神经病变患者,可能进展为广泛脱髓鞘并导致患者死亡。PML 应与钙调神经磷酸酶神经毒性鉴别诊断,两者都对药物水平降低有反应。JC 病毒没有特效的治疗方法,通常采用减少免疫抑制剂用量的方法,这类似于艾滋病 PML 患者的免疫重建。

真菌感染

除了地方性真菌病以外,移植受者面临着多种真菌机会性感染的风险,引起感染的真菌种类目前以念珠菌、曲霉和新型隐球菌最为常见。

念珠菌

在移植患者中最常见的病原菌是念珠菌,超过 50% 是非白念珠菌株。皮肤黏膜念珠菌感染(如鹅口疮、食管感染、皮肤磨损部位感染、念珠菌性阴道炎)最常出现于糖尿病患者、采用高剂量类固醇和广谱抗菌治疗的患者当中。通常,纠正基础代谢异常和外用克霉唑或制霉菌素可以有效地控制这些感染(表 31-6)。鹅口疮也可能合并病毒(HSV、CMV)或毒性(包括霉酚酸酯药)食管炎。在血管通路导管、外科引流管和膀胱导管发生念珠菌感染时，需要清除异物并全身应用氟康唑或棘白菌素抗真菌治疗。

念珠菌尿症是肾移植受者(包括无症状患者)中的一个特殊问题。尤其是膀胱功能差的个体，可以在肾盂输尿管交界处形成梗阻性真菌球，导致梗阻性肾病和逆行性肾盂肾炎，进一步出现全身播散。当血液标本出现单一念珠菌的阳性培养结果时，必须进行全身性抗真菌治疗，这是因为在这一人群中存在播散或侵袭性感染的显著风险。

曲霉菌

侵袭性曲霉病在移植受者发病急，超过90%的患者经肺部和鼻窦感染，其他患者多数经皮肤侵入。主要菌种取决于临床中心和以前暴露的土壤和建筑工地。侵袭性曲霉菌病的病理特征为血管浸润，临床症状包括组织梗死、出血和全身播散与转移侵袭。在移植早期，中枢神经系统受累的最常见原因是霉菌感染，移植1年后，其他真菌(接合菌、暗色真菌)感染更加突出。尽管与钙调磷酸酶抑制剂以及西罗莫司存在交互作用，曲霉菌感染仍应首选伏立康唑。两性霉素脂质体同样是一个有效的选择，联合疗法也正在研究当中。手术清创通常是成功清除侵入性感染的必要条件。

中枢神经系统感染和新型隐球菌

多种生物可能造成移植受者的中枢神经系统感染。感染往往经血流和肺转移到中枢神经系统。病毒性病因包括CMV(结节性血管炎)、单纯疱疹病毒性脑膜脑炎、JC病毒(渐进多灶性白质脑病)和VZV。地方流行病学(西尼罗河病毒、东部马脑炎)也必须考虑在内。除肺炎球菌外，常见的细菌感染包括莱姆病、单核细胞增生李斯特菌、结核杆菌、诺卡菌，偶见沙门菌。细菌感染可以引发脑脓肿和硬膜外脓肿，尤其是在继发耐甲氧西林金黄色葡萄球菌、耐青霉素肺炎球菌和喹诺酮类耐药链球菌感染的情况下更容易出现脓肿。如前所述，真菌可能自肺部(曲霉和隐球菌)转移，也可能经鼻窦(毛发)、皮肤(暗色孢科)和血流(组织浆菌和尾端盘吸虫/镰刀菌属)蔓延至全身。常见的寄生虫包括刚地弓形虫和粪类圆线虫。

基于病因谱做出精确诊断必不可少(表31-7)。在等待实验室结果的过程中(腰椎穿刺、血培养和影像学检查)，应采用合理的经验性治疗方案控制肺炎球菌和流感嗜血杆菌(头孢曲松和万古霉素)、单核细胞增生

(氨苄西林)、隐球菌(氟康唑或两性霉素)和HSV(阿昔洛韦)。鉴别诊断应包括排除非感染性病因，包括钙调神经磷酸酶抑制剂毒性、淋巴瘤和转移癌。分子生物学检测(HSV)和活检(非感染性病因)可能有助于患者确诊。

新型隐球菌。移植受者隐球菌感染较为罕见，尤其是移植后6个月以内。隐球菌感染最常见的表现是无症状的肺结节。肺炎和脑膜炎在慢性患者中也较为常见，常导致组织损伤部位皮肤受累(导管)。此外，前列腺或骨感染也已见诸报道。

移植后6个月以上移植受者如果出现不明原因的头痛(尤其是伴有发热时)、意识状态模糊、生长停滞或不明原因的局灶性皮肤病(需要培养和病理活检评价)时，应怀疑隐球菌病。采用血清隐球菌抗原检测可以确诊，但所有患者应接受腰椎穿刺，以进行细胞计数、培养、墨汁染色和隐球菌抗原检查(图31-4)。初始治疗最好采用脂质体两性霉素、5氟胞嘧啶(监测血清水平)，后续可采用高剂量的氟康唑，直到血液和脑脊液中的隐球菌抗原清除完毕。隐球菌感染需要终生预防。中枢神经系统隐球菌感染的急性期IRIS可能需要辅助使用糖皮质激素。IRIS或瘢痕可能会导致阻塞，增加脑脊液压力和导致脑积水。

粪类圆线虫。粪类圆线虫可以在初次暴露30年后接受免疫抑制治疗时被激活，并导致腹泻或寄生虫迁移的高度感染综合征(表现为出血性肠炎、出血性肺炎，或两者共存)或播散性感染伴随(通常)革兰阴性菌

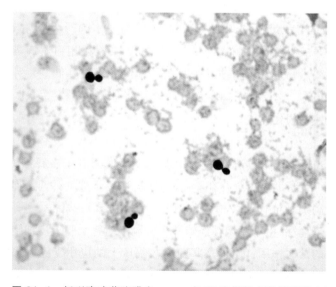

图31-4 新型隐球菌脑膜炎——一名53岁男性在肾脏移植16个月后使用印度墨汁染色法制备的脑脊液样品。(扫码看彩图)

血症或脑膜炎。来自热带地区和美国东南部的患者在移植前应进行粪类圆线虫 IgG 血清学筛选，如果阳性应使用伊维菌素提前治疗。

肺孢子虫病

移植受者肺部潜在感染病原体范围广泛。某些通用概念值得关注。对于移植术后感染，通常需要侵入性诊断技术来进行特定的微生物学诊断，以避免广谱抗菌药物的毒性并及时选择最佳治疗方案。由于免疫功能低下的移植患者炎症反应有所减轻，从而延迟了肺部病变的放射学表现。单一或多灶性合并的急性感染很可能是由细菌感染引起。相似的多灶性病变的亚急性或慢性进展则更可能是继发于真菌、结核杆菌或诺卡菌感染。大结节通常是一种真菌或诺卡菌感染的征兆，特别是在慢性或亚急性起病时。亚急性弥漫性异常，包括支气管血管周围型或粟粒性微小结节，通常由病毒(尤其是 CMV)或肺孢子虫引起[54,75]。其他证据，包括空洞形成，提示坏死性感染可能是由真菌(曲霉、毛霉)、诺卡菌、葡萄球菌和某些革兰阴性细菌引起，其中以肺炎克雷白杆菌和绿脓杆菌最为常见[35,76]。

对于胸部 X 线检查结果呈阴性，无明确或特异性表现的患者，接受胸部 CT 检查具有重要的意义。CT 有助于明确疾病进展的程度、确诊同步发生的混合感染以及选择最佳微创技术，以进行病理诊断。

卡氏肺孢子虫肺炎。卡氏肺囊虫肺炎(PCP)感染在移植后 6 个月内以及接受强化免疫抑制治疗时的发生率最高[18,19,52,54,57,75]。据多数中心报告，没有接受甲氧苄啶/磺胺甲恶唑(或替代药物)预防治疗的患者，移植后 6 个月内肺孢子虫肺炎的发生率大约为 10%。以下三种移植受者持续存在感染风险：①由于移植物功能不佳或慢性排斥反应而需要接受高剂量免疫抑制治疗或延长治疗的患者;②慢性 CMV 感染的患者;③接受可能导致免疫功能降低治疗的患者，如肿瘤化疗、药物毒性导致中性粒细胞减少。相较于其他免疫抑制剂，接受环孢素的患者在发生肺孢子虫肺炎时的死亡率更高。

PCP 感染的标志性表现是低氧血症、憋气、咳嗽，体格检查和影像学检查往往缺乏特征性。在移植受者中，肺孢子虫肺炎一般为急性或亚急性发作。不典型的肺孢子虫感染(影像学或临床上)可见于合并其他肺部感染或接受二线药物预防治疗的患者。高危期外发生 PCP 感染的患者症状可能较为隐匿，影像学表现可以与心衰发生混淆。这些患者需要借助于侵入性方法方

可确诊。西罗莫司对其发病的影响尚不清楚。许多患者在接受西罗莫司治疗时出现间质性肺炎[3,9]。这一综合征发生时可能合并或不合并感染(腺病毒、呼吸道合胞体病毒、肺孢子虫肺炎)。

诊断、预防和治疗。肺孢子虫肺炎标志性的低氧血症导致肺泡动脉氧分压梯度增加。多数肺孢子虫肺炎患者血清乳酸脱氢酶升高(>300IU/mL)。然而，其他肺部弥漫性病变也会升高血清乳酸脱氢酶水平。肺孢子虫肺炎常规胸片检查没有诊断标准。患者的胸片可能显示完全正常，也可能出现经典的外周和间质毛玻璃样浸润(图 31-1)。胸部 CT 检查对于发现广泛间质炎和结节更加敏感。PCP 肺炎的临床和影像学表现与 CMV 非常相似。如何明确是否存在双重感染是临床医师所面临的严峻挑战。移植受者的肺外病变并不常见。支气管肺泡灌洗可能对诊断有一定意义。

尽早应用甲氧苄啶/磺胺甲恶唑是治疗的关键，因为甲氧苄啶可以升高肌酐，磺胺对肾脏也有一定的损害作用，因此很少有肾移植受者能够耐受足量的长期治疗[21,52,69]。充分饮水和逐渐加量可能有一定帮助。替代治疗尽管不太理想，但也有成功的报道，包括静脉应用喷他脒、阿托伐醌、克林霉素联合伯氨喹或乙胺嘧啶、曲麦克特。尽管一般认为减少免疫抑制强度是抗感染治疗的一部分,但短期辅助应用激素并逐渐减量也很有帮助。

不应过度强调 PCP 的预防[19,52,68,69]。低剂量的甲氧苄啶/磺胺甲恶唑耐受性良好，可以在没有明确过敏和肾间质损害的情况下应用。替代性预防策略，包括氨苯砜、阿托伐醌、喷他脒的吸入剂或静脉注射剂，效果都不及甲氧苄啶/磺胺甲恶唑，但在磺胺过敏时可以作为替代治疗。甲氧苄啶/磺胺甲恶唑是预防 PCP 的最有效药物。其优点包括效果好、价格便宜、口服方便，同时可预防其他病原体，包括弓形虫、猪等孢子球虫、环孢子虫、星状诺卡菌，以及一般尿路、呼吸道和胃肠道致病菌。替代性药物则缺乏上述疗效。

尿路感染

大部分尿路感染发生在肾移植术后 1 年内。部分患者反复发作并导致肾盂肾炎和菌血症。移植术后 6 个月以上的尿路感染与移植肾存活率及患者死亡率存在一定的关联性。下列因素可增加肾移植术后尿路感染的风险：女性、膀胱长期插管、免疫抑制增强、DCD 供体和膀胱输尿管反流。膀胱输尿管反流的风险与术中置入输尿管的技术有关。引发念珠菌尿的风险包括

前期接受抗生素治疗、神经源性膀胱、留置输尿管导管和 ICU 监护。多数尿路感染的肾移植受者可表现为无症状性菌尿，失神经的移植物在出现透壁性炎症时才会引起肾盂肾炎的疼痛，称之为移植物压痛。

尿路感染的主要致病菌包括革兰阴性杆菌(大肠杆菌、克雷白杆菌、假单胞菌、肠杆菌、变形杆菌)、革兰阳性细菌(主要是肠球菌)和真菌(念珠菌)。每种细菌都可能发生耐药性，因此应根据药敏试验结果来确定治疗用药。医师在制订治疗方案时，既要关注是否存在解剖结构异常(梗阻、膀胱排空延迟)，又要关注致病微生物。因此，上尿路感染的患者需要同时接受影像学(超声排除肾积水)检查和细菌培养。最初的经验性治疗应包括预防性使用以前未用过的抗菌药物，如果可能，应放弃在先前发生的感染中曾经使用过的抗生素，因为可能产生了抗生素耐药性。根据药敏试验的数据可以缩小药物的选择范围。通常不建议使用短程疗法来治疗移植术后并发的非复杂性尿路感染。感染治疗可能一开始就需要静脉用药，而且有效药物至少应用 7 天，上尿路疾病治疗至少持续 2~3 周。无症状的念珠菌感染应使用(尽管数据有限)氟康唑(每天 200mg，口服，连续使用 7~14 天)。上尿路念珠菌性疾病提示可能存在梗阻，需进行强化治疗(氟康唑每天 400mg 一次，连续使用 3~4 周)。由于尿液中的浓度太低，棘白菌素对大多数尿路感染无效。尿路感染通常在拆除支架和导管后才能得到缓解。

甲氧苄啶/磺胺甲恶唑的常规应用使得尿路感染的预防发生了显著变化，因为它们具有既可以预防肺孢子虫肺炎，又可以预防尿路感染和其他感染的优点。在没有留置导管或梗阻的情况下，在肾移植术后使用 6 个月至 1 年的甲氧苄啶/磺胺甲基异恶唑通常可以取得良好的疗效。目前，细菌的菌种变化是否会降低预防效果尚未得到证实。对于不能耐受甲氧苄啶/磺胺甲恶唑的患者，可以替代使用氟喹诺酮类药物，同时可以加服抗 PCP 药物(如阿托伐醌、氨苯砜)。

结论

随着预防监测措施、抗菌药物和疫苗接种的不断发展，移植感染性疾病的特点逐渐被人们所掌握。尽管取得了显著的进步，感染仍给许多受者带来了危及生命的挑战。在未来，只有提高病原体特异性免疫功能试验的可用性，增强供者和受者的筛查，更好地了解风险

因素(如遗传多态性)，并结合移植免疫抑制的进展，才能进一步降低感染风险。

(方振宇 译　付迎欣 校)

参考文献

1. Ahn HJ, Kim MS, Kim YS, et al. Clinical outcome of renal transplantation in patients with positive pre-transplant hepatitis B surface antigen. J Med Virol 2007;79(11):1655–63.
2. Allen U, Preiksaitis J. Epstein–Barr virus and posttransplant lymphoproliferative disorder in solid organ transplant recipients. Am J Transplant 2009;9(Suppl. 4):S87–96.
3. Avery RK. Recipient screening prior to solid-organ transplantation. Clin Infect Dis 2002;35(12):1513–9.
4. Avery RK, Ljungman P. Prophylactic measures in the solid-organ recipient before transplantation. Clin Infect Dis 2001;33(Suppl. 1):S15–21.
5. Boivin G, Goyette N, Gilbert C, et al. Absence of cytomegalovirus-resistance mutations after valganciclovir prophylaxis, in a prospective multicenter study of solid-organ transplant recipients. J Infect Dis 2004;189(9):1615–8.
6. Caliendo AM, St George K, Kao SY, et al. Comparison of quantitative cytomegalovirus (CMV) PCR in plasma and CMV antigenemia assay: clinical utility of the prototype AMPLICOR CMV MONITOR test in transplant recipients. J Clin Microbiol 2000;38(6):2122–7.
7. Capobianchi MR, Sambri V, Castilletti C, et al. Retrospective screening of solid organ donors in Italy, 2009, reveals unpredicted circulation of West Nile virus. Euro Surveill 2010;15(34).
8. Centers for Disease Control and Prevention. HIV transmitted from a living organ donor – New York city, 2009. MMWR Morb Mortal Wkly Rep 2011;60(10):297–301.
9. Champion L, Stern M, Israel-Biet D, et al. Brief communication: sirolimus-associated pneumonitis: 24 cases in renal transplant recipients. Ann Intern Med 2006;144(7):505–9.
10. Chin-Hong PV, Schwartz BS, Bern C, et al. Screening and treatment of Chagas disease in organ transplant recipients in the United States: recommendations from the Chagas in transplant working group. Am J Transplant 2011;11(4):672–80.
11. Chou S, Lurain NS, Thompson KD, et al. Viral DNA polymerase mutations associated with drug resistance in human cytomegalovirus. J Infect Dis 2003;188(1):32–9.
12. Coffin CS, Stock PG, Dove LM, et al. Virologic and clinical outcomes of hepatitis B virus infection in HIV-HBV coinfected transplant recipients. Am J Transplant 2010;10(5):1268–75.
13. Couzi L, Helou S, Bachelet T, et al. High incidence of anti-cytomegalovirus drug resistance among D+R– kidney transplant recipients receiving preemptive therapy. Am J Transplant 2012;12:202–9.
14. Emery VC, Sabin CA, Cope AV, et al. Application of viral-load kinetics to identify patients who develop cytomegalovirus disease after transplantation. Lancet 2000;355(9220):2032–6.
15. Fischer SA, Avery RK. Screening of donor and recipient prior to solid organ transplantation. Am J Transplant 2009;9(Suppl. 4):S7–18.
16. Fishman JA. Infection in solid-organ transplant recipients. N Engl J Med 2007;357(25):2601–14.
17. Fishman JA. *Pneumocystis carinii* and parasitic infections in transplantation. Infect Dis Clin North Am 1995;9(4):1005–44.
18. Fishman JA. Prevention of infection due to *Pneumocystis carinii*. Antimicrob Agents Chemother 1998;42(5):995–1004.
19. Fishman JA. Prevention of infection caused by *Pneumocystis carinii* in transplant recipients. Clin Infect Dis 2001;33(8):1397–405.
20. Fishman JA. Transplantation for patients infected with human immunodeficiency virus: no longer experimental but not yet routine. J Infect Dis 2003;188(10):1405–11.
21. Fishman JA. Treatment of infection due to *Pneumocystis carinii*. Antimicrob Agents Chemother 1998;42(6):1309–14.
22. Fishman JA, Emery V, Freeman R, et al. Cytomegalovirus in transplantation – challenging the status quo. Clin Transplant 2007;21(2):149–58.
23. Fishman JA, Issa NC. Infection in organ transplantation: risk

factors and evolving patterns of infection. Infect Dis Clin North Am 2010;24(2):273–83.

24. Fishman JA, Rubin RH. Infection in organ-transplant recipients [see comment]. N Engl J Med 1998;338(24):1741–51.

25. Fishman JA, Strong DM, Kuehnert MJ. Organ and tissue safety workshop 2007: advances and challenges. Cell Tissue Bank 2009;10(3):271–80.

26. Freeman RB, Giatras I, Falagas ME, et al. Outcome of transplantation of organs procured from bacteremic donors. Transplantation 1999;68(8):1107–11.

27. Gane E, Saliba F, Valdecasas GJ, et al. Randomised trial of efficacy and safety of oral ganciclovir in the prevention of cytomegalovirus disease in liver-transplant recipients. The Oral Ganciclovir International Transplantation Study Group. Lancet 1997;350(9093):1729–33.

28. Green M. Management of Epstein–Barr virus-induced post-transplant lymphoproliferative disease in recipients of solid organ transplantation. Am J Transplant 2001;1(2):103–8.

29. Green M, Mazariegos GV. Persistent detection of Epstein–Barr virus DNA after pediatric liver transplantation: unclear risks and uncertain responses. Liver Transpl 2008;14(8):1077–80.

30. Green M, Michaels MG. Loads, lungs, and lymphoproliferative disorders: role of Epstein–Barr virus and limitations of what we know. Transpl Infect Dis 2010;12(4):281–3.

31. Grossi PA, Fishman JA, the AST Infectious Disease Community of Practice. Donor-derived infections in solid organ transplant recipients. Am J Transplant 2009;9(Suppl. 4):S19–26.

32. Hakki M, Chou S. The biology of cytomegalovirus drug resistance. Curr Opin Infect Dis 2011;24(6):605–11.

33. Hirsch HH, Mohaupt M, Klimkait T. Prospective monitoring of BK virus load after discontinuing sirolimus treatment in a renal transplant patient with BK virus nephropathy. J Infect Dis 2001;184(11):1494–5, author reply 1495-6.

34. Hirsch HH, Randhawa P. BK virus in solid organ transplant recipients. Am J Transplant 2009;9(Suppl. 4):S136–46.

35. Huang RC, Fishman JA. Screening of deceased organ donors: no easy answers. Transplantation 2011;91(2):146–9.

36. Humar A. Screening for West Nile virus: more uncertainty. Am J Transplant 2004;4(8):1217–8.

37. Humar A, Gregson D, Caliendo AM, et al. Clinical utility of quantitative cytomegalovirus viral load determination for predicting cytomegalovirus disease in liver transplant recipients. Transplantation 1999;68(9):1305–11.

38. Humar A, Lebranchu Y, Vincenti F, et al. The efficacy and safety of 200 days valganciclovir cytomegalovirus prophylaxis in high-risk kidney transplant recipients. Am J Transplant 2010;10(5):1228–37.

39. Humar A, Limaye AP, Blumberg EA, et al. Extended valganciclovir prophylaxis in D+/R– kidney transplant recipients is associated with long-term reduction in cytomegalovirus disease: two-year results of the IMPACT study. Transplantation 2010;90(12):1427–31.

40. Humar A, Snydman D. Cytomegalovirus in solid organ transplant recipients. Am J Transplant 2009;9(Suppl. 4):S78–86.

41. Ison MG, Nalesnik MA. An update on donor-derived disease transmission in organ transplantation. Am J Transplant 2011;11(6):1123–30.

42. Kalil AC, Levitsky J, Lyden E, et al. Meta-analysis: the efficacy of strategies to prevent organ disease by cytomegalovirus in solid organ transplant recipients [see comment]. Ann Intern Med 2005;143(12):870–80.

43. Kamar N, Rostaing L, Selves J, et al. Natural history of hepatitis C virus-related liver fibrosis after renal transplantation. Am J Transplant 2005;5(7):1704–12.

44. Kasiske BL, Cangro CB, Hariharan S, et al. The evaluation of renal transplantation candidates: clinical practice guidelines. Am J Transplant 2001;1(Suppl. 2):3–95.

45. Kasiske BL, Ravenscraft M, Ramos EL, et al. The evaluation of living renal transplant donors: clinical practice guidelines. Ad Hoc Clinical Practice Guidelines Subcommittee of the Patient Care and Education Committee of the American Society of Transplant Physicians. J Am Soc Nephrol 1996;7(11):2288–313.

46. Kiberd BA, Forward K. Screening for West Nile virus in organ transplantation: a medical decision analysis. Am J Transplant 2004;4(8):1296–301.

47. Kotton CN, Kumar D, Caliendo AM, et al. International consensus guidelines on the management of cytomegalovirus in solid organ transplantation. Transplantation 2010;89(7):779–95.

48. Kotton CN, Ryan ET, Fishman JA. Prevention of infection in adult travelers after solid organ transplantation. Am J Transplant 2005;5(1):8–14.

49. Levitsky J, Doucette K. Viral hepatitis in solid organ transplant recipients. Am J Transplant 2009;9(Suppl. 4):S116–30.

50. Lowance D, Neumayer HH, Legendre CM, et al. Valacyclovir for the prevention of cytomegalovirus disease after renal transplantation. International Valacyclovir Cytomegalovirus Prophylaxis Transplantation Study Group [see comments]. N Engl J Med 1999;340(19):1462–70.

51. Lurain NS, Chou S. Antiviral drug resistance of human cytomegalovirus. Clin Microbiol Rev 2010;23(4):689–712.

52. Martin SI. Fishman JA, the AST Infectious Disease Community of Practice. Pneumocystis pneumonia in solid organ transplant recipients. Am J Transplant 2009;9(Suppl. 4):S227–33.

53. Mazzulli T, Drew LW, Yen-Lieberman B, et al. Multicenter comparison of the digene hybrid capture CMV DNA assay (version 2.0), the pp 65 antigenemia assay, and cell culture for detection of cytomegalovirus viremia. J Clin Microbiol 1999;37(4):958–63.

54. Munoz P, Rodriguez C, Bouza E. *Mycobacterium tuberculosis* infection in recipients of solid organ transplants. Clin Infect Dis 2005;40(4):581–7.

55. Nalesnik MA. The diverse pathology of post-transplant lymphoproliferative disorders: the importance of a standardized approach. Transpl Infect Dis 2001;3(2):88–96.

56. Opelz G, Dohler B. Lymphomas after solid organ transplantation: a collaborative transplant study report. Am J Transplant 2004;4(2):222–30.

57. Pappas PG, Silveira FP. Candida in solid organ transplant recipients. Am J Transplant 2009;9(Suppl. 4):S173–9.

58. Patel R, Portela D, Badley AD, et al. Risk factors of invasive Candida and non-Candida fungal infections after liver transplantation. Transplantation 1996;62(7):926–34.

59. Paya CV, Fung JJ, Nalesnik MA, et al. Epstein–Barr virus-induced posttransplant lymphoproliferative disorders. ASTS/ASTP EBV-PTLD task force and the mayo clinic organized international consensus development meeting. Transplantation 1999;68(10):1517–25.

60. Paya C, Humar A, Dominguez E, et al. Efficacy and safety of valganciclovir vs. oral ganciclovir for prevention of cytomegalovirus disease in solid organ transplant recipients. Am J Transplant 2004;4(4):611–20.

61. Pergam SA, Limaye AP. Varicella zoster virus (VZV) in solid organ transplant recipients. Am J Transplant 2009;9(Suppl. 4):S108–15.

62. Preiksaitis JK, Brennan DC, Fishman J, et al. Canadian society of transplantation consensus workshop on cytomegalovirus management in solid organ transplantation final report. Am J Transplant 2005;5(2):218–27.

63. Ramos E, Drachenberg CB, Wali R, et al. The decade of polyomavirus BK-associated nephropathy: state of affairs. Transplantation 2009;87(5):621–30.

64. Randhawa P, Vats A, Shapiro R. Monitoring for polyomavirus BK and JC in urine: comparison of quantitative polymerase chain reaction with urine cytology. Transplantation 2005;79(8):984–6.

65. Razonable RR, Brown RA, Humar A, et al. Herpesvirus infections in solid organ transplant patients at high risk of primary cytomegalovirus disease. J Infect Dis 2005;192(8):1331–9.

66. Razonable RR, Paya CV. Herpesvirus infections in transplant recipients: current challenges in the clinical management of cytomegalovirus and Epstein–Barr virus infections. Herpes 2003;10(3):60–5.

67. Reinke P, Fietze E, Ode-Hakim S, et al. Late-acute renal allograft rejection and symptomless cytomegalovirus infection. Lancet 1994;344:1737–8.

68. Rodriguez M, Fishman JA. Prevention of infection due to *Pneumocystis* spp. in human immunodeficiency virus-negative immunocompromised patients. Clin Microbiol Rev 2004;17(4):770-782.

69. Rodriguez M, Sifri CD, Fishman JA. Failure of low-dose atovaquone prophylaxis against *Pneumocystis jiroveci* infection in transplant recipients. Clin Infect Dis 2004;38(8):e76–8.

70. Roland ME, Barin B, Carlson L, et al. HIV-infected liver and kidney transplant recipients: 1- and 3-year outcomes. Am J Transplant 2008;8(2):355–65.

71. Rostaing L, Weclawiak H, Izopet J, et al. Treatment of hepatitis C virus infection after kidney transplantation. Contrib Nephrol 2012;176:87–96.

72. Rowe DT, Qu L, Reyes J, et al. Use of quantitative competitive PCR to measure Epstein–Barr virus genome load in the peripheral blood of pediatric transplant patients with lymphoproliferative disorders. J Clin Microbiol 1997;35(6):1612–5.

73. Schaffner A. Pretransplant evaluation for infections in donors and

recipients of solid organs. Clin Infect Dis 2001;33(Suppl. 1):S9–14.

74. Schwartz BS, Paster M, Ison MG, et al. Organ donor screening practices for *Trypanosoma cruzi* infection among US Organ Procurement Organizations. Am J Transplant 2011;11(4): 848–51.

75. Singh N, Paterson DL. *Mycobacterium tuberculosis* infection in solid-organ transplant recipients: impact and implications for management. Clin Infect Dis 1998;27(5):1266–77.

76. Tanabe K, Kitani R, Takahashi K, et al. Long-term results in human T-cell leukemia virus type 1-positive renal transplant recipients. Transplant Proc 1998;30(7):3168–70.

77. Tsai DE, Douglas L, Andreadis C, et al. EBV PCR in the diagnosis and monitoring of posttransplant lymphoproliferative disorder: results of a two-arm prospective trial. Am J Transplant 2008;8(5):1016–24.

78. US PHS guideline for preventing transmission of HIV through transplantation of human tissue and organs. MMWR Morb Mortal Wkly Rep 1994;43(RR8):1–17. Available online at: http://www.cdc.gov/mmwr/PDF/RR/RR4308.pdf.

79. US Public Health Service. (Draft) Public Health Service guideline for reducing transmission of human immunodeficiency virus (HIV), hepatitis B virus (HBV), and hepatitis C virus (HCV) through solid organ transplantation. In: Services, editor. vol. 76/Notices 58517. Federal Register CDC 2011: [Docket No. CDC–2011–0011].

80. Yao F, Seed C, Farrugia A, et al. The risk of HIV, HBV, HCV and HTLV infection among musculoskeletal tissue donors in Australia. Am J Transplant 2007;7(12):2723–6.

81. Young L, Alfieri C, Hennessy K, et al. Expression of Epstein–Barr virus transformation-associated genes in tissues of patients with EBV lymphoproliferative disease. N Engl J Med 1989;321(16):1080–5.

第 32 章

肾移植受者的肝脏疾病

Adnan Said・John P. Rice・Nasia Safdar・Jennifer T. Wells・Michael R. Lucey

肝脏疾病发生率和临床病理学相关性概述

理论上，肾移植受者肝脏疾病谱应与普通人群类似。很明显，肾移植受者会有非移植人群见到的所有急性或慢性肝脏疾病风险。在健康人群中进行的慢性肝损伤的调查表明，看上去健康的人群携带隐匿的肝脏疾病的概率很高。Ioannou 等[115]使用 1999—2002 年间所做的国家健康和营养检测调查（National Health and Nutrition Examination Survey，NHANES）对 6823 名美国成人血清转氨酶升高流行率进行了评价。丙氨酸氨基转移酶（alanine aminotransferase，ALT）升高的发生率是 8.9%，此结果是之前进行的相似人群研究结果的两倍多。最近，另一美国青少年 NHANES 研究发现 ALT 升高（>30U/mL）的发生率是 8%[95]。ALT 升高的危险因素包括腰围、身体质量指数（BMI）、空腹血糖和空腹甘油三酯增高。

这些研究表明，在没有质量好的数据的情况下难以准确推测肾移植受者人群的肝病发病率。非乙醇性脂肪肝的增加、慢性丙型肝炎的发现，以及乙醇摄入的潜在改变，意味着现在的肝脏疾病谱评价较之先前的报道大不相同，不同国家之间比较也是如此[148]。因此需要注意的是，除了 Allison 等[7]对 1980—1989 年间苏格兰 538 例肾脏供体发挥功能的患者进行的慢性肝病发病率和自然病程的观察研究之外，还没有详尽深入的肾移植受者肝病特征方面的研究。作者报道了 37 例患者存在生化肝功能不良（7%），其中 19 例（4%）HCV 血清学阳性。Allison 等的研究很可能低估了肝病的发病率，因为它只是在 HCV 感染发生时才发现，事实上，在本书后面还要述及，肾移植受者 HCV 的感染率可以高达 40%。

在本章随后的段落中，我们将更详细地讨论那些肾移植受者较之普通人群更容易出现的肝脏疾病。在某些环境下，如常染色体显性多囊疾病，肝肾疾患是同一基础疾病的不同部分。在其他肾衰竭合并肝病的患者中，这两种疾病是相互独立的。慢性嗜肝病毒感染（HBV 和 HCV）就属于这一类别。我们认为肝脏易患性就是移植过程的天然风险结果，包括免疫抑制治疗导致的药物相关性损伤，或者免疫抑制继发的机会性感染的肝脏表现。

肝脏肾脏联合疾病

多囊性疾病

常染色体显性多囊性疾病是由于 2 个基因突变导致的肾脏和肝脏囊进展。AD-PKD1 基因变异占成人发病的肝肾联合多囊性疾病的 90%，其余的大部分是 AD-PKD2 突变所致[74,197]。PKD2 突变患者较之 PKD1 突变的患者发病更晚，存活期加长约 16 年，但自然病程是一致的。由常染色体显性多囊性疾病导致的肾囊性疾病可以进展为肾衰竭，从而需要接受透析或肾脏移植。肝脏囊性病变的严重性与肾脏囊性病变的严重性相关，也与肾功能不全的程度相关。

肝囊肿沿分泌性胆道上皮分布。囊肿最开始出现在青春期后，随着年龄增长而增加[18]。肝囊肿发病率与肾囊肿体积相关[18]。存在遗传缺陷的肝囊肿表达罹患风险男性和女性是相同的，但肝囊肿似乎在女性中更大、更多，可能是源于雌性激素对肝囊肿生长的影响[215]。

成人发病的常染色体显性囊肿性疾病的症状是由占位效应造成的，因为腹腔无法容纳囊肿病变。巨大肝囊肿的患者可以出现腹痛、早饱和气短（图 32-1）。这些"巨大"症状难以忍受从而导致肝移植。此外，也会存在不常见的并发症，如囊肿破裂、感染、扭转或出血[47]。通常肝脏功能和门静脉血流正常。胆道梗阻、门静脉高压、腹水、曲张静脉出血和脑病很少出现在常染色体显性囊肿性疾病。

没有好的药物方法能治疗常染色体显性囊肿性疾病的腹部症状。药物，例如曾使用过生长激素抑制素、西罗莫司，但效果不佳[142]。有症状的女性囊肿患者可以停用口服避孕药或应用激素替代疗法，但有关效果的数据不足。有很多可以缓解肝囊肿不适感觉的方法。超声引导下囊肿抽吸可以暂时缓解症状，但囊肿会不可避免地再次出现。通过留置经皮导管持续或间断引流因会把无菌的囊肿变成感染的脓肿，因此不推荐使用。外科方法包括开腹或腹腔镜囊肿开窗、肝切除和肝

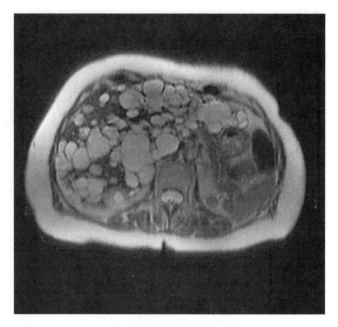

图 32-1　常染色体显性囊肿性肝/肾病患者肝脏有大量大小不等的囊肿。

移植。

常染色体隐性多囊性肾病（ARPKD）是由编码纤维囊蛋白的 PKHD-1 基因突变所致[233]。遗传性肝纤维化（CHF）是由于胆道发生过程中小管基板形成异常所致，它不可避免地出现在 ARPKD 患者中[129]。临床表现与年龄有关。肾脏疾患主要出现在新生儿发病的患者中。肝脏表现主要出现在较大儿童或成人发病的患者中，不过重叠现象也很常见[129]。CHF 的最主要表现是门静脉高压、肝内胆道扩张（也称为 Caroli 综合征）和血管异常。曲张血管形成和出血、脾大、血小板减少也很常见[129]。肝内胆道扩张可以导致反复的胆汁淤积和胆管炎。最后，门静脉解剖异常也很常见。CHF 的治疗主要集中在预防曲张血管出血和建立充分胆道引流来预防胆管炎上[241]。

药物导致的肝毒性

药物性肝损伤（DILI）可导致轻重不同的结果，从无症状的肝酶升高到急性肝衰竭。除少数个别现象，血清生化和肝组织学无法确诊药物相关性肝损伤。而且，DILI 的诊断常常基于临时应用的某种特殊药物，排除掉其他病因（如病毒性肝炎），以及与特定药物有关的共同模式的肝功能检测异常方面的知识[11,41,131,156,179]。停用相关药物后肝功能改善可为 DILI 诊断提供更多证据，但改善常需数周时间。

药物相关性损伤的严重性可以通过肝功能损害程

度来预测。在特殊情况下,黄疸合并转氨酶升高常作为严重肝细胞损伤的指标和进展为肝衰竭的危险因子[11,41,156,179,149]。在至今进行的 2 项最大规模的研究中,由于药物反应特异体质(乙酰氨基酚除外)导致死亡或肝移植的比例分别是 11.7% 和 15%[11,41]。

药物损害的机制是多种多样的。药物经过肝脏时脱氧反应形成的毒性代谢产物,最常见的是经细胞色素 P-450 机制,可以造成剂量依赖的肝毒性,如乙酰氨基酚[131,235]。其他药物可能拥有非剂量依赖性且被认为具有体质特异性的损伤免疫机制[131,179,235]。多数患者没有症状或非特异性症状。偶尔可出现高敏反应性发热、淋巴结病和白细胞增多症,且常伴有嗜酸性粒细胞增多[49,133]。肝脏检验异常具有多变性。最常见的模式是转氨酶升高超过基线 2 倍以上并伴碱性磷酸酶轻度升高的急性肝细胞损伤,然而,也可见胆汁淤积和胆管损伤(如阿莫西林克拉维酸中毒),以及慢性纤维化(甲氨蝶呤)[11,41,157]。

移植患者发生药物相关性肝毒性的机会大大增加,因为其应用的药物种类众多,很多通过相同途径在肝脏代谢,于是增加了肝毒性代谢产物在肝内积聚的风险。常见的导致 DILI 的药物种类包括免疫抑制剂[73,154,180]、抗生素[11,41]、降脂药物[11,41]、抗高血压药物和抗糖尿病药物[11,41]。此外,大量草药和非处方药也会导致 DILI。最后,对于某一个患者可能不止一种药物是 DILI 的致病因素[41]。表 32-1 列举了常见的可以刺激或抑制肝内细胞色素 P-450 系统的药物,它们可以影响其他药物或代谢产物的血清浓度。

DILI 的主要治疗方法是停用损伤药物。临床实验中只有很少的治疗方法可以改善预后结果。只有两个例外就是 N-乙酰半胱氨酸治疗乙酰氨基酚中毒和 L-肉毒碱治疗丙戊酸中毒[26,192]。皮质激素的作用尚未得到证实。在进展至肝衰竭的病例中,需要考虑进行肝移植治疗[192]。

肾移植中的特殊肝毒性药物

硫唑嘌呤

硫唑嘌呤是一种抗代谢药物,它可以抑制嘌呤合成。它是 6-巯基嘌呤的前体药物,可以抑制 DNA 和 RNA 合成。肾移植受者应用硫唑嘌呤可以产生多种肝脏毒性,尽管并不常见[61,64,73,158,165,168]。硫唑嘌呤肝毒性的致病机制是多因素的,包括上皮损伤[103]、直接肝毒性[12]和小叶间胆管损伤[112]。此外,6-巯基嘌呤代谢产物 6-甲基巯基嘌呤核糖核酸的血清水平与肝毒性发生相关[214]。

硫唑嘌呤中毒的最严重表现是肝窦阻塞综合征(SOS),以前称作静脉闭塞性疾病。SOS 的标志是肝中央小静脉闭塞和纤维化、肝窦淤血[165]。SOS 的表现为黄疸、腹水、肝大、体重增加和肝酶升高(典型的碱性磷酸酶升高伴转氨酶轻度升高)。在肾移植术后早期的几个月中,它可以表现为无症状的高胆红素血症和肝酶升高,但一年后进展为黄疸、肝大和腹水[184]。可以通过临床表现诊断,但通常很困难。在造血干细胞移植患者中,SOS 可依据三条标准中的两条明确诊断,血清胆红素 >2mg/dL(胆红素:1mg/dL=17.1μmol/L),肝大或右上腹疼痛,体重突然增加 2% 以上[168]。然而,这些标准是在造血干细胞移植患者中建立起来的,并没有在实体器官移植中得到验证。多普勒超声在诊断腹水和肝大中作用显著,也可以排除胆道梗阻和浸润性病变。肝活检可以帮助诊断,也可以测定肝静脉楔压与门静脉梯度(HVPG)[191,216]。较差的预后与胆红素升高、体重增加、转氨酶升高、HVPG 升高程度相关[191]。停用硫唑嘌呤后,罕有报道 SOS 缓解[136]。SOS 特异性治疗,包括去纤苷、肝素、熊去氧胆酸、前列腺素 E1,效果良莠不齐[191]。少数病例报道了经颈静脉肝内门体分流术和肝移植治疗[15,105]。其他血管疾病也与硫唑嘌呤有关,包括紫癜肝

表 32-1　能够刺激或抑制细胞色素 P-450 系统并影响其他药物(如环孢素)水平的药物

能够刺激细胞色素 P-450 并能够降低钙调神经蛋白抑制剂复方新诺明水平的药物
甲氧苄啶-磺胺甲氧异恶唑
异烟肼
萘夫西林
苯妥英
卡马西平
奥美拉唑
能够抑制细胞色素 P-450 并增加钙调神经蛋白抑制剂水平的药物
地尔硫卓
氟康唑
四环素
他克莫司
性激素
甲氧氯普胺

(肝内血窦扩张充血),可能继发于肝脏内皮损伤,导致肝窦扩张。紫癜可以伴发结节性再生肥大。静脉梗阻性疾病很少见,但如果出现,常会同时出现伴有腹水、曲张静脉出血并发症的门静脉高压症[32]。

有关硫唑嘌呤导致肝炎的病例越来越多地出现在合并慢性病毒性肝炎的肾移植受者中。在一项 1035 例移植受者的研究中,21 例发病时出现黄疸的患者符合硫唑嘌呤型肝炎的诊断标准。20 例受检测的患者中病毒性肝炎的标记物[HCV 和(或)HBV]均为阳性。所有患者在停用硫唑嘌呤或减量 4~12 周内黄疸消失、肝酶恢复正常。4 例患者再次应用硫唑嘌呤后全部出现黄疸复发[188]。这些患者中的部分病例的组织学检查结果较之病毒性肝炎与硫唑嘌呤毒性更加相符,包括肝内胆汁淤积、小叶中央肝细胞坏死和血管损伤。多数病例(18/21)具有病毒性肝炎继发慢性肝病的组织学特征。

有些学者认为病毒性肝炎并慢性活动性炎症的患者,其肝脏对硫唑嘌呤代谢降低,肝内硫唑嘌呤毒性代谢产物浓度更高,从而导致肝毒性和肝脏纤维化/硬化程度加重[188]。其他潜在机制包括强力免疫抑制剂(激素–硫唑嘌呤–环孢素)导致的病毒性肝炎加速进展,当免疫抑制剂撤除时得到改善。这些理论很难得到证实。然而,在合并病毒性肝炎的移植患者中最好使用最低剂量的免疫抑制剂(单剂或双剂,而不是三剂)来降低病毒性肝炎相关的肝病的进展。

钙调蛋白抑制剂导致的肝毒性

环孢素和他克莫司是钙调蛋白抑制剂类的免疫抑制剂[34,182]。环孢素导致的肝毒性并不常见,其毒性机制尚不完全清楚。环孢素经过细胞色素 P-450 系统代谢,能够抑制或刺激这一通路的药物可以导致环孢素水平升高或降低,从而增加肝毒性风险[93]。环孢素导致的胆汁减少可能源于胆汁酸分泌减少,并与 2%~5% 的移植受者胆道结石或淤血形成有关[153]。罕见出现转氨酶升高,特别是在移植后首个 90 天内,减少剂量后可以缓解。持续的转氨酶升高很少见,只在 5%~10% 的肾移植受者中出现[101,190]。胆红素或转氨酶轻度升高更加常见,更早出现(移植术后 3 个月内),停用或减少剂量后恢复[153]。在之前没有肝病的肾移植受者中,硫唑嘌呤治疗的患者较之环孢素治疗的患者移植术后慢性肝病的发病率更高[173]。

他克莫司与环孢素具有相似的免疫抑制机制[34]。其在肝移植受者中较之环孢素有更低的急性排斥反

应风险,可用于挽救性免疫抑制治疗或胆道消失性排斥的治疗。患者整体生存率和供体存活率与环孢素相似[190]。

与环孢素相似,他克莫司水平在 HCV 阳性肾移植受者中更高,可能是继发于他克莫司代谢相关的细胞色素 P-450 受损[161]。与环孢素不同,他克莫司不会造成胆汁减少和胆石形成。在一项肾移植受者大样本比较研究中,他克莫司导致的高胆红素血症也比环孢素少(0.3% 对 3.3%)[164]。转氨酶升高一般是轻度的,即便浓度远超治疗浓度[107],减少剂量后也是可逆转的。

西罗莫司

西罗莫司(雷帕霉素)是一种 mTOR 抑制剂,结构上与他克莫司相近。西罗莫司导致的肝毒性并不常见。有报道出现转氨酶升高和非特异性组织学改变[118,181]。停用西罗莫司后肝脏功能检查异常可以缓解。西罗莫司肝毒性在肝移植受者中已得到更充分的描述。在 10 例应用西罗莫司治疗的患者中,2 例出现肝窦淤血,1 例出现嗜酸性粒细胞相关的药物相关性变态反应。转氨酶升高是轻度的,所有患者在一个月内恢复正常[180]。另一项近期的研究分析了 97 例应用西罗莫司为基础免疫抑制治疗的肝移植患者队列[186]。出人意料的是,61 例患者由于副作用而停药,包括 21 例患者由于肝毒性而停药[186]。环孢素,而非他克莫司,会与西罗莫司出现相互反应,联合使用时必须注意。

吗替麦考酚酯、麦考酚酸

吗替麦考酚酯是麦考酚酸的酯化物,吸收稳定。它通过非竞争抑制嘌呤合成中的关键酶次黄嘌呤核苷酸脱氢酶抑制嘌呤合成。肝毒性非常少见,但也有孤立病例报道[154]。

单克隆抗体

单克隆抗体被用作肾移植免疫抑制诱导。使用阿伦珠单抗(Campath)(抗人 CD52 抗体)可以加速 HCV 感染的移植受者肝纤维化的速度,在慢性病毒性肝炎实体器官受者中应避免使用[163]。抗 CD3 抗体目前在激素抵抗型排斥的挽救治疗中很少使用,但曾有导致严重肝炎和转氨酶升高 20 倍的不多报告[99]。细胞因子介导的反应可能导致了抗 CD3 抗体偶发的肝毒性。白介素 2 受体抗体巴利昔单抗只在儿童中有导致肝毒性的病例报告[87]。

T 细胞共刺激抑制剂

贝拉西普是一种融合蛋白,通过阻止共刺激通路抑制 T 细胞活化。贝拉西普高亲和地结合抗原递呈细胞的 CD80 和 CD86,阻止 T 细胞活化。至今,尚没有贝拉西普相关的肝毒性报道。

肾移植中的肝炎病毒

乙型肝炎病毒

病毒结构和蛋白

乙型肝炎病毒是一种由亲肝蛋白包裹的部分双链 DNA 病毒,是嗜肝 DNA 病毒家族的一员[209]。病毒的核心包括 RNA 依赖性 DNA 聚合酶,以及部分双链 DNA。进入肝细胞后,HBV 进入细胞核形成共价闭环 DNA(cccDNA)。此 DNA 是通过修复裂口病毒粒子 DNA 产生,可能是用于产生病毒蛋白的转录源。HBV 基因组包含 4 个不同的基因编码。C 基因编码核心蛋白、P 基因编码乙型肝炎聚合酶、S 基因编码外壳的三个多肽(pre S1、pre S2、S)和潜在参与病毒复制反式激活的 X 基因编码蛋白。

乙型肝炎病毒抗原由乙型肝炎核心抗原(HBcAg)、乙型肝炎 e 抗原(HBeAg)的一个亚基组成。HBeAg 在病毒复制时高浓度释放进血浆,是病毒复制活跃的间接标记物。外壳蛋白是指乙型肝炎表面抗原(HBsAg),可能负责病毒与肝细胞的结合。HBsAg 在慢性乙型肝炎病毒感染的个体中大量释放进入血清。它在接触 HBV 后 6 个月时出现,被视作慢性乙型肝炎感染的标记。

目前,HBV 有 8 个基因型。不同基因型的流行因地域不同。尽管有证据显示 HBV 基因型与治疗成功率、血清转换、肝病严重程度和进展至肝细胞肝癌(HCC)的风险有关,目前的治疗方案并不因为 HBV 基因型而改变,因此无须确定其基因型[135]。

乙型肝炎病毒检测试验 (表 32-2)

HBV 可以导致急性和慢性感染。急性感染与急性肝炎相关,表现为炎症和肝细胞坏死。通过对有临床和实验室证据的急性肝炎患者的血清 HBsAg 检测进行诊断,具有隐性、自限性感染的患者可以产生保护性抗体(HBsAb),并最终清除病毒。这些患者 HBsAg 阴性,

表 32-2　乙型肝炎检测常用测试及说明

HBsAg	抗 HBs	抗 HBc	说明
+	−	−	早期急性感染
+	−	+	急性或慢性感染
−	+	+	清除的 HBV 感染
			−免疫的
−	+		疫苗反应
			−免疫的

HBsAg,乙型肝炎表面抗原;HBs,乙型肝炎表面抗体;HBc,乙型肝炎核心抗体;HBV,乙型肝炎病毒。

但 HBsAb 和 HBcAb 阳性。

慢性 HBV 感染伴有肝细胞损伤和炎症迹象,并且与慢性肝炎有关。通过证实在 HBV 感染暴露后至少 6 个月血清转氨酶和 HBsAg 持续升高诊断[135]。

HBV 的流行病学

传播途径。乙型肝炎病毒在全世界范围内广泛传播,估计有超过 10 亿人携带。高发区域包括中国、东南亚和撒哈拉以南非洲[144,189]。世界范围内,超过 3 亿 5 千万人存在慢性 HBV 感染,单美国估计就有超过 100 万人存在慢性感染[169]。HBV 通过围生期、非经口的,或者性接触传播,不存在粪口途径传播。在 HBV 感染高发国家,常见传播方式主要是垂直传播,在分娩时,或者生命前十年的家庭内部水平传播。在 HBV 感染低发国家,感染主要发生在成年,通过性传播,少部分通过静脉毒品注射传播[6]。

HBV 感染的自然病史。HBV 既可以导致自限性急性感染,又可以进展为慢性肝病。是否由急性感染进展至慢性感染依赖于接触病毒时的年龄。垂直传播(母亲至孩子)进展为慢性 HBV 感染的风险超过 90%[6,169]。儿童(<5 岁以下)接触后进展为慢性 HBV 感染的风险是 25%~30%。儿童感染的临床表现很少见。相反地,成人感染后出现临床明显肝炎表现的比例超过 30%。成人急性感染的临床表现常为黄疸和转氨酶升高,肝组织学表现为门静脉炎症、界面性肝炎和小叶炎症。几周后,黄疸消退,转氨酶轻度升高。最终,超过 80% 非免疫抑制的成人在急性肝炎后不会进展为慢性感染(HBsAg 阴性、HBsAb 阳性、HBcAb 阳性)。然而,透析的患者,在没有接种过疫苗时,急性肝炎大部分进展为慢性感染(80%),可能是因为他们的免疫缺陷状态,没有能力产生保护性抗体和 T 细胞反应[94]。

慢性乙型肝炎病毒感染的自然病史依赖于感染发生的年龄。在围生期传播后，存在一个免疫耐受期，高水平的病毒复制(血清高水平 HBV DNA)只导致肝活检的轻度损伤和正常的血清肝脏酶学。免疫耐受期可以从生命第一个十年延续到第三个十年，然后进入免疫清除期[135]。在这一时期内，对抗 HBV 的免疫活性表现为升高的肝脏酶学和降低的 HBV DNA。免疫清除可能失败，从而导致 HBV 复制复发，血清 HBV DNA 和转氨酶激增，从而增加进展为纤维化、肝硬化和 HCC 的风险。有些患者可以进一步进入非活动性携带状态，表现为血清 HBeAg 消失和低水平的 HBV 病毒血症，但转氨酶可以是正常或接近正常，肝活检没有或只有轻度坏死性炎症。即便是在非活动性携带状态，患者仍然可以恢复到 HBeAg 阳性并出现慢性肝炎的证据。于是，他们需要终生随访。此外，有些患者持续 HBeAg 阴性，但出现以病毒血症、转氨酶升高和肝活检坏死性炎症为特征的慢性肝炎的证据[27,135]。这些患者的大部分出现了病毒基因组 precore 或 core 启动子区域的突变。血清 HBsAg 阳性消失并不常见。

慢性 HBV 感染的结果可以从非活动性携带状态至肝硬化以及其并发症，如曲张静脉出血、腹水和脑病。肝病进展的风险在老年患者、HBV DNA 高复制患者中、合并感染 HIV、HCV 或 HDV、伴发毒素接触(如乙醇、吸烟或黄曲霉毒素)时增加[135,240]。此外，慢性 HBV 患者 HCC 的风险增加，即使不出现肝硬化。

等待肾移植透析患者中的乙型肝炎病毒感染

等待肾移植的患者发生 HBV 感染的比例近十年有所降低，这主要是由于透析患者接种乙型肝炎疫苗及感染控制措施的进步。在 HBV 接种前，3%~10%的透析患者出现这种疾病[242]，在 HBV 感染高发国家报道的发病率更高。现在，美国透析患者只有约 1%感染 HBV，发展中国家相对高一些[45,88,232]。

HBV 疫苗接种是血液透析中预防 HBV 传播的重要方法。一项病例对照研究显示，HBV 疫苗接种可以使血液透析患者 HBV 的感染风险降低 70%[170]，尽管推荐，没有得到普遍实行。一项 11 个国家 12 个中心的调查显示只有 66.7%(8/12) 的中心对非免疫患者常规接种疫苗。

接种疫苗在终末期肾病患者中的反应率较低，只有 50%~60%的透析患者出现足够的 HBsAb 抗体滴度[178,213]。类似地，成功的 HBV 疫苗接种与肾小球滤过率有关，越"早"接种越容易成功[58]。尽管 HBsAb 阳性率较低，有证据显示接种疫苗可以保护 T 细胞反应从而减少 HBV 感染，即便接种疫苗的透析患者没有检测到 HBsAb[3]。

还有其他策略来改善 HBV 疫苗接种的成功率，包括肌内注射、疫苗剂量加倍、给予加强剂量、无反应者迅速再次疫苗注射[76]。无反应被定义为接种结束后 1~2 个月 HBsAb 滴度>10IU/L[195]。应每年检测 HBsAb 滴度，当 HBsAb 滴度降至 10IU/L 以下时给予加强剂量。

感染 HBV 的透析患者的临床和组织学结果与免疫力正常的个体通常类似。这些人中的大部分不会死于肝病。在一项 30%透析患者感染 HBV 的研究中，只有不到 5%的患者死于肝病。这是因为透析患者存在其他并存病(竞争性致死因素)，如心血管疾病、感染以及随访跟进不足[122]。抗病毒治疗对血液透析患者慢性 HBV 感染自然病史的影响尚不明确。

HBV 阳性透析患者移植前的管理

肝酶(转氨酶)并不能准确反映慢性病毒性肝病合并终末期肾病患者的肝脏疾病阶段。慢性 HBV 感染透析患者需要接受肝活检来准确评估肾移植术前肝脏纤维化程度。肝活检证实有肝硬化的患者在出现门静脉高压时需要考虑接受肝肾联合移植。

非移植患者抗病毒治疗标准包括存在肝脏慢性坏死性炎症证据、HBeAg 阳性患者或存在 ALT 和 AST 升高证据的 HBeAg 阴性但 HBV DNA 升高的患者[135]。但肾移植患者在术后接受免疫抑制药物时其病毒复制再激活的风险以及病毒复制增加的风险明显增加。此外，HBV 阳性供体肾脏的接受者其肾脏移植物功能和肝病的预后较差。于是，有病毒复制证据的患者在肾移植术前就应谨慎地开始抗病毒治疗。这包括 HBsAg 阳性的患者和有可检测到的病毒载量的患者。

HBV 感染受者移植术后的预后

肾移植术后，一般认为 HBV 感染的受者生存率低于非感染受者，尽管这一结论存在争议。在一项 1250 例同种异体肾移植受者的研究中，中位随访 125 个月，30%的患者出现肝硬化，较之非感染受者移植肾存活率降低[94]。整体死亡率方面，HBV 阳性和 HBV 阴性受体没有差别。一项 51 例慢性 HBV 感染的肾移植受者研究发现，由于肝衰竭导致的死亡增加 HBV 组(44%)患者较之非感染对照组(0.6%)生存率降低[172]。多因素分析提示,HBsAg 阳性不是预测死亡的独立危险因素,患者年龄、血肌酐、术后 3 个月蛋白尿是患者生存率降低的独立危险因素[172]。

其他大样本研究发现,HBsAg 阳性肾移植受者较之非感染受者,患者及移植物长期生存率显著下降。在一项 128 例感染 HBV 的肾移植受者队列研究中,10 年生存率是 55%,非感染受者是 80%[166]。移植时的年龄和存在肝硬化是存活的独立预后因素。另一项研究发现,HBV 阳性受者较之阴性受者[14]长期生存率存在明显差别,42 例 HBV 阳性受者的相对死亡风险为 2.36。最后,一项包含 6050 例肾移植受者的荟萃分析发现,HBV 感染受者的死亡风险增加 (HBsAg 阳性死亡 RR 2.49),而移植物存活率降低(移植肾失功 RR 2.49)[80,81]。

各项研究之间结果的差异可能是由于样本数量太少、随访时间长短、患者特征的异质性,如移植时的年龄、HBV 复制水平、是否存在肝硬化、抗病毒治疗的复杂效果等造成的。大样本、长随访、具有配对病例对照、多因素分析的研究已经初步显示,慢性 HBV 感染的肾移植受者的患者及移植物存活率均有降低。

一些研究指出,HBsAg 阳性肾移植受者在移植后进展至纤维化。在一项 151 例 HBsAg 阳性肾移植受者的研究中,有 28% 的病例在移植术后平均 66 个月组织学诊断为肝硬化[94]。合并 HCV 感染是纤维化进展的唯一危险因素。更近的一项 55 例 HBsAg 阳性肾移植受者的队列研究中,在移植术后平均 5 年进行肝活检。经过逻辑回归,进展为肝硬化的唯一危险因素是肾移植与肝活检之间的时间间隔[167]。

在少见的病例中,病毒复制在肾移植术后免疫抑制状态下出现失控。这时,病毒可以直接损伤细胞并导致肝细胞衰竭而出现胆汁淤积。肝活检的特征是肝细胞气球样变、胆汁淤积和窦旁纤维化。这种状态被称为纤维淤胆性肝炎,其首次描述是在 HBV 感染的肝移植受者[60]。一旦出现,预后不良,即便是应用抗病毒治疗。提前的抑制性抗病毒治疗是预防这一可怕结果的明智策略。在少见病例中,长期应用抗病毒治疗抑制病毒复制可以挽救肝脏和移植物功能。

抗病毒治疗时期肾移植受者慢性 HBV 感染的自然病史研究不多。一项最近的有 63 例 HBsAg 阳性肾移植受者参加的小样本研究证实,抗病毒治疗可以改善患者 20 年生存率(83% 对 34%,P=0.006)[238]。

肾移植术后新发 HBV 感染

肾移植术后新发乙型肝炎发展与快速的病毒复制和肝病进展有关[183]。供体和受体的 HBV 血清学和病毒学状态是预测肾移植术后出现新发乙型肝炎的重要危险因素。无乙型肝炎免疫受体(HBsAb 阴性)接受 HBsAg/HBeAg 阳性供体肾移植时,新发乙型肝炎风险最高。还存在单纯 HBcAb 阳性供体(HBsAg 阴性、HBcAb 阳性、血清 HBV DNA 阴性)向 HBV 阴性受体的传染,尽管与肝移植受者中所见到的相比有所减少[62,90]。需要注意的是,单纯 HBcAb 阳性可能代表早期急性 HBV 感染或者长期慢性低病毒血症感染。单纯 HBcAb 阳性的患需要检测供体 HBcAb IgM。IgM 阳性滴度提示近期感染,应被视为具有较高的传染给受者的风险。考虑到受体的 HBV 预防治疗,单纯 HBcAb 阳性的供体也需要进行 HBV DNA 检测。

新发 HBV 感染风险在 HBsAb 阳性的受者中明显降低,尽管不能完全消除。在一项单纯 HBcAb 阳性供体,有既往乙型肝炎或 HBV 疫苗接种史受体的研究中,无 1 例出现临床明确的乙型肝炎,尽管 27% 出现移植后 HBcAb 和(或)HBsAb 阳性[155]。在意大利一项更新的研究中,344 例患者接受了抗 HBcAb 阳性移植物,没有受体出现 HBsAg 阳性,包括 62 例没有接受过 HBV 疫苗接种的患者[62]。最后,有一研究对 46 例接受了抗 HBcAb 阳性供体肾脏的患者进行了为期 36 个月的移植后随访[4]。抗 HBsAb 阳性(有免疫的)受者没有接受预防治疗。阴性患者接受 1 年的拉米夫定预防治疗。无患者出现 HBV 病毒血症证据或出现 HBsAg[4]。

最后,肾移植受者新发乙型肝炎预防最好的方法就是在所有透析患者中普遍进行疫苗接种。此外,HBsAg 阳性供体的器官只能用于先前感染过 HBV 的受者或成功获得 HBV 免疫的受者。HBcAb 阳性供体的使用因移植中心而异。如果使用这种供体,就要考虑术后应用抗病毒药物或乙型肝炎免疫球蛋白进行预防治疗,特别是对于没有 HBV 免疫性证据的受者。

肾移植等待者/受者慢性乙型肝炎的抗病毒治疗(表 32-3)

有关肾移植等待者开始抗 HBV 治疗的理想时间的资料很少。需要在移植后肝病进展和严重的 HBV 再激活与抗病毒治疗毒性与病毒耐药性之间进行权衡。然而,随着新一代抗病毒核苷酸类似物恩替卡韦和替

表 32-3　选定的 HBV 患者移植前和移植后（非肝脏）的抗病毒治疗前研究

研究	患者群体	研究人数	HBV 抗病毒治疗	疗程	HBV DNA 抑制	HBeAg 血清转换为抗 HBe	病毒学突破
移植前							
Fontaine 等,2004 年[92]	透析患者	5	拉米夫定每日 10mg,每周 3 次,每次 50mg,每次 2 片	12 个月 (7~28)	5/5	1/5	2/5(拉米夫定第 7,第 18 个月)
Duarte 等,1995 年[70]	透析患者	2	干扰素,每周 3 次,每次 3 mU	3 个月	2/2	2/2	无
移植后							
Fontaine 等,2004 年[92]	肾移植后 HBV 感染患者	26	拉米夫定 100mg/d	16.5 个月 (4~31)	26/26 不能检出	6/26	8/26
Fontaine 等,2005 年[91]	肾移植术后拉米夫定耐药的 HBV 感染	11	阿德福韦 10mg/d	15 个月 (3~19)	中位数变化-5.6 对数单位/mL (-2.2~-7.7)	0/6 最初是 HBeAg+	未检出
Han 等,2001 年[105]	HBV 感染肾移植术后 (HBsAg+) 第 1 组:肾移植术后发生复发性肝功能障碍[6] 第 2 组:肾移植前 HBsAg 阳性受体进行预防性或防范性治疗[10]	拉米夫定 100mg/d	第 1 组:随访 15~60 个月 第 2 组:随访 9~30 个月	治疗组 1:6/6 治疗组 2:11/11	第 1 组:0/6 第 2 组:0/11	第 1 组:3/6 第 2 组:1/10
Chan 等,2002 年[42]	HBV 感染肾移植术后 (HBsAg+) 第二阶段:1996 年之后。在肾移植前重新开始预防性治疗和移植后继续治疗[11] 第一阶段:1996 年之前。肾移植术后的预防性治疗	拉米夫定 100mg/d	第一阶段:(36.3±11.4)个月 第二阶段:(27.6±14.5)个月	26/26 不能检出	未提及。3/14 的 HBeAg 患者不能检出	11(40.7%)例在治疗的 9.5~24 个月后定产拉米夫定耐药性

（待续）

表32-3　选定的HBV患者移植前和移植后(非肝脏)的抗病毒治疗前研究(续)

研究	患者群体	研究人数	HBV抗病毒治疗	疗程	HBV DNA抑制	HBeAg血清转换为抗HBe	病毒学突破
移植后							
Puchhammer-Stockl 等,2000年[193]	HBV感染肾移植术后(HBsAg+)	11	拉米夫定1次,每次7mg,每日7次,根据肾功能减少为4次	>12个月	在11例无法检出的患者中,有10例无法通过PCR检测出HBV	没有报道	在接受拉米夫定治疗的9~15个月后产生耐药拉米夫定耐药性
Thabut 等,2004年[225]	HBV感染肾移植术后(HBsAg+)	14	拉米夫定100mg/d	中位数持续时间64.5个月(6~93)	11/11例在治疗时无法检出	4例HBeAg+患者均无	在接受拉米夫定治疗的9~24个月后,8/14例患者对拉米夫定产生耐药性并伴有病毒学突破
Chan 等,2004年[43]	HBV感染肾移植术后(HBsAg+)	29	拉米夫定100mg/d	(56.7±12.5)个月	29/29在最初治疗时无法检出	5/15的患者出现HBeAg+(27%)	
Fabrizi 等,2004年[75]	HBV感染肾移植术后(HBsAg+)	184(14项研究的荟萃分析)	拉米夫定50~150mg/d	变量	91%的HBV DNA无法检出	在14项研究中,有4项研究出现HBeAg血清转换	在14项研究中,有8项研究的拉米夫定耐药;耐药(开始治疗后10~35个月)率达到18%
Kamar 等,2008年[126]	拉米夫定或阿德福韦耐药HBV(HBsAg+)感染肾移植术后	10(8个肾)	恩替卡韦0.5mg/d,治疗 1个月后升高至1.0mg/d	中位数为16.5个月	5/8的肾脏受体无法检出HBV DNA	没有报道	未报告

HBeAg,乙型肝炎e抗原;HBsAg,乙型肝炎表面抗原;HBV,乙型肝炎病毒;PCR,聚合酶链反应。

诺福韦的开发，与拉米夫定和阿德福韦相比，病毒耐药性风险大大降低。数据资料主要是关于使用拉米夫定进行移植术后抗病毒治疗的。在一项实验中，通过三种策略比较了拉米夫定预防肾移植术后 HBsAg 阳性受者病毒复制的效果。前驱拉米夫定治疗（HBV-DNA 阳性受者移植术前接受拉米夫定 0~9 个月治疗，n=7），拉米夫定预防治疗（HBV-DNA 阴性受者移植术前接受拉米夫定治疗，n=3），补救性治疗（HBV-DNA 阳性移植后严重的肝功能不全受者，接受拉米夫定治疗，n=6）[105]。所有分组的所有患者 HBV-DNA 消失。前驱治疗和预防治疗组 HBV 病毒血症复发率是 10%（1/10），而未经拉米夫定治疗组是 42%（11/25）。在肝功能不全治疗组，所有 6 例 HBV-DNA 消失，但 50% 复发（3/6）。在另一项 1996—2000 年的研究中，对 HBV-DNA 水平进行检测，如果 HBV-DNA 高于 2.83×10^8 copies/mL 或 >2.83×10^7 copies/mL 并伴有 AST/ALT 升高（新发组），则在肾移植术前开始拉米夫定治疗[42]。该策略与 1996 年之前行移植术（拉米夫定已上市销售）并在移植后接受拉米夫定预防治疗（而不是重新治疗）的效果相似。尽管所有患者获得 HBV-DNA 的抑制和转氨酶正常化，新发组的生存率与 HBsAg 阴性对照组相当，但 1996 年前接受移植的并在肾脏移植后接受 HBV DNA 增高前驱治疗的 HBsAg 阳性患者整体风险（RR 9.7）和肝脏相关的死亡率（RR 68.0）更高。最近，对 14 个使用拉米夫定的肾移植术受者临床试验进行的荟萃分析表明，治疗患者中有 91%HBV-DNA 得到清除，81%ALT 恢复正常[78]。

因此，应对所有 HBsAg 阳性的肾移植受者进行抗病毒治疗，包括等待名单上的患者。这一建议也适用于表面抗原阳性而 HBV-DNA 阴性的患者。治疗的理想期限仍未确定，对于免疫缺陷宿主可能需要终身服药。免疫缺陷宿主停止抗病毒治疗可能会增加肝病恶化风险，个别情况下，在移植受者和未移植患者中出现肝功能代偿失调[42,150]。

用于肾移植受者的特效抗 HBV 病毒药物

拉米夫定。胞嘧啶类似物拉米夫定是研究最多的抗 HBV 病毒药物。有超过 80% 的病例在 100mg/d 剂量时表现出高效的 HBV 复制抑制作用和转氨酶正常化[78,79,134,200]。停止抗病毒治疗导致病毒临床复发[200]。

拉米夫定的主要缺点是病毒耐药性高。拉米夫定治疗持续时间越长，耐药性风险越高。在对 14 个肾移植术后应用拉米夫定的临床试验荟萃分析中（184 例受者），大部分患者得到 HBV-DNA 清除（91%）和生化正常化（81%），拉米夫定耐药性风险为 18%[79]。尽管长时间治疗后 HBeAg 转阴率很高，但耐药性也很高，因此限制了它的功效。鉴于病毒耐药性的高风险，拉米夫定不再作为 HBV 治疗的一线药物[135]。

阿德福韦。阿德福韦二吡呋酯是一种口服的阿德福韦前体药物，是磷酸腺苷的核苷类似物。阿德福韦治疗在治疗原发 HBV 感染和拉米夫定耐药的 HBV 患者中有效[104,162,188]。标准阿德福韦的剂量是 10mg/d。剂量需要根据肾小球滤过率进行调整。对于肾移植患者，阿德福韦已在一些小规模的研究中得到应用，大多数是拉米夫定耐药的受者。在一项 11 例肾移植受者的研究中，开始应用阿德福韦后，HBV-DNA 显著降低，12 个月治疗后中位降低 5.5log。没有发现病毒爆发，没有显著的肌酐改变[91]。阿德福韦耐药性较之拉米夫定要少，即便是在长时间治疗后[104]。如果对拉米夫定耐药患者使用阿德福韦，拉米夫定还要继续服用，双重治疗将一直持续。

阿德福韦治疗的主要缺点是肾毒性风险。一项近期有 11 例慢性 HBV 感染肾移植受者参加的 2 年随访研究表明，阿德福韦治疗与血肌酐升高和蛋白尿升高相关。此外，有证据表明，近曲小管功能不良与阿德福韦使用有关[125,116]。鉴于肾毒性风险，肾移植受者应用阿德福韦应慎重。

恩替卡韦。恩替卡韦是 2'-脱氧鸟苷的类似物，是一种具有抗 HBV 复制活性的核苷类似物。在一项 HBeAg 阳性非移植患者的随机对照研究中，恩替卡韦治疗 48 周，剂量为 0.5mg/d，较之拉米夫定 100mg/d，具有更高的组织学、病毒学（HBV-DNA 消失）和生化（ALT 正常化）反应[46]。

与拉米夫定不同，首次治疗患者发生恩替卡韦耐药的风险很低。在 Ⅲ 期临床试验中，恩替卡韦治疗 96 周的首次治疗患者，病毒突变仅为 3.6%[54]。但对拉米夫定耐药或拉米夫定治疗过程中病毒突破的患者，应谨慎使用恩替卡韦。在一项 5 年的非移植患者应用恩替卡韦抗 HBV 治疗研究中，51% 的已拉米夫定耐药的患者出现恩替卡韦耐药[224]。

有关恩替卡韦在肾移植受者中使用方面的数据很少。在一项 10 例（8 例肾移植）移植受者的研究中，阿德福韦或拉米夫定耐药后应用恩替卡韦，HBV-DNA 水平降低，50% 获得 HBV-DNA 清除[126]。

尽管缺乏在移植受者中应用的数据，恩替卡韦应作为合并慢性 HBV 且没有拉米夫定耐药的肾移植等待者和受者的一线用药。

替诺福韦。富马酸替诺福韦是一种最初用于治疗 HIV 的核苷类似物。替诺福韦在结构上与阿德福韦类似，但肾毒性更小，因此可以使用更高的剂量从而获得更好的抗病毒效果。在非移植慢性 HBV 患者随机对照研究中，替诺福韦表现出了抗 HBV 的效果。在 HBeAg 阳性替诺福韦和阿德福韦对比 III 期临床试验中，48 周后，替诺福韦治疗组获得了更高的 HBV-DNA 阴性率（76% 对 13%）、ALT 正常化率（68% 对 54%）和表面抗原转阴率（3% 对 0）。

很少出现替诺福韦耐药性。在最初的 III 期临床试验中，没有患者具有病毒基因突变导致替诺福韦耐药的证据。不同于恩替卡韦，替诺福韦在拉米夫定耐药时有效。在一项 HIV/HBV 合并感染且拉米夫定耐药患者的随机研究中，48 周时，阿德福韦和替诺福韦都可以有效降低 HBV-DNA[188]。替诺福韦在阿德福韦耐药的病例中使用时应慎重。

移植受者使用替诺福韦的数据很少。最近一项 7 例移植（3 例肾移植）合并慢性 HBV 患者的研究中，替诺福韦表现出降低 HBV-DNA 的作用，3 例患者达到血清 DNA 清除[59]。尽管缺乏肾移植受者应用方面的数据，替诺福韦应该作为有慢性 HBV 的肾移植等待者和受者的一线用药。

干扰素。使用干扰素将导致不可接受的肾脏排斥高风险，有时是不可逆的，即便是使用挽救性免疫抑制治疗。在存在其他抗病毒药物的时候，应避免在肾移植受者中使用[71,177]。

肾移植受者纤维淤胆性乙型肝炎的治疗

纤维淤胆性乙型肝炎在组织学和临床上是 HBV 肝炎的一个变种，其特征是肝细胞肿胀、淤胆、炎症较轻、门静脉周围纤维化和大量的病毒复制（图 32-2）。这种状态首先在 HBV 感染的肝移植受者中被发现，但随后在其他免疫抑制状态的患者中也有报道[124]。患者常迅速出现肝脏衰竭，自我恢复非常罕见。据报道，拉米夫定可以有效缓解急性肝炎和肝衰竭。通过有效的抗病毒治疗，纤维淤胆性乙型肝炎发生率显著降低[44]。

总结

总体上说，肾移植等待者和受者慢性 HBV 感染在

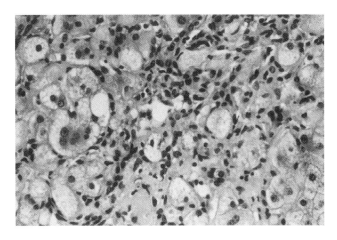

图 32-2　无炎性浸润的窦周纤维化和肝细胞鼓胀。纤维化淤胆型乙型肝炎典型组织学外观。

发达国家已不常见。这种流行性和发病率的降低应归功于公共健康努力的结果，特别是血液透析中的感染控制措施和广泛的 HBV 疫苗接种。所有慢性肾病患者都应接受 HBV 疫苗接种。在肾小球滤过率高时 HBV 疫苗接种更易成功，因此在血液透析前进行更好。

所有等待肾移植或已经接受肾移植的 HBsAg 阳性患者都要接受肝活检和抗病毒治疗，从而降低肝病进展风险和免疫抑制治疗后 HBV 的恶化风险。替诺福韦和恩替卡韦因其效果和耐受性，以及低风险的耐药性，应作为抗病毒治疗的一线药物。

丙型肝炎病毒

病毒结构

1967—1973 年间发现甲型和乙型肝炎病毒是医学的重要进步[86]，但仍有许多问题未能回答。在随后的 16 年，非甲非乙型肝炎患者逐渐成为一种慢性肝病的形式。1989 年，Choo 等[51]发表了第一篇有关 HCV 的文章，之后的研究发现其是单链、包膜覆盖的、信息 RNA 病毒。它属于黄病毒科家族。

HCV 种类

HCV 可以看作是相似病毒构成的一个系列。全世界分离出了 7 种 HCV 基因型，具有不同的亚型[139]。在一种基因型或亚型中，由于缺少有效的校正能力，HCV 基因组高度变异。随着病毒不断复制，来自免疫系统和抗病毒治疗的选择压力使得病毒逐渐进化。这些基因型的变异版本被称为准种。这种病毒的异质性使得它可以逃避免疫监测和清除，从而阻碍疫苗的开发。

丙型肝炎病毒基因型的流行病学研究表明,丙型肝炎病毒基因型具有显著的区域变化。基因型1在全世界范围内都有发现,在美国、欧洲[117]、日本和中国台湾地区最为常见(60%~70%的分离株)。同时不常见的,基因型2和3在这些地区也有发现,基因型4、5和6则较少。印度、远东和澳大利亚以3型为主[110,123]。基因4型主要存在于北非和中东,在埃及的发病率较高。基因5型在南非最为常见,而6型只在中国香港孤立存在[243]。

病毒基因型的意义尚不完全清楚,但已显示出重要的临床差异。Amoroso等[10]随访了急性肝炎患者,发现那些感染基因型1的患者慢性感染的进展速度显著快于基因型2和3。在基因型对治疗的敏感性方面,有充分的证据表明,基因型2、3和5[104,147]对基于干扰素的治疗比基因型1和4更敏感[66,104]。最后,最近新批准的两个NS3/4A蛋白酶抑制剂之一的特拉匹韦(telaprevir),对基因1型和2型病毒具有活性,但对基因3型病毒无效[98]。

免疫功能正常的宿主感染丙型病毒的临床表现

在一般情况下,丙型肝炎是一种慢性感染,其急性形式往往是无法识别的。20%~30%的急性丙型肝炎患者在暴露2~12周后出现症状[227,234]。症状一般较轻,包括嗜睡、恶心、呕吐、黄疸和厌食。血清转氨酶的范围可以高于正常2~10倍。少见的,急性丙型肝炎病毒可导致急性肝衰竭[84]。急性丙型肝炎通过检测丙型肝炎病毒RNA确诊,暴露后几天到几周后可在血清中检测到[84,141]。抗丙型肝炎病毒抗体通常在暴露后几个星期到几个月内都不会被检测到,在免疫受损的个体中可能也不会产生[100]。

约85%的暴露个体发展成慢性丙型肝炎。在大多数患者中,临床过程具有显著的非特异性。疲劳和非特异性关节痛是常见的主诉,病毒消灭后可以显著改善[35]。既往研究估计将有20%~35%的患者在20~30年的时间内肝脏疾病进展为肝硬化[166]。Cacoub等[35]的一项研究发现,38%的丙型肝炎患者至少有一种肝外临床表现,包括血液系统疾病,如冷球蛋白血症、淋巴瘤以及卟啉症和皮疹。口眼干燥、瘙痒、肾脏疾病,包括膜性增生性肾小球肾炎(MPGN)和糖尿病也经常出现。

肾移植患者丙型肝炎的发病率和传染途径

据估计,全世界有1亿8000万人感染了丙型肝炎病毒,美国有400万人被认为是丙型肝炎病毒抗体携带者。在这些抗HCV抗体阳性的人群中,约80%有病毒血症[13]。HCV感染的主要危险因素是输注未经检测的血液制品和静脉吸毒。随着20世纪90年代献血者筛查的进步,输血相关的丙型肝炎病毒传播现在已极为罕见[67]。丙型肝炎病毒传播的其他危险因素包括医院内的传输,包括通过血液透析和职业暴露。丙型肝炎病毒通过血液透析和职业暴露的传播可以通过改进的综合预防措施显著减少。极少见性传播。

慢性肾脏病患者中HCV的患病率高于普通人群,尤其是血液透析患者。在透析结果和实践模式研究中,报道有7个国家的血液透析机构丙型肝炎病毒流行,平均HCV患病率为13.5%,范围为2.6%~22.9%。丙型肝炎病毒感染率在日本、意大利和西班牙较高,在德国和英国较低。美国有14%的HCV感染率和每100例患者年2.5%的HCV血清学转换率[89]。然而,在美国,慢性丙型肝炎的患病率在各地的血液透析机构有很大的变化性[217]。从历史上看,血液制品是这些患者感染的主要原因。正如上文提到的,在过去的十年里,这种传染方式已经被可靠的筛选方法基本消除[68,135],减少了与造血生长因子使用增加直接相关的输血需求[68,109]。尽管有这些改进,研究表明,透析机构内仍有新发感染出现,明确的危险因素仍未被发现[63]。

由于血液透析患者中慢性丙型肝炎的流行,肾移植等待名单上的患者许多都感染了丙型肝炎病毒。这种移植相关的感染率受到多种因素的影响,包括这种疾病本身在系列尿毒症中的隐蔽性和惰性[82],丙型肝炎病毒的基因型的地域变化,非标准化的诊断方法[33,109],缺乏良好的前瞻性的对照研究。移植候选患者中丙型肝炎病毒的危险因素包括血液透析的时间长度、血液制品暴露以及透析中心慢性丙型肝炎病毒感染的流行。

供体传播的HCV

随着等待移植患者名单飙升到创纪录的水平,所有的器官移植方案都面临着关于使用扩展标准(以前称为边缘)的供体器官的问题,包括那些丙型肝炎病毒抗体阳性的供体。从历史上看,丙型肝炎病毒阳性器官的分配已被限制为丙型肝炎病毒阳性受者。这个建议是基于以下证据,即HCV阳性器官移植是HCV阴性肾移植患者预后差的危险因素[1,202]。相反,从抗丙型肝炎病毒抗体阳性的捐助者到丙型肝炎病毒阳性者的肾移植的结果是有好有坏的。受者等待时间可以大幅减少,而对短期死亡率似乎没有影响[5,159,171]。类似地,研究表明，接受抗丙型肝炎病毒抗体阳性的供体的肾移植患者较之维持透析的丙型肝炎病毒阳性的受者有生存优势[1]。

目前，全球肾脏疾病结果改善指南[132]仍建议限制使用从丙型肝炎病毒感染者到丙型肝炎病毒感染者的同种异体移植[162]。

移植前 HCV 对移植后结果的影响（表 32-4）

患者和移植物存活。关于术前 HCV 感染对肾移植结局的影响存在争议。最初，短期随访患者的研究认为患者和移植物存活率没有改变，尽管 HCV RNA 水平呈对数增加[130,162,185,219]。Orloff 等[185]报告了丙型肝炎病毒阳性者肾移植术后 3~7 年的肝活检结果，其中有 12% 表现为慢性活动性肝炎,50% 表现为轻度肝炎,38% 组织学正常。此外,丙型肝炎对患者或移植物存活无不利影响。Lee 等[145]认为丙型肝炎病毒感染并没有减少肾脏移植物或患者的生存，但他们发现在丙型肝炎病毒感染受者人群中具有更多的肝脏疾病和更高的败血症风险[162]。

与此相反,移植后更长的随访研究发现,在丙型肝炎病毒阳性的肾移植受者移植后的患者和(或)移植物的存活率下降[28,106,146,166,187]。Periera 等[187]比较了 HCV 阳性患者和阴性患者移植后肝脏疾病发病率和患者/移植物生存率。移植术前 HCV 阳性的受者,移植后肝病的 RR 为 5,移植物损失为 1.3,死亡 3.3。由于脓毒症死亡的 RR 为 9.9,显著增加。同样,Hanafusa 等[106]报告在 55% 的丙型肝炎病毒阳性的肾移植受者中发现有临床意义的肝炎。他们还发现与 HCV 阴性患者相比,HCV 阳性组 20 年生存率显著下降(64% 对 88%)。在一项包括 8 个肾移植术后研究的荟萃分析中,HCV 抗体的存在是肾移植术后死亡、移植失败(RR 1.79,95% CI 1.57~2.03)和移植肾衰竭 1.56(95% CI 1.35~1.80)的独立危险因素。相比丙型肝炎病毒阴性患者,肝癌和肝硬

表 32-4　HCV-阳性受者肾移植结果（与 HCV-阴性受者比较）

移植类型	结果
肾移植	长期存活率降低(随访>10 年)
	移植物存活率下降
	新发或复发肾小球疾病
	肝硬化
	移植后糖尿病

HCV,丙型肝炎病毒。

化是丙型肝炎病毒阳性患者死亡率增加的原因[81]。

尽管发现有慢性 HCV 感染的肾移植受者的移植物生存期和总生存期可能会下降，但已证明移植患者的总体死亡率比长期透析患者有所改善,因此 HCV 感染不应被视为肾移植的禁忌证[25,213]。

大多数移植后 HCV 的研究关注于慢性感染者,通常受试者是通过血液透析获得的丙型肝炎病毒。然而，实体器官移植受者在围术期感染丙型肝炎的人群有一个显著不同的过程。Delladetsima 等[65]通过生化和组织学标记对 17 例患者进行了平均为期 7 年的随访。6 例(35%)患者由于纤维化淤胆性肝炎、胆管消失综合征、肝硬化、粟粒性肺结核、急性心肌梗死而死亡,中位时间为 6 年。总体来说,每年的纤维化进展率为同龄正常非 HCV 感染患者的 5 倍[221]。这些研究表明,在移植时获得的丙型肝炎病毒可能有一个特别迅速的进展过程。

肾移植受者 HCV 与术后糖尿病

糖尿病和丙型肝炎病毒的相关性已变得越来越明显,不论是在免疫正常还是丙型肝炎病毒感染的受者中。移植后糖尿病(PTDM)总体发病率据报道为 10%~54%,糖尿病 1 型和 2 型具有相似的长期影响,有相当比例的患者出现心脏和肾功能不全[81]。Yildiz 等[239]报告了一项病例对照研究,43 例 PTDM 的肾移植受者中有 72% 感染丙型肝炎病毒,与没有 PTDM 的受者相比具有显著差异(37%)(*P*=0.002)[207]。Bloom 等[24]进一步观察了这个相关性,HCV 阳性患者 PTDM 的发生比 HCV 阴性患者更频繁(39.4% 对 9.8%;*P*=0.0005)。他们的数据进一步发现,HCV 阳性患者口服他克莫司的 PTDM 发病率(58%)较之环孢素 A(7.7%)增加了 8 倍。

HCV 与移植后肾病

移植后的肾脏疾病在 HCV 阳性受者任何器官移植中都很常见。而移植后肾损伤的原因自然是多方面的,肾移植受者慢性移植肾肾病和由于钙调磷酸酶抑制剂导致的肾毒性是最常见的病因。有慢性 HCV 感染的肾移植受者还有额外的免疫介导的肾病风险，尤以 MPGN 最常见,其次是膜性肾病、微小病变肾病和肾血栓性微血管病。这些可能是复发的,也可以是新发的。据报道,45% HCV 阳性的肾移植受者在因肾功能恶化行肾穿刺活检时发现 MPGN。在丙型肝炎病毒阴性组中,发病率仅为 5.9%[169]。MPGN 患者中有 18% 为新发

患者，HCV 阳性和阴性受者慢性移植肾肾病发生率相似[56]。

HCV 感染肾移植受者的免疫抑制策略

还没有研究来确定感染丙型肝炎病毒肾移植受者最佳的免疫抑制方案。使用免疫抑制剂可使病毒复制增加，但对患者的生存、肝脏疾病的进展和移植物功能的影响仍属未知。如前所述，研究清楚地表明，他克莫司对丙型肝炎患者移植后糖尿病进展构成额外风险[229]。此外，如前所述，在肝移植受者，环孢素可能有抗丙型肝炎病毒的效果，并可提高丙型肝炎病毒成功治疗的概率[40,210]。然而，没有关于环孢素对肾移植受者丙型肝炎病毒效果方面的数据。同样，皮质类固醇冲击已显示出能显著增加病毒载量并减少肝移植受者丙型肝炎的复发次数[162]，但没有肾移植受者方面的数据。最后，已有报道丙型肝炎病毒阳性的肝移植受者抗体诱发结果很差，但尚无有关肾移植受者方面的数据。

在没有数据的情况下，难以做出有关 HCV 感染肾移植受者免疫抑制策略的建议。由于免疫抑制导致丙型肝炎病毒复制增加，合理的目标是使用最低剂量的免疫抑制剂来防止排斥反应。

抗丙型肝炎治疗（表 32-5）

移植前抗病毒治疗。移植前清除丙型肝炎有几个理论上的好处。HCV 是患者和移植物存活率较差，以及 PTDM 和术后新发肾小球疾病的风险。移植前清除 HCV 可能减轻这些不良结果[57,114,127]。此外，移植后干扰素治疗与反应率降低、高的器官排斥发生率以及肾功能损伤有关[19,201]。因此，最好是在实体器官移植前就开始治疗。

血液透析患者丙型肝炎病毒的治疗不一，持续病毒学应答率（SVR）范围从 16%~68% 不等[79]。这些应答率与非终末期肾脏疾患者群相比并没有显著不同，但在许多报告中高于正常肾功能患者。这可能是由于透析患者较高的干扰素循环水平[199]或较低的病毒载量[79]。

标准 HCV 治疗方案经过多年的发展，从干扰素单药治疗，到干扰素联合利巴韦林抗病毒，再到聚乙二醇干扰素和利巴韦林，最近，增加了直接作用于病毒的抗病毒药物。

多数研究报道的治疗方案包括干扰素单药治疗 6~12 个月。透析人群干扰素副作用变化很大，但看上去比非终末期肾脏疾病（ESRD）患者更频繁。与接近

20% 的非终末期肾病患者停药率相比，停药率为 51%。两个荟萃分析显示与非透析人群（3%~10%）相比，治疗停药率更高（17%~30%）[77,204]。利巴韦林经肾脏排泄，一般应避免在透析患者中使用。尽管剂量已低至 200mg，3 次/周，透析患者仍可能因严重溶血性贫血而停药[222]。然而，一些研究报告了透析患者联合使用干扰素和利巴韦林治疗[30]。在这项研究中，使用较低剂量的利巴韦林（170~300mg/d），同时使用促红细胞生成素、铁并进行利巴韦林水平监测。6 例患者中 1 例出现持续的病毒学应答，没有证据表明透析患者增加使用利巴韦林治疗能提高治疗效果。另一项小的、非对照研究表明，标准干扰素和利巴韦林治疗的患者 SVR 率为 66%[175]。需要进行长期的和更大规模的提前应用造血生长因子的研究来提高治疗耐受度并改善病毒学应答。

已经证实肾功能正常的患者每周一次聚乙二醇化干扰素 α 治疗较之常规干扰素在实现 SVR 上更为有效。虽然有相当多的单独使用聚乙二醇干扰素治疗慢性丙型肝炎透析患者的临床经验，有关安全和有效性的数据仍然有限。在一项研究中，16 名患者被随机分为两组，分别接受每周 0.5μg/kg 和每周 1μg/kg 聚乙二醇干扰素-α_{2b} 治疗 48 周。1μg/kg 组持续病毒学应答率为 40%，0.5μg/kg 组为 22%。不良反应，主要是高血压和感染，导致 1μg/kg 组中 56% 的受试者（5/9）停药，0.5μg/kg 组中 28%（2/7）的受试者停药[203]。附加研究已经显示出应答的高度可变性和停药率[55,176]。也必须注意到，由于透析患者常规干扰素半衰期增加，使用聚乙二醇干扰素应答率可能并不比标准干扰素更高。此外，需要进行前瞻性研究来更好地确定透析患者使用聚乙二醇干扰素的药物动力学、疗效和耐受性。

采用聚乙二醇干扰素联合利巴韦林治疗的研究不多。在肾功能正常的患者中，聚乙二醇干扰素-α 和利巴韦林联合相对于标准干扰素和利巴韦林联合可以提高 SVR 率[96,104,162]。最大的试点研究治疗了 35 例混合基因型的慢性丙型肝炎病毒患者。利巴韦林的剂量为 200mg/d，并测定了低谷水平以指导治疗。30 例患者完成了治疗，97% 出现 SVR[151]这些结果迄今未得到重复。在常规使用和剂量推荐之前，需要更多的透析患者联合治疗安全性、耐受性、有效性和药代动力学的数据。

移植前和肾移植术后获得的成功的病毒学应答能够得到长期维持。Casanovas-Taltavull 等[38]报道称，在 14 例接受干扰素的透析患者中，9 例移植时 HCV RNA

表 32-5　HCV患者选择性(非肝症)移植前和移植后的抗病毒治疗研究

研究	患者人群	人数	抗病毒治疗	治疗后随访	ETVR	SVR	生物化学应答	组织学应答	副作用/停药
移植前									
Casanovas-Taltavull 等,1995 年[39]	透析患者	10	IFN 3mU,3 次/周，逐渐减量至 1.5mU,3 次/周,持续 1 年	6 个月	1/10	2/10	9/10		3 例停用 IFN
Huraib 等, 2001 年[114]	肾移植候选人	30	15 名患者－IFN 3mU,3 次/周，持续 1 年，11 名患者接受肾移植（A 组） 15 名患者：没有接受抗病毒治疗；10 名患者进行了移植（B 组）	12 个月	4/11				最小剂量调整或无剂量调整
Benci 等, 1998 年[21]	透析患者	10	IFN 1mU,3 次/周，复发者接受 3mU,3 次/周,总共治疗 1 年	6 个月		3/10			1 例停用 IFN
Morales 等, 1995 年[171]	透析患者	19 例患者接受 IFN 治疗，17 例患者接受对照治疗	IFN 3mU,3 次/周,治疗 6 个月	3~33 个月	14/19	8/19			10/19 例停用 IFN
Casanovas-Taltavull 等, 2001 年[9]	透析患者	29	IFN 3mU,3 次/周，持续治疗 6 个月，并且 1.5mU,3 次/周持续治疗 6 个月	(41±28) 个月	23/28	18/28	18/28		7/29 例停用 IFN
Bruchfeld 等[29]	透析患者	6	PEG-IFN-α2a 135μg/周 或 PEGα-2b 50μg/周加上利巴韦林（剂量逐渐降低至 10~15μmol/L）	可变	6/6	3/6			2/6 例停止治疗
Liu 等, 2009 年[151]	透析患者－此前接受 IFN 治疗复发者	35	PEG-IFN-α2a 135μg/周加上利巴韦林 200mg/d	未知	91%	60% (52%基因型 1)			停药率 7%
移植后									
Yap 等[238]	肾移植后急性新生 HCV 感染	4	IFN 3mU,3 次/周 + 利巴韦林 1000~1200mg/d,持续治疗 48 周	15~42 个月	3/4	3/4	3/4		剂量依赖性溶血，无肾功能障碍

（待续）

表 32-5 HCV 患者选择性(非肝脏)移植前和移植后的抗病毒治疗研究(续)

研究	患者人群	人数	抗病毒治疗	治疗后随访	ETVR	SVR	生物化学应答	组织学应答	副作用/停药	移植后转归
Rostaing 等,1995 年[201]	HCV 感染肾移植受体	15 例接受治疗(A 组)患者和 15 例对照患者(B 组)	IFN 3mU,3 次/周,持续治疗 6 个月	12 个月	4/14	0/14	10/14		尽管采用了类固醇脉冲治疗,5/14 例患者出现肾衰竭,仅 2 例患者恢复肾功能	
Lee,2001 年[145]	HCV 感染肾移植受体	11	IFN 1mU,3 次/周+利巴韦林 600mg/d,持续治疗 48 周	NR	5/11	3/11	10/11		3 例患者停用干扰素,1 例患者出现急性移植失败	
Fontaine 等,2004 年[92]	HCV 感染肾移植受体	13	利巴韦林(724±224)mg/d,持续治疗(22.6±13.3)个月	(22.6±13)个月	0/13	0/13	平均 AST 从 128 减少到 53	Metavir 活动评分从(2.46±0.78)降至(1.23±1.01)	1 例患者需要促红细胞生成素	
Kamar 等,2003 年[128]	HCV 感染肾移植受体	16 例患者接受利巴韦林治疗(A 组),32 例患者接受对照治疗(B 组)	利巴韦林从 1000mg/d 开始,根据血红蛋白检测值进行调整,持续治疗 1 年	12 个月	0/16	0/16	平均 ALT 从 85 降低到 48	炎症和纤维化没有改善。蛋白尿改善	尽管接受了促红细胞生长素治疗,仍有 3 例患者停用利巴韦林	
Durlik 等,1998 年[71]	肾移植受体(7 例患者感染 HCV,6 例患者感染 HBV,2 例患者合并感染 HBV、HCV 和 HDV)	15	IFN 3mU,3 次/周,持续治疗 6 个月	3~53 个月			ALT 全部改善(50% 正常)		5/15 例患者移植物丢失(3 例患者出现不可逆转的排斥反应)	4 例患者重新注射,4 例患者移植物丢失(3 例患者出现不可逆转的排斥反应)

(待续)

表 32-5　HCV 患者选择性(非肝脏)移植前和移植后的抗病毒治疗研究(续)

研究	患者人群	人数	抗病毒治疗	治疗后随访	ETVR	SVR	生物化学应答	组织学应答	副作用/停药	移植后转归
Thervet 等, 1994 年[226]	HBV,HCV 单一感染或合并感染的肾移植受体	13	IFN 3mU, 3 次/周, 持续治疗 6 个月	3~26 个月			AST,ALT 治疗后显著者改善, 在治疗结束后恢复到先前水平		7 例患者停用 IFN, 2 例患者出现肾衰竭 (1 例患者出现慢性排斥反应)	
Tokumoto 等,1996 年[228]	HCV 感染肾移植受体	6	IFN 10mU, 每天一次, 持续治疗 2 周, 然后 5~10mU, 3 次/周, 持续治疗 22 周	17~27 个月	3/6	3/6	6/6 例患者观察到标准化 AST 和 ALT		1 例患者出现肾衰竭 (急性血管排斥反应)	

ALT, 丙氨酸氨基转移酶;AST, 天冬氨酸氨基转移酶;ETVR, 治疗结束时病毒学应答, 定义为治疗结束时不能检出 HCV RNA;HAI, 医院获得性感染;HBV, 乙型肝炎病毒;HCV, 丙型肝炎病毒;HDV, 丁型肝炎病毒;HAI, 肝活动指数;INF, 干扰素;PEG-IFN, 聚乙二醇化干扰素;SVR, 持续病毒学应答, 定义为治疗结束后 6 个月不能检出 HCV RNA。

阴性,9 例中的 8 例在(41±28)个月的长期随访中保持 HCV RNA 阴性。在大多数干扰素治疗的患者中,肾移植后的生化指标能持续正常。

因此,干扰素治疗在透析患者具有可以接受的反应率,并在肾移植后得以维持。与 HCV 阴性患者相比,HCV 阳性肾移植具有较低的患者和移植物存活率,感染丙型肝炎病毒的肾移植备选者应考虑干扰素治疗。应进行肝活检,以评估潜在的与丙型肝炎病毒相关的肝脏疾病活动性和疾病阶段。这些信息可以帮助引导预期的反应率以及治疗进展程度。那些具有晚期纤维化和(或)肝硬化的患者需要考虑双器官移植。

蛋白酶抑制剂　最近,美国食品药品监督管理局批准了两种用于慢性 HCV 基因 1 型治疗的新药物——博赛泼维(boceprevir)和特拉普韦(telaprevir)。两种药物具有直接抗病毒作用,具有作用于 NS3/4A *丝氨酸蛋白酶*的活性,该酶是病毒复制和装配的关键蛋白。除了基因型 1 外,两种药物与聚乙二醇化干扰素-α 和利巴韦林联合(三联疗法)并没有被批准用于其他 HCV 基因型的治疗。经证实,两种药物都能大幅改善 SVR[17,188]。

慢性肾脏病或血液透析患者三联疗法尚无研究。

移植术后抗丙型肝炎治疗

除了肝移植,在器官移植受者中术后干扰素治疗一般是禁忌的。不去治疗术后 HCV 是由于成功概率较低,且有证据表明,干扰素治疗可导致肾衰竭和器官移植排斥反应[201]。为此,我们建议,干扰素治疗应限制在有严重丙型肝炎复发的患者,如纤维淤胆性肝炎,或在有良好构建的临床试验条件下进行。

戊型肝炎病毒

HEV 是一种无包膜,单链 RNA 嗜肝病毒[102]。HEV 在发展中国家流行,通过粪-口传播,类似于甲型肝炎(甲肝)[20]。在免疫功能正常的患者中,临床过程类似于甲肝,表现为急性自限性疾病,有时黄疸,不具有慢性化潜力。

然而近年来,人畜共患传播(经常从猪来源)HEV 在工业化国家逐渐增加。在法国,在 16.6% 的献血者和 6%~16% 的肾移植受者出现抗 HEV 抗体[126,160]。此外,有报道免疫功能低下患者出现因 HEV 感染的慢性肝炎,包括肝、肾移植受者[97,126]。因此,有不明原因的肝功能异常的肾移植受者应考虑是慢性 HEV 病毒感染。

没有有效的疫苗可用于 HEV。目前建议,HEV 的预防主要关注于卫生条件的改善和食用熟食。罕见 HEV 血液传播。

没有肾移植受者 HEV 感染自然病史方面的数据。同样,有关慢性 HEV 的治疗数据也非常有限。聚乙二醇化干扰素-α 已应用于肝移植,但应谨慎用于肾移植受者,因为其有造成移植物损失的风险[127]。利巴韦林也被用于治疗肾移植术后慢性 HEV 感染。Kamar 等[127]报道了 6 例使用剂量为 600~800mg/d 利巴韦林治疗慢性戊型肝炎的肾移植受者的病例。所有患者均在 3 个月内获得血清病毒清除。4 例患者在获得持久应答后停止使用利巴韦林[127]。需要进行更多的研究来确定慢性 HEV 的最佳剂量和利巴韦林治疗的持续时间。

肾移植术后肝细胞肝癌

在免疫抑制状态下,肿瘤监视缺乏可导致各种高风险恶性病变。HCC 在肾移植术后(发生率为 1.4%~4%)比普通人群(发生率为 0.005%~0.015%)更为常见[119,152,183,198],尤其是在感染慢性乙型肝炎或丙型肝炎的肾移植受者中。在 HBV 高发区域,HCC 是肾移植术后最常见的肿瘤(20%~45%)[48,50]。最近,Hoffman 等[111]发表了移植受者新发 HCC 的数据。通过使用超过 200 000 例移植受者的 US 登记数据,非肝移植受者 HCC 的发生率是每年 6.5/100 000。HBV、HCV 感染是出现新发 HCC 的独立危险因素。预估生存率较之非移植人群同样病期的肿瘤患者要差[48,198]。由于 HCC 结局不良,预防措施非常重要,包括等待肾移植患者进行 HBV 疫苗接种,透析人群进行 HCV 和 HBV 抗病毒治疗,合并肝硬化的终末期肾病患者排除进行单独的肾移植,在特殊病例中考虑进行肝肾联合移植。

感染 HBV/HCV 和不受控制的病毒复制,或者伴有晚期纤维化/肝硬化的肾移植受者需要接受 HCC 监控方案。目前的美国肝病研究协会指南建议每 6 个月进行一次超声检测,联合或不联合甲胎蛋白检测[31]。

全身感染导致的肝炎或肝病

作为其临床表现的一部分,一些全身感染会出现肝炎。这些感染大多由疱疹病毒引起,是器官移植术后的主要致病源。对其他涉及肝脏的感染也进行了综述。

肝脓肿

化脓性肝脓肿并不是一种特异的肝脏疾病，但却是许多病理过程的共同终末过程。化脓性肝脓肿的发病率在 8~20 例/100 000 名住院患者[121]，一项大规模人群研究报道发病率为每年 2.3 例/100 000 人[130]。一项最近的大规模人群研究发现，肾移植受者发生化脓性肝脓肿的风险并未增加[130]。

脓肿可以根据肝脏受侵袭的可能途径来分类：①胆道树；②门静脉；③肝动脉；④附近感染灶直接侵犯；⑤穿透伤[121]。大约 50% 的化脓性肝脓肿是病源不明的[194]。导致化脓性肝脓肿的微生物多种多样，且取决于感染途径。多数感染是多病原的，肠道兼性和厌氧菌是最常见的致病源。念珠菌也应该被考虑为是化脓性脓肿的致病源，在一项研究中，其所占比例为 22%[113]。

尽管发热和全身症状很常见，只有 1/10 的患者具有典型的发热、黄疸和右上腹压痛三联征。尽管大多数患者的肝功能检测异常，其升高常是轻度的。放射影像，包括 MRI、CT 和超声做出诊断必不可少。微生物诊断建立在从脓腔获取的化脓物的基础上，需进行革兰染色和培养。一般情况下，治疗包括应用抗微生物药物 3~4 周和脓肿引流。有些研究者报道单独使用抗生素可有效治疗小的脓肿，但多数患者需要进行某种形式的脓肿引流[36]。引流可通过经皮穿刺留置或不留置引流管实现。一般情况下，脓肿>5cm 需要留置引流管。有报道称对脓肿与胆道树连通的病例，经过 ERCP 内镜引流可以成功[212]。最后，在多发脓肿、严重分隔脓肿或经皮引流不成功时需要进行手术引流。

在美国，阿米巴很少成为肝脓肿的病原，但对于居住或到阿米巴高发区旅行的患者来说就需加以考虑。肝脓肿男性高发，且多为单发性[218]。阿米巴和化脓性肝脓肿无法通过临床症状和体征、肝功能检测异常来区分。溶组织内阿米巴抗体血清学检查有利于鉴别是现在还是以前的感染。在影像学确诊脓肿后，如果更倾向于阿米巴，需要进行 10 天的甲硝唑治疗。肾移植受者前往阿米巴流行地区时，要建议他们避免进食可能污染的食物或水，如未经煮熟的生鲜食品[138]。使用前把水煮开可以杀灭低剂量的碘或氯不能杀死的溶组织内阿米巴包囊。

分枝杆菌感染

结核是肾移植受者重要的致病和致死原因。肾移植受者出现活动性结核的风险是非移植患者的 50 倍以上。多数再激活病例发生在移植术后 1 年内[2,207]。少见结核累及肝脏，即便出现，也常与肺或胃肠道合并出现。肝脏受累有三种形式[8]：①肝内播散合并身体其他部位结核；②肝内粟粒样不伴其他器官受累（肉芽肿性肝炎）；③肝内局灶性病变，脓肿或结核瘤[220,38]。常见全身症状和发热，但不具备特异性。常见轻度转氨酶和碱性磷酸酶升高。诊断需在影像学检查后进行组织抗酸染色和培养查找分枝杆菌。

病毒感染

疱疹病毒

疱疹病毒包括巨细胞病毒（CMV）、EB 病毒（EBV）、单纯疱疹病毒，人疱疹病毒 6、7 和水痘带状疱疹病毒（VZV）。疱疹病毒家族是移植受者重要的致病和致死原因。特别是 CMV，它是实体器官移植后主要的健康威胁。所有疱疹病毒都可以在急性感染后潜伏在组织中。肝脏受累是疱疹病毒有关疾病临床表现的一部分。

巨细胞病毒

CMV 是移植受者最重要的致病源[137,138]。不同于其他疱疹病毒，如单纯疱疹病毒和 VZV 会潜伏在机体特定部位，一旦感染，CMV 可以潜伏在机体的多个部位。

移植后，大约有 50% 的移植受者的机体分泌物中排出 CMV（如唾液、尿液）[162]。此外，超过 60% 的患者在移植后 100 天内出现抗原血症[205]。

肝炎是 CMV 疾病的主要临床表现。在免疫正常患者中，疾病往往较轻且具有自限性[211]。在移植受者中，CMV 肝炎会更加严重，常合并其他器官受累或播散，且并不罕见。在一项 97 例肾移植受者 CMV 病的研究中，一半患者出现 CMV 肝炎证据，肝炎的严重程度在原发性疾病中要重于再激活病例[206]。

在 4 例爆发性 CMV 感染的免疫缺陷患者尸检中，Ten Napel 等报道与免疫正常患者相比，免疫缺陷患者肝细胞损伤更为严重，但炎症浸润较轻[223]。在肝细胞、血管上皮和胆道上皮中可以发现细胞内 CMV 包涵体。鉴于实体器官移植受者 CMV 感染包括 CMV 肝炎显著的致病和致死率，移植术后预防和治疗 CMV 感染非常重要。肾移植受者 CMV 感染的诊断和治疗、CMV 的预防策略已在第 31 章讲述。

EB 病毒

EBV 是人类 γ 疱疹病毒家族的一员,是一种普遍存在的致病源。全世界超过 90% 的人被其感染[23]。病毒间歇地释放到唾液中[237],据信它是通过口腔分泌物密切接触传播的。EBV 感染可以是原发或继发的(再激活)。儿童期疾病常是无症状的。青少年感染常导致急性传染性单核细胞增多症临床症状,75% 的患者出现发热、咽炎和淋巴结病[72]。急性传染性单核细胞增多症常出现非特异性肝炎。5%~9% 的患者出现明显的黄疸。肝功能检查异常随急性疾病达到峰值,在随后 1~2 个月内回到正常。在获得肝活检标本的情况下,肝细胞轻度肿胀和空泡样变可以与门静脉区淋巴或单核细胞浸润合并存在[69]。

EBV 可以潜伏[16]并在日后再激活,免疫抑制患者再激活风险尤其高。移植术后原发 EBV 感染可以表现为发热和全身症状。

尽管不是所有的 PTLD 都是由 EBV 导致的,但 EBV 在移植术后淋巴增生性疾病(PTLD)的发病中起到核心作用[231]。

第 31 章已对 EBV 和 PTLD 的诊断和治疗进行过讨论。

单纯疱疹病毒

单纯疱疹病毒(HSV)是一种 α 疱疹病毒,其基因组由一条线性双链 DNA 分子组成[236]。HSV 分两种,HSV-1 和 HSV-2,其 50% 的序列同源。在美国,HSV-1 的血清阳性率为 56%~60%,HSV-2 为 15%~18%。HSV 首次感染或称原发感染,常有全身症状且症状持续时间较长[9]。病毒可以潜伏在神经节中并被再次激活。免疫缺陷患者更易发生严重的原发感染和再激活[230]。据报道,肾移植受者不加预防时 HSV 感染的发生率为 30%~50%[120,208]。HSV 再激活风险在移植术后前 3 个月由于较高水平的免疫抑制而达到最高。口服阿昔洛韦预防 HSV 可以显著降低感染的发生率[120,208]。

HSV 性肝炎不论在一般人群还是肾移植受者中都有报道。Kusne 等[140]报道了 12 例 HSV 肝炎,在实体器官移植后平均 18 天出现。临床特征包括发热、疱疹性口炎和腹痛,常合并播散性感染。导致死亡的临床特征包括菌血症、低血压、弥漫性血管内凝血和胃肠道出血。HSV 肝炎在这些患者中的死亡率为 67%。

HSV 肝炎确诊需要有肝组织病毒侵袭证据。组织学上,肝细胞核变大呈毛玻璃样,并出现染色质边集。由于 HSV 肝炎的致死率较高,移植受者出现发热、转氨酶进行性增高和腹部症状,不论是否存在皮肤单纯疱疹病毒感染证据,都需要立刻考虑 HSV 肝炎并通过静脉注射阿昔洛韦治疗。

水痘带状疱疹病毒

水痘带状疱疹病毒是另一种可以导致两种不同疾病的疱疹病毒,水痘和带状疱疹。VZV 原发感染在易感宿主中导致水痘。较之成人或免疫抑制患者,儿童表现出的疾病常较轻。这一群体中仅有 0.1% 出现水痘感染,但在患者群体中,与水痘有关的死亡占到 25%。

水痘侵及肝脏并不常见,但在移植受者中曾有报道。一项肝移植患者水痘性肝炎临床特点的研究表明,最常见的首发症状是皮肤水泡样病变、发热、急性腹部或背部疼痛。在肝脏受累时皮疹可能不明显,但这有可能延误水痘性肝炎的诊断。有病例报告称,高剂量阿昔洛韦(10mg/kg,8 小时一次)可以成功治疗水痘性肝炎。

与所有疱疹病毒相似,VZV 可以潜伏并被再次激活[53]。典型的潜伏 VZV 再激活可以导致局部皮肤感染,出现带状疱疹。

移植患者可能出现非常严重的播散性疱疹,以肝炎为突出表现且迁延不愈。在一项有 4 例肾移植受者的病例报告中有 1 例出现原发性感染,3 例出现 VZV 再激活,所有 4 例都有多脏器受累,3 例出现肝炎[85]。一般情况下,原发水痘感染较之再激活更加严重。Fehr 等[85]研究了所有肾移植受者带状疱疹病例,发现了 34 个病例报告,多数是原发感染。对这些病例分析显示半数病例出现弥散性血管内凝血和肝炎,29% 出现肺炎。总体死亡率为 34%,但随着时间过去已经从早期的 53% 下降到了 22%。

可以一开始就使用高剂量阿昔洛韦治疗移植患者播散性带状疱疹。

人类疱疹病毒 6 和 7

人类疱疹病毒 6(HHV-6)和 HHV-7 是普遍存在的淋巴增生性疱疹病毒,最早从淋巴增生性疾病患者中分离出来[37]。血清流行病学监测发现 3 岁以上儿童中大部分出现 HHV-6 感染,而在成人中更是超过 90%[37]。

HHV-6 原发感染导致的儿童临床综合征主要是幼儿急疹。免疫完善的成人常是温和的,表现为发热伴淋巴结病或感染性单核细胞增多症样综合征。移植后 HHV-6 感染常发生在肾移植受者[143,174]。典型的，HHV-6 再激活是无症状的，即便是在肾移植患者中。然而，肾移植人群中报道过有症状的甚至致命的 HHV-6 感染。无论在免疫正常群体还是在移植群体都鲜有肝炎的报道[52,108,189]。无 HHV-6 或 HHV-7 感染抗病毒治疗有关的对照试验。依照美国移植感染性疾病协会的指南，活动性疾病的一线治疗是静脉应用更昔洛韦或膦甲酸[196]。

（方振宇 译　冯刚 校）

参 考 文 献

1. Abbott KC, Lentine KL, Bucci JR, et al. The impact of transplantation with deceased donor hepatitis C-positive kidneys on survival in wait-listed long-term dialysis patients. Am J Transplant 2004;4(12):2032–7.
2. Agarwal SK, Gupta S, Dash SC, et al. Prospective randomised trial of isoniazid prophylaxis in renal transplant recipient. Int Urol Nephrol 2004;36(3):425–31.
3. Aguilar P, Renoult E, Jarrosson L, et al. Anti-HBs cellular immune response in kidney recipients before and 4 months after transplantation. Clin Diagn Lab Immunol 2003;10(6):1117–22.
4. Akalin E, Ames S, Sehgal V, et al. Safety of using hepatitis B virus core antibody or surface antigen-positive donors in kidney or pancreas transplantation. Clin Transplant 2005;19(3):364–6.
5. Ali MK, Light JA, Barhyte DR, et al. Donor hepatitis C virus status does not adversely affect short-term outcomes in HCV+ recipients in renal transplantation. Transplantation 1998;66(12):1694–7.
6. Allain JP. Epidemiology of hepatitis B virus and genotype. J Clin Virol 2006;36(Suppl. 1):S12–7.
7. Allison MC, Mowat A, McCruden EA, et al. The spectrum of chronic liver disease in renal transplant recipients. Q J Med 1992;83(301):355–67.
8. Alvarez SZ. Hepatobiliary tuberculosis. J Gastroenterol Hepatol 1998;13(8):833–9.
9. Amir J. Clinical aspects and antiviral therapy in primary herpetic gingivostomatitis. Paediatr Drugs 2001;3(8):593–7.
10. Amoroso P, Rapicetta M, Tosti ME, et al. Correlation between virus genotype and chronicity rate in acute hepatitis C. J Hepatol 1998;28(6):939–44.
11. Andrade RJ, Lucena MI, Fernandez MC, et al. Drug-induced liver injury: an analysis of 461 incidences submitted to the Spanish registry over a 10-year period. Gastroenterology 2005;129(2):512–21.
12. Arber N, Zajicek G, Nordenberg J, et al. Azathioprine treatment increases hepatocyte turnover. Gastroenterology 1991;101(4):1083–6.
13. Armstrong GL, Wasley A, Simard EP, et al. The prevalence of hepatitis C virus infection in the United States, 1999 through 2002. Ann Intern Med 2006;144(10):705–14.
14. Aroldi A, Lampertico P, Montagnino G, et al. Natural history of hepatitis B and C in renal allograft recipients. Transplantation 2005;79(9):1132–6.
15. Azoulay D, Castaing D, Lemoine A, et al. Transjugular intrahepatic portosystemic shunt (TIPS) for severe veno-occlusive disease of the liver following bone marrow transplantation. Bone Marrow Transplant 2000;25(9):987–92.
16. Babcock GJ, Decker LL, Volk M, et al. EBV persistence in memory B cells in vivo. Immunity 1998;9(3):395–404.
17. Bacon BR, Gordon SC, Lawitz E, et al. Boceprevir for previously treated chronic HCV genotype 1 infection. N Engl J Med 364(13):1207–17.
18. Bae KT, Zhu F, Chapman AB, et al. Magnetic resonance imaging evaluation of hepatic cysts in early autosomal-dominant polycystic kidney disease: the Consortium for Radiologic Imaging Studies of Polycystic Kidney Disease cohort. Clin J Am Soc Nephrol 2006;1(1):64–9.
19. Baid S, Tolkoff-Rubin N, Saidman S, et al. Acute humoral rejection in hepatitis C-infected renal transplant recipients receiving antiviral therapy. Am J Transplant 2003;3(1):74–8.
20. Balayan MS, Andjaparidze AG, Dubois F, et al. Evidence for a virus in non-A, non-B hepatitis transmitted via the fecal–oral route. Intervirology 1983;20(1):23–31.
21. Benci A, Caremani M, Menchetti D, et al. Low-dose leukocyte interferon-alpha therapy in dialysed patients with chronic hepatitis C. Curr Med Res Opin 1998;14(3):141–4.
22. Deleted in proof.
23. Biggar RJ, Henle G, Bocker J, et al. Primary Epstein–Barr virus infections in African infants. II. Clinical and serological observations during seroconversion. Int J Cancer 1978;22(3):244–50.
24. Bloom RD, Rao V, Weng F, et al. Association of hepatitis C with posttransplant diabetes in renal transplant patients on tacrolimus. J Am Soc Nephrol 2002;13(5):1374–80.
25. Bloom RD, Sayer G, Fa K, et al. Outcome of hepatitis C virus-infected kidney transplant candidates who remain on the waiting list. Am J Transplant 2005;5(1):139–44.
26. Bohan TP, Helton E, McDonald I, et al. Effect of L-carnitine treatment for valproate-induced hepatotoxicity. Neurology 2001;56(10):1405–9.
27. Bortolotti F, Guido M, Bartolacci S, et al. Chronic hepatitis B in children after e antigen seroclearance: final report of a 29-year longitudinal study. Hepatology 2006;43(3):556–62.
28. Breitenfeldt MK, Rasenack J, Berthold H, et al. Impact of hepatitis B and C on graft loss and mortality of patients after kidney transplantation. Clin Transplant 2002;16(2):130–6.
29. Bruchfeld A, Lindahl K, Reichard O, et al. Pegylated interferon and ribavirin treatment for hepatitis C in haemodialysis patients. J Viral Hepat 2006;13(5):316–21.
30. Bruchfeld A, Stahle L, Andersson J, et al. Ribavirin treatment in dialysis patients with chronic hepatitis C virus infection – a pilot study. J Viral Hepat 2001;8(4):287–92.
31. Bruix J, Sherman M. Management of hepatocellular carcinoma: an update. Hepatology 53(3):1020–2.
32. Buffet C, Cantarovitch M, Pelletier G, et al. Three cases of nodular regenerative hyperplasia of the liver following renal transplantation. Nephrol Dial Transplant 1988;3(3):327–30.
33. Bukh J, Wantzin P, Krogsgaard K, et al. High prevalence of hepatitis C virus (HCV) RNA in dialysis patients: failure of commercially available antibody tests to identify a significant number of patients with HCV infection. Copenhagen Dialysis HCV Study Group. J Infect Dis 1993;168(6):1343–8.
34. Busuttil RW, Lake JR. Role of tacrolimus in the evolution of liver transplantation. Transplantation 2004;77(Suppl. 9):S44–51.
35. Cacoub P, Renou C, Rosenthal E, et al. Extrahepatic manifestations associated with hepatitis C virus infection. A prospective multicenter study of 321 patients. The GERMIVIC Groupe d'Etude et de Recherche en Medecine Interne et Maladies Infectieuses sur le Virus de l'Hepatite C. Medicine (Baltimore) 2000;79(1):47–56.
36. Calvo-Romero JM, Lima-Rodriguez EM. Favourable outcome of multiple pyogenic liver abscesses with conservative treatment. Scand J Infect Dis 2005;37(2):141–2.
37. Campadelli-Fiume G, Mirandola P, Menotti L. Human herpesvirus 6: an emerging pathogen. Emerg Infect Dis 1999;5(3):353–66.
38. Casanovas-Taltavull T, Baliellas C, Sesé E, et al. Efficacy of interferon for chronic hepatitis C virus-related hepatitis in kidney transplant candidates on hemodialysis: results after transplantation. Am J Gastroenterol 2001;96(4):1170–7.
39. Casanovas Taltavull T, Baliellas C, Benasco C, et al. Interferon may be useful in hemodialysis patients with hepatitis C virus chronic infection who are candidates for kidney transplant. Transplant Proc 1995;27(4):2229–30.
40. Cescon M, Grazi GL, Cucchetti A, et al. Predictors of sustained virological response after antiviral treatment for hepatitis C recurrence following liver transplantation. Liver Transpl 2009;15(7):782–9.
41. Chalasani N, Fontana RJ, Bonkovsky HL, et al. Causes, clinical features, and outcomes from a prospective study of drug-induced liver injury in the United States. Gastroenterology 1934;135(6):1924–34, e1-4.

42. Chan TM, Fang GX, Tang CS, et al. Preemptive lamivudine therapy based on HBV DNA level in HBsAg-positive kidney allograft recipients. Hepatology 2002;36(5):1246–52.

43. Chan TM, Tse KC, Tang CS, et al. Prospective study on lamivudine-resistant hepatitis B in renal allograft recipients. Am J Transplant 2004;4(7):1103–9.

44. Chan TM, Wu PC, Li FK, et al. Treatment of fibrosing cholestatic hepatitis with lamivudine. Gastroenterology 1998;115(1):177–81.

45. Chandra M, Khaja MN, Hussain MM, et al. Prevalence of hepatitis B and hepatitis C viral infections in Indian patients with chronic renal failure. Intervirology 2004;47(6):374–6.

46. Chang TT, Gish RG, de Man R, et al. A comparison of entecavir and lamivudine for HBeAg-positive chronic hepatitis B. N Engl J Med 2006;354(10):1001–10.

47. Chauveau D, Fakhouri F, Grunfeld JP, et al. Liver involvement in autosomal-dominant polycystic kidney disease: therapeutic dilemma. J Am Soc Nephrol 2000;11(9):1767–75.

48. Chiang YJ, Chen CH, Wu CT, et al. De novo cancer occurrence after renal transplantation: a medical center experience in Taiwan. Transplant Proc 2004;36(7):2150–1.

49. Chitturi S, George J. Hepatotoxicity of commonly used drugs: nonsteroidal anti-inflammatory drugs, antihypertensives, antidiabetic agents, anticonvulsants, lipid-lowering agents, psychotropic drugs. Semin Liver Dis 2002;22(2):169–83.

50. Chok KS, Lam CM, Li FK, et al. Management of hepatocellular carcinoma in renal transplant recipients. J Surg Oncol 2004;87(3):139–42.

51. Choo QL, Kuo G, Weiner AJ, et al. Isolation of a cDNA clone derived from a blood-borne non-A, non-B viral hepatitis genome. Science 1989;244(4902):359–62.

52. Clark DA. Human herpesvirus 6 and human herpesvirus 7: emerging pathogens in transplant patients. Int J Hematol 2002;76(Suppl. 2):246–52.

53. Cohen JI, Brunell PA, Straus SE, et al. Recent advances in varicella-zoster virus infection. Ann Intern Med 1999;130(11):922–32.

54. Colonno RJ, Rose R, Baldick CJ, et al. Entecavir resistance is rare in nucleoside naive patients with hepatitis B. Hepatology 2006;44(6):1656–65.

55. Covic A, Maftei ID, Mardare NG, et al. Analysis of safety and efficacy of pegylated-interferon alpha-2a in hepatitis C virus positive hemodialysis patients: results from a large, multicenter audit. J Nephrol 2006;19(6):794–801.

56. Cruzado JM, Carrera M, Torras J, et al. Hepatitis C virus infection and de novo glomerular lesions in renal allografts. Am J Transplant 2001;1(2):171–8.

57. Cruzado JM, Casanovas-Taltavull T, Torras J, et al. Pretransplant interferon prevents hepatitis C virus-associated glomerulonephritis in renal allografts by HCV-RNA clearance. Am J Transplant 2003;3(3):357–60.

58. DaRoza G, Loewen A, Djurdjev O, et al. Stage of chronic kidney disease predicts seroconversion after hepatitis B immunization: earlier is better. Am J Kidney Dis 2003;42(6):1184–92.

59. Daude M, Rostaing L, Sauné K, et al. Tenofovir therapy in hepatitis B virus-positive solid-organ transplant recipients. Transplantation 91(8): 916–20.

60. Davies SE, Portmann BC, O'Grady JG, et al. Hepatic histological findings after transplantation for chronic hepatitis B virus infection, including a unique pattern of fibrosing cholestatic hepatitis. Hepatology 1991;13(1):150–7.

61. de Boer NK, Mulder CJ, van Bodegraven AA, et al. Nodular regenerative hyperplasia and thiopurines: the case for level-dependent toxicity. Liver Transpl 2005;11(10):1300–1.

62. De Feo TM, Grossi P, Poli F, et al. Kidney transplantation from anti-HBc+ donors: results from a retrospective Italian study. Transplantation 2006;81(1):76–80.

63. De Vos JY, Elseviers M, Pancirová A, et al. European practice in haemodialysis: results of the EPD. EDTNA ERCA J 2006;32(1):20–3.

64. Degott C, Rueff B, Kreis H, et al. Peliosis hepatitis in recipients of renal transplants. Gut 1978;19(8):748–53.

65. Delladetsima I, Psichogiou M, Sypsa V, et al. The course of hepatitis C virus infection in pretransplantation anti-hepatitis C virus-negative renal transplant recipients: a retrospective follow-up study. Am J Kidney Dis 2006;47(2):309–16.

66. Derbala M, Amer A, Bener A, et al. Pegylated interferon-alpha 2b-ribavirin combination in Egyptian patients with genotype 4 chronic hepatitis. J Viral Hepat 2005;12(4):380–5.

67. Dodd RY, Notari EPt, Starmer SL, et al. Current prevalence and incidence of infectious disease markers and estimated window-period risk in the American Red Cross blood donor population. Transfusion 2002;42(8):975–9.

68. Donahue JG, Munoz A, Ness PM, et al. The declining risk of post-transfusion hepatitis C virus infection. N Engl J Med 1992;327(6):369–73.

69. Drebber U, Kasper HU, Krupacz J, et al. The role of Epstein–Barr virus in acute and chronic hepatitis. J Hepatol 2006;44(5):879–85.

70. Duarte R, Huraib S, Said R, et al. Interferon-alpha facilitates renal transplantation in hemodialysis patients with chronic viral hepatitis. Am J Kidney Dis 1995;25(1):40–5.

71. Durlik M, Gaciong Z, Rowinska D, et al. Long-term results of treatment of chronic hepatitis B, C and D with interferon-alpha in renal allograft recipients. Transpl Int 1998;11(Suppl. 1):S135–9.

72. Ebell MH. Epstein–Barr virus infectious mononucleosis. Am Fam Physician 2004;70(7):1279–87.

73. Eisenbach C, Goeggelmann C, Flechtenmacher C, et al. Severe cholestatic hepatitis caused by azathioprine. Immunopharmacol Immunotoxicol 2005;27(1):77–83.

74. Everson GT, Taylor MR, Doctor RB. Polycystic disease of the liver. Hepatology 2004;40(4):774–82.

75. Fabrizi F, Bunnapradist S, Martin P. HBV infection in patients with end-stage renal disease. Semin Liver Dis 2004;24(Suppl. 1): 63–70.

76. Fabrizi F, Dixit V, Messa P, et al. Intradermal vs intramuscular vaccine against hepatitis B infection in dialysis patients: a meta-analysis of randomized trials. J Viral Hepat 18(10):730–7.

77. Fabrizi F, Dulai G, Dixit V, et al. Meta-analysis: interferon for the treatment of chronic hepatitis C in dialysis patients. Aliment Pharmacol Ther 2003;18(11–12):1071–81.

78. Fabrizi F, Dulai G, Dixit V, et al. Lamivudine for the treatment of hepatitis B virus-related liver disease after renal transplantation: meta-analysis of clinical trials. Transplantation 2004;77(6):859–64.

79. Fabrizi F, Martin P, Bunnapradist S, et al. Treatment of chronic viral hepatitis in patients with renal disease. Gastroenterol Clin North Am 2004;33(3):655–70, xi.

80. Fabrizi F, Martin P, Dixit V, et al. Hepatitis C virus antibody status and survival after renal transplantation: meta-analysis of observational studies. Am J Transplant 2005;5(6):1452–61.

81. Fabrizi F, Martin P, Dixit V, et al. HBsAg seropositive status and survival after renal transplantation: meta-analysis of observational studies. Am J Transplant 2005;5(12):2913–21.

82. Fabrizi F, Poordad FF, Martin P. Hepatitis C infection and the patient with end-stage renal disease. Hepatology 2002;36(1): 3–10.

83. Fairley CK, Mijch A, Gust ID, et al. The increased risk of fatal liver disease in renal transplant patients who are hepatitis Be antigen and/or HBV DNA positive. Transplantation 1991;52(3):497–500.

84. Farci P, Alter HJ, Shimoda A, et al. Hepatitis C virus-associated fulminant hepatic failure. N Engl J Med 1996;335(9):631–4.

85. Fehr T, Bossart W, Wahl C, et al. Disseminated varicella infection in adult renal allograft recipients: four cases and a review of the literature. Transplantation 2002;73(4):608–11.

86. Feinstone SM, Kapikian AZ, Purcell RH. Hepatitis A: detection by immune electron microscopy of a viruslike antigen associated with acute illness. Science 1973;182(4116):1026–8.

87. Ferrajolo C, Capuano A, Verhamme KM, et al. Drug-induced hepatic injury in children: a case/non-case study of suspected adverse drug reactions in VigiBase. Br J Clin Pharmacol 70(5): 721–728.

88. Finelli L, Miller JT, Tokars JI, et al. National surveillance of dialysis-associated diseases in the United States, 2002. Semin Dial 2005;18(1):52–61.

89. Fissell RB, Bragg-Gresham JL, Woods JD, et al. Patterns of hepatitis C prevalence and seroconversion in hemodialysis units from three continents: the DOPPS. Kidney Int 2004;65(6):2335–42.

90. Fong TL, Bunnapradist S, Jordan JS, et al. Impact of hepatitis B core antibody status on outcomes of cadaveric renal transplantation: analysis of united network of organ sharing database between 1994 and 1999. Transplantation 2002;73(1):85–9.

91. Fontaine H, Vallet-Pichard A, Chaix ML, et al. Efficacy and safety of adefovir dipivoxil in kidney recipients, hemodialysis patients, and patients with renal insufficiency. Transplantation 2005;80(8):1086–92.

92. Fontaine H, Vallet-Pichard A, Chaix ML, et al. Histopathologic efficacy of ribavirin monotherapy in kidney allograft recipients with chronic hepatitis C. Transplantation 2004;78(6):853–7.

93. Formea CM, Evans CG, Karlix JL, et al. Altered cytochrome p450 metabolism of calcineurin inhibitors: case report and review of the literature. Pharmacotherapy 2005;25(7):1021–9.

94. Fornairon S, Pol S, Legendre C, et al. The long-term virologic and pathologic impact of renal transplantation on chronic hepatitis B virus infection. Transplantation 1996;62(2):297–9.

95. Fraser A, Longnecker MP, Lawlor DA, et al. Prevalence of elevated alanine aminotransferase among US adolescents and associated factors: NHANES 1999-2004. Gastroenterology 2007;133(6):1814–20.

96. Fried MW, Shiffman ML, Reddy KR, et al. Peginterferon alfa-2a plus ribavirin for chronic hepatitis C virus infection. N Engl J Med 2002;347(13):975–82.

97. Gerolami R, Moal V, Colson P. Chronic hepatitis E with cirrhosis in a kidney-transplant recipient. N Engl J Med 2008;358(8):859–60.

98. Ghany MG, Nelson DR, Strader DB, et al. An update on treatment of genotype 1 chronic hepatitis C virus infection: 2011 practice guideline by the American Association for the Study of Liver Diseases. Hepatology 2011;54(4):1433–44.

99. Go MR, Bumgardner GL. OKT3 (muromonab-CD3) associated hepatitis in a kidney transplant recipient. Transplantation 2002;73(12):1957–9.

100. Gourishankar S, McDermid JC, Jhangri GS, et al. Herpes zoster infection following solid organ transplantation: incidence, risk factors and outcomes in the current immunosuppressive era. Am J Transplant 2004;4(1):108–15.

101. Groth CG, Backman L, Morales JM, et al. Sirolimus (rapamycin)-based therapy in human renal transplantation: similar efficacy and different toxicity compared with cyclosporine. Sirolimus European Renal Transplant Study Group. Transplantation 1999;67(7):1036–42.

102. Guu TS, Liu Z, Ye Q, et al. Structure of the hepatitis E virus-like particle suggests mechanisms for virus assembly and receptor binding. Proc Natl Acad Sci U S A 2009;106(31):12992–7.

103. Haboubi NY, Ali HH, Whitwell HL, et al. Role of endothelial cell injury in the spectrum of azathioprine-induced liver disease after renal transplant: light microscopy and ultrastructural observations. Am J Gastroenterol 1988;83(3):256–61.

104. Hadziyannis SJ, Sette Jr H, Morgan TR, et al. Peginterferon-alpha2a and ribavirin combination therapy in chronic hepatitis C: a randomized study of treatment duration and ribavirin dose. Ann Intern Med 2004;140(5):346–55.

105. Han DJ, Kim TH, Park SK, et al. Results on preemptive or prophylactic treatment of lamivudine in HBsAg(+) renal allograft recipients: comparison with salvage treatment after hepatic dysfunction with HBV recurrence. Transplantation 2001;71(3):387–94.

106. Hanafusa T, Ichikawa Y, Kishikawa H, et al. Retrospective study on the impact of hepatitis C virus infection on kidney transplant patients over 20 years. Transplantation 1998;66(4):471–6.

107. Hardwick LL, Batiuk TD. Severe prolonged tacrolimus overdose with minimal consequences. Pharmacotherapy 2002;22(8):1063–6.

108. Harma M, Hockerstedt K, Lautenschlager I. Human herpesvirus-6 and acute liver failure. Transplantation 2003;76(3):536–9.

109. Hinrichsen H, Leimenstoll G, Stegen H, et al. Prevalence and risk factors of hepatitis C virus infection in haemodialysis patients: a multicentre study in 2796 patients. Gut 2002;51(3):429–33.

110. Hissar SS, Goyal A, Kumar M, et al. Hepatitis C virus genotype 3 predominates in North and Central India and is associated with significant histopathologic liver disease. J Med Virol 2006;78(4):452–8.

111. Hoffmann CJ, Subramanian AK, Cameron AM, et al. Incidence and risk factors for hepatocellular carcinoma after solid organ transplantation. Transplantation 2008;86(6):784–90.

112. Horsmans Y, Rahier J, Geubel AL. Reversible cholestasis with bile duct injury following azathioprine therapy. A case report. Liver 1991;11(2):89–93.

113. Huang CJ, Pitt HA, Lipsett PA, et al. Pyogenic hepatic abscess. Changing trends over 42 years. Ann Surg 1996;223(5):600–7 discussion, 607–609.

114. Huraib S, Iqbal A, Tanimu D, et al. Sustained virological and histological response with pretransplant interferon therapy in renal transplant patients with chronic viral hepatitis C. Am J Nephrol 2001;21(6):435–40.

115. Ioannou GN, Boyko EJ, Lee SP. The prevalence and predictors of elevated serum aminotransferase activity in the United States

116. Izzedine H, Kheder-Elfekih R, Housset P, et al. Adefovir dipivoxil-induced acute tubular necrosis and Fanconi syndrome in a renal transplant patient. AIDS 2009;23(4):544–5.

117. Jacobson, McHutchison JG, Dusheiko G, et al. Telaprevir for previously untreated chronic hepatitis C virus infection. N Engl J Med 364(25):2405–16.

118. Jacques J, Dickson Z, Carrier P, et al. Severe sirolimus-induced acute hepatitis in a renal transplant recipient. Transpl Int 23(9): 967–70.

119. Jeng LB, Huang CC, Lai MK, et al. Hepatocellular carcinoma after kidney transplantation. Transplant Proc 1999;31(1–2):1273–4.

120. Jirasiritham S, Sumethkul V, Chiewsilp P, et al. Prevention of recurrent herpes infection after renal transplantation by low-dose oral acyclovir. Transplant Proc 1994;26(4):2125–6.

121. Johannsen EC, Sifri CD, Madoff LC. Pyogenic liver abscesses. Infect Dis Clin North Am 2000;14(3):547–63, vii.

122. Josselson J, Kyser BA, Weir MR, et al. Hepatitis B surface antigenemia in a chronic hemodialysis program: lack of influence on morbidity and mortality. Am J Kidney Dis 1987;9(6): 456–61.

123. Kaba S, Dutta U, Byth K, et al. Molecular epidemiology of hepatitis C in Australia. J Gastroenterol Hepatol 1998;13(9):914–20.

124. Kairaitis LK, Gottlieb T, George CR. Fatal hepatitis B virus infection with fibrosing cholestatic hepatitis following renal transplantation. Nephrol Dial Transplant 1998;13(6):1571–3.

125. Kamar N, Huart A, Tack I, et al. Renal side effects of adefovir in hepatitis B virus-(HBV) positive kidney allograft recipients. Clin Nephrol 2009;71(1):36–42.

126. Kamar N, Milioto O, Alric L, et al. Entecavir therapy for adefovir-resistant hepatitis B virus infection in kidney and liver allograft recipients. Transplantation 2008;86(4):611–4.

127. Kamar N, Sandres-Saune K, Selves J, et al. Long-term ribavirin therapy in hepatitis C virus-positive renal transplant patients: effects on renal function and liver histology. Am J Kidney Dis 2003;42(1):184–92.

128. Kamar N, Toupance O, Buchler M, et al. Evidence that clearance of hepatitis C virus RNA after alpha-interferon therapy in dialysis patients is sustained after renal transplantation. J Am Soc Nephrol 2003;14(8):2092–8.

129. Kamath BM, Piccoli DA. Heritable disorders of the bile ducts. Gastroenterol Clin North Am 2003;32(3):857–75, vi.

130. Kaplan GG, Gregson DB, Laupland KB. Population-based study of the epidemiology of and the risk factors for pyogenic liver abscess. Clin Gastroenterol Hepatol 2004;2(11):1032–8.

131. Kaplowitz N. Drug-induced liver injury. Clin Infect Dis 2004;38(Suppl. 2):S44–8.

132. KDIGO clinical practice guideline for the care of kidney transplant recipients. Am J Transplant 2009;9(Suppl. 3):S1–155.

133. Kelly BD, Heneghan MA, Bennani F, et al. Nitrofurantoin-induced hepatotoxicity mediated by CD8+ T cells. Am J Gastroenterol 1998;93(5):819–21.

134. Kletzmayr J, Watschinger B, Müller C, et al. Twelve months of lamivudine treatment for chronic hepatitis B virus infection in renal transplant recipients. Transplantation 2000;70(9):1404–7.

135. Knudsen F, Wantzin P, Rasmussen K, et al. Hepatitis C in dialysis patients: relationship to blood transfusions, dialysis and liver disease. Kidney Int 1993;43(6):1353–6.

136. Kohli HS, Jain D, Sud K, et al. Azathioprine-induced hepatic veno-occlusive disease in a renal transplant recipient: histological regression following azathioprine withdrawal. Nephrol Dial Transplant 1996;11(8):1671–2.

137. Kotton CN, Fishman JA. Viral infection in the renal transplant recipient. J Am Soc Nephrol 2005;16(6):1758–74.

138. Kotton CN, Ryan ET, Fishman JA. Prevention of infection in adult travelers after solid organ transplantation. Am J Transplant 2005;5(1):8–14.

139. Kuiken C, Simmonds P. Nomenclature and numbering of the hepatitis C virus. Methods Mol Biol 2009;510:33–53.

140. Kusne S, Schwartz M, Breinig MK, et al. Herpes simplex virus hepatitis after solid organ transplantation in adults. J Infect Dis 1991;163(5):1001–7.

141. Lai ME, Mazzoleni AP, Argiolu F, et al. Hepatitis C virus in multiple episodes of acute hepatitis in polytransfused thalassaemic children. Lancet 1994;343(8894):388–90.

142. Lau JY, Davis GL, Brunson ME, et al. Hepatitis C virus infection in kidney transplant recipients. Hepatology

in 1999–2002. Am J Gastroenterol 2006;101(1):76–82.

1993;18(5):1027–31.

143. Lautenschlager I, Razonable RR. Human herpesvirus-6 infections in kidney, liver, lung, and heart transplantation: review. Transpl Int 2012;25:493–502.

144. Lavanchy D. Hepatitis B virus epidemiology, disease burden, treatment, and current and emerging prevention and control measures. J Viral Hepat 2004;11(2):97–107.

145. Lee WC, Shu KH, Cheng CH, et al. Long-term impact of hepatitis B, C virus infection on renal transplantation. Am J Nephrol 2001;21(4):300–6.

146. Legendre C, Garrigue V, Le Bihan C, et al. Harmful long-term impact of hepatitis C virus infection in kidney transplant recipients. Transplantation 1998;65(5):667–70.

147. Legrand-Abravanel F, Sandres-Saune K, Barange K, et al. Hepatitis C virus genotype 5: epidemiological characteristics and sensitivity to combination therapy with interferon-alpha plus ribavirin. J Infect Dis 2004;189(8):1397–400.

148. Leon DA, McCambridge J. Liver cirrhosis mortality rates in Britain, 1950 to 2002. Lancet 2006;367(9511):645.

149. Lewis JH. 'Hy's law', the 'Rezulin Rule', and other predictors of severe drug-induced hepatotoxicity: putting risk-benefit into perspective. Pharmacoepidemiol Drug Saf 2006;15(4):221–9.

150. Liaw YF, Chien RN. Case report: dramatic response to lamivudine therapy following corticosteroid priming in chronic hepatitis B. J Gastroenterol Hepatol 1999;14(8):804–6.

151. Liu CH, Liang CC, Liu CJ, et al. Pegylated interferon alpha-2a plus low-dose ribavirin for the retreatment of dialysis chronic hepatitis C patients who relapsed from prior interferon monotherapy. Gut 2009;58(2):314–6.

152. Llovet JM, Burroughs A, Bruix J. Hepatocellular carcinoma. Lancet 2003;362(9399):1907–17.

153. Lorber MI, Van Buren CT, Flechner SM, et al. Hepatobiliary complications of cyclosporine therapy following renal transplantation. Transplant Proc 1987;19(1 Pt 2):1808–10.

154. Loupy A, Anglicheau D, Mamzer-Bruneel MF, et al. Mycophenolate sodium-induced hepatotoxicity: first report. Transplantation 2006;82(4):581.

155. Madayag RM, Johnson LB, Bartlett ST, et al. Use of renal allografts from donors positive for hepatitis B core antibody confers minimal risk for subsequent development of clinical hepatitis B virus disease. Transplantation 1997;64(12):1781–6.

156. Maddrey WC. Drug-induced hepatotoxicity: 2005. J Clin Gastroenterol 2005;39(4 Suppl. 2):S83–9.

157. Malatjalian DA, Ross JB, Williams CN, et al. Methotrexate hepatotoxicity in psoriatics: report of 104 patients from Nova Scotia, with analysis of risks from obesity, diabetes and alcohol consumption during long term follow-up. Can J Gastroenterol 1996;10(6):369–75.

158. Malekzadeh MH, Grushkin CM, Wright HT, et al. Hepatic dysfunction after renal transplantation in children. J Pediatr 1972;81(2):279–85.

159. Mandal AK, Kraus ES, Samaniego M, et al. Shorter waiting times for hepatitis C virus seropositive recipients of cadaveric renal allografts from hepatitis C virus seropositive donors. Clin Transplant 2000;14(4 Pt 2):391–6.

160. Mansuy JM, Abravanel F, Calot JP, et al. Acute hepatitis E in southwest France over a 5-year period. J Clin Virol 2009;44(1):74–7.

161. Manzanares C, Moreno M, Castellanos F, et al. Influence of hepatitis C virus infection on FK 506 blood levels in renal transplant patients. Transplant Proc 1998;30(4):1264–5.

162. Marcellin P, Heathcote EJ, Buti M, et al. Tenofovir disoproxil fumarate versus adefovir dipivoxil for chronic hepatitis B. N Engl J Med 2008;359(23):2442–55.

163. Marcos A, Eghtesad B, Fung JJ, et al. Use of alemtuzumab and tacrolimus monotherapy for cadaveric liver transplantation: with particular reference to hepatitis C virus. Transplantation 2004;78(7):966–71.

164. Margreiter R. Efficacy and safety of tacrolimus compared with ciclosporin microemulsion in renal transplantation: a randomised multicentre study. Lancet 2002;359(9308):741–6.

165. Marubbio AT, Danielson B. Hepatic veno-occlusive disease in a renal transplant patient receiving azathioprine. Gastroenterology 1975;69(3):739–43.

166. Mathurin P, Mouquet C, Poynard T, et al. Impact of hepatitis B and C virus on kidney transplantation outcome. Hepatology 1999;29(1):257–63.

167. Matos CA, Perez RM, Lemos LB, et al. Factors associated with the intensity of liver fibrosis in renal transplant patients

168. McDonald GB, Sharma P, Matthews DE, et al. Venocclusive disease of the liver after bone marrow transplantation: diagnosis, incidence, and predisposing factors. Hepatology 1984;4(1):116–22.

with hepatitis B virus infection. Eur J Gastroenterol Hepatol 2007;19(8):653–7.

169. Meyers CM, Seeff LB, Stehman-Breen CO, et al. Hepatitis C and renal disease: an update. Am J Kidney Dis 2003;42(4):631–57.

170. Miller ER, Alter MJ, Tokars JI, et al. Protective effect of hepatitis B vaccine in chronic hemodialysis patients. Am J Kidney Dis 1999;33(2):356–60.

171. Morales JM, Campistol JM, Castellano G, et al. Transplantation of kidneys from donors with hepatitis C antibody into recipients with pre-transplantation anti-HCV. Kidney Int 1995;47(1):236–40.

172. Morales JM, Dominguez-Gil B, Sanz-Guajardo D, et al. The influence of hepatitis B & hepatitis C virus infection in the recipient on late renal allograft failure. Nephrol Dial Transplant 2004;19(Suppl. 3):iii72–6.

173. Moreno F, Morales JM, Colina F, et al. Influence of long-term cyclosporine therapy on chronic liver disease after renal transplantation. Transplant Proc 1990;22(5):2314–6.

174. Morris DJ, Littler E, Arrand JR, et al. Human herpesvirus 6 infection in renal-transplant recipients. N Engl J Med 1989;320(23):1560–1.

175. Mousa DH, Abdalla AH, Al-Shoail G, et al. Alpha-interferon with ribavirin in the treatment of hemodialysis patients with hepatitis C. Transplant Proc 2004;36(6):1831–4.

176. Mukherjee S, Gilroy RK, McCashland TM, et al. Pegylated interferon for recurrent hepatitis C in liver transplant recipients with renal failure: a prospective cohort study. Transplant Proc 2003;35(4):1478–9.

177. Munoz de Bustillo E, Ibarrola C, Andrés A, et al. Hepatitis-B-virus-related fibrosing cholestatic hepatitis after renal transplantation with acute graft failure following interferon-alpha therapy. Nephrol Dial Transplant 1998;13(6):1574–6.

178. Nainan OV, Alter MJ, Kruszon-Moran D, et al. Hepatitis C virus genotypes and viral concentrations in participants of a general population survey in the United States. Gastroenterology 2006;131(2):478–84.

179. Navarro VJ, Senior JR. Drug-related hepatotoxicity. N Engl J Med 2006;354(7):731–9.

180. Neff GW, Ruiz P, Madariaga JR, et al. Sirolimus-associated hepatotoxicity in liver transplantation. Ann Pharmacother 2004;38(10):1593–6.

181. Niemczyk M, Wyzgal J, Perkowska A, et al. Sirolimus-associated hepatotoxicity in the kidney graft recipient. Transpl Int 2005;18(11):1302–3.

182. O'Grady JG, Burroughs A, Hardy P, et al. Tacrolimus versus microemulsified ciclosporin in liver transplantation: the TMC randomised controlled trial. Lancet 2002;360(9340):1119–25.

183. Oldakowska-Jedynak M, Durlik M, Paczek L, et al. Hepatocellular carcinoma development in renal allograft recipients. Transplant Proc 2000;32(6):1363–4.

184. Olsen TS, Fjeldborg O, Hansen HE. Portal hypertension without liver cirrhosis in renal transplant recipients. APMIS Suppl 1991;23:13–20.

185. Orloff SL, Stempel CA, Wright TL, et al. Long-term outcome in kidney transplant patients with hepatitis C (HCV) infection. Clin Transplant 1995;9(2):119–24.

186. Panaro F, Piardi T, Gheza F, et al. Causes of sirolimus discontinuation in 97 liver transplant recipients. Transplant Proc 43(4):1128–31.

187. Periera BJ, Wright TL, Schmid CH, et al. The impact of pretransplantation hepatitis C infection on the outcome of renal transplantation. Transplantation 1995;60(8):799–805.

188. Peters MG, Andersen J, Lynch P, et al. Randomized controlled study of tenofovir and adefovir in chronic hepatitis B virus and HIV infection: ACTG A5127. Hepatology 2006;44(5):1110–6.

189. Pilmore H, Collins J, Dittmer I, et al. Fatal human herpesvirus-6 infection after renal transplantation. Transplantation 2009;88(6):762–5.

190. Pirsch JD, Miller J, Deierhoi MH, et al. A comparison of tacrolimus (FK506) and cyclosporine for immunosuppression after cadaveric renal transplantation. FK506 Kidney Transplant Study Group. Transplantation 1997;63(7):977–83.

191. Plessier A, Rautou PE, Valla DC, et al. Management of hepatic

vascular diseases. J Hepatol 56 (Suppl):S25-S38.

192. Polson J, Lee WM. AASLD position paper: the management of acute liver failure. Hepatology 2005;41(5):1179–97.

193. Puchhammer-Stockl E, Mandl CW, Kletzmayr J, et al. Monitoring the virus load can predict the emergence of drug-resistant hepatitis B virus strains in renal transplantation patients during lamivudine therapy. J Infect Dis 2000;41:2063.

194. Rahimian J, Wilson T, Oram V, et al. Pyogenic liver abscess: recent trends in etiology and mortality. Clin Infect Dis 2004;39(11):1654–9.

195. Rangel MC, Coronado VG, Euler GL, et al. Vaccine recommendations for patients on chronic dialysis. The Advisory Committee on Immunization Practices and the American Academy of Pediatrics. Semin Dial 2000;13(2):101–7.

196. Razonable RR, Zerr DM. HHV-6, HHV-7 and HHV-8 in solid organ transplant recipients. Am J Transplant 2009;9(Suppl. 4):S100–3.

197. Reed B, McFann K, Kimberling WJ, et al. Presence of de novo mutations in autosomal dominant polycystic kidney disease patients without family history. Am J Kidney Dis 2008;52(6):1042–50.

198. Ridruejo E, Mando OG, Davalos M, et al. Hepatocellular carcinoma in renal transplant patients. Transplant Proc 2005;37(5):2086–8.

199. Rostaing L, Chatelut E, Payen JL, et al. Pharmacokinetics of alphaIFN-2b in chronic hepatitis C virus patients undergoing chronic hemodialysis or with normal renal function: clinical implications. J Am Soc Nephrol 1998;9(12):2344–8.

200. Rostaing L, Henry S, Cisterne JM, et al. Efficacy and safety of lamivudine on replication of recurrent hepatitis B after cadaveric renal transplantation. Transplantation 1997;64(11):1624–7.

201. Rostaing L, Izopet J, Baron E, et al. Treatment of chronic hepatitis C with recombinant interferon alpha in kidney transplant recipients. Transplantation 1995;59(10):1426–31.

202. Roth D, Zucker K, Cirocco R, et al. Transmission of hepatitis C virus by kidney transplantation: impact of perfusion techniques and course of viremia post transplant. Pediatr Nephrol 1995;9 (Suppl.):S29–34.

203. Russo MW, Ghalib R, Sigal S, et al. Randomized trial of pegylated interferon alpha-2b monotherapy in haemodialysis patients with chronic hepatitis C. Nephrol Dial Transplant 2006;21(2):437–43.

204. Russo MW, Goldsweig CD, Jacobson IM, et al. Interferon monotherapy for dialysis patients with chronic hepatitis C: an analysis of the literature on efficacy and safety. Am J Gastroenterol 2003;98(7):1610–5.

205. Sagedal S, Hartmann A, Nordal KP, et al. Impact of early cytomegalovirus infection and disease on long-term recipient and kidney graft survival. Kidney Int 2004;66(1):329–37.

206. Sagedal S, Nordal KP, Hartmann A, et al. A prospective study of the natural course of cytomegalovirus infection and disease in renal allograft recipients. Transplantation 2000;70(8):1166–74.

207. Sayiner A, Ece T, Duman S, et al. Tuberculosis in renal transplant recipients. Transplantation 1999;68(9):1268–71.

208. Seale L, Jones CJ, Kathpalia S, et al. Prevention of herpesvirus infections in renal allograft recipients by low-dose oral acyclovir. JAMA 1985;254(24):3435–8.

209. Seeger C, Mason WS. Hepatitis B virus biology. Microbiol Mol Biol Rev 2000;64(1):51–68.

210. Selzner N, Renner EL, Selzner M, et al. Antiviral treatment of recurrent hepatitis C after liver transplantation: predictors of response and long-term outcome. Transplantation 2009;88(10):1214–21.

211. Serna-Higuera C, Gonzalez-Garcia M, Milicua JM, et al. Acute cholestatic hepatitis by cytomegalovirus in an immunocompetent patient resolved with ganciclovir. J Clin Gastroenterol 1999;29(3):276–7.

212. Serste T, Bourgeois N, Vanden Eynden F, et al. Endoscopic drainage of pyogenic liver abscesses with suspected biliary origin. Am J Gastroenterol 2007;102(6):1209–15.

213. Sezer S, Ozdemir FN, Guz G, et al. Factors influencing response to hepatitis B virus vaccination in hemodialysis patients. Transplant Proc 2000;32(3):607–8.

214. Shaye OA, Yadegari M, Abreu MT, et al. Hepatotoxicity of 6-mercaptopurine (6-MP) and azathioprine (AZA) in adult IBD patients. Am J Gastroenterol 2007;102(11):2488–94.

215. Shersstha R, McKinley C, Russ P, et al. Postmenopausal estrogen therapy selectively stimulates hepatic enlargement in women with autosomal dominant polycystic kidney disease. Hepatology 1997;26(5):1282–6.

216. Shulman HM, Gooley T, Dudley MD, et al. Utility of transvenous liver biopsies and wedged hepatic venous pressure measurements in sixty marrow transplant recipients. Transplantation 1995;59(7):1015–22.

217. Sivapalasingam S, Malak SF, Sullivan JF, et al. High prevalence of hepatitis C infection among patients receiving hemodialysis at an urban dialysis center. Infect Control Hosp Epidemiol 2002;23(6):319–24.

218. Stanley Jr SL. Amoebiasis. Lancet 2003;361(9362):1025–34.

219. Stempel CA, Lake J, Kuo G, et al. Hepatitis C – its prevalence in end-stage renal failure patients and clinical course after kidney transplantation. Transplantation 1993;55(2):273–6.

220. Subramanyam SG, Kilpadi AB, Correa M, et al. Hepatic TB: four cases and a review of the literature. Trop Doct 2006;36(2):121–2.

221. Sypsa V, Touloumi G, Tassopoulos NC, et al. Reconstructing and predicting the hepatitis C virus epidemic in Greece: increasing trends of cirrhosis and hepatocellular carcinoma despite the decline in incidence of HCV infection. J Viral Hepat 2004;11(4):366–74.

222. Tan AC, Brouwer JT, Glue P, et al. Safety of interferon and ribavirin therapy in haemodialysis patients with chronic hepatitis C: results of a pilot study. Nephrol Dial Transplant 2001;16(1):193–5.

223. Ten Napel HH, Houthoff HJ, The TH. Cytomegalovirus hepatitis in normal and immune compromised hosts. Liver 1984;4(3):184–94.

224. Tenney DJ, Rose RE, Baldick CJ, et al. Long-term monitoring shows hepatitis B virus resistance to entecavir in nucleoside-naive patients is rare through 5 years of therapy. Hepatology 2009;49(5):1503–14.

225. Thabut D, Thibault V, Bernard-Chabert B, et al. Long-term therapy with lamivudine in renal transplant recipients with chronic hepatitis B. Eur J Gastroenterol Hepatol 2004;16(12):1367–73.

226. Therret E, Pol S, Legendre C, et al. Low-dose recombinant leukocyte interferon-alpha treatment of hepatitis C viral infection in renal transplant recipients. A pilot study. Transplantation 1994;58(5):625–8.

227. Thimme R, Oldach D, Chang KM, et al. Determinants of viral clearance and persistence during acute hepatitis C virus infection. J Exp Med 2001;194(10):1395–406.

228. Tokumoto T, Tanabe K, Tokumoto T, et al. Effect of interferon (IFN-alpha) for prevention of hepatitis C transmission from a seropositive donor to a seronegative recipient in renal transplantation. Transplant Proc 1996;28(3):1503–4.

229. van Duijnhoven EM, Christiaans MH, van Duijnhoven EM, et al. Glucose metabolism in the first 3 years after renal transplantation in patients receiving tacrolimus versus cyclosporine-based immunosuppression. J Am Soc Nephrol 2002;13(1):213–20.

230. Walker DP, Longson M, Mallick NP, et al. A prospective study of cytomegalovirus and herpes simplex virus disease in renal transplant recipients. J Clin Pathol 1982;35(11):1190–3.

231. Walker RC, Marshall WF, Strickler J, et al. Pretransplantation assessment of the risk of lymphoproliferative disorder. Clin Infect Dis 1995;20(5):1346–53.

232. Wang C, Sun J, Zhu B, et al. Hepatitis B virus infection and related factors in hemodialysis patients in China – systematic review and meta-analysis. Ren Fail 32(10):1255–64.

233. Ward CJ, Hogan MC, Rossetti S, et al. The gene mutated in autosomal recessive polycystic kidney disease encodes a large, receptor-like protein. Nat Genet 2002;30(3):259–69.

234. Wasley A, Alter MJ. Epidemiology of hepatitis C: geographic differences and temporal trends. Semin Liver Dis 2000;20(1):1–16.

235. Watkins PB, Seeff LB. Drug-induced liver injury: summary of a single topic clinical research conference. Hepatology 2006;43(3):618–31.

236. Whitley RJ, Kimberlin DW, Roizman B. Herpes simplex viruses. Clin Infect Dis 1998;26(3):541–53, quiz 554–5.

237. Yao QY, Rickinson AB, Epstein MA, et al. Oropharyngeal shedding of infectious Epstein-Barr virus in healthy virus-immune donors. A prospective study. Chin Med J (Engl) 1985;98(3):191–6.

238. Yap DY, Tang CS, Yung S, et al. Long-term outcome of renal transplant recipients with chronic hepatitis B infection-impact of antiviral treatments. Transplantation 90(3):325–30.

239. Yildiz A, Sever MS, Turkmen A, et al. Tuberculosis after renal transplantation: experience of one Turkish Centre. Nephrol Dial Transplant 1998;13(7):1872–5.

240. Yim HJ, Lok AS. Natural history of chronic hepatitis B virus infection: what we knew in 1981 and what we know in 2005. Hepatology 2006;43(2 Suppl. 1):S173–81.

241. Yonem O, Bayraktar Y. Clinical characteristics of Caroli's syndrome. World J Gastroenterol 2007;13(13):1934–7.

242. Younossi ZM, Braun WE, Protiva DA, et al. Chronic viral hepatitis in renal transplant recipients with allografts functioning for more than 20 years. Transplantation 1999;67(2):272–5.

243. Zein NN. Clinical significance of hepatitis C virus genotypes. Clin Microbiol Rev 2000;13(2):223–35.

第 33 章

肾移植术后的神经系统并发症

Andria L. Ford · Katie D. Vo · Jin-Moo Lee

神经系统疾病是肾移植术后常见的并发症。移植后数小时至数年均可能会出现严重程度从良性到危及生命的各种神经系统疾病。患者可能为此就医,原因包括精神状态改变,新发癫痫发作、突发性偏瘫或缓慢进行性麻木和刺痛。其诊断和治疗最好由具备器官移植知识的神经学家进行。同时,既往神经系统疾病、多个诊断结果共存、免疫抑制疗法对正常炎症反应的抑制作用,都可造成误诊。

多年来,由于手术技术的完善及免疫抑制剂的改进,移植并发症发生率不断下降。早期,大型回顾性研究发现移植术后 18 年以上,神经系统并发症的发生率为 30%[2]。最近两个 26 年期和 19 年期的研究发现,神经系统并发症的发生率分别为 8% 和 10%[52,95]。但神经系统并发症可能会存在漏诊。在一个有 187 例肾移植患者参加的前瞻性脑磁共振成像(MRI)研究中,30% 的患者出现影像学检查异常[4]。

神经系统疾病可能继发于肾衰竭,在这种情况下,相关疾病症状不应完全归因于移植。本章将对最常见的神经系统综合征进行探讨。当肾移植患者疑似出现新发神经系统病变时,应确定神经功能障碍区域[大致可分为中枢神经系统(CNS)或外周神经系统(PNS)功能障碍]和评估发生时相(急性、亚急性起病或慢性),这将有助于疾病的鉴别诊断。

肾移植前神经病变

继发于肾衰竭的疾病常会导致神经系统损伤,这种情况可能在移植很久以后都难以发现。长期的尿毒症患者常有慢性 PNS 毒性体征。此外,已知透析可能至少导致两种中枢神经紊乱——透析失衡综合征和透析性痴呆[18]。

系统性病变

导致肾功能不全的疾病过程通常会引起神经系统的渐进性损伤。这些基础疾病包括糖尿病、高血压以及自身免疫性疾病,如系统性红斑狼疮和人类免疫缺陷病毒(HIV)。糖尿病和高血压患者易患小血管疾病。随着认知的逐步积累,缺血性脑卒中可能表现为急性或亚临床神经功能障碍。糖尿病会影响周围神经,导致疼痛感觉神经病变。系统性红斑狼疮与认知功能障碍相关,包括头痛、癫痫发作、舞蹈病、脑血管事件、颈椎病、多神经元病变和单神经元病变[79]。其他自身免疫性疾病可造成类似的神经系统损伤[18]。HIV 能够导致大量的神经系统综合征,最常见的是老年痴呆症、空泡性脊髓病和感觉神经元病变[69]。

尿毒症

急性和慢性尿毒症产生特征性神经系统综合征。血液中的尿素氮(BUN)水平迅速增加会引起特征性脑病、意识水平波动、癫痫发作和显著的扑翼样震颤伴有弥漫性衰弱[29]。慢性尿毒症可引起轻微的症状和体征,如厌食、失眠、烦躁不安和轻度扑翼样震颤[84]。尿毒症脑病与 BUN 水平关系较小而与其增长的速率关系更大,随着尿素氮快速积累,会引起更严重的意识变化[93]。相关脑病的发生机制尚不清楚,可能继发于异常脑能量使用、中枢神经系统毒性有机酸积累,或者是源于中枢神经系统内部甲状旁腺激素的直接毒性作用[18,66]。

长度依赖性、对称性、运动性感觉轴索神经病的一个众所周知的原因是终末期肾病所致的慢性尿毒症,其症状随肾功能纠正可部分逆转[15]。自主神经病变会导致直立性低血压、泌汗异常、阳痿和胃肠道障碍。自主神经功能障碍可能是透析时严重血压不稳的部分原因[57]。

透析失衡综合征和透析性痴呆

透析失衡综合征在 20 世纪 60 年代被首次确认,一般在短时间迅速透析后发生。目前透析都是间歇进行且速度缓慢,因此患者透析综合征的发生比较温和。透析失衡综合征的特征是头痛、易怒、不安腿、焦虑、嗜睡、惊慌失措、抽搐、肌肉痉挛和恶心。随着长期透析,这些症状会稳定或改善。该综合征被认为是快速透析时血浆和脑之间的渗透压梯度变化所致颅内压增高和脑水肿引起[18]。

与血管危险因素无关,慢性肾脏病患者比一般人群患痴呆症的风险增加[97]。透析性痴呆是一种被认为与铝中毒有关的进行性脑病,由于富铝透析液未被广泛使用,且膳食中铝摄入量有限,这种疾病不太常见[29,64]。然而最近的研究无法证实高铝浓度或使用较稳定的铝磷酸盐结合剂和老年痴呆症诊断有关,但发现年龄、黑色人种、受教育程度低、脑血管病、糖尿病、营养不良和贫血是独立的痴呆症预测因子[59]。

神经系统疾病患者行肾移植术

一些神经系统疾病可以在移植后的任何时间出现,但大多数表现为急性的、亚急性的或慢性的移植术并发症。每一时间段的神经系统症状都可分为中枢性的和外周性的。中枢神经系统功能障碍定位于大脑或脊髓任何异常。PNS 功能障碍位于神经根、外周神经或肌肉。

中枢神经系统功能障碍

脑病

中枢神经系统疾病常表现为精神状态的改变,也被称为脑病。脑病的特点是注意力广度的减少、意识水平的减少或波动。患者通常有不同程度的迷失,对所处环境和疾病情况无意识。该病病因很多,包括感染、代谢紊乱和栓塞性脑卒中。中枢神经系统功能障碍可在没有脑病的情况下出现,这在脑卒中或肿块病变导致局灶性癫痫发作或神经功能障碍中可以见到。

癫痫

癫痫发作是中枢神经系统功能障碍的症状,病因尚不明确。术后癫痫发作比较常见,移植后患者发生率估计在 6%~36%[35,38,70]。在一项有 119 例肾移植儿童参加的回顾研究中,在 10 年的随访期间有 17% 的患儿出现癫痫发作。大多数发生在移植后 55 天内[7]。病因有高血压脑病、发热与感染,以及急性排斥反应。有 25% 的术后癫痫发作患者在移植前有癫痫病史。

癫痫发作的原因可能是脑部部分区域异常放电或是整个脑部异常放电。脑电图可能有助于确定患者的发作类型。应对电解质、镁和环孢素以及他克莫司药物浓度做常规检查。如果通过脑磁共振成像未发现肿块,并有严重的头痛主诉,应检查脑脊液确定有无颅内压增高、感染、炎症和细胞学异常的迹象,有无蛛网膜下隙出血。

癫痫发作治疗最好是有针对性地对潜在的异常进行矫正。在等待这些措施生效期间,可以短时间使用苯二氮䓬治疗,然而,这些药物有镇静作用,可能会影响已有脑病患者的神经系统检查。如果患者有更高的癫痫发作风险,可以尝试使用多种抗癫痫药物。细胞色素 P-450 介导的抗癫痫药(苯妥英钠、卡马西平、苯巴比妥)可能会影响免疫抑制药物的肝脏代谢。这些抗惊厥药物可增加环孢素和皮质类固醇的清除[61]。左乙拉西坦由于对肝脏的影响最小而更被推荐。器官移植术中的孤立性发作很少引起癫痫，几乎无须长期抗惊厥治疗[7,62]。

外周神经系统功能障碍

PNS 疾病包括任何神经异常的影响：①神经根脱离脊髓，称为神经根型颈椎病；②周围神经，称为神经病；③肌肉，称为肌病。影响神经根的疾病可能会导致虚弱、麻木和疼痛，如格林-巴利综合征。周围神经通常是以长度依赖的方式受影响，导致缓慢渐进的麻木和刺痛。而在手术过程中，局部神经可能会被压缩，导致这种沿神经分布的不对称和麻木。肌病表现为痉挛、肌痛和近端肌肉无力，通常是对称发生的。常见患者主诉有坐起和上楼梯困难。

术后即发神经系统并发症

肾移植数天发生神经系统并发症有特征性的病因，这将有助于鉴别诊断。我们把这些并发症分为累及 CNS 疾病和累及 PNS 疾病(如前所述)。

中枢神经系统功能障碍

缺氧缺血性脑损伤与围术期镇静

在术后早期，移植患者可能表现出从轻微精神错乱状态至严重脑病变行为的变化。急性精神错乱状态往往与全脑缺氧缺血性损伤有关。CT 或 MRI 可帮助诊断。当不存在缺血证据时，应考虑其他方面的原因。对于肾或肝衰竭的患者，应考虑其较低的麻醉剂以及其他镇静剂代谢和排泄。术后 2~5 天发生的精神状态改变可能是 ICU 精神病，可以通过抗精神病药或环境再适应来治疗[62]。

电解质平衡

移植后常见电解质异常。如果钠下降到小于约 120mmol/L，可能会出现全身强直-阵挛性发作和因脑水肿而致的精神状态恶化[6]。低镁血症也可引起癫痫发作。药物可以帮助治疗，但最好的方法是通过纠正电解质失衡治疗。钠需要缓慢纠正(24 小时内≤10mmol/L)，快速纠正可能导致脑桥中央髓鞘溶解症，也被称为渗

透性脱髓鞘综合征，这将在后文讨论。

排斥性脑病

排斥性脑病用来描述急性移植排斥反应伴有精神状态改变的一种状态[7]。该病最初是基于 13 例肾移植患者的病例报道，患者出现严重的排斥反应伴有可逆的急性神经综合征[40]。这些患者大多小于 20 岁，有多种症状，包括头痛、混乱、迷惑、烦躁不安，并有视乳头水肿。急性排斥反应症状包括移植物肿胀和压痛、发热、体重增加和高血压。脑病患者血肌酐水平较无脑病者升高更为显著。各组间血压或血压升高率无显著差异。两组血清电解质、体重增加、液体潴留或免疫抑制剂类型无显著差异。这些患者无后遗症，预后良好[39,40]。排斥性脑病是否应作为移植物排斥的直接结果或严重的移植排斥反应及治疗过程中发生代谢和生理损伤积累的直接后果尚不清楚。

高血压脑病

有移植后出现高血压脑病的报道。当其他的改变精神状态的原因被排除后，则应考虑诊断为高血压脑病。恶性高血压有时会伴有视乳头水肿和癫痫发作[7]。这是导致部分患者，尤其是儿童肾移植术后死亡的原因[95,112]。高血压脑病与后部白质脑病有关，在进行 MRI 检查时有特征性发现(在亚急性神经系统并发症：环孢素中讨论)。在血压得到控制后，磁共振异常通常会恢复。

感染

目前免疫抑制剂剂量较高，但移植 1 个月内罕见出现中枢神经系统感染。如果存在感染，则感染可能在移植前一直存在，或受到捐献器官的感染，或是由于手术本身，如留置引流管[85]。导致这些感染的病原菌通常是普通的、在无免疫抑制人群中常见的那些病原菌[25,45]。

脑桥中央髓鞘溶解症

脑桥中央髓鞘溶解症也被称为渗透性脱髓鞘综合征，在肾移植中较为罕见，但在肝移植术后发生较为频繁(图 33-1)[56,80]。其通常发生在术后 10 天内，在慢性低钠血症得到快速纠正后可以看到[74,101]。患者在数小时到数天的时间内出现对称的肢体无力，并有侧伸跖趾反应。面部及延髓肌肉可能会瘫痪。严重情况下，患

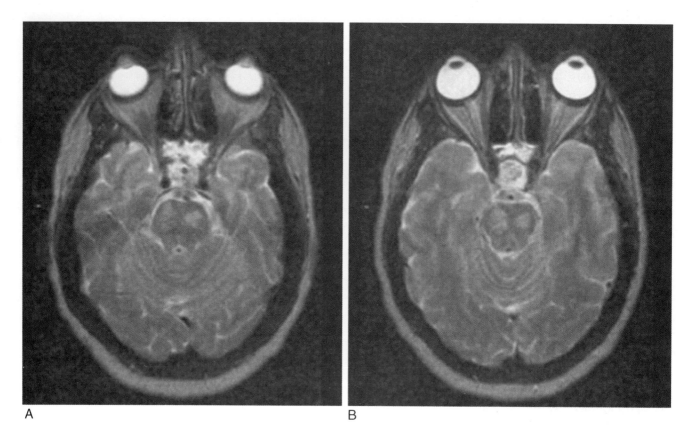

图 33-1 脑桥中央髓鞘溶解症。一名 52 岁终末期肾病已行血液透析的女性患者,伴有已持续两天的渐进性嗜睡和四肢软弱。(A,B)轴位 T2 加权磁共振图像中大脑显示双侧脑桥高信号与脑桥中央髓鞘溶解症的诊断一致。患者的虚弱逐渐恢复至完全改善。

者会出现僵直状态,患者保持清醒但除了垂直眼球运动外,无任何自主运动,也可能会被误解为昏迷,完全恢复罕见。为了防止这种疾病,建议血清钠纠正 24 小时内不应超过 10mmol/L[80,123,124]。

外周神经系统功能障碍

外周神经损伤在肾移植中罕有发生,发生率估计在 2%~5%[2,18,98]。最常见的部位是股神经、股外侧皮神经、腰骶神经丛和尺神经。神经损伤具有多种机制,包括局部缺血、药理学瘫痪患者错位造成的压迫、局部血肿形成导致的压迫或因长期回缩导致的神经拉伸。

股神经病变

肾移植中急性股神经病变的发病率估计在 0.1%~3%[113]。在一个中国的基于髂动脉吻合方式和持续时间的回顾性研究中发现,股神经病变发病率变化显著[63]。股神经病变通常在术后 24~48 小时引起注意,但在患者尝试走路前可能并不明显。因神经拉伸出现的神经损伤仅次于固定牵开器[114]。另一机制是移植肾动脉与髂内动脉吻合时"盗血现象"造成股神经的缺血[51]。在

神经系统检查方面,患者表现为单侧膝关节伸膝无力和髌骨反射丧失,大腿前内侧、膝、小腿感觉减退。神经传导和肌电图的典型变化通常在损伤 1 周后可见。压缩股神经通常可以完全解决,但这需要几个月的时间,且可能是不完全的[71,91,92,102,114,125]。在移植过程中,股外侧皮神经经常被暴露和牵拉,发生率为 2.4%[102]。这种神经损伤会引起大腿外侧麻木。

腰骶神经丛病变

当髂内动脉用作移植血管重建术时,可能会发生腰骶神经丛病变,尤其是糖尿病患者[43]。术后,患者主诉臀部疼痛,表现为踝关节背屈无力和踝关节外翻,有时出现近端肌无力。该病有可能会恢复,但可能是不完全的恢复。

尺神经病变

尺神经病变可能来自肘部机械性损伤,可能源于患者和医生的体重对下臂的压迫以及血压袖带压对肘窝的压迫。手臂有无动静脉瘘,影响相同[126]。糖尿病患者可能更易累及[96]。患者可能有手内侧知觉主诉,包括无名指和小指。

亚急性神经系统并发症

肾移植术后数周内,很多神经系统并发症与移植肾的免疫抑制有关。钙调磷酸酶抑制剂中枢功能障碍往往表现为精神状态的改变,可伴有癫痫发作。严重的钙调神经磷酸酶抑制剂毒性一般在治疗后的前 3 个月出现,使用能保证稳定吸收的微乳剂可以减少症状[120]。

免疫抑制剂 PNS 功能障碍表现为对称性感觉异常或肌病。移植后数周出现的另一类 PNS 功能障碍是格林-巴利综合征,如果不迅速诊断和进行适当治疗会危及生命。

中枢神经系统功能障碍

他克莫司

他克莫司是常用于肾移植术后的一线免疫抑制剂。然而在肝移植患者研究中,有 20%~30% 的患者出现神经毒副作用[75,122]。在一个有 400 例肾移植术患者参加的前瞻性随机非盲试验中,对他克莫司和环孢素进行了比较。结果显示,他克莫司组所有神经系统副作用率均较高,震颤明显高于环孢素组,分别为 54% 和 34%,感觉异常分别为 23% 和 15%[89]。副作用通常发生在治疗的最初几个月,在较高剂量时更为常见。症状包括全身性发作、震颤、共济失调、脑病、噩梦和烦乱,最好的解决方法是减少剂量。

混乱、昏迷、皮质盲、小脑综合征和急性弛缓性四肢瘫痪在他克莫司和环孢素受试者中均有出现。多灶性疾病包括这些特征的不同组合,被称为可逆性后部白质脑病(RPLE),也被称为后部可逆性脑病综合征,这是一个临床-影像学综合征,其他病因还有如恶性高血压和子痫前期[103,109]。对 187 例肾移植和 29 例肝移植患者进行了脑 MRI 前瞻性研究。在接受肾脏移植的患者中,有 1.6% 检查结果符合 RPLE(两例环孢素毒性与 1 例他克莫司的毒性),而在肝移植受体中有 20.1% 的受试者符合诊断标准[4]。传统认为这涉及后部白质,但目前已知也会影响到额叶和灰质(图 33-2)。

如果血药浓度特别高,应停药或减少剂量。通常在 2 周内神经系统综合征和脑成像异常可解决。虽然综合征通常是可逆的,仍有小比例的患者进展至死亡或不完全恢复[107]。皮质盲是一种罕见的并发症,通常在药物减量或停药后可完全恢复[34]。RPLE 的机制被认为与血脑屏障破坏有关,可能是星形胶质细胞对内皮细胞

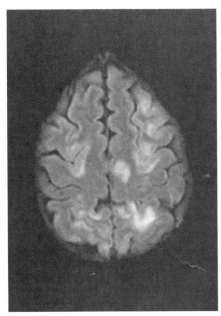
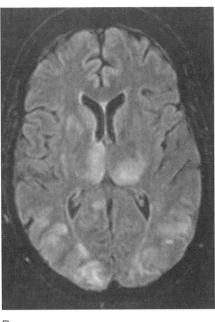
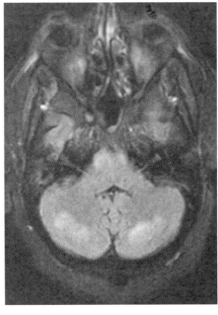

A　　　　　　　　　　B　　　　　　　　　　C

图 33-2　继发于环孢素毒性的可逆性后部白质脑病。一位 45 岁非霍奇金淋巴瘤病史女性 1 个月前经历了一个匹配的无关供者骨髓移植。24 小时后,她出现精神状态改变,全身强直阵挛性癫痫发作。发现环孢素血液浓度处在毒性水平,为 806ng /mL。(A~C)脑轴向液体衰减反转恢复磁共振图像显示大脑皮质及皮质下白质的枕叶和顶叶,双侧小脑有异常高信号。扩展到额叶(A)、基底节和丘脑深部灰质(B)以及脑桥(C)。停用环孢素,并给予患者他克莫司,患者没有进一步的癫痫发作,精神状态恢复正常。

通透性的影响介导的[32]。

环孢素

环孢素相关的神经系统副作用在肝移植受者中更为常见，可能是由相关的低胆固醇血症和低钠血症导致[2,28]。在肾移植患者中，环孢素造成的神经系统并发症估计约为 20%，然而，由于环孢素往往不再是一线药物，这些百分比中还有他克莫司的作用[12,54,83]。这些副作用包括震颤、感觉异常到严重的脑白质病。肢体震颤是环孢素最常见的副作用。最为突出的表现是在保持手部姿势时上肢细微的震颤，通常出现在前 3 个月内[54,120]。在很多情况下，震颤、感觉异常还不足以使患者减少有效的免疫抑制治疗。下肢疼痛症状与环孢素和肾移植患者相关，称为钙调磷酸酶抑制剂疼痛综合征。在一项研究中有 9 名患者脚部出现严重疼痛。MRI 显示在疼痛的骨上出现骨髓水肿[41]。

MRI 上可见到一个类似于他克莫司引起的白质脑病[49,50,106]。这种综合征通常表现有枕部头痛、恶心和呕吐，其次是癫痫和视觉障碍。环孢素血液浓度水平可能很高，尽管没有什么变化，且这种疾病可以通过减少剂量解决。

FKB12 配体：西罗莫司和依维莫司

当遇到由于环孢素或他克莫司造成的神经毒性时，可以尝试已知更新的、神经毒性更轻的药物 FKBP12 配体——西罗莫司和依维莫司，然而，也有少数病例报道这些药物与 RPLE 有关[14,67,111]。

单克隆抗体

由于 OKT3 临床上不再可用，遂对其他单克隆抗体进行了研究，迄今为止在肾移植患者中未见其表现出神经毒性，尽管在其他非实体和实体器官移植中发现阿仑单抗与感觉运动神经病和脊髓炎有关，美罗华已与渐进多灶性白质脑病(PML)有关[21,23,116]。

皮质激素

大剂量的皮质激素治疗可能会导致躁狂和抑郁等情绪变化。如果皮质激素剂量不能安全地减少，可能就需要抗焦虑药物和抗精神病药治疗。这种精神紊乱与导致高移植排斥率的高发生率的免疫抑制剂不依从有关[1]。硬膜外脊髓脂肪瘤是一种被详细了解却在移植后人群少见的并发症，与使用皮质激素作为免疫抑制剂

有关[108]。

外周神经系统功能障碍

环孢素

服用环孢素的患者常见肢体感觉异常。许多患者报告四肢有烧灼感，但临床和电生理评价通常不显示有周围神经病变证据。如果这样的患者出现神经病变，通常是由于移植前长期的尿毒症或其他诱发条件所致。环孢素是否单独导致神经病变尚存疑问[117]。

他克莫司

肝移植患者服用他克莫司可见严重的感觉运动性周围神经病变。仍不清楚这种病变是否也发生在服用他克莫司的肾移植受者身上[16]。

皮质激素

皮质激素一直与肌病相关，但相关性一直未得到很好的研究。皮质激素肌病可发生在急性和长期使用中，看上去不是剂量依赖性的[5,55]。目前一项类固醇诱发的疾病研究是在 ICU 患者服用激素和神经肌肉阻断麻痹剂条件下进行的。看上去肌病与 ICU 住院时长无关[13]。一项前瞻性研究随访了 281 例肝脏移植患者，发现 4 例患者术后出现急性瘫痪肌病。这 4 例患者接受了常规的皮质激素剂量。术中并发症的发生率、ICU 时长和住院时间均显著高于平均移植患者。肌肉病理显示厚肌纤维中肌凝蛋白减少。长期随访中，所有患者均有改善并能行走，但有轻度持续性的近端肌无力[73]。

格林-巴利综合征

肾移植术后格林-巴利综合征引起的亚急性四肢轻瘫与巨细胞病毒(CMV)传播感染或潜伏性感染的再激活相关[9,37]。在某些病例中，患者巨细胞病毒阴性[17]。一例格林-巴利综合征肾移植患者发现有空肠弯曲菌菌血症，这是非移植患者格林-巴利综合征最常见的前驱感染[65]。格林-巴利综合征通常表现为递增性瘫痪，超过 2~3 天反射消失，常伴有轻度递增的感觉丧失。它可能进展迅速并涉及呼吸肌，需要气管插管。神经传导研究表明有近端脱髓鞘性多发性神经病。治疗需血浆交换或静脉注射丙种球蛋白[68]。在几个月内许多患者已完全恢复，但仍有患者可能有永久性的神经功能缺损、无力和感觉缺失[33]。

慢性神经系统并发症

肾移植术后数个月内很少有 PNS 并发症发生。最常见的慢性中枢神经系统并发症是感染和脑卒中。感染可发生于移植后的任何时间，但在移植术后 1 个月风险明显增加[63]。缺血性和出血性脑卒中可能发生在任何时间，但通常是在移植后的几个月内。在这段时间内可能会出现原发性中枢神经系统淋巴瘤，通常在移植后能持续数月，但大多数情况下不超过 1 年。

感染(参见第 31 章)

在移植术后一些时间点,5%~10%的移植患者出现中枢神经系统感染，这些感染有 44%~77%导致死亡[25]。一项印度的有 792 例肾移植受者的队列研究发现,中枢神经系统感染导致多数神经系统并发症,占脑功能障碍的 39%[95]。CNS 感染基于临床表现可分为四类：①脑膜炎,包括急性细菌和隐伏的真菌感染;②脑炎或脑膜脑炎;③局灶性脑脓肿;④渐进性痴呆。

脑膜炎

非免疫抑制急性脑膜炎患者会出现发热、头痛、颈项强直和混乱,如果不治疗,脑膜炎进展至死亡不超过 24~48 小时。由于免疫抑制剂治疗通常使脑膜炎发展症状和体征减轻,移植患者的中枢神经系统感染可能不易诊断。晚期中枢神经系统感染的移植患者可能会出现一些临床感染症状。

单核细胞增多性李斯特菌是移植患者急性和亚急性细菌性脑膜炎的最常见病因。其他常见的病原菌为流感嗜血杆菌、肺炎链球菌和脑膜炎奈瑟菌。发展超过一天到数天,最常见的症状为发烧和头痛。有不到一半病例可见局灶性神经功能缺损、意识障碍和脑膜刺激征[90]。李斯特菌可能发生在移植后的任何时间,但很少在第 1 个月中出现[45]。脑脊液(CSF)分析显示淋巴细胞增多、蛋白增高、血糖浓度正常或降低。有不到 1/3 的病例革兰染色阳性[77]。采用脑脊液培养,李斯特菌出现可能较晚,采用血培养,可能更早得出结果[31,105]。有非李斯特菌脑膜炎的患者诊断确认被证明非常困难。中枢神经系统李斯特菌病的最常见非脑膜炎形式是脑膜脑炎,表现为共济失调和多发性脑神经异常,如眼球运动无力或构音障碍[31]。李氏杆菌病可能表现为一种具有较高病死率的局灶性脑脓肿。这些患者中 25%也

有脑膜炎,几乎所有患者均有菌血症[31]。

亚急性或慢性患者脑膜症状，如低热、轻度头痛中,真菌是最常见的病因,会导致 70%的死亡率。在前面描述的印度队列研究中,有 31 例肾移植患者出现中枢神经系统感染,12 例发生隐球菌性脑膜炎,6 例发生毛霉菌病,1 例曲霉菌病[95]。

新型隐球菌性脑膜炎通常发生于移植术后 6 个月以后,临床症状不明显[120]。移植受者隐球菌性脑膜炎临床表现包括脑病(64%)、恶心和呕吐(50%)、发热(46%)、头痛(46%)、颈项强直(14%)、视力下降(7%)和癫痫发作(4%)。脑膜炎诊断之前症状持续时间为 17 天(2~30 天)[115]。从 CSF 培养出病原体可能需要数周的时间,而脑脊液隐球菌抗原的免疫学检测被推荐作为一种快速、可靠的诊断方法。隐球菌性脑膜炎移植患者脑成像可能正常或无特异性结果[115]。静脉注射两性霉素 B 或氟康唑或两者同时使用可以根除感染,而不会降低可能会危及移植存活的免疫抑制[45,119]。

有 2%~3%的肾移植受者出现结核分枝杆菌感染,其中约 50%的患者蔓延到中枢神经系统[53]。脑脊液检查显示抗酸杆菌染色阳性。典型治疗通常包括利福平,四种抗生素之一,可以诱导肝酶,从而减少环孢素血药浓度。其他慢性脑膜感染包括粪类圆线虫、粗球孢子菌和荚膜组织胞浆菌。

脑炎

移植受者可能因原发性感染而患病毒性脑炎(又称脑膜脑炎),原因包括从捐赠者携带病毒,或激活一个潜伏的病毒。患者可能会出现明显的思维混乱并难以形成新的记忆。颅神经病变通常都会累及脑干。头痛和发热会不定地出现。移植患者中罕见有确诊的巨细胞病毒性脑炎,但看上去可能与视网膜炎有关[10]。脑 MRI 可能显示脑白质异常或脑膜强化,或正常。巨细胞病毒聚合酶链反应脑脊液被排出,从而可靠地表明 CNS 中的 CMV 感染[24]。做出明确诊断很重要,因为治疗需要使用更昔洛韦或膦甲酸钠,以及减少免疫抑制的药物[119]。

水痘-带状疱疹病毒是一种常见的术后感染,影响多个器官,引起脑干脑炎。其他产生脑炎的病原体包括弓形虫、人类疱疹病毒 6 型、S.线虫和新型隐球菌[58]。西尼罗河病毒可能造成移植受者严重的脑膜脑炎。它可通过捐赠器官传播或从有病毒流行地区的社区自然感染[22,30]。

局灶性脑感染

移植受者脑脓肿通常是由于感染曲霉菌,少部分是由于感染念珠菌、隐球菌病、奴卡菌病、弓形虫病、毛霉菌病或李斯特菌病。烟曲霉通常发生在肾移植3个月后,平均发病率为0.7%[100]。中枢神经系统曲霉菌病通常会导致突发的局灶性神经功能缺损或癫痫发作。脑卒中样发作的症状表现为有远端栓塞的脑血管真菌侵袭。有1/3的病例出现浸染性迹象,最常累及的器官是肺[11,100]。头部CT或MRI显示有单个或多个小团块病灶或对比增强,诊断需进行肺或脑活检。有侵袭性曲霉菌病的移植患者死亡率为74%~92%[100]。该病恶化迅速,尽管使用抗真菌治疗,患者大多数仍死亡[11,45]。

星形诺卡菌脑脓肿通常是从肺部病灶播散的。移植医院中可能会出现诺卡菌感染患者群[8]。相关的皮下病变可感知,并可获得活检标本。弓形虫是肾移植受者一种罕见的中枢神经系统感染。它通常以多发块状进行性病变出现,还可能引起弥漫性脑病或脑炎[78,110]。通常不能凭借影像学检查做出诊断。特性表现是多个环形强化病变,但这也可以在其他局灶性感染和肿瘤中见到[4]。毛霉菌病在移植后糖尿病患者常见且有致命性[95]。病症几乎总是从鼻旁窦开始,造成眶周水肿和坏死以及眼球突出,随后会侵入海绵窦内颈动脉,导致脑动脉栓塞和脑卒中[20]。

进展性痴呆

PML是一种罕见的致命性疾病,在中枢神经系统产生广泛的脱髓鞘。最初在获得性免疫缺陷综合征患者中报道,最终确定PML可发生在许多免疫抑制的个体。它由多瘤病毒感染引起,通常是JC病毒,但有时是SV40或BK病毒[88]。临床表现隐伏,伴有进行性痴呆、失明或双侧无力。脑MRI与病史结合做出诊断,显示弥漫性皮质下白质T2高信号无团块影或对比增强。确诊则需要有能证实髓鞘脱失的组织,电镜下观察肿大的少突胶质细胞中有病毒颗粒[60]。90%的PML患者脑脊液检测发现JC病毒DNA,但不能可靠地应用负聚合酶链反应结果排除感染[36]。法国的一项有103例肾移植受者的研究发现有7%的移植受者有JC病毒DNA但无PML,这些患者仅随访1年[72]。患者在数月至1年内逐渐死亡,目前尚无有效治疗。

脑卒中(参见第28章)

脑卒中和感染是肾移植的最常见神经系统并发症,但脑卒中是神经系统疾病中慢性并发症最常见的原因[3,95]。回顾分析1979—2000年间403例单肾移植患者,发现10年内脑卒中患病率为8%,其中1/3是脑出血。患病平均年龄为50岁(23~63岁)。从移植到脑卒中的平均时间为49个月。确定了3个引起脑卒中的危险因素:糖尿病神经病变、外周血管疾病、年龄>40岁[81]。另一个大的回顾性研究发现移植后脑卒中患病率为9.5%,大多数发生在移植6个月后[3]。

一个单中心研究发现,在1983—2002年间的1600例肾移植病例中,有105例死亡,60.3%是因为移植器官死亡。脑卒中死亡率为17%,是仅次于感染(占死亡人数的24%)的第二大死亡原因。除脑卒中外,最常见的原因有心血管病,占16%,恶性肿瘤,占15%,肝衰竭,占11%[99]。一个回顾性研究分析从1970—1999年肾移植患者的死亡原因,死于脑卒中的比例增加,从2.4%增加到8%,而移植排斥造成死亡的百分比下降[46]。

缺血性脑卒中

有许多因素会增加术后脑卒中的风险[3]。年龄大于40岁是一个特别危险的因素[3,47]。一项研究指出,肾衰竭最初是源于高血压的患者脑卒中的风险会增大[47]。在另一个调查中未发现这种关系,但该研究指出,缺血性脑卒中与潜在的多囊肾疾病有明确关联,其中高血压就是一个常见因素[3]。

肾衰竭会出现高脂血症,在某种程度上会持续到器官移植之后,可能会加速动脉粥样硬化的形成[47]。长期皮质激素治疗可能会加速动脉粥样硬化。

缺血性脑卒中通常表现为突发的局部神经缺陷,如轻偏瘫、语音干扰、笨拙和视野减小。脑卒中后在第一个24小时头CT通常并不表现出脑卒中的典型特征,除非卒中面积非常大。脑MRI显示缺血性事件发生后30分钟弥散受限。

潜在可逆的卒中危险因素包括高血压、高脂血症、吸烟和糖尿病。真菌感染曲霉菌和毛霉菌病可表现为伴有远端栓塞的菌丝入侵脑动脉后卒中。免疫抑制的移植受者中一直有出现大脑血管炎的报道[94]。

出血性脑卒中

通过对梅奥中心1966—1998年进行肾移植的患者进行的回顾性研究发现,1573例患者中有10例出现脑出血,其中死亡6例。从肾移植到脑出血的时间间隔为12~114个月(平均57个月)。所有脑出血患者均高血压控制不良。多囊肾患者发展成出血的风险增加了10

倍,而糖尿病患者的风险增加 4 倍。大多数脑出血是灾难性的和致命的,但仅占到肾移植后死亡的 1%[121]。

原发性中枢神经系统淋巴瘤

相比其他实体器官移植后发生的肿瘤,肾移植后患者的肿瘤并不常见[86]。两大肾移植回顾研究中,0.7%~1.4%的患者发展为非霍奇金淋巴瘤。其中,有 22% 累及中枢神经系统,11%被诊断为原发性中枢神经系统淋巴瘤,5 年生存率为 38%~80%[19,82,87]。年龄小和接受OKT3 是发生淋巴瘤的高危因素,而接受霉酚酸酯或硫唑嘌呤治疗是低危因素[19]。原发性中枢神经系统淋巴瘤通常发生在移植术后 1 年内,平均发生时间为 9 个月(范围为 5.5~46 个月)[44]。在一个有 25 例肾移植术后出现原发性中枢神经系统淋巴瘤的患者研究中,诊断平均年龄为 46 岁。诊断做出的时间是移植术后 4~264个月(中位时间 18 个月)[104]。

患者可出现单发或多发性病变,后者占 33%~72%[76,104,119]。病变往往是在定位幕上和脑室周围。脑淋巴瘤可侵犯脑膜,但恶性脑膜炎往往反映了来自系统的主要传播。有两个原发性中枢神经系统淋巴瘤发展危险因素已经得到证实:①免疫抑制方案的强度;②EB 病毒血清学阳性[48,118]。基于活检标本的血清抗体反应、免疫组化染色和 DNA 杂交研究,猜测 EB 病毒在脑淋巴瘤中发挥着重要作用[42]。

患者通常表现为神经功能缺损,且在数周内恶化。在法国的一项对 25 例肾移植术后出现原发性中枢神经系统淋巴瘤患者的研究中,最常见的症状是局灶性神经功能缺损,发生率为 84%,或者表现为一个孤立的缺陷,或伴有癫痫发作或颅内压力增高[104]。头痛是一个晚期症状,往往反映颅内压增高或脑膜受累[44]。较少的表现包括恶性脑膜炎、脊髓病变和眼沉积造成的视觉干扰[44]。

在免疫功能正常的患者中,原发性中枢神经系统淋巴瘤病灶脑 MRI 显示钆均匀增强。在移植的患者中,病变可能表现出均匀、混杂或没有增强(图 33-3)。环形增强可能容易被误认为是多形性胶质母细胞瘤或脓肿。在原发性中枢神经系统淋巴瘤,CSF 蛋白水平可能小幅升高且血糖低,往往不显示出现淋巴瘤细胞[104]。弥漫性淋巴瘤累及脑膜,在组织学上确诊之前需要多种细胞学标本。

疑似诊断原发性中枢神经系统淋巴瘤应得到神经外科活检证实。获得活检标本之前,大剂量皮质激素治疗可能影响组织学诊断的可靠性[27]。切除肿瘤似乎并不能提高长期存活率,在尝试切除一深部肿瘤后会出现实质的发病率[27]。

移植后原发性中枢神经系统淋巴瘤结局较差。在一项大型的 145 000 例死亡供肾移植患者非霍奇金淋巴瘤研究中,诊断为原发性中枢神经系统淋巴瘤的患者 5 年存活率为 38%[82]。一般来说,最初的治疗是减少免疫抑制治疗,然而,这很少导致临床缓解。治疗方法很多,包括单克隆抗体的脑室灌注、化疗和放疗,临床缓解率只有 50%。在法国 25 例患者的队列研究中,所有治疗方案的中位生存期为 26 个月。有报道大剂量阿糖胞苷和鞘内注射甲氨蝶呤结合放疗,可提高中位生存期 42 个月[27]。放射治疗前静脉注射甲氨蝶呤,85%的患者产生肿瘤反应,但这种联合治疗会导致几年后脑白质病的高风险,引起痴呆症、共济失调和尿失禁,尤其是老年患者[26]。原发性中枢神经系统淋巴瘤的最佳治疗方案目前正在研究中,患者应由在这方面有经验的肿瘤专家治疗。

结论

神经系统问题是移植受者发病和死亡的主要原因。许多问题发生在移植后的数月或数年,可能从未引起过移植外科医生的关注。将疾病大体上分为中枢神经系统或外周神经系统有助于神经疾病患者的处理。在术后早期,有或无癫痫发作的脑病可能会继发于各种情况。受压性股神经病变可作为围术期神经系统并发症发生。在移植后数周,最常见的神经系统问题与免疫抑制药物有关,可引起脑病、震颤、神经病变或肌病。格林-巴利综合征是罕见的。慢性神经系统并发症往往是由中枢神经系统感染、脑卒中或原发性中枢神经系统淋巴瘤引起的。

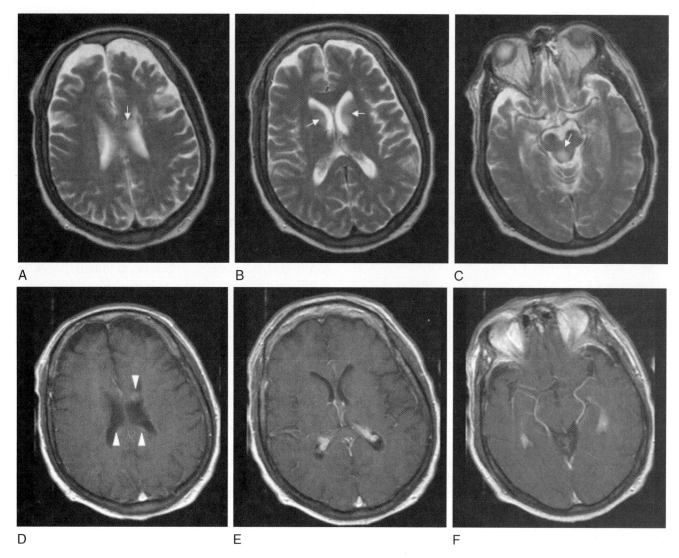

图 33-3　原发性中枢神经系统淋巴瘤。一位 56 岁由死亡人员供肾进行肾移植的男子，术后 1 年出现嗜睡和精神状态改变。脑脊液细胞学检查显示单形性大 B 细胞支持原发性中枢神经系统淋巴瘤。(A~C)轴位 T2 加权磁共振图像显示高信号的大脑区域（箭头）在胼胝体(A)、双侧尾状核(B)和中脑导水管周围区域(C)。(D~F)轴位增强 T1 加权磁共振图像显示胼胝体病变的细微增强（图 D 中的箭头），在尾状核和中脑无增强。患者接受鞘内注射甲氨蝶呤治疗，后来死于败血症。

（冯刚　译　付迎欣　校）

参考文献

1. Abbott KC, Agodoa LY, O'Malley PG. Hospitalized psychoses after renal transplantation in the United States: incidence, risk factors, and prognosis. J Am Soc Nephrol 2003;14:1628–35.
2. Adams DH, Ponsford S, Gunson B, et al. Neurological complications following liver transplantation. Lancet 1987;1:949–51.
3. Adams Jr HP, Dawson G, Coffman TJ, et al. Stroke in renal transplant recipients. Arch Neurol 1986;43:113–5.
4. Agildere AM, Basaran C, Cakir B, et al. Evaluation of neurologic complications by brain MRI in kidney and liver transplant recipients. Transplant Proc 2006;38:611–8.
5. Argov Z. Drug-induced myopathies. Curr Opin Neurol 2000;13:541–5.
6. Armour A. Dilutional hyponatraemia: a cause of massive fatal intraoperative cerebral oedema in a child undergoing renal transplantation. J Clin Pathol 1997;50:444–6.
7. Awan AQ, Lewis MA, Postlethwaite RJ, et al. Seizures following renal transplantation in childhood. Pediatr Nephrol 1999;13:275–7.
8. Baddour LM, Baselski VS, Herr MJ, et al. Nocardiosis in recipients of renal transplants: evidence for nosocomial acquisition. Am J Infect Control 1986;14:214–9.
9. Bale Jr JF, Rote NS, Bloomer LC, et al. Guillain–Barré-like polyneuropathy after renal transplant: possible association with cytomegalovirus infection. Arch Neurol 1980;37:784.
10. Bamborschke S, Wullen T, Huber M, et al. Early diagnosis and successful treatment of acute cytomegalovirus encephalitis in a renal transplant recipient. J Neurol 1992;239:205–8.
11. Beal MF, O'Carroll CP, Kleinman GM, et al. Aspergillosis of the nervous system. Neurology 1982;32:473–9.
12. Bechstein WO. Neurotoxicity of calcineurin inhibitors: impact and clinical management. Transpl Int 2000;13:313–26.
13. Bird SJ, Rich MM. Critical illness myopathy and polyneuropathy. Curr Neurol Neurosci Rep 2002;2:527–33.
14. Bodkin CL, Eidelman BH. Sirolimus-induced posterior reversible encephalopathy. Neurology 2007;68:2039–40.

15. Bolton CF. Peripheral neuropathies associated with chronic renal failure. Can J Neurol Sci 1980;7:89–96.

16. Bronster DJ, Yonover P, Stein J, et al. Demyelinating sensorimotor polyneuropathy after administration of FK506. Transplantation 1995;59:1066–8.

17. Bulsara KR, Baron PW, Tuttle-Newhall JE, et al. Guillain–Barré syndrome in organ and bone marrow transplant patients. Transplantation 2001;71:1169–72.

18. Burn DJ, Bates D. Neurology and the kidney. J Neurol Neurosurg Psychiatry 1998;65:810–21.

19. Caillard S, Dharnidharka V, Agodoa L, et al. Posttransplant lymphoproliferative disorders after renal transplantation in the United States in era of modern immunosuppression. Transplantation 2005;80:1233–43.

20. Carbone KM, Pennington LR, Gimenez LF, et al. Mucormycosis in renal transplant patients – a report of two cases and review of the literature. Q J Med 1985;57:825–31.

21. Carson KR, Evens AM, Richey EA, et al. Progressive multifocal leukoencephalopathy after rituximab therapy in HIV-negative patients: a report of 57 cases from the research on adverse drug events and reports project. Blood 2009;113:4834–40.

22. Centers for Disease Control and Prevention. West Nile virus infection in organ donor and transplant recipients – Georgia and Florida, 2002. JAMA 2002;288:1465–6.

23. Clatworthy MR, Friend PJ, Calne RY, et al. Alemtuzumab (Campath-1h) for the treatment of acute rejection in kidney transplant recipients: long-term follow-up. Transplantation 2009;87:1092–5.

24. Cohen BA. Prognosis and response to therapy of cytomegalovirus encephalitis and meningomyelitis in aids. Neurology 1996;46:444–50.

25. Conti DJ, Rubin RH. Infection of the central nervous system in organ transplant recipients. Neurol Clin 1988;6:241–60.

26. DeAngelis LM. Primary central nervous system lymphoma. J Neurol Neurosurg Psychiatry 1999;66:699–701.

27. DeAngelis LM, Yahalom J, Heinemann MH, et al. Primary CNS lymphoma: combined treatment with chemotherapy and radiotherapy. Neurology 1990;40:80–6.

28. de Groen PC, Aksamit AJ, Rakela J, et al. Central nervous system toxicity after liver transplantation. The role of cyclosporine and cholesterol. N Engl J Med 1987;317:861–6.

29. Delanty N, Vaughan CJ, French JA. Medical causes of seizures. Lancet 1998;352:383–90.

30. DeSalvo D, Roy-Chaudhury P, Peddi R, et al. West Nile virus encephalitis in organ transplant recipients: another high-risk group for meningoencephalitis and death. Transplantation 2004;77:466–9.

31. Doganay M. Listeriosis: clinical presentation. FEMS Immunol Med Microbiol 2003;35:173–5.

32. Dohgu S, Kataoka Y, Ikesue H, et al. Involvement of glial cells in cyclosporine-increased permeability of brain endothelial cells. Cell Mol Neurobiol 2000;20:781–6.

33. El-Sabrout RA, Radovancevic B, Ankoma-Sey V, et al. Guillain–Barré syndrome after solid organ transplantation. Transplantation 2001;71:1311–6.

34. Esterl Jr RM, Gupta N, Garvin PJ. Permanent blindness after cyclosporine neurotoxicity in a kidney-pancreas transplant recipient. Clin Neuropharmacol 1996;19:259–66.

35. Estol CJ, Lopez O, Brenner RP, et al. Seizures after liver transplantation: a clinicopathologic study. Neurology 1989;39:1297–301.

36. Ferrante P, Caldarelli-Stefano R, Omodeo-Zorini E, et al. Comprehensive investigation of the presence of JC virus in aids patients with and without progressive multifocal leukoencephalopathy. J Med Virol 1997;52:235–42.

37. Garcia Alvarez T, Garcia Herrera A, Mazuecos Blanca A, et al. Guillain–Barré syndrome in kidney transplant. Nefrologia 2010;30:260–1.

38. Gilmore RL. Seizures and antiepileptic drug use in transplant patients. Neurol Clin 1988;6:279–96.

39. Gross ML, Pearson R, Sweny P, et al. Rejection encephalopathy. Proc Eur Dial Transplant Assoc 1981;18:461–4.

40. Gross ML, Sweny P, Pearson RM, et al. Rejection encephalopathy. An acute neurological syndrome complicating renal transplantation. J Neurol Sci 1982;56:23–34.

41. Grotz WH, Breitenfeldt MK, Braune SW, et al. Calcineurin-inhibitor induced pain syndrome (CIPS): a severe disabling complication after organ transplantation. Transpl Int 2001;14:16–23.

42. Hanto DW, Gajl-Peczalska KJ, Frizzera G, et al. Epstein–Barr virus (EBV) induced polyclonal and monoclonal B-cell lymphoproliferative diseases occurring after renal transplantation. Clinical, pathologic, and virologic findings and implications for therapy. Ann Surg 1983;198:356–69.

43. Hefty TR, Nelson KA, Hatch TR, et al. Acute lumbosacral plexopathy in diabetic women after renal transplantation. J Urol 1990;143:107–9.

44. Hochberg FH, Miller DC. Primary central nervous system lymphoma. J Neurosurg 1988;68:835–53.

45. Hooper DC, Pruitt AA, Rubin RH. Central nervous system infection in the chronically immunosuppressed. Medicine (Baltimore) 1982;61:166–88.

46. Howard RJ, Patton PR, Reed AI, et al. The changing causes of graft loss and death after kidney transplantation. Transplantation 2002;73:1923–8.

47. Ibels LS, Stewart JH, Mahony JF, et al. Deaths from occlusive arterial disease in renal allograft recipients. Br Med J 1974;3:552–4.

48. Jamil B, Nicholls K, Becker GJ, et al. Impact of acute rejection therapy on infections and malignancies in renal transplant recipients. Transplantation 1999;68:1597–603.

49. Jarosz JM, Howlett DC, Cox TC, et al. Cyclosporine-related reversible posterior leukoencephalopathy: MRI. Neuroradiology 1997;39:711–5.

50. Jeruss J, Braun SV, Reese JC, et al. Cyclosporine-induced white and grey matter central nervous system lesions in a pediatric renal transplant patient. Pediatr Transplant 1998;2:45–50.

51. Jog MS, Turley JE, Berry H. Femoral neuropathy in renal transplantation. Can J Neurol Sci 1994;21:38–42.

52. Jost L, Nogues M, Davalos M, et al. Neurological complications of renal transplant. Medicina (B Aires) 2000;60:161–4.

53. Kaaroud H, Beji S, Boubaker K, et al. Tuberculosis after renal transplantation. Transplant Proc 2007;39:1012–3.

54. Kahan BD, Flechner SM, Lorber MI, et al. Complications of cyclosporine-prednisone immunosuppression in 402 renal allograft recipients exclusively followed at a single center for from one to five years. Transplantation 1987;43:197–204.

55. Kanda F, Okuda S, Matsushita T, et al. Steroid myopathy: pathogenesis and effects of growth hormone and insulin-like growth factor-i administration. Horm Res 2001;56(Suppl. 1):24–8.

56. Kato T, Hattori H, Nagato M, et al. Subclinical central Pontine myelinolysis following liver transplantation. Brain Dev 2002;24:179–82.

57. Knox DL, Hanneken AM, Hollows FC, et al. Uremic optic neuropathy. Arch Ophthalmol 1988;106:50–4.

58. Kotton CN, Fishman JA. Viral infection in the renal transplant recipient. J Am Soc Nephrol 2005;16:1758–74.

59. Kurella M, Mapes DL, Port FK, et al. Correlates and outcomes of dementia among dialysis patients: the dialysis outcomes and practice patterns study. Nephrol Dial Transplant 2006;21:2543–8.

60. Kwak EJ, Vilchez RA, Randhawa P, et al. Pathogenesis and management of polyomavirus infection in transplant recipients. Clin Infect Dis 2002;35:1081–7.

61. Lake KD. Management of drug interactions with cyclosporine. Pharmacotherapy 1991;11:110S–8S.

62. Lee JM, Raps EC. Neurologic complications of transplantation. Neurol Clin 1998;16:21–33.

63. Li QS, Huo WQ, Nie ZL, et al. Acute femoral neuropathy following renal transplantation: a retrospective, multicenter study in China. Transplant Proc 2010;42:1699–1703.

64. Lockwood AH. Neurologic complications of renal disease. Neurol Clin 1989;7:617–27.

65. Maccario M, Tarantino A, Nobile-Orazio E, et al. *Campylobacter jejuni* bacteremia and Guillain–Barré syndrome in a renal transplant recipient. Transpl Int 1998;11:439–42.

66. Mahoney CA, Arieff AI. Uremic Encephalopathies: clinical, biochemical, and experimental features. Am J Kidney Dis 1982;2:324–36.

67. Maramattom BV, Wijdicks EF. Sirolimus may not cause neurotoxicity in kidney and liver transplant recipients. Neurology 2004;63:1958–9.

68. Mazzoni A, Pardi C, Bortoli M, et al. Plasma exchange for polyradiculoneuropathy following kidney transplantation: a case report. Transplant Proc 2004;36:716–7.

69. McArthur JC, Brew BJ, Nath A. Neurological complications of HIV infection. Lancet Neurol 2005;4:543–55.

70. McEnery PT, Nathan J, Bates SR, et al. Convulsions in children

undergoing renal transplantation. J Pediatr 1989;115:532–6.

71. Meech PR. Femoral neuropathy following renal transplantation. Aust N Z J Surg 1990;60:117–9.

72. Mengelle C, Kamar N, Mansuy JM, et al. JC virus DNA in the peripheral blood of renal transplant patients: a 1-year prospective follow-up in France. J Med Virol 2011;83:132–6.

73. Miro O, Salmeron JM, Masanes F, et al. Acute quadriplegic myopathy with myosin-deficient muscle fibres after liver transplantation: defining the clinical picture and delimiting the risk factors. Transplantation 1999;67:1144–51.

74. Monseu G, Flament-Durand J. Pathogenesis of central Pontine myelinolysis. A clinical and pathological description of three cases. Pathol Eur 1971;6:75–94.

75. Mueller AR, Platz KP, Bechstein WO, et al. Neurotoxicity after orthotopic liver transplantation. A comparison between cyclosporine and FK506. Transplantation 1994;58:155–70.

76. Murray K, Kun L, Cox J. Primary malignant lymphoma of the central nervous system. Results of treatment of 11 cases and review of the literature. J Neurosurg 1986;65:600–7.

77. Mylonakis E, Hohmann EL, Calderwood SB. Central nervous system infection with *Listeria monocytogenes*. 33 years' experience at a general hospital and review of 776 episodes from the literature. Medicine (Baltimore) 1998;77:313–36.

78. Nasser QJ, Power RE, Eng MP, et al. Toxoplasmosis after a simultaneous pancreas and kidney transplantation. Transplant Proc 2004;36:2843–4.

79. Nived O, Sturfelt G, Liang MH, et al. The ACR nomenclature for CNS lupus revisited. Lupus 2003;12:872–6.

80. Norenberg MD, Leslie KO, Robertson AS. Association between rise in serum sodium and central pontine myelinolysis. Ann Neurol 1982;11:128–35.

81. Oliveras A, Roquer J, Puig JM, et al. Stroke in renal transplant recipients: epidemiology, predictive risk factors and outcome. Clin Transplant 2003;17:1–8.

82. Opelz G, Dohler B. Lymphomas after solid organ transplantation: a collaborative transplant study report. Am J Transplant 2004;4:222–30.

83. O'Sullivan DP. Convulsions associated with cyclosporin A. Br Med J (Clin Res Ed) 1985;290:858.

84. Palmer CA. Neurologic manifestations of renal disease. Neurol Clin 2002;20:23–34, v.

85. Patchell RA. Neurological complications of organ transplantation. Ann Neurol 1994;36:688–703.

86. Penn I. Neoplastic complications of transplantation. Semin Respir Infect 1993;8:233–9.

87. Penn I, Porat G. Central nervous system lymphomas in organ allograft recipients. Transplantation 1995;59:240–4.

88. Perrons CJ, Fox JD, Lucas SB, et al. Detection of polyomaviral DNA in clinical samples from immunocompromised patients: correlation with clinical disease. J Infect 1996;32:205–9.

89. Pirsch JD, Miller J, Deierhoi MH, et al. A comparison of tacrolimus (fk506) and cyclosporine for immunosuppression after cadaveric renal transplantation. FK506 Kidney Transplant Study Group. Transplantation 1997;63:977–83.

90. Pollock SS, Pollock TM, Harrison MJ. Infection of the central nervous system by *Listeria monocytogenes*: a review of 54 adult and juvenile cases. Q J Med 1984;53:331–40.

91. Pontin AR, Donaldson RA, Jacobson JE. Femoral neuropathy after renal transplantation. S Afr Med J 1978;53:376–8.

92. Probst A, Harder F, Hofer H, et al. Femoral nerve lesion subsequent to renal transplantation. Eur Urol 1982;8:314–6.

93. Raskin NH. Neurological complications of renal failure. New York: Churchill Livingstone; 1995.

94. Rothenberg RJ. Isolated angiitis of the brain. Case in a renal transplant recipient. Am J Med 1985;79:629–32.

95. Sakhuja V, Sud K, Kalra OP, et al. Central nervous system complications in renal transplant recipients in a tropical environment. J Neurol Sci 2001;183:89–93.

96. Schady W, Abuaisha B, Boulton AJ. Observations on severe ulnar neuropathy in diabetes. J Diabetes Complications 1998;12:128–32.

97. Seliger SL, Siscovick DS, Stehman-Breen CO, et al. Moderate renal impairment and risk of dementia among older adults: the cardiovascular health cognition study. J Am Soc Nephrol 2004;15:1904–11.

98. Sharma KR, Cross J, Santiago F, et al. Incidence of acute femoral neuropathy following renal transplantation. Arch Neurol 2002;59:541–5.

99. Shimmura H, Tanabe K, Tokumoto T, et al. Analysis of cause of death with a functioning graft: a single-center experience. Transplant Proc 2004;36:2026–9.

100. Singh N, Paterson DL. Aspergillus infections in transplant recipients. Clin Microbiol Rev 2005;18:44–69.

101. Singh N, Yu VL, Gayowski T. Central nervous system lesions in adult liver transplant recipients: clinical review with implications for management. Medicine (Baltimore) 1994;73:110–8.

102. Sisto D, Chiu WS, Geelhoed GW, et al. Femoral neuropathy after renal transplantation. South Med J 1980;73:1464–6.

103. Small SL, Fukui MB, Bramblett GT, et al. Immunosuppression-induced leukoencephalopathy from tacrolimus (FK506). Ann Neurol 1996;40:575–80.

104. Snanoudj R, Durrbach A, Leblond V, et al. Primary brain lymphomas after kidney transplantation: presentation and outcome. Transplantation 2003;76:930–7.

105. Stamm AM, Dismukes WE, Simmons BP, et al. Listeriosis in renal transplant recipients: report of an outbreak and review of 102 cases. Rev Infect Dis 1982;4:665–82.

106. Stein DP, Lederman RJ, Vogt DP, et al. Neurological complications following liver transplantation. Ann Neurol 1992;31:644–9.

107. Stott VL, Hurrell MA, Anderson TJ. Reversible posterior leukoencephalopathy syndrome: a misnomer reviewed. Intern Med J 2005;35:83–90.

108. Tobler WD, Weil S. Epidural lipomatosis and renal transplantation. Surg Neurol 1988;29:141–4.

109. Torocsik HV, Curless RG, Post J, et al. FK506-induced leukoencephalopathy in children with organ transplants. Neurology 1999;52:1497–500.

110. Townsend JJ, Wolinsky JS, Baringer JR, et al. Acquired toxoplasmosis. A neglected cause of treatable nervous system disease. Arch Neurol 1975;32:335–43.

111. Tsagalou EP, Anastasiou-Nana MI, Margari ZJ, et al. Possible everolimus-induced, severe, reversible encephalopathy after cardiac transplantation. J Heart Lung Transplant 2007;26:661–4.

112. van der Voort van Zyp NC, Davin JC, Idu M, et al. Kidney transplant survival rates and surgical complications in kidney transplants in children; experiences in the Emma Children's hospital AMC. Ned Tijdschr Geneeskd 2005;149:584–8.

113. Van Veer H, Coosemans W, Pirenne J, et al. Acute femoral neuropathy: a rare complication after renal transplantation. Transplant Proc 2010; 42:4384–8.

114. Vaziri ND, Barton CH, Ravikumar GR, et al. Femoral neuropathy: a complication of renal transplantation. Nephron 1981;28:30–1.

115. Vilchez RA, Fung J, Kusne S. Cryptococcosis in organ transplant recipients: an overview. Am J Transplant 2002;2:575–80.

116. Vo AA, Lukovsky M, Toyoda M, et al. Rituximab and intravenous immune globulin for desensitization during renal transplantation. N Engl J Med 2008;359:242–51.

117. Walker RW, Brochstein JA. Neurologic complications of immunosuppressive agents. Neurol Clin 1988;6:261–78.

118. Walker RC, Paya CV, Marshall WF, et al. Pretransplantation seronegative Epstein-Barr virus status is the primary risk factor for posttransplantation lymphoproliferative disorder in adult heart, lung, and other solid organ transplantations. J Heart Lung Transplant 1995;14:214–21.

119. Watson AJ, Russell RP, Cabreja RF, et al. Cure of cryptococcal infection during continued immunosuppressive therapy. Q J Med 1985;55:169–72.

120. Wijdicks EF. Neurotoxicity of immunosuppressive drugs. Liver Transpl 2001;7:937–42.

121. Wijdicks EF, Torres VE, Schievink WI, et al. Cerebral hemorrhage in recipients of renal transplantation. Mayo Clin Proc 1999;74:1111–2.

122. Wijdicks EF, Wiesner RH, Dahlke LJ, et al. FK506-induced neurotoxicity in liver transplantation. Ann Neurol 1994;35:498–501.

123. Wright DG, Laureno R, Victor M. Pontine and extrapontine myelinolysis. Brain 1979;102:361–85.

124. Wszolek ZK, McComb RD, Pfeiffer RF, et al. Pontine and extrapontine myelinolysis following liver transplantation. Relationship to serum sodium. Transplantation 1989;48:1006–12.

125. Yazbeck S, Larbrisseau A, O'Regan S. Femoral neuropathy after renal transplantation. J Urol 1985;134:720–1.

126. Zylicz Z, Nuyten FJ, Notermans SL, et al. Postoperative ulnar neuropathy after kidney transplantation. Anaesthesia 1984;39:1117–20.

第 34 章

肾移植术患者良性与恶性皮肤病变

Aoife Lally・Sasha Nicole Jenkins・Fiona Zwald

简介

皮肤病变是肾移植后公认存在的常见并发症,但通常主要关注恶性皮肤疾病。良性皮肤病主要以严重感染或医源性皮肤病为主(表34-1)。但也会发生炎性皮肤病及良性皮肤肿瘤。图34-1列出了这一患者人群中发现的良性皮肤病变,信息来自牛津大学最近进行的一项研究[70]。免疫抑制剂用药的依从性对移植物的存活至关重要,但其所导致的皮肤功能性损伤及外貌损伤问题均可影响生活质量[94],因此有效地解决这些问题能够保证免疫抑制用药的依从性。

目前,不同种族的肾移植受者出现药物相关性皮肤副作用的情况类似,但因免疫抑制所导致的皮肤病在种族、皮肤类型及地理位置方面存在较大的差异性。在北欧血统的患者中,主要且长期存在的问题是非黑色素瘤皮肤癌(NMSC),对环境中接触较高紫外线(UV)暴露水平的患者造成长期困扰。而在热带及亚热带地区,感染占主导地位,也可见卡波西肉瘤的发生。

药物副作用

过去十年中,免疫抑制方案已从泼尼松、硫唑嘌呤和环孢素联用转变为霉酚酸酯和他克莫司联用,可加用或不加用泼尼松。mTOR抑制剂,如西罗莫司的应用也越来越多。免疫抑制剂的更换也对这类患者群体所观察到的医源性皮肤病变产生影响。由于移植患者往往还需要使用除免疫抑制剂外的其他药物,因此还必

表 34-1　肾移植受体良性皮肤病的研究总结

研究	国家	病例数	移植后时间(月)	平均年龄(岁)	免疫抑制剂方案	皮肤病感染情况	皮肤病医源性影响
Haim 等, 1973 年[54]	以色列	35	7~48	29	泼尼松 硫唑嘌呤	39 例感染 细菌 10 病毒 8 真菌 21	—
Koranda 等, 1974 年[68]	美国	200	3~108	30	泼尼松 硫唑嘌呤	细菌 4 病毒性疣 86 其他病毒 96 真菌 50	库欣综合征: 紫癜 200 痤疮 126 细纹 116 KP 110 多毛 98 脱皮 108
Bergfeld 和 Roenigk, 1978 年[11]	美国	215	N/A	N/A	泼尼松 硫唑嘌呤	细菌 59 病毒 40 (病毒性疣 8) 真菌 34	激素性痤疮 12 暴发性紫癜 1
Bencini 等, 1983 年[9]	意大利	105	1~132 均数=40	35	泼尼松 硫唑嘌呤	74 个 RTR 中出现 107 例感染: 细菌 16 病毒 38 真菌 53	库欣综合征 55
Bencini 等, 1986 年[10]	意大利	67	1~17 均数=3.2	35	环孢素(低剂量) 类固醇	26 个 RTR 细菌 8 病毒 16 真菌 8	54 个 RTR 多毛症 40 皮样囊肿 19 牙龈增生 14 激素性痤疮 10 皮脂腺增生 7
Brown 等, 1988 年[22]	北爱尔兰	223	24~252 均数=79	36	泼尼松 硫唑嘌呤	病毒性疣 52	常见痤疮和紫癜
Blohme 和 Larko, 1990 年[14]	瑞典	98	120~276	50	硫唑嘌呤 泼尼松 环孢素(5)	病毒性疣 54 真菌 7	类固醇反应 21
Bunney 等, 1990 年[23]	苏格兰	162	N/A	45	环孢素(94) 硫唑嘌呤(68)	疣 22/94, 20/68 真菌 8/94, 8/68	多毛症 8/94 牙龈增生 1/94 痤疮 12/94, 6/68
Lugo-Janer 等, 1991 年[81]	波多黎各	82	1~165 均数=35	35	硫唑嘌呤 泼尼松 环孢素	63 个 RTR: 细菌 14 病毒 26 真菌 100	55 个 RTR: 库欣综合征 54 痤疮 25 多毛症 27 KP27 牙龈增生 16

表34-1 肾移植受体良性皮肤病的研究总结(续)

研究	国家	病例数	移植后时间(月)	平均年龄(岁)	免疫抑制剂方案	皮肤病感染情况	皮肤病医源性影响
Menni 等,1991年[93]	意大利儿童	32	1~96 均数=32	13	硫唑嘌呤 泼尼松 环孢素	细菌 2 病毒 6 真菌 2	牙龈增生 26 多毛症 23 瘢痕 5
Strumia 等,1992年[132]	意大利	53	长达 240	44	硫唑嘌呤 泼尼松 环孢素(29)	细菌 1 病毒性疣 15 真菌 37	RTR 52
Hepburn 等,1994年[57]	新西兰	52	3~258 均数=116	44	硫唑嘌呤 泼尼松 环孢素(15)	细菌 1 病毒性疣 39 真菌 5	瘢痕 2 多毛症 1
Chugh 等,1994年[31]	印度	157	1~23	36	硫唑嘌呤 泼尼松 环孢素	细菌 11 病毒 35 真菌 117	库欣综合征 133 瘢痕 94 多毛症 65 牙龈增生 2
Barba 等,1996年[6]	意大利	285	N/A	45	硫唑嘌呤 泼尼松 环孢素	细菌 15 病毒性疣 88 真菌 65	库欣综合征 139 多毛症 98 瘢痕 27
Seckin 等,1998年[117]	土耳其	80	1.5~240 均数=49	35	硫唑嘌呤 泼尼松 环孢素	69 例患者 细菌 14 病毒 44 真菌 47 寄生虫 2	78 例患者 多毛症 61 库欣综合征 29 瘢痕 29 牙龈增生 32
Euvrard 等,2001年[42]	法国儿童(所有实质器官受体)	145	1~120	? 总数<18	硫唑嘌呤 泼尼松 环孢素 他克莫司(18) MMF(14)	102 例患者 细菌 9 病毒 103 真菌 25	条纹 8 瘢痕 8(21 例患有寻常性瘢痕的年轻患者) 多毛症 14 牙龈增生 8
Mahe 等,2005年[84]	法国	80	西罗莫司用用后 18 个月	48	西罗莫司(首用 36 例,转用 44 例) 泼尼松 MMF	79/80 不良皮肤事件 6/80 由于皮肤感染停止西罗莫司治疗:细菌 3,病毒 27,真菌 13	毛囊皮脂腺:痤疮 37,头皮毛囊炎 21 口腔溃疡 48,鼻出血 48,指甲病变 59 脆弱皮肤 25,干燥病 32,水肿 44
Lally 等,2011[70]	英国半津	308	均数=128	51	硫唑嘌呤 泼尼松 环孢素 MMF 他克莫司 西罗莫司	细菌 83 病毒 118 真菌 56	多毛症 207 牙龈增生 84 皮脂腺增生 77 条纹 56 痤疮 37

KP, 毛发角化病;MMF, 霉酚酸酯;N/A, 未提供;RTR, 肾移植受者。

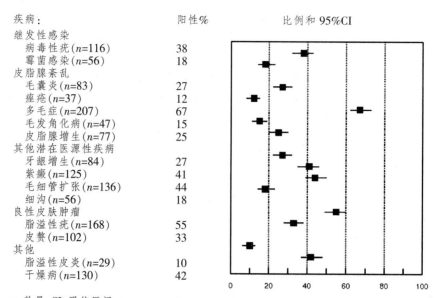

疾病:	阳性%
继发性感染	
病毒性疣($n=116$)	38
霉菌感染($n=56$)	18
皮脂腺紊乱	
毛囊炎($n=83$)	27
痤疮($n=37$)	12
多毛症($n=207$)	67
毛发角化病($n=47$)	15
皮脂腺增生($n=77$)	25
其他潜在医源性疾病	
牙龈增生($n=84$)	27
紫癜($n=125$)	41
毛细管扩张($n=136$)	44
细沟($n=56$)	18
良性皮肤肿瘤	
脂溢性疣($n=168$)	55
皮赘($n=102$)	33
其他	
脂溢性皮炎($n=29$)	10
干燥病($n=130$)	42

比例和95%CI

n,数量;CI,置信区间
其他毛囊皮脂腺疾病(数量):假性毛囊炎(PFB)(5)。
其他皮肤病(数量):黏膜变化(41),指甲变化(27),色素变化(17),皮肤纤维瘤(14),毛发改变(多毛症除外)(10),血管瘤(9),牛皮癣(5),皮肤异常(4),结节性硬化症的皮肤特征(1),系统性红斑狼疮引起的皮肤损伤(1)。

图34-1　牛津统计的肾移植术后患者良性皮肤病变流行病学($n=308$)。

须考虑这类非免疫抑制药物对患者群体某些皮肤病的病因学产生的影响。免疫抑制剂在皮肤恶性肿瘤发病机制中所起的作用将在本章中稍后进行讨论。表34-1总结了关于医源性皮肤病影响的研究结果,我们列出了其发病原因可归咎于个体免疫抑制方案的主要皮肤病研究结果。

激素

　　目前,多数免疫方案在某一阶段的治疗均包括激素。激素对皮肤的损害是公认的,患者肾移植术后可表现出库欣综合征,如身体脂肪再分布、紫癜、条纹、毛细血管扩张及皮肤变薄等[6,9,14,31,68,81,117]。激素可能通过雄激素介导,刺激毛囊皮脂腺单位,表现为多毛症和激素痤疮。激素痤疮类似于普通痤疮(图34-2),仅影响雄激素依赖性区域的皮脂腺(如脸、胸、背和上臂),多有单发的丘疹脓痂及少量的开放性粉刺(黑头)。严重的痤疮可因深层炎性结节囊性病变导致瘢痕。痤疮多发于年轻的肾移植受者[70,81],而对儿童受者的研究表明,痤疮仅见于青少年[42,93],这表明荷尔蒙可能是重要因素。然而,最严重的皮肤变化一般出现于幼儿,且呈剂量依赖性[42]。研究表明,随着肾移植术后时间的延长,激素剂量逐渐减少,对毛囊皮脂腺的影响(如痤疮)也随之逐渐减小[9,31,81],但慢性库欣综合征的其他影响(如紫癜和皮肤脆弱)会持续一段较长的时间[9,14,81]。

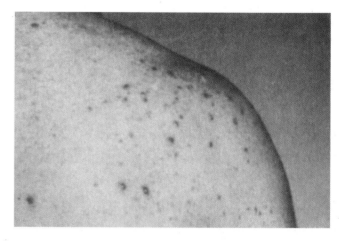

图34-2　激素痤疮伴有单发炎性损伤及少量黑头。

硫唑嘌呤

　　目前,对硫唑嘌呤的皮肤副作用报道较少。Koranda等曾经报道在200例接受检查的肾移植受者中,108例(54%)出现脱发,且其中只有几例为硫唑嘌呤引起的弥散性脱发[68]。此外,22%的研究受者出现发色与发质变化(与硫唑嘌呤引起的弥散性脱发有关)[68]。

环孢素

　　随着免疫方案的改变,目前肾移植术后环孢素的使用大幅减少。但由于皮肤是环孢素的主要累积部位之一,仍需列出这类药物所产生的皮肤副作用[96]。多毛症

(服药后影响率为 100%[78])和牙龈增生(影响率为 2%~81%[6,93])是环孢素最常见的皮肤黏膜损害。环孢素引起的多毛症并非是雄激素介导的副作用,其发病部位不限于雄激素依赖性区域[95],而且与性激素水平也无关[78]。术后环孢素应用时间越长,多毛症越易出现[10,70]。

目前报道的环孢素引起的其他皮脂腺病变包括痤疮和表皮囊肿。环孢素治疗期间激素清除降低[98],而使其对毛囊皮脂腺的影响增强。此外,有应用环孢素后出现颈部瘢痕性痤疮[5,28]及肥厚性假毛囊炎的报道[73,74]。

牙龈增生在术后随时间延长发病率逐步增高[10],且多发于青年受者[34,93]。尽管也常见于口腔健康患者[10],对于口腔卫生差者尤为严重[137]。钙离子拮抗剂,如硝苯地平也可导致类似的牙龈增生,且可与环孢素协同作用[70,124]。此外,摄入苯妥英钠也可致牙龈增生[80]。

皮脂腺增生多发于未用免疫抑制药物的老年患者。其首次报道为使用环孢素的肾移植受者[10]。但详细研究发现皮脂腺增生与环孢素摄入之间并无联系[36,70,114],而与男性受者及高龄相关[70]。

霉酚酸酯

霉酚酸酯的皮肤副作用发病率似乎较低,而且与硫唑嘌呤相比,所记录在案的皮肤副作用更少[123]。霉酚酸酯可增加单纯性疱疹病毒、带状疱疹病毒[136]及巨细胞病毒(CMV)的感染风险[142],且可导致严重的口腔溃疡[49]及甲床剥离症[111]。

他克莫司

相对于环孢素,他克莫司对皮肤黏膜的副作用较少[24,25,47,126]。一项 15 例移植受者由环孢素转换为他克莫司的临床研究发现,1 年内所有患者牙龈增生均治愈,6 个月内多毛症治愈[24]。另一项研究也发现,患者由环孢素转换为他克莫司后多毛症治愈[47]。有报道发现他克莫司可导致术后脱发,一项病例统计发现,去除其他脱发潜在诱因后,29% 的肾移植受者出现脱发[135]。该项研究中临床严重脱发者均为女性。

西罗莫司

Mahe 等[84]研究了西罗莫司对肾移植受者皮肤副作用的特点,发现病变多出现于毛囊皮脂腺,以痤疮样皮疹最为常见——占 46%。在男性患者中,既往有严重痤疮病史者发病率更高。痤疮多伴发头皮毛囊炎,且男性比女性高发。痤疮的形成与西罗莫司的日剂量和血

药浓度无关。55% 的受者出现慢性水肿,15% 的受者出现血管性水肿。其中需要注意的是这类血管性水肿几乎见于所有患者,仅一例除外。口腔黏膜病变也十分常见。西罗莫司治疗与口腔溃疡显著相关,其中研究发现 60% 的受者出现口腔溃疡,11% 的受者出现斑秃,16% 出现多毛症。在研究完成后的 3 个月随访期间,12% 的受者因皮肤副作用停用西罗莫司,包括化脓性汗腺炎、重度痤疮、肢体重度水肿及口腔溃疡。

药物副作用的治疗

多数药物副作用无须特殊治疗,随着药物剂量减少至维持剂量后会逐渐好转。多数免疫抑制剂引起的皮肤病变会影响美观。这对于患者按时用药影响很大,尤其是对于年轻患者,因此,妥善解决此类副作用非常重要。目前来看,通过改变免疫抑制方案,类似于牙龈增生和多毛症的皮肤黏膜影响可得到解决。而痤疮仍是肾移植术后的一个显著问题。外用药物是首选治疗,如病情加重可加用口服抗生素 3~12 个月,如四环素。对于重症患者,可给予 4 个月异维 A 酸 0.5mg/kg 或 1mg/kg,但唇炎、甲沟炎及其对血脂的影响有时仍然颇为棘手。

感染

肾移植术后的非特异性免疫抑制状态使得这类群体易受多种细菌、病毒、真菌及寄生虫的感染。感染发生率与免疫抑制强度、持续时间及地域有关(表 34-1)。感染种类的确定与研究设计有关,发病率研究能够更好地甄别急性感染[如单纯疱疹病毒(HSV)],而流行病学研究更适于鉴别慢性感染(如病毒疣)。

细菌感染

肾移植受者术后免疫力低下,常见感染包括伤口感染[11,68]、脓肿[11,31,68]、毛囊炎[6,9,10,11,31,59,63,81,84,93,132]、脓疱疮[9,42,59,63]、蜂窝织炎[11,54,84]及丹毒[6,7,54,59]。一项关于移植后人群皮肤感染的回顾性分析发现,脓疱病常见于移植后第一年,此后毛囊炎更为常见[59]。此研究发现,男性易感染毛囊炎,而女性更易感染丹毒和脓疱病[59]。最新的一项研究还发现,男性毛囊炎的发病率是女性的 6 倍,且更常见于年轻的移植受者[70]。除年龄、移植后时间和性别外,紫外线接触情况可能也是造成细菌感染的另一项风险因素[133]。

对于免疫功能正常的受试者,A 型链球菌和金黄色葡萄球菌是最常见的致病微生物。然而,也应注意那些罕见的病原体,如肾移植患者可观察到非典型机会性皮肤感染并不意外[11,31,42,52,54,57,68,81]。为避免严重感染的风险,应在临床症状出现时及时给予抗生素治疗,而非确认相应的细菌学证据后才应用。

病毒感染

移植后皮肤病毒感染的主要病原体是疱疹病毒和人乳头瘤病毒(HPV)。属于痘病毒的传染性软疣在移植后人群中也有报道[42,133]。

疱疹病毒

肾移植术后患者处于免疫抑制状态,较易激活潜伏的 HSV 和带状疱疹病毒(HZV)。据研究记录显示,通过检查研究受试者确诊疱疹病毒感染的发病率为 3%~17%[9,10,54,81],通过患者回忆或临床记录回顾得到的发病率为 13%~39%[20,68,128,132]。而其他一些统计方法不明的研究,疱疹感染的发病率为 3%~11%[11,31,117]。肾移植术后疱疹病毒感染的临床表现多不典型[9-11,20]。因此,HZV 并不仅局限于皮肤水泡及皮损区,其病灶区域通常更大,可出现全身性病毒感染。因此,当皮肤病变呈全身性或系统散布时,通常给予系统性抗病毒治疗。

疱疹感染与免疫抑制使用时间无关,可出现于肾移植术后任意时间段[10,81,127]。紫外线短时间照射与疱疹感染有关,春季易发生 HSV 感染,而夏季一般为 HZV 感染[133]。

地中海、中东、非洲部分地区患者最易感染可导致卡波西肉瘤的人类疱疹病毒 8 型(参见第 35 章)。有报道称,移植术后患者出现 CMV 感染[11],并导致出现非特异性皮肤病变,如溃疡[61]。本应在感染人类免疫缺陷病毒(HIV)患者中发现的口腔毛状白斑,也可在感染 EB 病毒后出现[66]。

人类乳头瘤病毒

乳头瘤病毒是一种小型无包膜 DNA 病毒,主要感染黏膜和皮肤上皮。根据全基因组学分离可知,迄今为止发现大约 100 种可影响人类的乳头瘤病毒(HPV)[62]。HPV 异质群体包括可导致寻常疣、跖疣、扁平疣及尖锐湿疣的致病微生物。HPV 是一种已知的致癌病毒,可诱发皮肤鳞状细胞癌(SCC),将在本章稍后讨论。

肾移植术受者常因感染人 HPV 而导致病毒性疣。目前文献报道的总感染率为 6%~90%[54,76]。病毒性疣通常多个出现[9,14,20,22,57,76,92],可能影响移植者美观[128],且肾移植术后患者治疗效果差[20,22]。寻常疣是最常见的临床类型(图 34-3)。肾移植受者的其他临床类型包括扁平疣、花斑癣状疣体病变、跖疣[83]及尖锐湿疣[6,23,113]。表现为严重晒伤皮损的病毒性疣,难以与其他角化性病变加以临床区分,包括日光性角化病和 SCC,且以上病变可同时存在。

肾移植受者出现病毒性疣的几个重要致病因素(除 HPV 感染外)包括免疫抑制时间、移植年龄及紫外线照射。术后时间越长,病毒性疣的发病率越高。有研究报道,病毒性疣直到术后 8 个月[68]到 1 年[128]才会出现,或更长时间[9,10,14,57,70,81,82]。一项意大利的研究显示,肾移植术后 3 年内病毒性疣的发病率为 9.7%,而超过 9 年患者发病率为 53%[6]。一项法国的研究表明,移植年龄是病毒性疣发展的重要因素,移植年龄每 10 年分组,随着年龄的增加,移植术后到病毒疣发病的间隔时间显著缩短[42]。此外,高强度阳光照射也是肾移植术后病毒性疣的重要原因[20,57,92],且皮肤越白皙越容易患病毒性疣[92]。病毒性疣更容易出现在阳光暴晒的皮肤[6,70,81,92],防晒可降低病毒性疣的发病率[6]。但该病并不局限于这些区域,50% 的儿童患者病毒性疣发病于足底[42]。

有报道称病毒性疣是皮肤恶性肿瘤的危险因素[17,108,120],但 Hepburn 等[57]、Blohme 和 Larko 等[13]以及 Jensen 等[63](研究心脏移植受者)的研究表明,病毒性疣与皮肤癌无显著关系。

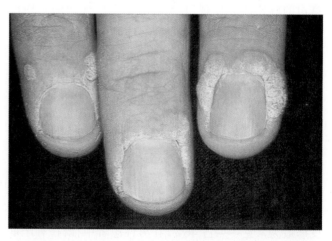

图 34-3 肾移植术后手部大面积寻常疣。(扫码看彩图)

皮肤病毒性疣的治疗

如果无法明确临床诊断,尤其是对于日光灼伤皮肤出现多个疣状病变的患者,需活检明确诊断。但有时单个病变可能出现结构异常,且多种病理表现可同时存在[12]。病毒性疣通常无法根治,液氮冷冻治疗效率差、易复发,一般需要多次治疗[48]。对于较大病变或纤维化病变可行刮除术。局部治疗还包括应用 5-氟尿嘧啶(5-FU)和咪喹莫特。有文献报道,局部或病灶内应用西多福韦可有效治疗[15]。激光也可用于病毒性疣的治疗(CO_2 和 Nd:YAG),但其痛苦较大、易形成瘢痕且费用较高,从而限制了临床应用。

真菌感染

肾移植术后皮肤真菌感染的发病率为 7%[14]~75%[31]。常见类型包括:花斑糠疹(5%~59%)[6,9,23,31,46,52,68,81,82,84,93,117,132]、甲癣(1.5%~52%)[11,31,52,68,81,84,115,132]、念珠菌(1%~46%)[9-11,31,52,54,81,82,84,132]和皮肤深部感染,如毛霉菌及隐球菌感染(1%~3%)[11,31,54],均见于移植群体。肾移植受者出现真菌感染的影响因素包括性别[81]、移植时间[9,81,117,132]、免疫抑制药物[52]、皮肤类型[91]、热带环境[31]及紫外线照射[133]。有文献表明,肾移植术后皮肤真菌感染多见于热带及亚热带地区[31,81](表 34-1)。

花斑糠疹

花斑糠疹由酵母菌中的马拉色霉菌属(此前称为糠疹癣菌属)产生,广泛分布于躯干和上臂,呈火山状多发的鳞屑性黄斑病变(图 34-4)。病变可能出现色素沉着或色素减退,除外观外通常无临床症状。临床诊断后一般采用局部治疗,少数病例采用口服伊曲康唑。花斑糠疹易复发,治疗有效时也可见持续性色素减退,而鳞片状病灶部位通常会滋生真菌。

皮肤真菌感染

肾移植受者处于免疫抑制状态,相比健康的对照组受试者,其皮肤更易定植潜在致病性真菌[68,121]。常见易感染区域为脚、头及指甲(图 34-5)。皮肤感染可为典型临床表现,如病变边缘环形鳞状改变,但临床多为非典型表现,据报道包括广泛皮肤感染、Majocchi 肉芽肿或非典型结节病变[11,37,118]。如存在真菌感染可能,应及时对皮肤碎屑、皮肤活检和(或)指甲碎片行镜检及真菌培养。局部治疗可采用感染处外用咪唑类及特比萘芬。广泛结节状、肉芽肿性皮肤感染,应采取全身治疗。指甲感染仅长时间全身系统治疗有效,但仍需加用局部抗真菌治疗。需要注意,如需加用口服抗真菌治疗,应与移植医生密切联系,监测免疫抑制剂浓度,并及时调整药物剂量。

念珠菌

白色念珠菌感染发病部位通常浅表且局限,同时可伴有全身性念珠菌感染表现。一般酵母菌易繁殖于潮湿、溃烂处皮肤,如乳房下皱褶、腹股沟、外阴及指缝处,出现边界清楚的釉面红斑、卫星灶及凝乳状斑块。偶尔可见浅表皮肤脓疱。其他诱因包括肥胖、糖尿病和闭塞(如环下)等。其他临床表现包括口角炎和口腔炎[54]。慢性甲沟炎多见于白色念珠菌感染,也可见于其他念珠菌(如近平滑念珠菌),表现为甲床沟堆积状生长。发病的重要诱因为手部长时间潮湿及保护角质层缺失。皮肤拭子及指甲碎屑培养有助于临床诊断。如明确诊断,应采取局部治疗,一旦需要口服抗真菌药物,需与移植医生联系。

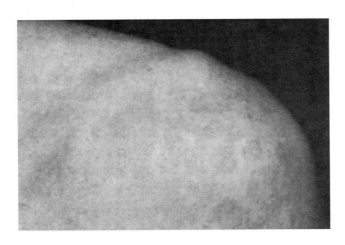

图 34-4　花斑癣:色素性黄斑病变,肩部区域表面有鳞屑。

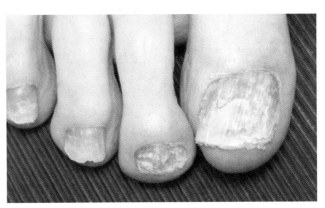

图 34-5　脚指甲真菌感染(甲癣)。(扫码看彩图)

寄生虫

移植文献中极少描述皮肤疥疮,但据报道其发生率为 3%[117]~12%[141]。疥疮的典型临床表现多发于手部、足部和生殖器,少发于头颈部,伴有患处严重的皮肤瘙痒。然而,免疫抑制状态患者临床表现为非典型,一般难于诊断,其临床表现多样,包括面部和头皮感染,易发于弯曲部位[4,140],如果存在严重的螨虫感染,产生广泛的剥脱性慢性湿疹(挪威型或陈旧性疥疮)[37,145]。为达到治疗效果,疥疮应全身多药联合治疗(如苄氯菊酯 5%),包括头部。其接触者必须同时治疗,以防再次感染。

炎性及非炎性皮肤表现

通常肾移植受者术前有长期的肾衰竭及透析病史,因此术后皮肤改变可能与术前不同或同时出现。透析过程中出现的诸如瘙痒和干燥皮肤,可能有所改善[132]。然而,目前文献对于肾移植术后炎性及非炎性皮肤表现描述很少。

脂溢性皮炎

脂溢性皮炎(脂溢性湿疹)临床表现为红斑、瘙痒和皮肤剥脱,免疫正常人群发病率为 1%~3%[53]。其病因尚不完全明确,马拉色霉菌属(此前称为糠疹癣菌属)可能起重要作用。脂溢性皮炎是 HIV 感染后免疫抑制的一个公认临床表现,这类免疫抑制群体的发病率为 30%~83%[46,125]。肾移植术后发生率偏低,据报道为 4%~14%[6,14,71,81],但高于其他炎性皮肤病,如牛皮癣或湿疹[71]。肾移植术后患者脂溢性皮炎发病率男性高于女性,且随时间延长发病率提高[71]。

治疗方法为局部应用激素联合局部抗真菌治疗,例如,脸部及皮肤褶皱处应用氢化可的松联合克霉唑或咪康唑,对于粗糙皮肤处应加大激素用量。

湿疹

与脂溢性湿疹相比,其他内源性湿疹,如特应性湿疹、汗疱湿疹及盘状湿疹,很少报道于肾移植受者[11,81,84]。有报道儿童肾移植术后,特应性湿疹好转或治愈[42]。免疫抑制剂,如硫唑嘌呤、环孢素和霉酚酸酯,都可用于治疗重症湿疹。

牛皮癣

随着免疫抑制剂的应用,术前存在的牛皮癣可有所好转[10,42]。如术后牛皮癣未见好转或局部治疗效果不佳,可考虑增加免疫抑制剂剂量。因光线致癌,光线疗法应尽量避免使用[33]。有报道一例术后应用西罗莫司患者出现脓疱型牛皮癣[84]。

脂溢性角化病

脂溢性角化病(脂溢性疣或基底细胞乳头状瘤)是良性的疣状瘤,在免疫正常人群可具有多种临床表现,尤其是老年群体。移植术后受者常见[6,23,57,68,84,117],且随年龄增加及移植时间延长,发病率有所增加[72]。然而,目前尚不清楚其是否更易发于免疫抑制人群。对于非皮肤科医生,较难将该病与皮肤不典型增生相鉴别,而皮肤不典型增生可能是皮肤癌的危险因素[72]。脂溢性角化病颜色多样,从肤色到深褐色或黑色(图 34-6)。其表现为皮肤表面呈不规则疣状斑块,且可以呈现多脂性外观。这些疣通常多发且大小不一,从几毫米到几厘米均有。该病一般无须特殊治疗,可通过刮除术轻松去除,并行病理活检确诊,或通过冷冻治疗。

皮赘

皮赘(纤维上皮息肉)是一种有蒂的良性病变,其大小不一、颜色多样。皮赘一般为多发且常伴发脂溢性角化病。糖尿病及 BMI 指数偏高患者易发[70]。Euvrard 等发现小儿肾移植受者皮赘发病率为 5.5%,多发于颈部及腋窝[42],而最近一项关于成人移植术后的研究表明,皮赘发病率占总数的 1/3[70]。皮赘是影响患者外观

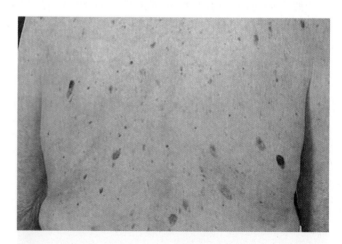

图 34-6　男性患者躯干部出现的脂溢性角化病,显示其在这些病灶部位所观察到的数量、形状、大小和颜色各异。(扫码看彩图)

的一个主要问题(图34-7),如有显现可予以剪除。

其他良性皮肤病变

肾移植受者的研究表明表皮样囊肿的发病率为4%~28%[6,10,81,117]。皮质类固醇、环孢素通过对毛囊皮脂腺单元的影响,对表皮样囊肿的发病起重要作用。多项研究报道肾移植术后出现黑素细胞痣[2,42,90]。一项报道表明,在145例小儿肾移植受者中,11例(8%)新发黑素细胞痣[42],且7岁以后发病率提高,与移植时年龄无关。化脓性肉芽肿也曾见于小儿肾移植受者(9/145,6%)[42]。

其他皮肤变化,如干燥症和脆性皮肤难以定义和量化,但研究发现常见于肾移植术后群体[6,10,14,31,81,84,93]。由于章节所限,本文无法提及肾移植术后所有皮损表现,因为它们有些与免疫抑制剂无关。

指甲病变

肾移植术后指甲病变多种多样。一项综述评论发现,在205例肾移植受者中,57%的患者出现指甲病变[115]。而白甲病是移植受者较血液透析患者或对照组高发的唯一指甲病变[115]。这项研究表明,指甲病变的发病率随患者年龄及免疫抑制时间的延长而增加,与不同免疫抑制方案无关。其他研究表明,肾移植术后患者甲病的发病率为7%~74%[6,10,84,93,132],其中包括白甲病[10,132]、脆甲病[84,93,132]、粗糙甲床炎[132]、对半指甲[10]及劈裂出血[84]。

癌前病变和皮肤恶性病变

随着肾移植受者治疗水平的提高,术后生存率也随之提高。根据SRTR的统计数据,肾移植术后5年生存率达到85%[116]。随着生存率的提高,患者免疫抑制时间也随之延长,皮肤癌前病变和恶性病变的风险也有所升高。实际上,皮肤癌是肾移植术后最高发的恶性肿瘤,几乎占肾移植术后恶性肿瘤的40%[146]。肾移植患者皮肤癌发病率远高于正常人群,且表现更具侵袭性。

移植术后最常见的皮肤恶性肿瘤是非黑色素瘤皮肤癌(NMSC),包括鳞状细胞癌(SCC)和基底细胞癌(BCC),占所报道的多队列总发病率的90%~95%[64,144]。这两种肿瘤发病率均有所提高,其中以SCC更为显著。同时,肾移植术后其他皮肤癌前病变和恶性病变的发病率也有所提高,包括日光性角化病(AK)、博文病、恶性黑色素瘤[102]、卡波西肉瘤和默克尔细胞癌[67]。此外,肾移植术后还可能出现非典型纤维黄瘤(AFX)[89]、

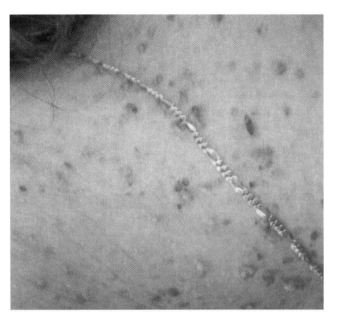

图34-7　肾移植受者颈部出现的大面积皮赘。

淋巴瘤及血管肉瘤[1]。

在免疫正常人群,BCC是NMSC的主要类型。但移植人群比例正好相反,SCC与BCC的比例至少为4:1[40,139]。移植术后BCC发病率较正常人群升高了10~16倍,而SCC发病率升高了65倍[77,146]。此外,多数移植患者通常在一生中出现多次肿瘤。移植术后皮肤癌的发病周期为几个月至20年,与术后时间、日照及皮肤类型有关。一项澳大利亚昆士兰州的回顾性研究表明,1098例肾移植受者术后10年SCC的发病率为45%,术后20年为70%[18]。一项牛津大学的综述评论发现,19.1%的肾移植患者至少出现一种恶性肿瘤,其中,64%的患者出现一次以上皮肤癌[16]。该项研究还发现20年以上受者皮肤癌累计发生率达到61%[16]。13个月内,约25%的受者出现SCC复发,3年半复发率达到50%[100]。肾移植患者SCC的发病率增加如此之快,一旦患者确诊SCC,可以预见其5年内会出现其他NMSC[43]。随着移植受者的年轻化以及免疫抑制时间的延长,术后肿瘤发病率也随之提高[43]。

典型的NMSC癌化区域为阳光暴晒区域的皮肤。癌化区域皮肤受光照损伤,特别是前壁和手背(俗称移植手——图34-8),伴多发角化病变,包括AK、博文病及角化棘皮瘤。SCC多分布于头、颈和手背,而BCC典型分布区为头、颈和躯干[55]。

移植患者出现恶性黑色素瘤的风险率提高5倍,占成人术后皮肤癌的6.2%、儿童术后皮肤癌的15%[60,102]。

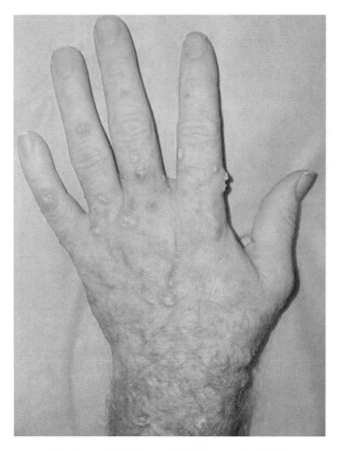

图 34-8 手部癌变,又称移植手。(扫码看彩图)

术后黑色素瘤平均发病周期为 5 年[40]。其风险因素与普通人群相似,包括皮肤白皙、头发眼睛浅色、多发雀斑以及大量黑痣,其中大量黑痣在儿童受者中非常重要[24,40]。一项关于移植患者黑色素瘤的最新研究表明,移植受者的总生存率较监控学、流行病学和预后项目所报道的预测值更差,与 Breslow 厚度及 Clark 分级无关。此外,移植受者伴有较厚黑色素瘤(Breslow 厚度为 1.51~3.00mm 或 Clark 分级Ⅳ级中Ⅲ级)的病因特异性生存率更差[21]。

儿童移植受者(<18 岁)皮肤癌发病风险也高于普通儿童。据统计,荷兰儿童肾移植受者 NMSC 的标准化发病风险是普通儿童的 222 倍之多[41]。一般皮肤癌在术后 12~15 年发病,此时患者平均年龄为 26~28 岁[41]。儿童受者的 SCC 发病率高于 BCC。一项系列研究显示,与成人受者相比,儿童受者的 NMSC 更易淋巴转移[101]。

癌前皮肤肿瘤

日光性角化病(AK)

AK 多发于阳光暴晒的皮肤,常见于面部、手背及

头皮,表现为 1~3mm 的鳞片状红斑性丘疹。对于移植受者,AK 可合并导致区域性癌变。移植后常见 AK 合并下唇光化性唇炎。从病理学上,其表现为基部非典型角化细胞被日照损伤所致。AK 发生的主要风险因素为长期紫外线照射,尤其是 UVB 紫外线(290~320nm)[86]。目前有新的证据表明,HPV,尤其是 βPV 在 AK 的发病中起重要作用[19]。

目前,尚缺乏对肾移植术后 AK 真实发病率的大样本研究,一项法国单中心临床研究表明,肾移植术后 AK 的发病率为 54%[44]。

可将 AK 视为皮肤肿瘤谱图的一端,而 SCC 为最严重的另一端。移植受者,AK 通常在术后 2~6 个月发病,多发且易复发,且比免疫正常人群更快出现 SCC。因此,AK 需早期治疗并密切随访,通常每 6 个月随访一次[129]。

博文病

博文病多表现为皮肤暴露于阳光出现鳞片状斑块,博文病属于原位 SCC,这是一种真正的皮肤恶性肿瘤。一组英国肾移植术后患者每年的博文病发病率为 2.52%[109],而澳大利亚肾移植患者组的发病率为 16.3%[29]。由于该病具有潜在侵袭性,应早期诊断并治疗。

汗孔角化病

汗孔角化病可呈多种临床表现,其病理学表现一致。肾移植术后最常见的类型为播散型浅表性光化性汗孔角化症(DSAP)[58]。DSAP 表现为多发小圆盘状(1~2cm),其中央萎缩,周边角化突起,多发于日照暴露皮肤,常累及四肢。米贝利汗孔角化病常单发,边界清晰,呈圆盘状,中央萎缩,周边隆起。其他术后可见的类型包括线性汗孔角化病、点状汗孔角化病以及手足汗孔角化病[79,134]。

一项西班牙肾移植患者的系列研究表明,汗孔角化病的发病率为 10.68%,平均发病时间为 3.5 年[58]。另一项有关移植患者的系列研究表明,术后 15 年汗孔角化病的发病率为 8%[100]。上述这些研究均未发现汗孔角化病进展为 SCC。但一项个案报道发现一例肾移植受者慢性汗孔角化病进展为致命的 SCC[122]。总之,有充分证据表明,汗孔角化病存在进展为 SCC 的潜在风险,在进行全身皮肤检查时应予以重视。

恶性皮肤肿瘤

角化棘皮瘤

角化棘皮瘤是一种变异的 SCC，多发于日照暴露皮肤。临床病损为丘状实体瘤和中心的角质栓隆起，常伴溃疡。由于其圆形中心，故常称其为"火山状"。对于免疫正常人群，此病变多可自愈。但对于移植患者，如病变迅速生长则需病理活检，如确诊需积极治疗[131]。

鳞状细胞癌

SCC 是移植术后最常见的皮肤癌。由于其临床表现不尽相同，需对可疑病灶行病理活检。移植患者的 SCC 表现为皮肤隆起呈硬结，伴角化性病变，表面可形成溃疡（图 34-9）。SCC 具有侵袭性，可淋巴结转移并造成患者死亡。SCC 的局部复发率为 13.4%，常在切除术后 6 个月内复发[144]。SCC 在正常人群的发病率为 0.5%~5%，而在移植患者发病率升至 8%[119]。

SCC 的高危临床表现为直径>2cm，发病于耳朵及口唇[45]。SCC 的高危临床表现及病理学表现见表 34-2[147]。移植患者的侵袭性 SCC 多发于头颈部，尤以口唇为重[100]。治疗后患者应定期随访，以防复发。

基底细胞癌

与 SCC 不同，移植患者 BCC 有不同的临床类型，但 BCC 临床表现基本一致[131]。结节型 BCC 临床表现为肉色丘疹，边缘呈卷曲状，常伴有中央溃疡或毛细血管扩张。浅表型 BCC 表现为大块红斑，边界呈圆齿状。外形变异性或瘢痕样 BCC 表现为硬结，周边萎缩，边界不清。有时 BCC 可包含色素沉着。BCC 通常局部侵袭，且极少转移，但治疗后仍需随访。

恶性黑色素瘤

黑色素瘤亚型的分型是根据临床病理特征而非结果，具体包括下列各项：浅表扩散型、恶性雀斑样痣、结节和肢端雀斑样痣。所有变体，除无黑色素的黑色素瘤之外均存在色素沉着性病变。可以用"ABCDE"的缩写总结黑色素瘤的临床特点：不对称（A），边缘不规则（B），颜色多变（C），直径>6mm（D）和（或）存在恶化（E）（即大小、颜色、形状、表面纹理或症状各异）[85,131]。皮肤白化也应引起注意。该黑色素瘤可新发也可发病于以前存在的痣中，所以全身皮肤检查非常重要。任何可疑病变均应活检，并基于病理学（布瑞斯罗夫深度±溃疡或核分裂）和黑色素瘤的淋巴结受累情况进行治疗。

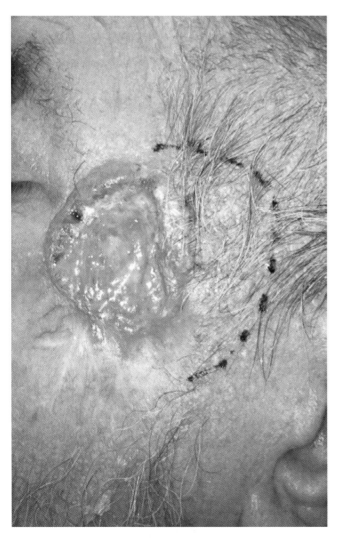

图 34-9　左侧太阳穴鳞状细胞癌。（扫码看彩图）

表 34-2　器官移植患者鳞状细胞癌的高危特征

大小（>2cm）

多发性鳞状细胞癌

高危部位（耳、唇、腮腺、头皮或太阳穴）

有转移灶

复发

组织学

低分化

- 嗜神经浸润

- 浸润度深

From Zwald F, Brown M. Skin cancer in solid organ transplant recipients: advances in therapy and management: Part 2. Management of skin cancer in solid organ transplant recipients. J Am Acad Dermatol 2011;65:263-79.

默克尔细胞癌

默克尔细胞癌极其罕见，源于神经内分泌系统，其侵袭性高，易于远端转移。默克尔细胞癌多发生于头颈部，病变表现为粉红色或蓝褐色圆顶的丘疹或结节，表面常毛细血管扩张，因其生长迅速，常发生溃疡。该病通常在诊断之初其病变直径<2cm，但存在卫星灶，且易于淋巴结转移[131,146]。

非典型纤维黄色瘤及多形性未分化肉瘤

非典型纤维黄色瘤（AFX）是一种少见的梭形肿瘤，呈单发、无症状粉红色或红色结节，多发于头颈部。AFX被认为是一种不确定性病变，属于侵袭性较低的浅表型多形性未分化肉瘤，以前被称为恶性纤维组织细胞瘤。对于免疫抑制的器官移植人群，AFX和多形性未分化肉瘤均易复发并转移[89]。该病应给予积极治疗，行Mohs显微手术（MMS）或扩大局部切除（含2cm边距），并辅助放射治疗[89]。

风险因素与发病机制

器官移植受者皮肤癌的风险因素包括：Fitzpatrick皮肤Ⅰ~Ⅲ型、频繁阳光暴晒、喜好暴晒、免疫抑制的强度及持续时间（表34-3）[146]。皮肤癌发病的其他因素包括：遗传因素、HPV感染、淋巴瘤或白血病病史以及伏立康唑服用史。

表34-3 器官移植患者皮肤癌发病的风险因素

Fitzpatrick皮肤Ⅰ~Ⅲ型

大龄移植受者

免疫抑制的持续时间和程度

器官移植类型（心/肺>肾>肝）

既往移植病史

移植前鳞状细胞癌

移植前/后淋巴瘤病史

移植前终末器官疾病（如类风湿性关节炎、系统性红斑狼疮或自身免疫性肝炎）

肝移植受者有牛皮癣病史曾给予生物治疗/补骨脂素加紫外线A光治疗

From Zwald F, Brown M. Skin cancer in solid organ transplant recipients: advances in therapy and management: Part 1. Epidemiology of skin cancer in solid organ transplant recipients. J Am Acad Dermatol 2011;65:253-61.

皮肤类型与紫外线照射

对于正常人群，皮肤癌主要源于暴晒皮肤，其首要风险因素是紫外线照射[7]。由于紫外线总照射量升高，发病率随年龄升高[59]。采用防晒措施可显著降低移植人群SCC的发生[43]。长期日照可导致AK和SCC，而短期暴晒可导致黑色素瘤和BCC。

紫外线辐射，特别是UVB（290~320nm），可通过诱导DNA突变及免疫功能失调导致变异。p53抑癌基因是紫外线诱导损伤的主要靶标，并可生成双嘧啶环丁烷二聚体。紫外线辐射可减少朗格汉斯细胞的数量并损害其抗原呈递能力。紫外线还可刺激角质细胞和巨噬细胞产生某些细胞因子，如白介素（IL）-10。DNA损伤、活性氧及细胞因子产生会联合作用，产生适于肿瘤形成和发展的环境[110]。

免疫抑制剂

免疫抑制剂对于移植物的存活至关重要，但长期应用免疫抑制剂可通过直接致癌、免疫监视受损及无法纠正癌前病变，进而加速皮肤癌的进展。皮肤癌发病率与免疫抑制剂的剂量、持续时间乃至药剂类型直接呈正比[146]。

硫唑嘌呤可导致人体皮肤对UVA产生光敏性。应用硫唑嘌呤的患者皮肤中含有一种强UVA发色团6-硫鸟嘌呤，可产生异常的光敏性，生成活性氧，并加速光致癌[104,146]。研究表明，两种钙调磷酸酶抑制剂——他克莫司和环孢素可通过增加转化生长因子β及减少IL-2的表达造成肿瘤监视降低，进而增加肿瘤风险[75]。用于诱导治疗的抗胸腺细胞球蛋白、OKT3或单克隆抗IL-2受体抗体也可增加皮肤癌的风险[51,146]。

多项研究表明，接受三联免疫抑制治疗（环孢素、泼尼松和硫唑嘌呤或西罗莫司）的患者发生皮肤癌的风险高于二联免疫抑制治疗的患者（泼尼松和硫唑嘌呤或西罗莫司）[27]。

人乳头瘤病毒

人乳头瘤病毒（HPV）作为一种已知致癌病毒，可致使肛门和生殖器发生癌变。有研究证实HPV在SCC发展中起重要作用[130]。HPV在NMSC发病机制中的作用尚不明确。尽管已证实移植术后患者的SCC病变区域存在大量低中风险的HPV类型，但同时非病变区域也存在较高的HPV感染率[56,130,146]。

HPV 编码的癌蛋白 E6、E7 与细胞癌变相关。在一项移植患者的研究中,发现 AK 和 SCC 中存在 HPV 8、9 和 15 的转录 E6 和 E7[35]。一项最新的研究发现,HPV(βPV 基因型) 36、5、9 和 24 与移植患者 SCC 风险升高相关[107]。目前尚需进一步研究才能阐明 HPV 在 NMSC 致癌过程中的作用以及确切机制。

遗传因素

p53 抑癌基因突变是器官移植患者检测到的最常见突变。有些研究发现,外显子[72]在脯氨酸或精氨酸位点的多态性与肾移植术后患者 SCC 发生相关,但也有研究表明两者无关[26,97]。没有单一遗传因素致使移植患者发生皮肤癌,但其可与已知的环境因素相互作用,可导致皮肤癌的风险增加。

伏立康唑

伏立康唑是经批准治疗移植患者侵袭性曲霉病的第二代抗真菌药物,此外,伏立康唑可用于预防实体器官移植患者的侵袭性真菌感染。光敏性是伏立康唑的副作用之一,可导致太阳暴露区域出现可逆性晒伤样红斑。而近期有文献表明,伏立康唑诱导移植患者出现光敏性可致癌变,增加 SCC 皮肤癌风险[32,88]。

伏立康唑致光敏性的发生机制尚不清楚。与长期使用伏立康唑相关的光敏性可能会加速紫外线辐射诱导的皮肤损伤,从而导致皮肤癌。伏立康唑的代谢与细胞色素 P-450 酶 CYP2C19、CYP2C9 和 CYP3A4 相关。CYP2C19 的纯合子多态性导致血清中伏立康唑的水平偏高。有必要进行相关研究确定药代动力学、宿主遗传因素以及紫外线照射关系是否属于导致伏立康唑增加 SCC 的风险因素。因此,肾移植患者应严格避免暴晒,并慎重考虑长期应用伏立康唑所导致的皮肤癌风险[32,39,146]。

治疗

移植患者的皮肤病治疗需要皮肤科医生、移植医生、外科肿瘤专家及放射肿瘤专家多学科共同参与。移植前应进行基线全身皮肤检查,对皮肤癌的发病风险进行评估,并对患者进行皮肤癌高危性教育。鼓励患者应用广谱防晒霜(覆盖 UVA 和 UVB)、宽檐帽和长袖,避免日光暴晒。

对患有多样皮肤癌的患者应经常进行皮肤检查,并告知其如何监测皮肤任何新发或进展性病变(表34-4)。应对患者进行皮肤检查教育,并教育高危患者

表 34-4　实质器官移植患者行全身皮肤检查的随访间隔时间

患者风险因素	全身皮肤检查的间隔时间(单位:月)
不伴有皮肤癌/局部皮肤疾病	12
局部皮肤疾病	3~6
一种非黑色素瘤皮肤癌	3~6
多种非黑色素瘤皮肤癌	3
高危性鳞状细胞癌或黑色素瘤	3
转移性鳞状细胞癌或黑色素瘤	1~3

From Zwald F, Brown M. Skin cancer in solid organ transplant recipients: advances in therapy and management: Part 2. Management of skin cancer in solid organ transplant recipients. J Am Acad Dermatol 2011;65:263–79.

如何进行淋巴结触诊。对于任何可疑病灶,应活检并及时治疗。

局部治疗

器官移植患者出现区域性癌变治疗颇为困难。患者可能在癌前病变周围区域出现一个临床明显的肿物,全部区域均有恶变可能。通过切除或消融治疗比较困难。目前,对这些区域性癌变治疗的新进展包括:周期性实施局部治疗和光动力疗法(PDT)。如果病变仍然存在,则需皮肤活检,以排除潜在的皮肤癌。

5-氟尿嘧啶局部治疗。5-FU 是一种可抑制嘧啶代谢和 DNA 合成的化疗剂。每天两次用于局部病患皮肤,可减少移植患者的病灶大小和数量[103]。常见的副作用包括炎性红斑及患者不适。5-FU 的一个主要优势是患者可居家使用。包扎可增加 5-FU 的治疗效果,尤其是四肢角化病变,可每周更换一次 Unna 包扎绷带。5-FU 具有全身毒性作用,应避免联用核苷类药物(溴夫定和索立夫定)。

咪喹莫特局部治疗。咪喹莫特作为一种非特异性免疫调制剂,已证明其在移植患者日光性角化病中的安全有效性。5%的咪喹莫特乳霜应用 16 周,每周 3~5次,患者也可以在家中使用,研究表明其有效性高达62%[138]。患者应用咪喹莫特局部治疗应注意炎症反应,如未出现炎症,则应改变治疗方案。

光动力治疗(PDT)

PDT 是区域性癌变的另一类治疗方法。PDT 包括光敏药物和激光活化治疗联合应用。包括应用光敏剂前体原卟啉 IX(通常选用氨基乙酰丙酸或甲基氨基酮

戊酸盐),使其激活产生活性氧,杀灭肿瘤细胞。PDT 对于移植术后 AK 和浅表性 NMSC 有效[106,143,147]。PDT 必须在医生监护下于临床机构中使用,其常见副作用包括疼痛和红疹。

卡培他滨

卡培他滨是 5-脱氧-5-氟尿嘧啶的前体,在肝脏代谢转化为 5-FU。其最初用于治疗转移性乳腺癌和结肠癌,器官移植患者全身应用 5-FU 有助于减少癌前病变,并延缓癌变进展[38,147]。明尼苏达大学一项回顾性研究报道,15 例移植患者给予低剂量卡培他滨,NMSC 及 AK 进展速度较用药前减慢。但其常因 3 级和 4 级药物毒性导致患者停药[65]。目前,尚需前瞻性研究评估低剂量治疗的长期安全性和有效性。

全身应用类视黄醇

类视黄醇衍生物,如阿昔曲丁已证实能有效抑制 SCC 进展,包括降低 AK 和 SCC[8,50]。器官移植患者全身使用类视黄醇的适应证包括:进展期多发的 SCC(5~10/年);高危区域出现多发的进展期 SCC(头/颈部);患者既往存在淋巴瘤/白血病及 SCC 病史;高转移风险的单发 SCC;转移性 SCC;快速进展的 SCC;以及发疹性角化棘皮瘤[69]。

为减小副作用,起始剂量为 10mg 阿昔曲丁缓慢静滴,每隔 2~4 周增量 10mg,至靶标剂量 20~25mg/d。其副作用与剂量相关,眼口发干最常见,而皮肤干燥和瘙痒较为少见。阿昔曲丁是众所周知的畸胎因子(妊娠类别 X),对于 3 年内有怀孕打算的女性患者应格外慎用。严重高脂血症是标准治疗的禁忌证。应定期进行实验室检查,包括妊娠试验、全血细胞计数、空腹血脂、肝功能及血肌酐。

应终生口服类视黄醇预防治疗。停药后出现反弹难以控制。患者可短期内迅速出现多发的进展期 SCC。因此,依从性好的患者减量长期应用阿昔曲丁预防效果良好[147]。

调整免疫抑制方案

鉴于免疫抑制方案的类型、持续时间和强度可增加皮肤癌的风险,在保证移植物存活的前提下,可通过调整免疫抑制方案,尽量降低皮肤癌的风险。国际移植皮肤癌协会(International Transplant Skin Cancer Collaborative)与欧洲器官移植后皮肤癌组织(Skin Cancer in Organ Transplant Patients Europe)的专家均支持对于多发性或致命性 NMSC 和黑色素瘤患者修改免疫抑制方案[99]。具有高转移风险的 SCC 或 5~10 年高危的 SCC 患者应作为调整免疫抑制方案的候选者。

免疫抑制方案有多种实施途径,应与移植团队共同决定。通过减少免疫抑制剂总量,或在三联方案的基础下停用一种药物(常为硫唑嘌呤),均可降低皮肤癌的整体风险。近期研究表明,雷帕霉素靶蛋白(mTOR)抑制剂,如西罗莫司和依维莫司,相比传统的钙调磷酸酶抑制剂,可降低移植患者术后皮肤癌的风险[75,87]。一项最新的随机对照试验 CONVERT 显示,与依旧使用钙调磷酸酶抑制剂的患者相比,术后 2 年转用西罗莫司可显著减少 NMSC 的数量[3]。目前有多项正在进行的随机对照试验,评价移植患者应用西罗莫司的抗肿瘤作用。尽管有证据支持转用西罗莫司的安全性,但频发的副作用,如溃疡、水肿、痤疮、高脂血症、血小板减少症及延迟伤口愈合,均会影响西罗莫司的应用[75]。

手术

癌前病变和恶性皮肤病变的手术治疗包括:冷冻、电干燥法和刮除术(ED&C)、标准手术切除及显微外科手术(MMS)。

皮肤癌前病变,如疣和 AK,可采用液氮处理。对于任何不适于创伤性冷冻手术的皮肤病变,应做病理活检。局麻下行 ED&C,破坏病灶基底并留取组织样本。ED&C 适用于治疗过角化 AK、博文病、浅表基底细胞癌(BCC)及原位鳞状细胞癌(SCC)或多病灶病变,ED&C 的耐受性较好[147]。

病理证实的皮肤癌,应行 MMS 或手术切除。对于高危 SCC 患者,应积极治疗并严格监测(表 34-2)。对于这些患者,MMS 是标准治疗方法,可在尽可能保留有用组织的同时提高治愈率。高危 SCC 术前应行 CT 或 MRI 检查,评估切除范围及深度。高危 SCC 治疗应考虑辅助治疗,如淋巴结切除术和(或)放疗,尤其对于存在周围神经侵犯对,即使没有临床明显的淋巴结肿大也应考虑。SCC 出现淋巴结转移预示预后不良,对于这些患者,应行腮腺切除术联合/不联合颈部淋巴结清扫术,并行辅助放疗,以提高对局部病灶部位的控制[129,147]。患者术后应密切观察,定期行 CT 或 MRI 检查。移植术后患者的放疗方案见表 34-5[147]。

高危 SCC 的化疗效果尚不明确[147]。但目前已进行的临床试验正在应用以表皮生长因子受体为靶点的化

表 34-5 器官移植患者鳞状细胞癌实施放射性治疗的适应证

不能手术治疗

不完全肿瘤切除术的辅助治疗

淋巴结受累的辅助治疗

合并有神经性肿瘤的辅助治疗

疗药物治疗 SCC,如西妥昔单抗[105]。

移植术后高危 SCC 的转移可出现皮下结节迅速扩大,而没有相近的原发或再发肿瘤表皮的扩散,对于这些病变应个体化治疗,但通常应先行手术切除,随后辅以放疗[30,147]。

前哨淋巴结活检的作用

原发肿瘤手术清除后的前哨淋巴结活检(SLNB),已被证明是黑色素瘤的一个预后因素。有数据分析 SLNB 在高风险 SCC 中有重要作用。SLNB 可准确检测出亚临床状态淋巴结转移的患者,如 SLNB 阳性,应尽早治疗[112,147]。目前需要前瞻性研究来确定肿瘤和远端转移的危险因素,因此患者应保证行 SLNB。

结论

鉴于器官移植受者的皮肤癌的发病风险较高,这些患者需多学科共同治疗。皮肤癌需尽早积极治疗。应对患者进行防晒及自检指导,对于新发或进展性皮损应早期治疗。对器官移植患者进行早期药物预防也十分重要。定期基线全身皮肤检查可降低皮肤癌发病率,并提高肾移植术后的整体生活质量[147]。

(涂金鹏 译 付迎欣 校)

参考文献

1. Ahmed I, Hamacher KL. Angiosarcoma in a chronically immunosuppressed renal transplant recipient: report of a case and review of the literature. Am J Dermatopathol 2002;24(4):330–5.
2. Alaibac M, Piaserico S, Rossi CR, et al. Eruptive melanocytic nevi in patients with renal allografts: report of 10 cases with dermoscopic findings. J Am Acad Dermatol 2003;49:1020.
3. Alberu J, Pascoe MD, Campistol JM, et al. Lower malignancy rates in renal allograft recipients converted to sirolimus-based, calcineurin inhibitor-free immunotherapy: 24-month results from the CONVERT trial. Transplantation 2011;92(3):303–10.
4. Anolik MA, Rudolph RI. Scabies simulating Darier disease in an immunosuppressed host. Arch Dermatol 1976;112:73.
5. Azurdia RM, Graham RM, Weismann K, et al. Acne keloidalis in caucasian patients on cyclosporin following organ transplantation. Br J Dermatol 2000;143:465.
6. Barba A, Tessari G, Boschiero L, et al. Renal transplantation and skin diseases: review of the literature and results of a 5-year follow-up of 285 patients. Nephron 1996;73:131.
7. Bavinck JN, De Boer A, Vermeer BJ, et al. Sunlight, keratotic skin lesions and skin cancer in renal transplant recipients. Br J Dermatol 1993;129(3):242–9.
8. Bavinck JN, Tieben LM, Van der Woude FJ, et al. Prevention of skin cancer and reduction of keratotic skin lesions during acitretin therapy in renal transplant recipients: a double-blind, placebo-controlled study. J Clin Oncol 1995;13(8):1933–8.
9. Bencini PL, Montagnino G, De Vecchi A, et al. Cutaneous manifestations in renal transplant recipients. Nephron 1983;34:79.
10. Bencini PL, Montagnino G, Sala F, et al. Cutaneous lesions in 67 cyclosporin-treated renal transplant recipients. Dermatologica 1986;172:24.
11. Bergfeld WF, Roenigk Jr HH. Cutaneous complications of immunosuppressive therapy. A review of 215 renal transplant patients. Cutis 1978;22:169.
12. Blessing K, McLaren KM, Benton EC, et al. Histopathology of skin lesions in renal allograft recipients – an assessment of viral features and dysplasia. Histopathology 1989;14:129.
13. Blohme I, Larko O. Premalignant and malignant skin lesions in renal transplant patients. Transplantation 1984;37:165.
14. Blohme I, Larko O. Skin lesions in renal transplant patients after 10–23 years of immunosuppressive therapy. Acta Derm Venereol 1990;70:491.
15. Bonatti H, Aigner F, De Clercq E, et al. Local administration of cidofovir for human papilloma virus associated skin lesions in transplant recipients. Transpl Int 2007;20:238.
16. Bordea C, Wojnarowska F, Millard PR, et al. Skin cancers in renal-transplant recipients occur more frequently than previously recognized in a temperate climate. Transplantation 2004;77(4):574–9.
17. Bouwes Bavinck JN, Euvrard S, Naldi L, et al. Keratotic skin lesions and other risk factors are associated with skin cancer in organ-transplant recipients: a case-control study in The Netherlands, United Kingdom, Germany, France, and Italy. J Invest Dermatol 2007;127:1647.
18. Bouwes Bavinck JN, Hardie DR, Green A, et al. The risk of skin cancer in renal transplant recipients in Queensland, Australia. A follow-up study. Transplantation 1996;61(5):715–21.
19. Bouwes Bavinck JN, Neale RE, Abeni D, et al. Multicenter study of the association between betapapillomavirus infection and cutaneous squamous cell carcinoma. Cancer Res 2010;70(23):9777–86.
20. Boyle J, MacKie RM, Briggs JD, et al. Cancer, warts, and sunshine in renal transplant patients. A case-control study. Lancet 1984;1:702.
21. Brewer JD, Christenson LJ, Weaver AL, et al. Malignant melanoma in solid transplant recipients: collection of database cases and comparison with surveillance, epidemiology, and end results data for outcome analysis. Arch Dermatol 2011;147(7):790–6.
22. Brown JH, Hutchison T, Kelly AM, et al. Dermatologic lesions in a transplant population. Transplantation 1988;46:530.
23. Bunney MH, Benton EC, Barr BB, et al. The prevalence of skin disorders in renal allograft recipients receiving cyclosporin a compared with those receiving azathioprine. Nephrol Dial Transplant 1990;5:379.
24. Busque S, Demers P, Saint-Louis G, et al. Hypertrichosis and gingival hypertrophy regression in renal transplants following the substitution of cyclosporin by tacrolimus. Ann Chir 1999;53:687.
25. Busque S, Demers P, St-Louis G, et al. Conversion from neoral (cyclosporine) to tacrolimus of kidney transplant recipients for gingival hyperplasia or hypertrichosis. Transplant Proc 1998;30:1247.
26. Cairey-Remonnay SHO, Mougin C, Algros MP, et al. TP53 polymorphism of exon 4 at codon 72 in cutaneous squamous cell carcinoma and benign epithelial lesions of renal transplant recipients and immunocompetent individuals: lack of correlation with human papillomavirus status. J Invest Dermatol 2002;118(6):1026–31.
27. Campistol JM, Eris J, Oberbauer R, et al. Sirolimus therapy after early cyclosporine withdrawal reduces the risk for cancer in adult renal transplantation. J Am Soc Nephrol 2006;17(2):581–9.
28. Carnero L, Silvestre JF, Guijarro J, et al. Nuchal acne keloidalis associated with cyclosporin. Br J Dermatol 2001;144:429.

29. Carroll RP, Ramsay HM, Fryer AA, et al. Incidence and prediction of nonmelanoma skin cancer post-renal transplantation: a prospective study in Queensland, Australia. Am J Kidney Dis 2003;41(3):676–83.

30. Carucci JA, Martinez JC, Zeitouni NC, et al. In-transit metastasis from primary cutaneous squamous cell carcinoma in organ transplant recipients and nonimmunosuppressed patients: clinical characteristics, management, and outcome in a series of 21 patients. Dermatol Surg 2004;30(4 Pt 2):651–5.

31. Chugh KS, Sharma SC, Singh V, et al. Spectrum of dermatological lesions in renal allograft recipients in a tropical environment. Dermatology 1994;188:108.

32. Clancy CJ, Nguyen MH. Long-term voriconazole and skin cancer: is there cause for concern? Curr Infect Dis Rep 2011;13(6):536–43.

33. Coulson IH, Evans CD, Holden CA. Generalized pustular psoriasis after renal transplantation – failure to suppress with cyclosporin A. Clin Exp Dermatol 1988;13:416.

34. Daley TD, Wysocki GP, Day C. Clinical and pharmacologic correlations in cyclosporine-induced gingival hyperplasia. Oral Surg Oral Med Oral Pathol 1986;62:417.

35. Dang C, Koehler A, Forschner T, et al. E6/E7 expression of human papillomavirus types in cutaneous squamous cell dysplasia and carcinoma in immunosuppressed organ transplant recipients. Br J Dermatol 2006;155(1):129–36.

36. de Berker DA, Taylor AE, Quinn AG, et al. Sebaceous hyperplasia in organ transplant recipients: shared aspects of hyperplastic and dysplastic processes? J Am Acad Dermatol 1996;35:696.

37. Dymock RB. Skin diseases associated with renal transplantation. Australas J Dermatol 1979;20:61.

38. Endrizzi BT, Lee PK. Management of carcinoma of the skin in solid organ transplant recipients with oral capecitabine. Dermatol Surg 2009;35(10):1567–72.

39. Epaulard O, Leccia MT, Blanche S, et al. Phototoxicity and photocarcinogenesis associated with voriconazole. Med Mal Infect 2011;41(12):639–45.

40. Euvrard S, Kanitakis J, Claudy A. Skin cancers after organ transplantation. N Engl J Med 2003;348(17):1681–91.

41. Euvrard S, Kanitakis J, Cochat P, et al. Skin cancers following pediatric organ transplantation. Dermatol Surg 2004;30(4 Pt 2):616–21.

42. Euvrard S, Kanitakis J, Cochat P, et al. Skin diseases in children with organ transplants. J Am Acad Dermatol 2001;44:932–9.

43. Euvrard S, Kanitakis J, Decullier E, et al. Subsequent skin cancers in kidney and heart transplant recipients after the first squamous cell carcinoma. Transplantation 2006;81(8):1093–100.

44. Euvrard S, Kanitakis J, Pouteil-Noble C, et al. Comparative epidemiologic study of premalignant and malignant epithelial cutaneous lesions developing after kidney and heart transplantation. J Am Acad Dermatol 1995;33(2 Pt 1):222–9.

45. Farasat S, Yu SS, Neel VA, et al. A new American Joint Committee on Cancer staging system for cutaneous squamous cell carcinoma: creation and rationale for inclusion of tumor (T) characteristics. J Am Acad Dermatol 2011;64(6):1051–9.

46. Farthing CF, Staughton RC, Rowland Payne CM. Skin disease in homosexual patients with acquired immune deficiency syndrome (AIDS) and lesser forms of human T cell leukaemia virus (HTLV III) disease. Clin Exp Dermatol 1985;10:3.

47. Fernando ON, Sweny P, Varghese Z. Elective conversion of patients from cyclosporine to tacrolimus for hypertrichosis. Transplant Proc 1998;30:1243.

48. Focht 3rd DR, Spicer C, Fairchok MP. The efficacy of duct tape vs cryotherapy in the treatment of verruca vulgaris (the common wart). Arch Pediatr Adolesc Med 2002;156:971.

49. Garrigue V, Canet S, Dereure O, et al. Oral ulcerations in a renal transplant recipient: a mycophenolate mofetil-induced complication? Transplantation 2001;72:968.

50. George R, Weightman W, Russ GR, et al. Acitretin for chemoprevention of non-melanoma skin cancers in renal transplant recipients. Australas J Dermatol 2002;43(4):269–73.

51. Geusau A, Dunkler D, Messeritsch E, et al. Non-melanoma skin cancer and its risk factors in an Austrian population of heart transplant recipients receiving induction therapy. Int J Dermatol 2008;47(9):918–25.

52. Gulec AT, Demirbilek M, Seckin D, et al. Superficial fungal infections in 102 renal transplant recipients: a case-control study. J Am Acad Dermatol 2003;49:187.

53. Gupta AK, Madzia SE, Batra R. Etiology and management of seborrheic dermatitis. Dermatology 2004;208:89.

54. Haim S, Friedman-Birnbaum R, Better OS, et al. Skin complications in immunosuppressed patients: follow-up of kidney recipients. Br J Dermatol 1973;89:169.

55. Hartevelt MM, Bavinck JN, Kootte AM, et al. Incidence of skin cancer after renal transplantation in the Netherlands. Transplantation 1990;49(3):506–9.

56. Harwood CA, Surentheran T, Sasieni P, et al. Increased risk of skin cancer associated with the presence of epidermodysplasia verruciformis human papillomavirus types in normal skin. Br J Dermatol 2004;150(5):949–57.

57. Hepburn DJ, Divakar D, Bailey RR, et al. Cutaneous manifestations of renal transplantation in a New Zealand population. N Z Med J 1994;107:497.

58. Herranz P, Pizarro A, De Lucas R, et al. High incidence of porokeratosis in renal transplant recipients. Br J Dermatol 1997;136(2):176–9.

59. Hogewoning AA, Goettsch W, van Loveren H, et al. Skin infections in renal transplant recipients. Clin Transplant 2001;15:32.

60. Hollenbeak CS, Todd MM, Billingsley EM, et al. Increased incidence of melanoma in renal transplantation recipients. Cancer 2005;104(9):1962–7.

61. Horn TD, Hood AF. Cytomegalovirus is predictably present in perineal ulcers from immunosuppressed patients. Arch Dermatol 1990;126:642.

62. IARC. Monographs on the evaluation of the carcinogenic risk to humans, human papillomaviruses. IARC Monographs on the Evaluation of Carcinogenic Risks to Humans, vol. 90. 2007.

63. Jensen P, Clausen OP, Geiran O, et al. Cutaneous complications in heart transplant recipients in Norway 1983–1993. Acta Derm Venereol 1995;75:400.

64. Jensen P, Moller B, Hansen S. Skin cancer in kidney and heart transplant recipients and different long-term immunosuppressive therapy regimens. J Am Acad Dermatol 2000;42(2 Pt 1):307.

65. Jirakulaporn T, Endrizzi B, Lindgren B, et al. Capecitabine for skin cancer prevention in solid organ transplant recipients. Clin Transplant 2011;25(4):541–8.

66. Kanitakis J, Euvrard S, Lefrancois N, et al. Oral hairy leukoplakia in a HIV-negative renal graft recipient. Br J Dermatol 1991;124:483.

67. Koljonen V, Kukko H, Tukiainen E, et al. Incidence of Merkel cell carcinoma in renal transplant recipients. Nephrol Dial Transplant 2009;24(10):3231–5.

68. Koranda FC, Dehmel EM, Kahn G, et al. Cutaneous complications in immunosuppressed renal homograft recipients. JAMA 1974;229:419.

69. Kovach BT, Sams HH, Stasko T. Systemic strategies for chemoprevention of skin cancers in transplant recipients. Clin Transplant 2005;19(6):726–34.

70. Lally A, Casabonne D, Imko-Walczuk B, et al. Prevalence of benign cutaneous disease among Oxford renal transplant recipients. J Eur Acad Dermatol Venereol 2011;25:462.

71. Lally A, Casabonne D, Newton R, et al. Seborrhoeic dermatitis among Oxford renal transplant recipients. J Eur Acad Dermatol Venereol 2009;161:78–84.

72. Lally A, Casabonne D, Waterboer T, et al. Association of seborrhoeic warts with skin cancer in renal transplant recipients. J Eur Acad Dermatol Venereol 2010;24:302.

73. Lally A, Wojnarowska F. Hypertrophic pseudofolliculitis in white renal transplant recipients. Clin Exp Dermatol 2007;32:268.

74. Lear J, Bourke JF, Burns DA. Hyperplastic pseudofolliculitis barbae associated with cyclosporin. Br J Dermatol 1997;136:132.

75. Leblanc Jr KG, Hughes MP, Sheehan DJ. The role of sirolimus in the prevention of cutaneous squamous cell carcinoma in organ transplant recipients. Dermatol Surg 2011;37(6):744–9.

76. Leigh IM, Glover MT. Skin cancer and warts in immunosuppressed renal transplant recipients. Recent Results Cancer Res 1995;139:69.

77. Lindelof B, Sigurgeirsson B, Gabel H, et al. Incidence of skin cancer in 5356 patients following organ transplantation. Br J Dermatol 2000;143(3):513–9.

78. Lindholm A, Pousette A, Carlstrom K, et al. Ciclosporin-associated hypertrichosis is not related to sex hormone levels following renal transplantation. Nephron 1988;50:199.

79. Lorenz GE, Ritter SE. Linear porokeratosis: a case report and review of the literature. Cutis 2008;81(6):479–83.

80. Lucchesi JA, Cortelli SC, Rodrigues JA, et al. Severe phenytoin-

induced gingival enlargement associated with periodontitis. Gen Dent 2008;56:199.

81. Lugo-Janer G, Sanchez JL, Santiago-Delpin E. Prevalence and clinical spectrum of skin diseases in kidney transplant recipients. J Am Acad Dermatol 1991;24:410.

82. Lugo-Janer GJ, Pedraza R, Morales Otero LA, et al. Superficial mycosis in renal transplant recipients. Transplant Proc 1991;23:1787.

83. Lutzner M, Croissant O, Ducasse MF, et al. An unusual wart-like skin lesion found in a renal allograft recipient. Arch Dermatol 1981;117:43.

84. Mahe E, Morelon E, Lechaton S, et al. Cutaneous adverse events in renal transplant recipients receiving sirolimus-based therapy. Transplantation 2005;79:476.

85. Markovic SN, Erickson LA, Rao RD, et al. Malignant melanoma in the 21st century, part 1: epidemiology, risk factors, screening, prevention, and diagnosis. Mayo Clin Proc 2007;82(3):364–80.

86. Marks R, Rennie G, Selwood TS. Malignant transformation of solar keratoses to squamous cell carcinoma. Lancet 1988;1(8589):795–7.

87. Martinez JC, Otley CC, Stasko T, et al. Defining the clinical course of metastatic skin cancer in organ transplant recipients: a multicenter collaborative study. Arch Dermatol 2003;139(3):301–6.

88. McCarthy KL, Playford EG, Looke DF, et al. Severe photosensitivity causing multifocal squamous cell carcinomas secondary to prolonged voriconazole therapy. Clin Infect Dis 2007;44(5):e55–6.

89. McCoppin HH, Christiansen D, Stasko T, et al. Clinical spectrum of atypical fibroxanthoma and undifferentiated pleomorphic sarcoma in solid organ transplant recipients: a collective experience. Dermatol Surg 2012;38(2):230–9.

90. McGregor JM, Barker JN, MacDonald DM. The development of excess numbers of melanocytic naevi in an immunosuppressed identical twin. Clin Exp Dermatol 1991;16:131.

91. McLelland J, Chu AC. Fungal infection in renal transplant patients. Br J Dermatol 1988;118:734.

92. McLelland J, Rees A, Williams G, et al. The incidence of immunosuppression-related skin disease in long-term transplant patients. Transplantation 1988;46:871.

93. Menni S, Beretta D, Piccinno R, et al. Cutaneous and oral lesions in 32 children after renal transplantation. Pediatr Dermatol 1991;8:194.

94. Moloney FJ, Keane S, O'Kelly P, et al. The impact of skin disease following renal transplantation on quality of life. Br J Dermatol 2005;153:574.

95. Mortimer PS, Thompson JF, Dawber RP, et al. Hypertrichosis and multiple cutaneous squamous cell carcinomas in association with cyclosporin A therapy. J R Soc Med 1983;76:786.

96. Neiderberger W., Lemaire M., Maurer G., et al. (eds): Distribution and binding of cyclosporin in blood and tissues. In: Kahan BD, editor. Cyclosporin. Orlando, FL: Grune & Stratton; 1984. p. 203.

97. O'Connor DP, Kay EW, Leader M, et al. p53 codon 72 polymorphism and human papillomavirus associated skin cancer. J Clin Pathol 2001;54(7):539–42.

98. Ost L. Impairment of prednisolone metabolism by cyclosporine treatment in renal graft recipients. Transplantation 1987;44:533.

99. Otley CC, Berg D, Ulrich C, et al. Reduction of immunosuppression for transplant-associated skin cancer: expert consensus survey. Br J Dermatol 2006;154(3):395–400.

100. Otley C, Stasko T. Skin disease in organ transplantation. New York: Cambridge University Press; 2008.

101. Penn I. De novo malignancy in pediatric organ transplant recipients. J Pediatr Surg 1994;29(2):221–6, discussion 227–8.

102. Penn I. Malignant melanoma in organ allograft recipients. Transplantation 1996;61(2):274–8.

103. Perrett CM, McGregor JM, Warwick J, et al. Treatment of post-transplant premalignant skin disease: a randomized intrapatient comparative study of 5-fluorouracil cream and topical photodynamic therapy. Br J Dermatol 2007;156(2):320–8.

104. Perrett CM, Walker SL, O'Donovan P, et al. Azathioprine treatment photosensitizes human skin to ultraviolet A radiation. Br J Dermatol 2008;159(1):198–204.

105. Phase III randomized study of adjuvant intensity-modulated radiotherapy with versus without cetuximab in patients with locally advanced resected squamous cell carcinoma of the head

and neck. ClinicalTrials.gov identifier: NCT00956007. Available online at: http://clinicaltrials.gov/ct2/show/NCT00956007 [accessed 20.03.12].

106. Piaserico S, Belloni Fortina A, Rigotti P, et al. Topical photodynamic therapy of actinic keratosis in renal transplant recipients. Transplant Proc 2007;39(6):1847–50.

107. Proby CM, Harwood CA, Neale RE, et al. A case-control study of betapapillomavirus infection and cutaneous squamous cell carcinoma in organ transplant recipients. Am J Transplant 2011;11(7):1498–508.

108. Ramsay HM, Fryer AA, Reece S, et al. Clinical risk factors associated with nonmelanoma skin cancer in renal transplant recipients. Am J Kidney Dis 2000;36:167–76.

109. Ramsay HM, Reece SM, Fryer AA, et al. Seven-year prospective study of nonmelanoma skin cancer incidence in U.K. renal transplant recipients. Transplantation 2007;84(3):437–9.

110. Rangwala S, Tsai KY. Roles of the immune system in skin cancer. Br J Dermatol 2011;165(5):953–65.

111. Rault R. Mycophenolate-associated onycholysis. Ann Intern Med 2000;133:921.

112. Ross AS, Schmults CD. Sentinel lymph node biopsy in cutaneous squamous cell carcinoma: a systematic review of the English literature. Dermatol Surg 2006;32(11):1309–21.

113. Rudlinger R, Smith IW, Bunney MH, et al. Human papillomavirus infections in a group of renal transplant recipients. Br J Dermatol 1986;115:681.

114. Salim A, Reece SM, Smith AG, et al. Sebaceous hyperplasia and skin cancer in patients undergoing renal transplant. J Am Acad Dermatol 2006;55:878.

115. Saray Y, Seckin D, Gulec AT, et al. Nail disorders in hemodialysis patients and renal transplant recipients: a case-control study. J Am Acad Dermatol 2004;50:197.

116. Scientific Registry of Transplant Recipients. OPTN / SRTR 2010 Annual Data Report. 2011. Available online at: http://www.srtr.org/annual_reports/2010/ [accessed 02.04.12].

117. Seckin D, Gulec TO, Demirag A, et al. Renal transplantation and skin diseases. Transplant Proc 1998;30:802.

118. Sequeira M, Burdick AE, Elgart GW, et al. New-onset Majocchi's granuloma in two kidney transplant recipients under tacrolimus treatment. J Am Acad Dermatol 1998;38:486.

119. Sheil AG, Disney AP, Mathew TH, et al. De novo malignancy emerges as a major cause of morbidity and late failure in renal transplantation. Transplant Proc 1993;25(1 Pt 2):1383–4.

120. Shuttleworth D, Marks R, Griffin PJ, et al. Dysplastic epidermal change in immunosuppressed patients with renal transplants. Q J Med 1987;64:609.

121. Shuttleworth D, Philpot CM, Salaman JR. Cutaneous fungal infection following renal transplantation: a case control study. Br J Dermatol 1987;117:585.

122. Silver SG, Crawford RI. Fatal squamous cell carcinoma arising from transplant-associated porokeratosis. J Am Acad Dermatol 2003;49(5):931–3.

123. Simmons WD, Rayhill SC, Sollinger HW. Preliminary risk–benefit assessment of mycophenolate mofetil in transplant rejection. Drug Saf 1997;17:75.

124. Slavin J, Taylor J. Cyclosporin, nifedipine, and gingival hyperplasia. Lancet 1987;2:739.

125. Smith KJ, Skelton HG, Yeager J, et al. Cutaneous findings in HIV-1-positive patients: a 42-month prospective study. Military Medical Consortium for the Advancement of Retroviral Research (MMCARR). J Am Acad Dermatol 1994;31:746.

126. Spencer CM, Goa KL, Gillis JC. Tacrolimus. An update of its pharmacology and clinical efficacy in the management of organ transplantation. Drugs 1997;54:925.

127. Spencer ES, Andersen HK. Clinically evident, non-terminal infections with herpesviruses and the wart virus in immunosuppressed renal allograft recipients. Br Med J 1970;1:251.

128. Spencer ES, Andersen HK. Viral infections in renal allograft recipients treated with long-term immunosuppression. Br Med J 1979;2:829.

129. Stasko T, Brown MD, Carucci JA, et al. Guidelines for the management of squamous cell carcinoma in organ transplant recipients. Dermatol Surg 2004;30(4 Pt 2):642–50.

130. Stockfleth E, Nindl I, Sterry W, et al. Human papillomaviruses in transplant-associated skin cancers. Dermatol Surg 2004;30(4 Pt 2):604–9.

131. Stoff B, Salisbury C, Parker D, et al. Dermatopathology of skin cancer in solid organ transplant recipients. Transplant Rev

(Orlando) 2010;24(4):172–89.

132. Strumia R, Perini L, Tarroni G, et al. Skin lesions in kidney transplant recipients. Nephron 1992;62:137.

133. Termorshuizen F, Hogewoning AA, Bouwes Bavinck JN, et al. Skin infections in renal transplant recipients and the relation with solar ultraviolet radiation. Clin Transplant 2003;17:522.

134. Touraud JP, Dalac S, Collet E, et al. Punctate porokeratosis in a renal transplant recipient. Clin Exp Dermatol 2003;28(3):329–30.

135. Tricot L, Lebbe C, Pillebout E, et al. Tacrolimus-induced alopecia in female kidney–pancreas transplant recipients. Transplantation 2005;80:1546.

136. Triemer HL, Pearson TC, Odom KL, et al. Analysis of a single-center experience with mycophenolate mofetil based immunosuppression in renal transplantation. Clin Transplant 2000;14:413.

137. Tyldesley WR, Rotter E. Gingival hyperplasia induced by cyclosporin-A. Br Dent J 1984;157:305.

138. Ulrich C, Bichel J, Euvrard S, et al. Topical immunomodulation under systemic immunosuppression: results of a multicentre, randomized, placebo-controlled safety and efficacy study of imiquimod 5% cream for the treatment of actinic keratoses in kidney, heart, and liver transplant patients. Br J Dermatol 2007;157(Suppl. 2):25–31.

139. Ulrich C, Schmook T, Sachse MM, et al. Comparative epidemiology and pathogenic factors for nonmelanoma skin cancer in organ transplant patients. Dermatol Surg 2004;30(4 Pt 2):622–7.

140. Venning VA, Millard PR. Recurrent scabies with unusual clinical features in a renal transplant recipient. Br J Dermatol 1992;126:204.

141. Vijayakumar R, Fernando E, Rajendran S, et al. Dermatological manifestations in renal transplant recipients. Transplant Proc 1998;30:3136.

142. Wang K, Zhang H, Li Y, et al. Safety of mycophenolate mofetil versus azathioprine in renal transplantation: a systematic review. Transplant Proc 2004;36:2068.

143. Wennberg AM, Stenquist B, Stockfleth E, et al. Photodynamic therapy with methyl aminolevulinate for prevention of new skin lesions in transplant recipients: a randomized study. Transplantation 2008;86(3):423–9.

144. Winkelhorst JT, Brokelman WJ, Tiggeler RG, et al. Incidence and clinical course of de-novo malignancies in renal allograft recipients. Eur J Surg Oncol 2001;27(4):409–13.

145. Wolf R, Wolf D, Viskoper RJ, et al. Norwegian-type scabies mimicking contact dermatitis in an immunosuppressed patient. Postgrad Med 1985;78:228.

146. Zwald FO, Brown M. Skin cancer in solid organ transplant recipients: advances in therapy and management: part I. Epidemiology of skin cancer in solid organ transplant recipients. J Am Acad Dermatol 2011;65(2):253–61 quiz 262.

147. Zwald FO, Brown M. Skin cancer in solid organ transplant recipients: advances in therapy and management: part II. Management of skin cancer in solid organ transplant recipients. J Am Acad Dermatol 2011;65(2):263–79, quiz 280.

第 35 章

透析和肾移植患者的恶性肿瘤

John F. Thompson · Angela C. Webster

对透析患者和肾移植受者而言，发生恶性肿瘤的风险明显高于普通人群。本章就透析和移植患者除皮肤恶性肿瘤以外的各种类型癌症进行讨论，皮肤恶性肿瘤是透析和移植患者面部最常见的癌症之一，已在第 34 章单独讨论。

透析患者的癌症

自肾移植受者新发癌症的首次报告后不久[21,77]，众多等待移植的透析患者也被认为是癌症的高发人群[59]，但原因并未很快明确。后续的报告也证实,透析患者的恶性肿瘤发病率较普通人群明显增高。多数癌症直接或间接侵犯泌尿系统，但对于透析患者是否更易患不侵犯泌尿系统的恶性肿瘤仍不明确。目前已明确慢性肾衰竭患者恶性肿瘤的发病率显著增高[34,53,59,64,91,95]。肺或结肠的恶性肿瘤可导致肾小球疾病，也可造成肾衰竭，但这种情况较少[25]。有观点认为癌症患者的肾小球疾病可能是由肿瘤相关抗原引起。霍奇金病最常合并出现肾病综合征。肾或输尿管的恶性肿瘤可通过引起梗阻造成肾功能损害，偶尔放射或药物治疗引起的相关

肾病也可导致肾功能不全。

透析患者癌症的风险分级

从澳大利亚和新西兰透析移植登记系统(ANZDATA)中，可以得到一些较全面的关于透析患者和肾移植受者恶性肿瘤发生的长期随访数据。该登记系统收集了自 1963 年以来在澳大利亚和新西兰接受透析或进行肾移植的所有患者的信息。尽管全球还有其他一些规模更大的登记系统，澳大利亚和新西兰透析移植登记系统的信息完整性优于其他大部分系统。

2009 年，ANZDATA 报道了澳大利亚和新西兰自 1982—2005 年间的 33 772 名透析和首次肾移植患者的癌症发病率[101]。这些信息包括 90 504 名透析随访患者和 120 121 名首次肾移植术后随访患者的年度数据，通过对比普通人群的各种癌症类型的发病率，计算出各组的癌症风险。为比较不同部位癌症的风险，将报告给 ANZDATA 诊断为癌症的患者和诊断癌症的普通人群进行对比。此外，还采用了间接标准化法，对年龄、性别和自然年进行标准化，计算出标准化发病率及其 95% 的置信区间。标准化发病率可以理解为是一种相

对风险，标准化发病比为 1 可理解为在同一国家生活相同时间发病风险在年龄、性别上与普通人群相似，标准化发病比为 2 理解为发病风险为普通人群的 2 倍。普通人群的癌症发病率数据源自澳大利亚国家癌症统计中心。由于澳大利亚不强制报告非黑色素瘤皮肤癌，这一数据库不包含非黑色素瘤皮肤癌的信息。因此，尽管可在澳大利亚和新西兰透析移植登记系统查询到发生非黑色素瘤皮肤癌的透析和移植患者数量，与普通人群相比，并不能确定其癌症风险是否增加。

澳大利亚和新西兰透析移植登记中心对透析和移植患者癌症的分析结果在表 35-1 中进行了概述。从表中可以看出，按癌症部位评估风险时，风险增高的形式多变。透析患者中多数癌症的发生风险略微增高，而肾移植术后随访患者癌症的发生风险有一定程度的增高，如肺癌和结肠癌。然而，对于其他几种癌症，肾移植术后患者的癌症风险增高更加明显，这些癌症多数被确定或推测存在病原学诱因，如宫颈癌、淋巴瘤和卡波西肉瘤。

然而，从其他国家获取透析患者恶性肿瘤发病率的完整数据则更加困难。在日本，有大量患者长期接受透析治疗，癌症致死（包括泌尿道肿瘤）的分析结果表明，与普通人群相比，透析患者癌症死亡率的相对风险度明显升高（男性相对风险度为 2.48；女性相对风险度为 3.99）[38]。

为了调查透析患者恶性肿瘤的问题，Stewart 及其同事[90]进行了一项专业的国际性研究，对 1980—1994 年之间接受透析治疗的终末期肾病患者的汇总数据进行分析，并对在美国、欧洲、澳大利亚和新西兰接受治疗的 834 884 名患者进行了队列研究。随后将这些患者 2 045 035 人 1 年随访期间的癌症发病率与各自对照人群的癌症发病率进行了对比，患有非黑色素瘤皮肤癌的患者除外。研究发现，终末期肾病患者癌症的整体风险增高，且透析患者肿瘤类型分布特点与移植术后者类似。增高的风险主要归因于已有的肾脏或泌尿系统疾病导致肾和膀胱功能受累，或肾功能丧失。此外，还有可能是由于对病毒性致癌作用的敏感性增高。

在平均 2.5 年的短期随访期间，3% 的研究人群发生癌症。整体人群中个体发生癌症的预期值较低，其标准化发病率为 1.18。年轻患者（<35 岁）癌症风险相对较高（标准化发病率为 3.68），而随着年龄的升高，其风险也逐渐降低。肾癌（标准化发病率为 3.60）、膀胱癌（标准化发病率为 1.50），甲状腺和其他内分泌器官（标

准化发病率为 2.28）风险尤其高。大多数癌症发生在以病毒为致癌机制的器官中，而肺、结肠、直肠、前列腺和胃的癌症风险没有相应提高。

透析患者癌症风险增高的原因

维持透析治疗的患者发生癌症存在多种原因，包括慢性感染（尤其是泌尿道）、免疫系统低下、既往免疫抑制剂或细胞毒性药物治疗史、营养不良，以及 DNA 修复机制的改变[96]。此外，导致肾衰竭的基础疾病及相关的持续性代谢改变以及某些并发症的出现，如获得性肾囊肿，也有可能诱发癌症。某些泌尿生殖器疾病也可导致肾脏、输尿管或膀胱肿瘤。患有遗传或获得性肾囊肿性疾病的患者肾癌的风险会增高[45,57]，获得性肾囊肿患者发生肾细胞癌的风险与肾功能受损总体时间相关，而不是维持透析治疗的时间[71]。其他一些癌症的易感因素包括巴尔干肾病和镇痛剂肾病，二者均与肾盂和尿道癌变高度相关[17,54]。

有趣的是，根据观察，当肾移植失败后，减少或完全停用免疫抑制治疗时，一些癌症类别的高风险很快被逆转。这些癌症种类包括卡波西肉瘤、非霍奇金淋巴瘤、黑色素瘤和唇癌。然而，即使停止免疫抑制治疗后，其他一些类别患癌的风险依然显著增高，这些癌症种类包括白血病、肺癌以及其他与终末期肾病有关的癌症[97]。

终末期肾病患者肾脏恶性肿瘤的特殊问题

与以影像学为基础研究移植前终末期肾病患者肾肿瘤发病率相比，以病理学为基础的研究显示其发生率更普遍[19]。Maisonneuve 及其同事[56]对此进行的一项大规模研究具有意义，因为以往大多数的研究规模较小，而未觉察到关于少见类型癌症或发病风险轻度增加癌症的潜在的重要发现，或未研究癌症与导致肾衰竭的各种原因或透析类型（血液透析或腹膜透析）的关系。这项研究证实了终末期肾病患者整体患癌风险增高。一般来讲，终末期肾病患者患癌的类型与移植受者常发生的癌症类型相似。泌尿道肿瘤最为常见，但舌癌、肝癌、女性下生殖道癌、男性的外生殖器癌、甲状腺癌，以及淋巴瘤和多发性骨髓瘤的发病率也有增高。为了解释这些发现，研究者认为病毒感染可能是某些肿瘤发病的重要机制。

移植术后病毒性感染的发病率约为 10%[26]。透析患者的病毒性感染发病率很少报道，但毫无疑问，终末期肾病患者比普通人群更易暴露于乙型肝炎和丙型肝

表 35-1 1982—2005 年澳大利亚和新西兰开始透析和首次肾移植后的癌症风险

癌症部位	ICD-O 代码	透析期间		移植后	
		观察值	SIR(95% CI)	观察值	SIR(95% CI)
头部和颈部	C01–14	26	1.25(0.82~1.83)	66	4.45(3.44~5.66)
食管	C15	22	1.61(1.01~2.44)	28	4.29(2.85~6.20)
胃	C16	34	1.20(0.83~1.68)	16	1.24(0.71~2.01)
小肠	C17	8	2.99(1.29~5.90)	4	2.56(0.70~6.56)
结直肠	C18–20	169	1.16(0.99~1.34)	127	1.72(1.43~2.04)
肛门	C21	4	1.70(0.46~4.36)	18	12.4(7.4~19.7)
肝脏	C22	23	2,85(1.91~4.27)	19	4.43(2.67~6.91)
胆囊	C23–24	9	1.21(0.55~2.29)	8	2.35(1.02~4.63)
胰腺	C25	22	0.95(0.60~1.44)	15	1.44(0.81~2.37)
鼻腔、鼻窦	C30–31	4	2.50(0.68~6.40)	7	7.09(2.85~14.6)
喉部	C32	8	0.86(0.37~1.68)	12	2.07(1.07~3.62)
气管、支气管、肺脏	C33–34	201	1.63(1.41~1.87)	115	1.96(1.62~2.35)
其他胸部器官	C37–38	13	17.70(9.42~30.3)	8	15.2(6.57~30.0)
骨和关节软骨	C40–41	3	2.64(0.55~7.73)	5	4.90(1.59~11.4)
皮肤黑色素瘤	C43	107	1.41(1.16~1.71)	180	3.11(2.67~3.60)
间皮瘤	C45	11	1.71(0.86~3.07)	3	0.98(0.20~2.86)
卡波西肉瘤	C46	8	10.99(4.75~21.7)	23	25.5(16.2~38.3)
腹膜、其他结缔组织和软组织	C47–49	3	0.67(0.14~1.97)	9	2.91(1.33~5.53)
乳房(女性)	C50	116	2.57(2.13~3.08)	81	2.35(1.89~2.92)
女性妇科	C51–58	183	10.00(8.63~11.6)	231	18.0(15.7~20.4)
阴茎	C60	1	2.47(0.06~13.7)	9	37.4(17.1~71.0)
前列腺	C61	100	1.30(1.05~1.57)	54	1.72(1.30~2.25)
睾丸	C62	1	1.03(0.03~5.72)	4	1.96(0.54~5.03)
其他男性生殖器	C63	1	8.23(0.20~45.9)	1	14.7(0.37~82.1)
肾脏	C64	173	8.30(7.11~9.63)	122	9,76(8.10~11.7)
其他泌尿道	C65–66,C68	33	6.38(4.39~8.95)	46	19.6(14.3~26.1)
膀胱	C67	135	3.77(3.16~4.46)	93	6.19(5.00~7.58)
眼睛	C69	0	0.00(0.00~1.53)	6	3.80(1.39~8.36)
大脑	C71	21	1.69(1.05~2.59)	12	1.33(0.69~2.32)
其他中枢神经系统	C70,C72	1	1.96(0.05~10.9)	4	9.06(2.47~23.2)
甲状腺	C73	35	5.89(4.10~8.19)	30	4.82(3.25~6.89)
其他内分泌系统	C74–75	5	10.1(3.29~23.7)	4	9.38(2.56~24.0)
所有淋巴瘤	C81–85,C96	58	1.56(1.18~2.02)	266	11.4(10.1~12.9)
多发性骨髓瘤	C90	96	7.60(6.15~9.28)	15	2.48(1.39~4.09)
白血病	C91–95	23	0.88(0.56~1.32)	32	2.39(1.63~3.37)

ICD-O,国际肿瘤疾病分类;SIR,标准化发病率;CI,置信区间。

Adapted from Webster AC, Wong G, McDonald SP Chapter 10, Cancer. ANZDATA Registry Report 2009. 32nd annual report. Adelaide, South Australia: Australia and New Zealand Dialysis and Transplant Registry(http://www.anzdata.org.au), 2010.

炎病毒[67],而这也有可能解释为什么会观察到大量的肝癌患者。人乳头瘤病毒(HPV)被认为在舌癌、宫颈癌、阴道癌、外阴癌和阴茎癌的发病中起决定性作用[6,18]。在透析

和移植患者中,淋巴瘤的患病风险增高可归因于休眠的 EB 病毒活化[104,108]。已观察到的甲状腺肿瘤发生率增加的一种可能解释是因为监测继发性甲状旁腺功能

亢进而反复进行的颈部成像。甲状腺肿瘤的发生率随透析时间的增加而增加也支持这一假设。

从 Maisonneuve 及其同事[56]的研究中得出的一项重要观点认为患癌风险与透析类型无关，并推断尿毒症状态很有可能是患癌风险增高的原因，而与任何治疗相关的问题无关。尿毒症被认为可能通过干扰 DNA、修复机制或降低抗氧化防御能力从而造成免疫受损。慢性感染和炎症进程可能与恶性肿瘤的发展有关，也常发生在肾衰竭患者中。最后需要考虑的一点是任何程度的肾功能损害都有可能导致致癌化合物的积累[96]。

前文提到的 Stewart 及其同事[90]的研究中，也总结出透析本身除了延长尿毒症状态外，没有增加癌症的发生风险。作者在报告中也指出，在透析人群中，低龄患者发生肾癌或膀胱癌的风险相对更高（不绝对），且女性的患癌风险又比男性高。透析人群患肾癌和尿道肿瘤的风险比在其他部位高。因多囊性疾病导致终末期肾病患者癌症的发生风险没有额外增加，并发现原发性肾脏疾病能对几乎所有尿路上皮肿瘤（无论膀胱还是泌尿道的其他部位）的患癌高风险进行解释。他们认为获得性囊性肾病的致癌性比原发性（遗传性）多囊性肾病高。此外，他们在报告中还指出，肾癌标准化发病率随透析时间的增多而明显升高，然而膀胱癌的标准化发病率却逐步降低[90]。

透析患者的癌症筛查

一些学者认为，对长期透析患者行常规癌症筛查并不划算[15,35,43]。然而，另一些人认为，透析患者行常规癌症筛查并不划算，但对年轻患者和已知癌症类别患者，进行选择性筛查是必要的。甲状旁腺癌是一个较好的例子，如果观察到血清甲状旁腺素水平有较快变化，应高度怀疑癌变[78]。仔细且常规地对皮肤癌和癌前病变进行筛查又是另一个例子，在一些无法避免强烈紫外线照射的国家，如澳大利亚具有特殊价值。Ishikawa 及其同事[39]提出，筛查在肾细胞癌的监测中具有重要意义，他们同时指出短期透析治疗的年轻患者通过筛查发现肾细胞癌，而不是出现症状才发现，其存活率最佳。同样，Satoh 及其同事[83]提出，通过对透析的终末期肾病患者进行常规影像学早期诊断肾细胞癌，可改善预后。Wong 及其同事对女性透析患者乳腺癌筛查的花费–效益进行评估[105]，并指出花费–效益分析有助于通过筛查将期望变成效益。他们发现，筛查使乳腺癌死亡率显著降低 0.1%，预期寿命的净收益仅 1.3 天。通过筛

查到救治一位患者因乳癌导致额外死亡产生的总成本大概需要花费 403 000 澳元的费用。

透析患者的癌症管理

若透析患者发生恶性肿瘤，需要通过现行的标准疗法进行治疗。然而，对于患有恶性肿瘤并采用外科手术治疗的透析患者来说，如预期的结果一样，术后并发症的发生率比一般的要高[16]。如果该患者不宜进行外科手术治疗，则可考虑化疗，但需要个体化调整药物剂量[11]。此外，还可以对患有甲状腺癌的透析患者采用放射碘治疗，但需要调整用量，因为碘主要通过肾脏或透析过程排出[36]。

肾移植受者的癌症

根据表 35-1 中的标准化发病比值可以很明显地看出肾移植受者发生癌症的严重性。肾移植术后越久，患癌风险越高，且风险的增加很大程度上与患者接受移植时的年龄相关。这一结果已在图 35-1 和表 35-2 中进行了详细论证[99]。从澳大利亚和新西兰透析移植登记处获得的长期数据表明，15 185 名肾移植受者中有 1642（10.8%）名患者发生癌症。此外，其癌症发生率和年龄与 25~30 岁的非移植人群相似。癌症风险与年龄呈逆相关（儿童标准化发病比为 15~30，而 65 岁以上人群的标准化发病比为 2）。25~29 岁女性的癌症发生率与普通人群 55~59 岁的女性相等。淋巴瘤、结肠直肠癌和乳腺癌患癌风险的年龄倾向相似，黑色素瘤的患癌风险在不同年龄段变异性较小，前列腺癌患癌风险无增加。对于移植人群，患癌风险受年龄影响且男女不同（P=0.007）。既往患有恶性肿瘤（风险比 1.40；CI 1.3~1.89）的白种人（风险比 1.36，CI 1.12~1.89）患癌风险将增加，但晚期糖尿病肾病（风险比 0.67，CI 0.50~0.89）的患癌风险会降低。正如之前所论证的，不同患者群组绝对风险不同，根据移植时的临床资料，图 35-1 对移植后发生癌症的风险进行了评估。例如，45~54 岁男性十年生存期内患癌风险从 1/13（非白种人、无既往癌症史，晚期糖尿病肾病）到 1/5 不等（白种人、有既往癌症史和其他原因引起的晚期肾病）。

首次移植术时年龄偏大者的患癌风险显著增高。首次肾脏移植时年龄<35 岁的男性，十年后患癌风险（不包括非黑色素瘤皮肤癌）为 4.2，但年龄≥55 岁的男性，患癌风险为 24.6。对于女性来说，十年后的相应患

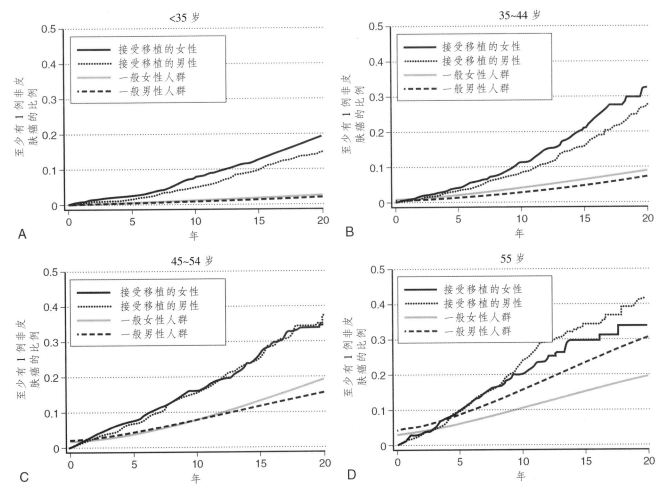

图35-1　肾移植受体在移植时的癌症累积风险(不包括非黑素细胞性皮肤癌和唇癌)，以及相同年龄和性别的一般人群的预期累积风险。(A)<35岁；(B)35~44岁；(C)45~54岁；(D)55岁及以上。(Adapted from Webster AC, Craig JC, Simpson JM, et al. Identifying high risk groups and quantifying absolute risk of cancer after kidney transplantation: a cohort study of 15183 recipients. Am J Transplant 2007；7：2140-51.)

癌风险值为5.8和20.9。总体的分析结果见表35-2。从表中可以看出，根据移植患者的性别和年龄，能够估算出患者患癌(不包括非黑瘤皮肤癌)的风险大小。这些信息有助于临床医生识别恶性肿瘤高风险的患者，在获得知情同意后可用于移植前的咨询。Vajdic及其同事[95]的ANZDATA登记处数据对肾移植术后患癌风险做了详尽的报告。

因供体传播使肾移植受者形成新发肿瘤

早期肾移植时，就已发现接受来自癌症患者捐献的正常肾脏并进行同种异体移植后，移植器官或令其他部位发生癌症的可能性会增加[58,63,72]。因此很快意识到，从这类供体获得的器官具有潜在的恶性细胞，它们会在受者体内分裂增殖，可导致死亡[58,63]。大多数移植后肿瘤患者最终都死于恶性肿瘤，但早期的一些经验表明，终止患者免疫抑制治疗并切除同种异体移植物

有可能达到治愈的效果[61,103]。

由于从癌症(原发脑肿瘤或非黑色素瘤除外)供体获得的移植器官可能导致常见的灾难性后果，一般来说这些个体都不会作为潜在器官供体，此排除标准也同样适用于尸体和活体供体。第6章和第7章对尸体和活体供体的选择标准进行了讨论。

为了避免这种情况，尽管已经做了非常多的努力，偶尔仍会从后来被诊断为患有原发性或转移性恶性肿瘤的捐献者中取得肾脏。行业中有一个普遍的共识：这些受者应尽快切除移植肾并恢复透析治疗。所有等待移植的患者必须意识到恶性肿瘤可以通过供体器官转移，且这种风险必须列入知情同意文件中。

如果移植受者发生癌症，尤其是在移植术后很快发生，就必须考虑到是否为供体转移的某种恶性肿瘤。因此，对于从同一捐献者接受移植器官的其他患者，应尽快进行检查并严格监控。

表 35-2　癌症诊断绝对风险参考表：不同患者组移植后 1 年、5 年和 10 年的预期病例数/100 例肾脏受体(%)

| 原发性肾病 | 种族 | 既往癌症史 | 移植物功能 | 移植时年龄<35 岁 | | | | | | 移植时年龄在 35~44 岁之间 | | | | | |
| | | | | 1 | | 5 | | 10 | | 1 | | 5 | | 10 | |
				F	M	F	M	F	M	F	M	F	M	F	M
GN/IgA	白种人	无	有	0.7	0.5	3.0	2.1	7.3	5.2	1.2	0.8	5.4	3.6	12.7	9.5
			失败	0.6	0.4	2.7	1.9	6.4	4.8	1.1	0.8	4.7	3.4	11.2	8.5
		癌症	有	0.9	0.7	4.2	3.0	10.0	7.5	1.2	1.2	7.4	5.3	17.3	13.2
			失败	0.8	0.6	3.7	2.6	8.8	6.6	1.5	1.1	6.5	4.7	15.3	11.7
	非白种人	无	有	0.5	0.4	2.1	1.6	5.2	4.0	0.8	0.6	3.7	2.8	9.3	7.2
			失败	0.4	0.3	2.0	1.3	4.7	3.4	0.8	0.5	3.5	2.5	8.4	6.4
		癌症	有	0.7	0.5	3.1	2.2	7.5	5.6	1.3	0.9	5.5	4.0	13.0	9.9
			失败	0.6	0.4	2.7	1.9	6.6	4.9	1.1	0.5	4.8	3.5	11.5	8.8
其他	白种人	无	有	0.6	0.4	2.8	2.0	6.8	4.9	1.1	0.8	5.0	3.6	11.9	9.0
			失败	0.6	0.4	2.5	1.7	6.0	4.4	1.0	0.7	4.4	3.1	10.4	7.9
		癌症	有	0.9	0.6	3.9	2.8	9.4	7.0	1.6	1.1	6.9	4.9	16.2	12.3
			失败	0.7	0.5	3.4	2.4	8.2	6.1	1.4	0.9	6.1	4.4	14.3	10.9
	非白种人	无	有	0.5	0.3	2.1	1.5	5.0	3.7	0.8	0.6	3.7	2.6	8.9	6.7
			失败	0.4	0.3	1.8	1.3	4.4	3.3	0.7	0.5	3.2	2.3	7.8	5.9
		癌症	有	0.7	0.5	2.9	2.0	7.0	5.2	1.2	0.8	5.1	3.7	12.2	9.2
			失败	0.6	0.4	2.5	1.8	6.1	4.6	1.0	0.7	4.5	3.2	10.7	8.1
DM	白种人	无	有	0.5	0.3	2.1	1.4	5.0	3.6	0.8	0.6	3.7	2.6	8.8	6.6
			失败	0.4	0.3	1.8	1.3	4.4	3.2	0.7	0.5	3.2	2.3	7.7	5.8
		癌症	有	0.6	0.5	2.9	2.0	6.9	5.1	1.1	0.8	5.1	3.6	12.0	9.1
			失败	0.6	0.4	2.5	1.8	6.0	4.5	1.0	0.7	4.4	3.2	10.6	8.0
	非白种人	无	有	0.3	0.2	1.5	1.1	3.7	2.7	0.6	0.4	2.7	1.9	6.5	4.9
			失败	0.3	0.2	1.3	0.9	3.2	2.4	0.5	0.4	2.4	1.7	5.7	4.3
		癌症	有	0.5	0.3	2.1	1.5	5.1	3.8	0.8	0.6	3.8	2.7	9.0	6.8
			失败	0.4	0.3	1.8	1.3	4.5	3.3	0.7	0.5	3.3	2.4	7.9	6.0

| 原发性肾病 | 种族 | 既往癌症史 | 移植物功能 | 移植时年龄在 45~54 岁之间 | | | | | | 移植时年龄≥55 岁 | | | | | |
| | | | | 1 | | 5 | | 10 | | 1 | | 5 | | 10 | |
				F	M	F	M	F	M	F	M	F	M	F	M
GN/IgA	白种人	无	有	1.5	1.4	6.5	6.2	15.2	15.4	2.2	2.5	9.7	10.6	22.3	25.1
			失败	1.3	1.3	5.7	5.5	13.4	13.6	2.0	2.2	8.6	9.3	19.8	22.4
		癌症	有	2.1	2.0	9.0	8.6	20.6	20.8	3.1	3.4	20.3	14.0	29.7	33.2
			失败	1.8	1.7	7.9	7.6	18.3	18.4	2.7	3.0	11.8	12.9	26.5	30.1
	非白种人	无	有	1.1	1.1	4.8	4.6	11.4	11.6	1.7	1.8	7.2	7.9	16.9	19.2
			失败	1.0	0.9	4.2	4.1	10.1	10.2	1.4	1.6	6.4	7.0	14.9	17.1
		癌症	有	1.5	1.4	6.7	6.4	15.6	15.8	2.3	2.5	10.0	10.8	22.8	25.7
			失败	1.3	1.3	5.8	5.6	13.8	14.0	2.0	2.2	8.8	9.6	20.2	23.1
其他	白种人	无	有	1.4	1.3	6.0	5.8	14.2	14.3	2.1	2.3	9.1	9.8	20.9	23.5
			失败	1.2	1.1	5.3	5.1	12.5	12.7	1.8	2.0	8.0	8.7	18.5	21.1
		癌症	有	1.9	1.8	8.3	8.0	19.3	19.4	2.9	3.2	12.5	13.4	27.9	31.2
			失败	1.7	1.6	7.3	7.1	17.1	17.2	2.5	2.8	11.0	11.9	24.9	28.2
	非白种人	无	有	1.0	1.0	4.5	4.3	10.7	10.8	1.5	1.7	6.7	7.3	15.8	17.9
			失败	0.9	0.9	3.9	3.8	9.4	9.5	0.3	1.5	5.9	6.5	14.0	15.9
		癌症	有	1.4	1.4	6.2	6.0	14.6	14.7	2.1	2.3	9.3	10.1	21.4	24.1
			失败	1.2	1.2	5.4	5.2	12.9	13.0	1.9	2.0	8.2	8.9	19.0	21.6

（待续）

表 35-2　癌症诊断绝对风险参考表:不同患者组移植后 1 年、5 年和 10 年的预期病例数/100 例肾脏受体(%)*(续)

原发性肾病	种族	既往癌症史	移植物功能	移植时年龄在 45~54 岁之间						移植时年龄≥55 岁					
				1		5		10		1		5		10	
				F	M	F	M	F	M	F	M	F	M	F	M
DM	白种人	无	有	1.0	1.0	4.4	4.2	10.5	10.6	1.5	1.6	6.7	1.2	15.6	17.7
			失败	0.9	0.8	3.9	3.7	9.3	9.4	0.3	1.5	5.9	6.4	13.8	15.7
		癌症	有	1.4	1.3	6.1	5.9	14.4	14.5	2.1	2.3	9.2	9.9	21.1	23.9
			失败	1.2	1.2	5.4	5.2	12.7	12.8	1.9	2.0	8.1	8.8	18.7	21.4
	非白种人	无	有	0.7	0.7	3.3	3.1	7.9	7.9	1.1	1.2	4.9	5.4	11.7	13.3
			失败	0.6	0.6	2.9	2.8	6.9	7.0	1.0	1.1	4.3	4.7	10.3	11.9
		癌症	有	1.0	1.0	4.5	4.4	10.8	10.9	1.6	1.7	6.8	7.4	16.0	18.1
			失败	0.9	0.9	4.0	3.8	9.5	9.6	1.4	1.5	6.0	6.5	14.1	16.2

GN/IgA,肾小球肾炎/免疫球蛋白 A;DM,糖尿病。

* Based on a table originally published in Webster AC,et al. Am J Transplant 2007;7 (9):2140–51. ⓒ 2007 The American Society of Transplantation and the American Society of Transplant Surgeons and Blackwell Publishing. All rights reserved.

肾移植受者新发癌症的进展

本章已从几方面对透析患者发生癌症进行了探讨，但对于接受免疫抑制治疗的移植受者出现新发癌症，早期的很多报告无疑都低估了这一长期风险[55]。这些基于单中心登记报告的评估指出有 2%~8% 的移植受者会发生恶性肿瘤(不包括非黑色素瘤)。即便是最近的风险评估也存在严重的低估情况，因为近期接受移植的患者很多，而相对来说长期生存患者很少，所以评估癌症发病率时作为统计基础的移植受者群体存在偏倚。一项由美国发起的试图确定肾移植受者恶性肿瘤发病率的大型研究只报道了移植后第 1 年、第 2 年和第 3 年的癌症发生率[42]。

根据年数绘制发病率图表，可以看到移植后随访 20 年或更久，接受免疫抑制治疗的移植受者癌症的发生率为 34%~50%[28,65,88]。从澳大利亚和新西兰透析移植登记处获得的长期数据表明，30 年前接受尸体供体肾脏移植后皮肤癌的发病率为 75%，而非皮肤癌的发病率则为 33%,总体上 80% 的患者会患有其他形式的癌(包括皮肤癌和非皮肤癌)[87]。来自其他国家移植登记处的数据同样显示，肾脏移植受者患癌的风险显著增高，并且随着移植术后时间的延长稳定增加[1,8,10]。

移植患者癌症风险增高的原因

接受免疫抑制治疗的同种异体移植者患癌风险增加可能存在多种机制。毫无疑问，其中有一些与终末期肾病透析患者发生恶性肿瘤的机制相似。然而，对移植受者而言，肿瘤细胞免疫监视受损及抗病毒免疫活性下降被认为是主要因素。

免疫监视受损

一个多世纪以前，Ehrlich(1909)就曾提出，由于体细胞突变、病毒性感染或其他机制，正常个体中会频繁出现一些异常细胞。如果这些异常细胞未被消除，就存在潜在进展为恶性肿瘤的可能。基于免疫系统在消除这种异常细胞中发挥重要作用的假设[92]，那么进一步的关于免疫监视系统受损可导致癌症的假设也符合逻辑[12,44]。

有多种证据支持免疫监视在人类预防癌症方面具有重要意义。其一是观察到的结果显示，癌症发病率会随着年龄的增长而增高，另外一项证据充分证明，先天性和获得性免疫缺陷患者癌症发病率增高[46]，尤其是 HIV 患者[30]。从移植领域也获得了强有力的证据，包括恶性肿瘤向接受免疫抑制的移植受者转移、移植个体癌症发病率增高，以及有研究表明免疫抑制剂可导致肿瘤复发[27]。

免疫抑制剂引发癌症的机制非常复杂。免疫抑制剂类型、免疫抑制程度和时间都发挥一定作用。而对于其他一些致癌刺激物而言，如致癌病毒、化学致癌物和紫外线，免疫抑制剂也可能起到促进作用。具有较强抗淋巴细胞活性的免疫抑制剂，包括钙调神经磷酸酶抑制剂、抗淋巴细胞球蛋白、抗胸腺细胞球蛋白和抗 T 细胞抗体，可通过消除 T 淋巴细胞或减弱其正常功能而起到增加致癌病毒的作用。在早期研究中，当抗淋巴细胞球蛋白同致癌病毒[3,51]或化学致癌物联合使用时,可观察其对癌症进展存在明显促进作用[4,14,81]。

致癌病毒

通过诸多实验研究,已经认识了一些具有致癌特性的病毒[3,84]。器官移植受者尤其易发病毒感染,其中一些病毒对人体具有潜在致癌性。这些病毒包括 EBV、巨细胞病毒、单纯疱疹、带状疱疹、乙型肝炎、丙型肝炎和人乳头瘤病毒。移植受者最常见的因致癌病毒导致的癌症类型与已知致癌病毒相同,这并非巧合。研究人员认为,致癌病毒在大多数移植术后淋巴瘤、淋巴组织增生性疾病、皮肤癌、宫颈癌和肝癌的发生中起到一定作用[23]。而移植术后恶性肿瘤的进展速度也与病毒致癌的介入一致,因为免疫抑制治疗的起始阶段就有可能已产生快速的病毒转化。

慢性抗原刺激和免疫调节

研究人员认为,外来的异体移植抗原在受者体内持续存在是致癌的重要原因。慢性淋巴刺激导致恶性淋巴瘤发病率升高可支持上述说法[89]。这一机制可能是抗原持续刺激淋巴网状内皮系统的直接结果,持续刺激淋巴组织导致增生,最终形成瘤。

环境因素

全球不同地区移植受者出现的癌症类型不同,一系列证据可对这一所观察到的区域差异进行解释。环境影响的一个典型例子就是白种人移植受者患皮肤癌与太阳紫外线暴露的关系。毫无疑问,这种关系能够对澳大利亚和新西兰肾移植受者中较高的皮肤癌发病率进行解释(参见第 34 章)。紫外线暴露也可引起免疫抑制,并可能出现其他种类的癌症,如非霍奇金淋巴瘤[5,70]。其他可能引起恶性肿瘤的因素还包括患者在移植术前或术后发生病毒感染以及当地对病毒感染的预防、检测和治疗。这些因素不受年龄、性别和遗传多样性等普通背景的影响,却取决于移植术后的时间长短。这些因素之间复杂的相互作用决定了每个移植中心移植后恶性肿瘤的发病率和类型。

免疫抑制剂的直接致癌作用

一般来说,用于预防和治疗移植受者(参见第 15章至第 22 章)排斥的免疫抑制药物会提高患癌风险。这与免疫监视受损时恶性肿瘤发生率增高的观点一致。然而,令人不解的是,其中一些免疫抑制药物同样

可能具有抗肿瘤特性[31]。

钙调神经磷酸酶抑制剂(环孢素和他克莫司)。目前,研究人员已经进行了相当数量的试验,且根据已掌握的临床证据表明,环孢素和他克莫司促进而不是诱导癌症发生。这一作用似乎和调节肿瘤生长、转移和血管再生的细胞因子异常产生有关[31]。然而,还有证据表明,环孢素可以抑制癌细胞的多重耐药性[94],并且还可联合紫杉醇等细胞毒性药物来抑制肿瘤生长[52]。

哺乳动物雷帕霉素靶蛋白抑制剂(mTORi)。这类免疫抑制活性的基础是阻断白细胞介素-2 对淋巴细胞增殖的作用。此外,诸多证据表明,mTORi 具有抗肿瘤特性[50,82],已有报告证实,相比仅接受神经钙调蛋白抑制剂治疗的患者来说,使用钙调磷酸酶抑制剂联合西罗莫司或基于西罗莫司的免疫抑制患者移植后恶性肿瘤发生率显著降低[13,31,60]。最近的一项多中心随机对照研究表明,在皮肤鳞状细胞癌患者中使用西罗莫司替代钙调神经磷酸酶抑制剂,可观察到新发鳞状细胞癌的发生率显著降低[24]。实验数据表明,在初步诊断为皮肤鳞状细胞癌后,尽早更换为西罗莫司,预防进展为新发鳞状细胞癌的效果越明显。

皮质类固醇。皮质类固醇具有抗炎和免疫抑制特性,而且其对免疫系统的作用也比较复杂。在临床上,皮质类固醇已经应用了几十年之久,但它们作用的确切机制仍不完全清楚。它们的主要作用可能是抑制 T细胞淋巴因子的产生,而 T 细胞淋巴因子在增强巨噬细胞和淋巴细胞反应中是必需的。它们也可通过将血管腔隙中的淋巴细胞向淋巴组织重新分配引起淋巴细胞减少症,并抑制单核细胞迁移。

自人类器官移植开展起,皮质激素,如强的松和泼尼松龙已经成为大多数免疫抑制方案中的一部分,但由于几乎总是与其他免疫抑制剂联合使用,其与移植受者癌症发生的因果关系尚不清楚且很难评估。一些实验证据表明,皮质类固醇能够提高恶性肿瘤的发生风险[98],且已知长期使用皮质类固醇后卡波西肉瘤的发病率增高[93],但其仍然与其他药物联用以治疗某些类型的癌症,包括淋巴瘤。

硫唑嘌呤。硫唑嘌呤可干扰 DNA 和 RNA 的合成,并干扰淋巴细胞增殖从而起到免疫抑制的作用。当作为单一药物治疗自身免疫疾病时,硫唑嘌呤导致淋巴癌的风险会提高,并且多种不同实体肿瘤的发生风险也会增高,包括鳞状细胞癌、膀胱肿瘤、乳腺癌和脑肿瘤。但根据一份 1000 名肾移植受者的随访研究发

现，移植术后采用硫唑嘌呤治疗的患者肿瘤累积发病率要低于环孢素[62]。研究人员尚不确定这是由于药物本身的原因还是总体免疫抑制强度的缘故。

吗替麦考酚酯。最初，吗替麦考酚酯是作为一种抗肿瘤药物使用[102]，其作为免疫抑制剂的主要作用机制是阻止嘌呤从头合成途径[2]。大量的从移植登记处获得的初步数据分析表明，接受吗替麦考酚酯治疗患者的患癌率低于采用其他免疫抑制治疗的患者，但在得出确切结论之前还需要进行长期随访。

淋巴细胞清除剂。许多用于器官移植的免疫抑制剂通常是通过抑制淋巴细胞增殖起作用，但也有一些药物已知或被认为是通过导致淋巴细胞死亡起作用。例如抗淋巴细胞球蛋白和抗胸腺细胞球蛋白，均为多克隆抗体，单克隆抗体莫罗单抗（OKT3），直接作用于所有人类成熟 T 细胞中的 CD3 抗原复合物，以及一些抗淋巴细胞抗体，如抗 CD25 抗体巴利昔单抗和达利珠单抗，是高特异性白介素-2 受体阻断剂。使用这些药物后，淋巴细胞计数会降低，尤其是 T 细胞，当细胞表面进行抗体结合和补体沉积后导致细胞溶解，与 T 细胞受体结合而灭活，或从循环中清除并沉积于网状内皮系统。总之，淋巴细胞清除剂通过降低个体免疫监视的有效性而增加恶性肿瘤的患病风险。

肾移植受者的癌症类型

肾移植受者发生癌症的类型分布与普通人群差异很大，这在透析患者癌症的章节中已经进行了探讨，详见表 35-1。然而，肾移植受者发生的一些癌症类型还需要特别注意。

皮肤恶性肿瘤

非黑色素瘤皮肤癌是肾移植受者最为常见的恶性肿瘤，且极具侵袭性。在全球部分地区，非黑色素瘤皮肤癌尤其严重，这些地区的白种人经常暴露于高强度的太阳紫外线。移植受者皮肤恶性肿瘤的问题已在第 34 章中进行了详细探讨。

移植后淋巴细胞增殖性疾病

移植后淋巴组织增生性疾病（PTLD）是移植后发生的一系列严重的、危及生命的淋巴细胞增生性疾病。PTLD 大多数是 B 细胞来源，与多种危险因素相关，最显著的是 EB 病毒感染。EBV 相关 PTLD 包括 EBV 相关淋巴组织增生的所有临床症状，包括从单纯的移植

后感染性单核细胞增多到含有异常克隆性染色体的真正的恶性肿瘤[68,79]。医学分级随年代不断变化，最近的分级采用的是世界卫生组织发布的标准[40]。EBV 相关恶性肿瘤可影响 1%~2% 的肾移植受者[86]。移植后出现恶性肿瘤的时间呈双峰分布，第一个高峰出现于前两年，第二个高峰出现于移植术后 5~10 年。然而，非EBV 阳性 PTLD 的发生率远高于非免疫抑制患者淋巴瘤的发生率。

在引入环孢素[76]和他克莫司后[66]，报告显示肾移植受者 PTLD 的发病率明显提高。这一发生率的增高也引起关注，也许药物本身对淋巴瘤的发生具有特定的作用，然而，来自不同国家登记处的报告显示，实际情况并非如此[69,87]。现在普遍认为，PTLD 和恶性淋巴瘤都是有效的免疫抑制治疗不可避免的结果，而与特定免疫抑制剂的使用无关。无论是原发还是既往感染的复发，EB 病毒感染的效应都被认为是强力免疫抑制治疗引起 T 细胞主导的免疫抑制反应继发介导 B 淋巴细胞增殖[32]。与 T 细胞抑制、B 细胞激活的细胞因子白介素-10 有关联[7]。

40 多年来，众所周知，EBV 与 Burkitt 淋巴瘤[33]和鼻咽癌的发生有关。EBV 是普遍存在的一种病毒，大多数国家中有 95% 的成年群体存在既往接触 EBV 的血清学证据。如果免疫抑制过度，病毒再活化的可能性较高。约 50% 的儿童接受移植时 EBV 是阴性的，导致在接受病毒阳性者器官或血液时容易发生原发性感染[22]。

移植受者发生累及中枢神经系统的淋巴瘤时更值得注意。移植患者中约 40% 的淋巴瘤可累及脑和脊髓，而普通人群的比例仅为 2%。这些累及中枢神经系统的淋巴瘤常具有多中心性。

卡波西肉瘤

卡波西肉瘤是人类疱疹病毒（也被称为卡波西肉瘤相关病毒）感染引起的非增殖性疾病。遗传易感性也起到了非常重要的作用，卡波西肉瘤常见于具有意大利、希腊、犹太、阿拉伯和非洲人血统接受免疫抑制治疗的移植受者[74]，与他们的定居地或接受移植的地方无关。任何移植人群的卡波西肉瘤发病率多数都取决于患者的地中海血统遗传程度。在一些国家，如美国和澳大利亚，肾移植受者卡波西肉瘤的发生率约为0.25%，在肾移植后所有癌症中为 2%~3%。在日本，卡波西肉瘤非常少见[37]，然而在中东地区则比较常见，在沙特阿拉伯，有约 5% 的移植受者发生卡波西肉瘤，占

移植术后所有癌症的 40%~70%[80]。男性易感程度是女性的 3 倍，并且大约 50%的案例发生于移植术后第一年内[74]。免疫抑制在卡波西肉瘤的发生中发挥作用，撤除免疫抑制后，卡波西肉瘤有时可达到完全缓解支持该观点[74]。

卡波西肉瘤在移植受者中呈多中心性进展。在这种情况下，对于移植患者来说，60%累及皮肤、口咽喉黏膜或均受累及[75]。这些部位的病灶主要表现为局限的紫色斑疹或难以愈合的肉芽肿。而其他患者出现内脏疾病，尤其是胃肠道或呼吸系统。在中断或减少免疫抑制治疗后，非内脏病灶患者大约有 40%会出现完全或局部缓解，但虽然减少了免疫抑制治疗，50%以上的患者未发生移植物排斥反应。内脏受累的患者通常对任何形式的治疗都没有反应。来自一系列病例报道的证据表明，mTORi 也许可提供有效的治疗[9,29]（参见第 19 章）。

出现癌症的时间

在非免疫抑制个体中，一些已知的致癌物，如烟草、紫外线和电离辐射，在暴露和发生恶性肿瘤期间存在较长的潜伏期。在免疫抑制肾移植受者中，肿瘤进展速度明显加快。在澳大利亚，移植术后出现淋巴癌、卡波西肉瘤以及内分泌腺恶性肿瘤的平均时间大约为 6 年，呼吸道癌症为 8 年，乳腺癌、泌尿生殖系统癌和白血病为 9 年，消化道肿瘤为 10 年[81]。

肾移植受者的癌症管理

局灶性非皮肤恶性肿瘤可通过标准的外科手术切除治疗，根据情况可以适当辅以放疗或化疗。若可完全性手术切除，通常也可以继续进行免疫抑制治疗。然而，若出现或进展为转移性疾病，大多数临床医生都会停止免疫抑制治疗，若肿瘤是单个或局限的，则需要安排切除恶性肿瘤，若无法进行手术切除则采用化疗，当排斥反应出现时则切除同种异体移植物。正如预料的结果一样，移植受者的存活率要低于普通人群。

移植后淋巴增生性疾病是一个仍在不断研究进展的领域，且根据淋巴组织增生性疾病的表现类型，对其治疗也存在显著的差异。通常会在诊断基础上减少免疫抑制，但减少到何种程度为最佳并确保疾病缓解尚不确定，常根据疾病的严重程度以及可能失去移植物的相关健康风险来做决定。目前还没有证据表明 PTLD 抗病毒治疗的效果，但一些抗病毒药物，如更昔洛韦常

被用于治疗 EBV 病毒相关的 PTLD。单克隆恶性肿瘤患者可接受化疗，通常采用 CHOP 方案（环磷酰胺、阿霉素、长春新碱和泼尼松龙）。对于表达 CD20+的 PTLD 患者，通常联合利妥昔单抗进行化疗。目前还没有已发表的比较 PTLD 不同化疗方案的随机研究，通常都是根据医生经验和副作用情况而给出治疗选择。新型的过继免疫治疗正处于研究阶段。EBV 阳性的供体淋巴细胞输注已成功应用，如体外灌注产生的自体和异体EBV 特异性细胞毒性 T 淋巴细胞，旨在重建 EBV 特异性 T 细胞免疫功能。局部淋巴瘤可能适合减瘤手术切除治疗。

有既往癌症史的移植患者

通常来说，对于有癌症既往史的潜在移植受者，推荐在移植前进行 2~5 年的无复发等待期，然而，这必须是基于个人及肿瘤特点的个体化基础上[41,49]。在一个关于这一问题的早期回顾中，Penn[73]对在移植前非肾脏恶性肿瘤的患者进行了报道。在 119 名患乳腺或其他各种内脏肿瘤的患者中，18 名（14%）患者出现复发或转移，主要来自乳腺、膀胱或大肠肿瘤。尽管从治疗癌症到接受移植间隔时间长就不太可能出现复发，仍有28%的癌症复发患者癌症治疗后等待平均 7 年才移植。有 22 名既往患有淋巴恶性肿瘤的患者，其中 50%的患者出现疾病持续存在或复发。大多数的复发患者为多发性脊髓瘤。11 名患者中有 9 名患者在进行移植时未进行治疗或未缓解，或者是已存在恶性肿瘤但还未被发现。一般来说，移植前治疗>2 年的患者或在移植时处于缓解期的患者不会发生复发。

既往治疗过的黑素瘤后的问题比较特殊，因为在非免疫抑制患者中，成功治疗后 25 年以上这种疾病也会复发[85]，表明在一些情况下，这种疾病持续存在，只是受到了患者的免疫防御的控制。移植术后黑素瘤复发的风险非常大，如果考虑移植，需要在移植前进行像正电子发射断层扫描这样敏感性高的检查，尽管利用这种检查方法或其他目前可以采用的方法仍无法检测到微小的转移性病灶。

目前，大多数临床医生认为，对治疗后的低级别癌症（如非黑瘤皮肤癌、宫颈原位癌、原位膀胱癌以及所有非侵入性膀胱乳头状瘤）终末期肾病患者，在没有等待时间的情况下进行移植是合理的。对于患有其他癌症并成功治疗的患者来说，指南建议推迟移植至少两

年。对于区域淋巴结受累、双侧病变、组织病理学为炎症的黑素瘤、乳腺癌及非 Dukes A 或 B1 的结肠癌，建议进行 5 年的跟踪治疗。

肾移植术后肿瘤的预防及早期发现

如文中之前提到的，移植术前，对所有潜在移植受者均需采取一切合理措施排除恶性肿瘤。应对已知的吸烟风险进行解释，尤其是存在较高皮肤癌发生风险的地理区域，对防晒给予适当的建议。同时，还可以进行移植前皮肤病学评估，并对现有的皮肤病变进行治疗。在女性患者中，应强制进行移植前妇科评估，并应对子宫颈的任何异常问题都在移植术前进行充分治疗。移植前应进行病毒检测，包括乙型肝炎、丙型肝炎、巨细胞病毒、HIV、EBV、单纯性疱疹以及带状疱疹病毒。此外，还需要进行常规的供体病毒检测，以避免或至少记录下病毒感染。移植术后，对于被诊断为病毒感染高风险的患者，如巨细胞或 EBV 病毒阴性受者接受阳性供者器官，或接受大剂量免疫抑制剂治疗排斥的受者（参见第 29 章），可考虑预防性应用抗病毒药物。希望通过预防或控制感染，降低移植后恶性肿瘤的发生风险。

肾移植受者多处部位存在较高的患癌风险，且移植术后癌症的发病率和死亡率较高，尤其是癌症筛查阳性的患者。然而，在健康的普通人群中证实的生存获益可能不适用于肾移植人群。感染在癌变中的作用可能使得患者有机会进行干预并降低风险。尽管对可能具有致癌作用的病毒感染进行免疫抑制对移植受者可能具有显著的预防效果，通过接种疫苗获得保护性免疫应答并非总是可行。透析患者对接种疫苗的应答会降低，抗体滴度较低，且随时间推移不能维持足够的抗体滴度[20]。移植后的抗体应答反应通常更差，尤其是移植后第一年，此时医源性免疫抑制最强。

由于早期诊断可提供有效治疗的最佳时机，治疗肾移植受者时，临床医生必须不断警惕发生癌症的可能。移植医生必须对患者进行常规临床复查，对女性受者进行定期妇科复查，应对所有被认为有皮肤癌患病风险的患者进行谨慎的皮肤病学监控。

健康经济评估可深入了解筛查程序的可能有效性。对于女性受者而言，每年采用常规细胞学检查筛查宫颈癌是符合成本效益的。代替常规细胞学检查的液基细胞学检查可提供极小的生存效益，但会产生较大

的附加费用。虽然已报道的基于实验的疫苗对单纯 HPV 女性有效，但肾脏移植前进行 HPV 接种可能并不划算[107]。

在进行结肠直肠癌筛查时，移植受者患癌的风险高于普通人群，预后更差。经济评估表明，如果至少 50% 的受者参与，每年对肾移植受者进行大便潜血检查筛查结直肠癌是符合经济效益的。在普通人群中随机对照试验已证实每年一次和每两年一次的粪便潜血试验是降低结直肠癌死亡率的仅有的筛查方式。然而，尚没有随机对照试验评估其对肾移植人群筛查结直肠癌的利弊，仍存在不确定性[106]。

肾脏移植受者乳腺和前列腺癌筛查均不能产生与普通人群相似的巨大效益，这主要是由于其发病率和死亡率特征，因癌症导致的生命缩短有限。只有那些高患癌风险的非糖尿病的移植受者才有可能通过筛查获得与普通人群相似的巨大获益[47]。

并发癌症肾移植受者的生存率

与普通人群相比，移植人群特定类型肿瘤的整体死亡率是否存在差异目前尚不明确。美国肾脏数据系统分析表明，尽管总体上死亡率没有增加，年轻移植受者的标准化死亡率较高，而年长的移植受者较低[48]。研究者认为，在年长的移植人群中，其他原因致死的风险竞争性抑制了因免疫抑制治疗诱发恶性肿瘤对死亡率的影响。心血管疾病致死是最主要的死亡原因，特别是有糖尿病和既往心脏病史的患者。与该假设一致，老年人、糖尿病、既往充血性心力衰竭和脑卒中史与较低的癌症死亡率独立相关。年轻患者较高的癌症标准化死亡率同样支持这一假设，这一群体预期寿命较长（较低的死亡竞争风险），所以死于恶性肿瘤的累积风险较高。基于研究发现移植受者移植后近期的癌症死亡率较低，而移植后 5 年开始逐渐升高这一现象，该研究者还提出因术前筛查排除了潜在的严重癌症患者，移植后早期癌症死亡率可能出现延迟。

澳大利亚和新西兰透析移植登记处的数据分析比较了 1988—2005 年间四组患者的死亡率：①无癌症移植患者；②有癌症移植患者；③有癌症未移植患者；④无癌症未移植患者（如普通人群）[100]。对各组患者的年龄、性别和病期进行间接标准化后比较死亡率，结果见图 35-2。正如预期，男性和女性的生活率存在不同。无癌症移植患者生存率与有癌症未移植患者相似，且无

癌症未移植患者的生存率与 30 岁以上普通人群相似。在 1963—2006 年间，有 15 183 名移植受者，平均随访 9.0 年，患癌高发的总年数为 135 968 例。随访期间，1642（10.8%）名患者至少发生一种癌症，6479（42.7%）名患者死亡。在所有移植人群中，高龄和男性死亡风险增高（移植年龄>55 岁与<35 岁相比，风险比为 4.47，4.15~4.83；男性与女性相比，风险比为 1.09，1.04~1.15），糖尿病终末期肾病（与肾小球肾炎相比风险比为 1.78，1.61~1.96）和移植物失功（风险比为3.81，3.62~4.01）同样如此，但白人种族背景也具有一定的保护性（风险比为 0.79，0.73~0.85）。考虑到这些影响后，诊断癌症增加早期死亡风险 4 倍以上（风险比为4.12，3.84~4.43）。

　　另一种评价移植人群癌症相关死亡率的可选择的方式是分析其相对存活率。将观察值与同年龄、同性别、同时期的普通人群预期存活率相比，计算比值。当比率为 1 时，表明其存活率与普通人群相同；比率<1 表明存活率较普通人群低。澳大利亚和新西兰透析移植登记处将乳腺癌或结直肠癌的移植患者的数据与无癌症移植患者和普通人群的预期生存进行了比较。根据不同人群的年龄、性别、病期和国家（澳大利亚或新西兰），对相对存活率分析进行标准化[101]。

　　乳腺癌患者的相对存活率见图 35-3。与单纯移植受者和单纯乳腺癌患者相比，肾移植和乳腺癌共同发病患者所有年龄段的相对存活率明显减低，如图 35-3 报告。例如，与普通人群背景的预期死亡率相比，50~59 岁年龄段的女性乳腺癌患者死亡率额外增加 14%，同年龄段移植受者女性的死亡率额外增加 16%，而接受移植且合并乳腺癌的女性死亡率额外增加 48%。

　　图 35-3 显示的是结肠直肠癌患者的相对存活率。存活率按年龄和性别而存在差异（图 35-3）。对于 55 岁以上的男性，单纯接受移植患者 5 年的相对死亡率为 0.79，单纯结直肠癌者为 0.57，但同时接受移植且合并结肠直肠癌的患者相对存活率为 0.27（相比普通人群的预期结果死亡率额外增加 73%）。与男性以及单纯癌症或单纯接受移植的女性相比，接受移植且患有结直肠癌的女性死亡率明显较高。

结论

　　在过去的几十年中，透析和移植手术的巨大成功使得众多患者存活的时间比之前明显延长。然而，由于患者生存时间的延长，这也意味着透析和移植患者恶性肿瘤的发生也在稳定增加。因此，必须特别注意这类患者恶性肿瘤的早期征象，从而确保能够及时采取治疗。同时，应考虑对一些最常见的恶性肿瘤进行常规筛

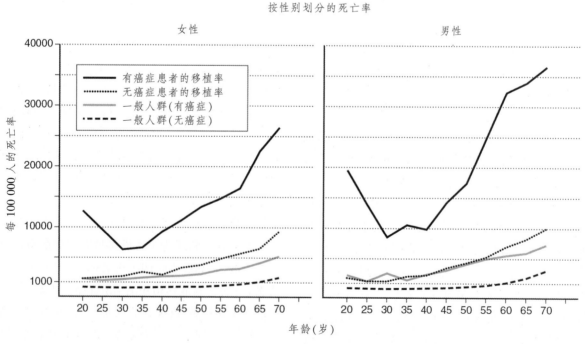

图 35-2　移植后出现和未出现癌症的死亡率。图中为 1988—2005 年之间澳大利亚和新西兰按年龄、性别和历年分类的间接标准化的死亡率。（From Webster AC, Wong G. Chapter 10, Cancer. ANZDATA Registry Report 2008. 31st annual report. Adelaide, South Australia：Australia and New Zealand Dialysis and Transplant Registry（http://www.anzdata.org.au），2009.）

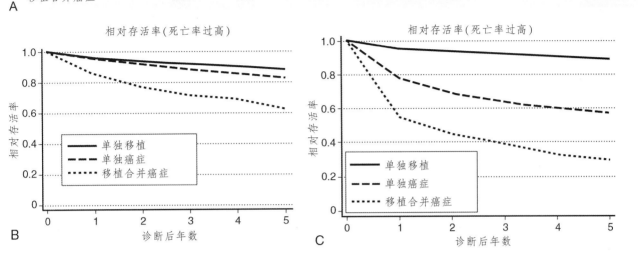

年龄	结直肠				乳房		
	<55 岁		≥55 岁		<50 岁	50~59 岁	≥60 岁
性别	男性	女性	男性	女性	女性		
单独癌症	0.61	0.63	0.57	0.57	0.83	0.86	0.81
单独移植	0.92	0.91	0.79	0.81	0.91	0.84	0.81
移植合并癌症	0.55	0.30	0.27	0.21	0.72	0.52	0.62

图 35-3 结直肠癌或乳腺癌患者的相对存活率（超额死亡率）。(A)与一般人群中的预期存活率相比，有乳腺癌或结直肠癌的移植受体和未接受移植的乳腺癌或结直肠癌患者的 5 年相对存活时间。(B)患有乳腺癌女性移植受体和乳腺癌患者的相对存活率。(C)结直肠癌和非结直肠癌移植受体的相对存活率以及单纯性结直肠癌患者的相对存活率。

查，且患者需要适当地接受一些关于恶性肿瘤症状和体征的培训，以便尽早发现患者自身即可识别的恶性肿瘤（如皮肤癌）。未来，免疫抑制方案的调整和新的免疫抑制策略将有可能降低移植后恶性肿瘤的发生率。对已明确导致一些恶性肿瘤进展的病毒的预防和控制也可能有助于降低其发生率。

（王振 译 刘俊铎 校）

参考文献

1. Adami J, Gabel H, Lindelof B, et al. Cancer risk following organ transplantation: a nationwide cohort study in Sweden. Br J Cancer 2003;89:1221.
2. Allison AC. Mechanisms of action of mycophenolate mofetil. Lupus 2005;14(Suppl. 1):s2.
3. Allison AC, Berman LD, Levey RH. Increased tumour induction by adenovirus type 12 in thymectomized mice and mice treated with anti-lymphocyte serum. Nature 1967;215:185.
4. Balner D, Dersjant H. Increased oncogenic effect of methylcholanthrene after treatment with anti-lymphocyte serum. Nature 1969;224:376.
5. Bentham G. Association between incidence of non-Hodgkin's lymphoma and solar ultraviolet radiation in England and Wales. BMJ 1996;312:1128.
6. Beutner KR, Tyring S. Human papillomavirus and human disease. Am J Med 1997;102:9.
7. Birkeland SA, Bendtzen K, Moller B, et al. Interleukin-10 and posttransplant lymphoproliferative disorder after kidney transplantation. Transplantation 1999;67:876.
8. Birkeland SA, Lokkegaard H, Storm HH. Cancer risk in patients on dialysis and after renal transplantation. Lancet 2000;355:1886.
9. Boratynska M, Watorek E, Smolska D, et al. Anticancer effect of sirolimus in renal allograft recipients with de novo malignancies. Transplant Proc 2007;39:2736.
10. Brunner FP, Landais P, Selwood NH. Malignancies after renal transplantation: the EDTA-ERA registry experience. European Dialysis and Transplantation Association-European Renal Association. Nephrol Dial Transplant 1995;10(Suppl. 1):74.
11. Budakoglu B, Abali H, Uncu D, et al. Good tolerance of weekly irinotecan in a patient with metastatic colorectal cancer on chronic hemodialysis. J Chemother 2005;17:452.
12. Burnet FM. Immunological aspects of malignant disease. Lancet 1967;1:1171.
13. Campistol JM, Eris J, Oberbauer R, et al. Sirolimus therapy after early cyclosporine withdrawal reduces the risk for cancer in adult renal transplantation. J Am Soc Nephrol 2006;17:581.
14. Cerilli GJ, Treat RC. The effect of antilymphocyte serum on the induction and growth of tumour in the adult mouse. Transplantation 1969;8:1865.
15. Chertow GM, Paltiel AD, Owen Jr WF, et al. Cost-effectiveness of cancer screening in end-stage renal disease. Arch Intern Med 1996;156:1345.
16. Ciriaco P, Casiraghi M, Melloni G, et al. Pulmonary resection for non-small-cell lung cancer in patients on hemodialysis: clinical outcome and long-term results. World J Surg 2005;29:1516.
17. Cuckovic C, Djukanovic L, Jankovic S, et al. Malignant tumors in hemodialysis patients. Nephron 1996;73:710.
18. de Villiers EM, Weidauer H, Otto H, et al. Papillomavirus DNA in human tongue carcinomas. Int J Cancer 1985;36:575.
19. Denton MD, Magee CC, Ovuworie C, et al. Prevalence of renal cell carcinoma in patients with ESRD pre-transplantation: a pathologic analysis. Kidney Int 2002;61:2201.
20. Dinits-Pensy M, Forrest GN, Cross AS, et al. The use of vaccines in adult patients with renal disease. Am J Kidney Dis 2005;46:997.
21. Doak PB, Montgomerie JZ, North JD, et al. Reticulum cell sarcoma after renal homotransplantation and azathioprine and prednisone therapy. BMJ 1968;4:746.
22. Dunn SP, Krueger LJ. Immunosuppression of paediatric liver transplant recipients: minimising the risk of posttransplant lymphoproliferative disorders. Transplant Immunol Lett 1998;14:5.

23. el-Sabrout R, Gruber SA. Etiology and pathogenesis of posttransplant tumors: new insights into viral oncogenesis. Ann Transplant 1997;2:67.

24. Euvrard S, Morelon E, Rostaing L, et al. Sirolimus and secondary skin-cancer prevention in kidney transplantation. N Engl J Med 2012;367:329.

25. Fer MF, McKinney TD, Richardson RL, et al. Cancer and the kidney: complications of neoplasms. Am J Med 1981;71:704.

26. Fishman JA, Rubin RH. Infection in organ-transplant recipients. N Engl J Med 1998;338:1741.

27. Freise CE, Ferrell L, Liu T, et al. Effect of systemic cyclosporine on tumor recurrence after liver transplantation in a model of hepatocellular carcinoma. Transplantation 1999;67:510.

28. Gaya SB, Rees AJ, Lechler RI, et al. Malignant disease in patients with long-term renal transplants. Transplantation 1995;59:1705.

29. Gheith O, Bakr A, Wafa E, et al. Sirolimus for visceral and cutaneous Kaposi's sarcoma in a renal-transplant recipient. Clin Exp Nephrol 2007;11:251.

30. Grulich AE, van Leeuwen MT, Falster MO, et al. Incidence of cancers in people with HIV/AIDS compared with immunosuppressed transplant recipients: a meta-analysis. Lancet 2007;370:59.

31. Guba M, Graeb C, Jauch KW, et al. Pro- and anti-cancer effects of immunosuppressive agents used in organ transplantation. Transplantation 2004;77:1777.

32. Hanto DW, Frizzera G, Gajl-Peczalska KJ, et al. The Epstein–Barr virus (EBV) in the pathogenesis of posttransplant lymphoma. Transplant Proc 1981;13:756.

33. Henle G, Henle W, Diehl V. Relation of Burkitt's tumor-associated herpes-type virus to infectious mononucleosis. Proc Natl Acad Sci U S A 1968;59:94.

34. Herr HW, Engen DE, Hostetler J. Malignancy in uremia: dialysis versus transplantation. J Urol 1979;121:584.

35. Holley JL. Preventive medical screening is not appropriate for many chronic dialysis patients. Semin Dial 2000;13:369.

36. Holst JP, Burman KD, Atkins F, et al. Radioiodine therapy for thyroid cancer and hyperthyroidism in patients with end-stage renal disease on hemodialysis. Thyroid 2005;15:1321.

37. Hoshida Y, Tsukuma H, Yasunaga Y, et al. Cancer risk after renal transplantation in Japan. Int J Cancer 1997;71:517.

38. Iseki K, Osawa A, Fukiyama K. Evidence for increased cancer deaths in chronic dialysis patients. Am J Kidney Dis 1993;22:308.

39. Ishikawa I, Honda R, Yamada Y, et al. Renal cell carcinoma detected by screening shows better patient survival than that detected following symptoms in dialysis patients. Ther Apher Dial 2004;8:468.

40. Jaffe ES, Harris NL, Stein H, et al, editors. World health organization classification of tumours: pathology and genetics of tumours of haematopoietic and lymphoid tissues. Lyons: IARC; 2001.

41. Kasiske BL, Cangro CB, Hariharan S, et al. The evaluation of renal transplantation candidates: clinical practice guidelines. Am J Transplant 2001;1(Suppl. 2):3.

42. Kasiske BL, Snyder JJ, Gilbertson DT, et al. Cancer after kidney transplantation in the United States. Am J Transplant 2004;4:905.

43. Kausz AT, Guo H, Pereira BJ, et al. General medical care among patients with chronic kidney disease: opportunities for improving outcomes. J Am Soc Nephrol 2005;16:3092.

44. Keast D. Immunosurveillance and cancer. Lancet 1970;2:710.

45. Keith DS, Torres VE, King BF, et al. Renal cell carcinoma in autosomal dominant polycystic kidney disease. J Am Soc Nephrol 1994;4:1661.

46. Kersey JH, Spector BD, Good RA. Immunodeficiency and cancer. Adv Cancer Res 1973;18:211.

47. Kiberd BA, Keough-Ryan T, Clase CM. Screening for prostate, breast and colorectal cancer in renal transplant recipients. Am J Transplant 2003;3:619.

48. Kiberd BA, Rose C, Gill JS. Cancer mortality in kidney transplantation. Am J Transplant 2009;9:1868.

49. Knoll G, Cockfield S, Blydt-Hansen T, et al. Canadian society of transplantation consensus guidelines on eligibility for kidney transplantation. CMAJ 2005;173:1181.

50. Law BK. Rapamycin: an anti-cancer immunosuppressant? Crit Rev Oncol Hematol 2005;56:47.

51. Law LW, Ting RC, Allison AC. Effects of antilymphocyte serum on induction of tumours and leukemia by murine sarcoma virus. Nature 1968;220:61.

52. Lin HL, Lui WY, Liu TY, et al. Reversal of Taxol resistance in hepatoma by cyclosporin A: involvement of the PI-3 kinase-AKT 1 pathway. Br J Cancer 2003;88:973.

53. Lindner A, Farewell VT, Sherrard DJ. High incidence of neoplasia in uremic patients receiving long-term dialysis. Cancer and long-term dialysis. Nephron 1981;27:292.

54. Lornoy W, Becaus S, de Vleeschouwer M, et al. Renal cell carcinoma, a new complication of analgesic nephropathy. Lancet 1986;1:1271.

55. MacLeod AM, Catto GR. Cancer after transplantation. BMJ 1988;297:4.

56. Maisonneuve P, Agodoa L, Gellert R, et al. Cancer in patients on dialysis for end-stage renal disease: an international collaborative study. Lancet 1999;354:93.

57. Marple JT, MacDougall M, Chonko AM. Renal cancer complicating acquired cystic kidney disease. J Am Soc Nephrol 1994;4:1951.

58. Martin DC, Rubini M, Rosen VJ. Cadaveric renal homotransplantation with inadvertent transplantation of carcinoma. JAMA 1965;192:752.

59. Matas AJ, Simmons RL, Kjellstrand CM, et al. Increased incidence of malignancy during chronic renal failure. Lancet 1975;1:883.

60. Mathew T, Kreis H, Friend P. Two-year incidence of malignancy in sirolimus-treated renal transplant recipients: results from five multicenter studies. Clin Transplant 2004;18:446.

61. Matter B, Zukoski CF, Killen DA, et al. Transplanted carcinoma in an immunosuppressed patient. Transplantation 1970;9:71.

62. McGeown MG, Douglas JF, Middleton D. One thousand renal transplants at Belfast City Hospital: post-graft neoplasia 1968–1999, comparing azathioprine only with cyclosporin-based regimes in a single centre. Clin Transpl 2000;193.

63. McPhaul JJ, McIntosh DA, Hall W. Tissue transplantation still vexes. N Engl J Med 1965;272:105.

64. Miach PJ, Dawborn JK, Xipell J. Neoplasia in patients with chronic renal failure on long-term dialysis. Clin Nephrol 1976;5:101.

65. Montagnino G, Lorca E, Tarantino A, et al. Cancer incidence in 854 kidney transplant recipients from a single institution: comparison with normal population and with patients under dialytic treatment. Clin Transplant 1996;10:461.

66. Newell KA, Alonso EM, Whitington PF, et al. Posttransplant lymphoproliferative disease in pediatric liver transplantation. Interplay between primary Epstein–Barr virus infection and immunosuppression. Transplantation 1996;62:370.

67. Niu MT, Coleman PJ, Alter MJ. Multicenter study of hepatitis C virus infection in chronic hemodialysis patients and hemodialysis center staff members. Am J Kidney Dis 1993;22:568.

68. Nourse JP, Jones K, Gandhi MK. Epstein–Barr virus-related post-transplant lymphoproliferative disorders: pathogenetic insights for targeted therapy. Am J Transplant 2011;11:888.

69. Opelz G, Henderson R. Incidence of non-Hodgkin lymphoma in kidney and heart transplant recipients. Lancet 1993;342:1514.

70. Otley CC. Non-Hodgkin lymphoma and skin cancer: a dangerous combination. Australas J Dermatol 2006;47:231.

71. Peces R, Martinez-Ara J, Miguel JL, et al. Renal cell carcinoma co-existent with other renal disease: clinico-pathological features in pre-dialysis patients and those receiving dialysis or renal transplantation. Nephrol Dial Transplant 2004;19:2789.

72. Penn I. Development of cancer as a complication of clinical transplantation. Transplant Proc 1977;9:1121.

73. Penn I. Kaposi's sarcoma in immunosuppressed patients. J Clin Lab Immunol 1983;12:1.

74. Penn I. Sarcomas in organ allograft recipients. Transplantation 1995;60:1485.

75. Penn I. Some contributions of transplantation to our knowledge of cancer. Transplant Proc 1980;12:676.

76. Penn I, Brunson ME. Cancers after cyclosporine therapy. Transplant Proc 1988;20:885.

77. Penn I, Hammond W, Brettschneider L, et al. Malignant lymphomas in transplantation patients. Transplant Proc 1969;1:106.

78. Pineda E, Perez-Ordonez B, Dackiw A, et al. Parathyroid carcinoma should be suspected in dialysis patients with rapid changes in serum parathormone levels. Perit Dial Int 2005;25:93.

79. Preiksaitis JK, Keay S. Diagnosis and management of posttransplant lymphoproliferative disorder in solid-organ transplant recipients. Clin Infect Dis 2001;33(Suppl. 1):S38.

80. Qunibi W, Akhtar M, Sheth K, et al. Kaposi's sarcoma: the most common tumor after renal transplantation in Saudi Arabia. Am J Med 1988;84:225.

81. Rabbat AG, Jeejeebhoy HF. Heterologous antilymphocyte serum (ALS) hastens the appearance of methylcholanthrene-induced tumours in mice. Transplantation 1970;9:164.

82. Rao RD, Buckner JC, Sarkaria JN. Mammalian target of rapamycin (mTOR) inhibitors as anti-cancer agents. Curr Cancer Drug Targets 2004;4:621.

83. Satoh S, Tsuchiya N, Habuchi T, et al. Renal cell and transitional cell carcinoma in a Japanese population undergoing maintenance dialysis. J Urol 2005;174:1749.

84. Schwartz RS, Beldotti L. Malignant lymphomas following allogenic disease: transition from an immunological to a neoplastic disorder. Science 1965;149:1511.

85. Shaw HM, Rivers JK, McCarthy SW, et al. Cutaneous melanomas exhibiting unusual biologic behavior. World J Surg 1992;16:196.

86. Sheil AG. Cancer report 2001. In: Ross GR, editor. ANZDATA registry report 2001. Adelaide, South Australia: Australia and New Zealand Dialysis and Transplant Registry; 2001. p. 84.

87. Sheil AGR. Cancer report 1997. In: Disney APS, editor. The twentieth annual report: Australia and New Zealand dialysis and transplant registry. Adelaide, South Australia: Queen Elizabeth Hospital; 1997. p. 138.

88. Slavis SA, Novick AC, Steinmuller DR, et al. Outcome of renal transplantation in patients with a functioning graft for 20 years or more. J Urol 1990;144:20.

89. Smithers DW, Field EO. Immunosuppression and cancer. Lancet 1969;1:672.

90. Stewart JH, Buccianti G, Agodoa L, et al. Cancers of the kidney and urinary tract in patients on dialysis for end-stage renal disease: analysis of data from the United States, Europe, and Australia and New Zealand. J Am Soc Nephrol 2003;14:197.

91. Sutherland GA, Glass J, Gabriel R. Increased incidence of malignancy in chronic renal failure. Nephron 1977;18:182.

92. Thomas L. Cellular and humoral aspects of the hypertensive states. London: Cassell; 1959.

93. Trattner A, Hodak E, David M, et al. The appearance of Kaposi sarcoma during corticosteroid therapy. Cancer 1993;72:1779.

94. Twentyman PR, Fox NE, White DJ. Cyclosporin A and its analogues as modifiers of adriamycin and vincristine resistance in a multi-drug resistant human lung cancer cell line. Br J Cancer 1987;56:55.

95. Vajdic CM, McDonald SP, McCredie MR, et al. Cancer incidence before and after kidney transplantation. JAMA 2006;296:2823.

96. Vamvakas S, Bahner U, Heidland A. Cancer in end-stage renal disease: potential factors involved [editorial]. Am J Nephrol 1998;18:89.

97. van Leeuwen MT, Webster AC, McCredie MR, et al. Effect of reduced immunosuppression after kidney transplant failure on risk of cancer: population based retrospective cohort study. BMJ 2010;340:c570.

98. Walker SE, Anver MR, Schechter SL, et al. Prolonged lifespan and high incidence of neoplasms in NZB/NZW mice treated with hydrocortisone sodium succinate. Kidney Int 1978;14:151.

99. Webster AC, Craig JC, Simpson JM, et al. Identifying high risk groups and quantifying absolute risk of cancer after kidney transplantation: a cohort study of 15,183 recipients. Am J Transplant 2007;7:2140.

100. Webster AC, Wong G. Cancer. ANZDATA registry report 2008. 31st Annual report. Adelaide, South Australia: Australia and New Zealand Dialysis and Transplant Registry; 2008.

101. Webster AC, Wong G. Cancer. ANZDATA registry report 2009. 32nd Annual report. Adelaide, South Australia: Australia and New Zealand Dialysis and Transplant Registry; 2009.

102. Williams RH, Lively DH, DeLong DC, et al. Mycophenolic acid: antiviral and antitumor properties. J Antibiot 1968;21:463.

103. Wilson RE, Hager EB, Hampers CL, et al. Immunologic rejection of human cancer transplanted with a renal allograft. N Engl J Med 1968;278:479.

104. Winkelspecht B, Mueller-Lantzsch N, Kohler H. Serological evidence for reactivation of EBV infection due to uraemic immunodeficiency. Nephrol Dial Transplant 1997;12:2099.

105. Wong G, Howard K, Chapman JR, et al. Cost-effectiveness of breast cancer screening in women on dialysis. Am J Kidney Dis 2008;52:916.

106. Wong G, Howard K, Craig JC, et al. Cost-effectiveness of colorectal cancer screening in renal transplant recipients. Transplantation 2008;85:532.

107. Wong G, Howard K, Webster A, et al. The health and economic impact of cervical cancer screening and human papillomavirus vaccination in kidney transplant recipients. Transplantation 2009;87:1078.

108. Yamamoto T, Nakajima Y, Yamamoto M, et al. Epstein–Barr virus activity in patients on chronic hemodialysis. Nephron 1995;70:449.

第 36 章

糖尿病肾病的胰腺和肾移植

Angelika C. Gruessner · Rainer W.G. Gruessner

　　1 型糖尿病最常发生于儿童，在治疗上仍面临挑战。糖尿病患者发病 20 年后，其并发症发生率为 30%~50%，导致生活质量降低，危及生命且治疗花费巨大[79]。严重糖尿病并发症的首要危险因素是终生维持较高的血糖水平[17]。对糖尿病患者来说，施行安全有效的治疗措施，达到并维持正常血糖对患者健康和生活质量具有重要意义。

　　一项关于糖尿病治疗及并发症的研究（DCCT）显示，接受高水平的糖尿病治疗团队和强化胰岛素治疗措施能达到并维持血糖在接近正常的水平且持续数年。这样理想的治疗措施将加重患者每日糖尿病治疗的负担，多数患者也存在困难，除了常规的医疗救治，需要更多的关注和医疗服务[10]，并且伴随着严重低血糖事件发生率的增加[17]。目前，唯一维持正常血糖水平且不增加低血糖风险的治疗是替代患者葡萄糖敏感性及胰岛素分泌的胰岛 B 细胞，通过血管化胰腺移植[121]或输注胰岛细胞[113]。但缺点是需要免疫抑制治疗，预防异体组织引起的排斥反应，因此，大多数胰腺或胰岛移植患者是成人，但在糖尿病早期就存在潜在的治疗适应证，尤其对于因其他疾病已经接受免疫抑制治疗的糖尿病儿童[4]。

　　截止到 20 世纪 90 年代中期，据 IPTR 报道，全世界已经每年施行 1500 余例胰腺移植（图 36-1）[36]。到 2005 年，共施行了约 25 000 例胰腺移植，约 3/4 在美国完成，其中一些中心的病例数量非常大[126]。多数新发的 1 型糖尿病患者在术后摆脱胰岛素依赖，肠道引流胰腺移植已经弥补了某些患者全胰腺切除术后内分泌及外分泌引流的缺欠[40,43],在胰腺囊性纤维化患者中也有类似发现[112]。

美国有 120 多家研究所,除美国外也有几乎同样数量的研究所可以施行胰腺移植[36]。IPTR 建立于 1980年,用于分析胰腺移植患者数据[120]。1987 年,UNOS 强制要求发布美国胰腺移植汇报,且从那时起每年发布[35-37]。

历史

1966 年,Kelly 和 Lillehei 在明尼苏达大学为糖尿病和尿毒症患者首次施行胰腺移植,且同期施行肾移植[53]。不久之后,全球不少研究所均开始施行胰腺移植术,这在另外一部著作中有详细的历史记录[125]。

早期胰腺移植的成功率较低(长期摆脱胰岛素依赖),但其在 20 世纪 80 年代得到相当程度的提高,胰腺移植数量不断增加(图 36-1)。外科技术及免疫抑制剂的进步是胰腺移植成功率提高的重要原因。

首例胰腺移植是胆管结扎的部分胰腺移植(胰体及胰尾)[53],但这种术式存在较多并发。在 1966—1973 年明尼苏达大学施行的 13 例胰腺移植中[61,62],

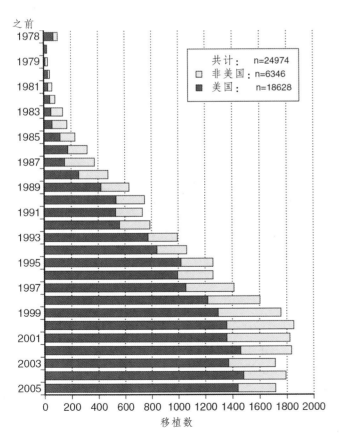

图 36-1　1978—2005 年间,上报国际胰腺移植登记处的美国和非美国年度胰腺移植例数。

Lillehei 及其团队设计了胰腺-十二指肠整体移植技术,吻合于受体髂血管,通过供体十二指肠与受者小肠吻合术行肠道引流,这目前已经是大多数移植中心的常规术式。早期的预后虽然不如现在这样好,但在 20世纪 70 年代至 20 世纪 80 年代早期,众多外科医生设计出了替代技术[125]。法国里昂的 Dubernard 及其团队[22]引入一种经管道注入的合成聚合物,可以阻断胰液分泌,防止部分胰腺移植外分泌复合物引起的纤维化,早期的很多移植中心均采用这些技术,但如今已很少使用。Gliedman 及其团队[30]为部分胰腺移植移植物设计采用胰管输尿管吻合术,完成尿路引流术,此后,Sollinger及其团队[106]将该技术改进为整体胰腺移植物十二指肠袢直接吻合于受者膀胱。Nghiem 和 Corry[83]进一步完善尿路引流,施行保留十二指肠的十二指肠膀胱吻合术,与Lillehei 及其团队[62]的十二指肠小肠吻合术相同。

自 20 世纪 80 年代初至 20 世纪 90 年代中期,十二指肠膀胱吻合术的膀胱引流术式是胰腺移植的主要术式。膀胱引流术式具有较低的急性并发症发生率,同时通过检测尿淀粉酶的活性可有效监测排斥反应,但其慢性并发症较多见,如反复发生的尿道感染、胰腺外分泌导致液体丢失造成的脱水。20 世纪 90 年代中期发生了转变,Lillehei 及其团队[62]描述的肠道引流完全没有过时[109,126],并超越膀胱引流成为主流术式。此外,一些移植中心开始在胰腺十二指肠整体移植肠道引流术式中采用门静脉回流而不是腔静脉回流[99]。门静脉回流由 Calne 在 1984 年[14]首次为部分胰腺移植提出,该术式更符合生理要求,但仅被几个移植中心偶尔采用[125]。

随着免疫抑制剂的进步,包括 Calne 及其团队在1979 年[15]引入环孢素,Starzl 及其团队在 1989 年[110]引入他克莫司,Sollinger 在 1995 年[105]引入麦考酚酸吗乙酯,膀胱引流在监测排斥反应方面变得不十分重要。来自同一供者的胰肾同步移植(SPK)患者,移植肾可作为监测排斥的一部分(血肌酐升高),作为胰腺排斥造成胰腺损伤导致高血糖之前的替代指标。单独胰腺移植,血肌酐不能作为排斥的监测指标,但膀胱引流仍可继续采用并作为监测排斥的有益指标[125]。

适应证及分类

适应证

胰腺移植用于治疗糖尿病,合并肾衰竭或糖尿病肾病继发肾功能不全的患者通常联合施行肾移植(参见下文"受者分类")。对这类患者，决定行胰腺移植不难。因为他们已经申请肾移植，将接受终生的免疫抑制治疗。胰腺移植唯一的危险因素是手术相关的外科风险。这类患者可能的选择包括胰肾联合移植(尸体、活体或两者兼具)，或分别施行两次移植手术(通常是先行肾移植，数周或数月后行胰腺移植)。如何选择合适的方案取决于患者的临床表现、供体类型及个人意愿。这些选择方案会在下文详细讨论。

对于肾功能代偿期的糖尿病患者，选择胰腺移植必须平衡终生免疫抑制治疗和终生胰岛素治疗的风险。脆性糖尿病患者较易选择胰腺移植，因为其血糖水平波动剧烈，经常发生糖尿病酮症酸中毒或严重的低血糖昏迷[46]。这类患者，成功的胰腺移植是挽救生命的唯一选择。即使不是十分严重的糖尿病患者，胰腺移植也可明显或在一定程度上改善生活质量，阻止糖尿病继发并发症的进展。

受者分类

胰腺移植糖尿病受者可分为两大类：①肾病发展到一定程度需要肾移植，同期或相继移植；②非终末期肾病患者，仅行胰腺移植。传统分类如下：

(1)胰肾同步移植(SPK)。

(2)肾移植后胰腺移植(PAK)[在两次移植期间，受者被划分在单独肾移植类(KTA)]。

(3)单独胰腺移植(PTA)。

(4)胰腺移植后肾移植(KAP)[在两次移植期间，受者被划分在单独胰腺移植类(PTA)]。

全球大多数 SPK 移植，两个器官来自同一供者，且供者多为尸体供者[35]。但在明尼苏达大学，从 1994 年到 2002 年，10%的 SPK 器官来自活体供者[126]。其他中心也同样施行同一活体供者 SPK[5]。一些 SPK，两个器官来自不同供者，移植手术为同期尸体供者胰腺移植和活体供者肾脏移植[41,124]。同期尸体供者胰腺和活体供者肾脏联合移植在概念上类似于不同供者的 PAK (活体供者肾移植后尸体供者胰腺移植)，但其优势在于受者在一次手术操作中达成目标(纠正尿毒症和糖尿病)，从而摆脱透析(如果等待尸体胰腺移植时间较短)。如果预计等待尸体胰腺移植时间较长，同期尸体供者胰腺和活体供者肾脏联合移植作为一次手术操作的优势并不能抵消维持透析等待移植造成的不利。

多数 PAK 患者拥有两个尸体供者器官，或一个活

体供者肾脏之后再拥有尸体供者胰腺(在我们的报道中常见)，或一个尸体供者肾脏后再拥有尸体胰腺。活体肾脏移植后再进行活体胰腺移植，且器官来自不同供者的病例较为少见[126]。多数 KAP 患者各个器官来自不同供者，尸体胰腺后活体肾脏移植(多见)或尸体胰腺后尸体肾脏移植。如果肾脏及胰腺移植受者血清肾素活性水平较高，针对某一潜在供者交叉反应阴性，我们建议行单独活体肾移植(KTA)，然后进入 PAK 等待名单或选择活体供体，如果有合适活体供体愿意同时捐献两种器官，也可行同一活体供者 SPK。

肾病缓慢进展的 PTA 申请者(如肾小球滤过率为 60mL/min 或更低)，如果确定有自愿的活体肾脏供者，可首先进行尸体供者胰腺移植，在自身肾脏损害导致尿毒症症状出现之前行活体肾脏移植。如果 PTA 申请者没有活体肾脏供者，需要衡量纠正糖尿病的价值以及钙调磷酸酶抑制剂对肾功能恶化的加重作用。同其他地方一样[60]，明尼苏达大学[126]的这类患者在移植前即接受钙调磷酸酶抑制剂的治疗。如果肾功能迅速恶化，则停药等待尸体 SPK，这样等待时间也许会很长，但有机会获得 HLA 零错配的移植机会，甚至在肾小球滤过率未降至 20mL/min 时就出现合适的供体。并非所有的 PTA 患者在接受钙调磷酸酶抑制剂治疗时肾功能都恶化。一些患者在纠正糖尿病病情后，自身肾脏疾病状况也得到改善[27]。

明尼苏达大学有超过 400 例 PTA 患者，其中约 4%在术后 1 年内施行 KAP，10%在胰腺移植后 5 年进行 KAP[126]。明尼苏达大学仅有 6%的 KAP 患者在肾移植前进行透析治疗[126]。约半数 KAP 受者肾移植时胰腺功能正常。约 1/3 的 KAP 患者行再次胰腺移植(SPK)，这组患者因试图保护自身肾功能，钙调磷酸酶抑制剂浓度维持在较低水平，引发 PTA 移植物排斥反应。再次胰腺移植基础上增加正常肾脏，应充分维持钙调磷酸酶抑制剂浓度，预防排斥反应。

胰腺功能正常的 KAP 受者行肾移植可早期消除尿毒症症状及慢性损伤，获得免疫抑制治疗的完整收益，这种策略十分有效。KAP 患者 1 年移植肾生存率为 96%[126]。2/3 的 KAP 患者移植肾来自活体供者，这大大缩短了治疗进程。甚至对于肾病缓慢进展的 PTA 患者，钙调磷酸酶抑制剂已经最小化，仍建议患者寻求潜在活体肾移植供者，以备不时之需。

与自身肾功能恶化到行肾移植的 PTA 受者不同，PTA 受者中存在肾病进展缓慢(移植前自身肾活检)的

亚类患者，移植后 5~10 年肾功能完全或部分缓解[27]。这类 PTA 受者无须肾移植，基于之前的活检结果，肾功能持续恶化提示他们仍处于糖尿病状态。

一些 PTA 申请者的肾功能处于边缘区。糖尿病肾病也许会逐渐进展，但缺乏尿毒症症状或很轻。这类患者更易出现钙调磷酸酶抑制剂的肾毒性[60]。在明尼苏达大学，所有 PTA 患者在移植肾前均接受钙调磷酸酶抑制剂治疗，并监测肾功能及药物不良反应。如果肾功能下降明显且出现症状，停用钙调磷酸酶抑制剂，患者成为肾移植申请者，活体肾移植更理想。如果没有活体供者，患者进入尸体 SPK 等待名单。

糖尿病病情严重不稳定的患者将继续在 PTA 等待列表中等待，如果必要的话，行 PTA 时再次加用钙调磷酸酶抑制剂可缩短透析的等待时间。这种极端做法的证据是美国 UNOS 系统，尸体供体肾移植等待时间（KTA、SPK 或 KAP）从肾小球滤过率低于 20mL/min 开始计算。多数尸体供者 SPK 申请者在初始评估时肾小球滤过率高于 20mL/min。

糖尿病患者在申请 PTA 时肾功能差异较大。肾小球滤过率为 100mL/min 或更好的患者，钙调磷酸酶抑制剂导致肾功能减退且达到肾移植标准的风险较低。有些肾小球滤过率为 50~60mL/min 的患者对钙调磷酸酶抑制剂敏感，有些患者耐受，还有些患者 PTA 术后肾功能稳定且肾病状况改善[27]。肾功能处于边缘的患者、自身肾脏活检结果、钙调磷酸酶抑制剂治疗期间的肾功能，以及可利用的活体供者是我们选择治疗计划：PTA、同期或序贯肾脏和胰腺移植的三个主要原则。

分配

分配程序必须为申请单独胰腺移植和尸体供肾移植的申请者提供帮助。一些器官获取组织通常由单中心组织，当胰腺及肾脏来自同一尸体供者时，SPK 申请者优先于 KTA 申请者。一些器官获取组织，没有或很少有等待 PTA 的申请者。这些组织在分配当地尸体供者胰腺时，取决于是否 SPK 申请者优先于 KTA 申请者（糖尿病和非糖尿病）。因此，如果 SPK 优先，半数肾脏将分配给糖尿病尿毒症患者（即使这些患者在 SPK 和 KTA 等待名单中的比重少于一半）。结果导致糖尿病肾病患者的等待时间短于其他原因的终末期肾病患者。一些器官获取组织中等待 SPK 的患者几乎 100% 都是糖尿病尿毒症患者（与 KTA 比较），所以实际上所有 KTA 申请者都是非糖尿病患者。

实际上，并非所有尸体肾脏供者的胰腺都适合胰腺移植。即使存在所有 SPK 申请者都优先于 KTA 申请者的极端政策，且尸体肾脏供者有合适胰腺，仍然仅有不到一半的尸体供肾移植于 SPK 患者。在这些政策下，糖尿病 SPK 患者的等待时间较短（相比于非糖尿病或糖尿病 KTA 患者）。约 25% 的肾移植申请者患有糖尿病，所以在实行激进政策的器官获取组织中，所有具有合适胰腺的尸体供者胰腺移植物都倾向于被使用。

另外一些器官获取组织（通常多中心）不实行 SPK 优先原则。在这些组织中，肾脏分配给特殊等待列表中的两类高级别合适受者。供者胰腺仅分配给两类高级别肾移植受者中的 SPK 患者。其他器官获取组织的分配原则介于以上两者之间。

与非糖尿病肾移植申请者相比，糖尿病尿毒症患者在等待期间死亡率较高（UNOS 报道约每年 6%）。这项事实提供了一种基本原则，包括尸体肾脏分配中的优先权（类似于肝脏及心脏分配），SPK 申请者的胰腺分配优先权。

同时，活体供者需要补充尸体供者的短缺。接受尸体和活体供者的移植受者的排斥反应发生率都较低，因此使用活体供者的目的是消除等待时间和特定受者等待期间的高死亡率。由于越来越多的糖尿病患者申请等待尸体胰腺移植，等待时间可能会接近或超过尸体肾脏的等待时间，因此选择使用活体供者行胰腺移植的动机将会增加。使用活体供者行部分胰腺移植的动机包括一次手术即可摆脱胰岛素依赖并摆脱透析状态（SPK），消除或减少各种类型移植的等待时间（PAK、PTA、SPK）。当血浆肾素活性水平较低的糖尿病胰腺移植申请者等待尸体供者的时间为 2~4 年，进行活体胰腺移植的意愿会增加，这同样见于肾移植等待患者。

目前已经建立评价潜在胰腺活体供者的方法。简单来说，体重指数 $<28kg/m^2$（为代偿肥胖胰岛素分泌增加的最小需求量），无妊娠期糖尿病，糖耐量正常，静脉输注精氨酸和葡萄糖刺激的第一阶段血清胰岛素升高 3 倍的志愿者适合半胰腺捐献。符合上述标准的活体供者捐献后糖耐量仍正常，血糖及胰岛素水平改变不会比活体肾脏捐献后肌酐清除的改变影响重大。

胰岛细胞自体移植的研究提示在尽可能理想的情况下，通过复制尸体供者胰岛细胞可增加进行胰岛细胞制备及移植的有效性（非常短的保存时间，提纯过程中胰腺组织体积减小过半）。该研究也提示存在一个胰腺物的胰岛细胞可以移植给不止一名受者的可能。尸体胰腺劈离成两个移植物（胰头和胰尾）移植给两名糖尿病受者可追述至 1988 年[127]，且早于劈离式尸体供肝移植[23]。

特殊危险因素

以上部分是对普通糖尿病和尿毒症患者胰腺移植演变的概述。但一些申请者因存在危险因素而受到特殊限制。犹太教徒不允许输血。多数胰腺移植手术无须输血，但就像其他大型外科手术一样，一些患者仍需输血。虽然他们面临上述风险，我们施行移植的犹太教徒都已经成功手术[49]。

慢性病毒感染[如人类免疫缺陷病毒（HIV）或丙型肝炎病毒（HCV）]也会增加移植受者的额外风险。随着 HIV 治疗药物的进步，感染患者也能成功接受移植手术[59]。HIV 阳性糖尿病患者胰腺移植的选择应根据临床表现而定。肝移植受者移植术后 HCV 会复发，但总体预后较好。相比于肾衰透析患者，肾移植受者 HCV 似乎并未加速进展[111]。在我们的计划中，HCV 阳性糖尿病尿毒症患者可接受 SPK 或 PAK 移植，与非糖尿病 KTA 患者相比，肝病进展的发病率并无差别。我们没有理由拒绝 HCV 阳性糖尿病患者接受胰腺移植。

胰腺移植受者原则上没有年龄限制。根据受者年龄分析胰腺移植预后显示，45 岁以上受者排斥反应的发生率较低[35,126]。在 PTA 人群中，45 岁以上组患者 1 年生存率接近 100%，移植物生存率较年轻受者显著增加。该结果与随着年龄增加，免疫反应程度减轻的表现一致。老年组患者中，最主要的危险因素是心血管疾病，如果存在，即使患者没有临床症状，移植前也应纠正[64]。

胰腺移植已经在儿童糖尿病患者中施行（18 岁以下）[4]。儿童 SPK 受者的排斥反应发生率较儿童 PTA 患者低[4]。早期经验显示，儿童 PTA 患者比成人更容易发生严重的排斥反应。儿童患者的免疫抑制治疗策略必须较成人加强。活体供者对儿童胰腺移植患者来说更具吸引力，因为其所有类型器官移植的排斥反应发生率均低于尸体供者。儿童受者几乎都有可能从父母供者中获得足够的胰腺 B 细胞组织。

因良性疾病（通常为慢性胰腺炎）行全胰腺切除，导致胰腺外分泌缺陷的糖尿病患者也是特殊情况。理论上，胰腺切除患者应行胰岛细胞自体移植，以预防糖尿病（如果胰腺切除前患者没有糖尿病）。然而，一些患者因慢性胰腺炎行胰腺切除后出现糖尿病。另外一些患者自体胰岛细胞移植不足以预防糖尿病。还有一些患者行胰腺切除后并没有被要求行胰岛细胞移植。糖尿病合并外分泌缺陷也暴露了一种特殊问题。食物摄入不稳定以及使用外源性胰岛素时更易发生低血糖事件。这类患者行肠道引流胰腺移植的获益更大，外分泌及内分泌缺陷都得到纠正。

一些由慢性胰腺炎导致严重胰腺外分泌缺陷的患者未发生糖尿病。一些患者没有疼痛，外分泌障碍是唯一问题。口服消化酶治疗通常可以改善食物吸收，但并不能完全解决。肠道引流胰腺移植可以消除脂肪泻，以及外分泌障碍的患者对口服消化酶的需要[40,112]。对于严重营养障碍的患者，肠道引流胰腺移植是解决外分泌功能缺陷的理想治疗方法。膀胱引流仅仅解决了患者糖尿病的问题[126]，我们已经为全胰腺切除后膀胱引流患者进行再次肠道引流胰腺移植术。由于技术原因，膀胱引流转换为肠道引流尚不能实施，脂肪泻和吸收障碍患者需持续口服大量胰腺消化酶药物治疗。肠道引流胰腺移植解决了消化酶缺乏，因此可以代替功能性膀胱引流[126]。

手术

外科技术

移植术前评估并没有因为糖尿病肾移植受者而不同。因为严重的冠脉疾病可能没有任何症状，心血管系统检查是最重要的一部分。非侵入性检查可能无法确定类似疾病，所以应常规进行冠脉造影。对于 PTA 受者，需要进行详细的神经系统、眼科、代谢和肾功能检查，明确糖尿病继发并发症的进展程度。当患者进入移植等待列表时，需每年或更短时间间隔地更新临床状况。

在"历史"部分提到，各种各样的外科技术应用于移植胰腺外分泌引流和静脉回流中。多数胰腺移植物由尸体供者中多器官联合切取获得，由于肝脏和胰腺动脉供血动脉起始段为共同开口，整体胰腺移植物通常需要进行动脉重建[11,66]。胰尾部血供来源于腹腔干动脉的分支脾动脉，胰头部血供来源于肠系膜上动脉和肝动脉分支构成的胰十二指肠动脉弓。由于后者供应肝脏,走行于腹腔干动脉,通常重建的方法是使用供者Y形髂动脉,供者髂内动脉与移植物脾动脉吻合,供者髂外动脉与移植物肠系膜上动脉吻合,髂总动脉吻合于受者动脉,通常采用右侧髂总动脉。移植胰腺的门静脉可以吻合于受者髂总静脉(通常游离并离断髂内静脉)或腔静脉,或受者肠系膜上静脉。

　　静脉回流为受者髂静脉时,移植胰腺胰头可置于盆腔或上腹部。头部向上摆放时只能选择肠道引流。头部向下摆放时既可以选择膀胱引流(图36-2),也可以选择小肠引流(图36-3)。图36-2显示的是膀胱引流术式,移植肾吻合于左侧髂血管,但就像前文提到的,肠道引流比膀胱引流更常见(图36-4)。

　　膀胱引流术,吻合操作可由手工缝合或由吻合器行端端吻合(EEA),吻合器由十二指肠远端(然后封闭)进入,膀胱前壁开口放入吻合器砧头,于膀胱后壁连接十二指肠内吻合器手臂完成吻合(图36-2)。内层由可吸收缝线加固防止出血并将吻合钉包埋于黏膜层下。

　　肠道引流腔静脉回流术式,吻合可采用手工侧侧吻合(图36-3),也可采用吻合器侧侧吻合,包括吻合器由十二指肠远端进入,后壁探出,受者小肠行肠管切开植入砧头并荷包缝合固定,吻合器与砧头链接完成吻合,或采用手工端侧吻合。肠道可直接吻合于方便操作的邻近小肠袢或通过Roux-en-Y吻合术吻合于受者小肠。预后分析(参见后文)显示Roux-en-Y吻合并没有统计学优势。

　　门静脉回流胰腺移植术(图36-5和图36-6),胰头和十二指肠位置朝上,移植胰腺门静脉直接吻合于受者肠系膜上静脉。在图36-5中,移植胰腺置于受者小肠系膜腹侧,以便于静脉吻合至肠系膜静脉腹侧,供者Y形样动脉必须通过肠系膜开孔以吻合于受者腹主动脉或髂总动脉。供体十二指肠与受者小肠吻合方法与体静脉回流相同,使用或不使用(已描述)受者小肠袢Roux-en-Y均可。

　　移植胰腺门静脉回流的另外一种方式是将右侧结肠翻折至左侧,暴露肠系膜静脉背部,将胰腺置于腹膜后,该术式由Boggi及其团队[12,13]提出。供体Y形样动脉可直接吻合于右侧髂总动脉,但该术式需行Roux-en-Y肠管重建,受者Y肠管臂穿过结肠系膜吻合于十二指肠移植物。

　　其他技术也可被采用,包括部分胰腺移植的导管注射。除了少数活体胰腺移植外,部分胰腺移植实施较

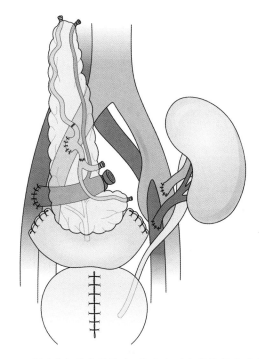

图 36-2　采用胰肾联合移植术,将来自死亡供体的全胰十二指肠移植物连同全身静脉引流,移植到右髂静脉,并通过十二指肠胆囊造口吻合术将胰腺外分泌物引流至膀胱。经中线切口将胰腺和肾脏放置在腹腔内。手术期间,运用供体髂总动脉/髂外动脉/髂内动脉Y形复合体将供应胰尾血流的供体脾动脉和供应胰头血流的供体肠系膜上动脉连接起来,并且Y形髂外动脉与受体的髂总动脉吻合。十二指肠中部与膀胱后部吻合,十二指肠残端缝合。肾移植物可以来自活体捐献者或与胰腺移植物相同的死亡捐献者,但无论哪种情况,肾移植物首选放置于左髂血管,以便血管更浅的右侧可以用于胰腺移植。在这个示例中,通过膀胱前切术,使用Politano-Leadbetter技术将供体的输尿管植入膀胱,该技术还可使用端端吻合器行胆囊十二指肠吻合术,使用可吸收缝线覆盖吻合器,用吻合线缝合内部,然后缝合切开的膀胱。然而,当SPK移植使用肠道引流时,通常进行输尿管膀胱吻合术。(From Gruessner RWG, Sutherland DER, editors. Transplantation of the pancreas. New York: Springer-Verlag; 2004. Color plate xiv.)

少[5,39,123],多数外分泌引流采用Roux-en-Y肠袢与十二指肠移植物吻合或十二指肠移植物吻合于受者膀胱(图36-7)。活体部分胰腺移植,联合或不联合肾移植,对长时间等待尸体器官的受者来说尤其有益,如受者HLA抗体水平较高且具有淋巴毒试验阴性的捐献者。胰腺供者的外科技术(尸体和活体)在一本胰腺移植的专著中有详细介绍[8]。

免疫抑制剂

　　胰腺移植受者的免疫抑制治疗方案同其他实体器

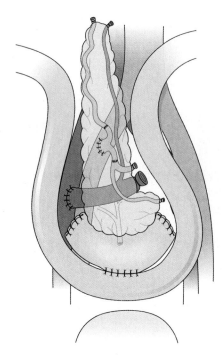

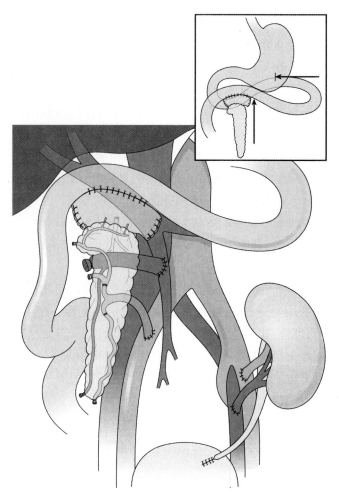

图 36-3 将死亡供体的全胰十二指肠移植物连同全身静脉引流移植至受体空肠的近端环,同时将胰腺外分泌物引流至肠道。在该示例中,使用侧侧吻合器缝合或手工缝合十二指肠空肠吻合口,如图所示。胰腺及其血管吻合(供体的 Y 形样动脉至受者的髂总动脉,供体的门静脉至受体的髂总静脉)以标准方式植入骨盆右侧。(From Gruessner RWG,Sutherland DER,editors. Transplantation of the pancreas. New York:Springer-Verlag;2004. Color plate XVII.)

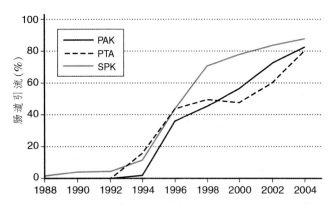

图 36-4 1988—2004 年间,美国按受体类别划分的经肠道引流途径行胰腺移植的患者百分比。PAK,肾移植后胰腺移植;PTA,单独胰腺移植;SPK,胰肾同步移植。

图 36-5 将死亡供体的全胰十二指肠移植物连同门静脉引流,通过端侧吻合移植至受体的肠系膜上静脉,并与脾静脉汇合。在距离屈氏韧带远端 40~80cm 处行十二指肠空肠侧侧吻合术,以引流胰腺外分泌物。注意,在门静脉引流完成时,胰头的向头侧位置,与全身静脉引流可能的尾部取向相反,与膀胱引流完成后所需的位置没有不同。在这个示例中,胰腺移植物覆盖了小肠系膜根部,十二指肠段位于横结肠下方,动脉 Y 形移植物通过肠系膜隧道与受体髂总动脉吻合。也可能会在右半结肠下行腹膜后进路,在这种情况下,动脉 Y 形移植物可以直接与受体髂动脉吻合,但肠系膜吻合必须经受体肠道在肠系膜上行 Roux-en-Y 术。如图所示,如果将肾同时移植到左侧髂血管,则可使用膀胱输尿管造口术(Lich)技术将输尿管植入膀胱。(From Gruessner RWG,Sutherland DER,editors. Transplantation of the pancreas. New York:Springer-Verlag;2004. Color plate xx.)

官移植受者类似,包括肾移植,多数胰腺移植受者也接受肾移植。抗 T 细胞单克隆抗体或多克隆抗体清除或非清除制剂均可用于免疫诱导和治疗排斥反应。免疫抑制维持方案通常包括钙调磷酸酶抑制剂(他克莫司或环孢素),抗增殖制剂(骁悉或西罗莫司)联合或不联合激素。钙调磷酸酶抑制剂需调整剂量及血药浓度至肾毒性最小化。无激素方案在所有器官移植中都常见,也包括胰腺移植[51]。

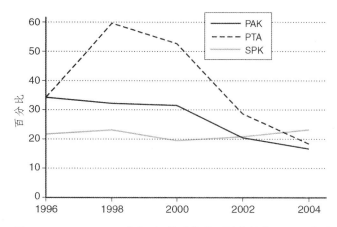

图36-6 1996—2004年间,根据受体类别划分的美国经肠道引流途径行胰腺移植患者中接受门静脉引流的百分比。PAK,肾移植后胰腺移植;PTA,单独胰腺移植;SPK,胰肾同步移植。

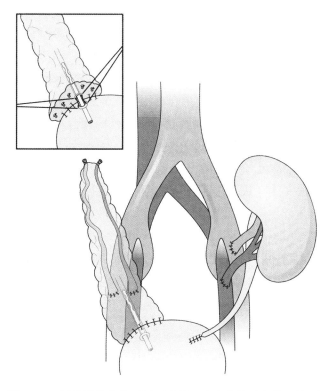

图36-7 活体供体节段(体部和尾部)胰腺移植到右髂血管(全身静脉引流)和运用管道膀胱造口术经腹腔入路将胰腺外分泌物引流至膀胱。将供体脾动脉和脾静脉与受体外髂动脉和静脉端侧吻合,在所有下腹静脉结扎和分离后使主静脉尽可能位于浅表。脾动脉吻合位于脾静脉吻合的外侧和近端。构建双层管道膀胱造口。在支架(插图)上,使用间断的7-0可吸收线缝合,使胰管吻合尿道上皮层(内层)。如果同时移植肾脏,同可使用膀胱输尿管膀胱造口术(Lich)技术将供体输尿管植入膀胱。(From Gruessner RWG, Sutherland DER, editors. Transplantation of the pancreas. New York: Springer-Verlag; 2004. Color plate xvi.)

临床管理

术中管理

每小时监测血糖,可用胰岛素点滴控制血糖。当器官再灌注时,维持充足的容量和血压是避免移植物低灌注的必要措施。重建血管开放前,SPK患者常被给予利尿剂(呋塞米)促进早期移植肾功能的恢复,减少移植胰腺肿胀(甘露醇,0.25~1g/kg)。手术结束时,使用抗菌液充分冲洗腹腔(如含抗杆菌和两性霉素的抗菌液)。

术后管理

术后早期需严密监测血糖水平,仍需继续使用静脉胰岛素,以维持血糖在80~110mg/dL。持续高血糖或血糖急剧升高至>200mg/dL需立即行超声多普勒或放射性核素检查评估移植物灌注及功能。

SPK受者排斥反应的敏感指标是血肌酐升高。排除其他因素造成肌酐升高的可能后(脱水、钙调磷酸酶抑制剂毒性、尿路梗阻、膀胱功能不全或血管损伤),需行超声引导下经皮肾活检。一些SPK受者,血清淀粉酶或脂肪酶水平升高,但肌酐正常。这种情况也需要行移植肾活检,尤其是肠道引流门静脉回流患者[103]。如果移植肾及胰腺来自同一供者,仅有极少数患者行胰腺活检用于监测排斥。但已有研究显示,SPK患者也可发生单一器官排斥[45,65,129]。对于PTA和PAK患者,监测排斥反应更为困难。

外分泌采用膀胱引流的胰腺移植受者每日从尿液中至少丢失1~2L胰液和十二指肠黏液,其中含有大量的碳酸氢钠和电解质。这些患者必须补充液体及碳酸氢钠。外分泌采用膀胱引流的胰腺移植受者需监测尿淀粉酶[89-91]。研究显示,每小时尿淀粉酶分泌水平比每升尿淀粉酶更能准确评估胰腺功能。一项研究显示,12小时或24小时尿淀粉酶下降50%或更多,或较基线下降50%或更多提示排斥反应或胰腺炎。遇到这种情况时需进一步评估或活检,无论是超声或CT引导经皮,或超声引导经膀胱镜活检[1,7,48]。

膀胱引流胰腺移植受者出现血尿同样需要进一步评估,必要时经三腔尿管持续冲洗膀胱,预防血块形成造成梗阻。膀胱镜通常是查找病因和清除血块的必要措施。尿道炎或膀胱炎由淀粉酶刺激引起,同时也是血尿的最常见原因,增加补充碳酸氢钠可能缓解[107]。顽固的淀粉酶刺激需行肠道引流转换手术治疗，但这种激进的治疗措施在术后早期很少进行[108]。有可能发生十二指肠膀胱吻合口出血，尤其是使用吻合器时。这种并发症可通过术中吻合器吻合完毕后再次缝合吻合口避免。如果确实发生这种出血，可经膀胱拆除吻合口处的吻合钉，但最终还是要转换为肠道引流才能减轻出血。

血清淀粉酶及脂肪酶对随后的胰腺功能具有额外意义，尤其对于濒临衰竭的移植物[47,117]。但这些指标缺乏尿淀粉酶的敏感性和特异性。血清胰蛋白酶已被证实可以补充血清淀粉酶和脂肪酶在移植物功能不全中的诊断价值[20,86]。然而，仅有少数实验室能监测该指标。

抗凝

一些中心采用小剂量静脉(部分凝血酶原时间不超过正常的 1.5 倍)或皮下肝素。撤除肝素前 2 天，重叠加用小剂量阿司匹林并于出院后长期服用。应定期监测凝血指标(部分凝血酶原时间、国际标准化比值、凝血酶时间和血红蛋白)，以防止过度抗凝。部分胰腺移植术后，无论是尸体供者来源还是活体供者来源，建议初始采用体循环肝素化后华法林(香豆素)维持治疗(≤6 个月)。存在血管吻合口较窄和血栓形成的高危因素时该措施就应被采用[5,41]。

预防感染的策略

文献明确显示早期感染导致移植物丢失的发生率较高，重症患者死亡率及发病率也较高[6,24,84,88]。移植术后 24~48 小时应进行不同类型的单剂或联合方案抗感染治疗。尿培养阳性(术前尿检)或术中十二指肠液培养阳性受者抗生素应覆盖 3~7 天。回顾性分析显示，胰腺受者因感染导致移植物丢失时，因同一种致病菌导致第二次移植胰腺丢失的风险仍较高。术前必须详细了解移植受者的微生物感染病史，以便于术中给予合适的抗感染治疗。

胰腺移植中存在由于十二指肠吻合和小肠内容物造成术野潜在污染的可能，多数中心也推荐使用伏立康唑作为抗真菌预防治疗。当使用康唑类药物时，必须严密监测钙调磷酸酶抑制剂的血药浓度，因为免疫抑制剂代谢降低会导致血药浓度增高。许多文献(前文已提及)也显示真菌感染导致移植物丢失和患者死亡的发生率较高。

任何供受者配对阳性的移植受者都建议行巨细胞病毒预防治疗[29,52]。阴性-阴性供受者配对是否需行预防治疗目前仍存在争议。当使用抗淋巴细胞制剂治疗时，必须进行巨细胞病毒预防。更昔洛韦和最近的缬更昔洛韦可用于胰腺移植的抗病毒治疗，术后即刻就能通过静脉或胃管给药，患者能进食后继续口服治疗。更昔洛韦不耐受患者可接受万乃洛韦治疗，该药物在单肾移植患者中能充分预防巨细胞病毒[63]。胰腺移植患者缬更昔洛韦预防的有效性目前仍在调查研究中。多数中心开始术后采用复方磺胺甲恶唑长期预防卡氏肺囊虫和诺卡菌感染。

胰腺移植的预后

历年胰腺移植预后的变化

本节总结了 UNOS 报道的美国不同类型受者行尸体供者胰腺移植的预后、外科并发症以及免疫抑制治疗方案的变化情况。从 1966 年 12 月 16 日至 2005 年 12 月 31 日，IPTR 报道了约 25 000 例胰腺移植病例，包括美国的 18 000 多例和美国之外的近 6000 例。图 36-1 显示的是每年美国和美国之外的胰腺移植的数量。图 36-8 显示的是 1988—2005 年美国每年不同移植类型(SPK、PAK、PTA)胰腺移植的数量。移植大多数为 SPK，但 PAK 和 PTA 的数量在最近几年逐渐增加。2005 年，各种类型胰腺移植共 1367 例，其中 896 例 SPK(66%)，339 例 PAK(25%)，132 例 PTA(10%)。在 PAK 组中，活体肾移植所占比例由 1988—1989 年的 37%增加至 2004—2005 年的 70%，发生了较大变化。

移植受者在接受手术时的年龄在过去一段时间中

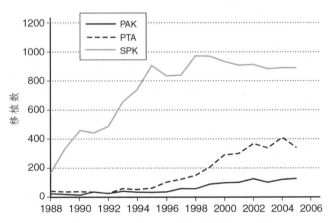

图 36-8　1988—2005 年间，按受体类别划分的美国每年进行的胰腺移植例数。PAK，肾移植后胰腺移植；PTA，单独胰腺移植；SPK，胰肾同步移植。

提高明显,从 30 岁中期增加至 40 岁早期,在三种类型胰腺移植中均呈现出这种趋势。1994 年开始也报道糖尿病类型。2 型糖尿病患者所占比例持续增加,2004—2005 年 SPK 患者 2 型糖尿病患者占 7%。

图 36-4 显示的是外分泌引流在过去数年间的变化。1995—1996 年之前,所有类型胰腺中行肠道引流的比例不到 10%。从那时起,行肠道引流的胰腺移植所占比例稳步增长。在 2004—2005 年的胰腺移植中,有 88% 的 SPK、83% 的 PAK 和 80% 的 PTA 患者施行肠道引流。

20 世纪 80 年代早期已经开始进行门静脉回流肠道引流的胰腺移植,但数量不多,直到 20 世纪 90 年代中期才逐渐增加。肠道引流患者行门静脉回流术式的比例也按类型及年份进行总结(图 36-6)。尽管自 1994 年起,肠道引流 SPK 患者行门静脉回流的比例稳定在 20%,在 PAK 患者中,其比例从 1994—1995 年 35% 的最高峰逐年降低。1998—1999 年(峰值区域),60% 的肠道引流 PTA 患者行门静脉回流,但其比重也逐渐减少。2004—2005 年,门静脉回流在不同类型的胰腺移植肠道引流患者中所占比例为 SPK 23%、PAK 17%、PTA 18%。

胰腺移植受者 HLA 匹配的比例持续下降,SPK 较 PAK 和 PTA 更明显(图 36-9)。在 2004—2005 年的病例中,SPK 患者 HLA 错配 5 或 6 个 HLA-A、B 和 DR 的比例为 58%(排除可能的六个点位)。但近几年高 HLA 错配点数单独胰腺移植所占比例也较高。2004—2005 年,47% 的 PAK 和 38% 的 PTA 受者错配在 5 或 6 个抗原。

1994 年和 1996 年,除了免疫抑制维持方案从环孢素转为以他克莫司为主,硫唑嘌呤转为米芙为主外,抗 T 细胞制剂也逐渐开始用于免疫诱导。在所有胰腺移植类型中,1990 年和 1993 年采用免疫诱导治疗的比例最低,之后迅速增加。2004—2005 年,所有胰腺移植类型中 80% 以上的患者接受抗 T 细胞制剂进行诱导治疗。

胰腺移植预后的日益改善

美国尸体供者胰腺移植的预后每两年进行一次分析,以显示胰腺移植预后随时间的变化情况。所有类型胰腺移植长期和短期患者生存率逐年改善(图 36-10 和图 36-11)。所有类型胰腺移植 1 年生存率从早期的超过 90% 增加至 2004—2005 的 95% 左右(图 36-10)。总的来说,患者 5 年生存率仅能从 2000—2001 年开始计算,但所有类型胰腺移植 5 年生存率也提高至 80% 以上,包括 2000—2001 年 PTA 患者的 90%(图 36-11)。

与各个时期都较高的患者生存率相比,胰腺移植存活率逐年改善更明显,尤其是单独胰腺移植(PAK 和 PTA)(图 36-12 和图 36-13)。早期,SPK 患者移植物存活率明显高于 PAK 和 PTA 患者。2004—2005 年,这种差距虽然已经很小,但仍存在差距。SPK 1 年移植胰腺存活率为 85%,而 PAK 为 79%,PTA 为 78%(图 36-12)。SPK 1 年移植肾存活率也逐年显著提高,至 1998—1999 年达到 92% 的平台期。

移植物 5 年存活率仅能从 2000—2001 年开始统计,但单独胰腺移植(PAK 和 PTA)的移植物 5 年存活率已经翻倍,至 2000—2001 年已达到 PAK 的 57% 和

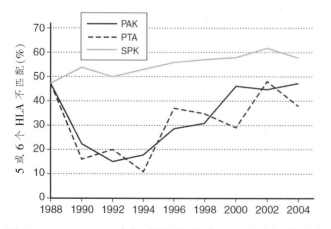

图 36-9　1988—2005 年间,按类别及年代(以 2 年为间隔)划分的 5 个或 6 个人白细胞抗原(HLA)-A、HLA-B 和 HLA-DR 供体抗原不匹配的美国胰腺移植受体的百分比。PAK,肾移植后胰腺移植;PTA,单独胰腺移植;SPK,胰肾同步移植。

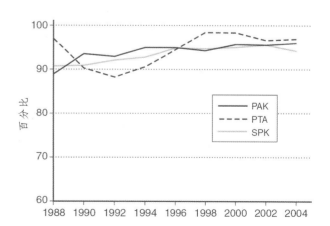

图 36-10　1988—2005 年间,按类别及年代划分(以 2 年为间隔)的美国死亡供体捐献胰腺移植受体 1 年内的生存率。PAK,肾移植后胰腺移植;PTA,单独胰腺移植;SPK,胰肾同步移植。

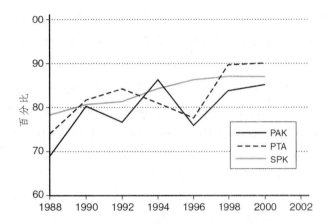

图 36-11　1988—2005 年间，按类别及年代划分(以 2 年为间隔)的美国死亡供体捐献胰腺移植受体 5 年内的生存率。PAK，肾移植后胰腺移植;PTA，单独胰腺移植;SPK，胰肾同步移植。

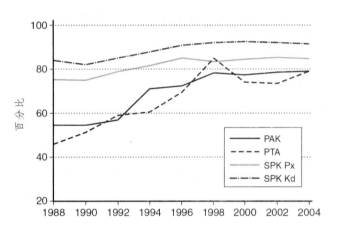

图 36-12　1988—2005 年间，按类别及年代划分(以 2 年为间隔)的美国死亡供体捐献胰腺且胰腺和肾脏同步移植受体 1 年内的生存率。Kd，肾脏;PAK，肾移植后胰腺移植;PTA，单独胰腺移植;SPK，胰肾同步移植。

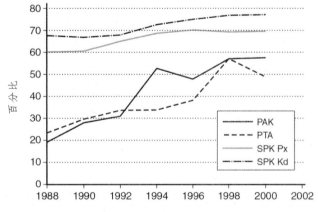

图 36-13　1988—2005 年间，按类别及年代划分 (以 2 年为间隔)的美国死亡供体捐献胰腺且胰腺和肾脏同步移植受体 5 年内的生存率。Kd，肾脏;PAK，肾移植后胰腺移植;PTA，单独胰腺移植;SPK，胰肾同步移植;Px，胰腺。

PTA 的 49%(图 36-13)。同期,SPK 患者移植胰腺 5 年存活率达到 70%,移植肾 5 年存活率达到 77%。

外科因素导致早期移植物丢失或切除的主要原因是血栓形成,其他包括出血、吻合口漏、胰腺炎或感染。所有类型胰腺移植中因外科因素导致失败的发生率显著降低。早期,单独胰腺移植(PAK 和 PTA)外科因素导致失败的发生率较 SPK 高, 我们分析认为部分原因是当继发急性排斥反应时, 与一些外科因素造成的血栓形成区分不清。2004—2005 年,所有类型胰腺移植外科因素导致失败的发生率类似,SPK 为 6.4%,PAK 为 8.9%,PTA 为 3.9%。肠道引流的 SPK 患者外科因素导致失败的发生率较膀胱引流显著升高, 为 2002—2003 年的 6.5%对 3.2%(P=0.02)[37]。

移植胰腺存活率的改善不仅仅归功于外科因素导致失败发生率的降低, 也归功于排斥导致移植物丢失发生率的降低(图 36-14)。近些年,1 年排斥导致移植物丢失的发生率已经较早期下降了 4 倍,2004—2005 年间发生率为 PAK 5.4%,PTA 11%,SPK 2%。单独胰腺移植(PAK 和 PTA)远期排斥导致移植物丢失的发生率已较 1988—1989 年减半,2000—2001 年达到 PAK 20%,PTA 31%(图 36-14)。

受者和供者的危险因素及预后

胰腺移植注册数据[37]的统计分析显示,随着移植物保存时间的延长, 外科因素导致移植物丢失的发生率略增加,移植物存活率略低。SPK 患者,器官保存时间为 4~7 小时其 1 年移植物存活率为 86%, 保存时间为 28~31 小时其 1 年移植物存活率为 81%。HLA 匹配程度实际上对移植物存活率没有重要影响, 但至少 I

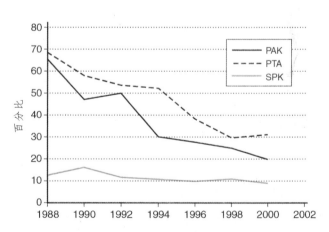

图 36-14　1988—2005 年间,按受体类别及年代划分(以 2 年为间隔) 的美国死亡供体捐献胰腺移植物 5 年内的存活率。PAK,肾移植后胰腺移植;PTA,单独胰腺移植;SPK,胰肾同步移植。

类位点的匹配对 SPK 和 PTA 患者来说受益较大。

2000—2004 年的统计数据显示 PTA 中移植受者年龄影响移植预后，年轻受者更容易发生排斥反应（图36-15）。PAK 中，所有 20 岁以上受者，根据年龄每十岁分组统计排斥反应发生率显示，1 年排斥反应发生率从 4%~7% 不等；SPK 中，20 岁以上受者按每十岁年龄分组显示 1 年排斥反应发生率为 2%~4%，但 20 岁以下年轻受者排斥反应发生率为 0(n=4)。不同的是，PTA 中 20 岁以下组 1 年排斥反应发生率为 50%(n=14)，20~29 岁组为 13%(n=39)；30 岁以上组 1 年排斥反应导致移植物丢失的发生率为 4%~6%，与其他两种类型胰腺移植类似。

年轻的非尿毒症糖尿病患者免疫活性较高，更容易发生胰腺排斥反应，该现象与 1988—1999 年美国儿童胰腺移植早期预后分析相符合[68]。在这项分析中，8000 余例胰腺移植中仅有 49 例移植受者年龄小于 21 岁(<1%)：36 例 SPK，2 例 PAK 和 13 例 PTA，除 2 例单纯部分胰腺移植来自活体供者外，所有器官来自尸体供者。19 岁以下移植受者不足一半。PTA 中，1 年移植胰腺存活率仅为 15%，除 1 例因排斥丢失外，其他都发生在 1 年以内。统计数据不包括对儿童 PTA 的解释，但推测他们可能通过更换免疫抑制尝试纠正极不稳定的糖尿病状态。在儿童 SPK 中，1 年患者，胰腺移植和移植肾的存活率分别为 96%、78% 和 71%，同成人胰腺移植总体预后相当。大多数儿童 SPK 患者的肾病并不是糖尿病肾病。

2000—2004 年尸体供者胰腺移植的注册数据统计分析了供者年龄对胰腺移植预后的影响，在所有胰

腺移植类型中，年轻供者的移植物存活率最高，老年供者最低，原因可能为随着供者年龄的增加，外科失败的发生率增加[37]。仅有 3.4% 的供者年龄达到或超过 50岁，这些供者也主要用于 SPK。

预后的其他指标包括摆脱胰岛素依赖，糖尿病并发症的保护和扭转，生活质量的提高，寿命的延长，每年保持一定生活质量的医疗花费的减少，这些在 1 型糖尿病移植受者中均可实现[21,27,62,82,114,132,137]。血糖不稳定和低血糖昏迷患者，胰腺移植能解决其他棘手和致命的问题[59,80,96]。

等待移植患者的生存率

糖尿病患者选择胰腺移植是否对生存率产生影响目前仍存争议。美国器官获取和移植网以及 UNOS 对胰腺移植申请者或受者进行了两项独立分析，比较1995—2000 年[134]和 1995—2003 年[44]的仍在等待列表患者和已接受各种类型移植患者的生存率。在第一项分析中[134]，与仍等待移植的患者相比，SPK 患者的生存率显著提高，但单独胰腺移植（PAK 和 PTA）受者却相反。两项分析中对这一不同结果均进行了解释。在第二项分析中（图 36-16 和图 36-17）[44]，重复列表被移除。但第一项分析没有移除。通过移除重复列表，患者仅被统计一次（首次进去等待名单的数据），提高了等待患者的累积死亡率统计的准确性。

图 36-18 显示的是第二项分析中移植受者和等待患者死亡风险比的比较。在所有类型的移植中，术后早

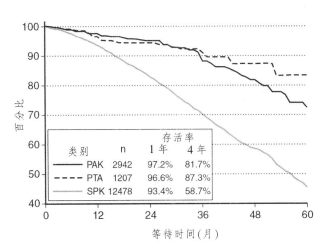

图 36-16 按受体类别划分的 1995—2003 年美国死亡供体原发性移植胰腺等待名单的患者存活率。PAK，肾移植后胰腺移植；PTA，单独胰腺移植；SPK，胰肾同步移植。(Modified from Gruessner RW, Sutherland DE, Gruessner AC. Mortality assessment for pancreas transplants. Am J Transplant 2004;4:2018.)

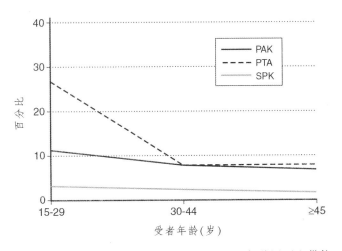

图 36-15 按年龄和类别划分的 2000—2004 年美国死亡供体首次胰腺移植受体 1 年免疫移植物丢失率。PAK，肾移植后胰腺移植；PTA，单独胰腺移植；SPK，胰肾同步移植。

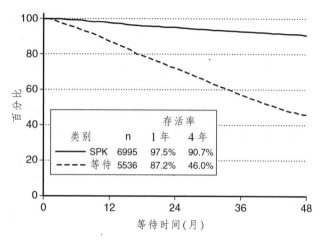

图 36-17 在胰肾同步移植(SPK)类别中胰腺移植等候名单的患者存活率和 1995—2003 年美国死亡供体首次胰腺移植后的患者存活率。(Modified from Gruessner RW, Sutherland DE, Gruessner AC. Mortality assessment for pancreas transplants. Am J Transplant 2004;4:2018.)

期该风险比都大于 1,因为外科操作本身就增加死亡风险。但在三类胰腺移植中,死亡风险比均显著下降。与继续在等待名单中等待且接受持续外源性胰岛素治疗的患者相比,单独胰腺移植和 SPK 没有增高风险,且有可能改善生存率。

扩大标准供体预计生存获益

了解尸体供者器官移植术后的生存获益是必要的,因为其有可能促进器官捐献。数据来源于美国移植受者科学注册系统,1995—2002 年登记等待的有资格

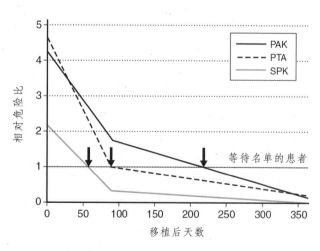

图 36-18 按受体类别划分的死亡率风险比。PAK,肾移植后胰腺移植;PTA,单独胰腺移植;SPK,胰肾同步移植。(Modified from Gruessner RW, Sutherland DE, Gruessner AC. Mortality assessment for pancreas transplants. Am J Transplant 2004;4:2018.)

接受或已经接受尸体供者实体器官移植的患者被纳入研究[100]。尸体供者胰肾联合移植患者术后平均生存获益年限为 12.9 年。2002 年移植后平均生存年限增加 1.9 年。

再次胰腺移植

以下数据来自明尼苏达大学。研究纳入 1978—2005 年间施行的胰腺移植(n=1835),其中 321 例(17%)再次移植(14%二次移植,2.5%三次移植,0.5%四次移植),除 3 例外均使用尸体供者器官。自 1985—2005 年,共施行 53 例尸体供者 SPK 再次移植(38 例二次移植)。所有类型 SPK 再次移植患者 1 年移植物总体存活率为 62%,仅二次 SPK 移植患者为 66%;3 年移植物存活率分别为 45% 和 52%。1978—2005 年间,共有 163 例尸体供者 PAK 再次移植(135 例二次移植)。自 1994—2005 年,尸体供者 PAK 再次移植 1 年移植物存活率为 67%,其中包括二次、三次和四次移植(n=117),单二次移植 1 年移植物存活率为 65%(n=99),3 年总体移植物存活率为 51%,单二次移植为 50%。自 1978—2005 年,共有 99 例尸体供者 PTA 再次移植(86 例二次移植)。1998—2005 年间,尸体供者 PAK 再次移植 1 年移植物存活率为 67%,其中包括二次、三次和四次移植(n=49),单二次移植 1 年移植物存活率为 66%(n=43);3 年总体移植物存活率为 50%,单二次移植为 48%。

活体胰腺移植

以下数据来自明尼苏达大学。几乎所有活体单独胰腺移植均在 1978—1994 年间进行。除两例外,所有活体 SPK 移植(n=38)都在 1994—2005 年间进行[126]。

活体 SPK 自 1994 年开始实施[42],共 38 例供者,其中 6 例为 HLA 相同的兄弟姐妹,25 例为 HLA 错配的亲属关系和 7 例非亲属关系。2 例 ABO 血型不相容,抗体诱导联合血浆置换保障手术成功进行[67],两个移植物目前均存活 6 年以上。所有 38 例活体 SPK 患者,1 年、5 年和 10 年患者生存率分别为 100%、100% 和 84%;1 年、5 年和 10 年部分胰腺移植物存活率(包括外科因素导致移植物丢失,移植物带功死亡和移植物功能衰竭)分别为 84%、70% 和 67%。4 例活体 SPK 移植采用导管注射技术,起初的两例部分胰腺 SPK 患者,一例胰尾移植物维持功能正常超过 12 年,一例在术后 10 年失败;后两例中一例术后四个月胰腺失功,

肾功能正常超过 10 年,另一例两个移植物功能正常超过 1 年。2 例活体 SPK 采用肠道引流(两例移植物功能正常超过 2 年和 7 年),其他 32 例采用膀胱引流。

将 1994—2005 年间尸体供者 SPK 与活体 SPK 的预后进行比较(表 36-1)。活体 SPK 患者 1 年、3 年和 7 年生存率明显高于尸体 SPK 患者,分别为 100%、100% 和 95%,而同期尸体 SPK1 年、3 年和 7 年的患者生存率分别为 90%、86% 和 79%。两组间移植胰腺的存活率无显著差别,活体 SPK 移植胰腺 1 年、3 年和 7 年的存活率分别为 86%、78% 和 67%,尸体 SPK 移植胰腺 1 年、3 年和 7 年的存活率分别为 78%、74% 和 62%。活体供者移植肾存活率明显高于尸体供者,活体 SPK 移植肾 1 年、3 年和 7 年存活率分别为 100%、91% 和 79%,尸体 SPK 移植肾 1 年、3 年和 7 年存活率分别为 87%、86% 和 67%。

生活质量调查

自 1985—2003 年,明尼苏达大学的 316 例 SPK、204 例 PAK 和 98 例 PTA 被纳入一项关于胰腺移植术后生活质量改变的前瞻性研究中[126]。使用卡诺夫斯基指数的四个指标评价生活质量:健康状况、生活管理、生活满意度和健康满意度。按 1(低)到 5(高)评分记录每位患者四种参数。总分为四种参数之和(总分最高为 20)。成功或失败的移植对生活质量的影响从基线开始每年随访评估。

PAK(13.3)患者基线总分的平均值明显高于(P<0.0001)SPK(11.3)和 PTA(10.9)。表 36-2 按不同移植类型显示了基线评分的三个 1/4 点评分。这些数据点的平均评分如下:SPK 为 9.5±2.6 (n=109),12.3±3.9 (n=131) 和 13±3.7(n=62)(P=0.0001);PAK 为 10.9±2.6

表 36-2 1985—2003 年移植前的生活质量评分*:胰腺移植受体研究患者(中间两个四分位数的范围)

类别(n)	Q1	中位数	Q2
SPK(316)	8.4	11.3	14.6
PAK(204)	11.7	13.3	15.9
PTA(98)	8.1	10.9	13.4

Q1=第一个四分位数的最大总和;Q2=第三个四分位数的最大总和。PAK,肾移植后胰腺移植;PTA,单独胰腺移植;SPK,胰肾同步移植。
* 评分是 Karnofsky 指数的四个参数的总和:健康状况、生活管理、生活满意度和健康满意度。

(n=32),13.9±3.93(n=82) 和 15.2±2.8(n=46)(P=0.0001);PTA 为 9.9±2.9(n=26),10.3±3.6(n=30) 和 12.7±3.3(n=24)(P=0.009)。与过去相比,糖尿病患者行胰腺移植可能获得更好的健康状况。

虽然这不是绝对的生活质量评分,移植前后评分的变化(Δ)很重要。表 36-3 和表 36-4 显示的是各种类型胰腺移植按 1 年移植物功能总结的总分 Δ。SPK 患者按移植物状况划分为四组:①两种移植物功能都正常(n=130);②移植胰腺功能正常,移植肾衰竭(n=5);③移植肾功能正常,移植胰腺功能衰竭(n=24);④两种移植物都衰竭(n=2)。

移植术后 1 年,两种移植物功能都正常的 SPK 患者生活质量总体评分较基线增加最为明显(P=0.0001),而不是移植胰腺功能正常但移植肾衰竭患者。移植肾功能正常但移植胰腺功能衰竭患者总体评分较基线没有实际上的变化。仅有两例移植肾及胰腺都衰竭的患者完成了 1 年的随访。一例患者总体评分没有变化,另一例较基线减少。结果显示仅一种移植物衰竭的 SPK 患者摆脱胰岛素依赖比摆脱透析更能改善生活质量。移植术后 1 年,移植物功能正常的 PAK 患者生活质量

表 36-1 1994—2005 年首次行胰肾同步移植的活体供体与死亡供体结果比较

移植后年数	患者存活率(%)		胰腺 GSR(%)		肾脏 GSR(%)	
	LD	DD	LD	DD	LD	DD
1	100	90	86	78	100	87
3	100	86	78	74	91	86
5	100	85	74	69	86	73
7	95	79	67	62	79	67
10	79	72	67	55	65	57
	P=0.01/0.03		P=0.31/0.41		P=0.09/0.19	

P=Wilcoxon/对数秩检验。
DD,死亡供体;GSR,移植物存活率;LD,活体供体。

表 36-3　根据移植物功能或失败划分的胰肾联合移植受体中移植前基线的生活质量评分在移植一年后的平均(±SD)变化(Δ)

	移植状态(n)		
	胰腺 Fxn, 胰腺 Fail, 肾脏 Fxn[24]	胰腺 Fxn, 肾脏 Fxn[130], 肾脏 Fail[2]	胰腺 Fail, 肾脏 Fail[5]
生活质量评 分差异	5.2±4.0 ≤0	2.4±1.5	0.2±3.7
P 值	0.0001 NA	0.12	>0.5

Fail,失败;Fxn,功能;NA,不适用。

总体评分较基线明显增加(n=55),而移植物衰竭患者没有显著增加(n=16)(表 36-4)。移植术后 1 年,移植物功能正常的 PTA 患者生活质量总体评分较基线明显增加(n=25),而移植物衰竭患者没有显著增加(n=12)(表 36-4)。

长期生活质量

移植物功能正常的移植患者术后生活质量平均总体评分较术前基线逐年增加。术后 2 年,评分增长平均值如下:SPK 为 4.3±0.8(n=100),PAK 为 3.7±5.6(n=32),PTA 为 6.4±4.3(n=8)(P=0.0001)。有 50 例 SPK 患者完成了 4 年的评估,总体评分较基线平均增加 6.2±4.6(P=0.0001)。总之,我们的研究显示,即使行免疫抑制治疗,糖尿病患者摆脱胰岛素依赖也能改善生活质量。这些明尼苏达移植受者的数据是既往生活质量研究的原始数据及补充,由独立调查人员完成[31-34,136,137]。

表 36-4　移植物有功能或失败的肾移植受体单独胰腺移植前基线平均生活质量评分在移植一年后的平均(±SD)变化(Δ)

	移植状态	
	有功能	失败
PAK(n)	3.7 ± 4.1(55)	0.9 ± 2.5(16)
P 值	0.0001	0.009
PTA(n)	5.9 ± 4.2(25)	2.8 ± 4.8(12)
P 值	0.0001	0.07

PAK,肾移植后胰腺移植;PTA,单独胰腺移植。

代谢研究

自胰腺移植实施[128]开始以来,明尼苏达大学的胰腺移植受者和活体供者的代谢研究就已经正式开始并在研究中[98]。最初的研究非常基础:餐前和餐后血糖及胰岛素的 24 小时代谢曲线,摆脱胰岛素依赖胰腺受者标准的口服或静脉糖耐量试验作为移植胰腺功能的指标[128]。代谢曲线与非糖尿病患者群相似,至少与非糖尿病肾移植患者相似,与是否门静脉回流无关[122]。代谢曲线和糖耐量试验用于比较不同移植胰腺保存时间的术后外分泌功能[76],也用于比较有或无可逆转排斥反应患者的移植物功能[72]。摆脱胰岛素依赖患者的移植物保存时间和排斥反应对代谢曲线和糖耐量试验没有显著影响,短期[73]和长期[74]糖化血红蛋白水平[75]正常。一些内分泌学研究员和教授引入新方法[94]进行了更复杂的代谢研究[2,18,19,50,54,55,94,101,102,130]。这些研究不仅用于评估移植胰腺 B 细胞功能,也用于评估 α 细胞功能以及血糖反调节机制和静脉回流(体静脉或门静脉)对移植胰腺功能的影响。

Diem 及其团队[18]首次提出体静脉回流是胰腺移植术后高胰岛素血症的主要原因。小部分高胰岛素血症是由糖皮质激素引起。尽管存在这种代谢异常,实际上空腹和混合进食餐后碳水化合物的代谢仍然正常[50]。

免疫抑制剂对胰腺 B 细胞功能和糖耐量的不良影响也同样被研究。多种药物已被证实可以干扰胰岛素的合成或分泌或活性。Teuscher 及同事[130]通过测量由精氨酸诱导胰岛素分泌的血糖升高作用评估胰腺移植受者胰岛素的储备功能,并观察异常的低胰岛素反应。非糖尿病肾移植受者也存在胰岛素分泌储备功能减低,所以免疫抑制剂是引起代谢异常的可能原因。在接受环孢素治疗的银屑病患者中也出现类似的缺陷,但接受糖皮质激素治疗的关节炎患者未出现,因此,环孢素可能是胰岛素分泌储备功能减低的可能原因[130]。体静脉回流和糖皮质激素可引起高胰岛素血症,环孢素可引起胰岛素分泌储备功能减低,但我们随访 10~18 年的一组数据显示胰腺移植受者空腹血糖和血红蛋白 A$_{1c}$ 在正常水平[97]。

缺乏胰高血糖素和肾上腺激素对低血糖的反向调节,是 1 型糖尿病的严重并发症。这种异常可导致严重的低血糖,使患者丧失自主能力,且严重损害生活质量。这些患者由于缺乏通常的低血糖症状变得更加危险,低血糖症状可促使他们尽早采取救治措施。Diem 及其团队[19]的研究显示成功的胰腺移植可恢复正常的血糖调节机制,随后,Kendall 及同事[56]的研究证实了移植胰腺可恢复正常的血糖调节机制, 而不是自身胰腺 α 细胞。Barrou 及同事[3]通过输注同位素制剂和诱导低血糖的方法显示低血糖时胰高血糖素调节功能恢复使得肝葡萄糖生成正常化。Kendall 及同事[54]的研究显示,成功的胰腺移植也在一定程度上恢复了肾上腺素对低血糖的调节。更为重要的是,这些研究也证实了移植可重建受者的正常症状识别功能。

近期,Paty 及同事[85]研究显示移植物功能正常的胰腺移植受者, 其低血糖反馈调节功能的恢复在移植术后至少 20 年内都是稳定的。胰腺移植受者术后发生肥胖对代谢的影响也已经被研究, 其对代谢的不良影响与普通人群类似[95]。

大多数胰腺移植来自尸体供者, 但有接近 10% 的部分胰腺移植来自活体供者。部分胰腺移植物对代谢的调节能力与整体胰腺移植物相比没有区别。部分胰腺捐献后供体的血糖水平维持正常, 但供体随访研究(在建立活体供者现行标准之前)显示,约 25% 的供者捐献后出现糖耐量异常[55]。Seaquist 和 Robertson[102]通过检测胰岛素分泌储备功能, 提出部分胰腺切除后供体的 B 细胞和 α 细胞调节功能减低。随后,Seaquist 及同事[101]的研究显示部分胰腺切除后出现循环胰岛素原水平升高, 可能是由于未成熟胰岛素颗粒的释放,C 肽胰岛素原裂解不完全。

这些研究促使我们调整活体供者筛选标准。目前, 活体供者体重指数应 <28kg/m^2 且糖耐量试验结果正常, 静脉输注血糖刺激制剂或精氨酸 1~2 分钟后血清胰岛素水平必须升高 300%。到目前为止, 符合上述标准的活体胰腺供者仍维持血糖正常且未使用胰岛素, 但他们仍需要逐年仔细随访。近期多数有关部分胰腺活体移植供者及受者术后 10 年的研究显示, 肥胖和糖尿病相关[95],进行活体供者筛选和部分胰腺移植时必须考虑供受者的体重增长可能。然而, 大多数活体部分胰腺移植供者术后对代谢异常的激素调节功能仍然正常[98]。

糖尿病并发症研究

关于胰腺移植术后既往糖尿病并发症的正式研究已经开展[118,119]。1993 年多中心 DCCT 研究[17]完成之前,

正常血糖水平可延缓糖尿病并发症进展的最有力证据来自明尼苏达大学[9,57,81,92,133]和其他的一些研究[104,135]。这些研究由眼科[92]、小儿肾病[9,27]和神经科[57,80-82]医生完成。胰腺移植的失败率高,因此需要设立对照组进行研究。以受者移植前状况为基线, 然后患者被分为两组:①早期移植胰腺衰竭受者(<3 个月);②移植物功能持续正常超过 1 年受者。

视网膜病变

Ramsay 及同事[92]以单独胰腺移植受者为研究对象进行研究。移植前后视网膜病变和视力经过量化处理。大多数移植受者患有晚期增殖性视网膜病变。移植术后 2 年, 移植物功能正常和移植物无功能受者视网膜病变进展至更高程度的发生率相近(约 30%),移植后 3 年, 移植物功能正常受者视网膜病变不再进展。然而,70% 的移植物衰竭患者术后 5 年视网膜病变进展至更高程度。仅有少数受者术前基线检查时不存在视网膜病变, 但移植物功能持续正常的受者未出现视网膜病变。

肾病

糖尿病肾病的研究焦点是疾病复发, 或糖尿病患者行 KTA、SPK 或 PAK 后移植肾肾病的预防[9,71,77],或 PTA 患者自身肾脏疾病的进展、稳定或好转[27,28]。Mauer 及同事[69-71]研究证实,接近一半的接受肾移植而未行胰腺移植的尿毒症糖尿病受者[70]出现糖尿病肾病复发(血管病变[69]和肾小球、肾小管基底膜、肾小球系膜基质的增多或增厚[71])。

成功的胰腺移植影响糖尿病肾病进程的最初证据来自 Bilous 及同事[9]关于 PAK 患者移植肾活检的研究。肾移植术后 1~7 年(平均 4 年)行胰腺移植时,移植肾肾小球基质体积中度增多,肾小球基底膜中度增厚。随后 2~10 年(平均 4.5 年)的随访活检显示肾病没有进展,肾小球损伤出现消退。这些结果与 KTA 患者糖尿病肾病进展的结果相反[70],糖尿病肾病进展可导致移植肾衰竭且一些患者需要进行再次肾移植[78]。

更具戏剧性和最令人惊讶的发现来自 Fioretto 及同事[27,28]针对 PTA 患者自身肾脏的研究。大多数 PTA 患者行自身肾脏常规活检[25]。一些患者的随访活检样本提示与肾功能持续下降有关的环孢素肾损害和糖尿病肾损害已独立存在[26,77,131]。糖尿病肾损害确切存在。8 例 PTA 受者在胰腺移植时不处于尿毒症状态, 但常

规活检已存在轻到中度的糖尿病肾损害,10 年随访活检样本显示肾小球基底膜和肾小管基底膜未见增厚,肾小球系膜基质体积减小或恢复正常[27]。Fioretto 及同事[28]的随访研究也显示胰腺移植受者肾间质和小管损伤出现重塑。这些研究的研究对象为糖尿病肾病患者,但结构性损伤能被逆转的事实证明如果去除最初干扰体内环境引起肾损害的因素,肾脏具有重塑能力,这项发现不仅适用于糖尿病肾病,也适用于普通人群的肾病。

胰腺移植术后至少需要维持血糖正常 5 年才能扭转糖尿病肾病,但这种扭转不一定能保证实现肾功能正常,因为预防排斥反应的免疫抑制剂可能独立引起肾功能损害[26],因此需要尝试开发有效的没有肾功能损害的免疫抑制剂[38]。几乎所有早期糖尿病肾病患者将从成功的胰腺移植中获益。

神经系统病变

与眼及肾脏一样,胰腺受者术前的神经系统病变也被研究并连续随访[57,82,92]。我们的胰腺受者中有超过 80 例存在有临床症状的神经系统病变,超过 90% 的患者在常规检查时存在神经系统异常[58]。Kennedy 及同事[57]的研究显示,胰腺移植术后 1~4 年运动和感觉指标和自主神经功能得到显著改善,因此我们认为糖尿病神经系统病变的进展已经停止,维持血糖正常可能实现病变的改善。

Navarro 及同事[81]研究发现,与较轻微的神经系统病变患者相比,出现自主神经功能紊乱或神经传导功能异常受者的死亡率较高。未行胰腺移植且存在神经系统病变的糖尿病患者的死亡率也较高。但即使神经系统病变仅得到最低限度的改善,胰腺移植成功的神经系统病变患者死亡率也明显降低[80]。糖尿病合并严重神经系统病变是致命的,即使神经系统病变仍然存在,纠正糖尿病也可改善患者生存率。Navarro 及同事[82]对糖尿病胰腺移植受者进行了 10 年的随访研究。对照组患者(移植物功能衰竭患者)的神经系统病变逐步恶化,而血糖维持正常的受者神经系统病变持续改善。

结论

各个中心施行胰腺移植治疗糖尿病都应该给予支持。同样,每一位内分泌医生治疗合并低血糖相关自主神经功能衰竭[16]或渐进性微血管病变或两种均存在的 1 型糖尿病患者时应考虑胰腺移植。关于胰腺移植的

连续临床研究是必要的,以便明确合适的移植受者、糖尿病进程中合适的移植时机、合适的供者和特定患者的移植手术方式。胰腺移植应尽可能减少花费[115],如在胰肾联合移植受者中进行的研究,显示了胰腺移植治疗复杂糖尿病的有效性[21]。目前,胰腺移植在糖尿病治疗中具有明确的临床价值,并且仍被认为是治疗糖尿病的最重要手段。

(王振 译 宋文利 校)

参考文献

1. Allen RD, Wilson TG, Grierson JM, et al. Percutaneous biopsy of bladder-drained pancreas transplants. Transplantation 1991;51:1213.
2. Barrou B, Barrou Z, Gruessner A, et al. Probability of retaining endocrine function (insulin independence) after definitive loss of exocrine function in bladder-drained pancreas transplants. Transplant Proc 1994;26:473.
3. Barrou Z, Seaquist ER, Robertson RP. Pancreas transplantation in diabetic humans normalizes hepatic glucose production during hypoglycemia. Diabetes 1994;43:661.
4. Bendel-Stenzel MR, Kashtan CE, Sutherland DE, et al. Simultaneous pancreas-kidney transplant in two children with hemolytic-uremic syndrome. Pediatr Nephrol 1997;11:485.
5. Benedetti E, Dunn T, Massad MG, et al. Successful living related simultaneous pancreas-kidney transplant between identical twins. Transplantation 1999;67:915.
6. Benedetti E, Gruessner AC, Troppmann C, et al. Intra-abdominal fungal infections after pancreatic transplantation: incidence, treatment, and outcome. J Am Coll Surg 1996;183:307.
7. Benedetti E, Najarian JS, Gruessner AC, et al. Correlation between cystoscopic biopsy results and hypoamylasuria in bladder-drained pancreas transplants. Surgery 1995;118:864.
8. Benedetti E, Sileri P, Kandaswamy R, et al. Surgical aspects of pancreas transplantation. In: Gruessner RWG, Sutherland DER, editors. Transplantation of the pancreas. New York: Springer-Verlag; 2004. p. 111–78.
9. Bilous RW, Mauer SM, Sutherland DE, et al. The effects of pancreas transplantation on the glomerular structure of renal allografts in patients with insulin-dependent diabetes. N Engl J Med 1989;321:80.
10. Bloomgarden ZT. American Diabetes Association postgraduate course, 1996: treatment and prevention of diabetes. Diabetes Care 1996;19:784.
11. Boggi U, Vistoli F, Del Chiaro M, et al. A simplified technique for the en bloc procurement of abdominal organs that is suitable for pancreas and small-bowel transplantation. Surgery 2004;135:629.
12. Boggi U, Vistoli F, Del Chiaro M, et al. Retroperitoneal pancreas transplantation with portal-enteric drainage. Transplant Proc 2004;36:571.
13. Boggi U, Vistoli F, Signori S, et al. A technique for retroperitoneal pancreas transplantation with portal-enteric drainage. Transplantation 2005;79:1137.
14. Calne RY. Paratopic segmental pancreas grafting: a technique with portal venous drainage. Lancet 1984;1:595.
15. Calne RY, Rolles K, White DJ, et al. Cyclosporin A initially as the only immunosuppressant in 34 recipients of cadaveric organs: 32 kidneys, 2 pancreases, and 2 livers. Lancet 1979;2:1033.
16. Cryer PE. Banting lecture. Hypoglycemia: the limiting factor in the management of IDDM. Diabetes 1994;43:1378.
17. Diabetes Control and Complications Trial Research Group. The effect of intensive treatment of diabetes on the development and progression of long-term complications in insulin-dependent diabetes mellitus. N Engl J Med 1993;329:977.
18. Diem P, Abid M, Redmon JB, et al. Systemic venous drainage of pancreas allografts as independent cause of hyperinsulinemia in type I diabetic recipients. Diabetes 1990;39:534.
19. Diem P, Redmon JB, Abid M, et al. Glucagon, catecholamine and

pancreatic polypeptide secretion in type I diabetic recipients of pancreas allografts. J Clin Invest 1990;86:2008.

20. Douzdjian V, Cooper JL, Abecassis MM, et al. Markers for pancreatic allograft rejection: comparison of serum anodal trypsinogen, serum amylase, serum creatinine and urinary amylase. Clin Transplant 1994;8:79.

21. Douzdjian V, Ferrara D, Silvestri G. Treatment strategies for insulin-dependent diabetics with ESRD: a cost-effectiveness decision analysis model. Am J Kidney Dis 1998;31:794.

22. Dubernard JM, Traeger J, Neyra P, et al. A new method of preparation of segmental pancreatic grafts for transplantation: trials in dogs and in man. Surgery 1978;84:633.

23. Emond JC, Whitington PF, Thistlethwaite JR, et al. Transplantation of two patients with one liver: analysis of a preliminary experience with 'split-liver' grafting. Ann Surg 1990;212:14.

24. Everett JE, Wahoff DC, Statz C, et al. Characterization and impact of wound infection after pancreas transplantation. Arch Surg 1994;129:1310.

25. Fioretto P, Mauer SM, Bilous RW, et al. Effects of pancreas transplantation on glomerular structure in insulin-dependent diabetic patients with their own kidneys. Lancet 1993;342:1193.

26. Fioretto P, Steffes MW, Mihatsch MJ, et al. Cyclosporine associated lesions in native kidneys of diabetic pancreas transplant recipients. Kidney Int 1995;48:489.

27. Fioretto P, Steffes MW, Sutherland DE, et al. Reversal of lesions of diabetic nephropathy after pancreas transplantation. N Engl J Med 1998;339:69.

28. Fioretto P, Sutherland DE, Najafian B, et al. Remodeling of renal interstitial and tubular lesions in pancreas transplant recipients. Kidney Int 2006;69:907.

29. Fishman JA, Rubin RH. Infection in organ-transplant recipients. N Engl J Med 1998;338:1741.

30. Gliedman ML, Gold M, Whittaker J, et al. Clinical segmental pancreatic transplantation with ureter-pancreatic duct anastomosis for exocrine drainage. Surgery 1973;74:171.

31. Gross CR, Kangas JR, Lemieux AM, et al. One-year change in quality-of-life profiles in patients receiving pancreas and kidney transplants. Transplant Proc 1995;27:3067.

32. Gross CR, Limwattananon C, Matthees BJ. Quality of life after pancreas transplantation: a review. Clin Transplant 1998;12:351.

33. Gross CR, Zehrer CL. Health-related quality of life outcomes of pancreas transplant recipients. Clin Transplant 1992;6:165.

34. Gross CR, Zehrer CL. Impact of the addition of a pancreas to quality of life in uremic diabetic recipients of kidney transplants. Transplant Proc 1993;25:1293.

35. Gruessner AC, Sutherland DER. Pancreas transplant outcomes for United States (US) and non-US cases as reported to the United Network for Organ Sharing (UNOS) and the International Pancreas Transplant Registry (IPTR) as of October 2002. In: Cecka JM, Terasaki PI, editors. Clinical transplants 2002. Los Angeles: UCLA Immunogenetics Center; 2003. p. 41–77.

36. Gruessner AC, Sutherland DER. Pancreas transplant outcomes for United States (US) and non-US cases as reported to the United Network for Organ Sharing (UNOS) and the International Pancreas Transplant Registry (IPTR) as of May 2003. In: Cecka JM, Terasaki PI, editors. Clinical transplants 2003. Los Angeles: UCLA Immunogenetics Center; 2004. p. 21–51.

37. Gruessner AC, Sutherland DE. Pancreas transplant outcomes for United States (US) and non-US cases as reported to the United Network for Organ Sharing (UNOS) and the International Pancreas Transplant Registry (IPTR) as of June 2004. Clin Transplant 2005;19:433.

38. Gruessner RW, Kandaswamy R, Humar A, et al. Calcineurin inhibitor- and steroid-free immunosuppression in pancreas-kidney and solitary pancreas transplantation. Transplantation 2005;79:1184.

39. Gruessner RW, Kendall DM, Drangstveit MB, et al. Simultaneous pancreas-kidney transplantation from live donors. Ann Surg 1997;226:471.

40. Gruessner RW, Manivel C, Dunn DL, et al. Pancreaticoduodenal transplantation with enteric drainage following native total pancreatectomy for chronic pancreatitis: a case report. Pancreas 1991;6:479.

41. Gruessner RW, Sutherland DE. Simultaneous kidney and segmental pancreas transplants from living related donors – the first two successful cases. Transplantation 1996;61:1265.

42. Gruessner RW, Sutherland DE, Drangstveit MB, et al. Pancreas transplants from living donors: short- and long-term outcome.

Transplant Proc 2001;33:819.

43. Gruessner RW, Sutherland DE, Dunn DL, et al. Transplant options for patients undergoing total pancreatectomy for chronic pancreatitis. J Am Coll Surg 2004;198:559.

44. Gruessner RW, Sutherland DE, Gruessner AC. Mortality assessment for pancreas transplants. Am J Transplant 2004;4:2018.

45. Gruessner RWG, Najarian JS, Gruessner A, et al. Comparison of rejection in clinical transplantation of pancreas alone or associated with kidney transplant. In: Touraine JL, Traeger J, Betuel H, et al., editors. Transplantation and clinical immunology: multiple transplants. Amsterdam: Excerpta Medica; 1991. p. 47–54.

46. Hering BJ, Kandaswamy R, Harmon JV, et al. Transplantation of cultured islets from two-layer preserved pancreases in type 1 diabetes with anti-CD3 antibody. Am J Transplant 2004;4:390.

47. Hesse UJ, Sutherland DE. Influence of serum amylase and plasma glucose levels in pancreas cadaver donors on graft function in recipients. Diabetes 1989;38(Suppl. 1):1.

48. Jones JW, Nakhleh RE, Casanova D, et al. Cystoscopic transduodenal pancreas transplant biopsy: a new needle. Transplant Proc 1994;26:527.

49. Kandaswamy R, Ramcharan T, Matas A, et al. Kidney and kidney-pancreas transplants in Jehovah's Witnesses – a single-center experience with 50 transplants. Acta Chir Aust 2001;33(Suppl. 174):3.

50. Katz H, Homan M, Velosa J, et al. Effects of pancreas transplantation on postprandial glucose metabolism. N Engl J Med 1991;325:1278.

51. Kaufman DB, Leventhal JR, Koffron AJ, et al. A prospective study of rapid corticosteroid elimination in simultaneous pancreas-kidney transplantation: comparison of two maintenance immunosuppression protocols: tacrolimus/mycophenolate mofetil versus tacrolimus/sirolimus. Transplantation 2002;73:169.

52. Kaufman DB, Parker M, Leventhal J, et al. Multivariate analysis of the impact of CMV in simultaneous pancreas-kidney transplantation in the mycophenolate mofetil/tacrolimus era. Transplantation 2000;69(Suppl.):S271.

53. Kelly WD, Lillehei RC, Merkel FK, et al. Allotransplantation of the pancreas and duodenum along with the kidney in diabetic nephropathy. Surgery 1967;61:827.

54. Kendall DM, Rooney DP, Smets YF, et al. Pancreas transplantation restores epinephrine response and symptom recognition during hypoglycemia in patients with long-standing type I diabetes and autonomic neuropathy. Diabetes 1997;46:249.

55. Kendall DM, Sutherland DE, Najarian JS, et al. Effects of hemipancreatectomy on insulin secretion and glucose tolerance in healthy humans. N Engl J Med 1990;322:898.

56. Kendall DM, Teuscher AU, Robertson RP. Defective glucagon secretion during sustained hypoglycemia following successful islet allo- and autotransplantation in humans. Diabetes 1997;46:23.

57. Kennedy WR, Navarro X, Goetz FC, et al. Effects of pancreatic transplantation on diabetic neuropathy. N Engl J Med 1990;322:1031.

58. Kennedy WR, Navarro X, Sutherland DE. Neuropathy profile of diabetic patients in a pancreas transplantation program. Neurology 1995;45:773.

59. Kuo PC, Stock PG. Transplantation in the HIV+ patient. Am J Transplant 2001;1:13.

60. Lane JT, Ratanasuwan T, Mack-Shipman R, et al. Cyclosporine challenge test revisited: does it predict outcome after solitary pancreas transplantation? Clin Transplant 2001;15:28.

61. Lillehei RC, Ruix JO, Aquino C, et al. Transplantation of the pancreas. Acta Endocrinol Suppl 1976;205:303.

62. Lillehei RC, Simmons RL, Najarian JS, et al. Pancreatico-duodenal allotransplantation: experimental and clinical experience. Ann Surg 1970;172:405.

63. Lowance D, Neumayer HH, Legendre CM, et al. Valacyclovir for the prevention of cytomegalovirus disease after renal transplantation. International Valacyclovir Cytomegalovirus Prophylaxis Transplantation Study Group. N Engl J Med 1999;340:1462.

64. Manske CL, Wang Y, Rector T, et al. Coronary revascularisation in insulin-dependent diabetic patients with chronic renal failure. Lancet 1992;340:998.

65. Margreiter R, Klima G, Bosmuller C, et al. Rejection of kidney and pancreas after pancreas-kidney transplantation. Diabetes 1989;38(Suppl. 1):79.

66. Marsh CL, Perkins JD, Sutherland DE, et al. Combined hepatic and pancreaticoduodenal procurement for transplantation. Surg Gynecol Obstet 1989;168:254.

67. Matsumoto S, Kandaswamy R, Sutherland DE, et al. Clinical application of the two-layer (University of Wisconsin solution/

perfluorochemical plus O2) method of pancreas preservation before transplantation. Transplantation 2000;70:771.

68. Mauer M, Gruessner A. Pediatric pancreas transplantation in the USA 1988–2000. Pediatr Transplant 2000;4(Suppl. 2):157.

69. Mauer SM, Barbosa J, Vernier RL, et al. Development of diabetic vascular lesions in normal kidneys transplanted into patients with diabetes mellitus. N Engl J Med 1976;295:916.

70. Mauer SM, Goetz FC, McHugh LE, et al. Long-term study of normal kidneys transplanted into patients with type I diabetes. Diabetes 1989;38:516.

71. Mauer SM, Steffes MW, Connett J, et al. The development of lesions in the glomerular basement membrane and mesangium after transplantation of normal kidneys to diabetic patients. Diabetes 1983;32:948.

72. Morel P, Brayman KL, Goetz FC, et al. Long-term metabolic function of pancreas transplants and influence of rejection episodes. Transplantation 1991;51:990.

73. Morel P, Chau C, Brayman K, et al. Quality of metabolic control at 2 to 12 years after a pancreas transplant. Transplant Proc 1992;24:835.

74. Morel P, Goetz FC, Moudry-Munns K, et al. Long-term glucose control in patients with pancreatic transplants. Ann Intern Med 1991;115:694.

75. Morel P, Goetz F, Moudry-Munns K, et al. Serial glycosylated hemoglobin levels in diabetic recipients of pancreatic transplants. Transplant Proc 1990;22:649.

76. Morel P, Moudry-Munns K, Najarian JS, et al. Influence of preservation time on outcome and metabolic function of bladder-drained pancreas transplants. Transplantation 1990;49:294.

77. Morel P, Sutherland DE, Almond PS, et al. Assessment of renal function in type I diabetic patients after kidney, pancreas, or combined kidney-pancreas transplantation. Transplantation 1991;51:1184.

78. Najarian JS, Kaufman DB, Fryd DS, et al. Long-term survival following kidney transplantation in 100 type I diabetic patients. Transplantation 1989;47:106.

79. Nathan DM. Long-term complications of diabetes mellitus. N Engl J Med 1993;328:1676.

80. Navarro X, Kennedy WR, Aeppli D, et al. Neuropathy and mortality in diabetes: influence of pancreas transplantation. Muscle Nerve 1996;19:1009.

81. Navarro X, Kennedy WR, Loewenson RB, et al. Influence of pancreas transplantation on cardiorespiratory reflexes, nerve conduction, and mortality in diabetes mellitus. Diabetes 1990;39:802.

82. Navarro X, Sutherland DE, Kennedy WR. Long-term effects of pancreatic transplantation on diabetic neuropathy. Ann Neurol 1997;42:727.

83. Nghiem DD, Corry RJ. Technique of simultaneous renal pancreatoduodenal transplantation with urinary drainage of pancreatic secretion. Am J Surg 1987;153:405.

84. Papalois BE, Troppmann C, Gruessner AC, et al. Long-term peritoneal dialysis before transplantation and intra-abdominal infection after simultaneous pancreas-kidney transplantations. Arch Surg 1996;131:761.

85. Paty BW, Lanz K, Kendall DM, et al. Restored hypoglycemic counterregulation is stable in successful pancreas transplant recipients for up to 19 years after transplantation. Transplantation 2001;72:1103.

86. Perkal M, Marks C, Lorber MI, et al. A three-year experience with serum anodal trypsinogen as a biochemical marker for rejection in pancreatic allografts: false positives, tissue biopsy, comparison with other markers, and diagnostic strategies. Transplantation 1992;53:415.

87. Pirsch JD, Odorico JS, D'Alessandro AM, et al. Posttransplant infection in enteric versus bladder-drained simultaneous pancreas-kidney transplant recipients. Transplantation 1998;66:1746.

88. Powell CS, Lindsey NJ, Nolan MS, et al. Urinary amylase as a marker of rejection in duct to ureter drained pancreas grafts. Transplant Proc 1987;19:1023.

89. Prieto M, Sutherland DE, Fernandez-Cruz L, et al. Experimental and clinical experience with urine amylase monitoring for early diagnosis of rejection in pancreas transplantation. Transplantation 1987;43:73.

90. Prieto M, Sutherland DE, Fernandez-Cruz L, et al. Urinary amylase monitoring for early diagnosis of pancreas allograft rejection in dogs. J Surg Res 1986;40:597.

91. Ramsay RC, Goetz FC, Sutherland DE, et al. Progression of diabetic retinopathy after pancreas transplantation for insulin-dependent diabetes mellitus. N Engl J Med 1988;318:208.

92. Rayhill SC, Kirk AD, Odorico JS, et al. Simultaneous pancreas-kidney transplantation at the University of Wisconsin. In: Cecka JM, Terasaki PI, editors. Clinical transplants 1995. Los Angeles: UCLA Tissue Typing Laboratory; 1996. p. 261–9.

93. Robertson RP. Seminars in medicine of the Beth Israel Hospital, Boston: pancreatic and islet transplantation for diabetes – cures or curiosities? N Engl J Med 1992;327:1861.

94. Robertson RP, Lanz KJ, Sutherland DE, et al. Relationship between diabetes and obesity 9 to 18 years after hemipancreatectomy and transplantation in donors and recipients. Transplantation 2002;73:736.

95. Robertson RP, Sutherland DE, Kendall DM, et al. Metabolic characterization of long-term successful pancreas transplants in type I diabetes. J Invest Med 1996;44:549.

96. Robertson RP, Sutherland DE, Lanz KJ. Normoglycemia and preserved insulin secretory reserve in diabetic patients 10–18 years after pancreas transplantation. Diabetes 1999;48:1737.

97. Robertson RP, Sutherland DE, Seaquist ER, et al. Glucagon, catecholamine, and symptom responses to hypoglycemia in living donors of pancreas segments. Diabetes 2003;52:1689.

98. Rosenlof LK, Earnhardt RC, Pruett TL, et al. Pancreas transplantation: an initial experience with systemic and portal drainage of pancreatic allografts. Ann Surg 1992;215:586.

99. Schnitzler MA, Whiting JF, Brennan DC, et al. The life-years saved by a deceased organ donor. Am J Transplant 2005;5:2289.

100. Seaquist ER, Kahn SE, Clark PM, et al. Hyperproinsulinemia is associated with increased beta cell demand after hemipancreatectomy in humans. J Clin Invest 1996;97:455.

101. Seaquist ER, Robertson RP. Effects of hemipancreatectomy on pancreatic alpha and beta cell function in healthy human donors. J Clin Invest 1992;89:1761.

102. Shapiro R, Jordan ML, Scantlebury VP, et al. Renal allograft rejection with normal renal function in simultaneous kidney/pancreas recipients: does dissynchronous rejection really exist? Transplantation 2000;69:440.

103. Solders G, Tyden G, Persson A, et al. Improvement of nerve conduction in diabetic neuropathy: a follow-up study 4yr after combined pancreatic and renal transplantation. Diabetes 1992;41:946.

104. Sollinger HW. Mycophenolate mofetil for the prevention of acute rejection in primary cadaveric renal allograft recipients. U.S. Renal Transplant Mycophenolate Mofetil Study Group. Transplantation 1995;60:225–32.

105. Sollinger HW, Cook K, Kamps D, et al. Clinical and experimental experience with pancreaticocystostomy for exocrine pancreatic drainage in pancreas transplantation. Transplant Proc 1984;16:749.

106. Sollinger HW, Messing EM, Eckhoff DE, et al. Urological complications in 210 consecutive simultaneous pancreas-kidney transplants with bladder drainage. Ann Surg 1993;218:561.

107. Sollinger HW, Sasaki TM, D'Alessandro AM, et al. Indications for enteric conversion after pancreas transplantation with bladder drainage. Surgery 1992;112:842.

108. Starzl TE, Iwatsuki S, Shaw Jr BW, et al. Pancreaticoduodenal transplantation in humans. Surg Gynecol Obstet 1984;159:265.

109. Starzl TE, Todo S, Fung J, et al. FK 506 for liver, kidney, and pancreas transplantation. Lancet 1989;2:1000.

110. Stempel CA, Lake J, Kuo G, et al. Hepatitis C – its prevalence in end-stage renal failure patients and clinical course after kidney transplantation. Transplantation 1993;55:273.

111. Stern RC, Mayes JT, Weber Jr FL, et al. Restoration of exocrine pancreatic function following pancreas-liver-kidney transplantation in a cystic fibrosis patient. Clin Transplant 1994;8:1.

112. Stock PG, Bluestone JA. Beta-cell replacement for type I diabetes. Annu Rev Med 2004;55:133.

113. Stratta RJ. The economics of pancreas transplantation. Graft 2000;3:19.

114. Stratta RJ, Cushing KA, Frisbie K, et al. Analysis of hospital charges after simultaneous pancreas-kidney transplantation in the era of managed care. Transplantation 1997;64:287.

115. Stratta RJ, Sollinger HW, Groshek M, et al. Differential diagnosis of hyperamylasemia in pancreas allograft recipients. Transplant Proc 1990;22:675.

116. Sutherland DER. Effect of pancreas transplantation on secondary complications of diabetes. In: Dubernard JM, Sutherland DER, editors. International handbook of pancreas transplantation. Boston: Kluwer Academic Publishers; 1989. p. 257–89.

117. Sutherland DER. Effect of pancreas transplants on secondary complications of diabetes: review of observations at a single institution. Transplant Proc 1992;24:859.

118. Sutherland DER. International human pancreas and islet

transplant registry. Transplant Proc 1980;12(Suppl. 2):229.

119. Sutherland DER. Pancreas and islet transplant population. In: Gruessner RWG, Sutherland DER, editors. Transplantation of the pancreas. New York: Springer-Verlag; 2004. p. 91–102.

120. Sutherland DER, Goetz FC, Moudry KC, et al. Use of recipient mesenteric vessels for revascularization of segmental pancreas grafts: technical and metabolic considerations. Transplant Proc 1987;19:2300.

121. Sutherland DER, Goetz FC, Najarian JS. Pancreas transplants from related donors. Transplantation 1984;38:625.

122. Sutherland DER, Gores PF, Farney AC, et al. Evolution of kidney, pancreas, and islet transplantation for patients with diabetes at the University of Minnesota. Am J Surg 1993;166:456.

123. Sutherland DER, Gruessner RWG. History of pancreas transplantation. In: Gruessner RWG, Sutherland DER, editors. Transplantation of the Pancreas. New York: Springer-Verlag; 2004. p. 39–68.

124. Sutherland DER, Gruessner RWG, Dunn DL, et al. Lessons learned from more than 1000 pancreas transplants at a single institution. Ann Surg 2001;233:463.

125. Sutherland DER, Morel P, Gruessner RW. Transplantation of two diabetic patients with one divided cadaver donor pancreas. Transplant Proc 1990;22:585.

126. Sutherland DER, Najarian JS, Greenberg BZ, et al. Hormonal and metabolic effects of a pancreatic endocrine graft: vascularized segmental transplantation in insulin-dependent diabetic patients.

127. Ann Intern Med 1981;95:537. Tesi RJ, Henry ML, Elkhammas EA, et al. The frequency of rejection episodes after combined kidney-pancreas transplant – the impact on graft survival. Transplantation 1994;58:424.

128. Teuscher AU, Seaquist ER, Robertson RP. Diminished insulin secretory reserve in diabetic pancreas transplant and nondiabetic kidney transplant recipients. Diabetes 1994;43:593.

129. Troppmann C, Gruessner RW, Matas AJ, et al. Results with renal transplants performed after previous solitary pancreas transplants. Transplant Proc 1994;26:448.

130. Tyden G, Bolinder J, Solders G, et al. Improved survival in patients with insulin-dependent diabetes mellitus and end-stage diabetic nephropathy 10 years after combined pancreas and kidney transplantation. Transplantation 1999;67:645.

131. van der Vliet JA, Navarro X, Kennedy WR, et al. The effect of pancreas transplantation on diabetic polyneuropathy. Transplantation 1988;45:368.

132. Venstrom JM, McBride MA, Rother KI, et al. Survival after pancreas transplantation in patients with diabetes and preserved kidney function. JAMA 2003;290:2817.

133. Wilczek HE, Jaremko G, Tyden G, et al. Pancreatic graft protects a simultaneously transplanted kidney from developing diabetic nephropathy: a 1- to 6-year follow-up study. Transplant Proc 1993;25:1314.

134. Zehrer CL, Gross CR. Prevalence of "low blood glucose" symptoms and quality of life in pancreas transplant recipients. Clin Transplant 1993;7:312.

135. Zehrer CL, Gross CR. Quality of life of pancreas transplant recipients. Diabetologia 1991;34(Suppl. 1):S145.

第 **37** 章

儿童肾移植

Pamela Winterberg · Barry Warshaw

简介

肾移植是儿童终末期肾病(ESRD)的首选治疗方法,与透析相比可提高生存率[194],促进骨骼生长[229],改善生活质量[262],促进神经心理发展[216]。

儿童 ESRD 的治疗和肾移植具有独特的挑战性[12]。在慢性肾脏疾病(CKD)时,儿童的生长和神经认知发育受损,需对小儿肾脏病给予特殊的关注。儿童 ESRD 的诊断对监护人和兄弟姐妹造成额外负担。因此,终末期肾病和小儿肾移植的治疗以家庭为中心护理,通常采用多学科合作的方法。心理发育也被认为是儿童将来作为一个成年人独立生活需要获得的技能和心态。

接受肾移植的儿童在移植时期望预计剩余寿命超过成人[315]。因此在这一人群中,使移植肾功能和生存率最大化尤为重要。在移植时,儿童的免疫系统也处于发育和成熟。这一点,再加上更长的生存时间,都增强了优化长期暴露于免疫抑制的重要性。

每年接受肾移植的儿童数量都很小,甚至美国最大的中心儿童移植每年很少超过 30 例。因此,维持国家及国际数据库合作来确定研究并改善小儿肾移植受者结果极其重要。

在北美有两个儿童肾移植数据库在广泛使用。美国器官分享网(UNOS)收集美国器官获取和移植网络

(OPTN)内每一例肾移植的信息。这个数据库的等待列表、人口和生存统计数据每年通过移植受者的科学登记(SRTR)报告。这一登记系统表也包含儿童受者,但有几个儿童特异性变量(如生长发育)不包含在这个登记系统。1987 年, 北美儿童肾脏试验和协作研究(NAPRTCS)开始自愿登记,其中包括美国、加拿大和墨西哥 159 个医疗中心。到 2010 年, 登记系统包含 10 632 名儿童的 11 603 例肾移植[232]。

世界各地的其他数据库也用于研究儿童肾脏移植的风险因素和趋势。加拿大儿童终末期肾脏疾病数据库已经通过从它们的全民医疗保健系统的管理数据建成连接,为加拿大终末期肾病儿童研究结果提供了数据[272]。欧洲肾脏协会–欧洲透析和移植协会(ERA-EDTA)收集来自 30 个欧洲和地中海国家和地区注册的数据,个人数据来自 26 个国家和地区注册的个体数据,汇总数据来自 19 个国家的数据[317]。澳大利亚和新西兰透析与移植注册(ANZDATA)收集所有透析和移植患者,包括儿童的数据[195]。2004 年,拉丁美洲的小儿肾脏病协会(ALANEPE)作为第一个拉丁美洲国家儿童肾脏移植登记系统, 开始搜集 14 个拉丁美洲国家 31 个中心接受肾移植的儿童的前瞻性数据[173]。

本章中的大多数数据和统计资料来自 SRTR 和 NAPRTCS 数据库,但也引用世界其他登记处的文献。

儿童终末期肾病的流行病学

发病率

在过去的 20 年中, 尤其是在发达国家,ESRD 的发病率和患病率引起世界范围内健康关注的不断增加[335]。2009 年,美国有 113 000 例新发终末期肾病(校正后的发生率:每百万人口 355 例),有患病超过 570 000 例的终末期肾病患者,包括那些有功能移植肾患者(患病率:每百万人口 1738 例 ESRD)[315]。儿童终末期肾病发病率和患病率占一个非常小的比例, 在美国的终末期肾病总人群中<2%(表 37-1)。不同于成人终末期肾病患者,小儿终末期肾病的发病率一直比较稳定,1990 以来增长 10%~15%(1990 年每百万人口 14 例,2009 年每百万人口 15.5 例),相比在同一时间段,成人发病率增加 150%(总体发生率为 1990 年每百万人口 220 例,2009 年每百万人口 355 例)。

虽然慢性肾脏疾病(CKD)已经成为一个全球性的

表 37-1　按年龄段分组儿童肾脏疾病未经调整的发病率

年龄段(岁)	事件率(每百万人口)
0~4	14.6
5~9	7.0
10~14	13.4
15~19	27.1
汇总(0~19)	15.7

Data (incidence in 2010) from National Institutes of Health, National Institute of Diabetes and Digestive Kidney Diseases. 2011. *USRDS 2011 Annual Data Report: Atlas of Chronic Kidney Disease and End-Stage Renal Disease in the United States*. Bethesda, MD: National Institutes of Health, National Institute of Diabetes and Digestive and Kidney Diseases.

健康问题[335],由于缺乏世界上大多数国家的注册和调查,终末期肾病不同的定义和转诊至专科医生的时间差异,很难估计全球的发病率和患病率。世界范围内儿童终末期肾病的平均发病率估计为每百万人口 9 例[128]。

病因学

糖尿病肾病和高血压肾病是成人 ESRD 的最常见原因,但在儿童非常罕见。相反,儿童 ESRD 的最常见原因是先天性、囊性和遗传性疾病,这占发生率的 35%[315]。肾小球肾炎是第二最常见的病因,占新发病例的 23%,主要是局灶节段性肾小球硬化症 (FSGS)。继发性肾小球肾炎和血管炎占新病例的 11%,其中狼疮性肾炎是最常见的(表 37-2)。ESRD 的病因也随年龄的不同有不同的表现。年轻组更常见先天性和结构性疾病,而青少年组肾小球肾炎是主要原因(图 37-1)[231]。

总的来说,ESRD 的男女比值为 1.2(57%的新病例是男性),但在最年轻患者比例最高,他们以患有先天性疾病为主(男女比例约 3:1),其中一些只发生在男性(如后尿道梗阻)。相比之下,继发性肾小球肾炎,特别是狼疮肾炎在女性更常见(男女比例为 1:4)[315]。最后,大部分遗传和结构病因的患者是高加索人, 而 FSGS 和继发性肾小球肾炎更多地影响非裔美国人。

工业化国家(北美、欧洲、日本、澳大利亚、新西兰)的病因同美国肾脏数据系统(USRDS)有相似的分布,除了在欧洲注册肾小球性肾炎比例较低, 这可能是由于种族分布差异[208]。

在发展中国家, 单中心研究和调查报告显示一些差异。总的来说,类似于工业化国家肾脏和泌尿道先天

表 37-2	儿童肾脏疾病(ESRD)晚期的常见病因:发病率的百分比
遗传性先天性疾病	34.8%
肾发育不全,发育不良	11.8%
多囊肾	2.2%
遗传性肾炎,阿尔波特综合征	2.2%
肾盂输尿管连接处阻塞	1.6%
其他先天性阻塞性肾病变	7.4%
梅干腹综合征	1.4%
肾小球肾炎(GN)	23.1%
局灶性肾小球硬化	12.3%
不经病理检查	4.2%
继发性肾小球肾炎/血管炎	11.3%
系统性红斑狼疮	6.1%
溶血性尿毒症综合征	2.2%
间质性肾炎/肾盂肾炎	5.7%
慢性肾盂肾炎/反流性肾病	3.1%
高血压/大血管疾病	4.9%
肿瘤	2.2%
肾小管坏死(没有恢复)	2.1%

Data(n=6633 incident ESRD patients 2005－2009) from National Institutes of Health, National Institute of Diabetes and Digestive Kidney Diseases. 2011. *USRDS 2011 Annual Data Report: Atlas of Chronic Kidney Disease and End-Stage Renal Disease in the United States.* Bethesda, MD: National Institutes of Health, National Institute of Diabetes and Digestive and Kidney Diseases.

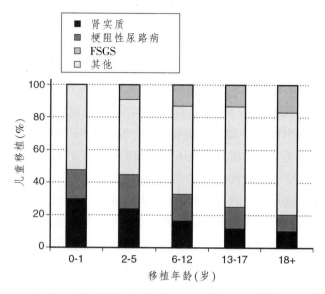

图 37-1 移植时根据年龄分布的终末期肾脏疾病病因。FSGS,局灶节段性肾小球硬化。[Data from North American Pediatric Renal Trials and Collaborative Studies. 2008. *NAPRTCS 2008 Annual Report: Renal Transplantation, Dialysis, and Chronic Renal Insufficiency.* Available online at: https://web.emmes.com/study/ped/annlrept/annlrept.html (accessed 9/24/2012).]

年,29% 的 19 岁以下 ESRD 患者超过 1 年内行肾移植术被称为晚期[315],80% 的登记名单上诊断为 ESRD 的儿童 5 年后接受了肾移植手术[225]。

从历史上看,活体供肾移植比死亡供体移植在儿童

性异常的仍然是最普遍的。在土耳其和中东,相比发育不全/发育不良,尿道疾病有更高的比例[8,27,217]。来自南美、加勒比地区、东南亚和印度的各种报告表明,慢性肾小球肾炎是儿童 CKD 的主要原因,认为是由特有的细菌、病毒和寄生虫感染导致这些地区的肾脏疾病[10,128,209]。

接受移植

在美国每年大约有 850 名儿童接受肾脏移植,只占肾脏移植总数的 5%。在美国,18 岁以下的儿童占整体肾移植等待名单的 1.2%(1144 名儿童对应 84 614 名成年人,至 2009 年底)。2009 年儿童患者等待名单上 72% 年龄在 11 岁以上[245]。SRTR 的数据显示美国儿童肾移植的总数在 2000—2009 年间增加了 30%(图 37-2)。

移植界一贯支持及时将获得死亡供肾给儿童受者。因此,所有年龄组中儿童肾移植率最高(尸体供肾等待名单 51.6/100/年对应成人的 12.0/100/年)。2009

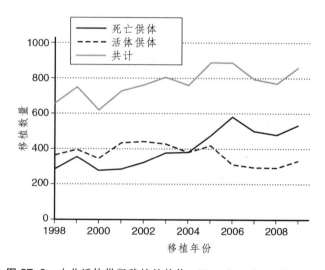

图 37-2 小儿活体供肾移植的趋势。[Data from Organ Procurement and Transplantation Network (OPTN) and Scientific Registry of Transplant Recipients (SRTR). OPTN/SRTR 2010 Annual Data Report. Department of Health and Human Services, Health Resources and Services Administration, Healthcare Systems Bureau, Division of Transplantation, 2011. Available online at: http://srtr.transplant.hrsa. gov/annual_reports/2010 (accessed 9/24/2012).]

肾移植中更常见[245]。这可能是由于父母对活体供肾为他们的孩子带来的利益的理解所驱动。然而,自 2002 年以来,儿童活体移植的比例一直在下降(图 37-2)。5 岁以下儿童更有可能得到活体供肾移植 (2007—2009 年这个年龄组 51% 的移植是活体供体),11 岁以上儿童更有可能得到死亡供肾 (2007—2009 年这个年龄组 65% 的移植是死亡供体)[245]。在 NAPRTCS 数据库 5846 例活体移植中,79% 来自父母(大多数来自母亲)[232]。

2005 年,UNOS 颁布一项新的政策,以提高儿童受者接受年轻成人(<35 岁)的死者捐赠(以下简称为 35 分享政策)。根据这一政策,除了零错配,肾/非肾脏分配和高致敏(群体反应性抗体或 PRA > 80%)的成年受者,18 岁以下的受者优先考虑 35 岁以下的供肾。

18 岁以下受者平均等待时间从 1998 年的 11.2 个月减少到 2009 年的 6.8 个月,但大部分是 O 型血患者奉献的[2,245]。2008 年最新 SRTR 报告指出 B 型儿童的等待时间最长(2008 年平均为 10.7 个月,A 型为 6.6 个月,AB 型为 5.5 个月,O 型为 8.0 个月)[245]。

35 分享政策似乎也减少了儿童接受肾移植的一些种族差异,特别是对于西班牙裔(西班牙裔等待时间中位数从 370 天减少到 169 天;黑人从 219 天减少到 129 天,白人从 163 天减少到 100 天)[11]。

35 分享政策在儿童受者中增加了死亡供肾移植的绝对数量和比例, 由 1998—2005 年间的 40%~50% 增加到 2006—2009 年间的 61%~65%, 且伴随着活体供肾移植绝对数量的减少[5,245]。尚不清楚的是,这种活体移植减少的趋势是否是政策变化的直接影响或父母可能更普遍患有流行并发症(特别是肥胖和糖尿病)妨碍他们捐赠, 就如早在政策之前已有活体移植下降的趋势(图 37-2)。

虽然供者平均年龄从 35 分享政策前 25~26 岁下降到 35 分享政策后的 20~21 岁,儿童受者也接受更多人类白细胞抗原(HLA)5~6 位点不匹配的肾脏[5,245]。整体儿童移植生存的长期后果的趋势需要更多研究。

英国器官的分配优先考虑年轻供者给儿童受者,同时也重视 HLA 的匹配程度[152,192]。一些欧洲国家报告儿童活体肾移植有更高的比率[317]。相比 ESRD 患病率,日本肾移植很少 (1136 名移植患者/264 473 名 ESRD 患者,2007 年),其中 83% 来自活体。由于文化和法律障碍,日本死亡供肾移植非常受限制(1997—2008 年间共 82 例死亡供体肾移植)[312]。

发展中国家儿童受者接受移植受限于医疗保健。供体来源差异很大取决于国内的器官分配制度的可用性,因此,大多数发展中国家的移植是活体供体。受者的年龄范围因国家的不同而有所不同, 大多数是 7 岁以上的儿童。一般来说,7 岁以下儿童进行移植手术的国家也有死亡供体来源, 这需要更发达的医疗输送系统,更小的受者需要专业手术和支持性护理[264]。

移植时机

通常当肾脏替代治疗迫在眉睫时, 开始考虑移植手术。由于婴儿和 2 岁以下儿童移植物丢失和死亡的风险增加, 大多数儿科中心给体重达到 10~15kg 以上的儿童进行移植手术。目前一些中心有 15kg 以下儿童移植成功的报道[131,204,274]。ESRD 婴幼儿经常有发育迟缓,所以对于移植中心,往往一个孩子达到足够大小和重量会超过 2 岁。

自 2007—2009 年, 近 30% 的儿童肾移植在透析开始之前进行(即抢先治疗),其中半数来自死亡供肾。另外有 28% 的儿童肾移植受者在透析不到 1 年的时间进行移植[245]。

关于抢先移植是否有利于儿童受者和移植物的存活有不同的证据[159,273,291,321]。移植前透析次数是移植物存活下降的一个危险因素[43,199],尽管最近的一些分析显示较短的透析时间(小于 2 年)对儿童可能没有大的影响[168,273]。儿童时期患 ESRD 时间增加与生长和发育受损是相关联的, 可能导致教育的中断。因此,抢先移植可能给儿童带来的生活质量的益处超过移植物存活的益处[127]。

患者和移植肾脏存活率

儿童肾移植患者的生存率良好,NAPRTCS(1996—2010 年)报道 3 年总体生存率为 98%。按年龄分组,最年轻的组(2 岁以下)移植后死亡率最高。近年来这一年龄组的 3 年生存率已经改善, 亲属供肾移植自 1987—1995 年间的 90% 上升到 1996—2007 年间的 96%,相同的时间段死亡供体移植从 79% 上升到 93%[232]。5 岁组儿童生存率等于或优于成人,10 岁组甚至超过 18~34 岁的年轻成人[245] (表 37-3)。儿童死亡供体移植患者生存有明显改善,5 年存活率从早期的 95% 上升到近期的 97%[232]。

儿童移植后死亡的最常见原因是感染(28.5%)、心

表 37-3　按供体来源和受体年龄调整的患者存活率(%)				
	死亡供体		活体供体	
受体年龄(岁)	5岁	10岁	5岁	10岁
1~5	94.1	91.4	95.7	94.8
6~11	98.2	93.4	99.1	95.5
12~17	95.0	85.3	96.9	91.5
18~34	92.9	82.2	95.8	88.6

Data(5-year cohort transplanted 2003–2008; 10-year transplanted 1998–2008) from Organ Procurement and Transplantation Network (OPTN) and Scientific Registry of Transplant Recipients (SRTR). OPTN/SRTR 2010 Annual Data Report. Department of Health and Human Services, Health Resources and Services Administration, Healthcare Systems Bureau, Division of Transplantation, 2011. Available online at: http://srtr.transplant. hrsa.gov/annual_reports/2010 (accessed 9/24/2012).

肺疾病(14.7%)、癌症/恶性肿瘤(11.3%)和透析相关并发症(3.1%)。在 NAPRTCS 数据库报道(n=573)的死亡中,47.5%为带功死亡[232]。

　　USRDS 的数据一致显示相比透析儿童,接受肾移植的儿童死亡率较低[315]。接受肾脏替代治疗的儿童死亡率的校正相对危险度随着年龄的增加而降低。透析和移植死亡率最高都是在 0~5 岁年龄组,但移植仍提供了额外的生存受益。Gillen 等[110]分析 USRDS 数据,发现已经接受了肾脏移植手术的儿童死亡率比在等待名单上的儿童死亡更低(13.1 人死亡/1000 患者/年对 17.6 人死亡/1000 患者/年)。与成人相似的研究不同[336],术后前 6 个月内死亡率没有增多。

　　从历史上看,儿童移植物存活率低于成年人。然而,在过去的 15 年里,各个年龄段儿童移植物的存活率均与成年人相似。20 世纪八九十年代儿童移植物存活率显著提高,但自 2000 年以来进展甚微(图 37-3)。按年龄分组,年龄最小组(1~5 岁)死亡供肾的 1 年移植物生存率最差,但长期生存率无论是活体供肾还是死亡供肾都是最好的(表 37-4)。所有年龄组中青少年组移植物长期存活率最差(图 37-4)。

移植失败的原因和发病率

　　在 NAPRTCS 数据库中的 11 603 例移植中,2920(或 25%)已经失败,自 1987 年研究开始,其中 300 例失去了 2 个或 2 个以上的移植物。首次移植中 25%失败,而 971 个后续移植中 35%失败。移植物丢失的最常见原因见图 37-5。自 2000 年,移植失败的最常见原因是慢性排斥反应(41%),其次是急性排斥反应(10%)。血管内血栓形成是导致移植物衰竭(7%)的重要原因,而在最近的一个时期(2000—2007 年),移植物因此原因丢失的比例下降。移植物丢失的其他原因包括原发性肾疾病复发(8%)、不依从性(6%)、原发性无功能(2.2%)、感染(1.8%)和恶性肿瘤(1.3%)。数据库中大约 12%的移植失败的报道未知原因,带功死亡占移植物丢失的 10%[232]。

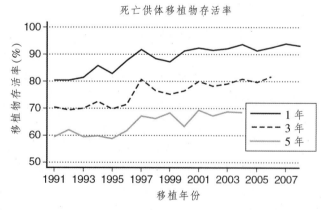
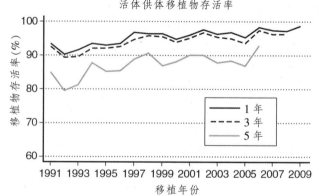

图 37-3　19 岁以下移植受者死亡供肾(左图)和活体供肾(右图)的移植物存活率。[Data from Organ Procurement and Transplantation Network (OPTN) and Scientific Registry of Transplant Recipients (SRTR). OPTN/SRTR 2010 Annual Data Report. Department of Health and Human Services, Health Resources and Services Administration, Healthcare Systems Bureau, Division of Transplantation, 2011. Available online at: http://srtr.transplant.hrsa.gov/annual_reports/2010 (accessed 9/24/2012).]

表 37-4　按供体来源和受体年龄调整的移植物存活率(%)

受体年龄(岁)	死亡供体			活体供体		
	1 年	5 年	10 年	1 年	5 年	10 年
1~5	89.9	78.7	63.9	96.0	91.4	80.6
6~11	95.6	76.7	54.2	97.8	86.7	66.8
12~17	94.4	67.3	41.7	95.5	76.6	53.5
18~34	92.3	71.4	48.7	96.8	80.8	60.6

Data(1-year cohort was transplanted 2007–2008; 5-year cohort transplanted 2003–2008; 10-year transplanted 1998–2008) from Organ Procurement and Transplantation Network (OPTN) and Scientific Registry of Transplant Recipients (SRTR). OPTN / SRTR 2010 Annual Data Report. Department of Health and Human Services, Health Resources and Services Administration, Healthcare Systems Bureau, Division of Transplantation, 2011. Available online at: http://srtr.transplant.hrsa.gov/annual_reports/2010 (accessed 9/24/2012), tables 5.8a and 5.8d.

影响移植物存活的预后因素

在小儿肾移植中，下列因素被认为是移植物短期和长期存活的重要决定因素。这些因素中的一些可以预测短期生存，而其他影响移植物的长期存活。例如，一个对 UNOS 数据库自 1995—2002 年的接受死亡供肾移植的儿童分析表明，早期移植物丢失的最重要危险因素(肾移植术后 3 个月内)是缺血时间延长[>36 小时；比值比(OR)=3.38 对<36 小时]和受体年龄 2~5 岁(OR=2.02 对 6~12 岁)。对长期移植物存活率影响最为显著的因素包括种族[与其他人种相比，非洲裔美国人

的相对风险(RR)= 1.93]、青少年受体(13~20 岁与 6~12 岁的 RR 分别为 1.50)和第一诊断为 FSGS(与其他诊断相比 RR=1.27)[139]。

供体来源

在所有的年龄组儿童，相比于接受死亡供肾肾移植，接受活体供者肾移植有更好的短期和长期移植存活率(表 37-4)[62,309]。来自 SRTR 登记系统的数据表明，在所有年龄组儿童，接受活体肾移植比接受尸体肾移植的 1、3、5 年移植物存活率均有 10%~20% 的增加。受体年龄越小，效果越明显(图 37-4)[322]。活体供肾移植

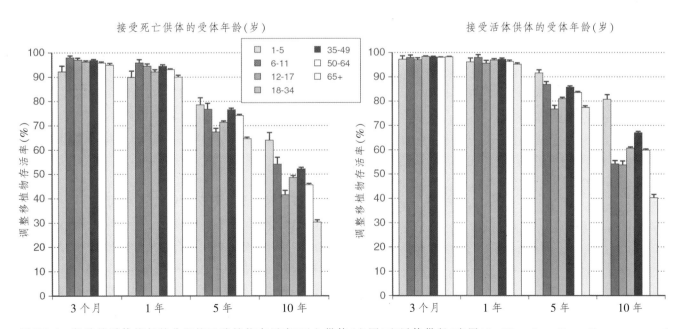

图 37-4　肾移植受体按年龄分组校正移植物存活率[死亡供体(左图)和活体供肾(右图)]。[Data from Organ Procurement and Transplantation Network (OPTN) and Scientific Registry of Transplant Recipients (SRTR). OPTN/SRTR 2010 Annual Data Report. Department of Health and Human Services, Health Resources and Services Administration, Healthcare Systems Bureau, Division of Transplantation, 2011. Available online at: http://srtr.transplant.hrsa.gov/annual_reports/2010 (accessed 9/24/2012), tables 5.8a and 5.8d.]

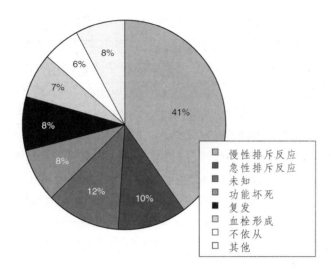

图 37-5　2000—2010 年肾移植儿童移植物丢失的原因。[Data from North American Pediatric Renal Trials and Collaborative Studies. 2010. *NAPRTCS Annual Transplant Report*. Available online at: https://web.emmes.com/study/ped/annlrept/annlrept.html (accessed 9/24/2012).]

图例:
- 慢性排斥反应
- 急性排斥反应
- 未知
- 功能坏死
- 复发
- 血栓形成
- 不依从
- 其他

的良好效果被认为是由于减少冷缺血时间,提高 HLA 匹配,完善了受体术前准备。最后,对于死亡捐赠的肾脏,脑死亡捐献肾脏的小儿受体效果优于心脏死亡供肾,因为后者 4 年内移植物丢失的风险增加[316]。

受者年龄

2 岁以下儿童比年龄较大的儿童有较低的短期移植存活率,特别是应用死亡供体移植。然而,近期这一年龄组短期移植物存活率有所改善[116,232]。相比于短期数据,一些研究表明,在 2 岁以下的儿童应用尸体供体移植,急性肾小管坏死(ATN)少见,相比于任何年龄组有最成功的移植肾长期存活率[156,274]。由于供体-受体大小的差异造成的移植肾缺血,被认为是在这一年龄组的一个主要因素,这表明在最小的受体,移植肾灌注可以作为一个可改变的危险因素[221]。

在所有年龄组尸体供肾移植中,2~5 岁儿童组有最低的短期移植存活率,但他们有可能有最好的长期存活率,无论是尸体还是活体供肾(图 37-4)[10,238]。

所有年龄组青少年儿童的长期存活率最低,调整后的长期存活率为 5 年 76.6% 和 10 年 53.5% 年(图 37-4)[315]。这组更糟糕的结果归因于较高的排斥反应发生率[176]。

供体年龄

多个文献中的报告显示,年轻成人捐赠可提高移

植存活[130,177,236,244]。从这些分析来看,"理想"的供体年龄确定为 6 岁以上和 45~50 岁以下。

有趣的是,接受年龄在 18 岁以下的死亡供者捐肾肾移植的儿童,相比于其他接受活体或尸体成人供肾肾移植的儿童,具有较好的肾小球滤过率(GFR)[78]。肾细胞衰老被假定是这种效应可能的细胞机制[125,201]。换句话说,年轻供体的移植肾可能更能够适应受体代谢需求的增加,而高龄供者肾脏细胞的存活和再生能力降低,且在移植的压力下加速老化。

由于有移植物丢失风险增加的报告,在历史上一直避免从非常年轻的供者(年龄小于 5 岁)移植到小儿受者的移植。在最近对 NAPRTCS 数据的分析发现,从非常年轻的供者捐献肾脏原发性无功能的频率非常频繁(为 3.7%,年龄在 6~35 岁或"理想供者"的频率为 0.3%)。然而,从长期来看,幼年供体的 3 年移植物存活率和功能性移植物的 GFR(eGFR)估算值与理想供体相比没有显著差异[217]。

受者种族

与其他种族相比,非洲裔美国儿童有更差的移植物长期存活率[10,241]。非洲裔美国儿童也更有可能在移植时年龄更大,得到更少的活体移植,并有较长的移植前透析时间。控制 19 个变量后,包括年龄、原发病诊断、移植抢先治疗、排斥经验、HLA-B 错配、免疫抑制与性别,Omoloja 等[241]报告说,黑人患者仍有更高的移植失败风险(危险比=1.6,95% CI 为 1.46~1.86)。

FSGS 由于其复发,是降低移植物存活率的一个危险因素。它在接受肾移植的非裔美国儿童中更常见,最新的一项分析发现,FSGS 黑人儿童与其他原因肾衰竭的黑人儿童有同样低下的移植物存活率(调整后受者年龄、供体来源、HLA 零错配、急性排斥反应)[137]。

HLA 匹配

虽然最理想的状况是从 HLA 相同的同胞捐献,在 NAPRTCS 儿童活体供肾移植仅有 3.4% 的报道[232]。多数活体肾脏捐赠来自半相合的父母。2000 年 NAPRTCS 分析认为,六抗原匹配的死亡捐赠的肾脏在移植物的存活率和排斥反应的发生率已经相当于单倍型活体供肾移植[304]。而接受六抗原匹配死亡捐赠的肾脏移植的儿童移植物长期存活率(5 年)实际上更好 10%。

有一些证据表明,从非遗传母系抗原的同胞捐赠的移植物存活更好[42,205],这可能是由于供体和受体的

免疫细胞之间的双向免疫调节[57]。这些研究中的母亲的移植物有较差的结果。这与儿童紧密相关,因为母亲是主要的父母捐赠者[232]。

HLA 匹配对急性排斥反应和移植物存活的影响程度是有争议的[243]。2004 年,Su 等报道自 1995—1998 年 UNOS 数据库中死亡供肾移植的数据分析,六抗原错配移植随着时间的推移排斥的风险消失[296]。他们得出结论,现代免疫抑制剂治疗降低 HLA 错配对移植物存活率的影响。相反,Opelz 和 Dohle 2007 年发表的一个移植合作研究的分析 (大多数对象是欧洲人) 认为,HLA 错配继续对移植后排斥反应的治疗和移植物存活有显著影响[243]。这些研究中儿童移植受者约占 5%。一个更近的移植合作研究分析了 9029 名儿童受者,发现 A-、B-、和 DR-位点错配的增加对移植物的存活存在等级的关系[244]。

同样,也有对 HLA-DR 匹配对移植物存活的作用不一致的结果[108]。Gritsch 等报道称,在美国接受零 HLA-DR 错配的儿童尸体供肾移植的 5 年存活率可以与接受一个或两个 DR 错配的肾脏的儿童的存活率相当[121]。最近的一项欧洲儿童肾脏分析[244]发现,虽然 1988—1997 年两个 HLA-DR 错配与儿童移植物存活率降低相关,在近期(1998—2007 年)看到没有这种效果。然而,他们描述一个 HLA-DR 双错配增加非霍奇金淋巴瘤发生的风险[244]。这个有趣的发现需要其他儿童肾移植受者的队列研究来证实。

在当前的分配政策下,美国儿童比成人更少得到零匹配的肾脏(儿童受者 3%对成人 8%)。如前所述,儿童死亡供体移植超过 5 个 HLA 位点错配的比例越来越高(2007—2009 年为 54%)[5,245]。需要研究新政策对移植肾长期存活的影响,以确定是否更早接受年轻供者捐赠会超过组织相容性不匹配的风险。

随着 HLA 错配,带来的致敏风险也被讨论[121]。如前所述,儿童对移植后剩余寿命有更长的预期,对多次移植的期望增加。因此,如果它对后续移植成为一个障碍,首次移植的不匹配带来的致敏风险可能会对这一人群有负面影响。通过用 Meier-Kriesche 及其团队对 SRTR 数据库的最新分析得出的结论是,儿童和非裔美国人受者首次移植后成为高致敏的风险增加[200]。

预先致敏性

NAPRTCS 报道五次以上输血会显著增加移植肾功能延迟恢复(定义为移植后首周内透析)和移植物

衰竭[活体移植相对危险(RH)=1.22,*P*=0.016;死亡供肾移植 RH=1.25,*P*<0.001]的频率。这种效果被推定为是增加致敏所致。最近,在新的免疫抑制治疗方案中排斥率较低,供体特异性输血的做法已经不受青睐。在 NAPRTCS 数据库,未输血患者的百分比从研究开始时的 17%(1987)增加到 2006—2009 年间的平均 66%[232],这可能是由于在终末肾病期增加使用促红细胞生成素治疗贫血及反复输血致敏的风险意识提高。在 2009 年美国等待名单的儿童中,82%的 PRA<10%。

移植肾功能延迟恢复和技术因素

在出现需要早期透析的 ATN 后,移植物的存活率明显下降。在 NAPRTCS 注册系统中,活体供肾移植 ATN 发生率是 5%,死亡供肾移植 ATN 的发生率是 16%。在移植 1 周后有功能的死亡供体中,有 ATN 的患儿 5 年移植物存活率为 56%,而没有 ATN 的患儿 5 年移植物存活率为 75%[232]。

在移植时,可在小的儿童中进行自体肾切除,以控制过多的尿量或其他特定的适应证。在 NAPRTCS 注册接受移植的儿童中,22%行肾切除术。NAPRTCS 报告表明,自体肾切除术与急性肾小管坏死的风险显著增加相关。这一发现可能涉及手术时间和冷缺血时间的延长、第三间隙液体的增加、更复杂的术后液体管理和移植物灌注不良的风险增加。

血栓形成是小儿移植失败的重要原因,2000 年以来,NAPRTCS 报告所有的移植物丢失约占 7%。总的来说,移植物丢失的技术原因(血管血栓形成、原发无功和其他)导致了 1987 年以来 NAPRTCS 报告的移植失败的 13%,这些事件发生在大约 3%的儿童移植[232]。在英国、爱尔兰和荷兰的儿童移植登记系统的一些研究报告了相似的血栓形成发生率。儿童移植血栓形成的危险因素包括患者年龄<6 岁、供体年龄<6 岁、冷缺血时间>24 小时及腹膜透析史[160,197,223]。

诱导治疗

NAPRTCS 数据库早期(1987—1996 年)回顾性分析发现那些没有接受诱导治疗 (无论是单克隆或多克隆)的患者排斥风险增加;然而,在更近的时代(1996—2010 年),这种效果已经失去。当评估影响移植物存活率的因素时,在 NAPRTCS 登记系统诱导治疗目前只有临界意义[232]。而且,前瞻性对照研究发现,相比环孢素，OKT3 诱导治疗无优势[30]。一项最近由 Sampaio 及其同事对 OPTN / UNOS 数据的分析也认为诱导治疗与减少排斥反应或儿童肾移植受者 3 年移植物存活率的改善无关[269]。

移植中心规模

每年进行 10 个或更多儿童肾移植的中心相比每年只有不到 5 个儿童肾移植的中心（包括数据进入注册表的 63% 的中心）有更好的 3 个月移植肾存活率。在大规模的中心，移植物存活率的改善是由于移植物血栓形成和急性肾小管坏死率明显降低[281]。

移植禁忌证

终末期肾病儿童共存的病很少，大手术或使用免疫抑制药物比成年人可能会减轻，以致肾移植的风险往往大于带来的益处。因此，多数 ESRD 儿童最终选择了移植。根据 USRDS 统计[315]，美国约有 30% 的年龄在 1~17 岁的终末期肾病患者登记等待移植。

儿童肾移植很少有绝对禁忌证。不适合等待或推荐移植的情况包括活动的或未经治疗的恶性肿瘤，活动的或未经治疗的感染，多个或进展的总体恢复预后差的医疗状况（如重型颅脑损伤、多器官功能衰竭）。以前患恶性肿瘤的儿童可在一个合理的无病期行移植手术。

轻度精神发育迟滞本身不是移植禁忌，移植后可见到神经认知发育的改善[202]。破坏性神经功能障碍的儿童从移植中获益不明显，但也应考虑康复、生活自理和父母偏好的潜能。最后，存在医疗依从性问题或不稳定的家庭情况的问题，可以推迟考虑肾移植。

原发病复发

复发性疾病是小儿移植物丢失的重要原因（图 37-5），如溶血-尿毒症综合征（HUS）、FSGS，或草酸盐贮积症的患儿有很差的整体移植物半寿期，明尼苏达大学单中心研究儿童移植在 1984—1997 年间移植物半寿期为 5.6 年[322]。移植肾复发可发生原发性肾小球肾炎、继发性肾小球肾炎和代谢性疾病。

原发性肾小球肾炎

局灶节段性肾小球硬化

20%~60% 的行肾移植的肾病综合征患儿，FSGS 会

复发，复发是移植物丢失的最常见原因[98,99,138,232,302]。肾病综合征诊断早期[283]（6~15 岁之间），病情迅速进展至 ESRD[63,302]（诊断后 3 年内），自体肾脏活检证明系膜增生[283]与儿童肾移植受者 FSGS 复发风险增加相关。与成人相同[11]，NAPRTCS 数据库中白人和西班牙裔儿童相比黑人儿童 FSGS 复发的风险增加[302]。

根据 USRDS 数据分析，FSGS 复发对移植物丢失的影响，儿童比成人更为显著[11]。在 NAPRTCS 分析中观察到有 FSGS 复发的活体肾移植患儿的移植物生存率与没有 FSGS 复发接受死亡供肾肾移植儿童的相当[25]。这一观察导致了对怀疑是 FSGS 复发高风险的儿童提供活体移植有所保留，尤其是其一级亲属。相反，在根据 USRDS 登记系统对成人移植研究发现，接受活体移植的 FSGS 患者相比接受死亡捐献移植的 FSGS 患者死亡导致的移植物丢失较少[58]。尚不清楚是否接受活体移植的 FSGS 儿童移植物丢失的增加归因于亲属供者可能携带导致 FSGS 突变的基因。

FSGS 的儿童相比其他原因致 ESRD 的患儿，无论是亲体移植还是死亡供肾移植均有较高的 ATN 发生率[25]。提示由于早期 FSGS 复发导致儿童的 ATN 率增加，可能在移植物存活率下降中起到了重要作用[24]。这些观察影响一些中心（具有较低的 ATN 发生率）在活体移植术前行血浆置换，以尽量避免 FSGS 快速复发并提高移植物的存活，然而，在一些小的试验中，术前使用血浆置换不总是有效[115,118]。

FSGS 的遗传方式一贯被认为是低复发风险的。一些研究组已经证明了纯合子[331]与复合杂合子 NPHS2 突变的患者复发率较低（3%）[154]。虽然 Bertelli 等发现 NPHS2 基因突变的患者的复发率（5/13，或 38%）与非突变患者的复发率（12/27，或 48%）相似[33]，大多数这种影响出现在简单的杂合突变患者（3/4 例杂合子突变复发，相比 2/9 例纯合子突变）。

儿童 FSGS 复发常表现在肾移植术后早期，大量蛋白尿常常可以在移植几个小时内发现，报道的复发中位时间为 6~14 天[63,302]。它通常以肾病范围的蛋白尿（蛋白/肌酐比值>2mg/mg）和低蛋白血症为特征，而不是完整的肾病综合征，包括水肿和高胆固醇血症。而复发性疾病通常表现在移植后的前 2 年内，2 年后出现的肾病症状通常被认为是继发于钙调磷酸酶抑制剂（CNI）毒性、慢性排斥反应或新发疾病。

复发后早期活检往往表现出光学显微镜下组织正常，电子显微镜下足细胞的足突消失[46,55,295]。晚期活检

有 FSGS 的特征病变包括毛细血管内皮增殖和泡沫细胞聚集,以及可以进展为肾小球硬化和间质纤维化[46,55]。患者的尿蛋白完全或持续缓解,在活检上通常不会反映 FSGS[46]。

自体肾脏特发性 FSGS 与移植肾脏复发性 FSGS 在病理生理上尚不清楚。它可能是一个多因素的过程,涉及 T 细胞分泌的细胞因子[174,337]、足细胞骨架结构的改变的体液因素[129,288]和循环渗透性因素与其抑制性因素之间的平衡[107]。在 NPHS2 突变儿童,肾病综合征复发未表现出与抗 podocin 抗体相关[26]。还需要进一步的研究来澄清这一人群复发的发病机制。

白蛋白裂隙膜通透性的增加作为 FSGS 复发原因的循环因素已经提出,但来源确证的和这一因素的病理作用还未得到充分的阐明[49,288,289]。白蛋白通透性生物测定预测 FSGS 复发有矛盾的结果[63],并没有证明对肾病综合征患者的治疗或远期预后有特定或高度的预测价值[49,308]。来自肾病患者[48]正常血清[287]或尿对白蛋白渗透性的中和作用表明,损失或缺乏天然抑制剂可能发挥作用。

最近,Wei 等确定血清可溶性尿激酶受体(suPAR)作为循环因子能引起 FSGS[332]。本研究中的 2/3 FSGS 患者较健康对照组和其他肾小球疾病患者有血清 suPAR 浓度升高。此外,移植后 FSGS 复发患者血清 suPAR 浓度最高,提示这可能发展为临床预测试验。需要前瞻性研究来验证其预测价值。

复发性 FSGS 的治疗没有有效建立。最常见的复发性 FSGS 的治疗是血浆置换或蛋白 A 免疫吸附疗法。最近的文献回顾发现,接受血浆置换的 70 例患儿中有 49(70%)例获得部分或全部缓解[255]。复发的早期检测和初始血浆置换可提供最好的效果[257]。然而由于样本数量小且在一些研究中仅使用历史对照组或没有使用对照组,这些研究可能过多地表达了血浆置换的效益了。一般而言,建议有风险的儿童应在移植后早期每日监控蛋白/肌酐比值,以便保证 FSGS 复发早期治疗的快速检测。

一些中心在择期活体移植术前或死亡供肾移植围术期进行血浆置换[115]。尚不清楚这种方法带来的收益是否超过复发后的早期发现和治疗[118]。

儿童应用大剂量环孢素对实现复发性肾病综合征的完全或部分缓解是有效的[261,266]。CNI 的抗蛋白尿作用已被假定是由于 T 细胞的压制和抑制被认为是对足细胞有害的细胞因子分泌[174],以及对足细胞骨架的稳定

直接影响[49,86]。烷化剂和环磷酰胺通常结合血浆置换,也有报道在一些复发性 FSGS 的儿童中是有效的[55,63]。有报道血管紧张素抑制剂单独或联合血浆置换使用可减少蛋白尿[138,210]。

最后,已经有零星的病例报告复发性 FSGS 患儿应用血浆置换及 B 细胞清除剂(利妥昔单抗)获得蛋白尿长期缓解[134,136]。首先报道一名患儿应用利妥昔单抗治疗移植后淋巴组织增生性疾病(PTLD)偶然实现 FSGS 复发的缓解[253]。这种方法的真正价值有待确定。

先天性肾病综合征

先天性肾病综合征(CNS)被定义为发生在出生后的前 3 个月,最常见是由于编码 nephrin(裂孔隔膜的一个主要结构组成)的 NPHS1 基因突变。先天性肾病综合征的婴幼儿往往早产,有胎盘增大,并出现肾病范围的蛋白尿、水肿和低蛋白血症。继发性原因[即新生儿巨细胞病毒(CMV)]、先天性风疹、人类免疫缺陷病毒(HIV)、乙型肝炎、弓形虫病、梅毒和婴儿系统性狼疮)应该被排除。近年来随着其他基因突变的确认(包括以前只与 FSGS 相关的基因),证明先天性肾病综合征遗传学更加复杂[31]。

由于 NPHS1 纯合型 Fin-major 突变导致先天性肾病综合征儿童肾病综合征复发率为 25%,移植后复发的平均时间是 12 个月后(5 天~2 年)。这些儿童中大多数与抗 nephrin 抗体有关[249,327]。有报告一个 NPHS1 复合杂合突变的儿童有复发但未检测到抗 nephrin 抗体[294]。

移植后血管内血栓形成和感染造成的死亡(移植物有功能)在先天性肾病综合征的儿童比在其他原发病的儿童中更常见[163]。随着儿童移植时年龄减小,由于尿抗凝血酶Ⅲ损失造成的高凝状态可能会导致这些并发症的风险增加。

弥漫性肾小球系膜硬化症(DMS)在婴儿早期也可表现为肾病综合征,与 Wilms 肿瘤抑制基因 1(WT1)突变相关。Denys-Drash 综合征包括渐进性肾病(DMS)和男性假两性畸形(虽然女性基因型也有描述),是由于 WT1 在外显子 8 或 9 的杂合突变[228]。Denys-Drash 综合征患儿患肾母细胞瘤的风险增加,因此,一旦他们发展为终末期肾病,通常会行双侧肾切除术。弗雷泽综合征表现为正常女性生殖器与性腺,XY 核型,并渐进性肾病(组织学上 DMS),这是由于 WT1 在外显子 9 的剪接突变[166]。弗雷泽综合征的儿童有发展成性腺母细胞

瘤的风险,因此应接受卵巢切除术。也有报道 WT1 基因突变的没有其他症状的孤立 DMS 儿童[147]可能没有恶性肿瘤发病风险。

有很多关于 Denys-Drash 综合征的儿童 MPGN 复发的报告[227],WT1 基因突变肾病综合征患儿肾移植后复发没有其他研究报告[233]。整体儿童肾病综合征患儿、Denys-Drash 综合征患儿与其他原因引起 ESRD 的儿童有类似的患者和移植物存活率[232]。

Alport 综合征

Alport 综合征(AS)是一种临床和遗传异质性肾病,特征为由于在 Ⅳ 型胶原基质的缺陷肾小球基底膜(GBM)改变。AS 表现为持续性镜下血尿和蛋白尿,可进展为肾衰竭,常伴有感音神经性耳聋和眼部异常。它是遗传性肾炎,在美国儿童终末期肾病发病原因中占 2%。最常见的,严重的形式是继承了 X-连锁隐性遗传模式,与早期进展的终末期肾病相关(50%的男孩在 25 岁以前)。常染色体隐性遗传和常染色体显性遗传也被描述。

AS 的 X-连锁隐性遗传模式在 20 年前被确定,是在编码 Ⅳ 型胶原的 α5 链(COL4A5)的基因突变。突变的患者导致一个截断蛋白(即大重排、过早停止或移码突变),会更早发展到终末期肾病(50%在 19 岁前)[122]。COL4A5 的女性携带者被认为有一个不太严重的过程,但有些人在成年后发展成终末期肾病[149]。出现听力损失和蛋白尿发生在女性携带者预示一个更严重的病程。评价潜在的活体捐赠者,特别是女性亲属,应包括血尿和蛋白尿的评价,因为杂合子携带者捐献后会有发展成终末期肾病的风险[123]。

常染色体隐性遗传形式参与 α3 链突变(COL4A3)和 α5 链(COL4A4)连锁也被描述。罕见的常染色体显性遗传的 COL4A3 突变和 COL4A4 突变也有报道不太严重的肾脏疾病,很少有听力损失的报道,并没有报道眼部改变[150,188,318]。

AS 虽然本身没有复发,已有报道移植后第一年内发生 AS 的男性 3%~5%为新生抗 GBM 病发展[40,44]。晚期发生也被报道[67]。

抗体针对 Ⅳ 型胶原 α5 或 α3 链产生[52,328]。突变的患者这些蛋白完全缺失或严重截短,似乎导致产生抗 GBM 抗体的风险最高。应该指出的是,在这些患者中,抗 GBM 抗体特异性是针对 α3α4α5(Ⅳ)胶原网络非胶原域不同的抗原表位的,而不是 Goodpasture 表位,因

此临床上不能使用用于 Goodpasture 病诊断自发抗 GBM 肾炎的酶联免疫法测定血清。

早期的报告描述了快速进展的抗 GBM 病导致 90%~100%的移植物丢失[64,240]。为了更好地识别这一疾病,亚临床抗 GBM 的报告(即表现为无移植物功能障碍的移植活检中 IgG 沿 GBM 线性沉积)提出一个更广泛的临床疾病[44,254]。尽管有抗 GBM 肾炎较差的移植结果的报道,AS 患者中足以影响整体移植物存活率统计的严重事件不会经常发生[114,124]。慢性排斥反应是在这一人群移植失败的最常见原因。尽管有成功的再移植报道,因抗 GBM 病失去了之前的移植物的患者在后续移植中复发风险较高[40]。

膜增生性肾小球肾炎

膜增生性肾小球肾炎(MPGN)描述了肾小球损伤的一个模式,常见的病理特征为肾小球毛细血管壁增厚和肾小球毛细血管袢细胞增多(增殖)。MPGN 常分为三种形态学类型:Ⅰ 型,在内皮下及系膜区存在免疫沉积物;Ⅱ 型,电子致密物沉积在基底膜;Ⅲ 型,内皮和上皮下电子致密物沉积,由膜内沉积形成桥联。MPGN 可以是原发性(或特发性,最常见于儿童)或继发感染和自身免疫性疾病。各类 MPGN 有一个统一的特点,即低补体血症(低 C3)。MPGN Ⅱ 型被称为致密物沉积病(DDD),目前被认为是独立于 MPGN Ⅰ 型和 Ⅲ 型的一种疾病,因为它具有独特的病原学和临床特征[326]。因此 DDD 在本章的下一节描述。

文献报告显示 MPGN 患者的移植结果通常结合 MPGN Ⅰ 型和 Ⅱ 型患者的分析。最近报道区分了这两组患者。Ⅰ 型 MPGN 疾病复发估计为 20%~30%[13,213]。

最近一个 UNOS 的数据分析表明,与其他形式的肾小球肾炎相比,Ⅰ 型 MPGN 对移植物存活率有显著的负面影响,但与其他导致 ESRD 的疾病相比负面效应较温和[14]。在这一研究中,Ⅰ 型 MPGN 移植物丢失的最常见原因是疾病复发(14.5%)。Ⅰ 型 MPGN 复发患者的移植物丢失率约为 50%[213]。移植时低补体(C3)[186,213]、移植时年龄更小[213]与复发的风险升高相关。最近的一份程序性活检的报告发现一些患者有无症状复发的 Ⅰ 型 MPGN[186]。

复发性 MPGN 有血尿、蛋白尿和肾功能逐渐恶化。低或低于正常水平的 C3 已报道。

复发性 Ⅰ 型 MPGN 没有很好的治疗。病例报告和小的系列研究表明环磷酰胺联合 CNI 和类固醇[45,181],

血浆置换联合类固醇[218,278],血浆置换联合利妥昔单抗[252]可能有效。

致密物沉积病(以前的Ⅱ型 MPGN)

如前所述,MPGNⅡ型或 DDD 目前被认为在病理生理学上不同于其他 MPGN[15]。DDD 的特点是电子致密物沉积在肾小球基底膜,以及不可控激活补体旁路途径。大多数患者被诊断时在 5~15 岁之间,约 50% 在 10 年内进展为终末期肾病。这是一种罕见的疾病,占NAPRTCS 移植登记中儿童的 0.8%[232]。

DDD 补体旁路途径的异常激活由 C3 转化酶(C3bBb)的稳定造成。C3bBb 通常由 properidin 来稳定,由 H 因子抑制,约 80% 的 DDD 患者有自身抗体,被称为 C3 肾炎因子,稳定 C3bBb 并防止其正常降解。其他原因包括 H 因子缺乏[76],或存在抗 H 因子的抑制性抗体[203],C3bBb 的天然抑制剂。

NAPRTCS 数据库的分析显示,相比数据库整体儿童 5 年存活率(74.3%),MPGNⅡ型 5 年移植肾存活率(50%)较差[38]。MPGNⅡ型儿童移植失败的最常见原因是疾病复发 (移植物丢失率为 14.7%)。在注册表中,MPGNⅡ型儿童移植后的活组织切片检查(n=18)有67% 的 MPGNⅡ型复发。没有发现术前表现或 C3 水平与复发或移植物丢失之间的关系[38]。在一个单中心回顾性研究中,儿童 MPGNⅡ型复发率被报道为 60%,而移植物丢失率与该中心其他儿童移植是相似的[219]。最后,UNOS 数据库的分析,包括儿童和成年人,报道由于复发造成移植物丢失占 MPGNⅡ型患者的 30%,相比其他形式的肾小球肾炎移植物生存率显著恶化[14]。

类似于Ⅰ型 MPGN,对于移植后复发的 DDD 没有成熟的治疗。文献中有非特异性治疗,使用血管紧张素阻断剂、类固醇、抗凝和抗血小板治疗成功的报道。在H 因子缺乏的患者中,血浆输注可以用来纠正不足。已有报道血浆置换去除 C3 肾炎因子[96]。最近,一种抗 C5抗体的使用(艾库组单抗)已经提出用来阻断 C3 转化酶的活性不受控制的下游效应,但临床效用、长期影响和患者从这种疗法中的受益还需要鉴定[193,324]。

继发性肾小球肾炎

IgA 和过敏性紫癜

IgA 肾病成人移植的组织学复发报道率为 30%~35%[126,246,256]。移植患者尿液分析异常(血尿或蛋白尿)更容易出现复发的组织学证据。在这些报告中,移植物丢失中复发的作用是可变的。一些单中心报道复发患者中有高达 40%~50% 移植失败[155,256],然而,最近一个东亚患者的分析发现,慢性排斥反应对 IgA 肾病的移植受者移植物长期存活率影响较大[126]。

儿童过敏性紫癜(HSP)性肾炎患者移植后 2 年内病理复发报告高达 70%[305],临床上明显的复发(中度蛋白尿、血尿、高血压)为 15%~35%[126,255]。然而,复发似乎并未影响长期存活[126,157,305]。在 UNOS 数据库对青少年和年轻成人的分析显示,HSP 患者由于疾病复发造成移植物丢失的比例为 13.6%[270]。

溶血性尿毒症综合征

HUS 导致美国 2%~2.5% 的儿童患 ESRD[226,232]。HUS的特点是微血管病性溶血性贫血和血小板减少症,可因继发原因(感染、药物、抗体)的肾衰竭,或导致补体旁路激活途径持续激活的补体调节成分的原发性遗传缺陷。

小儿溶血尿毒综合征的最常见原因(约占 90% 的病例)与产志贺毒素细菌(大肠杆菌、痢疾杆菌、其他)造成的结肠炎相关。流行病学研究估计,5%~10% 的产志贺毒素大肠杆菌(STEC)感染的儿童发展为溶血尿毒综合征,5 岁以下儿童风险最高[119,184]。HUS 的儿童大约有 2/3 发展为少尿型肾衰竭[133]。一个腹泻相关的HUS 长期预后(>1 年)的荟萃分析显示,HUS 儿童死亡或终末期肾病的发生率为 10%~15%[101]。无尿或长期少尿预示长期的后遗症高风险,包括 CKD 和蛋白尿,且在HUS 存活者中 30% 有高血压[234,285]。发展为尿毒症的风险和严重程度在不同血清型的 STEC 中变化较大[170]。这一特定人群移植后出现疾病复发的风险非常低(<1%),移植物存活率与非肾小球原发疾病儿童相似[89,182]。

其他产志贺毒素或志贺样毒素非 STEC 菌感染,包括痢疾杆菌、枸橼酸杆菌属,也与儿童 HUS 的病因有关。此外,无腹泻儿童 HUS 也有 STEC 尿路感染(UTI)的报道。

最后,侵袭性肺炎链球菌感染也与一种罕见的、但与形成严重 HUS 相关、且比经典的腹泻相关疾病更易进展到终末期肾病的病因。典型案例通常有脓胸和菌血症,但脑膜炎和心包炎也有报道[20]。细菌神经氨酸酶暴露了在红细胞、血小板和血管内皮细胞上的一个隐藏抗原,被称为 Thomsen-Freidenrich(或 T)抗原,其被认为在内皮细胞的活化和随后的微血管血栓形成中起作用。患者红细胞利用花生凝集素可以确认 T 抗原暴露。这些患者并没有报道肺炎球菌 HUS 移植后复发。

因此,与感染不相关的 HUS(通常被称为非典型 HUS)占儿童病例的 5%~10%,如不治疗,极易进行为终末期肾病。补体调节的遗传或获得性疾病占这些病例的 60%~70%。它们也有较高的复发风险和移植失败率。因此,确定这些病例对于阻止其发展为终末期肾病的预先治疗和预防,以及规划成功的移植至关重要。

近年来,补体系统旁路途径的调节障碍和非典型 HUS 间建立了明确的联系。旁路途径三个重要的调节蛋白的基因突变已被描述:补体因子 H(CFH:非典型 HUS 登记病例中 20%~30%)[76,230]、补体因子 I(CFI:2%~12%)[34,103]和膜辅助因子蛋白(MCP:10%~15%)[340]。编码补体因子 B 基因获得功能突变(CFB:1%~2%)和补体 C3(10%)在血栓调节蛋白丧失功能的突变(THBD 基因)也与非典型溶血尿毒综合征有关。最后,对因子 H[77]的自身抗体在非典型溶血尿毒综合征患者中检测发现率为 5%~10%,但高达 40%的患者同时携带突变 CFH、CFI、MCP 或 C3[212]。

非典型 HUS 越来越被认为是一个复杂的多基因病。第一,多数这些突变不完全外显率是常见的,这表明"多次打击"倾向于形成非典型 HUS。其次,在多种基因多态性编码的 CFH、MCP、CFH 相关蛋白(CFHR1),和 C4b 结合蛋白(C4b-BP)与非典型 HUS 相关[82]。此外,约 10%的患者生物源异常,因此怀疑有非典型 HUS 的患者建议在治疗过程中进行所有补体成分的突变分析[82,334]。非 HUS 患者肾移植后新发血栓性微血管病例也被发现有 CFH 和 CFI 突变[175]。

从历史上看,对 HUS 患儿预后的研究采用有无前驱腹泻做简单划分。这种划分并不总是直接用于临床,志贺毒素相关案件可能没有腹泻,20%~30%的非典型溶血尿毒综合征之前有腹泻(包括 STEC 感染)[282]。此外,正如前文提到的,也有非腹泻细菌感染并发 HUS(STEC 上尿路感染和肺炎球菌)。最近已经出版的指南在努力地规范诊断检查并治疗非典型 HUS[17]。没有腹泻前驱症状或肺炎链球菌感染的儿童,近期腹泻和一定的临床特征与遗传易感性风险增加相关(框 37-1),应进行全面的诊断,评估导致 HUS 的病因,包括产志贺毒素细菌和突变分析研究。

复发后移植可以表现出移植物血栓或有 HUS 血液学标志移植失败(微血管病性溶血性贫血和血小板减少症)。移植后的复发风险取决于基因突变的确定。

框 37-1　儿童溶血尿毒综合征(HUS)评价建议

即使出现腹泻,应及时诊断检查非典型溶血尿毒综合征的风险因素,包括:

- 发病年龄在 6 个月以下
- 起病隐匿
- 复发或怀疑以前发生 HUS
- 以前原因不明的贫血
- 非同步 HUS 家族史
- 严重高血压病表现
- 移植后 HUS 表现(任何器官)

诊断检查包括:

- 血清/血浆 C3 水平(虽然为正常水平不排除补体调节遗传疾病)
- H 因子或 I 因子的血浆/血清浓度
- 抗 H 因子抗体效价
- 用流式细胞仪检测膜辅助因子蛋白(MCP:CD46)在单核细胞表面的表达
- H 因子、I 因子、MCP、B 因子和 C3 基因突变分析
- 血浆 vWF 蛋白酶活性(ADAMTS13)
- 进行同型半胱氨酸和甲基丙二酸水平(血浆和尿液)测定,以评价为钴胺素代谢缺陷

Adapted from Ariceta G, Besbas N, Johnson S, et al. 2009. Guideline for the investigation and initial therapy of diarrhea-negative hemolytic uremic syndrome. Pediatr Nephrol 24; 687–696.

约 80%的 H 因子或 I 因子突变的患者移植后发展为 HUS,复发 1 年内移植物丢失率高(80%~100%)[39,183]。在理论上,由于移植会有野生型、功能型 MCP,膜结合 MCP 蛋白孤立突变的患者不应发生复发性 HUS。最近一个国际复发性和家族性 HUS / TTP(血栓性血小板减少性紫癜)注册表分析包括 3 例确诊的 MCP 基因突变,在移植后 3~13 年都具有良好的移植肾功能[230]。然而,HUS 复发已经在一些患 MCP 突变的患者被报道。可能的解释包括,受者来源内皮细胞内皮微嵌合体(表达突变型 MCP)填充移植的肾脏[95],或更多未确诊的受体的遗传易感性(循环或液相补体成分)。活体捐献不适宜非典型 HUS 复发高风险的儿童,来自亲体供体基因相互作用的不确定性的影响没有发现给受体带来相同的突变。

血浆疗法历来是 CFH 基因突变的非典型溶血尿毒综合征儿童治疗的基石。新鲜冰冻血浆输注可以为这些因子不足的患者提供功能的 H 因子、I 因子和 C3,而同时血浆交换清除抗-CFH 抗体和 H 因子突变

形式。

移植前进行血浆置换预处理并在移植后持续一段时间已在少数 CFH 突变患者成功预防非典型 HUS 复发,但治疗逐渐减弱可出现延迟复发或发生感染(尤其是巨细胞病毒感染)[183]。此外,CFH 或 CFI 突变的患者已经有一些被报道,尽管进行血浆置换,在 HUS 复发后仍有移植物丢失,这些病例没有得到预先的血浆置换。最后,MCP 突变的患者没有表现出从血浆治疗中获益。

实体器官移植后虽然 CNI 与新发 HUS 相关,避免 CNI 并未显示出对非典型 HUS 基因型患者复发风险的影响[39,93,95]。

单独肝移植或肝肾联合移植为儿童 H 因子突变提供理论基础,因为移植肝将提供野生型 H 因子。而早期尝试导致急性血栓事件和高死亡率,欧洲许多中心已经报道了辅助血浆置换和抗凝治疗导致效果的改善。然而,发病率和死亡率的风险限制了这种方法的使用。

最后,使用抗 C5 单克隆抗体(艾库组单抗)可防止膜攻击性复合物的形成,保证儿童肾移植后非典型HUS 患者复发的预防和治疗[6,333,341]。此外,艾库组单抗的使用可以防止发展为 ESRD,减少肾移植的需要[51,112]。艾库组单抗注射的最佳剂量和间隔仍需要探讨,该药的高成本可能会限制其应用。虽然研究的长期结果尚不明确,预计可能需要终身治疗。

膜性肾病

儿童膜性肾病罕见,因此移植后复发风险不明确。在 NAPRTCS 移植登记 1987—2009 年间中,只有 47 例(共 10 632 例)儿童被报道诊断为膜性肾病[232]。

系统性红斑狼疮(SLE)

儿童狼疮性肾炎复发的数据稀缺,这很可能是由于复发的表现较晚,其在大多数移植的青少年患者中发生于成年。有报道根据 NAPRTCS 移植登记分析,SLE 患儿与相匹配的对照组比较有相似的患者和移植物存活率[22]。接受活体移植的 SLE 患儿复发性排斥反应有增加发生的趋势,这目前没有解释。

c-ANCA 和 p-ANCA 阳性的肾小球性肾炎

微量免疫性肾小球肾炎与抗中性粒细胞胞浆抗体有关,根据胞浆(c-ANCA)或核周(p-ANCA)染色方式

命名,是儿童终末期肾病的罕见原因。在有关成人的文献中,小血管炎的复发率很低,为 5%~6%[255],复发性肉芽肿血管炎(或 GPA;原名韦格纳肉芽肿)罕见。平均复发时间为 31 个月,但也可在移植后数周至数年发生。诊断为原发性小血管炎的成人移植由于复发造成移植物丢失的报道为 2%~7%。

复发表现往往是镜下血尿和蛋白尿,活检下可见局灶性或弥漫性微量免疫性坏死性肾小球肾炎。移植时 ANCA 滴度或模式无法预测疾病的复发。类似于系统性红斑狼疮,建议移植前疾病静止期为 6~12 个月。然而持续的 ANCA 血清学阳性不应该妨碍移植,因为它不是疾病活动的一个准确标记。有不可靠报道的使用糖皮质激素、环磷酰胺、霉酚酸酯和血浆置换治疗 GPA 和 p-ANCA 相关的肾小球性肾炎患者的复发[255]。

代谢性疾病

原发性草酸盐症 Ⅰ 型(草酸盐贮积症)

原发性草酸盐症 Ⅰ 型(PH1,也被称为草酸盐贮积症)是罕见的常染色体隐性缺陷症,病因是肝催化乙醛酸转换为谷胱甘肽的丙氨酸-乙醛酸转氨酶(AGT)缺陷。AGT 缺陷导致草酸产生过多,导致肾不溶性草酸钙过多排出,导致肾结石和肾钙质沉着。GFR 进行性肾功能受累下降,有草酸积累和全身草酸盐沉着。已经报道了超过 100 个不同的突变,并有相当大的表型异质性,即使在具有相同突变的家庭成员中。

儿童肾衰竭最严重的形式需要透析。在患儿不太严重的表现及早期诊断时用吡哆醇保守治疗(在 B6 反应性患者亚群减少草酸产生)、增加液体摄入量或通过柠檬酸盐治疗可能能延缓肾疾病的进展[85]。一些中心提倡先期肝移植或肝-肾联合移植[84,251,279]。倡导通过移植前透析降低全身草酸水平,减轻移植物损伤。NAPRTCS 登记表数据表明,肾移植后草酸盐沉积的儿童、较差的患者和移植物生存率、高复发率和脓毒症造成的死亡相关[232]。最近欧洲的纵向研究表明近年来效果的改善取决于儿童早期诊断和进行肝肾联合移植[32]。

肾病性胱氨酸症

胱氨酸症是一种少见的常染色体隐性遗传病,由于在溶酶体胱氨酸转运体缺陷(由 cystinosin 基因编码),导致细胞内胱氨酸的累积、近曲小管功能障

碍(肾范可尼综合征)和进展性肾脏疾病。由于胱氨酸清除性药物巯乙胺的发展,可能会延迟发展为终末期肾病。而肾病胱氨酸术后不复发,程序性活检显示间质沉积的胱氨酸结晶而无明显的临床后果。儿童胱氨酸症患儿与 NAPRTCS 登记上其他的移植肾存活率相似[171,232]。持续性胱氨酸累积的肾外表现(即视力障碍、甲状腺功能减退、内分泌胰腺功能不全和肌病)可能随患者寿命的延长因胱氨酸的累积变得越来越明显,移植后持续巯乙胺治疗可能能推迟症状[102]。

移植前评估

评估潜在的活体捐赠者

相比于评价成人受者的供者,评价儿童受者的潜在活体捐赠者(参见第 7 章)并没有什么不同。应对可能增加活体供体发生 ESRD 风险或对受体产生影响(即某些病毒感染)的并发症进行评估。活体捐赠者成人大小的肾脏在儿童受者有很好的长期移植物存活潜能。也可考虑兄弟姐妹的活体捐献,但大多数情况下由于伦理原因不会常规接受 18 岁以下年龄段的捐赠者,然而有例外的情况下需法院同意。最理想的情况是从 HLA 相同的同胞捐献,大多数儿童受者的活体肾脏捐赠来自半相合的父母。

受者的评估

潜在的儿童和成人移植受者的医学评价存在着许多相似之处(参见第 4 章)。然而,某些情况更频繁地出现在儿童,因此,儿童受者的医疗评价有不同的重点。以下部分描述儿童患者移植术前评价中常见的医疗、手术和心理方面的问题。

评估终末期肾病的相关医疗问题

心血管病。高血压是慢性肾脏病儿童常见的问题。慢性液体超负荷可导致左心室肥厚和扩张型心肌病。移植后受损的收缩功能会损害同种异体移植物的灌注,增加移植肾功能恢复延迟的发生风险,影响移植物的存活率。因此,积极治疗持续性高血压,包括加强透析治疗和小儿透析治疗时优化药物治疗,对取得成功的移植结果非常重要。在高血压或其他高危患者,超声心动图可在术前评估和术后定期(半年至年度基准)识别患者在心血管疾病发病率上的风险。有时需要双肾切除术来控制对于应用多种降压药物并优化流体管

理后仍血压升高的儿童顽固性高血压(参见下节)。

病因不明的肾小球肾炎。在移植前明确终末期肾病的根本原因才能预测复发风险。怀疑是由于病因不明肾小球肾炎的终末期肾病的儿童应进行全面的评价,划定基本病因。应查补体(C3 和 C4)水平、抗核抗体、抗中性粒细胞胞浆抗体和抗双链 DNA(dsDNA)抗体滴度。如前所述,怀疑 HUS 是终末期肾病的原因应评估 HUS 的非典型形式,包括突变分析和补体水平(框 37–1)。最后,确定致终末期肾病的遗传疾病原因也有助于潜在的活体供者的评价。

肾病综合征。通常,肾病综合征的儿童发展到终末期肾病会有大量蛋白尿减少。在移植时由于活动的肾病综合征和低蛋白血症可导致第三间隙增加,从而使术后液体管理更加复杂,增加电解质紊乱,移植物低灌注,产生血栓栓塞事件的风险,造成移植肾功能延迟恢复。自体肾脏持续大量蛋白尿也可能掩盖术后早期 FSGS 复发。自体肾切除已被一些中心用来减少这种混杂变量。

一些中心还对先天性肾病综合征(CNS)的儿童进行预先的单侧[191]或双侧肾切除术以及短期腹膜透析,以准备移植手术[162]。这可以使人血白蛋白和 IgG 水平正常,解决高凝状态,并在移植前与生长同时改善营养。另一种方法是使用"药物性肾切除术",通过使用肾素–血管紧张素系统阻断剂和前列腺素抑制剂来有效地降低 GFR,不行肾切除术减少蛋白尿[167,180]。

肾性骨病。终末期肾病的儿童应用维生素 D 类似物和拟钙剂积极治疗继发性甲状旁腺功能亢进症、肾性骨病和再生不良型骨疾病,对于移植前贫血管理以及优化生长非常重要。一般来说,移植后继发性甲状旁腺功能亢进改善,但甲状旁腺激素(PTH)水平完全正常化往往需要几个月到一年。肾移植后持续性甲状旁腺功能亢进症可导致高钙血症并限制增长潜力。移植后持续性甲状旁腺功能亢进归因于甲状旁腺增生。随着时间的推移,失控继发性甲状旁腺功能亢进可导致结节性转化和单结节生长,产生第三级甲状旁腺功能亢进症(抗维生素 D 治疗)。在这种严重的情况下,通常需要部分甲状旁腺切除术来改善 PTH 水平。在理想情况下,儿童移植候选者的 PTH 水平应控制在肾病结果质量倡议推荐的 CKD 5 期目标范围内(200~300pg/mL)。然而,即使 PTH 水平相对偏高,但当血清钙和磷水平处于可接受的控制范围内时,移植仍然可以安全进行。

营养与生长。喂养困难是小儿尿毒症的一个显著

特征,许多终末期肾病儿童需要放置胃管来补充营养,以优化生长。正如之前提到的,大多数中心选择的儿童患者在肾移植前达到 10~15kg 的重量,而透析的婴儿在 2 岁之前可能无法达到这一目标。继发于肾衰竭的线性生长延迟的儿童使用重组人生长激素(rhGH)已被证明能促进"追赶性生长"。营养的优化也会促进移植手术的恢复。

评价肾脏以外的疾病

感染。儿童移植受者应无活动性感染以在移植后预防感染并发症的发生。在移植术前应排除患者的透析通路位置、皮肤、牙齿、鼻窦及泌尿生殖道的亚临床感染。结核病感染的危险(潜伏或活动)筛选应包括病史(包括个人或同有结核的迹象/症状的密切接触,最近的移民或旅行到流行地区)、体检、胸部 X 射线和纯化的蛋白质衍生物皮肤测试。需进行艾滋病病毒筛查。

尿路感染。许多终末期肾病儿童尿路解剖异常,膀胱出口梗阻,或膀胱输尿管反流,这使他们反复尿路感染的风险增加。事实上,尿路感染是等待肾移植的儿童最常见的细菌感染。对于大多数患儿,积极的抗生素治疗和预防感染对抑制尿路感染是有帮助的。然而,反复尿路感染的儿童有时可进行预先的肾切除术来控制顽固性肾盂肾炎并降低尿脓毒症的发生风险,特别是在严重的膀胱输尿管反流的情况下。

巨细胞病毒(CMV)。巨细胞病毒感染的发病率随年龄而增加,所以儿童比成人在移植时更可能表现为 CMV 静息。移植前评估应获得抗 CMV IgM 和 IgG 滴度以及巨细胞病毒聚合酶链反应(PCR),以进行移植后 CMV 预防计划。如果初始筛查结果呈阴性,在移植时,通过重复筛查可以确认受体是否为初始免疫。供体 CMV 滴度也表示发展为移植后巨细胞病毒病的风险层次。

Epstein-Barr 病毒(EBV)。与 CMV 相似,许多接受肾移植评估的儿童是对 EBV 暴露静息的。EBV 原发感染后会增加移植后 PTLD 的风险。在评估时应对抗 EB 病毒 IgM 和 IgG 滴度以及 EB 病毒 PCR 进行评估,如果最初是阴性,在移植时应反复确认血清阴性和无感染。

乙型肝炎和丙型肝炎病毒。乙型肝炎和丙型肝炎病毒感染的年度筛查仍然是透析患儿的护理标准。终末期肾病的儿童丙型肝炎的患病率仍然最高,在接受长时间血液透析治疗的儿童检测 HCV 抗体[153]或病毒抗原和核酸[207]的阳性率约为 20%。较长血液透析时间,而不是输血次数,与儿童和青少年丙型肝炎病毒感染

的高风险相关[207]。儿童移植前评估应包括乙型肝炎和丙型肝炎检测以及血清转氨酶水平,以排除移植时活动性感染的存在。

免疫状态。儿童常规免疫接种应在肾移植前完成[3]。现有减毒活病毒疫苗(麻疹、风疹、水痘疫苗和流行性腮腺炎)通常是免疫抑制患者的禁忌,因为疫苗病毒株会增加患者浸染型疾病的风险。因此,等待移植的儿童至少应在移植前 2 个月接受活病毒疫苗接种。其他非活疫苗接种(即甲型肝炎、破伤风、白喉、无细胞百日咳或百白破、扩大的 13 价肺炎球菌、脑膜炎球菌和人乳头瘤病毒疫苗)也应在移植前给药,因为免疫抑制剂的抗排斥作用会削弱机体对这些疫苗产生的免疫反应。而等待移植的儿童也应在当年度接种流感疫苗。甲型肝炎、乙型肝炎、麻疹、腮腺炎、风疹和水痘的抗体滴度应被确定以决定是否在移植后 6 个月内需再次注射疫苗[104,258]。

凝血。如前所述,血栓形成是非常年轻的受者移植物丢失的重要原因。然而,确定儿童处于这种并发症的最高风险之一直很难。回顾性研究发现以下为儿童受体移植血栓形成的风险因素:年龄为 5 岁以下者、有腹膜透析史[237]、术前多尿、供体年龄小(<5 岁)、冷缺血时间长(>24 小时)[145,320]。中心静脉导管是儿童接受血液透析的最常见血管通路,与导管相关的血栓形成是这一患者人群的常见事件。移植后的血栓形成风险与移植前儿童导管相关血栓形成没有关联。

有遗传性高凝状态可能会导致一些儿童移植物血栓发病率的数据很少。在成人中,莱顿因素或凝血酶原(G20210A)遗传突变会显著增加移植物的血栓风险。SLE 成人患者,尤其在检测时发现抗磷脂抗体或 β_2 糖蛋白-1 的存在,血栓形成风险极高[145]。没有足够的数据来确定高同型半胱氨酸血症或 5,10-亚甲基四氢叶酸还原酶(MTHFR)基因多态性患者移植术后血栓的形成风险。

有复发性血栓事件史或有很强的血栓形成家族史的儿童应检查凝血,以确定是否有必要接受长期抗凝。血液高凝状态评估包括测量凝血酶原时间、部分凝血活酶时间、血小板计数、纤维蛋白原、抗凝血酶 III 水平、蛋白 C 和蛋白 S 水平以及抗活化蛋白 C(监控莱顿因子)。有 SLE 病史的青少年患者应筛查抗磷脂抗体、抗心磷脂抗体和 β_2 糖蛋白-1。进一步的检查包括在儿童血液学家的建议下分析与遗传性易栓症有关的基因突变。

原发恶性肿瘤。一般来说，儿童终末期肾病无须筛查恶性肿瘤，而恶性肿瘤病史需要额外的评价。肾母细胞瘤是导致儿童终末期肾病的最常见的恶性肿瘤。2年的等待期导致了移植后的低复发率，取得了良好的效果[165]。最近一项 NAPRTCS 注册表数据分析显示，56例原发病肾母细胞瘤的儿童，5年患者存活率为93%，移植物存活率为82%[232]。其他肾外恶性肿瘤病史儿童行肾移植复发时期通常被认为是2~5年。

手术评估

儿童肾移植评估往往需要多次外科手术，包括膀胱的扩张、Mitrofanoff 可控性尿流改道、膀胱造口闭合、放置胃管或在移植术前自体肾切除。因此，这一手术计划是在移植之前由小儿外科医师、移植外科医师和泌尿科医师共同建立，以便协调手术方法，保证每道步骤中的血流供应。

血管的评估。在准备移植手术时，应评估腹腔血管通畅情况。有股动脉插管史的儿童（包括透析导管），或腹部炎症性疾病（如多次腹部手术或复发性腹膜炎）增加下腔静脉（IVC），或髂血管的血栓形成风险会增加移植血管吻合难度。磁共振成像和计算机断层扫描血管造影是评价下腔静脉通畅以及提供详细腹腔血管解剖并测量的敏感技术。在低血栓风险的患者，超声对筛查下腔静脉和髂静脉通畅有用，但可能依赖于操作者的经验，特别是对于儿童患者。

泌尿系统的评估。正如前面提到的，近25%的接受肾移植的儿童有潜在的泌尿系统异常，包括下尿路梗阻、膀胱输尿管反流或膀胱功能障碍。因此，小儿泌尿科医生在这些患者移植前的治疗中发挥着重要作用[7]。

所有准备肾移植的儿童都应进行肾脏超声评价肾积水、输尿管积水和膀胱壁增厚。如果怀疑尿液过多，可能的话应收集一个24小时的尿液，用于测定尿量。

接受肾移植评估的儿童应选择排尿膀胱尿道造影，包括那些有泌尿系统引起终末期肾病病史、上尿路感染病史、超声证实肾积水或体征的（如超声膀胱壁增厚），或症状提示排泄功能障碍的患儿[290]。轻度反流症状（Ⅰ~Ⅱ级）移植无不良预后。

在选定的尿路异常儿童中进行尿动力学研究，以评估膀胱容量、顺应性、排尿压力、漏尿点压力和残余尿量的影响（参见第12章）。早期，神经源性膀胱功能障碍积极治疗的关键是升高膀胱压，同时增加了反流

到移植肾的风险[21]，导致移植肾生存率恶化[4]。移植后治疗神经源性膀胱通常包括抗胆碱能药物治疗结合间歇导尿。有后尿道瓣膜病史的儿童在行瓣膜消融术后，应评估是否出现永久性梗阻或在移植后间歇性地插入导管，以确保在移植术后出现下尿路梗阻时可以建立一条新的尿道（如 Mitrofanoff）。

在某些情况下，尽管有适当的治疗，膀胱顺应性差会持续存在，这需要移植前与小肠或结肠来扩张膀胱容积。然而，在少尿型终末期肾病儿童，健康、容量小但功能良好的膀胱无须扩张膀胱容积就可达到优良的移植效果[9,267]。通常，应在移植前3~6个月进行泌尿系统校正，以保证在免疫抑制前可以足够愈合[263]。

自体肾切除。在接受肾移植的儿童，自体肾切除术最常见的适应证是尿量过多、严重的膀胱输尿管反流与复发性或顽固性肾盂肾炎、持续大量蛋白尿、未控制的高血压以及有肾恶性肿瘤的风险[83,105]。多药依赖性高血压，尤其是需要米诺地尔治疗的，也可能是自体肾切除术的指征。

尿量过多（每24小时>20mL/kg）与儿童移植肾血栓形成的风险增加相关[320]。此外，移植后早期大尿量（>4L/d）意味着对儿童来说液体管理更复杂，需消耗大量液体避免低血容量[169]。

移植后早期上尿路感染与移植物丢失风险增加相关[70]。因此，重度反流的原肾（3或4级）应考虑切除，以降低移植后早期尿路感染或尿脓毒症的风险[36,83]。

某些患者有潜在的肾脏疾病导致持续的经尿损失电解质（即 Bartter 综合征）[53]和大量蛋白尿（即 FSGS 或 CNS）[105]，使儿童移植前最佳的营养和医疗管理复杂化，一直主张预先的自体肾切除术。在肾切除术后，FSGS 可导致重度蛋白尿减少。通过校正高凝状态并在移植后尽早识别 FSGS 复发，可以降低血栓形成事件的风险。如前所述，先天性肾病综合征的儿童可受益于肾切除术后营养的改善和感染风险的降低。最后，常染色体隐性遗传性多囊肾病的儿童常需要行单侧或双侧肾切除来切除迅速增大的肾脏，以保证呼吸状况改善并有充分的腹部空间来容纳移植肾。

许多中心，包括我们自己也有透析顽固性高血压并进行移植前自体肾切除的患者，有良好的短期结果，血压与年龄相当并可减少降压药物的数量和剂量。这种情况下的基本病理生理学状况非常复杂。液体超负荷肯定有参与，然而有些儿童尽管积极治疗液体超负荷，并服用最大剂量的多种降压药物，仍持续有显著性

高血压。研究表明,5/6 的大鼠在肾切除术后接受同源肾移植均表现有持续性高血压,尽管肾功能正常、无排斥反应或暴露于类固醇或 CNI[60]。有趣的是,这些大鼠在切除病肾脏后可获得血压正常化。理论上原病肾高肾素生产和交感神经系统的激活导致在这种情况下持续性高血压。

双侧肾切除在改善透析儿童血压控制和预防移植后儿童高血压的疗效方面还没有被广泛研究。我们中心涉及单侧或双侧病肾切除的报道已显示出良好的短期结果[19]。同样,多囊性发育不良肾疾病或反流性肾病导致单侧肾功能不佳的儿童已有肾切除术后高血压缓解或减少抗高血压药物的报道[280]。然而最近一项回顾性研究未显示双侧肾切除能改善移植后的高血压风险或左心室肥厚[50]。前瞻性纵向研究用来评估接受肾移植的儿童为控制高血压行双侧肾切除术是否改善长期心血管疾病的发病率。

在 WT1 基因突变相关疾病(如 Denys–Drash 综合征和弗雷泽综合征)的儿童,随着时间的推移,肾母细胞瘤的风险增加。因此,一旦他们接近 ESRD,双侧肾切除术是考虑的治疗方法[18]。

手术切除的方法(腹膜后或腹腔镜;开腹或腹腔镜)应根据中心的专业知识,选择血管和肠道损伤最低的方法[79,161]。虽然最近一份意大利的报告表明在儿童恶性肿瘤中,肾栓塞法作为替代切除法的一种微创手术风险性更小[47],我们从这一过程中观察到的无法接受的发病率使我们不推荐这种方法。

神经发育

发育迟缓。人们越来越认识到,CKD 儿童的神经认知延误率较高。已知与神经认知功能缺陷风险增加相关的因素包括持续时间较长的 CKD、疾病严重程度的增加(即 CKD 晚期)和较低的发病年龄[292]。

婴儿期发作终末期肾病的儿童由于尿毒症有明显的发育延迟。在无脑结构异常的情况下,移植后精神运动性延迟可以得到改善,许多婴儿从此恢复正常发育[202]。5 岁以上[260]儿童接受肾移植的神经发育预后的前瞻性研究中虽然显示整体神经发育移植后结果良好,但 260 例早产儿在透析过程中有多次高血压危象或癫痫发作,被发现智商较低,需要移植后特殊教育。这项研究表明,识别易感儿童并预防高血压相关疾病可能使儿童在肾移植后获得最佳的神经发育结果。

1 岁以下需要透析的婴儿可能有结构性神经异常,与早产或缺氧/缺血相关的损伤相关(如缺氧缺血性脑病、脑室内出血后脑室周围白质软化或小头畸形)。神经结构发育异常的儿童可出现肌张力低下、痉挛、肌阵挛、严重的认知延迟和癫痫发作。重度神经发育迟滞的儿童可能对终末期肾病的护理约束无响应,需要更多护理,而且过程往往是痛苦、混乱和不舒服的。在这种情况下,康复、自我照顾和父母意愿这些因素应被医疗团队和家庭/照顾者考虑,以确定是否应进行长期透析或移植。

癫痫。大约 5% 的儿童移植受者癫痫发作是需要抗癫痫药物治疗的[232]。应在移植前适当控制癫痫发作,最好用抗惊厥药,不干扰常用的免疫抑制剂药物的代谢。苯妥英钠(大仑丁)、巴比妥酸盐和卡马西平可显著降低血清 CNI 和激素水平。较新的抗惊厥药不可干扰免疫抑制剂的药物水平,但准备移植时要谨慎检查药物的相互作用。

心理社会方面

心理情绪状态。为儿童和他们的家庭准备进行肾移植时,医生、儿童心理学家和儿童生活专家的多学科参与非常重要。有情绪或精神障碍的儿童常需要额外的精神卫生资源,包括精神科护理。获得应对技巧、解决问题的能力和行为的矫正可增加儿童的经验,以降低透析或移植医疗本身的复杂性。药物治疗抑郁症、双相情感障碍和注意缺陷多动障碍是重要的辅助治疗。儿童终末期肾病选择精神类药物应考虑肾功能受损造成的清除减退,用透析清除和免疫抑制药物的代谢干扰。大多数选择性 5-羟色胺再摄取抑制剂不影响免疫抑制药物。

非依从性。文献报道疑似非依从性导致青少年肾移植受者大约 44% 有移植物损伤,23% 有晚期急性排斥反应[74]。应为每名患儿进行药物治疗模式和透析治疗依从性的评估,以识别肾移植后非依从性高风险的患儿。确定的或预期的非依从性患者应在移植前开始社会的、行为的和精神的干预措施。准备移植的儿童受者往往需要心理支持系统以及频繁的医疗和社会关怀。再次,良好的康复和移植需要医疗和心理健康提供者之间的密切沟通来实现。为受者准备移植时,移植和透析医疗团队保持密切沟通也尤为重要。

评估更新

儿童肾移植的候选人应定期重新评估（一般为每

6~12 个月），以确定他们医疗条件或心理状态的变化是否改变了移植风险。一个简化版本的初始医疗评估在更新访问时很有价值。

儿童肾移植受者的围术期管理

术前管理

即将进行肾移植手术的儿童应临床稳定，没有活动的感染迹象。最后一组化验结果显示任何电解质或代谢紊乱时，麻醉诱导前需透析或药物治疗。

移植手术前血管内容量状态非常重要，儿童低血容量（特别是那些高尿量的）会增加移植物血栓形成[320]和移植物低灌注的风险，导致急性肾小管坏死。因此，如果在外科手术前进行透析治疗，应避免过度超滤。类似地，等待手术时应限制口服摄入量，有残余尿量的儿童应接受静脉补液，以维持血管内容量（如液体量与尿量相等）。

有皮肤、透析通路、腹腔液和尿道亚临床感染应详尽询问病史，体检，做尿常规和尿培养，如果表明有感染，应进行外周血白细胞计数和血培养（留置静脉导管）以及腹腔细胞计数和培养（对于那些保持腹膜透析的）。最近发生的腹膜炎或腹膜透析导管出口部位的感染并不影响移植，但移植前儿童应完成 10~14 天的抗生素治疗，并有一个阴性腹膜透析液培养。

如前所述，如果以前的结果显示初始免疫，则应重复 CMV 和 EBV 血清学检查。最后的交叉试验在活体供肾肾移植手术 1 周前，尸体供体移植在手术前几小时内。

术中管理

较小的儿童如果给予了较大的成人肾，移植手术将是个挑战。儿童体重超过 30kg，往往手术治疗与较小的成人相同，在盆腔腹膜外位置，血管吻合于髂总动脉和静脉。然而在较小的儿童（通常体重<20kg），放置于腹腔内可较好地将血管吻合于腹主动脉和下腔静脉。手术方式应个体化并适当匹配血管大小，还应注意预期循环容量的要求。

儿童肾移植受者术中管理的重点是实现最佳的移植肾灌注，防止潜在的终末期肾病引起并发症。通常情况下应插入中心静脉导管密切监测中心静脉压力。可通过开放前输注晶体或 5%白蛋白，使中心静脉压保持在 8~12cmH$_2$O，平均动脉压高于 70mmHg，保证对成人肾脏足够的灌注[268]。

30kg 以下的儿童接受成人肾移植可以减少循环中 150~250mL 的血，这往往超过儿童总循环量的 10%，认识到这一点很重要。在婴儿中，50%的心排血量是定向灌注到成人大小的移植肾。在最小的受者中，输血红细胞以避免严重贫血非常必要。此外，有必要连续输注 2~3μg/(kg·min)多巴胺，特别是在婴儿，以保持较高的平均动脉压，并持续到术后 24~48 小时，以保证移植肾缓慢地适应较低的平均动脉压。最后，经常在开放之前应给予甘露醇（1g/kg）加或不加呋塞米（1mg/kg），以促进利尿。

由于主动脉或髂动脉阻断可引起乳酸堆积、代谢性酸中毒和血管收缩，术中应监测血气和乳酸水平。偶尔，将钙通道拮抗剂，如维拉帕米[185]或罂粟碱注入动脉吻合口可克服动脉痉挛，以避免损害移植灌注。

对于大多数的免疫抑制方案，静脉注射甲泼尼龙琥珀酸钠（甲强龙）是在手术开始时给药。此外，许多儿科移植中心通过静脉注射生物制剂进行诱导治疗，这些通常在术中给予。

术后管理

儿童术后应即刻进入 ICU 监护（参见第 14 章）。在前 2~3 天，术后管理继续主要集中在优化移植灌注和减少液体超负荷的影响（如电解质紊乱和高血压）。如前所述，较小的儿童经常需要输注多巴胺 24~48 小时，以保持移植肾灌注，并允许移植肾逐渐适应受者较低的平均动脉压。

由于体积小和术后尿量可能非常多，较小儿童的液体管理需要严格关注。第一个 24~48 小时通过静脉注射 0.45%或 0.9%的氯化钠替换相等体积的尿量。为避免出现高血糖和渗透性利尿，在初始静脉补液中应避免加入葡萄糖。不可见的水损失应通过单独输注含有晶体葡萄糖的溶液来补充。低钾血症和低磷血症可能在术后最初几天出现。钾和（或）磷酸盐可以添加到适当的液体中。

随着移植肾恢复尿浓缩能力，尿量水平相比每日入量下降到较为合理的水平。此时，可停止以静脉注射晶体液的方式增加尿量，应通过口服方式摄取维持治疗所需用量的 150%~200%。儿童腹腔内植入易发生术后长期的肠梗阻[224]，这是由于成人大小的移植肾几乎占据了整个右侧腹部，造成结肠和小肠位移。这些儿童往往在术后前几天需要持续的静脉补液，直到他们可以耐受口入液体和营养。

在儿童移植中，高血压很常见。在某些情况下，足够的镇痛可以改善血压。液体超负荷导致了术后高血压，一旦液体自发动员产生就可以改善。通常不建议积极治疗高血压，以避免平均动脉压的突然变化并减少移植肾灌注。就是说，在移植前需多种降压药物的儿童可能至少需要一些他们以前的药物，以避免严重的高血压和伴随的不良影响。

对于儿童，移植出院的目标包括足够的口服液体摄入，以防止低血容量（和随后的移植物缺血），稳定的免疫抑制治疗，家庭和照顾者完成教育，使用药物和门诊随访安排。

免疫抑制方案和药物

本书中其他章节详细讨论了各类免疫抑制剂药物用于诱导、维持治疗和治疗肾移植后的排斥反应（参见第15章至第22章）。因此，本章将讨论在儿童肾移植后，免疫抑制剂和儿童免疫抑制方案趋势相关的具体问题。

婴儿和较小的儿童无法吞咽药片，因此经常需要特殊的免疫抑制药物制剂剂型（即复合溶液）。此外，我们对这些药物在儿童体内的代谢的认识逐渐成熟，药代动力学可以随年龄变化。相比成人的剂量安排，肾移植儿童可能需要一个不同的剂量方案。最后，新的免疫抑制剂药物的临床试验很少包括儿童，所以其在儿科人群中疗效和安全性的数据有限。因此，大多数用于预防或治疗儿童肾移植排斥反应的免疫抑制剂药物并不是由美国FDA批准用于儿童的，因此有"标签外使用"的标识。

诱导治疗药物

图37-6说明了NAPRTCS注册表中儿童肾移植诱导抗体的使用趋势。在过去的10年中，某些形式的诱导治疗被报道用于50%~60%的移植受者。成人的试验证明采用诱导治疗可降低排斥反应率，但在儿童没有对照试验来验证这一做法的益处。

NAPRTCS注册表最初的回顾性研究一致表明，未接受诱导治疗的儿童急性排斥反应的风险增加[303]。一项随机的前瞻性多中心临床试验发现相比接受muromunab-cd3（也称为OKT3）诱导，连续注射环孢素

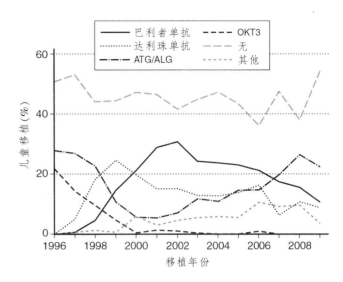

图37-6　北美儿童肾移植诱导免疫抑制趋势。ATG，抗胸腺细胞球蛋白；ALG，抗淋巴细胞球蛋白。(Data from North American Pediatric Renal Trials and Collaborative Studies. 2010. *NAPRTCS Annual Transplant Report*. Available online at: https://web.emmes.com/study/ped/annlrept/annlrept.html (accessed 9/24/2012).)

的儿童急性排斥或移植失败率未发现改善[30]。此外，在UNOS注册表中儿童患者最近的回顾性分析发现，接受多克隆兔抗胸腺细胞球蛋白（rATG）或单克隆抗-IL-2Ra抗体诱导相比无诱导的儿童排斥反应或3年移植肾存活数没有差异（所有出院三联免疫抑制维持治疗，包括CNI、抗代谢物类和皮质激素）[269]。

淋巴细胞清除类药物

OKT3。这一类中第一个有效的单克隆淋巴细胞清除药物为muromunab-3（或OKT3）。注射OKT3由于有严重的细胞因子释放症状，通常被称为"首剂效应"。由于其他可用的淋巴细胞清除类药物有更好的耐受性，20世纪90年代后期，接受肾移植的儿童已减少使用OKT3。由于需求降低了，OKT3厂商自动退出了美国市场。

抗胸腺细胞球蛋白。多克隆抗胸腺细胞球蛋白是NAPRTCS注册表中患者最常用的诱导治疗剂，2009年报告有22%的患者应用。有两个准备使用：一个来自免疫的兔子（rATG或抗胸腺细胞球蛋白，Genzyme），一个来自免疫的马（hATG或抗胸腺细胞丙种球蛋白，Upjohn）。在欧洲，Fresenins公司类似的多克隆抗体来自兔血清。由于这些配方使组织硬化，它们通过中心静脉导管给药。虽然ATG制剂比OKT3有更好的耐受性，它们仍然有严重的细胞因子释放和过敏反应的风

险,因此,推荐给药前 30~60 分钟用糖皮质激素、抗组胺药和对乙酰氨基酚。

抗胸腺细胞球蛋白诱导治疗的通常剂量是 1~2mg/(kg·d),共 5 天。一些中心在 CNI 达到治疗剂量水平时就停止使用抗胸腺细胞球蛋白。此外,基于外周 CD3+ 淋巴细胞计数的间歇疗法已提示高危成人肾移植受者减少累积剂量与急性排斥反应发生率降低的相关性[250],但这一做法在儿童并没有得到验证。抗胸腺细胞丙种球蛋白剂量通常是在每日 10~15mg/kg,5~10 天。在 NAPRTCS 注册表中,ATG /抗淋巴细胞球蛋白治疗持续时间的中位数为 5 天[232]。

单中心、回顾性研究报告 rATG 和三联免疫抑制 10 年随访发现移植物有良好的存活率[61,239]。在小儿肾移植受者的小规模研究表明,抗胸腺细胞球蛋白相比抗胸腺细胞丙种球蛋白应用 5 天后 T 细胞清除更佳[56,88]。然而,没有儿童受者应用抗胸腺细胞球蛋白和抗胸腺细胞丙种球蛋白之间治疗效果的直接报道。

已经提出了关于淋巴细胞清除诱导治疗与 PTLD 风险增加相关的问题,尤其是高剂量 OKT3 或抗胸腺细胞球蛋白[56,88]。然而,长期暴露于 CNI 和 mTOR 抑制剂或可能平衡 B 细胞和 T 细胞耗竭之间的关系,可能是 PTLD 更相关的因素[87,164]。

阿仑单抗。阿仑单抗(或 Campath-1H)是一种单克隆抗体,针对 CD52 阳性 T 细胞和 B 细胞。小规模研究显示在成人肾移植受者使用阿仑单抗诱导,随着 CNI 和霉酚酸酯(MMF)剂量减少、无长期皮质激素,有令人鼓舞的结果[247]。然而,在接受阿仑单抗诱导的儿童,药代动力学数据和长期结果还较为有限。Bartosh 等首先报道了 4 个高危儿童肾移植受者使用阿仑单抗[23]。他们报告了如同在成人中类似的延长淋巴细胞耗竭及在 CNI 缺失出现抗 HLA 抗体的风险增加。此后,在低风险儿童肾移植患者,正在进行的阿仑单抗诱导试验已经无激素免疫抑制并减少 CNI 暴露[68,242,286]。小儿接受阿仑单抗的最佳剂量尚不清楚。匹兹堡研究组报告单剂量诱导为 0.4~0.5mg/kg[300],前瞻性 Ⅱ 期临床试验(PC-01)利用两次用药(-1 天和+1 天),单次剂量为 0.3mg/kg(最大剂量为 20mg)[68]。

最近发表了一个关于接受阿仑单抗诱导的儿童在产生抗 HLA 抗体的免疫概述和发展的纵向研究[68]。这项研究是一个多中心临床试验的一部分(PC-01 阿仑单抗诱导试验,上述),接受活体肾移植(n=35)低风险的儿童初始维护免疫方案他克莫司和 MMF,在术后 2~

3 个月后转换为西罗莫司和 MMF。儿童产生循环抗 HLA 抗体的累积风险(在 24 个月后大约为 33%)明显高于文献报道的成人(在 1~5 年为 15%~20%)。然而,这项研究中的抗 HLA 抗体的产生与肾功能下降或术后 2 年活检中组织学变化无关。这些患者的长期随访需要评估在儿童中这种免疫抑制方案的潜在收益。

非清除类药物

抗 IL-2 受体拮抗剂抗体。在儿童有两个高亲和力单克隆抗体对抗诱导 IL-2 受体 α-链(IL2-ra 或 CD25),用于预防移植排斥反应。巴利昔单抗(Simulect, Novartis)是一种被批准用于预防儿童肾移植急性排斥反应的嵌合抗体,一般有 0 天和 4 天两剂(儿童<35kg,10mg 和儿童>35kg,20mg)。达利珠单抗(赛尼哌,Roche)最近退出美国市场,是一种人源化抗体,给药剂量为 1mg/kg,每 14 天给药,移植开始 24 小时内给药,共 5 次。这种给药方案在 61 名小儿肾移植受者导致移植后预测血清 Tac IL-2 受体亚单位饱和的水平约 90 天[297]。

抗 IL2-ra 抗体诱导儿童的总体耐受性良好。但有一例报告显示两名患儿在无延迟恢复的情况下出现非心源性肺水肿[75]。

巴利昔单抗通常联合 CNI、MMF 和泼尼松三联疗法的免疫抑制[235]。标准剂量的赛尼哌也被用于与三联免疫抑制相结合,应在加强赛尼哌剂量时避免使用类固醇的方案(术后给予 6 个月)[276]。

维持治疗

图 37-7 说明 SRTR 报道的美国在过去的十年中儿童接受肾移植,维持免疫抑制的趋势。儿童在使用中存在几种不同的免疫抑制方案。据 NAPRTCS 报道,自 2005—2010 年,最常见的维持免疫抑制方案(包括 63% 的尸体供体及 55% 的活体移植)包括他克莫司、MMF 和泼尼松三联疗法[232]。总体趋势为环孢素和硫唑嘌呤的使用减少,他克莫司和霉酚酸酯的使用增加。

皮质激素

糖皮质激素在预防实体器官移植排斥反应中起重要作用。SRTR 报告数据显示,如图 37-7,儿童肾移植受者使用激素维持免疫抑制在过去十年又下降了。2009 年,近 40% 的儿童肾移植患者出院后未包括类固醇的维持治疗方案[245]。这一趋势可能反映了一种转变,

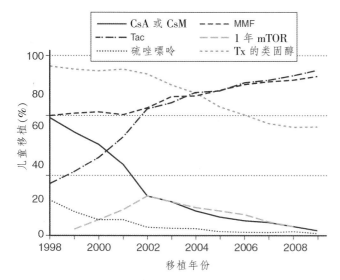

图 37-7　美国小儿肾移植维持免疫抑制治疗的趋势。(Data from Organ Procurement and Transplantation Network(OPTN) and Scientific Registry of Transplant Recipients (SRTR). OPTN/SRTR 2010 Annual Data Report. Department of Health and Human Services, Health Resources and Services Administration, Healthcare Systems Bureau, Division of Transplantation, 2011. Available online at: http:// srtr.transplant.hrsa.gov/annual_reports/2010 (accessed 9/24/2012).)

即降低长期糖皮质激素暴露的副作用，包括身高增长受损、骨密度降低、高血压、葡萄糖耐受性下降和股骨头缺血性坏死的风险。此外，长期使用糖皮质激素的不良美容影响，包括库欣综合征的面部特征和痤疮可能导致非依从性，尤其是对于青少年患者。

基于皮质激素的治疗方案。大多数接受肾移植的儿童使用类固醇作为维持免疫抑制的疗法。更有效的免疫抑制药物，即他克莫司和 MMF，可允许减少泼尼松剂量，用于预防排斥并缓解类固醇副作用。最近的 NAPRTCS 报告表明，在最近的儿童移植时代，维持用泼尼松/他克莫司/MMF 三联治疗，相比历史应用环孢素和（或）硫唑嘌呤（环孢素/硫唑嘌呤/泼尼松或环孢素/霉酚酸酯/泼尼松），可得到较低的平均每日泼尼松用量[232]。

降低糖皮质激素剂量已被证明可改善高血压、骨与关节的并发症和白内障，但这一策略并未显示出可有效解决儿童生长问题[97]。建议隔日注射累积当量的泼尼松，以促进儿童生长但不影响移植物存活[41,148]。但患者及其家属觉得这一方案更麻烦，容易出现不遵守的现象。

最近，免疫抑制方案中减少儿童肾移植受者糖皮质激素暴露的研究都集中在停用类固醇（早期或晚期）或免激素上[323]。下面将主要总结在儿童中这些方法的研究。

激素撤除（晚期）。晚期激素撤除的最初报道是关于排斥反应和移植丢失的危险增加[158]。然而最近，一项多中心、随机、开放性研究对低免疫风险儿童晚期停用类固醇（大于移植 1 年后）与连续类固醇治疗进行了比较，维持期治疗应用环孢素微乳剂和霉酚酸酯，观察两组之间的急性排斥反应发生率相似，激素撤除组 2 年移植肾功能稳定[135]。晚期激素撤除组的患者得益于良好的身高增长，高血压发作减少，降压药物的使用数量减少，与持续应用激素（5mg/m²，每日 1 次）的患者相比改善了碳水化合物和脂质代谢。这项研究表明，撤除类固醇，接受 CNI 和 MMF 治疗稳定的儿科移植受者是安全的，可以减轻长期使用类固醇的代谢和心血管副作用。值得注意的是，生长在这项研究中观察到的效应更为明显，发生在青春期前的患者更佳，但即使青春期患者在平均标准高度上亦有显著改善，也出现在类固醇停药 24 个月后。

设计应用新药减少皮质激素暴露的新方案带来的过度免疫抑制引起了有效关注[189]。唯一的随机双盲对照研究在儿童肾移植受者晚期撤除类固醇（开始于 6 个月）的实验由于不可接受的高 PTLD 发病率而提前终止[196]。在研究中，患者早期被给予强化免疫抑制治疗，巴利昔单抗诱导并维持环孢素/他克莫司/西罗莫司，然后完全停用皮质激素（连续 6 个月以上无临床或 6 个月的程序性活检显示组织学上无排斥证据）或接受持续低剂量的皮质激素。两组在急性排斥反应发生率上无显著差异，而撤除激素组 3 年移植物存活更优[29]。然而，较高的并发症发生率（尤其是 PTLD）导致本研究在早期终止，不建议在儿童中日常使用这种强效免疫抑制。

激素撤除（早期）。许多早期撤除皮质激素（在移植后 5~7 天）的病例报道，其患者相比历史性或非随机对照长期接受皮质激素的患者，急性排斥反应和移植物存活率相似。

Chavers 等的一个前瞻性、非随机研究报道 21 名应用 5~7 天抗胸腺细胞球蛋白诱导、环孢素和 MMF 维持治疗的儿童术后 6 天快速撤除皮质激素[54]。相比 39 名年龄匹配的对照患者同期应用标准剂量泼尼松，术后 2 年有相似的急性排斥发生率和移植物生存率[54]。平均高度标准偏差分数在快速停止泼尼松组显著增高，但未观察到高胆固醇血症、高甘油三酯血症、葡萄糖不耐受或肥胖有显著区别。

TWIST 研究是一项多中心、随机、开放性试验评估赛尼哌诱导（2 次）和他克莫司、MMF、快速撤减激素（5 天）方案与他克莫司、MMF、标准剂量泼尼松（没有诱导）三联疗法相比在小儿肾移植生长及激素相关代谢并发症方面的影响的研究[120]。研究终点较短，为 6 个月。两组间比较患者的生存期、移植物存活期和较短时间内的肾功能。快速皮质激素撤除组脂质和葡萄糖代谢改善。相比持续应用皮质激素的患者，皮质激素撤除组青春期前患者术后 6 个月有明显的生长改善。

最后，Tan 及其同事报告了他们使用单剂量阿仑单抗诱导治疗和围术期两剂量甲泼尼龙（阿仑单抗用药前 1 天和术中移植物开放之前）联合他克莫司单药治疗 42 例低免疫风险小儿活体肾移植的 4 年经验[300]。这些患者的一个亚组也能够耐受他克莫司减量至隔日给药。他们报告了使用这种方法后良好的移植物存活率（1 年为 97.6%年，2~4 年为 85.4%）和急性细胞排斥反应累积风险的降低（1 年为 0，4 年为 4.8%）。此外，他们还报道未发生抗体介导排斥反应、巨细胞病毒感染、BK 肾病或 PTLD 发作。此外，该组还报告 15 名青春期前儿童接受他克莫司单药治疗在 1 年的肾小球滤过率增加以及更高的 Z 评分[80]，也报道了移植后糖尿病发病率较低（7.7%）[286]。

激素免除。一个单中心完全避免类固醇使用赛尼哌强化（6 个月）诱导和他克莫司以及 MMF 维持治疗的试验的早期结果非常有激励性，与应用激素的历史对照相比，可显著改善生长，排斥反应发生率低，高血压、移植后糖尿病以及高脂血症的患病率降低[178,277]。

最近报道的一项多中心随机研究比较了无激素方案或类固醇联合他克莫司，MMF 为基础的免疫抑制方案，应用标准剂量赛尼哌（皮质激素）或强化赛尼哌诱导（无皮质激素）在非致敏儿童肾移植患者的长期结果（3 年随访）[276]。两组间有活检证实的急性排斥反应或移植物 3 年生存无差异。应用无激素方案的患者在术后 3 年有较低的收缩压和较低的胆固醇水平。两组之间整体高度 Z 评分变化 3 年没有统计学差异，5 岁以下受者接受无激素治疗方案身高增长有显著改善。无激素组抗体介导排斥反应的累积发病率数值较高（6.7% 对 2.9%），但无统计学意义[222]。随着时间的推移，慢性组织损伤明显增加，在无激素和应用激素组间无差异。该研究还报道了一个小组免疫高危儿童者无激素方案使用抗胸腺细胞球蛋白诱导（而不是强化赛尼哌）的病例，导致相似的排斥率，但相比赛尼哌方案，亚

临床病毒血症发生率增加[179]。

2008 年，罗氏宣布由于市场需求下降，在所有获得批准的国家自愿退出赛尼哌。无激素或使用巴利昔单抗诱导早期激素撤离的几个试验已在成人肾移植报道，但在儿童，将强化达利珠单抗治疗改为使用巴利昔单抗的方案仍在观察。

钙神经蛋白抑制剂

正如前面提到的，SRTR 报道近 90% 的儿童肾移植出院时接受 CNI 治疗（参见第 17 章）。在美国，他克莫司取代了大部分的环孢素。

从历史上看，儿童环孢素的剂量很复杂，这是由于油基配方胃肠道吸收的变化和儿童更高的新陈代谢率以及更频繁的剂量（高达每天 3 次）。微乳制剂的引入可增强生物利用度并降低血清中药物含量的变异。儿童环孢素的治疗监测一般采用谷值测量，由于需要多次痛苦的抽血，儿童药物的疗效或毒性很难确定并被其父母和家人接受。儿童环孢素的副作用与成人相似。多毛、牙龈增生的不良美容效果在青少年患者中会尤为痛苦，可能导致危险的非依从性。高胆固醇血症和高甘油三酯血症也很常见。

移植后开始的几天一旦血肌酐下降到移植前水平的 50%，通常开始他克莫司治疗。移植后前几个月他克莫司的平均剂量为 0.1~0.15mg/kg，每日 2 次[232]。儿童他克莫司药代动力学的信息是有限的，主要在小儿肝移植受者中进行研究[65]。一般来说，药物浓度监测认为他克莫司的谷浓度和药物暴露之间有很好的相关性。然而，对于低或适当的谷浓度伴随毒性迹象的情况，减少采样测量浓度–时间曲线下面积可能会有获益。

许多中心采用他克莫司、MMF 和泼尼松三联免疫抑制治疗，第一个 1~2 周有较高的初始他克莫司的目标（10~15ng/mL）后在随后的 4~6 个月降低目标。NAPRTCS 注册表报道移植后 12 个月平均他克莫司水平（通过免疫法）为 6ng/mL[232]。

他克莫司经 CYP3A 酶系统由肝脏代谢。与诱导剂或 CYP3A 抑制剂相关的药物相互作用可能影响药物的水平。腹泻是儿童的一个常见问题，可以显著提高他克莫司的血清水平。因此，他克莫司的药物浓度应在腹泻疾病（和剂量调整）时密切监测，以避免毒性，应进行检查，以确保治疗水平的持续提高。

儿童长期接受他克莫司治疗的最常见副作用包括糖耐量受损、移植后糖尿病、震颤、脱发和轻度睡眠障

碍。与环孢素相反,他克莫司很少会导致前面提到的美容方面的副作用。有几个方案研究儿童肾移植受者减少 CNI 暴露的情况,多数采取阿仑单抗诱导。如前所述,匹兹堡研究组报告了 42 例小儿肾移植受者阿仑单抗诱导(或使用胸腺免疫球蛋白)和小剂量他克莫司单药治疗 4 年具有良好的移植物存活率和功能[300]。国家卫生研究院资助的活体供肾移植儿童受者应用阿仑单抗诱导他克莫司撤除的多中心、单臂的前瞻性 II 期临床试验结果也可预期[68]。

mTOR 抑制剂

mTOR 抑制剂的副作用与 CNI 不同,包括低糖尿病、肿瘤风险和肾毒性,因此提供了一个可以减少 CNI 暴露的选择方案(参见第 19 章)。如图 37-7 所示,在美国,mTOR 抑制剂通常不被用于小儿肾移植受者。小儿肾移植受者使用 mTOR 抑制剂最常使用的数据来自西罗莫司。

儿童西罗莫司药物半衰期短,尤其是青春期的儿童,要求每日给药两次,而成人每日给药一次。此外,儿童最佳的目标谷浓度还未完全确定。儿童患者西罗莫司报道的最常见副作用包括复发性口腔溃疡、伤口愈合延迟和蛋白尿。青少年组轻度睾酮缺乏需进一步评估。副作用,尤其是口腔溃疡,在高谷浓度组(>9ng/mL)中更明显[211]。

CNI 转换为 mTOR 抑制剂被用于改善 GFR。在活检证实的慢性移植肾肾病(CAN)儿童肾移植受者环孢素转换西罗莫司的回顾性研究中,轻度(I 级)慢性移植肾肾病患者可在 3 个月内提高估计的肾小球滤过率,获得稳定的蛋白尿。然而,更晚期 CAN 患者肾功能无法从转换中获益。虽然转换西罗莫司在急性排斥反应或移植物丢失率上未增加,包括感染和肾病范围蛋白尿的副作用却有增加的趋势[144]。

我们报告我们的单中心在移植后 3 个月稳定,低风险的儿童肾移植受者从他克莫司转换为西罗莫司[142]。稳定的患者血肌酐水平和活检监测无急性排斥反应的组织学证据,包括边缘,可转换为西罗莫司。额外的排除标准包括终末期肾病的病因为肾病综合征、二次肾移植和活检证实的 BK 肾病。仍然使用西罗莫司的患者 5 年肾存活率为 91%(78% 的患者行转换),转换后在 12 个月内急性排斥反应发生率为 13%。口腔溃疡和 BK 病毒血症是最常见的并发症。

西罗莫司的抗增殖和抗血管生成作用的药物有可能改变生长方面的功能,从而阻碍儿童的身高增长。此外,mTOR 抑制剂已被证明会破坏软骨细胞内的胰岛素样生长因子(IGF)-1 信号通路轴,因此可能会干扰内源性或外源性生长激素。然而,西罗莫司治疗对小儿肾移植受者身高增长影响的回顾性调查有矛盾的结果[117,143]。

抗代谢类药物

在美国,MMF 已广泛替代硫唑嘌呤作为儿童肾移植的辅助维持治疗(参见第 18 章)。在美国,超过 85% 的儿童肾移植患者出院时治疗方案包括 MMF。如前所述,MMF 进入标准免疫抑制方案促进了移植后低剂量皮质类固醇的使用。在无皮质激素的方案中,MMF 也被证明有用,其可结合他克莫司和西罗莫司。此外在 CNI 减量方案,它可以与西罗莫司和皮质激素相组合。

儿童在使用 MMF 时最常见的、麻烦的副作用包括白细胞减少和腹泻。首次尝试治疗这些不良影响通常是减少 MMF 剂量。肠溶片也用来纠正胃肠道紊乱。儿童治疗药物监测 MMF (通过霉酚酸或霉酚酸水平监测)由于个体间和个体内高差异性一直被批评[306,339]。糖皮质激素可增强 MMF 代谢,环孢素或抗酸剂含镁或铝的氢氧化物可减少其生物利用度。药代动力学报告根据年龄不同,较小的儿童需要较高的剂量来实现类似的霉酚酸区(曲线下)面积[90]。接受他克莫司的患者,MMF 通常的开始剂量为 $250{\sim}400mg/m^2$,每日 2 次,但一些人主张 2 岁以下儿童给予高剂量($500mg/m^2$,每日 2 次)[90]。单独使用时,MMF 的建议剂量为 $600mg/m^2$。

儿童移植的急性排斥反应

如前所述,NAPRTCS 登记系统报道移植物丢失中急性排斥反应占 10%[232]。在现代免疫抑制剂治疗中,小儿肾移植急性排斥反应发生率降低。根据最新的 NAPRTCS 报告,在 2007—2010 年之间的注册报告显示儿童肾移植中的 13.2% 有至少一次排斥,而在 2003—2006 年为 24%,1999—2002 年为 32%。尸体供体肾移植受者有较高的排斥反应率(15.2%,活体捐赠者的排斥反应率为 10.3%)。从历史上看,近一半的小儿肾移植受者在移植后的前 12 个月内经历了急性排斥反应。然而,在最近的 NAPRTCS 报告(2007—2010 年)中,第一年大部分儿童无排斥,只有 8.6% 的活体接受者和 16.6% 的尸体肾移植患者报道前 12 个月内发生排斥反应。

慢性排斥反应是儿童移植失败的主要原因(图37-5)。与成人相同,晚期急性排斥反应和多发性急性排斥反应与长期移植物存活率不良密切相关。

急性排斥反应的诊断

小儿肾移植受者急性排斥反应的诊断并不总是直接的。儿童移植成人大小的肾使他们对于其肌肉质量有一个大的肾储备。因此,血肌酐的小幅度增加可以代表显著的肾功能不全。有急性排斥反应的患儿可出现低热和轻度高血压,但也可无症状。

小儿肾移植受者血肌酐升高的鉴别诊断与成人相似,包括低血容量、CNI 毒性、泌尿道感染、尿路梗阻、BK 肾病和急性排斥反应。肾活检是诊断排斥反应的金标准,儿童使用镇静剂可有良好的耐受性。根据活检手段诊断的排斥反应已成为儿童的标准护理(所谓的活检证实的排斥)。尿分析和尿培养、病毒 PCR(BK、CMV、EBV)以及肾超声检查应在活检前及时进行。在血肌酐水平升高时,为消除氮质血症,静脉注射晶体也可能是病因或混杂因素。

小儿肾移植程序性活检的作用尚不明确[140]。类固醇或 CNI 最小化往往依靠程序性活检发现早期病理学改变(即亚临床排斥反应),可能会从加剧免疫抑制中获益,可能能从减量中获得药物毒性的证据。然而,并不是所有的儿科中心都定期进行活检检查。

急性排斥反应的治疗

很少有儿童对照试验以指导治疗急性移植物排斥反应。与成人相同,高剂量糖皮质激素是可疑或活检证实的急性排斥反应的一线治疗药物。静脉注射甲基泼尼松龙琥珀酸钠通常给药剂量为 10~30mg/kg,采用 3~5 个连续剂量。一些中心在 3~5 天内使口服糖皮质激素下降到维持剂量,但并非全部儿科移植中心都如此。在类固醇冲击治疗的最初几天内,血肌酐水平升高并不少见。此外,停止冲击后许多天内血肌酐水平可能不会返回基线水平,但肌酐下降趋势通常暗示对治疗的反应。

严重的排斥反应

严重的排斥反应或耐激素的排斥反应历来采用淋巴细胞清除性抗体(如抗胸腺细胞球蛋白)治疗。阿仑单抗也有报道对一些难治性细胞性排斥反应有效[314]。

过去十年的研究已经确定了 B 细胞在急性细胞性

排斥反应中的一个额外作用,即使在未识别抗体介导的排斥反应中。B 细胞被假定有助于通过抗原呈递,活化树突状细胞,并通过提供共刺激因子帮助细胞排斥反应。在小儿肾移植受者活检中,B 细胞转录标记[275]和致密 B 细胞浸润与移植生存率不良相关[311],用来预测移植物丢失[220]。

最近的一项前瞻性、随机、开放标签试验比较了皮质激素冲击标准治疗和抗胸腺细胞球蛋白抗 CD20 单克隆抗体(利妥昔单抗)治疗活检证实的 B 细胞浸润急性细胞性排斥反应[338]。与接受标准治疗的患者相比,接受利妥昔单抗治疗后 6 个月和 12 个月的移植物功能和排斥反应评分可显著提高,尽管排斥等级高,体液性排斥反应随机分配到利妥昔单抗治疗组的患者更多。

抗体介导的排斥反应

儿童抗体介导排斥可以通过静脉注射免疫球蛋白(IVIG)、血浆置换或利妥昔单抗治疗[35],但这些方法的疗效尚不确定。对蛋白酶体抑制剂的成功使用,硼替佐米(万珂,千禧制药),被报道用于成人肾移植[59]、儿童心脏移植[214]和多脏器[146]移植中治疗抗体介导排斥反应。一项研究对比了 10 例肾移植体液性排斥反应患者的病例(包括一些青少年患者)给予硼替佐米联合血浆置换并静脉注射免疫球蛋白(18 个月时 10 例中 6 个移植肾有功能)与历史对照相比接受利妥昔单抗与血浆置换并静脉注射免疫球蛋白(18 个月时 10 例中 1 个移植肾有功能)有提高移植物存活率的趋势[325]。

移植术后的长期管理

终末期肾病儿童肾移植获得成功,目前的 10 年存活率为 80%~95%。因此,这些患者的长期管理重点是维持良好的生活质量并最大限度地减少免疫抑制剂的显著长期副作用。儿童肾移植受者的门诊管理包括识别并减少长期免疫抑制治疗对心血管和代谢的作用,预防感染和慢性排斥反应,保证良好的长期生活质量,顺利过渡到成年。

高血压和心血管疾病

终末期肾病的儿童相对于同龄人心血管疾病的死亡率增加,儿童终末期肾病患者死亡的 40% 是由心血管疾病造成的[194,248]。传统的心血管疾病高流行危险因素包括高血压(占尿毒症儿童的 50%~75%)和高脂血症(占透析儿童的 70%~90%)。肾移植导致肾功能改善和许多传统的风险因素被消除，但心血管疾病仍然是超过 1/3 的 21 岁前接受肾移植的患者死亡的主要原因[94]。

根据 2010 NAPRTCS 移植报告，长期随访中相当数量的儿童肾移植患者接受抗高血压药物治疗。抗高血压药物的使用率在移植后即刻最高，在移植后尸体供肾为 83%，而活体移植为 78%。随着时间的推移，两组服药率同样下降，据报道尸体供体受者为 70%，活体供肾受者为 58%，在 5 年后接受抗高血压药物治疗。

除了关注与未控制高血压相关的长期心血管风险的问题，辛辛那提儿童肾移植患者的回顾性分析也表明，收缩期高血压是长期移植存活不良的独立预测因素[206]。儿童肾移植受者较常见夜间高血压。此外，最近的一项横断面研究报告显示，一大部分有稳定移植肾功能的儿童肾移植受者有隐匿性高血压和夜间高血压，使用动态血压监测对于确定患者与隐藏的心血管危险因素可能有帮助。

肥胖和(或)移植后糖尿病与他克莫司和(或)糖皮质激素的使用是心血管疾病发病率和死亡率的另一个危险因素。高胆固醇血症和高甘油三酯血症患者在使用环孢素时代更常见。应密切监测移植后的体重增加，以早期确定有肥胖风险的儿童，因为在移植 3 个月后体重和身体质量指数增加可能是持久的。许多儿童在终末肾病期严格限制饮食，在移植后突然改变饮食习惯，因此与儿科营养师合作，对于教育患者和家庭养成有益于心脏的健康饮食习惯是有益处的。

此外，建议每半年检查是否有高胆固醇血症、高甘油三酯血症和糖耐量受损。生活方式的改变，包括饮食的改变和运动的增加，首选是高脂血症的青年儿童。年龄在 8 岁以上的儿童使用 HMG-CoA 还原酶抑制剂(他汀类药物)通常被认为是安全、有效的，然而，其长期安全性证据不足[37]。

移植后感染

现代免疫抑制方案(CNI、MMF 和糖皮质激素)降低了急性排斥反应的发生率，感染变得更常见。特别是由于免疫力低下，儿童肾移植受者更容易发生病毒相关并发症。

病毒感染

巨细胞病毒。巨细胞病毒仍然是儿童肾移植术后一个重要的机会性病原体。诊断方法的进步和有效预防方案的采用已经降低了以前巨细胞病毒病相关的死亡率，但发病率仍然很高。在小儿肾移植受者，巨细胞病毒感染率在历史上被报告为高达 75%。报道的 CMV 疾病的发生率为 5%~30%，通常在移植后头 2 个月发病[265]。

缬更昔洛韦被证明为是儿童实体器官移植中预防和治疗 CMV 病的安全有效的方法[172]。预防剂量通常是 15mg/kg(最大剂量为 900mg)每日剂量，治疗剂量每日给药两次。肾小球滤过率 $<60mL/(min \cdot 1.73m^2)$ 时缬更昔洛韦剂量应调整。巨细胞病毒阴性受者-巨细胞病毒阴性供者(D-/R-)发展为巨细胞病毒病的风险最低(<5%)，往往无须预防。巨细胞病毒阳性受体(R+)有中度风险，建议接受 12 周的预防，虽然有些中心采用 2~4 周的预防然后监测并抢先治疗。最后，高危人群是巨细胞病毒阴性受者-巨细胞病毒阳性供者(D+/R-)。一般建议这一高危人群预防至少为 100 天，但一些中心将预防期延长至 6 个月。巨细胞病毒感染或巨细胞病一旦预防终止便可以发生。

EB 病毒。儿童 PTLD 的发病率比成人高，有超过 2% 的儿童移植报道移植后 4 年内有 PTLD 发生[245]。儿童 PTLD 经常与 EBV 感染有关，儿童在移植时对 EBV 免疫力低会有极高的风险发展成 PTLD[73]。SRTR 报道的 2005—2009 年儿童移植患者在移植时，30%~40% 为 EBV 血清学阴性。

PTLD，或其前期病变，EBV 相关的淋巴组织增生，经常表现为儿童的扁桃体肥厚[284]，但也可在胃肠道发展(表现为慢性腹泻)，在外周淋巴结(表现为淋巴结肿大或弗兰克淋巴瘤)，或在移植肾，导致移植失败。中枢神经系统也被报道累及，并可能是致命的。因此，预防并早期识别 PTLD 必不可少。

移植时 EBV 血清学阴性的儿童应监测外周血 EBV 病毒 PCR 来发现在发展成 PTLD 之前的病毒载量的增加[307]。大多数患者首先减少免疫抑制，但有时抗 B 细胞抗体(如利妥昔单抗)、T 细胞治疗或化疗是必需的[71,72,100,113]。

多瘤病毒。儿童肾移植受者 BK 病毒肾病的发病率约为 4.6%[293]。儿童肾移植后 BK 病毒感染(如病毒血症)可以发生在早期(第一个月内)或晚期(几年后)[141]。确诊 BK 肾病的唯一方法是肾活检。BK 肾病是儿童移植物丢失的高风险因素[141]。

使用 PCR 检测前瞻性监测 BK 病毒 DNA 与抢先治疗并降低免疫抑制已被建议作为一种有效的治疗方

法[111,141,259]。BK 病毒特异性细胞免疫功能已与病毒清除有关,强调减少 T 细胞抑制[111,310]。其他选项的方法包括静脉注射免疫球蛋白治疗、西多福韦或来氟米特,然而这些方法的有效性在儿童中并未证实[16]。

细菌感染

尿路感染是儿童肾移植后最常见的感染性并发症,发生率为 15%~33%[151,190]。根据 NAPRTCS 注册表,在移植 1 年后应用抗生素预防尿道感染的患者 55% 有肾发育不良,65% 的患者被诊断有反流性肾病,68% 患有阻塞性尿路疾病[232]。复发性尿路感染可导致儿童移植肾功能快速减退[132]。

发热性尿路感染的危险因素包括解剖异常、膀胱功能障碍、异物的存在(如导尿管或支架)以及基本免疫抑制。儿童肾移植患者可注射抗生素用于发热性尿路感染。

下尿路症状

非泌尿病因终末期肾病儿童已报道移植后下尿路症状较少,包括膀胱容量增加、膀胱不完全排空、夜间或白天尿失禁和泌尿系感染[319]。儿童失调性排尿可以从盆底训练和定时排尿获益,以避免移植物损伤和失功[187]。抗胆碱治疗和间歇导尿应继续作为神经源性膀胱移植后的医疗管理。

生长

CKD 儿童身高增长障碍是多因素的,主要包括生长激素、胰岛素样生长因子和胰岛素样生长因子结合蛋白的轴向干扰。尽管移植后肾功能满意,自发生长往往是不够的。

移植后生长的决定因素包括移植时的年龄、糖皮质激素暴露、移植肾功能和应用 rhGH。6 岁以下儿童身高增长率与较大儿童相似[301]。糖皮质激素诱导生长激素的低反应性[198,313]和儿童应用无皮质激素的免疫抑制方案已被证明比接受泼尼松为基础的免疫抑制儿童有身高增长改善。移植后 30 天 eGFR 可预测长期的高度 Z 评分,eGFR<60mL/(min·1.73m^2) 的患者可降低高度 Z 评分[81,91]。移植前生长发育迟缓的程度也可预测成年高度[81]。最后,肾移植的儿童 rhGH 在提高增长速率[92]和增加成年后高度[109]方面是有效的。

儿童移植的不依从性

非依从性是小儿肾移植的一个主要问题。最近的一项系统回顾估计,非依从性导致大约 44% 的移植物损失和晚期急性排斥[74]。在 16 项涉及儿童肾移植的研究中,患者不依从整体流行率为 31%(在 16 项研究中加权平均)。青少年患者的风险较高,在同一篇综述中加权平均患病率为 43%。

自我报告可能不代表真正的发病率,患者和家属往往不愿意报告。错过了门诊预约和常规检测也是小儿实体器官移植患者非依从性的常见方式[69]。非依从性相关因素常见的包括缺乏服药监督、家庭冲突、父母和医疗团队之间的沟通以及药物数量和服药时间的要求[66]。

青少年问题

青春期是童年和成年之间的一个重要过渡时期,这段时期的特点是追求独立和自主。这一迅速变化和不稳定的发展时期导致青少年移植受者药物依从性较差,急性排斥反应和移植物丢失的风险增加[74,176]。这一人群的医疗管理具有挑战性,可能需要专门的多学科合作,以改善预后。

社会心理发展

青少年努力建立一个独立于父母和其他成年权威人物的身份,这会导致对抗和挑衅行为。独立需要加上无畏的观念和不断进化的抽象思维能力,导致不合逻辑的思考和冒险行为。除了青春期正常的心理冲突,移植受者会暴露于其慢性疾病相关的额外的心理压力中。发育延迟、药物副作用对自身形象的影响、与同龄人交流困难、免疫抑制剂用药方案苛刻的要求、创伤后应激症状以及家庭的财政负担或角色紧张可能加重移植青少年的心理问题。与心理学家、精神科医生和社会工作者的合作对早期识别并对高风险个人加强治疗可能是有益的。

青春期

青春期起始是青春期的重要里程碑。有几个报告阐述肾移植后儿童青春期和性成熟,大多集中在青春期生长速度。大部分儿童在移植后有正常的青春期,但很多人可能有延迟性,持续时间缩短[299]。通常是那些骨年龄比他们实际年龄延迟的儿童青春期起始延迟[106]。

性和身体形象

与性相关的问题,包括预防性传播疾病和计划生育也需要青少年患者解决。在接受环孢素或他克莫司时,青春期女性移植受者已有成功妊娠。考虑避孕对免疫抑制药物代谢的影响,需建议青春期少女预防妊娠。此外,某些免疫抑制剂药物和抗高血压药物(如血管紧张素转换酶抑制剂)的致畸作用(特别是 MMF 和 CNI)也应向青少年女性及其家属说明。

青少年还需要平衡他们移植后性发展随之的身体形象的变化。青少年很难接受免疫抑制药物的容颜副作用,包括体重增加、库欣综合征、痤疮和牙龈肥大。伴随着心理压力,自我形象的影响对青少年坚持药物治疗方案提供了一个危险的不利因素。

过渡性管理

一些报告表明,移植失败风险较高,特别是从儿童到成人管理转化时[271,329]。已经越来越认识到其他慢性疾病时(如儿童癌症幸存者),青少年和年轻成人(14~29 岁)更容易有不良结局,这可能是由于相比儿童或老年成人,他们采用了不同的保健方法[298]。促进向成人医疗保健服务系统过渡的策略的确认和改善青少年移植成果已成为儿童移植群体的优先问题[28,330]。

转型是一个过程,包括一个有目的的、计划好的方案,将患者从儿科护理(照顾者的照顾)转化到成人护理(需要患者的自我管理)。虽然时间应该是个性化的,有一个越来越普遍的共识,即过渡准备应尽早开始(10~14 岁)。实现成功的过渡需要技能上的转化。

患者成功转换到成人管理的关键事件包括:①具备描述和理解 ESRD 产生和需要移植的根本原因的能力;②认识到移植对他们整体健康的长期和短期影响;③了解自身病情对生殖健康的影响;④有自己的医疗责任示范;⑤具备基本的生活自理能力;和⑥愿意进入成年[28,330]。

过渡管理已经描述了各种形式,从提供满足患者的转化为成年人之前的服务,儿科团队成员陪同患者到他们的第一个成人随访,儿童和成人团队之间的重叠或交替访问,到充分共享青少年/年轻成人的移植诊所。监测和评估准备转移的机制已经描述,但不规范。此外,还有重要的系统问题(保险覆盖、医疗保健政策、资源分配)需要克服。

过渡到成人管理的儿童的结果需要纵向分析。在儿童和成人移植群体之间存在一个形成合作的巨大机会,以改善这类高风险人群的预后。

(冯刚 译 付迎欣 校)

参考文献

1. Abbott KC, Sawyers ES, Oliver Iii JD, et al. Graft loss due to recurrent focal segmental glomerulosclerosis in renal transplant recipients in the United States. Am J Kidney Dis 2001;37:366–73.
2. Abraham EC, Wilson AC, Goebel J. Current kidney allocation rules and their impact on a pediatric transplant center. Am J Transplant 2009;9:404–8.
3. Abuali MM, Arnon R, Posada R. An update on immunizations before and after transplantation in the pediatric solid organ transplant recipient. Pediatr Transplant 2011;15:770–7.
4. Adams J, Mehls O, Wiesel M. Pediatric renal transplantation and the dysfunctional bladder. Transpl Int 2004;17:596–602.
5. Agarwal S, Oak N, Siddique J, et al. Changes in pediatric renal transplantation after implementation of the revised deceased donor kidney allocation policy. Am J Transplant 2009;9:1237–42.
6. Al-Akash SI, Almond PS, Savell Jr VH, et al. Eculizumab induces long-term remission in recurrent post-transplant HUS associated with C3 gene mutation. Pediatr Nephrol 2011;26:613–9.
7. Alam S, Sheldon C. Urological issues in pediatric renal transplantation. Curr Opin Urol 2008;18:413–8.
8. Al-Eisa A, Naseef M, Al-Hamad N, et al. Chronic renal failure in Kuwaiti children: an eight-year experience. Pediatr Nephrol 2005;20:1781–5.
9. Alexopoulos S, Lightner A, Concepcion W, et al. Pediatric kidney recipients with small capacity, defunctionalized urinary bladders receiving adult-sized kidney without prior bladder augmentation. Transplantation 2011;91:452–6.
10. Ali E-TA, Abdelraheem M, Mohamed R, et al. Chronic renal failure in Sudanese children: aetiology and outcomes. Pediatr Nephrol 2009;24:349–53.
11. Amaral S, Patzer RE, Kutner N, et al. Racial disparities in access to pediatric kidney transplantation since share 35. J Am Soc Nephrol 2012;23:1069–77.
12. Andreoli SP, Brewer ED, Watkins S, et al. American Society of Pediatric Nephrology position paper on linking reimbursement to quality of care. J Am Soc Nephrol 2005;16:2263–9.
13. Andresdottir MB, Assmann KJ, Hoitsma AJ, et al. Recurrence of type I membranoproliferative glomerulonephritis after renal transplantation: analysis of the incidence, risk factors, and impact on graft survival. Transplantation 1997;63:1628–33.
14. Angelo JR, Bell CS, Braun MC. Allograft failure in kidney transplant recipients with membranoproliferative glomerulonephritis. Am J Kidney Dis 2011;57:291–9.
15. Appel GB, Cook HT, Hageman G, et al. Membranoproliferative glomerulonephritis type II (dense deposit disease): an update. J Am Soc Nephrol 2005;16:1392–403.
16. Araya CE, Garin EH, Neiberger RE, et al. Leflunomide therapy for BK virus allograft nephropathy in pediatric and young adult kidney transplant recipients. Pediatr Transplant 2010;14:145–50.
17.Ariceta G, Besbas N, Johnson S, et al. Guideline for the investigation and initial therapy of diarrhea-negative hemolytic uremic syndrome. Pediatr Nephrol 2009;24:687–96.
18. Auber F, Jeanpierre C, Denamur E, et al. Management of Wilms tumors in Drash and Frasier syndromes. Pediatr Blood Cancer 2009;52:55–9.
19. Baez-Trinidad LG, Lendvay TS, Broecker BH, et al. Efficacy of nephrectomy for the treatment of nephrogenic hypertension in a pediatric population. J Urol 2003;170:1655–7, discussion 1658.
20. Banerjee R, Hersh AL, Newland J, et al. *Streptococcus pneumoniae*-associated hemolytic uremic syndrome among children in North America. Pediatr Infect Dis J 2011;30:736–9.
21. Barrero R, Fijo J, Fernandez-Hurtado M, et al. Vesicoureteral reflux after kidney transplantation in children. Pediatr Transplant 2007;11:498–503.
22. Bartosh SM, Fine RN, Sullivan EK. Outcome after transplantation of young patients with systemic lupus erythematosus: a report of the North American pediatric renal transplant cooperative study. Transplantation 2001;72:973–8.
23. Bartosh SM, Knechtle SJ, Sollinger HW. Campath-1H use in pediatric renal transplantation. Am J Transplant 2005;5:1569–73.
24. Baum MA. Outcomes after renal transplantation for FSGS in children. Pediatr Transplant 2004;8:329–33.

25. Baum MA, Stablein DM, Panzarino VM, et al. Loss of living donor renal allograft survival advantage in children with focal segmental glomerulosclerosis. Kidney Int 2001;59:328–33.

26. Becker-Cohen R, Bruschi M, Rinat C, et al. Recurrent nephrotic syndrome in homozygous truncating NPHS2 mutation is not due to anti-podocin antibodies. Am J Transplant 2007;7:256–60.

27. Bek K, Akman S, Bilge I, et al. Chronic kidney disease in children in Turkey. Pediatr Nephrol 2009;24:797–806.

28. Bell LE, Bartosh SM, Davis CL, et al. Adolescent transition to adult care in solid organ transplantation: a consensus conference report. Am J Transplant 2008;8:2230–42.

29. Benfield MR, Bartosh S, Ikle D, et al. A randomized double-blind, placebo controlled trial of steroid withdrawal after pediatric renal transplantation. Am J Transplant 2010;10:81–8.

30. Benfield MR, Tejani A, Harmon WE, et al. A randomized multicenter trial of OKT3 mAbs induction compared with intravenous cyclosporine in pediatric renal transplantation. Pediatr Transplant 2005;9:282–92.

31. Benoit G, Machuca E, Antignac C. Hereditary nephrotic syndrome: a systematic approach for genetic testing and a review of associated podocyte gene mutations. Pediatr Nephrol 2010;25:1621–32.

32. Bergstralh EJ, Monico CG, Lieske JC, et al. Transplantation outcomes in primary hyperoxaluria. Am J Transplant 2010;10:2493–501.

33. Bertelli R, Ginevri F, Caridi G, et al. Recurrence of focal segmental glomerulosclerosis after renal transplantation in patients with mutations of podocin. Am J Kidney Dis 2003;41:1314–21.

34. Bienaime F, Dragon-Durey MA, Regnier CH, et al. Mutations in components of complement influence the outcome of factor I-associated atypical hemolytic uremic syndrome. Kidney Int 2010;77:339–49.

35. Billing H, Rieger S, Ovens J, et al. Successful treatment of chronic antibody-mediated rejection with IVIG and rituximab in pediatric renal transplant recipients. Transplantation 2008;86:1214–21.

36. Bouchot O, Guillonneau B, Cantarovich D, et al. Vesicoureteral reflux in the renal transplantation candidate. Eur Urol 1991;20:26–8.

37. Braamskamp MJ, Wijburg FA, Wiegman A. Drug therapy of hypercholesterolaemia in children and adolescents. Drugs 2012;72:759–72.

38. Braun MC, Stablein DM, Hamiwka LA, et al. Recurrence of membranoproliferative glomerulonephritis type II in renal allografts: the North American Pediatric Renal Transplant Cooperative Study experience. J Am Soc Nephrol 2005;16:2225–33.

39. Bresin E, Daina E, Noris M, et al. Outcome of renal transplantation in patients with non-Shiga toxin-associated hemolytic uremic syndrome: prognostic significance of genetic background. Clin J Am Soc Nephrol 2006;1:88–99.

40. Browne G, Brown PA, Tomson CR, et al. Retransplantation in Alport post-transplant anti-GBM disease. Kidney Int 2004;65:675–81.

41. Broyer M, Guest G, Gagnadoux MF. Growth rate in children receiving alternate-day corticosteroid treatment after kidney transplantation. J Pediatr 1992;120:721–5.

42. Burlingham WJ, Grailer AP, Heisey DM, et al. The effect of tolerance to noninherited maternal HLA antigens on the survival of renal transplants from sibling donors. N Engl J Med 1998;339:1657–64.

43. Butani L, Perez RV. Effect of pretransplant dialysis modality and duration on long-term outcomes of children receiving renal transplants. Transplantation 2011;91:447–51.

44. Byrne MC, Budisavljevic MN, Fan Z, et al. Renal transplant in patients with Alport's syndrome. Am J Kidney Dis 2002;39:769–75.

45. Cahen R, Trolliet P, Dijoud F, et al. Severe recurrence of type I membranoproliferative glomerulonephritis after transplantation: remission on steroids and cyclophosphamide. Transplant Proc 1995;27:1746–7.

46. Canaud G, Dion D, Zuber J, et al. Recurrence of nephrotic syndrome after transplantation in a mixed population of children and adults: course of glomerular lesions and value of the Columbia classification of histological variants of focal and segmental glomerulosclerosis (FSGS). Nephrol Dial Transplant 2010;25:1321–8.

47. Capozza N, Collura G, Falappa P, et al. Renal embolization as an alternative to surgical nephrectomy in children. Transplant Proc 2007;39:1782–4.

48. Carraro M, Zennaro C, Candiano G, et al. Nephrotic urine

49. Cattran D, Neogi T, Sharma R, et al. Serial estimates of serum permeability activity and clinical correlates in patients with native kidney focal segmental glomerulosclerosis. J Am Soc Nephrol 2003;14:448–53.

50. Cavallini M, Di Zazzo G, Giordano U, et al. Long-term cardiovascular effects of pre-transplant native kidney nephrectomy in children. Pediatr Nephrol 2010;25:2523–9.

51. Cayci FS, Cakar N, Hancer VS, et al. Eculizumab therapy in a child with hemolytic uremic syndrome and CFI mutation. Pediatr Nephrol 2012;27:2321–31.

52. Charytan D, Torre A, Khurana M, et al. Allograft rejection and glomerular basement membrane antibodies in Alport's syndrome. J Nephrol 2004;17:431–5.

53. Chaudhuri A, Salvatierra Jr O, Alexander SR, et al. Option of pre-emptive nephrectomy and renal transplantation for Bartter's syndrome. Pediatr Transplant 2006;10:266–70.

54. Chavers BM, Chang YC, Gillingham KJ, et al. Pediatric kidney transplantation using a novel protocol of rapid (6-day) discontinuation of prednisone: 2-year results. Transplantation 2009;88:237–41.

55. Cheong HI, Han HW, Park HW, et al. Early recurrent nephrotic syndrome after renal transplantation in children with focal segmental glomerulosclerosis. Nephrol Dial Transplant 2000;15:78–81.

56. Cherikh WS, Kauffman HM, Mcbride MA, et al. Association of the type of induction immunosuppression with posttransplant lymphoproliferative disorder, graft survival, and patient survival after primary kidney transplantation. Transplantation 2003;76:1289–93.

57. Choi JY, Kwon OJ, Kang CM. The effect of donor–recipient relationship on long-term outcomes of living related donor renal transplantation. Transplant Proc 2012;44:257–60.

58. Cibrik DM, Kaplan B, Campbell DA, et al. Renal allograft survival in transplant recipients with focal segmental glomerulosclerosis. Am J Transplant 2003;3:64–7.

59. Clatworthy MR, Friend PJ, Calne RY, et al. Alemtuzumab (Campath-1H) for the treatment of acute rejection in kidney transplant recipients: long-term follow-up. Transplantation 2009;87:1092–5.

60. Coffman TM, Himmelstein S, Best C, et al. Post-transplant hypertension in the rat: effects of captopril and native nephrectomy. Kidney Int 1989;36:35–40.

61. Colleen Hastings M, Wyatt RJ, Lau KK, et al. Five years' experience with thymoglobulin induction in a pediatric renal transplant population. Pediatr Transplant 2006;10:805–10.

62. Dale-Shall AW, Smith JM, Mcbride MA, et al. The relationship of donor source and age on short- and long-term allograft survival in pediatric renal transplantation. Pediatr Transplant 2009;13:711–8.

63. Dall'amico R, Ghiggeri G, Carraro M, et al. Prediction and treatment of recurrent focal segmental glomerulosclerosis after renal transplantation in children. Am J Kidney Dis 1999;34:1048–55.

64. Dehan P, Van Den Heuvel LPWJ, Smeets HJM, et al. Identification of post-transplant anti-α5(IV) collagen alloantibodies in X-linked Alport syndrome. Nephrol Dial Transplant 1996;11:1983–8.

65. Del Mar Fernandez De Gatta M, Santos-Buelga D, Dominguez-Gil A, et al. Immunosuppressive therapy for paediatric transplant patients: pharmacokinetic considerations. Clin Pharmacokinet 2002;41:115–35.

66. Delucchi A, Gutierrez H, Arrellano P, et al. Factors that influence nonadherence in immunosuppressant treatment in pediatric transplant recipients: a proposal for an educational strategy. Transplant Proc 2008;40:3241–3.

67. De Sandes-Freitas TV, Holanda-Cavalcanti A, Mastroianni-Kirsztajn G, et al. Late presentation of Alport posttransplantation anti-glomerular basement membrane disease. Transplant Proc 2011;43:4000–1.

68. De Serres SA, Mfarrej BG, Magee CN, et al. Immune profile of pediatric renal transplant recipients following alemtuzumab induction. J Am Soc Nephrol 2012;23:174–82.

69. Dew MA, Dabbs AD, Myaskovsky L, et al. Meta-analysis of medical regimen adherence outcomes in pediatric solid organ transplantation. Transplantation 2009;88:736–46.

70. Dharnidharka VR, Agodoa LY, Abbott KC. Effects of urinary tract infection on outcomes after renal transplantation in children. Clin

prevents increased rat glomerular albumin permeability induced by serum from the same patient with idiopathic nephrotic syndrome. Nephrol Dial Transplant 2003;18:689–93.

J Am Soc Nephrol 2007;2:100–6.

71. Dharnidharka VR, Araya CE. Post-transplant lymphoproliferative disease. Pediatr Nephrol 2009;24:731–6.

72. Dharnidharka VR, Gupta S. PTLD treatment: reducing the chemotherapy burden through addition of rituximab. Pediatr Transplant 2010;14:10–1.

73. Dharnidharka VR, Lamb KE, Gregg JA, et al. Associations between EBV serostatus and organ transplant type in PTLD risk: an analysis of the SRTR National Registry Data in the United States. Am J Transplant 2012;12:976–83.

74. Dobbels F, Ruppar T, De Geest S, et al. Adherence to the immunosuppressive regimen in pediatric kidney transplant recipients: a systematic review. Pediatr Transplant 2010;14:603–13.

75. Dolan N, Waldron M, O'Connell M, et al. Basiliximab induced non-cardiogenic pulmonary edema in two pediatric renal transplant recipients. Pediatr Nephrol 2009;24:2261–5.

76. Dragon-Durey MA, Fremeaux-Bacchi V, Loirat C, et al. Heterozygous and homozygous factor h deficiencies associated with hemolytic uremic syndrome or membranoproliferative glomerulonephritis: report and genetic analysis of 16 cases. J Am Soc Nephrol 2004;15:787–95.

77. Dragon-Durey M-A, Loirat C, Cloarec S, et al. Anti-factor H autoantibodies associated with atypical hemolytic uremic syndrome. J Am Soc Nephrol 2005;16:555–63.

78. Dubourg L, Cochat P, Hadj-Aissa A, et al. Better long-term functional adaptation to the child's size with pediatric compared to adult kidney donors. Kidney Int 2002;62:1454–60.

79. El-Ghoneimi A, Abou-Hashim H, Bonnard A, et al. Retroperitoneal laparoscopic nephrectomy in children: at last the gold standard? J Pediatr Urol 2006;2:357–63.

80. Ellis D, Shapiro R, Moritz M, et al. Renal transplantation in children managed with lymphocyte depleting agents and low-dose maintenance tacrolimus monotherapy. Transplantation 2007;83:1563–70.

81. Englund MS, Tyden G, Wikstad I, et al. Growth impairment at renal transplantation – a determinant of growth and final height. Pediatr Transplant 2003;7:192–9.

82. Esparza-Gordillo J, Jorge EGD, Buil A, et al. Predisposition to atypical hemolytic uremic syndrome involves the concurrence of different susceptibility alleles in the regulators of complement activation gene cluster in 1q32. Hum Mol Genet 2005;14:703–12.

83. European best practice guidelines for renal transplantation. Section IV: long-term management of the transplant recipient. IV.11 Paediatrics (specific problems). Nephrol Dial Transplant 2002;17(Suppl. 4):55–8.

84. Eytan Mor MD, Weismann I. Current treatment for primary hyperoxaluria type 1: when should liver/kidney transplantation be considered. Pediatr Transplant 2009;13:805–7.

85. Fargue S, Harambat J, Gagnadoux MF, et al. Effect of conservative treatment on the renal outcome of children with primary hyperoxaluria type 1. Kidney Int 2009;76:767–73.

86. Faul C, Donnelly M, Merscher-Gomez S, et al. The actin cytoskeleton of kidney podocytes is a direct target of the antiproteinuric effect of cyclosporine A. Nat Med 2008;14:931–8.

87. Faull RJ, Hollett P, Mcdonald SP. Lymphoproliferative disease after renal transplantation in Australia and New Zealand. Transplantation 2005;80:193–7.

88. Fernberg P, Edgren G, Adami J, et al. Time trends in risk and risk determinants of non-Hodgkin lymphoma in solid organ transplant recipients. Am J Transplant 2011;11:2472–82.

89. Ferraris JR, Ramirez JA, Ruiz S, et al. Shiga toxin-associated hemolytic uremic syndrome: absence of recurrence after renal transplantation. Pediatr Nephrol 2002;17:809–14.

90. Filler G, Foster J, Berard R, et al. Age-dependency of mycophenolate mofetil dosing in combination with tacrolimus after pediatric renal transplantation. Transplant Proc 2004;36:1327–31.

91. Fine RN, Martz K, Stablein D. What have 20 years of data from the North American Pediatric Renal Transplant Cooperative Study taught us about growth following renal transplantation in infants, children, and adolescents with end-stage renal disease? Pediatr Nephrol 2010;25:739–46.

92. Fine RN, Stablein D, Cohen AH, et al. Recombinant human growth hormone post-renal transplantation in children: a randomized controlled study of the NAPRTCS. Kidney Int 2002;62:688–96.

93. Florman S, Benchimol C, Lieberman K, et al. Fulminant recurrence of atypical hemolytic uremic syndrome during a calcineurin inhibitor-free immunosuppression regimen. Pediatr Transplant 2002;6:352–5.

94. Foster BJ, Dahhou M, Zhang X, et al. Change in mortality risk over time in young kidney transplant recipients. Am J Transplant 2011;11:2432–42.

95. Fremeaux-Bacchi V, Arzouk N, Ferlicot S, et al. Recurrence of HUS due to CD46/MCP mutation after renal transplantation: a role for endothelial microchimerism. Am J Transplant 2007; 7:2047–51.

96. Fremeaux-Bacchi V, Weiss L, Brun P, et al. Selective disappearance of C3NeF IgG autoantibody in the plasma of a patient with membranoproliferative glomerulonephritis following renal transplantation. Nephrol Dial Transplant 1994;9:811–4.

97. Fryer JP, Benedetti E, Gillingham K, et al. Steroid-related complications in pediatric kidney transplant recipients in the cyclosporine era. Transplant Proc 1994;26:91–2.

98. Fuentes GM, Meseguer CG, Carrion AP, et al. Long-term outcome of focal segmental glomerulosclerosis after pediatric renal transplantation. Pediatr Nephrol 2010;25:529–34.

99. Fujisawa M, Iijima K, Ishimura T, et al. Long-term outcome of focal segmental glomerulosclerosis after Japanese pediatric renal transplantation. Pediatr Nephrol 2002;17:165–8.

100. Gallego S, Llorta A, Gros L, et al. Post-transplant lymphoproliferative disorders in children: the role of chemotherapy in the era of rituximab. Pediatr Transplant 2010;14:61–6.

101. Garg AX, Suri RS, Barrowman N, et al. Long-term renal prognosis of diarrhea-associated hemolytic uremic syndrome: a systematic review, meta-analysis, and meta-regression. JAMA 2003;290:1360–70.

102. Geelen JM, Monnens LA, Levtchenko EN. Follow-up and treatment of adults with cystinosis in the Netherlands. Nephrol Dial Transplant 2002;17:1766–70.

103. Geelen J, Van Den Dries K, Roos A, et al. A missense mutation in factor I (IF) predisposes to atypical haemolytic uraemic syndrome. Pediatr Nephrol 2007;22:371–5.

104. Genc G, Ozkaya O, Aygun C, et al. Vaccination status of children considered for renal transplants: missed opportunities for vaccine preventable diseases. Exp Clin Transplant 2012;10:314–8.

105. Ghane Sharbaf F, Bitzan M, Szymanski KM, et al. Native nephrectomy prior to pediatric kidney transplantation: biological and clinical aspects. Pediatr Nephrol 2012;27:1179–88.

106. Ghanem ME, Emam ME, Albaghdady LA, et al. Effect of childhood kidney transplantation on puberty. Fertil Steril 2010;94:2248–52.

107. Ghiggeri GM, Artero M, Carraro M, et al. Glomerular albumin permeability as an in vitro model for characterizing the mechanism of focal glomerulosclerosis and predicting post-transplant recurrence. Pediatr Transplant 2004;8:339–43.

108. Ghoneim MA, Refaie AF. Is matching for human leukocyte antigen-DR beneficial in pediatric kidney transplantation? Nat Clin Pract Nephrol 2009;5:70–1.

109. Gil S, Vaiani E, Guercio G, et al. Effectiveness of rhGH treatment on final height of renal-transplant recipients in childhood. Pediatr Nephrol 2012;27:1005–9.

110. Gillen DL, Stehman-Breen CO, Smith JM, et al. Survival advantage of pediatric recipients of a first kidney transplant among children awaiting kidney transplantation. Am J Transplant 2008;8:2600–6.

111. Ginevri F, Azzi A, Hirsch HH, et al. Prospective monitoring of polyomavirus BK replication and impact of pre-emptive intervention in pediatric kidney recipients. Am J Transplant 2007;7:2727–35.

112. Giordano M, Castellano G, Messina G, et al. Preservation of renal function in atypical hemolytic uremic syndrome by eculizumab: a case report. Pediatrics 2012;130:e1385–8.

113. Giraldi E, Provenzi M, Fiocchi R, et al. Fludarabine, cyclophosphamide, doxorubicin (FCD), and rituximab: a remission induction therapy for aggressive pediatric post-transplant lymphoproliferative disease (PTLD). Pediatr Blood Cancer 2011; 57:324–8.

114. Gobel J, Olbricht CJ, Offner G, et al. Kidney transplantation in Alport's syndrome: long-term outcome and allograft anti-GBM nephritis. Clin Nephrol 1992;38:299–304.

115. Gohh RY, Yango AF, Morrissey PE, et al. Preemptive plasmapheresis and recurrence of FSGS in high-risk renal transplant recipients. Am J Transplant 2005;5:2907–12.

116. Goldsmith PJ, Asthana S, Fitzpatrick M, et al. Transplantation

of adult-sized kidneys in low-weight pediatric recipients achieves short-term outcomes comparable to size-matched grafts. Pediatr Transplant 2010;14:919–24.

117. Gonzalez D, Garcia CD, Azocar M, et al. Growth of kidney-transplanted pediatric patients treated with sirolimus. Pediatr Nephrol 2011;26:961–6.

118. Gonzalez E, Ettenger R, Rianthavorn P, et al. Preemptive plasmapheresis and recurrence of focal segmental glomerulosclerosis in pediatric renal transplantation. Pediatr Transplant 2011; 15:495–501.

119. Gould LH, Demma L, Jones TF, et al. Hemolytic uremic syndrome and death in persons with *Escherichia coli* O157:H7 infection, foodborne diseases active surveillance network sites, 2000–2006. Clin Infect Dis 2009;49:1480–5.

120. Grenda R, Watson A, Trompeter R, et al. A randomized trial to assess the impact of early steroid withdrawal on growth in pediatric renal transplantation: the TWIST study. Am J Transplant 2010;10:828–36.

121. Gritsch HA, Veale JL, Leichtman AB, et al. Should pediatric patients wait for HLA-DR-matched renal transplants? Am J Transplant 2008;8:2056–61.

122. Gross O, Netzer KO, Lambrecht R, et al. Meta-analysis of genotype–phenotype correlation in X-linked Alport syndrome: impact on clinical counselling. Nephrol Dial Transplant 2002;17:1218–27.

123. Gross O, Weber M, Fries JW, et al. Living donor kidney transplantation from relatives with mild urinary abnormalities in Alport syndrome: long-term risk, benefit and outcome. Nephrol Dial Transplant 2009;24:1626–30.

124. Gumber MR, Kute VB, Goplani KR, et al. Outcome of renal transplantation in Alport's syndrome: a single-center experience. Transplant Proc 2012;44:261–3.

125. Halloran PF, Melk A. Renal senescence, cellular senescence, and their relevance to nephrology and transplantation. Adv Nephrol Necker Hosp 2001;31:273–83.

126. Han SS, Sun HK, Lee JP, et al. Outcome of renal allograft in patients with Henoch–Schönlein nephritis: single-center experience and systematic review. Transplantation 2010;89:721–6.

127. Harada H, Seki T, Nonomura K, et al. Pre-emptive renal transplantation in children. Int J Urol 2001;8:205–11.

128. Harambat J, Van Stralen KJ, Kim JJ, et al. Epidemiology of chronic kidney disease in children. Pediatr Nephrol 2012;27:363–73.

129. Hattori M, Akioka Y, Chikamoto H, et al. Increase of integrin-linked kinase activity in cultured podocytes upon stimulation with plasma from patients with recurrent FSGS. Am J Transplant 2008;8:1550–6.

130. Heidotting NA, Ahlenstiel T, Kreuzer M, et al. The influence of low donor age, living related donation and pre-emptive transplantation on end-organ damage based on arterial hypertension after paediatric kidney transplantation. Nephrol Dial Transplant 2012;27:1672–6.

131. Herthelius M, Celsi G, Edstrom Halling S, et al. Renal transplantation in infants and small children. Pediatr Nephrol 2012;27:145–50.

132. Herthelius M, Oborn H. Urinary tract infections and bladder dysfunction after renal transplantation in children. J Urol 2007;177:1883–6.

133. Hickey CA, Beattie TJ, Cowieson J, et al. Early volume expansion during diarrhea and relative nephroprotection during subsequent hemolytic uremic syndrome. Arch Pediatr Adolesc Med 2011;165:884–9.

134. Hickson LJ, Gera M, Amer H, et al. Kidney transplantation for primary focal segmental glomerulosclerosis: outcomes and response to therapy for recurrence. Transplantation 2009;87:1232–9.

135. Hocker B, Weber LT, Feneberg R, et al. Improved growth and cardiovascular risk after late steroid withdrawal: 2-year results of a prospective, randomised trial in paediatric renal transplantation. Nephrol Dial Transplant 2010;25:617–24.

136. Hristea D, Hadaya K, Marangon N, et al. Successful treatment of recurrent focal segmental glomerulosclerosis after kidney transplantation by plasmapheresis and rituximab. Transpl Int 2007;20:102–5.

137. Huang K, Ferris ME, Andreoni KA, et al. The differential effect of race among pediatric kidney transplant recipients with focal segmental glomerulosclerosis. Am J Kidney Dis 2004;43: 1082–90.

138. Hubsch H, Montane B, Abitbol C, et al. Recurrent focal glomerulosclerosis in pediatric renal allografts: the Miami experience. Pediatr Nephrol 2005;20:210–6.

139. Hwang AH, Cho YW, Cicciarelli J, et al. Risk factors for short- and long-term survival of primary cadaveric renal allografts in pediatric recipients: a UNOS analysis. Transplantation 2005;80:466–70.

140. Hymes LC, Greenbaum L, Amaral SG, et al. Surveillance renal transplant biopsies and subclinical rejection at three months post-transplant in pediatric recipients. Pediatr Transplant 2007;11:536–9.

141. Hymes LC, Warshaw BL. Polyomavirus (BK) in pediatric renal transplants: evaluation of viremic patients with and without BK associated nephritis. Pediatr Transplant 2006;10:920–2.

142. Hymes LC, Warshaw BL. Five-year experience using sirolimus-based, calcineurin inhibitor-free immunosuppression in pediatric renal transplantation. Pediatr Transplant 2011;15:437–41.

143. Hymes LC, Warshaw BL. Linear growth in pediatric renal transplant recipients receiving sirolimus. Pediatr Transplant 2011;15:570–2.

144. Ibanez JP, Monteverde ML, Diaz MA, et al. Sirolimus in chronic allograft nephropathy in pediatric recipients. Pediatr Transplant 2007;11:777–80.

145. Irish A. Hypercoagulability in renal transplant recipients. Identifying patients at risk of renal allograft thrombosis and evaluating strategies for prevention. Am J Cardiovasc Drugs 2004;4:139–49.

146. Island ER, Gonzalez-Pinto IM, Tsai HL, et al. Successful treatment with bortezomib of a refractory humoral rejection of the intestine after multivisceral transplantation. Clin Transpl 2009;465–9.

147. Ito S, Takata A, Hataya H, et al. Isolated diffuse mesangial sclerosis and Wilms tumor suppressor gene. J Pediatr 2001;138:425–7.

148. Jabs K, Sullivan EK, Avner ED, et al. Alternate-day steroid dosing improves growth without adversely affecting graft survival or long-term graft function. A report of the North American Pediatric Renal Transplant Cooperative Study. Transplantation 1996;61:31–6.

149. Jais JP, Knebelmann B, Giatras I, et al. X-linked Alport syndrome: natural history and genotype–phenotype correlations in girls and women belonging to 195 families: a "European Community Alport Syndrome Concerted Action" study. J Am Soc Nephrol 2003;14:2603–10.

150. Jefferson JA, Lemmink HH, Hughes AE, et al. Autosomal dominant Alport syndrome linked to the type IV collage alpha 3 and alpha 4 genes (COL4A3 and COL4A4). Nephrol Dial Transplant 1997;12:1595–9.

151. John U, Everding AS, Kuwertz-Broking E, et al. High prevalence of febrile urinary tract infections after paediatric renal transplantation. Nephrol Dial Transplant 2006;21:3269–74.

152. Johnson RJ, Fuggle SV, Mumford L, et al. A New UK 2006 National Kidney Allocation Scheme for deceased heart-beating donor kidneys. Transplantation 2010;89:387–94.

153. Jonas MM, Zilleruelo GE, Larue SI, et al. Hepatitis C infection in a pediatric dialysis population. Pediatrics 1992;89:707–9.

154. Jungraithmayr TC, Hofer K, Cochat P, et al. Screening for NPHS2 mutations may help predict FSGS recurrence after transplantation. J Am Soc Nephrol 2011;22:579–85.

155. Kamal Aziz A, Mousson C, Berthoux F, et al. Renal transplantation outcome in selected recipients with IgA nephropathy as native disease: a bicentric study. Ann Transplant 2012;17:45–51.

156. Kamel MH, Rampersad A, Mohan P, et al. Cadaveric kidney transplantation in children<or =20 kg in weight: long-term single-center experience. Transplant Proc 2005;37:685–6.

157. Kanaan N, Mourad G, Thervet E, et al. Recurrence and graft loss after kidney transplantation for Henoch–Schönlein purpura nephritis: a multicenter analysis. Clin J Am Soc Nephrol 2011;6:1768–72.

158. Kasiske BL, Chakkera HA, Louis TA, et al. A meta-analysis of immunosuppression withdrawal trials in renal transplantation. J Am Soc Nephrol 2000;11:1910–7.

159. Kasiske BL, Snyder JJ, Matas AJ, et al. Preemptive kidney transplantation: the advantage and the advantaged. J Am Soc Nephrol 2002;13:1358–64.

160. Keller AK, Jorgensen TM, Jespersen B. Identification of risk factors for vascular thrombosis may reduce early renal graft loss: a review of recent literature. J Transplant 2012;2012:793461.

161. Kim C, Mckay K, Docimo SG. Laparoscopic nephrectomy in children: systematic review of transperitoneal and retroperitoneal approaches. Urology 2009;73:280–4.

162. Kim MS, Primack W, Harmon WE. Congenital nephrotic syndrome: preemptive bilateral nephrectomy and dialysis before renal transplantation. J Am Soc Nephrol 1992;3:260–3.

163. Kim MS, Stablein D, Harmon WE. Renal transplantation in children with congenital nephrotic syndrome: a report of the North American Pediatric Renal Transplant Cooperative Study (NAPRTCS). Pediatr Transplant 1998;2:305–8.

164. Kirk AD, Cherikh WS, Ring M, et al. Dissociation of depletional induction and posttransplant lymphoproliferative disease in kidney recipients treated with alemtuzumab. Am J Transplant 2007;7:2619–25.

165. Kist-Van Holthe JE, Ho PL, Stablein D, et al. Outcome of renal transplantation for Wilms' tumor and Denys-Drash syndrome: a report of the North American Pediatric Renal Transplant Cooperative Study. Pediatr Transplant 2005;9:305–10.

166. Klamt B, Koziell A, Poulat F, et al. Frasier syndrome is caused by defective alternative splicing of WT1 leading to an altered ratio of WT1 +/−KTS splice isoforms. Hum Mol Genet 1998;7:709–14.

167. Kovacevic L, Reid CJ, Rigden SP. Management of congenital nephrotic syndrome. Pediatr Nephrol 2003;18:426–30.

168. Kramer A, Stel VS, Geskus RB, et al. The effect of timing of the first kidney transplantation on survival in children initiating renal replacement therapy. Nephrol Dial Transplant 2012;27: 1256–64.

169. Kravarusic D, Sigalet DL, Hamiwka LA, et al. Persistent post-transplant polyuria managed by bilateral native-kidney laparoscopic nephrectomy. Pediatr Nephrol 2006;21:880–2.

170. Krogvold L, Henrichsen T, Bjerre A, et al. Clinical aspects of a nationwide epidemic of severe haemolytic uremic syndrome (HUS) in children. Scand J Trauma Resusc Emerg Med 2011;19:44.

171. Langlois V, Geary D, Murray L, et al. Polyuria and proteinuria in cystinosis have no impact on renal transplantation. A report of the North American Pediatric Renal Transplant Cooperative Study. Pediatr Nephrol 2000;15:7–10.

172. Lapidus-Krol E, Shapiro R, Amir J, et al. The efficacy and safety of valganciclovir vs. oral ganciclovir in the prevention of symptomatic CMV infection in children after solid organ transplantation. Pediatr Transplant 2010;14:753–60.

173. Latin American registry of pediatric renal transplantation 2004–2008. Pediatr Transplant 2010;14:701–8.

174. Le Berre L, Godfrin Y, Perretto S, et al. The Buffalo/Mna rat, an animal model of FSGS recurrence after renal transplantation. Transplant Proc 2001;33:3338–40.

175. Le Quintrec M, Lionet A, Kamar N, et al. Complement mutation-associated de novo thrombotic microangiopathy following kidney transplantation. Am J Transplant 2008;8:1694–701.

176. Levine MH, Reese PP, Wood A, et al. Inferior allograft outcomes in adolescent recipients of renal transplants from ideal deceased donors. Ann Surg 2012;255:556–64.

177. Lezaic V, Naumovic R, Stanic M, et al. Factors affecting graft function in pediatric and adult recipients of adult live donor kidney transplants. Pediatr Transplant 2007;11:906–13.

178. Li L, Chang A, Naesens M, et al. Steroid-free immunosuppression since 1999: 129 pediatric renal transplants with sustained graft and patient benefits. Am J Transplant 2009;9:1362–72.

179. Li L, Chaudhuri A, Chen A, et al. Efficacy and safety of thymoglobulin induction as an alternative approach for steroid-free maintenance immunosuppression in pediatric renal transplantation. Transplantation 2010;90:1516–20.

180. Licht C, Eifinger F, Gharib M, et al. A stepwise approach to the treatment of early onset nephrotic syndrome. Pediatr Nephrol 2000;14:1077–82.

181. Lien YH, Scott K. Long-term cyclophosphamide treatment for recurrent type I membranoproliferative glomerulonephritis after transplantation. Am J Kidney Dis 2000;35:539–43.

182. Loirat C, Niaudet P. The risk of recurrence of hemolytic uremic syndrome after renal transplantation in children. Pediatr Nephrol 2003;18:1095–101.

183. Loirat C, Noris M, Fremeaux-Bacchi V. Complement and the atypical hemolytic uremic syndrome in children. Pediatr Nephrol 2008;23:1957–72.

184. Lopez EL, Contrini MM, Glatstein E, et al. An epidemiologic surveillance of Shiga-like toxin-producing *Escherichia coli* infection in Argentinean children: risk factors and serum Shiga-like toxin 2 values. Pediatr Infect Dis J 2012;31:20–4.

185. Lopez-Neblina F, Jimenez H, Finkelstein London I, et al. Transoperative renal intraarterial verapamil in kidney transplantation decreases acute tubular necrosis. Transplant Proc

186. Lorenz EC, Sethi S, Leung N, et al. Recurrent membranoproliferative glomerulonephritis after kidney transplantation. Kidney Int 2010;77:721–8.

187. Luke PP, Herz DB, Bellinger MF, et al. Long-term results of pediatric renal transplantation into a dysfunctional lower urinary tract. Transplantation 2003;76:1578–82.

188. Marcocci E, Uliana V, Bruttini M, et al. Autosomal dominant Alport syndrome: molecular analysis of the COL4A4 gene and clinical outcome. Nephrol Dial Transplant 2009;24:1464–71.

189. Marks SD, Trompeter RS. Steroid preservation: the rationale for continued prescribing. Pediatr Nephrol 2006;21:305–7.

190. Martin-Pena A, Cordero E, Fijo J, et al. Prospective study of infectious complications in a cohort of pediatric renal transplant recipients. Pediatr Transplant 2009;13:457–63.

191. Mattoo TK, Al-Sowailem AM, Al-Harbi MS, et al. Nephrotic syndrome in 1st year of life and the role of unilateral nephrectomy. Pediatr Nephrol 1992;6:16–8.

192. Mayer G, Persijn GG. Eurotransplant kidney allocation system (ETKAS): rationale and implementation. Nephrol Dial Transplant 2006;21:2–3.

193. Mccaughan JA, O'rourke DM, Courtney AE. Recurrent dense deposit disease after renal transplantation: an emerging role for complementary therapies. Am J Transplant 2012;12:1046–51.

194. Mcdonald SP, Craig JC. Long-term survival of children with end-stage renal disease. N Engl J Med 2004;350:2654–62.

195. Mcdonald SP, Russ GR, Kerr PG, et al. ESRD in Australia and New Zealand at the end of the millennium: a report from the ANZDATA registry. Am J Kidney Dis 2002;40:1122–31.

196. Mcdonald RA, Smith JM, Ho M, et al. Incidence of PTLD in pediatric renal transplant recipients receiving basiliximab, calcineurin inhibitor, sirolimus and steroids. Am J Transplant 2008;8:984–9.

197. Mcdonald RA, Smith JM, Stablein D, et al. Pretransplant peritoneal dialysis and graft thrombosis following pediatric kidney transplantation: a NAPRTCS report. Pediatr Transplant 2003;7:204–8.

198. Mehls O, Himmele R, Homme M, et al. The interaction of glucocorticoids with the growth hormone-insulin-like growth factor axis and its effects on growth plate chondrocytes and bone cells. J Pediatr Endocrinol Metab 2001;14(Suppl. 6):1475–82.

199. Meier-Kriesche HU, Kaplan B. Waiting time on dialysis as the strongest modifiable risk factor for renal transplant outcomes: a paired donor kidney analysis. Transplantation 2002;74:1377–81.

200. Meier-Kriesche HU, Scornik JC, Susskind B, et al. A lifetime versus a graft life approach redefines the importance of HLA matching in kidney transplant patients. Transplantation 2009;88:23–9.

201. Melk A, Schmidt BM, Braun H, et al. Effects of donor age and cell senescence on kidney allograft survival. Am J Transplant 2009;9:114–23.

202. Mendley SR, Zelko FA. Improvement in specific aspects of neurocognitive performance in children after renal transplantation. Kidney Int 1999;56:318–23.

203. Meri S, Koistinen V, Miettinen A, et al. Activation of the alternative pathway of complement by monoclonal lambda light chains in membranoproliferative glomerulonephritis. J Exp Med 1992;175:939–50.

204. Mickelson JJ, Macneily AE, Leblanc J, et al. Renal transplantation in children 15 Kg or less: the British Columbia Children's Hospital experience. J Urol 2006;176:1797–800.

205. Miles CD, Schaubel DE, Liu D, et al. The role of donor–recipient relationship in long-term outcomes of living donor renal transplantation. Transplantation 2008;85:1483–8.

206. Mitsnefes MM, Khoury PR, Mcenery PT. Early posttransplantation hypertension and poor long-term renal allograft survival in pediatric patients. J Pediatr 2003;143:98–103.

207. Molle ZL, Baqi N, Gretch D, et al. Hepatitis C infection in children and adolescents with end-stage renal disease. Pediatr Nephrol 2002;17:444–9.

208. Mong Hiep TT, Ismaili K, Collart F, et al. Clinical characteristics and outcomes of children with stage 3–5 chronic kidney disease. Pediatr Nephrol 2010;25:935–40.

209. Mong Hiep TT, Janssen F, Ismaili K, et al. Etiology and outcome of chronic renal failure in hospitalized children in Ho Chi Minh City, Vietnam. Pediatr Nephrol 2008;23:965–70.

210. Montagnino G, Tarantino A, Banfi G, et al. Double recurrence of FSGS after two renal transplants with complete regression after plasmapheresis and ACE inhibitors. Transpl Int 2000;13:166–8.

1999;31:3030.

211. Monteverde ML, Ibanez J, Balbarrey Z, et al. Conversion to sirolimus in pediatric renal transplant patients: a single-center experience. Pediatr Transplant 2012;16:582–8.

212. Moore I, Strain L, Pappworth I, et al. Association of factor H autoantibodies with deletions of CFHR1, CFHR3, CFHR4, and with mutations in CFH, CFI, CD46, and C3 in patients with atypical hemolytic uremic syndrome. Blood 2010;115:379–87.

213. Moroni G, Casati C, Quaglini S, et al. Membranoproliferative glomerulonephritis type I in renal transplantation patients: a single-center study of a cohort of 68 renal transplants followed up for 11 years. Transplantation 2011;91:1233–9.

214. Morrow WR, Frazier EA, Mahle WT, et al. Rapid reduction in donor-specific anti-human leukocyte antigen antibodies and reversal of antibody-mediated rejection with bortezomib in pediatric heart transplant patients. Transplantation 2012;93:319–24.

215. Motoyama O, Kawamura T, Aikawa A, et al. Head circumference and development in young children after renal transplantation. Pediatr Int 2009;51:71–4.

216. Moudgil A, Martz K, Stablein DM, et al. Good outcome of kidney transplants in recipients of young donors: a NAPRTCS data analysis. Pediatr Transplant 2011;15:167–71.

217. Muczynski KA. Plasmapheresis maintained renal function in an allograft with recurrent membranoproliferative glomerulonephritis type I. Am J Nephrol 1995;15:446–9.

218. Muller T, Sikora P, Offner G, et al. Recurrence of renal disease after kidney transplantation in children: 24 years of experience in a single center. Clin Nephrol 1998;49:82–90.

219. Muorah MR, Brogan PA, Sebire NJ, et al. Dense B cell infiltrates in paediatric renal transplant biopsies are predictive of allograft loss. Pediatr Transplant 2009;13:217–22.

220. Naesens M, Kambham N, Concepcion W, et al. The evolution of nonimmune histological injury and its clinical relevance in adult-sized kidney grafts in pediatric recipients. Am J Transplant 2007;7:2504–14.

221. Naesens M, Salvatierra O, Benfield M, et al. Subclinical inflammation and chronic renal allograft injury in a randomized trial on steroid avoidance in pediatric kidney transplantation. Am J Transplant 2012;12:2730–43.

222. Nagra A, Trompeter RS, Fernando ON, et al. The effect of heparin on graft thrombosis in pediatric renal allografts. Pediatr Nephrol 2004;19:531–5.

223. Najarian JS, Frey DJ, Matas AJ, et al. Renal transplantation in infants. Ann Surg 1990;212:353–65 discussion 366–367.

224. National Institutes of Health, National Institute of Diabetes and Digestive and Kidney Diseases. USRDS 2008 annual data report: atlas of chronic kidney disease and end-stage renal disease in the United States. Bethesda, MD: National Institutes of Health, National Institute of Diabetes and Digestive and Kidney Diseases; 2008.

225. National Institutes of Health, National Institute of Diabetes and Digestive Kidney Diseases. USRDS 2011 annual data report: atlas of chronic kidney disease and end-stage renal disease in the united states. Bethesda, MD: National Institutes of Health, National Institute of Diabetes and Digestive and Kidney Diseases; 2011.

226. Neuhaus TJ, Arnold W, Gaspert A, et al. Recurrence of membranoproliferative glomerulonephritis after renal transplantation in Denys-Drash. Pediatr Nephrol 2011;26:317–22.

227. Niaudet P, Gubler MC. WT1 and glomerular diseases. Pediatr Nephrol 2006;21:1653–60.

228. Nissel R, Brazda I, Feneberg R, et al. Effect of renal transplantation in childhood on longitudinal growth and adult height. Kidney Int 2004;66:792–800.

229. Noris M, Caprioli J, Bresin E, et al. Relative role of genetic complement abnormalities in sporadic and familial aHUS and their impact on clinical phenotype. Clin J Am Soc Nephrol 2010;5:1844–59.

230. North American Pediatric Renal Trials and Collaborative Studies. NAPRTCS 2008 annual report: renal transplantation, dialysis, and chronic renal insufficiency. 2008. Available online at: https://web.emmes.com/study/ped/annlrept/annlrept.html [accessed 24.09.12].

231. North American Pediatric Renal Trials and Collaborative Studies. NAPRTCS annual transplant report. 2010. Available online at: https://web.emmes.com/study/ped/annlrept/annlrept.html [accessed 24.09.12].

232. Nso Roca AP, Pena Carrion A, Benito Gutierrez M, et al. Evolutive study of children with diffuse mesangial sclerosis. Pediatr Nephrol 2009;24:1013–9.

233. Oakes RS, Kirkham JK, Nelson RD, et al. Duration of oliguria and anuria as predictors of chronic renal-related sequelae in post-diarrheal hemolytic uremic syndrome. Pediatr Nephrol 2008;23:1303–8.

234. Offner G, Toenshoff B, Hocker B, et al. Efficacy and safety of basiliximab in pediatric renal transplant patients receiving cyclosporine, mycophenolate mofetil, and steroids. Transplantation 2008;86:1241–8.

235. Oien CM, Reisaeter AV, Leivestad T, et al. Living donor kidney transplantation: the effects of donor age and gender on short- and long-term outcomes. Transplantation 2007;83:600–6.

236. Ojo AO, Hanson JA, Wolfe RA, et al. Dialysis modality and the risk of allograft thrombosis in adult renal transplant recipients. Kidney Int 1999;55:1952–60.

237. Ojogho O, Sahney S, Cutler D, et al. Superior long-term results of renal transplantation in children under 5 years of age. Am Surg 2002;68:1115–9.

238. Olaitan OK, Zimmermann JA, Shields WP, et al. Long-term outcome of intensive initial immunosuppression protocol in pediatric deceased donor renal transplantation. Pediatr Transplant 2010;14:87–92.

239. Oliver TB, Gouldesbrough DR, Swainson CP. Acute crescentic glomerulonephritis associated with antiglomerular basement membrane antibody in Alport's syndrome after second transplantation. Nephrol Dial Transplant 1991;6:893–5.

240. Omoloja A, Mitsnefes M, Talley L, et al. Racial differences in graft survival: a report from the North American Pediatric Renal Trials and Collaborative Studies (NAPRTCS). Clin J Am Soc Nephrol 2007;2:524–8.

241. Ona ET, Danguilan RA, Africa J, et al. Use of alemtuzumab (Campath-1H) as induction therapy in pediatric kidney transplantation. Transplant Proc 2008;40:2226–9.

242. Opelz G, Dohler B. Effect of human leukocyte antigen compatibility on kidney graft survival: comparative analysis of two decades. Transplantation 2007;84:137–43.

243. Opelz G, Dohler B. Pediatric kidney transplantation: analysis of donor age, HLA match, and posttransplant non-Hodgkin lymphoma: a collaborative transplant study report. Transplantation 2010;90:292–7.

244. Organ procurement and transplantation network (OPTN) and scientific registry of transplant recipients (SRTR). OPTN / SRTR 2010 annual data report. Department of Health and Human Services, Health Resources and Services Administration, Healthcare Systems Bureau, Division of Transplantation; 2011. Available online at: http://srtr.transplant.hrsa.gov/annual_reports/2010 [accessed 24.09.12].

245. Ortiz F, Gelpi R, Koskinen P, et al. IgA nephropathy recurs early in the graft when assessed by protocol biopsy. Nephrol Dial Transplant 2012;27:2553–8.

246. Ortiz J, Palma-Vargas J, Wright F, et al. Campath induction for kidney transplantation: report of 297 cases. Transplantation 2008;85:1550–6.

247. Parekh RS, Carroll CE, Wolfe RA, et al. Cardiovascular mortality in children and young adults with end-stage kidney disease. J Pediatr 2002;141:191–7.

248. Patrakka J, Ruotsalainen V, Reponen P, et al. Recurrence of nephrotic syndrome in kidney grafts of patients with congenital nephrotic syndrome of the Finnish type: role of nephrin. Transplantation 2002;73:394–403.

249. Peddi VR, Bryant M, Roy-Chaudhury P, et al. Safety, efficacy, and cost analysis of thymoglobulin induction therapy with intermittent dosing based on CD3+ lymphocyte counts in kidney and kidney-pancreas transplant recipients. Transplantation 2002;73:1514–8.

250. Perera MT, Sharif K, Lloyd C, et al. Pre-emptive liver transplantation for primary hyperoxaluria (PH-I) arrests long-term renal function deterioration. Nephrol Dial Transplant 2011;26:354–9.

251. Perez-Saez MJ, Toledo K, Navarro MD, et al. Recurrent membranoproliferative glomerulonephritis after second renal graft treated with plasmapheresis and rituximab. Transplant Proc 2011;43:4005–9.

252. Pescovitz MD, Book BK, Sidner RA. Resolution of recurrent focal segmental glomerulosclerosis proteinuria after rituximab treatment. N Engl J Med 2006;354:1961–3.

253. Peten E, Pirson Y, Cosyns JP, et al. Outcome of thirty patients with Alport's syndrome after renal transplantation. Transplantation 1991;52:823–6.

254. Ponticelli C, Moroni G, Glassock RJ. Recurrence of secondary

glomerular disease after renal transplantation. Clin J Am Soc Nephrol 2011;6:1214–21.

255. Ponticelli C, Traversi L, Feliciani A, et al. Kidney transplantation in patients with IgA mesangial glomerulonephritis. Kidney Int 2001;60:1948–54.

256. Pradhan M, Petro J, Palmer J, et al. Early use of plasmapheresis for recurrent post-transplant FSGS. Pediatr Nephrol 2003; 18:934–8.

257. Prelog M, Pohl M, Ermisch B, et al. Demand for evaluation of vaccination antibody titers in children considered for renal transplantation. Pediatr Transplant 2007;11:73–6.

258. Puliyanda DP, Toyoda M, Traum AZ, et al. Outcome of management strategies for BK virus replication in pediatric renal transplant recipients. Pediatr Transplant 2008;12:180–6.

259. Qvist E, Pihko H, Fagerudd P, et al. Neurodevelopmental outcome in high-risk patients after renal transplantation in early childhood. Pediatr Transplant 2002;6:53–62.

260. Raafat RH, Kalia A, Travis LB, et al. High-dose oral cyclosporin therapy for recurrent focal segmental glomerulosclerosis in children. Am J Kidney Dis 2004;44:50–6.

261. Riano-Galan I, Malaga S, Rajmil L, et al. Quality of life of adolescents with end-stage renal disease and kidney transplant. Pediatr Nephrol 2009;24:1561–8.

262. Riley P, Marks SD, Desai DY, et al. Challenges facing renal transplantation in pediatric patients with lower urinary tract dysfunction. Transplantation 2010;89:1299–307.

263. Rizvi SA, Zafar MN, Lanewala AA, et al. Challenges in pediatric renal transplantation in developing countries. Curr Opin Organ Transplant 2009;14:533–9.

264. Robinson L-G, Hilinski J, Graham F, et al. Predictors of cytomegalovirus disease among pediatric transplant recipients within one year of renal transplantation. Pediatr Transplant 2002;6:111–8.

265. Salomon R, Gagnadoux MF, Niaudet P. Intravenous cyclosporine therapy in recurrent nephrotic syndrome after renal transplantation in children. Transplantation 2003;75:1080–4.

266. Salvatierra Jr O, Sarwal M, Alexander S, et al. A new, unique and simple method for ureteral implantation in kidney recipients with small, defunctionalized bladders. Transplantation 1999;68:731–8.

267. Salvatierra Jr. O, Singh T, Shifrin R, et al. Successful transplantation of adult-sized kidneys into infants requires maintenance of high aortic blood flow. Transplantation 1998;66:819–23.

268. Sampaio MS, Poommipanit N, Kuo HT, et al. Induction therapy in pediatric kidney transplant recipients discharged with a triple drug immunosuppressive regimen. Pediatr Transplant 2010;14:770–8.

269. Samuel JP, Bell CS, Molony DA, et al. Long-term outcome of renal transplantation patients with Henoch–Schönlein purpura. Clin J Am Soc Nephrol 2011;6:2034–40.

270. Samuel SM, Nettel-Aguirre A, Hemmelgarn BR, et al. Graft failure and adaptation period to adult healthcare centers in pediatric renal transplant patients. Transplantation 2011;91:1380–5.

271. Samuel SM, Tonelli MA, Foster BJ, et al. Overview of the Canadian pediatric end-stage renal disease database. BMC Nephrol 2010;11:21.

272. Samuel SM, Tonelli MA, Foster BJ, et al. Survival in pediatric dialysis and transplant patients. Clin J Am Soc Nephrol 2011;6:1094–9.

273. Sarwal MM, Cecka JM, Millan MT, et al. Adult-size kidneys without acute tubular necrosis provide exceedingly superior long-term graft outcomes for infants and small children: a single center and UNOS analysis. United Network for Organ Sharing. Transplantation 2000;70:1728–36.

274. Sarwal M, Chua MS, Kambham N, et al. Molecular heterogeneity in acute renal allograft rejection identified by DNA microarray profiling. N Engl J Med 2003;349:125–38.

275. Sarwal MM, Ettenger RB, Dharnidharka V, et al. Complete steroid avoidance is effective and safe in children with renal transplants: a multicenter randomized trial with three-year follow-up. Am J Transplant 2012;12:2719–29.

276. Sarwal MM, Vidhun JR, Alexander SR, et al. Continued superior outcomes with modification and lengthened follow-up of a steroid-avoidance pilot with extended daclizumab induction in pediatric renal transplantation. Transplantation 2003;76:1331–9.

277. Saxena R, Frankel WL, Sedmak DD, et al. Recurrent type I membranoproliferative glomerulonephritis in a renal allograft: successful treatment with plasmapheresis. Am J Kidney Dis 2000;35:749–52.

278. Scheinman JI. Liver transplantation in oxalosis prior to advanced chronic kidney disease. Pediatr Nephrol 2010;25:2217–22.

279. Schlomer BJ, Smith PJ, Barber TD, et al. Nephrectomy for hypertension in pediatric patients with a unilateral poorly functioning kidney: a contemporary cohort. J Pediatr Urol 2011;7:373–7.

280. Schurman SJ, Stablein DM, Perlman SA, et al. Center volume effects in pediatric renal transplantation. A report of the North American Pediatric Renal Transplant Cooperative Study. Pediatr Nephrol 1999;13:373–8.

281. Sellier-Leclerc AL, Fremeaux-Bacchi V, Dragon-Durey MA, et al. Differential impact of complement mutations on clinical characteristics in atypical hemolytic uremic syndrome. J Am Soc Nephrol 2007;18:2392–400.

282. Senggutuvan P, Cameron JS, Hartley RB, et al. Recurrence of focal segmental glomerulosclerosis in transplanted kidneys: analysis of incidence and risk factors in 59 allografts. Pediatr Nephrol 1990;4:21–8.

283. Shapiro NL, Strocker AM, Bhattacharyya N. Risk factors for adenotonsillar hypertrophy in children following solid organ transplantation. Int J Pediatr Otorhinolaryngol 2003;67:151–5.

284. Sharma AP, Filler G, Dwight P, et al. Chronic renal disease is more prevalent in patients with hemolytic uremic syndrome who had a positive history of diarrhea. Kidney Int 2010;78:598–604.

285. Shapiro R, Ellis D, Tan HP, et al. Alemtuzumab pre-conditioning with tacrolimus monotherapy in pediatric renal transplantation. Am J Transplant 2007;7:2736–8.

286. Sharma R, Sharma M, Mccarthy ET, et al. Components of normal serum block the focal segmental glomerulosclerosis factor activity in vitro. Kidney Int 2000;58:1973–9.

287. Sharma M, Sharma R, Mccarthy ET, et al. The focal segmental glomerulosclerosis permeability factor: biochemical characteristics and biological effects. Exp Biol Med (Maywood) 2004;229:85–98.

288. Sharma M, Sharma R, Reddy SR, et al. Proteinuria after injection of human focal segmental glomerulosclerosis factor. Transplantation 2002;73:366–72.

289. Singer JS, Zaid U, Gritsch HA, et al. Selective use of voiding cystourethrography in children undergoing renal transplant evaluation. J Urol 2009;182:1158–62.

290. Sinha R, Marks SD. Comparison of parameters of chronic kidney disease following paediatric preemptive versus non-preemptive renal transplantation. Pediatr Transplant 2010;14:583–8.

291. Slickers J, Duquette P, Hooper S, et al. Clinical predictors of neurocognitive deficits in children with chronic kidney disease. Pediatr Nephrol 2007;22:565–72.

292. Smith JM, Dharnidharka VR, Talley L, et al. BK virus nephropathy in pediatric renal transplant recipients: an analysis of the North American Pediatric Renal Trials and Collaborative Studies (NAPRTCS) registry. Clin J Am Soc Nephrol 2007;2:1037–42.

293. Srivastava T, Garola RE, Kestila M, et al. Recurrence of proteinuria following renal transplantation in congenital nephrotic syndrome of the Finnish type. Pediatr Nephrol 2006;21:711–8.

294. Stokes MB, De Palma J. Post-transplantation nephrotic syndrome. Kidney Int 2006;69:1088–91.

295. Su X, Zenios SA, Chakkera H, et al. Diminishing significance of HLA matching in kidney transplantation. Am J Transplant 2004;4:1501–8.

296. Swiatecka-Urban A. Anti-interleukin-2 receptor antibodies for the prevention of rejection in pediatric renal transplant patients: current status. Paediatr Drugs 2003;5:699–716.

297. Tai E, Buchanan N, Townsend J, et al. Health status of adolescent and young adult cancer survivors. Cancer 2012;118:4884–91.

298. Tainio J, Qvist E, Vehmas R, et al. Pubertal development is normal in adolescents after renal transplantation in childhood. Transplantation 2011;92:404–9.

299. Tan HP, Donaldson J, Ellis D, et al. Pediatric living donor kidney transplantation under alemtuzumab pretreatment and tacrolimus monotherapy: 4-year experience. Transplantation 2008;86:1725–31.

300. Tejani A, Fine R, Alexander S, et al. Factors predictive of sustained growth in children after renal transplantation. The North American Pediatric Renal Transplant Cooperative Study. J Pediatr 1993;122:397–402.

301. Tejani A, Stablein DH. Recurrence of focal segmental glomerulosclerosis posttransplantation: a special report of the North American Pediatric Renal Transplant Cooperative Study. J Am Soc Nephrol 1992;2:S258–63.

302. Tejani AH, Stablein DM, Sullivan EK, et al. The impact of donor source, recipient age, pre-operative immunotherapy and induction therapy on early and late acute rejections in children: a report of the North American Pediatric Renal Transplant Cooperative Study (NAPRTCS). Pediatr Transplant 1998;2:318–24.

303. Tejani A, Sullivan EK. Do six-antigen-matched cadaver donor kidneys provide better graft survival to children compared with one-haploidentical living-related donor transplants? A report of the North American Pediatric Renal Transplant Cooperative Study. Pediatr Transplant 2000;4:140–5.

304. Thervet E, Aouizerate J, Noel LH, et al. Histologic recurrence of Henoch–Schönlein purpura nephropathy after renal transplantation on routine allograft biopsy. Transplantation 2011;92:907–12.

305. Tonshoff B, David-Neto E, Ettenger R, et al. Pediatric aspects of therapeutic drug monitoring of mycophenolic acid in renal transplantation. Transplant Rev (Orlando) 2011;25:78–89.

306. Toyoda M, Moudgil A, Warady BA, et al. Clinical significance of peripheral blood Epstein–Barr viral load monitoring using polymerase chain reaction in renal transplant recipients. Pediatr Transplant 2008;12:778–84.

307. Trachtman H, Greenbaum LA, Mccarthy ET, et al. Glomerular permeability activity: prevalence and prognostic value in pediatric patients with idiopathic nephrotic syndrome. Am J Kidney Dis 2004;44:604–10.

308. Traynor C, Jenkinson A, Williams Y, et al. Twenty-year survivors of kidney transplantation. Am J Transplant 2012;12:3289–95.

309. Trydzenskaya H, Sattler A, Muller K, et al. Novel approach for improved assessment of phenotypic and functional characteristics of BKV-specific T-cell immunity. Transplantation 2011;92:1269–77.

310. Tsai EW, Rianthavorn P, Gjertson DW, et al. CD20+ lymphocytes in renal allografts are associated with poor graft survival in pediatric patients. Transplantation 2006;82:1769–73.

311. Tsukamoto Y. End-stage renal disease (ESRD) and its treatment in Japan. Nephrol Dial Transplant 2008;23:2447–50.

312. Ulinski T, Cochat P. Longitudinal growth in children following kidney transplantation: from conservative to pharmacological strategies. Pediatr Nephrol 2006;21:903–9.

313. Upadhyay K, Midgley L, Moudgil A. Safety and efficacy of alemtuzumab in the treatment of late acute renal allograft rejection. Pediatr Transplant 2012;16:286–93.

314. U.S. Renal Data System. USRDS 2011 annual data report: atlas of chronic kidney disease and end-stage renal disease in the United States. Bethesda, MD: National Institutes of Health, National Institute of Diabetes and Digestive Kidney Diseases; 2011. Available online at: http://www.usrds.org/atlas11.aspx [accessed 24.09.12].

315. Van Arendonk KJ, James NT, Locke JE, et al. Late graft loss among pediatric recipients of DCD kidneys. Clin J Am Soc Nephrol 2011;6:2705–11.

316. Van De Luijtgaarden MWM, Noordzij M, Wanner C, et al. Renal replacement therapy in Europe – a summary of the 2009 ERA–EDTA registry annual report. Clin Kidney J 2012;5:109–19.

317. Van Der Loop FT, Heidet L, Timmer ED, et al. Autosomal dominant Alport syndrome caused by a COL4A3 splice site mutation. Kidney Int 2000;58:1870–5.

318. Van Der Weide MJ, Cornelissen EA, Van Achterberg T, et al. Lower urinary tract symptoms after renal transplantation in children. J Urol 2006;175:297–302 discussion 302.

319. Van Lieburg AF, De Jong MC, Hoitsma AJ, et al. Renal transplant thrombosis in children. J Pediatr Surg 1995;30:615–9.

320. Vats AN, Donaldson L, Fine RN, et al. Pretransplant dialysis status and outcome of renal transplantation in North American children: a NAPRTCS Study. North American Pediatric Renal Transplant Cooperative Study. Transplantation 2000;69:1414–9.

321. Vats A, Gillingham K, Matas A, et al. Improved late graft survival and half-lives in pediatric kidney transplantation: a single center experience. Am J Transplant 2002;2:939–45.

322. Vidhun JR, Sarwal MM. Corticosteroid avoidance in pediatric renal transplantation. Pediatr Nephrol 2005;20:418–26.

323. Vivarelli M, Pasini A, Emma F. Eculizumab for the treatment of dense-deposit disease. N Engl J Med 2012;366:1163–5.

324. Waiser J, Budde K, Schutz M, et al. Comparison between bortezomib and rituximab in the treatment of antibody-mediated renal allograft rejection. Nephrol Dial Transplant 2012;27:1246–51.

325. Walker PD, Ferrario F, Joh K, et al. Dense deposit disease is not a membranoproliferative glomerulonephritis. Mod Pathol 2007;20:605–16.

326. Wang SX, Ahola H, Palmen T, et al. Recurrence of nephrotic syndrome after transplantation in CNF is due to autoantibodies to nephrin. Exp Nephrol 2001;9:327–31.

327. Wang XP, Fogo AB, Colon S, et al. Distinct epitopes for anti-glomerular basement membrane alport alloantibodies and Goodpasture autoantibodies within the noncollagenous domain of alpha3(IV) collagen: a Janus-faced antigen. J Am Soc Nephrol 2005;16:3563–71.

328. Watson AR. Non-compliance and transfer from paediatric to adult transplant unit. Pediatr Nephrol 2000;14:469–72.

329. Watson AR, Harden P, Ferris M, et al. Transition from pediatric to adult renal services: a consensus statement by the International Society of Nephrology (ISN) and the International Pediatric Nephrology Association (IPNA). Pediatr Nephrol 2011;26:1753–7.

330. Weber S, Gribouval O, Esquivel EL, et al. NPHS2 mutation analysis shows genetic heterogeneity of steroid-resistant nephrotic syndrome and low post-transplant recurrence. Kidney Int 2004;66:571–9.

331. Wei C, El Hindi S, Li J, et al. Circulating urokinase receptor as a cause of focal segmental glomerulosclerosis. Nat Med 2011;17:952–60.

332. Weitz M, Amon O, Bassler D, et al. Prophylactic eculizumab prior to kidney transplantation for atypical hemolytic uremic syndrome. Pediatr Nephrol 2011;26:1325–9.

333. Westra D, Volokhina E, Van Der Heijden E, et al. Genetic disorders in complement (regulating) genes in patients with atypical haemolytic uraemic syndrome (aHUS). Nephrol Dial Transplant 2010;25:2195–202.

334. White SL, Chadban SJ, Jan S, et al. How can we achieve global equity in provision of renal replacement therapy? Bull World Health Organ 2008;86:229–37.

335. Wolfe RA, Ashby VB, Milford EL, et al. Comparison of mortality in all patients on dialysis, patients on dialysis awaiting transplantation, and recipients of a first cadaveric transplant. N Engl J Med 1999;341:1725–30.

336. Yap HK, Cheung W, Murugasu B, et al. Th1 and Th2 cytokine mRNA profiles in childhood nephrotic syndrome: evidence for increased IL-13 mRNA expression in relapse. J Am Soc Nephrol 1999;10:529–37.

337. Zarkhin V, Li L, Kambham N, et al. A randomized, prospective trial of rituximab for acute rejection in pediatric renal transplantation. Am J Transplant 2008;8:2607–17.

338. Zhao W, Fakhoury M, Deschenes G, et al. Population pharmacokinetics and pharmacogenetics of mycophenolic acid following administration of mycophenolate mofetil in de novo pediatric renal-transplant patients. J Clin Pharmacol 2010;50:1280–91.

339. Zuber J, Le Quintrec M, Sberro-Soussan R, et al. New insights into postrenal transplant hemolytic uremic syndrome. Nat Rev Nephrol 2011;7:23–35.

340. Zuber J, Quintrec ML, Krid S, et al. Eculizumab for atypical hemolytic uremic syndrome recurrence in renal transplantation. Am J Transplant 2012;12:3337–54.

肾移植的结果

Rachel E. Patzer · Stuart J. Knechtle

简介

美国肾移植的数据结果,是地区和国家数据库支持医疗进行循证决策的一个最佳例证。根据器官共享联合网络(UNOS,联邦政府授权机构)的要求,所有移植中心都必须将移植数据提交给移植受者科学登记处(SRTR),由后者对这些数据进行收集和整理,并在全国层面进行数据积累。本章概述的大部分美国数据均来自 2010 年的 SRTR 肾移植和胰腺移植结果报告[79]。这些数据均发表在《美国移植杂志》,也可以前往 http://www.blackwell-synergy.com/loi/ajt 进行在线查询。

为增强实用性和可读性,本章对 SRTR 报告中的大量数据进行了简化。数据来源均在图表之中进行了标注。此外,本章还加入了其他数据,对 SRTR 报告进行补充,包括美国肾脏数据系统(USRDS)监测数据、单

个中心报告和多中心试验数据、通过协同移植研究(CTS)获取的欧洲数据以及澳大利亚和新西兰透析和移植(ANZDATA)登记。这些数据为患者收治、结果和器官分配的决策提供辅助。这些数据专指西方国家的移植数据。

肾衰竭的治疗与移植

众所周知,肾衰竭会使心血管病死亡率增加,且由于体液、电解质失衡与尿毒症,肾衰竭本身也可直接导致死亡率增加[28]。虽然由肾衰竭引起的危及生命的并发症可以通过透析治疗,但与功能良好的肾脏相比,透析无法改善肾衰竭患者的体液和电解质失衡。在肾脏功能不良的情况下,肾脏合成维生素 D 和促红细胞生成素等代谢功能也会下降。这实际上是通过对比移植和透析治疗的终末期肾脏疾病(ESRD)患者生存质量

的改善而发现的[22,49,79,94,108,112,119]。接受透析的患者预期寿命是 5.9 年，而肾移植术后患者为 16.4 年[109]，肾移植与透析相比更符合成本效益且能改善生活质量[25,51,89,108]。研究表明，随着血肌酐升高，心血管疾病的发生风险越来越大，这表明肾衰竭至少会加速血管和代谢缺陷，从而加速心血管相关疾病导致的死亡。已知透析引起的炎症和其他导致动脉粥样硬化的因素[34,54,110,113,120]会加速患者动脉粥样硬化的发生[41,53,117]。因此，根据 USRDS 数据分析显示，长时间等待肾移植与较差的尸体肾移植患者存活率也有相关性也不足为奇（图 38-1）。透析开始前就接受肾移植[85]，即无透析肾移植有明显优势，但这种做法并未被广泛采用。2009 年，仅有 16% 的 ESRD 患者行无透析肾移植，其余患者均为透析后移植[109]。

无透析移植和透析时间较短的患者行肾移植术会收获更好的效果，这也强调了早期介入及评估肾移植的重要性。然而，患者在早期移植会面对很多障碍，包括器官分配政策及延迟转诊到肾脏病护理和移植中心。在美国，非裔美国人相比白人会面对更多障碍：非洲裔美国人进入肾移植过程每个步骤的机会都更低，包括转诊、评估、等待和移植[75,76,116]。终末期肾病患者越早进行移植，获益越大，以最大限度地延长移植后生存期。

肾脏捐赠

在美国，1998—2006 年尸体和活体肾移植增加了 34.1%，2006—2009 年下降 1.8%。自 2000—2009 年，尸体肾捐赠数量总体增加，2005—2009 年期间捐赠率仍然相当稳定，2009 年为每百万人口 25.1 人。活体移植肾捐赠者数量从 2005—2008 年下降，但从 2008—2009 年增加了 7%，2009 年共有 6388 名供者[97]。相比之下，在欧洲，尸体肾的捐赠率在国家之间有很大差异。随着假定同意（退出）政策的推出，除全球捐赠率最高的西班牙、奥地利和比利时，其他国家死者捐赠率在最近几年停滞甚至下降[11,84]。活体捐赠呈稳定增长趋势，但整体捐赠率仍不及美国。

扩大标准供体

扩大标准供体（ECD）被定义为死亡捐赠者年龄超过 60 岁或年龄在 50~59 岁之间有以下三个标准中的两个：①有高血压史；②由脑血管病引起死亡；③器官切取时血肌酐>1.5mg/dL。在最近一年，ECD 逐渐增加。1998 年，ECD 肾脏占死亡捐献者的比率为 13.6%；2009 年，ECD 肾脏占捐赠者的 15%，其中 22.1% 的器官恢复（表 38-1）[97]。ECD 肾脏移植结果将在后文讲述。

心脏死亡器官捐献

心脏死亡器官捐献（DCD）包括 ECD 或标准供体（SCD）。从 2000 年开始，DCD 数量稳步增加：在 2009 年美国所有器官捐赠者中，DCD/SCD 占 10.8%，DCD/ECD 占 1.1%[97]。DCD 肾脏是指肾脏在心脏活动停止后获取（在欧洲，通常称为无心跳供体），这部分已在第 6 章和第 9 章讨论。在美国，DCD 供者肾移植数量涨幅最大。DCD 恢复的伦理和方法已经通过 D'Alessandro 及其同仁[12]讨论，单中心经验显示，SCD 肾脏移植的结果没有显著不同[10]。几个较大的回顾性研究表明，对比 DCD 与 SCD 和 ECD 供体短期和长期移植效果可见移植物的 5 年存活率是相同的[20,88]。一项 UNOS 注册研究调查了 75 000 多名移植受者，结果显示年龄在 50 岁以下的 DCD 肾脏捐赠者与 SCD 移植肾的存活率是相同的[52]。DCD 供体是几年前马斯特里赫特 kootstra 团队最先使用的[46,47]，由于肾脏短缺，在威斯康星大学得以继续应用[10]。

移植受体

截至 2009 年底，美国有 84 614 名患者等待肾移植。2009 年，新注册肾移植等待者人数为 33 215 人（表 38-2）。从 1998—2006 年，移植数量增加了 34%，其中死亡供体移植的数量增加了 26%，活体供肾移植增加

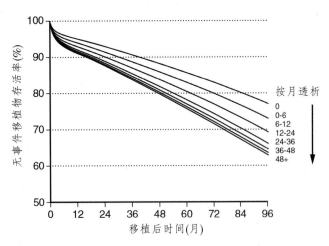

图 38-1 根据美国 Cox 比例风险分析估算的尸体移植物生存率。(From Meier-Kriesche HU, Port FK, Ojo AO, et al. Effect of waiting time on renal transplant outcome. Kidney Int 2000;58: 1311.)

表 38-1 1999—2009 年死亡供体的特征

供体类别	年份									
	2000	2001	2002	2003	2004	2005	2006	2007	2008	2009
合计	5489	5528	5638	5753	6325	6700	7178	7241	7188	7248
标准供体 (SCD)	4289	4317	4358	4278	4588	4637	4961	4846	4718	4744
扩展标准供体 (ECD)	1088	1052	1097	1222	1365	1531	1593	1637	1638	1605
心脏死亡后捐献, 非 ECD (DCD 非 ECD)	101	140	154	202	305	432	521	640	714	785
ECD–DCD	11	19	29	51	67	100	103	118	118	114
合计 (%)	100.0%	100.0%	100.0%	100.0%	100.0%	100.0%	100.0%	100.0%	100.0%	100.0%
SCD	78.1%	78.1%	77.3%	74.4%	72.5%	69.2%	69.1%	66.9%	65.6%	65.5%
ECD	19.8%	19.0%	19.5%	21.2%	21.6%	22.9%	22.2%	22.6%	22.8%	22.1%
DCD 非 ECD	1.8%	2.5%	2.7%	3.5%	4.8%	6.4%	7.3%	8.8%	9.9%	10.8%
ECD–DCD	0.2%	0.3%	0.5%	0.9%	1.1%	1.5%	1.4%	1.6%	1.6%	1.6%

根据 OPTN/SRTR 数据, 截至 2010 年 10 月 1 日。

百分比是根据总数计算的, 包括丢失和未知的情况。

包括移植器官的捐赠者。

捐助者分为四个相互排斥和完整的类别。所有符合扩展标准的肾脏供体被归类为 ECD, 无论肾脏是否按照 ECD 系统分配, 分为 ECD 或 ECD–DCD 两类。非 ECD 包括所有其他捐助者, 包括 SCD 和 DCD 非 ECD。并非所有恢复的器官都被移植了。

了 51%。然而从 2006—2009 年，移植数量降低了 1.8%,死亡供体移植数量降低了 2.1%,活体供肾移植降低了 1.8%。受者增长幅度最大的年龄范围是 50~64 岁[97]。自 2003 年开始,肾移植登记的年龄组最大增加为 65 岁及以上的患者。自 2005 年器官获取和移植网络(OPTN)分享 35 政策,优先提供年龄小于 35 岁器官捐献者的器官给 18 岁以下的儿童,美国儿童患者获得死亡供体移植的等待名单增加了,然而,这也导致了这一年龄段的活体供肾移植数量下降[70]。老年患者等候名单上人数增加的原因包括美国人口老龄化及随着年龄增长终末期肾病发病率的增加,且在老年患者,移植疗效得到了改善。在整个西方国家,等待名单增加和接受移植的患者数目失衡的情况是相似的。在发展中国家,获得死亡供体移植的机会更少,肾脏供需之间的差距更大。

美国等待名单上的种族界限包括 38% 的白人和 35% 的非洲裔美国人,余下 27% 包括西班牙裔、亚裔和其他种族[97]。等待名单中男性占 58.5%,女性占 41.5%。2009 行再次移植的活体移植比例为 11%,死亡供体移植 12.7%。等待列表上的时间长度继续增加,2009 年底,等待 3 年或以上的患者占 29.7%,而在 1995 年底仅为 14%[97]。

肾小球疾病、糖尿病和高血压是成人最常见的原发性疾病,如列表中,分别占 30%(糖尿病)、26%(高血压)和 15%(肾小球疾病)(参见第 3 章和第 4 章)。在美国等待肾移植的患者中,糖尿病仍然是最常见的诊断,

在大多数欧洲国家,糖尿病不是患者肾衰竭的主要原因。少数民族与白人从登记到移植的中位时间有很大不同。由 2005 年等待列表登记人数可见,非裔美国人的中位时间为 4.42 年、西班牙人为 4.35 年、亚洲人为 4.3 年,而白人为 2.02 年[97]。等待时间存在差异的原因已在一些文献中说明[27],与人类白细胞抗原(HLA)分型和供体抗原的表达人口[4,38,48]、贫困[75,91]、社交[3]、患者偏好[6]或供者偏见[5]有关。

ABO 血型不同明显影响移植等待的平均时间,B 型患者等待时间最长,2009 为 4.18 年。AB 型者等待时间最短,为 1.28 年。由于致敏和存在并发症等原因,器官移植患者第二次移植等待时间是第一次肾移植等待时间的两倍[68]。

11~17 岁儿童因等候而死亡的比例几乎为 6 岁儿童的一半(表 38-3)。正如预期的那样,随着年龄的增长,等待名单患者死亡率也增加,虽然 50 岁以下患者的死亡率在过去 10 年中有所下降,但 65 岁及以上患者的死亡率是 18~34 岁患者的将近 4 倍[97]。

2009 年,美国共有 15 964 例成年人进行肾移植,其中,62.1% 为死亡供体移植,37.9% 为活体移植,移植受者的特点如表 38-4[97]。

影响预后的因素

正如在 1994 年和 1998 年期间英国的死亡供体肾移植分析所示,影响肾移植疗效的因素很多[64]。因素包括对结果有显著影响的 HLA 配型、供者年龄、死亡原因和冷缺血时间。这部分着眼于这些因素和其他影响结果的因素。

供体年龄

Gjertson[31]通过 5 年结果分析表明,无论是活体肾移植还是尸体肾移植,供体年龄都是影响移植肾存活

表 38-2　成年患者肾移植等待名单活动情况

	2007	2008	2009
年初名单	68 754	74 501	79 161
年内添加的名单	31 988	32 097	33 215
年内删除的名单	26 241	27 437	27 762
年末名单	74 501	79 161	84 614
删除原因			
已故供体移植	11 796	11 828	11 765
活体供体移植	4369	4572	5065
患者死亡	5041	5306	5412
患者拒绝移植	266	259	307
转移到另一个中心	1581	1510	1401
病情好转,无须移植	121	133	132
病情太重,无法移植	992	1243	1475
更换到肾脏-胰腺名单	266	243	221
其他	1809	2343	1984

表 38-3　肾移植等待患者的移植前死亡率

年份	年龄段(岁)						
	<6	6~10	11~17	18~34	35~49	50~64	65+
1998	6.8	3.5	2.8	3.7	6.1	9.2	11.6
2000	5.5	3.7	2.4	3.5	5.8	9.3	12.8
2002	5.3	2.6	4.2	3.3	5.6	9.1	12.3
2004	5.4	3.2	3.0	3.3	5.2	8.6	12.7
2006	6.0	1.1	1.8	2.8	4.9	8.2	11.4
2008	3.4	0.7	1.8	2.6	4.3	7.1	10.2

Data from OPTN/SRTR, as of May 4, 2009.

表 38-4 2009 年成人肾移植患者的特征

		全部		死亡		活体	
		n	%	n	%	n	%
年龄（岁）	18~34	2208	13.8	1000	10.1	1208	20.0
	35~49	4541	28.4	2643	26.7	1898	31.4
	50~64	6556	41.1	4363	44.0	2193	36.2
	65+	2659	16.7	1906	19.2	753	12.4
性别	女性	6322	39.6	3969	40.0	2353	38.9
	男性	9642	60.4	5943	60.0	3699	61.1
种族	白种人	8525	53.4	4530	45.7	3995	66.0
	黑种人	4105	25.7	3259	32.9	846	14.0
	西班牙裔	2259	14.2	1376	13.9	883	14.6
	亚裔	874	5.5	602	6.1	272	4.5
	其他/未知	201	1.3	145	1.5	56	0.9
疾病的主要原因	糖尿病	3921	24.6	2581	26.0	1340	22.1
	高血压	3931	24.6	2759	27.8	1172	19.4
	肾小球肾炎	3060	19.2	1676	16.9	1384	22.9
	囊性肾病	2070	13.0	1126	11.4	944	15.6
	其他原因	2982	18.7	1770	17.9	1212	20.0
血型	A	5954	37.3	3646	36.8	2308	38.1
	B	2096	13.1	1294	13.1	802	13.3
	AB	768	4.8	534	5.4	234	3.9
	O	7146	44.8	4438	44.8	2708	44.7
PRA	<10%	11 257	70.5	6666	67.3	4591	75.9
	10%+	3667	23.0	2631	26.5	1036	17.1
	未知	1040	6.5	615	6.2	425	7.0
肾病史替代疗法	预防性移植	2639	16.5	905	9.1	1734	28.7
	<1 年	2169	13.6	687	6.9	1482	24.5
	<3 年	4056	25.4	2536	25.6	1520	25.1
	<5 年	2856	17.9	2371	23.9	485	8.0
	5 年以上/未知	4244	26.6	3413	34.4	831	13.7
保险	私人	6270	39.3	2677	27.0	3593	59.4
	医疗保险	8729	54.7	6581	66.4	2148	35.5
	其他	965	6.0	654	6.6	311	5.1
HLA 与供体不匹配	0	1264	7.9	787	7.9	477	7.9
	1	371	2.3	87	0.9	284	4.7
	2	1391	8.7	405	4.1	986	16.3
	3	2904	18.2	1301	13.1	1603	26.5
	4	3594	22.5	2630	26.5	964	15.9
	5	4221	26.4	3117	31.4	1104	18.2
	6	2089	13.1	1516	15.3	573	9.5
	未知	130	0.8	69	0.7	61	1.0
肾脏移植史	首次移植	14 037	87.9	8653	87.3	5384	89.0
	后继移植	1927	12.1	1259	12.7	668	11.0
DCD 状态 *	非 DCD			8633	87.1		
	DCD			1279	12.9		
SCD/ECD 状态 *	SCD			7892	79.6		
	ECD			2020	20.4		
合计		15 964	100.0	9912	100.0	6052	100.0

* 仅适用于死亡供体移植。

HLA，人白细胞抗原；DCD，心脏死亡后捐献；SCD，标准供体；ECD，扩展标准供体。

率的最重要因素。应用逻辑回归分析 1996—2003 年的 OPTN/UNOS 注册表数据，对 85 270 例移植肾存活超过 1 年、随访 5 年的患者进行 21 项影响预后的因素的统计。结果强调了供体肾质量对维持移植肾长期功能的重要性。从 CTS 欧洲的数据也显示供体年龄对移植结果有重要影响(图 38-2)。英国移植登记处认为，捐赠者的年龄是移植物 3 年失功或患者死亡预测的最重要因素[115]。

受者年龄

　　自第一次报告老年人接受肾移植[71]以及广泛引入环孢素为基础的免疫抑制方案，所有中心选择老年人进行移植的条件更加宽松。老年人肾移植效果定义为(>55 岁，>60 岁，或一些报告中>65 岁)继续证实此类方案的有效性(图 38-3)。美国 65 岁及以上的患者占美国终末期肾脏疾病患者的近一半[109]。移植术后早期，老年患者的死亡率较高而导致移植物存活率低，但与年轻患者相比，老年患者不常出现排斥反应，也很少出现重要的问题[42]。肺栓塞和感染是这一年龄段死亡的主要原因。由于不可逆的排斥反应而引起的移植物失功很少见。

　　由于死亡后捐献肾脏的短缺，要选择相对低风险的老年患者[67,95]，并使用较低剂量的免疫抑制剂。Nyberg 及其同事[67]指出，他们的一些老年患者在移植后失去肌力，且这一状况无法恢复，也强调老年患者移植术后

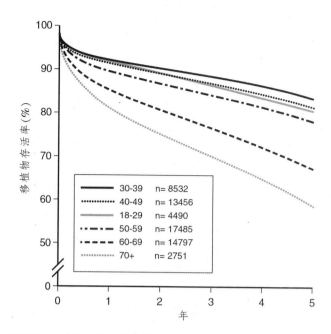

康复不如年轻患者。Wolfe 及其同事[119]通过早期的研究指出，老年患者肾移植后与透析相比具有生存优势。这项研究与早先加拿大的研究结果[93]相同。最近分析研究 SRTR 肾移植等候名单的结果显示，美国 70 岁或以上的患者数量增长最快[81]。这项研究表明与透析相比，移植可以显著降低患者的死亡率。

肥胖

　　在美国，肥胖已达到流行病的程度，2007—2008 年，成人患病率超过 30%[111]。基于身体质量指数(BMI)的标准，肥胖的定义为 BMI≥30，则 32.2%的男性和 35.5%的女性为肥胖[27,40]。1987—2001 年，肥胖的肾移植患者增加至 11.6%[29]。肥胖是肾移植术后切口感染[32,78]、移植肾功能延迟恢复[62]和急性排斥反应[32,59]的一个危险因素，与移植肾存活较差相关[32,59]，需要加强影像学监测并进行活检[32,43](图 38-4)。尽管根据 USRDS 数据的分析，Meier-Kriesche 及其同事[59]提出了肥胖患者在肾移植术后死亡的风险更高，Gore 及其同事[32]随后的一项研究表明，高血压、糖尿病和高脂血症等并发症，增加了肥胖患者的死亡风险。供体肥胖似乎并不影响受体的移植疗效。肾移植术前减重或自愿减重手术[1]，可显著减轻患者肾移植的并发症。

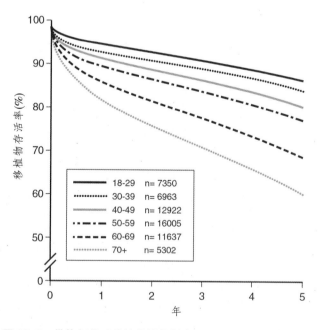

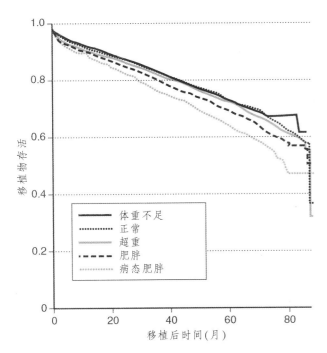

图 38-4 按移植时受体的体重指数分层的肾移植术后移植物存活率。(From Gore JL, Pham PT, Danovitch GM, et al. Obesity and outcome following renal transplantation. Am J Transplant 2006; 6:357-63.)

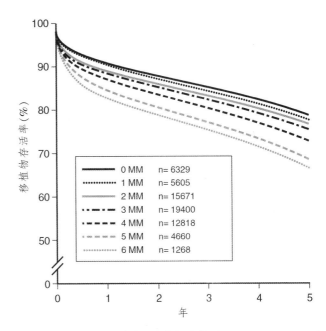

图 38-5 1985—2010 年间, 人白细胞抗原 (HLA)-A、HLA-B 和 HLA-DR 不匹配和首次尸体肾移植。MM, HLA 不匹配。(Data from Collaborative Transplant Study. Available online at: http://www.ctstransplant.org.)

HLA 错配与致敏

由 CTS 注册数据表明, 接受相匹配的肾脏, 供-受者 HLA 不匹配情况会更少 (图 38-5) (参见第 10 章)。2009 年, 美国 7.9% 的肾移植受者接受零错配的肾脏移植, 而 1995 年为 12%[97]。2009 年, 4 个或更多错配 HLA 抗原移植到患者, 占死亡供者的 73%, 而非 ECD 移植, 这是由于分配政策中 HLA 配型重要性降低及累积等待增加。

换句话说, 大多数受者在美国死亡捐献肾脏中未进行合理匹配, 如规定六点位中至少三个匹配或少于四个不匹配。2004 年 UNOS 的数据分析表明, 近年来随着免疫抑制剂有效性的增强, HLA 相容性对移植结果的影响降低[103]。Opelz 和 Dohler[69] 分析 CTS 1985—1994 年和 1995—2004 年 20 年的数据, 发现 HLA 对移植物存活率的影响依然很强。

1998—2009 年, 死亡供体肾移植到非 ECD 受者时, 一组群反应性抗体为 80% 或 >80% 的高度致敏的患者从 2.2% 增加到 8.1%[97]。高致敏患者即群反应抗体的百分率高的患者, 接受移植的频率更高, 也许是由于对这种抗体的定义更全面, 美国对这种病例的免疫抑制有援助方案。但 2009 年, 患者群反应性抗体 >80% 的比例为 15.9 %。国家数据表明, 这些方案的成功仍然有缺陷。数据中心分析, 脱敏方案相比等待一个相容肾获益更大 (Montgomery RA 等, NEJM 2011;365:318-26)。在欧洲, 更常使用 HLA 不匹配策略, 这是基于明确定义的受体抗体 (参见第 10 章)。

已有数据支持 HLA 多匹配优于少匹配, 尽管也有人认为一个不匹配的肾脏进行移植相比透析预后更好。总体上, CTS 的注册表数据也再次证明, 第一次肾移植比再次移植预后更好 (图 38-6)。全 HLA 配型匹配的活体移植预后更好, 其次是半数配点匹配的活体肾移植和尸体肾移植 (图 38-7)。

冷缺血时间

在美国, 完成肾移植的供体冷缺血时间均在 12 小时以内 (参见第 9 章)。移植的肾脏冷缺血时间较短, 反映了短暂的保存时间的价值。目前大多数肾脏在切取后 31 小时内移植。CTS 数据说明, 无论选择保存液、冷保存或机械灌注, 保存时间越短, 移植肾功能和生存的优势越大 (图 38-8)。全球肾脏保存主要选择威斯康星大学的器官保存方案, 至少 CTS 欧洲数据证实它是与移植预后相关的最佳方案 (图 38-9)[69]。而 ECD 肾脏由于冷缺血时间较长, 是移植肾功能延迟恢复的一个危险因素, 但不会影响移植物的存活率[44]。

扩大标准的供体肾移植受者

ECD 肾脏来源于年龄超过 60 岁或 50~59 岁的脑死亡供者,至少符合 3 个条件:高血压、终末血肌酐>1.5mg/dL 或脑血管意外。通常将 ECD 肾脏(81%)移植到 50 岁以上的老年患者,相比之下,非 ECD 肾移植占 50%(表 38-4)[97]。ECD 肾脏也不能给予非 ECD 肾脏移植后需多次肾移植受者。ECD 移植受体的冷缺血时间与冷缺血时间小于 31 小时的非 ECD 受体的分布大致相同,约为 80%。

活体供肾受体

2009 年,活体供肾受者占肾移植受者总数的 36%[25],其中白人占 66%。2009 年的 6388 例活体捐献中,有 50% 是亲属捐助者,22% 为非亲属定向捐助者,13% 为配偶/伙伴,8% 来自远亲捐献者,其余为配对捐赠(4%)或其他供者(4%)[97]。活体供肾年龄小于 50 岁是受者中长期移植物存活的重要因素[66]。

透析前肾移植患者从 1995 年的 605 例(占活体肾移植的 17.9%)增加至 2009 年的 2192 例(32.1%)[33],而活体供肾移植占了大多数。这种趋势和数据显示,肌酐水平升高是心血管和死亡的重要危险因素[28]。数据还显示,透析前肾移植患者与透析患者相比,患者和移植物存活率升高[60]。然而,对于估计肾小球滤过率<

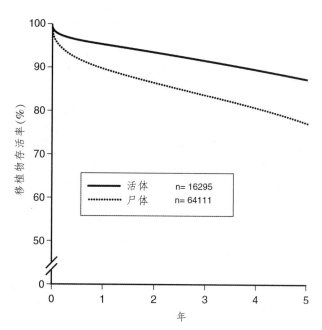

图 38-7 1985—2010 年间,供体类型与首次肾移植受体移植物存活率之间的关系。(Data from Collaborative Transplant Study. Available online at: http://www.ctstransplant.org.)

15mL/(min·1.73m²) 的患者,透析前移植似乎并不能提高患者或移植物的生存率[33]。

免疫抑制剂

在美国,2009 年肾移植受者在移植时使用抗体免疫诱导剂占 83%,而 1995 为 27%[97]。2009 年肾脏移植

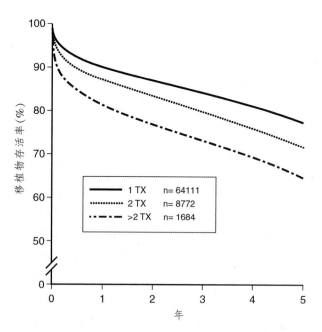

图 38-6 1985—2010 年间,尸体肾移植(TX)的例数和移植物存活率。(Data from Collaborative Transplant Study. Available online at: http://www.ctstransplant.org.)

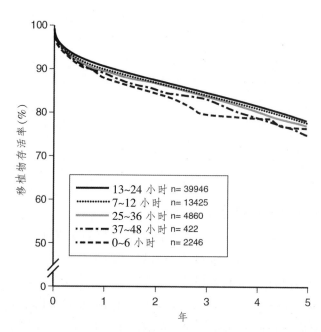

图 38-8 1990—2010 年间,欧洲首次尸体肾移植的冷缺血时间与移植物存活率。(Data from Collaborative Transplant Study. Available online at: http://www.ctstransplant.org.)

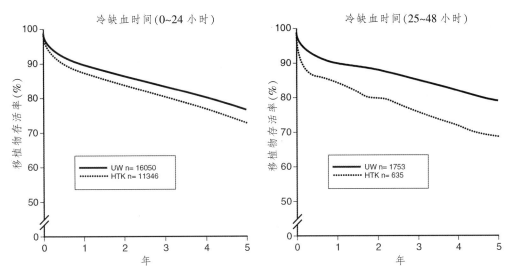

图38-9 1997—2010年间,欧洲首次尸体肾移植的保存液和移植物存活率。HTK,组氨酸色氨酸酮戊二酸溶液;UW,威斯康星大学。(Data from Collaborative Transplant Study. Available online at: http://www.ctstransplant.org.)

58%使用T细胞清除抗体,21%给予白细胞介素-2受体拮抗剂,3.6%两种药物均用(图38-10)。受者类固醇的维持性使用,从2001年的94%减少至2005的74%和2009的65.7%。2009年使用他克莫司的受者占87.8%,而环孢素为5.7%,这代表在过去15年,从环孢素到他克莫司是一个很大的转变,并依然依赖钙调磷酸酶抑制剂为肾移植免疫抑制的主导。2009年使用霉酚酸酯的病例数占89.9%。3%的患者使用西罗莫司,6.5%的患者在第一年使用西罗莫司。图38-11总结了美国肾移植维持免疫抑制的趋势。

相比之下在欧洲,尽管越来越常使用白细胞介素-2受体抗体做免疫诱导,抗体诱导剂的使用不如美国普遍。1998—2005年间CTS欧洲数据库表明,36%的患者只用抗体诱导(图38-12)。同样,从环孢素到他克莫司作为主要维持治疗已经出现了变化,但与美国的程度不同。然而欧洲约20%的死亡供者或单个相关肾脏治疗后1年排斥反应发生率数据显示,从硫唑嘌呤到霉酚酸酯变化显著(http://www.CTStransplant.org)。

免疫抑制剂治疗依从性(合规)

非依从性定义为"药物治疗方案足以影响预期疗效的偏差,根据该方案对预期效果产生不利影响",源自2010年依从性共识会议。免疫抑制的非依从性往往会造成排斥和移植物失功,这从20世纪80年代开始受到关注[90,96]。Butler及其同事[8]对肾移植术后不遵守免疫抑制药物服用的频率和影响进行了系统性回顾,

并指出服药依从性差的患者与依从性好的患者相比,移植物失功的可能性高7倍。最近的72例代表北美、欧洲、亚洲、澳洲和南美等25个不同国家肾移植的荟萃分析发现,免疫抑制剂药物依从性差为每年每100人中35.6例(±2.3)[16]。相较其他年龄组,非依从性的发生率在青少年中更为常见,报告在30%~53%的范围内[19,83]。衡量依从性差的金标准是直接观察药物治疗[26],但在实际中这是很难实现的。结合几个监测依从性措施,如自我报告、检测和临床医生报告,相比电子监测效果更佳(敏感性为72%,特异性为42%)[92]。

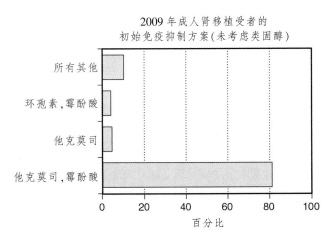

图38-10 2009年肾移植诱导中使用的免疫抑制剂。(Data from OPTN/SRTR Annual Report, 2010. Available online at:http://www.srtr.org/annual_reports/2010.)

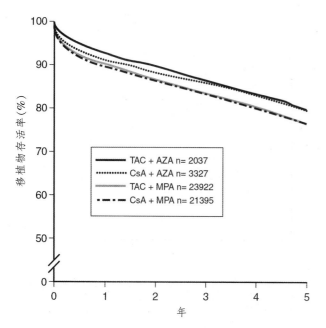

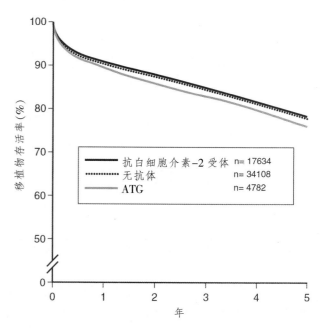

图 38-11　1999—2010 年间,欧洲人群肾移植术后 1 年免疫抑制剂维持方案的变化趋势。AZA,咪唑硫嘌呤;CsA,环孢素;MPA,霉酚酸;TAC, 他克莫司。(Data from Collaborative Transplant Study. Available online at：http://www.ctstransplant.org.)

图 38-12　1998—2005 年间,欧洲使用 OKT 3、抗胸腺细胞球蛋白(ATG)和抗白细胞介素-2 受体(IL-2R)诱导预防性抗体和首次尸体肾移植的移植物存活情况。(Data from Collaborative Transplant Study. Available online at：http://www.ctstransplant.org.)

移植物存活率

供受者的移植物存活率,非 ECD 肾脏 1 年存活率为 92%,5 年为 70% (图 38-13 和表 38-5)。最佳的是亚洲人死亡非 ECD 肾脏捐赠 5 年生存率为 78%。观察 1 年期和 5 年期死亡供肾,多囊肾患者非 ECD 肾存活率的比例明显较高,而糖尿病、高血压、肾病和血管疾病患者的 5 年生存率较差。20 世纪 90 年代,1 年、3 年和 5 年未经治疗的死亡供肾, 非 ECD 移植存活率仅提高 2%。透析恢复率,根据年龄、性别和种族如图 38-14。

移植肾功能延迟恢复及需要在移植后第一周透析的患者 5 年移植存活率更差。2004 年接受移植的患者如果在术后第一周需要透析,非 ECD 肾脏的 5 年成活率为 54%,无须透析的为 74%。

慢性排斥和移植肾功能正常患者死亡是晚期移植物失功的主要原因(参见第 27 章和第 31 章)[74]。

采用美国 SRTR 数据根据 Kaplan-Meier 分析肾移植半寿期,1988—1995 年患者的半寿期改善了 2 年[61]。由于首次移植的半寿期只改善了 6 个月,这种改善大多在再次移植时效果更好。图 38-15 显示每名患者移植随访 8 年以上的情况[61]。在欧洲,首次尸体供肾移植的半寿期从 1982 年(7.9 年)到 2005 年(21.8 年)有显著

增长,但美国类似的数据自 1997—2005 年的增幅低于 2 年(图 38-16)。这些结果表明未来努力的重点为改善长期移植肾的结果。如此看来,新型免疫抑制剂治疗可减少急性排斥反应,但这对移植物长期存活率无显著影响。

扩大供肾标准的移植肾存活率

ECD 肾脏移植给任何年龄段受体,术后 1 年移植肾存活率为 80%~84%。非洲裔美国人最差,ECD 供肾 5 年移植肾存活率为 44%。亚洲人最好,ECD 供肾的 5 年移植物存活率为 66%。这些结果可能反映了免疫抑制、免疫反应性或基因决定的免疫和非免疫参数的免疫反应差异,这些在前文已经讨论。

活体供肾的移植物存活率(表 38-6)

同卵双胞胎

同卵双胞胎是理想的供体和受体,因为主要和次要组织相容性抗原的遗传特性相同。然而,同卵双胞胎之间的移植并不是全部成功,失败的原因主要是技术问题或肾小球肾炎复发。Tilney 及其同事[37,107]对 28 例彼得·本特·布莱根医院进行的双胞胎移植病例进行回顾分析,其中第一例同卵双胞胎在 1954 年移植成功。2

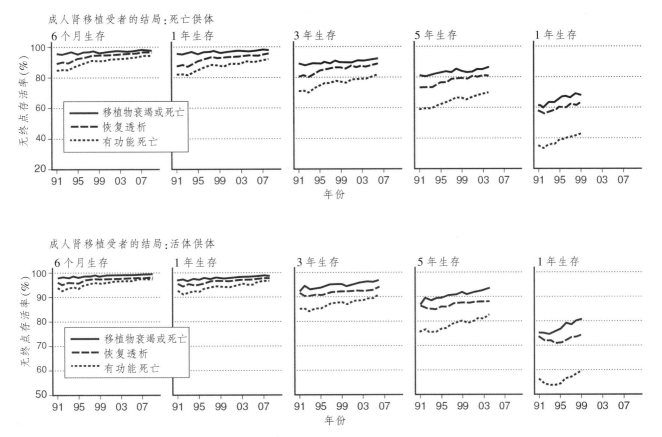

图 38-13 1990—2009 年间，按供体类型划分的成人肾移植受体的移植物存活情况。(From 2010 OPTN/SRTR Annual Report. Available online at：http://www.srtr.org/annual_reports/2010.)

例移植术后 2 周内死亡，一例肾梗死，另一例为继发于肾周感染的败血症。7 例患者移植术后 6 个月~10 年肾炎复发，5 例由于缺乏持续透析而死于疾病复发。对 30 对双胞胎移植进行经验分析[35,106]并随访 27 年，患者 25 年生存率约为 65%，移植物成活率约为 55%。11 例移植中 8 例因移植后 3 个月~20 年肾炎复发导致移植肾失功。一般情况下，受体仍能健康存活，老年人心血管疾病会随着时间的延长而进展。

欧洲透析与移植协会注册报告 41 例同卵双胞胎肾移植。24 例术后肾衰竭的原因是肾小球肾炎。术后随访 12~174 个月，41 例患者中 36 例移植肾存活。2 例由于原发性肾小球肾炎复发而移植失败，1 例受体死于交通事故[29]。1 例供体患与原受体同样的肾小球肾炎而继发肾衰竭。对于同卵双生子，当原发病复发率高时（参见第 4 章），并不确定使用免疫抑制剂的剂量和类型。环孢素时代没有关于同卵双胞胎肾移植的预后数据。

家庭供肾者

美国 65 岁及以上患者移植肾的一年存活率为 93%，1~5 岁年龄组为 95%。同尸体供肾移植一样，继发于多囊肾终末期肾病的活体受者，移植肾 5 年存活率最高，而糖尿病、高血压性肾硬化和血管疾病的患者预后最差。这些数据强调，由于受体预后更好，使用活供体更加理想。

当患者的群反应抗体为 80% 或更高，移植物存活率低于 5%。移植后第一周内需要透析的活供体移植肾存活率为 65%，不需要透析的患者为 97%。通常活体肾移植术后第一周内需要透析，预示着预后不良，也反映出移植技术问题。

配对肾脏捐献与活体非亲属肾移植受体的预后

接受配对肾脏捐献或非亲属活体肾移植的受体预后均优于尸体供肾移植，且数量持续增加，2010 年美国做了 550 例配对肾移植[98]。

单纯肾脏移植与胰肾联合移植治疗糖尿病的研究

OPTN 记录移植物存活数据显示，1 型糖尿病同时行肾-胰腺(SPK)联合移植受者预后优于接受单独肾

表 38-5 美国调整后的移植物存活率，死亡供体非扩展标准供体肾移植：3 个月、1 年、3 年和 5 年的存活率

	6 个月存活率 (%)			1 年存活率 (%)			3 年存活率 (%)			5 年存活率 (%)			10 年存活率 (%)		
	移植失败或死亡	重新接受透析	有功能死亡	移植失败或死亡	重新接受透析	有功能死亡	移植失败或死亡	重新接受透析	有功能死亡	移植失败或死亡	重新接受透析	有功能死亡	移植失败或死亡	重新接受透析	有功能死亡
1991	84.7	89.3	95.6	82.0	87.5	94.4	70.7	80.4	88.8	59.1	73.4	81.0	35.2	57.6	61.3
1992	85.3	90.1	95.3	82.2	88.1	93.9	70.6	80.7	88.1	58.8	73.5	80.5	33.6	56.3	60.2
1993	84.8	89.2	95.6	81.6	87.1	94.2	70.1	79.9	88.3	59.2	73.3	81.2	35.9	57.1	63.6
1994	86.4	90.2	96.3	83.2	88.5	94.5	72.5	82.0	88.9	60.7	74.3	82.1	36.7	58.4	63.6
1995	87.9	92.2	95.6	85.0	90.6	94.0	74.3	84.0	88.8	62.6	76.1	82.6	39.1	60.0	66.0
1996	89.2	92.8	96.2	86.3	91.2	94.8	76.1	84.8	89.9	63.9	76.9	83.5	39.9	60.0	67.3
1997	90.6	94.1	96.4	87.8	92.7	94.7	76.3	85.8	89.1	65.0	78.4	83.3	40.7	61.9	66.6
1998	91.1	94.1	96.9	88.3	92.5	95.5	77.6	85.9	90.5	66.2	78.1	85.2	41.8	61.7	68.7
1999	90.8	94.4	96.2	87.6	92.6	94.7	77.4	86.3	89.8	66.4	79.1	84.2	42.7	63.5	68.2
2000	90.8	94.4	96.2	87.3	92.6	94.4	76.7	85.7	89.7	65.7	78.9	83.6			
2001	91.7	94.9	96.6	88.6	93.2	95.2	78.3	87.4	89.7	67.2	80.8	83.5			
2002	91.8	94.7	96.9	88.9	93.1	95.5	78.4	86.6	90.7	68.1	80.1	85.3			
2003	92.1	95.1	96.9	89.0	93.4	95.3	79.0	87.2	90.6	69.3	81.4	85.4			
2004	92.4	95.2	97.1	89.7	93.6	95.8	79.2	87.0	91.1	70.0	81.2	86.4			
2005	92.9	95.6	97.2	89.9	93.9	95.7	80.6	88.2	91.5						
2006	93.3	95.8	97.3	90.5	94.1	96.2	81.9	88.7	92.3						
2007	93.9	96.1	97.7	91.4	94.7	96.5									
2008	94.2	96.1	97.9	92.0	94.8	96.9									
2009	94.4	96.4	97.8												

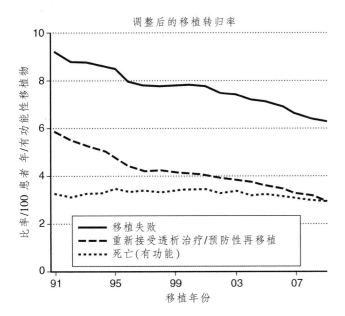

图 38-14　移植失败、移植物有功能的患者死亡、重返透析和早期再移植发生率（按年龄、性别和种族进行调整）。(From 2011 ADR USRDS. Available online at：http：//www.usrds.org/adr.htm.)

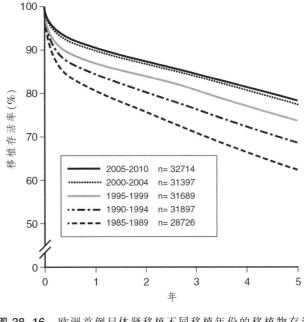

图 38-16　欧洲首例尸体肾移植不同移植年份的移植物存活率。(Data from Collaborative Transplant Study. Available online at: http://www.ctstransplant.org.)

移植（参见第 36 章）[56]。SPK 患者的肾脏半寿期是 9.6 年，而接受单独肾脏移植的患者为 6.3 年。这些结果可能与接受胰肾联合移植的患者选择的供体更为理想有关。1 型糖尿病患者活体供肾存活率几乎与威斯康星 SPK 移植经验相当[100]。国际胰腺移植登记处收集了美国自 1978—2005 年，随访至 2011 年的 18 159 例胰腺

移植术后患者的数据。SPK 移植患者术后 5 年、10 年和 20 年的移植物存活率分别为 80%、68% 和 45%[36]。受体的选择也可能是胰肾联合移植患者预后更好的原因，因为相较于接受单纯肾移植的患者，SPK 受者一般都遵循更严格的供体选择标准（健康组）。胰腺移植成功可防止糖尿病肾病的复发，这适用于 SPK 移植，并

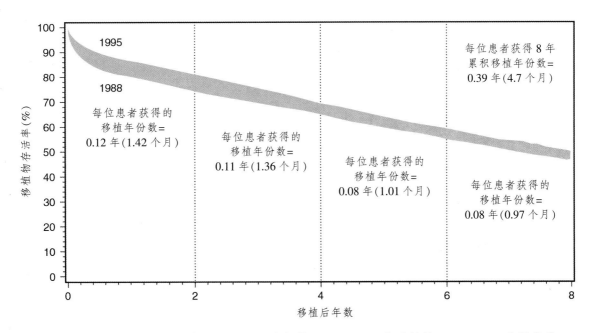

图 38-15　每例接受死亡供体移植的受体的移植物累计年数。1988—1995 年移植的 Kaplan-Meier 存活曲线。(Data from Meier-Kriesche HU，Schold JD，Kaplan B. Long-term renal allograft survival：have we made significant progress or is it time to rethink our analytic and therapeutic strategies？ Am J Transplant 2004；4：1289.)

表38-6　美国调整后的移植物存活率、活体供体肾移植:3个月、1年、3年和5年的存活率

	6个月存活率(%)			1年存活率(%)			3年存活率(%)			5年存活率(%)			10年存活率(%)		
	移植失败或死亡	重新接受透析	有功能死亡	移植失败或死亡	重新接受透析	有功能死亡	移植失败或死亡	重新接受透析	有功能死亡	移植失败或死亡	重新接受透析	有功能死亡	移植失败或死亡	重新接受透析	有功能死亡
1991	93.9	96.1	97.8	92.6	95.6	96.8	85.0	91.6	92.3	75.7	86.3	86.7	56.4	74.0	75.2
1992	92.6	94.8	98.0	91.4	94.3	97.2	85.3	90.4	94.7	76.7	85.4	89.7	54.3	71.9	74.9
1993	93.8	96.0	97.9	91.9	95.2	96.5	84.3	90.5	93.0	75.7	85.4	88.4	53.9	71.8	74.6
1994	94.1	95.9	98.4	92.5	95.0	97.6	85.3	91.1	93.5	75.7	84.8	89.2	53.7	71.0	75.7
1995	93.5	95.6	97.9	92.3	95.0	97.2	85.2	91.0	93.7	77.0	85.9	89.6	54.2	71.1	76.5
1996	94.8	96.5	98.3	93.6	95.8	97.8	86.3	91.4	94.5	77.4	85.7	90.5	56.6	71.9	79.2
1997	95.3	96.9	98.3	93.9	96.4	97.4	87.5	92.1	95.1	78.9	87.0	90.8	57.2	73.2	78.6
1998	96.0	97.3	98.7	94.4	96.5	97.9	87.6	92.1	95.2	79.5	87.5	91.0	58.3	73.4	80.1
1999	95.8	97.3	98.5	94.3	96.5	97.8	87.9	92.3	95.3	80.2	87.6	91.8	59.6	74.4	80.8
2000	96.0	97.3	98.7	94.1	96.3	97.7	87.1	92.1	94.5	79.5	87.5	91.0			
2001	95.9	97.3	98.6	94.3	96.5	97.8	87.9	92.5	95.0	80.0	87.4	91.6			
2002	96.4	97.6	98.8	94.9	96.7	98.1	88.4	92.7	95.4	81.0	88.0	92.1			
2003	96.7	97.6	99.0	95.4	97.0	98.4	88.5	92.4	95.8	81.2	87.9	92.5			
2004	96.8	97.7	99.0	95.3	96.8	98.4	89.3	92.9	96.1	82.5	88.5	93.2			
2005	96.7	97.6	99.0	95.4	96.9	98.4	89.6	93.2	96.2						
2006	97.3	98.1	99.2	96.2	97.4	98.7	90.9	94.0	96.7						
2007	97.7	98.3	99.3	96.7	97.8	98.8									
2008	97.5	98.2	99.2	96.5	97.7	98.8									
2009	97.7	98.3	99.3												

没有说明肾脏和胰腺移植的顺序。

癌症的风险

癌症的风险已在第 34 章和第 35 章中讨论，是肾移植的主要长期并发症之一。美国和澳大利亚-新西兰的数据显示肾脏移植后，受体患恶性肿瘤的风险增加[19,93]，癌症增加主要是由病毒引起。非黑色素瘤皮肤癌和移植后淋巴组织增生性疾病的风险最高，后者与 EB 病毒感染后多使用过抗胸腺细胞球蛋白/OKT3 诱导治疗相关。美国移植中心一项大型匹配研究从 1987—2008 年通过 SRTR 13 个州和地区的实体器官移植受者（175 732）的癌症登记。在所有癌症中，实体器官移植受者相比普通人风险增加 2 倍。观察显示 32 种不同的恶性肿瘤风险增加，包括感染相关或无关的癌症。肾移植受者的标准化发病率（SIR）明显高于预期有非霍奇金淋巴瘤（6.05；95% CI 5.59~6.54）、肾癌（6.66；95% CI 6.12~7.23）和肺癌（1.46；95% CI 1.34~1.59）的患者[23]。西罗莫司和霉酚酸酯这两种抗增殖剂可能与移植后淋巴组织增生性疾病的发病率较低相关（表 38-7），但相关研究的随访时间不超过 1 年。Robson 及其同事[85a]对 OPTN/UNOS 数据库和 CTS 的霉酚酸酯的队列研究的数据进行观测并随访 3 年，表明霉酚酸酯未增加患者淋巴组织增生性疾病的风险，有可能在某些人群中风险较低。

肾移植后妊娠

终末期肾病的育龄妇女与一般人群相比，生育率下降了 10%[114]。正常功能肾移植通常能逆转终末期肾病不孕，并恢复生殖功能[14]。对于妊娠期肾移植患者预后，最重要的影响因素是肾功能良好，无高血压或良好控制高血压[99,105]。与正常的自然肾脏的妇女相比，在妊娠期间即使是单肾的移植受者，肾小球滤过率也可能增加[13]。

美国、欧洲和英国肾移植妊娠登记处的受体数据显示（图 38-17），15 年来移植术后妊娠例数显著增加，还包括孕育二胎[57]。截至 2006 年，联合数据库报告器官移植（所有类型）妇女活产婴儿有 2000 多例。一个包括 25 个国家的 50 个研究中心系统回顾性荟萃分析显示，3570 例肾移植受者妊娠 4706 例次，总出生率高于一般人群（73.5%对 66.7%）而流产率较低（14%对 17.1%）。总的来说，妊娠后 1 年共有 4.2%的患者出现急性排斥反应，5.3%发生移植肾失功，所有国家的数据都类似。然而在美国，移植术后妊娠并发症的发生率均高于一般人群，其中包括先兆子痫（27%）、妊娠期糖尿病（8%）、剖宫产（56.9%）和早产（45.6%）。产妇平均年龄越低，移植和妊娠之间的时间间隔（<2 年）越短，并发症发生风险越低[15]。2003 年会议共识认为在受孕前一年如果移植物功能正常，无排斥反应发生，移植后第一年后妊娠是安全的[58]。移植后妊娠应作为高危治疗，密切产前监测。只基于产科原因才进行剖宫产[14]。由于钙调磷酸酶抑制剂改良移植物存活作用明显，妊娠期间可继续服用钙调神经磷酸酶抑制剂治疗，密切监测药物水平和肾功能[60]。免疫抑制剂对胎儿和新生儿的影响数据很少。新生儿 T 和 B 细胞计数减少，但在几个月内可以正常化，并未有这些儿童感染或自身免疫性疾病发病率增加的报告[18,104]。宫内暴露于免疫抑制的长期后果未知[2,7,30,72]。对 48 名实体器官移植受者的儿童平均随访 5.2 年，尽管早产率达 56%，没有解剖或发育异常[118]。

HIV 患者的肾移植

在一些移植中心，人类免疫缺陷病毒（HIV）抗体阳性不再是肾移植的禁忌，一些患者移植存活时间取得了令人鼓舞的结果。在高抗反转录病毒治疗时代，患者生存率显著提高，与 HIV 阴性患者移植物存活率比率报道如表 38-8[77,87,101]。如 Stock 及其同事[102]报道，使用蛋白酶抑制剂治疗的患者，需减少钙调磷酸酶抑制剂用量达到目标血药浓度。尽管 CD4 计数低，HIV 阳性受体更容易出现急性排斥反应，特别是抗体介导的排斥反应[86]。然而，机会性感染报告很少。其中近期一个大型对照研究报道了 150 名被 HIV 感染的肾脏移植受者 1 年和 3 年生存期分别为（94.6±2）%和（88.2±3.8）%。

艾滋病阳性患者肾移植的纳入标准包括：①前 6 个月 CD4 细胞计数>200 个/mL；②3~6 个月检测不到 HIV 病毒核糖核酸；③除外机会感染或肿瘤，对药物敏感的状态；④抗反转录病毒药物治疗至少 3 个月或停止治疗稳定，能够维持检测不到的病毒核酸；⑤没有任何显著症状。已报道的经验很少，但这些患者已经取得了良好的效果。

表 38-7 常用免疫抑制剂登记试验(Ⅲ期)移植后淋巴增生性疾病发生率

研究	随访(年)	抗体诱导	并行免疫抑制	分组	患者(人数)	PTLD(%)
美国,Pirsch,1999 年	3	ATG/OKT3	Aza/Pred	TAC	205	2.4
				CsA	207	2.9
美国,Vincenti,2002 年	5	ATG/OKT3	Aza/Pred	TAC	205	3.4
				CsA	207	2.9
MMF						
美国,Sollinger,1995 年	0.5	ATG	CsA/Pred	Aza	164	0
				MMF 2g	165	0.6
				MMF 3g	166	1.2
Tricontinental,* 1998 年	3	NA	CsA/Pred	Aza	162	0.6
				MMF 2 g	171	1.2
				MMF 3 g	164	1.8
SRL						
美国,Kahan,2000 年	1	无	CsA/Pred	Aza	159	0.6
				SRL 2 mg	281	0.4
				SRL 5 mg	269	0.7
欧洲,* Groth,1999 年 †	1	无	Aza/Pred	CsA	41	0
				SRL	42	0
欧洲,* Kreis,2000 年 †	1	无	MMF/Pred	CsA	38	0
				SRL	40	0
Bas						
Nashan,1997 年	1	无	CsA/Pred	Bas	193	0.5
				PBO	187	0.5
Bela						
Vincenti,2005 年	3	巴利昔单抗	MMF	Bela MI	219	0.5
				Bela LI	226	0.4
				环孢素	221	0

ATG,抗胸腺细胞球蛋白;Aza,硫唑嘌呤;Bas,巴利昔单抗;CsA,环孢素;MMF,霉酚酸酯;NA,不可用;PBO,安慰剂;Pred,泼尼松;
PTLD,移植后淋巴增生性疾病;SRL,西罗莫司;TAC,他克莫司。
* 北美、欧洲和澳大利亚。
† 第Ⅱ阶段研究。

正常功能的肾移植人群的患病率

1995—2004 年间生活在美国的肾移植受者的数量翻倍。截至 1995 年底,有 50 529 名受者移植肾有功能,3156 名胰肾移植受者移植胰腺及肾脏有功能。到 2005 年初,101 440 名受者移植肾有功能,7213 名胰肾移植受者胰腺及肾脏有功能。基于 2004 年的 USRDS 数据,1995 年肾和肾-胰腺受者移植物有功能占终末期肾衰竭患者的 18%,2002 年所有终末期肾衰竭患者的 21%[109]。

科罗拉多大学的数据显示,存活时间最长的肾移植受者移植肾功能正常存活超过 40 年的有 9 例。据报道,超过 100 名患者移植物存活超过 25 年[9]。至少有 8 例活体供肾移植患者,移植物存活而无须持续口服免疫抑制剂 20 年以上[9]。换句话说,这样的患者长时间免疫耐受。

肾移植长期预后

近几十年来,移植肾存活率显著上升,2008 年尸体供肾受者移植肾一年存活率为 92%,而活体供肾的

肾移植受体妊娠后移植物功能丧失

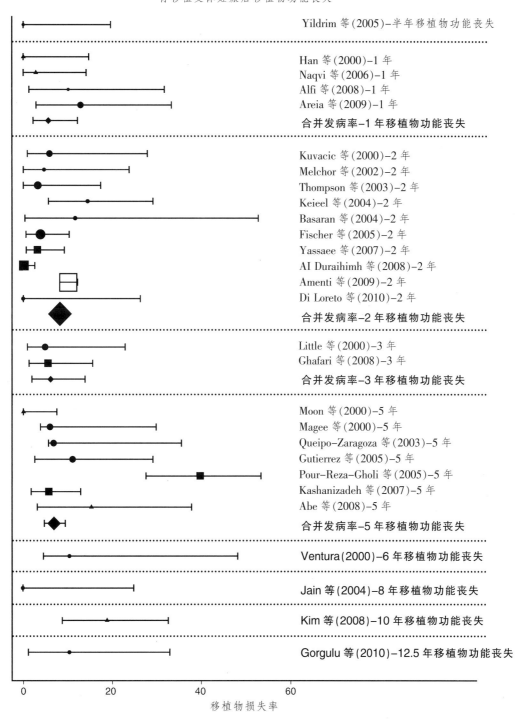

图 38-17　肾移植受体妊娠后移植物功能丧失。(Reprinted from Deshpande NA, James NT, Kucirka LM, et al. Pregnancy outcomes in kidney transplant recipients：a systematic review and meta-analysis. Am J Transplant 2011;11:2388-404.)

受者移植肾存活率为 96.5%。Meier-Kriesche 及其同事最近报道,移植物存活率整体得以改善主要是由于移植物短期存活率的改善。尸体供肾移植的移植肾的半寿期从 1989 年的 6.6 年增加到 1995 年的 8 年,2005 年为 8.8 年。在活体供肾受者中,移植物的半寿期从 1989 年的 11.4 年到 2005 年的 11.9 年,几乎没有变化[50]。CTS

的欧洲数据(图 38-16)结果基本一致的,移植物 5 年存活率 2000—2004 年与 2005—2010 年相似。

然而在过去 10 年中,更强效免疫抑制的可用性尚未反映在长期结果的改善中。若希望转化为长期有效,需要继续治疗和诊断。这个目标取决于:①更好的心血管健康管理并降低恶性风险,采用更好的方法来改善

表 38-8　HIV 感染的肾移植受体和 SRTR 数据库中 1 年和 3 年的患者存活率和移植物存活率

人群	患者存活率		移植物存活率	
	1 年 %(95% CI)	3 年 %(95% CI)	1 年 %(95% CI)	3 年 %(95% CI)
研究患者	94.6(88.9~97.4)	99.2(78.3~93.8)	90.4(83.9~94.3)	73.7(61.9~82.4)
SRTR 比较				
年龄≥65 岁	91.8(91.1~92.4)	79.5(78.0~80.9)	88.3(87.5~89.1)	74.4(72.9~75.9)
合计	96.2(96.0~96.4)	90.6(90.2~91.0)	92.5(92.3~92.8)	82.8(82.3~83.3)

CI,置信区间。

Data from Stock PG, Barin B, Murphy B, et al. Outcomes of kidney transplantation in HIV-infected recipients. N Engl J Med 2010;362: 2004–14.

患者的生存期;②免疫抑制方案维持肾功能,减少慢性排斥反应;③监测并早期诊断移植肾功能障碍。

生活质量

虽然一般以移植肾功能和患者存活率来衡量肾移植的结果,因为移植肾成功的目标是恢复正常肾功能及延长寿命,衡量肾移植后生活质量能更详细地说明成功的肾移植对身体功能、生理痛、一般健康、活力、社会功能和心理健康等参数的影响。由于与免疫抑制相关的肾移植有广泛的副作用,这些影响整体的生活质量。

Neipp 及其同事[65]报告了成人肾移植受者 15 年以上的生活质量。139 例单中心研究发现,29%的人已就业,7%正在找工作,58%已退休,5%是家庭主妇。应用 36 项健康调查验证生活质量并进行肾移植相关问卷调查,报告了这些患者 8 个方面的健康状况。与退休和失业的患者相比,就业者健康生活质量显著提高,包括身体功能、生理痛、一般健康、活力、社会功能、心理健康、身体症状、易疲劳程度、未知与恐惧和情绪健康。与同样接受移植的人相比(P<0.05),所有这些参数都得到了改善。因而得出结论,肾移植术后的职业康复是至关重要的,有利于改善生活质量。Griva 等对 102 例肾移植患者随访 6 年的研究报告显示,随着时间的推移,情感素质会改善,但生理方面,如疼痛和身体功能却下降[35]。

研究表明,与免疫抑制有关的副作用会影响生活质量,这些副作用包括多毛、牙龈增生、体重增加、库欣样貌、手震颤、脱发和皮肤疾病[37]。Moons 及其同事[62a]对 350 例肾移植的横断面研究表明免激素患者所有上述副作用社会功能更好,较少出现精神症状,症状的发生率及抑郁水平均较低(P<0.03)。

在荷兰一项肾移植后与透析患者性功能障碍的研究中,对照组从荷兰人口选出,成功的肾移植无论是与血液透析还是与腹膜透析相比,男性和女性的性功能障碍明显减少,但实质上与对照组比较有更多困难(P<0.001)(表 38-9)[17,37]。提高生活质量的方式包括有效管理药物的副作用、提高免疫抑制治疗、心理治疗、社会支持、运动和职业帮助。

结论

器官移植方面拥有大量数据,来自世界各地的注册数据也提供了丰富的数据来源,可以用于分析临床实践和结果。移植也许是审查最为详细的医学专业,十分得益于谨慎留意、质量评定、结果分析以及政府和其他机构要求的医疗方案标准化。未来将有更为详细的数据分析,以解决各种问题,如获得移植、社会经济地位和少数民族的影响、中心影响和感染率等。这样的审查将进一步推动创新和成果改善。

透析和移植是昂贵的治疗方法,面对迅速增加的医疗成本,每个国家都在反思昂贵治疗的成本效益问题。不可避免地,问题的焦点聚集在透析和移植上:这一成本合理吗? 毫无疑问,这种治疗是昂贵的,不同国家的成本也各不相同。假设一个人认为终末期肾衰竭患者的治疗是合理的,那么移植是更经济的选择。在发展中国家,肾脏移植几乎是唯一可用的选项,因为通常长期透析难以维持。对于有可能进行全职工作的患者,接受活体供者或尸体供者移植后,多数人恢复了全职工作。在这种情况下,一个具有生产能力的社会成员重新回归,随之而来的是其他家庭成员退休金或福利的节省。如前所述,在几乎所有的患者群体中,相比透析治

表38-9	肾脏替代治疗患者与对照组在性病患病率方面的差异	

	治疗组患病率	
	男性(%)	女性(%)
对照	8.7	14.9
血液透析	62.9	75
腹膜透析	69.8	66.7
肾移植	48.3	44.4

From Habwe VQ. Posttransplantation quality of life: more than graft function. Am J Kidney Dis 2006;47:S98. Data from Diemont WL, Vruggink PA, Meuleman EJ, et al. Sexual dysfunction after renal replacement therapy. Am J Kidney Dis 2000;35:845.

疗,移植都延长了生存期,这提供了更多的客观证据,说明移植在治疗终末期肾衰竭中应发挥关键性作用。

通过透析和移植联合方案治疗终末期肾衰竭的理由似乎是不言自明的。由于主要目标是实现成功的肾脏移植,因此要使用透析,以维持患者状态,同时等待移植,或者治疗由于医学或免疫原因而不适合移植的患者。大部分适合移植的终末期肾衰竭患者都比较年轻,这些患者的成功移植已经成为当今最令人满意的医学实践之一。在1954年第一次肾移植成功时,没有人能预测到在未来60年内能够实现如此多的成功[63]。

（裴广辉 译 莫春柏 校）

参考文献

1. Alexander JW, Goodman HR, Gersin K, et al. Gastric bypass in morbidly obese patients with chronic renal failure and kidney transplant. Transplantation 2004;78(3):469–74.
2. Arsan A, Guest G, Gagnadoux MF, et al. Pregnancy in renal transplantation: a pediatric unit report. Transplant Proc 1997;29(5):2479.
3. Arthur T. The role of social networks: a novel hypothesis to explain the phenomenon of racial disparity in kidney transplantation. Am J Kidney Dis 2002;40(4):678–81.
4. Ashby VB, Port FK, Wolfe RA, et al. Transplanting kidneys without points for HLA-B matching: consequences of the policy change. Am J Transplant 2011;11(8):1712–16.
5. Ayanian JZ, Cleary PD, Keogh JH, et al. Physicians' beliefs about racial differences in referral for renal transplantation. Am J Kidney Dis 2004;43(2):350–7.
6. Ayanian JZ, Cleary PD, Weissman JS, et al. The effect of patients' preferences on racial differences in access to renal transplantation. N Engl J Med 1999;341(22):1661–9.
7. Bar J, Wittenberg C, Hod M, et al. Pregnancy outcome in renal allograft recipients in Israel. Isr J Med Sci 1996;32(12):1183–5.
8. Butler JA, Roderick P, Mullee M, et al. Frequency and impact of nonadherence to immunosuppressants after renal transplantation: a systematic review. Transplantation 2004;77(5):769–76.
9. Cecka JM. The OPTN/UNOS renal transplant registry. Clin Transpl 2005;1–16.
10. Cooper JT, Chin LT, Krieger NR, et al. Donation after cardiac death: the University of Wisconsin experience with renal transplantation. Am J Transplant 2004;4(9):1490–4.
11. Cuende N, Cuende JI, Fajardo J, et al. Effect of population aging on the international organ donation rates and the effectiveness of the donation process. Am J Transplant 2007;7(6):1526–35.
12. D'Alessandro AM, Fernandez LA, Chin LT, et al. Donation after cardiac death: the University of Wisconsin experience. Ann Transplant 2004;9(1):68–71.
13. Davison JM. The effect of pregnancy on kidney function in renal allograft recipients. Kidney Int 1985;27(1):74–9.
14. Davison JM, Bailey DJ. Pregnancy following renal transplantation. J Obstet Gynaecol Res 2003;29(4):227–33.
15. Deshpande NA, James NT, Kucirka LM, et al. Pregnancy outcomes in kidney transplant recipients: a systematic review and meta-analysis. Am J Transplant 2011;11(11):2388–404.
16. Dew MA, DiMartini AF, De Vito Dabbs A, et al. Rates and risk factors for nonadherence to the medical regimen after adult solid organ transplantation. Transplantation 2007;83(7):858–73.
17. Diemont WL, Vruggink PA, Meuleman EJ, et al. Sexual dysfunction after renal replacement therapy. Am J Kidney Dis 2000;35(5):845–51.
18. Di Paolo S, Schena A, Morrone LF, et al. Immunologic evaluation during the first year of life of infants born to cyclosporine-treated female kidney transplant recipients: analysis of lymphocyte subpopulations and immunoglobulin serum levels. Transplantation 2000;69(10):2049–54.
19. Dobbels F, Van Damme-Lombaert R, Vanhaecke J, et al. Growing pains: non-adherence with the immunosuppressive regimen in adolescent transplant recipients. Pediatr Transplant 2005;9(3):381–90.
20. Doshi MD, Hunsicker LG. Short- and long-term outcomes with the use of kidneys and livers donated after cardiac death. Am J Transplant 2007;7(1):122–9.
21. Edwards EB, Bennett LE, Cecka JM. Effect of HLA matching on the relative risk of mortality for kidney recipients: a comparison of the mortality risk after transplant to the mortality risk of remaining on the waiting list. Transplantation 1997;64(9):1274–7.
22. Engels EA, Pfeiffer RM, Fraumeni Jr. JF, et al. Spectrum of cancer risk among US solid organ transplant recipients. JAMA 2011;306(17):1891–901.
23. Evans RW, Manninen DL, Garrison Jr. LP, et al. The quality of life of patients with end-stage renal disease. N Engl J Med 1985;312(9):553–9.
24. Fine RN, Becker Y, De Geest S, et al. Nonadherence consensus conference summary report. Am J Transplant 2009;9(1):35–41.
25. Flegal KM, Carroll MD, Ogden CL, et al. Prevalence and trends in obesity among US adults, 1999–2008. JAMA 2010;303(3):235–41.
26. Fort J. Chronic renal failure: a cardiovascular risk factor. Kidney Int Suppl 2005;(99)S25–9.
27. Friedman AN, Miskulin DC, Rosenberg IH, et al. Demographics and trends in overweight and obesity in patients at time of kidney transplantation. Am J Kidney Dis 2003;41(2):480–7.
28. Ghahramani N, Attaipour Y, Ghods AJ. Chromosomal aberrations among offspring of female renal transplant recipients. Transplant Proc 1993;25(3):2190.
29. Gjertson DW. Explainable variation in renal transplant outcomes: a comparison of standard and expanded criteria donors. Clin Transpl 2004;303–14.
30. Gore JL, Pham PT, Danovitch GM, et al. Obesity and outcome following renal transplantation. Am J Transplant 2006;6(2):357–63.
31. Grams ME, Massie AB, Coresh J, et al. Trends in the timing of pre-emptive kidney transplantation. J Am Soc Nephrol 2011;22(9):1615–20.
32. Gris JC, Branger B, Vecina F, et al. Increased cardiovascular risk factors and features of endothelial activation and dysfunction in dialyzed uremic patients. Kidney Int 1994;46(3):807–13.
33. Griva K, Stygall J, Ng JH, et al. Prospective changes in health-related quality of life and emotional outcomes in kidney transplantation over 6 years. J Transplant 2011;2011:671571.
34. Gruessner AC, Sutherland DE, Gruessner RW. Long-term outcome after pancreas transplantation. Curr Opin Organ Transplant 2012;17(1):100–5.
35. Habwe VQ. Posttransplantation quality of life: more than graft function. Am J Kidney Dis 2006;47(4 Suppl. 2):S98–110.
36. Hall EC, Massie AB, James NT, et al. Effect of eliminating priority points for HLA-B matching on racial disparities in kidney transplant rates. Am J Kidney Dis 2011;58(5):813–6.

37. Deleted in proof.

38. Hedley AA, Ogden CL, Johnson CL, et al. Prevalence of overweight and obesity among US children, adolescents, and adults, 1999–2002. JAMA 2004;291(23):2847–50.

39. Huysmans K, Lins RL, Daelemans R, et al. Hypertension and accelerated atherosclerosis in endstage renal disease. J Nephrol 1998;11(4):185–95.

40. Jassal SV, Opelz G, Cole E. Transplantation in the elderly: a review. Geriatr Nephrol Urol 1997;7(3):157–65.

41. Jindal RM, Zawada Jr ET. Obesity and kidney transplantation. Am J Kidney Dis 2004;43(6):943–52.

42. Kayler LK, Magliocca J, Zendejas I, et al. Impact of cold ischemia time on graft survival among ECD transplant recipients: a paired kidney analysis. Am J Transplant 2011;11(12):2647–56.

43. Kootstra G, Kievit JK, Heineman E. The non heart-beating donor. Br Med Bull 1997;53(4):844–53.

44. Kootstra G, van Heurn E. Non-heartbeating donation of kidneys for transplantation. Nat Clin Pract Nephrol 2007;3(3):154–63.

45. Koyama H, Cecka JM, Terasaki PI. Kidney transplants in black recipients. HLA matching and other factors affecting long-term graft survival. Transplantation 1994;57(7):1064–8.

46. Krakauer H, Grauman JS, McMullan MR, et al. The recent U.S. experience in the treatment of end-stage renal disease by dialysis and transplantation. N Engl J Med 1983;308(26):1558–63.

47. Lamb KE, Lodhi S, Meier-Kriesche HU. Long-term renal allograft survival in the United States: a critical reappraisal. Am J Transplant 2011;11(3):450–62.

48. Laupacis A, Keown P, Pus N, et al. A study of the quality of life and cost-utility of renal transplantation. Kidney Int 1996;50(1):235–42.

49. Locke JE, Segev DL, Warren DS, et al. Outcomes of kidneys from donors after cardiac death: implications for allocation and preservation. Am J Transplant 2007;7(7):1797–807.

50. London GM, Drueke TB. Atherosclerosis and arteriosclerosis in chronic renal failure. Kidney Int 1997;51(6):1678–95.

51. Lowrie EG. Acute-phase inflammatory process contributes to malnutrition, anemia, and possibly other abnormalities in dialysis patients. Am J Kidney Dis 1998;32(6 Suppl. 4):S105–12.

52. Marroquin CE, Edwards EB, Collins BH, et al. Half-life analysis of pancreas and kidney transplants. Transplantation 2005;80(2):272–5.

53. McKay DB, Josephson MA. Pregnancy in recipients of solid organs – effects on mother and child. N Engl J Med 2006;354(12):1281–93.

54. McKay DB, Josephson MA, Armenti VT, et al. Reproduction and transplantation: report on the AST consensus conference on reproductive issues and transplantation. Am J Transplant 2005;5(7):1592–9.

55. Meier-Kriesche HU, Arndorfer JA, Kaplan B. The impact of body mass index on renal transplant outcomes: a significant independent risk factor for graft failure and patient death. Transplantation 2002;73(1):70–4.

56. Meier-Kriesche HU, Kaplan B. Waiting time on dialysis as the strongest modifiable risk factor for renal transplant outcomes: a paired donor kidney analysis. Transplantation 2002;74(10):1377–81.

57. Meier-Kriesche HU, Schold JD, Kaplan B. Long-term renal allograft survival: have we made significant progress or is it time to rethink our analytic and therapeutic strategies? Am J Transplant 2004;4(8):1289–95.

58. Molnar MZ, Kovesdy CP, Mucsi I, et al. Higher recipient body mass index is associated with post-transplant delayed kidney graft function. Kidney Int 2011;80(2):218–24.

58a. Moons P, Vanrenterghem Y, Van Hooff JP, et al. Steroids may compromise quality of life of renal transplant recipients on a tacrolimus-based regimen. Transplant Proc 2002;34:1691.

59. Morris PJ. Transplantation – a medical miracle of the 20th century. N Engl J Med 2004;351(26):2678–80.

60. Morris PJ, Johnson RJ, Fuggle SV, et al. Analysis of factors that affect outcome of primary cadaveric renal transplantation in the UK. HLA Task Force of the Kidney Advisory Group of the United Kingdom Transplant Support Service Authority (UKTSSA). Lancet 1999;354(9185):1147–52.

61. Neipp M, Karavul B, Jackobs S, et al. Quality of life in adult transplant recipients more than 15 years after kidney transplantation. Transplantation 2006;81(12):1640–4.

62. Noppakun K, Cosio FG, Dean PG, et al. Living donor age and kidney transplant outcomes. Am J Transplant 2011;11(6):1279–86.

63. Nyberg G, Nilsson B, Norden G, et al. Outcome of renal transplantation in patients over the age of 60: a case-control study. Nephrol Dial Transplant 1995;10(1):91–4.

64. Ojo A, Wolfe RA, Agodoa LY, et al. Prognosis after primary renal transplant failure and the beneficial effects of repeat transplantation: multivariate analyses from the United States Renal Data System. Transplantation 1998;66(12):1651–9.

65. Opelz G, Dohler B. Multicenter analysis of kidney preservation. Transplantation 2007;83(3):247–53.

66. Organ Procurement and Transplantation Network. Policies. 2011. Available online at: http://optn.transplant.hrsa.gov/PoliciesandBylaws2/policies/pdfs/policy_7.pdf [accessed 29.11.11].

67. Ost L, Groth CG, Lindholm B, et al. Cadaveric renal transplantation in patients of 60 years and above. Transplantation 1980;30(5):339–40.

68. Pahl MV, Vaziri ND, Kaufman DJ, et al. Childbirth after renal transplantation. Transplant Proc 1993;25(4):2727–31.

69. Pascual M, Theruvath T, Kawai T, et al. Strategies to improve long-term outcomes after renal transplantation. N Engl J Med 2002;346(8):580–90.

70. Patzer RE, Amaral S, Wasse H, et al. Neighborhood poverty and racial disparities in kidney transplant waitlisting. J Am Soc Nephrol 2009;20(6):1333–40.

71. Patzer RE, Perryman JP, Schrager JD, et al. The role of race and poverty on steps to kidney transplantation in the southeastern United States. Am J Transplant 2012;12(2):358–68.

72. Pelletier SJ, Norman SP, Christensen LL, et al. Review of transplantation in HIV patients during the HAART era. Clin Transpl 2004;63–82.

73. Pirsch JD, Armbrust MJ, Knechtle SJ, et al. Obesity as a risk factor following renal transplantation. Transplantation 1995;59(4):631–3.

74. Port FK, Wolfe RA, Mauger EA, et al. Comparison of survival probabilities for dialysis patients vs cadaveric renal transplant recipients. JAMA 1993;270(11):1339–43.

75. Rao PS, Merion RM, Ashby VB, et al. Renal transplantation in elderly patients older than 70 years of age: results from the Scientific Registry of Transplant Recipients. Transplantation 2007;83(8):1069–74.

76. Rianthavorn P, Ettenger RB. Medication non-adherence in the adolescent renal transplant recipient: a clinician's viewpoint. Pediatr Transplant 2005;9(3):398–407.

77. Rithalia A, McDaid C, Suekarran S, et al. Impact of presumed consent for organ donation on donation rates: a systematic review. BMJ 2009;338:a3162.

78. Roake JA, Cahill AP, Gray CM, et al. Preemptive cadaveric renal transplantation – clinical outcome. Transplantation 1996;62(10):1411–6.

78a. Robson R, Cecka JM, Opelz G, et al. Prospective registry-based observational cohort study of the long-term risk of malignancies in renal transplant patients treated with mycophenolate mofetil. Am J Transplant 2005;5:2954.

79. Roland M, Carlson L, Stock P. Solid organ transplantation in HIV-infected individuals. AIDS Clin Care 2002;14(7):59–63.

80. Roodnat JI, Zietse R, Mulder PG, et al. The vanishing importance of age in renal transplantation. Transplantation 1999;67(4):576–80.

81. Rudich SM, Kaplan B, Magee JC, et al. Renal transplantations performed using non-heart-beating organ donors: going back to the future? Transplantation 2002;74(12):1715–20.

82. Russell JD, Beecroft ML, Ludwin D, et al. The quality of life in renal transplantation – a prospective study. Transplantation 1992;54(4):656–60.

83. Santiago Delpin EA, Gonzalez Z, Morales-Otero LA, et al. Transplantation in Hispanics: the Puerto Rico experience. Transplant Proc 1989;21(6):3958–60.

84. Saunders MR, Cagney KA, Ross LF, et al. Neighborhood poverty, racial composition and renal transplant waitlist. Am J Transplant 2010;10(8):1912–7.

85. Schafer-Keller P, Steiger J, Bock A, et al. Diagnostic accuracy of measurement methods to assess non-adherence to immunosuppressive drugs in kidney transplant recipients. Am J Transplant 2008;8(3):616–26.

86. Schaubel D, Desmeules M, Mao Y, et al. Survival experience among elderly end-stage renal disease patients. A controlled comparison of transplantation and dialysis. Transplantation 1995;60(12):1389–94.

87. Schnuelle P, Lorenz D, Trede M, et al. Impact of renal cadaveric transplantation on survival in end-stage renal failure: evidence for reduced mortality risk compared with hemodialysis during long-term follow-up. J Am Soc Nephrol 1998;9(11):2135–41.
88. Schulak JA, Mayes JT, Johnston KH, et al. Kidney transplantation in patients aged sixty years and older. Surgery 1990;108(4):726–31, discussion 731–723.
89. Schweizer RT, Rovelli M, Palmeri D, et al. Noncompliance in organ transplant recipients. Transplantation 1990;49(2):374–7.
90. Scientific Registry of Transplant Recipients. OPTN / SRTR 2010 annual data report. Rockville, MD: Department of Health and Human Services, Health Resources and Services Administration, Healthcare Systems Bureau, Division of Transplantation; 2011. Segev DL. Innovative strategies in living donor kidney transplantation. Nat Rev Nephrol 2012;.
91.
92. Sibanda N, Briggs JD, Davison JM, et al. Pregnancy after organ transplantation: a report from the UK Transplant pregnancy registry. Transplantation 2007;83(10):1301–7.
93. Stegall MD, Ploeg RJ, Pirsch JD, et al. Living-related kidney transplant or simultaneous pancreas-kidney for diabetic renal failure? Transplant Proc 1993;25(1 Pt 1):230–2.
94. Stock PG, Barin B, Murphy B, et al. Outcomes of kidney transplantation in HIV-infected recipients. N Engl J Med 2010;363(21):2004–14.
95. Stock PG, Roland ME, Carlson L, et al. Kidney and liver transplantation in human immunodeficiency virus-infected patients: a pilot safety and efficacy study. Transplantation 2003;76(2):370–5.
96. Su X, Zenios SA, Chakkera H, et al. Diminishing significance of HLA matching in kidney transplantation. Am J Transplant 2004;4(9):1501–8.
97. Takahashi N, Nishida H, Hoshi J. Severe B cell depletion in newborns from renal transplant mothers taking immunosuppressive agents. Transplantation 1994;57(11):1617–21.
98. Thompson BC, Kingdon EJ, Tuck SM, et al. Pregnancy in renal transplant recipients: the Royal Free Hospital experience. QJM 2003;96(11):837–44.
99. Tilney NL. Renal transplantation between identical twins: a review. World J Surg 1986;10(3):381–8.
100. Tilney NL, Hager EB, Boyden CM, et al. Treatment of chronic renal failure by transplantation and dialysis: two decades of cooperation. Ann Surg 1975;182(2):108–15.
101. Tonelli M, Wiebe N, Knoll G, et al. Systematic review: kidney transplantation compared with dialysis in clinically relevant outcomes. Am J Transplant 2011;11(10):2093–109.
102. US Renal Data System. USRDS 2011 annual data report: atlas of chronic kidney disease and end-stage renal disease in the United States. Bethesda, MD: National Institutes of Health, National Institute of Diabetes and Digestive and Kidney Diseases; 2011.
103. Vaziri ND, Gonzales EC, Wang J, et al. Blood coagulation, fibrinolytic, and inhibitory proteins in end-stage renal disease: effect of hemodialysis. Am J Kidney Dis 1994;23(6):828–35.
104. Vital signs: state-specific obesity prevalence among adults – United States, 2009. MMWR Morb Mortal Wkly Rep 2010;59(30):951–5.
105. Vollmer WM, Wahl PW, Blagg CR. Survival with dialysis and transplantation in patients with end-stage renal disease. N Engl J Med 1983;308(26):1553–8.
106. Wanner C, Zimmermann J, Quaschning T, et al. Inflammation, dyslipidemia and vascular risk factors in hemodialysis patients. Kidney Int Suppl 1997;62:S53–5.
107. Watnick S, Rueda J. Reproduction and contraception after kidney transplantation. Curr Opin Obstet Gynecol 2008;20(3):308–12.
108. Watson CJ, Johnson RJ, Birch R, et al. A simplified donor risk index for predicting outcome after deceased donor kidney transplantation. Transplantation 2012;93(3):314–8.
109. Weng FL, Joffe MM, Feldman HI, et al. Rates of completion of the medical evaluation for renal transplantation. Am J Kidney Dis 2005;46(4):734–45.
110. Wheeler DC. Cardiovascular disease in patients with chronic renal failure. Lancet 1996;348(9043):1673–4.
111. Willis FR, Findlay CA, Gorrie MJ, et al. Children of renal transplant recipient mothers. J Paediatr Child Health 2000;36(3):230–5.
112. Wolfe RA, Ashby VB, Milford EL, et al. Comparison of mortality in all patients on dialysis, patients on dialysis awaiting transplantation, and recipients of a first cadaveric transplant. N Engl J Med 1999;341(23):1725–30.
113. Zimmermann J, Herrlinger S, Pruy A, et al. Inflammation enhances cardiovascular risk and mortality in hemodialysis patients. Kidney Int 1999;55(2):648–58.

第 39 章

肾移植和器官捐赠的心理状况

Patricia M. Franklin

简介

终末期肾病是一种会造成心理衰弱的疾病,还会伴随情绪病态。终末期肾病会对患者及其家庭的生活方式产生重大影响,阻碍未来人生目标的实现,导致陷入愤怒、情绪波动、抑郁和愿望无法实现的不良循环。目前已经对所有形式的肾脏替代治疗进行了研究,以阐述患者及其照护人所受到的治疗相关心理影响以及经历的特殊压力。这些研究表明,通过透析或移植来治疗肾衰竭会给患者造成压力和心理障碍。研究小组报告的负面情况包括失去自由、失去个人控制、失去独立性、阻碍希望和未来梦想的实现以及失去常态[24,33]。

肾移植是终末期肾病患者的首选治疗方案。研究表明,相比接受其他肾脏替代疗法的患者,肾移植受者的存活时间更长、生活质量更好[37]。然而,成功的肾脏移植并不能使患者摆脱慢性疾病或随后的心理问题。移植手术使接受者能够摆脱机器或透析,获得生活质量的提升,但往往会带来一系列不同的心理压力和挑战。近年来,对移植的心理状况的认识有所增加,这也使我们能够提供适宜的心理支持,作为移植治疗的一个重要组成部分。本章讨论了主要的心理研究及其发现,同时包含患者向作者提供的个人切身经历,这些经历来源于作者作为一名护理心理学家在移植中心的

35 年工作经历。

肾移植患者的生活质量和心理健康

个人的生活质量很难评估，因为其受到各种独立变量和个人变量的影响。20 世纪 80 年代，Evans 及其同事[15]进行了一项大型研究，包含 11 个治疗中心的所有治疗方案的 800 名患者，并得出结论："接受移植的患者通常有更高的身体功能水平，更有可能恢复工作，身体状况更好，健康程度、生活满意度、心理影响和幸福感都比任何形式的透析患者要高[14]。"自从这项研究公布以来，透析治疗（尤其是家庭血液透析）和肾移植免疫抑制治疗方案已经取得了重大进展。与此同时，科学技术也有所进步，可以用来评估生活满意度和生活质量的问题。

然而，最近的研究结合了这些新的治疗方法和研究技术，继续为早期研究提供支持。2010 年，Landreneau 及其同事[29]的一项荟萃分析研究得出结论："与血液透析相比，肾移植能够在一般生活质量、生理功能和社会心理功能三个方面有效促进生活质量显著提升。"此外，Maglakelidze 等[38]的研究调查了血液透析、腹膜透析和肾移植患者的生活质量，得出结论："在与健康相关的生活质量方面，进行血液透析和腹膜透析的患者水平相当，都低于一般人群。而肾移植显著改善了健康相关的生活质量，能使患者与健康人群生活质量水平相当[38]。"肾移植也被证明能显著改善患者伴侣的生活质量[42,50]。

移植后，患者的生活质量得到了极大改善，各方面生活满意度明显提高，但即使患者的移植肾功能极佳，其生活仍可能受到排斥和失功等不确定性产生的负面影响。同时，持续的免疫抑制疗法可能会造成心理障碍，如身体变化和其他重大挑战，这些都需要移植受者自行处理。

肾脏病透析及术前调节

肾移植是治疗大多数终末期肾脏病患者的选择，但由于移植肾的需求远远超过供应，许多人必须等待数月甚至数年才能接受移植。少数患者在透析前可能会接受移植手术，但对大多数人来说，需要面对等待期由疾病引起的身体、心理、婚姻和透析相关的情绪调整。最初的诊断、性功能障碍、婚姻摩擦、身体形象的变化，以及随之产生的对机器、流体袋和伴侣的依赖，会使患者产生深重的压力、焦虑和抑郁。在这期间应使用各种心理应对方案，以帮助患者和家庭成员进行疾病和透析时期的调节。

个体在不良健康状态的不同阶段和治疗中遇到的思想、感觉和行为问题，需要通过心理模式应对。在慢性疾病的整个治疗过程中，对个体生活的整体调控是最重要的，研究表明，提高个人对干预措施的控制意识有利于患者健康。用信息提供治疗方案可以帮助患者维持控制意识。

在健康不良早期阶段，最常见的回避方式是拒绝和抑制。拒绝作为一种心理防御方式在血液透析患者中表现得一直很突出。随后，更积极的应对方式包括解决问题、积极寻求信息、增加精神生活和移植希望。这些应对策略与终末期心脏病患者类似。

许多年轻患者对这种调整非常困难，特别是当年轻男性发现依赖透析后会变得尤为沮丧。这些患者可能表现出更多的不满，更有可能产生不顺从、自毁和绝望行为。一位年轻男性血液透析患者形容自己的生活是令人沮丧的，充满"不能做"："不能与朋友喝啤酒、不能与朋友吃饭、不能与朋友度假、不能工作、不能交女朋友。"

老年透析组在这方面是最满意的。许多老年患者感觉对他们的生活感到满意，并期待几年后的治疗机会。老年患者对需要透析的生活方式比年轻患者更为满意，但许多老年患者都寻求肾移植可以为他们提供更好的生活质量。对 5 个年龄组（18~60 岁）肾移植受者在移植前和移植后的生活质量差异的研究显示，各组生活质量的研究结果似乎并没有太大差异[5]。

透析调整初始阶段是困难的。对于一些患者，在调整阶段可能有创伤性。这时需要专业、实际和心理支持。

对疾病和治疗的健康理念和态度，因个体及文化的不同而不同，对新移植物和疼痛的反应也不同。许多患者发现，腹膜透析提供了一个适中的生活质量。文化态度会影响受者对移植的态度。在这个移植中心，一位年轻的女亚裔患者拒绝接受尸体移植，因为她不愿意接受来自匿名且有可能是男性捐赠者的肾脏。

许多学者讨论了健康和疾病的理念，并概述了工作人员需考虑患者对他们病情和治疗的重视。重要的是，工作人员要注意个人对移植的看法和理念。每个理念必须得到认可和验证，必要时提供适当的支持。

许多机构为透析患者及其家属提供信息会议。Bradley 和 McGee[2]认为"最有效的会议是在多学科的基础上运行的,投入医疗、护理资源、饮食和社会工作人员,还包括透析和移植患者本身的信息"。这样的会议是有价值的,因为其提供了治疗的所有信息,为患者提供了选择的机会。会议还提供论坛,旨在鼓励患者和照护者正视治疗问题及由治疗产生的焦虑。

一些通过各种方式成功治疗的患者建立了积极的形象和榜样,并提供可信度高的信息。诚实是这类会议的一个重要方面,信息提供者应力求实事求是的评价,而非过分经验或过于乐观。这样的会议还有助于在透析前阶段发展工作人员和患者之间的密切支持关系。

心理学研究报告,透析前和透析组患者具有中等水平的临床抑郁症[10,28],患者如果达到抑郁症的临床水平,许多单位目前提供如认知行为疗法等心理治疗。2009 年 10 月,英国国家临床规范研究所(NICE)[44]在英国出版了关于成人慢性健康抑郁问题详细治疗和管理的指南。报告指出:"慢性疾病患者抑郁症比身体健康人更常见,是他们的 2~3 倍",他们建议医生应警惕抑郁症,并向可能患有抑郁症的患者提问:"在过去的一个月里,你是否一直感到低落、沮丧或绝望?在上个月里,你是否经常为做一些事情感到无兴趣或乐趣而困扰?"NICE 建议对轻至中度抑郁患者给予行为和(或)认知疗法,更严重的抑郁需给予抗抑郁药物结合行为疗法治疗[44]。

牛津移植中心正在引入心理测评问卷,初步研究透析前阶段的抑郁和焦虑水平,如果有必要,在常规治疗阶段也可提供治疗。引入问卷旨在鼓励患者在心情低落时进行讨论,在有压力时寻求心理上的支持,同时也协助工作人员解决患者心理健康的困难局面。这项研究将在一年的时间内得到充分评价。

移植的希望

Peretz[47]定义希望为"即使你现在感到不舒服,在未来很可能感觉更好"。当建议患者做移植时,许多患者快速做了决定,反之一些人痛苦地下决定。有些患者否认有发生困难的可能性,对他们未来的生活质量抱有不切实际的期望。如果在移植后发生并发症,这种否认可能导致患者抑郁。至关重要的是,在这一阶段提供深入现实和诚实的信息,患者可以在知情的情况下进行移植。

在过去,正式的肾移植前通常需要精神评估。有些人认为这些评估不再必要,但在牛津的经验表明,在术前与患者及家属探讨特定的医疗、社会和心理问题很有价值。这次会议上提出了个人恐惧,尤其是对于老年患者,包括害怕免疫抑制剂导致的身体形象的变化、在接受外国器官时害怕失去身份以及害怕手术等。这些担忧与其他学者的报道相似。移植前的会面是一个消除患者从其他患者那里收集来神话和传闻的机会。提出的问题包括一些想法,需要仔细解释,如透析只是一个短期治疗;除非接受移植,否则患者可能会死亡;有可能从尸体器官感染其他疾病;一名男性接受女性的肾后可能会变得女性化,反之亦然;供体的个性可能随移植物的植入,使受体成为一个不同的人。

移植前会面可以提供发现、研究和解决个体恐惧的机会,并有助于开启患者与移植团队成员的信任和支持关系。会面还可提供在遇到不良情绪时的应对技巧并给予具体信息,工作人员可在这些会面中了解患者个人的恐惧和困难,提醒专业人士术后可能需要帮助的薄弱环节。简短的咨询期可能帮助患者做出关于移植最困难的决定。

肾脏疾病患者必须对他们的移植和后续生活质量的提高充满希望,因为有可能无法保证移植肾合适或移植成功。这些不确定性会使患者对移植和心理压力增大之间充满矛盾。大多数患者及其家属认为等待时间为最困难的阶段。

患者害怕他们会被遗忘或可能会错过召唤,也可能永远不会等来机会。移植中心与患者进行接触是有益并重要的,当遇到无效呼叫或当等待时间变得特别漫长时,透析患者接受或拒绝移植肾时会额外增加心理压力。这些情况通常会打乱应对心理压力和抑郁的方案。在我们中心,移植专科护士应在移植前与患者见面,建立支持和发展的纽带,护士还可以在等待期间提供信息和支持。

术后心理问题

许多肾移植受者移植后即有重生的感觉,这样的感觉是与之前承诺的生活质量提高有关的。研究表明,在整个初始恢复期和早期康复过程中,患者一直伴随心理压力。许多受者称,肾移植是一个重获健康的机会,但这并没有消除与健康相关的生活压力。术后早期心理应激的主要原因包括可能发生排斥反应、身体对肾脏的接受或排斥反应缺乏控制、畏惧感染、对未来生活不确定以及免疫抑制治疗的长期副作用等。

最常见的是对移植物排斥反应的恐惧，已知焦虑会发生于第一次排斥前。如果排斥得以治愈，这种预期焦虑会减少。受者能够更坦然地面对排斥反应，但对于未来健康的不确定情绪仍会存在多个月。

在这一阶段，受体遇到最大的困难是控制意识突然消失。透析患者已习惯坚持控制饮食和限制液体的健康控制治疗方案。移植后，情况发生了根本性的变化，受者受"无能为力"以外有意识的控制：例如，"他们需要接受自己的免疫反应和外来器官现在成为自我的一部分"。这种失控会使焦虑水平上升，一些患者甚至会发生惊恐。在这一阶段，与患者详细讨论病情进展并回答相关问题非常重要，因为许多受试者试图通过寻找信息并计划每日的心理和活动目标来恢复意识控制。讨论病情有助于鼓励患者参与用药和自我观察护理，实现部分控制。受体应参与药物选择的讨论，因为这样还为困难时期提供了一个控制因素。

有些受体可能难以接受新的移植物作为自身的一部分。Castelnuovo-Tedesco[4]认为移植物不是心理惰性，受体可能对供体产生显著的认同。牛津的一名年轻女患者沮丧地说："移植前我的身体不健康而心理健康，但移植后，我身体健康而心理不健康了。"通过逐步探索，这名患者发现她难以接受一个中年男人的肾"在她身体里面"，她担心自己的女性魅力会受到影响。

过去一直有媒体报道称，受体接受移植后可能会经历向供体的"人格改变"。通常认为心脏与信仰有联系是情感和爱的源泉，因此关于人格认知变化的研究最先报道的是心脏移植受者，某种意义上集中于人格特质。在地区和国际会议上已经有多篇文章报道了活体供者和受者间的"人格改变"。这些文章推测，这些感知变化可能是由某种形式的记忆细胞产生的。这类报道导致患者变得焦虑，认为移植肾可能导致他们的个性改变。一位接受了妻子肾脏的男性受者担心他妻子的肾可能将他变女性化了，他现在更喜欢做女性的家务。我们的经验认为，这些忧虑是可通过保证移植物不携带供者的人格特性，且不会改变受体个性的完整性来解决的。

通常对供者，他的家庭怀有内疚和悲伤的感觉。一名接受儿童移植物的成人认为死亡是一个经历深刻内疚和悲伤的特殊悲剧。受者和照顾者认为，他们梦到一个没有父亲或母亲的悲苦家庭，并会把这样的梦境与供者的家庭做联想。一些患者也会为供者及其家庭送上祝福，接受这样一个宝贵的、延长生命的礼物。通过匿名信讨论这种感觉并给予受者感恩的机会有助于解决这类问题，使受体康复时可以朝着积极的方向前进。在我们中心接受移植后 6 个月，如果肾功能恢复良好，我们通常会询问受者是否愿意写一封匿名信来感谢供体家庭。如果这是他们的愿望则帮助他们写这封信。然而，越来越多的受者或供者家庭会请求一次会面的机会。许多移植单位目前正在为此类会面提供便利，初步结果显示这样的会面对受体和供体家庭都有益处。然而，仍然需要强调会面需谨慎，因为供者家庭可能"对受体感到失望"或可能"侵入到受体的生活"。受者可能会拒绝需要面对的困境，他们可能会担心他们被视为不感恩的人，他们会试图满足供者家庭的需求，也可能会感到苦恼或不安。也有家长式的专业人士阻止这样的会面，然而，专业人士有责任关心受者和供者家属。这样的会面前需要深入探讨和规划，如果出现问题专业人员必须提供帮助。

移植后抑郁可能与感染有关，这尤其常见于巨细胞病毒感染患者或巨细胞病毒单核细胞增多综合征患者。同时，那些术前怀有不切实际高度期望值的患者，术后易出现抑郁症状。这类患者可能难以接受移植仅是一种替代治疗，而并不能根治终末期肾脏疾病。这些患者最合适的精神病诊断是适应障碍。研究报告指出，焦虑程度与身体症状的严重程度及术后并发症的发生有关。中心目前为术后情绪低落患者和(或)焦虑患者提供心理支持服务，也包括短期心理治疗。

免疫抑制药物与心理反应

新型免疫抑制治疗方案的引入使心理反应报告的数量较前减少。然而研究表明，中低剂量糖皮质激素是移植后患者早期情绪变化和烦躁的原因。但据患者朋友或家人成员所说，有时这些患者情绪反应并不明显。睡眠短暂中断、感知改变和情绪不稳定往往发生在患者抗排斥治疗的糖皮质激素冲击阶段。2003 年，Prasad 及其同事[49]研究了受者对使用类固醇和其他治疗的态度。当问到他们想停止的药物时，65%患者认为是泼尼松龙。目前受者类固醇治疗减量比过去快，通常在术后 3 个月内停止，但由于一些老患者过去经历的副作用，许多患者仍然害怕这类药，要求无激素免疫抑制治疗[49]。

研究表明，患者反馈新型免疫抑制剂副作用较少，但应用他克莫司类药物可引起手颤和头发稀疏或脱发,霉酚酸酯类药物会引起胃肠道问题,患皮肤癌和其他癌症的风险增加使移植受者非常痛苦。患者必须充分了解每一种治疗的各种问题,如果可以,移植中心应考虑患者的意见和需求,并调整免疫抑制策略和方案。

药物副作用：自尊、生活质量和身体形象

肾衰竭患者由于侵入性治疗,他们的身体可能会出现副反应。肾移植术后停止透析,这种压力并未消除。免疫抑制剂及其副作用成为主要问题,包括自尊、信心和移植后的生活质量。一名移植受者回归工作后成为一名高级健康服务人员,在提供心理服务时她说,由于手明显颤抖而引发抑郁,这使她的自信心大大降低,同时胃肠道问题也干扰她的工作。她因此而变得沮丧,以至于她正认真考虑辞去工作,她大部分的社会生活因敏感而减少,从而降低了她对生活的满意度。

对于青少年受者,令人苦恼的是身体形象的变化。青少年正处于身体结构变化与自我身份冲突的时期,性心理发展、依赖、权力和移植的附加压力,可能成为他们防御系统紊乱的中心。头发脱落、稀疏可能导致很大的困扰,一名女性患者宁愿与社会脱离而拒绝与同龄人聚会。许多青少年受者可能需要额外的支持和理解。对于一些青少年,免疫抑制治疗的副作用对他们社交的影响与移植失败和自愿停止药物导致死亡相比,可能更不可接受。

心理困扰与免疫抑制治疗的依从性

将依从性或一致性定义为患者行为符合规定的疗程[6]。依从性差是移植后发病率和死亡率的一个风险因素,是多年以来研究课题。最近推出的新型免疫抑制方案能够降低依从性差的水平而提高依从性,但研究表明,依从性差仍然是临床医生关注的主要问题。依从性差有不同的解释,包括无法接受生活方式的限制,在美国还包括药物成本。

Chisholm-Burns 等[7]的一个大型研究收集了来自525个成人肾移植受者和影响坚持抗排斥治疗因素的数据。共有177例依从性差,最常见的原因是疏忽。较年轻的患者(18~29岁)比46~64岁的患者依从性差。这种依从性与移植后时间或免疫抑制剂方案无关。然而,在依从性好和依从性差的患者的信念中,服药的必要性和药物漏服程度上存在显著差异。生活满意度指数表明,针对生活质量降低的问题,依从性差的患者的得分显著低于依从性好的患者。本研究的结论是,依从性

差与患者对免疫抑制药物和认知障碍的态度相关,与降低生活质量亦有关。结果还表明,药物依从性差的移植受者需要进行持续监测和危险重要性教育,需要为年轻的患者群体提供额外的支持和教育,使他们成功接受药物治疗,并使之成为一种生活方式[7]。

Haferkammp 等[23]制订了一份问卷来衡量肾移植患者的依从性及非依从性的筛查标准。这项研究中1/3的患者是完全依从,另外1/3的患者表现为中度依从,最后1/3依从性低。年老患者较年轻患者依从性更强。服用霉酚酸酯患者的依从性比未服用霉酚酸酯者强[23]。该研究还表明,年轻患者需要支持,也涉及依从性差的其他因素,如免疫抑制剂治疗方案和生活满意度与社会支持。Surman[60]指出,20世纪80年代末,特别是在青少年受者,依从性差可能发生在经济大萧条时期或作为一个调整反应的一部分,最近的研究表明,这种观察在现在仍有相关性。

英国有一项58例成人肾移植受者依从性的研究观察。结果显示,7例(12%)受试者错过了至少20%天的药物治疗[15],15例(26%)错过了至少10%天的药物治疗。对药物的需要和接受活体供肾移植的信念较低是依从性差的主要因素。抑郁也很常见,虽然与依从性差的相关性不强。进一步研究活体供体移植信念,但似乎有些患者可能认为家族性移植的免疫匹配性好,需要免疫抑制剂量低。

预测依从性差有效并可靠的影响因素很难,尽管患者透析时依从性较差似乎是一个重要的预测因素。然而,坚持透析、肾移植术前医疗保健依从性好的患者,移植术后依从性仍可能比较差。一些研究表明,确定为高风险药物依从性差的患者术前应接受全面的心理评估和心理辅导,加强移植后随访及病-护关系,以保障患者免疫抑制方案的依从性。探索和尊重受者的基本动机和感受并提供支持,使之坚持用药方案至关重要。Russell 及其同事[51]指出："临床护理专家帮助年轻和老年肾移植受者接受免疫抑制药物非常重要,这对促进依从性和预后也至关重要。"

家庭互动

终末期肾病及其治疗导致家庭互动改变。慢性病和后续治疗可能会使患者产生无助的感觉。随着患者处于慢性疾病状态并与治疗形成依赖关系,家庭角色发生变化。患者配偶可能必须承担更大的家庭责任,并

需要帮助其透析治疗。许多人会感到"无助、无感且失落"。每个人都试图适应自己的感觉，然而发现很难有多余的精力来应对那些感觉。

术后患者一个重要的心理任务是需要完成且渐进地消除病态，最终回归非患病状态。移植后，受者可能不愿意放弃扮演患者继续接受被照顾，可能会造成配偶怨恨其继续依赖的状态。Wilkins 及其同事[65]研究报道，给予移植受者有针对性的教育和特定的社会心理支持，可帮助他们回归常态。常态的定义是患者进行符合年龄的社会活动，如就业、当家庭主妇和学生。研究人员报告指出："他们的教育计划和心理支持强调回归常态而非残疾，从移植到移植后最初 6 个月，肾移植受者恢复正常率很高[65]。"

澳大利亚[63]一个题为"当我做了移植，我变得正常了"的关于青少年肾移植后生活的研究观点指出，实现常态有五种动力和五种障碍。五种动力方法包括：①发展自己的身份；②同伴接纳；③药物常规；④自由和能量；⑤支持结构。障碍包括身份危机、同行排斥、对药物厌恶、生活方式的限制以及恐惧和不安。研究得出结论："青少年肾移植受者对恢复常态很重视，并对其外貌和药物及乙醇的耐受性的影响有特定的信息需要。新的方法需要培养自信和正常意识，并为肾移植患者提供全面的信息[63]。"该中心的经验表明，这项研究的发现与结论复制了正常成人移植受者回归"常态"的想法。事实上一位受者说"从透析开始病了这么久，她根本不知道什么是正常的"。

返回就业岗位对于一些移植受者可能是另一个障碍，特别是如果他们好几年没有工作。英国高失业率时期，就业对移植受者来说更加困难，雇主并不总是认为移植受者是可靠的、健康的员工。医护人员需要为受者创造一个积极的就业环境，鼓励和帮助他们寻找工作。应确保自己不自觉地鼓励受者依赖，移植后的开始阶段努力支持他们独立。在这个章节，我们已经介绍了肾脏患者顾问，在与雇主谈判中提供宣传和支持，促进受者就业或恢复到以前的工作状态。

如果移植受者急于恢复他在疾病前的家庭地位，婚姻问题也可能会发生。伴侣或孩子们可能不愿意放弃他们在移植前透析阶段的作用。这样的问题通常可通过善解人意的顾问和诚恳的家庭讨论得到解决。如果儿童或青少年从长期患病回归家庭，可能会出现特殊的困难。家庭可能会倾向于把他们视为弱者，并且可能过分严格或纵容。青少年受者可能不需要遵循常规

的家庭规则，对其他兄弟姐妹造成心理困扰，这些或其他家庭问题可通过简短行为认知疗法治疗。

性伴侣之间的性问题可能为性欲不和谐、勃起功能障碍或其他性交困难。肾移植的研究进展大大提高了慢性肾衰竭患者的生活质量，然而，生活质量的研究并不总是包括患者的性生活评价。性问题的原因是多种多样的，可能是心理上的，也可能是身体上的或与药物相关，重要的是在受者和性伴侣之间寻找个人的困难，找到最合适的干预措施。Darabi 等[11]对肾移植前后男性受者的性功能进行调查研究，这项研究包括 100 名年龄在 18~61 岁的男性。结果表明，移植前的性欲良好者为 22 例，适中为 52 例，很差为 26 例。性交能力强者 30 例，中等 52 例，较差 18 例（阳痿）。移植后 80 例性欲提高，16 例适中，4 例很差。76 例性能力变好，18 例适中，6 例仍然较差[11]。

Lerda[30]及其同事研究了女性透析和肾移植患者的性功能和生活质量。这项研究的结论是："女性性功能障碍在肾衰竭时较常见，成功的肾移植是保持性功能良好的最有效方式[30]。"研究得出结论认为，性功能相关的评估和教育，必须是常规心理社会干预的组成部分。

移植肾功能

移植物功能延迟或不恢复

在大多数情况下，新的移植物立即开始工作，然而，一些受体可能需要等待数周或数月才能使移植物恢复功能。在这段时间内，受者必须保持希望得到成功结果与担心移植物丢失的平衡心理。受者的反应方式不同：有些患者可能过度焦虑，不断寻求信息和安慰；有些患者可能会变得愤怒和沮丧，不停地问"为什么是我？"相反，一些患者可能对此漠不关心，用否定来演示他们内心的绝望情绪。研究人员得出结论，这些受者不了解真实情况。在现实中，患者意识到了问题，但在心理上无法面对移植失败的可能。在等待期间，更容易接受一切都会好起来的幻想。在这种情况下，否认是一种有效的防御机制，有助于维持功能延迟恢复期间的稳定。在这段时间，自我控制意识至关重要，可准予患者运动、进行健康观察并进行药物治疗，以减轻焦虑并增强自信。可定期提供真实的信息来帮助受体稳定情绪。

在某些情况下，受体移植肾功能恢复不良可能会

经历持续数月或数年，受体无须接受透析但无法获得理想的生活质量或预期的康复水平。很多患者对移植后的生活方式期望很大：身体健康状况显著改善；回归工作、学习，或担当父母的角色；改善自我形象；改善家庭关系；脱离患者角色。这类期望可能并不现实，也可能无法实现。在新的健康状况中，受者很难接受失败而感到失望。

如果表达了这种失望，受者可能会变得焦急，他们对生命的恩赐或医疗护理显得忘恩负义。受者也表示他们会由于在某种程度上未让捐赠的家庭或移植团队放心而感到有负罪感。一名年轻的牛津患者觉得她不是"按照正确的标准生活"，她"已经获得了一个失败的特殊机会"。她的谈话中充满"应该"和"必须"："我的生活应该做更多成功的事，我应该更高兴和感恩。"

这些内疚情绪可能会因家人和朋友在痛苦的透析期间给予同情而增强。伴侣需要继续给予支持和关心，婚姻问题也随之而来，特别是如果还有性摩擦。受者可能会经历情绪波动、抑郁症而增加他们的负罪感，大量免疫抑制会导致身体虚弱，也会产生强烈的心理影响导致情绪低落和临床抑郁症。

应给予受者和照顾者心理支持。在我们的移植中心，受者受益于旨在改变个人信念的治疗方法，如认知和行为疗法。照顾者找到了表达感情的机会，认识并满足了自己的需求。婚姻治疗在某些情况下会有帮助，但如果存在性问题，则需要更专业的团队。

移植失败

如果移植失败，大多数受者会感到巨大的失落，如果移植肾功能长期不满意，有些人的失落感也可能减轻。恢复透析和感知控制之后失落感亦减轻。有时，在移植失败的最初阶段，受者可能会出现否认态度，但由于逐渐认识到现实，会出现悲伤、愤怒和抑郁的症状。Hudson 和 Hiott[25]指出，受者面对移植失败，会有各种行为和反应，包括丧亲之痛："此时，患者必须了解移植物失功并不是结束，仍可通过后续移植拥有希望及未来。"Gill 和 Lowes[21]的研究表明，移植物失功对受者是毁灭性的打击，会导致悲伤、失落和抑郁等情绪，然而随着身体健康和个人自控能力的提高，抑郁症状会减轻。我们的经验是大多数受体逐渐认可恢复血液透析，随着移植失败，失望情绪消退，大多数患者会请求再次移植的机会。

活体供体的心理方面

第一个成功的肾移植主要来自活体亲属供者。许多精神研究对供者和受者的心理反应做密切监测，这将在这一节中进行概述。

活体移植相关的早期心理发现（20 世纪六七十年代）

关于活体移植心理最初的研究在 20 世纪 60 年代和 20 世纪 70 年代初进行，研究亲属做出这种牺牲的根本意愿。供者利他、无私至上和不求回报的行为备受争议。一些研究人员推测，虽然捐助者"自觉利他"，对受者以及请求或鼓励捐赠的医护人员有相当大的"无意识憎恨"[7]。其他研究结论表明，捐赠者可能是"家庭勒索受害者"，捐助是出于家庭的压力或内疚。这种压力可能是微妙或直接的，如果准捐赠者决定不捐赠，其会害怕被家庭排斥。调查人员还认为，在某些情况下，"败家子"会通过向家庭提供捐赠来试图赢得及恢复家庭的认可[17,56]。

有报道称，一些供体在术后患上抑郁症，疑似与器官摘除后的悲伤反应有关，而且供体可能会对受体表现出敌意（如愤怒），因此，需要为受体提供更多的照顾和关注。一些研究也报道了供体和受体移植后的关系问题，由于捐助者过分保护并侵入受者生活，受者很难接受赠予[17,56]。虽然这些早期研究涉及少量的供者和受者，精神研究发现有很多负面报道，一些观察家建议尸体器官对受者心理更有益，因为受者没有持续的心理压力。相比之下，一些研究还报告认为捐助者这一行为是积极的，捐赠是他们生活中最有意义的经历之一。

活体移植相关的后期心理学研究（20 世纪 80 年代末和 20 世纪 90 年代）

从 20 世纪 70 年代末到 20 世纪 80 年代，研究开始有更多的积极的心理发现。Simmons 及其同事[55]采访了 230 位活体捐赠者，并总结"捐赠者因为捐献器官，认为自己更有价值"。在这项研究中，只有 5% 的捐助者报告移植后有负面情绪。Smith 及其同事[57]发现 97% 的捐献者会重申他们的决定，仅不到 15% 表示他们因捐赠器官而感到有压力。对于受体的反应，Simmons 及其同事[55]报道"受者接受器官觉得内疚，但他们无法报答，大多数供受者认为他们的关系在移植后 1 年没有大问题"。

在发表的有积极结果的研究中，特别是 20 世纪 80 年代末的 Simmons 大型研究[55]，可以看出移植中心对于活体供肾移植某些方面观点的改变。由于供体的生理风险，一些中心对活体移植仍持强烈反对的态度，但许多中心已经增加活体移植的数量。Levey 及其同事[31]研究指出供体的生理风险很小，并且供体可以获得自尊与自我价值感。后来的研究报告指出"否认接受捐赠者的捐赠权可能会对其造成心理上的伤害"[32]。Surman[60]认为，"肾移植对于捐赠者和接受者都有益，活体供肾捐赠者参与肾移植目前已被广泛接受"。

20 世纪 90 年代初，该研究再次报告了供体和受体的心理问题。Russell 和 Jacob[52]推测，"已有关于心理副作用的报道，包括抑郁症和家庭冲突，这些风险通常会被低估，卫生专业人员应意识到仅增加活体器官捐献可能会引发超出捐赠者潜在自我意愿的心理过程"。我们中心的一位同胞表达了相似的观点，她希望"活体捐献的话题在家里从未被提及，因为这会造成兄弟姐妹间的巨大摩擦和冲突，只能通过意愿捐赠来解决"。

Fox 和 Swazey[18]研究受者有义务偿还"生命的礼物"，"活体肾移植的供者可能很关注接受他器官的亲属的健康、工作和私人生活，基于感情的原因，毕竟那是我的肾……我在那里"。大部分受者可能会感觉对拯救他们生命的父母、兄弟姐妹或孩子很难维持合理的捐赠者的心理差异和独立性。学者认为这是很常见的，受者需要从供者中解脱，但会感觉由于太感激而无法进行交流来彻底打破这一极端关系。学者还强调应仔细选择供者，供者和受者作为护理的重要方面，在整个活体捐赠和移植过程中需要持续的心理支持。

最近有关活体捐赠的研究及进展

20 世纪 60 年代，斯堪的纳维亚的北欧国家将活体捐赠纳入移植计划，多年来，活体捐赠水平有所提高。大量的活供体促进了研究范围的延伸。

Jakobsen 报道近 500 例挪威活体供者，当问道："如果时间倒转，你还会这样做吗？"83%回答："肯定是。"另外 11%认为："可能是。"许多捐赠者都为成为一名捐赠者感到荣幸。Stockholm[16]研究报道，在 370 名活体供肾随访者中，仅不到 1%的捐助者感到后悔，虽然有几个捐赠者在捐肾术后几个月生理恢复不顺利。

美国中心也已经公布了大量活体捐赠者的研究结果。Schover 及其同事[53]克利夫兰诊所对 167 例捐赠者做出捐赠的决定后对心理方面的影响、对捐赠家庭关系的影响、捐助后移植失败的反应和捐助者的整体满意度进行研究。结果表明，"大多数捐助者在捐赠决定时并不犹豫，通过长期随访，对于健康和家庭关系没有负面影响"。Jakobs 及其同事[26]发表了一份来自明尼苏达大学的报告，1985—1996 年间对 529 例捐赠活体供者进行随访。研究得出的结论是："在生活质量问题上，捐赠者的得分高于一般人群。全部捐赠者中 12%认为有压力，如果他们有术后并发症，则压力更大。如果再给一次选择机会，只有 4%的捐赠者说不再捐助，9%不确定。"

最近的研究报告显示，大多数捐赠者生活质量比较高，他们的自尊和幸福感都有所提高[43]。Butt[3]及其同事通过荟萃分析对活体供肾捐赠者切除术后生活质量的影响做了研究。结果表明捐赠第一个月后，捐赠者的临床生理功能显著降低，然而在捐赠后 3~6 个月内和持续一年，捐赠者的生活质量评分与其基线评分相似[3]。Maglakelidze 等[39]指出，供肾者与健康受试者的健康相关生活质量没有什么不同，他们对一家德国移植中心的 106 名活肾捐赠者进行了肾、生理和心理的检查后得出结论："这些活体肾捐赠者与德国普通人相比，肾功能良好，生理和心理健康评分更佳[1]。"

腹腔镜手术的出现使活体供者可以缩短住院时间及恢复时间，手术瘢痕更小，这些好处似乎鼓励更多活体供者同意手术。Nicholson 等[45]进行了"腹腔镜与开放肾切除术后，活体供肾切取术后健康相关生活质量随机对照试验"，得出的结论是："腹腔镜肾切除术与开放供肾切除术相比，捐肾后 6 周，捐赠者较少出现疼痛，生活质量和心理健康得到改善。"的确，随着活体肾脏捐赠的增加，许多主要移植国家肾移植比例提高。

虽然生活质量的研究主要取决于活体肾脏捐赠者定量研究，少数研究使用定性研究的方法深入探究供者决策、供体和受体的关系及供体术后后悔与否。深入研究表明，一些捐赠者经历了家族压力而难以拒绝，即使他们不想继续捐赠。有些还报告捐赠者发生出生家庭和婚姻家庭之间的冲突，术后与受体的关系遇到一些困难，捐赠者对未来健康感到焦虑并后悔捐赠的情况。同样，也报道一些受体与供体术后关系及互惠困难[9,19]。研究表明，活体捐赠过程中心理社会风险仍然明显，这些风险需在移植过程中确认，专业护理应对术前供体信息保密，捐赠后对受体继续以家庭为单位给予心理支持。

移植失败或移植受者死亡后,对活体供者的心理支持十分关键。幸运的是这种情况很少发生,但在这种情况下,捐赠者会感到内疚、愤怒和沮丧。所有这些评论都是作者本人在移植失败的情况下提出的。此外,我们中心认为捐赠者在受体死后会感到非常沮丧,需要接受抗抑郁药物治疗和哀伤辅导,捐赠者在受体死后6个月内无法工作。

无亲属关系的活体捐助者

已有很多无亲属关系活体移植的成功病例,这在大多数移植中心已被认可,情感关系活体供者是肾移植有价值的选择。已报道活体受者和移植物的移植效果优于尸体肾移植,无亲属关系活体供者心理研究的结果显示,他们对生活满意度评分提高。一些夫妇评论说,他们的捐赠意愿基于双方的利他和自私原因,因为他们知道移植可以使受者生活质量提高,因此他们自己的生活质量也能得到保证。

近年来在英国、欧洲大陆和美国,报道尸体器官捐赠的数量减少,随着等待名单上患者数的增加,肾移植的潜力只有通过开发其他捐赠来源来实现。因此,许多单位推出了配对肾脏交换计划和利他捐赠计划。

配对肾脏交换

以美国为主导,全球移植单位引进了配对肾脏交换计划。这项计划使不相容的活体受者接受另一对相容捐赠者的肾脏,而与之不相容的供体通过交叉捐赠给相容受体。这些复杂的程序需要熟练和非常有效的管理,其已非常成功地增加了活体供者移植的数量,使不相容的受体接受了移植。

一项由 de Zuidema 等[12]报道的 2004—2010 年间的 422 对供受体注册的交叉配对程序报告显示:在这个 7 年项目中,313/422(74%)的患者接受了移植。大约一半的患者(167/313,53%)通过交换项目接受了肾脏,而 47 例(15%)接受了尸体供肾移植,99 例(32%)通过其他活体捐赠计划手术。结论证实该交换计划直接效果或间接触发替代解决方案都非常成功,但在这项研究或其他移植文献中没有关于捐赠者和受体心理问题的报告[12]。

这可能是由于这些程序相比那些活体捐赠研究报告并未增加新的心理问题。我们中心的配对计划因样本量太小无法进行心理评价,到目前为止,术后供者和受者通过讨论可见他们的心态一直很积极,虽然有一位供者感到巨大的压力但不退出程序,因为退出不仅是"放弃她的受者,还有另一对移植供受者也取决于她的决定"。从发展心理学角度来评估这些程序很有意思。

无私(非定向)捐赠

无私捐赠是指陌生人实行活体肾脏捐赠,目前也被引入许多移植中心。在英国,无私捐赠在过去是禁止的,活体捐助者需要证明与受体的遗传或情感的关系。然而在英国,无私捐赠现在已获允许,可以通过匿名捐赠给一个陌生人。在过去,不愿引进和扩大这一项目是因为担心捐赠可能会带来心理困扰和(或)手术后后悔,以及捐赠者如果认为身体上或心理上不适宜捐赠,他们的要求被拒绝可能面临极端的拒绝反应。然而迄今为止,这种恐惧似乎是毫无根据的,早期的报告表明,捐赠者和受体都获得了良好效果。Massey 等[40]报道一项 24 名无私捐赠者平均 2 年一次的随访研究。他们得出结论为:"活体肾脏捐赠未增加陌生人的心理负担。此外,无私捐助者的报告令人满意。"

透析前的移植

许多移植中心报告透析前移植的优势(透析开始前移植)。一些研究报告说,透析前移植康复更好,就业损失风险降低[59,66]。未经透析移植对患者和配偶的身体以及心理影响较小[54]。先前担心如果透析前移植,患者依从性差,这并未得到更多近期研究的支持[54]。由于尸体供者短缺,大多数中心透析前移植使用活体供者。鉴于透析前移植效果更好,再次强调需特别增加活体捐赠者。

活体供者的心理问题和实践影响

本章所列举的心理问题和我们自己的心理研究结果,为牛津活体供者捐助方案奠定了结构基础。这一方案为供、受者及术前、术后的心理评估和支持提供了简洁的信息。希望这一方法能有助于解决供体和受体的问题,避免不良的心理后果,降低心理问题发病率,有助于供体和受体的情感康复。

知情同意

潜在捐赠者和受者做出决定会产生巨大的压力，因为他们的决定会危及生命及不可逆的高风险手术。重要的是捐赠者和受者都要被告知需充分考虑有关优势和风险，并且做出给予或接受的决定，是自愿不公开或无变相强制的。

捐赠者知情同意：焦虑和恐惧

多项研究表明，尽管捐赠的决定是严肃的，在同意捐献评估之前，只有少数潜在捐赠者进行了深思熟虑。在这些研究中，大多数捐助者认为他们的选择是瞬时且无意识的。相反，牛津和伦敦 Franklin 和 Crombie[9,19] 的研究得出的结论是，一旦提出了移植的可能，母亲都无私地表示希望尽快捐赠。相反，一些父亲表达了对捐赠的矛盾心理，难以做出决定。在这两项研究中，同胞捐赠决定也很复杂且困难，激励因素包括利他主义、操纵家庭动态、强迫和隐蔽压力。在这些研究中，兄弟姐妹的捐赠决定似乎是最困难的。他们的反应支持 Russell 和 Jacob[52] 的研究结果，他们推测"通过仅仅呈现出的选项，他们立即被置于莫须有的道德负担下，面对无可获利的局面"。这种情况对兄弟姐妹的感觉像一个"钩子上的鱼"。这些结果表明，需要严格为捐赠者保密，并为捐赠者提供在肾移植手术外的第三方倡导者。在决策过程中，倡导者可以支持捐助者，如果捐赠者拒绝捐赠，倡导者也应给予捐赠者以信心和支持，。

供者初始信息必须详细，初步处理在早期阶段进行，确保供者有足够的思考时间以做出明智的决定。在挪威，接近捐赠者的最初方法往往是来自受体肾脏科医师的一封信。理想情况下，受者不应该自己出面，以免被彻底拒绝，捐赠者可能不会拒绝生病亲戚这样的要求。

挪威写信的方法在我们中心是禁止的，因为捐赠者可能会觉得无法拒绝正式的医疗要求。我们相信在中心的透析门诊区，可以广泛使用传单和通讯进行有关活体肾捐赠的宣传。在大多数情况下，患者和他们的家庭在透析和移植研讨会前就能获得详细信息。

捐赠者的术前恐惧和忧虑包括供体死亡、害怕排斥反应和移植物的存活期，担心肾脏可能不适应并关注长期健康。这样的问题可以在捐赠者术前整个过程中探讨，并提供信息及适当的支持。此时，可以探究捐赠者伴侣和家庭对捐赠的态度。在某些情况下，同胞捐赠者的伴侣可能不同意，他们认为婚姻的忠诚关系应优于同胞关系。

鼓励捐赠者做出自己的知情决定，但如果冲突随之而来应提供适当的支持。在我们中心有一个案例，养母拼命想捐献给她收养的孩子，但她的丈夫却坚决反对。结果是妻子撤回了捐赠决定，但婚姻内部冲突仍在继续，需要提供婚姻治疗。在另一个病例，一名成人患者的姐姐决定捐赠给她的兄弟，但她的丈夫反对说："如果她继续捐赠，我会和她离婚。"姐姐决定继续手术，她的丈夫在手术后离开了家。然而她并不为她的决定而后悔。

一些捐赠者可能有特殊的困难需要解决。一名配偶和女儿患有多囊性疾病的人，由于组织配型好，他决定捐赠给女儿，其配偶加入尸体等候名单。另一个配偶和女儿患有多囊性疾病的人决定捐赠给配偶，他的身体不适无法工作，希望有一个未受影响的兄弟姐妹能在以后捐赠给女儿。这些问题和其他困境需要通过充分的讨论及进一步的信息和心理支持，再做出决定。

捐赠者可能会因关注捐赠涉及的风险延迟决定。在本中心，我们尊重捐赠者需要延迟手术和解决问题的需求，这建议受者加入尸体供肾的等待名单，活供体依旧保留来解决这一问题。重要的是供体、受体和家庭成员需了解，捐赠评估过程可以在任何阶段停止，而停止原因在供体和医疗团队之间保密。受体不允许对供体施以压力或纠缠，必须为供体和受体提供心理支持。如果没有这种严格的理解，捐赠者可能不会做出一个真正、诚实的决定，特别是如果他们想拒绝捐赠时。

牛津受者术前的研究显示，具体的焦虑和恐惧包括给捐赠者的风险、害怕排斥、对捐赠者家庭成员或伴侣的内疚感。这类问题可以通过受者术前过程中的探讨并提供适当的信息和支持来解决。

如果离婚的父母都希望捐赠，受者自己将处在一个特别难的境地。决定谁来做捐献者可能需要专业的建议，提供适当的支持。

心理护理和信息支持需持续到术后康复阶段。我们的经验是捐赠者和受者维持密切关系，但在这些关系中保持坚定的界限，可以达到最佳的康复效果。我们建议供者和受者在移植周年纪念日时一起庆祝，但其他时间要继续独立生活。这样的安排有利于受体感恩，供体能够接受感谢，但避免过度保护或侵入对方生活。遇到任何困难都可以与护理专家或顾问探讨、交流，他们可以在一定基础上持续提供意见和帮助。

尸体器官捐献心理

由于供体器官短缺,许多潜在的移植受者被剥夺了挽救生命或提高生活质量的机会。尸体器官捐献的障碍是多种多样的,然而,在英国、欧洲大陆的一些地区和美国,相对的拒绝率仍然很高。研究表明,一些重症监护人员与捐赠者亲属沟通困难。这往往是由于担心他们可能会增加亲人的痛苦,也缺乏对即将逝去亲人家属请求捐赠的训练。这样的请求在较小的重症监护病房是罕见的。

本节概述了悲伤模式,并讨论了在危机期间与亲属沟通、通知死亡并要求器官捐赠的问题。牛津300多例捐赠者家庭的个人经验表明,与亲属慎重接触时,器官捐赠的主题不会增加他们的痛苦,通过移植能够带来安慰和希望。

悲伤的过程

悲伤通常被描述为一种心理过程,当人们世界中的很大一部分已经失去,这一情绪填补了他们生活中的空隙。Engel[14]称这一过程为:"悲痛哀悼,我们从死者的束缚中解脱,重新适应失去死者的环境并开始形成新关系。"1944年,Lindermann第一次描述了丧亲的阶段。其他经典文献支持和扩展了这一早期理论。这些学者中的大多数概述了悲伤的三个阶段:①即时阶段,震惊、不相信并且否认;②中间阶段,伴随意识日渐觉醒,出现愤怒、焦虑和抑郁;③最后阶段,接受和愈合。

最近,理论家们认为这一丧亲之痛的阶段概念过于结构化,这样的经典文本不可能完全反映遭遇。每个人对丧亲之痛有独特的表达方式,阶段概念可能会否定个人的应对方式。悲伤的过程既不普遍也不可预测,没有两个家庭做出同样的反应,个别家庭成员具有不同的情绪反应。概括和比较是无益的,在最坏的情况下可能是破坏性的,尤其是如果临床医生试图使个人形成固定的悲伤模式时。Phillips[48]说,"悲伤是一种极特殊的体验,应克服形而上学的固定模式。有多少种悲伤就有多少种悲伤模式。人们在压力下去妥善克服它是不可能的"。

目前,悲伤被视为个人体验,可能包含常见的行为模式和反应。反应强度可能会受到一些因素的影响,如死者和生者之间的关系、死者年龄及死亡类型(预期或

突然性),失去亲人的反应以及以往的经历和关系。已经记录了不同个体和家庭的行为模式(可能的识别模式),应计划并给予适当的支持和照顾。

悲伤过程早期阶段的共同行为模式

悲伤过程早期阶段的共同行为模式包括麻木、恐慌、震惊、否认、注意力不集中且无法做决定、无法接收信息并有效利用、苛求和非理性行为、攻击性和虐待性行为、退缩和钝态。临床医生理解这些早期行为模式非常重要,因为在死亡后不久和生者在医院遇到医护人员时这些行为就有可能发生。

Speck在书中对失去亲人的震惊麻木阶段描述为"棉花时间,似乎你和世界之间被一种无形的毯子相隔"[58]。这种麻木是有安全感的,它否定了更可怕的无助、彻底绝望和强烈恐惧的反应。否认可以解释为一种心理防御机制,在任何一个时刻可防止过多的痛苦情绪。在突然死亡和创伤性死亡的情况下,麻木、否认、震惊和怀疑情绪会增加,这是因为没有接受可怕消息的准备,也没有预见性悲伤。麻木、震惊和怀疑可能会持续几个小时、几天或几周,可能会毁坏、阻止信息和所有形式的沟通交流。在整个悲伤的过程中,否认可能在不同的时间出现和缓解。否认会延长悲伤的过程,可能会导致意识到失去亲人的感觉时,其他人可能已经"忘记"了死亡。

愤怒、焦虑、抑郁和孤立

在现实中,逐渐意识到"死亡"往往伴随着愤怒和焦虑。这样的愤怒可能指向上帝、死者或护理人员,或者可能被内化为反对承认失去亲人事实的人。内化的愤怒往往与内疚相关,在突然和创伤性死亡或孩子死亡时最明显。

也可能会渴望和寻找死者,这往往伴随着空虚和强烈的分离感情。会变得孤独、极端或不被家人和朋友理解。这种强烈的反应可能使失去亲人的人感到恐惧、精神错乱,并可能排斥伴侣和家庭,疏远感情增加。悲伤、沮丧和疲惫感可能会逐渐增强甚至持续数月。

愈合行为使失去亲人的人们继续生活

随着情绪痛苦强度的降低,失去亲人的人逐步调整,开始期待和寻找新的生活或新方法,继续他们的生活。过去经常使用"让他离开"和"继续前进"的短语,但现在人们普遍意识到,许多亲属可能希望找到与死者

维系的纽带,并整合到未来的生活中。

高风险组:强烈的丧亲之痛反应

一些研究人员概述了可能预示着强烈丧亲之痛要求额外或具体支持的因素:意外损失(死者是年轻人,以前没有疾病)、自杀、无准备的突然死亡、缺乏支持感到孤独、孩子的死亡(父母的悲伤比其他任何创伤后死亡更为严重、复杂,持续时间长)。有研究表明,专业咨询能够显著降低严重丧亲反应的发病率。咨询的效果是降低高风险人群的风险,低风险人群无须咨询。

突发性死亡

突然创伤性死亡剥夺了家庭成员悲伤的准备,在这种情况下,震惊、麻木和怀疑感更强。在最初阶段,死者家属经常感到无所适从、无能为力,也很脆弱。在这种情况下,坏消息需要换位思考,明确沟通并给予支持,帮助亲属摆脱震惊的急性状态。

面对突如其来的死亡,亲属有可能有许多问题需要如实回答,因为这些信息可以帮助他们获得一些死亡的意义。开放式问题(例如:"我们如何帮助你?"或"你需要什么其他信息?")有助于融洽关系,增强信任,缓解谈话,并鼓励亲属寻求他们需要的答案。应承认家庭的感情和情绪(例如"你肯定非常震惊"),帮助家庭成员讨论他们的感受,并以积极的方式缓解悲伤。目标必须是支持、告知并提供选择,帮助失去亲人的人们自己做决定,也帮助他们恢复应对能力。积极决策可缓解悲伤。

在稍后阶段,许多亲属会从进一步的与临床医生的会面而受益,当麻木和震惊已经过去,可以讨论悬而未决的问题。如前所述,通过早期辅导可降低心理疾病的发病率,特别是对那些没有支持或无法互相支持的亲属。

脑干死亡

患者有严重的大脑损伤,随后被发现是脑干死亡是最难理解和接受的死亡之一。在脑干死亡的情况下,特别重要的是考虑给家属消息的内容和时间。在这种情况下,亲属要理解和接受一个新死亡概念。传统可接受的死亡场景是冰冷、心脏停止跳动的尸体。脑干死亡呈现的形象是在高科技装置环境中,脑干死亡者依靠机器维持着心跳和呼吸,但他们的身体是温暖的。这样的情况和环境对于家庭的生活和希望,与临床医生告

诉他们的死亡消息形成鲜明的对比。

Long 等[35,36]提出,"理性冲突:家庭成员如何应对脑干死亡诊断",假定矛盾死亡理论:家庭成员和卫生专业人员参与实践和心理活动的过程,旨在当面对有功能身体形象时,将现实或潜在情感与认知的脑死亡诊断冲突合理化。

Ormrod[46]等采访了 27 名亲属,在丧亲 12 个月后,通过脑干测试认证,调查他们对脑干死亡的理解。他们的结论是"尽管有 3 名亲属没有完全理解,大多数亲属都知道脑干死亡测试表明生存无望,并珍惜这种再次讨论的宝贵机会。5 名亲属选择了观察测试,这样做所有的人都很高兴,因为这证实了他们对死亡已经发生的理解,但这些亲属有更多心理困扰的证据"[46]。

与家庭成员沟通时对两类人有帮助:通知者和照顾者。临床医生往往是通知者,照顾者往往是护士、宗教顾问或卫生组其他成员。通知者和照顾者的角色应该是分开的。如果家庭成员责备或拒绝通知者,照顾者可以提供身体安抚、重复告知死亡信息并提供进一步的支持。通知者不能个人排斥。家庭成员都不排斥通知者,而排斥他们给出的信息。通知者和照顾者必须理解并接受脑干死亡本身的概念,他们必须使用家属可以理解的语言。任何犹豫或搪塞的解释都会使亲属混淆概念,可能导致他们恢复希望。必须强调大脑发生的损害不可修复且没有希望恢复,脑干死亡就是死亡。必须允许家属有吸收和接受这一信息的时间。在亲属能够了解诊断及其含义之前,可能需要在几次会议上重复告知这个事实。

Lloyd Williams 等[34]对脑死亡重症监护患者亲属的临终关怀做了调查。参与者重视他们的身体护理,但沟通和坏消息引起了关注。他们还报告由于亲属房间狭小的实际困难,与患者做最后的告别无隐私可言。他们认为在临终关怀期间,脑死亡患者的家庭可能有特别的需求,可以从姑息治疗团队获得额外支持。

Haddow[22]对供体和非供者家庭进行了半结构式访谈的定性研究,探讨了受访者对脑干死亡的理解。她总结说,"大多数人认为已经给他们足够的解释,但对于一些人来说,这些术语是无法理解的"。另一项研究[43]引用了一个捐赠者丈夫的话:"我都迷惑了,你看我的脑子是混乱的。"这个人后来描述了他的理解:"一个医生对我说最好的理解方法是想象你有一个拼图,其中一块丢失,所有其余的这些碎片试图拼在一起是不可能的。大脑就像这样[43]。"

捐赠器官的选择

如前所述,尽可能为家庭成员提供希望是有益的。如果死亡发生,希望他们所爱的人能够恢复的所有希望也都破灭了,但逝去的亲人可以选择通过器官和组织捐赠为他人带来希望和生机。组织捐赠(即角膜、心脏瓣膜和皮肤)可以在大多数心搏停止、死亡的情况下提供。在某些情况中,肾脏捐赠可以在心搏停止、死亡后进行,事实上,"无心跳供体"捐赠已经越来越多,这些器官已经成为器官捐赠的重要补充。临床医生应考虑每一例死亡捐赠的可能性,都应从本地移植协调员处寻求具体建议。

多器官捐赠

脑干死亡时,家庭可以选择多器官捐赠。报告表明,许多临床医生不愿提出器官捐赠的选项,因为他们担心这样的建议可能会增加失去亲人的悲痛。然而研究表明,家属得知他们失去的亲人可以给别人带来生机时,会得到巨大的安慰。Merchant 等[41]报道称,"捐赠会对丧亲之痛产生有利影响"。Tavakoli 和同事们[62]得出结论,"器官捐赠者家属们表示,器官捐赠有效减轻了他们的悲伤:66%感到完全减轻,32%感到部分缓解"。一项荷兰的研究支持了以前的调查,并指出一些拒绝捐赠的家庭在一段时间后会对自己的决定感到遗憾。同时,Ormrod 等[46]研究发现,"同意器官捐赠的亲属都不会感到后悔,但不同意捐赠的家属都会在随后表示懊悔"。器官移植协调员团队从捐赠家庭收到的积极反馈,也进一步支持了这些研究结论。

在一些消极情况中,器官捐赠可以提供一些积极影响。如果用换位思考,提出捐赠器官的选项不增加失去亲人的痛苦。死者家属不应失去这种选择或得到安慰的机会。一位捐赠者母亲的一封信上写道:"对我来说,这确实为我和所有家人带来一种安慰,因为我们都知道,我们的儿子能够接触和改善他人的生活。"

何时提供捐赠的选择

几项研究报告称,接近的时机可能是潜在家庭同意器官捐赠的关键因素[13,20]。这些研究表明,有几个因素会影响获得同意的过程。首先,患者在医院里的时间越长,家庭成员越有更多时间认清现实,知道患者病情危重,已经无力回天。事实情况似乎也是如此,当有更多时间去理解和接受预后情况时,家庭成员能更好地

越过拒绝阶段,变得更容易接受捐献选项。其次,接近家属并提出器官捐赠的时机有着显著的影响。研究表明,如果在通知死亡之后提出捐赠请求,而不是在死亡通知之前或同时提出,家庭成员更可能同意捐赠,无论是谁提出的捐赠要求,这种趋势都是存在的。Ehrle 和同事们[13]称,在提出器官捐赠之前,必须给予家庭成员足够的时间来接受亲人死亡。

应该由谁接近家庭成员

个体和情况形形色色、各种各样,因此没有谁是接近家庭成员的最理想人选。与家庭成员形成了密切互信关系的人最适合去提出捐赠的选择。重要的是这个人必须认同器官捐赠,愿意正面地介绍捐赠。Cohen 和他的同事们[8]研究了医疗人员对脑死亡的态度及其对器官捐赠过程的影响。他们发现,"78.9%的受访者对脑死亡持有积极态度,这些受访者更愿意向移植协调员介绍潜在的捐赠者、向亲属解释脑死亡、提出器官捐赠的话题、接近家属并介绍捐赠并为悲伤的家属提供支持"[8]。

一项英国的研究报告[64]显示,处理危重病症工作的临床医生认为,他们在提出器官捐赠方面缺乏培训和经验,这使他们难以开口提出捐赠的请求。如今,许多国家已经认识到,临床医生需要特殊的沟通技巧来良好应对死者家属以及提出器官捐赠的请求。因此,这些国家开始引进培训计划,以提升这些技能。一项加拿大的研究表明,每一次提出捐赠请求的经验都可以促进建立信心。拥有向家属提出器官捐赠经验的临床医生都对该经历倍感积极,认为请求捐赠比请求允许尸检更容易。

应记得向家属询问他们亲属的意愿、生前是否表达过反对捐赠,从而使家属不必承担决策的责任。许多家庭成员可能曾经讨论过器官捐赠的想法,例如在国家宣传时。了解所爱之人的愿望有助于他们做出反应。各种报道显示,在亲属死亡时,失去亲人的家庭成员会努力完成亲属的生前愿望。如果有器官捐赠卡、在捐赠登记处有过注册,或有生前遗嘱,都将可能有助于家庭成员的积极响应。这些家属可能会在与其接触前主动询问器官捐赠的可能性。

然而,Sque 等[59]表示,有四类问题会影响家庭成员同意或拒绝捐赠的能力:①对死者捐赠意愿的了解;②大家庭其他亲属对捐赠的意见;③为死亡赋予意义;④发生在医院的事件被认为是正面的还是负面的。这项

研究和其他研究强调，需要关注提供信息的方式以及向家属介绍捐赠的方式。

如何接近家庭成员

工作人员往往不愿意提出捐献问题，因为他们担心可能说错话，从而增加家属的痛苦。然而，其实并没有什么正确的话语，每个家庭的情况都是特殊的，家庭成员也都有自己的个人反应。请求器官捐献是无法预先计划的，不过在会见之前，如果考虑好适当的话语，可以减少提出捐赠请求时的焦虑感。举例来说：

家庭成员：他是很有爱心的人，他不应该死的。

回答：听起来，他确实很有爱心，如果他的死亡能够帮助到别人，你觉得他会慷慨为之吗？

家庭成员会以各种方式回应捐赠的选择。无论是什么反应，照顾者都应表现出同情和理解。有些家庭成员需要时间来考虑他们的回应，应保护其隐私。许多亲属会对捐赠过程及其影响存有其他疑问。这时，使用开放式的问题有帮助，可以包含"如何""哪里"或"什么"（例如"您还需要补充什么信息？"）。这样的问题能让家属有机会做出选择，获得对他们重要的信息。

研究表明，此时，死者家属与移植小组成员（通常是移植协调员）见面可能有帮助，该成员可以回答特定的问题，并且开始与死者家属建立密切关系。死者家属需要确认，在供体捐赠手术期间，自己所爱之人能得到尊严和尊重、身体不会残废或严重毁容、手术伤口会被缝合、可以在术后查看尸体、葬礼不会延误。移植协调员应与其他医疗人员密切合作，以回答这些问题，并促成家庭成员的愿望。了解到移植协调员将全程参与器官捐赠者的手术，并负责按照他们的意愿进行临终关怀，这通常对家属是一种安慰。

无论以何种方式提出请求，总会有家属拒绝捐赠器官，医疗人员必须接受这一决定。如果家属看起来悬而未决或立即愤怒地回答"不"，经过短时间的反思后，再缓和地沟通这种回应的理由也是可以接受的。通常会发现，家属有特定的顾虑或毫无根据的想法和恐惧，通过提供进一步的信息，这些障碍可以减轻和消除，最终获得许可。

研究表明，最常见的拒绝原因包括以下几种：死者曾表示他或她不愿意捐赠；害怕尸体受到严重毁损；家庭成员之间有不同意见；无法理解脑干死亡和宗教原因。然而，关于最后一个提到的原因，所有主要宗教都支持捐赠行为。

如果家属同意器官捐赠，许多亲戚可能会希望花时间与他们的所爱之人单独相处，在手术之前进行道别。触摸或亲吻的机会尤其值得赞赏。应给予家属隐私且不要催促。

要向家属提供捐赠后的信息，除非他们表示不想了解。该反馈包括受体的一般匿名信息，并提供进一步的联系和支持。一些移植协调小组会提供捐赠后家访，从而提供持续的支持，解决家属后续的焦虑或担忧。一些地区还有捐赠供体家庭支持小组。

大多数中心会促进供体和受体家庭之间的信件交流，让死者家属从器官接受者的感谢和幸福之中获得安慰，器官接受者也需要表达感谢，以在心理上进行适应，接受新的器官进入自己的身体和新生活。一些中心还帮助安排捐赠者家庭和器官接受者之间进行会面，但这样的会面是有争议的（参见前面章节的讨论）。

工作人员的支持

向悲伤的个人提供关怀是临床实践的一个重要组成部分，然而，对工作人员来说，处理濒死患者及其家属的相关事务是有压力的，如果这种压力没有得到解决，个别工作人员可能会变得沮丧和消极。一种支持性的环境可以减少这种压力，这样的环境需要工作人员互相关心，倾听彼此的问题，并提供多层次的支持。医疗人员有个人的应对策略，然而他们也应当有机会根据需要，正式或非正式地讨论死亡和濒死的问题。没有这样的机会去补充自己情感储备的临床医生可能会发现他们也无法向未来的患者和家属提供情感支持。

死亡尸体探视

应给予所有家属探视死后患者尸体的机会。如果他们不愿意，也应给予温和的鼓励，因为这是让家属接受现实的重要一步。尸体应被仔细收拾，给予死者家属充分隐私，允许他们触摸、握住和亲吻。失去年幼的孩子尤其令人痛心，父母会感激于保留一缕头发、照片或手印。

进一步关怀

在家属回家之前，让他们意识到后续安排非常重要。在大多数情况下，后续安排涉及与专管死丧事务的办公人员预约，提供与后续任务相关的帮助和信息。在某些情况下，可以适当安排与医务人员做进一步会见，以便回答额外的问题。

针对预期的哀伤反应提出建议可能是有益的；亲属往往会被巨大的痛苦所压倒。重要的是，能够得到当地的支持，临床医生应提醒家庭医生或其他支持人员去满足家属的需要。一些亲属可能会要求药物治疗，但在大多数情况下，这种请求应被婉转拒绝，因为镇静作用会影响接受，造成反应迟钝，抑制悲伤进程。大多数家庭要通过正常的悲伤阶段，从丧亲之痛中走出来。如果某个家庭成员遇到特定问题，应提供进一步的帮助。应提供能够给出具体建议的当地丧亲互助组织以及经验丰富的心理顾问的信息。

死亡和丧亲之痛是人类生活中难以避免的一部分，为悲伤的人提供关怀是临床实践的一个重要组成部分。所有专业人员都心怀忧虑地处理过"通知坏消息"和"通知死讯"的任务。如果了解悲伤的模式和适当的沟通技巧，就能更加自如地应对这种情况，表达同情和理解关怀。经验表明，如果谨慎地与家属接触，那么器官捐赠的话题并不会增加他们的痛苦。许多家庭能从捐赠和移植中获得安慰，这是消极负面的情况中可以获得的积极安慰。

结论

肾移植是大多数终末期肾病患者的首选治疗方法。然而，带着功能良好的移植肾脏的生活也是具有不确定性的。对排异的恐惧和排异的可能性总是挥之不去。免疫抑制治疗会导致精神和心理影响，家庭动态的必要变化和重新调整融入社会都会造成情感上的困扰。

叙利亚作家西拉丁（公元前一世纪）写道："心理疾病比身体疾病更糟糕。"近年来，对移植的心理方面的了解日益增加，这使得成熟的心理支持有机会成为移植治疗的一个不可分割的部分，以减少心理疾病，促进康复和生活质量的提升。

（裴广辉 译 王智平 校）

参考文献

1. Albertsmeyer S, Renner FC, Yildiz S, et al. One hundred six live kidney donors in a single German transplantation center: renal, physical, and psychological follow-up. Transplant Proc 2010;42(10):3992–3.
2. Bradley C, McGee H. Improving quality of life in renal failure: ways forward. In: McGee H, Bradley C, editors. Quality of life following renal failure. Chur, Switzerland: Harwood Academic Publishers; 1994.
3. Butt Z, Jensen SE, Daud A, et al. What is the quality of life impact of living donor nephrectomy? Clin Transl Sci 2010;3(2).
4. Castelnuovo-Tedesco P. Transplantation: psychological implications of changes in body image. In: Levy NB, editor. Psychonephrology, vol 1: psychological factors in haemodialysis and transplantation. New York: Plenum; 1981.
5. Cetingol M, Winsett R, Hathaway D. A comparative study of quality of life among the age groups of kidney transplant recipients. Prog Transplant 2004;14:33–8.
6. Chisholm MA. Enhancing transplant patients' adherence to medication therapy. Clin Transplant 2002;16:30–8.
7. Chisholm-Burns M, Pinsky B, Rehfeld R, et al. Patient reported factors influencing adherence to antirejection medications. Am J Transplant 2010;10:204.
8. Cohen J, Ami SB, Ashkenazi T, et al. Attitude of health care professionals to brain death: influence on the organ donation process. Clin Transplant 2008;22(2):211–5.
9. Crombie AK, Franklin PM. Family issues implicit in living donation. Mortality 2006;11:196–210.
10. Cukor D, Peterson RA, Cohen SD. Depression in end-stage renal disease hemodialysis patients. Nat Clin Pract Nephrol 2006;2:678–87.
11. Darabi M, Shakibi M. Evaluation of patient's sexual function before and after renal transplantation. J Sex Med 2010;7 (suppl. 6):397.
12. De Klerka M, De Zuidema M, Izermans JN, et al. Alternatives for unsuccessful living donor kidney exchange pairs. Clin Transpl 2010;327–32.
13. Ehrle RN, Schafer TJ, Nelson KR. Referral, request, and consent for organ donation: best practice – a blue print for success. Crit Care Nurse 1999;19:21.
14. Engel G. Psychological development in health and disease. Philadelphia: WB Saunders; 1962.
15. Evans RW, Manninen DL, Garrison Jr LP, et al. The quality of life of patients with end stage renal disease. N Engl J Med 1985;312:553.
16. Fehrman-Ekholm I, Brink B, Ericsson C, et al. Kidney donors don't regret. Transplantation 2000;69:2067.
17. Fellner CH, Marshall JR. Kidney donors: the myth of informed consent. Am J Psychiatry 1970;126:1245.
18. Fox RC, Swazey JP. Spare parts: organ replacement in American Society. New York: Oxford University Press; 1992.
19. Franklin PM, Crombie AK. Live related renal transplantation: psychological, social, and cultural issues. Transplantation 2003;76:1247–51.
20. Garrison RN, Bentley FR, Reyne GH, et al. There is an answer to the shortage of organ donors. Surg Gynaecol Obstet 1991;173:391.
21. Gill P, Lowes L. The kidney transplant failure experience: a longitudinal case study. Prog Transplant 2009;19(2):114–21.
22. Haddow G. Donor and nondonor families' accounts of communication and relations with health care professionals. Prog Transplant 2004;14:41.
23. Haferkamp L, Trk T, Franke GH, et al. Registration of medication compliance in kidney transplant recipients by using the Essen Compliance Score (ECS). NDT Plus 2010;3.
24. Harwood L, Locking-Cusolito H, Spittal J, et al. Preparing for haemodialysis: patient stressors and responses. Nephrol Nurs J 2005;32:295–303.
25. Hudson K, Hiott K. Coping with pediatric renal transplant rejection. Am Nephrol Nurs Assoc J 1986;13:261.
26. Jacobs C, Johnson E, Anderson K, et al. Kidney transplants from living donors: how donation affects family dynamics. Adv Renal Ther 1998;5:89.
27. Jakobsen A. Living renal transplantation: the Oslo experience. Nephrol Dial Transplant 1997;12:1825.
28. Kimmel P, Peterson R, Weihs K. Multiple measurements of depression predict mortality in a longitudinal study of chronic hemodialysis out-patients. Kidney Int 2000;57:2093–8.
29. Landreneau K, Lee K, Landreneau MD, et al. Quality of life in patients undergoing hemodialysis and renal transplantation. Nephrol Nurs J 2010;37(1):37–46.
30. Lerda S, Lasaponara F, Zullo G, et al. Female sexual function and quality of life in dialysis and renal transplant patients. J Psychosom Res 2010;68(6).
31. Levey AS, Hon S, Bush Jr. HL. Kidney transplantation from unrelated living donors: time to reclaim a discarded opportunity. N Engl J Med 1986;314:914.
32. Levy NB. Renal transplantation and the new medical era. Adv Psychosom Med 1986;15:167.

33. Lindgvisit R, Carlsson M, Sjod N. Perceived consequences of being a renal failure patient. Nephrol Nurs J 2000;27:291–8.

34. Lloyd-Williams M, Morton J, Peters S, et al. The end-of-life care experiences of relatives of brain dead intensive care patients. J Pain Symptom Manage 2009;37(4):659–64.

35. Long T, Sque M, Addington-Hall J, et al. Conflict rationalization: how family members cope with a diagnosis of brain stem death. Soc Sci Med 2008;67(2):253–61.

36. Long T, Sque M, Addington-Hall J, et al. What does a diagnosis of brain death mean to family members approached about organ donation? A review of the literature. Prog Transplant 2008;18(2):118–25, quiz 126.

37. McDonald SP, Russ GR. Survival of recipients of cadaveric kidney transplants compared with those receiving dialysis treatment in Australia and New Zealand. Nephrol Dial Transplant 2002;17(12):2212–9.

38. Maglakelidze N, Pantsulaia T, Mangadze L, et al. Assessment of health-related quality of life in renal transplant recipients and dialysis patients. Transplant Proc 2011;43(1):376–9.

39. Maglakelidze N, Pantsulaia T, Managadze L, et al. Assessment of health-related quality of life in living kidney donors. Transplant Proc 2011;43(1):373–5.

40. Massey E, Kranenburg L, Zuidema WC, et al. Favourable psychological outcomes among good samaritan donors: a follow-up study. Am J Transplant 2010;10:.

41. Merchant SJ, Yoshida EM, Lee TK, et al. Exploring the psychological effects of deceased organ donation on the families of organ donors. Clin Transplant 2008;22(3):341–7.

42. Morelon E, Berthoux F, Brun-Strang C, et al. Partners' concerns, needs and expectations in ESRD: results of the CODIT Study. Nephrol Dial Transplant 2004;20(8):1670–5.

43. Najarian JS. Living donor kidney transplants personal reflections. Transplant Proc 2005;37:3592–4.

44. National Institute for Health and Clinical Excellence (NICE). Depression in adults with chronic physical health problems. Treatment and Management 91. London: NICE; 2009.

45. Nicholson M, Elwell R, Kaushik M, et al. Health-related quality of life after living donor nephrectomy: a randomized controlled trial of laparoscopic versus open nephrectomy. Transplantation 2011;91(4):457–61.

46. Ormrod JA, Ryder T, Chadwick RJ, et al. Experiences of families when a relative is diagnosed brain stem dead: understanding of death, observation of brain stem death testing and attitudes to organ donation. Anaesthesia 2005;60(10):1002–8.

47. Peretz D. Development, object relations and loss. In: Schuengberg B, Carr AC, Peretz D, editors. Loss and grief: psychological management in medical practice. New York: Columbia University Press; 1970.

48. Phillips A. Can you take the pain out of death? An interview by Catherine O'Brien. Times November 10, 1999.

49. Prasad GVR, Nash M, McFarlane P, et al. Renal transplant recipient attitudes toward steroid use and steroid withdrawal. Clin Transplant 2003;17:135–9.

50. Rodrique J, Dimitri N, Reed A, et al. Spouse caregivers of kidney transplant patients: quality of life and psychosocial outcomes. Prog Transplant 2010;20(4):335–44.

51. Russell CL, Kilburn E, Conn VN, et al. Medication-taking beliefs of adult renal transplant recipients. Clin Nurse Spec 2003;17:200–10.

52. Russell S, Jacob RG. Living related organ donation: the donor's dilemma. Patient Educ Couns 1994;21:89.

53. Schover LR, Streem SB, Boparai N, et al. The psychological impact of donating a kidney: long-term follow up from a urology based center. J Urol 1997;157:1596.

54. Segoloni GP, Piccoli GB, Leonardi G. Kidney transplantation before starting dialysis therapy. G Ital Nefrol 2002;19:168–77.

55. Simmons RG, Anderson C, Kamstra L. Comparison of quality of life on continuous ambulatory peritoneal dialysis, hemodialysis and after transplantation. Am J Kidney Dis 1984;4:253.

56. Simmons RG, Klein SD, Simmons RL. The gift of life: the social and psychological impact of organ transplantation. New York: John Wiley; 1977.

57. Smith MD, Cappell DF, Province MA, et al. Living related kidney donors: a multi-centre study of donor education, socio-economic adjustment and rehabilitation. Am J Kidney Dis 1986;8:223.

58. Speck P. Loss and grief in medicine. London: Bailliere Tindall; 1978.

59. Sque M, Long T, Payne S, et al. Organ donation: key factors influencing families' decision-making. Transplant Proc 2005;37(2):543–6.

60. Surman OS. Psychiatric aspects of organ transplantation. Am J Psychiatry 1989;146:972.

61. Sylvia C. A change of heart. New York: Little, Brown; 1997.

62. Tavakoli SA, Shabanzadeh SP, Arjmand B, et al. Comparative study of depression and consent among brain death families in donor and non-donor groups from March 2001 to December 2002 in Tehran. Transplant Proc 2008;40(10):3299–302.

63. Tong A, Morton R, Howard K, et al. When i had my transplant, i became normal. Adolescent perspectives on life after kidney transplantation. Nephrology 2010;15:285–93.

64. Wakeford RE, Stepney R. Obstacles to organ donation. Br J Surg 1989;76:436.

65. Wilkins F, Bozik K, Bennett K. The impact of patient education and psychosocial supports on return to normalcy 36 months post-kidney transplant. Clin Transplant 2003;17(Suppl. 9):78–80.

第 **40** 章

移植循证

Simon R. Knight · Liset H.M. Pengel · Sir Peter J. Morris

简介

　　器官移植的文献与医学文献一样快速增多。在 PubMed 上,2000 万医学文献已上线,有关器官移植的文献也超过 200 000 篇。因此,我们要寻找的器官移植证据是特定的免疫抑制药物或手术干预的价值,如预防性使用输尿管支架在肾移植术中的价值,这对一个没有经验的文献检索者来说非常不容易。

　　证据分为多种级别,如表 40–1 和图 40–1 所示,它

表 40–1　干预措施的证据水平

水平 Ⅰ	随机对照试验的系统回顾与荟萃分析
水平 Ⅱ	随机对照试验
水平 Ⅲ	1. 移植注册表数据
	2. 非随机对照研究,如队列研究或病例对照研究
	3. 含历史对照组的非随机对照研究
水平 Ⅳ	病例分析

是我们正在寻求并试图得到的患者器官移植期间及移植后治疗决策的 1 级和 2 级证据。系统评价和随机对照试验(RCT)的荟萃分析为 1 级证据,随机对照试验为 2 级证据。在这一章后面有系统评价和随机对照试验的荟萃分析描述。其他证据级别也存在,其中一种是移植登记处的数据,因为在我们的专业领域确实有许多国际的、地区的及国家级的器官移植登记处,如美国器官共享网络(UNOS)(http:// www.unos.org)、欧洲和北美协同移植研究(http:// www.ctstransplant.org/)、澳大利亚和新西兰 ANZDATA 登记处(http:// www.anzdata.org. au/)和欧洲移植登记处(http://www.eurotransplant.org/ cms/)。国家登记处有英国国家健康服务血液和移植(NHSBT)。

　　RCT 是回答干预问题最好的证据形式,但也存在优缺点,如表 40–2 所示。RCT 的目的是消除偏倚,但有严格的纳入和排除标准。一个好的试验将包括所有的 CONSORT 声明(参见后文)。然而,器官移植不利的一面是试验通常只有少量患者,纳入和排除标准限制了结果的普遍性,且大多数试验的随访时间不到 3 年。另

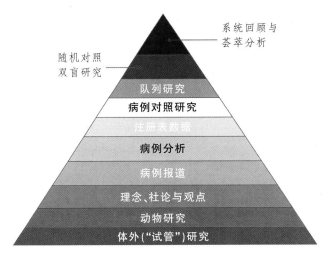

系统回顾与荟萃分析

随机对照双盲研究

队列研究

病例对照研究

注册表数据

病例分析

病例报道

理念、社论与观点

动物研究

体外("试管")研究

图 40-1 临床实践中的证据层次。(扫码看彩图)

表 40-2 随机对照试验	
优点	**缺点**
消除偏倚	样本量小
严格纳入	结果的普遍性
严格排除	随访期短
CONSORT 声明	试验的质量声明

一个潜在不足是试验的方法学变异很大。Pengel 及其同事分析最近报道的关于器官移植的试验方法，只有 1/3 的试验被认为质量良好[14]。这会影响系统评价的质量，因为系统评价依赖于所纳入的 RCT 的质量。如果有许多质量差的试验，将会影响荟萃分析，出现高度异质性，从而降低证据的价值。

另一方面，如表 40-3 所示，移植登记数据具有大数据的优势，结果适用于整个人群，随访时间较长，不仅包括当前实践，还能发现罕见的不良事件，而这不可能在 RCT 中出现。此外，其还可为 RCT 长期随访提供

表 40-3 移植登记数据	
优点	**缺点**
样本量大	选择偏倚
结果可推广到整个人群	数据未经验证输入登记册
访视期长	
确定有效的干预措施	
确定罕见的不良反应	
确定当前操作	
便于对 RCT 患者进行长期随访	

RCT，随机对照试验。

便利。不利的一面是，移植登记数据不能排除选择偏倚，并没有验证性数据输入登记处。

然而，关于 RCT 与登记处数据的争论不应被视为竞争关系。它们都提供非常有用的数据，应被视为互补，联合使用可在移植干预方面提供更强大的证据。我们认为，我们需要尝试计划质量更好、规模更大的 RCT 在器官移植中的应用。需要有一些方法使所有数据强制性返回登记处，国家移植登记处应能够实现这一点。这也使参加 RCT 的患者能得到长期随访。例如，在英国正在进行的大规模 3C 研究中，阿仑单抗与巴利昔单抗诱导后随机使用西罗莫司或他克莫司随访 6 个月，所有受者都已在国家登记处 NHSBT 注册。这将使长期随访实现起来相对容易。

文献检索

文献检索可能是一个具有挑战性的任务，有丰富的可用资源及迅速增加的引用。本节简要介绍了如何在常用的资源中检索证据。

明确检索问题

证据检索始于一个构建良好的可回答的问题[21]。基于证据的医学研究人员经常定义 4 个方面的问题：人群、干预、比较和感兴趣的结果（PICO）。示例如表 40-4。

一旦确定了一个临床问题，许多检索术语需要确定。最初的检索应该是广泛的，只包括 PICO 问题中的 2 个或 3 个元素。一开始就结合太多术语会增加检索中过度定义的风险，从而减少相关的检索结果。

检索

关键词与同义词

有两种方法来确定相关的文章。首先，可以使用关键词检索，包括选择描述临床问题关键要素的单词或术语。其次，可以使用同义词或数据库控制的词汇进行检索。同义词是根据标准化的术语用于索引文章，确保相同主题的文章被编入相同的标准化条目索引中，以确保检索时更高的精度。MEDLINE 的同义词叫作医学主题词表（MeSH），而 Embase 的同义词被称为 Emtree。

限定

为了细化检索结果，大多数数据库允许包含一些

表 40-4　问题阐述。审查肾移植术后停用或避免使用激素类药物所带来的影响的研究结果示例

	条件	例子
人群	年龄、性别、基本情况/病理、并发症	成人肾移植受体
干预	药物或程序、剂量或持续时间	在任何时候完全避免或戒断激素的肾移植受体
比较	不干预,目前的金标准、安慰剂	激素维持疗法
结果	疗效(急性排斥反应、移植物/患者存活、移植物功能)和安全性(感染、恶性肿瘤、特定副作用)	急性排斥反应、移植物功能、移植物和患者存活情况激素相关副作用(血清脂质、高血压、新发糖尿病、白细胞减少、感染、白内障)

限定,如出版日期、语言、出版类型或患者年龄。

布尔算符

布尔运算符"和""或""不是"可以用来组合概念,查找同义词,或从检索结果中排除单词。使用布尔运算符时应小心,因为不恰当的使用会排除相关的检索结果。

可用的资源

进行证据检索时有越来越多的资源可用,下面对常用资源进行简短的描述。

谷歌学术检索

谷歌学术检索(http://scholar.google.com)是谷歌的一个子集,其由于检索便捷且检索速度快而受到广大用户青睐,特别是通过使用它的"引用"功能,可列出引用文章的其他参考文献。网络检索引擎具有简单和高级的检索选项,后者允许检索关键字、作者名字、源名称、出版日期和主题领域[2]。谷歌学术检索只总结电子参考文献,包括同行评审的文章、书籍、论文和其他来自社会和大学的出版物[1]。用户应该注意到,谷歌学术检索根据搜到的引用次数最多的文章而显示其结果,这往往导致检索出的文献较旧。谷歌学术检索由于以下原因遭遇不好的评价,如无法检索 MeSH 术语、部分纳入 MEDLINE 记录且更新不频繁[1]。

PubMed

PubMed 是一个免费的美国国家医学图书馆数据库(www.pubmed.gov)。它是最全面的生物医学数据库,包含超过 2100 万个完全索引或 MEDLINE 印刷前的文章、生命科学期刊和在线图书[17]。PubMed 具有以下特点:

(1)基本检索允许检索单词或短语、作者或期刊。

(2)检索可以结合使用布尔运算符。

(3)限定词包括检索日期、文章类型、语言、子集、年龄、物种(人类或动物)、性别和全文选项。

(4)高级检索允许使用检索"生成器"和"历史检索",使用检索生成器可以设计使用布尔运算符的检索。

(5)PubMed 的一个非常有用的功能是通过 PubMed 默认匹配 MeSH 检索术语(术语自动匹配)。

(6)检索细节出现在右边栏中的检索结果页面上,它显示了哪些检索术语和 (或)MeSH 术语被使用,用户可以直接添加或省略检索细节框中的术语。

(7)单引文匹配器。这是一个有用的功能,当只有部分被引用的细节已知时可检索到一篇文章。

(8)临床查询。这是高度敏感的,内置的检索过滤器方便检索文章的临床研究类别(病因、诊断、治疗、预后和指导方针)、系统评价和医学遗传学。

PubMed 网站有关于上述检索选项的更详细解释。

医学文摘数据库

医学文摘数据库是一个综合性的生物医学和药理学数据库,提供医疗与药品相关的信息。索引的文章是基于 Emtree 词库,通过订阅访问数据库。

Cochrane 图书馆

Cochrane 图书馆包括 6 个数据库,包含了高质量的循证信息:①Cochrane 系统评价数据库;②疗效评价摘要数据库 (DARE);③Cochrane 对照试验中心登记(CENTRAL);④Cochrane 方法学登记;⑤卫生技术评估数据库;⑥卫生经济评价数据库。CENTRAL 是 6 个数据库中最大的,包括引用的实验,其中大部分来自 MEDLINE 和 Embase 数据库,剩下的文献通过手工检索或来自其他数据库。基本检索允许检索标题和(或)摘要、关键词、作者,或出版类型的单词。高级检索允许

使用布尔运算符检索以及使用部分选项来限制检索。Cochrane 图书馆也可以识别和检索 MeSH 术语。Cochrane 图书馆可以免费检索，但获得引文记录或全文还是需要通过订阅。Cochrane 图书馆在低收入国家或通过其他国家的国家许可证而免费使用。详细的用户指南可从 Cochrane 图书馆网站获得（www.cochranelibrary.com）。

移植文库

移植文库由移植循证中心开发（CET），是高水平循证医学信息的权威来源，并涵盖实体器官移植的各个方面[15]。该文库系专门组建，纳入了从最早时期至当前阶段的所有 RCT，包括 RCT 的会议记录摘要和经过筛选的高质量系统综述（2008 年至今）。订阅该文库可以获得访问权限。

移植文库的功能包括：

• 自 2004 年起至今的 RCT 均被按照一定的方法学进行质量评价。方法学质量评价涉及 RCT 的分配隐藏、意向到治疗意向性分析和 Jadad 量表，以评估随机、盲法、患者退出情况和项目缺陷是否能得到充分地描述；

• 包括会议记录摘要的参考文献（无法在 MEDLINE 获得）；

• 限定于特定的器官移植、儿科患者和出版物类型，以使搜索更快、更有效；

• RCT 每 2 周更新，其中有许多文献先于印刷版刊出。高质量的系统综述每月更新。文献来源：MEDLINE、Cochrane 图书馆（已获得许可）和会议记录的人工检索结果。

更多的关于记录筛选和质量评定的信息可以在 CET 主页上找到（www.transplantevidence.com）。

随机对照试验

一项随机、双盲、对照试验一般被认为是金标准设计，以评估治疗措施的疗效。在调查中，随机化的目的是平衡已知和未知的预后因素在试验不同组之间的风险，并最大程度减少试验结果影响因素以外的其他因素的影响。随机应遵循抛硬币原理以及适当的随机方法，包括计算机生成的随机序列或随机数字表[21]。不可靠的随机或半随机化可以作为预测序列，包括基于交替的随机化、出生日期或病案号。为确保充分实施随机化，对招募参与者的研究人员隐藏分配代码非常重要。隐藏分配的恰当方法是中央随机，对药物容器进行编码、顺序编号并用不透明的密封信封[8]。对术语"双盲"的理解存在较大差异，但在一般试验中，双盲是指研究参与者、调查人员和结果评估人员之间互不知晓参与者被分配的干预措施，例如使用相同的安慰剂[3,12]。分配隐藏不同于盲分配，这往往是引发混杂的根源。

偏倚来源

试验结果的有效性可分为外部或内部有效性。外部有效性指的是在某一特定的临床背景下，结果是否可以推广到某一组特定的患者[18]。另一方面，内部有效性是指在试验中偏倚的最小化[5]。各个方面的偏倚均可影响试验的内部有效性。选择偏倚是指对各比较组的人员分配存在偏倚。充分随机化和分配隐藏均可以防止选择偏倚。绩效偏差是指在干预实施过程中产生的系统差异，独立于干预评估过程。对研究参与者进行干预可减少绩效偏差，因为参与者对干预措施的认知程度可能会影响其对干预措施的依从性，或产生中途退出或寻求额外治疗的倾向性，或对干预措施产生反应。而对研究调查者的干预也非常重要，因为未做盲法处理的调查者在实施治疗措置和给予患者关注等方面存在一定差异。检测偏倚是指组间如何确定结果造成的系统差异。盲法处理过的结果评估可降低产生检测偏倚的风险，在使用主观结果时显得尤为重要。失访偏倚是指组间参与者的退出、失访、被排除而造成的系统差异。最后，报告偏倚是指报告和未报告的结果之间的系统差异，未报告结果虽有记录和分析过程，但不会出现在结果报告中。

偏倚风险的评估

对偏倚风险或方法学质量的评估有助于评估特定试验的结果或几项试验的荟萃分析是否有效。偏倚的某些方面已被发现可以影响效果估算，例如不充分的分配隐藏和盲法处理将扩大干预效应估算[13,20]。

当解释试验的有效性时，有不同的方法来评估偏差的程度。已开发许多质量评估工具，但学术界仍未就何种工具是最佳选择达成共识。一项系统综述对 121 个关键评价工具进行评估后得出结论：各项评价工具之间存在较大变异，其中仅有 12% 的工具是基于实践研究的，只有很少的工具能够提供可靠和有效的证据[9]。Jadad 量表是较为常用的工具，最开始被开发用于镇痛试验的评估,但目前已被用于许多其他学科[7]。该量表的综合成绩满分为 5 分,以评估随机、盲法、退出的实施是否完备。然而该量表未纳入对分配隐蔽性的评估,是其局限性之一。

对使用汇总表的批评之一是权重赋予量表的某个项目,但没有证据支持这一策略。为此,Cochrane 协作网强烈反对使用质量量表来判断试验的内部有效性。因此,Cochrane 协作网开发了自己的 RCT 偏倚风险评估工具[4]。该工具针对上述领域的偏倚而设计,多数具备经验性证据的领域均与偏倚结果有一定联系。每个项目均对风险的高、低或不明进行判断。此外,评估员还要甄别并描述哪些试验报告信息是基于项目判断透明度的。

对偏倚风险的判断,通常推荐该工作应由两名独立的评估员来执行。

CONSORT 声明

CONSORT 声 明 系 Consolidated Standards of Reporting Trials 的缩写,为临床试验报告统一标准。该声明由 CONSORT 组织于 1996 年首次出版并提出框架式报告范式, 以改善 RCT 报告的质量(www.consort-statement.org)。CONSORT 声明的最新版本出版于 2010 年, 对此声明进行广泛解释和阐述的论文也已发表在一些有影响力的生物医学期刊上[19]。CONSORT 声明包括一项含 25 个项目的检查清单和一份推荐的参与者流程图(图 40-2)。它将 RCT 报告应如何准备,以确保透明和完整进行了标准化。CONSORT 声明已被许多生物医学期刊认可。目前来看:与不支持 CONSORT 声明的期刊相比, 在支持 CONSORT 声明的杂志发表实体器官移植的 RCT 报告,不仅需要报告更多项目,而且

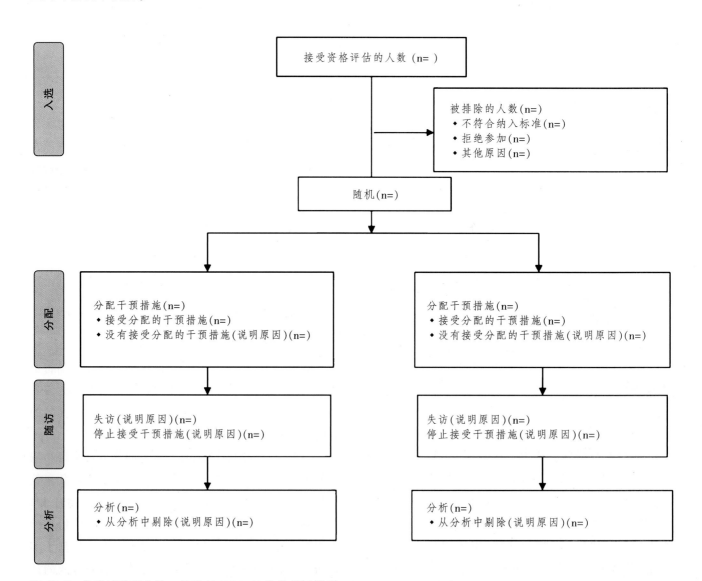

图 40-2 临床试验报告统一标准(CONSORT)的流程图模板。(From Schulz KF, Altman DG, Moher D, for the CONSORT Group. CONSORT 2010 statement: updated guidelines for reporting parallel group randomised trials. BMJ 2010;340:c332.)

其方法学质量也要更高[11]。

非随机或观察性研究

非随机或观察性研究也都是比较型研究，但在比较过程中引入偏倚的可能性较大。最常用的两类研究是病例对照研究和队列研究。

病例对照研究是一项调查特定兴趣结果的回顾性研究。例如调查急性排斥反应，纳入两组患者，其中一组有急性排斥反应，而另一组没有急性排斥反应，尽可能匹配其他混杂因素，观察两组是否有差异。以上描述即回顾性研究，请根据您的研究需求进行选择。

在一项针对接受特定治疗干预的患者比较型队列研究中，如一组患者移植术前诱导使用抗胸腺细胞球蛋白，而另一组类似患者移植术前不接受抗胸腺细胞球蛋白，对比两组的术后结局、移植物存活率以及是否存在急性排斥反应等。此即前瞻性研究，请根据需求进行选择。前瞻性研究与回顾性的队列研究形成鲜明对比。

另一类非随机研究被称为一个半随机试验，例如，其入选条件是基于医院住院号或出生日期。这种选择方法也存在一定偏倚。

系统综述

概述和定义

虽然如上文所述，RCT 是评价新干预治疗措施的金标准，其亦有局限性（表 40-1）。试验之间的效应方向及幅度变异和统计效力的缺乏，往往使评估一项治疗措施的真正风险和获益变得很困难。

若入选文献的质量较高，则可对每个临床试验结果汇总为一项荟萃分析，以确定涵盖所有研究的综合治疗效果。此过程增加了单个试验的统计效力，使得在罕见结果中发现差异的可能性增大。

系统评价的阶段

一项系统综述大致可分为以下 5 个阶段：

(1)框架问题；

(2)文献检索；

(3)质量评价；

(4)数据抽象/合成；

(5)结论。

框架问题

综述初始提出的具体问题能对纳入的研究产生较大影响，观察研究结果就能反映出该影响。通过以下因素可将该初始问题格式化，包括：人群、治疗干预措施、比较、结果或 PICO 框架(本章前已述及)。试验的纳入和排除标准系直接由此问题定义产生，该问题一旦设定成立，在文献回顾过程中就应极力避免改变这些标准，以降低引入偏倚的风险。

文献检索

文献检索旨在确定所有发表和未发表的研究，并试图回答提出的问题。本章前面已述及用于搜索文献的各种资源。识别未发表的文献是减少发表偏倚的一个重要途径，如搜索试验登记网站的信息，或直接联系制药公司和设备制造商。

质量评价

由系统综述所得出结论的强度与该综述纳入研究的质量直接相关。在问题提出阶段就已可完成最小试验设计，而且通常是 RCT，但它也可用于非随机数据的系统综述。一系列针对研究的质量评估工具可供选择，部分工具本章前面已述及。

数据抽象与合成

仔细评估研究质量将有助于判断统计-荟萃分析是否得当。如果纳入研究的数量较小，或者文献质量较差，或在研究人群或试验设计方面有重要差异，那么经过整合的研究结果可能是不合理的，因此评述型综述可能更为妥当。若需进行荟萃分析，评估并解释异质性的存在并评估发表偏倚都是研究者必须认真对待的内容(参见下文)。

结论

一旦对纳入研究进行了评估，则必须对文中的数据进行归纳总结。有几个重要问题必须涉及：

(1)主要调查结果是什么？

(2)治疗干预的风险和收益是什么？

(3)这些发现的效应强度有多大？

(4)有多少证据被确定？

(5)潜在证据的质量如何？

(6)效果效应的大小和精度如何？

(7)是否有任何异质性的证据，如果是这样的话，是否可以解释?

(8)有出版或报告偏倚的证据吗?

(9)这些研究结果是否具备可归纳性并且对我们的目标人群很重要?

(10)纳入研究涉及的患者与我们患者群体的相似程度如何?

(11)临床效果的大小是否和统计学差异的显著程度相对应?

(12)从评审结果中可以得出明确的指导准则吗?

(13)如果有不确定性存在,需要何种进一步研究以明确治疗效果?

荟萃分析

荟萃分析使用统计模型来整合多个试验结果。因此,荟萃分析属于一个系统综述的一小部分。

荟萃分析的步骤如下:

(1)确定报告各项感兴趣结果的类比研究。

(2)计算每项研究的综合效果并附带其置信区间。对于二分类资料型研究(如急性排斥反应),则需要计算相对风险度(RR值)、比值比(OR值)或风险差异。对于连续性计量资料(如血肌酐),均数±标准差将是其标准表达形式。

(3)单个研究的效果将被整合到综合效果中去,并赋予一定的权重和置信区间。

(4)所得结果必须经过异质性检验,若发现异质性存在,则必须诉之加以解释。

荟萃分析的形式

最常用的两种荟萃分析是固定的和随机效应模型,两者的潜在假设不同。

固定效应荟萃分析假设所有研究中存在一个单一的"真正的"潜在影响。根据每项研究方差的倒数,对该研究进行加权,这意味着较大的研究在整体分析中通常具有更多的权重。

随机效应荟萃分析允许纳入研究之间的效应大小存在随机变异,该变异由研究人群或特征差异所引起。此处的权重也是基于变异方差的倒数,但与纳入研究异质性呈线性相关的整体权重却有所下降。

在实际应用中,这意味着随机效应荟萃分析会给出更为保守的总体效应估计,且具有更广泛的置信区间。若使用固定效应荟萃分析,则会保留同质性良好的数据,各项研究之间的变异也会较小。

森林图

森林图是清晰展示荟萃分析结果的标准方法。它将数据和整合结果转化为可视化图表,如图40-3。

异质性

异质性是用来描述荟萃分析纳入各研究效应大小变化的术语。大量的异质性表明纳入的各项研究之间存在很大差异,这可能是由研究方法、研究质量(方法异质性)、患者和干预特征(临床异质性)之间的差异引起的。若发现大量异质性,则应探讨上述因素,以试图解释异质性存在的原因。若无法找到合理解释,就必须重新思考该荟萃分析对纳入研究的整合是否合适。

异质性可以通过以下两种方式进行量化:

(1)Cochran Q 检验可评估研究效应大小的差异是否是由于偶然所致。一项显著的测试结果(通常为 $P<0.1$)表明显著的异质性,且不是由偶然所致。

(2)I^2 统计量描述了由于异质性而不是抽样误差

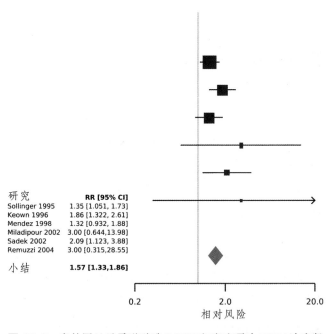

研究	RR [95% CI]
Sollinger 1995	1.35 [1.051, 1.73]
Keown 1996	1.86 [1.322, 2.61]
Mendez 1998	1.32 [0.932, 1.88]
Miladipour 2002	3.00 [0.644, 13.98]
Sadek 2002	2.09 [1.123, 3.88]
Remuzzi 2004	3.00 [0.315, 28.55]
小结	1.57 [1.33, 1.86]

相对风险

图 40-3　森林图显示霉酚酸酯(MMF)和硫唑嘌呤(AZA)治疗肾移植受体中引起的腹泻风险。每个蓝框表示个体研究中相对风险(RR)的点估计值,水平线代表95%置信区间(CI)。蓝框的大小代表该研究在荟萃分析中所占的权重。垂直线表示没有差异(相对风险为1)。红色菱形表示荟萃分析的总体效果,菱形宽度代表此结果的95%CI。该图显示 MMF 治疗受体腹泻的风险显著增加。(Adapted from Knight SR, Russell NK, Barcena L, et al. Mycophenolate mofetil decreases acute rejection and may improve graft survival in renal transplant recipients when compared with azathioprine: a systematic review. Transplantation 2009;87:785-794.)(扫码看彩图)

(机会)导致的效应估计变异百分比。该百分比越高,真正的异质性越大,例如>40%则表明异质性处于显著水平。

结论

系统综述是一个使用强大方法来回答具体问题并降低偏倚风险的科学过程。通常情况下,综述引起的问题比答案还要多,但系统综述的重要作用是确定当前文献中的缺陷并指导未来的临床研究。

生物医学/工业赞助

许多器官移植 RCT 系由企业赞助,尤其是免疫抑制剂的临床试验。试验资金通常由制药公司提供,该公司希望使用新的药物以代替常规治疗。这种赞助有相当大的潜力来影响器官移植的文献。例如,有人可能会通过不适当的试验设计,确保产生对自己有利的结果。从赞助公司的角度来看,如果报告结果不令人满意,可能无法报告试验结果,并且出于安全性和疗效的考虑,可能会选择性地报告部分结果。器官移植术后 RCT 的安全性报告通常是一个做得不太好的领域。最后,代笔撰写报告的现象已经存在多年,但最近几年才被真正发现,值得一提的是 PLoS 的重大运动打击了代笔现象[10,16]。向调查人员行贿显然可以对试验结果产生影响,对此,文献中有很好的证据支持。但应该指出的是,企业赞助临床试验的方法学质量通常比非企业赞助的试验更高[14]。

结论

因此,移植中的证据必须基于强有力的证据,证据的最佳来源是 RCT 和系统综述。然而良好的移植注册数据是非常宝贵的,特别是在长期随访和日常实践等方面。但此时此刻,可获得证据的质量存在较大缺陷,因此我们应对当前数据的状态保持一个乐观、积极的态度。

值得一提的是 John Ioannidis 于 2005 年在《PLoS 医学》杂志上发表的一篇文章:"模拟显示,对于多数研究设计和设定而言,研究报告更有可能是错误的。此外,对于目前的许多科学领域来说,宣称的研究结果往往只是准确地衡量了当前普遍的偏倚[6]。"我们认为,人们需要一直记住这些话。

(裴广辉 译　冯刚 校)

参考文献

1. Anders ME, Evans DP. Comparison of PubMed and Google Scholar literature searches. Respir Care 2010;55:578–83.
2. Falagas ME, Pitsouni EI, Malietzis GA, et al. Comparison of PubMed, Scopus, Web of Science, and Google Scholar: strengths and weaknesses. FASEB J 2008;22:338–42.
3. Haahr MT, Hrobjartsson A. Who is blinded in randomized clinical trials? A study of 200 trials and a survey of authors. Clin Trials 2006;3:360–5.
4. Higgins JP, Altman DG, Gotzsche PC, et al. The Cochrane Collaboration's tool for assessing risk of bias in randomised trials. BMJ 2011;343:d5928.
5. Higgins JPT, Green S. Cochrane handbook for systematic reviews of interventions. Chichester: John Wiley; 2008.
6. Ioannidis JP. Why most published research findings are false. PLoS Med 2005;2(8):e124.
7. Jadad AR, Moore RA, Carroll D, et al. Assessing the quality of reports of randomized clinical trials: is blinding necessary? Control Clin Trials 1996;17:1–12.
8. Juni P, Altman DG, Egger M. Systematic reviews in health care: assessing the quality of controlled clinical trials. Br Med J 2001;323:42–6.
9. Katrak P, Bialocerkowski AE, Massy-Westropp N, et al. A systematic review of the content of critical appraisal tools. BMC Med Res Methodol 2004;4:22.
10. Lacasse JR, Leo J. Ghostwriting at elite academic medical centers in the United States. PLoS Med 2010;7:e1000230.
11. Liang LQ, Pengel L, Morris P. Do reports of randomised controlled trials in solid organ transplantation adhere to the 2010 CONSORT statement? A 3-year overview (abstract). Glasgow: British Transplantation Society; 22-24 February 2012.
12. Miller LE, Stewart ME. The blind leading the blind: use and misuse of blinding in randomized controlled trials. Contemp Clin Trials 2011;32:240–3.
13. Moher D, Pham B, Jones A, et al. Does quality of reports of randomised trials affect estimates of intervention efficacy reported in meta-analyses? Lancet 1998;352:609–13.
14. Pengel LHM, Barcena L, Morris PJ. The quality of reporting of randomized controlled trials in solid organ transplantation. Transpl Int 2009;22:377–84.
15. Pengel L, Morris P. The transplant library of randomized controlled trials and systematic reviews. Transplantation 2011;92:613–6.
16. PLoS Medicine Editors. Ghostwriting revisited: new perspectives but few solutions in sight. PLoS Med 2011;8:e1001084.
17. PubMed (database on the internet). Available online at: http://www.ncbi.nlm.nih.gov/pubmed/; 2012.
18. Rothwell PM. External validity of randomised controlled trials: "to whom do the results of this trial apply?". Lancet 2005;365:82–93.
19. Schulz KF, Altman DG, Moher D. CONSORT 2010 statement: updated guidelines for reporting parallel group randomised trials. BMJ 2010;340:c332.
20. Schulz KF, Chalmers I, Hayes RJ, et al. Empirical evidence of bias. Dimensions of methodological quality associated with estimates of treatment effects in controlled trials. JAMA 1995;273:408–12.
21. Straus SE, Richardson WS, Glasziou P, et al. Evidence-based medicine. How to practice and teach EBM. 3rd ed. Edinburgh: Elsevier; 2005.

索 引

本书具有让你
"系统掌握肾移植原理，学完马上实践"的方法

▶ 建议配合二维码一起使用本书 ◀

为了帮助你更好地使用本书，学习肾移植相关知识，系统掌握肾移植原理，并能快速投入实战，我们为你提供了丰富的线上资源与服务，帮助你提高读书效率，提升阅读体验。

本书配套资源：

☑ **伴读书僮**

不论你想慢读、速读，还是深入研读本书，伴读书僮都可以为你免费定制专属的肾移植知识学习规划。

☑ **高清彩图**

本书为单色印刷，为了帮助你更好地理解本书配套图片内容，为你提供了原版图书中的高清彩图。

☑ **专家咨询**

本书主译在线答疑解惑，为你一对一解答在使用本书学习肾移植知识的过程中遇到的任何问题。

配套资源获取步骤：

1 微信扫描本页二维码

2 根据提示关注出版社公众号

3 在消息页面点击想要的服务，获取并使用

一本让阅读更高效的好书

◀ **微信扫码**
获取本书配套资源